U0272623

『十二五』国家重点图书

主编◎鲍晓东

# 何廉臣

# 医著大成

北京·中国中医药出版社

近代名医医著大成

总主编◎王振国

图书在版编目（CIP）数据

何廉臣医著大成/鲍晓东主编 . —北京：中国中医药出版社，2019. 7
（近代名医医著大成）
ISBN 978 – 7 – 5132 – 5174 – 7

Ⅰ. ①何… Ⅱ. ①鲍… Ⅲ. ①中医临床 – 经验 – 中国 – 民国 Ⅳ. ①R249. 6

中国版本图书馆 CIP 数据核字（2018）第 197143 号

中国中医药出版社出版

北京经济技术开发区科创十三街 31 号院二区 8 号楼
邮政编码 100176
传真 010 – 64405750
山东临沂新华印刷物流集团有限责任公司印刷
各地新华书店经销

开本 787 × 1092 1/16 印张 72. 25 字数 1665 千字
2019 年 7 月第 1 版 2019 年 7 月第 1 次印刷
书号 ISBN 978 – 7 – 5132 – 5174 – 7

定价 378. 00 元
网址 www. cptcm. com

社 长 热 线 010 – 64405720
购 书 热 线 010 – 89535836
维 权 打 假 010 – 64405753

微信服务号 zgzyycbs
微商城网址 https：//kdt. im/LIdUGr
官 方 微 博 http：//e. weibo. com/cptcm
天猫旗舰店网址 https：//zgzyycbs. tmall. com

如有印装质量问题请与本社出版部联系 (010 – 64405510)

## 近代名医医著大成专家指导委员会

# 《何廉臣医著大成》编委会

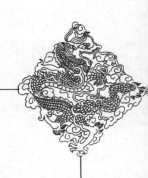

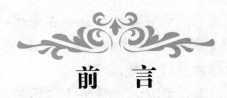

# 前　言

　　从 1840 年 6 月第一次鸦片战争到 1949 年 10 月中华人民共和国成立，近代百余年是中国社会政治、思想、文化、科技发生巨大变革的时代。具有悠久历史和灿烂文化的中华民族，面临数千年未遇之变局。国家的内忧外患以及思想文化领域的各种论争，诸如学校与科举之争、新学与旧学之争、西学与中学之争、立宪与革命之争、传统文化与新文化之争等，成为近代中医学生存发展的大背景。在这样浓墨重彩的大背景下，作为中国科技文化重要组成部分的中医学，发生了影响深远的重大变革，研究方法的出新与理论体系的嬗变，使近代中医学呈现出与传统中医学不同的面貌。"近代"在当代中国历史的语境下通常是指从 1840～1919 年"五四"新文化运动这一历史阶段，但为了较为完整地呈现中医学术的近代嬗变，本文的相关表述下延至 1949 年。

## 西学东渐与存亡续绝
### ——近代中医面临的社会文化科技环境

　　19 世纪中叶后，西学东渐日趋迅速。尤其是甲午战争、庚子事变等一系列事件之后，有识之士在悲愤之余，开始反思传统与西学的孰优孰劣。从一开始引进军工科技等实用技术，到后来逐步借鉴和采纳西方的政治、经济体制，西学慢慢渗入中国的传统政治、经济、文化体系核心。两种文明与文化的冲突与融合因之愈显突出，成为近代中国社会发展无可回避的问题。

　　西医学早在明末清初便由西方传教士传入中国，但影响不大，少数接触到这些早期西医学著作的传统医家也多持抗拒态度。鸦片战争后，西医学之传入除固有之目的与途径外，也常因强健国人体质以抵御外辱之需要而被政府广泛提倡。简言之，西医学在中国的传播，经历了从猜疑到肯定，从被动抗拒到主动吸收的过程。而随着国人对西医学的了解，中西医比较逐渐成为热门话题。

另一点不容忽视的是，西方近代科学哲学思想对中国人思维方式的影响。机械唯物论的严密推理，实验科学的雄辩事实，细胞、器官、血液循环等生理病理的崭新概念，伴随着西方科学的时代潮流日益深入人心，并在中国学术界逐渐占据了主导地位。中国医学领域内中西两种医学并存的格局，成为世界医学史上极为独特的一幕。

近代中医的历史命运一直与中西医碰撞紧密连接在一起，对中医学术的走向产生了难以估量的影响。受当时洋务派和"改良主义"思想的影响，中医产生了"中西汇通派"。中西汇通派的工作在于力图用西说印证中医，证明中西医学原理相通；同时深入研究比较中西医学的理论形态、诊治方式、研究方法上的异同，通其可通，存其互异；在临床治疗上主张采用中药为主加少量西药的方式。代表人物有朱沛文、恽铁樵、张锡纯等。中西汇通派的研究目的，主要在于缓和两种医学体系的冲突，站稳中医的脚跟，虽然成效不大，但启两种医学交流之端，功不可没。

进入 20 世纪后，中医的发展面临更加艰难的局面。1912 年，北洋政府以中西医"致难兼采"为由，在新颁布的学制及学校条例中，只提倡专门的西医学校，而把中医挡在门外，此即近代史上著名的"教育系统漏列中医案"。消息一经传出，顿起轩然大波，中西医第一次论争的序幕就此拉开。1913 年，北洋政府教育总长汪大燮再次提出废除中医中药。随后，教育部公布的教育规程均置中医于教育体系之外。中医界对此进行了不懈抗争，中医学校大量创办。1929 年 2 月，南京国民政府卫生部召开了第一届中央卫生委员会，提出"废止旧医案"。政府在教育制度和行政立法层面对中医施行的干预，使围绕中西医比较问题的论争逐渐脱离了学术轨道，而转化成了中医存废问题，中医面临着"张皇学术，存亡续绝"的重大抉择，并因此引发了一系列抗争。3 月 17 日，全国 281 名代表在上海召开全国医药团体代表大会，成立了"全国医药团体总联合会"，组成请愿团，要求政府立即取消此案。社会舆论也支持中医界，提出"取缔中医就是致病民于死命"等口号。奋起抗争、求存图兴成为中医界的共同目标。在政治上进行抗争的同时，医界同仁自强不息，兴学校，办杂志，精研基础理论，证诸临床实效，涌现出一批承前启后的中医大家。

## 借助他山与援儒入墨
### ——近代医家对中医学出路的探索

中国近代史堪称一部文化碰撞史，一方面是学习借鉴西方文化，另一方面是从各个角度批判中国传统文化。一百多年来，一批思想家"以冲破网罗"的精神向传统文化发起攻击，一再在价值观念领域宣判中国传统文化的死刑。这是一个"事事以翻脸不认古人为标准的时代"（闻一多），也是"科学"这一名词"几乎坐到了无上尊严的地位"的时代（胡适）。在这种情势之下，中国社会和教育的现代化不得不从移植西方文化开始。随着模仿西方的教育制度的建立，从西方传入的近代科学知识逐渐变成教育的核心内容，形成了对中国近代思想影响巨大的"唯科学主义"。中医学作为中国传统学术的一个重要组成部分，当然也不能摆脱这种命运。在"中学为体，西学为用"的改良主义思潮和"变法维新"的思想影响下，中医界的一些开明人士试图"损益乎古今"，"参酌乎中外"，"不存疆域异同之见，但求折衷归于一是"（唐容川），力求以"通其可通，而并存其互异"（朱沛文）的方式获得社会认同，由此开始了以近代科学解释中医，用近代研究手段研究中医，力求"中西汇通"以发展中医的艰难探索。

经历了"衷中参西""中西汇通""中医科学化"等近代以来种种思潮的冲击，传统的中医理论体系被重新审视。近代纵有清醒如恽铁樵者，指出："天下之真是，原只有一个，但究此真是之方法，则殊途同归……故西方科学，不是学术唯一之途，东方医术自有立脚点。"并强调只能借助西医学理补助中医，"可以借助他山，不能援儒入墨"，但终究未能脱离"居今日而言医学改革，苟非与西洋医学相周旋，更无第二途径"的学术藩篱。近人研究中医学术的基本思路大体上是"整理固有医学之精华，列为明显之系统，运用合乎现代之论，制为完善之学"。

这个过程的核心，是以"科学"的方法，以"衷中参西"或"中西汇通"为主导思想对中医传统理论体系进行整理，并通过仿西制办学校、设学会、创杂志等方式试图达到中医内部结构"科学化"、外部形式"现代化"的目标，新的学科范式按照西学模式逐步建立起来，中医学术体系发生了巨大的嬗变，我们称之为"近代模式"。这种"范式"，实际上规定了近代中医研究者共同的基本观点、基本理论和基本方法，提供了共同的理论模型和解决问题的框架，影响至今不衰。

## 发皇古义与融会新知
### ——近代中医各科的重要成就

在近代特定的历史条件下，中医学界涌现出一批著名医家和颇具特色的著作。据《中国中医古籍总目》统计，从 1840—1949 年，现存的中医各科著述数目为：温病类 133 种，伤寒类 149 种，金匮类 56 种，内科综合类 368 种，骨伤科 177 种，外科 221 种，妇科 135 种，儿科 197 种，针灸 101 种，喉科 127 种，中药类 241 种，方剂类 460 种。这些著作只是近代中医发展的缩影，整个社会医学的进步更有其自身的风采。众多活跃在城乡各地的医家，虽诊务繁忙，无暇著述，却积累了丰富的临床诊疗经验，在群众中享有崇高威望，形成别具一格的地域性学术流派或医学世家。如江苏孟河医派、近代北平四大名医、上海青浦陈氏十九世医学、浙江萧山竹林寺女科、岭南医学流派等，成为中医近代史上的重要代表。一些医家历经晚清、民国，阅历丰富，戮力图存，造诣深湛。虽学术主张不同，思想立场各异，但均以中医学术发展为根本追求，各张其说，独领风骚。其中既有继承清代乾嘉学派传统，重视经典研究，考证、校勘、辑复、诠释、传播中医学术的理论家，也有立足临床，以卓越的临证疗效固守中医阵地的临床家，更有致力于中西医学汇通和融合，办学校，编教材，探索中医发展新路的先驱者。

近代中医学术最尖锐的论争，是中西医之间的论争，而历史上长期遗留的一些论争，如伤寒与温病之争、经方与时方之争等，则渐趋和缓，有些已达统一融合。由于西医的传入，中医在生理病理、诊断治疗等方面，常常掺杂或借鉴一些西医理论，甚至有医家试图完全用西医的理论解释中医，也有医家主张西医辨病与中医辨证相结合。医经的诠释，除了传统的考证、注释等研究外，出现了用哲学及西理诠释经典的新视角。在伤寒与温病方面，随着伤寒学说与温病学说的融汇，许多医家在辨治方法上，将伤寒六经辨证与温病卫气营血辨证结合在一起，特别是将伤寒阳明病辨证与温病辨证相结合。时疫、烂喉痧的辨治，有了很大的突破。内科出现了一批专病著作，涌现了许多擅治专病的大家。外科及骨伤科有了较大发展，多取内外兼治，以传统手法与个人经验相结合。妇科、儿科、眼科、喉科等，亦各有千秋。随着各地诸多中医院校的成立，许多著名的中医教育家兼临床家组织编写了中医院校的课本。一些致力于中西汇通的医家，编撰中西汇通方面的著作，并翻译了一系列西医典籍。总之，在特殊的社会、政治、文化背景下，近代中医学各科的发展，呈现了与以往不同的新格局。

医经的研究，视角新颖，诸法并存。陆懋修运用考据学，进行《内经》难字的音义研究，著《内经难字音义》（1866年），又运用运气学说解释《内经》，著《内经运气病释》（1866年）、《内经运气表》（1866年），其著作汇编为《世补斋医书》（1886年）。杨则民著《内经之哲学的检讨》（1933年），从哲学高度诠释《内经》。秦伯未对《内经》研习颇深，素有"秦内经"之美誉，著有《内经类证》（1929年）、《内经学讲义》（1932年）、《秦氏内经学》（1934年）。杨百城以西理结合中医理论阐释《内经》，著《灵素生理新论》（1923年）、《灵素气化新论》（1927年）。蔡陆仙《内经生理学》（1936年）、叶瀚《灵素解剖学》（1949年），则借鉴了解剖学的知识。

本草研究，除多种对《神农本草经》进行辑佚、注释的著作外，近代医家更注重单味药的研究，于药物炮炙、产地、鉴定等专题有较多发挥。近代制药学的发展，为本草学注入了新的生机。吴其濬根据文献记载，结合实地考察，编撰《植物名实图考》《植物名实图考长编》（1848年），图文并茂，对于植物形态的描绘十分精细，可作为药物形态鉴定的图鉴。郑奋扬《伪药条辨》（1901年）及曹炳章《增订伪药条辨》（1927年），对伪药的鉴别有重要意义。1930年中央卫生部编《中华药典》，系政府编撰的药典。方书方面，除了编辑整理前代著作外，在方义、功效等方面进行发挥者亦不少，经验方、救急方、成药药方的编撰，是此期的一大特色，如胡光墉编《胡庆余堂丸散膏丹全集》（1877 年）、丁甘仁编《沐树德堂丸散集》（1907 年）、北京同济堂编《同济堂药目》（1923 年）等。以"方剂学"命名的医书开始出现，如杨则民《方剂学》（1925 年）、王润民《方剂学讲义》（1934 年）、盛心如《方剂学》（1937 年）等，"讲义"类书多为各种中医学校教材。

中医理论研究方面，除了传统的理论研究外，常借鉴西医知识诠释中医。朱沛文《中西脏腑图象合纂》（1892 年），刘廷桢《中西骨格辨证》《中西骨格图说》（1897 年），张山雷《英医合信全体新论疏证》（1927 年），皆带有中西汇通的性质。此期间出现了许多以"生理"命名的书籍，如陈汝来《生理学讲义》（1927 年）、秦伯未《生理学》（1939 年）等。陈登铠《中西生理论略》（1912 年），将中医生理与西医生理进行对比研究，带有明显的中西汇通的特点。中医基础类书的编撰亦较多，如叶劲秋、姜春华、董德懋，分别编撰过《中医基础学》。病理研究的著作，除传统的中医病因病机理论探讨外，亦出现中西病理相对比的研究。石寿棠《医原》（1861 年），强调致病因素中的燥湿之气。陆廷珍《六因条辨》（1906 年），以"六因"为纲，对外感热病及温病的病因理论条分缕析。以"病理"命名的书开始出现，如汪洋、顾鸣盛合编《中西病理学讲义》（1926 年），恽铁樵《病理概论》《病理各论》（1928 年）等，其中包含了部分西医病理的内容。

中医四诊研究，既体现了传统中医学的特色，也借助了西医的方法与手段。周学海《形色外诊简摩》，在望诊方面有重要意义。周氏在脉学方面造诣亦深，著《脉义简摩》（1886 年）、《脉简补义》（1891 年）、《诊家直诀》（1891 年）、《辨脉平脉章句》（1891 年），合称《脉学四种》。曹炳章《彩图辨舌指南》（1920 年），对舌的生理解剖、舌苔生成原理、辨舌要领及证治进行论述，附舌苔彩图 119 幅。时逸人《时氏诊断学》（1919 年），在当时影响较大。秦伯未《诊断学讲义》（1930 年），为中医院校教材。

对《伤寒论》的注释、发微，仍是传统经典研究中的重彩之笔，论著颇多。如黄竹斋《伤寒论集注》（1924 年）、吴考槃《百大名家合注伤寒论》（1926 年）。包识生概括伤寒辨证八字纲领，即"阴阳表里寒热虚实"，著《伤寒论章节》（1902 年）、《伤寒论讲义》（1912 年）。注重从临证角度阐释仲景学说，陈伯坛不落旧注窠臼，发明新意，著《读过伤寒论》《读过金匮卷十九》（1929 年）。曹颖甫《经方实验录》（1937 年），更具临床实用性。中西汇通的伤寒研究著作也成为一时风尚，恽铁樵著《伤寒论研究》（1923 年），以传统研究"兼及西国医学"。陆渊雷少习训诂，长于治经，同时主张中医科学化，借助西医有关知识，以"科学"方法研究伤寒，著《伤寒论今释》（1930 年）。伤寒方的研究，有姜国伊《伤寒方经解》（1861 年）、陆懋修《金鉴伤寒方论》（1866 年）。

伤寒与温病的辨治，出现了融合的趋势。陆懋修认为"阳明为成温之薮"，以伤寒阳明病阐释温病，著《伤寒论阳明病释》（1866 年）。丁甘仁主张融合二家之说，将温病卫气营血辨证与伤寒六经辨证相结合。祝味菊重视人体阳气，治病偏用温热重剂，因擅用附子，人称"祝附子"，伤寒方面独有卓见，在伤寒传变的理论上，创"五段"之说代替六经传变之说，著《伤寒新义》（1931 年）、《伤寒方解》（1931 年）、《伤寒质难》（1935 年）等。

温病时病的论著较多。对时病的辨治，较为突出的是雷丰，主张"时医必识时令，因时令而治时病，治时病而用时方"，对"四时六气"时病及新感与伏邪等理论进行论述，撰写《时病论》（1882 年），论病列方，并附病案。时逸人擅长治疗温疫时病，著《中国时令病学》（1931 年），指出时令病是因四时气候变化、春夏秋冬时令变迁导致的疾病，虽有一定的传染性，但与传染性疾病不同，包括感冒病及伤寒、温病，融合了寒温思想。又著《中国急性传染病学》（1932 年），专门讨论急性传染性疾病的辨治。冉雪峰擅长治疗时疫温病，对伤寒亦有深研，认为"伤寒原理可用于温病，温病治疗可通于伤寒"，后人整理出版其未竟著作《冉注伤寒论》（1982 年）。叶霖《伏气解》（1937 年），对伏气致病理论进行阐述。此外，在鼠疫、霍乱、梅毒等方面，也都有相关论著问世。

内科诊治，出现较多专病治疗论著。王旭高长于温病的治疗，尤其重视肝病的辨证，提出治疗肝病三十法，著《西溪书屋夜话录》（1843年）、《退思集类方歌注》（1897年）等，后人汇编为《王旭高医书六种》（1897年）。唐宗海擅长治疗内科各种出血病证，阐发气血水火之间的关系，治疗上提出止血、消瘀、宁血、补血四法，著《血证论》（1884年）。施今墨力图将西医辨病与中医辨证结合，将西医病名引入中医诊疗，主张中医标准化、规范化，曾拟订《整理国医学术标准大纲》（1933年）。徐右丞擅治肿瘤及杂病，治疗肿瘤辨其虚实，施以攻补。关月波精于内科及妇科，提倡气血辨证，对肝硬化腹水的治疗有独特之处，在治疗时疫病如天花、麻疹、猩红热方面亦有专长。内科专病性的著作，有赵树屏《肝病论》（1931年）、朱振声《肾病研究》（1934年）、蔡陆仙《肠胃病问答》（1935年）等。

外科伤科的诊治，继承了传统手法，并有所发明。吴尚先擅长用外治法，用薄贴（膏药）结合其他手法治疗内外科病，撰有著名外科专著《理瀹骈文》（1864年）。马培之秉承家学，内外兼长，特别强调外科治病要整体辨证，内外兼施，同时善用传统的刀针治法，主要著作《马评外科证治全生集》（1884年）、《外科传薪集》（1892年）、《马培之外科医案》（1892年）、《医略存真》（1896年）等，后孟河名医丁甘仁尽得其长。石筱山擅长伤科，总结骨伤科整骨手法"十二字诀"，同时擅用内治法，强调气血兼顾，以气为主，晚年有《正骨疗法》（1959年）、《伤科石筱山医案》（1965年）。

妇科有较大的发展，著述较多。包岩《妇科一百十七症发明》（1903年），列述辨析经、带、胎、产117症，其理论承自竹林寺女科并有所发展，通过妇女生理病理特点，指出妇女缠足的危害。陈莲舫《女科秘诀大全》（又名《女科实验秘本》）（1909年），引述诸贤并有所发挥。张山雷《沈氏女科辑要笺正》（1917年），系清人沈尧封《女科辑要》，先经王孟英评按，再经张氏笺正，学理致深，成为浙江兰溪中医专门学校妇科读本，影响较大。顾鸣盛《中西合纂妇科大全》（1917年），用中西医对比的方法，论述妇科病的病因、治法、方药。其他如恽铁樵《妇科大略》（1924年），秦伯未《妇科学讲义》（1930年），时逸人《中国妇科病学》（1931年），各有发挥。

儿科著述亦多，其中综合性论著有顾鸣盛《中西合纂幼科大全》（1917年）、施光致《幼科概论》（1936年）、钱今阳《中国儿科学》（1942年）等，总体论述了儿科生理、病理、诊断、治疗方面的内容。而专病性的论著，则对小儿常见的麻、痘、惊、疳进行论述，突出了儿科特色。如王惇甫《牛痘新书济世》（1865年），在清人邱浩川《引痘略》基础上进行发挥，对牛痘的人工接种法进行详细记述，戴昌祚《重刊引种牛痘新书》（1865年）翻刻王氏书。以上牛痘专著，反映了此时期人工预防接种的水平。叶霖《痧疹辑要》（1886年），对小儿麻疹病进行辨析；恽铁樵《保赤新书》（1924年），主要论述麻疹与惊风的辨治；秦伯未《幼科学讲义》（1930年），论述痘疮（天花）的分期以及治疗。小儿推拿方面的专著，如张振鋆《厘正按摩要术》（1888年），对小儿推拿按摩的理论、手法进行了详细论述。

眼科在前代的基础上有所发展，借助西医解剖知识对眼科医理进行发挥。如徐遮遥《中医眼科学》（1924年），糅合了部分西医学知识，而陈滋《中西医眼科汇通》（1936年）最具代表性，运用西医眼部解剖知识进行论述，每病皆冠以中西医病名。其他眼科著作，如刘耀先《眼科金镜》（1911年）、康维恂《眼科菁华录》（1935年），对眼科理论及治疗，都有不同程度的发挥。

喉科辨治，较为突出的是白喉与烂喉痧。许多医家从病因、治疗方面辨识二者之不同，有"喉痧应表，有汗则生，白喉忌表，误表则危"的普遍说法。白喉著作，有张绍修《时疫白喉捷要》（1864年）。烂喉痧第一部专著，为陈耕道《疫痧草》（1801年）。丁甘仁《喉痧症治概要》（1927年），对烂喉痧论述较为系统，辨析白喉与烂喉痧的不同，颇具实用性，自述"诊治烂喉痧麻之症，不下万余人"。

针灸治疗方面也有一定进步，重要代表人物如承澹盦，他参考西医解剖、生理方面的内容，结合临床经验，对针灸理论及手法进行发挥，著《中国针灸治疗学》（1931年），此书连续出版增订，成为当时影响极大的一部针灸著作。其他如姚寅生《增图编纂针灸医案》（1911年）、焦会元《古法新解会元针灸学》（1937年）、曾天治《科学针灸治疗学》（1942年），从不同角度对针灸理论、手法进行发挥，其中结合了西医理论。

气功方面的著作，如蒋维乔《因是子静坐法》（1914 年）、《因是子静坐法续编》（1922 年），较具代表性。

中西医汇通方面的著作较多，唐宗海《中西汇通医书五种》（1884 年），张锡纯《医学衷中参西录》（1909 年），吴锡璜《中西温热串解》（1920 年）、《中西脉学讲义》（1920 年），都是这方面的重要代表。丁福保曾留学日本，致力于中西汇通，翻译及编撰医书多达 160 种，其中翻译多部日文西医著作，如《化学实验新本草》（1909 年）、《中外医通》（1910 年）、《汉方实验谈》（1914 年）、《汉法医典》（1916 年）等。又与弟子共同编撰《四部总录·医药编》（1955 年）。

## 本次整理的原则要求

名家名著：丛书所收，并非诸位名医的全部著作，而是从学术价值、社会影响、流传情况等各方面综合考虑，选择该医家具有代表性、影响力和独到创见的著作。

底本选择：择其善本、精本为底本，主校本亦择善而从。

校注原则：尊重历史，忠实原著，校注简洁明了，精确可靠，尽量做到"一文必求其确、一义必析其微"，但不做繁琐考证。

本丛书因为工程量较大，参与整理者较多，不足之处在所难免，望各位专家及读者多多指教。

《近代名医医著大成》编委会

# 校注说明

何炳元（1861—1929），字廉臣，号印岩，晚号越中老朽，浙江绍兴县平乐乡人。何氏出身于医学世家，其祖父为绍兴名医何秀山。何氏一生精研医术，阐扬医理，汇通中西，学验俱丰，勤于笔耕，著作等身，一生最主要的贡献集中体现在绍派伤寒和伏气温病两大方面，是清末至民国年间的著名医家。其编撰、增订的医著计三十余部，主要分为四类，其中著作类以《新医宗必读》为代表，编纂医书有《当代全国名医验案类编》《湿温时疫治疗法》《叶天士医案按》《续古今医案按》等；重订古籍有《增订通俗伤寒论》《重订广温热论》《感症宝筏》《吴鞠通医案按》《增订时病论》《新订温病条辨》等；编写教材有《实验药物学》《实验汉药学》《新纂儿科诊断学》《绍兴医学会课艺》《绍兴县同善局医方汇选》等。本丛书选取较能反映其学术思想的九部医著，《新医宗必读》是其接纳新知和中西汇通思想的具体阐述，也是其一生为之奋斗的思想总纲；《增订通俗伤寒论》是其绍派伤寒思想的集中展现；《重订广温热论》《湿温时疫治疗法》《当代全国名医验案类编》分别从理论和临床的角度，较为全面地展示其伏气温病的学术思想；《实验药物学》《新纂儿科诊断学》《绍兴县同善局医方汇选》《绍兴医学会课艺》则是其编写中医教材的代表作。

由于何廉臣生活在清末民国初年，其许多著作初刻后并未再刊，可选版本较少。本次整理所据版本如下：

《新医宗必读》以清光绪三十三年丁未（1907）抄本为底本，此为孤本，现藏苏州市图书馆。

《增订通俗伤寒论》以 1932 年上海六也堂书药局铅印本为底本，现藏浙江省中医药研究院图书馆；以 1916 年绍兴医药学报社铅印本（简称学报本）为校本，现藏浙江省中医药研究院图书馆。

《重订广温热论》以 1913 年铅印本为底本，此为孤本，现藏中国中医科学院图书馆；以 1914 年绍兴浙东印书局铅印本（简称书局本）为校本，现藏浙江中医药大学图书馆。

《湿温时疫治疗法》以 1913 年绍兴医学书报社铅印本为底本，现藏上海中医药大学图书馆。《珍本医书集成》及《中国医学大成》皆据此本。

《实验药物学》以 1924 年浙江中医专门学校铅印本为底本，现藏上海中医药大学图书馆，此书未见重刻本。

《新纂儿科诊断学》以 1918 年上海大东书局铅印本为底本，现藏浙江中医药大学图书馆，此书未见重刻本。

《当代全国名医验案类编》，以 1929 年上海大东书局铅印本为底本，现藏浙江中医药大学图书馆，此书未见重刻本。

《绍兴县同善局医方汇选》以 1921 年张钟沅铅印本为底本，现藏上海中医药大学图书馆，此书未见重刻本。

《绍兴医学会课艺》以 1910 年浙东印书局铅印本为底本，现藏上海中医药大学图书馆，此书未见重刻本。

具体校注原则如下：

1. 改繁体竖排为简体横排，并加标点。

2. 原书中以"右""左"代表上下文者，径改为"上""下"。

3. 底本中的异体字、俗字及药名中的不规范用字径改，不出校，与文中训释有关者保留原貌。

4. 底本中的古字多径改，涉及篇名、人名、地名等不改。

5. 通假字保留，不常见者出注说明。

6. 底本中因写刻致误的明显错别字径改，不出校。

7. 《重订广温热论》卷之二下原列有温热验方总目，并附总按、又按各一段，皆为对此温热验方总目的校勘性文字，今为免繁乱，据此将总目核改后移前并入该书目录。

8. 《增订通俗伤寒论》各卷卷首原题有"浙绍陶里村俞根初先生遗著 山阴长乐乡何秀山选按 孙何廉臣校勘 曾孙幼廉筱廉同校 鄞县曹赤电炳章参订"；《重订广温热论》卷一原题有"上元戴天章麟郊原著 元和陆懋修九芝删定 山阴何炳元廉臣重订 徒严绍岐男拯华光华手录参校"；《新纂儿科诊断学》卷首原题有"越中老医何廉臣印岩撰述 男筱廉幼廉参校"；《绍兴医学会课艺》卷首原题有"会董翁幼鲁广文鉴定 会长何廉臣明经评阅"，今删。

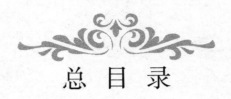

# 总 目 录

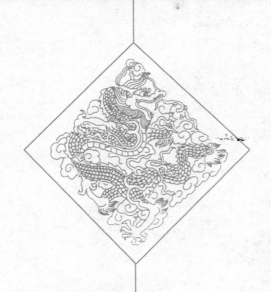

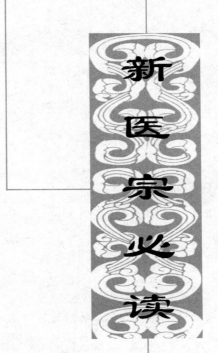

新医宗必读

# 内容提要

　　《新医宗必读》，不分卷，抄本，何廉臣著。本书为何氏于1907年求学日本前刊行，充分阐述了他振兴中医，共克时艰的人生理想和崇实黜华，中西汇通的医学主张，可谓其一生践行的医学观的集中体现。

　　全书分十二个标题来阐述观点，分别是医学与国家关系论、医非小道论、医必先明十要论、医宜开化病家论、中国医学源流论、泰西医学源流论、中西医学折衷论、中西医异同论、医学改良论、中医急宜讲全体学论、人身一机器论、越医传派论。其中心思想为"中西医理，各有所长"，希望学者"择善而从，不善而改，精益求精，不存疆域异同之见"。本书对于研究何廉臣的医学思想，探究20世纪初中医所面临的西学冲击的严峻现实，指导我们现今的中西医结合都有着深远的意义。

# 序

于戏！今之世界，一大竞争之世界也。国与国竞，与一国竞，且与万国竞；与人竞，且与天竞。竞学术，竞工艺，无一不大相竞争。而我医界亦大受影响，几有不维新、不改良，不能自立之势。于是众说纷腾，有谓以中医学为体，以西医学为用者；有谓中西医学冰炭相反，不必并参，且决不能汇通者；有谓中西并参后可以超过于西医者。问题愈多，解决愈难。

窃以平心论之，我国医学无不道源于《内经》，其次《伤寒》《金匮》。然《内经》经秦火①后存真无几，掺伪良多。其所谓脏腑经络，诚有如西医所指斥者，此不必为古人讳，且不必为古人辩护，有志改良者直取泰西全体学②，日本解剖、生理学等书，细心研究可也。至《伤寒论》多错简，《金匮要略》多残缺，我国医学界恒言之。然则欲研究病理学，且不得不借助于泰西医学矣。而我国医界所最缺点者，一炎证，一霉菌，此两大病源最操人生死之权，而我国医书缺而不讲，则医者之有负病人多矣，清夜自思能无愧乎？

仆今老矣，鬓苍苍者，视茫茫，齿牙动摇，不克为国医正其误，补其缺，不得不为国民痛其伤，惜其死。希望慎重医务者，鉴国家之衰弱，慨种族之式微，急急为社会公益奉献，不独为一人竞名利己也。近何君廉臣以《新医宗必读》问序于余。余事忙迫，不暇细阅，浏览一过，见其一片苦心，唤醒中医，情词悲恻，委婉动人，诚过渡时代刻不容缓之著作也。不揣浅陋，勉缀数言，小寓希望之意，热心社会其鉴诸。

光绪丁未孟夏青浦陈莲舫序

---

① 秦火：秦始皇焚书。
② 全体学：解剖学。

# 新医宗必读目录

# 医学与国家关系论

国家为无形之虚名，而国民实国家之元质，不有民何有国？国之讲体育，欲讲体育必先知生理卫生，欲知生理卫生，不得不先明普通医理，医之关系于国家如此。此赵文子①所以有"医及国家"之问题，而秦医和答以"上医医国，其次救人"之说也。他如张长沙云：留神医药，上以疗君亲之疾，下以救贫贱之危，中以保生养身。范文正云：不为良相，必为良医。徐洄溪云：人之所系，莫大乎生死，虽王公大人、圣贤豪杰，可以经国利民，而不能保无疾病之患。一有疾病不得不听之医者，而生杀唯命矣。下而至于一群一家所系之人更无论矣。其责任不甚重乎？

虽然以形式上论，今日之中医仅为个人谋生计，似属方技之事。而就精神上观之，中医学果能发达，则与国家之关系较他学尤为重要。如卫生之当否，人种之强弱，凡可为社会增幸福，为国家培元气者，皆于医有密切之关系。今仅就其最重要者言之：

一　与国权之关系也。国权之张弛，何以亦关于医家？必有斥余为夸大其词者。试述悲恻动人之伍说以证明之。伍彩矶云：仆少从先君子学医。己亥冬，束装游美，悬壶于旧金山之三藩市，幸为各人所见许。逾年春，西人狠医，发其毒计，欲尽置我同胞于死地。遂诬华埠有疫，以重兵围困之，天昏地暗，灯火无光，日短夜长，鸡犬息影。噫！危矣！惨矣！又见金山港口，西医生藉卫生之绝大问题，勒我华人验眼，辄指为有可传染之眼疾，任意为难，肆情勒索，每船之受其荼毒者，耳不忍闻，目不忍见。我政府苟有公认之医生有权可与辩驳，何至任人作践、任人

鱼肉若斯哉！国体之辱，仆目击而心伤者，久之则甚矣，中国医学不可不亟倡也。

一　与国力之关系也。凡国运之盛衰，国步之进退，无一不由于国力。国力之富强关系于国民生计之充裕，国民生计之充裕尤系于国民心力之操劳。夫致富之道万端，要非劳其心力不可，而我国贫弱之源，正坐②不能劳心力。所以不能劳心力者，由国鲜良医也。无病则已，一旦有病，则经年累月，费时伤财，幸获病瘳，每不能耐繁剧，国人之生活力为病所消耗者，若汇而计之，奚啻恒河沙数③乎？由此推之，为士者心神力衰，则思想为难，学问上大有关系矣；为农者筋骨力弱，则耨耕必怠，生产上极有关系矣；为工商者病人多，则职业者必少，生计上更有关系矣。至于行一事焉，或气馁而中止；习一技焉，或力惫于半途，更数见不鲜矣。人人如此，国家随之奈何？欲讲群学以救国者，犹谓医学非急务也哉？悲夫！

一　与国家教育之关系也。学校者，教育之公地，而国民之制造所也。欲求德慧术智之国民乎，则必自求刚毅义勇之国民；始欲求刚毅义勇之国民乎，则必自学校卫生始。校舍之备设，校具之构造，体操之方法，功课之久暂，以至饮食、衣服、起居、息作皆有一定之准率，以与身体相宜。有一不合，即有害于身，而孱弱之兆兴矣，久之必有成畸形者焉，成病体者焉。一人如是，侵假④而一校焉？一校

---

①　赵文子：赵武（？—前541），春秋时晋国卿大夫，政治家、外交家，为国鞠躬尽瘁。

②　坐：因为。

③　恒河沙数：佛教语。言数量多得无法计数。见《金刚经·无为福胜分》。

④　侵假：逐渐。一作浸假。

如是，侵假而全国焉？夫至全国受病，则其国势可想矣。现在如是，则将来可想矣。东西各国之所以汲汲于学校卫生者，盖为此也。苟不明医学，又无从而知之，而防之，而治之哉？

一　与国家政法之关系也。近今泰西各国医学大明，又创为法医学，日本亦效法泰西创为裁判医学，往往助司法者而决隐秘之疑案焉。盖诉讼者多似谋毙而解剖则关系病死，又或多似病死而解剖则关系谋毙，征验既得，再从而裁判之，则曲直自易明晰，是皆法医学之功。而吾观中国之判断命案也，其验尸体奚委诸无学之仵作①。夫仵作既不知医，则死之原因自难分辨，于是不得不附会武断，或因循少决其病死及谋死与否，恒视两造②贿赂之多寡定真伪焉。呜呼！诬民枉法孰有过于是者，法医学不明之害亦至此哉。

一　与国家军事之关系也。泰西各强国能长保其优胜者，在养成军国民而已。而所以养成军国民者，又不徒在形质上之势力，而恃精神上之脑力。如英初变政即讲卫生，德日维新首重医学，体操则练及妇人，卫生则列为通科。其编军国民也，必经医师之察，验选强壮，而汰其孱弱；其既编为军也，则又时时诊察，疫则防之，病则除之；其行军也，于军医之外又有看护兵、卫生队，必使保其健康而后已。故其国民躯干壮健，志气猷烈，勇往直前，赴国事若私难，国之强盛岂不在此？

以上所列五者，皆举其最重要者言之，固各有直接之关系，至间接上殆无一事一业之无关系也。关系之广大如此，重要如此，此而不欲振兴医学则已，苟欲振兴医学，必也其多设医学堂可乎？虽然学堂非能刻即毕业也，则先召现时之自命行医者投考，由太医院简员主试，并选省府州县中之学识兼优、名望素著者为之阅卷，其确有把握、学问优长者给以医照，大加奖励，余则屏之，不以累人。此场经费可取于投考者之册金，得名得利，各人当争先赴考也。随即开医学堂，倘以经费不能猝办，可向肄业各生每年缴脩金若干，聘中西医生为教习，仿照东西各国医学堂之课程，期满则认真考试。学有心得，术可应世者给予文凭。如是则新而优者起，旧而劣者仆，将见中西医术并精，攸往咸宜，各国乌能不公认哉？内则为人命、人种之栽培，外则为国体、国权之竞争，当轴③诸君，望勿视为缓图也。

## 医非小道论

医，大学也，精艺也，重任也，实业也，与国家社会有密切之关系者也。所以德日维新首重医学，英初变政先讲卫生。诚以医之为道，大则穷天地运行之实理，而知众物诞生之源；中则以格物致知之学，而明众物之表里精粗；小则如地土风俗习惯，遗传与夫饮食起居。一切均系医学中所研究者。苟理非精奥，用非广大，则欧美日各国何为特设医科大学也哉？

试将东西医学大略备陈之：东西医最精处为生理学。生理学者，研究人身生活之理者也。如食物之后化为何物，又因何故须食物，皆最费研究，此一端也。小儿自胎中始，至二三十岁如何长成，长成至何时，因何故而停止，又因何故而老死，亦最费研究，此又一端也。凡此皆谓之生

---

① 仵（wǔ 五）作：旧时官府检验命案死尸的人，工作性质如现代的法医。

② 两造：相对两方面的人，法院里指诉讼的两方，即原告和被告。

③ 当轴：喻官居要职，掌握大权。

理，其理烦赜①，难更仆数②。明于生理，乃可进而察病情，故生理学之后继以病理学。盖生理学者，言其常；病理学者，言其变也。然病理云者，犹兵家之运筹帷幄，犹未亲临敌地也；继之以诊断学，犹兵家临阵之经划也。然病理繁多，莫可究诘，非经之纬之、区之划之、专心研究之，不足以穷病之真相，于是分为内科、外科、妇科、产科、儿科及耳目口齿各科，与夫卫生学、法医学各门，此与中国医学分科颇有异同，然皆由数大国诸名家开大会酌议而后定为今日之科目，非徒德与日一国一人之私计，或亦非诬妄矣。

虽然使未学生理之前毫无预备，则虽欲知生理，其道未由。故先须习解剖学、组织学。解剖学者，将人身详细测量，犹兵家之以地图为宝也。兵家不知地理，无以行兵；医家不知解剖，无以知生理也。组织学者，将人身各质用显微镜细察，虽微尘不遗，不知组织学而谬谓知血之运行，气之出入，亦欺妄之徒而已。然犹未已也，又须先习物理学、化学。物理学者，穷究声热光雷诸理者也。不知物理，则耳何以开声，目何以见色，均属茫然。化学者，将天壤间原质分析至无可分析。不知化学，则不知人体用何质造成，更不知人体每日变化之真相。且更不知生物，无生物之何为质原、何为杂质、何为合质。故不习物理、化学，亦无由知生理，更无由知药性。虽然，物理、化学均须以几何、代数、三角算术测算，若不学算，亦无以知物理、化学也。

然则医之为道详细如此，各国推为精密之科学，当非无故。古人所谓小道云者，恐非确论。抑又有近者西人足迹所至，每藉传教行医以行其买人心、探国情之计处，今之世既不能闭关谢客，绝不与之往来，又漫无布置，任其深入内地，后

患胡可设想计？惟有自设医院，研究世界通用之学，与之角逐，以为潜相抵制之计，此又深谋远虑者所为，而非可谓为小道者矣。目不见五色，奚能慕锦绣？耳不听五声，奚能嗜箫韶③？故顽固者流，非性与人殊也，苦于不知耳！是篇于医林各学，如市肆然，一一陈列，是引人入胜之不二法门。

## 医必先明十要论

精通医理，卓然成家者，谓之医家。欲为医家必先尽医家之责任，而后收医家权利。试举其要约有十焉：一要讲公德，以先正心术也。医为仁术，首重有道德心。若心术不正，则无论学术若何精确，器械若何精良，手法若何精能，适足以增长自私自利之心，而诈伪万端，或立奇方以欺世，或用僻药以惑众，或抉择价昂之品以媚富贵之人，或假托仙佛之方以欺愚鲁之辈，或撰高谈奇论惊世盗名，或托西术东艺欺人图利，种种现形，殊堪深耻。

余故曰：欲兴医学，必先医医。医医之法无他，与之讲群学，明公德，先正其心术焉耳矣。

二要输新学以改良旧学也。医为专科大学，必有宗传，且有阶级，岂容浅尝辄试？故泰西教授医学，先讲明人身部位体用，次论病证，次究药性，次习处方，次授手术，分别专科，次第讲习，终必考验其能否，品第其高下，所以西国医术精于中国。如中国真欲改良医学，必先从全体学始，欲研究全体学，必先从西医学开

---

① 烦赜（zé 则）：繁复深奥。
② 难更仆数：言人或事物很多，数也数不过来。语出西汉·戴圣《礼记·儒行》。
③ 箫韶：舜乐名。后泛指美妙的仙乐。

始。俟西医学研之既久，胸有成竹，然后以中国四千余年之旧医学互相比较，或取或弃，或调和或并行，别创一新医术，而中医学乃愈发明且愈完备。即用中药亦须以化学法验其质性，一俟质性确定，必须多用中药，参用西药，此则保守利权外溢之深意耳。

三要通世务以改良风俗之习惯也。中国之风俗习惯当改良者不胜枚举，今姑言其最要者，如弄神弄鬼之敛钱，佞佛斋僧之耗费，缠足冶容之诲淫，嫖赌烟酒之害身，均与病家有密切之关系。医者当觑破世情，劝人改革，相与讲社会卫生、家庭卫生、个人卫生，以强种而保国。此所谓上工治未病也。

四要达人情以曲体社会之性质也。从来内伤之源，因身体失养者居少数而易疗，因心境不佳者居多数而难治。孤臣泣血，孽子坠心①，远客有异地之悲，闺妇有征人之怨，或富贵而骄淫滋甚，或贫贱而窘迫难堪，损人精神，伤人气血，莫此为甚，医者当罕譬而喻②。荡泆③者，惕之以危言；怨郁者，导之以药趣；执拗者，引之以脱俗；困苦者，喻之以谋生；多忧者，达之以快情；钟情者，正之以伤德；惊恐者，持之以镇定；愤怒者，动之以和平。此所谓心病还须心药医也。彼日本之《心理催眠术》、美国之《治心免病法》，其皆欲以心力免心病欤。

五要识天时以辨空气也。大抵久雨则空气湿而寒，久晴则空气燥而热，乍晴乍雨则空气湿而热，即风亦由空气动荡而成。所以四时之风，其性质亦有寒、热、燥、湿之分。是故善治时病者，必按四时分六气（风、寒、暑、湿、燥为时气病，而火则从时气所转化也），尤必察天时之晴雨寒暄，辨空气之燥湿冷热，以诊断受病者之或为新感，或为伏气，对症发药而已。若夫春温、夏热、秋凉、冬寒，特四时之常态耳。

六要明地气以察人体也。以全球言，寒带地方（南北纬度六十六度半以上之地方）之住民，气寒多坚，体必刚强；热带地方（南北纬度二十三度之地方）之住民，气热常泄，体多柔弱；温带地方（南北纬度二十三度半至六十六度半之地方）之人类，寒热适中，成长最良，体多壮健。以中国言，东西狭、南北长。东南离日球较近，地气常热而水多，水既多则湿必重；西北离日球较远，地气常寒而土厚，土既厚则寒自凝。且地气寒则生物必少，人之享用亦少，故其质性多戆直；地气热则生物必多，人之享用亦多，故其质性多精巧。以城乡言，居省会府县者俗尚奢华，而体多文弱；居山林乡僻者俗尚勤俭，而体必野蛮。是皆地气使然欤。

七要破迷信以实事求是也。孔圣云：敬鬼神而远之。此语乃过渡时代破迷信之方针矣！医果能实际讲求，精研科学，举凡道家之雷忏雷经，术士之鬼符神咒，病家之问卜安坟、求神拜佛，地师之阴宅不吉、阳宅有凶，种种入迷俱可一扫而空，逢人开导相与，讲看护预防之要点，实心为病家竭智尽谋，寄生死而托性命，此韩子所谓医师之良也。虽然今日之中医决不肯破除迷信，以鬼神为医家之护符，且为医家卸肩④之退步，而谓甘心蠲私利以讲求公德，恐尚无斯人斯事焉。宜乎世俗以医与巫卜并称，而目为小道贱业者欤。

---

① 坠心：言令人痛心。南朝梁江淹《恨赋》："或有孤臣危涕，孽子坠心。"

② 罕譬而喻：言说话用不着多比方，都能听懂。语出《礼记·学记》。

③ 荡泆（yì义）：谓动荡奔突而出。言行为放荡不羁。

④ 卸肩：比喻卸掉责任。

八要备仪器以广求疗法也。许叔微云：病家之患，患病多；医家之患，患道少。诚哉是言！今除理学的疗外法，而专讲明器械的疗法、化学的疗法，改良之道有三事焉。一多为器械陈列所，凡东西医所有器械奚陈列其中，即中医所有之针砭石亦须完备。二为器械传习所，凡一切器械之性质、功用，以次讲习。三为理化传所，将已有之西药、现有之中药以次考求其原理，化分其原质，证明其治病之理，而制之为药精，勒之为新书，此当今刻不容缓之事也。

九要立医会以交换智识也。泰西医学之发达，稍读新书，略明时事者已所共知。其设医学科也，有基础医学、国家医学、裁判医学；其立医学校也，有专门学校、大学学校。其出医学报也，或阐新理，或明新法，朝登报纸，暮达通衢，且犹不自满足，各国创医学大会，联合全球各国之医家以共相研究，力求进化。故今日中医欲除乡僻之陋见，而问现今医界，则必先纵横中外以采补我所本无，次则上下古今以淬厉我所固有。如此则取精用宏，出而与东西医互较优劣，互相竞争，保权利而免天演淘汰之危。此我国有志之士所以提倡医务总会也。

十要设学堂以教育英材也。世界医术，德国为上，英美次之，日本亦佳，方今中国在过渡时代，泰西医学之内容迥非中医所能知，故欲医学思想之发达，而求医界学术之改良，非各省府州县创设学堂以教授之不可。幸而近今政府已知医学一科之重要，遣太医院医生出洋留学矣。南北洋及晋省已各设医学堂矣，余则皆欧、美、日人建设之医院，以夺我利权，促我生计。故今日中医如欲保存权利，不可不先尽义务。义务维何？富者效其财，能者效其力，广与学堂以请求医术、维持医界

而已。

此皆中医之纲要也。吾愿有志斯道者共振兴之，学非术不行，术非学不立。学者，体也；术者，用也。有学而无术，犹舟之无帆楫也。是篇皆论术语，所以行其学于今之世者，愿医林同志俱猛省之。

# 医宜开化病家论

华人之病误于医家无学问者固多，误于病家不开化者尤多。医家而误，易良医可也；病家而误，其弊不可胜穷。有不问医之高下，即延以治病，其误一也；有以耳为目，闻人誉某医即信为真，不考其实，其误二也；有平日相熟之人务取其便，又虑别延他人觉情面有亏，而其人又直任不辞，希图酬谢，古人所谓以性命当人情，其误三也；有远方邪人假称名医，高谈阔论，欺骗愚人，遂不复详察，信其欺妄，其误四也；有因至亲密友或势位之人荐引一人，情分难却，勉强延请，其误五也；更有病家戚友偶阅医书，自以为医理颇通，每见立方必妄生议论，私改药味，善则归己，过则归人，其误六也；或各荐一医，互相毁谤，遂成党援，甚者各立其门户，如不从己，反幸灾乐祸，以期必胜，不顾病者之死生，其误七也；又或病势方转，未收全功，病者正疑见效太迟，忽而病家之旁人谗言蜂起，中途变更，另易他医，而后医大反前法，遂至病笃，反咎前医，其误八也；又有病变不常，朝当桂、附，暮当芩、连，又有纯虚之体其症反宜用硝、黄，大实之人其症反宜用参、术，病家不知，以为怪僻，不从其说，反信庸医，其误九也；又有吝惜钱财，惟贱是取，况名医皆自作主张，不肯从我，反不若某人等和易近人，柔顺受商，酬谢可略，扁鹊云轻身重财不治，其

误十也。

此犹其大端耳。其中更有用补剂则喜，用攻剂则惧，服温补而死则委之命，服攻伐而死则咎在医，使医者不敢对症用药。更有制药不如法，煎药不合度，服药非其时。更或饮食起居、寒暖劳逸、喜怒语言，不时不节，难以枚举。小病无害，若大病，则有一不合皆足以伤生。

然则为病家者当何如？盖有应尽之道焉，举其要则有六：

一曰卫生宜知也。夫卫生之精理，上之可以强社会，下之可以强个人，至病时而明效大验，几驾乎医药而有上之之势。一、所居之室必求其光明而通气也；二、所居之地必求其洁净而高燥也；三、所饮所食不宜过量，必求其清洁而忌黏腻腥浓也；四、所衣所被必适其寒暖之节而不可使更受新邪也。必侍病之人能明乎以上之理，夫而后药乃可以效。

二曰择医宜精也。先择其人品端方，心术纯正，又复询其学有渊源，历考所治，果能十全八九，而后延请施治。然医各有所长，或今所患非其所长，则又有误，必细听其所论，切中病情。又必详询其立方之时，先论定此方所以然之故，及服药之后如何效验，或云必得几剂而后有效，其言无一不验，然后托之。若其人本无足取，而其说又怪僻不经，或游移恍惚，用药之后与其所言全不应相，则即当另觅名家，不得以性命轻试，此则择医之良法也。

三曰任医宜专也。病者之安危，即为医家之荣辱。苟始终信任之医家之于病人，自有密切之关系，若朝暮易医，则各骋意见，各施治法，势必温凉杂投，筑室道谋[①]，无一人任其咎而后已。而最为偾事者，则病家之略知医药者也，愈病不足，掣肘有余，最为良医之阻力。凡夫猛

力之药，如石膏、黄连、硝、黄、附、桂、麻黄、葶苈等，不问其于症之合否，而先以为不可用，不敢服即收效捷且伟者，亦必讥为霸道焉。至于模棱、平淡、庸劣之方，则大都信之不疑，以为虽不能速效，亦可无流弊，即病至不死不活，缠绵床褥，历久而仅愈者，且谥之以王道焉。无惑乎！医之有阅历者，相率以流于浮滑一途也。

四曰说症宜详也。凡医者诊脉，不过验其血气之盛衰，寒热及邪气之流在何经何脏，与所视之症参观互考而已。若欲泥脉以治病，必至全无把握。所以读书泥古之士，但知持脉论症，其治效往往出市医单方下者，职是故耳，惟审问可究病情。乃医之自以为是者，往往厌人琐语，而病家亦不能详述，此两误也。故凡求医诊治，必细述病源，勿惮其烦达哉！苏东坡之言曰：吾有病尽以告医，吾求愈病耳。岂以困医为事哉？

五曰察药宜慎也。药之伪者不必论，即寻常药品，肆中人粗心，往往以他物搀混，必亲自检视，方免舛误。试引《冷庐医话》两说以证明之：一归安陈龙光业外科，偶因齿痛，命媳煎石膏汤服之，误用白砒，下咽腹即痛，俄而大剧，询知其误，急饮粪清吐之，委顿数日始安。一桐乡陈李氏子夏月霍乱，延医定方，有制半夏二钱，适药肆人少而购药者众，误以附子与之，服药后腹即大痛，发狂，口中流血而卒。李归咎于医。医谓药不误，必有他故，索视药渣，则附子在焉。遂控药肆于官，馈以金乃已。此皆不辨药品而致

---

①　筑室道谋：言做事没有主见，缺乏计划，终于一事无成。筑，建造。室，房屋。道谋，与过路的人商量。语出《诗经·小雅·小旻》。

误也。

六曰看护宜周也。近今治病，一病之安危，惟责之医家一人，一医之良否，专系乎煎方一剂。其药宜多煎、宜少煎，宜先入、宜后入，宜多水、宜少水，非所知也；药品之道地与否，制炼之合法与否，亦非所辨也。此外，寝处不合法，寒暖不适宜，饮食不知节，病情不知察，更无论矣。似此则医家之功一，而病家之过十，纵有卢扁，能愈病乎？况重大危险之病机，早晚不同，昼夜不同，而惟恃一日一至之医，一日一服之方，治变幻不测之病，庸有幸乎！余故曰：病家必当知看护法。嗟乎！以中国今日之情形，而医家病家两相比较，医家误病家者固多，而病家自误者亦不少。故良医之能愈病，必先在开化病家，使病家诸人有助医之力，不掣医之肘，夫而后病之不治也，始可以归罪于医。

病家有病欲得良医而愈之，此公理也。但病人有定识者少，则种种不可思议之事于以生焉。于方药之有力量者必不敢服，曰恐其误治也；于方药之能速效者又不敢服，曰嫌其霸道也；及得至平易之方则安然服之，病而不效，则又归其咎于医，曰今固无良医也。有如是之病家而后投其所好，乃有今日之所谓名医。故医师之良者不但不沾染病家之习气，尤贵开通病家之知识。此篇之语皆先得我心。

## 中国医学源流论

神农尝药，黄帝论医，此吾国医学之正宗，亦吾国医林之代表。虽《本经》（注家惟邹润安《本经疏证》最精，缪仲淳《本经疏》次之，张路玉《本经逢原》又次之，徐灵胎《本草经百种录》亦简要）《灵》《素》（注家惟王冰《内经次注》最精，丹波元简《素问识》亦佳，唐容川《医经精义》最新）由历代口诀相传，或多掺伪，或有传讹（《本经》如豫章、朱①崖、赵国、常山、奉高、真定、临淄、冯翊②诸郡县及久服轻身、益寿延年等语皆后人掺伪之说，《内经》如忽言天文，忽言地理，忽言五行，忽言乐律，及以十二经配十二水名之类，皆术士传讹之言），而其中药性之精确，学理之精微，取穴用针之精妙，实震古而烁今，然则中医学发达之早可谓冠绝五洲矣。

继其后者，商伊尹作汤液，始有经方之名，然亦得之传闻，无成书可考。周、秦以降，代有传人，和、缓、卢扁（秦越人扁鹊作《难经》八十一篇）医名最著。迄后汉华元化、张仲景崛兴，一以解剖著名，一以方技传世，惜华氏之书付之一炬，而张氏之《伤寒杂病论》（古时《伤寒杂病论》合名其书曰《金匮玉函经》，至宋林亿等奉诏校正医书始分《伤寒论》《金匮要略》为二书。《伤寒论》注家以金成无己《伤寒明理论》为最早，注语明通，丹波元简《伤寒论辑注》尤为详博，唐容川《伤寒论浅注补正》亦清新，他如朱南阳《伤寒活人书》、尤在泾《伤寒贯珠集》、方中行《伤寒论条辨》、舒驰远《伤寒论集注》、徐灵胎《伤寒类方》皆别出心裁，多所发明，而吴坤载《伤寒指掌》为诸家之长，参酌古今，更切时用。《金匮要略》注以赵以德《金匮》二注为最先，余则丹波元简《金匮要略集注》、唐容川之《金匮要略浅注补正》、徐忠可《金匮要略论注》、尤在泾《金匮心典》，皆称善本）实为千

---

① 朱：原脱，据《中国医籍考》卷九补。
② 翊：原作"靖"，据《中国医籍考》卷九改。

古用方之祖，且其阐明医理，尤足为中国至精之本，惜《伤寒论》多错简，《金匮要略》多残缺耳！

迨隋巢元方等奉敕①撰《诸病源候论》，广收医说，详究病源，自轩岐以逮仲景，除晋王叔和之《脉经》、皇甫谧之《甲乙经》、葛洪之《肘后备急方》及南齐《褚氏遗书》外，以此书为最古，其言繁博精邃，迥非浅学所能知。

至唐而仲景之学一变矣。如孙思邈之《千金方》、王焘之《外台秘要》，皆纂集自汉以来诸方，杂采成书，故有一病而列数方，亦有一方而治数病，其药品有多至数十味者，较诸仲景之经方药仅五六味而功用无不周者，大相悬殊矣。然其用意之奇，用药之巧，亦卓然自成一家。且唐以前之良方实赖此二书以存，其功亦不可泯厥。

后五代扰乱不亚六朝，中原鼎沸，各学浸衰，而医学界亦无杰出之徒为之振兴。北周虽有徐之才创立十剂，亦但明立方之理，而于医学之大体、医风之颓败仍无补助，终不能革故鼎新。

此宋神宗所以有考医之命令也。其设科也，建立内外医学，置教授及诸生，皆分科考察陞补，亦如《周礼》医师之有等。上取则赐官受禄，或编医书，或教学生；中取则给牌行道；次取则留学读书；不取则饬使改业。其命题也有六：一曰墨义②，试以记问之博；二曰脉义，试以察脉之精；三曰大义，试以天地之奥与脏腑之源；四曰论方，试以古人制方之法；五曰假令，试以症候治法六宜；六曰运气，试以一岁之天时地气与人身感应之理。其教授医学则分设三科：一曰方脉科，凡内科、妇科、儿科皆统属焉；一曰针灸科，凡针砭、推拿、导引、祝由诸科皆统属焉；一曰疡科，凡外科、伤科、眼科、口

齿咽喉科皆统属焉。方脉科以《内经》《难经》《脉经》为大经，以《伤寒》《金匮》《巢氏病源》《千金翼方》为小经。针灸、疡科则去《脉经》而增《三部针灸经》。常以春试学生定其等级，悬为程式。其试题之体有三：一曰论题，出《灵》《素》，发明躯壳、经络、脏腑之体用及内外诸证，寒热虚实之病理，汗、吐、下利、补泻、逆从之疗法；二曰解题，出《神农本经》《伤寒论》《金匮要略》，考订药性方义及诸病传变之法；三曰案，自述平时治病之验否，及其所以用此方治此病之意。其太医局程文皆通贯三经及三部针灸之法，金石草木之性，辨别精微，足资阐发，故学者寻流溯源，各得以专门名家。论内科若许叔微（著《类证普济本事方》十卷，《伤寒百问》三卷），论妇科若陈自明（著《妇人大全良方》二十四卷），论产科若郭稽中（著《产育宝庆方》二卷），论儿科若钱仲阳（著《幼科直诀》一书），论伤寒若庞安常（著《伤寒总病论》六卷、《修治药法》一卷），论背疽若李嗣立（著《集验背疽方》一卷），论脚气若董及之（著《脚气治法总要》二卷），论本草若唐慎微（著《证类本草》三十卷），论灸法若窦材（著《扁鹊新书》四卷），论奇疾若夏子益（著《奇疾方》一卷、《卫生十全方》五卷），论三因若陈无择（著《三因极一病证方论》十卷），论药方若王贶（著《全生指迷方》四卷）、若董汲（著《旅舍备要方》一卷）、若王衮（著《普济方》）、若沈括（著《苏沈良方》八

---

① 敕：原作"诏"，据《诸病源候论》序改。

② 墨义：唐以后科举考试时令士子笔答经义。

卷）、若严用和（著《济生方》八卷），名医辈出，皆学有渊源。盖有宋一代于医学最为发达，观《圣济总录》《太平圣惠和剂局方》等书，可以见当时医学之繁盛矣。所可惜者，彼时不下解剖尸魄之令，故于全体学、病理解剖学无从发明耳！

及金元四大家出，刘完素专主凉泻（著《素问玄机原病式》一卷、《宣明论方》十五卷、《伤寒直格方》三卷、《伤寒标本新法类萃》二卷），张子和专主三法（著《儒门事亲》十五卷），李东垣专主升补（著《内外伤辨惑论》三卷、《脾胃论》三卷、《兰室秘藏》三卷），朱丹溪专主清滋（著《格致余论》一卷、《局方发挥》一卷、《金匮钩玄》三卷、《丹溪心法》十卷），皆别出心裁，各鸣一得。即如张洁古（著《病机气宜保命集》① 三卷）、王进之（著《医垒元戎》十二卷、《此事难知》二卷、《汤液本草》三卷）、戴同父（著《脉诀刊误》二卷）、王安道（著《医经溯洄集》一卷）、齐德之（著《外科精义》二卷）、危达斋（著《世医得效方》二十卷）辈，亦皆当时卓卓有名者，盖元代医学尚有宋之流风焉。

至明之薛立斋（著《薛氏医案》七十八卷）、赵养葵（著《医贯》一册）辈，最为浮泛荒谬。他如李时珍《本草纲目》详而驳杂（著《本草纲目》五十二卷、《奇经八脉考》一卷、《濒湖脉学》一卷），张介宾《景岳全书》偏于温补（著《类经》三十二卷、《质疑录》一卷），李士材《必读三书》简而缺讹（著《医家必读士材三书》行世），吴又可《醒医六书》偏于攻伐（著《温疫论》二卷）。惟王肯堂《证治准绳》、江民莹《名医类案》，一主广收博采，一主实地经验，尚足资参考而征得失。而孙文垣

《赤水玄珠》大旨专以辨症为主，故于寒热虚实、表里气血八者谆谆致意，其辨古今病症，名称相混之处尤为明晰。即杨继洲《针灸大全》，手术之精、取穴之的，足补药方之不逮，其穴名歌诀，日本针灸教科书已首列之，是书之精确可知矣。

国朝则御定《医宗金鉴》，分科析目最称详明。此外，若张飞畴之论伤寒兼症（著《伤寒兼证析义》一卷），邵步青之论时病温毒（著《四时病机》四卷、《温毒病论》一卷），喻嘉言之论中寒秋燥（著《医门法律》六卷、《寓意草》一卷），叶天士之论温热暑湿（著《温热论》二十则），王孟英之论霍乱（著《霍乱论》二卷、《王氏潜斋丛书》四卷），吴鞠通之论痉瘛（著《温病条辨》六卷、《医医病书》一卷、《医案》四卷），余师愚、刘松峰之论疫（余著《疫症一得》，刘著《松峰说疫》行世），胡如皋、王养吾之论痧（胡著《痧症全书》，王著《痧症析微》），陈继宣之论疫痧（著《疫痧草》三卷），韩芷轩之论疟疾（著《疟疾论》二卷），易思兰之论气郁（著《易老郁病论》一卷），王清任之论血瘀（著《医林改错》二卷），唐容川之论血症（著《血症论》二卷、《中西汇通医书》四种），过玉书之论疔疮（著《治疔汇要》四卷），曹心怡之论喉痧（著《喉痧正的》一卷），张善修之论白喉（著《白喉抉微》一卷），顾松园、吴师朗之论虚损（顾著《医镜》十六卷，吴著《虚损不居集》），聂久吾、翁仲仁之论痘疹（聂著《幼科心法》二卷，翁著《痘疹金镜录》六卷），以及顾澄江、王洪绪之论外科（顾著《疡医大全》四十卷，王著《外科全生集》四卷），萧赓六、沈尧封

---

① 病机气宜保命集：此为刘完素所著。

之论女科（萧著《女科经纶》八卷，沈著《女科辑要》二卷）。万密斋、程凤雏之论幼科（万著《幼科发挥》四卷，程著《慈幼筏》四卷），李月桂、刘清臣之论针科（李著《续针灸大全》十卷，刘著《医学集成》四卷），罔不标新领异，足为医家参考之书。而徐灵胎《医学源流论》切实发挥，尤深中庸医之流弊；俞东扶《古今医案按》，严加评选，最足资临证之研求，即魏之琇《续名医类案》，采摭既博，变症尤多，足与江瓘之书参观互证，按语亦多所发明。余故曰：宋后医书惟案最长见识，盖取其实验也。至于搜罗之广、书籍之繁，则《图书集成》之《医部全录》，类书中之最为博大者矣。

迨夫近日其有研究古书实有心得而济世救人为目的者，殆如麟角凤毛之不可多得。然所谓古书又皆数千年之旧说，全体不明，生理不讲，病理不精，疗法不全，虽精如历代名家，亦且不能完全而无缺，况不克窥其万一哉？呜呼！方今四海为家，五洲同轨，正可吸收欧化，补我缺点，增我实学，开我新智，庞然中国志士良多，安得有虚心笃学、博古通今者，出而联医林豪杰，汇编古今医史、中外医通，别造一中国新医学，以与东西医互相竞争而为文明抵制乎？

泰西学术无不冠以学术史，于进化次第按图可索，故读其书者皆有后来居上之思想。中国不然，遂酿为崇拜古人之陋习，此学派之所以多保守，学汲之所以无进步欤！读此篇者须知作者之心，不在求旧，而在求新也。

## 泰西医学源流论

泰西医学者，英、美、德、法、日本近今所讲之医学也。考上古泰西医术，大半托于鬼神，即医师悉属巫僧。若遇内科重病，则谓神怒降灾，人所难逃，惟外伤肿疡，始施药剂或手术，且多艾灸烙熨之法，余则悉以祈祷为要。当时虽有继希利尼国①之畿龙而起，如爱司氏父子及郝氏等振兴医学，研究内外两科，惜乎无书可考，此西历前五百年泰西医家之始也。至西历前三百年，埃及国之亚力山大首创官医所，始有伊拉氏、希罗氏创解剖学及外科刀法、割石淋法等著作行世。嗣西历后三十年，罗马国有亚儿氏得是法而更加推广，斯有锯髀、拨精珠、缚血管等法传世。

此后，西班牙国亦创立医学堂。至西历后五十年，亚兰学堂之阿力氏始传斑螫等导引之法；一百年，以弗所②之拉甫氏始传治血瘤、血囊之法，同时罗马科伦氏传治膏药与裹扎之法；六百年，伊丢氏传放水胀及化石淋法；七百年，巴拉氏订正割石淋法及血瘤、血囊病症，与割乳痈、气嗓、食喉等书行世；九百年，亚拉伯国③德瑞氏倡立医局，有疝症、筋瘤丹散、解毒等书传世；一千年，爱末氏创造小便通管及锯骨器，亚白氏创以丝线缚瘤、皮管通胃、缝合断肠诸法；一千二百七十一年，法国京师首创讲求医学会；一千三百十五年，意大利国博罗纳医学堂之慕达氏首先解剖人体两具；一千四百年，英国吉伯氏始兴解剖学，并著外科诸书。又有兰纳氏先肄业于英国，后游览罗马、意大利，采访医学，归国大兴斯道，究得

① 希利尼国：古希腊国。
② 以弗所：古希腊早期最重要的城市之一，位于爱琴海岸附近巴因德尔河口处。
③ 亚拉伯国：即指以阿拉伯人为主体民族的国家。

温热与麻风各症。

一千四百五十年，极兑氏传割取胎儿法；一千五百年，鸬鹚咳、干血证治之法始备，且验杨梅毒始于意大利，后传染各国；一千五百三十五年，英国有爱姆氏著作内外各书；至一千六百年，镌发通国咸服其学。不数年有佛白氏传圆锯割脑骨、气嗓通管法，并著内外各书，斯时遐迩争购，翻印者七次；一千六百年，英国精求剖解学，讲究内外各大症，如伊欧斯者耳科、佛罗别者产科、哈儿否者血症、马儿别者肾症，以及路得氏、白司氏、葛拉氏、赛末氏、活儿氏、备灵氏等发明十二脏腑内外诸大症，以及《化学全体功用》等书传世，但各家立说不同，所论内外各症，或以为血液之性过酸者有之，过蛤蜊者有之；一千六百十二年，罗氏详著外科理法；再后五十年，惠氏出焉，为英国第一名家，于一千六百七十六年著作内外科各书，后世奉之为圭臬，同时异地有罗氏能割肌筋以治歪斜拘挛之症；一千七百年，有大名家赛屯氏著内外各症传世；一千七百八十四年，阿尔兰特设医学堂；至一千八百年，有白哈氏整顿医道于雷顿地，嗣后韩氏、蔡氏均称专门名家。

他如哈否究耳血脉之运行（一千六百十八年），查姆氏创牛痘之良法（一千七百二十八年）；巴氏制癫浆以治猘犬①之毒（一千八百八十五年），白氏造药浆以试麻风之病（一千八百九十一年），斯时高氏推广其法，创制劳损药浆、再加丹国之石氏造显微镜察验痰血之几微（一千五百九十年），英国之兰氏作闻症筒以探脏腑之病情（一千八百十九年）；霍氏细验血中各质，李氏备察风毒之虫；贾氏用汞剂制花柳之毒，格氏造铁针割瞳神之病；孙氏创哥罗方为蒙药，哈氏造夹钳使石淋为齑粉；柯氏究耳能听之理，施氏论

鼻能闻之妙，列家所擅精微，诚有不胜胪举者矣！

至于迩来百年之间，名家叠出，内外医术超过曩古。如英国伦敦之亚倍纳麝等、苏格兰之加拉氏等、法国之罢伦氏等、德国之比而氏等、美国之弗楞丁氏等、俄国之卑罗氏等，均系著名医家，宣明内外大小诸症，所造医具不下二千余种，所著医书不止一千余种。其书中所发精义，皆先实验而后理论，凡全体之部位，病症之名目，药物之功用，各科之关系，一一精益求精，非但阐明古学，亦且探悟新理。加之格致学日益进步，药物则资于化学，手术则代以机器，如前之内脏有病，非解剖不能得其真象，今则以电器照像（一名透物电光镜），精粗毕现，较解剖尤为无误。其有独辟蹊径，为今世医界首推第一者，则德医罗独尔夫韦尔晓是也，素为病理学之专家，殚精研思实验，怀疑经七年之久，而以细胞病理之书公世。自此说出，将前此之医界各说一扫而空，且霉菌学因之发明，创血清疗法以免疠疫，而传染病之原因始确。此历来泰西医术之源流也。

## 中西医学折衷论

尝读《史记》至《扁鹊列传》，虢中庶子谓扁鹊曰：余闻上古之时，医有俞跗，治病不以汤液，割皮解肌，湔浣②肠胃，漱涤五脏，练精易形。未尝不掩卷而叹，以为中国良医自古有之，非今之西医所可独专其长也。又尝读《后汉书》，言华佗精于方技。病结在内，针药所不及

---

① 猘犬：狂犬，疯狗。
② 湔浣（jiānhuàn 间换）：洗濯。语出《史记·扁鹊仓公列传》。

者，先与以酒服麻沸散，既醉无所觉，因剖破腹背，抽割聚积；若在肠胃，则断截湔洗，除去疾秽，既而缝合，傅以神膏，四五日疮愈，一月之间平复矣。他若太仓公解颅而理脑（抱朴子言之），徐之才剖跟而得蛤（《北齐书》载之），如此之类指不胜屈。所可惜者，华佗害于曹瞒，其书付之一火，至今解剖割扎之法，华人不传，而西人航海东来，工制造，精化学，乃兼挟其医术鸣。如产难几死，剖妇腹以出其儿；小便石淋，刲小腹而去其石；以及割瘤补唇、截足易木之类，彰彰在人耳目焉。盖皆中国之古法，西医颇能用之者也，于是乎中西医学截然不同。

有夸西医之长于中医者，谓西医诊视之法日出不穷，用化学之法以分溺中之各质，用显微之镜以窥血中之霉菌；用闻症筒以听心肺之病、胎盘之声，用量气尺以测肺之容气多寡，定人强弱；用寒暑之针以探体温之高低，用电制之器以激筋络之运行。其闻病则有常有变，真情诡语，细察即明；其切脉则用指用表，行卧坐立，迟速自异。故临证治病确有把握，非若中医之徒讲阴阳运气、五行生克为空虚之谈也。有矜中医之长于西医者，谓《内经》创自岐黄，确系秦汉前口诀相传之书，其穷究医身之法，间因代远年湮，其中容有搀伪传讹之处；然讲医心之法，精理名言，实有西医所未梦及者。至于针灸之手术，日本且列为专科，靠求不已；仲景之药方，医家恒奉为至宝，取效无穷。他若单方草药，治病之神，不独见信于中邦，亦且盛行于美国（说详梁氏《新大陆游记》）。又如切脉一端，西医言手脉只是一条，何得分出寸关尺？不知脉虽一条，实有分合散聚隐现之别。故临症时竟有关尺部皆浮搏而寸部独陷下者，亦有寸关部皆洪数而尺部独陷下者，更有胎死腹中尺

脉独停，胎将产下寸脉独溢者，而西医皆未尝讲究，此则西医之粗疏不及中医之精细也。

窃尝平心论之，中西医理各有所长。以普通言，中医以心法胜，西医以手法胜；以专门言，中医以内科胜，西医以外科胜。以内科言，中医长于时病，西医长以杂症；以杂症言，中医长于补虚，西医长于祛实。以疗法言，中医长于治膏粱之体，西医长于治藜藿之躯。以辨症言，中医精研气化，故善诊功用之病情；西医细审部位，故善辨体质之病状。以用药言，中医善用草木，药多和平；西医善用金石，药多猛烈。总之，中医则古胜于今，弊在守旧；西医则今胜于古，功在维新。虽然，学亦何新旧之有，但求切用而已，实验而已，何必问为旧学、为新学也哉。所望锐志，此学者择善而从，不善而改，精益求精，不存疆域异同之见，此则折衷壹是之公理也。

孙子云：知彼知己，百战百胜。故知己而不知彼，乡老也；知彼而不知己，汉奸也。此篇于中西医学两两比较，心平气和，扬西而不嫌其谀，扬中而不夬之伐[①]，必如是而后可以议改良。

# 中西医异同论（参王立才说）

西国医学见之译论者，特其大端耳，而售术于中国者，复非上乘。故欲刺取其精深者，必先深悉西文、东文，研究有年而后可。今姑就其所不同者略言之：

一曰西医智而中医愚也。医为专门之学，凡西国之习医者，必经普通中学堂卒业，而后可以习医，故远而列国情形、天壤、物理，近而化分化合之法、生理卫生

---

① 伐：夸耀。

之学，无不研究于前立之基础。中医则不然，有读书不成，学艺又不成，则改而习医者，其为世医而自幼习之者，既无课本，复无教授法，但恃门诊之经验、家传之遗书，习为应酬之方耳。

一曰西医一而中医纷也。西国医学必由学堂卒业，给有文凭而后可以问世。学堂所教，首为全体生理，次为病理、药物，中为诊断学、临床学，而终之以实验。课本一律也，教授一致也。中医则不然，人自为学，家自为教徒。古医籍汗牛充栋，绝少提纲挈要之书，而虚实之看法、寒热之治法，各各不同，故每多温凉杂投，虚实不决，卒至模棱敷衍，擅仙方、乩方之长技，以待病之自愈而已。

一曰西医广而中医狭也。西医之为用，非徒供治病也。有用之军中者，不独疗治伤折也，凡兵士之体格，与夫居处、饮食均为医生之专职；有用之刑狱者，不独施治囚徒也，凡冤狱之检验、监狱之卫生，均为医生之义务；有用之社会卫生、个人卫生者，则户口之生死、瘟疫之防御、街衢之清洁，与夫居处、衣服、饮食之宜否，皆受医生之干涉，故医学之精通治道焉。中医则不然，验舌、诊脉、开方外无余事也，阴阳、生克、表里外无所知也，病者惟以此求医，亦惟以此应而已。

一曰西医富而中医贫也。西国之医非徒诊治也，凡治疗之药皆发自医生其诊病也，器具之繁，莫甚于妇科；刀针之繁，莫甚于外科。其于内科也，寒暑有表，听病有筒，量肺有尺，诊脉有表，验喉照骨有镜，益以空针水节、电机化溺等器，亦应有尽有。故每诊一症，灼知内脏之情形，医欲酬世，非数千金不可。中医则惟三指耳，次则舆马、衣服。外科、眼科等，或犹自带药饵，若内科则书方外无他事焉。内脏病理不能言也，药品是非不能

识也，药之制炒则听之药肆，药之煎熬则听之僮仆，所谓司命者，如是焉耳矣。

一曰西医诚而中医伪也。西医之于病，其可治与否，可以立断，即有不能断定者，或翻书焉，或俟研究焉，绝少妄语者。及至治病以为最大之义务，病危则一日三四次，不俟病家之延请也；及治之不效，或延同道会诊焉，或登告白使远近医家考求其理焉。中医则不然，于病之较重者必于脉案中置危险等字样，愈则尸[①]其功，不愈则卸其责。其论病也，口如悬河而荒唐满口，书方之后，一切不问生死，听之甚有前如是，治而死者后亦如是，治而死绝不变计也。

一曰西医优而中医劣也。中国医学但以诊病治病为主义，殆可以治疗医学四字括之；泰西则治疗医学之外，尚有础基医学、国家医学、裁判医学，是中国医学之道狭，泰西医学之道广也。中国医学居于家中研究，或但自己看书，或从一师临证；泰西医学则设大学校、专门学校等以研究之，一学校中至少必有四五教习，一学生至少必从四五师，是中国医学简略，泰西医学繁重也。中国医学但稍能识字读书即可从事，其他无须预备；泰西医学则先须有飞书走笔之技，而后能写笔记，又须通算学、代数、几何、物理、化学，更以通动物学、植物学、外国文为充足，是中国医学易于学，而泰西医学难于学也。

此六者皆其最浅显者也，而不同之点如是，已足见中医之必居劣败，西医之必占优胜者矣。然今日中医尚得盛行于中国者，其故有五：一、阅历稍深者竟能决病之所以然，而以猛药治之，此非老于医者不能也。二、或以屡次经验之古方，用于治病，竟获奇验，若叩其所以然之理，仅

---

① 尸：居。

能述阴阳、运气、五行、五色助其瞽说而已。三、罗列数十味平淡无力之药，遇病辄投，以期无过，幸脏腑本有却病之功用，待以时日，虽不药亦愈，而医者则窃脏腑之功以为己功，此种医生近日最多而广行。四、中国人尊古守旧，牢不可破，见闻不广，智识不开，大多数人皆系愚鲁故也。五、中国人重财轻命，贪贱图便，极不计医之优劣而漫然尝试，尽有幸痊者。因凡百病症，轻浅者多，深重者少也。此虽实在情形，而深信中国医学者必谓余扬西抑中太甚，此中医之所以难于改良也夫。

不精法、德文，不留学欧、美高等医学堂，则西医之精者殆难乎言之。此特其浅论耳。然形式皮毛，已不同至如是，若不改良，恐此消彼长，无已时也。

# 医学改良论（参曾科进说）

以中国今日论医学之腐败，可称极点矣。以不士、不农、不工、不商之废人降而学医，以五色、五味、五运、五行之瞽说奉为名言，生理不明，焉明病理？化学未知，焉知药学？甚至炉丹仙方，转而乞命于土偶，鬼符神咒，得以流毒于人间，无惑乎？不能疗人而反以病人，不能生人而适以杀人也。余尝心焉痛之，每于稠人广坐[①]痛诋吾国医学之谬妄，冀以唤醒世人之迷信，以改良医学，而觉悟者寥寥。岂知医学而劣，夫人可以夭札；医学而良，夫人可以天年。关系之密切之无贵无贱、无智无愚、无富无贫而一律矣，而卒无人焉。

倡改良之论者，以医学全体，理邃事巨，非一二人之力所能为也。医家衣食于其间，其腐败也，方深讳不欲言；病家肤受于其身，于其腐败也，亦隐痛而无术。

于是因陋就简之医学，乃以此而终古，此有志之士所以有改良之论也。虽然，改良之事亦未易言矣。

上古医书有集大成者二，曰《内经》，集周以前之大成也（《内经》虽托名于轩辕、岐伯，然为周末名医所撰，其证颇多）；曰《伤寒》《金匮》，集汉以前之大成也。然由今视之，《伤寒》《金匮》重治法，其书由阅历而成，至今犹可用；《内经》重哲理，其书由理想而成，则已成陈迹。而今之学者则无不金科玉律视之，欲拔本塞源，则少见多怪之徒，其神经必不能容纳。其难一也。

自《伤寒》《金匮》后诸家竞起，各有发明，各有同异，各有短长，殚精求之，浩如烟海，涉猎之则精华恐其遗，深求之则岁月苦其短。其难二也。

医之优劣杳不可知，凡读书不成及游手好闲者，皆得购医书四五种，涉猎七八月，悬牌以行世，假以岁月衣食足矣，偶愈显者一二人，声起赴矣。方其名之未得也，以求名为心，他非所知也；及其名之已得也，以保名为心，他亦非所计也。故医林中知识开达之难，尤甚于各社会。其难三也。

即有一二嗜学者，亦有求得名师而事之者，但师之诊事忙，既无教授之暇晷，而相宜之教科书则又绝少，其习医既难。一病之传变既少专书（除伤寒、温病等书，于此类传变之专书甚少）；一病之治法复无定论，则临证尤难。其难四也。

其本既如彼，其标复如此，所以千余年来少进步也。虽然，医学而不求改良，听其自生自灭也，则亦无责焉耳。若犹欲保存国粹，使中医有发达之日也，则必政

---

① 稠人广坐：人很多的地方，即公共场合。

府与社会分任之。所求于政府者有四：曰非经考验给凭不准行医也。曰以医为专科，多设学堂以教之也。曰仿《医宗金鉴》之例，多延名儒而医者，辑汉后之医书，采其精华，弃其糟粕也。曰遣英俊子弟习医于欧美、日本也。所求于社会者亦有四：曰多设医会，交换智识以共相研究也。曰多为医报，为各医会之机关，联各省府县之医会为团体也。曰多译东西医书，多购东西医器具，以开医林之知识也。曰分编教科书，使后学有所遵循也。

　　总而言之，改良医学之急务当以新编课本为首要，其体例宜仿内科理法之例，分上下二编，上编为论理之书，下编为论病之书。上编之目首为医学史，凡学说之沿革、名医之师承、医林之小传皆属之；次为全体学，凡《内经》以后之言全体者皆汇而录之；次为病理学，凡泛论病理及治法等类皆属之；次为方药学，凡各医方论、各药论说皆属之，不问其有所偏、有所激，皆兼收并蓄，以供医家之采择，此上编之大略也。下编之目仿《医通》之例，凡六气、七情、杂症、妇女、小儿、外科、喉科、眼科、伤科等病，首则汇萃古今医家各说，次列古今所有病状及其治法，后附近人医案，择优汇录，务使一病之传变、各病之诊治，搜采无遗。其纂述也宜博，其剖析也宜细；其于复杂症也宜详，其于诊治法也宜备。此下编之大略也。编辑而竟有三善焉：家置一编，则凡症有治法，一善也；为中医保国粹，二善也；编纂课本有所取资，三善也。世有从事斯举者乎？吾愿执鞭以从之焉。

　　改良之道当定方针，授社会易于从事，否则，其言虽激，其血虽热，皆空论耳！愿医林同志，分任其职，各奏尔能①，庶可忽乎？

# 中医急宜讲全体学论（生理壹）

　　呜呼！中国自有医学以来，四千余年于兹矣，终无一医界之路德·哥仑布出，除陈腐而独阐新理，指迷途而别开新境者。其原因虽甚繁杂，总由于全体之不明。

　　英医德贞云：予，英人也，幼业西医，壮游东国，访考医术二十余年，窃叹中国之医书甚多，何明医之绝少也？细究其弊，一由于无专功，一由于泥古法。中国之医从无幼习类，皆诵诗读书，半世无成，去而习医。读药性之赋，记本草之篇，阅针灸之法，操术未深而谋食便切，急于出试。高谈佐使君臣，空说望闻问切，视药料为名利之数，等民命为孩儿之戏。有终身行医而不明全体者，亦有数年学医而不明人之脏腑者。肌之理不明，脑之体不讲，血之管不知，肝之部位不能悉，心之功用不能辨，胃汁、胆汁、甜肉汁俱有消化之功用而不能谱，而徒以脾动磨胃，腑有三焦，右肾为命门，小肠引溺入膀胱等等诞妄作无稽之论。使操此术以业医，吾恐理既处于悖谬，意必涉于冒昧，其何以起人之死，而回人之生耶？一命亦关天地之和，匹夫而补阴阳之缺，此中之责任岂易易哉！予愿中国有志医道者，及早于全体一书三折肱②焉，九折臂焉，庶乎其无误矣。

　　美医柯为良云：中国医书所论骨骼、经络、脏腑，或缺或误，不胜枚举。如肺只五叶以为六叶，肝只五叶以为七叶，则误其形；脾居左以为居右，肝居右以为居

_____

①　各奏尔能：言各人献出自己的技艺。语出《诗经·小雅》。

②　三折肱：言几次断臂，就能懂得医治断臂的方法。后比喻痛苦的教训会使人变得精明。

左，则误其位；心运血以为藏神，肾司溺以为藏精，则误其用；膀胱上口斜接肾中两溺管，溺由此来，以为膀胱无上口，系由小肠第四回，藉三焦之气渗入，则误有形为无形。至外肾为生精之经；膀胱之底有精囊为藏精之府；腹中胃后另有甜肉一经，其为用也，乃会同胆汁化食物之油类；胃肠之间有吸液管无数，其为用也，乃吸摄精液，运行周身；更有最大一经曰脑，百体内外皆有脑筋缠绕，凡目之能视，耳之能闻，鼻知香臭，舌辨酸咸，心能运血，胃能消化，手足之能动作，肌肤之知寒热痛痒，以及记忆谋虑者，无一非脑之功用也。此数者或阙其功用而未言，或其阙全经而不讲展，读之下为之三叹焉。

英医合信氏云：人身百体功用甚多，学医之士首宜推论。夫人有皮、肉、筋、骨合成躯壳，其中实以脏腑，贯以血管脑筋，所谓体质也。一物有一物之用，无虚设无假借，所谓功用也。试以钟表譬之，其体质则有堂簧、轮轴、机摆，其功用则或主旋转，或节迟速，今人一望而知时刻。良工修理钟表必先审察堂簧毁坏否，轮轴机摆折断否，若俱未也，则考究旋转何以不灵，迟速何以不准，或损其有余，或补其不足，或拭其垢滞，务使复其常度。医者亦然，有体质之病，有功用之病，有体质、功用相兼之病，必先细心辨明，方能施治。余来中国施诊，今已二十年矣，访查华人，竟有数十年老医不知脏腑何形，遇奇险不治之症，终亦不明病源何在，岂非憾事乎！

合三说以观之，若讪笑，若劝勉，若耳提，若面命，益信欲明医理必先究病理，欲究病理必先知生理，欲知生理必先穷身理，然则中国医学之改良必从全体学始也明矣。嗟夫！往者已矣，来者可追，前三说实为精确，我辈当引为深耻，而不必为古人讳。所可痛哭而流涕者，既叠受其刺激而犹梦然，罔觉庞然自大，惘然自足，不肯结中医之团体，群中医之脑力，合古今中外一炉而陶熔之，以与东西医相竞争而保权利，吾恐二三十年后中国之医治权不为外人所夺者鲜矣。甚可痛哉！甚可惜哉！

生理为医学之本，而中医之于生理，则并初等小学堂之小学生知识而无之，哀莫大于心死[1]，若仍不知改，非心死而何？

# 人身一机器论

人之身体，犹机器也，骨肉、脏腑等种种名目，犹机器之有各种分件也。人之于饮食，犹机器之于煤也，人之于空气，犹机器之于火也，人得空气、饮食而能生活，犹机器得煤火而能运动也。脑髓之督理身体，犹司机者之管理机器也；人之研究卫生法，犹司机者研究机器学而不使之损坏也。人之生理有时而病，犹机器之功用反常也；有时病而死，犹机器之体质损坏也。人身有病之必求疗治，犹机器有伤之必须修理也。今使执修理机器者而问之曰：此机器也，其内容之件有若干名目，其位置若何，其构造若何，其作用若何？而司机者必能将机内各件一一背诵，并能知某件在上、某件在下，某某件在前后、某某件在左右，而历历不爽，始为熟悉机器之良工焉。今使执中国名医而问之曰：人身之皮肉筋骨有若干名目，其层折若何，功用若何？骨内之脏腑有若干机关，其部位若何，体用若何？与夫营卫经络何以运，津液精血何以生？某脏腑为病所苦当作何形，某脏腑为药所戕遂作何状？往往目瞪

---

[1] 哀莫大于心死：言最悲哀的事，莫过于思想顽钝，麻木不仁。语出《庄子·田子方》。

口呆而不能答。即答矣，无非以理想脏腑，空谈气化之说，非模糊无据，即荒谬不经，一味强词夺理而已。呜呼！人身之关系非轻，机器之价值有限，以价值有限之机器尚不肯使不学无术之拙匠修理，奈何以至贵之重器委付不明生理之凡医恣其所措，何其轻视人身若是哉！

夫人身以极灵动之机器耳，而首先为机器之基础者，骨骼也；其次，筋为纲，肉为墙，皮肤为包被，是以皮肤能保护筋肉，筋肉能运动骨骼，骨骼能支柱全体而为脏腑之城郭，此徐灵胎所谓人有皮肤筋骨以成躯壳也。躯壳之中皆称内脏，内脏之各种机能宛如机器中之各种器械，其必待剖视而始明者则有六：一曰神经器，如脑髓、脊髓、脑筋之类。二曰呼吸器，如肺脏及鼻孔、咽喉、气管之类。三曰循环器，如心脏及发血管、回血管、微丝血管之类。四曰消化器，如胃与十二指肠及肝、胆、脾、胰、口齿、咽头、食道之类。五曰排泄器。排泄废料从汗孔而出者，皮肤也；排泄炭气从口而出者，肺脏也；排泄小便从输溺管、溺道而出者，内肾、膀胱也；排泄大便从肛门而出者，小肠、大肠、直肠也。六曰生殖器，男子如外肾、睾丸及精囊、输精管之类，女子如子宫及子核、精珠、卵巢之类。皆各有专司，互为功用，缺一不能，损一不可，其一望而知。亦须剖视始明者则有五，曰五官器，如耳为听觉器，目为视觉器，鼻为嗅觉器，口舌为味觉器之类，皆极有感觉，为全体中最高等之机能。惟真皮为触觉器，虽亦有寒热、痛痒、轻重、压迫之感觉，然较之耳、目、鼻、舌稍居次等。他如手之执持，足之步履，毛发、爪甲之翼护，亦均有互相扶助之功，此皆构造人体之诸机器也。然命令一切机能如何作用者，精神主之；能令一切机能运动不休者，气为之；能令一切机

能推陈出新者，血为之。故《内经》曰：精神血气者，所以奉身而周性命者也。然则身中机器之主人翁为谁，或曰脑，以脑主精神而专司知觉、运动之用也；或曰心，以心主运行血液以供全体之化用也；或曰肺，以肺能呼吸空气，而主一身之气化也。而不知皆非也，盖有附于精神之内宰乎，气血之先当其受生之始，已有定分者存也，定分也者其即西医所谓元质，中医所谓元气者欤，亦即佛倡所云：有形四大尽虚空，无形中有主人翁者欤。世有欲观人身之各种机器者乎？吾愿与之一游东瀛之解剖场也。

天地间万物止有机、无机二大类，惟矿物为无机，外此皆有机也，动物之机灵于植物，至人而机体乃大成。生理学家毕生研究之，集会讨论之，合古今中外而推阐之，犹不能发其精蕴也，而中医则一切不闻，谓有机之学败坏于中医可也。

## 越医传派论

吾绍行医者约有三派，一汉派、一苏派、一绍派。汉派最少，苏派稍多，绍派更多。汉、苏两派儒医居多，绍派惟世医为独多。世俗誉汉派者谓其高超，毁汉派者谓其顽固；誉苏派者谓其仔细，毁苏派者谓其耽误；誉绍派者谓其老辣，毁绍派者谓其莽猖。

余谓三派虽各有短长，然皆不可偏废。先学汉派以植其根柢，继学绍派以治藜藿之躯，后学苏派以治膏粱之体，能合三派而一之，则吾绍医学必大兴。再能采西医之长以补其不足，则中国医学必大备，试言其略。

汉派一名信古派，皆崇奉岐黄，折衷仲景。室中对联常悬"书不读秦汉以下，意常在轩岐之间"二句，书上图记，或印

农黄流亚①，或印仲景之徒。平日用功，论理之书以《内经》为主，论治之书以《伤寒》《金匮》为宗。平素常谈则曰《本经》。《内经》无论真不真，总是秦汉间书，得其片语即是治法；《伤寒论》《金匮要略》无问全不全，苟能善用其法以治今病，即此亦已足矣。后学能识病，全赖此数书。其数书注家，《神农本经》注以邹润安为最精，《内经》注以王启元为最精，《伤寒论》注以成无己为最先，《金匮》注以赵以德为最先，此皆医学正宗，为学医必读之书。其临症处方悉本经方加减，而雄辩高谈有睥睨一切、包扫一切之概，虽唐、宋、金、元诸大家亦遭贬斥。惜持论贵阳贱阴，用药喜刚恶柔，奏功虽速，贻误亦多。既不及苏派之圆和巧滑，曲体富贵之人情，又不比绍派之朴实粗豪，切合贫贱之流俗，故往往不合于时，退而著书以传后。

苏派则专从叶、薛、吴、王四家，如叶天士《临症指南》《叶案存真》《叶氏景岳发挥》《三家医案》，薛生白《医经原旨》《湿热条辨》，吴鞠通《温病条辨》《医医病书》，王孟英《温热经纬》《潜斋丛书》之类。其选药制方以轻清灵稳为宗旨，勘病立案以防其未来为小心。余读《续苏谈防其说》一则，不禁毛骨耸然，试节其说云云：假如人得外感病一二日，未必遽命医也，至四五日而不能不药矣。医来病家先以一虚字箝其口，若惟恐其不以为虚者，药用大豆卷、淡豆豉，防其留恋增重也，此数日间绝不用些微辛散，防其虚也，不如是不合病家意。五六日用鲜生地、鲜石斛，立案书防其昏谵，不如是而欲以苦寒者去病，病家不乐闻也。越日而昏沉谵妄矣！六七日用犀角、羚羊角，案则书曰防其动肝风，防其热入心包，不如是而欲以攻下者去病，病家所大畏也。

逾时而妄言妄见，手足瘈疭动矣！如是②者谓之一候。一候既过，病势已成，然后牛黄清心丸、苏合香丸及至宝丹、紫雪丹，贵重之物于焉毕集，病则舌强言蹇，目光散乱，囊缩遗尿，手足厥冷，种种恶候相随而至，于是他无可防而独防其脱矣。医来用药，或则手写生脉散去五味，口中则议人参无的；或则手写复脉汤去姜、桂，口中则议阿胶无真。悉照苏派开方防其虚脱，此等病状皆在七日以外，十三四日之内。病家一味防虚，十分忙乱，亲友满堂，或说阳宅不吉，或疑阴宅有凶，或则召巫，或则保福，一面按日延医，朝张暮李，论症处方大同小异，一道目风成为习惯。未几，大医来诊其脉，出语人曰：迟矣，迟矣。脉无力而重按全无，明日即防脱矣，尚作何等病观耶？病家乃大叹惜，丑诋从前诸医耽误而已。大医则临行诵亡月左之言曰：虽鞭之长不及焉。复而明日果然死矣。其所由死，只死于一虚字，箝医之口，迫之而使出于一途，互相迁就，此其权实在病家，不在医家。使病家而肯不以实作虚也，则自能于病实处曲折求之，而何必以一虚字了之哉。呜呼！医风之坏也，人谓坏自医家，吾谓坏自病家；人谓当责医家，吾谓当责病家。盖医有不得不然之势焉，实病家迫之使然也。一或不然，则必见拒于病家，即不能苟容于同道。观此一则，描摹苏派医家之手段巧滑，富贵病家之性情迂执，穷形尽相，痛切言之，洵砭时救俗之论也。不幸吾绍偏蹈此弊，与《续苏谈》一则大相符合。余故曰：吾绍当今之世，诚欲振兴医学，必先在开病家之智，而后医家得以尽其长矣。

---

① 农黄流亚：神农氏、黄帝一类的人物。

② 是：原作"者"，据陆懋修《世补斋医书》改。

绍派则有二：一专治外感时症者，通称凉泻派。伤寒多宗陶节庵《伤寒六书》，瘟疫多宗吴又可《温疫论》。常谓伤寒为外感之总名，陶氏《六书》为统论外感之要书；瘟疫为外感传染之时病，吴氏《温疫论》为专治时疫之好书。凡于四时杂感，无不通名曰伤寒，即见症呼名，不过于伤寒二字上加以特别名字，如见春冬之风温，即称为风温伤寒；见春夏之温热，即称为热症伤寒；见夏秋之暑湿，即称为暑湿伤寒；见秋后之伏暑，即称为伏暑伤寒；见身不发热，四肢厥冷之中寒症，即称为阴症伤寒；见风温时毒，头项肿痛者，即称为大头伤寒；见两足肿痛，趾缝出水者，即称为脱脚伤寒；见乍寒乍热，大便水泻如注者，即称为漏底伤寒；见寒热往来，或日日发，或间日发者，即称为伤寒化疟疾；见痧气或挑或刮后身发大热者，即称为痧气化伤寒；见恶寒发热，大便里急后重者，即称为伤寒夹痢疾；见脘闷热壮、斑点隐隐者，即称为发斑伤寒；见狂言妄语，手舞足蹈者，即称为发狂伤寒；见神志沉昏、独语如见鬼神者，即称为蒙闭伤寒；见胃有食积、胸膈满闷者，即称为夹食伤寒；见房事后得病，病适至行房，或病人先有自遗梦泄者，即称为夹阴伤寒。种种病名，皆吾绍世俗所通晓。其用药以䐴表凉泻为大宗，以透发斑疹、芳香开窍为要诀，以利小便开胃口为善后。䐴者消导，保和汤加减。表者发汗解肌，发汗，春冬九味羌活汤加减，夏秋藿香正气散加减；解肌，柴葛解肌汤加减。凉者退热，风热，凉膈散加减；湿热，达原饮加减；痰热陷胸，泻心汤加减；燥热，白虎汤加减。泻者攻大便，三承气汤加减。透发斑疹，犀角大青汤加减。芳香开窍，痰闭至宝丹，热闭紫雪丹。其透斑开窍等法，世俗悉称为扳药。利小便，猪苓汤加减；开

胃口，石斛汤加减。其课徒教子以《医宗必读》为参，看病则《本草备要》《本草从新》《医方集解》，其每日临症多则百余人，少则数十人，对症发药，并无顾忌。即有同道与其辨难者，则对曰：世传秘诀，无庸较量，汝是书家，我是世家，道不谈道可也。人皆羡其臣门如市，吾独喜其如哀家梨①、并州剪②之爽快无匹。

一专治内伤虚症者，通称温补派。内伤皆从李东垣，平日用功之籍，以《内外伤辨惑论》及《脾胃论》为主，大旨以饮食劳倦四字为宗。如饮食伤而胸满呕吐者，和胃止呕，用香砂橘半枳术丸加减；饮食伤而肠鸣泄泻者，健脾止泄，用调中益气汤加减；劳倦伤而气虚下陷者，补虚升陷，用补中益气汤加减；劳倦伤而筋骨酸痛者，补虚壮筋，用补中益气去升、柴，加川断、杜仲。虚损皆宗张景岳平日所读之书，以《景岳全书》及张氏《类经》为主，大旨以阴阳水火四字为宗。如阴虚火旺，而咳血颧红者，壮水之主以制阳光，用左归饮、五阴煎及八仙长寿丹加减；阳虚水泛，而痰嗽足冷者，益火之源以消阴翳，用右归饮、圣术煎及八味地黄丸加减。如阴虚上脱，而气短息促者，纳气归肾，用镇阴煎加减；阳虚外脱，而自汗肢厥者，补火救阳，用六味回阳饮加减。平素常谈谓实症易治，一攻即愈；虚症难医，百补无功。且病者十有九虚，医者百无一补致死者，含冤重泉，徒为涕泣。悲夫！故吾绍富贵之家皆尊之曰内伤高手、虚损专家，推而至于三江，凡仕宦绅富及其眷属，若壮若

① 哀家梨：相传汉代秣陵人哀仲所种之梨味美，当时人称为"哀家梨"。也作"哀梨"。后常用以比喻流畅俊爽的文辞。

② 并州剪：并州为太原的别称，产于太原的剪刀因其质量上乘而名扬国内。

老、若男若妇无不闻风而至，远道就诊。呜呼！越医传派何其盛欤？则虽谓中国医派之代表，殆亦可欤！

爰将见闻所及，聊述其要，以见吾绍世医之一斑。虽然此特保存国粹之微意耳，其实处今之世界，正中外竞争最剧之场，优胜劣败，天演公例。所以为今之医，必先研究解剖学以明生理，其次研究病理学以明症候，又次研究诊断学以明致病之原由、症候之传变，终则研究疗法、药物、处方各学，以明医理、药理、方理之纲要，然后参看医案、医报以广见识，细心临症以增阅历，必须眼法、心法、手法三者俱到，则辨症处方必有一定不易之公论，一成不变之的诀，庶可与西医、东医竞争，于全球之上而自能独立。不才如余，技虽未能达此目的，心则早已定为宗旨矣！今请以改良医学之方针大旨，为医界诸君略陈之改革之法。一为生理学，中国旧说可存者仅十之一余，殆全不足恃，此当从东西各国者也；次为病理学，中国旧说可采者十之三，当与各国学说参校而定其名；三为诊断学，中国旧法十之五可用，当取各国之诊断法以补之；四为证治学，中国旧说惟此由阅历而来，可从者十之七八；五为方药学，论药之功用、治法与西说无甚悬殊，所少者化分、化合之法耳。其最要者，尤在各种器械之用法，此为中国第一缺点，有志改良者不可不首先传习也。

学医要诀尽在于斯，要言不烦，学者切记。叙述各派医家如《官场现形记》，极沉痛之笔以嬉笑出之，愿各省、各州县继此而作，亦医林之风土记也。

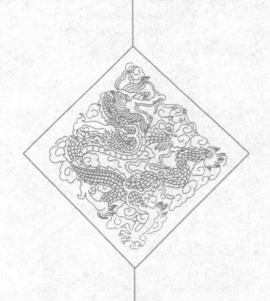

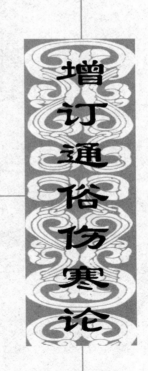

增订通俗伤寒论

# 内容提要

　　《增订通俗伤寒论》，十二卷，清·俞根初原著，何秀山选按，何廉臣增订。

　　俞氏的《通俗伤寒论》为绍派伤寒的奠基之作，原作三卷。内容包括伤寒要诀、伤寒本证、伤寒兼证、伤寒夹证、伤寒坏证、伤寒复证及瘥后调理法等。该书经何秀山加按整理后，又经何廉臣再次增订，最后由曹炳章重为编定。

　　何廉臣历经 13 年，引用古今百家经验以及先师樊开周医论，结合自身 40 多年临床经验，对《通俗伤寒论》进行增订，将原书由 3 卷增至 12 卷，整理手法独具一格，其按语中体现出何氏对东南水乡时病的治疗规律和用药方法的认识，大大充实和丰富了《通俗伤寒论》的内容，使其成为绍派伤寒第一次集大成之作，也是何廉臣伤寒学术的代表著作。

# 何廉臣先生传

吾越何先生廉臣，以医学闻世，群推泰斗。己巳八月，先生寿终，哲嗣幼廉、筱廉具事略，请为之传。以恕之不文，于医学未窥门径，何足以传君？第夙闻绪论，兼有一日之知，故不敢以固陋辞。

先生讳炳元，别字印岩，以字行，行医几五十年，浙东西妇孺无不知有何先生者。乌乎！学术道艺深邃，如君可谓名副其实矣。君壮岁成诸生，乡试两膺鹗荐①，以微瑕见屏，遂专力于医。初师仲圣，覃②精古方，仡仡③穷年，不以为苦，既多心得，更旁及刘、李四家，嗣从樊君开周，数年临证诊断，益变化通神。于叶香岩、王潜斋辈专集，致力尤深，考核探索，洞其精要，诊治有得，经验益闳，而著述益富矣。先生平雅不欲以术鸣，日惟孳孳于学。其著作传世，荦荦④大者，如《鉴定伤寒论识》《增订伤寒百证歌注》《新增伤寒广要》《鉴定伤寒论述义》《新纂儿科诊断学》《新医宗必读》（当代民国伟人蔡元培君为之序）《增订时病论》《何氏医论》《内科通论》《增订温病条辨》《增订医医病书》《温病辨正》《勘病要诀》《实验药物学》《湿温时疫治疗法》《绍兴医学会课艺》；总编《绍兴医药学报》（暨改组名《月报》）、《警察所主考医生试草》《喉痧白喉证治全书》《梁氏辨舌要略》及《医学答问》《任氏医学妙谛》《通俗伤寒论》《廉臣医案》《印岩医话》等书。其间或撰著，或编述，或增订，或参注，或选评，或鉴定，或校勘，或纂辑，皆损益群言，斟酌至当。而先流行社会者，若《感症宝筏》《广温热论》《叶氏吴氏医案按》，皆引披后起，有裨医术。致恕所心折者，莫如《通俗伤寒论》。是书秉承家学，根柢诸家，于温热伤寒，沟通一贯。而君则一生服膺叶氏，师其道，宗其术，而又通变，宣氏⑤洵为独具微尚矣。读君之医案医话，知世以轻清立方者，更不可同年语⑥也。嗟乎！君既逝矣，而世之读君书者，畴能如君之方智圆神，贯西和中，融古今于一炉，起死生于俄顷哉。昔龙门传扁鹊，备述方案，

---

① 鹗（è 饿）荐：谓举荐贤才。语出孔融《荐祢衡表》。
② 覃（qín 琴）：深入地。
③ 仡（yì 义）仡：勤苦貌。仡，通"劼"。
④ 荦（luò 络）荦：分明、显著。
⑤ 宣氏：《绍兴医药学报》社位于宣化坊，故以此代称何廉臣。
⑥ 同年语：犹言相提并论。

后世以为知言。君之贤嗣，能世其业，于医术更能发明光大之，其事略述先生治验甚详，固无容恕之赘言。特以遗著等身，未刊布者当亦不尠，排纂整理，亟待后人，使君之一生学术经验，均有统系，不至散漫无归，如航海者不知栖泊，则君之精神为不死矣。君生于咸丰庚申，卒于民国己巳，春秋七十，娶夫人严氏，以内助称贤，今年春葬谢墅郑家山牛羊岗之原。

予为之论曰：学医人费，世之人略诵《灵兰》，未窥《金匮》，辄欲悬壶。若先生者，终其生在医海中，未尝以术自高，而日以学，自励香岩、洄溪，天姿卓然，高风邈矣。如吴淮阴①惟知宗尚叶氏，而识力不闳，时见批缪，先生能祖而匡正之，博而能精，并世医界中，如先生者，有几人哉。实茂声宏，宜贤子之昌大其业，不徒能读父书也。予于香岩、潜斋、洄溪、鞠通诸家，均辑有小传，钩提玄要，而于君之学，饮海一勺，无能穷其涯涘②，博大闳深，觉有清一代浙派诸家，皆偶乎后矣。

**庚午仲冬素藏王恕常拜手谨撰**

---

① 吴淮阴：吴鞠通（1758—1836），清代医学家，江苏淮阴人，著《温病条辨》。
② 涯涘（sì 四）：水边。引申为尽头。

# 何廉臣先生事略

何君讳炳元，字廉臣，别署印岩，浙江绍兴县籍。自幼攻举子业，早博青衿[1]，而乡试两荐不售，遂专习医学。先与沈兰垞、严继春、沈云臣三君，讲习古医学说约三年，渐通轩岐经旨、仲景方义；继从名医樊开周临证三年，始知症候之传变、疗法之活泼。初君笃守古方，意在尊经，樊君则谓传世与行世迥异，江浙滨海停江，地土原湿，先贤发明疗治湿、燥、温、暑诸法之实验，不可偏废。君方兼考明清各家学说，出以问世，效者固多，犹有不效者，乃决计出游访道，集思广益，寓苏垣仅一年，居沪江者三年。每遇名医，辄相讨论，类皆云阴阳升降、五行生克、运气流行诸玄说，即侈然自足，而于切实调治之方法、精确不磨之学理，十无一二。益叹祖国之名医，何其廖落若晨星耶？乃多购泰西译本，悉心研究。复令哲嗣幼廉，从东西游，饱饫新知，折中旧学，在郡垣悬壶行道四十余年，实地经验两相比较，始知西医学之未必皆可取，中医学之未必尽可弃也。历任绍兴医学会长，清季首创《绍兴医药学报》，前后出八十余期。民十[2]绍兴县警察所长考试中医，君被举为主试，遴选真才，群庆明允，备载试艺选刊。生平著作，内斟古今，外参东西，所著有《湿温时疫治疗法》《内经存真》《全体总论》《内科通论》《何氏医论》《实验药物学》《药学粹言》《药学汇讲》《肺痨汇讲》《新医宗必读》《中风新诠》《痛风新诠》《内科证治全书》《妇科学粹》《勘病要诀》《新方歌诀》《继古今医案按》《叶天士医案按》《吴鞠通医案按》《儿科诊断学》《廉臣医案》《印岩医话》《伤寒论识》《伤寒百证歌注》《新增伤寒广要》《伤寒论述义》等；复将先贤遗著，参订行世，则有《重订感症宝筏》（即吴坤安《伤寒指掌》）、《重订广温热论》（原系戴北山《广瘟疫论》，经陆九芝删润而定今名）；先是君祖秀山公，选按俞根初氏《通俗伤寒论》，君复校勘而梓行之；余如吴鞠通《医医病书》、何书田《医学妙谛》，均加校增付刊；晚近总纂《全国名医验案类编》，已风行海内矣。君生于咸丰庚申十二月二十日，卒于民国己巳八月十二日，春秋七十。哲嗣幼廉、筱廉，笃学精诣，能传其业。

---

① 青衿（jīn 今）：青色交领的长衫，明清秀才的常服。借指秀才。
② 民十：民国十年（1921）。

32

后学不敏，读先生著述有年，情殷私淑①，仅采书报，摅②成事实，俾后之编中国医学史暨修浙省县志者，得以采择焉。

庚午孟夏后学无锡周镇小农拜手谨撰于惜分阴轩

---

① 私淑：私自敬仰而未得到直接的传授。
② 摅（shū 书）：抒发；表达。

# 序

　　国医之学，导源于四千年前，虽秦汉所存，轩岐《内》《难》，炎帝《本经》，未必果为上古神圣所手定。要之天生烝民，既得衣裳粒食，一变邃古茹毛饮血、穴居野处之风，未免脏腑官能渐以柔脆，肌肤腠理渐以通疏，于是疾疢荐兴，疴恙间作。圣人者出，为之医药，济其夭死，爰取草木偏颇之性质，以御阴阳迭胜之侵凌。纵使杂病繁多，或非一二人之心思才智，所能透澈其证结。然而既开其端，必有其继，作者为圣，述者为明，数千百年，其术大备，盖亦犹在唐虞三代之先。所以后之学者，推本穷源，归其功于在昔制作明备之圣皇，是为中古相传，医家者言署名黄帝、神农所缘起。惜乎皇王时代，载籍留贻，百无一二，几令先圣"危微精一"[①] 心传无以昭著于天下后世。其幸而承先启后，俾吾侪生乎今日，犹能窥见秦火以前，国学一线余绪，未坠于地者，独赖有建安纪元吾宗长沙太守手集之《伤寒杂病论》一编，差堪考证三千年前审脉辨证、选药制方，具有轨范，而后六气四时之㐹戾[②]，乃得借人力以补救天灾。仲师之功，不在禹下。

　　逮乎六朝隋唐，宋金元明，群贤继起，一脉相传，孰不祖述仲师，笃信惟谨。独是运会迁流，古今不能无递嬗之变；山川修阻，南朔不能无寒燠[③]之殊。加以人事日繁，嗜欲日胜，凡足以干天和而致乖气者，尤其层累叠出，变幻靡穷。所以晚近病情，大半都非仲师本论固有之证状。尝考六朝、唐人，已以温病时行名称独标一目，借以区别于仲师伤寒，昭示同中之异。然试推敲其治疗之门径，则桂、麻、柴、葛，犹然步武南阳成规，无以拔帜立帜。金元之间，则又羌活九味、防风通圣等方风靡一世，自谓通治四时，虽药量固视经方为轻，而岂知辛燥温升，相竞以劫汗为能，名为变则能通，实以大犯太阳禁例。学子因仍故习，多有利未可必，而害已随之者。此固千百年来，国医之朱紫相淆，瑕瑜不掩，陈迹俱在，何庸讳言？洎乎有清，人才辈出，凡百学术，胥有以驾前代而上之，谈医群彦，亦复远迈近古。康雍之时，如俞氏嘉言、徐

---

① 危微精一：《书·大禹谟》："人心惟危，道心惟微，惟精惟一，允执厥中"的简称。宋明以来为儒家道统的"心脉"。

② 㐹（lì 力）戾：瘟疫。

③ 寒燠（yù 遇）：冷热。语出《汉书·天文志》。

氏洄溪诸贤，著书垂教，其精警处，已非宋、金、元、明所能几及；最近百年以内，更有浙之王氏孟英、吴之陆氏九芝，温热专家，审证精详，治验确当，犹推独树一帜，虽较之自唐以上不可知，而六七百年，断然未有其匹，国医之学，叹观止矣。

　　寿颐于二十年前，得见绍兴何廉臣先生，增订《广温热论》《感症宝筏》两编，皆注重于近今之病态变迁。究其原因，详其现证，救偏补弊，阐发靡遗，不拘拘于《伤寒论》百二十方成法，而变化错综，无往不合仲师榘彟[1]，可以想见其经验之富、识力之专。以之颉颃孟英、九芝两家，差堪鼎峙成三而无愧色。盖求之当代作者，几有不可无一、不容有二之感想。嗣于民国纪元五六年间，更得裘氏吉生新印《通俗伤寒论》出版，寿颐受而读之。则康乾之际，绍医俞氏根初，哀其毕生阅历所得，发挥治验，笔之于书；而同邑何秀山先生，手录俞稿，参加按语；厥后秀老文孙廉臣先生，再加勘断，泐[2]为一编。不才始知浙绍何氏，家学渊源，芝草灵根，其来有自。所述兼证变证，审脉辨舌，罗罗[3]清疏，如指诸掌，一仍《广温热论》《感症宝筏》之大旨，而又加密焉。后有学者，果能从是入手，深造有得，揣摩十年，以治时病，宁独事半功倍，亦且举一反三，将所以针膏肓而起废疾者，胥于是乎在。且言虽浅近，而取之无尽，用之不竭，智者见智，仁者见仁。老医宿学，得此而且以扩充见闻，即在后生小子，又何往而不一览了然，心领神悟。斯可谓之愚夫愚妇能知能行，而圣人有所不能尽者。金针度世，玉尺量才，必如世而始克尽其医家之天职，彼一知半解之庸才，其奚足以语此？此惜乎裘氏所传，仅仅原书上卷全，中卷之半，中卷下至下卷，戛然中止，迄今将二十年，未闻全帙绩成，几令此通俗适用之书，有神龙见首不见尾之慨。海内学士，颙颙[4]引领，望之久矣。曩年中央国医馆成立之始，不才参与筹备之役，始识廉老次公子幼廉君暨曹炳章君于秣陵旅舍，晤言之顷，即扣以廉臣先生全稿所勘为己任。乃岁月易逝，

---

① 榘彟（jǔyuē 举约）：谓规矩法度。榘，规则。彟，法度。
② 泐（lè 乐）：通"勒"。铭刻。
③ 罗罗：疏朗清晰貌。
④ 颙（yóng）颙：期待盼望貌。

35

又已裘葛①屡更，腊②得幼廉君手翰，谓已偕同炳章君校订就绪，厘为一十二卷，付之手民③，行将竣事。以不才久读廉臣先生著述，于何氏家学，略谙源委，谆嘱序言，借以表襮此中结构。寿颐不容以不文辞，爰为参考国医学家累世变迁之涯略，以及秀山、廉臣两先生殚心竭虑，有以成就此时病之苦海慈航，为读者告。俾知何氏阴德在民，世泽方长，固未有艾。语有之曰"读三世书"，其在斯乎，其在斯乎！

时中华民国纪元甲戌季春望后三日嘉定张寿颐山雷甫拜撰于兰溪城中天福山麓之腐庐

---

① 裘葛：谓冬夏之衣。言寒暑时序变迁。裘，冬衣。葛，葛布，指夏衣。
② 腊：农历十二月。
③ 手民：此指雕板排字工人。

# 序

　　自仲圣作《伤寒杂病论》而治法大备，辨证立方，靡不穷原竟委，移步换形，变化神明，洵为百世医宗矣。厥后大家踵兴①，立说虽异，总不能越其范围。至刘河间、陶节庵、吴又可辈，渐明温病之理，而寒温尚浑，温瘟不分。长洲叶氏起，乃著《温热论》并续论，而学者始知伤寒、温热，显然各别，往昔尚多聚讼，谓热病不外伤寒．今则界说分明，各标证治。如吾邑章虚谷氏、淮阴吴鞠通氏、海宁王孟英氏、嘉善俞氏、丹阳林氏，以及杨栗山之《寒温条辨》、柳宝诒之《温热逢原》，阐发温热治理至详且尽，于是寒自寒，温自温，各有定义。盖以伏气新感，所受不同；温散辛凉，所治迥异，万不能浑也。谓《伤寒论》中有治温法则可，谓伤寒即温病则误也。若误以治温之法治寒，则表邪必至内陷；误以治寒之法治温，则津液立见消烁。因伤寒以通阳为主，温病以救液为宗，法不同焉。故当今医家，咸尊长沙为医中之先圣，长洲为医中之亚圣，匪虚誉也。廉臣何先生，医学宏通，著述甚富，恕常夙所严事②。尝语曰：先祖秀山公，精医术，与根初俞先生友善。俞氏以南方少伤寒而多温热，治法必当变通。其学识雅与张路玉、顾松园相近，医名噪于乾嘉间，所著《通俗伤寒论》三卷，乾隆丙申，先祖序而刊之。越一百二十余年，民国丙辰，廉臣又序而印之，当时版出盛行，书即售罄，索者甚夥，余当再布于世，君为撰一序可乎？予唯唯，谢不敏。越岁己巳，先生归道。今哲嗣幼廉世兄，重加排校，颇为精审，前岁亦参与其事，踵请作序。恕常以前后两序语甚明晰，而书以通俗名者，以治病之法，不能泥古，亦不能背古。根初先生之书，上宗仲圣之《伤寒》，旁通叶氏之《温热》，酌古斟今，通变宜俗，义甚明了，虽浅学亦能晓之，诚活人之宝筏，医林之通识也。既乐是书之重布，又喜幼廉兄之继志焉，爱为之序。

　　　　　民国二十二年癸酉仲春会稽素臧居士原名积文王恕常谨序

---

① 踵兴：谓相继兴起。
② 严事：师事。

# 序

　　古有《伤寒论》矣，长沙张先生，标六经，揭证治，胪方药，纲举目张，二千年来，率奉为圭臬，迄今稽百十三方，三百九十七法，谁则敢畔援①而离其经？虽然，执古方以治今病，时或有锲舟之谯。

　　余故友廉臣何君，究心岐黄四十余载，其治伤寒，尤为专门名家。平日于古近中西医籍，靡不浏览而伸以己见，削稿待梓者，不下数十种。其最服膺而确有心得者，则为其大父秀山君所选按之《通俗伤寒论》。兹书也，推原六经，区分诊断，辨虚实，察舌脉，旁及兼证、夹证、坏证、复证，洒洒十二卷。如烛龙②照耀幽都，纤悉毕举；如温峤燃犀牛渚③，物无遁情。乃清乾隆朝越人俞君根初手著本，秀山君为加按而箧藏者也。昔班孟坚序志艺文，谓医经者，原人血脉、经络、骨髓、阴阳、表里，以起百病之本，死生之分，用度针石汤火所施，调百药齐和之所宜。若然，治病而不明经络脏腑，表里阴阳，犹瞽之无相也。今俞君之论伤寒，神明于长沙之法，变通夫长沙之方，在越言越，自出心裁。斟酌损益，必剂其平；脏腑经络，必勘其微。辨之析之，因之革之，独成一家言，由是而名之通俗，其与古《伤寒论》，一而二，二而一者也。西昌俞氏有言曰：仲景于黄岐之道，以述为作。廉臣君奉祖庭手泽，悉心校勘，将俞氏一生经验之作，发挥透辟，补苴罅漏，资以疗病，犹佝偻之承蜩④，扁之斫轮⑤也。

　　此其善继善述为何如？《记》有之：医不三世，不服其药。是故三折肱，九折臂，始谓良医，知经验之不可缺也。岁己巳，廉臣君归道

---

　　① 畔援：亦作"畔换"。违背。

　　② 烛龙：《山海经》中的神物，人面蛇身，身长千里，睁眼为白昼，闭上为夜晚，吹气为冬天，呼气为夏天。不喝水不进食，不睡觉也不休息。一呼吸就长风万里，光芒能照耀北极的阴暗。

　　③ 温峤燃犀牛渚：东晋时期，温峤来到牛渚矶，见水深不可测，便点燃犀牛角来照看，看见水下各种奇形怪状的怪物。后比喻能敏锐地洞察事物。语出《异苑》卷七。

　　④ 佝偻之承蜩：言做事精神专注方能成功。佝偻，驼背。承，粘取。蜩，蝉。语出《庄子·达生》。

　　⑤ 扁之斫轮：言技艺精湛。扁，轮扁，春秋时齐国有名的的造车工人。斫轮，用刀斧砍木制造车轮。语出《庄子·天道》。

山，哲嗣幼廉世讲①，传祖砚而绍箕裘，将取楹书②付剞劂氏，丐序于余。余惟何氏自祖若父，迄于孙曾，代精医术，宁止三世。今睹是编，其按勘各语，缕缕本心坎中经验，倾筐倒箧而出之。既以阐俞君之幽光，并堪上翼长沙，下饷来学，其功德洵不可思议。余喜其家学渊源，聚精会神，将相得益彰也，故乐得而序之，以谂世之研究伤寒科者。

**时民国第一甲戌病③月社愚弟杜子极同甲谨序于章家桥之寓庐**

---

① 世讲：古代称朋友的后辈为世讲。
② 楹书：遗书。语出《晏子春秋·杂下三十》。
③ 病（bǐng 丙）：农历三月的别称。

# 绪　言

　　尝考《伤寒论》一书，南阳张机述。《医林列传》云：张机，字仲景，南阳人也，举孝廉，官至长沙太守。所著论二十二篇，证外合三百九十七法，一百一十三方，其文辞简古奥雅，古今治伤寒者，未有能出其外者也。其书为诸方之祖，故后世称为医圣。至晋太医令王叔和，又编次其方论为三十六卷。金成无己，注解其书为十卷。今世所传者，乃宋臣林亿等校正，即成氏所著十卷是也。唐王焘撰《外台秘要》四十卷，以伤寒冠其首，书止二卷，分三十三门。诸论伤寒，凡八家，曰仲景，曰叔和，曰华佗，曰陈廪丘，曰范汪，曰《小品》，曰《千金》，曰《经心录》，合论一十六首。至宋庞安时撰《伤寒总病论》七卷，其论汗吐下，及用水用火，和表温里，各有心得，论结胸痞气、阴阳毒、狐惑、百合病、痉湿暍、劳复、暑病、时行疫、斑疹、变哕、变黄、败坏、小儿、妊娠伤寒、暑病、刺法、温热病死生辨验等症，皆有发明，附以瘥后、禁忌等法，亦有实用。白沙许叔微撰《伤寒发微论》二卷，论二十二篇，其首论伤寒七十二候，其他论方论药，皆能发明仲景微奥之旨，故曰发微；又撰《伤寒百证歌》五卷，将仲景方论编成歌诀一百证，以便后学之记诵，其间或有仲景无方者，辄取《外台》《千金》等方以补入；又撰《伤寒九十论》一卷，阐发仲景奥义，颇多发明；《图翼伤寒论》二卷，《伤寒辨类》五卷，皆能羽翼仲景，发明深义。南阳朱肱著《伤寒活人书》二十卷，其论首设为一百一问，以畅发仲景奥义；次纂仲景一百一十三方，发明用法；又次采《外台》《千金》《圣惠》一百二十六方，以补仲景之未备；末论妇人伤寒、小儿痘疹，斯诚仲景之功臣也。厥后杨士瀛撰《伤寒活人总括》七卷，如证治赋、伤寒总括、调理通论及六经用药、伤寒各证等，编成歌括，其大旨以仲景论、《活人书》总括成书，每条以歌括冠其首，间有附益张、朱二家以外之方法，然据证定方，毫无变通。至宋元时郭白云撰《伤寒补亡论》二十卷，首设问答，次辨平脉法，次叙六经统论、证治，其间有无方者，既补以庞氏、常器之说，以下各论治法，多采《素》《难》《千金》《外台》《活人》等方论，以补仲景之缺略。又有吴蒙斋撰《伤寒活人指掌》五卷，附有图说，本宋双钟处士李知先《歌诀》也，其有《指掌》，亦吴氏所撰，不过以《活人书》中方论，补仲景之未备。其门人熊宗立改编作十卷，删改语句，其间由熊氏所续论者，乃四时伤寒杂证通用之方，继以妇人、小儿伤寒方，并无其他发明，以便后学记诵耳。金成无己著《伤寒》十卷外，别撰《明理论》四卷，论五十篇，治于发热至劳复，次发明桂枝等方二十首，可谓深得仲景之旨趣也。刘完素撰《伤寒直格》三卷，以干支分配脏腑，又分四类、九气、五邪、运气有余不足为病等篇，与伤寒不相涉也；次论六经主疗之法，下列药方，益元、凉膈等三十四方，推其意以仲景寒热不分，是书之作，实为一变也。又编《伤寒标本》二卷，以伤风、伤寒、中暑、中湿为始，至劳、食复，共四十六条，下集方五十四汤，又无忧丸治食积虫积，及增外科方，亦大变仲景之法也。后如张璧撰《伤寒保命集》二卷，其辨脉、辨伤寒各证等法及辨方，皆发仲景所未发之义，以深探仲景之奥旨者也。至元李东垣著《伤寒治法举要》一卷，首言冷热风劳虚复，续辨惑伤寒论，举治法之要三十二条，立补中方一十二方，外又立七方，此虽发仲景所未发，要其说过于温补不足，取以为法也。王海藏之《此事难知》三卷，得东垣不传之秘，储月积浸，编就成帙，其书首设问答，以辨经络脏腑、伤寒之源，次辨营卫清浊、气血表里、六经手足并传、用药禁忌之法，又其次两手阴阳之脉、三元图式、用针之法，附以杂治，可为不执仲景方论，独能探微索奥，自成一家之言也。如朱丹溪撰有《伤寒摘义问目》一卷，始议脉络，终议证与汤，立论一十九条，此亦阐扬仲景之文，有益后学者也。如滑伯仁之《伤寒例钞》三卷，先钞伤寒例，次本经总例、在经入府、传变之证，又钞杂例、三阳经合并病、三阴经例及阴阳易、瘥后劳、食复例、脉例，以脉例证，并附死证三十余条，其论虽无发明，便于后学记诵耳。又有吴绶之《伤寒蕴要》四卷，首叙或问、运气、察色、验舌、辨脉、六经传变、药性制方、煎服之法、辨伤寒温热、合病并病、两感时气、寒疫、冬温、温毒、湿温、温疟、瘟疫、中暍、中暑、霍乱、痉证、痰证、伤食、虚烦、脚气，皆各有方治；后论伤寒变证，如大头瘟、斑疹、发黄、发狂、心下满、咳喘、悸等二十三例，下辨三阳经热等二十六例，辨阴阳二证，至妇人、小儿伤寒等五十一例，末附用针之法。此书极便俗学寻例检方，其疗法虽多，而实验者鲜。厥后明彭用光撰《潜溪续编·新增伤寒蕴要》二卷，增补各种疗法，及外治法多种，以补原书之不足。元末时建安许宏，集《金镜内台方议》十二卷，其一至十卷议仲景麻黄、桂枝汤等方，十一二卷议五苓散、理中汤丸等方，其说虽以成注为主，然亦多所发明。平阳马宗素撰《伤寒医鉴》一卷，首论证、辨脉、汗下各法，终以小儿疮疹，共十一条，每条之中，引《活人书》于前，引守真语于后，以辨其非；又撰《伤寒钤法》一卷，托名仲景，以五运六气生命得病日时，编成字号歌诀，抉入麻、桂等汤，妄谈玄学，不合病理，用之反增其害，幸是书早已失传，不致流毒后世。都梁镏洪撰《伤寒心要》一卷，及镇阳常德编《伤寒心镜别集》，二公论伤寒，以热病为主，用药多宗辛凉，深得河间一派。又如赵嗣宗著《活人释疑》，是书失传，其辨《活人》两感伤寒之法之误，又如论合病并病、伤寒变温热病，能反复发明仲景大旨，其说载刘宗厚《玉机微义》中。其时又有张兼善之《伤寒石髓》、黄仲理之《伤寒类证便览》，其书皆发明《伤寒》，有功仲景之学，王氏《准绳》皆引用之。他如王日休之《伤寒补疑》、盛启东之《六经证辨》、吕沧州之《伤寒内外编》，张氏《缵》《绪》二论中，有节取其语，语多至理，惜未见其全书。至明王尧卿著《伤寒类证要略》二卷，其书就仲景六经取其要而类集之，别无发明。又刘宗厚编《伤寒治例》一卷，其辨伤寒，自发热至循衣摸床止，共病八十七条，末附温疟等病八条，各有治法，于仲景原论之外，而能杂以后贤方治，尤可贵也。如陶华之《伤寒六书》六卷，一琐言，二家秘，三杀车捶法，四一提金，五截江网，六明理续论。汪苓友云：命名俚鄙，辞句重复，辨证不明，方药杂乱。又著《伤寒治例》四卷、《段段金》二卷，徐春甫云：其论雷同，别无方治，不足取法。后人朱映璧编《全生集》四卷，集陶氏之唾，余亦无实用。金坛王肯堂辑《伤寒准绳》八帙，其辨证别脉，立法用药，多采楼全善《医学纲目》之义，而以仲景方论为主，后贤续法附之，伤寒之书至此可谓详且尽矣，其纂注太略，及诸方之义不能明畅。又如方有执之注《伤寒条辨》八卷，先图说，次削例，又次辨风伤卫、寒伤营、营卫俱伤、六经证病、风瘟杂病、霍乱、阴阳易、瘥后等病，又论痉、湿、暍及辨脉法，又辨汗吐下、可不可，后附本草钞，其条辨仲景六经文，可谓详且备矣。史闇然著《伤寒论注》十四卷，其所集原方，但宗成氏旧注，所采新方，皆依陶氏捶法，徒尊仲景虚名，实不知仲景奥义耳。如戈维城著《补天石》二集，其初集伤寒统辨至预防中风，共九十八候；二集恶风恶寒至百合病，共八十九候，其中有黄耳伤寒、赤膈伤寒，此为仲景以后诸家所未言及，但其用药错杂不纯，其辨正伤寒、类伤寒，分条辨治，各极其妙，可谓博而详，详而约矣。万历间陈养晦著《伤寒五法》五卷，其五法分经、分传、治例，其审证列方，多有失当。汪苓友云：药不分经，动辄增补，其不通更甚于陶氏杀车捶法，其药方总论五门，直焚其书可也。又如卢之颐著《伤寒疏钞金錍》十五卷，集诸家发明之学说，以羽翼仲景，畅明经文。至清顺治间，喻嘉言之著《尚论篇》五卷，其辨论畅达，颇多发明，其悖理颠倒仲景原文中之撰次亦不少。同时李士材之《伤寒括要》二卷，如伤寒总论至肉苛为上卷，五经总论至中暑、中暍为下卷，末附仲景方，并附杂方五十六，其证备，其法详，其论明而且简，书名括要，可谓名副其实矣。康熙中张隐庵之著《伤寒宗印》八卷，其次序悉依叔和编次，颇多发明，其注赤石脂禹余粮汤，复增太乙禹余粮，议论穿凿，与成注故相执拗，不足取以为法也。如程郊倩之《后条辨》十五卷，书分六集，注释详明，其间话太多，攀引经史百家及歌曲各书，于原书绝无紧要，至其每条承上启下，注释入理之处，亦非浅学所能企及，不可因其所短而弃其所长也。郑重光之《伤寒条辨续注》十二卷，本方氏《条辨》所阙略者补注之义理，未明者发明之，故曰续注；重光另著有《伤寒论辨》三卷，亦多发明。康熙间有钱潢天来著《伤寒溯源集》十卷，其发明义理，精而且详，能正本溯源，历代著《伤寒》者，可推此为上乘。张孝培之著《伤寒类疏》，其书不分卷，其大意遵叔和撰次而类疏之，末附病解类，其注仲景书解，独出己见，而不蹈袭诸家之说，可谓发前人之未发。张路玉之伤寒《缵》《绪》二论，其法其方诚可补仲景之未备。其子飞畴著《伤寒兼证析义》一卷，言中风、虚劳、胀满之人，有病伤寒者谓之兼证，设为问答，共十七条，末附十二经、八脉、运气、方宜等说，极为明备，但其所用方药，亦多偏僻。其时周禹载之著《伤寒三注》十六卷，其书以《条辨》《尚论篇》二书为主，二书之注，有未尽善，另出己意以补之，书名三注，可为名称其实矣。长洲汪苓友之著《伤寒辨证广注》十四卷，其书曰辨注者，辨仲景论中是伤寒则集之也，曰广注者，广以广其方论，如古今伤寒之书皆采附也，注以注其正文，不分仲景、后贤，其论皆为解释，其方皆为详考也；至若仲景论真中寒证，另集《中寒论》三卷，别开生面，亦发明仲景之南针也。他如秦之桢之《伤寒大白》四卷，其注重伤食，亦一特别识见，确从经验所得。魏荔彤之《伤寒论本义》二十卷，仿方氏例，亦多发明。沈目南之著《伤寒六经辨证治法》八卷，其能阐发经旨，多有发明，末附医征温热病论，分大邪中表、小邪中里为四卷，其论温、论燥颇多心得。又如尤在泾之著《贯珠集》八卷，其首篇言寒之浅者仅伤于卫，风之甚者并及于营，卫之实者风亦难泄，卫之虚者寒亦不固，但当分病症之有汗、无汗，以严麻黄、桂枝之辨，不必执营卫之孰虚孰实，以证伤寒、中风之殊，立为正治法、权变法、斡旋法、救逆法、类病法、明辨法、杂治法等，仲景著书之旨，如雪亮月明，令人一目了然，为古来所未有。他如《医宗金鉴》之《伤寒心法》，颇有发明，订正讹误甚多。沈金鳌之《伤寒纲目》十八卷，亦多试验发明。杭州林澜之《伤寒折衷》二十卷，前十二卷集诸家之注解，后八卷类证采各家之杂论，附舌鉴、脉法，其采王氏《准绳》为最多，每篇之下，多有折衷之发明。复有舒驰远之《再重订伤寒集注》十卷、《杂著》五卷，其书初稿六卷，成于乾隆，重订于庚午，再重订于庚辰，其间多采前人成法，无甚新理发明。嘉庆间吴坤安之著《伤寒指掌》四卷，其书采旧法以经验发明，增新法合旧理阐扬，先师何廉臣公附刊邵仙根之评，再附以发明，铅椠①印行，改名《感症宝筏》，可谓名符其实矣。厥后沈尧封著《伤寒论读》十卷，王朴庄著《伤寒论注》十卷，陈尧道著《伤寒辨证》五卷，皆各有发明。惟日本丹波元简之《伤寒辑义》六卷，其书汇集历圣发明精义，可称最完善之注本，恽氏铁樵加以新学识发明，排印行世。近年，江西张隐君藏有仲景原本《伤寒杂病论》十六卷，转传长沙刘崑湘，复由其族人刘仲迈校雠之，而湘省主席何芸樵氏，手写付印，使张长沙遗文，仍归之长沙发皇之，岂非亦有前定乎？吾同乡周岐隐君，因其书印无多，恐失流传，亟录佚文一百六十五条，佚方八十有八，订误七十九条，别为一书，名曰《伤寒汲古》，计分三卷，仿宋铅椠行世。上述各书，或因其已通行，能发明深义者，或有讹误者，或无实用者，不厌其繁，举辨九十余种，作有系统沿革考证，俾研究伤寒者不致有望洋之叹。其他伤寒之书，就余所藏，约计有三百五十余种之多；余所未见

---

　　① 铅椠（qiàn 欠）：校勘。

者，岂止此数，实不胜尽述耳。古越何廉臣先生，余之问业师也。平时研讨医学，朝夕过从，历三十余年如一日，名虽师生，亦可谓莫逆交也。先生喜阅伤寒书，于伤寒一道，尤多心得，其尝刊《伤寒丛刊》，如丹波元坚《伤寒广要》《伤寒述义》、许叔微《伤寒百证歌注》，及余所藏日本浅田栗园未刊本《伤寒论识》，先生有补以长论，有经先生批校，已次第刊印行世。惟《通俗伤寒论》一书，乃山阴俞根初老前辈所著，原书三卷，厚订一本，颇多经验心得。先师爱如真璧，恐其湮没，益其体例，复将其先师樊开周名医经历验方，及先师四十余年心得，学理治验良方，按证增入。惟当时随编随付医学报社排印，故体例前后略有不同，印至中卷之中，停编停印，其中卷之下及下卷，未刊中止。至民十八年八月，先师已归道山，以致是书功亏一篑。其哲嗣幼廉世弟，不忍先人未竟之志湮没不彰，力请炳章助其整理完全。余念先师考古证今，发明学理，实验疗法，皆四十余年心血之结晶，且有功后学之巨著，不忍任其湮没，故不辞艰苦，愿力任成之。爰将其前印之稿，以科学式体例，分编、分章、分节，重为编定，卷册匀分为十二卷，其原文不删一字，原书之中、下未成二册，悉照先师预定目录编次，整理残稿，依次编述，其原稿有未就缺失者，根据平时与先生朝夕讨论之经验学识，为其撰补，之间有实验心得，别列廉臣之后，附入发明之。历寒暑两周，始告全部杀青，可谓方法美备，学理新颖。不但四季时病无一不备，而重要杂症亦无遗漏矣。得俞、何及末学三人之经验，成伤寒独一无二之大观，为当今改进国医之先锋可，为后学登堂入室之锁钥亦无不可。书竟付印，爰志其经过之始末，是为序。

**中华民国念一年十二月四明曹炳章序于绍兴和剂药局之寓庐**

# 《通俗伤寒论》后序

前哲徐洄溪曰：医者之学问，全在明伤寒之理，则万病皆通。故仲景之书有二，《伤寒论》治时病之法也，《金匮要略》治杂症之法也。而《金匮》之方，则又半从《伤寒论》中来，则伤寒乃病中之第一症，而学医者之第一功夫也。俞东扶曰：伤寒为大病，治法为最繁，必熟读仲景书，再遍读后贤诸书，临证方有把握。仲景书为叔和编次，或有差误，而聊摄注解，殊觉稳当。续注者，张卿子、王三阳、唐不岩、沈亮宸、张兼善、张隐庵、林北海诸人，总不越其范围。程扶生《经注》尤为明白易晓，然亦不敢直指原文之错误。自方、程、喻三家，各以己意布置，而仲景原文从此遂无定局。至柯氏《来苏集》始放胆删改，而以方名编次，又是一局。徐灵胎《伤寒类方》，实宗其式。然予细绎柯氏删改处，万不及《医宗金鉴·伤寒论》之精当，先刊仲景原文，另立正误、存疑二篇，应改者注小字于旁，可删者摘诸条于后，是非判然，智愚皆晓。他如江西舒诏《伤寒集注》，大半斥为伪撰，并取数方，痛加诋毁，别拟方以换之。以视汪琥将阴阳二候，分为二编，各补后贤之方，其意均欲使初学人不泥古方以害人，而汪犹拘谨，舒则放纵矣。惟吴绶《蕴要》、节庵《六书》、王宇泰《伤寒准绳》、张路玉《伤寒绪论》，俱有裨于后人，即有功于仲景。

合二家之说观之，仲景《伤寒论》为千古用方之祖，且其阐明医理，尤为中国至精之本。惜其书难免错简，必参观后贤诸书，核对互勘，始有头绪。阅周澄之《读伤寒论法》，颇有见地。爰节述其说曰：伤寒非奇症也，《伤寒论》非奇书也，仲景据其所见笔之于书，非既有此书，而天下之人根据书而病也。读者须每读一段，即设一病者于此，以揣其病机治法，而后借证于书，不得专在文本上安排。总之读《伤寒论》，只当涵泳①白文，注家虽有数十，以予所见二十余种，皆不免穿鉴附会，言似新奇，莫能见之行事。鄙见只当分作四会，曰伤寒初起本证治法，曰伤寒初起兼证治法，曰伤寒日久化寒并误治化寒证治，曰伤寒日久化热并误治化热证治，其霍乱、风湿、食复、劳复以杂症附之。再参之陶节庵书，及各家论温热书，互相考证，庶于读书有条理，而临证亦可有径途矣。盖经脉部位与夫形层表里浅深之事，固不可不讲，而

---

46    ① 涵泳：深入领会。

究不可过执也，着力乃在气化上推求，不得专在部位上拘泥。此书在唐以前已非一本，其章节离合，本无深意，论中叙证，有极简者，有极繁者，有方证不合者，有上下文义不贯者，一经设身处境，实在难以遵行，安知非错简说简耶？读者只应各就本文思量，不必牵扯上下文，积久自能融会贯通。此真善读《伤寒论》之活法也。

前清俞根初先生，在乾嘉之间，盛行四五十年，著《通俗伤寒论》十二卷。第一编第一章勘伤寒要诀，第二章六经方药；第二编病理诊断，第三章表里寒热，第四章气血虚实，第五章伤寒诊法，第六章伤寒脉舌；第三编证治各论，第七章伤寒本症，第八章伤寒兼证，第九章伤寒夹证，第十章伤寒坏症，第十一章伤寒复证；第四编调理诸法，第十二章瘥后调理法。其辨析诸症颇为明晰，其条列治法，温寒互用，补泻兼施，亦无偏主一格之弊。方方切用，法法通灵，其定方宗旨，谓古方不能尽中后人之病，后人不得尽泥古人之法，全在一片灵机，对症发药，庶病伤寒者真有豸①乎？善夫俞惺庵先生有言曰：读书与治病，时合时离；古法与今方，有因有革。善读书斯善治病，非读死书之谓也；用古法须用今方，非执板方之谓也。专读仲景书。不读后贤书，譬之井田封建、周礼周官，不可以治汉唐之天下也；仅读后贤书，不读仲景书，譬之五言七律、昆体②官词，不可以代三百之雅颂也。俞氏此著，勤求古训，博采众法，加以临证多年，经验丰富，故能别开生面，独树一帜，多发前人所未发，一洗阴阳五行之繁文，真苦海之慈航，昏衢之巨烛也。学人诚能从此书切实研求，广为探索，则历代伤寒名家，皆堪尚友矣。廉臣研究之余，略附臆说于后，阅者谅之。

**民国五年丙辰四月望何廉臣印岩识于绍城卧龙山麓之宣化坊**

---

① 豸（zhì 志）：解。
② 昆体：即西昆体诗，大抵模拟李商隐。

# 《通俗伤寒论》前序

吾绍伤寒有专科，名曰绍派。先任沨波而负盛名者，曰俞根初，行三，凡男妇老少就诊者，统称俞三先生。日诊百数十人，一时大名鼎鼎，妇孺咸知。其学识，折衷仲景，参用朱氏南阳、方氏中行、陶氏节庵、吴氏又可、张氏景岳；其立方，不出辛散、透发、和解、凉泻、温补等五法；其断病，若者七日愈，若者十四日愈，若者二十一日愈，十有九验，就诊者奉之如神明。内子胡患伤寒，延聘者三，次诊病即有转机，三诊热退神清，能饮稀粥，自用调养法而痊。从此成为知己，赴安镇诊病毕，即来晤谈。对余曰：勘伤寒证，全凭胆识。望形察色，辨舌诊脉，在乎识；选药制方，定量减味，在乎胆。必先有定识于平时，乃能有定见于俄顷。然临证断病，必须眼到、手到、心到，三者俱到，活泼泼地，而治病始能无误，熟能生巧，非笨伯所能模仿也。余啧啧赞叹之不已。一日，出《通俗伤寒论》视余，一一浏览，其学术手法，皆从病患实地练习熟验而得，不拘拘于方书也，一在于其经验耳。其著作体裁，一曰勘伤寒要诀，二曰伤寒本证，三曰伤寒兼证，四曰伤寒夹证，五曰伤寒坏证，六曰伤寒复证，七曰瘥后调理法。直捷了当，简明朴实，余遂珍藏箧中矣。嗣晤任君沨波，询及俞君方法，据云：有根初之胆识则可，无根初之胆识，则动辄得咎矣；有根初之盛名则可，无根初之盛名，则所如辄阻矣。旨哉言乎！虽然，俞氏经验多，阅历深，确有见地，岂容藐视？爰为之随选随录，随录随按，务使俞氏一生辨证用药之卓识雄心，昭昭若发蒙①，而余心始慊。若听其尘封蠹蚀，湮没不传，他年旧雨重逢，能毋诮让我乎？余之私意，盖欲以良朋实验之专书，为吾绍留一传派，亦医林之风土记也。夫岂好博一表彰同道之虚名哉？毋亦以经验学派有不可尽废者欤。是为序。

乾隆四十一年乙未三月望何秀山识于安昌镇之碧山书屋

---

① 发蒙：使盲人眼睛复明。喻启发蒙昧；开拓眼界。《礼记·仲尼燕居》："三子者，既得闻此言也于夫子，昭然若发蒙矣。"

# 增订通俗伤寒论目录

# 卷之一

## 第一编　伤寒总论

## 第一章　伤寒要诀

伤寒，外感百病之总名也。有小证，有大证，有新感证，有伏气证，有兼证，有夹证，有坏证，有复证，传变不测，死生反掌，非杂病比。奈扁鹊《难经》但言伤寒有五：一曰中风，二曰伤寒，三曰湿温，四曰热病，五曰温病，仅载脉候之异同，并无证治之陈列，语焉不详，后学何所根据。惟中风自是中风，伤寒自是伤寒，湿温自是湿温，温热自是温热，已可概见。然皆列入伤寒门中者，因后汉张仲景著《伤寒杂病论》，当时不传于世。至晋王叔和，以断简残编，补方造论，混名曰伤寒论，而不名曰四时感证论。从此一切感证，通称伤寒，从古亦从俗也。予亦从俗，名曰《通俗伤寒论》。人皆谓百病莫难于伤寒，予谓治伤寒何难，治伤寒兼证稍难，治伤寒夹证较难，治伤寒复证更难，治伤寒坏证最难。盖其间寒热杂感，湿燥互见，虚实混淆，阴阳疑似，非富于经验，而手敏心灵，随机应变者，决不足当此重任，日与伤寒证战。谚云：熟读王叔和，不如临证多。非谓临证多者不必读书也，亦谓临证多者乃为读书耳。国初喻嘉言尝云：读书无眼，病患无命。旨哉言乎！予业伤寒专科，四十余年矣，姑以心得者，历言其要。

## 第一节　六经形层

太阳经主皮毛，阳明经主肌肉，少阳经主腠理，太阴经主肢末，少阴经主血脉，厥阴经主筋膜。

## 第二节　六经气化

太阳之上，寒气治之，中见少阴；阳明之上，燥气治之，中见太阴；少阳之上，火气治之，中见厥阴；太阴之上，湿气治之，中见阳明；少阴之上，热气治之，中见太阳；厥阴之上，风气治之，中见少阳，所谓本也。本之下，中之见也；中见之下，气之标也。本标不同，气应异象。故少阳、太阴从本，少阴、太阳从标，阳明、厥阴不从标本，从乎中也。

秀按：《内经》所言，某经之上云者，谓脏腑为本，经脉为标。脏腑居经脉之上，故称上焉。某气治之云者，谓其主治者，皆其本气也。本气根于脏腑，是本气居经脉之上也。由脏腑本气，循经脉下行，其中所络之处，名为中见也。中见之下，其经脉外走手足，以成六经，各有三阳三阴之不同，则系六气之末，故曰气之标也。或标同于本，或标同于中，标本各有不同，而气化之应，亦异象矣。故六经各有病情好恶之不一，其间少阳、太阴从本者，以少阳本火而标阳，太阴本湿而标阴，标本同气，故从本。然少阳、太阴亦有中气，而不言从中者，以少阳之中，厥阴风木也，木火同气，木从火化矣，故不从中；太阴之中，阳明燥金也，土金相生，燥从湿化矣，故不从中。少阴、太阳从本从标者，以少阴本热而标阴，太阳本寒而标阳，标本异气，故或从本、或从标。然少阴、太阳亦有中气，以少阴之中，太阳寒水也；太阳之中，少阴君火也。同于本则异于标，同于标则异于本，故皆不从中气也。至若阳明、厥阴，不从标本，从乎中者，以阳明之中，太阴湿土也，亦以燥从湿化矣；厥阴之中，少阳相火也，亦以风从火化矣，故不从标本，而从中气。要之标本生化，以风遇火则从火化。以燥遇湿则从湿化，总不离于水流湿、火就燥，同气相求之义耳。然有正化，有对化，有从化，有逆化，逆从得施，标本相移。故《内经》云：有其在标而求之于标，有其在本而求之于本，有其在本而求之于标，有其在标而求之于本。故治有取标而得者，有取本而得者，有逆取而得者，有从取而得者。知逆与从，正行无问；知标本者，万举万当，张长沙全部《伤寒论》，悉根于此。此即六经气化之真理也，为治一切感证之首要。学者先于此穷究其理，又能广求古训，博采众法，则临证之际，自能应用无穷矣。

廉勘：人体脏腑经络之标本，脏腑为本居里，十二经为标居表，表里相络者为中气居中。所谓络者，乃表里互相维络，如足太阳膀胱经络于肾，足少阴肾经亦络于膀胱也，余仿此。至于六经之气，以风寒热湿火燥为本，三阴三阳为标，本标之中见者为中气。中气如少阳厥阴为表里，阳明太阴为表里，太阳少阴为表里，表里相通，则彼此互为中气，义出《内经·六微旨大论》。此皆吾国古医论人生气化之精要也。窃谓既明六经气化，尤必明全体功用，庶于临证时，增多一番悟机；即于选药制方时，更多一番治法也。爰节述其大略云：全体各器官，各有功用，如骨主支持，筋肉主运动，皮肤主被覆、保护，脑主意思记性，心主循环血液，亦主悟性，肺主呼吸空气，脾主生白血球，肝主生胆汁，胆主藏胆汁，膵主生膵液（按：膵即胰，此即吾国所谓脾也，东西医所谓脾与胰，吾国王勋臣[1]谓之总提），胃主消化食物，小肠主吸收食物内之精液，大肠主吸收余液而传渣滓，肾主泌溺，男女生殖器主蕃殖，此其大略也。是以就其功用而类别之：其支柱全体以为运动之基者，曰骨骼系统（有头部骨骼、干部骨骼、肢部骨骼三部，软骨韧带皆附属之）。附着于骨骼之上，以起运动者，曰筋骨系统（其外部诸筋肉，能使之随意运动者，曰随意筋，一曰自主筋；其内脏诸筋肉，不能使之随意运动者，曰不随意筋，一曰不自主筋）。被覆于筋肉之前面，以保护之者，曰皮肤系统（在外层而无神经及血管，不知痛亦不出血者，曰表皮；在内层而有神经及血管，知痛而有血者，曰真皮。其他毛发爪甲、汗腺、皮脂腺、黏膜及结缔织，皆属之）。其他制造滋养物者，曰消化器（自口腔、咽头、食道、胃小肠、大肠、以迄肛门，谓之消化管；附属于消化管之唾腺，胃腺、肠腺、肝脏、膵脏等，皆以分泌消化液者，谓之消化腺）。复输运滋养物以分布全身者，曰循环器（此血液循环之器官也。其器官之主为心脏，余为血管，自心脏歧出，状如树枝，分派全身，渐成极细之无数小管，其小管复有此相合，愈合愈大，再归于心脏。其附属者，淋巴系也）。更收取全身之废料，以运输之于体外者，曰排泄器（肺脏、皮肤及泌尿器是也）。其

---

[1]　王勋臣：王清任（1768—1831），字勋臣，直隶玉田（今属河北）人。清代医家，著有《医林改错》。

因运输废料以致血液污暗，而又能吸收养气以使变为鲜红者，曰呼吸器（鼻腔、喉头、气管、肺脏及呼吸筋、横隔膜及肋骨内外之膜是也）。至于蕃殖人类者，曰生殖器（有男性生殖器、女性生殖器两种。其为交接之作用者，谓之交接器；为蕃殖之作用者，谓之蕃殖器官）。能统一骨骼、筋肉、皮肤、消化器、循环器、排泄器、呼吸器、生殖器，以使之各有作用者，曰神经系统（有动物性神经系统，其神经分布于动物性机关；植物性神经系统，其神经分布于植物性机关之别。其发神经之基所，曰中枢，脑、脊髓及交感神经节是也，亦曰神经中枢；其分布于各部之神经，色白而状如细丝者，曰末梢，脑、脊髓神经及交感神经是也，亦曰神经）。因而生特别之感觉者，曰五官器（耳、目、鼻、舌、皮肤是也）。笃志中医学者，能明乎此，则以新医学全体之功用，参合古医学，六经之气化，庶乎虚实兼到变化从心矣。惟人身百体、皮肉、筋骨，合成躯壳，其中实以脏腑，贯以脑筋，一物有一物之体用，以新医学为精确；而讲十二经标本气化及八脉奇经、十五大络，贯穿周身，联络内外，而为血气运行之道路，以使之融会于全体，精义入神，以古医学占优胜。医必融贯古今中外，一炉而陶熔之，庶足为当今之医学大家也。

## 第三节　六经关键

太阳为开，阳明为阖，少阳为枢；太阴为开，厥阴为阖，少阴为枢。

秀按：少阳是开阖之枢，太阳由胸而开，阳明由胸而阖也；少阴亦开阖之枢，太阴由腹而开，厥阴由腹而阖也。试即伤寒、温热证治，取譬而喻之。伤寒以阳为主，阳司开，故多治太阳、太阴，表寒散太阳，里寒温太阴也；温热以阴为主，阴司阖，故多治阳明、厥阴，实热清阳明，虚热滋厥阴也。寒热不齐，从乎中治，中为枢也，故多治少阳、少阴，或从枢而开，或从枢而阖，旋转阴阳，环应不忒也。

廉勘：唐氏容川曰：太阳膀胱，气化上行外达，充于皮毛，以卫外为固，故太阳主开。阳明胃经，主纳水谷，化津液，洒行五脏六腑，化糟粕，传入小肠、大肠，其气化主内行下达，故阳明主阖。少阳三焦，内主膈膜，外主腠理，内外出入之气，均从腠理往来，上下往来之气，均从膈膜行走，故少阳专司转枢。太阴为开者，手太阴肺主布散，足太阴脾主输运，凡血脉之周流，津液之四达，皆太阴司之，故曰太阴为开。厥阴为阖者，足厥阴肝经，主藏下焦之阴气，使血脉潜而精不泄；手厥阴心包络，主藏上焦之阴气，使阴血敛而火不作，故曰厥阴为阖。少阴为枢者，手少阴心经，内含包络，下生脾土，能为二经之转枢；足少阴肾经，上济肺经，下生肝木，亦能为二经之转枢也。此数者，为审证施治之大关键，不可不详究也。

## 第四节　六经部分

太阳内部主胸中，少阳内部主膈中，阳明内部主脘中，太阴内部主大腹，少阴内部主小腹，厥阴内部主少腹。

秀按：此即六经分主三焦之部分也。《内经》云：上焦心肺主之，中焦脾胃主之，下焦肝肾主之。乃略言三焦内脏之部分。合而观之，六经为感证传变之路径，三焦为感证传变之归宿也。尝读张仲景《伤寒论》，一则曰胸中，再则曰心中，又次曰心下；曰胸胁下，曰胃中，曰腹中，曰少腹。虽未明言三焦，较讲三焦者尤为详明。

廉勘：张长沙治伤寒法，虽分六经，亦不外三焦。言六经者，明邪所从入之门，经行之径，病之所由起、所由传也。不外三焦者，以有形之痰涎、水饮、瘀血、渣滓，为邪所抟结，病之所由成、所由变也。窃谓病在躯壳，当分六经形层；病入内脏，当辨三焦部分。详审其所夹何邪，分际清析，庶免颟顸之弊。其分析法，首辨三焦部分。膈膜以上，清气主之，肺与心也；膈膜以下，浊气主之，脾胃、二肠、内肾、膀胱也。界乎清浊之间者为膈膜，乃肝胆部分也。从膈下而上，上至胸，旁至胁，皆清气与津液往来之所，其病不外痰涎水饮，为邪所击抟，与气互结。由胃中脘，及腹中，下抵少腹，乃有渣滓瘀浊之物，邪气得以依附之而成下证。此上、中、下三焦之大要也。

## 第五节　六经病证

太阳标证：头痛身热，恶寒怕风，项强腰痛，骨节烦疼。无汗者寒甚于风，自汗者风重于寒。

太阳本证：渴欲饮水，水入则吐，小便不利，甚或短数淋沥，或反小便自利，蓄血如狂。

秀按：太阳之为病，寒水之气为病也。寒为病，故宜温散；水为病，故宜利水。总以发汗为出路，利水为去路。若非水蓄而血蓄，则又以通瘀为去路。

太阳中见证：凡见太阳标证，而大便不实，小便清白，甚则男子遗精，女子带多，腰脊坠痛，痛如被杖，甚或气促而喘，角弓发痉，若目戴眼上视，尤为危候。

秀按：此即张景岳所谓太阳未解、少阴先溃是也。必其人肾气先虚，则肾中之阳，不足以抵御阴寒，即从太阳中络直入足少阴肾经。

太阳兼证：兼肺经证，鼻塞流涕，鼻鸣喷嚏，嗽痰稀白，甚则喘而胸满；兼脾经证，肢懒嗜卧，口腻腹泻；兼胃经证，饱闷恶食，嗳腐吞酸。

秀按：太阳经主皮毛，故《内经》云：太阳者毫毛其应，上与肺经相关，故形寒则伤肺；下与肾经相关，故汗多则溺少。若兼脾经证，必其人素禀多湿；兼胃经证，必其人新挟食滞。

少阳标证：寒热往来，耳聋胁痛。

少阳本证：目眩咽干，口苦善呕，膈中气塞。

秀按：少阳以寒热、胁痛、耳聋为半表证，口苦、咽干、目眩为半里证者。以少阳经外行腠理，内行两胁，不居身之前后而居侧也。两耳瘰则闻，寐则不闻；口、咽、目开之则见，阖之则不见。此数者，不可谓之表，亦不可谓之里，则谓之半表里而已矣。惟寒热一证，必寒已而热，热已而汗，则为少阳之寒热往来。若发热恶寒如疟状，一日二三发，其人不呕，仍是太阳表证，非少阳之半表证也。临证时亦要辨明。

少阳中见证：手足乍温乍冷，烦满消渴，甚则谵语发痉，四肢厥逆。

秀按：少阳与厥阴为表里。若相火之邪不从外达，势必内窜包络肝经，发现热深厥深，火旺风动之危候。

廉勘：陆九芝曰：论经则以太阳、阳明、少阳为次，论病则太少之邪，俱入阳明。窃谓太阳主皮，为躯体最外一层；少阳主腠，为躯壳上第二层。盖腠理即网膜，《金匮》所谓三焦通会元真之处也。唐氏容川注明曰：焦，古作膲，乃人身内外之网膜，周身透出，包肉连筋，剥去皮毛，即见白膜者，皆是三焦之腠理。《金匮》末注申明曰：腠即是三焦，为内外之网膜，乃交通会合五脏元真之处。理者，即网膜上之纹理也。指出三焦腠理，为脏腑往来之道路，已括尽《伤寒杂病论》之病机矣。观此则少阳一经，确为独立之机关，而与各经互相联络者也。东医生理学，所云皮下黏膜，及结缔织，皆属于此。各脏腑包膜，亦不外此。故太少两阳，病在皮腠，证多传变；两阳合明，病归中土，故不复传。由是推之，三阳传经，亦当以太阳、少阳、阳明为次。其三阳寒热之分，身虽大热而仍恶寒者，太阳也；寒已而热，热已而汗，寒热往来者，少阳也；始虽恶寒，一热而不复恶寒者，阳明也。

少阳兼证：兼胃经证，烦闷恶心，面赤便闭，身痛足冷，斑点隐隐；兼脾经证，四肢倦懈，肌肉烦疼，唇燥口渴，膈中痞满，斑欲出而不出；兼肾经证，耳大聋，齿焦枯，腰背酸痛如折，甚则精自遗，冲任脉动；兼肺经证，喉痛红肿，咳则胁痛，甚则咯血；兼心经证，舌红齿燥，午后壮热，神昏不语，甚则郑声作笑；兼小肠经证，舌赤神呆，语言颠倒，小便赤涩，点滴如稠；兼大肠经证，胸膈硬满而呕，腹中痛，发潮热，大便秘，或反自利。

秀按：手足少阳经，内部膈胁，外行腠理，均司相火。相火者，游行之火也。内则三焦之膜，布膻中，络心包络，循胁里，连肝而及于胆，历络三焦，多与各脏腑相通。其相通之道路，既与三焦相关，又于膈膜相会。如手太阴肺经脉，起于中焦，还循胃口，上膈；足太阴脾经脉，络胃，上膈；手少阴心经脉，出心系，下膈；手厥阴心包络脉，起于胸中，下膈。足阳明胃经脉、手太阳小肠经脉、手阳明太阳经脉，均下膈。足厥阴肝经脉，贯膈。故少阳一经，不特多中见证，抑且多

各经兼证也。惟兼足少阴肾经证，则由相火炽盛，由肝及肾耳。

廉勘：兼胃经证者，是少阳转属阳明，二阳合病，胃热已盛，就欲发斑之候；兼脾经证，由于失表，腠理闭塞，相火被湿郁遏，斑不得透之候；兼肾经证，由少阳相火大炽，逼入少阴，阴伤热盛之候；兼肺经证，由相火烁肺，热咳痰嗽，胸膈气痹之候；兼心经证，必其人心虚有痰，一经相火熏蒸，痰火即蒙闭清窍，每有目睛微定、昏厥如尸之候；兼小肠经证，由相火下窜，热结小肠，小肠为火府，两火相煽，每有逆乘心包之候；兼大肠经证，由相火炽盛，热结在里，心上痞硬，复往来寒热而呕者，热结肠痹也。由是观之，刘草窗为伤寒传足不传手者，伪言也。

阳明标证，始虽恶寒，二日自止，身大热，汗自出，不恶寒，反恶热，目痛鼻干，不得眠，或多眠睡。

阳明本证，在上脘病尚浅，咽干口苦，气上冲喉，胸满而喘，心中懊憹；在中脘，病已重，大烦大渴，胃实满，手足汗，发潮热，不大便，小便不利；在下脘，由幽门直逼小肠，且与大肠相表里，病尤深重，日晡所热，谵语发狂，目睛不和，腹胀满，绕脐痛，喘冒不得卧，腹中转矢气，大便胶闭，或自利纯青水，昏不识人，甚则循衣摸床，撮空理线。

秀按：上脘象天，部居胸中，清气居多，犹可宣上解肌，使里邪从表而出；下脘象地，内接小肠，浊气居多，法可缓下，使里邪从下而出。而其能升清降浊者，全赖中脘为之运用。故中脘之气旺，则水谷之清气，上升于肺，以灌输百脉；水谷之浊气，下达于大小肠，从便溺而泄。法虽多端，总以健运胃气，照顾胃液，或清或下为主。俞氏细分上、中、下

三脘现证，盖以胃虽一腑，却有浅深轻重之不同，临证者不可不详辨也。

阳明中见证：四肢烦疼，口腻而淡，脘腹痞满，便如红酱，溺短数热，甚或小便不利，便硬发黄，黄色鲜明。或斑点隐隐，发而不透，神识模糊，躁扰异常。

秀按：阳明之邪，失表失清，以致陷入太阴，故多中见湿证，当辨湿重而热轻者。失于汗解，或汗不得法，湿气内留，或其人素多脾湿，湿与热合，最为浊热黏腻。热重而湿轻者，往往内郁成斑，斑不得透，毒不得解，尤为危险。急宜提透，不使毒邪陷入少、厥二阴。如大便胶闭，潮热谵语者，阳明证重，太阴证轻，缓缓下之可也，《内经》所谓土郁夺之是矣。总之脾胃联膜，邪入阳明，热结燥实者固多，气结湿滞者尤多。况吾绍地居卑湿，湿热病最占多数，治法甚繁，临证者尤宜详辨。

阳明兼证：兼肺经证，头胀心烦，脘闷嗽痰，痰色黄白相兼，喉燥渴饮。若热壮胸闷，呕恶足冷者，将发痧疹；若胸胁滞痛，咳嗽气喘者，肺多伏痰。兼心经证，嗌干舌燥，口糜气秽，欲寐而不得寐，或似寐而非寐，甚则郑声作笑，面色娇红。兼肾经证，口燥咽干，心下急痛，腹胀便闭，或自利酸臭水。兼包络证，口燥消渴，气上冲心，膈上热痛，神昏谵语，甚或晕厥如尸，口吐黏涎。兼肝经证，脘中大痛，呕吐酸水，或吐黄绿苦水，四肢厥逆，泄利下重，或便脓血，甚则脐间动气，跃跃震手。

秀按：阳明最多兼证。胃热冲肺，则咳逆痰多；冲心包络，则神昏发厥；冲心则神昏谵语，或但笑而不语；下烁肝肾，则风动发痉，阴竭阳越。其变证由于失清失下者多，故阳明每多死证。总之勘伤寒证，阳明最多下证，少阴最多补证，宜下

失下，宜补失补，皆致殒人。虽然，用下尚易，用补最难，难在对证发药，刚刚恰好耳。

廉勘：阳明热盛，最多蒸脑一症，病即神昏发痉。前哲不讲及此者，皆忘却《内经》胃为五脏六腑之海，其清气上注于目，其悍气上冲于头、循咽喉，上走空窍、循眼系，入络脑数句耳。

太阴标证：四肢倦怠，肌肉烦疼，或一身尽痛，四末微冷，甚则发黄，黄色晦暗。

太阴本证：腹满而吐，食不下，时腹自痛，自利不渴，即渴亦不喜饮，胸脘痞满，嗌干口腻。热结则暴下赤黄，小便不利。若腹痛烦闷，欲吐不吐，欲泻不泻，多挟痧秽。

秀按：太阴以湿为主气，有阳经注入之邪，有本经自受之邪。注入之邪，多湿热证；自受之邪，多风湿、寒湿、秽湿等证。

太阴中见证：腹痛痞满，呕吐不纳，大便胶秘，小溲不利，或下赤黄，或二便俱闭，发黄鲜明。

秀按：湿与热合，脾胃同病。其人中气虚，则太阴证多，湿遏热郁；中气实，则阳明证多，热重湿轻。故同一满闷也，脾湿满，满在脐下少腹，胃热闷，闷在心下胃口；同一腹痛也，满而时痛者属脾，满而大实痛者属胃；同一发黄也，黄色之瘀晦者属脾，黄色之鲜明者属胃；同一格吐也，朝食暮吐为脾寒格，食入即吐为胃热格。脾胃之证，相反如是，岂可混称湿热，而以治脾者治胃，以治胃者治脾哉？总之胃为阳腑，宜通宜降，脾为阴脏，宜健宜升；胃恶燥，宜清宜润，脾恶湿，宜温宜燥，大旨如是而已。

太阴兼证：兼心经证，神烦而悸，汗出津津，似寐非寐，或不得卧；兼肝经

证，心中痛热，饥不欲食，食即呕酸吐苦，胸胁满疼，甚则霍乱吐泻。

秀按：兼心经，多血虚证，以心生血、脾统血故也。脾无血统，则脾阴将涸，势必子盗母气，阴竭阳越，故心烦不寐，汗出津津，最为虚脱危候。兼肝经，多气郁血热证，如霍乱吐泻，虽属太阴湿土为病，而致所以上吐下泻者，实属厥阴风木乘脾而郁发也，故其眼目全在阳明，必以趺阳不负为顺。如胃家实者，既吐泻则湿邪已发，而风木自熄；若胃家不实而阳虚，则风木必挟寒水以凌脾，吐利不止而四逆；胃家不实而阴虚，则风木必煽相火以窜络，拘挛不伸而痉厥。至于湿竭化燥，血热生风，风动窜络之痉病，尤为太阴兼证之坏病也。

少阴标证：肌虽热而不甚恶热，反畏寒战栗，面赤目红，咽痛舌燥，胸胁烦闷而痛，痛引腰背、肩胛、肘臂，泄利下重，甚或躁扰谵语，自汗指厥。

秀按：此少阴实热现象，故为标证。盖少阴只有虚寒，以君火藏而不用故也，凡有热象，皆相火之所为，非本病也。犹之厥阴经一切虚寒之证，亦少阴之所为，非厥阴本病也。

少阴本证：肢厥四逆，腹痛吐泻，下利清谷，引衣蜷卧，喜向里睡，甚则面赤戴阳。

秀按：此少阴虚寒现象，故为本证。盖少阴虽属君火，以藏为用，其体常虚，惟赖太阳卫之于外，而表寒不侵，阳明镇之于中，而里寒不起。若卫阳不固，而胃阳尚强，寒邪尚不能斩关直入。惟胃阳失守，寒水无制，故厥阴之风而厥逆，挟太阴之湿而下利，则真火立见消亡，故少阴最多死证。

廉勘：陆氏九芝有少阴咽痛吐利寒热辨，语最明白，特节述其说曰：少阴病，

脉阴阳俱紧，反汗出者，法当咽痛而复吐利，此以热客于少阴之标，叔和《平脉法》所传师说伏气之病是也。先论咽痛，少阴之脉循喉咙，在初得病二三日，为阳邪结于会厌，但用生甘草解毒，桔梗排脓，半夏鸡子白发声利咽，足矣。若夫下利胸满，心烦而咽痛，为阴虚液不上蒸者，治宜育阴复液，则猪肤汤加蜜粉者是；下利厥逆，面赤而咽痛，为阴盛格阳于上者，治宜驱阴复阳，则通脉四逆汤之加桔梗者是。是盖以阴虚阴盛，皆可以致咽痛，故有必从两法而解者。再论吐利，饮食入口即吐，心下明嗢嗢①欲吐复不能吐者，此胸中实，不可下而可吐也。膈有寒饮而吐，且干呕者，此有水气，不可吐而可温也。吐利交作，以手足不冷为吉；若吐且利而见厥逆，吐且利而见烦躁则凶。虽有吴茱萸一法，亦未必及救矣。终论少阴下利，与厥阴下利不同。厥阴之利，多热少寒；少阴之利，多寒少热。故惟厥冷而或咳或悸，腹痛下重，是阳为阴逼之利，用四逆散；咳而呕渴，心烦不眠，是水热互结之利，用猪苓汤；小便不利，腹痛便脓血，是寒热不调之利，用桃花汤；自利清水，心下痛，二三日咽干口燥，六七日不大便，均腹满，是阳盛烁阴之利，用承气汤。凡若此者，皆为传经之邪，固属于热。若夫下利清谷，厥逆脉微，呕而汗出，引衣自盖，欲向壁卧，不喜见明，而又面赤戴阳者，则皆合于真武、附子、四逆、通脉、白通诸方，为少阴虚寒之证，正与厥阴热利相反矣。少阴下利死证五条，吐利躁烦，四肢厥逆，恶寒身倦，脉不至，不烦而躁，下利止而眩冒，六七日而息高者，虽尚有吴茱萸一法，终为不治之证。苟非利止手足温，身

---

① 嗢（wà 袜）嗢：反胃欲呕的声音。

反发热，未易求其生也。

**少阴中见证**：里寒外热，手足厥冷，身反不恶寒，下利清谷，腹痛干呕，面色娇红，咽痛口燥，渴而饮，饮而吐，吐而复渴，甚则烦躁欲死，扬手踯足，或欲卧水中。

秀按：此阴盛格阳之证，内真寒，外假热，或下真寒，上假热。当以在下、在内之寒为主，用热药冷服之法，或可十救一二。

**少阴兼证**：兼肺经证，微见恶寒，发热不已，咳嗽不渴，咯痰稀白，身静倦卧，似寐非寐；兼心包证，初起发热，即神呆不语，欲寐而不得寐，心烦躁扰，口干舌燥，欲吐黏涎而不吐，身虽热，仍欲暖盖，或目睛上视；兼脾经证，初虽头痛恶寒，继即发热不止，口燥而渴，一食瓜果，即腹痛自利，脘满而吐；兼肝经证，初起口干舌燥，心烦恶热，即吐泻如霍乱，陡然神识昏，虽醒似睡，手足瘛疭。

秀按：传经热邪，一到少阴，经中之阴液先伤，往往邪未除而阴已竭，故死者多，生者少。况加以各经兼证，其人尚有生理乎？惟辨证之际，却有二种要诀：一辨其人真阳素虚者。阴寒为本，邪多挟水而动，其证为呕为咳，为魄汗淋漓，为腹痛下利，此少阴阴胜而胃阳亏负也。法当补火培土以御其水，固不待言。即在太阳中见证，发表药中，早宜加干姜、附子等品，以助阳御阴，庶免逼汗亡阳之患。一辨其人真阴素虚者，阳亢为本，邪多挟火而动，其证口燥咽干，心烦不寐，腹满便闭，肌肤熯①燥，此胃阳过胜而少阴阴涸也。法当急夺其土以救肾水，如或不宜伐阳，亦当养阴退阳，即治太阳发表药中，亦早宜加阿胶、生地等药，以回护真阴，方可得汗而解。否则阴精被劫，汗无所酿，用纯表药全然无汗者以此。

**厥阴标证**：手足厥冷，一身筋挛，寒热类疟，头痛吐涎，面青目赤，耳聋颊肿，胸满呕逆，甚或男子睾丸疝疼，女人少腹肿痛。

秀按：凡阴阳气不相顺接，便为厥。厥者，手足逆冷是也。有寒厥，有热厥。厥阴热厥多而寒厥少，少阴寒厥多而热厥少。盖厥阴与少阳相表里，厥阴厥热之胜复，犹少阳寒热之往来。少阳之寒因乎热，厥阴之厥亦因乎热。热为阳邪向外，厥为阳邪陷内。厥与热总属阳邪出入阴分，热多厥少，而热胜于厥者，其伤阴也犹缓；厥多热少，而厥胜于热者，其伤阴也更急。故厥深者热亦深，厥微者热亦微。总之厥阴以厥热为眼目，凡有厥而复有热者，其厥也定为热厥。更于脉滑而喉痹、便脓血，脉沉短而囊缩，脉沉疾而爪甲青，不大便而腹满硬痛，诸见厥证，所用四逆散及白虎、承气辈互推之，自可决定热厥矣。惟有厥无热，甚则一厥不复热，及大汗大下利，厥逆而恶寒者，呕而小便利，身无热而见厥者，其厥也方是寒厥，方可用当归四逆汤以温经。而脏厥吐沫之用吴茱萸汤，蛔厥吐蛔之用乌梅丸，胥准此耳。

**厥阴本证**：口渴消水，气上冲心，心中痛热，饥不欲食，食则吐蛔，泄利下重。误下则利不止，或便脓血，甚则晕厥如尸，手足瘛疭，体厥脉厥，舌卷囊缩，妇人乳缩，冲任脉动跃震手。

秀按：厥阴一经，最多寒热错杂，阴阳疑似之候，必先分际清析，庶有头绪。如热而发厥，热深厥深，上攻而为喉痹，下攻而便脓血，此纯阳无阴之证也；脉微细欲绝，手足厥冷，灸之不温，凛凛恶寒，大汗大利，躁不得卧，与夫冷结关

---

① 熯（hàn 汗）：干燥，热。

元，此纯阴无阳之证也。渴欲饮水，饥欲得食，脉滑而数，手足自温，此阳进欲愈之证也；默默不欲食，呕吐涎沫，腹胀身疼，此阴进未愈之证也。厥三日热亦三日，厥五日热亦五日，手足厥冷，而邪热在膈，水热在胃，此阴少阳多之证也；下利清谷，里寒外热，呕而脉弱，本自寒下，复误吐下，面反戴阳，此阴多阳少之证也。大抵阳脉阳证，当取少阳阳明经治法，阴脉阴证，当用少阴经治法。厥阴病见阳为易愈，见阴为难瘥，其表里错杂不分，又必先治其里，后解其表。若见咽喉不利，咳唾脓血，切忌温药，仍宜分解其热，清滋其枯。尝见有周身冰冷，而一衣不着、半被不盖者，有令两人各用扇扇之者，有欲畅饮冰水者，此非伏火在内，热极恶热而何？盖肝为藏血之脏，中多络脉，邪热入络，其血必郁而化火，其气亦钝而不灵，故厥阴病以血热、络郁为眼目。观热厥之四逆散，寒厥之当归四逆汤，并以辛润通络为君，可知刚燥之非宜矣。又可知厥阴门之姜、附，实为兼少阴病虚寒而设。凡少阴病之宜清滋者，皆属厥阴；而厥阴病之宜温热者，则皆少阴也。以厥阴风化，内藏少阳相火，而少阴虽属君火，实主太阳寒水也。

厥阴中见证：头晕目眩，口苦耳聋，乍寒乍热，寒则四肢厥冷，热则干呕渴饮，呕黄绿水，或吐黑臭浊阴，或兼吐蛔，甚则蛔厥，两胁串痛，或痉或厥。

秀按：六经惟厥阴最难调治。盖厥阴内寄相火，本属有热无寒，纵使直受寒邪，证现四逆脉细，仲景只用当归四逆，而不用姜、附可悟也。而乌梅丸中乃桂、附、辛、姜并进者何也？因厥阴火郁，必犯阳明，阳明气实，则肝火自由少阳而散。苟胃阳不支，则木邪乘土，必撤阳明之闉，而为太阴之开，以致吐利交作，亡

阳可畏，故必重用温脾，俾以就阳明之实，而不陷太阴之虚，此转绝阴为生阳，即藉生阳以破绝阴之法也。否则酸苦等味，虽有清泄厥阴之长，能无害胃伤阳之弊乎。总之厥阴证，全以胃阳为用神，胃阳胜，则转出少阳而病退；胃阳负，则转入太阴而病进。亦以胃阴为后盾，胃阴胜，则能制相火而邪热外达；胃阴衰，则反竭肾水而虚阳上越。观仲景一用理中以治霍乱，一用复脉以治阴竭，其主义尤易见也。昔赵养葵、高鼓峰辈，用逍遥散加生地、疏肝益肾汤等，以治伤寒化火烁阴，暗合仲景厥阴病①正法。厥后叶天士乃溯源于复脉及黄连阿胶等方，前哲成法，其揆一也。

厥阴兼证：兼肺经证，气咳痰黏，胸痛串胁，甚则咯血，或痰带血丝、血珠；兼心经证，舌卷焦短，鸦口噤嘴，昏不知人，醒作睡声，撮空上视，面青目紫；兼脾经证，脘满而吐，腹痛自利，四肢厥逆，渴不喜饮，面色痿黄，神气倦怠；兼胃经证，胸脘满闷，格食不下，两胁抽痛，胃疼呕酸，饥不欲食，胃中嘈杂；兼肾经证，面色憔悴，两颧嫩红，喘息短促，气不接续，手足厥冷，腰膝痠软，男子足冷精泄，女子带下如注。

秀按：六经感证，兼带厥阴者，尚可救疗。若由三阳经传至厥阴，入里极深，风木与相火，两相煽灼，伤阴最速。阴液消耗，邪热内陷包络，则神昏谵语，甚则不语如尸；内陷肝络，则四肢厥逆，甚则手足发痉，热极生风，九窍随闭。所形皆败证矣，故厥阴最多死证。惟兼肺兼胃两经，治之得法，尚可转危为安；若兼心脾肾三经，则死者多，生者少矣。

廉勘：一切感证，邪传厥阴，当辨手

---

① 病：学报本作“门”。

足两经。手厥阴为包络，主血亦主脉，横通四布。如渴欲饮水，气上冲心，心中疼热，此由包络挟心火之热，发动于上；甚则发厥，不语如尸，此由包络黏涎瘀血，阻塞心与脑神气出入之清窍。当以涤涎祛瘀，通络开窍为君，参以散火透热，庶可救疗。足厥阴为肝，主藏血亦主回血，气化属风，内含胆火。或寒热互相进退，为厥热往来；或外寒内热，为厥深者热亦深；或下寒上热，为饥不欲食，食则吐蛔。或阴搏阳回，为左旋右转之抽风；或阳回阴复，为厥热停匀而自愈。至于风之生虫，必先积湿，故虫从风化，亦从湿化。其证多寒热错杂，当以苦降、辛通、酸泄为君，或佐熄风，或佐存阴可也。

## 第六节　六经脉象

太阳脉浮，浮为在表。浮紧浮迟，皆主表寒；浮数浮洪，皆主表热。浮而细涩，浮而软散，凡证皆虚；浮而紧数，浮而洪滑，凡证皆实。

秀按：此以浮脉辨寒热虚实也。浮脉轻手一诊，形象彰彰，最多兼脉。如浮紧而涩，为寒邪在表；浮弦而缓，为风邪在表；浮紧而数，为邪欲传里；浮而长，为传并阳明；浮而弦，为传并少阳。要以脉中有力为有神，可用汗解。若浮而迟弱，浮而虚细，浮而微涩，皆属浮而无力为阳虚，便当温补，不可发汗。浮而尺中弱、涩、迟、细，皆内虚夹阴，急宜温补，尤忌妄汗，恐酿误汗亡阳之危候。

浮紧风寒，浮数风热，浮濡风湿，浮涩风燥，浮虚伤暑，浮洪火盛。

秀按：同一浮脉而兼脉不同，则其病各异。盖风证多浮，寒证多紧，热证多数，湿证多濡，燥证多涩，暑证多虚，火证多洪，此外感脉候之常象也。惟感证脉无单至，最多兼脉，临证者尤宜细辨。

廉勘：六气①感证，浮为风，紧为寒，虚为暑，濡为湿，涩为燥，洪为火，前哲皆②以此为根据。然余历所经验，亦难尽拘。假如风无定体者也，兼寒燥者紧数而浮，兼暑湿者濡缓而浮。暑湿挟秽之气，多从口鼻吸受，病发于内，脉多似数似缓，或不浮不沉而数，甚或濡缓模糊，至数不清。即燥证亦无定体，上燥主气，脉右浮涩沉数；下燥主血，脉左细弦而涩。火则无中立者也，六③气多从火化，火化在经在气分，脉必洪盛；化火入胃腑，与渣滓相搏，脉必沉实而小，或沉数而小，甚则沉微而伏。实而小，微而伏，皆过象也。迨里邪既下，脉转浮缓而不沉遏，日内必得汗解。若汗后脉仍沉数者，邪未尽也；汗后脉转浮躁者，邪胜正也；汗后必身凉脉静，乃为邪尽。夫静者，沉细之谓。然脉虽沉细，而至数分明，与暑湿之涩滞模糊者不同，数日内进食虚回，则脉转圆浮矣。至若温病疫证，则又不同，温病有风温、冷温、湿温、温热、温燥、温毒之各异。风温之脉，脉必右大于左，左亦盛躁，尺肤热甚；冷温之脉，右虽洪盛，左反弦紧；湿温之脉，右濡而弱，左小而急；温热之脉，尺寸俱浮，浮之而滑，沉之数涩；温燥之脉，右多浮涩沉数，左多浮弦搏指；温毒之脉，脉多浮沉俱盛，愈按愈甚。夫温病有兼风、兼冷、兼湿、兼暑、兼燥、兼毒之种种诱因，故《难经·五十难》云：温病之脉，行在诸经。不知何经之动，各随其经所在而取之。疫症虽多，总由吸受种种霉菌之毒，酿成传染诸病，其为病也，不外阳毒、阴毒。阳毒则血必实热，脉多右手洪

---

① 气：原作"经"，据学报本改。
② 皆：学报本作"多"。
③ 六：学报本作"五"。

搏，左则弦数盛躁；阴毒则气多虚寒，脉多微软无力，甚则沉微似伏，或浮大而散。病初虽由外而受，成证必由内而发，此六淫感证及一切疫证，脉象之异如此。故俞东扶谓治病之难，难在识证，识证之难，难在识脉，良有以也。窃为吾国诊断学，以切脉居其末，非谓脉不可凭，谓仅恃乎脉而脉无凭，徒泥乎脉而脉更无凭。必也观形察色，验舌辨苔，查病源，度病所，审病状，究病变，然后参之以脉，虽脉象无定，而治法在人，自不为脉所惑矣。

少阳脉弦，弦主半表半里。弦而浮大，偏于半表；弦而紧小，偏于半里。弦迟风寒，弦数风热，弦滑夹痰，弦急多痛，浮弦寒饮，沉弦悬①饮。浮弦而长，腠理邪郁；浮弦而数，相火已盛。弦少而实，邪实胃强；弦多而虚，正虚胃弱。右弦勒指，土败木贼；左弦细搏，水亏木旺。

秀按：弦脉端直以长，如张弓弦，为肝胆主气之脉。肝主风木，脉多弦劲；胆主相火，脉多弦数。三焦腠理，虽主行水通气，然亦主相火，脉多弦浮。故伤寒以尺寸俱弦者，为手足少阳受病。如伤寒脉弦细，头痛发热者属少阳，此阳弦头痛也，痛必见于太阳；阳脉涩，阴脉弦，证当腹中急痛，此阴弦腹痛也，痛必见于少腹。故凡病脉弦，皆阳中伏阴之象。盖初病虽在少阳，久则必归厥阴也，且多气结血郁之候，在感证表邪全盛之时。凡浮脉中按之敛直，紧脉中按之埂②指，滑脉中按之勒指，便当弦脉例治。和解法中，须参解结开郁之药，则弦脉渐见柔缓，而应手中和矣。若里邪传腑入脏，属邪盛而见弦滑者，十常二三，腑病居多；属正虚而见弦细者，十常六七，脏病居多。凡沉脉中按之强直，涩脉中按之细急，皆当弦脉

类看，非肝阳上亢，即肝阴郁结。所以伤寒坏病，弦脉居多；杂证内伤，弦常过半。岂仅少阳一经，多见弦脉哉？

阳明脉大，大主诸实，亦主病进，统主阳盛。大偏于左，邪盛于经；大偏于右，热盛于腑。大坚而长，胃多实热；大坚而涩，胃必胀满。浮取小涩，重按实大，肠中燥结；浮取盛大，重按则空，阴竭阳越。诸脉皆大，一部独小，实中夹虚；诸脉皆小，一部独大，虚中夹实。前大后小，阳邪内陷，其证多变；乍大乍小，元神无主，其病必凶。

秀按：大脉者，应指形阔倍于寻常。有阴阳虚实之不同，大而洪搏，主热盛邪实；大而虚软，主阴虚阳亢。在伤寒脉大为阳盛，在杂证脉大为虚劳。同一大脉，当知阳盛者最易烁阴，胃为津液之腑，必直清阳明，而津液乃存；阴虚者不能维阳，肾为真阴之主，务交其心肾，而精血自足。尤必知阳伤及阴者，清必兼滋，张景岳所以创立玉女煎也；阴损及阳者，补必兼温，冯楚瞻所以创立全真益气汤也。一清阳明实证，一补少阴虚证，皆为大脉之生死关头，临证者毋以大脉作纯实无虚证勘。

太阴脉濡，濡主湿滞气虚。浮濡风湿，沉濡寒湿。濡而兼数，湿郁化热；濡而兼涩，湿竭化燥。濡而兼微，脾阳垂绝；濡而兼细，脾阴将涸。

秀按：濡作软读。其脉虚软少力，应指柔细，轻按浮软，重按小弱，为脾经湿滞，胃气未充之象。但气虽不充，血犹未败，不过含一种软滞之象。轻手乍来，按之却窒滞不来；重手乍去，举之却窒滞不去耳。以脉参证，湿重而气滞者，当以芳

---

① 悬：原作“热”，据学报本改。
② 埂（gěng 耿）：泛指条形隆起物。

淡化湿为君，佐调气以导滞；湿着而气虚者，当以温补中气为君，佐香燥以化湿。亦不得一见濡脉，恣用峻补、峻温也。惟濡而微，急宜峻温；濡而细，急宜峻补。

少阴脉细，甚则兼微，细主阴虚，微主阳虚。寸细而浮，心阴虚竭；尺细而沉，肾阴涸极。细而兼数，阴虚火亢；细而兼弦，水亏木旺。细而兼涩，阴枯阳结；细而兼微，阴竭阳脱。沉细欲绝，亡阴在即；沉微欲绝，亡阳顷刻。

秀按：张长沙以脉微细为少阴主脉，微主阳气衰弱而言，细主阴血虚极而言。微者薄也，微薄如纸，指下隐然，属阳气虚；细者小也，细小如发，指下显然，属阴血虚。盖卫行脉外，阳气虚，则约乎外者怯，脉故薄而微。故少阴脉微欲绝，仲景用通脉四逆汤主治。营行脉中，阴血虚，则实其中者少，脉故小而细，故厥阴脉细欲绝。仲景用当归四逆汤主治，一主回阳，一主救阴。两脉阴阳各异，最宜细辨。若形盛脉细，少气不足以息，及病热脉细，神昏不能自持，皆脉不应病之危候。

厥阴脉涩，涩主阴虚化燥。初病右涩，湿滞血结；久病左涩，血虚精极。右寸浮涩，上燥主气；左关尺涩，下燥主血。两寸弦涩，心痛亡血；两关弦涩，络中瘀结；两尺涩弱，阴阳并竭。举之浮涩，按之数盛，阴虚伏热；举之浮大，按之反涩，阳盛挟积。

秀按：涩脉往来涩滞，轻刀刮竹，如雨沾沙，俱极形似。良由血虚液燥，不能濡润经脉，脉道阻滞，所以涩滞不利也。凡物少雨露滋培，势必干涩；人少血液灌溉，亦必干涩。故以涩脉属阴虚化燥之病。此惟三阳经邪热，传入厥阴经为然。若初病见涩数模糊，多属痰食胶固。或浮涩数盛，亦有雾伤皮腠，湿流关节之候。

兼有伤寒阳明腑实，不大便而脉涩。温病大热而脉涩，吐下微喘而脉涩，水肿腹大而脉涩，消瘅大渴而脉涩，痰证喘满而脉涩，妇人怀孕而脉涩，皆脉证相反之候。故前哲有舍脉从证、舍证从脉之名论。

## 第七节　六经舌苔

太阳表证初起，舌多无苔而润，即有亦微白而薄，甚或苔色淡白。惟素多痰湿者，苔多白滑，舌色淡红；素禀血热者，苔虽微白，舌色反红。若传入本腑，膀胱蓄溺，苔多纯白而厚，却不干糙；膀胱蓄热，苔多白兼微黄，薄而润滑。

秀按：太阳气化主水，而性本寒。寒为阴邪，白为凉象，故苔色多白。白润白薄，是其本象。若白滑者，风寒兼湿也；白滑而腻者，风寒兼湿夹痰也。或薄或厚者，视其痰湿之多少也。惟苔色淡白，白而嫩滑，素体虚寒也。

廉勘：苔色白而薄者，寒邪在表固已，然必白浮滑薄。其苔刮去即还者，太阳经表受寒邪也。若全舌白苔，浮涨浮腻，渐积而干，微厚而刮不脱者，寒邪欲化火也。如初起白薄而燥刺者，温病因感寒而发，肺津已伤也。内薄而黏腻者，湿邪在于气分也。故同一苔色薄白，一主寒邪在表，一主气郁不舒，一主肺津受伤。

少阳主半表半里。偏于半表者，舌多苔色白滑，或舌尖苔白，或单边白，或两边白；偏于半里者，舌多红而苔白，间现杂色，或尖白中红，或边白中红，或尖红中白，或尖白根黑，或尖白根灰。若白苔多而滑，黄灰苔少者，半表证多；红舌多而白苔少，或杂黄色灰色者，半里证多。如边白滑润，虽中心黄黑，仍属半表半里。惟白苔粗如积粉，两边色红或紫者，温疫伏于膜原也。苔白如碱者，膜原伏有浊秽也。

秀按：手少阳经，外主腠理，内主三焦膜原。故《伤寒论》曰：胸中有寒，丹田有热，舌上苔白者，不可攻之。盖胸中即上焦，丹田即下焦。若有苔白而滑腻及滑厚者，寒饮积聚膈上，伏热积于下焦，但宜苦辛和解，不可纯攻其里也。故尖白根黄，或根黑，或中黄，或半边苔灰，半边苔白，皆半表半里证，但看白色之多少。白色多者，表邪尚多，宜和解兼表，张氏柴胡桂姜汤、俞氏柴胡枳桔汤、皆使上焦得通，津液得下，胃气因和，则津津自汗而解。若黄黑灰多，或生芒刺，或黑点干裂，苔色虽白，纵表邪未尽，而里热已结，急宜和解兼下，张氏大柴胡汤、俞氏柴胡陷胸汤，正为此设，使其邪从下泄也。若足少阳经，纯乎胆火用事，舌多鲜红，即白中带红，亦多起刺，急宜和解兼清，俞氏柴胡白虎汤、俞氏蒿芩清胆汤，皆清相火而泄胆热也。

廉勘：凡寒邪已离太阳之表，未入阳明之里，正手少阳经也，故谓之半表半里。虽司通气行水，而内含相火。若气滞则水停，水停则火郁，水与火互结，则为湿热，上则归并胸膈膜，下则归并腹统膜。故凡白苔浮滑而带腻、带涨，刮之有净、有不净者，乃寒邪已传手少阳经，正半表半里之部分也。故俞氏柴胡枳桔汤，适合此证。若舌苔粗如积粉，扪之糙涩，刮之不尽，湿热已结于胸膈腹膜之原，故谓之膜原。原指膜中空隙处言，外通肌肉，内近胃腑，为内外交界之地，实一身之半表半里也。故在外之邪，必由膜原入内；在内之邪，必由膜原达外。吴又可创制达原饮，具有卓识。惟知母直清阳明之热，白芍疏泄厥阴之火，与少阳经殊未惬合。俞氏去知母、白芍二味，加枳、桔、柴、青四味，较原方尤为精当。盖枳、桔轻苦微辛，轻宣上焦，厚朴、草果温通中

焦，青皮、槟榔直达下焦，柴胡达膜以疏解半表，黄芩泻火以清泄半里，使一味甘草以和诸药也。为治湿温时疫初起之良方，即寻常湿热类疟，用之亦有殊功。惟伏邪内舍于营，由少阴而转出少阳者，如春温证，少火皆成壮火，舌如淡红嫩红，或白中带红，尚为温病之轻证，一起即纯红鲜红，甚则起刺，此胆火炽而营分化热，则为温病之重证矣。

阳明居里。舌苔正黄，多主里实，黄白相兼，邪犹在经；微黄而薄，邪浅中虚，黄而糙涩，邪已入腑；浅黄薄腻，胃热尚微，深黄厚腻，胃热大盛；老黄焦黄，或夹灰黑，或起芒刺，胃热已极；黄滑痰火，黄腻湿热，黄而垢腻，湿热食滞。黄起黑点，温毒夹秽。黄厚不燥，舌色青紫，多夹冷酒，或挟冷食；黄而晦黯，多夹痰饮，或挟寒瘀。

秀按：苔黄而滑者，为热未结，不可便攻；黄而燥者，为热已盛，峻下无疑。黄而生芒刺黑点者，为热已极；黄而生瓣裂纹者，为胃液干，下证尤急。亦有根黄厚腻，舌尖白而中不甚干，亦不滑，而短缩不能伸出者，此胶瀓宿食郁伏胃中也。又有苔却黄厚，甚则纹裂，而舌色青紫，舌质不干者，此阴寒夹食也。诸黄苔虽属胃热，但须分缓急轻重下之，且有佐温、佐热、佐消、佐补之不同，临证者尤宜细辨。

廉勘：白苔主表，亦主半表半里。黄苔虽专主里，然有带白之分。临证时，但看舌苔带一分白，病亦带一分表。故黄白相兼，或灰白微黄，慎不可轻投三黄，一味苦泄。其中每有表邪未解，里热先结者，或气分郁热，或湿遏热伏，虽胸脘痞闷，宜从开泄，宣畅气机以达表。即黄薄而滑，亦为无形湿热，中有虚象，尤宜芳淡轻化，泄热透表。必纯黄无白，邪方离

表而入里。如老黄，或深黄，或焦黄，邪方离经而入腑。然黄色不一，亦当详辨。试述刘吉人察舌新法以明辨之：一、正黄色苔。乃胃热正色，为伤寒已传阳明之里，为温病始传之候。其为湿温、温热，当以脉之滑涩有力、无力，分别用药。二、嫩黄色苔。由白而变为黄，为嫩黄色，为胃浊初升之候，亦为胃阳初醒之候。三、老黄色苔。为胃阳亢①盛之候。若厚腐堆起，此饮食浊气上达之候，为湿温化热之始，为温热灼液之候。四、牙黄色苔。胃中浊腐之气始升。牙黄无孔，谓之腻苔，中焦有痰也。五、水黄色苔。如鸡子黄白相间染成之状，乃黄而润滑，为痰饮停积湿温正候，或为温热病而有水饮者，或热入胃误服燥药，变生此苔者，宜以脉证分别断之。六、黄腐苔。苔色如豆渣炒黄堆铺者，下证也。如中有直裂，气虚也，亦不可下，当补气，以气不足运化也。七、黄如蜡敷苔，湿温痰滞之候，故苔无孔而腻。八、黄如虎斑纹苔，乃气血两燔之候。九、黄如粟米色苔，颗粒分明，乃胃阳亢盛之候。十、黄如炒枳壳色苔，为胃阳盛极，阳亢阴虚之候，胃汁干槁，故苔色如枳壳炒过状，枯而不润。十一、黄如沉香色苔。为胃热极盛，胃液将枯之候。十二、黄色兼灰色苔。此风温兼湿，阳气抑郁，故苔无正色，先当疏气开郁。十三、黄黑相间如锅焦粑苔，摸之刺手，看之不泽，为胃中津液焦灼，口燥舌干之候。然有阳气为阴邪所阻，不能上蒸而化津液者，当以脉诊断之。脉滑有力鼓指者，火灼津也；脉涩无力鼓指者，痰饮瘀血阻抑阳气，不能化生津液也。

太阴主湿。舌多灰苔，甚则灰黑。灰而滑腻，湿重兼寒；灰而淡白，脾阳大虚。灰而糙腻，湿滞热结；灰而干燥，脾阴将涸。灰生腻苔而舌质粗涩干焦，刮之

不能净者，湿竭化燥之热证也；灰黑腻苔而舌质嫩滑湿润，洗之不改色者，湿重夹阴之寒证也。凡舌苔或灰或黑，或灰黑相兼，病多危笃，切勿藐视。

秀按：灰如草灰，黑如墨黑，虽同为湿浊阴邪，然舌已结苔，毕竟实热多而虚寒少。除舌灰而润，并无□□、□□□别色，舌色淡黑，黑中带白，阴寒证外，余如黄苔而转灰、尖黑，中灰、中黑，根灰色、纯黑色，凡舌质干□纹，起瓣起晕，均为伤寒传□为温热伤脏之火证。不拘在根尖，均宜急下以存津液，佐消证酌用可也。惟夏月中暑，苔灰滑厚腻，或黑滑腻厚，均为□□□，亦不可与传经证同论。如屡下而灰黑不退，屡清而灰黑愈增，其舌或润或不润，而舌形圆大胖嫩。更有苔不甚燥，而舌心虽黑或灰，无甚苔垢。均为伤阴之虚证，急宜壮水滋阴。固不得用硝、黄，亦不可用姜、附。

少阴主热，中藏君火；多属血虚，舌色多红。淡红浅红，血亏本色；深红紫红，血热已极；鲜红灼红，阴虚火剧；嫩红干红，阴虚水涸。舌红转绛，血液虚极。绛润虚热，绛干燥热。绛而起刺，血热火烈；绛而燥裂，阴伤液竭。

秀按：心开窍于舌，故舌红为心之正色，舌绛为心之真脏色。真脏脉现者病多危，真脏色现者病尤危。故不论脉证如何，见绛舌多不吉。凡心经血热则舌正红，色如红花；热毒重则舌深红，色如红缎；热毒尤重则舌娇红，色如桃花；热毒重而血瘀则舌紫红，色如胭脂。此皆为红色舌。尖红者心火上炎也，根红者血热下

---

① 亢：原作"明"，据学报本改。

烁也。通红无苔，及似有苔黏腻者，血热又挟秽浊也；红星、红斑、红裂、红碎者，热毒盛极也。红中兼有白苔者，客寒包火也；红中兼有黑苔者，邪热传肾也；红中夹两条灰色者，湿热兼夹冷食也；红中起白点者，心热灼肺也；红中兼黄黑有芒刺者，心热转入胃腑也。若淡红者，血虚也；淡红无苔，反微红兼黄白苔者，气不化液也；甚则淡红带青者，血分虚寒也。惟红色柔嫩，如朱红柿，望之似润，扪之无津者，此为绛色舌，多由汗下太过。血液告竭，病多不治，张长沙炙甘草汤，用之亦多不及救。

厥阴气化主风，风从火化，舌多焦紫。亦有寒化，舌多青滑。舌见青紫，其病必凶。深紫而赤，肝热络瘀，或阳热酒毒；淡紫带青，寒中肝肾，或酒后伤冷。

秀按：舌色见紫，总属肝脏络瘀。因热而瘀者，舌必深紫而赤，或干或焦；因寒而瘀者，舌多淡紫带青，或滑或黯。他如痰瘀郁久，久饮冷酒，往往现紫色舌。惟紫而干晦，如煮熟猪肝色者，肝肾已坏，真脏色现也，必死。

廉勘：肝多络脉而藏血，血色青紫。凡皮肤上现青筋者，皆络脉也。故舌现青紫，确为厥阴肝病之正色。惟手厥阴包络，其舌仍现红色。

## 第八节　六经治法

太阳宜汗，少阳宜和，阳明宜下，太阴宜温，少阴宜补，厥阴宜清。

秀按：此千古不易之法。但病有合并，方有离合，故治有先后缓急彼此之殊。须如星家之推命，纵同此八字，而取用神有大不同者，取用或差，全不验矣。医家亦然，病不外此六经，治不外此六法，而错综变化之间，倘取用不真，纵方能对证，往往先后倒施，缓急失机而贻

祸，况方不对证乎？故能读古书，犹非难事，善取用神，实医者之第一难也。

太阳、太阴、少阴，大旨宜温；少阳、阳明、厥阴，大旨宜清。

秀按：壬癸归，己土湿化；甲乙归，戊土燥化。此治伤寒温清两法之大局也。

吾四十余年阅历以来，凡病之属阳明、少阳、厥阴而宜凉泻清滋者，十有七八；如太阳、太阴、少阴之宜温散温补者，十仅三四。表里双解，三焦并治，温凉合用，通补兼施者，最居多数。

秀按：时代不同，南北异辙，其大端也。且也受病有浅深，气体有强弱，天质有阴阳，性情有刚柔，筋骨有坚脆，肢体有劳逸，年力有老少，风俗有习惯，奉养有膏粱藜藿之殊，心境有忧劳和乐之别，医必详辨其时、其地、其人之种种不同，而后对证发药。一病一方，方方合法，法法遵古。医能是，是亦足以对病患而无愧矣。

阳道实，故风寒实邪，从太阳汗之；燥热实邪，从阳明下之；邪之微者，从少阳和之。阴道虚，故寒湿虚邪，从太阴温之；风热虚邪，从厥阴清之；虚之甚者，从少阴补之。阳道虽实，而少阳为邪之微，故和而兼补；阴道本虚，而少阴尤虚之极，故补之须峻。

秀按：此六经证治，须用六法之原理也，故俗称伤寒无补法者谬。惟用补法、下法，较汗、和、温、清四法为尤难，难在刚刚恰好耳。

伤寒证治，全藉阳明。邪在太阳，须藉胃汁以汗之；邪结阳明，须藉胃汁以下之；邪郁少阳，须藉胃汁以和之。太阴以温为主，救胃阳也；厥阴以清为主，救胃阴也。由太阴湿胜而伤及肾阳者，救胃阳以护肾阳；由厥阴风胜而伤及肾阴者，救胃阴以滋肾阴。皆不离阳明治也。

秀按：伤寒虽分六经。而三阳为要，三阳则又以阳明为尤要，以胃主生阳故也。若三阴不过阳明甲里事耳，未有胃阴①不虚而见太阴证者，亦未有胃阴不虚而见厥阴证者。至于少阴，尤为阳明之底板。惟阳明告竭，方致少阴底板外露；若阳明充盛，必无病及少阴之理。盖少阴有温、清二法，其宜温者，则由胃阳偏虚，太阴湿土偏胜而致；其宜清者，则由胃阴偏虚，厥阴风木偏胜而致。阳明偏虚，则见太阴厥阴；阳明中竭，则露少阴底板。故阳明固三阴之外护，亦三阳之同赖也。如太阳宜发汗，少阳宜养汗，汗非阳明之津液乎？

风寒风湿，治在太阳；风温风火，治在少阳；暑热燥火，治在阳明；寒湿湿温，治在太阴。中寒治在少阴，风热治在厥阴。

秀按：六淫之邪，惟寒湿伤阳，风暑燥火，则无不伤阴。故治四时杂感，以存津液为要。

廉勘：凡六淫邪气郁勃，既不得从表透达，则必向里而走空隙。而十二脏腑之中，惟胃为水谷之海，上下有口，最虚而善受。故六经之邪，皆能入之。邪入则胃实，胃实则津液干，津液干则死。故有不传少阳及三阴之伤寒，必无不犯阳明之伤寒。所以治法在二三日内，无论汗出不彻，或发汗不得，或未经发汗，但见口干烦闷，舌苔白燥，或按之涩，纵有太阳表证，亦是邪从火化。此时急撤风药，惟宜轻清和解，以存津液，阴液既充，则汗自涌出肌表而解，此发表时存津液之法也。若热既入里，邪从火化，火必就燥。张长沙承气诸方皆急下之以存津液，不使胃中津液为实火燔灼枯槁而死，此攻里时存津液之法也。但今人肠胃脆薄者多，血气充实者少，故后贤又制白虎承气、养荣承

气、增液承气，参入润燥濡液之剂，频频而进，令胃中津液充足，实邪自解。阴气外溢则得汗，阴液下润则便通，奏效虽迟，立法尤稳。

凡伤寒病，均以开郁为先。如表郁而汗，里郁而下，寒湿而温，火燥而清，皆所以通其气之郁也。病变不同，一气之通塞耳。塞则病，通则安，无所谓补益也。补益乃服食法，非治病法。然间有因虚不能托邪者，亦须略佐补托。

秀按：病无补法，开其郁，通其塞而已。固也，但其中非无因病致虚，及病不因虚而人虚之证，自宜通补并进。然通者自通其病，补者自补其虚，虽两相兼，仍两不相背也。其要诀，治寒病须察其有无热邪，治热病须察其有无寒邪，治虚病须察其有无实邪，治实病须察其有无虚邪。留心久久，自能识病于病外。而不为病所欺弄矣。

廉勘：邪实于表为表实，邪实于里为里实。既有实邪，断不宜补于邪实之时。表实者宜发表，里实者攻其里而已。若遇有内伤宿②病之人，适患外感时病，不得用峻汗峻攻之法，必参其人之形气盛衰、客邪微甚，本病之新久虚实，向来之宜寒宜热、宜燥宜润、宜降宜升、宜补宜泻。其间或挟痰，或挟瘀，或挟水，或挟火，或挟气，或挟食，务在审证详明，投剂果决，自然随手克应。故治外感或挟内伤，首必辨其虚中实、实中虚。

## 第九节　六经用药法

俞根初曰：太阳宜汗，轻则杏、苏、橘红，重则麻、桂、薄荷，而葱头尤为发汗之通用。

---

① 阴：原作"阳"，据学报本改。
② 宿：学报本作"夙"。

秀按：木贼草去节烘过，发汗至易；浮萍发汗，类似麻黄，当选。

少阳宜和，轻则生姜、绿茶，重则柴胡、黄芩，浅则木贼、青皮，深则青蒿、鳖甲，而阴阳水尤为和解之通用。

阳明宜下，轻则枳实、槟榔，重则大黄、芒硝，滑则桃杏、五仁，润则当归、苁蓉，下水结则甘遂、大戟，下瘀结则醋炒生军，下寒结则巴豆霜，下热结则主生军。应用则用，别无他药可代，切勿以疲药塞责，药稳当而病反不稳当也。惟清宁丸最为缓下之通用，麻仁脾约丸，亦为滑肠之要药。

太阴宜温，轻则藿、朴、橘、半，重则附、桂、姜、萸，而香、砂尤为温运之和药，姜、枣亦为温调之常品。

少阴宜补滋阴，轻则归、芍、生地，重则阿胶、鸡黄，而石斛、麦冬尤生津液之良药。补阳，刚则附子、肉桂，柔则鹿胶、虎骨，而黄连、官桂，尤交阴阳之良品。

厥阴宜清，清宣心包，轻则栀、翘、菖蒲，重则犀、羚、牛黄，而竹叶、灯芯，尤为清宣包络之轻品。清泄肝阳，轻则桑、菊、丹皮，重则龙胆、芦荟，而条芩、竹茹，尤为清泄肝阳之轻品。

## 第十节　六淫病用药法

俞根初曰：风寒暑湿燥火，为六淫之正病，亦属四时之常病。选药制方，分际最宜清析，举其要而条列之。

### 一、风病药

风为百病之长，善行数变，自外而入，先郁肺气，肺主卫，故治风多宜气泄卫药，轻则薄荷、荆芥，重则羌活、防风，而杏、蔻、橘、桔，尤为宣气之通用。且风郁久变热，热能生痰，故又宜用化痰药，轻则蜜炙陈皮，重则栝蒌、川贝，及胆星、竺黄、蛤粉、枳实、荆沥、海粉之属，而竹沥、姜汁，尤为化痰之通用。但风既变热，善能烁液，故又宜用润燥药，轻则梨汁、花露，重则知母、花粉，而鲜地、鲜斛，尤为生津增液之良药。至主治各经风药，如肺经主用薄荷，心经主用桂枝，脾经主用升麻，肝经主用天麻、川芎，肾经主用独活、细辛，胃经主用白芷，小肠经主用藁本，大肠经主用防风，三焦经主用柴胡，膀胱经主用羌活，前哲虽有此分别，其实不必拘执也。

### 二、寒病药

外寒宜汗，宜用太阳汗剂药；里寒宜温，宜用太阴温剂药。固已。惟上焦可佐生姜、蔻仁，中焦可佐川朴、草果，或佐丁香、花椒，下焦可佐小茴、沉香，或佐吴萸、乌药，随证均可酌入。

### 三、暑病药

《内经》云：在天为热，在地为火，其性为暑。又曰：炎暑流行。又曰：暑者，热极重于温也，专主夏令之热病言，以夏令日光最烈也，故《经》曰夏伤于暑。国初张凤逵《治暑全书》曰：暑病首用辛凉，继用甘寒，终用酸泄敛津。虽已得治暑之要，而暑必挟湿，名曰暑湿；亦多挟秽，名曰暑秽，俗曰热痧；炎风如箭，名曰暑风；病多晕厥，名曰暑厥；亦多咳血，名曰暑瘵。至于外生暑疖热疮，内则霍乱吐利，尤数见不鲜者也。故喻西昌谓夏月病最繁苛，洵不诬焉。用药极宜慎重，切不可一见暑病，不审其有无兼症夹症，擅用清凉也。以予所验，辛凉宣上药，轻则薄荷、连翘、竹叶、荷钱，重则香薷、青蒿，而芦根、细辛，尤为辛凉疏达之能品；甘寒清中药，轻则茅根、菰根、梨汁、竹沥，重则石膏、知母、西参、生甘，而西瓜汁、绿豆清，尤为甘寒清暑之良品；酸泄敛津药，轻则梅干、冰糖，重则五味、沙参、麦冬，而梅浆泡汤，尤为敛津固气之常品。若暑湿乃浊热黏腻之邪，最难骤愈。初用芳淡，轻则藿梗、佩兰、苡仁、通草，重则苍术、石膏、草果、知母、蔻仁、滑石，而炒香枇杷叶、鲜冬瓜皮瓢，尤为芳淡清泄之良药；继用苦辛通降，轻则栀、芩、橘、半，重则连、朴、香、楝，佐以芦根、灯草，而五苓配三石，尤为辛通清泄之重剂。暑秽尤为繁重，辄致闷乱烦躁，呕恶肢冷，甚则耳聋神昏。急用芳香辟秽药，轻则葱、豉、菖蒲、紫金片锭，重则蒜头、绛雪，而鲜青蒿、鲜薄荷、鲜佩兰、鲜银花，尤为清芬辟秽之良药。外用通关取嚏，执痧挑痧诸法，急救得法，庶能速愈。暑风多挟秽浊，先郁肺气。首用辛凉轻清宣解，如芥穗、薄荷、栀皮、香豉、连翘、牛蒡、栝蒌皮、鲜茅根、绿豆皮、鲜竹叶等品，均可随证选用。身痛肢软者，佐络石、秦艽、桑枝、蜈蚣草、淡竹茹等一二味可也。继用清凉芳烈药，泄热辟秽，如青蒿、茵陈、桑叶、池菊、山栀、郁金、芦根、菰根、芽茶、青萍、灯芯等品；秽毒重者，如金汁[①]、甘中黄、大青叶、鲜石菖蒲等，亦可随加；如识蒙窍阻，神昏苔腻者，轻则紫金锭片，重则至宝丹等，尤宜急进。暑厥乃中暑之至急证，其人面垢肢冷，神识昏厥，急用芳香开窍药，如行军散、紫雪等最效；神苏后，宜辨兼证夹证，随证用药。暑瘵，乃热劫络伤之暴证，急用甘凉咸降药，西瓜汁和热童便服，历验如神；鲜茅根煎汤磨犀角汁，投无不效。暑疖，乃热袭皮肤之轻证，但用天荷叶、满天星（杵汁），调糊生军末搽上，屡多奏效。惟热霍乱最为夏月之急证，急进调剂阴阳药，阴阳水磨紫金锭汁一二锭，和中气以辟暑秽；继用分利清浊药，地浆水澄清，调来复丹灌服

一二钱，解暑毒以定涌乱，最良。次辨其有否夹食、夹气。食滞者消滞，如神曲、楂炭、枳实、青皮、陈佛手、陈香团皮、焦鸡金、嫩桑枝等选用；气郁者疏气，如香附、郁金、陈皮、枳壳、白蔻仁、青木香等选用。若干霍乱证，其人吐泻不得，腹痛昏闷，俗名绞肠痧，病虽险急而易愈。急用涌吐法，川椒（五七粒）和食盐拌炒微黄，开水泡汤，调入飞马金丹（十四五粒），作速灌服，使其上吐下泻，急祛其邪以安正，历验如神。

### 四、湿病药

《内经》云：脾恶湿。湿宜淡渗，二苓、苡、滑是其主药。湿重者脾阳必虚，香砂、理中是其主方；湿着者肾阳亦亏，真武汤是正本清源之要药。他如风湿宜温散以微汗之，通用羌、防、白芷，重则二术、麻、桂，所谓风能胜湿也；寒湿宜辛热以干燥之，轻则二蔻、砂、朴，重则姜、附、丁、桂，所谓湿者燥之也；湿热宜芳淡以宣化之，通用如蔻、藿、佩兰、滑、通、二苓、茵、泽之类，重则五苓、三石，亦可暂用以通泄之，所谓辛香疏气、甘淡渗湿也。惟湿火盘踞肝络，胆火内炽，血瘀而热，与湿热但在肺脾胃气分者迥异，宜用苦寒泻火为君，佐辛香以通里窍，如栀、芩、连、柏、龙、荟、清麟丸等，略参冰、麝、归须、泽兰，仿当归龙荟丸法，始能奏效。

### 五、燥病药

《内经》云：燥热在上。故秋燥一症，先伤肺津，次伤胃液，终伤肝血肾阴。故《内经》云：燥者润之。首必辨其凉燥、温燥。凉燥温润，宜用紫菀、杏

---

① 金汁：药名。又名粪清。主要功效为清热解毒、凉血消斑，清热效果极佳，常与生地、水牛角等清热凉血药同用。

仁、桔梗、蜜炙橘红等，开达气机为君。恶风怕冷者，加葱白、生姜、辛润以解表；咳嗽胸满者，加蜜炙苏子、百部，通润以利肺；挟湿者，加蔻仁（四分拌研滑石），辛滑淡渗以祛湿；痰多者，加栝蒌仁、半夏、姜汁、荆沥等，辛滑流利以豁痰；里气抑郁，大便不爽，或竟不通而腹痛者，加春砂仁（三分拌捣郁李净仁）、松仁、光桃仁、柏子仁、蒌皮、酒捣薤白等，辛滑以流利气机，气机一通，大便自解。后如胃液不足，肝逆干呕者，用甜酱油、蔗浆、姜汁等，甘咸辛润，以滋液而止呕；阳损及阴，肝血肾阴两亏者，用当归、苁蓉、熟地、杞子、鹿胶、菟丝子等，甘温滋润以补阴，且无阴凝阳滞之弊。温燥，凉润宜用鲜桑叶、甜杏仁、栝蒌皮、川贝等，清润轻宣为君；热盛者，如花粉、知母、芦根、菰根、银花、池菊、梨皮、蔗皮等，酌加三四味以泄热，热泄则肺气自清，肺清则气机流利，每多化津微汗而解。如咳痰不爽，甚则带血者，酌加竹沥、梨汁、藕汁、芽根汁、童便等，甘润咸降，以活痰而止血；若痰活而仍带血者，加犀角汁、鲜地汁等，重剂清营以止血；胃阴虚燥者，酌加鲜石斛、鲜生地、蔗浆、麦冬等，以养胃阴；便艰或秘者，酌加海蜇、荸荠、白蜜，和姜汁一二滴，甘咸辛润，滋液润肠以通便。总之上燥则咳，嘉言清燥救肺汤为主药；中燥则渴，仲景人参白虎汤为主药；下燥则结，景岳济川煎为主药。肠燥则隔食，五仁橘皮汤为主药；筋燥则痉挛，阿胶鸡子黄汤为主药。阴竭阳厥，坎炁[①]潜龙汤为主药；阴虚火旺，阿胶黄连汤为主药。生津液以西参、燕窝、银耳、柿霜为主药，养血则归身、生地、阿胶、鸡血藤胶，益精则熟地、杞子、龟胶、鱼鳔、猪羊脊髓，在用者广求之。此总论凉燥、温燥、实燥、虚燥用药之要略也。

## 六、火病药

郁火宜发，发则火散而热泄。轻扬如葱、豉、荷、翘，升达如升、葛、柴、芎，对证酌加数味以发散之。《内经》所谓身如燔炭，汗出而散也。透疹斑如角刺、蝉衣、芦笋、西河柳叶，疹斑一透，郁火自从外溃矣。实火宜泻，轻则栀、芩、连、柏，但用苦寒以清之；重则硝、黄、龙、荟，必须咸苦走下以泻之。虚火宜补，阳虚发热，宜以东垣补中益气为主药，李氏所谓甘温能除大热是也；阳浮倏热，宜以季明六神汤为主药，张氏所谓解表已复热，攻里热已复热，利小便愈后复热，养阴滋清，热亦不除，元气无所归着，保元、归脾以除虚热是也。阴虚火旺。由心阴虚者，阿胶黄连汤为主药；由肝阴虚者，丹地四物汤为主药；由脾阴虚者，黑归脾汤为主药；由肺阴虚者，清燥救肺汤为主药；由肾阴虚者，知柏地黄汤为主药；由冲任阴虚者，滋任益阴煎为主药。若胃未健者，则以先养胃阴为首要，西参、燕窝、银耳、白毛石斛、麦冬等品，是其主药。惟阴火宜引，破阴回阳为君，附、姜、桂、是其主药，或佐甘咸如炙草、童便，或佐介潜如牡蛎、龟板，或佐镇纳如黑锡丹，或佐交济如磁朱丸，或若纳气如坎炁、蚧尾，或佐敛汗如五味、麻黄根，皆前哲所谓引火归源、导龙入海之要药。

廉勘：阴火者，命门中之元阳也，一名元气，又名真火。视之不见，求之不得，附于气血之内，宰乎气血之先，而其根本所在，即道经所谓丹田，《难经》所谓命门，《内经》所谓七节之旁、中有小

---

① 坎炁：脐带的别名，功能与紫河车相似。

心。阴阳阖辟存乎此，呼吸出入系乎此。无火而能令百体皆温，无水而能令百体皆润。此中一线未绝，则生气一线未亡，非解剖法所能知，非显微镜所能窥。故古昔大医，诊病决死生者，不视病之轻重，而视元气之存亡。元气不伤，虽病甚不死；元气或伤，虽病轻亦死。而其中又有辨焉，有先伤元气而病者，此不可治者也，有因病而伤元气者，此不可不预防者也；亦有因误治而伤及元气者，亦有元气虽伤未甚，尚可保全者，全在临证时，于四诊中细心详审也。病至阴火上升，元阳外越，有猝中证，有久病证。猝中多阳被阴逼，不走即飞；久病多阴竭阳厥，非枯则槁。药一误投，祸不旋踵。至若方药，俞氏滋补剂中，法已大备，兹不赘述。

### 第十一节　三焦内部病用药法

俞根初曰：上焦主胸中、膈中，橘红、蔻仁是宣畅胸中主药，枳壳、桔梗是宣畅膈中主药；中焦主脘中、大腹，半夏、陈皮是舒畅脘中主药，川朴、腹皮是疏畅大腹主药；下焦主小腹、少腹，乌药、官桂是温运小腹主药，小茴、橘核是辛通少腹主药。而绵芪皮为疏达三焦外膜之主药，焦山栀为清宣三焦内膜之主药，制香附为疏达三焦气分之主药，全当归为辛润三焦络脉之主药。

### 第十二节　用药配制法

俞根初曰：麻黄配桂枝，重剂发汗；苏叶合葱豉，轻剂发汗。柴胡配黄芩，固为和解；麻黄合石膏，亦为和解。蝉、蚕配生军，为升降和解；茹、橘合苏枝，是旁达和解。元明粉配白蜜，急性润下；陈海蜇合地栗，慢性润下。楂、曲配制军，是下食滞；桃、红合醋军，是下瘀积；礞、沉配制军，是下痰火；遂、戟合制

军，是下水积。黄芪配当归、苁蓉，是润下老人气秘；桃仁合松柏、二仁，是润下产妇血秘。莱菔汁配瓜蒂，是急吐痰涎；淡盐汤合橘红，是缓吐痰涎。杜牛膝汁，吐喉闭毒涎；制净胆矾，吐脘中毒食。杏、蔻配姜、橘，是辛温开上；香、砂合二陈，是辛温和中；附、桂配丁、沉，是辛温暖下。葱、豉配栀、芩，是辛凉解肌；杏、橘合栀、翘，是轻清宣上。芩、连配姜、半，是苦辛清中；五苓合三石，是质重导下。芦笋配灯芯，是轻清宣气；桑叶合丹皮，是轻清凉血。知母配石、甘，是甘寒清气；犀、羚合鲜地，是咸寒清血。橘、半配茯苓，则消湿痰；蒌、贝合竹沥，则消燥痰；姜、附配荆沥，则消寒痰；海粉合梨汁，则消火痰。神曲配谷芽、麦芽，则消谷食；山楂合卜子，则消肉食。乌梅配蔗浆、葛花，则消酒积；商陆合千金霜，则消水积。参、芪配术、草，是补气虚；归、地合芍、芎，是补血虚。燕窝配冰糖，是补津液；枣仁合茯神，是补心神；熟地配杞子，是补肾精；桂、仲合川断，是补筋节。枳壳配桔梗，善开胸膈以疏气；桃仁合红花，善通血脉以消瘀。此皆配制之要略，足开后学之悟机。

### 第十三节　六经总诀

以六经钤百病，为确定之总诀；以三焦赅疫证，为变通之捷诀。

秀按：病变无常，不出六经之外。《伤寒论》之六经，乃百病之六经，非伤寒所独也。惟疫邪分布弃斥，无复六经可辨，故喻嘉言创立三焦以施治。上焦升逐，中焦疏逐，下焦决逐，而无不注重解毒，确得治疫之要。

廉勘：俞东扶曰：《内经》云热病者皆伤寒之类也，是指诸凡骤热之病，皆当

从类伤寒观。盖不同者但在太阳，其余则无不同。温热病只究三焦，不讲六经，此属妄言。仲景之六经，百病不出其范围，岂以伤寒之类，反与伤寒截然两途乎？叶案云：温邪吸自口鼻。此亦未确，仲景明云伏气之发，李明之、王安道俱言冬伤于寒、伏邪自口内而发，奈何以吴又可《温疫论》牵混耶？惟伤寒则足经为主，温热则手经病多耳。要诀在辨明虚实，辨得方可下手，平素精研仲景《伤寒论》者，庶有妙旨。此与杨栗山所云，温病与伤寒，初病散表前一节治法虽曰不同，而或清或攻后一节治法原无大异，其言适合。由此观之，定六经以治百病，乃古来历圣相传之定法；从三焦以治时证，为后贤别开生面之活法。其实六经、三焦，皆创自《内经》，本不必左袒右袒，况以六经赅全体，亦属生理上代名词。今新医学分四系统及六器，赅全体以论病证，又是一新式代名词。吾国医家，若能融贯古今，会通新旧，依据现今生理学上，阐明病理证治，搜罗古今良方，切实发挥，吾知中医进化之速率，决在泰西医学之上。兹不具论，姑述发明三焦者。《内经》云：伤于风者上先受，伤于湿者下先受。又曰：燥热在上，湿气居中；风寒在下，火游行其间。又曰：病在上，取之下；病在中，旁取之；病在下，取之上。是《内经》论病施治，亦不执定六经也。厥后喻西昌从疫证创立三焦治法，叶长洲从《内经》六元发明三焦治法，分出卫气营血浅深辨法，吴淮阴乃演其说曰：治上焦如羽，治中焦如衡，治下焦如权。又曰：补上焦如鉴之空，补中焦如衡之平，补下焦如水之注。廉臣细参吴氏《条辨》峙立三焦，远不逮俞氏发明六经之精详，包括三焦而一无遗憾。噫！《通俗伤寒论》，真堪为后学师范。

六经须分看，亦须合看，总以心中先明六经主病，然后手下乃有六经治法。

秀按：仲景六经，为千古不易之定法。百病传变，本是六经之气化，凡病发何经，或始终只在一经，或转属他经，或与他经合病并病，各经各有各经之证可验。医必先审定确系那一经之病证，再按各经之主气，定其微甚，卜其生死，乘其所值之经气而救治之。治伤寒然，治杂症亦然。

廉勘：陆九芝曰：六经之病以证分。于读书时先明何经作何证，则于临证时，方知何经为何证。病者不告以我病在何经也，故必先读书而后临证，乃能明体达用。诚哉是言。

凡勘外感病，必先能治伤寒；凡勘伤寒病，必先能治阳明。阳明之为病，实证多属于火，虚证多属于水，暴病多属于食，久病多属于血。

秀按：伤寒六经并重，而俞氏独注重阳明者，以风寒、暑湿、湿温、温热，一经传到阳明，皆成燥火重病，其生其死，不过浃辰①之间。即日用对病真方，尚恐不及。若仅视同他病，力求轻稳，缓缓延之，而病多有迫不及待者。俞氏善用凉泻，故能善治阳明，而名医之名，亦由此得。其实临证审病，火化水化，伤食蓄血，分析极清。即所用方法，轻重合度，非率尔操觚②者比。

廉勘：陆九芝曰：病在阳明之经，虽大不大，一用芩、连、膏、知，即能化大为小；病到阳明之腑，不危亦危，非用硝、黄、枳、朴，不能转危为安。病应

---

① 浃辰：古代以干支纪日，称自子至亥一周十二日为"浃辰"。

② 操觚（gū 姑）：原指执简写字，后指写文章。觚，古代作书写用的木简。

下，下之安，乃为稳当，勿专认不敢下而致危者为稳当也。语最谛当。

凡伤寒证，恶寒自罢，汗出而热仍不解，即转属阳明之候。当此之时，无论风寒暑湿，所感不同，而同归火化。

秀按：风寒暑湿，悉能化火，故火病独多。火必就燥，阳明专主燥气，故久必归阳明。

伤寒本无定体，中阳溜经，中阴溜腑。惟入阳经气分，则太阳为首；入阴经血分，则少阴为先。

秀按：《灵枢·病形篇》曰：中于面则下阳明，中于项则下太阳，中于颊则下少阳，其中于膺背、两胁，亦中其经。又曰：中于阴者常从跗臂始。柯韵伯注《伤寒论》云：本论太阳受邪，有中项、中背之别，中项则头项强痛，中背则背强几几也；阳明有中面、中膺之别，中面则目痛鼻干，中膺则胸中痞硬也；少阳有中颊、中胁之别，中颊则口苦咽干，中胁则胁下痞硬也。此岐伯中阳溜经之义。其云邪中于阴，从跗臂始者，谓自经及脏，脏气实而不能容，则邪还于腑。故本论三阴皆有自利证，是寒邪还腑也；三阴皆有可下证，是热邪还腑也。此岐伯中阴溜腑之义。至于太阳主通体毫毛，为肤表之第一层，故风寒必首伤太阳；然亦有不从太阳，而竟至手太阴肺经者，以肺主皮毛，《内经》所谓风寒客于人，病入舍于肺是也。手少阴经属心，心主血，病入阴经血分，自当先传少阴；然亦有不先传少阴，而竟至足厥阴肝经者，以肝主藏血，《内经》所谓风气通于肝，入则发惊骇是也。又云风寒虽入舍于肺，弗治，病即传而行之肝也。此皆扩充伤寒本无定体之义。故伤寒有循经传、越经传、并经传、逆经传、首尾传，各种传变之不同。

传经之病，以阴气之存亡为生死；直中之病，以阳气之消长为安危。

秀按：此特言其常耳。若论其变，三阳亦有寒证，当视其胃阳之消长，以判安危；三阴尽多热证，当视其肾阴之存亡，以决生死。传经证当活看，直中证尤当活看。朱南阳《活人书》拘泥传经为热，直中为寒，执一不通，《活人书》直使人不活矣，贻误后学匪浅。

凡勘伤寒，先明六气。风寒在下，燥热在上，湿气居中，火游行其间。不病则为六元，病即为六淫。

秀按：热指暑言。四时之序，春为风，夏为暑，长夏为湿，秋为燥，冬为寒，皆有外因，火则本无外因。然《内经》言百病之生，皆生于风、寒、暑、湿、燥、火，则并及于火而为六，病则名曰六淫。盖以风、暑、湿、燥、寒感于外，火即应之于内，则在内之火，即此在外之五气有以致之，故火但曰游行其间，后贤所以有五气皆从火化之说也。

廉勘：气交之病，未有不因此六者。六气之病，前哲王秉衡皆主外因，爰述其说曰：伤寒为外感之总名，仲景《伤寒论》，统论外感之祖书。风、暑、湿、燥、寒，乃天地之气行于四时者也。惟夏令属火，日光最烈。《内经》云：岁火太过，炎暑流行。明指烈日之火而言。然春、秋、冬三时之暖燠，无非离照之光热，因皆不可以暑称。故轩岐于五气之下，赘一火字。且其言暑，明曰在天为热，在地为火，其性为暑，是暑赅热与火二者而言，经旨已深切著明矣。而人之火病独多者，以风、寒、暑、湿，悉能化火，五志过动，无不生火，则又天气与人性交合化火之大源也。

四时六气，分主六经。春主厥阴风木，秋主阳明燥金，冬主太阳寒水，各行气令。惟春分以后，秋分以前，少阳相火、少阴君火、太阴湿土，三气合行其事，故病以夏月为最繁且杂。

秀按：时至夏令，天之热气下，地之湿气上，人在气交之中，交其炎蒸，无隙可避，故凡病最多湿热。或肢懈神倦，肌肤瘖起，胸膺痤出，头面疖生，甚则吐泻疟痢，神昏痉厥，消渴痈疽，无所不病。且以温、热二气，预伤金、水二脏，为秋冬发病之根。故病之繁而且苛者，莫如夏月为最。抑有进者，厥阴风木之后，少阳相火，虽分主六十日，而相火实随触而动，四时皆然，不定主于春夏之间，故病以火证为最多。阴虚者多病燥热，阳虚者多病湿热，惟夏令暑、湿、火三气交合，相火尤为酷烈，少火悉成壮火，往往煎熬真阴。阴虚则病，阴竭则死。

廉勘：程钟龄曰：四时六气，春兼四气，风、寒、湿、火是也；冬兼三气，风、寒、火是也；夏兼五气，风、寒、暑、湿、火是也；秋兼四气，风、寒、燥、火是也；冬兼三气，风、寒、火是也。气愈杂，治愈难。各气分见，治尚易；六气杂至，治甚难。惟英医合信氏曰：病有因于天时者，春夏多温热病，秋多疟痢，冬多肺病而已。

凡勘伤寒，首辨六气，次辨阴阳虚实。阴证必目瞑嗜卧，声低息短，少气懒言，身重恶寒；阳证必张目不眠，声音响亮，口臭气粗，身轻恶热。虚证必脉细，皮寒，气少，泄利前后，饮食不入；实证必脉盛，皮热，腹胀，闷瞀，前后不通。

秀按：此辨阴阳虚实之总诀。

伤寒新感，自太阳递入三阴；温热伏邪，自三阴发出三阳。惟疫邪吸自口鼻，直行中道，流布三焦，一经杂见，二三经证者多，一日骤传一二经，或二三经者尤多。

秀按：伤寒之邪，自表传里。里证皆表证所侵入；温热之邪，自里达表，表证皆里证所浮越。惟疫邪由膜原中道，随表里虚实乘隙而发，不循经络传次，亦不能一发便尽。吴又可发明九传，及热结旁流，胶闭而非燥结，皆为特识。

凡病伤寒而成温者，阳经之寒变为热，则归于气，或归于血；阴经之寒变为热，则归于血，不归于气。

秀按：伤寒由气分陷入血分，温热由血分转出气分。故伤寒多始自太阳，温热多始自阳明，或始自少阴。此即热归于气、或归于血之明辨也。

病无伏气，虽感风寒暑湿之邪，病尚不重，重病皆新邪引发伏邪者也。惟所伏之邪，在膜原则水与火互结，病多湿温；在营分则血与热互结，病多温热。邪气内伏，往往屡夺屡发，因而殒命者，总由邪热炽盛，郁火熏蒸，血液胶凝，脉络窒塞，营卫不通，内闭外脱而死。

秀按：伏气有二，伤寒伏气，即春温夏热病也；伤暑伏气，即秋温冬温病也。所伏之气不同，而受病之体质各异，故治法与伤寒伤暑正法亦异。且邪伏既久，气血亦钝而不灵，灵其气机，清其血热，为治伏邪第一要义。但人之脏性有阴阳，体质有强弱，故就中又有轻重虚实之分焉。

廉勘：伏气温病，有兼风、兼寒、兼湿、兼毒之不同；伏气热病，有兼气、兼湿、兼燥之不同。惟伏暑之邪，古无是说，至深秋而发者，始见于华氏《指南》。霜未降者轻，霜既降者重，冬至尤重。然竟有伏至来春始发者，由于秋暑过酷，冬令仍温，收藏之令不行，中气因太泄而伤，邪热因中虚而伏，其绵延淹滞，较《指南》所论更甚。调治之法则尤难，非参、芪所能托，非芩、连所能清。惟藉轻清灵通之品，缓缓拨醒其气机，疏透其血络，始可十救一二。若稍一呆钝，则非火闭，即气脱矣。临证者不可不细审也。

六经实热，总清阳明；六经虚寒，总温太阴；六经实寒，总散太阳；六经虚热，总滋厥阴。

秀按：此治六经寒热虚实之总诀，非博历知病者不能道。

外风宜散，内风宜熄。表寒宜汗，里寒宜温。伤暑宜清，中暑宜开，伏暑宜下。风湿寒湿，宜汗宜温。暑湿芳淡，湿火苦泄。寒燥温润，热燥凉润。上燥救津，中燥增液，下燥滋血，久必增精。郁火宜发，实火宜泻，暑火宜补，阴火宜引。

秀按：此治四时六淫之总诀。风无定性，视寒热燥湿为转移，故风寒温散，风热凉散，风燥辛润，风湿辛燥。寒与暑为对待，燥与湿为对待，各宜对证发药，惟火证独多。如风寒湿闭郁表气，郁而化火者，治宜辛温发散；内伤饮食生冷，遏而化火者，治宜辛热消导。此二者，皆为郁火，《内经》所谓火郁发之也。外感温暑燥热，增助内热成火者，治宜辛凉甘润；内伤饮食辛热，致火得热愈炽者，治宜苦寒消导。此二者，皆为实火，丹溪所谓气有余便是火，《内经》所谓实者泻之是也。气不足，致令脾阳郁而成火者，李东垣所谓阳虚发热也，治宜甘温以补中气，少佐甘凉以泻浮火；肾水虚，致令肝火冲而上炎者，朱丹溪所谓阴虚发热也，治宜甘平以滋真水，少佐酸辛以泄相火。此二者，皆为虚火，《内经》所谓精气夺则虚，虚者补之是也。若夫郁火、实火、虚火之外，别有一种阴火者，此即阴盛格阳之火，亦即阴极似阳之火，木华《海赋》所谓阳冰不治，阴火潜然者也。其于病也，虽见种种火象，如面赤戴阳，除中能食，手足躁扰，欲入泥水中坐，而用药则惟大辛大热，直破其阴以回阳，少佐甘

咸，以引火归元。惟温热伏邪最多假阴火证，如热壅于上，气不下行，而见热深厥深，两足如冰，或两手亦冷，确似下寒上热之证者，切不可误认为阴火，辄用桂、附，而曰迎阳破阴、导龙归海，以致酷烈胃液，烁涸肾阴，祸不旋踵。吾辈其审慎之。

伤寒一发汗而表寒即解，温热一发汗而里热愈炽，故伤寒以发表为先，温热以清里为主。伤寒多伤阳，故末路以扶阳为急务；温热多伤阴，故末路以滋阴为要法。扶阳滋阴，均宜侧重阳明。

秀按：伤寒注重寒水，表分实寒，自宜发汗；里气虚寒，自宜扶阳。温热归重燥火，初治清里，末治滋阴。前哲确定之成法。如伏热发于上焦，虚烦懊憹，与栀豉汤；伏热发于中焦，干燥烦渴，与白虎汤；伏热发于下焦，小便赤热，与猪苓汤。上焦清宣，中焦清降，下焦清利，此皆清里之法也。惟滋阴一法，其先后缓急之间，最宜分际清析。但俞氏独重阳明者，以胃为十二经之海，五脏六腑之大源也。以余所验，未经汗下和解者，为阳盛致燥之阳明，以清火泻阳为急；已经汗下和解者，为阴枯致燥之阳明，以润燥滋阴为主。滋阴药之先后宜否，当以此为标准。

邪留气分，每易疏透，轻则自汗而解，重则解以战汗狂汗；邪留血分，恒多胶滞，轻则发疹而解，重则解以发斑发疮。

秀按：气，轻清也。正虚邪实，邪气与正气争，则发战汗出而解；正不虚，邪已甚，正气欲逼邪外出，与邪气竞争，则发狂汗出而解；邪正俱衰，阴阳自和，则不战不狂，汗自出而解。邪之从自汗、战汗、狂汗而解者以此。至于血，重浊也。邪留血分，则邪气遏伏甚重，急则从疹斑

解，稍缓则从疮疡解，皆为外解。若邪不从外解而传里，则依附胃肠糟粕，必从大便解。伤寒重病然，温热伏邪然，时行疫病亦然。

《内经》治伤寒，只有汗、下两法。谓未入于腑者，可汗而已；已入于腑者，可下而已。又云：发表不远热，攻里不远寒。治法何等直捷。余谓发表不但一汗法，凡发疹、发斑、发瘄、发痘，使邪从表而出者，皆谓之发表；攻里亦不仅一下法，凡导痰、蠲饮、消食、去积、通瘀、杀虫、利小便、逐败精，使邪从里而出者，皆谓之攻里。

秀按：此语极为明通。凡邪从外来，必从外去，发表固为外解，攻里亦为外解，总之使邪有出路而已，使邪早有出路而已。即有人虚证实者，不过佐以托邪之法，护正之方，究当以祛邪为主。邪早退一日，正即早安一日。此为治一切感证之总诀。

邪去正乃安，故逐邪以发表攻里为先；正足邪自去，故扶正以滋阴补阳为主。古人去病补虚，总不外发表、攻里、滋阴、补阳四大要法。

秀按：凡治伤寒，必先去病，病去则虚者亦生，病留则实者亦死。不拘风寒、暑湿、温热、疫疠，总以逐邪为功，宜发则发，宜攻则攻，不必论邪之同异。惟四损四不足，如大劳、大欲及大病、久病后，气血两虚，阴阳并亏，名为四损。若感时邪，正气先亏，邪气自陷，此为内伤兼外感。凡遇此等，不可以常法正治，当从其损而调之。损其肺者益其气，损其心者调其营卫，损其脾者调其饮食、适其寒温，损其肝者缓其中，损其肾者益其精。

调之不愈者，稍以常法治之。一损二损，轻者或可挽回，重者治之不及；三损四损，化源已绝，枯魄独存，虽卢扁亦无所施其技矣。若四不足：（一）气不足，如气不足以息，言不足以听，或欲言而不能，感邪虽重，反无胀满痞塞之证；（二）血不足，如面色痿黄，唇口刮白，或因吐衄血崩，或因产后亡血过多，或因肠风脏毒所致，感邪虽重，面目又无阳色；（三）阴不足，如五液干枯，肌肤甲错，感邪虽重，应汗不汗；（四）阳不足，如四肢厥逆，下利清谷，肌体恶寒，恒多泄泻，至夜益甚，或口鼻冷气，感邪虽重，反无发热、燥渴、苔刺等症。此为虚中夹实。若遇此等，宜急峻补，虚证补回。感邪未尽，稍从感症法治之。但必辨虚多实多，或标急本急，细参现证脉舌。如虚多实少而为本急者，先补其虚以顾本；实多虚少而为标急者，先去其实以治标。若补后虚证不退，反加变证者危；去邪后正随邪去，反现脱象者死。

廉勘：凡时感病，夹脾虚者难治，夹肾虚者尤难治。盖外感邪气，多从汗下清泄而外解。若夹脾虚者，脾阳虚则表不能作汗，脾阴虚则里不任攻下。或得汗矣，则阳气随汗而脱；或得下矣，则阴气从下而脱。即纯用清泄，中气亦不克支持。每致①药愈凉而邪愈遏，脾气不得上升，往往中满便泄，气怯神倦，卒至自汗气脱而死。又夹肾虚者，有阴虚阳虚之分。阳虚者，一经汗下清利，则脱绝之症随见；阴虚者，一经汗下温散，则枯竭之症随见，往往邪未去而正气即脱。到此虚实关头，必须时时诊察。

---

① 每致：此字原无，据学报本补。

# 卷之二

## 第二章 六经方药

百病不外六经，正治不外六法。按经审证，对证立方，六法为君，十法为佐，治寒伤已无余蕴。虽然，病变不常，气血有素。穷不常之病变，须门门透彻；葆有素之气血，要息息通灵，斯可言医治之方药矣。姑详述之。

秀按：后汉张仲景著《伤寒杂病论》，传一百一十三方，方方皆古；立三百九十七法，法法遵经。又以六经钤百病，为不易之定法。以此病例彼病，为启悟之捷法。故历代名贤，奉为正宗，正宗则诚正宗矣。然就余临证经验，尚不敷用者，以其间兼证、夹证、变证、坏证，证证不同，还须旁采耳。余临证时，凡遇纯实证，每参以张子和法；纯虚证，每参以张景岳法；实中夹虚证，虚中夹实证，每参以张石顽法。庶几博采众法，法法不离古人，而实未尝执古人之成法也。

廉勘：张长沙著《伤寒杂病论》一书，集汉以前之大成，至宋始分《伤寒论》《金匮要略》两书。元张子和专著《儒门事亲》一书，明张景岳著有《类经》《全书》及《质疑录》三种，前清国初张路玉著有《千金方衍义》《医通》两书，皆博古通今，可法可传之良书。先祖虽服膺四张，而景岳、路玉之书，尤喜研求，故内伤杂证，较为专长。盖因当时会诊，与城中金氏士哦、下方桥陈氏念义两前哲居多，故崇拜明清二张，良有以也。

余则师事樊师开周，专从叶法，凡类于叶法者，靡不讲求而研究之。噫！祖书徒读，愧守箕裘；医术歧趋，悲深风木。想先祖有灵，应亦责我背道而驰乎。

### 第一节 发汗剂

**苏羌达表汤** 辛温发汗法 俞氏经验方

苏叶钱半至三钱　防风一钱至钱半　光杏仁二钱至三钱　羌活一钱至钱半　白芷一钱至钱半　广橘红八分至一钱，极重钱半　鲜生姜八分至一钱　浙苓皮二钱至三钱

俞根初曰：浙绍卑湿，凡伤寒恒多挟湿，故予于辛温中佐以淡渗者，防其停湿也；湖南高燥，凡伤寒最易化燥，仲景于辛温中佐以甘润者，防其化燥也。辛温发汗法虽同，而佐使之法则异。治正伤寒证，每用以代麻、桂二汤，辄效。

秀按：人有皮肉筋骨以成躯壳，皆谓之表，其中有脏腑以实之，则谓之里，而其能入里出表，全在经络，故谓之传经。方以苏叶为君，专为辛散经络之风寒而设；臣以羌活辛散筋骨之风寒，防风、白芷辛散肌肉之风寒；佐以杏、橘，轻苦微辛，引领筋骨肌肉之风寒，俾其从皮毛而出；使以姜、苓，辛淡发散为阳，深恐其发汗不彻，停水为患也。立法周到，故列为发汗之首剂。

俞氏加减法：如风重于寒者，通称伤风，咳嗽痰多，原方去羌活、生姜，加仙半夏（三钱）、前胡（二钱）、苦桔梗（钱半）。

**葱豉桔梗汤** 辛凉发汗法 俞氏经验方

鲜葱白三枚至五枚 苦桔梗一钱至钱半 焦山栀二钱至三钱 淡豆豉三钱至五钱 苏薄荷一钱至钱半 青连翘钱半至二钱 生甘草六分至八分 鲜淡竹叶三十片

秀按：《肘后》葱豉汤，本为发汗之通剂，配合刘河间桔梗汤，君以荷、翘、桔、竹之辛凉，佐以栀、草之苦甘，合成轻扬清散之良方，善治风温风热等初起证候，历验不爽。惟刘氏原方尚有黄芩一味，而此不用者，畏其苦寒化燥，涸其汗源也。若风火证初起，亦可酌加。

俞氏加减法：如咽阻喉痛者，加紫金锭（两粒，磨冲）、大青叶（三钱）；如胸痞，原方去甘草，加生枳壳（二钱）、白蔻末（八分，冲）；如发疹，加蝉衣（十二只）、皂角刺（五分）、大力子（三钱）；如咳甚痰多，加苦杏仁（三钱）、广橘红（钱半）；如鼻衄，加生侧柏叶（四钱）、鲜茅根（五十支，去衣）；如热盛化火，加条芩（二钱）、绿豆（二两）煎药；如火旺就燥，加生石膏（八钱）、知母（四钱）。

**九味仓廪汤** 益气发汗法 俞氏经验方

潞党参一钱至钱半 羌活八分至一钱 薄荷一钱至钱半 茯苓二钱至三钱 防风一钱至钱半 前胡一钱至钱半 苦桔梗一钱至钱半 清炙草六分至八分 陈仓米三钱至四钱

秀按：此方妙在参、苓、仓米，益气和胃，协济羌、防、薄、前、桔、甘，各走其经以散寒，又能鼓舞胃中津液，上输于肺以化汗，正俞氏所谓藉胃汁以汗之也。凡气虚者，适感非时之寒邪，混厕经中，屡行疏表不应，邪伏幽隐不出，非藉参、苓、米辅佐之力，不能载之外泄也。独怪近世医流，偏谓参、苓助长邪气，弃

而不用，专行群队升发，鼓激壮火飞腾，必至烁竭津液不已，良可慨焉。

**七味葱白汤** 养血发汗法 俞氏经验方 方载王氏《外台》

鲜葱白三枚至四枚 生葛根一钱至钱半 细生地钱半至三钱 淡豆豉二钱至三钱 原麦冬一钱至钱半 鲜生姜一片或两片 百劳水四碗，煎药

以长流水盛桶中，以竹杆扬之数百，名百劳水。

秀按：葱白香豉汤，药味虽轻，治伤寒寒疫，三日以内，头痛如破，及温病初起烦热，其功最著。配以地、麦、葛根养血解肌，百劳水轻宣流利，以①治虚人风热，伏气发温，及产后感冒，靡不随手获效，真血虚发汗之良剂。凡夺血液枯者，用纯表药全然无汗，得此阴气外溢则汗出。

**加减葳蕤汤** 滋阴发汗法 俞氏经验方

生葳蕤二钱至三钱 生葱白二枚至三枚 桔梗一钱至钱半 东白薇五分至一钱 淡豆豉三钱至四钱 苏薄荷一钱至钱半 炙草五分 红枣两枚

秀按：方以生玉竹滋阴润燥为君，臣以葱、豉、薄、桔疏风散热，佐以白薇苦咸降泄，使以甘草、红枣甘润增液，以助玉竹之滋阴润燥，为阴虚体感冒风温，及冬温咳嗽，咽干痰结之良剂。

**参附再造汤** 助阳发汗法 俞氏经验方 方从陶节庵再造散加减

高丽参一钱至钱半 淡附片五分 川桂枝一钱 羌活八分 绵芪皮钱半，酒洗 北细辛三分 清炙草八分 防风八分

秀按：阳虚者阴必盛，故君以附、桂破阴；阴盛者气必弱，故臣以参、芪扶

---

① 以：原作"即"，据学报本改。

气。佐羌、防、细辛，以温散阴寒；使以甘草，以缓辛、附、羌、防之性。专治伤寒夹阴，阳虚不能作汗，尺脉迟弱者。方义固高出前辈，但稍嫌羌、防冗杂。然无害于温补助卫之大旨，且足为专用麻、桂、羌、防等发汗，而汗不出者进一解。

**香苏葱豉汤**　理气发汗法　俞氏经验方　方载《张氏医通》妇科门

制①香附钱半至二钱　新会皮钱半至二钱　鲜葱白二枚至三枚　紫苏钱半至三钱　清炙草六分至八分　淡香豉三钱至四钱

秀按：女子善怀，每多抑郁，故表郁无汗，以香苏饮为主方。盖香附为气中血药，善疏气郁；紫苏为血中气药，善解血郁。况又臣以葱、豉轻扬发表，佐以陈皮理气，炙草和药，又气血调和，则表郁解而津津汗出矣。此为妊妇伤寒之主方，既能疏郁达表，又能调气安胎。血虚者可略加归、芍，参严氏紫苏饮子法，专门产科者注意之。

**葱豉荷米煎**　和中发汗法　俞氏经验方

鲜葱白一枚，切碎　淡香豉二钱　苏薄荷四分，冲　生粳米三十粒

秀按：此即《肘后》葱豉粳米煎加薄荷，《内经》所谓因其轻而扬之也。治小儿伤寒初起一二日，头痛身热，发冷无汗。药虽轻稳，用之辄效，医者勿以平淡而忽之。查王氏《外台》，有升麻、葛根者，甚则有加麻黄者，有加麻、葛、栀子者，有加栀、芩、石膏、葛根者，有加童便者，有加葛根、生姜、粳米者，有加葛根、粳米者，有加葳蕤、粳米、鼠屎者，有加冬花、麦冬、桔梗、甘草、槟榔、生地汁者，有加天冬、百部、紫菀、川贝、葛根、白前、广皮、生姜者，有加杏仁、童便者，有加生地、生姜、童便者，有加葳蕤、羚角、人参者，对证选用，投无不效。

**新加三拗汤**　宣上发汗法　俞氏经验方

带节麻黄六分　荆芥穗二钱　苦桔梗一钱　金橘饼一枚　苦杏仁一钱半　苏薄荷一钱　生甘草五分　大蜜枣一枚

秀按：太阳经为一身之外卫，主皮毛，而皮毛又为肺之合，故足太阳与手太阴二经之病，往往互见。如《伤寒论》头痛恶寒，固太阳经症，鼻鸣而喘，即肺经症矣。此以麻黄汤去桂枝为君，而麻黄留节，发中有收；苦杏仁留尖取其发，留皮取其涩，略杵取其味易出；甘草生用，补中有散。三味与仲景法相拗故名，俞氏佐以荆、薄疏风，桔、甘宣上，使以橘饼、蜜枣辛甘微散，变仲景峻剂为平剂，以治风伤肺、寒伤太阳、头痛恶寒、无汗而喘、咳嗽白痰等证，效如桴鼓。可谓屡用达药，善于化裁者矣。

**麻附五皮饮**　温下发汗法　俞氏经验方

麻黄一钱　淡附片八分　浙苓皮三钱　大腹皮二钱　细辛五分　新会皮钱半　五加皮三钱　生姜皮一钱

秀按：此以仲景麻附细辛汤，合华元化五皮饮为剂。君以麻黄，外走太阳而上开肺气；臣以辛、附，温化肾气；佐以五皮，开腠理以达皮肤。为治一身尽肿，化气发汗之良方。

廉勘：麻黄虽为发汗之峻品，而用于水肿证，其力较减，其性反缓者，以水气抵抗之力大也。妙在下行之性，又能利溺，故前哲于水肿证，多用麻黄者以此。惜世俗无普通医识，辄畏麻黄如虎，致良药见弃，良可慨焉！但必须先煎数沸，掠去浮沫，以减麻烈之性，庶无流弊。

---

① 制：学报本作"生"。

**小青龙汤**　化饮发汗法　俞氏经验方

载张氏《伤寒论》

麻黄八分　姜半夏三钱　炒干姜八分拌捣五味子三分　川桂枝一钱　北细辛五分　白芍一钱　清炙草六分

秀按：风寒外搏，痰饮内伏，发为痰嗽气喘者，必须从小青龙加减施治。盖君以麻、桂辛温泄卫，即佐以芍、草酸甘护营，妙在干姜与五味拌捣为臣，一温肺阳而化饮，一收肺气以定喘，又以半夏之辛滑降痰，细辛之辛润行水，则痰饮悉化为水气，自然津津汗出而解。若不开表而徒行水，何以解风寒之搏束？若一味开表，而不用辛以行水，又何以去其水气？此方开中有阖，升中有降，真如神龙之变化不测。设非风寒而为风温，麻、桂亦不可擅用，学人宜细心辨证，对证酌用也。

加减法：渴者，去姜半夏，加天花粉（三钱）；喘者，去麻黄，加苦杏仁（三钱）；小便不利，少腹满者，重加茯苓（六钱）；误饮冷水，寒与水相搏，其人噎者，再加淡附片（一钱）；但咳而不上气，脉右浮滑者，去桂枝、芍、草，加川朴（钱半）、苦杏仁（三钱）、生石膏（四钱）、淮小麦（三钱）；咳而上气，喉中作水鸡声者，亦去桂枝、芍、草，加射干（二钱）、款冬花（三钱）、紫菀（四钱）、大枣（二枚）。如汗解后，肺有支饮而呕者，去麻、桂、白芍，加浙茯苓（四钱）；饮去呕止，其人形肿者，加苦杏仁（三钱）；如胃热上冲，面热如醉者，加酒炒生锦纹（一钱）；如咳而上气，烦躁而喘，脉右浮滑，心下有水而肺胀者，原方加石膏（八钱）。

**越婢加半夏汤**　蠲痰发汗法　俞氏经验方　载《金匮要略》

蜜炙麻黄一钱　姜半夏四钱　鲜生姜一钱　生石膏四钱　生粉　甘草八分　大黑枣四枚，泡去皮

秀按：外感风寒，激动肺脏痰火，发为喘嗽，目突如脱，右脉浮大者，则以越婢加半夏汤为正治。方用麻黄、生姜开表为君，以辛散外来之风寒；石膏清里为臣，以寒降上逆之肺火；妙在姜半夏之辛滑涤痰，以开肺气之壅塞；使以草、枣，滋补中气，缓和诸药。俾肺窍中之痰涎净尽，则火无所根据，旁而自出矣。此为辛散风寒，整肃痰火之良方。

**方歌**　本会文牍员周越铭新撰

苏羌达表汤

苏羌达表汤芷防，苓皮杏朴与生姜，辛温略佐淡渗法，伤寒夹湿治称良。

加减法：风重于寒咳嗽多，方中羌活生姜去，加半前胡与桔梗，痰消风解病斯愈。

葱豉桔梗汤

葱豉桔梗汤薄翘，栀子生甘竹叶标，风热风温及风火，辛凉发汗此为昭。

加减法：喉痛大青与紫金，胸痞去甘枳蔻入，发疹蝉衣皂角蒡，咳痰杏桔加之吉。鼻衄茅根柏叶裹，化火条芩绿豆汁，燥甚石膏知母添，俞氏加减妙无极。

九味仓廪汤

九味仓廪佐参苓，薄前甘桔羌防米，体虚散表不伤津，发汗妙在兼益气。

七味葱白汤

七味葱白葛根裹，地冬淡豉及生姜，煎药需用百劳水，养血发汗此方长。

加减葳蕤汤

加减葳蕤葱豉桔，薄薇草枣品同集，阴虚体质感风温，方能发汗兼滋液。

参附再造汤

参附再造佐芪皮，辛桂羌防炙草宜，法取助阳以作汗，伤寒阴甚用无疑。

香苏葱豉汤

香苏葱豉制原良，新会皮同炙草尝，

理气发汗兼开郁，妊娠伤寒是主方。

葱豉荷米汤

葱豉荷米共成煎，耳病伤寒此法传，独取清轻平淡品，和中发汗笑如仙。

新加三拗汤

新加三拗麻杏桔，薄荷芥穗及生甘，金橘饼一蜜枣一，上焦发汗肺宜宣。

麻附五皮饮

麻附五皮广腹苓，生姜五加及细辛，伤寒水气无从出，发汗须兼温下灵。

小青龙汤

小青龙汤麻桂辛，味姜芍草夏同珍，汗无喘咳寒兼饮，唯有长沙旧法尊。

加减法：渴除半夏加花粉，喘去麻黄加杏仁，冷饮致噎宜附片，溺阻腹满重加苓。但咳去桂并芍草，朴杏石膏小麦斛，上气亦除芍草桂，加射冬花菀枣灵。解后肺有支饮呕，除麻桂芍亦加苓，饮去呕止形还肿，方内宜增苦杏仁。胃热上冲面如醉，佐以酒炒生锦纹，烦躁喘急是肺胀，石膏重用始能平。

越婢加半夏汤

越婢加半汤石甘，麻黄半夏枣姜兼，咳逆气喘脉浮大，外散风寒内涤痰。

## 第二节　和解剂

**柴胡枳桔汤**　和解表里法轻剂　俞氏经验方

川柴胡一钱至钱半　枳壳钱半　姜半夏钱半　鲜生姜一钱　青子芩一钱至钱半　桔梗一钱　新会皮钱半　雨前茶一钱

秀按：柴胡疏达腠理，黄芩清泄相火，为和解少阳之主药，专治寒热往来，故以之为君；凡外感之邪，初传少阳三焦，势必逆于胸胁，痞满不通，而或痛或呕或哕，故必臣以宣气药，如枳、桔、橘、半之类，开达其上中二焦之壅塞；佐以生姜，以助柴胡之疏达；使以绿茶，以

助黄芩之清泄。往往一剂知，二剂已。惟感邪未入少阳，或无寒但热，或无热但寒，或寒热无定候者，则柴胡原为禁药。若既见少阳证，虽因于风温暑湿，亦有何碍。然此尚为和解表里之轻剂，学人可放胆用之。

**柴芩双解汤**　和解表里法重剂　俞氏经验方

柴胡钱半　生葛根一钱　羌活八分　知母二钱　炙草六分　青子芩钱半　生石膏四钱，研　防风一钱　猪苓钱半　白蔻末六分，冲

秀按：少阳相火，郁于腠理而不达者，则作寒热，非柴胡不能达，亦非黄芩不能清，与少阳经气适然相应，故以为君；若表邪未罢，而兼寒水之气者，则发寒愈重，证必身疼无汗，故必臣以葛根、羌、防之辛甘气猛，助柴胡以升散阳气，使邪离于阴，而寒自已；里邪已盛，而兼燥金之气者，则发热亦甚，证必口渴恶热，亦必臣以知母、石膏之苦甘性寒，助黄芩引阴气下降，使邪离于阳，而热自已；佐以猪苓之淡渗，分离阴阳，不得交并；使以白蔻之开达气机，甘草之缓和诸药。而为和解表里之重剂，亦为调剂阴阳、善止寒热之良方也，善用者往往一剂而瘳。

廉勘：此王肯堂得意之方，俞氏加减而善用之，以奏殊功。全凭辨证精确，若率尔引用，适中王孟英柴、葛、羌、防随手乱投之诮矣，学人审慎之。

**柴胡达原饮**　和解三焦法　俞氏经验方

柴胡钱半　生枳壳钱半　川朴钱半　青皮钱半　炙草七分　黄芩钱半　苦桔梗一钱　草果六分　槟榔二钱　荷叶梗五寸

秀按：《内经》言邪气内薄五脏，横连膜原。膜者，横膈之膜；原者，空隙之

处。外通肌腠，内近胃腑，即三焦之关键，为内外交界之地，实一身之半表半里也。凡外邪每由膜原入内，内邪每由膜原达外，此吴又可治疫邪初犯膜原，所以有达原饮之作也。今俞氏以柴、芩为君者，以柴胡疏达膜原之气机，黄芩苦泄膜原之郁火也。臣以枳、桔开上，朴、果疏中，青、槟达下，以开达三焦之气机，使膜原伏邪，从三焦而外达肌腠也。佐以荷梗透之，使以甘草和之。虽云达原，实为和解三焦之良方，较之吴氏原方，奏功尤捷。然必湿重于热，阻滞膜原，始为适宜。若湿已开，热已透，相火炽盛，再投此剂，反助相火愈炽，适劫胆汁而烁肝阴，酿成火旺生风，痉厥兼臻之变矣。用此方者其审慎之。

**蒿芩清胆汤**　和解胆经法　俞氏经验方

青蒿脑钱半至二钱　淡竹茹三钱　仙半夏钱半　赤茯苓三钱　青子芩钱半至三钱　生枳壳钱半　陈广皮钱半　碧玉散包，三钱

秀按：足少阳胆，与手少阳三焦，合为一经，其气化一寄于胆中以化水谷，一发于三焦以行腠理。若受湿遏热郁，则三焦之气机不畅，胆中之相火乃炽，故以蒿、芩、竹茹为君，以清泄胆火；胆火炽，必犯胃而液郁为痰，故臣以枳壳、二陈，和胃化痰；然必下焦之气机通畅，斯胆中之相火清和，故又佐以碧玉，引相火下泄；使以赤苓，俾湿热下出，均从膀胱而去。此为和解胆经之良方，凡胸痞作呕，寒热如疟者，投无不效。

廉勘：青蒿脑清芬透络，从少阳胆经领邪外出，虽较疏达腠理之柴胡力缓，而辟秽宣络之功，比柴胡为尤胜，故近世喜用青蒿而畏柴胡也。

**柴胡桂姜汤**　和解偏重温通法　俞氏经验方　载《金匮要略》

柴胡二钱至三钱　川桂枝钱半　姜钱半　清炙草一钱　花粉三钱至四钱　生牡蛎二钱　黄芩一钱　阴阳水四碗，分二次煎

秀按：夏伤暑邪，深伏阴分，至深秋新感冷风，重伤卫阳，发为痎疟。其证寒多热少，肢冷胁痛，故当温和其阳，微和其阴。阳分君以柴胡，而分量独重者，以正疟不离乎少阳也；阴分君以花粉，而分量亦独重者，以救液为急务也。臣以桂枝、干姜，和太阳阳明之阳；即以黄芩、牡蛎，和少阳阳明之阴。佐以甘草调和阴阳，使以阴阳水，分其阴阳，俾得其平也。此为和解三阳，偏重温通之良方，然识见不到者，亦勿轻试。

廉勘：阴阳水有三：一、新汲水与百沸汤和匀；二、河水与井水合用；三、井泉水与天雨水同煎。拙见主天雨水，与煎沸清泉水和匀，尤见妙用之深意。故阴阳水一名生熟汤，良有以也。至此方《金匮要略》云，初服微烦，复服汗出即愈。前清王晋三曰：和得其当，一剂如神。然以予所验，惟营阴充足，内伏暑湿之邪，本不甚重，而重感风寒表邪者，始易见功。但服一剂，即周身津津汗出而解。此亦惟藜藿体相宜，若膏粱体切勿轻用。

**柴平汤**　和解偏重温燥法　俞氏经验方

川柴胡一钱　姜半夏钱半　川朴二钱　清炙草五分　炒黄芩一钱　赤苓三钱　制苍术一钱　橘皮钱半　鲜生姜一钱

秀按：凡寒热往来，四肢倦怠，肌肉烦疼者，名曰湿疟。故以小柴胡合平胃二方加减，取其一则达膜，一则燥湿，为和解少阳阳明，湿重热轻之良方。仲夏初秋，最多此证，历试辄验。但疟愈即止，不可多服耳。多服则湿去燥来，反伤胃液，变证蜂起矣。

**新加木贼煎**　和解偏重清泄法　俞氏

经验方

木贼草钱半　淡香豉三钱　冬桑叶二钱　制香附二钱　鲜葱白三枚　焦山栀三钱　粉丹皮二钱　枯草三钱　清炙草五分　鲜荷梗五寸

秀按：木贼草味淡性温，气清质轻，色青中空，节节通灵，与柴胡之轻清疏达，不甚相远，连节用之，本有截疟之功，故张景岳代柴胡以平寒热，俞氏加减其间。君以木贼，领葱、豉之辛通，从腠理而达皮毛，以轻解少阳之表寒；臣以焦栀，领桑、丹之清泄，从三焦而走胆络，以凉降少阳之里热；佐以制香附疏通三焦之气机，夏枯草轻清胆腑之相火；使以甘草和之，荷梗透之。合而为和解少阳，热重寒轻之良方。

**柴胡白虎汤**　和解偏重清降法　俞氏经方验

川柴胡一钱　生石膏八钱，研　天花粉三钱　生粳米三钱　青子芩钱半　知母四钱　生甘草八分　鲜荷叶一片

秀按：柴胡达膜，黄芩清火，本为和解少阳之君药；而臣以白虎法者，以其少阳证少而轻，阳明证多而重也；佐以花粉，为救液而设；使以荷叶，为升清而用。合而为和解少阳阳明，寒轻热重，火来就燥之良方。

**柴胡陷胸汤**　和解兼开降法　俞氏经验方

柴胡一钱　姜半夏三钱　小川连八分　苦桔梗一钱　黄芩钱半　栝蒌仁杵，五钱　小枳实钱半　生姜汁四滴，分冲

秀按：陶节庵曰：少阳证具，胸膈痞满，按之痛，若用柴胡枳桔汤未效，用小柴胡合小陷胸汤，一剂即瘥。妙在苦与辛合，能通能降。且栝蒌之膜瓤，似人胸中之膜膈，善涤胸中垢腻，具开膈达膜之专功。故为少阳结胸之良方，历试辄验，学者珍重之。

廉勘：小陷胸汤加枳、桔，善能疏气解结，本为宽胸开膈之良剂。俞氏酌用小柴胡中主药三味，以其尚有寒热也。减去参、草、枣之腻补，生姜用汁，辛润流利，亦其善于化裁处。

**大柴胡汤**　和解兼轻下法　俞氏经验方　载张氏《伤寒论》

柴胡二钱　姜半夏钱半　小枳实钱半　鲜生姜一钱　黄芩钱半　生赤芍一钱　生锦纹六分　大黑枣二枚，去皮

秀按：少阳证本不可下，而此于和解中兼以缓下者，以邪从少阳而来，渐结于阳明。而少阳证未罢，或往来寒热，或胸痛而呕，不得不借柴胡、生姜以解表，半夏、黄芩以和里。但里证已急，或腹满而痛，或面赤燥渴，或便秘溺赤，故加赤芍以破里急，枳实、生军以缓下阳明将结之热。佐以大枣，以缓柴胡、大黄发表攻里之烈性，而为和解少阳阳明、表里缓治之良方。但比小柴胡专于和解少阳一经者，力量较大，故称大。

**小柴胡汤**　和解兼益气法　俞氏经验方　载张氏《伤寒论》

川柴胡一钱　姜半夏一钱　东洋参八分　清炙草六分　青子芩一钱　鲜生姜八分　大红枣二枚

秀按：半表证，即往来寒热，胸胁苦满，指在腠理之风寒而言；半里证，即口苦、咽干、目眩，指在胆府之里热而言。寒热互拒，所以有和解一法，君以柴胡解少阳在经之表寒，黄芩和少阳在腑之里热；犹恐表邪退而里气虚，故臣以半夏、参、草，和胃阳以壮里气而御表；使以姜、枣，助少阳生发之气，调营卫以解表。盖里气虚则不能御表，表邪反乘虚而入，识透此诀，始识仲景用参之精义。盖

上焦得通，津①液得下，胃气因和，不强逼其汗，而自能微汗以解。此为和解少阳风寒，助胃化汗之良方。

廉勘：小柴胡汤，惟风寒正疟，邪在少阳者，可以按法而投。若温热暑湿诸疟，邪从口鼻而受，肺胃之气，先已窒滞，病发即不饥恶谷，脘闷苔黄，苟不分别，但执此汤奉为圣法，则参、甘、姜、枣温补助邪，骤则液涸神昏，缓则邪留结痼，且有耗伤阴液而成疟痨者，此王孟英阅历有得之言也，用此方者，其审慎之。

**柴胡四物汤** 和解兼补血法 俞氏经验方

柴胡八分 仙半夏一钱 归身一钱 生白芍二钱 条芩八分 清炙草六分 生地钱半 川芎七分

秀按：少阳证初病在气，久必入络。其血在将结未结之间，而寒热如疟，胸胁串痛，至夜尤甚者，陷入于足厥阴之肝络也。若但据寒热现状，便投小柴胡原方，则人参、姜、枣温补助阳，反令血愈亏而热愈结。热结则表里闭固，内火益炽，立竭其阴而肝风内动矣。此方君以柴胡入经和气，即臣以川芎入络和血，妙在佐以归、地、白芍之养血敛阴，即使以半夏、甘草之辛甘化阳。庶几阴阳和，俾阴液外溢则汗出，而寒热胁痛自止矣。此为疏气和血，妊妇寒热之良方。

**加减小柴胡汤** 和解兼通瘀法 俞氏经验方

鳖血柴胡一钱 光桃仁三钱 归尾钱半 粉丹皮二钱 酒炒黄芩一钱 杜红花一钱 生地二钱 益元散三钱,包煎

秀按：妇人中风七八日，经水适断者，此为热入血室，其血必结，寒热如疟，发作有时。此方君以柴、芩和解寒热，臣以归尾、桃仁破其血结，佐以生地、丹皮凉血泄热，以清解血中之伏火，使以益元滑窍导瘀，从前阴而出。此为和解寒热，热结血室之良方。

廉勘：叶天士先生曰：妇人经水适来适断，邪陷血室，仲景立小柴胡汤，提出所陷热邪，用参、枣扶胃气，以冲脉隶属阳明也。此惟虚者为合治，若热邪陷入，与血相结者，当从陶氏小柴胡汤去参、草、姜、枣，加生地、桃仁、楂肉、丹皮或犀角等。若本经血结自甚，必少腹满痛，身体重滞，两侧连胸背皆拘束不遂，每多谵语如狂，当从小柴胡汤去参、草、枣，加酒炒延胡、归尾、桃仁、制香附、枳壳等，去邪通络，正合其病。往往延久，上逆心包，胸中痹痛，即陶氏所谓血结胸也。王海藏出一桂枝红花汤，加海蛤、桃仁，原为表里上下一齐尽解之理，此方甚为巧妙。

**柴胡羚角汤** 和解偏重破结法 俞氏经验方

鳖血柴胡二钱 归尾二钱 杜红花一钱 碧玉散三钱,包煎 羚角片三钱,先煎 桃仁九粒 小青皮钱半 炒穿甲一钱 吉林大参一钱 醋炒生锦纹三钱

临服调入牛黄膏（一钱）。

秀按：妇人温病发热，经水适断，昼日明了，夜则谵语，甚则昏厥，舌干口臭，便闭溺短，此为热结血室，乃少阳内陷阳明厥阴之危候。外无向表之机，内无下行之势，是证之重而又重者也。此方君以鳖血柴胡，入经达气，入络利血，提出少阳之陷邪；羚角解热清肝，起阴提神。臣以归尾、桃仁，破其血结；青皮下其冲气。佐以穿甲、碧玉散、炒生军，直达瘀结之处，以攻其坚，引血室之结热，一从前阴而出，一从后阴而出。妙在人参大补元气，以协诸药而神其用；牛黄膏清醒神

---

① 津：原作"精"，据学报本改。

识，以专治谵语如狂。此为和解阴阳，大破血结，背城一战之要方。

**附：牛黄膏**　凉透血络芳香开窍法
方出刘河间六书

西牛黄二钱　广郁金三钱　丹皮三钱
梅冰一钱　飞辰砂三钱　生甘草一钱

上药研至极细，用药汤频频调下。

廉勘：热入血室，当分经适来因受病而止、经适来受病而自行、经适断而受病三种，则实与虚自见。如经水适来，因热邪陷入而搏结不行者，必有瘀血，察其腰胁及少腹，有牵引作痛拒按者，必以清热消瘀为治。如因邪热传营，逼血妄行，致经水未当期而至者，必有身热、烦躁、不卧等证，治宜凉血以安营。如经水适断而受邪者，经行已净，则血室空虚，邪必乘虚而陷，治宜养营以清热。如伏邪病发，而经水自行者，不必治经水，但治其伏邪，而病自愈。临证必须询其经期，以杜热入血室。

**方歌**　同上
柴胡枳桔汤

柴胡枳桔青芩广，半夏生姜谷雨茶，
和解表里此轻剂，但见少阳证可加。

柴芩双解汤

柴芩双解葛羌防，膏母猪苓蔻草襄，
和解阴阳推重剂，用之的当效非常。

柴胡达原饮

柴胡达原枳桔芩，槟青朴果草荷梗，
开达三焦是主方，湿开热透用宜慎。

蒿芩清胆汤

蒿芩清胆竹茹珍，枳壳用生合二陈，
方内更加碧玉散，既清相火化痰凝。

柴芩桂姜汤

柴芩桂姜合花粉，甘草蛎芩并奏功，
水取阴阳调剂美，方原和解重温通。

柴平汤

柴胡平胃朴苍芩，陈夏姜甘与赤苓，

和解中多温燥品，少阳湿疟用偏灵。

新加木贼煎

方号新加木贼煎，栀丹葱豉略加甘，
桑荷香附偕枯草，和解方中清泄兼。

柴胡白虎汤

柴胡白虎用如何，芩朴膏知米草荷，
和解又添清降法，阳明证重用无讹。

柴胡陷胸汤

柴胡陷胸连夏蒌，黄芩枳实桔梗投，
煎成冲入生姜汁，和解功从开降收。

大柴胡汤

大柴胡汤枳夏芩，赤芍枣姜生锦纹，
和解法中兼缓下，少阳未罢及阳明。

小柴胡汤

小柴胡汤芩夏草，稍入洋参加姜枣，
表邪退热里气虚，和解方加益气妙。

柴胡四物汤

柴胡四物义何居，和解阴阳补血俱，
夏草黄芩还并入，辛甘合化病能除。

加减小柴胡汤

方名加减小柴胡，芩丹归地桃红入，
滑窍益元散并加，善治热邪陷血室。

柴胡羚角汤

柴胡羚角归桃红，青皮碧玉穿山集，
人参锦纹牛黄膏，此方和解兼破结。

牛黄膏

牛黄膏中佐郁金，辰砂丹草及梅冰，
凉透血络兼开窍，得此清营效倍灵。

## 第三节　攻下剂

**调胃承气汤**　缓下胃腑结热法　俞氏经验方

生锦纹一钱，酒浸　清炙草五分　鲜生姜一片　元明粉五分　大红枣两枚

秀按：调胃者，调和胃气也。大黄虽为荡涤胃肠之君药，而用酒浸，佐甘草者，一藉酒性上升，一藉炙草甘缓，皆以缓大黄之下性。然犹恐其随元明粉咸润直

下，故又使以姜、枣之辛甘，助胃中升发之气。元明粉之分量，减半于大黄，合而为节节弥留之法。否则大黄随急性之元明粉，一直攻下，而无恋膈生津之用，何谓调胃耶？此为阳明燥热，初结胃腑之良方。

**小承气汤**　直下小肠结热法　俞氏经验方

生川军三钱，酒洗　小枳实二钱　薄川朴一钱

秀按：小肠火腑，非苦不通，故君以生军之苦寒，以涤小肠；臣以枳实之苦降，直达幽门；但苦非辛不通，故佐以厚朴之苦辛，助将军一战成功也。此为阳明实热、蕴结小肠之良方。若热结旁流，加川连一钱尤妙。

**大承气汤**　峻下大肠结热法　俞氏经验方

元明粉三钱　生锦纹四钱　小枳实二钱　薄川朴一钱

秀按：大肠与胃同为燥金之腑，《易》曰：燥万物者莫熯乎火。燥非润不降，火非苦不泻。故君以元明粉润燥软坚，生川军荡实泻火；臣以枳实去痞，厚朴泄满。合而为痞满燥实坚，大肠实火之良方。加甘草，名三一承气汤。

廉勘：唐容川曰：三承气汤，不但药力有轻重之分，而其主治亦有部位之别。故调胃承气汤，仲景提出心烦二字，以见胃络通于心，而调胃承气，是注意在治胃燥也。故以大黄、芒硝泻热润燥，合之甘草，使药力缓缓留中，以去胃热，故名调胃也。大承气汤，仲景提出大便已硬四字，是专指大肠而言。大肠居下，药力欲其直达，不欲其留于中宫，故不用甘草；大肠与胃，同禀燥气，故同用硝、黄以润降其燥；用枳、朴者，取木气疏泄，助其速降也。若小承气汤，则重在小肠，故仲

景提出腹大满三字为眼目。盖小肠正当大腹之内，小肠通身接连油网，油是脾所司，膜网上连肝系，肝气下行，则疏泄脾土，而膏油滑利。肝属木，故枳、朴秉木气者，能疏利脾土，使油膜之气，下达小肠而出也；又用大黄归于脾土者，泻膏油与肠中之实热，此小承气所以重在小肠也。其不用芒硝，以小肠不秉燥气，故不取硝之咸润。至大承气亦用枳、朴者，以肝木之气，从油膜下接大肠，《内经》所谓肝与大肠通也。三承气汤，药力皆当从胃中过，从大肠而去，但其命意，则各有区别，用者当审处焉。观此，则吴鞠通调胃承气、导赤承气二方，似觉多事。

**三仁承气汤**　缓下脾脏结热法　俞氏经验方

大麻仁三钱，炒香　松子仁三钱，研透　小枳实钱半，炒香　大腹皮二钱　光杏仁三钱，勿研　生川军一钱，蜜炙　油木香五分　猪胰略炒，一钱

秀按：脾与胃以膜相连，膜者脂膜也，上济胃阴，下滋肠液，皆脾所司。若发汗利小便太过，则胆火炽盛，烁胃熏脾，胃中燥而烦实，实则大便难，其脾为约，约则脾之脂膜枯缩矣。故君以麻、杏、松仁等多脂而香之物，濡松①脾约，以滋胃燥；然胃热不去，则胆火仍炽，又必臣以生军、枳实，去胃热以清胆火，所谓釜底抽薪是也；佐以油木香、大腹皮者，以脾气喜焦香，而油木香则滑利脂膜，脾络喜疏通，而大腹皮又能直达脾膜也。妙在使以猪胰，善去油腻而助消化，以洗涤肠中垢浊。此为胃燥脾约、液枯便闭之良方。

**陷胸承气汤**　肺与大肠并治法　俞氏经验方

----

① 松：原作"油"，据学报本改。

栝蒌仁六钱，杵　小枳实钱半　生川军二钱　仙半夏三钱　小川连八分　风化硝钱半

秀按：肺伏痰火，则胸膈痞满而痛，甚则神昏谵语，肺气失降，则大肠之气亦痹，肠痹则腹满便闭。故君以蒌仁、半夏，辛滑开降，善能宽胸启膈；臣以枳实、川连，苦辛通降，善能消痞泄满；然下既不通，必壅乎上，又必佐以硝、黄，咸苦达下，使痰火一齐通解。此为开肺通肠，痰火结闭之良方。

**犀连承气汤**　心与小肠并治法　俞氏经验方

犀角汁两瓢，冲　小川连八分　小枳实钱半　鲜地汁六瓢，冲　生锦纹三钱　真金汁一两，冲

秀按：心与小肠相表里，热结在腑，上蒸心包，症必神昏谵语，甚则不语如尸，世俗所谓蒙闭证也。便通者宜芳香开窍，以通神明；若便秘而妄开之，势必将小肠结热，一齐而送入心窍，是开门揖盗也。此方君以大黄、黄连，极苦泄热，凉泻心小肠之火；臣以犀、地二汁，通心神而救心阴；佐以枳实，直达小肠幽门，俾心与小肠之火，作速通降也；然火盛者必有毒，又必使以金汁，润肠解毒。此为泻心通肠、清火逐毒之良方。

**白虎承气汤**　清下胃腑结热法　俞氏经验方

生石膏八钱，细研　生锦纹三钱　生甘草八分　白知母四钱　元明粉二钱　陈仓米三钱，荷叶包

秀按：胃之支脉，上络心脑，一有邪火壅闭，即堵其神明出入之气①窍，故昏不识人，谵语发狂，大热大烦，大渴大汗，大便燥结，小便赤涩等症俱见。是方白虎合调胃承气，一清胃经之燥热，一泻胃腑之实火。此为胃火炽盛、液燥便闭之

**桃仁承气汤**　急下肠中瘀热法　俞氏经验方

光桃仁三钱，勿研　五灵脂二钱，包　生蒲黄钱半　鲜生地八钱　生川军二钱，酒洗　元明粉一钱　生甘草六分　犀角汁四匙，冲

秀按：下焦瘀热，热结血室，非速通其瘀，而热不得去。瘀热不去，势必上蒸心脑，蓄血如狂，谵语；下烁肝肾，亦多小腹串疼，带下如注，腰痛如折，病最危急。此方以仲景原方去桂枝，合犀角地黄及失笑散，三方复而为剂，可谓峻猛矣。然急证非急攻不可，重证非重方不效，古圣心传，大抵如斯。但必辨证精切，明告病家，此为背城一战之策，效否亦难预必，信则服之，否则另请高明可也。

**解毒承气汤**　峻下三焦毒火法　俞氏经验方

银花三钱　生山栀三钱　小川连一钱　生川柏一钱　青连翘三钱　青子芩二钱　小枳实二钱　生锦纹三钱　西瓜硝五分　金汁一两，冲　白颈②蚯蚓两支

先用雪水六碗，煮生绿豆（二两），滚取清汁，代水煎药。

秀按：疫必有毒，毒必传染，症无六经可辨，故喻嘉言从三焦立法，殊有卓识。此方用银、翘、栀、芩，轻清宣上，以解疫毒，喻氏所谓升而逐之也；黄连合枳实，善疏中焦，苦泄解毒，喻氏所谓疏而逐之也；黄柏、大黄、瓜硝、金汁，咸苦达下，速攻其毒，喻氏所谓决而逐之也；即雪水、绿豆清，亦解火毒之良品。合而为泻火逐毒，三焦通治之良方。如神昏不语，人如尸厥，加《局方》紫雪，消解毒火，以清神识，尤良。

———————————

① 气：原无，据学报本补。
② 颈：原作"头"，据学报本改。

**养荣承气汤**　润燥兼下结热法　俞氏经验方　载吴又可《温疫论》

鲜生地一两　生白芍二钱　小枳实钱半　真川朴五分　油当归三钱　白知母三钱　生锦纹一钱

秀按：火郁便闭，不下则无以去其结热；液枯肠燥，不润则适以速其亡阴。方以四物汤去川芎，重加知母，清养血液以滋燥，所谓增水行舟也；然徒增其液，而不解其结，则扬汤止沸，转瞬①即干，故又以小承气去其结热。此为火盛烁血、液枯便闭之良方。

廉勘：吴鞠通重用细生地、元参、麦冬，合调胃承气，名曰增液承气汤，从此方套出，皆为热结液枯、肠燥便闭而设。

**厚朴七物汤**　攻里兼解表法　俞氏经验方　载《金匮要略》

薄川朴二钱　生锦纹酒浸，一钱　鲜生姜一钱　大红枣四枚　小枳实钱半　川桂枝八分　清炙草六分

秀按：腹满而痛，大便不通，为内实气滞之证，故君以小承气法，疏气机以泄里实，但肢冷身热，表邪未净，佐桂枝汤去白芍之酸收，解表邪而和营卫。此为太阳阳明，攻里解表之良方。

**柴芩清膈煎**　攻里兼和解法　俞氏经验方

川柴胡八分　生锦纹酒浸，钱半　生枳壳钱半　焦山栀三钱　青子芩钱半　苏薄荷钱半　苦桔梗一钱　青连翘二钱　生甘草六分　鲜淡竹叶三十六片

秀按：少阳表邪，内结膈中，膈上如焚，寒热如疟，心烦懊侬，大便不通。故君以凉膈散法，生军领栀、芩之苦降，荡胃实以泄里热；佐以枳、桔，引荷、翘、甘、竹之辛凉，宣膈热以解表邪；妙在柴胡合黄芩，分解寒热。此为少阳阳明，攻里清膈之良方。

**六磨饮子**　下气通便法　俞氏经验方

上沉香一钱　尖槟榔一钱　小枳实一钱　广木香一钱　台乌药一钱　生锦纹一钱，各用原支

用开水各磨汁两匙，仍和开水一汤碗服。

秀按：胃为阳府，宜通宜降。五磨饮子，本为气郁上逆而设，得锦纹汁，则疏气滞，降实火，尤为得力。此为郁火伤中，痞满便秘之良方，功用甚多，学人宜注意之。

**枳实导滞汤**　下滞通便法　俞氏经验方

小枳实二钱　生锦纹钱半，酒洗　净楂肉三钱　尖槟榔钱半　薄川朴钱半　小川连六分　六和曲三钱　青连翘钱半　老紫草三钱　细木通八分　生甘草五分

秀按：凡治温病热症，往往急于清火，而忽于里滞。不知胃主肌肉，胃不宣化，肌肉无自而松，即极力凉解，反成冰伏。此方用小承气合连、槟为君，苦降辛通，善导里滞；臣以楂、曲疏中，翘、紫宣上，木通导下；佐以甘草和药。开者开，降者降，不透发而自透发。每见大便下后，而疹斑齐发者以此。此为消积下滞，三焦并治之良方。

**加味凉膈煎**　下痰通便法　俞氏经验方

风化硝一钱　煨甘遂八分　葶苈子钱半　苏薄荷钱半　生锦纹一钱，酒洗　白芥子八分　片黄芩钱半　焦山栀三钱　青连翘钱半　小枳实钱半　鲜竹沥两瓢　生姜汁两滴，同冲

秀按：凡温热者，多挟痰火壅肺。其证痰多咳嗽，喉有水鸡声，鼻孔煽张，气出入多热，胸膈痞胀，腹满便秘，甚则喘胀闷乱，胸腹坚如铁石，胀闷而死。急救

---

① 瞬：原作"身"，据学报本改。

之法，惟速用此方。凉膈散为君，以去其火；臣以枳、荸、芥、遂，逐其痰而降其气；佐以竹沥、姜汁，辛润通络，庶可转危为安。若畏其峻险而不用，仍以疲药塞责，则百不救一矣。

**陶氏黄龙汤** 攻补兼施法 俞氏经验方 载陶氏六书

生锦纹钱半，酒浸 真川朴六分 吉林参钱半，另煎 清炙草八分 元明粉一钱 小枳实八分，蜜炙 白归身二钱 大红枣二枚

秀按：此方为失下证，循衣撮空，神昏肢厥，虚极热盛，不下必死者立法。故用大承气汤急下以存阴，又用参、归、草、枣，气血双补以扶正。此为气血两亏、邪正合治之良方。

廉勘：以上十六方，名承气者十方，暗用承气而另易方名者六方，温清消补，气血痰食，无法不备，可谓法良意美矣。然用承气者有八禁焉：一者表不解，如恶寒未除，小便清长，知病仍在表也，法当汗解。二者心下硬满，心下为膈中、上脘之间，硬满则邪气尚浅，若误攻之，恐利遂不止。三者合面赤色，面赤为邪在表，浮火聚于上，而未结于下，故未可攻。又面赤而娇艳，戴阳证，尤宜细辨。四者平素食少，或病中反能食。盖平素食少，则胃气虚，故不可攻。然病中有燥粪，即不能食，若反能食，则无燥粪，不过便硬耳，但须润之，亦未可攻也。五者呕多，呕属少阳，邪在上焦，故未可攻也。六者脉迟，迟为寒，攻之则哕。七者津液内竭，病患自汗出，小便自利，此为津液内竭，不可攻之，宜蜜煎导而通之。八者小便少，病患平日小便日三四行，今日再行，知其不久即入大肠，宜姑待之，不可妄攻也。知此八禁，庶免误投。

**五仁橘皮汤** 滑肠通便法 俞氏经验方

甜杏仁三钱，研细 松子仁三钱 郁李净仁四钱，杵 原桃仁二钱，杵 柏子仁二钱，杵 广橘皮钱半，蜜炙

秀按：杏仁配橘皮，以通大肠气闭；桃仁合橘皮，以通小肠血秘。气血通润，肠自滑流矣，故以为君。郁李仁得橘皮，善解气与水互结，洗涤肠中之垢腻，以滑大便，故以为臣。佐以松、柏通幽，幽通则大便自通。此为润燥滑肠，体虚便闭之良方。若欲急下，加元明粉二钱，提净白蜜一两，煎汤代水可也。挟滞，加枳实导滞丸三钱；挟痰，加礞石滚痰丸三钱；挟饮，加控涎丹一钱；挟瘀，加代抵当丸三钱；挟火，加当归龙荟丸三钱；挟虫，加椒梅丸钱半。或吞服，或包煎，均可随证酌加。此最为世俗通行之方，时医多喜用之，取其润不滞气，下不伤阴①耳。

**增附丸方**

**枳实导滞丸** 缓下食滞法 方载李明之《脾胃论》

小枳实五钱 六神曲五钱 青子芩三钱 赤苓三钱 生晒术三钱 制锦纹一两 小川连三钱 泽泻二钱

**礞石滚痰丸** 峻攻痰火法 方载王隐君《养生主论》

青礞石一两，火硝煅研 沉香五钱 川锦纹八两，酒蒸 青子芩八两，酒洗

**控涎丹** 峻攻痰涎法 方载《丹溪心法》

白芥子一两 煨甘遂一两 红牙大戟一两

生姜汁糊丸。

**代抵当丸** 峻攻瘀热法 方载王氏《准绳》

生川军四两，酒炒 炒川甲一两 元明粉一两 归尾一两 光桃仁三十枚 蓬莪术

---

① 阴：原作"饮"，据学报本改。

一两，醋炒　紫瑶桂三钱　细生地一两

**当归龙荟丸**　峻泻肝火法　方载《丹溪心法》

龙胆草一两　当归一两　小川连一两　川黄柏一两　芦荟五钱　广木香钱半　青子芩一两　生山栀一两　生川军五钱　青黛五钱　麝香五分

**椒梅丸**　缓攻虫积法　方载《张氏医通》

炒川椒三钱　乌梅肉一钱　小川连一钱

饴糖为丸。

（附方完）

**雪羹合更衣丸**　肝与小肠并治法　俞氏经验方

淡海蜇四两　大荸荠六个　更衣丸钱半，或吞服，或包煎

秀按：雪羹之方，始见于王晋三《古方选注》。谓海蜇味咸，荸荠味甘微咸，皆性寒而质滑，有清凉内沁之妙。凡肝经热厥，少腹攻冲作痛，诸药不效者，用以泄热止痛，捷如影响。然以予所验，功不止此。凡痰喘胸痞，呕吐胀满，便闭滞下，癥瘕疳黄等病，由于肝火为患者，皆可酌用。即宜下之证，而体虚不任硝、黄者，随证佐以枳、朴等品，每收默效。惟俞氏谓其力薄，辄佐以更衣丸，屡奏殊功。

**蠲饮万灵汤**　急下停饮法　俞氏经验方

芫花五分，酒炒　煨甘遂八分　姜半夏六钱　浙茯苓八钱　大戟一钱，酒炒　大黑枣十枚　炒广皮三钱　鲜生姜一钱

秀按：停饮为患，轻则痞满呕吐，重则腹满肢肿，甚则化胀成臌，非峻逐之。无以奏功。此方君以芫花之辛辣，轻清入肺，直从至高之分，去郁陈莝；又以甘遂、大戟之苦泄，配大枣甘而润者缓攻之，则自胸及胁腹之饮，皆从二便出矣。

此仲景十枣汤之功用也，俞氏臣以二陈汤去甘草者，遵仲景痰饮以温药和之之法。佐以生姜之辛，合十枣之甘，则辛甘发散，散者散，降者降，停饮自无容留之地矣。名曰万灵，洵不愧也。

**张氏济川煎**　增液润肠兼调气法　俞氏经验方　方载《景岳全书》

淡苁蓉四钱　淮牛膝二钱，生　升麻五分，蜜炙　油当归三钱　福泽泻钱半　枳壳七分，蜜炙

秀按：大便秘一证，有热结，有气滞，有液枯。热结则诸承气为正治，固已。气滞必求其所以滞之者，而为之去其滞，如食滞则枳实导滞，痰滞则加味凉膈，瘀滞则桃仁承气，饮滞则蠲饮万灵，寒滞则厚朴七物，热滞则六磨饮子，皆足奏功。液枯多兼热结，则养荣承气为正治。若液枯而兼气滞，轻则五仁橘皮，重则张氏济川。夫济川煎，注重肝肾。以肾主二便，故君以苁蓉、牛膝，滋肾阴以通便也；肝主疏泄，故臣以当归、枳壳，一则辛润肝阴，一则苦泄肝气，妙在升麻清气以输脾，泽泻降浊气以输膀胱；佐苁、膝以成润利之功。张景岳谓病浅虚损，而大便不通，则硝、黄攻击等剂，必不可用。若势有不得不通者，宜此方主之。此用通于补之剂也，最妙，俞氏引用，良有以也。谤之者，妄辟滋润之说，为庸医逢迎富贵之诡术，亦未免信口雌黄矣。

**方歌**

调胃承气汤

调胃承气酒浸黄，元明性急草先黄，再加姜枣甘辛味，恋膈生津缓下方。

小承气汤

小承气汤酒洗军，佐以枳实达幽门，火腑非苦难通下，川朴加之合奏勋。

大承气汤

大承气汤原峻剂，君以元明合锦纹，

枳朴为臣除痞满，须知急下可存津。

三仁承气汤

三仁承气松麻杏，军枳腹皮油木香，
方用猪胰资洗涤，不使垢浊稍留肠。

陷胸承气汤

陷胸承气蒌仁枳，连夏生军风化硝，
痰火中停胸痞满，苦咸直达一齐消。

犀连承气汤

犀连承气枳实黄，地汁还偕金汁尝，
小肠热结迷心窍，便秘断宜用此方。

白虎承气汤

白虎承气膏知米，锦纹甘草及元明，
渴①烦汗热证俱见，清下为宜效自呈。

桃仁承气汤

桃仁承气即调胃，犀角地黄失笑同，
三方合一颇峻猛，急证自宜用急攻。

解毒承气汤

解毒承气生军枳，芩连栀柏与银翘，
瓜硝金汁白蚯蚓，绿豆清同雪水熬。

养荣承气汤

养荣承气地芍归，参合小承加知母，
夜哭肠燥最为宜，方能解结兼滋补。

厚朴七物汤

厚朴七物枳实草，锦纹桂枝合姜枣，
身热腹满便不通，此方攻里兼解表。

柴芩清膈煎

柴芩清膈薄荷翘，栀桔生军枳壳标，
引用生甘鲜竹叶，清宣攻里法兼操。

六磨饮子

六磨饮用沉木香，锦纹乌药枳槟榔，
各磨浓汁水和服，郁火伤中法最良。

枳实导滞汤

枳实导滞生军朴，楂曲槟连紫草翘，
甘草木通成一剂，三焦并治积全消。

加味凉膈煎

加味凉膈芳黄硝，芥遂栀芩枳薄翘，
竹沥还同姜汁入，胸痞腹胀此为昭。

陶氏黄龙汤

陶氏黄龙军枳朴，元明参草枣归身，
应下失下成昏厥，邪盛正虚法可循。

五仁橘皮汤

五仁橘皮君橘皮，松桃郁李柏仁嘉，
肠中秘结须通润，速下元明白蜜加。

**附丸方：**

枳实导滞丸

导滞丸与汤又殊，锦纹枳实术苓俱，
川连泽泻六神面，食滞中宫缓下须。

礞石滚痰丸

礞石滚痰川锦纹，沉香为佐合青芩，
缓攻痰火端宜此，每服三钱效益灵。

控涎丹

丹号控涎取峻攻，甘遂白芥各一两，
红芽大戟分量同，姜汁糊丸涤饮仗。

代抵当丸

代抵当丸亦峻攻，生军川甲元明桂，
归地桃仁蓬术加，瘀热此丸吞服美。

当归龙荟丸

当归龙荟芩柏连，山栀青黛木香兼，
麝香还并生军入，法本丹溪峻泻肝。

椒梅丸

椒梅丸内佐川连，饴糖为衣制昔传，
虫积缓攻宜用此，苦寒味和佐辛酸。

雪羹合更衣丸

海蜇荸荠号雪羹，更衣丸入效弥彰，
包煎吞服皆从便，抑木还偕治小肠。

蠲饮万灵汤

蠲饮万灵遂芫花，夏苓大戟广皮夸，
鲜姜十枣同加入，停饮渐成胀满嘉。

张氏济川煎

张氏济川苁蓉膝，当归枳壳妙同煎，
升麻主升泽泻降，润肠调气法俱全。

## 第四节　温热剂

**藿香正气汤**　温中化浊法　俞氏经验

---

① 渴：原作"泻"，据学报本改。

加减方

杜藿梗三钱　薄川朴钱半　新会皮二钱　白芷二钱　嫩苏梗钱半　姜半夏三钱　浙苓皮四钱　春砂仁八分，分冲

秀按：吾绍地居卑湿，时值夏秋，湿证居十之七八，地多秽浊，人多恣食生冷油腻，故上吸秽气、中停食滞者甚多。方以藿、朴、二陈，温中为君；臣以白芷、砂仁，芳香辟秽；佐以苏梗、苓皮，辛淡化湿。合而为温化芳淡，湿滞挟秽之良方。惟温热暑燥，不挟寒湿者，不可妄用。

廉勘：藿香正气散，原方有桔梗、甘草、白术、腹皮、苏叶，同为粗末，每服三钱。用姜三片，红枣一枚，煎服。治风寒外感，食滞内停，或兼湿邪，或吸秽气，或伤生冷，或不服水土等证。的是良方，故叶案引用颇多，以治湿①热寒湿等症。吴鞠通新定其名：一加减正气散（藿香梗二钱，厚朴二钱，光杏仁二钱，茯苓皮二钱，广皮二钱，六神曲钱半，麦芽钱半，绵茵陈二钱，大腹皮一钱），为苦辛微寒法，治三焦湿郁，升降失司，脘连腹胀，大便不爽等症；二加减正气散（藿香梗三钱，广皮二钱，厚朴二钱，茯苓皮三钱，木防己三钱，大豆卷二钱，川通草二钱，生苡仁三钱），为苦辛淡法，治湿郁三焦，脘闷便溏，脉糊舌白，一身尽痛等症；三加减正气散（杜藿香三钱，茯苓皮三钱，厚朴二钱，广皮钱半，苦杏仁三钱，滑石五钱），为苦辛寒法，治秽湿着里，脘闷舌黄，气机不宣，久则酿热等症；四加减正气散（藿香梗三钱，厚朴二钱，茯苓三钱，广皮钱半，草果一钱，炒楂肉五钱，六神曲二钱），为苦辛温法，治秽湿着里，脉右缓，舌白滑，邪阻气分等症；五加减正气散（藿香梗二钱，广皮钱半，茯苓三钱，厚朴二钱，大腹皮钱半，生谷芽一钱，苍术二钱），为苦辛温法，治秽湿着里，脘闷便泄等症。前五法，均用正气散加减，而用药丝丝入扣，叶氏可谓善用成方，精于化裁者矣。惟昔老名医赵晴初先生《存存斋医话》三集云：吴鞠通《温病条辨》中，正气散加减有五方，主用藿、朴、陈、苓。（一）加神曲、麦芽升降脾胃之气，茵陈宣湿郁，大腹皮泄湿满，杏仁利肺与大肠；（二）加防己、豆卷走经络湿郁，通草、苡仁淡渗小便，以实大便；（三）加杏仁利肺气，滑石清湿中之热；（四）加草果开发脾阳，楂、曲运中消滞；（五）加苍术燥脾湿，大腹皮宽肠气，谷芽升胃气。细参五方，虽无甚精义，然治湿温症，亦大都如是也。但就廉臣所验，湿温变证最多。首辨其湿重热轻、热重湿轻、湿热并重；次辨其兼风、兼寒、兼暑、兼秽；三辨其夹症，如夹宿痰、停饮、生冷、油腻、气郁、血瘀、房劳、失血、脾泄、内痔、脚气、七疝等，及经水适来适断、崩漏淋带、胎前产后、痘瘄惊痫等；四辨其变证，如变疟痢、肿胀、黄疸、霍乱、沉昏、咳嗽、痰饮、水气、疝气、着痹②、淋带、便血、痔疮、痛脓等。全在医者对症发药，药随病为转移，方随证为增减，庶几因物付物，而不为病变所穷。吴氏加减五方，但治湿温寒湿本症耳，他未之及。

**仁香汤**　温中流气法　俞氏经验方

白蔻仁六分，分冲　杜藿香钱半　广木香六分　生香附钱半　春砂仁八分，同煎　白檀香五分　母丁香四分　广陈皮钱半　生甘草三分　淡竹茹三钱

秀按：凡素有肝气，一受痧秽，即胸

---

① 湿：原作"温"，据学报本改。

② 着痹：学报本作"脾着"。

膈烦闷，络郁腹痛，夏秋最多，吾绍通称痧气。故以二仁、五香为君，芳香辟秽，辛香流气；臣以广皮疏中，竹茹通络；使以些许生甘，以缓和辛散之气。此为疏肝快脾、辟秽散痧之良方。用处虽多，亦勿过投，免致耗气劫液。

**神术汤**　温中疏滞法　俞氏经验方

杜藿香三钱　制苍术钱半　新会皮二钱炒香　炒楂肉四钱　春砂仁一钱，杵　薄川朴二钱　清炙草五分　焦六曲三钱

秀按：素禀湿滞，恣食生冷油腻，成湿霍乱者甚多。陡然吐泻腹痛，胸膈痞满，故君以藿、朴、橘、术温理中焦，臣以楂、曲消滞，佐以砂仁运气，使以甘草，缓其燥烈之性。此为温中导滞，平胃快脾之良方。

**苓术二陈煎**　温中利湿法　俞氏经验方　载景岳《新方八阵》

带皮苓四钱　淡干姜五分炒黄　广皮二钱　泽泻钱半　生晒术一钱　姜半夏三钱　猪苓钱半　清炙草五分

秀按：脾气虚寒者，最易停湿，往往腹泻溺少，脉缓舌白，肢懒神倦，胃钝气滞。故君以苓、术、姜、半温中化湿，臣以二苓、泽泻化气利溺，佐以橘皮疏滞，使以甘草和药。此为温脾健胃，运气利湿之良方。

**大橘皮汤**　温化湿热法　俞氏经验方

广陈皮三钱　赤苓三钱　飞滑石四钱　槟榔汁四匙，冲　杜苍术一钱　猪苓二钱　泽泻钱半　官桂三分

秀按：湿温初起，如湿重热轻，或湿遏热伏，必先用辛淡温化，始能湿开热透。故以橘、术温中燥湿为君，臣以二苓、滑、泽化气利溺，佐以槟榔导下，官桂为诸药通使。合而为温通中气，导湿下行之良方。

**桂枝橘皮汤**　温调营卫法　俞氏经验方

桂枝尖一钱，蜜炙　生白芍钱半　鲜生姜一钱　广陈皮钱半炒　清炙草六分　大红枣二枚，去核

秀按：桂枝汤本为太阳经中风而设，臣以广皮和中，以疏草、枣之甘滞，而白芍分量又重于桂枝，故为脾受寒湿，调和营卫之良方。

**香砂理中汤**　温健脾阳法　俞氏经验方

广木香一钱　东洋参钱半　炒川姜一钱　春砂仁一钱　生晒术二钱，炒　清炙草八分

秀按：脾为阴脏，宜温宜健。如夏月饮冷过多，寒湿内留，上吐下泻，肢冷脉微，脾阳惫甚，中气不支者，则以理中汤为正治。故君以参、术、草，守补中气；即臣以干姜，温健中阳；此佐以香、砂者，取其芳香悦脾，俾脾阳勃发也。合而为提补温运，暖培中阳之良方。

**理阴煎**　温理脾阴法　俞氏经验方　载景岳《新方八阵》

真熟地四钱，用砂仁四分拌捣　归身二钱　干姜六分，炒黄　清炙草一钱

秀按：上焦属阳，下焦属阴，而中焦则为阴阳交会之枢。脾阳虚而胃阴尚可支持者，治以香砂理中汤固已。若脾阴亏而胃阳尚能支持者，当君以归、地甘润和阴，佐以姜、草辛甘和阳。故景岳谓为理中汤之变方，与黑地黄丸药异法同。此为滋补脾阴，温运胃阳之良方。

**香砂二陈汤**　温运胃阳法　俞氏经验方

白檀香五分　姜半夏三钱　浙茯苓三钱　春砂仁八分，杵　炒广皮二钱　清炙草五分

秀按：胃有停饮，或伤冷食，每致胸痞脘痛，呕吐黄水，俗皆知为肝气痛，实则胃脘痛也。妇女最多，男子亦有。皆由多吃瓜果或冷酒冷菜等而成，感寒感热，

俱能触发。故以二陈温和胃阳为君，臣以茯苓化气蠲饮，佐以香砂运气止痛，使以甘草和药。此为温运胃阳，消除积饮之良方。痛甚者，加白蔻末（二分）、拌捣瓦楞子（四钱）；呕甚者，加控涎丹（八分，包煎），速除其饮。

**胃苓汤**　温利胃湿法　俞氏经验方　载景岳《古方八阵》

杜苍术钱半　炒广皮钱半　生晒术钱半　泽泻钱半　薄川朴二钱　带皮苓四钱　猪苓钱半　官桂四分

秀按：夏令恣食瓜果，寒湿内蕴，每致上吐下泻，肢冷脉伏。由胃阳为寒水所侵，累及脾阳，不得健运。故以二术、橘、朴为君，温胃健脾；臣以二苓、泽泻，导水下行，利小便以实大便；佐以官桂暖气散寒，为诸药通使。此为温通胃阳，辛淡渗湿之良方。呕甚者，加姜半夏（三钱）、生姜汁（一匙，分冲）；腹痛甚者，加紫金片（三分，烊冲）；足筋拘挛者，加酒炒木瓜（钱半）、络石藤（三钱）。

**白术和中汤**　温和脾胃法　俞氏经验方

生晒术钱半　新会皮钱半，炒　焦六曲三钱　佛手花五分　浙茯苓四钱　春砂仁一钱，杵　五谷虫三钱，漂净　陈仓米三钱，荷叶包

秀按：脾胃主中气，过服消克，则中气虚，气虚则滞，滞则中满，甚或成臌。多由湿聚为满，气壅为胀，中空无物，按之不坚，亦不痛，或时胀时减，病名气虚中满。湿证夹食，中期最多此证。用药最难，纯补则胀满愈甚，分消则中气愈虚。故以苓、术、培中化湿为君，臣以陈皮、砂仁运中，神曲、谷虫导滞，佐以佛手花疏气宽胀，使以荷叶包陈仓米，升清气以和胃，补而不滞，疏而不削。此为温和脾胃、条畅气机之良方。若寒气盛，加炒干姜（八分）、淡吴萸（五分）、紫瑶桂（三分）；若湿热盛，加川连（六分）、川朴（一钱）。兼大便闭结者，吞服枳实导滞丸（三钱），以胀满多挟宿滞也；下后，随用此汤渐磨而化之。若兼络瘀，加新绛（钱半）、旋覆花（三钱，包煎）、青葱管（五寸，冲）。

**加味小建中汤**　温和肝脾法　俞氏经验方　载《医门法律》

生白芍三钱　饴糖三钱　鲜生姜八分，蜜煨　广橘白络各一钱，炒　川桂枝一钱，蜜炙　清炙草八分　大红枣二枚，去核　春砂仁六分，分冲

秀按：脾主中气而统血，贯注四旁，输运上下，为胃行其津液，而主一身之营阴卫阳者也。故中气立，则营卫流行，而不失其和；阴阳相循，而不极于偏。如过服香燥，耗气劫阴，则营卫不和，症多寒热类疟，四肢疼，手足烦热，咽干口燥，里急腹痛，肝乘脾之证见焉。故以芍、草、饴糖为君，酸得甘助而生阴，以缓肝之急；臣以桂枝、姜、枣，甘与辛合而生阳，以健脾之气。而不加参、术扶气者，恐助肝气之横逆也，故但曰小建中。俞氏仿喻西昌法。佐以橘白、橘络，使以砂仁者，深虑甘药太过，令人气滞中满耳。此为温和肝脾，调剂营卫之良方[①]。

**神香圣术煎**　热通脾肾法　俞氏经验方　载景岳《新方八阵》

冬白术五钱，炒香　紫瑶桂一钱　公丁香二分　川姜二钱，炒黄　广陈皮一钱，炒　白蔻仁六分

秀按：恣食生冷油腻，及过用克伐，或寒中太阴，致伤脾阳以及肾阳者，症必上吐下泻，胸膈痞满，胁肋胀痛，气怯神

---

① 方：原作"法"，据学报本改。

倦，甚至眶陷䐃①瘪，四肢厥冷，脉微似伏，证极危笃。故以白术、干姜为君，暖培脾阳；即臣以肉桂温肾；佐以陈皮和中；妙在使以丁、蔻，兴发气机，以速姜、桂通阳之烈性。此为热通脾肾，寒湿霍乱之主方。

廉勘：此方治直中阴寒，吐泻腹痛，脘满肢冷，俗名瘪䐃痧证，一剂知，二剂已，曾用有验。不得因其虚瘪虚胀，而畏重用白术也。呕甚者，加生姜汁（一瓢，冲）；筋吊者，加酒炒木瓜（二钱）、络石藤（五钱）。但必辨其舌苔白滑，或黑润胖大，小便清白，大便有生菜汁腥气，始可用此方急救。

**附子理中汤** 热壮脾肾法 俞氏经验方

黑附块五钱 别直参三钱 清炙草八分 川姜三钱，炒黄 冬白术三钱，炒香 生姜汁一瓢，冲

秀按：猝中阴寒，口食生冷，病发而暴，忽然吐泻腹痛，手足厥逆，冷汗自出，肉瞤筋惕，神气倦怯，转盼②头项若冰，浑身青紫而死。惟陡进纯阳之药，迅扫浊阴，以回复脾肾元阳，乃得功收再造。故以附、姜辛热追阳为君；即臣以参、术培中益气；佐以炙草和药；使以姜汁，去阴浊而通胃阳。妙在干姜温太阴之阴，即以生姜宣阳明之阳，使参、术、姜、附收功愈速。此为热壮脾肾，急救回阳之要方。

廉勘：脾主统血，若③寒中太阴，其血必凝。王清任《医林改错》中，于方内加桃仁、红花。余遵其法，加光桃仁九粒，杜红花八分，又灸中脘、丹田，治之多效。惟汗出如油，气喘不休者，亦不及救。

**方歌** 同上
藿香正气汤

藿香正气朴苓苏，广夏春砂白芷俱，吸受湿秽兼停食，温化芳香辛淡扶。

一加减正气④散

第一加减藿香散，杏朴三皮曲麦茵，便不爽兮脘腹胀，三焦湿郁症堪陈。

二加减正气散

藿香第二正气方，广茯朴通薏豆防，脘闷便溏身又痛，更兼舌白脉微茫。

三加减正气散

第三加减正气方，杏朴陈苓滑藿香，脘闷舌黄湿着里，气机宣用苦辛良。

四加减正气散

第四正气藿苓陈，朴果神楂气分因，脉右缓兼苔白滑，苦辛温法变通神。

五加减正气散

加减藿香第五方，腹陈苓朴谷牙苍，湿邪着里从何见，脘闷还兼便泄溏。

仁香汤

仁香砂蔻藿檀丁，木附陈皮茹草斟，脘闷腹疼痧秽杂，疏中通络气流行。

神术汤

神术藿香楂草朴，春砂新会妙同陈，霍乱湿盛胸中痞，法用温中导滞灵。

苓术二陈煎

苓术二陈广夏猪，干姜泽泻草同施，此方疏滞兼利尿，湿泻脾虚胃钝治。

大橘皮汤

大橘皮汤术二苓，槟榔滑泽桂同烹，中焦气滞宜温连，湿热还须导下行。

桂枝橘皮汤

桂枝橘皮芍草裹，臣以大枣与鲜姜，脾受寒湿诚宜此，营卫调和法最良。

---

① 䐃（luó 罗）：指纹。俗称"螺纹"，也简称"螺"。

② 盼：原无，据学报本补。

③ 若：原作"非"，据学报本改。

④ 正气：原作"藿香"，据学报本改。

香砂理中汤

香砂理中温健方，实因生冷损脾阳，木香分量砂仁等，生术东参炙草姜。

理阴煎

理阴熟地与归身，方内干姜炙草呈，此是理中汤变法，辛温甘润补脾阴。

香砂二陈汤

香砂二陈苓夏广，槟香炙草砂仁仗，脘痛实由饮冷多，胃阳虚弱宜温养。

胃苓汤

胃苓苍朴广苓猪，桂术还兼泽泻施，脾胃两伤成吐泻，温中健运效原奇。呕加半夏生姜汁，腹痛紫金片入宜，足筋拘挛加何品，络石藤与木瓜治。

白术和中汤

白术和中苓广佐，谷虫六曲与春砂，培中消运兼疏导，陈米还偕佛手花。寒盛加姜吴萸桂，湿热川连厚朴佳，便闭导滞丸吞服，络瘀青葱绛覆加。

加味小建中汤

方名加味小建中，橘络一钱橘白同，砂仁六分原方入，不令甘药滞中宫。

神香圣术煎

神香圣术广皮姜，丁蔻功能桂术裹，方用扶脾温肾法，病伤寒湿效非常。若兼呕甚应开痞，姜汁一瓢加入良，筋吊还须添络石，木瓜酒炒品同商。

附子理中汤

附子理中热补方，阴寒猝中此为长，妙在姜汁通阳气，术附参姜效倍彰。

## 第五节　滋补剂

**清燥养营汤**　滋阴润燥法　俞氏经验方　载吴又可《温疫论》

鲜生地五钱至八钱　知母三钱　归身一钱　新会皮钱半　生白芍二钱至三钱　花粉三钱　生甘草八分　梨汁两瓢，冲

秀按：吴氏谓数下后，两目加涩，舌肉枯干，津不到咽，唇口燥裂。缘其人阳脏多火，重亡津液而阴亏也。故君以地、芍、归、甘，养营滋液；即臣以知母、花粉，生津润燥；佐以陈皮运气疏中，防清滋诸药碍胃滞气也；使以梨汁，味甘而鲜，性凉质润，醒胃气以速增津液也。此为滋营养液，润燥清气之良方。

**阿胶黄连汤**　滋阴清火法　俞氏经验方　从仲景方加味

陈阿胶钱半，烊冲　生白芍二钱　小川连六分，蜜炙　鲜生地六钱　青子芩一钱　鸡子黄一枚，先煎代水

秀按：手少阴心主血，中含热气，故《内经》云，少阴之上。热气治之。凡外邪挟火而动者，总属血热。其证心烦不寐，肌肤枯燥，神气衰弱，咽干溺短。故君以阿胶、生地，滋肾水而凉心血。阿胶必须真陈，庶不碍胃；生地用鲜，庶不凝阴。但少阴只有热气，能温血而不致灼血。若挟肝胆之相火，激动心热，轻则咽干心烦，欲寐而不能寐；重则上攻咽喉而为咽痛，下奔小肠而便脓血。故臣以白芍配芩、连，酸苦泄肝以泻火，而心热乃平；白芍合生地，酸甘化阴以滋血，而心阴可复。妙在佐鸡子黄，色赤入心，正中有孔，能通心气以滋心阴。此为润泽血枯，分解血热之良方。

**阿胶鸡子黄汤**　滋阴熄风法　俞氏经验方

陈阿胶二钱，烊冲　生白芍三钱　石决明五钱，杵　双钩藤二钱　大生地四钱　清炙草六分　生牡蛎四钱，杵　络石藤三钱　茯神木四钱　鸡子黄二枚，先煎代水

秀按：血虚生风者，非真有风也，实因血不养筋，筋脉拘挛，伸缩不能自如，故手足瘈疭，类似风动，故名曰内虚暗风，通称肝风。温热病末路多见此症者，以热伤血液故也。方以阿胶、鸡子黄为

君，取其血肉有情，液多质重，以滋血液而熄肝风；臣以芍、草、茯神木，一则酸甘化阴以柔肝，一则以木制木而熄风；然心血虚者，肝阳必亢，故佐以决明、牡蛎，介类潜阳；筋挛者络亦不舒，故使以钩藤、络石，通络舒筋也。此为养血滋阴，柔肝熄风之良方。

廉勘：阿胶、鸡子黄二味，昔吾老友赵君晴初，多所发明。试述其说曰：族孙诗卿妇患肝风症，周身筋脉拘挛，神志不昏，此肝风不直上巅脑而横窜筋脉者。余用阿胶、鸡子黄、生地、制首乌、女贞子、白芍、甘草、麦冬、茯神、牡蛎、木瓜、钩藤、络石、天仙藤、丝瓜络等，出入为治，八剂愈。病患自述病发时，身体如入罗网，内外筋脉牵绊拘紧，痛苦异常，服药后辄觉渐松。迨后不时举发，觉面上肌肉蠕动，即手足筋脉抽紧，疼痛难伸。只用鸡子黄两枚，煎汤代水，溶入阿胶三钱，服下当即痛缓，筋脉放宽，不服他药，旋发旋轻，两月后竟不复发。盖二味血肉有情，质重味浓，大能育阴熄风，增液润筋，故效验若斯。吴鞠通先生曰鸡子黄为定风珠，立有大定风珠、小定风珠二方，允推卓识。观此一则，足见俞与赵所见略同，宜乎后先辉映也。

**坎炁潜龙汤**　滋阴潜阳法　俞氏经验方

净坎炁一条，切寸　青龙齿三钱　珍珠母六钱，杵　生白芍三钱　大生地四钱　左牡蛎六钱，杵　磁朱丸四钱，包煎　东白薇三钱

先用大熟地八钱，切丝，用开水泡取清汁，代水煎药。

秀按：肾中真阳寄于命门，为生气之根；真阳如不归根，即发生龙雷之火。命门为精室之门，前通外肾，后通督脉，与肝肾、冲任各有关系。冲隶于肝，任隶于肾。若肾经阴虚，则阳无所附而上越，任阴不足，则冲气失纳而上冲。故仲景谓阴下竭，阳上厥。欲潜其阳以定厥，必先滋其阴以镇冲，故以坎炁、二地为君。坎炁即初生脐带，一名命蒂，以其前通神阙，后通命门，最得先天之祖气。二地质重味厚，填精益髓，善滋后天之真阴。庶几阴平阳秘，龙雷之火，不致上升。况又臣以龙、牡、珠母，滋潜龙雷；佐以磁、朱，交济心肾，阳得所附，火安其位矣。妙在使以芍、薇，一为敛肝和阴所必要，一为纳冲滋任之要药。君佐合度，臣使咸宜。此为补肾滋任，镇肝纳冲之良方。然必右脉浮大，左脉细数，舌绛心悸，自汗虚烦，手足躁扰，时时欲厥者，始为恰合。若肢厥脉细，额汗如珠，宜再加人参、附子、五味等品，急追元阳以收汗。但病势危笃如斯，亦多不及救矣。

**当归四逆汤**　滋阴通脉法　俞氏经验从仲景方加减

全当归三钱　桂枝尖五分　北细辛三分，蜜炙　鲜葱白一枚，切寸　生白芍三钱　清炙草五分　绛通草一钱　陈绍酒一瓢，冲

秀按：心主经脉，肝主络脉，而心包主络，亦主脉，横通四布，既辅心经之行血，亦助肝络之摄血。若肝不摄血，心包之血又不四布，则手足厥寒，且不能横通于经脉，则血行于脉中者少，故脉细欲绝。由是推之。肝与心及心包同病，不独足厥阴肝专受其累也。故以归、芍、荣养血络为君；即臣以桂、辛，辛通经脉，使经气通畅，络气自能四布；尤必佐以绛、通、葱、酒者，一取其速通经隧，一取其畅达络脉；使以炙草，辛得甘助而发力愈速也。此为养血滋阴，活络通脉之良方。如宿病寒疝，小腹痛甚，口吐白沫者，则加吴茱萸以止疝痛，生姜汁以止吐沫，亦属仲景成法。

**复脉汤**　滋阴复脉法　俞氏经验　从仲景方加减　一名炙甘草汤

大生地一两　真人参钱半，另煎冲　炒枣仁二钱　桂枝尖五分　陈阿胶二钱，烊冲　大麦冬五钱　清炙草三钱　陈绍酒一瓢，分冲　生姜汁两滴，冲　大红枣三枚，对劈

秀按：脉之动虽属心，而迫之使动者则在肺。肺主气，气主呼吸，一呼一吸，谓之一息，以促心血之跃动而发脉。病而至于心动悸，心主脉而本能动，动而至于悸，乃心筑筑然跳，按其心部动跃震手也，是为血虚。脉结代者，缓时一止为结，止有定数为代，脉行十余至一止，或七八至及五六至一止，皆有定数，是为血中之气虚。故重用胶、地、草、枣，大剂补血为君；尤必臣以参、麦之益气增液，以润经隧而复脉，和其气机以去其结代；然犹恐其脉未必复，结代未必去，又必佐以桂、酒之辛润行血，助参、麦益无形之气，以扩充有形之血，使其捷行于脉道，庶几血液充而脉道利，以复其跃动之常；使以姜、枣调卫和营，俾营行脉中，以生血之源，卫行脉外，以导血之流。此为滋阴补血，益气复脉之第一良方。

**四物绛覆汤**　滋阴濡络法　俞氏经验方

细生地四钱，酒洗　生白芍钱半，酒炒　真新绛钱半　广橘络一钱　全当归二钱，酒洗　川芎五分，蜜炙　旋覆花三钱，包煎　青葱管三寸，切冲

秀按：《内经》云：血主濡之。血虚则脉络郁涩，络涩则血郁化火，每致郁结伤中，脘胁串痛，甚则络松血溢，色多紫黯。故以生地、归、芍滋阴养血为君，臣以绛、覆、川芎辛润通络，佐以橘络舒络中之气，使以葱管通络中之瘀。此为轻清滋阴，辛润活络之良方。痛甚者，加桃仁（七粒）、蜜炙延胡（钱半），活血止痛；

挟火者，加川楝子（钱半）、丹皮（钱半），苦辛泄热。

**新加酒沥汤**　滋阴调气法　俞氏经验　从张石顽酒沥汤加味

细生地四钱　白归身钱半　广橘白八分　苏薄荷三分　生白芍三钱　清炙草六分　川柴胡四分，蜜炙　玫瑰花三朵，冲　陈绍酒二匙，分冲　淡竹沥两瓢，与酒和匀同冲

秀按：丹溪谓气血调和，则百病不生；气血抑郁，则百病蜂起。路玉谓气郁则液凝为痰，血郁则络瘀作痛。窃谓气血暴郁，血多虚而气多滞，必先调气，继则活络，最忌辛燥克削，重伤气血。故以归、地、芍、草，养血柔肝为君，遵肝苦急，急食甘以缓之之经旨；臣以橘白、柴、荷，清芬疏气，以肝喜散，急食辛以散之也；佐以竹沥、绍①酒涤痰行血，以肝性刚，宜柔宜疏是也；使以玫瑰花者，色能活血，香能疏气，足为诸药之先导。此为滋阴养血，调气疏郁之良方。

**补阴益气煎**　滋阴补气法　俞氏经验方　载景岳《新方八阵》

潞党参三钱，米炒　淮山药三钱，杵　新会皮一钱　升麻三分，蜜炙　大熟地四钱，炒松　白归身钱半，醋炒　清炙草五分　鳖血柴胡五分

秀按：男子便血，妇人血崩，无论去血多少，但见声微气怯，面白神馁，心悸肢软者，气不摄血，血从下脱也。若用清凉止血方，必致气脱。故以滋补阴气之党参，滋填阴血之熟地为君，景岳称为两仪，本为气血双补之通用方；臣以薯、归滋脾阴而养肝血，归身醋炒，尤得敛血之妙用；佐以升、柴、橘皮，升清气而调胃气，柴胡用鳖血拌炒，虽升气而不致劫动肝阴；使以甘草和药，缓肝急而和脾阴。

---

① 绍：学报本作"陈"。

此为滋阴养血，血脱益气之良方。惟党参甘平益气，究嫌力薄，膏粱体宜易吉林大参，补气之功为尤胜。阴虚有火者，加莹白童便，咸平止血以降阴火，尤有专功。自汗者，加绵芪皮（二三钱）固表气以收汗，淮小麦（三四钱）养心血以敛阴。皆历试辄验之要法。

**加味金匮肾气汤**　滋阴纳阳法　俞氏经验方　从仲景方加减

大熟地六钱　淮山药三钱，杵　丹皮钱半，醋炒　淡附片钱半　山萸肉二钱　浙茯苓三钱　泽泻钱半　紫瑶桂五分，炼丸吞　北五味一钱，杵　莹白童便一杯，分冲

秀按：伤寒夹阴，误服升散，及温热多服清凉克伐，以致肾中虚阳上冒，而口鼻失血，气短息促者，其足必冷，小便必白，大便必或溏、或泻。上虽假热，下显真寒。阳既上越，阴必下虚。宜于滋阴之中，暂假热药冷服以收纳之。故以六味地黄为君，壮水之主，以镇阳光；臣以桂、附，益火之源，以消阴翳；妙在佐以重用五味，酸收咸降，引真阳以纳归命门；使以莹白童便，速降阴火以清敛血溢。此为滋补真阴，收纳元阳之良方。

廉勘：以上十方，俞氏皆以滋阴为君，参合他法以推展之，可谓善用成方，多所化裁者矣，足开后学选药制方之法门。

**救逆四逆汤**　回阳破阴法　俞氏经验方　载仲景《伤寒论》

川附子三钱，炮，去皮脐　川干姜三钱，炮　清炙草二钱

秀按：少阴病初起，不头痛身热，即恶寒肢厥，战栗蜷卧，甚则吐泻腹痛，脉沉或伏，此名直中阴经真寒证，俗名阴证伤寒；若兼面色青，囊缩舌短者，此名夹阴中寒，证皆危险。故急以附、姜破阴救阳为君，佐以炙草和中。辛得甘助，则有温补之功；甘与辛合，更擅调剂之长。此为破阴回阳，少阴中寒之主方。吐多者，加生姜汁（两匙，冲）、公丁香（一分）；泻多者，加炒冬术（三钱）、煨肉果（钱半）；舌短囊缩，小腹绞痛者，加盐水炒吴茱萸（一钱）、酒炒木瓜（钱半）。

**桂枝加附子汤**　回阳摄阴法（轻剂）俞氏经验方　载仲景《伤寒论》

川桂枝二钱　东白芍三钱　煨干姜一钱　炮附子三钱　清炙草二钱　大红枣三枚，劈

秀按：伤寒发汗过多，汗漏不止，恶风，小便难，四肢微急，此为亡阳之轻证。故以桂、附辛热回阳为君；即臣以白芍之酸收摄阴，炙草之甘缓和阳；佐以煨姜，使以大枣，一为调卫以助阳，一为和营以维阴。此为回阳摄阴，调营护卫之良方。

**真武汤**　回阳摄阴法（重剂）　俞氏经验方　载仲景《伤寒论》

炮附子四钱　生白芍三钱　浙茯苓三钱　鲜生姜二钱　生冬术二钱

秀按：《内经》云：阳气者，精则养神，柔则养筋。若外感证，发汗过多，津液亏少，阳气偏虚，自汗不止，筋失所养而惕惕跳动，肉失所养而瞤然蠕动，目眩心悸，振振欲擗地者，此为亡阳之重证。故以附、姜辛热回阳为君；臣以白术培中益气，茯苓通阳化气，以助附、姜峻补回阳之力；尤必佐白芍阴药以维系者，庶几阳附于阴而内返矣。此为回阳摄阴，急救亡阳之祖方。若少阴腹痛下利，内有水气者，本方宜重用茯苓（少则六钱，多则八钱，或一两），以通肾阳而利水；白芍宜用酒炒，以免阴凝之弊。兼咳者，加干姜（八分）、五味子（五分），同捣如泥，以散水寒而止饮咳；下利者，去白芍，加干姜（一钱）以散寒水而培脾阳；呕者，加姜半夏（三钱）、生姜（取汁一小匙，

冲）；小便利者，去茯苓，以小便既利，不当更渗以竭津液也。此皆仲景治阴水症加减之成法。学者须知同一真武汤，一治少阴误汗亡阳，一治少阴寒水洋溢，同而不同有如此，始可以用仲景之经方。

廉勘：真武汤，加减得法，用处甚多。如俞东扶于盛暑时，以此汤治寒霍乱症，吐泻腹疼，恶寒不渴，肢冷脉微，取效甚速，一也。如王孟英治痰喘汗多，气逆脘疼，不食碍眠，肢冷便溏，面红汗冷，脉弦软无神，苔白不渴，乃寒痰上实，肾阳下虚也。以此汤加干姜、五味、人参、杏仁、川朴等品，一剂知，二剂已，二也。而善用此方者，首推叶天士先生。如治脾阳伤极，由误攻寒瘖，变成单腹胀，以此方加川朴；又治食伤脾阳，腹胀足肿，以此方去芍、姜，加草果仁、厚朴、广皮；又治浊阴窃踞脾肾，跗肿腹满，以此方去芍、姜，加川朴、草蔻、泽泻；又治肿胀由足入腹，食谷不能运，脉细软，以此方去芍，加厚朴、荜茇；又治脾肾虚寒，泻多腹满，小便不利，以此方去芍、姜，加人参、益智仁、菟丝子。其他加减颇多，不能尽述。

**通脉四逆汤**　回阳通脉法　俞氏经验方　载仲景《伤寒论》

川附子五钱，炮，去皮脐　川姜四钱　清炙草二钱　鲜葱白五枚，杵汁，分冲

秀按：阳气即生气也，阴霾即死气也。是以阳被阴逼，不走即飞。但其间有结有散，结则尚可破散其阴以通阳，散则宜随阳之所在而追[①]回。故脉沉或伏者仅阴之结，但用四逆汤。脉微欲绝而面赤者，乃阴盛格阳也，故于四逆汤加葱白。由是推之，葱白之为用大矣。考葱之为物，寸根着土，即便森然，以其得生阳之气盛，故于死阴中得一线生阳，即可培植而生发。葱白形虽中空，具从阴达阳之

性，而内含稠涎，外包紧束，能使阳仍不离于阴。所以病至下利清谷，里寒外热，手足厥逆，脉微欲绝，身反不恶寒，面赤色，一派阴霾用事，只有外热面赤，身不恶寒数症，可以知阳未尽灭。然阴盛于内，格阳于外，已经昭著，故必重用附、姜，尤赖得生阳气盛之葱白，培种微阳，庶几春回黍谷矣。此为回复残阳，急通脉道之主方。咽痛者，加桔梗（一钱），宣肺气以止痛；呕者，加生姜汁（一小匙，冲），宣逆气以和胃；呃逆者，加公丁香（九支）、柿蒂（三十个），降气逆以止呃；大腹痛者，加紫瑶桂（五分）、生白芍（三钱），温通脾络以止痛；小腹绞痛者，加盐水炒吴茱萸（五分）、小茴香（四分），温运肝气以止疼；痛甚者，加蜜炙延胡（钱半）、明乳香（六分），活血通络以止痛；利虽止而脉微不出者，加吉林大参（钱半），提神益气以生脉。

**回阳急救汤**　回阳生脉法　俞氏经验方　载陶节庵《伤寒六书》

黑附块三钱　紫瑶桂五分　别直参二钱　原麦冬三钱，辰砂染　川姜二钱　姜半夏一钱　湖广术钱半　北五味三分　炒广皮八分　清炙草八分　真麝香三厘，冲

秀按：少阴病下利脉微，甚则利不止，肢厥无脉，干呕心烦者，经方用白通加猪胆汁汤主之。然不及此方面面顾到，故俞氏每用之以奏功。揣其方义，虽仍以四逆汤加桂，温补回阳为君，而以千金生脉散为臣者，以参能益气生脉，麦冬能续胃络脉绝，五味子能引阳归根也。佐以白术、二陈，健脾和胃，上止干呕，下止泻利。妙在使以些许麝香，斩关直入，助参、附、姜、桂，以速奏殊功。浅学人每畏其散气而不敢用，岂知麝香同冰片及诸

--------

① 追：原作"返"，据学报本改。

香药用，固属散气，同参、术、附、桂、麦、味等温补收敛药用，但显其助气之功，而无散气之弊矣。此为回阳固脱，益气生脉之第一良方。

廉勘：此节庵老名医得心应手之方。凡治少阴中寒，及夹阴伤寒，阳气津液并亏，暨温热病凉泻太过，克伐元阳，而阳虚神散者多效。妙在参、术、附、桂，与麝香同用。世俗皆知麝香为散气通窍之药，而不知麝食各种香药，含英咀华，蕴酿香精而藏于丹田之间，故西医药物学中，推为壮脑补神之要药。阅过香港曹锡畴《麝香辨》者，皆深悉之，惜吾国医界尚多茫茫耳。陶、俞二家，于西医学未曾进行之前，能深信麝香功用，配合于温补回阳之中，殊有卓识。吴鞠通辄诋其谬，亦未免所见不广，信口雌黄者矣。以余所验，服此方后，脉渐渐缓出者生，不出者死，暴出者亦死，手足不温者亦死，若舌卷囊缩，额汗如珠不流，两目直视者，速死。

**附姜白通汤**　回阳通格法　俞氏经验方　载喻嘉言《医门法律》

川附子五钱，炮，去皮脐　干姜四钱　葱白五茎，取汁冲　猪胆半枚，取汁冲

秀按：猝中阴寒，厥逆呕吐，下利色青气冷，肌肤凛栗无汗，脉微欲绝，甚则十指腘纹绉瘪，俗名瘪腘痧证，实则为盛阴没阳之候。故以大剂附、姜回阳为君；臣以葱汁，得生阳之气独盛，以辛通脉道；反佐以一味胆汁者，恐阳药一饮即吐，格拒而不得入也。此为温热回阳，苦辛通格之良方。然必内外兼治，庶几能奏捷效。故嘉言外治两法：一用葱一大握，以带轻束，切去两头，留白二寸许，以一面熨热，安脐上，用熨斗盛炭火，熨葱白上面，取其热气从脐入腹，甚者连熨二三饼；二用艾灸关元、气海，各二三十壮。

内外协攻，务在一时之内，令得阴散阳回，身温不冷，脉渐出者。次服附姜归桂汤，以驱营分之寒。若病患畏胆汁太苦者，代以莹白童便亦可。

**附姜归桂汤**　回阳温营法　俞氏经验方　载喻氏《医门法律》

川附子二钱，炮　川姜一钱，炮　紫瑶桂八分　当归二钱　净白蜜两匙，冲

秀按：中寒暴病，用附、姜回阳后，继用此方者，因附、姜专主回阳，而其所中之阴寒，必先伤营，故加归、桂驱营分之寒，庶几药病相当。冲以白蜜者，柔和阳药之刚烈也。此为回阳暖血，温和营分之良方。

**附姜归桂参甘汤**　回阳兼补血气法　俞氏经验方　载喻氏《医门法律》

淡附片一钱　白归身钱半　老东参一钱　嫩闽姜六分　川姜八分，炮　官桂六分　清炙草八分　大红枣两枚

秀按：阴寒渐衰，阳气将回，病势已有转机。故君以附、姜轻剂，温和阳气；即臣以归、桂暖血，参、草益气；佐以闽姜，使以大枣，调和营卫也。此为轻剂回阳，双补血气之良方。若阳已回，身温色活，手足不冷，吐利渐除者，本方附、姜、官桂，可减其半，加蜜炙绵芪（一钱）、土炒於术（一钱）、酒炒白芍（钱半）、五味子（十二粒），温和平补，俾不致有药偏之害。

**正阳四逆汤**　回阳攻毒法　俞氏经验方　载陶氏《伤寒全生集》

生附子三钱，炮，去皮脐　清炙草一钱　真麝香五厘，冲　川姜三钱，炮不可焦　皂荚炭八分　生姜汁两匙，冲

秀按：猝中阴毒，吐利腹疼，身如被杖，四肢厥逆，冷过肘膝，昏沉不省，心下硬满，面唇手指皆有黑色，舌卷囊缩，烦躁冷汗自出，或时呻吟，六脉或沉伏，

或沉微欲绝，汤药每多不受。此皆阴寒毒气入深，乃最危最急之证，较中寒证尤笃。故用生附子以毒攻毒为君；臣以干姜回阳，皂荚、麝香速通经隧；佐以炙草和药；使以姜汁和胃，且姜汁、炙草二味，更有和解附毒之功，调剂合法。此为回阳急救，直攻阴毒之良方。然必内外兼治，庶可十救一二。外治法：先以通关散（生半夏一钱，细辛五分，川芎五分，青藜芦五分，麝香五厘），嚏鼻取嚏，以通清窍；次用麝香（三厘）、皂荚末（三分）、肉桂末（二分）、硫黄（二分），共研细末，以葱汁调黏，填入脐中，再以生姜薄片贴于脐上，放大艾火于姜片上，蒸二七壮。炙关元、气海二七壮。必将阴退阳复，手足温暖即止。知人事者生，昏沉不省，过一周时必死。或仍用喻西昌熨脐法，亦能通阳气而利小便。

**新加八味地黄汤**　补阳镇冲法　俞氏经验方

厚附块钱半　大熟地六钱，炒松　山萸肉八分　紫石英四钱，杵　紫瑶桂五分　淮山药三钱，杵　浙茯苓四钱　泽泻钱半

先用铁落（五钱）、镇元黑锡丹（三钱），用水六碗，煎成四碗，取清汤代水煎药。

秀按：肾气虚喘，动则喘甚，腰痛足冷，小便不利，肾水上泛为痰，嗽出如沫而味咸。故以八味地黄温补肾气为君，去丹皮者，恐其辛散肺气也；臣以紫石英温纳冲气；妙在佐以铁落合黑锡丹，重镇冲逆，以纳气定喘。用之得当，奏效如神。此为温补肾阳，镇纳虚喘之良方。气虚自汗者，加蜜炙绵芪皮（三钱）、五味子（三分）；小便利者，去苓、泽，防其损津液也。

**方歌**　同上
清燥养营汤

清燥养营归地芍，生甘知粉广陈皮，两瓢梨汁同为使，甘润生津法最宜。

阿胶黄连汤

阿胶黄连青子芩，生地用鲜芍用生，先煎鸡子黄代水，清火滋阴独擅能。

阿胶鸡子黄汤

汤号阿胶鸡子黄，炙甘地芍茯神裹，决明络石钩藤牡，滋液熄风极妙方。

坎炁潜龙汤

坎炁潜龙生地均，牡蛎龙齿珍珠母，生芍白薇磁朱丸，肾肝冲任能兼顾。

当归四逆汤

当归四逆桂辛葱，生芍炙甘与绛通，煎成绍酒同冲服，通脉滋阴最有功。

复脉汤

复脉参地麦阿胶，枣仁甘桂偕姜枣，一瓢绍酒药同冲，脉形结代用之效。

四物绛覆汤

四物地芍与归芎，绛覆合成橘络葱，方取滋阴兼活络，络中血瘀奏殊功。

新加酒沥汤

新加酒沥地芍草，橘薄归柴玫瑰花，竹沥和匀绍酒服，滋阴调气法堪嘉。

补阴益气煎

补阴益气参归地，陈甘淮药合升柴，阴虚有火加童便，自汗芪皮小麦佳。

加味金匮肾气汤

加味肾气萸淮地，桂附泽苓五味丹，童便一杯和冲服，滋阴妙合纳阳堪。

救阳四逆汤

救阳四逆姜甘附，直中阴经用此先，肢厥脉形沉或伏，吐泻腹痛内真寒。

加减法：吐多姜汁丁香入，泻甚术同肉果添，小腹如绞疼难忍，吴萸盐炒木瓜兼。

桂枝加附子汤

桂枝加附炙甘草，白芍煨姜与红枣，伤寒过汗欲亡阳，固卫和营为最要。

真武汤

真武术附与鲜姜，白芍茯苓共一方，温补尤宜兼敛涩，亡阳急救此为长。

加减法：腹痛水气苓加重，白芍还须酒炒良，兼咳干姜合五味，下利去芍入干姜。呕加半夏生姜汁，溺长不用茯苓襄，方虽同属少阴证，误汗寒水辨宜详。

通脉四逆汤

通脉四逆附川姜，葱白还偕炙草襄，天地不通成否象，阴霾力扫即回阳。

加减法：咽痛桔梗宣肺气，呕加姜汁以和胃，呃逆丁香柿蒂加，腹痛白芍同瑶桂。小腹绞痛不可言，小茴吴萸加之美，痛甚加蜜炙延胡，乳香六分诚可贵。倘如利止脉不出，吉林大参斯为最。

回阳救急汤

回阳救急桂附姜，术参橘半味冬襄，八分炙草三厘麝，但得阳生脉渐张。

附姜白通汤（下附灸法）

附姜白通善通格，猪胆取汁偕葱白，片时阴散可回阳，猝中阴寒宜此法。

附姜归桂汤

附姜归桂义何具，温营回阳法并施，但恐阳药多刚烈，白蜜冲和用得宜。

附姜归桂参甘汤

附姜归桂参甘汤，闽姜红茶合同尝，回阳兼能补血气，病机已转服称良。

加减法：吐利渐除体亦温，本方姜附可减半，芪术芍味酌同加，温和平补无偏判。

正阳四逆汤

正阳四逆附姜甘，附子用生取攻毒，皂炭生姜汁麝香，能通经隧功神速。

新加八味地黄汤

新加八味地黄汤，桂附萸淮苓泽紫，铁落锡丹代水煎，温补肾阳纳冲气。如见气虚自汗多，加炙芪皮与五味，小便通利去泽苓，防损津液伤[①]肾气。

## 第六节 清凉剂

**玳瑁郁金汤** 清宣包络痰火法 俞氏经验方

生玳瑁一钱，研碎 生山栀三钱 细木通一钱 淡竹沥两瓢，冲 广郁金二钱，生打 青连翘二钱，带心 粉丹皮二钱 生姜汁两滴，冲 鲜石菖蒲汁两小匙，冲 紫金片三分，开水烊冲

先用野菰根（二两）、鲜卷心竹叶（四十支）、灯芯（两小帚，约重五六分），用水六碗，煎成四碗，取清汤分作二次煎药。

秀按：邪热内陷包络，郁蒸津液而为痰，迷漫心孔，即堵其神明出入之窍，其人即妄言妄见，疑鬼疑神，神识昏蒙，咯痰不爽，俗名痰蒙。故以介类通灵之玳瑁，幽香通窍之郁金为君，一则泄热解毒之功，同于犀角；一则达郁凉心之力，灵于黄连。臣以带心翘之辛凉，直达包络以通窍；丹皮之辛窜，善清络热以散火。引以山栀、木通，使上焦之郁火，屈曲下行，从下焦小便而泄。佐以姜、沥、石菖蒲汁，辛润流利，善涤络痰。使以紫金片芳香开窍，助全方诸药透灵。妙在野菰根功同芦笋，而凉利之功，捷于芦根，配入竹叶、灯芯，轻清透络，使内陷包络之邪热，及迷漫心孔之痰火，一举而整肃之。此为开窍透络，涤痰清火之良方。服一剂或二剂后，如神识狂乱不安，胸闷气急，壮热烦渴，此内陷包络之邪热，欲达而不能遽达也。急用三汁宁络饮，徐徐灌下令尽，良久渐觉寒战，继即睡熟，汗出津津而神清，若二时许不应，须再作一服。历试辄效。

**三汁宁络饮** 开窍透络兼解火毒法

---

① 伤：原作"寒"，据学报本改。

秀山经验方

白颈活地龙四条，水洗净，入砂盆内研如水泥，滤取清汁；更用龙脑、西黄、辰砂各一分，研匀；生姜汁半小匙，鲜薄荷汁二小匙。用井水半杯，调三汁及脑、黄、辰砂三味。

秀按：此方芳香开窍，辛润活络，灵验异常。如嫌西黄价昂，用九制胆星八分代之，亦验。

**犀地清络饮** 清宣包络瘀热法 俞氏经验方

犀角汁四匙，冲　粉丹皮二钱　青连翘钱半，带心　淡竹沥二瓢，和匀　鲜生地八钱　生赤芍钱半　原桃仁九粒，去皮　生姜汁二滴，同冲

先用鲜茅根（一两）、灯芯（五分），煎汤代水，鲜石菖蒲汁两匙，冲。

秀按：热陷包络神昏，非痰迷心窍，即瘀塞心孔，必用轻清灵通之品，始能开窍而透络。故以千金犀角地黄汤，凉通络瘀为君，臣以带心翘透包络以清心，桃仁行心经以活血。但络瘀者必有黏涎，故又佐姜、沥、菖蒲三汁，辛润以涤痰涎，而石菖蒲更有开心孔之功。妙在使茅根交春透发，善能凉血以清热；灯芯质轻味淡，更能清心以降火。此为轻清透络，通瘀泄热之良方。如服后二三时许不应，急于次煎中调入牛黄膏，以奏速效。

**犀羚三汁饮** 清宣包络痰瘀法 俞氏经验方

犀角尖一钱　带心翘二钱　东白薇三钱　皂角刺三分　羚角片钱半　广郁金三钱，杵　天竺黄三钱，老式　粉丹皮钱半　淡竹沥两瓢　鲜石蒲汁两匙　生藕汁二瓢。三汁和匀同冲

先用犀、羚二角，鲜茅根（五十支，去衣）、灯芯（五分）、活水芦笋（一两），煎汤代水，临服调入至宝丹（四丸），和匀化下。

秀按：邪陷包络，挟痰瘀互结清窍，症必痉厥并发，终日昏睡不醒，或错语呻吟，或独语如见鬼，目白多现红丝，舌虽纯红，兼罩黏涎，最为危急之重证。故以犀、羚凉血熄风，至宝芳香开窍为君；臣以带心翘宣包络之气郁；郁、丹通包络之血郁，白薇专治血厥，竺黄善开痰厥；尤必佐角刺、三汁轻宣辛窜，直达病所以消痰瘀；使以芦笋、茅根、灯芯轻清透络。庶几痰活瘀散，而包络复其横通四布之常矣。此为开窍透络，豁痰通瘀之第一良方。但病势危笃至此，亦十中救一而已。

廉勘：至宝丹不应，局方紫雪及新定牛黄清心丸，或吴氏安宫牛黄丸等，亦可随时应急。录方于后，以备临证时酌用。

**局方至宝丹** 摘录吴氏《温病条辨》方

犀角　朱砂　玳瑁　琥珀以上各一两　牛黄　麝香以上各五钱

以安息香一两重汤炖化，和诸药为丸，计一百丸，蜡护。

廉勘：原方尚有雄黄一两，龙脑三钱半，金银箔各五十张，研细为衣。许氏《本事方》中，又加人参、制南星、天竺黄三味。此方荟萃各种灵异，皆能补心体，通心用，除邪秽，解热结。徐洄溪云：安神定魂必备之方，真神丹也。

**局方紫雪** 吴氏从《本事方》去黄金加一"丹"字

滑石　石膏　寒水石　元参　升麻以上各一斤　灵磁石　朴硝　焰硝以上各二斤　犀角　羚角　青木香　沉香以上各五两　公丁香一两　炙甘草半斤　辰砂三钱　麝香一两二钱

廉勘：《和剂局方》尚有黄金一百两，徐洄溪以金箔一万页代之。原方火硝四斤，朴硝十斤，徐氏谓二硝太多，只有十分之一。《方氏喉科》原方去二硝，加

西瓜硝八钱，梅冰三钱，专治咽痛喉风，重腭痰核，舌疔紫泡等症，最妙。此方辟秽开窍，泻火散结。徐洄溪云：邪火毒火，穿经入脏，无药可治，此能消解，其效如神。

**新定牛黄清心丸**　摘录王氏《温热经纬》方

西黄　雄黄　川连　子芩　山栀　广郁金　辰砂　犀角各一两　珍珠粉五钱　梅冰　麝香各二钱五分

上研末，树胶水丸，每重一钱，金箔为衣，蜡匮，去蜡用。

此方即万氏牛黄丸，加犀、朱、冰、麝、雄黄等五味。治热陷心包，昏狂谵妄，较万方力大。重症用此，轻症仍用万方。

**安宫牛黄丸**　摘录吴氏《温病条辨》方

西牛黄　犀角　广郁金　川连　生山栀　雄黄　黄芩　金箔　朱砂以上各一两　梅冰　麝香各二钱五分　真珠粉五钱

上研细匀，树胶水丸，每丸重一钱，金箔为衣，蜡护。脉虚者，人参汤下；脉实者，银花薄荷汤下。每服一丸，大人病重体实者，日再服，甚至日三服。小儿服半丸，不知，再服半丸。

廉勘：此方芳香化秽浊而利诸窍，咸寒保肾水而安心体，苦寒通火腑而泻心用，专治热陷包络，神昏谵语，兼治飞尸猝厥，五痫中恶，及大人小儿痉厥之因于热者，多效。吴鞠通先生谓安宫牛黄丸最凉，紫雪次之，至宝又次之。主治略同，而各有所长，临用对证斟酌可也。

**连翘栀豉汤**　清宣心包气机法　俞氏经验方

青连翘二钱　淡香豉三钱，炒香　生枳壳八分　苦桔梗八分　焦山栀三钱　辛夷净仁三分拌捣广郁金三钱　广橘络一钱　白蔻末四分，分作二次冲

秀按：凡外邪初陷于心胸之间，正心包络之部分也。若一切感症，汗吐下后，轻则虚烦不眠，重即心中懊侬，反复颠倒，心窝苦闷，或心下结痛，卧起不安，舌上苔滑者，皆心包气郁之见证。故以清芬轻宣、心包气分主药之连翘，及善清虚烦之山栀、豆豉为君；臣以夷仁拌捣郁金，专开心包气郁；佐以轻剂枳、桔，宣畅心包气闷，以达归于肺；使以橘络疏包络之气，蔻末开心包之郁。此为清宣包络，疏畅气机之良方。

**五汁一枝煎**　清润心包血液法　俞氏经验方

鲜生地汁四大瓢　鲜茅根汁两大瓢　鲜生藕汁两大瓢　鲜淡竹沥两大瓢　鲜生姜汁两滴　紫苏旁枝二钱，切寸

上先将紫苏旁枝煎十余沸，取清汤盛盖碗中，和入五汁，重汤炖温服。

秀按：心包邪热，开透整肃后，血液必枯，往往血虚生烦，愦愦无奈，心中不舒，间吐黏涎，呻吟错语。故以鲜地、茅根、藕汁三味，清润心包血液为君；臣以姜、沥二汁，辛润流利，以涤络痰；妙在佐紫苏旁枝，轻清宣络，以复其旁通四本①之常。此为清润心包，濡血增液之良方。

**增减黄连泻心汤**　清泄包络心经实火法　俞氏经验　从仲景方加减

小川连八分　青子芩钱半　飞滑石六钱　淡竹沥两瓢　小枳实钱半　仙半夏钱半　生苡仁五钱　生姜汁两滴，同冲

先用冬瓜子（一两）、丝通草（二钱）、灯芯（五分），煎汤代水，鲜石菖蒲叶（钱半），搓熟生冲。

秀按：肺胃痰火湿热，内壅心经包

---

① 本：学报本作"布"。义长。

络，每致神昏谵语，心烦懊憹，惟舌苔黄腻，与舌绛神昏，由于心血虚燥者不同。故以连、芩、枳、半，苦辛通降，以除痰火为君；臣以滑、苡、瓜、通，凉淡泄湿；佐以姜、沥二汁，辛润涤痰；妙在使以菖蒲、灯芯，芳淡利窍，通神明以降心火。此为泻心通络，蠲痰泄湿之良方。

**导赤清心汤** 清降包络心经虚热法俞氏经验 从导赤泻心汤加减

鲜生地六钱 辰茯神二钱 细木通五分 原麦冬一钱，辰砂染 粉丹皮二钱 益元散三钱，包煎 淡竹叶钱半 莲子心三十支，冲 辰砂染灯芯二十支 莹白童便一杯，冲

秀按：热陷心经，内蒸包络，舌赤神昏，小便短涩赤热，必使其热从小便而泄者，以心与小肠相表里也。但舌赤无苔，又无痰火，其为血虚热盛可知。故以鲜地凉心血以泻心火，丹皮清络血以泄络热为君；然必使其热有去路，而包络心经之热乃能清降，故又臣以茯神、益元、木通、竹叶，引其热从小便而泄；佐以麦冬、灯芯均用朱染者，一滋胃液以清养心阴，一通小便以直清神识；妙在使以童便、莲心咸苦达下，交济心肾以速降其热。是以小便清通者，包络心经之热，悉从下降，神气即清矣。此为清降虚热、导火下行之良方。服后二三时许，神识仍昏者，调入西黄（一分）以清神气，尤良。

**清肝达郁汤** 清疏肝郁法 俞氏经验方 从加味逍遥散加减

焦山栀三钱 生白芍钱半 归须一钱 川柴胡四分 粉丹皮二钱 清炙草六分 广橘白一钱 苏薄荷四分，冲 滁菊花钱半 鲜青橘叶五片，剪碎

秀按：肝喜畅遂条达，达则无病，俗所谓肝气病者，皆先由肝郁不伸也。郁于胸胁，则胸满胁痛；郁于肠间，则腹满而痛，甚则欲泄不得泄，即泄亦不畅。故以

丹溪逍遥散法，疏肝达郁为君；然气郁者多从热化，丹溪所谓气有余便是火也，故又以栀、丹、滁菊清泄肝火为臣；佐以青橘叶清芬疏气，以助柴、薄之达郁。此为清肝泄火，疏郁宣气之良方。暴怒气盛者，加制香附（三钱）、醋炒青皮（八分），暂为平气以伐肝；肠鸣飧泄者，加乌梅炭（三分）、白僵蚕（钱半），升达肠气以泄肝；疝气肿痛者，加小茴香（二分）、炒橘核（三钱）、炒香荔枝核（钱半），疏泄肝气以止痛；因于湿热食滞，腹中痛甚者，加《局方》越鞠丸（三钱），疏畅六郁以定疼。

廉勘：逍遥散法，养血疏肝，在妇科中尤为繁用。如此方去栀、丹，加制香附（二钱）、苏丹参（三钱）调气活血，费伯雄推为调经之总方。经迟因于血气虚寒者，加鹿角胶（三分，蛤粉拌炒松）、瑶桂心（三分）以暖肝温经；因于血络凝滞者，加真新绛（钱半）、旋覆花（三钱，包煎）、光桃仁（九粒）以活络调经。经早因于血热者，加鲜生地（四钱）、丹皮（二钱）、霜桑叶（二钱）以凉血清经；因于血热液亏者，加生地（四钱）、生玉竹（三钱）、辰砂染麦冬（二钱）以养血增液，使血液充足而经自调。经闭因于络瘀者，加大黄蟅虫丸（三钱，或吞服，或绢包同煎），轻者但用益母膏（五钱，冲），消瘀以通经闭；因于血枯者，加杞菊六味丸（四钱，绢包煎）、陈阿胶（钱半），原方柴胡（用鳖血拌炒），去薄荷，易玫瑰花（二朵，冲）。惟妇女情欲不遂，左脉弦出寸口，经闭或经痛经乱者，加制香附（二钱）、泽兰（三钱）、鲜生地（五钱）、广郁金（三钱，杵）以和肝理脾，清心开郁；或崩或漏，因志怒伤肝而气盛者，加制香附（三钱）、醋炒青皮（一钱），伐其气以平

之。血热者，加鲜生地（五钱）、焦山栀（三钱）、鲜茅根（四十支），凉其血以清之。子宫痛极，手足不能伸舒，因于湿火下注者，加龙胆草（八分）、青子芩（二钱）、清麟丸（三钱，包煎），急泻湿火以整肃之；外用细生地（三钱）、当归（二钱）、生白芍（钱半）、川芎（一钱）、明乳香（一钱），同捣成饼，纳入阴中以止痛。阴痒因于湿热生虫者，加龙胆草（一钱）、川楝子（钱半）、蛇床子（钱半，盐水炒），以杀其虫而止痒；外用桃仁、光杏仁（各九粒），同雄精①（二分），研成膏，蘸雄鸡肝中，纳入阴中，虫入鸡肝中，引其虫以外出，阴痒即止。阴疮溃烂出水者，防有梅毒，加土茯苓（四钱）、炒黑丑（二钱）、杜牛膝（五钱）、生川柏（八分），以清解梅毒；外用子宫棉塞入阴中，多用硼酸水洗涤子宫，以清其毒火。血风疮症，遍身起痦瘟如丹毒状，或痒或痛，搔之成疮者，多由于风湿血燥，加鲜生地（五钱）、小川连（八分），以凉血润燥，清疏风湿。

**增减旋覆代赭汤** 清降肝逆法 俞氏经验 从仲景方加减

旋覆花三钱，包煎 吴茱萸一分拌炒小川连六分 制香附二钱 代赭石三钱，拌仙半夏钱半 新会皮钱半 沉香汁二匙，冲

先用鲜刮淡竹茹（四钱）、鲜枇杷叶（一两，去毛净，剪去大筋），煎汤代水。

秀按：肝性刚而善怒，轻则嗳气胸痞，重则呃逆胃胀，皆有肝气横逆也。故以旋、赭重降气逆为君。臣以茱、连、橘、半，苦辛通降，以清肝和胃；沉香、香附，辛香流气，以疏肝平逆。妙在佐以竹茹，肝气中结者使之旁达。使以杷叶，肝气上逆者使之清降。此为清肝降逆，佐金制木之良方。然惟初病在气，气盛而血尚不亏，脉弦苔腻者，始为相宜。呃逆甚

者，加公丁香（九支）、柿蒂（三十个），辛通苦涩以止呃；痞胀甚者，加真川朴（钱半）、槟榔汁（两匙，冲），辛开重降以宽胀；因于食滞者，加莱菔子（钱半拌炒春砂仁八分），消食和气以导滞；因于便秘者，加苏子（钱半拌捣郁李净仁四钱），辛滑流气以通便。

**连茹绛覆汤** 清通肝络法 俞氏经验 从仲景方加味

小川连四分，醋炒 真新绛钱半 玫瑰瓣三朵拌炒丝瓜络三钱 淡竹茹三钱 旋覆花三钱，包煎 青葱管三寸 广郁金汁四匙，冲

秀按：肝病初虽在气，久必入络。症多筋脉拘挛，胸胁串疼，脉弦而涩者，皆由肝络血郁不舒也。络郁则化火而横窜，故以连、茹、绛、覆，清通肝络为君；臣以玫瓣拌炒瓜络，辛香酸泄以活络；佐以郁金活血疏郁；使以葱管宣气通络。此为清通肝络，行血止疼之良方。火盛痛甚者，加蜜炙延胡（钱半）、醋炒川楝子（钱半），酸苦泄肝，以清火而止疼；瘀结痛剧者，加光桃仁（二十粒）、杜红花（八分）、紫金片（三分，开水烊冲）；肠燥便秘者，加元明粉（三钱）、净白蜜（一两），煎汤代水，甘咸润燥以通便；血枯液结者，加鲜生地（六钱）、归身（二钱）、原麦冬（三钱）、南沙参（三钱），甘润增液以滋血。

**龙胆泻肝汤** 凉泻肝火法 俞氏经验 载《和剂局方》

龙胆草一钱 生山栀三钱 鲜生地五钱 川柴胡五分 青子芩二钱 细木通八分 生甘梢八分 归须一钱 车前子二钱，炒 泽泻钱半

秀按：肝为风木之脏，内寄胆府相

_____
① 雄精：是雄黄矿中的结晶体，属斜方晶系，色橙黄，半透明。

火。凡肝气有余，发生胆火者，症多口苦胁痛，耳聋耳肿，阴湿阴痒，溺血赤淋，甚则筋痿阴痛。故以胆、通、栀、芩，纯苦泻肝为君；然火旺者阴必虚，故又臣以鲜地、生甘，甘凉润燥，救肝阴以缓肝急；妙在佐以柴胡轻清疏气，归须辛润舒络；使以泽泻、车前，咸润达下，引肝胆实火从小便而去。此为凉肝泻火，导赤救阴之良方。然惟肝胆实火炽盛，阴液未涸，脉弦数，舌紫赤，苔黄腻者，始为恰合。

**羚角钩藤汤**　凉熄肝风法　俞氏经验方

羚角片钱半，先煎　霜桑叶二钱　京川贝四钱，去心　鲜生地五钱　双钩藤三钱，后入　滁菊花三钱　茯神木三钱　生白芍三钱　生甘草八分　淡竹茹五钱，鲜刮，与羚角先煎代水

秀按：肝藏血而主筋，凡肝风上翔，症必头晕胀痛，耳鸣心悸，手足躁扰，甚则瘛疭，狂乱痉厥，与夫孕妇子痫，产后惊风，病皆危险。故以羚、藤、桑、菊，熄风定痉为君；臣以川贝善治风痉，茯神木专平肝风；但火旺生风，风助火势，最易劫伤血液，尤必佐以芍、甘、鲜、地，酸甘化阴，滋血液以缓肝急；使以竹茹，不过以竹之脉络，通人之脉络耳。此为凉肝熄风，增液舒筋之良方。然惟便通者，但用甘咸静镇，酸泄清通，始能奏效；若便闭者，必须犀、连、承气，急泻肝火以熄风，庶可救危于俄顷。

**连梅安蛔汤**　清肝安蛔法　俞氏经验方

胡连一钱　炒川椒十粒　白雷丸三钱　乌梅肉两朵　生川柏八分　尖槟榔二枚，磨汁冲

秀按：肝火入胃，胃热如沸，饥不欲食，食则吐蛔，甚则蛔动不安，脘痛烦躁，昏乱欲死者，此为蛔厥。故以连、柏、椒、梅之苦辛酸法，泻肝救胃为君；佐以雷丸、槟榔专治蛔厥，使蛔静伏而不敢蠕动，或竟使蛔从大便泻出。此为清肝安蛔，止痛定厥之良方。

**芩连二陈汤**　清肝和胃法　俞氏经验方

青子芩二钱　仙半夏钱半　淡竹茹二钱　赤茯苓三钱　小川连八分　新会皮钱半　小枳实钱半　碧玉散三钱，包煎　生姜汁二滴　淡竹沥两瓢，和匀同冲

秀按：肝阳犯胃，症多火动痰升，或吐黏涎，或呕酸汁，或吐苦水，或饥不欲食，食即胃满不舒，甚则胀痛，或嘈杂心烦。故以芩、连、橘、半，苦降辛通，调和肝胃为君；臣以竹茹、枳实，通络降气；佐以赤苓、碧玉，使胃中积聚之浊饮，从小便而泄；使以姜、沥二汁，辛润涤痰，以复其条畅之性。此为清肝和胃，蠲痰泄饮之良方。

**加味白头翁汤**　清肝坚肠法　俞氏经验方

白头翁三钱　生川柏五分　青子芩二钱　鲜贯仲五钱　小川连八分，醋炒　北秦皮八分，醋炒　生白芍三钱　鲜茉莉花十朵，冲

秀按：厥阴热痢，赤痢居多，虽属小肠，而内关肝脏。故以仲景白头翁汤，疏肝达郁，纯苦坚肠为君；臣以芩、芍，酸苦泄肝；佐以鲜贯仲洗涤肠中垢腻，使从大便而泄，乃痢者利也之意；使以茉莉清芬疏气，助白头翁轻清升达之力。此为清肝坚肠，泄热止痢之良方。

**香连治中汤**　清肝健脾法　俞氏经验方

广木香八分　潞党参二钱，米炒　黑炮姜三分　炒广皮一钱　小川连六分，醋炒　生冬术钱半　清炙草五分　小青皮六分

秀按：《内经》谓肝与大肠通。凡大便

飧泄，肠鸣腹痛，欲泄而不得畅泄，即泄亦里急气坠，脉左弦右弱者，虽多由肝气下逼而致，然脾阳每因泄而衰。故以香、连调气厚肠为君；即臣以参、术、姜、甘温运脾阳；佐以广皮调气和中；使以青皮泄肝宽肠。此为清肝健脾，和中止泻之良方。

**龟柏地黄汤**　清肝益肾法　俞氏经验方

生龟板四钱，杵　生白芍三钱　砂仁三分拌捣大熟地五钱　生川柏六分，醋炒　粉丹皮钱半　萸肉一钱　淮山药三钱，杵　辰茯神三钱　青盐陈皮八分

秀按：肝阳有余者，必须介类以潜之，酸苦以泄之。故以龟板、醋柏，介潜酸泄为君。阳盛者阴必亏，肝阴不足者，必得肾水以滋之，辛凉以疏之。故臣以熟地、萸肉酸甘化阴，丹、芍辛润疏肝。一则滋其络血之枯，则阳亢者渐伏；一则遂其条畅之性，则络郁者亦舒。但肝强者脾必弱，肾亏者心多虚。故又佐以山药培补脾阴，茯神交心肾。使以青盐陈皮咸降辛润，疏畅胃气以运药。此为清肝益肾，潜阳育阴之良方。此惟胃气尚强，能运药力者，始为相宜。若胃气已弱者，必先养胃健中，复其胃气为首要。此方亦勿轻投。

**桑丹泻白汤**　清肝保肺法　俞氏经验方

霜桑叶三钱　生桑皮四钱　淡竹茹二钱　清炙草六分　粉丹皮钱半，醋炒　地骨皮五钱　川贝母三钱，去心　生粳米三钱　金橘一枚，切碎　大蜜枣一枚，对劈

秀按：肝火烁肺，咳则胁痛，不能转侧，甚则咳血，或痰中夹有血丝、血珠，最易酿成肺痨，名曰木扣金鸣。故以桑、丹，辛凉泄肝为君；臣以桑皮、地骨泻肺中之伏火，竹茹、川贝涤肺中之黏痰；佐以炙草、粳米，温润甘淡，缓肝急以和胃气；使

以橘、枣微辛甘润，畅肺气以养肺液。此为清肝保肺，蠲痰调中之良方。然惟火郁生热，液郁为痰，因而治节不行，上壅为咳喘肿满者，始为相宜。若由风寒而致者切忌，误服多成痨嗽。学者其审慎之。

**新加玉女煎**　清肝镇冲法　俞氏经验方　从景岳方加味

生石膏六钱，研　紫石英四钱，研　淮牛膝钱半　大熟地六钱，切丝　灵磁石四钱，研　东白薇四钱　石决明五钱，杵　原麦冬三钱，朱染　知母二钱，秋石一分化水炒　青盐陈皮一钱

先用熟地丝，泡取清汤，先煎三石百余沸，代水煎药。

秀按：冲为血室，上属阳明胃府，下隶厥阴肝脏。平人则胃府化汁变血，从肝络下输冲脉。若肝挟胆火化风上翔，则冲气上而冲心，心中痛热，甚则为气咳，为呃逆，为晕厥，故名冲咳、冲呃、冲厥。多是冲阳从中直上，成此亢逆之各证。故以三石、白薇镇逆纳冲为君；臣以牛膝、决明降逆气而潜肝阳，麦冬、熟地养胃液以滋肾阴；佐以秋石水炒知母，咸苦达下；使以青盐陈皮，辛润疏中。此为清肝镇冲，育阴潜阳之良方。

**滋任益阴煎**　清肝滋任法　俞氏经验从补阴丸封髓丹配合

炙龟板四钱，杵　春砂仁三分拌捣大熟地四钱　猪脊髓一条，洗切　生川柏六分，蜜炙　白知母二钱，盐水炒　炙甘草六分　白果十粒，盐炒

秀按：任隶于肾，主精室，亦主胞胎。凡肝阳下逼任脉，男子遗精，妇女带多，以及胎漏小产等症，虽多属任阴不固，实由于冲阳不潜。故以龟板滋潜肝阳，熟地滋养任阴为君；臣以知、柏，直清肝肾，治冲任之源以封髓；佐以脊髓、炙草，填髓和中；使以白果敛精止带。此

为清肝滋任，封固精髓之良方。

**新加白虎汤** 清肝胃辛凉心肺法　俞氏经验　从仲景方加减

苏薄荷五分拌研生石膏八钱　鲜荷叶一角，包陈仓米三钱　白知母四钱　益元散三钱，包煎　鲜竹叶三十片　嫩桑枝二尺，切寸

先用活水芦笋二两，灯芯五分，同石膏粉先煎代水。

秀按：胃为十二经之海，邪热传入胃经，外而肌腠，内而肝胆，上则心肺，下则小肠膀胱，无不受其蒸灼。是以热汗烦渴，皮肤隐隐见疹，溺短赤热，甚则咳血昏狂。但尚为散漫之浮热，未曾结实。邪既离表，不可再汗；邪未入腑，不可早下。故以白虎汤法辛凉泄热，甘寒救液为君，外清肌腠，内清腑脏。臣以芦笋化燥金之气，透疹癍而外泄；益元通燥金之郁，利小便而下泄。佐以竹叶、桑枝，通气泄热。使以荷叶、陈米，清热和胃。妙在石膏配薄荷拌研，既有分解热郁之功，又无凉遏冰伏之弊，较长沙原方尤为灵活。此为辛凉甘寒，清解表里三焦之良方。如疹癍不得速透者，加蝉衣（九只），皂角刺（四分）；有斑者，加鲜西河柳叶（三钱）（廉勘：西河柳清轻走络，性虽温发，加入清凉剂中，不厌其温，只见其发，勿拘执鞠通之说可也）、大青叶（四钱）；昏狂甚重者，加局方紫雪（五分），药汤调服；口澡渴甚者，加花粉（三钱）、雪梨汁（一杯，冲）、西瓜汁尤良；有痰甚黏者，加淡竹沥（一钟）、生姜汁（一滴），和匀同冲；血溢者，加鲜刮淡竹茹（四钱）、鲜茅根（八钱，去皮）、清童便（一杯，冲）。

廉勘：以上六经正治六法，统计一百零一方，方方有法，法法不同，真可谓门门透澈，息息通灵者矣。先祖谓伤寒专科，必先通杂证，而后能善治感证。今观俞氏方法，益信而有征，但必列一百一方者。推其意，大抵仿陶氏，《肘后百一》方例耳。从此知其学虽博古通今，而宗旨则信而好古，直可新定其名曰《六经百一选方》，与《肘后百一方》后先辉映。至若佐治十法，佳方甚多，列入下卷，以补助正法之不备。

**方歌** 同上

玳瑁郁金汤

玳瑁郁金汤栀翘，木通丹皮紫金片，竹沥菖蒲姜汁冲，煎汤灯竹菰根善。

三汁宁络饮

犀角清络粉丹皮，连翘赤芍桃仁列，灯草茅根代水煎，冲用竹沥姜蒲汁。

犀羚三汁饮

犀羚三汁竹菖蒲，翘郁薇丹皂竹黄，灯草茅根芦笋等，犀羚二味共煎汤。

局方至宝丹（附方）

局方至宝犀角砂，琥玳同将一两加，牛麝五钱安息化，和丸蜡护解邪夸。

局方紫雪（附方）

紫雪丹方羚角犀，四香五石朴硝施，元升炙草神砂入，开窍驱邪配合奇。

新定牛黄清心丸（附方）

新定牛黄梅麝雄，芩连栀郁砂珠粉，犀角胶丸金箔衣，心包热陷斯堪拯。

安宫牛黄丸（附方）

安宫犀角郁牛黄，雄片连芩栀郁香，更有砂珠金箔入，芳香通窍重奇方。

连翘栀豉汤

连翘栀豉一方传，桔橘蔻仁生枳壳，辛夷净仁捣郁金，邪陷心胸功效卓。

五汁一枝煎

五汁一枝生地藕，茅根竹沥与生姜，先将紫苏旁枝煮，并汁和匀润液良。

增减黄连泻心汤

增减泻心连苓夏，枳实滑石苡仁同，瓜仁通草灯芯煮，竹沥菖蒲姜汁冲。

导赤清心汤

导赤清心丹地通，茯神莲枣益元散，
竹叶灯芯童便冲，心包虚热功能擅。

清肝达郁汤

清肝达郁丹栀芍，橘草归柴苏薄荷，
滁菊花同鲜橘叶，宣疏清泄法如何。

加减法：怒加制附小青皮，飧泄僵蚕
乌梅炭。疝气橘核荔枝茴，腹痛越鞠丸同
赞。丹皮栀子皆宜去，香附丹参二味标。
经迟血气虚寒甚，可入桂心鹿角胶。血滞
桃仁同绛覆，两方合用法堪操。经早多由
血分热，凉血清经四字包。桑叶丹皮鲜生
地，方中加入此为高。液亏玉竹偕冬地，
血液既充经自调。经闭䗪虫丸可取，轻者
但服益母膏。血枯调肝兼养血，杞菊六味
加阿胶。方内薄荷易玫瑰，柴胡还宜鳖血
炒。费氏推此为总方，调经功不让逍遥。
更有室寡师尼辈，平时情欲不能遂。经闭
经痛经乱多，此方加味法诚美。香附泽兰
地郁金，和肝理脾功称最。崩漏香附炒青
皮，血热茅根山栀地。子宫痛极不能伸，
龙胆草加青芩既。更用三钱青麟丸，急泻
湿火功神异。阴痒虫因湿热生，胆草蛇床
金铃备。外治用药纳阴中，方后查明不可
废。阴疮溃烂防梅毒，滕柏黑丑兼土茯。
硼酸水常涤子宫，务清其火解其毒。更有
一种血风疮，状如丹毒且痒。此由风湿血
燥成，鲜地川连力可仗。

增减旋覆代赭汤

增减旋覆代赭汤，橘半芪连合二香，
肝逆自应清降法，竹茹杷叶水煎尝。

加减法：呃逆丁香柿蒂加，痞胀川朴
槟榔妙。食滞钱半莱菔子，八分砂仁同拌
炒。便秘郁李宜四钱，苏子钱半拌且捣。

连茹绛覆汤

连茹绛覆郁青葱，玫瑰拌炒丝瓜络，
清通肝络法精详，病久血郁用之确。

加减法：火盛痛甚延胡楝，瘀结紫金
桃杏仁，肠燥元明净白蜜，液枯归地麦
沙参。

龙胆泻肝汤

龙胆泻肝通泽柴，车前鲜地草归偕，
栀芩一派清凉品，胆火肝邪力可排。

羚角钩藤汤

羚角钩藤桑菊襄，川贝地芍茯神木，
水用茹甘羚角煎，肝风鼓荡功推独。

连梅安蛔汤

连梅安蛔椒柏佐，尖槟榔与白雷丸，
蛔虫动扰成昏厥，欲使蛔安首泻肝。

芩连二陈汤

芩连二陈橘半茹，枳实赤苓碧玉散，
姜汁还偕竹沥冲，清肝和胃功堪断。

加味白头翁汤

加味白头连柏芩，白芍秦皮贯仲灵，
鲜茉莉花加十朵，厥阴久痢法堪钦。

香连治中汤

香连治中参术施，炮姜甘草广青皮，
中阳久泻多衰弱，抑木还须并健脾。

龟柏地黄汤

龟柏地黄砂仁拌，萸淮丹芍茯陈皮，
清肝益肾推良法，胃气如衰勿乱施。

桑丹泻白汤

桑丹泻白骨桑皮，贝母竹茹甘草米，
金橘脯同蜜枣加，方既清肝兼保肺。

新加玉女煎

新加玉女地麦薇，知母膝决青盐皮，
石膏紫石灵磁等，镇逆清肝效最奇。

滋任益阴煎

滋任益阴柏草龟，知母白果加猪髓，
砂仁拌捣熟地黄，大补阴丸合封髓。

新加白虎汤

新加白虎薄知膏，陈米还须荷叶包，
竹叶桑枝益元散，芦根灯草水煎熬。

# 卷之三

## 第二编　病理诊断

## 第三章　表里寒热

凡勘伤寒，必先明表里寒热。有表寒，有里热，有表里皆寒，有表热，有里热，有表里皆热，有表寒里热，有表热里寒，有里真热而表假寒，有里真寒而表假热。发现于表者易明，隐伏于里者难辨；真寒真热者易明，假寒假热者难辨。今试举其要以析言之。

### 第一节　表寒证

凡头痛身热，恶寒怕风，项强腰痛，骨节烦疼者，皆表寒证，皆宜汗解，《内经》所谓体若燔炭，汗出而散者是也。但要辨无汗者，寒甚于风，为正伤寒，必须使周身大汗淋漓而解，苏羌达表汤为主，随证加减；自汗者，风重于寒，为冷伤风，必兼鼻塞声重，咳嗽喷嚏，但须絷絷微汗而解，苏羌达表汤去羌活、生姜，加荆芥、前胡、桔梗为主。若发热恶寒如疟状，一日二三发，其人不呕，乃是太阳表证，苏羌达表汤主之。惟寒已而热，热已而汗者，则为少阳之寒热往来，症多目眩耳聋，口苦善呕，膈满胁痛，必须上焦得通，津液得下，胃气因和，津津汗出而解，谓之和解，轻者柴胡枳桔汤，重者柴胡陷胸汤选用。若发寒时身痛无汗，发热时口渴恶热，太阳表证未罢，阳明里证已

急，则为少阳寒热之重证，柴芩双解汤主之。如身热微恶寒，无汗而微喘，头额目痛，肌肉烦疼，此风寒由皮毛袭于阳明肌肉也，仍宜发汗，苏羌达表汤去羌活，加葱豉主之。总之有一分恶寒，即有一分表证。虽有大汗、微汗之不同，而同归汗解，太阳发表，少阳和解，阳明解肌，其理一也。

### 第二节　里寒证

凡伤寒不由阳经传入，而直入阴经，肢厥脉微，下利清谷者，名曰中寒。仲景所谓急温之，宜四逆汤者是也。

### 第三节　表里皆寒证

凡身受寒邪，口食冷物，陡然腹痛吐泻，肢厥脉沉，此为两感寒证。轻者神术汤加干姜、肉桂，重者附子理中汤加姜汁半夏。

### 第四节　表热证

温暑证，始虽微恶风寒，一发热即不恶寒，反恶热，汗自出，口大渴，目痛鼻干，齿板燥，心烦不得眠者，虽皆为阳明表热，但要辨身干热而无汗者，尚须辛凉解肌，使热从外达。葱豉桔梗汤为主，随证加减；身大热而自汗者，只宜甘寒存津，使热不劫阴，新加白虎汤主之。

### 第五节　里热证

凡伤寒邪传入里，温热病热结于里，皆属阳明腑证。手足汗，发潮热，不大

便，小便不利，腹胀满，绕脐痛，心烦恶热，喘冒不得卧，腹中转矢气，甚则谵语发狂，昏不识人，大便胶闭，或自利纯青水，仲景所谓急下之，而用三承气汤者是也。

### 第六节　表里皆热证

凡伏气温热，至春感温气而发，至夏感暑气而发，一发即渴，不恶寒，反潮热恶热，心烦谵语，咽干舌燥，皮肤隐隐见斑，甚则手足瘈疭，状如惊痫，仲景所谓热结在里，表里俱热，白虎加人参汤主之是也。但要辨其便通者，但须外透肌腠，内清脏腑，新加白虎汤为主，柴芩清膈煎亦可酌用。便闭者，急以攻里泻火为首要，白虎承气、犀连承气二汤为主；夹痰者，陷胸承气汤、加味凉膈煎选用；夹食者，枳实导滞汤选用；夹血瘀者，桃仁承气汤选用；夹温毒者，解毒承气汤选用；若血虚者，养荣承气汤选用；气血两亏者，陶氏黄龙汤选用。

### 第七节　表寒里热证

凡温病伏暑将发，适受风寒搏束者，此为外寒束内热，一名客寒包火。但要辨表急里急，寒重热重。外寒重而表证急者，先解其表，葱豉桔梗汤加减；伏热重而里证急者，先清其里，柴芩清膈煎加减。

### 第八节　表热里寒证

凡病人素体虚寒，而吸热冒暑，此为标热本寒。只宜轻清治标，标邪一去，即转机而用温化温补等剂，庶免虚脱之虞。

### 第九节　里真热而表假寒

凡口燥舌干，苔起芒刺，咽喉肿痛，脘满腹胀，按之痛甚，渴思冰水，小便赤涩，得涓滴则痛甚，大便胶闭，或自利纯青水，臭气极重，此皆里真热之证据。惟通身肌表如冰，指甲青黑，或红而温，六脉细小如丝，寻之则有，按之则无，吴又可所谓体厥脉厥是也。但必辨其手足自热而至温，从四逆而至厥，上肢则冷不过肘，下肢则冷不过膝，按其胸腹，久之又久则灼手，始为阳盛格阴之真候。其血必瘀，营卫不通，故脉道闭塞而肌肤如冰。治宜先用烧酒浸葱白、紫苏汁出，用软帛浸擦胸部四肢，以温助血脉之运行，内治宜桃仁承气汤急下之，通血脉以存阴液。然病势危笃如斯，亦十难救一矣。

### 第十节　里真寒而表假热

其证有二：一寒水侮土证，吐泻腹痛，手足厥逆，冷汗自出，肉𤺋筋惕，语言无力，纳少脘满，两足尤冷，小便清白，舌肉胖嫩，苔黑而滑，黑色止见于舌中，脉沉微欲绝，此皆里真寒之证据。惟肌表浮热，重按则不热，烦躁而渴欲饮水，饮亦不多，口燥咽痛，索水至前，复不能饮，此为无根之阴火，乃阴盛于内，逼阳于外，外假热而内真阴寒，格阳证也。法宜热壮脾阳，附子理中汤救之。一肾气凌心证，气短息促，头晕心悸，足冷溺清，大便或溏或泻，气少不能言，强言则上气不接下气，苔虽黑色直抵舌尖，而舌肉浮胖而嫩，此皆里真虚寒之证据。惟口鼻时或失血，口燥齿浮，面红娇嫩带白，或烦躁欲裸形，或欲坐卧泥水中，脉则浮数，按之欲散，或浮大满指，按之则豁豁然空。虽亦为无根之阴火，乃阴竭于下，阳越于上，上假热而下真虚寒，戴阳证也。治宜滋阴纳阳，加味金匮肾气汤救之。总而言之，伤寒变证百出，总不外表里寒热四字。表里寒热，亦不一致，总不外此章精义。此十者，皆辨明表里寒热之要诀也，学者其慎思而笃行之。

秀按：此辨表里寒热之总诀，初学务熟读而切记。

廉勘：尚不难辨，即假寒假热，能熟用温度计，以测病状发热之高低，试验精透者，亦不难辨，惟用药最难，冷用犀、羚、牛黄，热用附、桂、硫黄，补用人参、熟地，泻用大黄、芒硝，幸中病机，胆小者尚诋其猛，不幸而死，则庸医杀人，异口同声，故名医用药，辄多避重就轻。

# 第四章　气血虚实

凡勘伤寒，既明病所之表里，病状之寒热，尤必明病人之气血，病体之虚实。《内经》云：精气夺则虚，邪气盛则实。窃思精赅血液而言，气赅阴阳而言，盛与衰为对待。不曰衰则虚，而曰夺则虚者，知其必有所劫夺，而精血精液、阴气阳气乃虚。劫夺者何？非情志内伤，即邪气外侵。故《经》曰邪之所凑，其气必虚者，盖谓邪凑气分则伤气，邪凑血分则伤血。气血既伤，则正气必虚，医必求其所伤何邪而先去其病，病去则虚者亦生，病留则实者亦死。虽在气血素虚者，既受邪气，如酷暑严寒，却为虚中夹实，但清其暑散其寒以去邪，邪去则正自安，若不去其邪，而先补其虚，则病处愈实，未病处愈虚，以未病处之气血，皆挹而注于病处，此气血因夺而虚之真理也。医可不深思其理而漫曰虚者补之乎？然间有因虚不能托邪者，亦须略佐补托，如仲景《伤寒论》中，轻则佐草、枣，佐草、米，重则佐芍、草、枣，或佐参、草、枣之类是也。兹姑不具论，第论气血，气有盛衰，盛则实，衰则虚，血有亏瘀，亏则虚，瘀则实。析而言之，有气虚，有气实，有血虚，有血实，有气血皆虚，有气血皆实，有气虚血实，有气实血虚，有气真虚而血假实，有血真实而气假虚。试举其要而述之。

## 第一节　气虚证

肺主宗气而运行周身，脾胃主中气而消化水谷，肾中命门主藏元阳（两肾之间，有命门中藏一点是元阳），而主一身之元气。肺气虚者，气喘息促，时时自汗，喉燥音低，气少不能言，言而微，终日乃复言；中气虚者，四末微冷，腹胀时减，复如故，痛而喜按，按之则痛止，不欲食，食不能化，大便或溏或泻，肢软微麻；元气虚者，虚阳上浮，则咽痛声嘶，耳鸣虚聋，两颧嫩红带白，头晕心悸，时或语言謇涩，时或口角流涎，瞳神时散时缩，时而下眼皮跳，时而眼睛发直，时而语无头尾，言无伦次，时而两手发战，时而手足发麻，时而筋惕肉𥆧，时而睡卧自觉身重，时而心口一阵发空，气不接续者，此皆病人平素气虚之证据。若偶感外邪，必先权衡其标本缓急，标急治标，本急顾本，选和平切病之品，一使其病势渐减，一使其正气渐复，虽无速效，亦无流弊。

## 第二节　气实证

肺气实而上逆，则有胸痞头眩，痰多气壅等症；甚则喘不得卧，张口抬肩，胃气实而中满，则有嘈杂懊憹，嗳腐吞酸等症，甚则食不能进，呕吐呃逆；肠气实而下结，则有腹胀满，绕脐痛，大便燥结胶闭，或挟热下利，或热结旁流等症，甚则喘冒不得卧，潮热谵语；肝气实而上冲，则有头痛目眩，呕酸吐苦等症，甚则消渴，气上冲心，心中痛热，横窜则有肢厥筋挛，手足瘛疭等症，下逼则有腹痛便泄，里急后重等症，甚或男子睾丸疝疼，女子小腹肿痛，阴肿阴痛，带下崩中。其中必有痰热、湿热、食滞、郁结、伏火、内风等因，治必先其所因，伏其所主，对症发药，药宜专精，直去其邪以安正。

## 第三节　血虚证

心主血而藏神，虚则心烦不寐，精神衰弱，甚则五液干枯，夜热盗汗；脾统血而运液，虚则唇口燥裂，津不到咽，甚则舌肉干枯，肌肤甲错；肝藏血而主筋，虚则血不养筋，筋惕肉瞤，甚则一身痉挛，手足瘛疭。至于两颧嫩红，唇淡面白，尤其血虚之显然者也。治必辨其因虚致病者，养血为先，或佐润燥清火，或佐熄风潜阳，随其利而调之。若因病致虚，去病为要，病去则虚者亦生。断不可骤进蛮补，补住其邪，使邪气反留连而不去。

## 第四节　血实证

实者，瘀血蓄血是也。瘀由渐积，蓄由猝成。瘀在腠理，则乍寒乍热；瘀在肌肉，则潮热盗汗；瘀在经络，则身痛筋挛。瘀在三焦，上焦则胸膈肩膊刺疼，心里热，舌紫黯；中焦则脘腹串痛，腰脐间刺痛痹着；下焦则少腹胀满刺痛，大便自利而黑如漆色。至若化肿化胀，成痨成臌，尤其瘀之深重者也。惟蓄血由外邪搏击，如六淫时疫及犬咬蛇伤等因，皆能骤然蓄聚。《内经》所谓蓄血在上喜忘，蓄血在下如狂是也。皆当消瘀为主，轻者通络，重者破血，寒瘀温通，热瘀凉通，瘀化则心血自生。若妇人切须详察，恐孕在疑似之间。

## 第五节　气血皆虚证

凡呼吸微，语言懒，动作倦，饮食少，身漉漉，体枯瘠，头眩晕，面㿠白，皆真虚纯虚之候。前哲所谓气血两亏，急用八珍汤、十全大补汤等峻补之是也。

## 第六节　气血皆实证

有因本体素强者，有因外感邪盛者。本体素强者病必少，即有病，必多表里俱实证，应发表则发表，应攻里则攻里，去病务绝其根株。若外感邪盛，如皮热肺实，脉盛心实，腹胀脾实，闷瞀肝实，前后不通肾实，《内经》所谓五实是也，先其所急以泻之。

## 第七节　气虚血实证

有上虚而下实者，即血分伏热证。外证虽多似虚寒，而口微渴，便微结，溺微赤，脉细数，治必先清其血络，灵其气机。其甚者咽燥渴饮，五心烦热，溺少便结，又当救液以滋阴。有阴实而阳虚者，即阳陷入阴证，体重节痛，口苦舌干，夜热心烦，便溏溺数。证虽似湿盛阴胜，热结火炎，然洒洒恶寒，惨惨不乐，脉伏且牢，则为清阳不升，胃气虚陷之候。初用升阳以散火，继用补中益气以提陷，切忌滋阴降火。

## 第八节　气实血虚证

有脱血后而大动怒气者，必先调气以平肝，继则养血兼调气；有阴虚证而误服提补者，先救药误以消降之，继用甘凉救液以清滋之。尤必明其气血偏胜，调剂之以归于平。

## 第九节　气真虚而血假实证

即阴盛格阳证，《内经》所谓大虚有盛候是也。

## 第十节　血真实而气假虚证

即阳盛格阴证，《内经》所谓大实有

赢状是也。

总而言之，纯虚证不多见，纯实证则常有。虚中夹实，虽通体皆现虚象，一二处独见实证，则实证反为吃紧；实中夹虚，虽通体皆先实象，一二处独见虚证，则虚证反为吃紧。景岳所谓独处藏奸是也，医必操独见以治之。

# 第五章　伤寒诊法

凡诊伤寒时病，须先观病人两目，次看口舌，以后以两手按其胸脘至小腹，有无痛处，再问其口渴与不渴，大小便通与不通，服过何药，或久或新，察其病之端的。然后切脉辨证，以症证脉，必要问得其由，切得其象，以问证切，以切问证，查明其病源，审定其现象，预料其变证，心中了了，毫无疑似，始可断其吉凶生死，庶得用药无差，问心无愧，慎毋相对斯须便处方药。此种诊法，最关紧要，此余数十年临证之心法也。试举其要以析言之。

## 第一节　观两目法

《内经》云：五脏六腑之精者，上注于目。目系则上入于脑，脑为髓海，髓之精为瞳子。凡病至危，必察两目，视其目色，以知病之存亡也，故观目为诊法之首要。凡开目欲见人者，阳证；闭目不欲见人者，阴证。目瞑者，鼻将衄；目暗者，肾将枯；目白发赤者，血热；目白发黄者，湿热；目眵多结者，肝火上盛；目睛不和者，热蒸脑系。目光炯炯者，燥病，燥甚则目无泪而干涩；目多昏蒙者，湿病，湿甚则目珠黄而眦烂。眼胞肿如卧蚕者，水气；眼胞上下黑色者，痰气。怒目而视者，肝气盛；横目斜视者，肝风动。阳气脱者，目不明；阴气脱者，目多瞀。

目清能识人者轻，精昏不识人者重。阳明实证可治，少阴虚证难治。目不了了，尚未可治之候；两目直视，则为不治之疾。热结胃腑，虽日中亦谵语神昏，目中妄有所见，热入血室。惟至夜则低声自语，目中如见鬼神状，瞳神散大者元神虚散，瞳神缩小者脑系枯结。目现赤缕，面红娇艳者，阴虚火旺；目睛不轮，舌强不语者，元神将脱。凡目有眵有泪，精采内含者，为有神气，凡病多吉；无眵无泪，白珠色蓝，乌珠色滞，精采内夺，及浮光外露者，皆为无神气，凡病多凶。凡目睛正圆，及目斜视上视，目瞪目陷，皆为神气已去，病必不治；惟目睛微定，暂时即转动者痰，即目直视、斜视、上视，移时即如常者，亦多因痰闭使然，又不可竟作不治论。

廉勘：肝脉交巅入脑，由脑系而通于目，故肝开窍于目，目则受灵机于脑，脑为元神之腑，故《内经》曰头倾视深，精神将夺。俞氏以观目为诊法之首要，洵得诊断学之主脑。盖因神以心为宅，以囟为门，而其所出入之窍，得以外见者惟目，以心脉上连目系，而目系上通于脑。故瞳神散大者，心神虚散；目不了了者，脑被火燥；目眶陷下者，脑气虚脱；目瞪直视者，脑髓无气。又兼舌强不语者，脑与心神气俱脱，故昏厥如尸。王清任《医林改错》曰：脑髓中一时无气，不但无灵机，必死一时。足以发明目睛定轮、昏厥不语之精义。宋《和剂局方》定出至宝、紫雪两方，一以犀、玳、麝香为君，一以犀、羚、麝香为君，诚得治脑之要诀。以犀、羚、玳瑁，虽皆为异类通灵之品，而实有清脑退炎之功。麝香尤足奋兴神经，而为壮脑提神之要药。彼诋中医无治脑之法者，真可谓门外汉矣。

## 第二节 看口齿法

《内经》曰：口唇者，声音之扇。《难经》曰：口唇者，肌肉之本。《经》又谓脾在窍为口，其华在唇，以脾主肌肉也，与肺最相关系。盖呼气从口而出，吸气从鼻而入，故足太阴脾与手太阴肺同为一经。然口主饮食，无不先通于胃，而口内廉泉、玉英二穴，由足少阴肾化气上行，以生津液，故《内经》谓津液之道。《经》又云：女子七岁，肾气盛，齿更；三七，肾气平均，故真牙生而长极。男子八岁，肾气实，齿更；三八，真牙生；五八，齿槁；八八，则齿发去。若上齿龈为足阳明胃络，下齿龈为手阳明大肠络，亦载《内经》，故唇齿相依，为口出声、调语、纳食、咯痰之机关，而与肺、脾、肾、肠各有相维相系之处。虚实寒热从此分，死生亦从此决，为诊法上第二要诀。凡口与鼻气粗，疾出疾入者，为外感邪气有余；口与鼻气微，徐出徐入者，为内伤正气不足。此辨内外虚实之大法也。若口臭口燥者，胃热；口有血腥味者，亦胃热。口淡乏味者，胃伤津液；口腻无味者，胃有湿滞。口干不喜饮者，脾湿内留；口咸吐白沫者，肾水上泛。口甜者，脾瘅；口苦者，胆热。口辛者，肺热入胃；口酸者，肝热犯胃。口干舌燥者，心热；口燥咽痛者，肾热。口燥咬牙者，风痉；口噤难言者，风痰。口角流稀涎者，脾冷；口中吐黏涎者，脾热。口吐紫血者，胃络受伤；口唾淡血者，脾不摄血。口张大开者，脾绝；口出鸦声者，肺绝。环口黧黑者，死；口燥齿枯者，死。口如鱼嘴尖起者，死；口中气出不返者，死。凡唇焦赤者，脾热；唇燥裂者，亦脾热。唇焦而红者，吉；唇焦而黑者，凶。唇干而焦者，脾受燥热；唇淡而黄者，脾积湿热。唇淡白者，血虚，又主吐涎失血；唇红紫者，血瘀，又主虫啮积痛。唇红而吐血者，胃热；唇白而吐涎者，胃虚。唇红如朱者，血热而心火旺极；唇白如血者，血脱而脾阳将绝。唇紫声哑者，虫积；唇茧舌裂者，毒积。上唇有疮，虫食其脏者为狐；下唇有疮，虫食其肛者为蜮。唇燥舌干者，心脾热极；唇肿舌焦者，脾肾热极。唇寒而缩，不能盖齿者，脾绝；唇卷而烦，兼连舌短者，亦脾绝。唇口颤摇不止者，死；唇吻反青气冷者，死。凡病齿燥无津者，死；齿焦而枯者，液涸。咬牙龂齿者，风动而口筋牵引；但咬不龂者，热盛而牙关紧急。前板齿燥，脉虚者，中暑；下截齿燥，脉芤者，便血。上齿龈燥者，胃络热极，多吐血；下齿龈燥者，肠络热极，多便红。经行多而齿忽啮人者，冲任涸竭，病必危；虚损久而齿忽啮人者，心肾气绝，病不治。

廉勘：叶香岩先生曰：齿为肾之余，龈为胃之络。凡病看舌后，亦须验齿。齿垢，由肾热蒸胃浊所结。其色如糕者，则枯败而津气俱亡，胃肾两竭，为无治。齿焦，肾水枯，无垢则胃液竭，多死；有垢，则火虽盛而液尚未竭，当微下之。齿光燥如石者，胃热甚也，宜辛凉泄胃；齿如枯骨色者，肾液枯也，宜甘咸救肾。若上半截润，水不上承，心火炎上也，宜清火救水。热邪耗肾液者，齿色必黄，黄如酱瓣，症多险，宜救肾；热邪耗胃津者，齿色必紫，紫如干漆，尚可治，宜安胃。齿缝流血而痛者，胃火冲激也，宜清胃；不痛而出于牙根者，肾火上炎也，宜滋肾。此皆叶先生经验之心得，足补俞氏之未备。

## 第三节 看舌苔法

《内经》云：心在窍为舌。舌者，声

音之机也。又云：足太阴脾之脉，络胃，上挟咽，连舌本，散舌下；足少阴肾经之脉，循喉咙，挟舌本。由是推之，舌为心、肾、脾、胃之外候。心主血，故舌色本红，成无已所谓舌者心之苗，本红而泽。伤寒三四日，舌上有膜，白滑如苔，甚者或燥或涩，或黄或黑，是数者，热气之浅深也。脾主湿而胃主燥，肾主五液，舌上生苔者，由胃热蒸脾湿所结，故苔白而滑，或黑滑者，皆脾湿上潮也。若舌生黄苔，则热已入胃，甚则焦黑，或生芒刺，或糙或涩，或燥或干，甚或卷短者，皆由胃热已极，燥气上灼，肾阴下竭，不能由廉泉、玉英输出津液以上布舌本也。故舌本主心肾所属，舌膜主三焦内膜所统，舌苔主脾胃气蒸。心属上焦，故舌尖主上焦；肾属下焦，故舌根主下焦；脾胃属中焦，故舌中主中焦。而各脏腑之表里寒热，气血虚实，毕形于舌者，皆由脏腑之经气，由三焦膜络为之传递，以分布于舌本也。故舌上有苔，则辨其苔之现色；无苔，则辨舌肉之本色。及其性质，于诊法上为第三要诀。其诊法，已详前六经舌苔中，及后列辨舌举要，兹不赘。

秀按：元人杜清碧《舌镜》，尚嫌其简，国初张诞先《舌鉴》似嫌其繁，繁简得中，其惟俞氏之辨舌乎？

廉勘：茂名梁特岩先生曰：舌居肺上，腠理与胃肠相连，腹中邪气，熏蒸酝酿，亲切显露，有病与否，昭然若揭，亦确然可恃。参之望、闻、问、切，以判表里、寒热、虚实之真假，虽不中不远矣。申江周雪樵同社友曰：舌膜与消化部各器具连，故能显胃肠等消化部之病。又与循环器、呼吸器有密切之关系。验苔之法，以润燥为两大纲。血热而多则色红，血寒而少则色淡（与牙龈、唇色盖皆相同）。若胃有燥粪，胆汁无事，则逆流而上，其

色即黄，其所以色黑者，表明血中有毒也。而舌与心、肺、肝、胃、大小肠等相关，故苔色为治病一要据。西医柯为良曰：凡舌上面有刺，刺中有脑蕊，能主尝味，亦有苔，用以察病，最为有益。合而观之，辨苔为诊断上之最要，中西一致，实有可据。张诞先著《舌鉴》，列图疏方，繁而寡要。惟叶香岩先生《温热论》，辨舌色独出手眼，洵不传之妙法也。故从石氏芾南重订本，附录其说，以见向往钦佩之忱。（一）初起舌苔白而欠津者，燥热伤肺津也，宜轻清泄热，为其上者上之也。如杏仁、桔梗、牛蒡之类，辛润以解搏束；桑叶、蒌皮之类，轻清以解燥热；佐山栀皮、连翘壳之微苦、微燥，以燥属金，微苦能胜之也。舌苔白而底绛者，湿遏热伏也。须防其变干，宜辛淡轻清，泄湿透热，不使湿邪遏热为要。如三仁汤，蔻仁易蔻皮，稍佐芦根之类，以清化之。初病舌苔白燥而薄，为胃肾阴亏。其神不昏者，宜小生地、元参、麦冬等味以救阴，银花、知母、芦根、竹叶等味以透邪，尤须加辛润以透达；若神即昏者，加以开闭，如普济丹、宁上丸之类，迟则内闭外脱不治。舌苔白燥而厚者，调胃承气汤下之，佐以清润养阴之品，如鲜生地、元参、梨汁、芦根之类。若舌苔白腻不燥，自觉闷极，属脾湿重，宜加减正气散、三仁汤之类，去杏仁、芦根、滑石，加省头草①、神曲，辛淡开化，芳香逐积。舌胀大不能出口，属脾湿胃热郁极，毒延于口，前法加生大黄汁利之，舌胀自消。舌苔白厚黏腻，口甜，吐浊涎沫，为脾瘅，乃脾胃湿热气聚，与谷气相搏，满则上溢，亦宜加减正气散，加省头草、神曲。舌苔如碱色，或白苔夹一二条

---

① 省头草：佩兰。

黄色，乃宿滞夹积浊之邪，前法加宣中消滞药，否恐结闭，不能透出膜原。白苔厚如积粉，四边舌肉紫绛，乃湿土郁蒸之温邪，发为温疫，仿达原饮、三仁汤加减透邪，以防传陷。苔白不燥，或黄白相兼，或灰白不渴，慎不可投苦泄清下。此湿郁未达，或素多痰饮，虽中脘痞痛，亦不可攻，宜用开泄，如杏、蔻、橘、桔，轻苦微辛以宣通气滞。（二）舌苔黄浊，胸膈按痛，或自痛，或痞胀，此湿热混合，宜苦降辛通，蒌贝温胆、小陷胸、半夏泻心、黄芩滑石汤之类。然黄要有地质之黄，乃可用苦辛重剂。若消黄光滑，乃无形湿热，已见虚象，宜蒌、贝、栀、翘之类，微辛微苦，轻清开化，大忌苦辛重剂。舌苔老黄、灰黄如沉香色，而又地质不滑而涩，或中有断纹，或中心厚痞，此邪已传里，与宿滞相结，脘腹必满必痛，皆当下之。若未见此样舌苔，恐湿聚太阴为满，寒热湿错杂为痛，或湿阻气机为胀，仍当从辛淡温法开化。若苔黄薄而干，与前白薄而干者同治。（三）热邪传营，舌色必绛而无苔。其有舌绛，中兼黄白苔者，及似苔非苔者，此气分遏郁之热烁津，非血分也。宜用前辛润达邪，轻清泄热法。最忌苦寒冰伏，阴柔滋腻，致气分之邪，遏伏内陷，反成纯绛无苔。其有不因冰伏，而舌纯绛鲜泽，神昏者，乃邪传包络，宜犀角、鲜地黄、银、翘、郁金、鲜石菖蒲、竹沥、姜汁等味，清化之中佐辛润开闭。若其人平素多痰，外热一陷，里络即闭，须兼用宁上普济丹丸之类，迟恐闭极昏厥。舌绛望之若干，扪之有津，此平昔津亏，湿热熏蒸浊痰，蒙闭心包，以轻清泄热，佐宁上丸开之。舌色紫暗，扪之湿，乃其人胸膈中素有宿瘀，与热相搏，宜鲜地黄、犀角、丹皮、丹参、赤芍、郁金、花粉、桃仁、藕汁等

味，凉血化瘀。否则瘀热为伍，阻遏机窍，遂变如狂、发狂之症。舌紫而肿大，乃酒毒冲心，前法加生大黄汁利之。舌绛欲伸出口，而抵齿难骤伸者，此痰阻舌根，肝风内动，宜于清化剂中加竹沥、姜汁、胆星、川贝等味，以化痰热，切勿滋腻过伏火邪。舌绛为燥，邪火伤营也，宜犀角鲜地黄汤。其有因寒凉阴柔过伏者，往往愈清愈燥，愈滋愈干，又宜甘平甘润，佐以辛润透邪，其津乃回。若舌有碎点黄白者，欲生疳也。舌与满口生白衣如霉苔，或生糜点，谓口糜，因其人胃肾阴虚，中无砥柱，湿热用事，混合蒸腾，症多难治，酌用导赤、犀角、地黄之类救之。舌生大红点者，热毒乘心也，导赤、犀角加黄连、金汁治之，或稍加生大黄汁利之。舌心绛干，乃胃热上烁心营，宜清心胃；舌尖绛干，乃心火上炎，以导赤以泻其府。舌绛而光亮，绛而不鲜，甚至干晦枯痿者，或淡而无色如猪腰样者，此胃肝肾阴涸极，而舌无神气者也，急宜加减炙甘草汤，加沙参、玉竹、鸡子黄、生龟板等味，甘平濡润以救之。（四）黑为肾色。苔黑燥而厚，此胃肠邪结，伤及肾阴，急宜大承气咸苦下之；苔黑燥而不甚厚，调胃承气微和之，或增液承气垫下之。若舌淡黑，如淡黑色而津不满者，此肾虚无根之火上炎，急用复脉、生脉、六味辈救之；舌苔灰黑青黯而滑润者，及舌虽无苔不燥，而又如烟煤隐隐者，无热不渴，或见肢凉，此虚寒证，水来克火之象，急宜理阴煎之类温之。若舌短缩，为肝肾气竭，难治。

## 第四节　按胸腹

《内经》云：胸腹者，脏腑之郭也。考其部位层次，胸上属肺，胸膺之间属心。其下有一横膈，绕肋骨一周，膈下属

胃，大腹与脐属脾，脐四周又属小肠，脐下两腰属肾，两肾之旁及脐下又属大肠，膀胱亦当脐下，故脐下又属膀胱。血室乃肝所司，血室大于膀胱，故小腹两旁，谓之少腹，乃血室之边际，属肝；少腹上连季胁，亦属肝；季胁上连肋骨，属胆。胸与腹向分三停，上停名胸，在膈上，心肺包络居之，即上焦也；膈下为胃，横曲如袋，胃下为小肠，为大肠，两旁一为肝胆，一为脾，是为中停，即为中焦也；脐以下为下停，有膀胱，有冲任，有直肠，男有外肾，女有子宫，即下焦也。故胸腹为五脏六腑之宫城，阴阳气血之发源。若欲知其脏腑何如，则莫如按胸腹，名曰腹诊。其诊法，宜按摩数次，或轻或重，或击或抑，以察胸腹之坚软，拒按与否，并察胸腹之冷热，灼手与否，以定其病之寒热虚实。又如轻手循抚，自胸上而脐下，知皮肤之润燥，可以辨寒热；中手寻扪，问其痛不痛，以察邪气之有无。重手推按，察其硬否，更问其痛否，以辨脏腑之虚实，沉积之何如，即诊脉中浮中沉之法也。惟左乳下虚里脉，脐间冲任脉，其中虚实，最为生死攸关。故于望、闻、问、切四诊之外，更增一法，推为诊法上第四要诀。先按胸膈胁肋。按之胸痞者，湿阻气机，或肝气上逆；按之胸痛者，水结气分，或肺气上壅；按其膈中气塞者，非胆火横窜包络，即伏邪盘踞膜原；按其胁肋胀痛者，非痰热与气互结，即蓄饮与气相搏。胸前高起，按之气喘者，则为肺胀；膈间突起，按之实硬者，即是龟胸。若肝病须按两胁，两胁满实而有力者肝平，两胁下痛引小腹则肝郁。男子积在左胁下者属疝气，女子块在右胁下者属瘀血。两胁空虚，按之无力者为肝虚；两胁胀痛，手不可按者为肝痈。惟夏病霍乱痧胀者，每多夹水、夹食、夹血，与邪互并，结于胸

胁。水结胸者，按之疼痛，推之辘辘；食结胸者，按之满痛，摩之嗳腐，血结胸者，痛不可按，时或昏厥。因虽不同，而其结痛拒按则同。次按满腹，凡仲景所云胃家者，指上、中二脘而言。以手按之痞硬者，为胃家实；按其中脘，虽痞硬而揉之辘辘有声者，饮癖也。如上、中、下三脘，以指抚之，平而无涩滞者，胃中平和而无宿滞也。凡满腹痛，喜按者属虚，拒按者属实；喜暖手安抚者属寒，喜冷物按放者属热。按腹而其热灼手，愈按愈甚者伏热；按腹而其热烙手，痛不可忍者内痛。痛在心下脐上，硬痛拒按，按之则痛益甚者，食积；痛在脐旁小腹，按之则有块应手者，血瘀；腹痛牵引两胁，按之则软，吐水则痛减者，水气。惟虫病按腹有三候：腹有凝结如筋而硬者，以指久按，其硬移他处，又就所移者按之，其硬又移他处，或大腹，或脐旁，或小腹，无定处，是一候也；右手轻轻按腹，为时稍久，潜心候之，有物如蚯蚓蠢动，隐然应手，是二候也；高低凸凹，如畎亩①状，熟按之，起伏聚散，上下往来，浮沉出没，是三候也。若绕脐痛，按之磊磊者，乃燥屎结于肠中，欲出不出之状。水肿胀满症，按之至脐，脐随手移左右，重手按之近乎脊，失脐根者必死，此诊胸腹之大法也。然按胸必先按虚里（在左乳三寸下，脉之宗气也。廉勘：即左心房尖，与脉总管口衔接之处）。按之微动而不应者，宗气内虚；按之跃动而应衣者，宗气外泄；按之应手，动而不紧，缓而不急者，宗气积于膻中也，是为常；按之弹手，洪大而搏，或绝而不应者，皆心胃气绝也，病不治。虚里无动脉者，必死；即虚里搏动而高者，亦为恶候。孕妇胎前症

————————————

① 畎（quǎn 犬）亩：田间，田地。

最忌，产后三冲症尤忌。虚损痨瘵症，逐日动高者切记。惟猝惊疾走大怒后，或强力而动肢体者，虚里脉动虽高，移时即如平人者，不忌。总之虚里为脉之宗气，与寸口六部相应。虚里脉高者，寸口脉亦多高；寸口脉结者，虚里脉亦必结。往往脉候难凭时，按虚里脉确有可据。虽多属阴虚火旺之证，或血虚风动之候，阴竭阳厥之际，然按之确有三候：浅按便得，深按不得者，气虚之候；轻按洪大，重按虚细者，血虚之候；按之有形，或三四至一止，或五六至一止，积聚之候。按腹之要，以脐为先，脐间动气，即冲任脉，在脐之上下左右。《经》云：动气在右，不可发汗，汗则衄而渴，心烦，饮水即吐；动气在左，不可发汗，汗则头眩，汗不止，筋惕肉瞤。动气在上，不可发汗，汗则气上冲，正在心中；动气在下，不可发汗，汗则无汗，心大烦，骨筋痛，目眩，食入则吐，舌不得前。又云：动气在右，不可下，下之则津液内竭，咽燥鼻干，头眩心悸；动气在左，不可下，下之则腹内拘急，食不下，动气更剧，虽有身热，卧则欲蜷。动气在上，不可下，下之则掌握烦热，身浮汗泄，欲得水自灌；动气在下，下之则腹满头眩，食则圊①谷，心下痞。且不可涌吐，涌吐则气上逆而晕厥；亦不可提补，提补则气上冲而眩痉。故脐名神阙，是神气之穴，为保生之根。凡诊脐间动脉者，密排右三指，或左三指，以按脐之上下左右。动而和缓有力，一息二至，绕脐充实者，肾气充也；一息五六至，冲任伏热也；按之虚冷，其动沉微者，命门不足也；按之热燥，其动细数，上支中脘者，阴虚气冲也；按之分散一息一至者，为元气虚败；按之不动，而指如入灰中者，为冲任空竭之候。且可辨其假寒假热：按冲任脉动而热，热能灼手者，

症虽寒战咬牙，肢厥下利，是为真热而假寒；若按腹两旁虽热，于冲任脉久按之，无热而冷，症虽面红口渴，脉数舌赤，是为真寒而假热。总之冲任脉动，皆伏热伤阴，阴虚火动之证。平人则发病，病人则难治，惟素有肝热者，亦常有之，尚无大害。若素禀母体气郁，一病温热夹食，肠中必有积热，热盛则冲任脉动，动而底者热尚轻，动而高者热甚重，兼虚里脉亦动跃者必死。如能积热渐下，冲任脉动渐微，及下净而冲任脉不动者多生。若冲任脉动跃震手，见于久泻久痢者，乃下多亡阴之候，病终不治。

廉勘：虚里、冲任，皆出自《内经》。《经》云：胃之大络，名曰虚里，动而应衣者，宗气泄也。虚里无动脉者，死。又云：冲为血海，又为气街。其脉起于少腹之内胞中，挟脐左右上行，并足阳明之脉，至胸中而散，上挟咽。任主胞胎，其脉起于少腹之内，胞室之下，出会阴之分，上毛际，循脐中央，至膻中，上喉咙，绕唇，终于唇下之承浆穴，与督脉交。李志锐所谓饮食入胃，取汁变赤，由营卫上入于心，由心分布其重浊之汁；如冲脉化血，精华之汁，入任脉化精。冲是一身之总血管，任是一身之总精管者是也。俞氏按胸以诊虚里，按腹以诊冲任，较诊太溪、趺阳，尤为可据。故腹诊之法，迄今崇拜西医如日人，亦谓诊断尚之必要。

### 第五节　问口渴否

《难经》云：问而知之之谓工。工于问者，即其现证以求其病源，定其病名，察其病所，明其病情，度其病势，防其病变。兹必先问其口渴与否，以胃为十二经

---

① 圊（qīng 清）：厕所。

之海。凡伤寒传变，必归阳明；伤寒证治，全藉阳明。欲知里证之寒热，全在渴不渴辨之，此勘伤寒之精要也，于诊法上为第五要诀。凡症属寒者，口多不渴；症属实热者，口多燥渴。凡渴喜热饮者，皆属痰饮阻中，否则气不化津。渴喜冷饮者，饮多者火就燥，饮少者湿化火。阳明实热之渴，大渴引饮；太阴湿热之渴，渴不引饮。少阴虚热之渴，口燥而渴不消水；厥阴风火之渴，口苦而渴则消水。自利而渴者，阳明热泻；自利不渴者，太阴寒泻。胃中液干而欲饮，饮必喜冷而能多；膀胱蓄水而欲饮，饮必吐水而不多。先渴后呕者，水停心下；先呕后渴者，火烁胃液。口中干而消渴者，总属肝胃热病；口中和而不渴者，多属脾肾寒证。

## 第六节　询二便

《内经》云：中气不足，溲便为之变。变也者，如中气不足以御寒。溲则澄澈清冷，甚则膀胱不约而遗溺；便则溏泻飧泄，甚则大小肠直倾而洞泄。中气不足以制热。溲则水液浑浊，甚则膀胱不利为癃；便则胶闭燥结，甚则大小肠胶结为痢。溲由前阴出，便由后阴出，寒自寒，热自热，皆有形色之可辨。若询之疑似，则令病家取至庭中，观其形，望其色，藉以审疑难大症，切不可嫌其秽袭，庶免讹传误听之弊。以此区辨，则寒热虚实立判，于诊法上为第六要诀。

廉勘：观察二便，西医于诊断上最为注重。谓二便中往往含有微菌、微虫，必以化学药品，投入二便之中，细细辨析，以判其病毒之所在。此种诊断，实堪效法。

凡肠寒者溺白，肠热者溺黄。清白如冷水者为阴寒，浑白如米泔者为湿热。红黄色者为实热，淡黄色者为虚热。深红老黄者为肝阳盛，浅红淡黄者为肾阴虚。清长而利者，心阳虚而肾气下陷也；短涩而痛者，心火盛而膀胱热结也。溺自遗而不知者，病必死；溺极多而虚烦者，病亦危。小儿由睡中遗溺者，谓之尿床，肾与膀胱虚寒也；小儿初溲黄赤色，落地良久，凝如白膏者，谓之溺白，肝热逼成肾疳也。如饮一溲一，色赤凝如白膏，味甜无臭者，三消症中之下消也。溺时点滴，尿管痛如刀割者，砂淋、石淋、血淋、膏淋、劳淋等之五淋症也。轻为湿火，重为淋毒。溺时不痛，色凝如膏，细白稠黏者，精浊之候；色如米泔，浑浊滑流者，溺浊之候。一为房事伤肾，一为湿火下注。太阳蓄血在膀胱，验其小便之利与不利；阳明蓄血在肠胃，验其大便之黑与不黑。大抵虚寒之证，大便必或溏或泻；实热之证，大便必既燥且结。故凡大便形如鸭粪而稀者，寒湿；形如蟹渤而黏者，暑湿。下利清谷有生腥气者，为阴寒；有酸臭气者，为积热。大便色青，形稀而生腥气重者为脾肾虚寒，汁黏而臭秽气重者为肝胆实热。大便老黄色者为实热，淡黄色者为虚热。大便红如桃浆者为血热，黑如胶漆者为瘀热。大便白色者属脾虚，亦主胆黄；酱色者属脾湿，亦主肠垢。大便褐色者火重，黑色者火尤重。大便酸臭如坏醋者，伤食滞；腥臭如败卵者，伤乳积。大便急迫作声者，小肠热；肛门热灼而痛者，直肠热。

## 第七节　查旧方

问其所服何药，某药稍效，某药不效者，明其有否药误，以便核前之因，酌己之见，默为挽救。亦不必吹毛求疵，信口雌黄，有伤雅道。如果病已垂危，无可挽救，慎勿贪功奏技，而违众处方，以招铄金之谤。而最为吾绍惯习，不究其病之寒热虚实，标本阴阳，而病家专好议药以责问医者，医家专好议方以伤残同道，酿成一议药不议病之恶俗。此喻西昌所以定议病式，有先议病后议药之名论也。

## 第八节　察新久

新病易治，久病难已，暴病无虚，久病无实，夫人而知之。然新病猝中，如中风、中寒、中暑、中湿、中恶、中毒，及痰中、虚中、食厥、色厥之类，何尝易治？亦未尝无虚证。久病如顽痰、蓄饮、气滞、血瘀，及三痼、六郁之类，尽多实证似虚，果能审症详明，投剂果决，自然病势渐减，逐日见功，亦未必难已。问其病之新久者，欲察其为外感，为内伤，为外感夹内伤，为内伤夹外感，为实为虚，为实中夹虚，为虚中夹实，以定病之准的而已。总而言之，在医者博历知病，多诊识脉，屡用达药，有真学问，肯负责任，而病人又深信不疑，善为调养，二难并，两美合，何至有世无良医，病多不治之长叹也哉！至于切脉之道，一载六经脉象，一载诊脉举要，兹不赘述。

秀按：俞氏诊法，简而得要，固足为后学典型。喻西昌议病式，繁而得当，亦足为后学模范。试述其式：某年某月，某地某人，年纪若干，形之肥瘦长短若何？色之黑白枯润若何？声之清浊长短若何？人之形志苦乐若何？病始何日？初服何药，次后再服何药？某药稍效，某药不效？现在昼夜孰重？寒热孰多？饮食喜恶多寡？二便滑涩有无？脉之三部九候，何候独异？二十四脉中，何脉独见，何脉兼见？其证或内伤，或外感，或兼内外，或不内外？依经断为何病？其标本先后何在？汗、吐、下、和、寒、温、补、泻何施？其药宜用七方中何方，十剂中何剂？五气中何气，五味中何味？以何汤名为加

减和合？其效验定于何时？一一详明，丝毫不爽，起众信从，尤为医门矜式，不必演文可也。其自释义云，某年者，年上之干支，治病先明运气也；某月者，治病先明四时也；某地者，辨高卑燥湿，五方异宜也。某龄、某形、某声、某气者，用之合脉以图万全也。形志苦乐者，验七情劳逸也。始终何日者，察久近传变也。历问病症药物验否者，以之斟酌己见也。昼夜寒热者，辨气分血分也；饮食二便者，察肠胃乖和者。三部九候，何候独异者，推十二经脉受病之所在；二十四脉见何脉者，审阴阳表里无差忒也。依经断为何病者，名正则言顺，事成如律度。标本先后何在者，识轻重次第也。汗、吐、下、和、寒、温、补、泻何施者，求一定不差之法也。七方大、小、缓、急、奇、偶、复，乃药之制不敢滥也；十剂宣、通、补、泻、轻、重、滑、涩、燥、湿，乃药之宜不敢泛也。五气中何气，五味中何味者，用药最上之法，寒、热、温、热、平，合之酸、辛、甘、苦、咸也。引汤名为加减者，循古不自由也。刻板于何时者，逐款辨之不差，以病之新久定痊期也。若是则医案之在人者，工拙自定。积之数十年，治千万人而不爽也。

廉勘：前清国初张石顽老人，于诊法多所发明，爰为节述其说，以补俞氏之不逮。（一）辨形。细观肌之滑涩，以征津液之盛衰；理之疏密，以征营卫之强弱；肉之坚软，以征胃气之虚实；筋之粗细，以征肝血之充馁；骨之大小，以征肾气之勇怯；爪之刚柔，以征胆液之淳清；指之肥瘦，以征经气之荣枯；掌之厚薄，以征脏气之丰歉；尺之寒热，以征表里之阴阳。至于深闺窈窕，往往密护屏帏，不能望见颜色，但须验其手腕色泽之苍白肥瘠，已见一斑。若夫肌之滑涩，理之疏

密，肉之坚软，筋之粗细，骨之大小，爪之刚柔，指之肥瘦，掌之厚薄，尺之寒热，及乎动静之安危，气息之微盛，更合之以脉，参之以证，则气血之虚实，情性之刚柔，形体之劳逸，服食之精粗，病苦之逆顺，皆了然心目矣。（二）辨色。色贵明润，不欲沉夭。凡暴感客邪之色，不妨昏壅滞浊；病久气虚，只宜瘦削清癯。若病邪方锐而清白少神，虚羸久困而妩媚鲜泽，咸非正色。五色之中，青黑黯惨，无论病之新久，总属阳气不振。惟黄色见于面目，而不至索泽者，皆为向愈之候。若眼胞上下如烟煤者，寒痰也；眼黑颊赤者，热痰也。眼黑而行步艰难呻吟者，痰饮入骨；眼黑而面带土色，四肢痿痹，屈伸不便者，风痰也。病人见黄色光泽者，为有胃气，不死；干黄者，为津液之槁，多凶。目睛黄者，非瘅即衄，目黄大烦，为病进。平人黑气起于口、鼻、耳、目者，危。若赤色见于两颧，黑气出于神庭，乃火气入于心肾，暴亡之兆也。他如黄属脾胃，若黄而肥盛，胃中有痰湿也；黄而枯癯，胃中有火也；黄而色淡，胃气本虚也；黄而色黯，津液久耗也。黄为中央之色，其虚实寒热之机，又当以饮食、便溺消息之。色白属肺，白而淖泽，肺胃之充也。肥白而按之绵软，气虚有痰也；白而消瘦，爪甲鲜赤，气虚有火也；白而夭然不泽，爪甲色淡，肺胃虚寒也。白而微青，或臂多青脉，气虚不能统血；若兼爪甲色青，则为阴寒之证矣。白为气虚之象，继有失血发热，皆为虚火，断无实热之理。苍黑属肝与肾。苍而理粗，筋骨劳绩也；苍而枯槁，营血之涸也。黑而肥泽，骨髓之充也；黑而瘦削，阴火内戕也。苍黑为下焦气旺，虽犯客寒，亦必蕴为邪热，绝无虚寒之候也。赤属心，主三焦。深赤色坚，素禀多火也；赤而胭坚，

营血之充也。微赤而鲜，气虚有火也；赤而索泽，血虚火旺也。赤为火炎之色，只虑津枯血竭，亦无虚寒之患。大抵火形人，从未有肥盛多湿者，即有痰嗽，亦燥气耳。此皆望诊之大要也。（三）辨声。声虽发于肺，实发自丹田。其轻清重浊，虽由基始，要以不异平时为吉。而声音清朗如常者，形病气不病也。始病即气壅声浊者，邪干清道也；病未久而语声不续者，其人中气本虚也。脉之呻吟者，痛也；言迟者，风也；多言者，火之用事也。声如从室中言者，中气之湿也；言而微，终日乃复言者，正气夺也。衣被不敛，言语善恶，不避亲疏者，神明之乱也。出言懒怯，先重后轻者，内伤元气也；出言壮厉，先轻后重者，外感客邪也。攒眉呻吟者，头痛也；噫气以手抚心者，中脘痛也；呻吟不能转身，坐而下一脚者，腰痛也；摇头以手扪腮者，齿颊痛也；吟呻不能行步者，腰脚痛也；诊时吁气者，郁结也；摇头而言者，里痛也。形羸声哑者，劳瘵，咽中有肺花疮也；暴哑者，风痰伏火，或怒喊哀号所致也；语言謇涩者，风痰也；诊时独言独语，不知首尾者，思虑伤神也；伤寒坏病，声哑唇口有疮者，狐惑也；平人无寒热，短气不足以息者，痰火也。此皆闻证之大要也。前清咸同间石芾南先生，于问证颇为扼要，爰为节述其说，以补俞氏之未备。病，藏于中者也；症，形于外者也。工于问者，非徒问其证，殆欲即其证见，以求其病因耳。法当先问其人之平昔，有无宿痰，有无患怒忧思，饮食喜淡喜浓，喜燥喜润，嗜茶嗜酒，大便为燥为溏。妇人问其有无胎产，月事先期后期，有无胀痛。再问其病，初起何因，前见何症，后变何症，恶寒恶热孰重孰轻，有汗无汗，汗多汗少，汗起何处，汗止何处，口淡口苦，渴与不

渴，思饮不思饮，饮多饮少，喜热喜凉（喜热饮不皆属寒，尝有郁遏不通者，亦喜热饮，以热则流通故也），思食不思食，能食不能食，食多食少，化速化迟，胸心胁腹有无胀痛，二便通涩，大便为燥为溏，小便为清为浊，色黄色淡。二便最为紧要，乃病之外见者。种种详诘，就其见证，审其病因，方得轩岐治病求本之旨，此皆问诊之大要也。他如寇宗奭曰：未诊先问，最为有准。如看妇人病，尤必先问经期。张子和云：凡看妇病，当先问孕。若孕在疑似间，不可轻用破气行血药。彭用光曰：凡看产妇病，须问恶露多少有无，及少腹中有无结块。何西池曰：凡妇人经停四五个月，当问其乳头、乳根黑否，乳房胀发否。若系垢苔，必每月行经，须问其经行多少，及腹中果动否，此皆妇科扼要之问法也。至若景岳十问歌：一问寒热二问汗，三问头身四问便，五问饮食六问胸，七聋八渴俱当辨，九问旧病十问因，再兼服药参机变，妇人尤必问经期，恶露有无产后验，亦属问法之要略。惟赵晴初老医，谓诊病虽须详问，又当色脉合参，不可徇病患之言，为其所惑。

# 第六章　伤寒脉舌

脉舌已详前论总诀之中，兹又一再叮咛，重语以申明之者，诚以切脉辨舌，为临证断病、医生行道之必要。证有疑似凭诸脉，脉有疑似凭诸舌。前论只详六经脉舌，而切脉则诊法若何，部分若何，常脉怪脉若何，辨舌则形质若何，苔色若何，真苔假苔若何，未曾一一申论。故特分切脉举要、辨舌举要两道，以作临病之指南针。然脉理精微，心中易了，指下难明；舌色显著，既能目睹，又可手扪，辨舌较切脉为尤易。舌色之确切，究不同脉理之

微茫。但其苔之易于变化，较脉象为尤速。即假苔染苔，亦必细观而详问。故临证切脉辨舌，全凭活法推求，可意会不可言传，经验多，心思细，自能得诊宗三昧，今试晰言其要。

# 甲　切脉举要

## 第一节　诊法

切脉时，男先诊左，女先诊右。以中指先按关部，即手掌后高骨下动脉应指处，次下前后二指，前指按寸口，后指按尺部。人长则疏排三指，人短则密排三指。人瘦则肌肉薄，宜轻取；人肥则肌肉厚，宜重取。初排指于皮肤上，轻手诊之曰浮举，浮以候神。凡脉浮举有力不劲疾者，为有神；浮举无力而涣散者，为无神。继乃排指于皮肤之下，肌肉之间，略重诊之曰中寻，中以候胃。凡脉中候有力，应手中和而搏指者，为有胃；中候虽有力，应手急劲而勒指者，为无胃。终则重指切至肌肉之下，筋骨之间，重手诊之曰沉按，沉以候根。凡脉沉按有力有神，能应指而如按鼓上者，为有根；沉按无力无神，不应指而如入灰中者，为无根。沉按寸口数大，两尺弦劲勒指者，亦为无根；沉按寸口应指，两尺沉微欲绝者，尤为无根。以两尺为根中之根也。至证之阴阳寒热，在沉按中区分，为予数十年历验之秘诀。总之，脉以胃神根三字为最要，此诊寸关尺九候之要诀。

秀按：十二经动脉，上部动脉在头，中部动脉在手，下部动脉在足，是为三部。一部三候，是为九候。上部天，两额之动脉，足少阳之颔厌也；上部地，两颊之动脉，足阳明之地仓、大迎也；上部人，耳前之动脉，手少阳之和髎也。中部

天，手太阴之太渊、经渠也；中部地，手阳明之合谷也；中部人，手少阴之神门也。下部天，足厥阴之五里也；下部地，足太阴之太溪也；下部人，足太阴之箕门也。下部天以候肝，地以候肾，人以候脾胃之气；中部天以候肺，地以候胸中之气，人以候心；上部天以候头角之气，地以候口齿之气，人以候耳目之气。下部天，女子则取太冲，下部人，胃气则候于阳明之冲阳，仲景谓之趺阳，此为《内经》三部九候之诊法。迨战国时秦越人出，著《八十一难经》，曰脉有三部者，寸关尺也，九候者，浮中沉也。从此脉皆诊于两手，以图简便。俞氏虽亦从《难经》诊法，而和盘托出，洵诊法之要诀也。

## 第二节　部分

《内经》云：善诊者，按脉先别阴阳，审清浊，而知部分；按尺寸，浮沉滑涩，而知病所生。又云：寸以射上焦，关以射中焦，尺以射下焦。此言三焦之脉位也。射者，言十二经之血气，皆自下而射于其上。故《经》曰：气口成寸，以决死生。但迫之使射，营周于身者，则由于心，故《经》曰心主脉。脉之所以阴阳相贯，如环无端者，则在于经络，故经曰经脉，络曰络脉。经起中焦，恒随营气下行，极而上，故其诊在寸；络起下焦，恒附营气上行，极而下，故其诊在尺。《经》故曰经络皆实，寸脉急而尺缓。经虚络满者，尺部热满，脉口（即寸口）寒涩；经气有余，络气不足者，脉口热满，尺部寒涩。而经脉、络脉之往来运行，如环不绝者，则在于肺。故《内经》云：脉气流经，经气归于肺，肺朝百脉。又云：人一呼脉再行，一吸脉再行。盖一呼一吸为一息，脉来一息四至为平脉。诊

脉之道，独取寸口，以决五脏六腑之生死者，则宗《难经》寸口者脉之大会，手太阴之动脉也。营卫相会，为五脏六腑所终始，故独取寸口（即寸、关、尺三部）。至若两手寸、关、尺脉位，分配脏腑部分，《内经》虽有尺内两傍则季胁也（季胁包藏脏腑），尺外以候肾，尺内以候腹中（内外者，一部中之内外，浮为外，沉为内，非两条脉也，辨见《金鉴》。柯韵伯云：凡脏腑近背者，皆候于外；近腹中者，皆候于内。《金鉴》谓五脏皆当候于内，六腑皆当候于外。《内经》内外字，是传写之误）。中附上（关部），左外以候肝，内以候膈（按心、肺居膈上，肝、脾、肾居膈下，五脏俱注于膈。肝、脾、肾、胆、三焦，俱贯膈而上心；心包络、肾、三焦、肠、胃之脉，俱从膈而下。是膈为十一经必由之道）；右外以候胃，内以候脾。上附上（寸部），右外以候肺，内以候胸中；左外以候心，内以候膻中。前以候前，后以候后（关前以候前，关后以候后）。上竟上者，胸、喉中事也；下竟下者，少腹、腰、股、膝、胫、足中事也之明交。但细观《灵枢》经脉，虽各有起止，各有支别，而视一气贯通。故特借手太阴一经之动脉，以候五脏六腑经气之有余、不足。诊病之表里寒热、气血虚实，区区一寸之脉位，不必拘分，亦难尽验。故予诊脉分部之法，首遵《内经》阴阳清浊之理。凡主表、主上、主气属阳分，而轻清者皆侧重于寸口；主里、主血、主下属阴分，而重浊者皆侧重于尺部。次遵仲景《伤寒论》脉法，以寸口、趺阳、少阴三者并列而论，是即寸、关、尺三部之别号。盖推测仲景撰用《八十一难》，及每览越人入虢之诊，慨然叹其才秀之语气，知仲景亦必取寸、关、尺三部为诊法。由是以

推，两寸主上焦，心生血而主脉，肺藏气而朝百脉，血气者人之神，则左右不能畸重，故通称寸口。两关主中焦，《内经》谓胃者水谷之海，五脏六腑之气，皆出于胃，变见于气口。故诊法一以胃气为本，趺阳即阳明之冲阳，故特称趺阳，其注意专重右关。两尺主下焦，为脉道根中之根，内肾、阴器之攸关，故特称少阴，其注意专重左尺。泂先得我心之导师，此为诊脉活法推求之要诀。

秀按：喻西昌释仲景《平脉》首条曰：条中明说三部，即后而趺阳、少阴，俱指关、尺而言。然何以只言趺阳少阴？盖两寸主乎上焦，营卫之所司，不能偏于轻重，故言寸口；两关主乎中焦，脾胃之所司，宜重在右，故言趺阳；两尺主乎下焦，肾之所司，宜重在左，故言少阴。与俞氏所见皆同。

廉勘：陈修园《伤寒论浅注》云：仲景一部书，全是活泼之天机。凡寸口与趺阳、少阴对举者，其寸口是统寸、关、尺而言；与关、尺并举者，是单指关前之寸口而言。然心营肺卫，应于两寸，即以论中所言之寸口，俱单指关前之寸口而言，亦未始不可。足太溪穴属肾，趺阳穴属胃，仲景用少阴、趺阳字眼，犹云肾气、胃气。少阴诊之于尺部，趺阳诊之于关部，不拘拘于穴道上所诊，亦何不可。然仲景不言关、尺，止言少阴、趺阳者何也？盖两寸主乎上焦，营卫之所司，不能偏轻偏重，故可以概言寸口。两关主乎中焦，脾胃之所司，左统于右，若剔出右关二字，执着又不赅括，不如止言趺阳之为得。两尺主乎下焦，两肾之所司，右统于左，若剔出左尺二字，执着又不能赅括，不如止言少阴之为得。至于人迎穴在结喉，为足阳明之动脉，诊于右关，更不待言矣。而且序文指出三部二字，醒出论中

大眼目，其说与俞氏所见亦同。若论脉位不必拘分，亦难尽验。真多诊识脉，阅历有得之言。昔吴草庐曰：医者以寸、关、尺，辄名之曰此心脉、此肺脉、此脾脉、此肝脉、此肾脉者，非也。五脏六腑，凡十二经，两寸、关、尺，皆手太阴之一脉也，分其部位，以候他脏之气耳。脉行始于肺，终于肝，而复会于肺，肺为出气之门户，故名气口，而为六脉之大会，以占一身焉。故诊察脉位，分而不分，不分而分，全在临诊时一篇灵机。又按英医合信氏曰：中国所分三部九候，实难凭信。盖周身脉管，皆由心系总管而出，散布四肢百体，流行贯通，岂两手寸许之管，五脏六腑遂遍系于此耶？且直通一贯，何以知三指分部，寸、关、尺必不紊耶？故谓一脉可验周身之病则可，谓某部之脉，独决某经之病则不可。合二说而观之，手脉分寸、关、尺，按部可知其五内病所，却是一疑问题。考总脉管由心左下房而出，直插上房，而上离二寸许，即回屈而下，变作一拱，拱之上，歧为三大支，左二右一，离右支寸许，复歧为二，一由颈右达脑，一由右肩达手，此即右手寸口脉之源也。其左二支，一由颈左达脑，一由左肩达手，此即左手寸口脉之源也。周身皆有动脉，寸口独分三部之理由，惟唐容川解释，语尚明通，试节述其说曰：脉为血脉，西医名为脉管，脉管之内，《内经》名营，脉管之外，皆其网膜，《内经》名腠理，为卫气往来之所。故诊脉有单论脉管者，脉管只是一条，数则均数，迟则均迟，细则均细，大则均大，皆是应心而动，故无三部之分。知此，则凡脉管中营分所主者，如小、散、芤、涩、革、弱等脉理均可识矣。亦有单论气分者，气附脉行，脉动而气亦应之，气升则脉浮，气降则脉沉，气盛则脉洪，气衰则脉微，皆是

随气呈露，故有寸浮尺沉寸洪尺微之异。随气之部分，而异其强弱，所以有三部之别。知此，则凡脉管外气分所主者，如弦、紧、滑、濡、牢、结等脉理均可识矣。总之，辨脉能知气在脉外，血在脉中，脉之动根于心，气之原生于肺，于仲景一切脉法，自然贯通。

## 第三节　脉象

### 张长沙《四言脉诀》

王肯堂《伤寒准绳·脉法》曰：此诀后人以为出王叔和，今按《脉经》载仲景论脉，止此一条，则之非叔和自撰也。爰述其说，以为诊脉之总诀。问曰：脉有三部，阴阳相乘，营卫血气，在人体躬。呼吸出入，上下于中，因息游布，津液流通。随时动作，效象形容，春弦秋浮，冬沉夏洪。察色观脉，大小不同，一时之间，变无常经。尺寸参差，或短或长，上下乖错，或存或亡。病辄改易，进退低昂，心迷意惑，动失纪纲。愿为具陈，令得分明。师曰：子之所问，道之根源，脉有三部，尺寸及关。营卫流行，不失衡铨，肾沉心洪，肺浮肝弦。此自经常，不失铢分，出入升降，漏刻周旋。水下二刻，一周循环，当复寸口，虚实见焉。变化相乘，阴阳相干，风则浮虚，寒则牢坚。沉潜水蓄，支饮急弦，动则为痛，数则热烦。设有不应，知变所缘，三部不同，病各异端。太过可怪，不及亦然，邪不空见，中必有奸。审察表里，三焦别焉，知其所舍，消息诊看。料度脏腑，独见若神，为子条记，传与贤人。

### 崔真人《四言脉诀》

宋南康名医，崔希范隐君，著《四言脉诀》，《东垣十书》用以冠首，《金鉴》四诊采集成编，精密简明，易诵易记，特为增删以录出之，俾后学奉为

准绳。

脉为血府，气血之神，心机舒缩，逼令循行。资始于肾，资生于胃，阴阳相贯，本乎营卫。营行脉中，卫行脉外，脉不循行，营壅卫败。气如橐籥①，血如波澜，血脉气息，上下循环。十二经中，皆有动脉，惟手太阴，寸口取决。脉之大会，息之出入，脉行六寸，一呼一吸。初持脉时，令仰其掌，掌后高骨，是谓关上。关前为阳，关后为阴，阳寸阴尺，先后推寻。心肝居左，肺脾居右，肾与命门，两尺推究。左大顺男，右大顺女，男左女右，各宜分主。关前一分，十二经注，左为人迎，右为气口。神门决断，两在关后，人无二脉，病死不愈。男女脉同，惟尺则异。脉有七诊，曰浮中沉，上下左右，消息求寻。又有九候，举按轻重，三部浮沉，各候五动。寸候关上，关候膈下，尺候于脐，下至跟踝。左脉候左，右脉候右，病随所在，不病者否。浮主心肺，沉主肾肝，脾胃中洲，浮沉之间。专主中气，脉宜和缓，命门元阳，右尺同断。春弦夏洪，秋毛冬石，四季和缓，是谓平脉。太过实强，病生于外。不及虚微，病生于内。四时百病，胃气为本。脉贵有神，不可不审。

秀按：此总括《内》《难》二经脉理诊法之精义，句句名言，字字金玉，学者当熟读之。

调停自气，呼吸定息，四至五至，平和之则。三至为迟，迟则为冷，六至为数，数即热症。转迟转冷，转数转热，迟数既明，浮沉当别。浮沉迟数，辨内外因，外因于天，内因于人。天有阴阳，风

---

①　橐籥（tuó yuè 驼月）：古代鼓风吹火用的器具。此喻肺主气，司呼吸，调节气机的功能。

雨晦冥，人喜怒忧，思悲恐惊。外因之浮，则为表证，沉里迟阴，数则阳盛。内因之浮，虚风所为，沉气迟泠，数热何疑。浮数表热，沉数里热，浮迟表虚，沉迟冷结。表里阴阳，风气冷热，辨内外因，脉证参别。脉理浩繁，总括于四，既得提纲，引申触类。浮脉法天，轻手可得，泛泛在上，如水漂木。有力洪大，来盛去悠，无力虚大，迟而且柔。虚甚则散，涣漫不收，有边无中，其名曰芤。浮小为濡，绵浮水面，濡甚则微，不任寻按。沉脉法地，近于筋骨，深深在下，沉极为伏。有力为牢，实大弦长，牢甚则实，愊愊①而强。无力为弱，柔小如绵，弱甚则细，如蛛丝然。迟脉属阴，一息三至，小快于迟，缓不及四。三损一败，病不可治，两息夺精，脉已无气。浮大虚散，或见芤革，浮小濡微，沉小细弱。迟细为涩，往来极难，促则来数，一止即还。结则来缓，止而复来，代则来缓，止不能回。数脉属阳，六至一息，七疾八极，九至为脱。浮大者洪，沉大牢实，往来流利，是谓之滑。有力为紧，弹如转索，数见寸口，有止为促。数见关中，动脉可候，厥厥动摇，状如小豆。长则气治，过于本位，长而端直，弦脉应指。短则气病，不能满部，不见于关，惟尺寸候。

秀按：*此总括各脉常象之精义。*

一脉一形，各有主病，数脉相兼，则见诸症。浮脉主表，里必不足，有力风热，无力血弱。浮迟风虚，浮数风热，浮紧风寒，浮缓风湿。浮虚伤暑，浮芤失血，浮洪虚火，浮微劳极。浮细阴虚，浮散虚剧，浮弦痰食，浮滑痰热。沉脉主里，主寒主积，有力痰食，无力气郁。沉迟虚寒，沉数热伏，沉紧冷痛，沉缓水蓄。沉牢痼冷，沉实热极，沉弱阴虚，沉细痹湿。沉弦饮痛，沉滑宿食，沉伏吐利，阴毒聚积。迟脉主脏，阳气伏潜，有力为痛，无力虚寒。数脉主腑，主吐主狂，有力为热，无力为疮。滑脉主痰，或伤于食，下为蓄血，上为吐逆。涩脉少血，或中寒湿，反胃结肠，自汗厥逆。弦脉主饮，病属胆肝，弦数多热，弦迟多寒。浮弦支饮，沉弦悬痛，阳弦头痛，阴弦腹痛。紧脉主寒，又主诸痛，浮紧表寒，沉紧里痛。长脉气平，短脉气病，细则血少，大则病进。浮长风痫，沉短宿食，血虚脉虚，气实脉实。洪脉为热，其阴则虚，细脉为湿，其血则虚。缓大者风，缓细者湿，缓涩血少，缓滑内热。濡小阴虚，弱小阳竭，阳竭恶寒，阴虚发热。阳微恶寒，阴微发热，男微虚损，女微泻血。阳动汗出，阴动发热，为痛与惊，崩中失血。虚寒相搏，其名为革，男子失精，女子失血。阳盛则促，肺痈阳毒，阴盛则结，疝瘕积郁。代则气衰，或泄脓血，伤寒心悸，女胎三月。

秀按：*此为各脉主病之大要。*

脉之主病，有宜不宜，阴阳顺逆，凶吉可推。中风浮缓，急实则忌，浮滑中痰，沉迟中气。尸厥沉滑，卒不知人，入脏身冷，入腑身温。风伤于卫，浮缓有汗，寒伤于营，浮紧无汗。暑伤于气，脉虚身热，湿伤于血，脉缓细涩。伤寒热病，脉喜浮洪，沉微涩小，症反必凶。汗后脉静，身凉则安，汗后脉躁，热甚必难。阳病见阴，病必危殆，阴病见阳，虽困无害。上不至关，阴气已绝，下不至关，阳气已竭。代脉止歇，脏绝倾危，散脉无根，形损难医。饮食内伤，气口急滑，劳倦内伤，右脉大弱。欲知是气，下手脉沉，沉极则伏，涩弱久深。六郁多

①　愊（bì 必）愊：郁结貌。

沉，滑痰紧食，气涩血芤，数火细湿。滑主多痰，弦主留饮，热则滑数，寒则弦紧。浮滑兼风，沉滑兼气，食伤短疾，湿留濡细。疟脉自弦，数弦者热，弦迟者寒，代散者折。泄泻下痢，沉小滑弱，实大浮洪，发热则恶。呕吐反胃，浮滑者昌，弦数紧涩，结肠者亡。霍乱之候，脉代勿讶，厥逆迟微，是则可怕。咳嗽多浮，聚肺关胃，沉紧小危，浮濡易治。喘急息肩，浮滑者顺，沉涩肢寒，散脉逆症。病热有火，洪数可医，沉微无火，无根者危。骨蒸发热，脉数而虚，热而涩小，必殒其躯。劳极诸虚，浮软微弱，土败双弦，火炎急数。诸病失血，脉必见芤，缓小可喜，数大可忧。瘀血内蓄，却宜牢大，沉小涩微，反成其害。遗精白浊，微涩而弱，火盛阴虚，芤濡洪数。三消之脉，浮大者生，细小微涩，形脱可惊。小便淋闭，鼻头色黄，涩小无血，数大何妨。大便燥结，须分气血，阳数而实，阴迟而涩。癫乃重阴，狂乃重阳，浮洪吉兆，沉急凶殃。痛脉宜虚，实急者恶，浮阳沉阴，滑痰数热。喉痹之脉，数热迟寒，缠喉走马，微伏则难。诸风眩晕，有火有痰，左涩死血，右大虚看。头痛多弦，浮风紧寒，热洪湿细，缓滑厥痰。气虚弦软，血虚微涩，肾厥弦坚，真痛短涩。心腹之痛，其类有九，细迟从吉，浮大延久。疝气弦急，积聚在里，牢急者生，弱急者死。腰痛之脉，多沉而弦，兼浮者风，兼紧者寒。弦滑痰饮，濡细肾着，大乃肾虚，沉实闪䏚。脚气有四，迟寒数热，浮滑者风，濡细者湿。痿病肺虚，脉多微缓，或涩或紧，或细或濡。风寒湿气，合而为痹，浮涩而紧，三脉乃备。五疸实热，脉必洪数，涩微属虚，切忌发渴。脉得诸沉，责其有水，浮气与风，沉石在里。沉数为阳，沉迟为阴，浮大出厄，虚小可惊。胀满脉弦，脾受肝克，湿热数洪，阴寒迟弱。浮为虚满，紧则中实，浮大可治，虚小危极。五脏为积，六腑为聚，实强者生，沉细者死。中恶腹胀，紧细者生，脉若浮大，邪气已深。痈疽浮数，恶寒发热，若有痛处，痈疽所发。脉数发热，若痛者伤，不数不热，不疼阴疮。未溃痈疽，不怕洪大，已溃痈疽，洪大可怕。肺痈已成，寸数而实，肺痿之形，数而无力。肺痈色白，脉宜短涩，不宜浮大，唾糊呕血。肠痈实热，滑数可知，数而不热，关脉芤虚。微涩而紧，未脓当下，紧数脓成，切不可下。

秀按：此为脉证宜忌之大要。

廉勘：昔赵晴初老友曰：是病应得是脉者为顺，不应得是脉者为逆。此余三十余年阅历，为诊脉辨证之要诀。

妇人之脉，以血为本，血旺易胎，气旺难孕。少阴动甚，谓之有子，尺脉滑利，妊娠可喜。滑疾不散，胎必三月，但疾不散，五月可别。左疾为男，右疾为女，女腹如箕，男腹如釜。关或滑大，代促无妨，舌青脉伏，其胎必伤。尺滑带数，胎气过强，沉迟而涩，其胎防僵。六七月后，脉喜实长，八月弦实，沉细不祥。神门微紧，胎必防伤，大劳惊仆，胎血难藏。沉细短涩，终多凶殃，足月脉乱，反是吉象。临产六至，脉号离经，沉细急数，胎已下临。浮大难产，急于色征，面舌唇色，忌黑与青。面赤舌青，子死母活，面青舌赤，母死子活。面舌俱青，口喷热秽，若胎在腹，子母俱殒。新产之脉，缓滑为吉，实大弦牢，诸病皆逆。沉细虚弱，产后相合，涩疾血崩，血脱阴竭。

廉勘：古人论孕，脉多主尺，皆以左疾左大为男，右疾右大为女。独张石顽老人谓寸口滑实为男，尺中滑实为女，两寸俱滑实为双男，两尺俱滑实为双女，右尺左寸俱滑实，为一男一女，自信历验不爽。以余所验，亦不尽然。惟孙真人《千金方》云：左乳房有核是男，右乳房有核是女。名医周八先生曰：左乳胀为男，右乳胀为女。历验多准。又中指之末名冲良穴，凡妇人血旺者，孕则此穴脉动，亦多经验。他如尺脉涩微，经期定愆，尺大而旺，有胎可庆；滑疾而代，亦为有胎，将产之脉，脉必离经；产后血崩，尺不上关，其血已尽，大命将倾。皆为专门妇科之要诀。惟以脉辨胎，不如用闻症筒按腹，听婴儿之声为有据。

小儿之脉，七至为平。更察色证，与虎口纹。

廉勘：孟河马良伯《脉法韵语》曰：小儿之脉，宜定至息，二至为殃，三至亦卒。五至为虚，四至损怯，六至平和，九十至剧。浮缓伤风，浮洪风热，浮紧伤寒，沉细乳积。沉紧腹痛，弦紧喘息，紧促痘疹，急惊弦疾。虚软慢惊，疟痫弦急，弦细为虫，便秘数实。此为四五六岁小儿脉候之要诀。若数月至二三岁，总以腹诊、问诊、望色、望苗窍为有据。若虎口纹（即手络）看法，起于滑伯仁。歌曰：小儿三岁下，虎口看三关。紫热红伤寒，青惊白是疳。淡红淡黄者，斯为无病看。又谓纹见下节风关为轻，纹见中节气关为重，纹见上节命关为危。若紫黑色直透三关，为大危。是为要诀，历试辄验。其说亦本于《内经》。《灵枢》曰：凡诊络脉，脉色青则寒且痛，赤则有热。胃中寒，手鱼之络多青矣。胃中有热，鱼际络赤。其暴黑者，留久痹也。其有赤有黑有青者，寒热气也。其青短者，少气也。足见经义之渊博。

奇经八脉，其诊又别。直上直下，浮则为督，牢则为冲，紧则任脉。寸左右弹，阳跷可决，尺左右弹，阴跷可别，关左右弹，带脉当诀。尺外斜上，至寸阴微，尺内斜上，至寸阳微。督脉为病，脊强癫痫，任脉为病，男多七疝。女子带下，瘕聚癥坚，冲脉为病，逆气里急。上冲则咳，为厥为呃，带主带下，腰痛精失。阳维寒热，目眩僵仆，阴维心痛，胸刺胁筑。阳跷为病，阳缓阴急，阴跷为病，阴缓阳急。癫痫瘛疭，寒热恍惚，八脉主病，各有所属。

秀按：此为奇经八脉证各殊之总诀。

雀啄连连，止而又作（肝绝），屋漏水流，半时一落（胃绝）。弹石沉弦，按之指搏（肾绝），乍密乍疏，乱如解索（脾绝）。本息末摇，鱼翔相若（心绝），虾游冉冉，忽然一跃（大肠绝）。釜沸空浮，绝无根脚（绝肺），七怪一形，医休下药。

廉勘：此为五脏及胃大肠绝脉之诀，前哲张心在名为七怪脉。

七怪之外，又有真脏。肝真脏脉，中沉急劲，如按弓弦，如循刀刃（即脉但弦无胃曰死）。心真脏脉，紧而不柔，前曲后居，如操带钩（即脉但钩无胃曰死）。脾真脏脉，乍数乍疏，如鸟之啄，代而中阻（即脉但代无胃曰死）。肺真脏脉，无根空虚，轻散无绪，如风吹羽（即脉但毛无胃曰死）。肾真脏脉，坚搏牵连，散乱而劲，如夺索然（即脉但石无胃曰死）。

廉勘：此五真脏脉，断其必死之总诀。

平人无脉，移于外络，兄位弟乘，阳溪列缺。六阴六阳，反关歧出，脉不足凭，色症为别。

秀按：此为平人异脉，医当舍脉从证之总诀。

廉勘：崔真人《脉诀》一卷，为宋道士崔嘉彦隐君撰，焦竑《国史·经籍志》始载之。厥后元李东垣、明李濒湖均采之，前清《四库提要》及《医宗金鉴》均收之。其书之简而得要，便于记诵，足为后学读本，无待言矣。俞氏又加增删，尤为精实，惟七怪脉及真脏脉，未曾掇拾，即儿科脉诀暨虎口纹，亦语焉而不详。爰采张氏心在、石氏芾南、马氏良伯、滑氏伯仁，诸前哲学说以增补之，勉图完善。

## 第四节　钩玄

凡脉浮、大、数、动、滑为阳，沉、涩、弱、弦、微为阴。阴病见阳脉者生，阳病见阴脉者死。此为仲景按脉阴阳，断病死生之总诀。

秀按：阳病见阴脉者，如伤寒邪已传里，温病热结在里，不大便，潮热谵语，脉沉细者死；甚则不识人，独语如见鬼状，循衣摸床，微喘直视，脉涩者死之类。阴病见阳脉者，如始虽为沉、为涩、为弱、为弦、为微，继即微浮、微大、微数、微动、微滑。如厥阴中风，脉微浮为欲愈；少阴自利，脉暴微为欲解之类。但阴脉虽喜见阳，若忽然暴见，乃阳不附阴，孤阳飞越，又是脱象。如少阴下利，厥逆无脉，服汤脉暴出者死，微续者生之类。

凡脉气来虚微，是为不及，病在内；气来实强，是为太过，病在外。此为扁鹊按脉强弱，断病虚实之总诀。

秀按：凡脉沉虚微细，涩结短芤，皆为无力而气来虚弱者，其证多虚；浮洪弦牢，长紧疾促，皆为有力而气来实强者，其证多实。然沉虚微细等脉，固多虚证，而气滞血瘀者，往往多沉细如丝等脉，凝寒痼冷者，往往多沉极似伏之脉，则又当舍脉从症也。

凡初时脉来疾去迟，及出疾入迟，名曰内虚外实；初持脉来迟去疾，及出迟入疾，名曰内实外虚。此为仲景按脉来去出入，断病内外虚实之总诀。

秀按：初持脉，来疾去迟，言自尺内至于寸口，为心肺盛而肝肾虚；此出疾入迟，言自筋骨出于皮肤，以脉盛于表，故曰内虚外实。初持脉，来迟去疾，言自寸口下于尺内，为心肺虚而肝肾旺；此出迟入疾，言自皮肤入于筋骨，以脉盛于内，故曰内实外虚。

凡脉头大本小，病在表；来微去大，病在里。上微头小者，则汗出；下微本大者，不得尿。此为仲景按脉浮沉来去，断病表里通塞之总诀。

秀按：脉来头小本大者，言脉初来虽小，取之则渐渐大，故为病在表；脉来微去大者，言浮取则微，沉取则大，故谓病在里。上微头小者，言浮取虽微，而前小后大，故为表气通泄而自汗；下微本大者，言沉取之微，而按久益大，为里邪郁闭而关格不通，故不得尿。此症头无汗者可治，有汗则死者。盖同是邪关膀胱，一则阳气未脱，一则阳气已脱也。

凡脉浮为在表，沉为在里。数为在腑，迟为在脏。诸阳浮数为乘腑，诸阴迟涩为乘脏。此为仲景按脉浮数沉迟为纲，断阳病由表入腑、阴病由里入脏之总诀。

秀按：浮沉以手之轻重得之，迟数以息之至数辨之，皆为显而易见。故张长沙取以为纲，以测病之在表在里、在腑在脏。仲景云：热极伤络，故诸阳入络乘腑，脉多浮数，甚则弦细搏数；极寒伤经，故诸阴中经连脏，脉多迟涩，甚则沉微欲绝。

凡察九候，独小独大，独疾独迟，独热独寒，独陷下，皆为病脉。此为岐伯按脉三部九候，何候独异，断病所在之总诀。

秀按：六脉中有一脉独乖者，即当于独乖之一脉求之，景岳所谓操独见也。若素小素大，六阴六阳，此为素禀先天之经脉，非病脉也。故《内经》谓必先知经脉，然后知病脉。

凡脉浮滑而疾，其色不夺，及脉小而色不夺者，新病；脉小弱以涩，五色俱夺，及脉不夺而其色夺者，久病。此为岐伯按脉察色，断病新久之总诀。

秀按：此即善诊者察色按脉，而知部分之法。前哲盛启东又以新病之死生，系乎右手之关脉；久病之死生，主乎左手之关尺。更谓诊得浮脉，要尺内有力，发表无虞；诊得沉脉，要右关有力，攻下无虞。一主先天肾水，一主后天胃气。尤为断病新久死生，发表攻里之要诀。

凡脉乍疏乍数，乍迟乍疾者，日乘四季死。此为岐伯按脉九候不调，察其腑脏经气，按季以决死期之总诀。

秀按：此即参伍不调之脉也，皆由脏气错乱。其病却有二因：一因新病猝中。如酷暑骤中心肺，陡然昏厥如尸，初则脉厥而伏，继则脉暴见而参伍不调，《内经》所云脉盛躁喘数者为阳，主夏，故以日中死是也；又如严寒直中脾肾，陡然吐泻腹痛，剧则肢厥无脉，服汤脉暴出而参伍不调，即《内经》所谓脉沉细悬绝者为阴，主冬，故以夜半死是也。他如病风者以日夕死，病寒热者以平旦死，均载在《内经》。此新病日乘四季而死，主一日中之四季也。一因久病内伤，无论伤心肺，伤脾胃，伤肝肾，脉至参伍不调，皆可察色以决死期。脾病色黄青不泽，脉代如鸟之啄，主春死；肺病色白赤不泽，脉数如风吹毛，主夏死；肾病色黑不泽，脉乱如夺索然，主长夏死；肝病色青白不泽，脉动如循刀刃，主秋死；心病色赤黑不泽，脉曲如操带钩，主冬死。此久病日乘四季而死，主一年中之四季也。

凡脉推而内之外而不内者，身有热；推而外之内而不外者，心腹积；推而下之上而不下者，头项痛；推而上之下而不上者，腰足冷。此为岐伯按脉内外上下，诊断外感内伤之总诀。

秀按：外而不内，上而不下者，皆是阳气有余，故身有热而头项痛；内而不外，下而不上者，皆是阴气有余，故心腹积而腰足冷。此皆《内经》诊法之要诀。

凡脉卫气盛名曰高，营气盛名曰章，高章相搏名曰纲；胃气弱名曰惵，营气弱名曰卑，卑惵相搏名曰损。此为仲景按脉纲损，断病实强虚损之总诀。

秀按：高者，自尺内上溢于寸口，指下涌涌，既浮且大，按之不衰；章者，自筋骨外显于皮肤，应指逼逼，既动且滑，按之益坚；纲者，高章兼赅之象，脉来数盛，病则邪正交攻。惵①者，举指瞥瞥②，脉虽微而似数，似心中怵惕之状；卑者，按之隐隐，脉沉涩而似伏，似妾妇鄙陋之情；损者，惵卑交参之谓，脉来微细，病则阴阳并亏。此皆形容营卫盛衰之要义。

总而言之，切脉为四诊之一。一脉能兼诸病，一病亦能兼诸脉，故诊脉断生死易，知病症难。舍脉从症，舍症从脉，全在心灵神会。慎毋猝持气口，妄言作名，为粗所穷，适犯《徵四失篇》之经训也。

秀按：有是病必有是脉，乃病症之常也。然有昨日浮，今日变沉；晨间脉缓，夕间脉数；午前脉细，午后脉洪；先时脉紧，后时脉伏。或小病而见危脉，或大病

① 惵（dié 叠）：恐惧，害怕。
② 瞥（piē 撇）瞥：形容闪烁不定，飘忽浮动。

而见平脉，或全无病而今脉异于昔脉。变态不常，难以拘执，但既有变态，定有变故，惟在善用心者，详问其故，核对于先后所诊之脉证，则其脉变之由，及新夹之症皆洞明矣。故诊脉须临证既多且久，胸有成竹，机圆法活，诊时自由把握，细参望、闻、问三者，庶免颟顸错误之弊。若但凭脉断证，据脉立方，鲜不误人。

廉勘：前哲王燕昌曰：临证先问病因，因乃病之由来也。问明病因，然后切脉问证，望其形体之强弱，容色之枯润，闻其声音之巨细，呼吸之缓急，则是据其病因，参合望、闻、问、切四法。虽一脉有儱侗①，或反形，或闭伏，而病情已得于四法中矣，指下之疑自释也。否则脉仅二三十象，病乃千变无穷，一脉不仅属一病一症，而一病一症亦不仅见于一脉。故临诊先据见症，最有把握。如九窍者，脏腑之门户也。必先据九窍所见之症，与脉核对。自胸至头有症，脉必见象于寸；脐上两手两胁有症，脉必见象于关；少腹两腿二便有症，脉必见象于尺，此其大要也。总是凡诊诸脉，均合四诊以施治，乃不至率尔操觚。如谓不须望闻问，但一诊脉，即能悉其病状，抉其病隐，明其病源，达其病变，乃术士欺人语耳。

又曰：每临一症，六脉皆动，须先明其何部之脉无病，然后一一比较，乃知其何经有病。如诊外感时病，执定浮沉以辨其寸、关、尺。盖初感由于经络，病在表，轻者寸浮盛，重者关尺亦浮盛；迨传入里生内热，则沉部盛矣。病在上则见于寸，病在中则见于关，病在下则见于尺。又诊内伤杂证，执定寸、关、尺以辨其浮沉。盖初病即分脏腑，其脉各见于本位。病在腑则本部浮，病在脏则本部沉。迨日久，有腑病而连引脏者，有脏病而伤及腑者，有数经兼病者，皆按部而察其浮沉。凡数经兼病，须治其紧要者为主。盖有当前之症候形色，与致病之原因，核对于所诊脉象，要归一路，则得其主脑而治之。其余连类相及，与旧有之病，或可兼治缓治，尤必问其本脉，庶诊时之脉，乃能有准。观此二则，洵得诊脉之实情实理，简而得要，足补俞氏之所未言者也。总之，脉之作用，不过揣测心力之强弱，肺气之盛衰，以定其病之表里阴阳，寒热虚实而已。于望、闻、问三者，已得其病之真相，然后与脉核对互勘耳。

---

① 儱侗：即"笼统"。模糊而不具体。

# 卷之四

## 乙 辨舌举要

### 第一节 观舌形

伤寒自表传里，温热自里达表，全以舌苔为验。传里浅深，及里结多寡，亦以舌苔为验。里热渐清，谷气渐进，亦以舌苔为验。试先举观舌形之要诀。

凡舌膜由三焦腠理直接胃肠，舌本由经络直通心脾肾。故舌尖主上脘，亦主心；舌中主中脘，统主胃与小肠；舌根主下脘，亦主肾与大肠；四边属脾。此为观形分部之要诀。

凡出舌长而尖者，热未甚，尚宜透邪；出舌圆而平者，热已甚，急宜清热；出舌短，不能出齿外而形方者，热盛极，速宜泻火。若女劳复及产后坏症，舌出数寸者必死，又当别论。此为观验出舌之要诀。

凡舌伸之无力者，中气虚，宜补中；欲伸似有线吊者，舌系燥，宜润燥。麻木而伸不出者，肝风挟痰，宜熄风化痰；伸以舐唇者，心脾热，宜泻火清热。伸出弄唇者，中蛇毒，宜解毒；伸出不收者，脾涎浸，宜控涎。如舌缩而边卷者，胃液燥极，宜清胃润燥；润之而舌仍坦者，病去而舌气未和，尚可养营益气。若卷而缩短者，厥阴气绝，舌质痿缩也，不治；垢腻揩去而舌仍缩者，亦不治。此为观舌伸缩之要诀。

凡舌颤掉不安者，曰舌战。由气虚者蠕蠕微动，由肝风者习习煽动，宜参舌色以辨之。如色深红鲜红而战者，宜凉血熄风；紫红瘀红而战者，宜泻火熄风；嫩红而战者，宜养血熄风；淡红而战者，宜峻补气血。若舌软而不能动者，曰舌痿，有暴痿、久痿之别。暴痿多由于热灼，每现于舌干之时，亦宜辨其舌色。如色深红而痿者，宜清营兼益气；紫红而痿者，宜清肝兼通腑；鲜红而痿者，宜滋阴兼降火；惟色淡红而痿者，宜大补气血。如病久而舌色绛嫩者，阴亏已极，津气不能分布于舌本，无药可治。此为观舌痿战之要诀。

廉勘：久病舌痿，由舌筋之麻痹，及舌实质之痿缩而来。或偏侧，或偏瘫，则又为神经软瘫，如延髓球麻痹、脊髓性筋肉痿缩等症。内治宜大补气血，外治宜电气疗法，或可侥幸于什一。至舌挺出时振颤者，多见于温热病及酒客、神经衰弱症。

凡病而有苔者多里滞，宜导滞；无苔者多中虚，宜补中。病本无苔而忽有者，胃浊上泛，宜泄浊；病本有苔而忽无者，胃阴将涸，宜救阴。其苔半布者，有偏外、偏内、偏左、偏右之别。偏外者外有内无，邪虽入里未深，而胃气先匮，宜祛邪兼益胃；偏内者内有外无，胃滞虽减，而肠积尚存，宜通肠兼消滞。素有痰饮者，亦多此苔，宜蠲饮。偏左者左有右无，偏右者右有左无，皆半表半里证。但看苔色之多少，白色多表证多，但宜和解，佐温佐清，随证酌加；黄黑灰多，或生芒刺，及黑点燥裂，则里热已结，急宜和解兼下。又有从根至尖，直分两条者，则合病与夹阴寒证；从根至尖，横分两三截者，是并病症也，均宜随证用药。苔虽有形可据，皆为偏而不全。即全舌其苔满布者，虽多湿痰食滞，亦宜辨其为白砂苔，兼四边舌肉紫红者，为湿遏热伏之温邪，伏于膜原，急宜达原以透邪。白碱苔，兼四边舌肉皆腻者，为脾胃湿阻气滞，与食积相搏，急宜芳淡兼消导。此为观舌有无积苔，及苔偏全之要诀。

凡舌有断纹裂纹，如人字、川字、爻字及裂如直槽之类，虽多属胃燥液涸，由于实热内逼，急宜凉泻以清火。然中有直裂者，多属胃气中虚，却宜补阴益气，切忌凉泻。更有本无断纹，而下后反见人字裂纹者，此属肾气凌心，急宜纳气补肾。若苔点如粞①者，虫蚀居多。即苔现槟榔纹，隐隐有点者，亦属虫积，皆宜杀虫祛积。此为观舌断纹细点之要诀。

廉勘：舌上面本有细点如刺，刺中有脑神经，主辨味，名曰味蕾。无火则平如无点，有火则突而起点。究竟有虫与否，还宜详审现证确凿，始可投杀虫祛积之剂。

凡苔起瓣晕，皆脏腑实火熏蒸，多见于温毒温疫等病。瓣则黑色居多，晕则灰黑色居多。瓣有多少，一二瓣尚轻，三四瓣已重，六七瓣极重而难治。晕有层数，一晕尚轻，二晕为重，三晕多死。亦有横纹二三层者，与此不殊。宜泻火解毒，急下存阴，服至瓣晕退净，而其人气液渐复者，庶能救活。此为观舌瓣晕之要诀。

凡舌肿胀增大，不能出口者，须参舌色以辨之。如色白滑黑滑者，多由于水气浸淫，宜通阳利水；黄腻满布者，由湿热郁而化毒，毒延于口，宜大泻湿火以祛毒；紫暗者，多由于酒毒冲心，心火炎上，宜泻火通瘀；白腻黄腻者，多由于痰浊相搏，满则上溢，宜蠲痰泄浊。若舌瘦小，甚则瘪薄者，亦须兼辨其色。淡红嫩红者，心血内亏，宜养血补心；紫绛灼红者，内热风消，宜清热熄风。若色干绛，甚则紫黯如猪腰色者，皆由心肝血枯。舌质萎缩，不治。此为观舌胀瘪之要诀。

凡舌斜偏一边者，为舌歪。色紫红而势急者，多由于肝风发痉，宜熄风镇痉；色淡红而势缓者，多由于中风偏枯。歪在左，宜养血益气，从阴引阳；歪在右，宜补气舒筋，从阳引阴，然多不治。若舌有血痕伤迹者为舌碎，其因有四：一因舌衄，二因抓伤，三因溃疡，四因斑痕，各宜对症施治。此为观舌歪碎之要诀。

凡舌起瘰而凸者，多见于温病、热病、温毒、时疫等证，皆属胃肠实热，枭毒内伏，急宜大剂凉泻，速攻其毒。若凹陷而有缺点者，其证有虚有实。实者多由于口糜，厥后舌起糜点，糜点脱去，则现凹点。由于霉毒上升者，宜去霉解毒；由于胃肾阴虚，浊腐蒸腾者，宜救阴去腐。果能毒去腐褪，则新肉渐生，凹点自满。虚者由胃阴中竭，心气不能上布于舌本。气盛则凸，气陷则凹，眼眶亦然，不独舌起凹点也。病已不治，可按脉证以决死期。此为观舌凸凹之要诀。

廉勘：凡舌起瘰而突者，即舌上乳嘴肿。当辨其为热毒、为癌肿、为霉毒性护膜肿，此为最要。若舌起凹点者，多由于乳嘴凹陷，当辨其舌生溃疡，及霉毒性溃疡。如无，则为脏形痿顿，乳嘴缩小成凹，决无方法可治。

## 第二节 察舌色

凡察色辨苔，但有白、黄、黑三种，此为结苔之现色；察色辨舌，亦有绛、

---

① 粞（xī 西）：碎米。

紫、青三种，此为舌本之变色。苔色白而薄者，寒邪在表，宜发表；或气郁不舒，宜宣气。白而厚者，中脘素寒，宜温中；或湿痰不化，宜化痰。兼发纹满布者，多寒湿，宜温化；如碱而腻者，多浊热，宜清化。若苔白而厚，其上如刺，起焦裂纹，扪之或糙或涩者，多为热极之下证，急宜寒泻。惟淡白如无，为虚寒，宜温补。亦有属热者，宜参脉证以治之。白如煮熟者，为锍白苔，俗称呆白苔，症多不治。若苔色黄，虽邪热渐深，但有带白、不带白之分，有质地、无质地之别。黄苔带白，薄而无质地者，表邪未罢，热未伤津，尚宜宣气达表。黄苔而浊，不带白而有质地者，邪已结里，黄浊愈甚，则入里愈深，热邪愈结。由于湿热夹痰者，宜辛淡清化；由于湿热夹食者，宜苦辛通降。惟黄而糙，黄而燥，剧则黄而带灰带黑，黄而干砂刺点，黄而中心瓣裂者，皆为里热结实，均当速下以存津液。至苔黑色，有带青、带紫、焦燥、津润之不同。苔色青黑而舌本滑润者，为水来克火，多脾肾阴寒证，急宜破阴回阳；苔色紫黑而舌本焦燥者，为火极似水，多胃肾阴涸证，急宜泻火救阴。他如灰色即淡黑，灰带白色而滑者，为寒湿伤脾阳，宜温脾化湿；灰带黑色而燥者，为湿火伤脾阴，宜润脾救阴。霉酱色即黄兼黑，多由夹食伤寒，浊腐上泛，急宜清下。色淡者生，色浓者死。下之得通者生，不得通者死。辨苔色之要诀也，余已详前六经舌苔中，兹不赘述。若夫舌色由红转绛转紫者，皆有色而无苔。一由心经热炽，劫伤经血，宜滋血清营，虚甚者滋阴复脉；一由肝经火旺，劫伤络血，宜凉血通络，邪盛者泻火熄风。惟舌青为肝脏本色发现，胃中生气已极。虽有青黑寒化，青紫热化之殊，然竭力挽救，终多不治。余亦载六经舌苔

中，学者参看可也。此为察色辨舌，当分苔色舌色之要诀。

秀按：张氏诞先，本于申斗垣《舌辨》，稍加修饰，纂《舌鉴》一卷，共舌图一百二十，每借一色，即化为数十图，语多穿凿，未免悬人心目。俞氏了了数言，已括其要。

廉勘：东江刘氏吉人，著《察舌辨证新法》。其目录分舌苔原理、看舌八法、黄苔类总论、白苔类总论、舌质无苔类总论、黄苔分别诊断法、白苔分别诊断法、舌质无苔分别诊断法、苔色变换吉凶总论、苔之真退假退驳去辨、燥润辨、厚腐之苔无寒证辨、厚腐与厚腻不同辨、舌短舌强辨。其看舌八法：一看舌色，二看舌质（质亦有色，又有大小温热之症，舌质胀大满口、边①有齿印血热之症，质底色紫色红之别），三看舌尖（白苔满舌，尖有红刺，勿用温燥之药），四看舌心（四边有苔，中无或中有直裂、或有直槽、或横裂），五看舌根（根后有无苔色接续，有无大肉瘤），六看舌边（苔色与边齐否），七看燥润（燥润为辨舌两大纲，有以手扪之，或滑润、或燥刺棘手，有看似润而摸之燥者，有看似燥而摸之滑者），八看老嫩（苍老者多实证，胖嫩者多虚证）。其第一章论舌苔原理曰：舌为胃之外候，以输送食物入食管、胃脘之用。其舌体之组织，系由第五对脑筋达舌，其功用全赖此筋运动。舌下紫青筋二条，乃少阴肾脉上达，名曰金津、玉液二穴，所以生津液以濡润舌质，拌化食物者也。中医以舌苔辨证者，以其苔堆于表面，易于辨认，而未知苔因何而生。其辨证之识，必有毫厘千里之误，此原理之不可不讲也。夫舌之表面，乃多数极小乳头

---

① 边：原作"迹"，据文义改。

铺合而成。此乳头极小微点，其不易见时，非显微镜不能窥见；易见时，形如芒刺，摸之棘手，或隐或现，或大或小，或平滑，或高起，随时随证，变易不定。苔即胃中食物腐化之浊气，堆于乳头之上，此舌苔所由生也（苔虽由胃浊上升，但其所生者，多由于胃肠内膜，层递而上。盖因舌膜直接胃肠故也）。常人一日三餐，故舌苔亦有三变，谓之活苔，无病之象也。其所以能变者，因饮食入胃时，将腐浊遏郁下降，故苔色一退；至饮食腐化，浊气上蒸，苔色又生。胃无腐浊，则苔薄而少；有腐浊，则苔多而厚，此其常理也，故苔色以微黄为正。若白为肺色，胃阳被饮食抑遏，或有积湿，或因黏涎，正色反不能直达而上，故有暂白之时。惟青为绝色，青蓝之色，现于舌上，其人命必危。此外尚有似黄非黄，似白非白，各类间色，皆条分于后，以备后学细心参考，其说可谓清切矣，足为观察苔色之目的。

凡察苔色，与虚实最多关系。如苔色黄浊者为实，可用苦辛通降；若黄白相兼，间有淡灰者为虚，但宜轻清化气（如杏、蔻、橘、桔等品）；黄厚而糙刺者为实，可攻泻之。若黄薄而光滑者为虚，切忌攻泻；苔色黑而芒刺者为实（肠有燥粪无疑），攻下刻不容缓；若黑如烟煤隐隐而光滑者为虚，虚寒虚热，当旁参脉证以施治；白色如碱，白如腻粉者皆为实，均宜苦辛开泄；粉苔干燥者实热尤盛，急宜苦寒直降；若白薄而淡，及白而嫩滑者皆为虚，气虚阳虚，尤必细参脉证以治之。此为察色辨苔，当分虚实之要诀。

秀按：张氏景岳曰：凡诊伤寒，以苔色辨表里寒热，确有可据。若以舌色辨虚实，不能无误。例如黑苔，实固能黑，以火盛而焦也；虚亦能黑，以水亏而枯也。竟有阴虚伤寒，其证似阳，舌黑如炭，芒刺干裂者，用甘温壮水药，诸症渐退，但舌黑不减，后数日，忽舌上脱一黑壳，内则新肉灿然，始知其肤腠焦枯，死而复活云云。观此，则舌黑起芒刺，未必皆实，尤必于其舌本之老嫩、脉证之虚实，详辨以参定之。

廉勘：杨潜村《观舌心法》云：凡舌苔由白而黄，由黄而焦，或枯黑燥裂。若察其舌边胖大，舌底滑润者，甚有舌底燥嫩，绝无津液，或糙刺如砂皮，或敛束如荔枝壳者，多因劳伤脾肺，气虚发热。医者但知为伤寒，误用发散，益虚益热，又误认为实热，复用寒凉，重阴内逼，以致虚火上炎，所以白上加黄，黄上加焦，而枯黑燥裂也。不论其脉，不论其证，大剂参附养荣汤，不时灌服，多有得生者。然其舌质，未有不胖且嫩者，苔色干燥滑润，又在所不拘也。若苔色因实火焦黑，则其形必坚敛，色必苍老，其舌质万无胖嫩者。此皆察色者所不可不知也。观此，则病之虚实，验之于苔，但能据以定症之虚实，不能据以定体质之虚实。

凡舌有地质，而坚敛苍老，不拘苔色白黄灰黑，由舌中延及舌边，揩之不去，刮之不净，底仍粗涩黏腻，不见鲜红者，是为有根之真苔，中必多滞；舌无地质，而浮胖娇嫩，不拘苔色白黄灰黑，满布舌中，不及舌边，揩之即去，刮之即净，底亦淡红润泽，不见垢腻者，是为无根之假苔，里必大虚。即看似苔色满布，饮食后苔即脱去，舌质圆浮胖嫩者，亦属假苔，一名活苔。他如食枇杷则苔色黄，食橄榄则苔色青黑，是为假色之染苔。故苔有地质与无地质，延及舌边，与但布舌中，过辨虚实之大纲。此为察色辨苔，当分真假之要诀。

廉勘：陆氏《冷庐医话》曰：临证视舌，最为可凭，然亦未可执一。《正义》云：凡见黑舌，问其曾食酸咸等物，则能染成黑色，非因病而生也。然染成之黑，必润而不燥，刮之即退为异。又惟虚寒舌润能染，若实热舌苔干燥，何能染及耶？凡临证欲视病人舌苔燥润，禁饮汤水，饮后则难辨矣。《重庆堂随笔》云：淡舌白苔，亦有热症；黄厚满苔，亦有寒证；舌绛无津，亦有痰症。当以脉证便溺参勘。又如灯下看黄苔，每成白色。然则舌虽可凭，而亦未尽可凭，非细心审察，亦难免于误治。故俞氏谓临证辨舌，亦须活法推求，真阅历精深之语也。

凡苔薄者表邪初见，苔厚者里滞已深，固已。但要辨其薄而松者无质，揩之即去，为正足化邪。即薄而腻者，邪入尚浅，亦宜宣气达邪。惟厚而腻者有地，揩之不去，多秽浊盘踞。若厚而松者，里滞已化，但须轻清和解。此为察色辨苔，当分厚薄松腻之要诀。

凡舌苔始终一色，不拘白黄灰黑，即有厚薄、滑涩、干润、浓淡之不同，总属常苔，当参脉证以施治。如舌一日数变，或由白而黄，由黄而黑，或乍有乍无，乍赤乍黑者，皆为变苔，其证多凶而少吉。此为察色辨苔，当分常变之要诀。

凡舌苔由腻化松，由厚退薄，乃里滞逐渐减少之象，是为真退。即有续生薄白新苔者，尤为苔真退后，胃气渐复，谷气渐进之吉兆。若满舌厚苔，忽然退去，舌底仍留污质腻涩，或见朱点，或有发纹者，是为假退。一二日间，即续生厚苔，又有满舌厚苔，中间驳落一瓣，或有鳞纹，或有凹点，底见红燥者，须防液脱中竭，用药切宜审慎。若厚苔忽然退去，舌光而燥者，此胃气将绝也，多凶少吉。此为察色辨苔，当分真退、假退、驳去、脱竭之要诀。

凡舌苔糙者多秽浊，黏者多痰涩，固已。惟厚腻与厚腐，尤宜明辨。厚腻者固多食积，亦有湿滞，刮之有净有不净，或微厚而刮不脱。虽有邪从火化，渐积而干，而舌本尚罩一层黏涎，是为厚腻之常苔。若厚腐虽多由胃液腐败，然有脓腐霉腐之别。如舌上生脓腐苔，白带淡红，黏厚如疮中之脓，凡内痈最多此症。肺痈肠痈多白腐苔，胃痈多黄腐苔，肝痈腰痈多紫黑腐苔，下疳结毒仍多白腐苔。若霉腐苔，满舌生白衣如霉苔，或生糜点如饭子样，皆由食道延上，先因咽喉而起，继则延累满舌，直至满口唇齿皆有糜点，多见于湿温、温毒、伏暑、赤痢、梅毒、疳积等症。此由胃体腐败，津液悉化为浊热，中无砥柱，蒸腾而上，无论白腐黄腐，其病总多不治，是为厚腐之霉苔。此为察色辨苔，当分糙黏及厚腻与厚腐之要诀。

若夫察看舌色，则舌色本红。淡于红者，血虚也；淡红无苔，反微似黄白苔者，气不化液也。甚则淡红带青者，血分虚寒也，妇人子宫冷者有之，胎死腹中者亦有之，久痢虚极者亦恒见之。浓于红者为绛，血热也。尖绛者，心火上炎也；根绛者，血热内燥也。通绛无苔，及似有苔黏腻者，血热又挟秽浊也。绛而深紫，紫而润黯者，中脘多瘀。紫而干晦者，肝肾气绝。由绛而紫，紫而转黑者，络瘀化毒，血液已枯，不治。若舌本无苔，隐隐若罩黑光者，平素胃燥舌也，烟家多有此舌。此为察色辨舌，当分舌色淡浓之要诀。

廉勘：舌之有苔，犹地之有苔。地之苔，湿气上泛而生；舌之苔，胃蒸脾湿上潮而生。故胎或作苔。平人舌中，常有浮白苔一层，或浮黄苔一层。夏月湿土司令，苔每较厚而微黄，但不满不板滞。其脾胃湿热素重者，往往终年有厚白苔，或舌中灰黄。至有病时，脾胃津液为邪所郁，或因泻痢，脾胃气陷，舌反无苔，或比平昔较薄。其胃肾津液不足者，舌多赤而无苔，或舌尖舌边多红点。若舌中有红路一条，俗称鸡心苔，血液尤虚。此平人舌苔之大较也。凡临证察看苔色、舌色，必先问其平素舌苔何如，始有准的。

### 第三节　辨舌质

辨质者，辨明其舌之本质也。其质虽满舌属胃，而内含经络甚多，与心、脾、肝、肾实互相关系。凡病之虚实，症之吉凶，多于此中诊断之。故辨质较观形察色，尤为扼要。

凡舌质坚敛而兼苍老，不论苔色白黄灰黑，病多属实；舌质浮胖而兼娇嫩，不拘苔色灰黑黄白，病多属虚。此辨舌质老嫩，断病虚实之要诀。

凡舌质柔软，伸缩自由者，气液自滋；舌质强硬，伸缩为难者，脉络失养。但舌强与舌短不同，舌短者舌系收紧，舌强者舌质坚硬。此辨舌质软硬，察液润燥之要诀。

凡看舌质，先辨干、滑、燥、润。干者津乏，扪之而涩；滑者津足，扪之而湿；燥者液涸，扪之而糙；润者液充，扪之而滑。如病初起而舌即干者，津竭可知；病久而舌尚润者，液存可识。望之若干，扪之却滑者，若湿热蒸浊，其色黄亮；若瘀血内蓄，其色紫黯。望之若润，扪之却燥者，若气浊痰凝，其苔白厚；若气虚伤津，其苔白薄。他如阴虚阳盛者，其舌必干；阳虚阴盛者，其舌必滑。阴虚阳盛而火旺者，其舌必干而燥；阳虚阴盛而火衰者，其舌必滑而润。此辨舌质干滑燥润，断病津液充乏，阴阳盛衰之要诀。

凡舌质有光有体，不论白黄灰黑，刮之而里面红润，神气荣华者，凡病多吉；舌质无光无体，不拘有苔无苔，视之而里面枯晦，神气全无者，凡病皆凶。此辨舌质荣枯，断病吉凶之要诀。

凡舌圆大碎嫩，其质红润者，皆属心经虚热，病尚可治；舌枯小卷短，其质焦紫者，皆属肝肾阴涸，病多速死。此辨舌质圆嫩枯短，断病虚热阴涸之要诀。

凡舌色如朱柿，光如镜面或如去膜猪腰子，或敛束如荔枝壳，或干枯红长，而有直纹透舌尖者，病皆不治，尚属显而易见之舌质已枯。更有生气虽绝，而舌质上面，反罩一层苔色，如洁白似雪花片，呆白如豆腐渣，或如嚼碎饭子，皖白兼青，枯白而起糜点，视其舌边舌底，必皆干晦枯瘘，一无神气，乃舌质已坏，脏气皆绝也，病皆速死。此辨舌质无神无气，断病必死之要诀。

### 第四节　心法提要

凡以舌苔之五色，分察五脏，乃五行之死法，不足以测四时杂感之变证。惟以苔色之白黄灰黑，舌色之红绛紫青，察六经传变之症候，确凿可凭，历验不爽，医家把握，首赖乎此。

凡舌上苔，有垢上浮是也。不论白黄灰黑，必先区分燥润及刮之坚松者，以定胃肠津液之虚实，此为要诀。若无苔而舌色变幻，多属心肾虚证，或肝胆风火证，甚则脏气绝证。尤必察色光之死活，及本质之荣枯，辨其脏真绝与不绝，以决变证坏病之死生，最为要诀。

凡以手扪舌，滑而软者病属阴，粗而糙者病属阳，固已。然虚寒者舌固滑而软，而邪初传里，及真热假寒，亦间有滑软之舌；实热者舌固粗而糙，而血虚液涸，及真寒假热，亦或有粗糙之舌。其辨别处，虚寒证，必全舌色淡白滑嫩，无余苔，无点无罅缝。邪初传里证，全舌白滑而有浮腻苔；寒滞积中者，舌亦相类。真热假寒证，必全舌色白而有点花、罅裂、积沙各实苔不等，而舌上之苔，刮亦不净，舌底之色，却多隐红，若重刮之，沙点旁或少许出血。实热症，及邪火入阴经症，全舌必有或黄或黑，积滞、干焦、罅裂、芒刺等苔。血虚液涸症，全舌必绛色无苔，或有横直罅纹，而舌短小不等。真寒假热症，全舌虽或有灰黑色及干糙焦裂芒刺厚苔，但松浮而不及边沿，一轻擦即脱净，舌底必淡白而不红，或淡红而舌圆大胖嫩。此以舌辨寒热虚实，活法推求之要诀。

凡舌短由于生就者，无关寿夭，亦无药可治。若因病缩短，则邪陷三阴，皆能短舌，先当辨其苔色。如舌红短而有白泡者，少阴血虚火旺也，宜滋阴降火；舌黑短而苔干焦者，厥阴热极火逼也，宜急下存阴，尚可十救二三。惟舌短而卷，男子囊缩，妇人乳缩，乃脏腑热极而肝阴已涸也，虽多不治，能受大剂清润泻药者，亦可十救一二。至于舌硬，有强舌、木舌、重舌、肿舌、大舌之分。强舌多痰热症，木舌、重舌多心经燥热症，肿舌、大舌多脾经湿热症，总属实热，无虚火，尤以心经血热为最多。此辨舌短、舌硬之总诀。

凡看舌苔，黄苔易辨，但有表里实热症，绝少表里虚寒证。表证风火暑燥，皆有黄苔。伤寒必邪传里入胃，其苔始黄。黑苔均属里证，无表证，寒热虚实各症皆有。亦有烟苔、染苔，较为难辨。灰苔则黑中带紫，有实热症，无虚寒证，有湿热传里证，有时疫流行症，有郁痰停胸症，有蓄血如狂症，其证不一。若淡灰即淡黑，黑中带白，多寒中脾肾症。霉酱苔则黄赤兼黑，凡内热久郁，夹食中暑，夹食伤寒传脾，皆有此苔，不论何症何脉，皆属实热里证，无表分虚寒证。若白苔尤多错杂，辨病较难，表里寒热虚实证皆有，且多夹色变色，有合并症，有半表里证，最宜详辨。总之察看苔色，必先辨刮舌情形。凡舌刮后，有津而光滑，不起垢腻，底见淡红润泽，均属无根之浮苔，属表、属虚、属寒者多；刮不净，或刮不脱，及刮去垢腻后，舌底仍留污质，薄如浆糊一层，腻涩不见鲜红，均属有根之真苔，属里、属实、属热者多。次辨有无朱点、罅纹、芒刺，及板贴与松浮。初起由白变黄，由黄变灰变黑，由黄黑变霉酱，舌中起苔，延及根尖，有朱点、芒刺、罅纹，而板贴不松者，均属里证、实证、坏热证。若由淡白滑苔，忽然转灰转黑，其初无变黄之一境，望之似有焦黑、芒刺、干裂之状，然刮之必净，湿之必润，无朱点，无罅纹，其形浮胖者，皆属真寒假热之虚苔。此以苔色辨表里寒热虚实之总诀。

凡有舌色，全舌淡红，不浅不深者，平人也，有所偏则为病。表、里、虚、实、热证，皆有红舌。惟寒证则无之。舌红虽皆属热，而有红舔、红痿、红短、红硬、红星、红斑、红战、红圈、红裂、红碎之各殊，必参现证以明辨之。舌紫有表里实热证，无虚寒证。虽有寒邪化火，温疫内发，酒食湿滞，误服温补之种种病因，总属肝脏络热证。若淡紫中夹别色，则亦有虚寒证。惟舌见青色，多凶少吉。若青滑有薄苔者，多属寒中肝脏，犹可用温药救治。妇人胎死腹中者，亦可用下药救疗。若纯青无苔而光者，脏腑生气已绝，决死不治。若舌淡红而现蓝色纹，胃有寒食结滞者，尚可急投温补温通药救之。此以舌色辨寒热虚实、吉凶生死之总诀。

总而言之，察舌断证，初无男妇老少

之殊。而观舌凭目，虽较手揣脉象为有据，尤必检查病源，明辨现证。询其平素为阴脏，为阳脏，为平脏，始能随机应变，对症发药，温凉补泻，无或偏畸。审慎于表、里、阴、阳、寒、热、虚、实八字，鉴别至当，庶几常变顺逆，乃有通经达权之妙用。若不将病源症候一一明辨在先，遽谓舌苔之征实，不比脉象之蹈虚，而以探试幸中之药品，妄事表彰，断定某药可治某舌，亦多误人之弊。后之学者，必小心谨慎之。

廉勘：原本均无歌诀，兹嘱同社友周君越铭，补撰六经舌苔歌，又录吴氏坤安察舌辨证歌，补其缺以求完善且便初学之记诵。

# 丙　六经舌脉歌

## 第一节　太阳经腑舌苔歌

太阳初起舌无苔，即或有苔亦微白。白薄白润是其常，痰多白腻滑白湿。淡白嫩滑是虚寒，全白而干化火然。白薄燥刺肺津失，或是温病兼风寒。若是素来血燥热，苔难微白舌反红。若见淡红仍挟湿，此乃禀受不相同。一经入腑传膀胱，蓄溺蓄热辨为要。蓄热舌苔难白厚，白厚之中不干糙。蓄溺白中兼微黄，薄而润滑形分晓。

## 第二节　少阳经腑舌苔歌

少阳病主表里间，表里分形苔不一。偏于半表多白苔，或则舌尖现白色。或在一边或两边，总之有表不离白。偏于半里舌多红，即白亦间多杂色。或则尖白中心红，或则中红边间白。或则中白舌尖红，或则尖白舌根黑。或则尖白舌根灰，总之里多不甚白。黄灰苔少白苔多，其病尤是

表证多。若红苔多白苔少，或杂黄黑是里多。边白滑润中黄黑，仍是半表半里分。白粗如粉边红紫，温疫之邪伏膜原。若见苔色白如碱，膜原秽浊不待言。胸中有寒丹田热，舌苔虽白不可攻。无论滑腻及滑厚，苦辛和解法宜从。若见尖白根黄黑，或则中黄边白灰。皆是半表半里证，须将白色多少裁。白多尚是表邪多，和解兼表不可失。或用柴胡桂姜汤，或用柴胡枳桔汤。上焦得通汗自出①。若见黄灰黑色多，或生芒刺或干裂。看色虽然是白苔，表邪未尽里已结。和解兼下法为宜，柴胡陷胸汤最吉。或用张氏大柴胡，正使里邪从下泄。倘若舌色多鲜红，或白带红多起刺。法用和解急兼清，因为胆火正用事。或用柴胡白虎汤，蒿芩清胆亦可治。胆热一退相火清，其邪自然不复炽。

## 第三节　阳明经腑舌苔歌

阳明苔色必见黄，正黄多主里实证。黄白相间邪在经，微黄而薄邪尤浅。黄中若见糙色苔，病邪入腑形已显。浅黄薄腻热尚微，深黄厚腻热太盛。老黄焦黄或夹灰，或黑起刺热极甚。黄腻多湿黄滑痰，黄而垢腻必夹食。黄中若有黑点形，温毒浊秽交相杂。黄厚不燥色紫青，非夹冷酒必冷食。若见黄而灰黯者，痰饮寒瘀必互结。

阳明宜下人皆识，讵之下法正宜筹。苔黄而滑不可下，黄燥热盛始堪投。若见芒刺并黑点，或有裂纹或生瓣。此为热极胃津干，尤宜急下毋观望。舌根厚腻舌尖白，中不甚干亦不滑。舌形短质不能伸，宿食胶痰伏不达。舌苔黄厚纹多裂，舌上又见青紫色。但看舌质不甚干，必是阴寒内夹食。轻重缓急辨分明，庶几用下无

————————————

① 出：此下按文例疑有脱句。

差忒。

更有姜黄苔色舌，并及淡松花色苔。津润而寒阳土败，症多不治命堪哀。黄兼黑色为征酱，证自土邪传水中。口燥唇干兼大渴，虽用下夺不为功。舌生苔厚如征色，此属伤寒并夹食。胃伤脾困下难通，有死无生可立决。

廉勘：以上三种舌色，俞氏未曾论及，予尝亲见此舌，故特补列。

### 第四节　太阴经腑舌苔歌

太阴主湿舌多灰，湿盛每兼灰黑色。灰而滑腻湿兼寒，灰而淡白脾阳失。灰而糙腻热结中，灰而干燥脾阴竭。灰腻粗涩刮不净，湿竭化燥成热证。黑腻滑嫩洗如常，定是湿重夹阴证。

黑如墨兮灰如草，虽属阴邪宜温燥。但看舌上已结苔，毕竟热多寒少。灰润淡黑或白滑，亦无别色频变更。此是阴寒之确据，制方用药本宜温。他如黄苔专灰黑，不论尖黑与尖灰，不论中灰与中黑，不论根黑与根灰，不论纯灰与纯黑，但看舌质涩而干，或生刺瓣或纹裂，非是温热伤脏者，定是伤寒渐化热，法宜急下以存津，莫与阴寒混为一。惟有夏月中暑邪，其苔亦常多灰黑。灰黑中见厚腻形，均是湿痰与郁热。又有胖嫩舌形圆，苔不甚燥心灰黑。亦无苔垢起中央，暑湿伤阴须别白。急宜壮水以滋阴，误投攻消祸甚烈。

### 第五节　少阴经脏舌苔歌

少阴主热藏君火，邪入此经色必红。红色浅淡血亏证，深紫热邪在络中。鲜明色灼阴虚火，干嫩因知肾水枯。若见舌苔红转绛，液被火灼识阴虚。虚热舌苔多红润，燥热舌苔必绛干。绛而起刺血热极，绛而燥裂液伤残。根红下焦血热烁，若是尖红火上炎。通红无苔血热象，或兼秽浊腻且黏。苔生斑点与碎裂，热毒盛极不可言。红中兼白寒包火，兼黑热邪肾已传。又如红中杂灰色，其证显然是湿热。胃中或有冷食兼，亦使热邪被抑遏。红中若有白点疱，心热灼肺形如此。心热传入胃腑中，红兼黄黑起芒刺。淡红中兼黄白苔，气虚不能化津液。倘如红中色带青，血分虚寒定可必。更有嫩如朱红柿，汗下太过有由致。望之似润扪无津，血液告竭不能治。

### 第六节　厥阴经脏舌苔歌

厥阴舌苔多焦紫，亦有青滑不相同。寒青热紫宜分辨，青紫舌苔病本凶。热瘀必呈深紫色，或干或焦非一律。肝阳炽盛现斯苔，或因酒毒熏蒸烈。寒瘀紫色必兼青，或滑或黯常常改。外伤冷食内凝痰，即见紫苔亦干晦。又有一种真脏苔，宛如煮熟猪肝色。虽有良方难挽回，肾肝二脏皆已竭。

## 丁　察舌辨证歌

六淫感症有真传，临证先将舌法看。察色分经兼手足，营卫表里辨何难。

廉勘：吴氏曰：凡诊伤寒，当先察舌苔形色，分别足经手经，在表在里，卫分营分，再参脉证施治，此为辨证真传。

白肺绛心黄属胃，红胆灰黑主脾经。肾脏紫赤兼圆嫩，焦紫肝阳阴又青。

廉勘：吴氏曰：凡临证，见舌无苔而润，或微白而薄，即是太阳表证。若黄苔，阳明里证；鲜红，少阳胆火；灰黑，太阴脾湿。绛主手少阴心经，紫赤属足少阴肾经。焦紫厥阴阳邪，青滑厥阴阴邪。

表白里黄分汗下，绛营白卫治更歧。次将津液探消息，润泽无伤涩已亏。

廉勘：吴氏曰：白苔主表，当汗；黄

苔主里，当下。舌绛主营分之热，宜清，忌表；舌白主卫分之邪，宜汗，忌清。再辨其舌之燥润，验其津液之存亡，不拘何色，但以润泽为津液未伤，燥涩为津液已耗，最宜深察。

白为肺卫仍兼气，绛主心营血后看。白内兼黄多气热，边红中白肺津干。

廉勘：吴氏曰：凡外邪之入，先到卫分，不解，然后入气分而营分，不解，然后入血分。白内兼黄，仍属气分之热，不可早用清营药；白苔兼红，乃温邪犯肺，灼伤肺津，不可辛温过表，只须轻清凉散。此即叶氏所谓卫之后方言气，营之后方言血；在卫汗之，到气始可清气，乍入营分，犹可透营泄热，转出气分而解；至入于血，就恐耗血动血，直须凉血清火是也。

白黄气分留连久，尚冀战汗透重关。舌绛仍兼黄白色，透营泄卫两和间。

廉勘：吴氏曰：凡舌苔白中带黄，日数虽多，尚在气分留连，可冀战汗而解。若舌红绛仍带黄白等色，是邪在营卫之间，当用犀、羚以清透营热，葱、豉、荷、翘以辛散卫分，两解以和之可也。以上三歌，总论舌苔之白、黄、红绛，邪之在表在里、卫分营分，此为叶氏独得之心法。吴氏鞠通、王氏孟英、林氏佩琴、石氏芾南，悉遵此以辨证。窃思卫行脉外而主气，卫行脉中而主血。凡全体手足六经、八脉奇经、十五大络、一身孙络，贯乎脏腑之内，运乎躯壳之中，连续贯通，为之道路以传变周流者，皆卫与营气与血之作用也。故外邪之入，无不先到营卫，亦无不先伤气血，必营卫气血之功用失，而后脏腑之体质乃伤，此必然之理。叶先生以此辨证，真独出心裁，活法推求之捷诀矣。

白而薄润风寒重，温散何妨液不干。

燥薄白苔津已少，只宜凉解肺家安。

廉勘：吴氏曰：此辨风寒与风热治法不同。凡风寒初入太阳经，舌多无苔，或生苔白润而薄，此津液不亏，可从足经用辛温药，轻如羌、防、苏叶，重如麻黄、桂枝之类。如白苔虽薄而燥，或舌边舌尖带红，此风热犯肺，先伤气分，津液已少，不可过汗，当于手经用轻清疏解药，如桑叶、杏仁、焦栀、豆豉、连翘、薄荷、前胡、桔梗、栝蒌皮、淡竹叶之类。

苔白而黏风湿重，解肌通气自然安。苔干薄白边红色，润燥清金救肺看。

廉勘：此辨风湿与风燥，治法迥殊。凡舌苔白而黏腻，或灰白而黏，必因身冒雨雾，湿着上焦气分，症必发热头重，一身尽痛，口腻不渴，先宜解肌去湿，如桂枝、秦艽、羌活、防风、白芷、二陈、二苓之类，次宜宣通气分，如藿梗、半夏、广皮、白蔻、滑石、通草、苡仁、枯芩、浙苓皮之类，使气分湿走，热自止矣。如苔白薄而干，或舌边兼红，气咳痰少，此风燥伤肺，津液已亏，急宜清燥救肺，如霜桑叶、甜杏仁、南沙参、栝蒌仁、川贝、生甘、柿霜、梨汁、竹沥之类。以上两歌，总论舌苔之白润、白燥、白黏、白干，辨证之风寒、风热、风湿、风燥。此为外感风邪之首要。但其中又须活变，如同为舌白口渴之症，若湿邪内聚，津液不主上承者，当以舌白为主，而用辛温开湿，不以口渴为忌也；若燥邪上受，津液不司通降者，当以口渴为主，而用清润化燥，不以舌白为据也。

舌苔黏腻分寒热，色白色黄要辨明。湿结中焦多痞满，辛开淡泄自然平。

廉勘：吴氏曰：此以舌苔黏腻为湿邪之验。白而黏腻者寒湿，其证胸腹痞满，小便不利，大便反快，乃寒湿结于中焦，宜苦辛温淡药以开泄之，如苍术、川朴、半夏、陈皮、赤苓、猪苓之类；黄而黏腻者湿热，其证脘闷呕恶，二便不利，乃湿热结于中焦，宜苦辛凉淡药以开泄之，如黄芩、川连、半夏、枳实、滑石、通草、茵陈、冬瓜皮子之类。以予所验，吾绍寒湿症少，湿热最多。湿热者，湿与热互结不解也。其先受湿，后化热，在春秋冬三时，但名湿热；先受湿，后冒暑，在夏令即名暑湿。其实皆湿热之症也。其间因湿而蒸热者，必化其湿而热方退；因暑而蒸湿者，必清其暑而湿方行。此即先其所因，伏其所主之经旨也。

　　暑伤气分苔多白，渴饮烦呕咳喘连。
身热脉虚胸又满，无形气分热宜宣。
　　廉勘：暑伤气分，舌苔多白，固已。但要辨其白糙者多挟秽，宜轻清芳透，如焦栀、豆豉、连翘、薄荷、茵陈、滑石、通草、青蒿脑、鲜淡竹叶、鲜枇杷叶、西瓜翠衣、鲜荷叶边之类；白腻者必挟湿，参看后条歌诀可也。

　　暑湿合邪苔浊腻，三焦受病势弥漫。
脘闷头胀多呕恶，腹痛还防疟痢干。
　　廉勘：吴氏曰：暑邪挟湿，从口鼻空窍触入，则三焦气分受病，其舌苔白而浊腻，其证头胀脘闷呕恶。此邪初入，其势尚轻，只用栀、豉、杏、橘、郁、朴、滑、通等，以清宣气分，余如鲜枇杷叶、鲜佩兰、鲜竹叶之类，亦可酌加。若暑湿之邪，留于膜原则变疟，结于肠中则成痢，又当随证施治。

　　微黄黏腻兼无渴，苦泄休投开泄安。
热未伤津黄薄滑，尤堪清热透肌端。
　　廉勘：吴氏曰：病有外邪未解而里先结者，如舌苔黏腻微黄，口不渴饮，胸中痞满是也。此湿阻气分，宜开泄气郁，使邪仍从肺卫而出，如白蔻、橘红、杏仁、郁金、枳壳、桔梗之类，不可用陷胸泻心苦泄之法，逼邪入里。即纯黄苔虽主里

热，若苔薄而滑，是热尚在气分，津液未亡。最好用轻清泄热，芳透表邪，亦可外达肌分而解，如栀、豉、翘、薄、芦笋、细辛之类。

　　若见边红中燥白，上焦气热血无干。
但清膈上无形热，滋腻如投却疾难。
　　廉勘：邵氏曰：舌苔边红，中心燥白，乃上焦气分无形之热。其邪不在血分，切勿妄投滋腻血分之药，宜轻清凉解，故吴氏主凉膈散去硝、黄，加石膏。

　　湿热久蒸成内着，厚黄呕痞泻心权。
若兼身目金黄色，五苓栀柏共茵煎。
　　廉勘：吴氏曰：湿热内着，多从饮食中得之，嗜酒人尤多此苔，苔必厚黄黏腻，症必痞满不饥，呕吐不纳，惟泻心法最效，如川连、干姜、黄芩、半夏、枳实、竹茹、广皮、茵陈、通草、赤苓之类。湿热内结，若误治必致成疸，宜五苓散加减，如赤苓、猪苓、泽泻、桂枝、滑石、茵陈、焦栀、川柏、伐木丸之类。但有阳黄、阴黄之别，湿热结胃，其胆必热，则成阳黄，黄色鲜明，宜茵陈蒿汤加枳、朴、猪胆汁；湿热蕴脾，其肾多寒，则成阴黄，黄色灰黯，宜茵陈附子汤加半硫丸。

　　太阴腹满苔黏白，苍朴陈苓湿结开。
黄燥还兼心烦热，泻心陷胸二方裁。
　　廉勘：吴氏曰：太阴湿盛，则痞而满，满在脐间大腹，苔多白而黏腻；阳明热结，则烦而闷，闷在心下胃口，苔多老黄燥裂。湿盛者，宜苦辛温以开之，如苍、朴、二陈、四苓之类；热结者，因于热痰固结，宜小陷胸法，如栝蒌仁、姜半夏、川连、枳实、竹沥、姜汁之类；因于湿热内结，宜泻心法，如川连、半夏、黄芩、广皮、白蔻、滑石、赤苓、通草之类。

　　苔若纯黄无白色，表邪入里胃家干。

更验老黄中断裂，腹中满痛下之安。

廉勘：吴氏曰：伤寒由表入里，故舌苔先白后黄，至纯黄无白，邪已离表入里，即仲景所云胃家实也。然舌苔虽黄，而未至焦老裂纹起刺；大便虽秘，而未至痞满硬痛，尚属胃家热而未实，宜清不宜攻。必再验其舌苔黄厚焦老，中心裂纹，或尖起刺，腹中硬满胀痛，方用承气，下之则安。凡舌中心属胃，如肠中有燥矢，舌心必有黄燥、黑燥等苔。若腹无硬满耕痛之状，亦但须养阴润燥，不可妄用承气法攻之。

黄厚方知邪入里，黑兼燥刺热弥深。屡清不解知何故，火燥津亡急救阴。

廉勘：吴氏曰：舌苔由黄转黑，黑而且燥，虽为阳明之热，而腹无痞满硬痛，非承气症，但宜清解。若清之不应，是肠中燥矢与热邪固结，胃土过燥，肾水不支，胃液已干，宜大小甘露饮，以救胃汁，使阴液充溢，阳邪自解，二便自通。

舌见边黄中黑腻，热蒸脾湿痞难禁。吐呕便秘因伤酒，开泄中焦有泻心。

廉勘：舌苔边黄，中心黑腻，较黄厚尤为深重；呕痞便秘，较痞满呕吐症尤加重。嗜酒及恣食油腻者，尤多此症。泻心者，苦泻心下之胃肠积热也。故仲景立三黄泻心汤，极苦泄热，荡涤胃肠。拙见仍拟加枳、朴、姜汁，苦与辛合，能降能通。病患如畏大黄，可用清宁丸缓通法以代之。

黑滑太阴寒水侮，腹疼吐利理中宜。更兼黏腻形浮胖，伏饮凝痰开逐之。

廉勘：吴氏曰：舌苔黑滑，为太阴之寒，所谓寒水侮土，理中症也。若兼黏腻浮胖，是湿痰寒饮，伏于太阴，当用温药和脾，如二陈、厚朴、姜汁合五苓之类，开之逐之，痰饮自去。以上十一歌，总论舌苔之白黄灰黑，及其燥刺黏腻，辨证之

寒湿、湿热、暑湿、酒湿、燥火、寒水，此为外感六淫之总要。

伤寒入里阳明主，热病阳明初便缠。先白后黄寒化热，纯黄少白热蒸然。热病无寒惟壮热，黄芩栀豉古今传。恶寒发热伤寒证，发汗散寒表剂先。

廉勘：吴氏曰：伤寒由表达里，故在表属太阳，入里即属阳明腑病。热病自内发外，借阳明为出路，故初起即在阳明。但看舌苔先白后黄者，伤寒由表入里，寒化为热也。若初起纯黄少白，或黄色燥刺，是病发于阳明，由里出表，热势蒸然内盛也。更参外症：初起恶寒发热为伤寒，可用表剂发汗；壮热无汗为热病，按其胸腹热蒸灼手，如仲景阳明病之栀豉汤，少阳病之黄芩汤，皆可通治。以上一歌，论舌苔之白黄，辨时病新感伏气之总诀。

少阳温病从何断，舌绛须知木火然。目赤耳聋身热甚，栀翘犀角牡丹鲜。

廉勘：吴氏曰：凡温病、热病，皆纯热无寒。热病发于阳明，温病发于少阳，当从柯韵伯法断之。但看舌苔黄燥为阳明热病，舌色绛赤为少阳温病。温病宜用犀角、栀、翘、丹皮、鲜地之类，以清解木火之郁，大忌汗散。

舌绛须知营分热，犀翘丹地解之安。若兼鲜泽纯红色，胞络邪干菖郁攒。素有痰火成内闭，西黄竺贝可加餐。

廉勘：吴氏曰：温邪入营，舌即绛赤，急宜清营透热，如犀角、鲜地、连翘、丹皮之类。若邪入心包络，舌色鲜泽纯红，症必神昏内闭，轻加广郁金、石菖蒲等以开之，重则用牛黄丸、至宝丹、紫雪等，芳香开闭。如素有痰火，邪热内陷，里络就闭，更当加西黄、川贝、竹沥、竺黄之类，清火豁痰。

心承胃灼中心绛，清胃清心势必残。

君火上炎尖独赤，犀兼导赤泻之安。

廉勘：吴氏曰：凡黄苔而中心绛者，心受胃火蒸灼也，当于清胃药中加清心药，如川连、鲜地、竹叶卷心之类。如舌尖独赤起刺，心火上炎也，犀角合导赤以泻之。

绛舌上浮黏腻质，暑兼湿浊欲蒸痰。恐防内闭芳香逐，犀珀菖蒲滑郁含。

廉勘：吴氏曰：暑蒸湿浊则成痰，痰迷则神昏谵语，宜于清暑药中加竹沥、竺黄之类。暑湿兼秽，恐蒙闭心包，酿成昏厥不语之危候，故用鲜石菖蒲、广郁金等，藉其芳香逐秽，犀角以透营分暑邪，琥珀、滑石清暑利湿。

白苔绛底因何故，热因湿遏透之难。热毒乘心红点重，黄连金汁狂乱安。

廉勘：吴氏曰：热因湿邪遏伏，舌苔白而底绛，恐防其变干，急宜泄湿透热，如犀角、滑石、茯苓皮、猪苓、苡仁、茵陈、青蒿、芦笋、细辛之类。若湿温症，舌现红星点，此热毒乘心，必神昏谵语，宜苦寒之品泻之。狂乱者，非黄连、金汁不解，如无金汁，以人中黄代之。

暑入心营舌绛红，神呆似痴耳如聋。溺淋汗出原非鲜，失治邪干心主宫。犀滑翘丹元地觅，银花竹叶石菖同。本成内闭多昏昧，再入牛黄即奏功。

廉勘：吴氏曰：暑邪直入心经，上蒙清窍则耳聋，乘于胞络则神昏，宜清心开闭，紫雪、行军散最妙，其次至宝丹、牛黄丸等，最忌柴、葛。

湿温气分流连久，舌赤中黄燥刺干。咯血毋庸滋腻人，耳聋莫作少阳看。三焦并治通茹杏，金汁银花膏滑寒。若得疹痧肌肉透，再清痰火养阴安。

廉勘：吴氏曰：湿温症，初尚气分郁结，肺气不得宣畅，则酿成脓血，故咯血。湿热上蒙清窍，则耳聋无闻，重则三焦俱病，变证百出，治当急清三焦，气分一松，则疹痧得以外达，再议清火清痰，渐入养阴之品。以上七歌，统论舌色之红绛，辨证之温暑、湿温。

舌绛碎生黄白点，热淫湿壅欲生疳。古名狐蜮皆同此，杂症伤寒仔细探。

廉勘：吴氏曰：狐蜮，即牙疳、下疳之古名也，皆属虫症。牙疳即蜮，上唇有疮，虫食其脏，蚀唇则上唇内生疮如粟，蚀齿则腐龈，甚则脱牙穿腮破唇，蚀肺则咳血、唾血，心内懊侬而痛，甚则失音声哑。《金匮》统用甘草泻心汤（清炙草、黄连、黄芩、干姜、半夏、人参、大枣），和胃杀虫。外吹珠黄十宝散（滴乳石八分，苏薄荷、儿茶各一钱二分，制川柏一钱，人中白六分，化龙骨五分，梅冰四分，飞辰砂一分五厘，牛黄珠粉各一分），不论走马牙疳，穿牙疔毒，及骨槽风，初生小儿苔毒口疳，频吹皆妙。若黑腐，原方加真铜绿一钱二分，灯草灰六分，胡黄连三分。下疳即狐，下唇有疮，虫食其肛，蚀烂肛阴，咽干便脓，如肠毒、痔漏、肛痛之类。《金匮》用赤小豆当归散（赤小豆浸芽出三钱，当归钱半），排脓活血，外用苦参汤（苦参一两煎汤，乘热熏洗三次）洗之，雄黄（雄黄末二钱，筒瓦二枚合之，烧）向肛熏之。其证状如伤寒，默默欲眠，目不得闭，卧起不安，不欲饮食，恶闻食臭，其面目乍赤、乍白、乍黑，此皆虫扰之候也。以上一歌，论舌绛碎而有黄白腐点，辨证之湿热蒸腐化虫，为狐为蜮之害人。

舌绛不鲜枯更痿，肾阴已涸救之难。紫而枯晦凋肝肾，红泽而光胃液干。

廉勘：吴氏曰：舌形紫晦如猪肝色，绝无津液者为枯，舌形敛缩，伸不过齿者为痿，此肝肾已败，不治。若舌色红泽而光，其色鲜明者，属胃阴干涸，犹可滋养胃阴,甘凉纯静之品主之,如鲜生地、鲜石斛、蔗浆、梨汁之类。以上一歌,论舌紫枯痿,及舌红润而光,辨证之不治、可治。

苔形粉白四边红,疫入膜原势最雄。急用达原加引药,一兼黄黑下匆匆。

廉勘:吴氏曰:凡时症初起,苔形粉白而厚,四边红绛者,此疫症也。邪在膜原,其势最雄,顷刻传变,诊家不可轻视。吴又可用达原饮加引经表药,透之达之,如兼太阳加羌活,阳明加葛根,少阳加柴胡。如舌变黄燥色,乃疫邪入胃,加大黄下之;如变黑色,入里尤深,用承气加解毒药下之。疫势甚者,其舌一日三变,由白变黄,由黄变黑,当速下之。

若见鲜红纯绛色,疫传胞络及营中。清邪解毒银犀妙,菖郁金黄温暑通。

廉勘:吴氏曰:温疫一症,治分两途。但看舌苔白而黄,黄而黑者,疫邪自表入里,汗之、下之可也;如见舌苔鲜红绛色,此疫邪入于营分及胞络之间,汗下两禁。惟宜清营解毒,逐秽开闭,如犀角、银花、菖蒲、郁金、西黄、金汁、人中黄之类,与温热暑症,治法相通。

疹斑色白松肌表,血热知丹犀莫迟。舌白荆防翘薄力,舌红切忌葛升医。

廉勘:吴氏曰:疹斑发于气分,其色淡红而白者,舌苔亦白,宜葛根、防风、蝉蜕、荆芥、连翘、薄荷、牛蒡等,松肌达表。若见赤斑丹疹,邪在营分血分,舌必绛赤,宜犀角、连翘、鲜生地、人中黄、净银花等,透营解毒,大忌升、葛足经之药。以上三歌,统论舌色之红绛,及舌苔之兼白、兼黄,辨疫症之分途。

凡属正虚苔嫩薄,淡红微白补休迟。厚黄腻白邪中蕴,诊者须知清解宜。

廉勘:吴氏曰:不拘伤寒杂症,正气虚者,其舌苔必娇嫩而薄,或淡红,或微

白,皆可投补。若见黄而白,厚而腻,总属内邪未清,不可遽进补药。以上一歌,总论舌质之老嫩,及舌苔之黄白浓薄,辨证候虚实之要诀。统计吴氏三十二歌,最切时用,予曾刊入于《感证宝筏》中。兹又重为增删,附录于此,以便学人记诵。近惟刘氏吉人,亦多所发明,试为之节述其说曰:

(一)白苔类总论。白苔有厚薄疏密之殊,其形似亦有浅深间杂之异。有薄白如米饮敷舌者,此伤寒、中寒之初候也,无表证者饮停膈上也;有白滑如豆浆敷舌者,此伤寒、中寒、湿邪、痰饮等病也。当以脉证分别断之。白而厚如豆腐脑铺舌者,痰热证也;白而疏如米粉铺舌者,伤寒、伤暑初传之候也;白如粟米成颗粒者,热邪在气分也;白如银色光亮者,热证误补之变苔也;白如旱烟灰色者,不问润燥,皆热证误燥之变苔也。白如银锭底而有孔者,此热证误补、误燥,津液已伤,元气欲陷,邪将深入之候也;白如腐渣堆者,此热证误燥,腐浊积滞胃中,欲作下症也。如中心开裂,则为虚极反似实证之候,当补气,须以脉证分别之。似白非白,如画工以脂调粉者为雪青色,有深浅二种。浅者如雪青湖绉色,此乃热邪入营初候;深者如雪青杭绉色,此乃暑热二邪已入血分之候(此苔类似薄白,但青质红而细看有乳头微点者,故以雪青色名之,为血分症必有之苔、常见之苔也。但人以白苔视之,多误作寒病,故特提出以醒眉目。古人但以舌绛二字了之,后学何从解悟,故以细心体认比例法直告之,俾无误认之弊)。舌质深红如红萝卜干有盐霜者,乃热邪深入久留,误投攻燥之药,胃阴大伤之候,温热末传危症也。

(二)黄苔类总论。黄色有深浅老嫩之殊,其形似亦有燥润滑涩之异。有正黄

色，老黄色，黄如炒枳壳色，黄如锅焦粑而兼微黑者；有嫩黄色，牙黄色，有色如表心纸而兼灰青色者，有黄如粟米染黄者，有黄如鱼子者，有黄如虎斑纹者，有黄如黄蜡敷舌上者，有水黄如鸡子黄白相兼染成者。此皆黄色之类，而症候之殊，及分别诊断法，已详前六经舌苔勘语中。

（三）舌质无苔类总论。舌质无苔，亦有分别。如舌质紫而无苔者，热在阴分也；舌质红而无苔者，热邪初入阴分。或老人伤食，胃气不能上升，或忧思郁抑，阳气不能上升，须以脉证参断。舌光如镜，为胃阴胃阳两伤，肠胃中之茸毛贴壁，完谷不化，饥不受食之候。亦有顽痰胶滞胃中，茸毛不起，皆有此候，须以脉证诊断。前症完谷阴伤，脉必细涩；后症痰滞，脉必洪滑而大。质干如刺无苔，紫而干者，热伤阴液；红而干者，气不化津，须以脉证参断。舌质无苔，中凹如驳去者，胃有燥结伤阴，或盲肠有燥结久留不去之候；舌质无苔，中有直沟如刀背印成者，阴液元气皆虚也。舌中横裂，素体阴亏也；舌生裂纹如冰片者，老年阴虚常见之象也，少年罕见，有此不吉。前半光滑无苔，后根有肉瘤二粒如舌肉色者，阴虚劳症之象也。表面无苔，而皮肉有一块如钱大，或黄或白者，正气不足，血液又

虚，或有痰凝之候，须以脉证参断。苔上见圆晕分二三色者，燥气内结，燥屎不下之候，其证必险。苔见青绿二色，必死之症也。

（四）苔色变换吉凶总论。总之黄苔为正，白次之。无论何症，若用药当，皆由白而黄，由黄而退，由退须生新薄白苔，此为顺象；无论何症，若用药不当，则由黄而白，由白而灰，由灰而黑，由活苔变为死苔，此逆象也。骤退骤无，不由渐退，此陷象也。更有气聚苔聚，气敛苔敛，气化苔化，气散布苔亦散布，气凝结苔亦凝结，气结于一边，苔亦结于一边。故气郁之症，苔边整齐，如石阶之起边线，线内有苔，线外无苔，但红边而已。若气化则散布，内密而疏散，则不似斩然齐一之边矣。故苔有边齐如斩者，皆气聚也，有积滞抑郁者也。若苔之真退真化，与驳去骤退有别。真退必由化而后退，何谓化退？因苔由厚而渐薄，由板而生孔，由密而渐疏，由舌根外达至舌尖，由尖渐变疏薄，由退而复生新苔，此皆吉兆。若骤然退去，不复生新苔，或如驳去，斑斑驳驳，存留如豆腐屑铺舌上，东一点西一点，散离而不连续，皆逆象也。皆因误攻误消或误表所致，胃气胃汁俱伤，故有此候。

# 卷之五

## 第三编　证治各论

## 第七章　伤寒本证

《内经》云：治病必求于本。言求其受病之本因也。有本因，斯有本证，如伤风恶风、伤寒恶寒、伤热恶热、伤食恶食之类。病轻者无传变，重者多传变，谓之变证，其证有五，条治于后。

### 第一节　小伤寒

一名冒寒，通称四时感冒，如冒风感寒之类，皆属此病。

【因】四时偶感寒气，或因贪凉冒风。

【证】肌肤紧缩，皮毛粟起，头痛怕风，鼻塞声重，频打喷嚏，清涕时流，身不发热，故无传变，舌如平人，苔或白薄而润。

【脉】右浮，左弦而缓。浮则为风，弦而缓，则为受风中之凉。此即偶尔冒寒之小疾，但袭皮毛，不入经络之病，俗称小伤寒是也。四时皆有，吾绍颇多。

【治】《内经》云：善治者，治皮毛。又曰：因其轻而扬之。宜以辛散轻扬法，疏达皮毛，葱白香豉汤主之。

鲜葱白五枚，切碎　淡豆豉三钱　鲜生姜一钱，去皮

上药用水碗半，煎成一碗，去渣热服。覆被而卧，俄顷即微微汗出而解，忌酸冷油腻数日，自无传变。

秀按：此例创自元丹溪翁，继起者明王氏肯堂，今则惟俞君根初矣。宜古宜今，简要不繁，后学当奉为圭臬。案语以文言道俗，罗罗清疏，方则出自《外台秘要》，最切时用。

廉勘：四时猝然感冒者，为小伤寒。叶氏云：当视其寒暄，或用辛温，或用辛凉，要在适中。惟照此立案开方，最为简要，吾侪可作立方程序，临床医典，不必趋异求新。

### 第二节　大伤寒

一名正伤寒，张仲景先师但名曰伤寒。

【因】立冬后，严寒为重，春、夏、秋暴寒为轻。触受之者，或露体用力而着寒，或脱穿衣服而着寒，或汗出当风而着寒，或睡卧傍风而着寒。故张长沙《伤寒序例》云，伤寒多从风寒得之。

【证】头痛身热，恶寒怕风，项强腰痛，骨节烦疼，无汗而喘，胸痞恶心，舌多无苔而润，即有亦白滑而薄，甚或舌苔淡白。

【脉】左浮紧有力，右多浮滑。浮则为风，紧则为寒，有力而滑，则为表寒实象，此太阳经表证标病也。

【治】法当辛温发表，使周身汗出至足为度。遵《内经》寒者温之，体如燔炭，汗出而散之法，苏羌达表汤主之。妇女宜理气发汗，香苏葱豉汤主之；小儿宜和中发汗，葱豉荷米煎主之。若发汗不

彻，表寒虽散，而水郁在里，渴欲饮水，水入则吐，小便不利，甚或短数淋沥，舌苔纯白而厚，脉左弦滞，右浮弦而滑，此水蓄膀胱，太阳经传里证本病也。法当化气利水，苓术二陈煎治之，张氏五苓散（生晒术一钱，浙茯苓四钱，猪苓二钱，泽泻二钱，官桂五分，共研细末，每服三钱，广皮一钱，生姜二片，泡汤调下）亦可收效。虽然伤寒一证，传变颇多，不越乎火化、水化、水火合化三端。从火化者，多少阳相火证、阳明燥实证、厥阴风热证；从水化者，多阳明水结证、太阴寒湿证、少阴虚寒证；从水火合化者，多太阴湿热证、少阴厥阴寒热错杂证。试举各经腑脏形证，以印证化生之病。大抵吾绍患伤寒者，火化证多于水化，水火合化者亦不鲜。

（甲）邪传少阳经证：寒热往来，两头角痛，耳聋目眩，胸胁满疼，舌苔白滑，或舌尖苔白，或单边白，或两边白，脉右弦滑，左弦而浮大。此邪郁腠理，逆于上焦少阳经病偏于半表证也。法当和解兼表，柴胡枳桔汤主之。

（乙）邪传少阳腑证：寒轻热重，口苦膈闷，吐酸苦水，或呕黄涎而黏，甚则干呕呃逆，胸胁胀疼，舌红苔白，间现杂色，或尖白中红，或边白中红，或尖红中白，尖白根灰，或根黄中带黑，脉右弦滑，左弦数。此相火上逆，少阳腑病偏于半里证也。法当和解兼清，蒿芩清胆汤主之。如服一剂或二剂后，呕吐虽止，而寒热未除，胸胁尚痛，膈满而闷，已成小结胸者，治以和解兼开降法，柴胡陷胸汤主之。服后，胸痛膈闷虽除，而寒热仍发，腹满而痛，便秘溺赤，此少阳上焦之邪，渐结于中焦阳明也，当以和解兼轻下法，大柴胡汤去姜半夏，加川朴（一钱）、风化硝（一钱）治之。

（丙）邪热传入胃经：身灼热，汗自出，不恶寒，反恶热，口大渴，心大烦，揭去衣被，斑点隐隐，溺短赤热，甚则谵语发狂，舌尖红，苔边白中黄，脉右浮洪而数，左亦弦大。此外而肌腠，内而肝胆，上则心肺，下则小肠、膀胱，无不受其蒸灼，但尚为散漫无形之燥热，未曾结实，宜清透而不宜攻下之阳明外证也。辛凉泄热为君，佐以甘寒救液，新加白虎汤主之。服后，斑发虽透，谵语狂妄虽除，而身热不退，口燥渴，汗大出，脉见虚芤者，胃汁枯涸，肺津将亡也，急宜甘凉救液为君，大生肺津，人参白虎汤（西洋参三钱，生石膏四钱，知母四钱，生甘草一钱，生粳米三钱，荷叶包），加鲜石斛（四钱）、鲜生地（六钱）、梨汁（二瓢）、鲜茅根（五钱）治之。如再不应，而虚羸少气，气短息促，口干舌燥，汗出肤冷，心神烦躁，脉虚而急疾者，胃液将亡，肺气欲脱也，急急益气固脱，增液宁神，孙氏生脉散参许氏二加龙蛎汤法（别直参钱半，原麦冬四钱，北五味五分，绵芪皮二钱，青竹皮四钱，花龙骨三钱，牡蛎五钱，陈阿胶三钱，鸡子黄二枚，真茄楠香汁两匙冲），力图急救，希冀侥幸于什一。此就逆证而言，若顺证则新加白虎汤，往往一剂知，二剂即已。

（丁）邪传阳明胃腑：其证甚多，以水谷之海，各经皆秉气于胃也。故病有太阳阳明，有正阳阳明，有少阳阳明，有太阴阳明，有少阴阳明，有厥阴阳明。其证有热结痰结、水结气结、发黄蓄血、液枯正虚之各异。兹将历经实验者，条述如下。

（一）太阳阳明：凡太阳病，发其汗，汗先出不彻，表邪未净，肢冷身热，微微恶风，腹满而痛，大便不通，舌苔浅黄薄腻，黄中带白，脉右洪数，左尚浮缓。即仲景所谓胃中干燥，因转属阳明，不更衣内实，大便难者。此为太阳转属阳明之热结也，宜以攻里兼解表法，厚朴七物汤治之（张氏《伤寒论》太阳阳明，误作脾约，必是传讹）。

（二）正阳阳明：有轻、重、危三证。轻者，由太阳病，若发汗，若吐后，邪仍不解，蒸蒸发热，不吐不下，心烦，腹胀满，舌苔正黄，脉右滑大。此热已结胃，胃腑不和也，法当泻热润燥，佐以和胃，调胃承气汤微下之。重者，阳明病，潮热多汗，津液外出，胃中燥，小便数，大便必硬，硬则谵语，腹大满，便不通，舌苔老黄，脉右滑数而实。此胃中热结，移入小肠也，法当苦寒泻火，佐以辛通，小承气汤缓下之（微和胃气，勿令大泄下）。危者，阳明病，不大便五六日，至十余日，申酉时发潮热，不恶寒，独恶热，身重短气，腹满而喘，频转矢气，手足濈然汗出，躁则头摇手疼，谵语发狂，静则独语如见鬼状，循衣摸床，剧则昏厥不识人，目睛不了了，甚则两目直视，舌苔焦黄起刺，兼有裂纹，甚或焦黑燥裂，或如沉香色苔，中后截生芒刺黑点，脉右沉弦数实，左弦数而劲。此胃、小肠热结，上蒸心脑，下移大肠也，急急峻下存阴为君，佐以熄风开窍，大承气汤加犀角（二钱）、羚角（三钱）、紫雪（八分至一钱），急救之。脉弦者生，涩者死，此要诀，切记之。

（三）少阳阳明：热结膈中，膈上如焚，寒热如疟，热重寒轻，心烦懊憹，口苦而渴，大便不通，腹满而痛，舌赤苔黄，脉右弦大而数，左弦数而搏。此仲景所谓误发汗而利小便，胃中燥烦而实，大便难是也。轻则和解兼攻下法，大柴胡汤主之；重则攻里兼和解法，柴芩清膈煎主之。

（四）太阴阳明：其证有二：一为肺胃合病。其人素有痰火，外感伤寒，一转阳明，肺气上逆，咯痰黄厚，或白而黏，胸膈满痛，神昏谵语，腹满胀疼，便闭溺涩，舌苔望之黄滑，扪之糙手，脉右滑数而实，甚或两寸沉伏。此肺中痰火与胃中热结而成下证也。法当肺与大肠并治，开降肺气以通大便，陷胸承气汤主之。若兼鼻孔煽张，喉间有水鸡声，喘胀闷乱，胸腹坚如铁石者，速投加味凉膈煎峻逐之。又若其人素有痰饮，适患伤寒，不先解表，或发汗不透，而反下之，阳气内陷，心下因硬，从脘至少腹，坚痛拒按，申酉时小有潮热，但头上微汗出，不大便五六日，渴不引饮，舌燥苔白，脉右沉弦而紧。此水与郁热互结在胸脘胁肺胃之间也。法当急下停饮，蠲饮万灵汤主之。若复往来寒热者，先以大柴胡汤，加煨甘遂（五分），和解以微下之。一为脾胃合病。其人素多湿热，外感伤寒夹食，一传阳明，热结在胃，胃火炽盛，湿火转成燥火，垢浊熏蒸，腐肠烁液，发痉撮空，谵语妄笑，按其脘腹，壮热灼手，大便不通，溺赤短涩，甚或二便俱闭，舌苔黄刺干腻，或兼灰黑，扪之涩而戟手，脉右沉弦数实，左亦弦数搏指。此脾中湿浊与胃中热结而成下证也。急急开泄下夺，承接未亡之阴气于一线，小承气汤加川连（一钱）、至宝丹（两颗）急救之。若再失下，其脾必约，盖脾与胃以膜相连，任其熏蒸灼烁，则胃液告竭，脾阴亦枯，脾上脂膜，遂干燥而收缩，腹坚而胀，矢如羊粪，仲景麻仁脾约丸缓不济急，速投三仁承气汤，加硝蜜煎（风化硝三钱，净白蜜一两）润下之，庶可转危为安。若寻常热结液枯，病势尚缓者，只须养荣承气汤，镇润以缓下之。

（五）少阴阳明：有轻、重、危三

证：轻者，阳明病外证未解，不先辛凉开达，而遽下之，则胃中空虚，客热之气乘虚而内陷心包胃络之间，轻则虚烦不眠，重即心中懊憹，反复颠倒，心窝苦闷，甚或心下结痛，卧起不安，或心愦愦，怵惕烦躁，间有谵语，饥不能食，但头汗出，舌苔白滑微黄，或淡黄光滑，或灰白不燥，脉左寸细搏数，或两寸陷下，右关弦滑。此外邪初陷于心胃之间，乃包络热郁之闷证也。法当微苦微辛，轻清开透，连翘栀豉汤主之。开透后，包络血液，被邪热劫伤，往往血虚生烦，心中不舒，愦愦无奈，间吐黏涎，呻吟错语，舌底绛而苔白薄，扪之糙手，脉右寸浮滑，左寸搏动。急急濡液涤涎，宣畅络气，五汁一枝煎清润之。重者少阴病，口燥咽干，心下痛，腹胀不大便，或自利清水，色纯青而气臭恶，舌深红，苔黑燥而厚，脉右沉数而实，左细坚数搏。此少阴邪从火化，合阳明燥化而成下证也。法当急下存阴，大承气汤加犀角（一钱）、鲜生地（一两）峻泻之。危者，少阴病，热陷神昏，似寐如醉，谵语妄笑，甚则不语如尸，六七日至十余日，大便不通，腹热灼手，小便赤涩涓滴，脉沉弦而涩，按之牢坚，左小数坚搏。此少阴少火悉成壮火，合并阳明燥热而成下证也。亟亟开泄下夺，泻燎原之邪火，以救垂竭之真阴，犀连承气汤加西黄（五分）、麝香（五厘）急拯之。

（六）厥阴阳明：有轻、重、危三证：轻者，其人素有肝气，病伤寒六七日，热陷在里，气上撞心，心中疼热，呕吐黄绿苦水，胸膈烦闷，气逆而喘，四肢微厥，腹满便闭，舌边紫，苔黄浊，脉右滑，左弦数。此厥阴气结，合阳明热结而成下证，仲景所谓厥应下之是也。法当苦辛通降，下气散结，六磨饮子去木香，加广郁金（三钱，磨汁）主之。重者，热陷尤深，四肢虽厥，指甲紫赤，胸胁烦满，神昏谵语，消渴恶热，大汗心烦，大便燥结，溲赤涩痛，舌苔老黄，甚则芒刺黑点，脉右滑大躁甚，左弦坚搏数。此厥阴火亢，合阳明热结而成下证，仲景所谓脉滑而厥，厥深热亦深也。法当清燥泻火，散结泄热，四逆散缓不济急，白虎承气汤加广郁金（三钱，磨汁冲）润下之。若兼少腹攻冲作痛，呕酸吐苦，诸药不效者，更投雪羹合更衣丸（包煎，钱半至二钱，极重三钱），屡奏殊功。危者，热深厥深，胸腹灼热，手足独冷，剧则如惊痫，时瘛疭，神迷发厥，终日昏睡不醒，或谵语呻吟，面色青惨，摇头鼓颔，忽然坐起，吐泻不得，腹中绞痛，攒眉切牙，疼剧难忍，二便俱闭，舌紫赤，苔灰腻带青，六脉沉细数掭，甚或伏而不见。此由厥阴郁火深伏于肝脏血络之中，而不发露于大经大络，直透胃肠而外发也，往往气闭闷毙，顷刻云亡。治宜先刺要穴出血，如少商、中冲、舌下紫筋、曲池、委中等穴，以开泄其血毒，再灌以紫雪（五分）、品飞龙夺命丹（二分），以开清窍而透伏邪，果能邪透毒泄，脉起而数。若肝风未熄，神识时清时昏，二便不通，舌卷囊缩，少腹热痛，不可暂忍者，急用犀连承气汤如羚角钱半、绛雪二分等，凉通而芳透之，或可挽回于什一。以上太少两阳与阳明合病，仲景已有明文，三阴与阳明合病，仲景《伤寒论》虽未指出，而细阅其书，亦未尝无是证，及临证实验，尤为数见不鲜。爰将病状、脉舌疗法药方，一一标明，以补仲景原书之不逮。从岐伯中阴溜府之义，悟出三阴实而邪不能容，邪正互争，还而并入胃腑以成下证也。

至若发黄蓄血，本阳明常见之变证，所最难治者，阳明病应下失下，邪盛正虚之坏病耳。先述发黄：阳明病，发热汗出，热从汗越，不能发黄，但头汗出，而身无汗，剂颈而还，小便不利，渴饮水浆，腹微满者，身必发黄。黄而鲜明如橘子色，甚则面目金黄，间或口吐黄汁，甚则心中懊侬，或热痛，溺赤黄浊，舌苔黄腻，糙而起刺，脉右滑数，左弦滞。此为瘀热在里，热不得越而成阳黄也。轻则清利小便为君，荡涤黄液佐之，茵陈蒿汤（绵茵陈一两，用水五碗，煎成四碗，分二次煎，焦栀子十四枚，酒炒生川军一钱，成一碗服）调下矾硫丸（绿矾一两，倭硫黄一钱，麦粉三两，黑枣肉二两，捣匀炼丸，每服三分至五分），使黄从小便去，尿如皂角汁，色正赤，一宿腹减。重则荡涤黄液为君，清利小便佐之，栀子大黄汤（焦栀子三钱，酒炒生川军钱半，小枳实一钱，淡香豉钱半）调下矾硫丸，使黄从大便去，叠解恶臭粪而愈。惟形色桔燥如烟熏者，阳黄死证也，不治。

次论蓄血，其人脘腹中素有宿瘀，邪传阳明，与胃中燥热相搏，壅蔽神气出入之清窍，猝然头摇目瞪，发躁欲狂，甚则血厥，手指抽掣，厥回则脘腹串痛，身重不能转侧，屎虽硬，大便反易而色黑，小便自利，舌色紫黯，扪之滑润，脉右沉结，左反弦紧有力。此为瘀热在里，《内经》所谓蓄血在下，其人如狂是也。轻则凉血化瘀，犀角地黄汤（犀角片一钱，鲜生地一两，丹皮二钱，赤芍二钱），加光桃仁三钱，广郁金三钱，白薇五钱，归须二钱，青糖一钱拌炒活䗪虫五只等清消之；重则破血逐瘀，桃仁承气汤急攻之，极重用抵当汤去虻虫（光桃仁二十颗，酒醋炒生川军二钱，盐炒水蛭三支，研细），加夜明砂（三钱，包煎）、蜜炙延胡（钱半）、炒穿甲（一钱）、杜牛膝（四钱）、麝香（五厘，冲）等峻攻之。

若夫邪实正虚，应下失下，不下必死，下之或可望生者，其证有四：

（一）气虚甚而邪实者，气短息促，四末微冷，大便至十余日不通，矢气频转，腹满不舒，躁则惕而不安，手足瘛疭，静则独语如见鬼，循衣摸床，舌淡红，苔前中截娇嫩而薄，后根灰腻而腐，脉寸虽微，两尺沉部反坚。此仲景所谓微涩者里虚，最为难治，不可更与承气汤也。法当培元养正，参草姜枣汤（别直参三钱，炙粉草一钱，鲜生姜五分，大红枣四枚）提补之，外用蜜煎导而通之。用好蜜煎成膏子，一二时许，将皂荚、麝香、细辛（三厘）研末，和蜜捻成条子，放入肛门中，其便即通。

（二）阴亏甚而邪实者，口干舌燥，心烦不寐，便闭已十余日，频转矢气，液枯肠燥，欲下不下，舌前半绛嫩，后根黑腻，脉细而涩。此景岳所谓便虽不通，必不可用硝、黄，而势有不得不通者，宜用通于补之剂也。法当滋阴润肠，张氏济川煎润利之，或用吴氏六成汤（熟地五钱，淡苁蓉三钱，当归二钱，天冬、麦冬、白芍各一钱），使其津液流通，自能润下。

（三）气血两亏而邪实者，证本应下，耽误失下，邪火壅闭，耗气烁血，以致循衣摸床，撮空理线，两目斜视，昏谵妄笑，便闭已十余日，甚或有数十日不通，舌苔干黄起刺，根带黑色，脉右弦涩，左细数，两尺细坚而搏。证虽气消血枯，而邪热独存，补之则邪火愈甚，攻之则气血不胜，补泻不能，两无生理。然与其坐以待毙，莫若含药而亡，勉用陶氏黄龙汤，或可回生于万一。

（四）精神衰弱而邪实者，应下失下，邪热未除，静则郑声重语，喃喃不休，躁则惊惕不安，心神昏乱，妄笑妄哭，如见神灵，大便不通，溺赤涓滴，舌苔黄刺干涩，脉两寸陷下，关尺细坚而结。此由邪盛正虚，神明被迫，故多瞀乱之象也。急急大补阴气以提神，幽香开窍以清心，复脉汤调下妙香丸（辰砂三钱，巴霜一钱，冰、麝、西黄、腻粉各三分，金箔五小张，另研极细，入黄蜡三钱，白蜜一匙，同炼匀，和药为丸，每一两作三十丸，弱者二三丸，壮者四五丸，大便通即止服），标本兼顾，庶可挽救于什一。

（戊）邪热传入厥阴经证，一身筋挛，寒热类疟，热重寒轻，头痛胁疼，耳聋目赤，轻则但指头冷，重则手足乍温、乍冷，胸满而痛，舌紫苔黄，脉左弦滑。此阳经热邪，传入足厥阴经标病也。法当清泄肝热，清肝达郁汤主之，或用四逆散（川柴胡八分，生枳壳钱半，生白芍钱半，生甘草五分），加制香附（二钱）、小川连（八分）、霜桑叶（二钱）、童桑枝（二尺，切寸，酒炒）、广郁金（磨汁，两匙冲）等疏通之。

（己）邪热传入厥阴脏证，口苦消渴，气上冲心，心中疼热，饥不欲食，食则吐蛔，或泄利下重，虽泄不爽，或便脓血，或溺血赤淋，舌紫赤脉弦数，此阳经热邪，传入足厥阴脏本病也。法当大泻肝火，龙胆泻肝汤去柴胡，加白头翁（三钱）、胡连（一钱）主之。若火旺生风，风助火势，头晕目眩，胸胁胀痛，四肢厥冷，烦闷躁扰，甚则手足瘛疭，状如痫厥，便泄不爽，溺赤涩痛，舌焦紫起刺，脉弦而劲。此肝风上翔，邪陷包络，厥深热亦深也。法当熄风开窍，羚角钩藤汤加紫雪（五分或八分）急救之。若吐蛔而昏厥者，此为蛔厥。厥回则卧起不安，脘疼烦躁，头摇手痉，面目乍赤、乍白、乍黑，甚则面青目瞪，口流涎沫者，此为虫痉。舌绛而碎，生黄白点，点小如秕，或舌苔现槟榔纹，隐隐有点，脉乍数乍疏，

忽隐忽现，此胃肠灼热如沸，蛔动扰乱之危候也。小儿最多，妇人亦有。速投连梅安蛔汤，调下妙香丸，清肝驱虫以救之，羚角钩藤汤不可与也。

以上少阳、阳明、厥阴三经腑脏变证，皆伤寒邪从火化之传变也。

（庚）太阳表证未罢，顺传阳明，表热里寒，肌肉烦疼，头身无汗，但手足濈然汗出，下利清谷，小便不利，舌苔白滑浮涨，脉浮而迟。此仲景所谓胃中虚冷，水谷不别故也。先以桂枝橘皮汤解其表，表解即以香砂二陈汤温其里，里温则水气化而小便利，下利自止；终以白术和中汤温脾和胃而痊。

（辛）太阳表寒虽解，而阳明中有水气，胃中寒，不能食，食谷欲呕，饮水即哕，脘腹满，小便难，大便自利，甚则吐水肢厥，下利完谷不止，舌苔淡白，白滑而嫩，脉沉弦而迟。此由胃阳素虚，猝为表寒所侵，触动里结之水气，累及脾阳不能健运也。呕多者，先与吴茱萸汤（淡吴萸一钱，米炒潞党参钱半，生姜二钱，大红枣四枚）止其呕；利多者，与胃苓汤，温中化水，水气化则小便利，下利自止。继以香砂理中汤，温健脾阳，升发胃气，其病即愈。

（壬）邪传太阴经证，体痛肢懈，手足微厥，肌肉烦疼，午后寒热，头胀身重，胸脘痞满，嗌干口腻，舌苔白腻浮滑，甚则灰腻满布，脉右濡滞。此太阳经邪越传足太阴经标病也。法当芳淡温化，藿香正气汤主之。若湿流肌肉，发为阴黄，黄而昏暗，如熏黄色，而无烦渴热象者，前方送下矾硫丸，燥湿除疸以退之。

（癸）邪传太阴脏证，口淡胃钝，呕吐清水，大腹痞满，满而时痛，自利不渴，渴不喜饮，小便短少色白，甚则肢厥自汗，神倦气怯，舌苔黑滑，黏腻浮胖，

或白带黑纹而黏腻,脉沉濡无力,甚则沉微似伏。此太阳寒邪直入足太阴脏证也。法当温健脾阳,香砂理中汤主之。重则热壮脾肾,附子理中汤主之。

(子)太阳寒邪,内陷少阴经证,初起发热身痛,而头不痛,惟腰脊堕痛,痛如被杖,大便不实,小便清白,恶风怕冷,神静倦卧,四肢微急,舌苔淡红而润,或白而胖嫩,脉沉而缓。此太阳未解,少阴先溃,必其人肾阳素虚,故邪从太阳中络直入足少阴肾经也。温调营卫为君,佐以扶阳,桂枝加附子汤治之。服药后,即啜热稀粥以微汗之,仍假太阳为出路者,以少阴与太阳为表里,故发热即可发汗,微汗出,即止服。仲景麻附细辛峻汗法,究嫌冒险,不可轻与。若脉沉紧,反发热,手足冷,是少阴合太阳之表邪,为中见寒水实证,可与麻附甘草汤(麻黄五分,淡附片八分,炙甘草五分)微发其汗,即愈。若服药后,汗不出,反自下利,手足转温,脉紧去而转暴微者,为少阴病欲解也,其寒水不从表出,反从下泄,暂虽发烦,下利必自愈。

(丑)太阳寒邪,内陷少阴脏证,上吐下利,恶寒蜷卧,但欲寐,或微烦,身重痛,口中和,手足冷,小便白,舌苔白滑胖嫩,脉沉弱,甚则沉微欲绝。此仲景所谓下焦虚寒,不能制水故也。先以附子理中汤,加肉桂(五分)、云苓(六钱),壮肾阳以化水气。服药后,吐利止而手足转温,或时自烦,欲去衣被者,水去而阳气回复也,可治;若下利虽止,反自汗大出,筋惕肉瞤,目眩心悸,振振欲擗地者,下多伤阴,孤阳从外而亡也,急与真武汤回阳摄阴;若下利既止,而头目晕眩,时时自冒,痰涌喘息,两足冰冷者,下多阴竭,孤阳从上而脱也,急与新加八味地黄汤,镇元纳阳。此二者,皆邪传少阴,生死出入之危候也。故仲景原论,少阴独见死证。

以上阳明、太阴、少阴三经腑脏变证,皆伤寒邪从水化之传变也。

(寅)凡阳经表邪,传入太阴,往往脾湿与胃热相兼,其证有四。

(一)湿重于热:头胀身重,寒热如疟,汗出胸痞,肢懈体痛,渴不引饮,口腻胃滞,便溏或泻,小便不利,舌苔白滑厚腻,甚或灰腻满布,脉右弦细而缓,或沉弦而濡滞。此由其人中气素虚,故太阴证多而阳明证少也。辛淡温化为君,佐以芳透,藿香正气汤或大橘皮汤,二方酌用之。

(二)热重于湿:始虽恶寒,后但热不寒,目黄而赤,唇焦齿燥,耳聋脘闷,胸腹灼热,午后尤重,心烦恶热,大便热泻,溲短赤涩,舌苔黄腻带灰,中见黑点,脉右洪数,甚或大坚而长。此由其人中气素实,故阳明证多而太阴证少也。苦降辛通为君,佐以凉淡,增减黄连泻心汤清解之。若始虽便泻,继即便闭,舌起芒刺者,加更衣丸(钱半至二钱),极苦泄热,其便即通。若因循而失清失下,神昏谵语,手足发痉,甚则昏厥,舌苔黄黑糙刺,中见红点,脉右沉数,左弦数者。此由湿热化火,火旺生风,逼乱神明之危候也。急与犀连承气汤加羚角二钱,紫雪五分,开泄下夺以拯之。服后,大便虽通,发痉虽除,而神识昏厥如尸,手足躁扰,身热不扬,脉似沉缓,甚则沉伏,但舌仍灰黑,红点隐隐。此热陷太阴,防有伏斑内发,郁于阴络之中而欲达不达也。急与犀羚三汁饮加大青叶(五钱),凉血解毒,通络透斑,果能伏斑外达,自然毒透神清。

(三)湿热并重:一起即胸膈烦闷,神识瞀乱,大叫腹痛,继即昏不知人,欲吐不吐，欲泻不泻，身发壮热，指冷甲紫，舌苔中黄尖红，甚则灰腻满布，中见红点黑刺，脉两寸陷下，关尺沉弦而涩。此湿遏热郁，夹痧秽，或夹食滞，阻闭中上二焦，俗称闷痧，实即湿热夹痧食之干霍乱也。必先搐痧放血（如刺少商、中冲、舌下紫筋、尺泽、委中等穴），继即与涌吐法，炒盐汤（食盐五钱，炒黄泡汤），调下白矾（二钱至三钱，生研细）；又次宣畅气机，连翘栀豉汤，调下红灵丹（一分或二分）；终与枳实导滞汤缓下之。此就势急者言之。若病势稍缓者，壮热口渴，饮多则呕，心烦脘闷，反复颠倒，卧起不安，四肢倦怠，肌肉烦疼，大便溏热，溺短赤涩，甚则两目欲闭，神昏谵语，舌苔黄腻，或灰腻兼黄点，脉右洪数，左弦滞。此湿热蒙闭中上二焦，积滞郁结下焦也。法当三焦分消，先与连翘栀豉汤开其上，继与增减黄连泻心汤疏其中，终与枳实导滞汤逐其下，或用大橘皮汤，去苍术、官桂，加茵陈（三钱）、贯仲（四钱）利其溺，以整肃湿热，其病自愈。

（四）湿热俱轻：身热自汗，胸脘微闷，知饥不食，口腻微渴，渴不喜饮，便溏溺热，舌苔黄白相兼，薄而黏腻，脉右滞，左微数。此湿热阻滞上焦清阳，胃气不舒，肠热不清之轻证也。但用轻清芳淡法，苇茎汤去桃仁、活水芦根（五钱）、生苡仁（四钱）、冬瓜子（四钱），加藿香叶（二钱）、佩兰叶（钱半）、枇杷叶（去毛筋、炒香、三钱）、淡竹叶（钱半）、青箬叶（三钱）等，宣畅气机，整肃三焦，自然肺胃清降，湿热去而胃开矣。

（卯）邪传少阴脏证，当分手足二经。手少阴心主热气，中含君火；足少阴肾主生阳，中藏寒水。其证有三。

（一）水为火烁，心烦不寐，肌肤枯燥，神气衰弱，咽干溺短，舌红尖绛，脉左细数，按之搏指，右反大而虚软。此外邪挟火而动，阴虚而水液不能上济也。治宜壮水制火，阿胶黄连汤主之。若兼下利咽痛，胸满烦闷者，此水液为虚火下迫，郁热下注而不能上升也，治宜育阴煦气，猪肤汤（净猪肤即猪肉皮刮净脂膏一两，净白蜜五钱，炒米粉三钱，用水三碗，煎猪肤成两碗，去渣调入蜜粉，和匀，温分四服），加茄楠香汁（开水磨汁，四匙，分四次冲）主之；若兼神昏谵语，溲短赤热者，此君火被相火蒸逼，水不制火而神明内乱，陶节庵所谓过经不解是也，治宜清火利水，导赤清心汤主之；若兼筋脉拘挛，手足瘛疭者，此水亏火亢，液涸动风，缪仲淳所谓内虚暗风是也，治宜滋阴熄风，阿胶鸡子黄汤主之。

（二）火为水遏，四肢厥逆，干咳心悸，便泄溺涩，腹痛下重，舌苔白而底绛，脉左沉弦而滑，右弦急。此阳气内郁，不得外达，水气上冲而下注也。治宜达郁通阳，加味四逆散（川柴胡八分，炒枳实一钱，生白芍一钱，清炙草八分，干姜五分拌捣北五味三分，桂枝尖五分，浙茯苓四钱烧酒洗捣，干薤白五枚，淡附片五分，用水两碗，煎成一碗，去渣温服）主之。

（三）水火互结，下利口渴，小便不利，咳逆干呕，心烦不得眠，舌本绛而苔白薄，脉左沉细，按之搏数，右反浮大虚软。此水阴随热下注，郁火反从上冲，仲景所谓少阴病，脉细沉数，病为在里，不可发汗是也。治宜滋水泄火，猪苓汤（猪苓三钱，陈阿胶钱半烊冲，赤苓、泽泻各二钱，飞滑石三钱），加辰砂染灯芯（三十支）、童便（二钟，冲）、枇杷叶（去毛抽筋，五钱）等主之。

（辰）凡伤寒邪传厥阴，亦当分手足二经。手厥阴为包络，内含胆火，主行血通脉；足厥阴为肝脏，下含肾水，主藏血活络。《内经》虽云厥阴之上，风气治之。然包络挟胆火发动于上，则为热风；肝气挟肾水相应而起，则为寒风。火性热，水性寒，故其证最多寒热错杂，阴阳疑似，约计之则有四。

（一）外寒内热，厥则但指头寒，热则微觉烦躁，默默不欲食，渴欲饮水，微热汗出，小便不利，舌苔浅黄薄腻，或正黄带微白，脉右沉滑搏指，左微弦而数。此外虽厥而里有热，仲景所谓厥微热少，数日小便利，色白者热除，遂欲得食而病愈是也。法当辛凉泄热以利溺，新加白虎汤主之。若厥而兼呕，胸胁烦满，热利下重，继即便血，甚或圊脓血，舌紫苔黄，脉寸浮数，尺弦涩。此包络挟胆火而肆虐，仲景所谓厥深热亦深，《内经》所谓暴注下迫，皆属于热，阴络伤则血下溢是也。法当凉血清肝以坚肠，加味白头翁汤主之。

（二）内寒外热，下利清谷，汗出肢厥，身有微热，面少赤，或郁冒，舌苔青滑，脉沉而迟。此阴多阳少，肝挟肾水之寒而肆发，仲景所谓面戴阳，下虚故也。急急温通回阳，通脉四逆汤主之。

（三）下寒上热，热在膈脘，水在肠中，心下痞硬，嗳腐食臭，腹中雷鸣下利，医误吐之，遂致水食入口即吐，复认作热结旁流，更逆以下，从此下利不止，舌苔黄白相兼，脉弦而涩。此寒格于下，热拒于上，火逆水泻之错杂证也。当清上热开寒格为君，佐以益气健胃。先与生姜泻心汤去甘草（生姜汁一小匙冲，干姜六分，姜半夏三钱，川连八分，青子芩钱半，米炒潞党参二钱，大红枣四枚劈），加淡竹茹（三钱）、枇杷叶（五钱，去

毛、筋，炒黄）止其吐；继与乌梅丸（乌梅肉三十个，干姜一两，川连一两六钱、细辛、淡附片、桂枝、川柏、潞党参各六钱，炒川椒、当归各四钱，各研细末，加醋与蜜，共杵二千下，丸如梧桐子大，先服十丸，日三服，稍加至二十丸，禁生冷滑物食臭等）止其利。

（四）上寒下热，水结胸胁，热结在肠，呕吐清水，或吐黄黑浊饮，饥不欲食，食则吐蛔，肢厥心悸，腹痛热泻，泻而不畅，或便脓血，里急后重，溲短赤热，舌苔前半白滑，后根黄腻而厚，脉右弦迟，左沉弦数。此寒格于上，热结于下，水逆火郁之错杂证也。法当先逐其水，蠲饮万灵汤主之；继则清肝泄热，加味白头翁汤主之。

以上太阴、少阴、厥阴各脏变证，皆伤寒邪从水火合化之传变也。就予所验，凡太阳伤寒，其邪有但传少阳、阳明而止者，有不传少阳、阳明，越传三阴者，各随其人之体质阴阳、脏腑寒热，从火化者为热证，从水化者为寒证，从水火合化者则为寒热错杂之证。医者能审其阴阳盛衰，寒热虚实，为之温凉补泻于其间，对证发药随机应变，心灵手敏，庶可以治伤寒变证矣。若拘守朱南阳传经为热、直中为寒，则执一不通，活人者适以杀人，良可慨焉！

秀按：此节论伤寒传变证，抉择原论之精华，补助仲景之缺略，发明火化、水化、水火合化三端，独出心裁，非经验宏富者不能道，学人当奉为准绳。

廉勘：四时皆有伤寒，惟冬三月乃寒水司令，较三时之寒为独盛，故前哲以冬月感寒即病者，为正伤寒，非谓春、夏、秋并无伤寒也。医者苟能求原确实，辨证清楚，用药自不泥于时令矣。所最误人者，一切时感证，古人皆谓之伤寒，遂致

后世只知伤寒，且但知温散发汗。若温热、暑湿诸病，随时感发，并不由于风寒诱起者，自当辛凉开达，芳淡清化，对病定方。奈医家、病家，无不通称曰伤寒，一见此等方药，即斥为凉遏，世俗竟成为习惯，以致冤死载涂，不得不归咎于创始者之定名失实也。至循经传递，太阳由阳明而少阳，而太阴，而少阴，而厥阴，自临证经验以来，千万人中实无一人，无怪南方无真伤寒之说。若照俞氏所论，经验上数见不鲜，可谓知所取舍，不为古人所欺。但予犹有怀疑者，伤寒一证，轻则用葱白香豉汤加味，重则用苏羌达表汤加减，或用麻黄汤减其用量，往往一汗即解，热退身凉而愈，何至于缠绵床席，传变有如斯之多，变证轻重如斯之不一耶？推原其故，半由因循失治，半由纵横杂治，或由别兼他邪，或由另夹宿病，或由素禀阴虚多火，或由素体阳虚多湿，或由素性嗜好太多，或由素情忧怒无常，有此种种原因，故变证层出不穷，方法亦随机策应。俞氏特立火化、水化、水火合化三端，已握传变之主脑，然后审定各人之特性素因，再将气候、风土、寒热燥湿、老幼男女等之各异，及其体质强弱、脏性阴阳，与夫生活状态、旧病有无等关系，辨其经络脏腑之外候，断其寒热虚实之真相，以决方剂。虽多引用成方，略为加减，而信手拈来，适中病情。细绎其诊察之法，大抵以头、项、背、腰之变化察表，以面、目、九窍之变化察里，以血、脉、睛、舌之变化察其病势之安危，断其病机之吉凶。予平日研求，服膺叶法，旁参众法以补助之。兹将叶天士先生伤寒看法及其治例，节述于后，为初学作导线。

（一）凡看伤寒，先观两目。黑白分明者，内无热；目视不明者，里有热。

（二）看唇舌。唇红而润者内无热，唇干而焦者里热重。若舌白滑者表未解，舌黄者热渐深，舌黑者热已剧。

（三）审胸腹。胸满而痛者为结胸，不痛者为痞气。如未经下而有之，上焦痰水也；已经下而有之，误下坏证也。腹中痛硬者，燥粪；脐下痛硬者，燥粪与蓄血。脐间动跃或痛，上冲于心者，冲气；腹中响，气下趋者，欲作泻。燥粪者小便不利，脐下如疙瘩状；蓄血者小便利，脐下如怀孕状。

（四）问口渴否。渴不饮水者，邪在表；渴饮水多者，内热甚；漱水不欲咽者，欲作衄。

（五）凡治伤寒，先辨表里，不论日数，但有头疼身痛，怕风恶寒，脉来浮紧浮数，皆是表证。虽有便难，小便不利，亦当先解其表，后攻其里。脉浮紧者为正伤寒，宜用辛温之药以发之；浮数者为寒包火，宜用辛凉之药以解之。既有腹疼吐利，溺白或赤，脉来沉弱、沉滑，皆是里证。间有恶风怕冷，亦当先治其里，后解其表。脉沉弱者为中寒证，宜用辛热之药以温之；沉滑者为里热证，宜用苦寒之药以攻之。如病在表而反下，则邪乘虚入里，微为痞气结胸，甚为肠滑洞泄，此皆误下坏证。在里反汗，则表益虚而里益实，轻为衄血斑黄，重为痓厥亡阳，此皆误汗坏证。凡服汗药，如一剂无汗，再与之，复无汗，此营卫乏绝，当养阴辅正而再汗之，三治无汗者死。凡服下药，先燥后溏者已解，如但利清水而无燥粪，痞满如故者未解，再下之，三下不通者液枯肠燥，当镇润之，通者生，不通者死。

（六）详辨阴阳。初起时，头疼身痛，发热恶寒，脉来浮紧、浮大，即是阳经之表证也；此后烦躁作渴，纯热无寒，便闭溺热，即是阳经传入阳腑之热证也，脉虽沉伏，不可误作阴证治。如初起时，脐腹绞痛，肢厥唇青，脉来沉迟沉微，即是直中阴经之寒证也，虽面赤烦躁，不可误作阳证治。阳证宜汗宜透，宜清宜下，阴证宜温宜补，其大要也。然亦有辨：阳证而其体素虚，不胜下，下之太过，忽然脐腹绞痛，洞泄不止，手足厥逆，此阳证而转为阴证也，急温之；阴证而其体素热，勿过温，温之太过，忽然烦躁大渴，自汗昏谵，二便不通，此阴证而转为阳证也，速清之。

（七）凡伤寒得死证，脉尚可治者，弃证从脉，虚则补之，实则泻之。

（八）凡伤寒得死脉，证有可治者，弃脉从证，表急解之，里急攻之，热则清之，寒则温之。总之定其名，分其经，审其证，察其脉，明表里，识阴阳，度虚实，知标本，此八者，为治伤寒之要诀也。至于仲景《伤寒论》，为诊治伤寒之祖，历代诸家议论甚多。至明陶节庵《六书》及《全生集》，分别详悉，简要明白，后学观之，不致惑乱。若欲详悉，王肯堂有《伤寒准绳》，大纲细目，朗若列眉，可谓集大成矣。果能细细考究，治伤寒证有余。后人往往好名而立伤寒书，具不脱前人窠臼，即其中有另立议论者，皆非纯正之言，书愈多，法愈乱，徒使后学茫无头绪。近来医家，多用温补法以治伤寒，皆《景岳全书》误之也。

## 第三节　两感伤寒

《内经》与《伤寒》序例，皆谓之两感于寒。

【因】身受阴寒之气，口食生冷之物，表里俱伤者为两感。《内经》所云两感于寒者，一日太阳与少阴俱病，头痛口干烦渴；二日阳明与太阴俱病，身热谵言，腹满不欲食；三日少阳与厥阴俱病，耳聋囊缩而厥，水浆不入，不识人；六日

死。乃温热病之两感，非伤寒之两感也。至后人谓病愈后复伤寒，谓之两感；又谓冬伤于寒，至春重感，谓之两感，亦非也。两感者，猝然表里受寒，阴阳俱伤之谓也。其病多发于夏令夜间，因人多贪凉，喜食冰水瓜果故耳。

【证】头疼体痛，身重恶寒，目瞑嗜卧，少气懒言，手足微冷，虽身热亦不渴，下利清谷，甚则两脚筋吊，舌苔白而嫩滑，甚或灰而淡白，或灰黑腻苔，舌质嫩滑湿润。

【脉】沉而迟，甚则沉微，沉为邪陷，迟为寒凝，微则阳气欲绝。此朱丹溪所谓表里皆寒，难分经络，无热可散，温补自解，不急治，去生甚远是也。

【治】《素问》谓两感于寒者必死，不治。仲景谓两感病俱作，治有先后。朱南阳谓宜先救里以四逆汤，后救表以桂枝汤。然就余所验，禀有虚实，感有浅深。虚而感之深者必死，实而感之浅者可治。法当先温其里，附子理中汤加公丁香（二十支）、煨肉果（钱半），俟里温阳回，则下利止而手足转温。若犹头身俱痛，恶寒筋急者，则以桂枝加附子汤，温通阳气以解表；表解而胃口不开者，则以香砂二陈汤，温运中阳以健胃，其病自愈。东垣大羌活汤、节庵冲和灵宝饮皆不切病，不可轻与。

秀按：两感伤寒，夏月最多，后贤皆名曰中寒，世俗又谓之吊脚痧。多死于挑痧及香散痧药，目击心伤。俞君参用丹溪、南阳两家治法，确是对症良方，然则两感证亦有可治之道，不可遽必其死也。

廉勘：两感伤寒一症，俞氏求原固确，惟救里救表，其间先后缓急，当消息之。如下利不止，肢冷筋吊者，则先救里；若下利尚微，足筋不吊，而头身剧痛，发热恶寒者，宜先解表。随证权变

可也。

## 第四节　伏气伤寒

古人名肾伤寒。

【因】朱奉议云：伏气之病，谓非时有暴寒中人。伏气于足少阴经，始不觉病，旬月乃发，此病古方谓之肾伤寒。就余所验，多由于其人好色，色欲伤肾，肾经先虚，故偶感暴寒之气，得以伏匿于其经，古称肾伤寒者以此。但其病有二：一因肾主水，水性寒，伏气从阴化者多，故病多阳虚伏阴；一因两肾之间有命门，其中虽藏阴精，而却含真火，火性热，伏气从阳化者多，故病多阴中伏阳。

【证】伏阴者身虽大热，反欲得衣，面赤戴阳，足冷蜷卧，先咽痛，继即下利，甚则肢厥自汗，烦躁不得眠，舌苔虽黑，却浮胖而滋润不枯；伏阳者身虽大寒，反不欲近衣，胸满恶心，头痛脊疼，指末虽冷，而内热烦躁，舌苔绛底浮白，甚或嫩红胖大。

【脉】浮取洪大而数，略按则软而无力，重按即空大而散，此热在皮肤，寒在骨髓，陶节庵所谓阳虚伏阴是也；若六脉沉伏不见，深按至骨，却似牢而有力，此寒在皮肤，热在骨髓，许学士所谓阴中伏阳是也。

【治】伏阴证，当大剂温补以救其本，反佐童便凉通以滋其标。先与加味金匮肾气汤，浓煎冷服；俟阳虚证退，继以桂枝橘皮汤，温调营卫以和表。朱南阳但用半夏桂甘汤，固属病深药浅，谓病只二日便瘥，更未免轻视此证。陶氏主用局方五积散，中有麻黄、苍、芷，深恐大汗亡阳，香燥劫阴，阴阳两伤，必死不治。伏阳证当遵许氏破阴达阳法，使水升火降，得汗而解，重用破阴丹（阿硫黄、水银各五钱，熔结成砂，加青陈皮各二钱半，

各为细末，面糊丸、如桐子大百粒，冷盐汤下），服后若烦躁狂热，手足躁扰，此伏阳外达也，不必惊慌，须臾神定而睡，汗出热退而病除矣。或用来复丹（倭硫黄、玄精石、牙硝各一两，橘红、青皮、五灵脂各二钱，醋糊丸钱半至二钱，热童便下），小便连解青黑色，其热亦退。盖少阴与太阳为表里，破阴丹使伏阳从足太阳经外泄，来复丹使伏阳从足太阳腑下泄，方虽不同，而交通阴阳之功则一，终以育阴养胃法调理收功。

秀按：肾伤寒一证，予见时医误汗、误清，治无不死，许叔微所谓伤寒偏死下虚人是也。俞氏断其证有阳虚伏阴、阴中伏阳两路，分际极清，治法亦食古而化，足补长沙之未备，真诱导后学之益智粽也。

廉勘：俞氏所用两路方药，虽皆是对病真方，然处今之世，医家固不敢遵用，病家亦不肯信服。盖世俗执定伤寒无补法，此种谬见，早经印入脑筋，俗见难除，积习难返，古今同慨，岂独一伏气伤寒为然哉！此笃志好学人，所以有时废书而三叹也。

## 第五节　阴证伤寒

《内经》名中寒，即直中阴经真寒证。

【因】其人胃肾阳虚，内寒先生，外寒后中，如《内经》曰阴盛生内寒。因厥气上逆，寒气积于胸中而不泄，不泄则温气去，寒独留，留则血凝，血凝则脉不通，故中寒。中寒者，寒邪猝时直中阴经，阴邪横发而暴也。病较伤寒为尤甚，当分三阴经证为首要。

【证】寒中太阴者，初起即怕寒战栗，头不痛，身不热，口不渴，便四肢厥，上吐下利，脘满腹疼，小便不利，舌

苔白滑带灰，甚或灰而滑腻，灰而淡白；寒中少阴者，初起恶寒厥冷，蜷卧不渴，心下胀满，小腹绞疼，下利澄澈清冷，水多粪少，小便白或淡黄，甚则面赤烦躁，欲坐井中，身有微热，渴欲饮水，水入即吐，少饮即脘腹胀满，复不能饮，甚或咽痛气促，或郑声呃逆，舌苔淡白胖嫩，或苔虽灰黑，舌质嫩滑湿润，或由淡白转黑，望之似有芒刺干裂之状，扪之则湿而滑；寒中厥阴者，初起即手足厥冷，上吐涎沫，下利清水，有生腥气，心下胀满，汤药入口即吐，手足指甲皆青，恶寒战栗，甚则自汗淋漓，筋惕肉瞤，面赤戴阳，郁冒昏沉，舌卷囊缩，舌苔青滑，或青紫而滑，或淡紫带青，色黯质滑。

【脉】寒中太阴，沉濡而迟，甚或沉濡而微；寒中少阴，脉沉而微，甚则沉微欲绝；寒中厥阴，脉细欲绝，甚则脉绝。脉还出者生，不出者死。脉渐渐缓出者生，暴出者死。此皆阴盛没阳之危候。陶氏所谓不拘脉之浮沉大小，但指下无力，重按全无，便是阴证，凭脉下药，最为切当是也。

【治】太阴证，轻则胃苓汤为主，重则神香圣术煎为主，极重则附子理中汤为主。呕甚兼呃，加姜半夏（四钱）、上沉香（八分）、真柿蒂（三十枚）；腹胀痛甚，加真川朴（钱半）、明乳香（八分）；泻多不止，加煨肉果（一钱）、灶心土（五方，包煎）。少阴证，轻则真武汤为主，重则附姜白通汤为主，稍缓则附姜归桂汤，再缓则附姜归桂参甘汤。若阳回身温，吐利已除者，此汤加炙绵芪、炒冬术（各一钱）、酒炒白芍（钱半）、北五味（十二粒），温和平补以收功。厥阴证，轻则当归四逆汤加吴茱萸（八分）、生姜汁（一匙，分冲），重则通脉四逆汤加吴

茱萸（盐水炒，一钱）、紫桂（一钱，研冲），极重则回阳急救汤主之，外治灸气海（在脐下一寸五分）、丹田（脐下二寸）、关元（脐下三寸）三穴，用大艾六七壮，灸至肢温脉出为度。

秀按：直中太阴，手足微冷，呕吐不渴，自利腹满，脉来沉缓；少阴则手足厥冷，脉必沉微；厥阴则肢冷脉细，甚则脉绝，青唇舌卷，筋吊囊缩。然皆面色青黯，即有虚阳上泛，面虽赤色，亦不红活光彩，必多娇嫩带白，舌色或青或紫，或白苔满布而滑，手足自冷，爪甲或青或紫，血色自不红活，皮肤决无大热，甚则冰冷透手，此皆阴证之的据也。治法虽以附、姜破阴回阳为必要，而附子究为大毒之品，急救虽不得不用，过服则每有留毒，往往见面红目赤，躁扰烦渴不已。若解药稍迟，血从耳目口鼻出者必死。解药急用犀角五黄汤（犀角一钱，川连三钱，芩、柏、山栀各二钱，鲜生地、麦冬各三钱，生甘草二钱，先用生绿豆一两，水三碗，煎至绿豆皮开，取清汤代水煎药，约至八分两碗，冲生莱菔汁半盏，时时冷冻饮料），以解附毒最良。

廉勘：阴证伤寒者，即直中太阴、少阴、厥阴之寒证也，故一名直中三阴真寒证，省曰中寒，近世通称为冷痧急证。见其足卷筋吊者，即名吊脚痧；见其眶瘪者，即名陷瘪痧；见其吐泻腹痛者，即名霍乱痧，或名吐泻痧。见形取名，以便通俗，而于病源病理，并不切实推求。就余所验，其病多发于夏秋之间，每在亢旱酷热之时，猝然大雨狂风，凡山中阴毒之潭水，住家阴沟之污水，均被狂雨之大水，冲入江河，诸凡淘米洗菜，煮饭煽茶，饮之食之者，无一不沾染其毒，中其毒者猝然暴发。病势稍缓者，轻则但为寒疟，为冷泻，重则为阴霍乱，尚有三阴证状可

辨；势急者，肝、肾、脾、胃亦皆沾染其毒菌，治当先救脾胃。至若附子，固治阴毒之寒证，但生附子市肆多不备，只备淡附子，仅有温燥寒湿之功，实无破阴回阳之力，其性能远不如姜、桂、椒、荑。而其为大热大毒，世皆熟悉其性，成则归功于他药，败则归咎于附子。故予治此证，弃而不用，别筹新法，兹将历验者约略陈之。初起先解其阴毒，以止吐利腹痛，用鲜生姜四两，原粒胡椒十粒，紫金片一钱，共捣取汁，冷冻饮料一二盏，即将其渣和入黑白芥子各一钱，鲜葱白十枚，共捣成饼，先用麝香五厘，瑶桂末一分，填入脐中，将饼罨在胸腹脐间上下，以小熨斗盛炭火烫运之，以行其气血。干则和姜葱汁、烧酒、松节油等再熨，熨至手足温和，吐利均止者生。另用烧糟捣艾叶包擦两手足弯，以肢温筋宽为度。若吐泻脱元，六脉沉微似伏，甚则脉绝者，急用姜汁磨广木香一小匙，调当门子①五厘，和别直参三钱重汤炖温服之。脉至者生，不出者死，惟脉绝则两手全无，须重按至骨间全无者，方是绝脉。若沉按忽隐忽现，则为脉陷下而已。

---

① 当门子：麝香。

# 卷之六

## 第八章 伤寒兼证上

伤寒为外感百病之总名，故张仲景医圣著《伤寒论》，后贤推为通治六气感证之要书。兹言兼证者，或寒邪兼他邪，或他邪兼寒邪，二邪兼发者也。其证约二十有一，修治于后。

### 第一节 伤寒兼风

俗称冷伤风，张氏《伤寒论》名曰中风。

【因】同一感受风寒甚于风者为正伤寒，风重于寒者为冷伤风。冷伤风者，由其人猝伤冷风，或先感于寒，继伤于风。较四时感冒为重，故俗称重伤风。

【证】头痛身热，恶风怕冷，鼻塞声重，咳嗽清涕，痰多白滑而稀，或自汗而咳，甚或无汗而喘息，舌苔白薄而滑，甚或白滑而腻。

【脉】伤寒左手脉当浮紧，今反浮缓，右手浮滑者，此伤寒见风脉。《内经》所谓伤于风者上先受之，风寒客于人，病入舍于肺，乃营卫并伤之候。《难经》推为五种伤寒之一，与正伤寒同而不同者，正伤寒多先伤足太阳经，冷伤风多先伤手太阴经也。

【治】自汗而咳者，先调营卫以治咳，桂枝橘皮汤加杏仁（去皮，勿研，三钱）、前胡（二钱）；无汗而喘者，先疏肺气以定喘，新加三拗汤加减。此后痰稀咳甚者，小青龙汤去麻黄，加杏仁、橘红，消痰止咳；痰多咳甚者，越婢加半夏汤，宣肺定喘。嘱病人切禁酸冷、油腻等物，病自除根。失治误治，往往延久不愈，酿成肺病，轻变痰饮痰火，重变肺胀肺痨，目见甚多，务望医家病家两慎之。

秀按：冷伤风一证，《内经》首先发明，谓风从外入，令人振寒，汗出头痛，身重恶寒，治在风府。其次张氏《伤寒论》，一则谓太阳病，发热汗出，恶风脉缓者，名为中风；一则谓太阳中风，脉阳浮而阴弱，阳浮者热自发，阴弱者汗自出，瑟瑟恶寒，淅淅恶风，翕翕发热，鼻鸣干呕者，桂枝汤主之，此皆后世所称之风寒病也。后贤谓有冒、伤、中之不同，冒风为轻，伤寒为重，中风为最重，故又泥于越人、长沙之谓风为中，与虚风猝倒为中风，二病之名目相混。岂知古人伤与中字义无殊，如云风伤卫、寒伤营是矣。若以恶风自汗与恶寒无汗两证辨伤风与伤寒之异，尚未可依为的据。惟一则但有头痛鼻涕，而周身不痛，一则头身俱痛，腰与骨筋亦疼，一则脉浮缓，一则脉浮紧，证与脉类然各别。至于汗之有无，正伤寒证固无汗，重伤风证亦有无汗者，故桂枝汤本是风寒发汗之剂，不过较麻黄汤为和缓耳。或谓其无汗能发，有汗能止者，骑墙语最足误人。

廉勘：重伤风一证，证虽极繁，而病人多不注意，病至难治，而医家漫不经心，皆泥于伤风为小恙故耳。岂知咳嗽一日不除，病根一日不役。故谚云伤风咳嗽，郎中对头。又云伤风不醒便成痨。前哲如徐氏灵胎，尚著《伤风难治论》。谓伤风有皮毛以入于肺，肺为娇脏，太寒则风气凝而不出，太热则火燥肺而动血，太润则生痰饮，太燥则耗津液，太泄则汗出而阳虚，太涩则气闭而邪结。并有视为微疾，不避风寒，不慎饮食，经年累月，病机日深，或成血证，或成肺痿，或成哮喘，或成怯弱，比比皆然。观此则伤风之失治误治，古今一例，无怪久呛成痨者之层见叠出也。余治此证，每以危言警告，叮嘱其戒口避风，自制疏风止咳汤（荆芥穗钱半，苏薄荷一钱，光杏仁二钱，广皮红八分，百部钱半，清炙草六分，紫菀二钱，白前钱半），屡投辄验，既不太热、太燥、太泄，又不太寒、太润、太涩，故病者放心肯服。方虽平淡，收效殊多，惟好赌博、贪酒色、矫情执意者，难收全功，医当忠告而善道之。若肯惟医者之言是听，始可为之悉心调治，不听则止，毋自取辱，致招医药无功之讥评也。

## 第二节　伤寒兼湿

一名寒湿，《内经》分寒气胜者为寒痹，湿气胜者为湿痹。

【因】先伤于湿，后伤于寒。或骤伤雾露雨水，或汗出当风，水停其间，多发于夏令初秋。湿由寒热合化而成，故兼湿者本有寒、热二证。有寒闭于外、湿郁于内者，亦有湿遏于上、热郁于下者，不得以伤寒湿，概目为阴邪也。历查吾绍患此证者，兼寒湿者少，兼湿热者多。

【证】兼寒湿者，一身尽痛，关节尤疼，凛凛恶寒，甚则足冷，头重胀痛，如裹如蒙，身重肢懈，胸膈痞满，口淡不渴，小便不利，大便反快，甚或发热，身色如熏黄，神沉嗜睡，舌苔白滑而厚，或白苔带灰而滑，甚或白苔满布，厚如积粉而浮滑，或兼黑点黑纹而黏腻。兼湿热者，四肢倦怠，肌肉烦疼，头胀昏痛，面色黄赤，如熏油腻，口气秽浊，胸满而烦，口燥而渴，渴不能饮，一身无汗，但头汗出，鼻塞背强，欲得覆被向火，午后寒热，状如疟疾，腹满便溏，溲短黄热，甚或呕吐不纳，身黄如橘皮色，或皮肤隐隐见疹，舌苔底白罩黄，或舌苔黄腻，边白尖红，或白苔渐黄，兼有灰腻，或黄中带黑，浮滑黏腻。

【脉】沉而缓，甚或沉细似伏，模糊不清，此寒闭于外，湿痹于内，足太阳经与足太阴经同病也。若沉而弦，甚或沉数，数滞不调，此胸上有寒，丹田有热，足太阳经与足少阴经同病也。

【治】兼寒湿者，先与苏羌达表汤，加苍术（一钱）、川朴（二钱），使其微汗以解表；继与苓术二陈煎，温中化湿以利溺；终与香砂二陈汤，加焦谷芽（三钱）、炒麦芽（二钱），温运中阳以开胃。兼湿热者，先与藿香正气汤，加冬瓜皮子（四两）、丝通草（五钱），二味煎汤代水，芳淡化湿以双解表里；继与增减黄连泻心汤，苦辛通降以整肃湿热；终与白术和中汤，加黄草川斛（三钱）、长须谷芽（用鲜荷叶一角，剪碎，拌炒香），温和中气以开胃。二证照此治法，病无不痊。若湿竭化燥，热极发痉者，误治居多，择用清燥养营汤、羚角钩藤汤，随证加减以救误。若疹斑不得速透者，新加白虎汤加炒牛蒡三钱，大青叶四钱，鲜西河柳叶三钱，辛凉开达以透发之。若夹食滞便闭者枳实导滞汤，下滞通便以消导之。其间权轻重，度缓急，在临证者随机策应之。

秀按：伤寒兼湿热者多，湿热酿痰者亦甚多，故丹溪翁大阐痰湿法门，谓十人九湿，湿生痰，痰生热。然其所论多外生之湿，少及本身之湿热。仲景书论寒湿、风湿者多，论湿热惟黄疸及痉证而已，如茵陈、栀子等方与小陷胸、泻心诸法，皆为湿热发黄、湿热成痞而设。盖伤寒误遏，使内湿上甚为热，热郁发黄，轻则茵陈蒿汤、茵陈五苓散等，重则栀子大黄汤、大黄硝石汤等，或利或下，皆以祛内郁之湿热也。伤寒误下，则变痞满。亦有不经攻下而胸痞者，由其人素多痰湿热，一经外邪触动，即逆上而痞满，故仲景特立小陷胸诸泻心法，正以祛逆上之痰湿热也。罗谦甫云：泻心汤诸方，取治湿热最当，以其辛开苦降也。余谓参、草、枣、究宜慎用，干姜宜易枳实、橘皮，庶免反助湿热为患之流弊。或佐利溺，如滑石、通草、二苓之类；或佐通便，如清宁丸、枳实导滞丸之类，此在临证者权宜耳。

廉勘：吾绍地居卑湿，天时温暖，人多喜饮茶酒，恣食瓜果。素禀阳旺者，胃湿恒多；素体阴盛者，脾湿亦不少。一逢夏秋之间，日间受暑，夜间贪凉，故人病伤寒兼湿为独多。俞氏区别兼寒湿、兼湿热两端，分际极清，治法方药，亦属正宗。予每宗其法，初用辛淡芳透以解表，藿香正气汤加减，最为繁用。继则观其体肥而面色白者，兼顾阳气，治用苦辛淡温法，或佐桂、苓，或佐姜、术；体瘦而面色苍者，兼顾津液，治宜苦辛淡凉法，或佐芦、茅二根，或佐梨、蔗二汁。惟酒客里湿素盛，不重摄生，阴虚而挟湿热者，最为缠绵难愈。前哲善治湿证者，首推叶天士先生，其除气分之湿，用蔻仁、滑石、杏仁、川朴、姜半夏、栝蒌皮为主，有热加竹叶、连翘、芦根等，全取轻清之品，走气道以除湿。湿伤脾阳，腹膨溺涩，用五苓散加椒目。一从肺治，用辛淡清化法；一从脾治，用辛淡温通法。此二者，皆为化气利湿之正法。湿热治肺，寒湿治脾，先生独得之薪传也。其他脘痞便溏之用苓桂术甘汤；吞酸形寒之用苓姜术

桂汤；误攻寒湿成痞，变单腹胀之用真武汤加减；寒湿郁结伤阳，鸠聚为痛之用白通汤加味；酒客三焦皆闭，胸满不饥，二便不通之用半硫丸；酒客脾胃受伤，腹胀肢肿，二便不爽之用小温中丸；虽皆古人成法，而信手拈来，略为加减，恰中病情，足征其服古功深。又有病中啖厚味者，肠胃腻滞虽下，而留湿未解，胃不喜食，肛门坠痛，舌上白腐，用平胃散去甘草，加人参、炮姜、炒黑生附；阳伤痿弱，阴湿麻痹，虽痔血而用姜、附、苓、术。此二条，不因酒毒痔血认作湿热血热，竟以苦辛温药通阳劫湿，尤觉高超。更有舌白身痛，足跗浮肿，太溪穴水流如注，谓湿邪伏于足少阴经，而用鹿茸、淡附子、草果仁、浙苓、菟丝，以温煦阳气；湿久脾阳消乏，肾真亦败，中年未育子，用茯苓、菟丝、苍术、韭子、大茴、鹿茸、淡附子、胡芦巴、补骨脂、赤石脂，仿安肾丸法，均非浅识所能步武。此皆寒湿传变之方法也。湿热上升清窍，头胀耳聋，呃忒鼻衄，舌色带白，咽喉欲闭，谓邪阻上窍空虚之所，非苦寒直入胃中可治，而用连翘、牛蒡、银花、马勃、射干、金汁，乃轻扬肺气、清芬达郁法。湿热内陷包络，身热神昏，四肢不暖，用犀角、元参、连翘心、石菖蒲、银花、赤豆皮，煎送至宝丹，乃清热通窍、芳香辟秽法。湿热挟秽，分布营卫，充斥三焦，头胀身痛，神识昏闭，渴不多饮，小水不通，舌苔白腻，用生苡仁、茯苓皮、大腹皮、通草、猪苓、淡竹叶、广郁金汁、石菖蒲汁，煎送牛黄丸，乃淡渗宣窍，芳香通神法。湿热阻中，气滞脘痛，大便不爽，用豆豉、枳实、川连、姜汁、苓、半，热轻则去黄连，加广郁金、橘红、苡仁、杏仁，此湿伤气痹治法。热甚则用川连、生晒术、川朴、橘皮、淡生姜渣、酒

煨大黄，水法丸服，此治气阻不爽，治腑宜通法。若湿热甚而舌白目黄，口渴溺赤，用桂枝木、浙苓皮、猪苓、泽泻、寒水石、生白术、绵茵陈，此从桂苓甘露饮加减，以宣通三焦，此皆湿热传变之方法也。至其用药，总以苦辛温治寒湿，苦辛寒治湿热，概以淡渗佐之，甘酸腻浊，在所不用。湿证备此诸法，大致楚楚矣。

### 第三节　伤寒兼痧

俗称冷痧，势急者又名急痧，势缓者则名慢痧。

**【因】** 日间触闻臭秽，夜间露宿贪凉，其大要也，夏秋最多。缓则寒湿凝滞于脉络，或湿热郁遏于经隧。急则鼻闻臭毒而阻逆上气，或内因食积而壅塞中气，皆能气胀成痧，故通称痧气，又称痧胀，或称痧秽。

**【证】** 头胀晕痛，发热恶寒，胸闷气逆，腹痛胀满，轻现红点，重现青筋，甚有上下不通，吐泻不得，四肢厥逆，绞肠剧痛，或挟臭毒，或挟食滞。面色青黯而指甲亦青，舌苔灰白而滑者，冷痧夹食也；面色紫浊而指甲亦紫，舌红苔白而糙者，热痧夹食也。甚或猝然腹痛昏倒，面色黑胀，不呼不叫，舌苔灰腻者，此为痧闭，证最危急。亦有一发即洞泄肢冷，腹胀无脉，舌苔白腻者，此为痧泻，证亦凶险。

**【脉】** 沉弦而滞，甚则沉伏者，此寒闭于外，痧郁于内，气郁血凝而不能外达也。若沉弦而数，甚则沉牢者，此冷食中阻，痧毒内伏，湿遏热结而不能外发也。初尚弦劲搏指，继则昏厥无脉者。《内经》所谓大气入于脏腑，病多猝死是也。

**【治】** 伤寒兼痧者，先去外寒，急用辛香流气以发表，香苏葱豉汤去甘草，加越鞠丸（三钱）、白蔻末（六分，冲）。继辨其因以去痧，寒湿凝滞脉络者，急用辛温流气以芳透，仁香汤加浙苓皮（四钱）、生苡仁（六钱）。湿热郁遏经隧者，急用苦辛凉淡以疏利，藿香正气汤加辰砂拌滑石（五钱）、绵茵陈（三钱）、焦山栀（三钱）。臭毒阻逆上气者，急用芳香辟秽以宣上，连翘栀豉汤加紫金锭（二枚，磨汁，冲）。食积壅塞中气者，若其人吐泻不得，急用涌吐法，炒盐汤冲生萝卜汁；继用理气法，香砂二陈汤冲紫金锭汁。若其人泻利无脉，当辨阴阳。阴痧急用正阳四逆汤，以回阳通脉；阳痧急用红灵丹（一二分，凉开水调下）或行军散（二三分，鲜石菖蒲汤调下），以开关通脉。至其外治法，轻则用刮痧法（用瓷碗盖搽香油，刮肩背及手足臂湾等处）、嗜鼻法（用通关散吹入鼻孔以取嚏），重则用刺痧法（用银刀刺入少商、中冲、尺泽、委中及舌紫筋，出血以放痧）。此皆宣气活血，内外开通之法也。

秀按：自古医书，从无痧证之名，始见于赵宋三世医张季明《医说》引叶氏《录验方》辨痧一则。谓痧病江南旧无，今东西皆有之。其证初发寒栗似伤寒，状似疟，头疼壮热，手足厥冷，初以饮艾汤试吐，即是其证。急以五月蚕蜕纸一片，剪碎按碗中，以盘盖密，以沸汤泡半碗许，仍以纸封盘缝，勿令透气，良久，乘热饮之，就卧，以厚衣被盖之，令汗透便愈云云，此即后世所谓冷痧之滥觞也。继起者，前明张景岳著《刮痧新案》，其说简略。惟国初郭、张、王三家，各有发明。郭右陶著《痧胀玉衡》，其说甚辩，大旨谓书虽不载痧名，而所云青筋、白虎、中恶、干霍乱等名，实皆痧证之见于诸书也。至俗称绞肠痧，由来已久。其病种种不一，或为暗痧，或为闷痧，或为痧晕，或为痧痛，或为痧胀，或为痧块，或现痧筋,或现痧斑,总由于气郁血凝,湿滞食积。其总因则以地方不洁,冷热不调,饮食不节,情志不畅者居多。看法先辨表里,次辨冷热。其治法,痧在肌肤,当刮即刮;痧在血肉,当放即放;痧在胃肠经络,当药即药。若痧气横行,表里充斥,当三法兼用。刮痧用油盐搽在瓷碗盖中,先刮胸前脘腹,次刮后背脊骨,又次刮手足两湾,使痧毒不致内攻。放痧要看痧筋,痧筋色青者,血毒初郁,证尚轻而易放;色紫红者,血毒已盛,证已重而难放;色黯黑者,证极重而放亦不出。或现于数处,或现于一处,必须用银针刺之,去其毒血。一放头顶百会穴,一放两太阳穴,一放印堂,一放舌下两旁,一放喉外两旁,一放双乳两旁,均须浅刺;一放两手足十指头,一放两臂腿湾,均须深刺。放尽然后审因用药,痧因气郁者,藿香汤(杜藿香、制香附、小青皮各钱半,生枳壳、苏薄荷、青连翘各一钱,略煎数沸,稍冷服)理气辟秽;痧因血结者,必胜汤(光桃仁、炒山楂、生川军、五灵脂、小青皮、赤芍各一钱,制香附钱半,川贝二钱,杜红花四分,煎十余沸微温服)破血散结;痧因食结者,宣化饮(新会皮、大腹皮、炒麦芽、前胡各钱半,炒萝卜子三钱,小青皮一钱,先用小山楂一两,煎汤代水,煎成去渣,稍温服)消食和气;痧因窍闭者,牛黄八宝丹(西黄、琥珀、辰砂、梅冰、雄精各一钱,羚角片、明乳香各三钱,犀角片钱半,各为细末,先用蜜银花、紫花地丁各二两,川贝、川连各三钱,煎胶,打糊为丸,每丸重二分,年幼者一丸,长者二丸,鲜石菖蒲叶一钱,灯芯三小帚,鲜卷心竹叶三十六枝,煎汤调下)开窍透毒;痧因斑隐者,活络透毒饮(荆芥穗、小青皮、净蝉衣各一钱,青连翘、蜜银花各钱半,炒牛蒡、紫花地丁各二钱,杜红花五分,先用活水芦笋一两,大青叶四钱,煎汤代水)解毒透斑;痧因痰壅者,清气化痰饮(光杏仁、川贝各二钱,广橘红、生枳壳、小青皮各一钱,莱菔子二钱,天竺黄三钱,白蔻末五分,冲,煎成,微冷服)理气消痰。至于伤寒兼痧,必先治痧,痧退后乃治伤寒。痧类伤寒,轻则刮痧,重则放痧,用药以理气活血,透窍解毒为主。切忌误认伤寒,妄用辛温发汗,反助痧毒益张,慎之。张路玉著臭毒、番痧二则,谓触犯臭秽,腹痛呕逆,世俗以瓷器蘸油,刮其脊上,随发红斑者,俗为之痧。若感恶毒异气,腹疼肢麻,呕恶神昏,骤发黑斑,起于漠北,流入中原者,俗名番痧。欲吐不吐,欲泻不泻,干呕绞痛者,曰绞肠痧。甚或形寒肢厥,面青脉伏,或壮热神昏,面紫脉坚,此由其人素体火衰火盛,猝中恶毒异气,俗称冷痧、热痧之别也。其病与瘅疟相似,霍乱相类,缓则尚可迁延时日,急则夕发早死。初觉先将纸捻点淬头额,即以荞麦焙燥,去壳取末三钱,冷开水调服,重者少顷再服即安。盖荞麦能炼肠胃滓秽,降气宽胸,善消浊滞,为痧毒之专药。其毒甚面黑者,急于两膝后委中穴刺出恶血,以泄毒邪。如荞麦一时莫得,或服之不应,即宜理气为先,如香苏饮加薄荷、荆芥,辛凉透表;次则辟邪为要,栀子豉汤加牛蒡、生甘草,解毒和中。表热势甚,清热为急,黄芩汤加连翘、木通,分利阴阳。烦渴引饮,遗溺,速清阳明,白虎汤加葱豉。斑点深赤,毒在血分者,浓煎益母草两许,少投生蜜,冲入生莱菔汁半杯,放温恣服,散其恶血,取效最捷。此皆使毒从表化。若见烦扰腹胀,便闭脉疾,表里俱急者,急投凉膈散,使毒从下泄。世俗有用水搭肩背及臂者,有以苎麻水湿刮之者，有以瓷碗油润刮之者，有以瓷锋刺委中出血者，有以炒盐探吐者，有以冷水送下川椒数粒者，有以研生白矾冷水调服二三钱者，有以油纸点照、视背上有红点处皆焠之者，总欲使腠理开通，气血畅达之意耳。其脉多伏，即不伏亦浑浑不清，或细小紧涩，或紧劲搏指，中带促结，皆是阴匿阳伏之象，不可误认阴寒而投热药，亦勿以腹痛足冷而与温药。若见面青唇黑，脉劲搏指，厥逆喘促，多不可救。王晋三著《古方选注》，中有论痧一则，谓痧者，寒热之湿气，皆可为患，轻则胃脘气逆，胀满作痛，甚则昏愦欲死。西北人以杨柳枝蘸热水鞭其腹，谓之打寒痧；东南人以油碗或油线刮其胸背手足内，谓之刮痧；以瓷锋及扁针刺舌下指尖及曲池委中出血，谓之搣痧。更服神香散（公丁香、白豆蔻各七粒，为末，清汤调下，如小腹痛者加春砂仁七粒）以治寒湿痧胀，益元散（滑石六钱，生甘草一钱，辰砂一钱，为末，每服三四钱）以治湿热痧胀，均有神功。是皆内外兼治以泄其气，则气血得以循度而行，其胀即已，非另有痧邪也。近世俗医，另立痧科，凡见腹痛胀满，烦闷不安，咸谓之痧，惟欲自炫其术，反戒患家勿轻用药，殊堪捧腹。合观三论，右陶因龚云林青筋之说，而著《痧胀玉衡》，名状甚多，而痧之证治乃备。路玉分臭毒、番痧为二，谓恶毒疠气，甚于秽浊。晋三辨痧即外邪骤入，阻塞其正气，气血失循行之道，而痧之病理益明。

　　廉勘：宋明时诸前哲，及前清国初石顽老人，痧皆作沙，其说有三：一谓溪砾中沙虱射人之毒瓦斯，一谓沙漠中恶毒之异气，一谓尘沙中臭秽之恶气，故其病有沙涨、沙秽之名。后贤以其为病，乃加疒焉。窃谓麻疹之俗称，亦名曰痧，未免彼痧与此痧相混，不如遵宋张季明《医说》，仍书沙证，较为典雅。若以其执沙、刮沙之后，皮肤现红点或紫黑点者，故名曰痧，则凡皮肤不现痧点者，抑又何说？其实即系各区之地方病也。故又有翻挣龌龊之别名，其俗名约有百数十种，较古今风病伤寒为尤繁。类皆见形取名，并无坚义。而于病因病理，反多缺而不讲，王晋三所谓俗医自炫其术是也。余于沙秽一症，历经实验，三十余年来，确知沙之为病，赅夏秋杂感而统称之也。就予所见，可先分为两大端：一凡无传染性者曰恒沙，一凡有传染性者曰疫沙。于恒沙中，又分为湿秽、暑秽两种。再辨其所夹何邪，或夹气郁，或夹血瘀，或夹食积，或夹痰水，审其因而治之。疫沙乃一种中毒性之急证，虽证有阴阳之别，而其受恶菌之毒则一。前哲名病曰中恶，见证曰青筋，早已表明疫沙之病因病状。而王清任谓疫邪吸自口鼻，由气管达于血管，将气血凝结。初得病时，宜即用针刺尺泽穴出紫黑血，使毒瓦斯外泄，一面以解毒活血之药治之，则更发明疫沙治法之正的矣。就余所验，外治除提刮、针刺诸法外，先用飞龙夺命丹（辰砂二钱，明雄黄、灯芯灰各一钱，人中白八分，明矾、青黛各五分，梅冰、麻黄各四分，真珠、牙皂、当门子、硼砂各三分，西黄二分，杜蟾酥、牙硝各一分五厘，金箔三十页，十六味各研极细，合研匀，玻瓶紧收）少许，吹鼻取嚏，即嚏者轻，无嚏者重。即以阿摩尼亚水（按：即氨溶液）嗅鼻，兴奋神经。次用绛雪（辰砂、牙硝各一钱，明雄黄、硼砂各六分，礞石四分，梅冰、当门子各三分，金箔五页，各研极细，再研匀，治温疫急沙，及牛马羊瘟，以少许点其眼、喉痹、牙舌诸病、汤火金石诸伤，均搽患处）点两眼角，刺激神经。

此皆开泄其血络机窍之气，为外治冲锋要法。又次用鸡子白对品生麻油入雄黄末调匀，以头发团蘸药遍擦周身，既可解毒，又除表热，此亦引毒外出之良法。若中寒阴沙，莫妙于回阳膏（生香附一钱八分，或用吴茱萸亦可，公丁香一钱二分，上桂心八分，倭硫黄五分，当门子四分，五味共研极细，每用二三分）安入脐中，外以膏药封之，一时病即轻减。惟口渴苔黄，二便俱热者，虽见肢冷脉伏，亦勿妄贴此膏，更张其焰。内治方药，虽以芳香辛散之剂开闭逐秽，活血通气为正法，然亦有别。如猝中阴性恶毒者，莫妙于苏合香丸（苏合香、安息香、广木香各二两，犀角、当门子、梅冰、生香附、明乳香、上沉香、公丁香、冬术各一两，共研极匀，蜜丸，作二百丸，辰砂为衣，蜡匮，临用去蜡壳，薄荷灯芯汤，磨汁服）及太乙紫金丹（川文蛤、山慈菇各二两，大戟、白檀香、安息香、苏合油各一两五钱，千金霜一两，明雄黄、琥珀各五钱，梅冰、当门子各三钱，十一味各研极细，再合研匀，浓糯米饮杵丸，如绿豆大，飞金为衣，每钱许，开水调下）；猝中阳性恶毒者，莫灵于诸葛行军散（西黄、冰麝、珠粉、硼砂各一钱，明雄黄八钱，火硝三分，金箔二十页，各研极细，再合研匀，每三五分，凉开水调下）及局方紫雪（金箔千页、寒水石、磁石、生石膏、滑石各五两，犀羚角、青木香、沉香各五钱，丁香一钱，元参、升麻各一两六钱，生甘草八钱，芒硝一两，焰硝三两，朱砂五钱，当门子一钱二分，每服三四分至一钱，新水调灌）；阴阳错杂者，莫捷于来复丹（元精石、倭硫黄、牙硝各一两，橘红、青皮、五灵脂各二钱，每服三十丸，阴阳水送下，善治上盛下虚、里寒外热、伏暑夹阴、霍乱危症）。汤方则用梦

隐解毒活血汤（生苡仁八钱，紫花地丁、益母草、晚蚕砂各五钱，银花、连翘各三钱，大黑木耳、鲜石菖蒲各钱半，青蒿、贯仲各二钱，阴阳水煮，生绿豆四两，取清汤煎药，和入生藕茅根二汁各一瓢，或童便一杯，稍凉，徐徐服），重加桃仁（四钱至五钱），以桃仁善杀小虫，小虫即洄溪所谓败血所生之细虫。其濂谓：桃仁去血中之微生物，神妙不可思议也。至于附、姜、椒、桂等药，极宜审慎，应用则用，切勿妄用。观仲景用四逆汤，于既吐且利之下，紧接曰小便不利，重申曰下利清谷，何等叮咛郑重。故洄溪谓一证不具，即当细审。况疫痧总属阳毒性多，阴毒性少。若忘其病之为毒，一见肢冷脉伏，骤进以附、姜、丁、桂之剂，恐多草率误人。盖因此等急证，往往脉候难凭，必须细查病源，详审舌苔，按其胸腹，询其二便，汇参默察，则阴阳虚实之真假，庶可得其真谛也。惟溪毒、砂虱、水弩、射工、短狐、蜮虾之类，俱能含沙射人。被其毒者，憎寒壮热，百体分解，胸痞腹痛，状似伤寒兼痧。常用酒煨大黄滴入松节油，拌捣极烂，用软帛包裹，遍擦周身，其毒自解。再用地浆水调下太乙紫金丹，以整肃其痧毒，病自除根。或用角筒按入皮肉极痛处，以口吸出其痧，外用煨蒜捣膏，封贴疮口而愈。或用鸂鶒鸟①白毛煅灰，用松节油调匀，搭擦周身，亦可拔毒外出而瘥。此于恒痧、疫痧外，另是一种虫毒之病，必照此杀虫解毒，方能收效。

## 第四节　伤寒兼疟

一名寒疟，俗称脾寒病。

---

① 鸂鶒（xīchì 西斥）鸟：水鸟名。形大于鸳鸯，多紫色，好并游。俗称紫鸳鸯。

【因】其人素有痎疟，续感于寒，或伤寒发汗不彻，即转为疟，故俗有伤寒变疟、疟变伤寒之说。然余求其所因，外因多风寒暑湿，内因多夹食夹痰。其病有日发、间日发之殊，其证有经病、腑病、脏病之异。且必寒热往来，确有定候，方谓之疟，与乍寒乍热、一日二三度发、寒热无定候者迥异。其病新久轻重不一，全在临证者细审病源，辨明病状之寒热虚实，病所之经络腑脏，应以温凉补泻耳。先述痎疟。

【证】痎疟因风寒而发，初起恶寒无汗，头身俱痛，继即寒热往来，发有定期。深者间日一发，极深者三日一发。发冷时形寒战栗，齿齘齘然有声，面头手足皆冷，甚则口唇指甲皆青；发冷过期，即发大热，皮肤壮热色赤，头甚痛，呼吸粗，渴欲饮冷，神倦嗜睡，或心烦懊侬，少则二三时，多则四五时，周身大汗，诸证若失。根据此反复而作，累月经年，缠绵难愈，舌苔白滑而腻，甚或灰腻满布。

【脉】沉弦而迟，沉为在脏，弦迟者多寒，此《内经》所谓邪气内薄五脏，横连膜原。其道远，其气深，故休数日乃作也，亦即后贤所谓三阴疟，俗称脾寒病，四日两头是也。

【治】必先辨其胁下有块与否。无块者，脾脏积水与顽痰也。轻则清脾饮（浙茯苓六钱，川桂枝一钱，炒冬术钱半，清炙草五分，姜半夏四钱，炒广皮二钱，川朴、草果、柴胡、黄芩各一钱，小青皮八分，生姜二片，大红枣二枚，煎成，热退时服，忌酸冷油腻）送下除疟胜金丸（酒炒透常山四两，草果、槟榔、制苍术各二两，共为细末，水法小丸，外用半贝丸料为衣，每服二十九至三十丸），温利积水，消化顽痰；重则补中益气汤加减（别直参、炙绵芪、炒冬术各

钱半，清炙草八分，姜半夏三钱，炒广皮一钱，川柴胡六分，醋炒青皮七分，生姜一钱，红枣二枚）送下痎疟除根丸（炼人言①八毫，真绿豆细粉一钱，巴霜九厘二毫，辰砂三分，须研极匀，至无声为度，用白蜜作二十丸，生甘草末为衣，每服一粒），温补中气，吐下顽痰。有块者，脾脏败血与陈莝也，先与十将平疟汤（酒炒常山钱半，槟榔三钱，草果仁、春砂仁各八分，醋炒三棱、莪术、青皮、姜半夏、炒广皮各一钱，乌梅肉三分）送下鳖甲煎丸（炙鳖甲、牙硝各十二分，柴胡炒蜣螂各六分，干姜、大黄、桂枝、石韦、川朴、紫葳、赤芍、丹皮、蟅虫、阿胶、姜半夏各五分，炙蜂房四分，射干、黄芩、炒鼠妇各三分，桃仁、瞿麦各二分，葶苈、人参各一分，以上二十三味为末，取煅灶下灰一斗，清酒一斗五升浸灰，俟酒尽一半入鳖甲于中，煮令如胶，绞取汁，纳诸药，煎为丸，如桐子大，空心服七丸，日三服），开豁痰结，攻利营血，以消疟母，疟母消，痎自除。至若风寒变疟，多发于深秋初冬，暑湿化疟，多发于夏末秋初，而痰食化疟、阴虚化疟、劳役化疟，及妇人郁疟、小儿胎疟，四时皆有。惟疫疟不常有，爰将因、证、脉、治二条述如下。

**一、风寒疟（俗称伤寒变疟，一名正疟）**

【因】浅者，先受风寒，继而变疟，随感随发；深者，夏伤于暑，久伏阴分，至深秋重感冷风，新邪引动伏邪而发疟。

【证】疟因风寒转变者，初起恶寒无汗，头疼身痛，继即邪传少阳，寒已而热，热已而汗，寒长热短，确有定候，胸胁痞满，呕吐黄涎，舌苔白多黄少，或两

---

①　人言：砒霜。

边白滑，中心灰腻。若伏暑重感冷风而发者，初起寒多热少，肢冷胁痛，渴喜热饮，饮即吐涎，继则寒热并重，或寒轻热重，舌苔白滑，略兼黄色，或灰腻色。

【脉】右浮滑，左弦紧者，《内经》所谓先伤于寒，后伤于风，病以时作，名曰寒疟是也。若右浮缓而滑，左沉弦而迟，《金匮》所谓寒多者名曰牡疟，《外台》改为牝疟是也。

【治】寒疟宜先与苏羌达表汤，发汗散寒，继与柴胡枳桔汤，轻剂以和解之；服一二剂后，疟发寒热并重者，则以柴芩双解汤，重剂以和解之。俟病势转轻，则用小柴胡汤，方中东参用常山（二钱）拌炒以截之。牝疟宜先与柴胡桂姜汤，和解温透，服后，表寒去而伏暑外溃。热重寒轻者，则以新加木贼煎清泄之，或用蒿芩清胆汤凉解之。

**二、暑湿疟（俗称暑湿化疟，一名时疟）**

【因】《内经》谓夏伤于暑，秋必痎疟。但暑必挟湿，当辨其暑重于湿者为暑疟，湿重于暑者为湿疟。

【证】暑疟初起，寒轻热重，口渴引饮，心烦自汗，面垢齿燥，便闭溺热，或泻不爽，舌苔黄而糙涩，甚或深黄而腻，或起芒刺，或起裂纹，湿疟初起，寒热身重，四肢倦怠，肌肉烦疼，胸腹痞满，胃钝善呕，便溏溺涩，舌苔白滑厚腻，甚则灰而滑腻，或灰而糙腻，舌边滑润。

【脉】右弦洪搏数，左弦数者，疟因于暑，《金匮》所谓弦数者多热是也；若右弦滞，左沉弦细软者，疟因于湿，《金匮》所谓沉细者湿痹是也。

【治】暑疟，先与蒿芩清胆汤清其暑；暑热化燥者，则用柴胡白虎汤清其燥。若兼肢节烦疼者，去柴、芩，加桂枝（五分）以达肢；兼胸痞身重者，去柴、芩、花粉，加苍术（一钱）以化湿；肺中气液两亏者，去柴、芩，加西洋参（钱半至二钱）以益气生津。湿疟，先与柴平汤燥其湿，湿去而热多寒少。胸膈满痛者，则以柴胡陷胸汤宽其胸，胸宽而热透口燥；溺短赤涩者，则以桂苓甘露饮（川桂枝二分拌飞滑石六钱，赤苓、猪苓各二钱，泽泻钱半，生晒术五分，生石膏、寒水石各四钱，研细）辛通以清化之。

**三、痰疟**

【因】或肺胃素有痰饮，或膜原积湿酿痰，或夏令乘凉饮冷，坐卧湿地，湿郁化痰，皆能变疟。

【证】痰踞肺胃者，初起咳嗽痰多，胸痞呕吐，头目晕眩，寒从背起，热已微汗，舌苔白滑，甚则白滑厚腻；痰阻膜原者，初起胸膈痞满，心烦懊侬，头眩口腻，咯痰不爽，间日发疟，舌苔粗如积粉，扪之糙涩。

【脉】弦而滑，此《金匮》所谓疟脉自弦也，滑则为痰，故俗称无痰不成疟。

【治】必以消痰为主。在肺胃，先与越婢加半夏汤，开肺和胃；继与柴胡枳桔汤加炒川贝（三钱）、炒常山（二钱），劫而截之。在膜原，先与柴胡达原饮，和解三焦；继与大柴胡汤，加槟榔（三钱）和解兼下，痰除则疟自止。惟肥人痰多者，寒战时间有痰迷清窍，昏厥不语者，最险，急与淡姜汤调下局方妙香丸，开窍导痰以救之。救之稍缓，老年及小儿每多痰壅气闭而死。

**四、食疟**

【因】饮食不节，饥饱不常，胃气受伤而成，恣食瓜果、油腻者独多。

【证】胸满腹痛，嗳腐吞酸，噫气恶食，食即呕逆，寒热交作，舌苔白腻而厚，或黄厚而腻。

【脉】右紧盛，或滑而有力，此《内经》所谓饮食自倍，肠胃乃伤，俗称无食不成疟是也。

【治】当分缓急轻重。势缓而轻者，只须柴平汤，加莱菔子（二钱）拌炒春砂仁（八分）、小青皮（一钱），和解兼消，不应则求其属以消之。属于瓜果，加公丁香（七支）、白蔻末（七分）；属于油腻，加芒硝（三分拌炒枳实二钱）、炒山楂（四钱）。若羊肉积，非毛栗壳灰不能消；牛肉积，非稻草灰汁不能化。食消则疟自除。若挟湿者，食虽消化，疟仍不止，则用大橘皮汤温化之；湿已化热者，则用增减黄连泻心汤清泄之。热急而重，脘腹刺痛胀闷者，必先用备急丸（生川军末、干姜末各一钱，巴豆霜一分，共研极匀，蜜丸，如绿豆大，每服三丸，不知，更服三丸，腹鸣吐下便愈），或吐或泻以逐之；继与小柴胡汤，益气以和解之。

**五、阴虚疟（统称虚疟）**

【因】或素体阴虚而病疟，或久疟不愈而阴虚。然有胃阴虚、脾阴虚、肝阴虚、肾阴虚之别，当审其因而治之。

【证】胃阴虚者，申酉时寒热交作，寒轻热重，甚则但热不寒，少气烦郁，手足热甚，气逆欲呕，肌肉消烁，口渴自汗，舌苔黄燥起刺，中有直裂。脾阴虚者，间日发疟，寒热自汗，发于未时者，至丑时而热退，发于丑时者，至未时而热退，面白神馁，声微气怯，心悸肢软，肌肉消瘦，口干不思饮，饮则呕水，腹痛肠鸣，舌质粗涩，苔灰而干，或舌心虽灰，无甚苔垢。肝阴虚者，疟发间日，日暮时寒轻热重，发于申酉时者，每至寅卯时微汗而热退，身体枯瘦，头目晕眩，肢节酸痛，筋脉拘挛，腰痛溺涩，少腹胀满，舌紫而赤，甚或红如胭脂。肾阴虚者，间日发疟，先热后寒，寒短热长，发于子时者，每至午时而热方退净，腰脊酸痛，心烦口燥，两颧微红，足后跟痛，甚或梦泄遗精，两腿痿软，舌绛胖嫩，或舌黑燥而无刺。

【脉】右弦大而数者，《内经》所谓阴气先伤，阳气独发，名曰瘅疟是也；右弦软细弱者，《内经》所谓病至善呕，呕已乃衰，足太阴之疟也。左关尺弦小搏数者，《内经》所谓腹中悒悒①，小便如癃，足厥阴之疟也；左关尺沉细虚数者，《内经》所谓病藏于肾，因遇大暑，或有所用力，邪气与汗皆出，名曰温疟是也。

【治】胃阴虚疟，先与人参白虎汤，加鲜石斛（四钱）、蔗浆梨汁（各一瓢，冲），甘寒法以退其热；继与麦门冬汤加减（原麦冬三钱，西洋参二钱，生甘草八分，鲜官枣四枚，北秫米五钱，仙半夏一钱，建兰叶三钱，鲜稻穗露一两，冲），甘润法以救胃阴。脾阴虚疟，先与加味何人饮（生首乌四钱，潞党参三钱，生黄芪二钱，归身钱半，新会皮、苏佩兰各一钱，煨生姜五分，大南枣二枚），敛补法以截其疟；继与补阴益气煎，滋补法以复其阴。肝阴虚疟，先与加减追疟饮（生首乌四钱，当归二钱，生白芍三钱，清炙草五分，青蒿脑钱半，生鳖甲五钱，银胡钱半，地骨皮六钱，醋炒青皮八分，井水、河水合煎），清敛法以截其疟；继与四物绛覆汤，加陈阿胶（二钱）、炙鳖甲（五钱），清滋法以濡血络。肾阴虚疟，先与阿胶黄连汤，加制首乌（四钱）、炙鳖甲（五钱），清敛法以截其疟；继与坎炁潜龙汤，滋潜法以复真阴。

**六、劳疟**

【因】中气素虚，遇劳即发，或一二

------

① 悒（yì 义）悒：积滞郁结。

月而愈，或半年一年不愈，或由禁截太早，或由口腹不慎。

【证】寒热往来，病以时作，轻则昼发，发时短而渐早，深则夜发，发时长而渐晏，或间一日而发，或间二日而发，肢冷自汗，神倦嗜卧，寒重热轻，食少便溏，舌苔白而嫩滑，或淡灰薄润。

【脉】右细软而弱，或虚大无力，多由劳役过度，饮食失节，内伤脾阳而发疟也。

【治】法当补气升阳以和解之。先与补中益气汤加减，继则健脾和胃以敛补之，四兽饮为主（别直参、炒於术、浙茯苓、姜半夏各钱半，广皮一钱，炙草六分，草果五分，乌梅二分，生姜一钱，红枣四枚）。

## 七、郁疟

【因】初病气郁，久必络瘀，甚则累及阳维，皆能酿变疟状。

【证】寒热如疟，发作有时，胸满胁痛，至夜尤甚，少腹胀满，便溏不爽，舌色紫黯而润，或舌边紫而苔糙白。

【脉】左弦而涩，弦为气郁，涩则血结，此络瘀在肝，肝病善作寒热也。

【治】初与清肝达郁汤疏其气；继以加减小柴胡汤通其瘀，气血调畅，寒热自除；终用四物绛覆汤，养血濡络以善其后。

## 八、胎疟

凡幼小及壮年，初次患疟者为胎疟，小儿尤多，绍俗通称开行（行音杭）。

【因】发于初春冬季者，风寒居多，发于夏秋之间者，暑湿居多，其中多挟痰食。

【证】先寒后热，热已而汗，发作有时，胃钝善呕。因于风寒者，怕冷无汗，头身俱痛，舌苔白薄而滑；因于暑湿者，体疼肢懈，热多烦渴，舌苔黄白相兼；挟

痰食者，咳嗽痰涎，嗳腐吞酸，舌苔白腻而厚，或黄浓而腻。若襁褓小孩，寒则战栗，热则气怯神昏，状如惊痫，当因时辨证，不可误认为惊痫，妄用挑法。

【脉】弦紧弦迟者，风寒变疟也；弦洪弦滞者，暑湿化疟也。弦滑有力者，痰凝也；弦实有力者，食积也。

【治】壮年初次病疟者，审其因而治之，方法已详前列。若小孩体更柔脆，易虚易实，选药制方，尤宜灵活。先分寒热之多少：寒多热少者，先与葱豉荷米煎，加生姜（一分）、细芽茶（二分），微发其汗以和之；继与平胃散（制苍术二分，川朴三分，广皮四分，炙草二分），加草果仁（二分）、炒常山（二分）以截之；终与冰糖乌梅汤（冰糖一钱，乌梅肉一分，用水一茶钟，浓煎半钟），甘酸养胃以善其后。热多寒少者，先与白虎汤（知母一钱，生石膏钱半，生甘草三分，生粳米三十粒，荷叶包），加草果仁（二分）、炒常山（三分），辛凉消痰以截之；继与五汁一枝煎，去紫苏旁枝、生姜汁二味，加冰糖（一钱），重汤炖温服，轻清甘润以补之。寒热平均者，则以半贝姜茶饮（姜半夏、川贝、生姜、细芽茶各三分，用阴阳水两茶钟，煎成一钟），温清并用以和之。次分新久：新疟先截后补，久疟先补后截，其大要也。然必要分阳分、阴分，昼发而病在阳分气虚者，肢厥汗多，则以露姜饮（别直参三分，生姜二分，用阴阳水两钟，煎成一钟，露一宿服），温补阳气以截之；病在阴分血虚者，夜热神烦，则以首乌鳖甲汤（生首乌、炙鳖甲各一钱，乌梅肉二分，冰糖八分，用雪水滚水两钟，煎成一钟，去渣温服），清滋阴血以截之。

## 九、疫疟

【因】大约有四：一由岚瘴蒸毒，二

由阴水蕴毒，三由尸疰客忤，四由气候不正之时毒，皆能变疟。

【证】瘴毒初起，即身重迷闷，口喑不语，继即谵语狂言，或寒微热甚，或寒甚热微，胸痞腹满，舌苔灰腻满布，或白厚而腻。水毒初起，寒重热轻，胸膈满痛，揉按则漉漉有声，干呕短气，或吐清水，甚则腹痛便泄，肢冷足肿，腰重溺少，舌苔白润，或舌尖边俱黄，中夹一段白色。客忤初起，寒热日作，间有谵语，夜多恶梦，时或躁扰，心悸胆怯，多生恐怖，舌苔淡白，间挟淡灰。时毒初起，风毒则头痛怕风，始虽寒热日作，继即热多寒少，咽痛喉肿，或发痄腮，或发红痧，或发赤斑，舌苔白薄，边尖红燥；秽毒则头重腹痛，胸脘痞满，恶心欲呕，腹痛闷乱，寒热交作，不甚分明，舌苔黄白相兼，或夹灰腻。

【脉】右寸伏，两关弦滑者，此由天气炎热，山气霉蒸，猝中岚瘴之毒也。双弦而缓，甚则弦迟者，此由水气郁遏，阳气受困，内伤阴凝之毒也。乍大乍小，乍数乍疏者，此由素性属阴，胆气不壮，猝被客忤，俗称夜发为鬼疟者是也。两手浮弦而数者，此手太阴与足少阳经同受风毒也；两手弦细而缓者，此手太阴与足太阴经同受秽毒也。

【治】瘴毒，先与局方妙香丸，宣窍导痰，以醒其神；继与藿香正气汤调冲紫金片（文蛤四钱，毛茨菇二钱五分，辰砂、腰黄①各二钱，红牙大戟、千金霜各一钱八分，苏合香一钱，冰片五分，当门子三分，各研细末，再同研极匀，米糊印成小片，晒燥，瓷瓶密藏，每服三分至五分，极重一钱），避瘴解毒，以除其疟；终用柴平汤合除疟胜金丸，化湿泄热，以芟其根。水毒，先与苓术二陈煎，化气利水，以解阴毒；继与柴平汤加炒常山（二钱）、草果仁（八分），温中涤涎，以截其疟；终与香砂二陈汤，芳淡温化，以和胃气。客忤，先与苏合香丸（苏合香、安息香、广木香各二两，犀角、麝香、梅冰、香附、乳香、沉香、丁香、冬术各一两，共研极匀，蜜丸，作二百丸，以辰砂一两为衣，蜡匮，此从王晋三新定），辛香开发以除邪；继与温胆汤加减（淡竹茹三钱，姜半夏二钱，炒广皮钱半，辰茯神、青龙齿、左牡蛎各四钱，川桂枝、清炙草各五分，紫金片三分，烊冲），辛通镇摄以壮胆。若时毒由于厉风者，则以荆防败毒散加减（荆芥、防风、薄荷、连翘、牛蒡各三钱，柴胡、前胡各钱半，羌活、独活各一钱，橘红、枳壳、桔梗各二钱，紫金片、生甘草各一钱，研粗末，每服七钱，开水泡取清汤，随漱随咽，日二服，夜二服），辛散风毒以解表。痧尚未尽透者，急与透斑解毒汤（连翘、薄荷、炒牛蒡各二钱，蝉衣一钱，淡豆豉二钱，鲜葱白二枚切，大青叶、鲜桑叶、脑头各四钱，先用野菰根二两，鲜西河柳三钱，煎汤代水），窜经透络以提斑。斑痧透净，津气受伤者，则以人参白虎汤，加鲜生地（一两）、鲜石斛（四钱）、鲜茅根（八钱），大生津液以善后。由于臭秽者，先与藿香正气汤加紫金片，芳香辟秽以解毒，毒解秽除；继与香砂二陈汤加炒谷麦芽，温和胃气以善后。

秀按：俞君审因辨证，对症施治，可谓知无不言，言无不尽，治疟一道，殆无遗蕴。至若截疟，以常山、草果最效，半贝丸（生半夏、生川贝各三钱，研细，姜汁捣匀为丸，每服三厘至五厘，生熟汤送下）亦验。若三阴老疟，疟除根丸如神。截止后，仍须服药以调理之，庶免复

---

① 腰黄：雄黄中质量最好者。

发增重。

## 第五节　伤寒兼疫

一名时行伤寒，通称寒疫。

【因】春应温而反寒，夏应热而反凉，感而为病，长幼率皆相似，互相传染。其所以传染者，由寒气中或挟厉风，或挟秽湿，病虽与伤寒相类，而因则同中有异。

【证】初起头痛身痛，憎寒壮热，无汗不渴，胸痞恶心，或气逆作呕，或肢懈腹痛，舌苔白薄，甚或淡灰薄腻。若传里后，亦有口渴便闭，耳聋神昏者，舌苔由白而黄，由黄而黑。

【脉】左略紧，右弦缓者，叔和序例所谓春分后至秋分前，天气暴寒而病者兼为时行寒疫，里巷中病俱相类也。

【治】春分后挟厉风而发，头疼形寒独甚者，苏羌达表汤，加鲜葱白（三钱）、淡香豉（四钱），辛温发表；秋分前挟秽湿而发，身痛肢懈独甚者，藿香正气汤加葱、豉，辛淡芳透。均加紫金片以解毒，如有变证，可仿证伤寒传变例治之。

秀按：时行寒疫，俞君区别挟厉风、挟秽湿两因，按时求原，对症立方，确有见地。若其人素体阳虚，外感直中阴经，陡然吐利腹痛，肢冷筋吊者，则为时行中寒，应仿阴证伤寒例治之。以予所验，寒疫多发于四、五、六、七四个月，若天时晴少雨多，湿令大行，每多伤寒兼湿之症，藿香正气汤加葱豉紫金片，汗利兼行，辟秽解毒，确是对病真方。若寒挟厉风，邪气独盛于表，而里无伏热者，则活人败毒散，每用三四钱，葱豉汤泡服，亦奏奇功，即圣散子治寒疫，其功亦著。

廉勘：春应温而反寒，夏应热而反凉，感此非时之寒为寒疫；秋应凉而反热，冬应寒而反温，感此非时之暖为温疫。此皆四时之常疫也，通称时疫。近世寒疫少，温疫多，医者尤宜注意。前哲吴氏坤安曰：治时疫，当分天时寒暄燥湿，病者虚实劳逸，因症制宜，不可执泥。如久旱天时多燥，温疫流行，宜清火解毒，忌用燥剂；久雨天时多湿，民多寒疫，或兼吐泻，宜燥湿散寒，忌用润剂。此治时疫之正法也。

## 第六节　风温伤寒

一名风温兼寒，俗称风寒包火。

【因】伏气温病，感冷风搏引而发；或天时温暖，感风寒而暴发。一为伏气，一为新感，病因不同，病势亦轻重迥异。

【证】冷风引发伏温者，初起必头疼身热，微恶风寒；继则灼热自汗，渴不恶寒，咳嗽心烦，尺肤热甚，剧则鼻鼾多眠，语言难出，状如惊痫，手足瘛疭，面若火熏，舌苔初则白薄，边尖红燥，继即舌赤苔黄，甚或深红无苔。风寒缚束温邪者，初起头痛怕风，恶寒无汗；继即身热咳嗽，烦渴自汗，咽痛喉肿，舌苔白燥边红，甚者白燥起刺，或由白而转黄。

【脉】右寸浮洪，左弦缓者，此新感引动伏气，仲景所谓发汗已，身灼热者，名曰风温是也。甚者寸尺浮洪，且盛而燥，乃外风引动内热，仲景所谓伤寒七八日不解，时时恶风，舌上干燥，大渴而烦，欲饮水数升者，热结在里，表里俱热是也。若右浮数，左弦紧，乃外寒束缚内热，仲景所谓心烦口渴，背微恶寒者是也。发汗后，脉转浮洪有力，仲景所谓服桂枝汤大汗出后，大烦渴不解，脉洪大者是也。

【治】冷风引发伏热，先与葱豉桔梗汤，轻清疏风以解表；继与新加白虎汤，辛凉泄热以清里。里热大盛，以见风动瘛疭者，速与羚角钩藤汤，甘咸静镇以熄风；终与人参白虎汤，加鲜石斛、梨汁、蔗浆等，甘寒救液以善后，若风寒缚束内热，先与新加三拗汤，减轻麻黄，重加牛蒡，微散风寒以解表；继与连翘栀豉汤，加嫩桑芽、鲜竹叶，清泄温邪以清里。其间痰多者，加淡竹沥（两瓢）、生姜汁（两滴，和匀同冲）；食滞者，加生萝卜汁（两大瓢）、枳实汁（两小瓢，和匀同冲）；见疹者，加炒牛蒡（三钱）、活水芦笋（一两）；喉痛者，加金果榄（一钱）、安南子（三枚）、制月石①（五分），吹加味冰硼散（冰片一分，硼砂一钱，风化硝、山豆根、青黛、胆矾、牛黄各二分，吹喉最效。如痰涎壅塞，以鹅翎沾桐油，和皂角末少许，探吐；喉已成痈者，以喉针刺患处流脓，脓净自愈)，总以肃清肺胃为要法。

秀按：风温虽分逐年岁气杂至，要皆温热之邪，四时皆有，唯春为甚。新感从口鼻而内袭三焦，伏气多匿于膜原，或内舍于营，二证属于肺胃者，照俞君按证施治，自能奏效。若邪伏膜原，初用微发其汗后，风寒之表邪虽解，而膜原之伏邪尚欲出而不能遽出，证必寒热如疟，胸膈痞满，心中懊憹，呕吐不食，速用柴胡达原饮开达膜原，使伏邪外溃，热从外透。此时辨其为燥热，则用新加白虎汤，辛凉甘寒以清泄之；为湿热，则用增减黄连泻心汤，苦辛淡渗以清利之。如有下证，辨其轻重缓急，酌用诸承气法引而竭之。若内舍于营，证较膜原伏邪为尤急。初用葱豉桔梗汤，辛凉发汗后，表邪虽解，暂时热退身凉，而胸腹之热不除，继即灼热自汗，烦躁不寐，神识时清时昏，夜多谵语，脉数舌绛，甚则肢厥脉陷。急宜清透营热，使伏热转出气分，气宣卫泄，或从疹斑而解，或从狂汗而解。轻则玳瑁郁金

汤，重则犀地清络饮，皆可选用；剧则紫雪品行军散，历验如神。

廉勘：伏温自内发，风寒从外搏，而为内热外寒之证者，予治甚多。重者麻杏石甘汤加连翘、牛蒡、桑叶、丹皮，轻则桑菊饮加麻黄，为麻黄用量极轻，约二分至三分为止，但取其清扬之性，疏肺透表，效如桴鼓。奈吴氏鞠通，温病初起，恶风寒者，主用桂枝汤解肌，岂知桂枝辛热灼营，温病忌用。洄溪批叶案云：风温证，误服桂枝、生姜，必吐血，甚则失音，吴氏岂未之见耶？宜乎梦隐讥其诬圣误世也。鞠通又谓温病忌汗，最喜解肌。以读《伤寒论》，病人脏无他病条，发汗则病愈，病常自汗出条，须发其汗则愈，并主桂枝汤，可见桂枝汤是风寒发汗之剂，非外感搏内热之剂也。王氏大昌谓鞠通《温病条辨》一书，以桂枝汤为治温病方，更属可议，洵不语焉。

## 第七节　风湿伤寒

即风、寒、湿三气和而成痹，故通称痹证。《伤寒论》总名湿痹，风胜者名风湿，寒胜者名寒湿。

【因】先伤于湿，复兼风寒，但伤湿须分内外。湿从外受者，多由于居湿涉水，汗雨沾衣；湿从内伤者，多由于恣饮茶酒，贪食瓜果。《内经》通称曰痹，又分其同中之异，有行痹、着痹、痛痹三种。实则皆风、寒、湿三气所袭，流注经络而成。更析其随时而异，以春遇此为经痹，夏遇此为脉痹，秋遇此为皮痹，至阴六月遇此为肌痹，冬遇此为骨痹，各因其时重感于风寒湿也。

【证】湿痹则一身重痛，关节尤疼，肢体则麻木不仁，头痛恶寒，身热心烦，

_____

① 月石：硼砂。

小便不利，大便反快；风湿多伤在上，肩背麻木，手腕硬痛，头重鼻塞，恶风微汗，一身痛无定处；寒湿多伤在下，腿脚木重，足膝疼酸，状如石坠，怕冷无汗，一身痛有定处。在皮则顽不自觉，在肉则四肢不仁，在筋则屈而不伸，在脉则血凝不流，在骨则重而不举。湿胜则舌多白滑而腻，风胜则舌多白薄而润，寒胜则舌多白滑而淡。

【脉】沉濡而细者，《内经》所谓湿气胜者为着痹，《伤寒论》所云湿痹之候也；浮濡弦缓者，《内经》所谓寒气胜者为痛痹，《伤寒论》所云中寒湿是也。

【治】着痹，燥湿为君，佐以去风散寒，藿香正气汤加羌活、防风（各钱半）；行痹，疏风为君，佐以散寒燥湿，桂枝陈皮汤加制川乌（五分）、制苍术（一钱）；痛痹，散寒为君，佐以去风渗湿，苏羌达表汤加酒炒延胡、全当归（各钱半）。此为三痹分治之法。有时独用苏羌达表汤加川桂枝、光桃仁（各钱半），小活络丹（制川乌、制草乌、制南星各六两，明乳香、净没药、干地龙各二两二钱，刨花水①为丸，每丸约重一钱，轻服，一丸，重服二丸，烧酒磨汁冲服），用流水、陈酒各半煎服。此为三痹合治之法，凡新病在皮肌血脉者，已历验不爽矣。若留连筋骨，久而不痛不仁，手足瘫痪者，必要壮筋健骨为君，佐以活血行气，蠲痹防痿汤（煅透羊胫骨二钱，炙酥虎胫骨一钱，酒炒透蹄筋一钱，盐水炒杜仲三钱，酒炒川断二钱，炙去毛狗脊二钱，制淮牛膝三钱，骨碎补六钱，生黄芪一两，全当归三钱，酒水各半煎服），调下一粒金丹（番木鳖煨去油、五灵脂、制草乌、干地龙、云香各一两五钱，明乳香、净没药、当归各七钱五分，当门子二钱五分，陈京墨一钱五分烧烟尽，各研细

末，再合研匀，糯米糊为丸，如鸡头子大，每服一丸，极重二丸，药汤化下，或温酒磨下），久服庶可收功。

秀按：风湿伤寒，一田野间俗名耳。俞君遵守经旨，因症施治，精切不磨，洵不愧积学之老名医也。但此证新而轻浅，能任辛散香燥者，极易奏功。予曾用五苓散加羌、防治着痹，桂枝汤加二乌治行痹，麻黄汤加术、附治痛痹，效如桴鼓。若久而深重，血瘀化火，液郁化痰，皮肤不荣，经络时疏，大筋软短，小筋弛长，手足麻痹，骨痿于床者，最难奏效。俗谓痛风易治，木风难医，真阅历之谚也。唯有用外台竹沥汤，化下丹溪神效活络丹，生津涤痰，活血通络，以渐取效，间服史国公酒，养血去风，舒筋活络。一面嘱病家访求善针者，七日一针，二七一针，以疏通其脉络，内外并治而已。

廉勘："痹"误作"痹"，肢体失其感觉，重着而不能移动也。风、寒、湿三气故可合成，即风、湿、热三气亦可合成。初病侵袭经气，既必留连血络，终则残害脑筋，故其证始而痛，继而痹，终而痿，痛尚易治。凡经论行痹、痛痹，后世皆称为痛风，以活血祛风，宣通经隧为首要，羌防行痹汤为主（羌活、防风各一钱，秦艽、川断各二钱，威灵仙、全当归各二钱，明乳香、净没药、杜红花各五分，先用童桑枝、青松针各一两，煎汤代水。顾松园经验方）。古歌所谓治风先治血，血行风自灭也。若肩背腰腿及周身疼痛，痛有定处，重着不移者，寒凝血瘀也，以通瘀散寒，宣通络脉为正法，身痛逐瘀汤加减（全当归、光桃仁、络石藤各三钱，片姜黄、杜红花、川芎各八分，

---

① 刨花水：用桐木刨花浸泡而稍带黏性的水。旧时妇女常用以梳理头发，使之光洁柔润。

怀牛膝、五灵脂酒炒、虎头蕉、秦艽各钱半，清炙草七分。王清任经验方），化下续命丹（小活络丹原方加羌活、天麻、僵蚕各二两，白附子、全蝎、辰砂、雄黄、轻粉各一两，片脑钱半，当门子一钱二分五厘，同研细末，后入冰、麝研匀，糯米粉糊丸，每丸计重五分，蜡匮。一名神授保生丹，较小活络丹功用尤宏，轻服一丸，重服二丸），外用冯了性酒遍擦周身痛处（用洋绒布浸擦），内外并治，屡收敏效。失治则风寒外邪，络瘀内伤，均从热化，凡辛散风寒燥烈药皆忌。曾用俞氏五汁一枝煎，合青宣瘀热汤（活水芦笋、鲜枇杷叶各一两，旋覆花三钱包，新绛钱半，青葱管二寸切，广郁金汁四匙冲。常熟曹仁伯经验方），历治多验。若着痹，世皆称麻木不仁，俗称木风，较痛风已进一层，由络瘀压迫脑筋，脑筋将失觉动之能力，丹溪翁所谓麻是气虚，木是湿痰瘀血是也。初用除湿益痹汤加减（杜苍术、赤苓各二钱，生於术、泽泻、广皮各钱半，川桂枝八分拌研滑石四钱包，淡竹沥三瓢，姜汁三滴，和匀同冲，先用酒炒桑枝、青松针各一两，煎汤代水。林义桐经验方），调下小活络丹一二丸。如已湿郁化热，留滞关节肢络，当用防己苡仁汤（酒炒木防己、杜赤豆、川草薢、大豆卷、绵茵陈各三钱，晚蚕砂四钱包，制苍术、宣木瓜各八分，川柏五分，木通一钱，先用生苡仁、酒炒桑枝各一两，煎汤代水。耶溪胡在兹验方），送下桃仁控涎丹（桃仁泥、煨甘遂、制大戟、白芥子各一两，姜汁、竹沥捣糊为丸，如桐子大，每服七丸至十九。《丹溪心法附余》方），峻逐湿热痰瘀，宣经隧以通络脉；外用电气疗法，以催促血行，刺戟①脑筋，屡收全效。至已由痹而痿，四肢瘫痪，则神经麻痹，全失知觉运动之

作用。长沙虽有经热则痹、络热则痿之说，然有上下左右之别。凡上截瘫、右肢瘫者，多属阳虚阴凝，每用清任补阳还五汤，送下人参再造丸；下截瘫、左肢瘫者，多属阴虚络热，每用仲淳集灵膏，或用四物绛覆汤，送下顾氏加味虎潜丸。间用河间地黄饮子去萸、味、桂，或用鞠通专翁大生膏，外治仍用电气疗法，亦可十愈五六。

## 第八节　湿温伤寒

一名湿温兼寒。

【因】伏湿酝酿成温，新感暴寒而发，多发于首夏初秋雨时。但湿温为伏邪，寒为新邪，新旧夹发，乃寒、湿、温三气杂合之病。与暑湿兼寒、暑湿为伏气、寒为新感者大同小异。为湿温兼寒，寒湿重而温化尚缓；暑湿兼寒，湿热重而寒象多轻。

【证】初起头痛身重，恶寒无汗，胸痞腰疼，四肢倦怠，肌肉烦疼，胃钝腹满，便溏溺少，舌苔白滑，甚或白腻浮涨。

【脉】右缓而滞，左弦紧，此湿温兼寒，阻滞表分上中气机，足太阳于足太阴同病也。

【治】首宜芳淡辛散，藿香正气汤加葱、豉，和中解表，祛其缚束之外寒；次宜辛淡疏利，大橘皮汤加川朴（钱半）、蔻末（六分，冲），宣气利溺，化其郁伏之内湿。寒散湿去，则酝酿之温邪，无所依附，其热自清，即或有余热未清者，只须大橘皮汤去苍术、官桂，加焦山栀、绵茵陈（各三钱），以肃清之足矣。余详伤寒传入太阴火化条。

秀按：湿温兼寒，与伤寒兼湿证，大

_____
① 刺戟：即刺激。

旨相同。须从湿未化热，与湿已化热，及有无夹痰、夹食，随证酌治，庶免贻误。

廉勘：湿温兼寒，有发于首夏梅雨蒸时者，有发于仲秋桂花蒸时者，一则防有春温伏热，一则防有夏暑内伏。其因虽有温暑之不同，而潜伏既久，酝酿蒸变，无一不同归火化。又加以外感搏束，往往郁之愈甚，则发之愈暴，全在初起一二日。霍、朴、葱、豉，疏中发表，使寒湿从微寒而泄；蔻、苓、滑、通，芳透淡渗，使湿热从小便而泄。汗利兼行，表里双解，自然寒散湿开，伏热外达，易于措手。继辨其湿多热少，侧重太阴，用苦辛淡温法；热多湿少，侧重阳明，用苦辛淡凉法；湿热俱多，则太阴、阳明并治，当开泄清热，两法兼用。其法已详于伤寒兼湿勘语中，兹不赘。

## 第九节　春温伤寒

一名客寒包寒，俗称冷温。

【因】伏温内发，新寒外束，有实有虚。实邪多发于少阳膜原，虚邪多发于少阴血分阴分，当审其因而分为少阳温病、手少阴温病、足少阴温病，以清界限。

【证】膜原温邪，因春寒触动而发者，初起头身俱痛，恶寒无汗，继即寒热类疟，口苦胁痛，甚则目赤耳聋，膈闷欲呕。一传阳明而外溃，必灼热心烦，大渴引饮，不恶寒，反恶热，甚或神昏谵语，胸膈间斑疹隐隐，便闭溺涩，舌苔初则糙白如粉，边尖俱红，或舌本红而苔薄白，继即舌红起刺，中黄薄腻，甚或边红中黄，间现黑点。若温邪伏于少阴，新感春寒引发者，在血分，初虽微恶风寒身痛无汗，继即灼热自汗，心烦不寐，或似寐非寐，面赤唇红，手足躁扰，神昏谵语，或神迷不语，或郑声作笑。内陷厥阴肝脏，状若惊痫，时时瘛疭，四肢厥逆，胸腹按之灼手，舌苔初则底红浮白，继即舌色鲜红，甚则紫绛少津；在阴分，初起微微恶寒，身痛无汗相同，惟面多油光，尺肤热甚，口干齿燥，烦躁狂言，腰疼如折，小腹重痛，男则梦泄遗精，女则带下如注，小便赤涩稠黏，状如血淋；兼厥阴肝病，气上撞心，时时欲厥，厥回则痉，痉后复厥，筋惕肉瞤，甚则两目上视或邪视，舌卷囊缩，舌苔初则紫绛而圆，继即胖嫩，根黄黑，终则深紫而赤，或干或焦，甚则紫而干晦，色如猪腰。

【脉】左弦紧，右弦滑而数，此外寒搏内热，《内经》所谓冬伤于寒春必温病，《伤寒论》所云太阳病发热而渴不恶寒者为温病，俗称冷温是也。若右洪盛而躁，左反细弦搏数，此《内经》所谓冬不藏精，春必病温，病温虚甚死，亦即喻西昌所谓既伤于寒，且不藏精，至春同时并发是也。

【治】膜原伏邪，由春感新寒触发者，法当辛凉发表，葱豉桔梗汤，先解其外寒，外寒一解，即表里俱热；热结在里，法当苦辛开泄，柴芩清膈煎，双解其表里之热。如热势犹甚，斑疹隐隐者，新加白虎汤，更增炒牛蒡、大青叶（各三钱），速透其斑疹。斑疹透后，但见虚烦呕恶，心悸不寐者，尚有痰热内扰也，只须蒿芩清膈煎去广皮，加北秫米（三钱）、辰砂染灯芯（三十支），轻清以息其余热。如斑疹既透，依然壮热谵语，大便闭结，溺赤短涩而浊者，热结小肠火腑也，急于小承气汤去川朴，加川连、木通（各一钱），清降其小肠之热结，则二便利而神清矣。兼胸闷痰多者，陷胸承气汤，加益元散（四钱，包）、淡竹叶（二钱）峻下之。下后热退身凉，则以金匮麦门冬汤（原麦冬、北秫米各三钱，西洋参、仙半夏各一钱，生甘草六分，大红枣二枚），加生谷芽（一钱）、广橘白（八分），养胃阴，醒胃气，以善其后。若少阴伏气温病，骤感春寒而发者，必先辛凉佐甘润法，酌用七味葱白汤、加减葳蕤汤二方，以解外搏之新邪；继进甘寒复苦泄法，酌用犀地清络饮、导赤清心汤二方，以清内伏之血热。如兼痰迷清窍，神识昏蒙者，急与玳瑁郁金汤，以清宣包络痰火。服后如犹昏厥不语，急用犀羚三汁饮，以清宣心窍络痰瘀热，调下至宝丹，或冲入牛黄膏，其闭自开。开达后，如肝风内动，横窜筋脉，手足瘛疭者，急用羚角钩藤汤，熄肝风以定瘛疭。惟阴分伏热，热入精室，较热入血室为尤深。欲火与伏火交蒸，转瞬间阴竭则死，俗称夹阴温病，即属此证，切记妄与发表，亟亟清里救阴，陶氏逍遥汤（西洋参、知母各三钱，鲜生地一两，辰砂五分拌包飞滑石三钱，生甘细梢八分，韭根白两枚，两头尖四十粒，盐水略炒，包煎，先用犀角一钱，青竹皮一两，煎汤代水，小便点滴痛甚者，加杜牛膝三钱，当门子三厘冲）急泻其交蒸之火，以存阴液；继与加味知柏地黄汤（知母三钱，川柏五分，萸肉一钱，山药、浙苓各三钱，丹皮、泽泻各钱半，犀角汁、童便各一杯冲，先用熟地八钱，切丝泡汤，代水煎药）滋阴降火，以交济心肾；后与甘露饮加减（淡天冬、提麦冬各二钱，生地、熟地各四钱，霍石斛三钱，生玉竹四钱，炒橘白八分，建兰叶三钱），终与坎炁潜龙汤，滋填任阴，以镇摄浮汤。如已液涸动风，急与阿胶鸡子黄汤，育阴熄风，以平其瘛疭。然虚急至此，亦多不及救，即幸而获救，不过十救一二而已。下虚之要着，虽然夹阴伤寒已为难治，夹阴温病更多速死，全在初诊时辨证确实，用药精切，心思灵敏，随机策应，庶可急救此种危证也。

廉勘：春温兼寒，往往新感多，伏气少。每由春令天气过暖，吸受温邪，先伏于肺，猝感暴寒而发，叶先生所谓温邪上受，首先犯肺是也。初起时头痛，身热，微恶寒而无汗者，仿张子培法，银翘散略加麻黄，辛凉开肺以泄卫，卫泄表解，则肺热外溃。气分化燥，不恶寒，反恶热，咳嗽烦渴，小便色黄，须展气化以轻清，叶氏荷杏石甘汤加味（薄荷、杏仁、石膏、生甘草、桑叶、连翘、瓜蒌皮、焦栀皮）。乍入营分，神烦少寐，脉数舌红，犹可透营泄热，仍转气分而解，叶氏犀地元参汤为主（犀角、鲜生地、元参、连翘、桑叶、丹皮、竹叶心、石菖蒲）。入血，即舌深绛，目赤唇焦，烦躁不寐，夜多谵语，甚或神昏不语，就恐耗血伤心，直须凉血泻火，陶氏导赤泻心汤加减（川连、犀角、鲜地、赤芍、丹皮、子芩、西参、茯神、知母、麦冬、山栀、木通、益元散、灯芯）。昏厥不语者，加至宝丹，或王氏新定牛黄清心丸，幽香通窍，开内闭以清神识。此泄卫清气，透营凉血，皆使上焦之邪热从外而解。若不从外解，必致里结胃肠，辨其证之轻重缓急，选用俞氏诸承气法，参酌而下之。若伏气春温，其热自内达外，表里俱热，故最多三阳合病，俞氏葱豉桔梗汤，加知母、黄芩，两除表里之热；继则表热微而里热甚，又宜酌用诸承气法，苦寒之剂以泻下。下后，若表里俱虚，液燥烦渴者，重用张氏竹叶石膏汤，轻则用顾氏八仙玉液，清虚热以生津液。虽然，春温发于三阳者易治，发于三阴者难治，究其所因，或因酒湿伤脾，或因郁怒伤肝，或因色欲伤肾，皆正气先伤，伏邪乘虚而发。若酒湿伤脾，脾为输津运液之脏，病多湿遏热伏，液郁化痰之证；郁怒伤肝，肝为藏血濡络之脏，病多气滞血结，络郁化火之证，犹属虚中夹实，其人气血尚可支持者，犹可措手。若色欲伤肾者多死，盖冬不藏精者，东垣所谓肾水内亏，孰为滋养，相火内燃，强阳无制也。惟大剂养阴，佐以清热，如俞氏治阴分伏热诸方法，随其对证者选用，或可十中救一二也。

## 第十节　热证伤寒

名热病伤寒，世俗通称寒包火。

【因】伏热将发，新寒外束。然发在夏至以前者为瘅热，多由于暴寒而发；在夏至以后者为热病，多由于伤暑而发。古人仍以伤寒称之者，谓其初受病时，皆寒气郁伏所致耳。全在临证者先其所因，明辨其兼寒与兼暑二端，别其为热病兼寒、热病兼暑，分际自清。

【证】热病兼寒者，初必先淅然厥起，微恶风寒，身热无汗，或汗出而寒，头痛不堪，尺肤热甚；继即纯热无寒，心烦恶热，口渴引饮，热极烁阴，则耳聋目昏，颧赤唇焦，口干舌烂，咳逆而衄，或呕下血，或发呃忒，或腰痛如折，前阴出汗，或泄而腹满；热极动风，则手足瘛疭，口噤齿齘，由痉而厥，溺赤涩痛，大便燥结。舌苔初则黄白相兼，继则纯红苔少。热病兼暑者，一起即发热身痛，背微恶寒，头痛且晕，面垢齿燥，大渴引饮，心烦恶热，斑疹隐隐，烦则喘喝，静则多言，甚则谵语遗溺，大便或闭或泻，泻而不爽，其余变证，与前相同。舌苔纯黄无白，或干黄起刺，或黄腐满布，或老黄带灰黑，甚或鲜红无苔，或紫红起刺，或绛而燥裂，或深紫而赤，或干而焦，或胖而嫩。

【脉】左浮紧，右洪盛，紧为寒束于外，洪盛则热结于内。此《内经》所谓冬伤于寒，春生瘅热；亦即石顽所云热病脉见浮紧者；乃复感不正之暴寒，搏动而发也。若左盛而燥，右洪盛而滑，燥则血被火逼，盛滑则伏热外溃。此《内经》所谓尺肤热甚，脉盛躁者病温，盛而滑者，病且出也；亦即石顽所云后夏至日为热病，乃久伏之邪，随时气之暑热而勃发也。

【治】热病兼寒，必先泻其热以出其汗。轻则葱豉桔梗汤，加益元散（三钱，包煎）、青蒿脑（二钱）；重则新加白虎汤，加鲜葱白（三枚，切）、淡香豉（四钱），使表里双解，或汗或瘔，或疹或斑，一齐俱出。如犹谵语发狂，烦渴大汗，大便燥结，小便赤涩，咽干腹满，昏不识人者，急与白虎承气汤加至宝丹，开上攻下以峻逐之；如已风动痉厥者，急与犀连承气汤加羚角、紫雪，熄风宣窍以开逐之。若热病兼暑，必先清其暑以泄其热，初以新加白虎汤为主，继则清其余热以保气液，竹叶石膏汤加减；终则均须实其阴，以补其不足。如肺胃阴虚，余热不清，虚羸少气，气逆欲吐者，竹叶石膏汤加竹茹、茅根主之（鲜淡竹叶、冰糖水、炒石膏各二钱，仙半夏一钱，原麦冬三钱，西洋参钱半，生甘草八分，生粳米三钱，包煎）。咳逆鼻衄者，去半夏，加鲜枇杷叶（一两，去毛抽筋）、鲜生地（六钱，去皮）、地锦（五钱）；舌烂呕血者，加经霜西瓜翠（三钱）、生蒲黄（一钱）、制月石（三分）、鲜生地汁（两瓢，冲）；呕逆者，加广郁金汁（四匙，分冲）、枇杷叶（一两，去毛、筋，炒微黄）、青箬蒂①（三钱）。如脾阴既虚，累及脾阳，气弱肢软，泄而腹满，或便血面白者，补阴益气煎加煨木香、春砂仁（各六分，

---

① 箬蒂：禾本科植物箬竹的叶基部。出自《本经逢原》，性味甘、苦、凉，降逆和胃解毒。

盐水炒者）；如肝阴大亏，血不养筋，筋脉拘挛，甚则手足瘛疭，头目晕眩者，阿胶鸡子黄汤主之；如心肾两亏，颧赤耳聋，舌绛心悸，神烦不寐，腰痛如折，前阴出汗，时欲晕厥者，坎炁潜龙汤主之。阴复则生，阴竭则死。

秀按：大热证首伤气血，气分燥热，烦渴大汗，脉洪舌黄者，以长沙白虎汤为主。兼风，加桑叶、薄荷；兼寒，加葱白、豆豉；兼暑，加青蒿、香薷；兼湿，加苍术、川朴。气虚液枯者，加人参、麦冬；血虚火旺者，加鲜地、丹皮；痰多气滞者，加半夏、橘红；络痹筋挛者，加羚角、桂枝；火旺生风者，加犀、羚、桑、菊；火实便闭者，加芩、连、硝、黄。惟食积化火，宜用大黄；湿热化火，宜用清宁丸。均忌石膏，苟非四大俱全（大渴、大烦、大汗、右手脉大），白虎汤且不可用。血分火烁，烦躁谵语，脉数舌绛者，以千金犀角地黄汤为主。兼疹，加连翘、牛蒡、紫草、大青；兼斑，加元参、大青、野菰根、鲜茅根；呕血，加醋炒生锦纹、小川连、淡竹叶、地锦；下血，加茅根、槐蕊、青蒿脑、地榆炭；血瘀，加桃仁、丹参、益母草、延胡索；风痉，加羚角、滁菊、钩藤、童便；昏厥，酌加紫雪、绛云、行军散、至宝丹之类；毒盛，加金汁、人中黄、贯仲、紫花地丁、紫金片之类。其次终损精神，精枯髓热，腰脊酸痛，遗精带下，骨蒸跟疼，冲任脉动，两颧嫩红，耳聋眼花，脉左关尺细弦数，舌质胖嫩，根或灰黑淡薄者，以二加龙螭汤去姜、附，加大补阴丸为主。虚咳，酌加沙苑子、天冬、野百合、真柿霜之类；虚喘，酌加灵磁石、北五味、秋石水拌捣甘杞子、玄精石泡水磨沉香汁之类；虚痰，酌加淡竹盐拌炒胡桃肉、秋石水拌炒沙苑子之类；虚呃，酌加青铅、铁落、盐水炒银杏、刀豆子、沉香水炒淮牛膝之类；虚热，酌加银胡、地骨皮、青蒿、炙鳖甲之类。神烦不寐，心悸胆怯，慌惚不安，躁则语言错乱，静则独语见鬼，交睫则惊恐非常，倏醒则叫呼不宁，脉左寸浮洪，两尺沉细数搏，舌形圆大嫩红者，以阿胶黄连汤加半夏、秫米、枣仁、茯神为主。盗汗，加芪皮、竹茹、淮小麦之类；怔仲，加朱砂、西黄、玳瑁、珠粉之类；挟痰，加竹沥、竺黄、胆星、川贝之类；血厥，加白薇、归身、龙齿、牡蛎之类。尽夜不得交睡者，加瑶桂与川连同研，糊丸吞下；神识近于痴癫者，加局方妙香丸、至宝丹之类。此皆予治大热证初、中、末变端之大要也。

廉勘：热证伤寒，为吾绍庸夫俗妇所通晓。初、中、末治法，俞氏及先祖随病立方，多遵《内经》及《伤寒论》，辨证决疑，可谓致广大而尽精微矣。惟呃逆一证，头绪甚繁，予从顾氏松园、王氏孟英两家法例，多验，爰述于后。顾谓热病发呃，屡热属实者居多。如因胃中热壅气郁而呃者，以清胃热降逆气为主，竹叶石膏汤加竹茹、芦根，或加枳实、栝蒌。因胃中痰饮阻气而呃者，以消痰降气为主，二陈汤加旋覆花、代赭石。因胃中饮食阻气而呃者，食不消而胸脘痞满，以消食降气为主，如沉香、砂仁、枳实、橘红、青皮、槟榔之类；便不通而脉来有力，酌用大小承气汤下之。因胃中瘀血阻气而呃者，以通瘀降气为主，犀角地黄汤加桃仁、降香、郁金。若过服寒药伤胃，冷气逆上而呃者，以温中降气为主，宜用丁香、柿蒂、沉香、砂仁、吴茱萸诸品，寒甚者加桂、附，气虚者加人参。惟屡下后及病久，与夫老人虚体，妇人产后，阴气大亏，阳气暴逆，自脐下直冲至胸嗌间而呃者，《内经》所谓病深者其声哕是也，急用六味地黄汤加大补阴丸、紫石英、沉香汁，或可挽救一二。王氏谓哕气，啫也，逆气也，即俗云呃忒。痰阻清阳者宜开，胃火上冲者宜清，肝气怫郁者宜疏，腑气秘塞者宜通。下虚冲逆，吸气不入者，宜镇纳，岂可专借重一旋覆代赭汤哉？查王氏开豁痰呃，辄用竹茹、橘皮、栝蒌、半夏、枳实、薤白、旋覆、菖蒲、紫菀、白前、枇杷叶等品。挟肝火，加茱、连、雪羹；兼营热，加犀角、元参。清降热呃，多用竹叶石膏汤加紫菀、白前、旋覆、杷叶，与顾氏法同；疏降肝逆，多用萸、连、旋、赭、延、铃、五磨引子等品；通降腑塞，虽亦以承气为主，或间用当归龙荟丸以泻肝，或间佐礞石滚痰丸以坠痰，或间投更衣丸以通腑。惟中虚寒饮致呃者，仍用代赭旋覆花汤主治；若下虚冲逆致呃者，往往用龙齿、牡蛎、龟板、鳖甲、石英、白薇、青铅、铁落、熟地、沉香、苁蓉、牛膝、蛤壳、决明、杞子、胡桃等品，出入为方。即俞东扶治气冲证，用熟地、归、杞、牛膝、石英、胡桃、坎炁、青铅等药，亦与王氏法不谋而合。惟杜良一用六味地黄汤合五磨引子去木香，立法尤新。予每引用俞、杜两法以治肾虚冲呃，多收敏效。总之伏气热病与伏气温病，皆伏火证，全在辨明虚实，庶无实实虚虚之误矣。

## 第十一节　暑湿伤寒

一名暑湿兼寒。

【因】先受湿，继受暑，复感暴寒而触发。亦有外感暑湿，内伤生冷而得者。夏月最多，初秋亦有。

【证】暑湿兼外寒者，初起即头痛发热，恶寒无汗，身重而痛，四肢倦怠，手足逆冷，小便已，洒洒然毛耸，但前板齿燥，气粗心烦，甚则喘而嘘气；继则寒热似疟，湿重则寒多热少，暑重则热多寒少，胃不欲食，胸腹痞满，便溏或泄，溺短黄热，舌苔先白后黄，带腻或糙。暑湿兼内寒者，一起即头痛身重；凛凛畏寒，神烦而躁，肢懈胸满，腹痛吐泻，甚则手足俱冷，或两胫逆冷，小便不利，或短涩热，舌苔白滑，或灰滑，甚则黑滑，或淡白。

【脉】左弦细而紧，右边而滞者，此由避暑纳凉，反为寒与湿所遏，周身阳气不得伸越，张洁古所谓静而得之，因暑自致之病也；若脉沉紧，甚则沉弦而细者，此由引饮过多，及恣食瓜果生冷，脾胃为寒湿所伤，张路玉所谓因热伤冷，而为夏月之内伤寒病也。

【治】暑湿兼外寒，法当辛温解表，芳淡疏里，藿香正气汤加西香薷（钱半）、光杏仁（三钱）为主；微汗出，外寒解，即以大橘皮汤温化其湿，湿去则暑无所依而去矣。若犹余暑未净者，前方去苍术、官桂，加山栀、连翘、青蒿等肃清之。暑湿兼内寒，法当温化生冷，辛淡渗湿，胃苓汤加公丁香（九支）、广木香（磨汁，两匙冲）为主。寒水去，吐泻止，即以香砂二陈汤，温运胃阳。阳和而暑湿渐从火化，改用大橘皮汤，去桂、术，加山栀、黄芩、茵陈、青蒿子等清化之。

秀按：此夏月之杂感证也。外感多由于先受暑湿，后冒风雨之新感，《内经》所谓生于阳者，得之风雨寒暑是也；内伤多由于畏热却暑，浴冷卧风，及过啖冰瓜所致，《内经》所谓生于阴者，得之饮食居处是也。乃暑湿病之兼证、夹证，非伤暑湿之本证也。凡暑为寒湿所遏，生冷所郁，俞氏方法，稳而恰当，与前哲所立香薷饮加减五分，及大顺散、冷香饮子、浆水散等剂，意虽相同，而选药制方，尤鲜流弊，后学当遵用之。

廉勘：夏月伤暑，最多兼挟之证。凡暑轻而寒湿重者，暑即寓于寒湿之中，为寒湿吸收而同化。故散寒即所以散暑，治湿即所以治暑。此惟阳虚多湿者为然，俞氏方法，固为正治。若其人阴虚多火，暑即寓于火之中，继感风寒，亦为客寒包火之证。初用益元散加葱、豉、薄荷，令其微汗，以解外来之新感；继用叶氏薷杏汤（西香薷七分，光杏仁、飞滑石、丝瓜叶各三钱，丝通草钱半，白蔻末五分冲），轻宣凉淡以清利之。余邪不解者，则以吴氏清络饮（鲜银花、鲜扁豆花、鲜丝瓜皮、鲜竹叶心、鲜荷叶边、西瓜翠衣各二钱），辛凉芳香以肃清之。若其间暑湿并重者，酌用张氏苍术白虎汤加减（杜苍术一钱拌研石膏六钱，蔻末五分拌研滑石六钱，知母三钱，草果仁四分，荷叶包陈仓米三钱，卷心竹叶二钱）。其他变证，可仿热证例治。至瓜果与油腻杂进，多用六合汤加减，亦不敢率投姜、附也。

## 第十二节　伏暑伤寒

一名伏暑兼寒，通称伏暑晚发。

【因】夏伤于暑，被湿所遏而蕴伏，至深秋霜降及立冬前后，为外寒搏动而触发。邪伏膜原而在气分者，病浅而轻；邪舍于营而在血分者，病深而重。

【证】邪伏膜原，外寒搏束而发者，初起头痛身热，恶寒无汗，体痛肢懈，脘闷恶心，口或渴，或不渴，午后较重，胃不欲食，大便或秘或溏，色如红酱，溺黄浊而热；继则状如疟疾，但寒热模糊，不甚分明，或皮肤隐隐见疹，或红或白，甚或但热不寒，热甚于夜，夜多谵语，辗转反侧，烦躁无奈，渴喜冷饮，或呕或呃，天明得汗，身热虽退，而胸腹之热不除，日日如是，速则三四候即解，缓则五七候

始除。舌苔初则白腻而厚，或满布如积粉，继则由白转黄，甚则转灰转黑，或糙或干，或焦而起刺，或燥而开裂。此为伏暑之实证，多吉少凶。若邪舍于营，外寒激动而发者，一起即寒少热多，日轻夜重，头痛而晕，目赤唇红，面垢齿燥，心烦恶热，躁扰不宁，口干不喜饮，饮即干呕，咽燥如故，肢虽厥冷，而胸腹灼热如焚，脐间动气跃跃，按之震手。男则腰痛如折，先有梦遗，或临病泄精；女则少腹酸痛，带下如注，或经水不应期而骤至。大便多秘，或解而不多，或溏而不爽，肛门如灼，溺短赤涩，剧则手足瘛疭，昏厥不语，或烦或狂言乱语，静则郑声独语。舌色鲜红起刺，别无苔垢，甚则深红起裂，或嫩红而干光，必俟其血分转出气分，苔始渐布薄黄，及上罩薄苔黏腻，或红中起白点，或红中加黑苔，或红中夹黄黑起刺。此为伏暑之虚证，多凶少吉。其他变证，兼寒者暑邪内郁，则成痎疟，或间一日而发，或间二日而发，总多寒轻而热重，终则瘅疟而无寒；夹积者暑毒下陷，则成赤痢，或夹黄脓白涕，或夹青汁黑垢，总多稠黏而无粪，终则下多而亡阴。

【脉】左弦紧，右沉滞，此《内经》所谓夏伤于暑、秋必痎疟者是也。实则有正疟、类疟之殊，皆暑湿伏邪，至秋后被风寒新邪引动而发也。若左弦数，右弦软，此《内经》所谓逆夏气则伤心，内舍于营，奉收者少，冬至重病是也。皆《内经》所论伏暑内发，及伏暑晚发之明文也。

【治】邪伏膜原而在气分，先以新加木贼煎，辛凉微散以解外。外邪从微汗而解，暂觉病退，而半日、一日之间，寒虽轻而热忽转重。此蕴伏膜原之暑湿，从中而作，固当辨其所传而药之，尤必辨其暑

与湿孰轻孰重。传胃而暑重湿轻者，则用新加白虎汤加连翘、牛蒡，辛凉透发，从疹瘭而解；传二肠则伏邪依附糟粕，即用枳实导滞汤，苦辛通降，从大便而解。解后暂用蒿芩清胆汤，清利三焦，使余邪从小便而解。然每有逾一二日热复作，苔复黄腻，伏邪层出不穷，往往经屡次缓下，再四清利，而伏邪始尽，邪虽尽，而气液两伤，终以竹叶石膏汤去石膏，加西洋参、鲜石斛、鲜茅根、青蔗汁，甘凉清养以善后。传脾而湿重暑清者，先用大橘皮汤加茵陈、木通，温化清渗，使湿从小便而泄。然脾与胃以膜相连，湿在胃肠之外，热郁在胃肠之中，其浊热黏腻之伏邪，亦多与肠中糟粕相搏，蒸作极黏腻臭秽之溏酱矢，前方酌加枳实导滞丸、更衣丸等缓下之，必俟宿垢下至五六次，或七八次，而伏邪始尽。邪既尽，而身犹暮热早凉者，阳陷入阴，阴分尚有伏热也，可用清燥养营汤，加鳖血柴胡（八分）、生鳖甲（五钱）、青蒿脑（钱半）、地骨皮（五钱），清透阴分郁热，使转出阳分而解。解后则以七鲜育阴汤（鲜生地五钱，鲜石斛四钱，鲜茅根五钱，鲜稻穗二支，鲜鸭梨汁、鲜蔗汁各两瓢冲，鲜枇杷叶去毛炒香，三钱），滋养阴液以善后。若邪舍于营而在血分，先与加减葳蕤汤，加青蒿脑、粉丹皮，滋阴宣气，使津液外达，微微汗出以解表；继即凉血清营以透邪，轻则导赤清心汤，重则犀地清络饮，二方随证加减。若已痉厥并发者，速与犀羚三汁饮，清火熄风，开窍透络，定其痉以清神识。若神识虽清，而夜热间有谵语，舌红渐布黄腻，包络痰热未净者，宜清肃玳瑁郁金汤去紫金片，加万氏牛黄丸（二颗，药汤调下）。口燥咽干，舌干绛而起裂，热劫液枯者宜清滋，清燥养营汤去新会皮，加鲜石斛、熟地露、甘蔗汁。心动

而悸，脉见结代，舌淡红而干光，血枯气怯者宜双补，复脉汤加减。冲气上逆，或呃或厥，或顿咳气促，冲任脉搏，舌胖嫩圆大，阴竭阳厥者宜滋潜，坎炁潜龙汤主之。亦有凉泻太过，其人面白唇淡，肢厥便泄，气促自汗，脉沉细或沉微，舌淡红而无苔，气脱阳亡者宜温补，附子理中汤加原麦冬、五味子救之。

秀按：此节辨明虚实，缕析条分，可谓得仲景、会卿之精蕴，而心花怒发者矣。虽然实证易治，清导自愈；虚证难医，补救无功，全在临证者眼光远射，手法灵敏，有是病则用是药，病千变药亦千变，庶可救此种危险变证。如俗谓餲表凉泻四法，已足治外感百病，未免浅视伤寒专科矣。

廉勘：春夏间伏气温热，秋冬间伏暑晚发。其因虽有伤寒、伤暑之不同，而其蒸变为伏火则一，故其证候疗法，大致相同。要诀在先辨湿燥，次明虚实，辨得真方可下手。俞公此论，颇有妙旨，耐人研究。后贤如王氏孟英论伏气之治，亦语语精实。大旨谓伏气温病，自里出表，乃先从血分而后达于气分，故起病之初，往往舌润而无苔垢，但察其脉象，或弦或数，口未渴而心烦恶热，即宜投以清解营阴之药，迫邪从气分而化，苔始渐布，然后再清其气分可也。伏邪重者，初起即舌绛咽干，甚有肢冷脉伏之假象，及宜大清阴分伏邪，继必厚腻黄浊之苔渐生，此伏邪与新邪先后不同处。更有邪伏深沉，不能一齐外出者，纵治之得法，而苔退舌淡之后，逾一二日，舌复干绛，苔复黄燥，正如抽蕉剥茧，层出不穷，不比外感风暑，由卫及气，自营而血也。秋冬伏暑，证势轻浅者，邪伏膜原，深沉者亦多如此。苟阅历不多，未必知其曲折乃尔也，此真阅历有得之言欤。然金针虽度，奈粗工只知

新感伤寒，不知伏气温暑，羌、苏、荆、防，随手乱投，不知汗为心之液，恣用辛温燥烈药，强发其汗，则先伤其津液，涸其汗源，汗何能出？汗不出，反益病，往往发斑谵语，衄血喘满，昏迷闷乱，发痉发厥，变证百病，目击心伤。石顽老人曰：世人只知辛温药能发汗，不知辛凉药亦能发汗。华岫云曰：辛凉开肺，便是汗剂。故余治伏暑内发，新凉外束，轻则用益元散加葱豉、薄荷，重则用叶氏荷杏石甘汤加葱、豉，皆以辛凉泄卫法解外。外解已，而热不罢，伏暑即随汗而发，必先审其上、中、下三焦，气、营、血三分，随证用药。盖暑湿内留，多潜伏于三焦膜络之间，外与皮肉相连，内与脏腑相关。伏暑传膜外溃，从皮肉而排泄者，气分病多；入络内陷，从脏腑而中结者，营分、血分病多，阴分病亦不少。凡病在上焦气分者，酌与薛氏五叶芦根汤加味（杜藿香叶、苏佩兰叶、苏薄荷叶、霜桑叶、炒香枇杷叶、鲜卷心竹叶、青箬叶、活水芦笋、鲜冬瓜子、荷花露），宣上焦以清肃肺气；若在上焦营分者，酌与叶氏犀角地黄汤加味（犀角尖、鲜生地、银花、连翘、广郁金、鲜石菖蒲、鲜大青、粉丹皮、竹叶卷心、鲜茅根、野菰根，贫者重用生玳瑁代犀角），清上焦以凉透心营。若邪犯包络，舌色纯绛鲜泽者，前汤调下安宫牛黄丸；舌罩一层垢浊薄苔者，调下局方至宝丹，芳香宣窍以清包络。病在中焦气分者，酌与王氏连朴饮加味（川连、川朴、焦栀、香豉、仙半夏、水芦根、鲜石菖蒲、枳实、条芩），苦降辛通以清胃气；若在中焦血分者，酌与吴氏养营承气汤加减（鲜生地、生白芍、老紫草、白知母、小枳实、真川朴、生锦纹酒浸汁、鲜茅根）凉血泻火以保胃液。病在下焦气分者，酌与桂苓甘露饮加减（官桂、赤苓、猪苓、泽泻、滑石、石膏、寒水石、小青皮），辛淡降泄以清化肾气；若在下焦阴分血室者，酌与章氏青蒿鳖甲汤加减（青蒿脑、生鳖甲、归身、新绛、细生地、东白薇、银胡、地骨皮、鲜茅根、来复丹。虚谷治热入血室，邪结血分，长热不退，夜多谵语，左关脉沉涩，服二三剂后，夜即安睡至晓，畅解小便，色深碧，稠如胶浆，谵语止，热即退。历验，较吴氏青蒿鳖甲煎效尤速），透络热以清镇血海。若在阴分精室者，酌与陶氏逍遥汤加减（西洋参、知母、川柏、薤白、豭①鼠矢、青竹皮、秋石水炒槐蕊、滑石、生甘细梢、裈裆灰；肾茎及子宫痛甚者，再加杜牛膝、当门子），逐败精以肃清髓热。善后之法，则一以滋养阴液，肃清余热为主，如叶氏加减复脉汤（北沙参、龙牙燕、陈阿胶、吉林参、麦冬、大生地、生白芍、清炙草、白毛石斛、鲜茅根），及甘露饮加西参、蔗浆汁，往往得育阴垫托，从中、下焦血分复还气分，阴分转出阳分，少腹部及两腰部，发白痦黑疹而解。惟病在中、下焦胃肠，夹食积者最多，每用陆氏润字丸磨荡而缓下之，或用枳实导滞丸消化而轻逐之。此皆治伏暑晚发，博采众长之疗法也，然素心谨慎，选药制方，大旨以轻清灵稳为主，以近今膏粱体，柔脆居多，故于去病之时，不得不兼顾其虚也。

---

① 豭（jiā 加）：雄性动物。

# 卷之七

### 第十三节　秋燥伤寒

总名秋燥，世俗通称风燥。

【因】秋深初凉，西风肃杀，感之者多病风燥，此属燥凉，较严冬风寒为轻；若久晴无雨，秋阳以曝，感之者多病温燥，此属燥热，较暮春风温为重。然间有夹暑湿内伏而发，故其病有肺燥脾湿者，亦有肺燥肠热者，以及胃燥肝热者，脾湿肾燥者。全在临证者，先其所因，伏其所主，推求其受病之源而已。

【证】凉燥犯肺者，初起头痛身热，恶寒无汗，鼻鸣而塞，状类风寒，惟唇燥嗌干，干咳连声，胸满气逆，两胁串疼，皮肤干痛，舌苔白薄而干，扪之戟手；温燥伤肺者，初起头疼身热，干咳无痰，即咯痰多稀而黏，气逆而喘，咽喉干痛，鼻干唇燥，胸满胁痛，心烦口渴，舌苔白薄而燥，边尖俱红。若秋燥伏暑，当辨其挟湿、化火两端。如湿遏热郁者，浅则多肺燥脾湿，一起即洒淅恶寒，寒已发热，鼻唇先干，咽喉干痛，气逆干咳，肢懈身痛，渴不思饮，饮水即吐，烦闷不宁，胸胁胀疼，大腹满痛，便泄不爽，溺短赤热，舌苔粗如积粉，两边白滑；深则多脾湿肾燥，肢懈无力，周身疼重，咳痰咸而稀黏，气喘息短，颧红足冷，脚心反热，甚则痿厥，后则便泄，泄而后重，前则精滑，溺后余沥，妇女则带多腰酸，舌圆胖嫩，上罩一层黏苔，边滑根燥。若暑从火化者，浅则多肺燥肠热，上则喉痒干咳，咳甚则痰黏带血，血色鲜红，胸胁串痛；下则腹热如焚，大便水泄如注，肛门热痛，甚或腹痛泄泻，泻必艰涩难行，似痢非痢，肠中切痛，有似硬梗，按之痛甚，舌苔干燥起刺，兼有裂纹。深则多胃燥肝热，大渴引饮，饮不解渴，灼热自汗，四肢虽厥，而心烦恶热，时而气逆干呕，时而气冲脘痛，筋脉拘疼，不能转侧，甚则手足瘛疭，状如惊痫，男子睾丸疝痛，妇人少腹连腰牵疼，脐间动气，按之坚而震手，便多燥结，或便脓血，或里急欲便而不得，或后重欲圊，欲了而不了，尿短赤涩，或点滴而急痛。

【脉】右浮涩，左弦紧者，《内经》所谓秋伤于燥，上逆而咳是也；右浮数，左弦涩者，《内经》所谓燥化于天，热反胜之是也。右寸浮涩，关尺软滞者，喻嘉言所谓秋伤燥湿，乃肺燥脾湿之候也；右寸关软滞，左关尺弦细涩者，张景岳所谓阴虚挟湿，穷必及肾，乃脾湿肾燥之候。但有阴凝则燥、阴竭则燥之各殊耳。右寸浮涩沉数，关尺弦长而数者，喻嘉言所谓肺热不宣，急奔大肠，乃肺燥肠热之候也；右洪长而数，左关弦数过尺者，《易·系辞》所谓燥万物者，莫熯乎火，乃火旺生风，胃燥肝热之候也。总之，燥证脉多细涩。虽有因兼证变证，而化浮、洪、虚、大、弦、数等兼脉，重按则无有不细不涩也。

【治】凉燥犯肺，以苦温为君，佐以辛甘，香苏葱豉汤去香附，加光杏仁（三钱）、炙百部（二钱）、紫菀（三钱）、白前（二钱），温润以开通上焦，上焦得通，凉燥自解。若犹痰多、便闭、腹痛者，则用五仁橘皮汤，加全瓜蒌（四钱，生姜四分，拌捣极烂）、干薤白（四枚，白酒洗捣）、紫菀（四钱）、前胡（二钱），辛温以流利气机。终用归芍异功散加减（归身二钱，白芍钱半，潞党参、云茯苓、清炙草、蜜炙广皮各一钱，金橘脯、蜜枣各两枚，切碎），气血双补以善后。温燥伤肺，以辛凉为君，佐以苦甘，清燥救肺汤加减（冬桑叶三钱，光杏仁二钱，冰糖水炒石膏、大麦冬、真柿霜、南沙参各钱半，生甘草八分，鸡子白两枚，秋梨皮五钱）。气喘者，加蜜炙苏子（一钱）、鲜柏子仁（三钱）、鲜茅根（五钱）；痰多者，加川贝（三钱）、淡竹沥（两瓢，冲）、瓜蒌仁（五钱，杵）；胸闷者，加梨汁（两瓢）、广郁金汁（四匙）；呕逆者，加芦根汁（两瓢）、鲜淡竹茹（四钱）、炒黄枇杷叶（一两），凉润以清肃上焦。上焦既清，若犹烦渴气逆欲呕者，则用竹叶石膏汤去半夏，加蔗浆、梨汁（各两瓢，冲）、生姜汁（两滴，冲），甘寒以滋养气液；终用清燥养营汤，加霍石斛（三钱），营阴双补以善后。肺燥脾湿，先与辛凉解表，轻清化气，葱豉桔梗汤加紫菀、杏仁，辛润利肺以宣上；上焦得宣，气化湿开，则用加减半夏泻心汤去半夏，加川贝（三钱）、芦笋（二两），苦辛淡滑以去湿，湿去，则暑无所依，其热自退。热退而津气两伤，液郁化痰者，则用二冬二母散加味（淡天冬、提麦冬、知母各一钱，川贝母、南北沙参各三钱，梨汁、竹沥各两瓢，姜汁三滴，和匀同冲），甘润佐辛润，化气生津以活痰；痰少咳减，终用加减玉竹饮子（生玉竹、川贝母各三钱，西洋参、浙苓、紫菀各二钱，蜜炙橘红、桔梗、炙草各八分），气液双补，兼理余痰以善后。

脾湿肾燥，较肺燥脾湿，病尤深而难疗，必须润燥合宜，始克有济。但须辨其阳虚多湿，湿伤肾气而燥者，阴凝则燥也，治宜温润，每用金匮肾气汤加减（淡附子八分拌捣直熟地四钱，紫瑶桂四分拌捣山萸肉一钱二分，生打淮药三钱，南芡实四钱，淡苁蓉三钱，半硫丸一钱），温化肾气以流湿润燥，肾气化则阴凝自解；终与黑地黄丸（制苍术二两，大熟地四两，黑炮姜二钱，五味子四钱，先用姜半夏五钱，北秫米一两，煎取浓汁为丸，每服钱半，日二服，砂仁四分，泡汤送下），脾肾双补以善后。阴虚多火，湿热耗肾而燥者，阴竭则燥也，治宜清润，每用知柏地黄汤加减（知母二钱，川柏五分，陈阿胶钱半，生打山药三钱，泽泻一钱，南芡实三钱，川连四分，先用生晒术二钱，熟地六钱，切丝，清浆水泡取汁出，代水煎药），滋养阴液以坚肾燥脾，肾阴坚则液竭可回；终与补阴益气煎去升、柴，加春砂仁（五分，捣），甜石莲（钱半，杵），补中填下以善后。肺燥肠热，则用阿胶黄芩汤（陈阿胶、青子芩各三钱，甜杏仁、生桑皮各二钱，生白芍一钱，生甘草八分，鲜车前草、甘蔗梢各五钱，先用生糯米一两，开水泡取汁出，代水煎药），甘凉复酸苦寒，清润肺燥以坚肠；胃燥肝热，则用清燥养营汤去归、橘，加龙胆草（八分，盐水炒）、生川柏（六分）、东白薇（四钱），甘寒复咸苦寒，清润胃燥以泄肝。风动瘛疭者，加羚角（钱半，先煎）、莹白童便（一杯冲）；大便燥结者，加风化硝（三钱）、净白蜜（一两，二味煎汤代水）。其余对证方药，已详六淫中燥病药例，随证选用可也，兹不赘。

秀按：春月地气动而湿胜，故春分以后，风湿、暑湿之证多；秋月天气肃而燥胜，故秋分以后，风燥、凉燥之证多。若天气晴暖，秋阳以曝，温燥之证反多于凉燥。前哲沈目南谓《性理大全》燥属次寒，感其气者，遵《内经》燥淫所胜，平以苦温，佐以辛甘之法，主用香苏散加味。此治秋伤凉燥之方法也。喻嘉言谓《生气通天论》秋伤于燥，上逆而咳，发为痿厥，燥病之要，一言而终。即诸气膹郁，皆属于肺；诸痿喘呕，皆属于上。二条指燥病言明甚，更多属于肺之燥。至左胠①胁痛，不能转侧，嗌干面尘，身无膏泽，足外反热，腰痛筋挛，惊骇，丈夫疝，妇人少腹痛，目眜眦疮，则又燥病之本于肝，而散见不一者也，而要皆秋伤于燥之征也。故治秋燥病，须分肺、肝二脏，遵《内经》燥化于天，热反胜之之旨，一以甘寒为主，发明《内经》燥者润之之法，自制清燥救肺汤，随证加药。此治秋伤温燥之方法也。张石顽谓燥在上必乘肺经，宜千金麦门冬汤（大麦冬四钱，生桑皮、鲜生地、紫菀、鲜淡竹茹各三钱，仙半夏一钱，蜜炙麻黄五分，白桔梗八分，清炙草五分，生姜一片）。燥于下必乘大肠，须分邪实、津耗、血枯三端。邪实者，通幽润燥汤（油当归二钱五分，桃仁泥、大麻仁、生川军各一钱，生熟地各钱半，生甘草五分，杜红花一分，蜜炙升麻三分，槟榔汁二匙冲）；津耗者，异功散加减（潞党参、浙苓、蜜炙广皮、麻仁研各一钱，天麦冬各钱半，生甘草五分，沉香汁两匙冲）；血枯者，千金生地黄汤（鲜生地汁二合，麦冬汁、净白蜜各一瓢，淡竹沥两瓢，生姜汁四滴，先用生玉竹、知母、花粉、茯神、鲜地骨皮各二钱，生石膏四钱，煎取清汁，和入地冬等五汁，重汤煎十余滚服，日三夜一）或六味地黄汤加减（熟地四钱，淡苁蓉、生首乌、当归各三钱，淮药、茯苓、丹皮、泽泻各钱半）。燥在血脉，多血虚生风证，宜以滋燥养营汤（生熟地各四钱，当归、白芍各二钱，秦艽、防风各一钱，蜜炙川连六分，生甘草八分）治外，内补地黄丸（熟地、归身、白芍、生地、元参、知母、川柏、山药、萸肉、甘杞子、淡苁蓉，蜜丸，每服三钱，空心盐汤送下）治内，润燥养营为第一义。燥在阴分，多手足痿弱证，养阴药中，必加黄柏以坚之，如虎潜丸之类（盐酒蜜炙黑川柏、炙龟板、熟地各三两，知母、淮牛膝各二两，白芍、锁阳、归身、炙虎胫骨各一两五钱，炮姜五钱，醇酒为丸。痿而厥冷，加淡附片五钱，淡盐汤下三钱）。由是三说以推之，燥病初、中、末之方药，洵云大备。

廉勘：凡治燥病，先辨凉温。王孟英曰：以五气而论，则燥为凉邪。阴凝则燥，乃其本气。但秋承夏后，火之余炎未息。若火既就之，阴竭则燥，是其标气。治分温润、凉润二法。费晋卿曰：燥者，干也，对湿言之也。立秋以后，湿气去而燥气来。初秋尚热，则燥而热；深秋既凉，则燥而凉。以燥为全体，而以热与凉为之用，兼此二义，方见燥字圆活。法当清润温润。次辨虚实。叶天士先生曰：秋燥一证，颇似春月风温。温自上受，燥自上伤，均是肺先受病。但春月为病，犹是冬令固密之余，秋令感伤，恰值夏月发泄之后，其体质之虚实不同。初起治肺为急，当以辛凉甘润之方，气燥自平而愈。若果有暴凉外束，只宜葱豉汤加杏仁、苏梗、前胡、桔梗之属。延绵日久，病必入血分，须审体质证候。总之，上燥治气，下燥治血，慎勿用苦燥劫烁胃阴也。又次辨燥湿。石芾南曰：病有燥湿，药有润燥。病有风燥、凉燥、暑燥、燥火、燥郁

―――――――――――
① 胠（qū区）：腋下。

夹湿之分，药有辛润、温润、清润、咸润、润燥兼施之别。燥邪初伤肺气，气为邪阻，不能布津外通毛窍，故身无汗，寒热疼痛；又不能布津上濡清窍，下润胃肠，故口干舌燥，喉痒干咳，胸满气逆，二便不调。治者当辨燥湿二气孰轻孰重？所兼何邪（如兼风、兼寒、兼伏暑之类）？所化何邪（如化火、未化火之分）？所夹何邪（如夹水、夹痰、夹食、夹内伤之类）？对病发药，使之开通（开是由肺外达皮毛，与升散之直向上行者不同；通是由肺下达胃肠，通润通利，皆谓之通，非专指攻下言）。虽然燥病夹湿，用药最要灵活。专润燥，须防其滞湿；专渗湿，须防其益燥。必先诘其已往，以治其现在；治其现在，须顾其将来。试述其用药要略：凉燥初起，宜用辛润，开达气机为君，如杏仁、牛蒡、葱白、豆豉、前胡、桔梗之属。寒重者，加以温润，如蔻仁、橘红、生姜、红枣皮之属。邪机闭遏，在上焦，咳嗽胸满，痰黏气逆者，加以通润，宣畅上气，如远志、苏子、紫菀、百部之属；在中焦，脘闷呕恶，嗳腐吞酸者，加以消降，疏畅中气，如莱菔子、生萝卜汁、蜜炙枳实、鲜佛手之属；在下焦，里气不畅，大便燥结者，加以辛滑，通畅下气，如炒蒌皮、鲜薤白、舂砂仁拌捣郁李净仁之属。气机一开，大便自解，即汗亦自出，此皆辛中带润，自不伤津。且辛润又能行水，燥郁夹湿者宜之；辛润又能开闭，内外闭遏者宜之。若凉燥之气，搏遏湿热，内蒙清窍，神识昏迷者，急用辛开淡渗，如赖橘红、炒牛蒡、白芷、白芥子、细辛、鲜石菖蒲、连翘心、生苡仁、浙苓皮、通草、灯芯之属（查辛开上达之品，首推细辛，辛润而细，善能开达，用量多至二三分，少则一分；其次芥子、牛蒡，芥子辛润而圆，善

能流走，牛蒡辛润而香，善能开透，属子与仁，皆寓生机；又次白芷、翘心，气香味辛，质又极滑，化湿开闭，而不伤津，皆能开表，又能通里，余已历验不爽，配芦笋、鲜冬瓜子尤妙），以开气闭。气为水母，气开乃能行水；气以养神，气宣则神自清。如燥已化热，及新感温燥，宜用辛凉甘润，清宣气机。辛凉，如苏薄荷、鲜葱白、嫩桑芽、青连翘、炒牛蒡、清蒿脑、滁菊花、银花之类；甘润，如鲜茅根、鲜野菰根、活水芦笋、瓜蒌皮、雅梨皮、青蔗皮、梨汁、蔗汁、竹沥、柿霜、西瓜皮、绿豆皮、生荸荠汁、生藕汁之类。于辛润剂中酌加三四品，清润轻灵以泄其热，热泄则清肃令行，气机流利，津液运行，亦必津津化汗而解。阴虚便结者，于辛润剂中，酌加鲜生地、元参心、鲜柏子仁、大麻仁、黑芝麻、净白蜜、淡海蜇之类养阴润肠；夹湿而兼有伏暑者，于辛润剂中，酌加鲜冬瓜皮子、滑石、通草、淡竹叶等之淡滑清渗。生山栀、青蒿子、霜桑叶、鲜竹叶、丝瓜络、萝卜缨等之轻苦微燥，皆取轻清流利，以解蕴伏之暑湿。若重者，酌加姜汁、炒木通、芩、连、柏，及绵茵陈、鲜贯仲之类，苦降辛通，开化湿热。其浊热黏腻之伏邪，依附胃肠渣滓者，则攻下一法，又未可缓施。或用苦泄，如枳实汁、酒浸生军汁之类；或用咸润，如风化硝、元明粉之类；或用滑降，如泻叶、炒蒌皮、鲜圆皂仁、郁李净仁之类。但下宜适中，不可太过。且上焦邪气开通，天气下降，地气自随之以运行，又何必峻下为能乎！其有燥热窜入肌肉皮肤，发斑发疹，隐隐不现者，宜用辛凉开达，轻清芳透，如牛蒡、连翘、银花、丹皮、瓜蒌皮、青蒿脑、紫草尖、鲜大青、鲜茅根、活水芦笋、鲜卷心竹叶、灯芯、青箬叶之类。其有燥热伤阴，邪闭

心宫，舌绛无苔，神昏谵妄者，宜用清润开透，用药最要空灵，如犀角尖、鲜生地、连翘心、银花、鲜石菖薄、芦笋、梨汁、竹沥和姜汁少许之类，凉药热饮，取其流通。此治新感秋燥初、中、末用药之大法也。张禾芬曰：燥气搏湿之病，即吴鞠通所谓肺感燥气，脾伏湿邪是也，但不如喻氏燥湿二字为简当（嘉言曰：湿统四时，春曰风湿，夏曰暑湿，秋曰燥湿，冬曰寒湿）。其病秋深时最多，如秋分后天久不雨，最易剧发，人烟稠密之处尤广。若兼伏暑，病尤深重，一起即烦躁昏谵，燥渴恣饮，或闭闷无汗，或汗虽泄而邪不解，或咳血，或泄血，甚则血热肝燥，火旺生风，筋脉瘛疭，肢臂强直，目瞪口噤，舌卷囊缩，便多干结，或澼澼似痢，或初虽水泻，暴注下迫，旋即干秘，溲多赤涩，脉多沉部弦数，按之细涩。证虽险变百出，大纲亦只数端，在上焦有二，一肺之化源绝，二热闭神昏；中焦亦有二，一胃络脉绝，二脏结下痢；下焦只有一，男则精竭髓枯，女则血枯肝绝。选药制方，莫如鲜药之取效较速，其次花露，如鲜苇茎、鲜菊叶、鲜忍冬藤叶、鲜枇杷叶、鲜淡竹叶、鲜大青叶、鲜桑芽、鲜梨皮、鲜橘叶、鲜青蒿叶等之轻清气燥；生萝卜汁、生梨汁、淡竹沥、鲜石菖蒲汁等之清化燥痰，辛润开闭；鲜茅根、鲜大青、鲜益母草、鲜生地、鲜马鞭草、生藕汁、西瓜汁、金汁、童便等之凉血通瘀，解毒透斑；鲜石斛、蔗浆、鲜稻穗露、鸡肉露、熟地露等之滋养胃汁；生地果、淡海蜇等之咸润肠燥，皆燥热病中有利无病之品。至若燥气夹湿，是湿为地气，燥为天气，天气能包地气，先当以治燥为急，燥邪一解，湿开热透，自然随出。惟虚损体复感燥邪，势尤危险，初治以润肺养液清络泄热为主，既不能过事透

表，亦不得径投滋补；继进甘润养胃，以存阴液，虚甚者，气结津枯，清润又非所宜，必得温润甘燥，如淡苁蓉、熟玉竹、菟丝子、枸杞、熟地、阿胶、鹿胶之类，方为中窍。虚燥治法，大率类此。燥门述此诸法方药，洵云全备。中惟脾湿肾燥一证，外感夹内伤者居多。外感多由于湿热未尽，阴液先伤；内伤多由于酒湿伤脾，色欲伤肾。外感已属难治，其证口干不渴，饮亦不能滋干，骨节隐痛不舒，尿亦赤涩不利。此时渗湿则劫阴，救阴则助湿，治必养阴逐湿，润燥合宜。予每参用薛、王两法，以元米煎合参斛冬瓜汤（北沙参六钱，黄草川斛四钱，炒麦冬钱半，炒香枇杷叶四钱，带子丝瓜络、建兰叶各三钱，先用糯米泔水泡生於术三钱，隔六小时，去术，取米泔水，煎鲜冬瓜皮、子各二两，熬取清汤，代水煎药），尚多应手。内伤尤为难治，有脾湿下流，阳损及阴者，其证肢懈气堕，肠鸣肾泄，夜发内热，腰酸尿少，每用仲淳脾肾双补法奏功（潞党参、炒莲肉、淮山药、炒扁豆、煨肉果、带壳春砂、炒白芍、炒车前、盐水炒补骨脂、五味子、菟丝子、巴戟肉，为丸如绿豆大，每服八分至一钱，空心临卧服）；有肾燥不合，阴损及阳者，其证泄泻如注，里急后重，头晕气促，六脉两尺部无神，舌色淡红而干，每用慎斋润肾固气法取效（淡苁蓉三钱，太子参、生芍各一钱，归身、五味子各八分，炙草六分，炮姜二分）。又有湿袭精窍，阴虚多火者，其证腰酸背热，脚跟热痛，两足痿弱难行，男子精热自遗，女子带多稠黏，每用虎潜丸及加味二妙丸以渐图功；更有纵恣酒色，湿热酿痰，虚火时升，上实下虚者，其证头晕面赤，痰嗽喘逆，胸胁虚痞，周身酸痛，腰足尤疼，甚则痿厥，每用六味地黄汤加生捣左牡蛎，

冲竹沥、姜汁、童便，送下猴枣（二三分），或吞黑锡丹（一二分），缓图收功；更有阴虚气滞，脾湿肝火，酿痰上壅者，其证嗽痰白黏，气逆胸闷，口渴善呕，四肢倦懈，舌绛似干，上罩垢浊薄苔，脉左细数，每用自制七汁饮，人乳、梨汁、竹沥、广郁金汁、甜酱油、茄楠香汁、解郁草根子捣汁（其根下子形似麦冬，色白味甘，性凉质润，滋养肺胃，较麦冬为优），屡收敏效。总之，阳虚多湿，气不化津，由阴结而致肾燥者，证多食少脉微，大便闭结，俞氏金匮肾气汤加减，曾用有验，然不多见。惟阴虚挟湿，因燥利太过，湿竭化燥，肾水亏而肝火鸱张，上则烁肺咳血，下则逼动冲任，男子遗精梦泄，女子带多髓枯，酿成下损痿厥重证，数见不鲜。多由外感而做成内伤，非柔润静药，及血肉有情之品，大剂滋填不可。

## 第十四节　冬温伤寒

一名客寒包火，俗称冷温。

**【因】**冬初晴暖，气候温燥，故俗称十月为小阳春。吸受其气，首先犯肺，复感冷风而发者，此为新感，病浅而轻；若冬温引动伏暑内发者，此为伏气，病深而重。必先辨其为冬温兼寒，冬温伏暑，以清界限，此为临病求原之必要。

**【证】**冬温兼寒，初起头痛身热，鼻塞流涕，咳嗽气逆，咽干痰结，始虽怕风恶寒，继即不恶寒而恶热，心烦口渴，甚或齿疼喉痛，胸闷胁疼，舌苔先白后黄，边尖渐红，望之似润，扪之戟手。冬温伏暑，一起即头痛壮热，咳嗽烦渴，或无汗恶风，或自汗恶热，始虽咽痛，继即下利，甚则目赤唇红，咳血便脓，肢厥胸闷，神昏谵语，或不语如尸厥，手足瘈疭，状若惊痫，胸腹灼热，大便燥结，溲短赤涩，剧则男子阴精自遗，女子带多血崩，甚或冲咳冲呃，或冲厥，舌多鲜红、深红，甚则紫红、干红，起刺开裂，或夹黑点，或夹灰黑。

**【脉】**右浮滑数，左浮弦微紧者，张石顽所谓先受冬温，更加严寒外遏，世俗通称寒包火是也。两寸独数，或两关尺沉弦小数者，此新感冬温引发伏暑，《内经》所谓阴气先伤，阳气独发，乃冬令温燥之重证也。

**【治】**冬温兼寒者，先与葱豉桔梗汤加瓜蒌皮（二钱至三钱）、川贝母（三钱至五钱），辛凉宣肺以解表。表解寒除，胁痛咳血者，桑丹泻白汤加地锦（五钱）、竹沥、梨汁（各两瓢，冲），泻火清金以保肺。喉痛齿疼者，竹叶石膏汤去半夏，加制月石（四分至五分）、青箬叶（三钱至五钱）、大青叶（四钱至五钱）、元参（三钱至四钱），外吹加味冰硼散，辛甘咸润以肃清肺胃。终与七鲜育阴汤，滋养津液以善后。若冬温兼伏暑，病较秋燥伏暑，尤为晚发而深重，初起无汗恶风者，先与辛凉透邪。血虚者，七味葱白汤；阴虚者，加减葳蕤汤，使其阴气外溢，絷絷微汗以解表。表解而伏暑内溃，咽痛下利，口干舌燥者，伏暑内陷少阴心肾也，猪肤汤加鸡子白（两枚）、鲜茅根（一两）、茄楠香汁（四匙，冲），甘咸救阴以清热。神识昏蒙，谵语或不语者，伏暑内陷手厥阴包络也。若痰迷清窍，玳瑁郁金汤以开透之；瘀塞心孔，犀角清络饮以开透之；痰瘀互结清窍，犀羚三汁饮以开透之。痉厥并臻，状如惊痫者，伏暑内陷足厥阴肝脏也，羚角钩藤汤加紫雪，熄风开窍以急救之。目赤唇红，咳血便脓者，加味白头翁汤加竹茹、地锦（各五钱）、大青叶、滁菊花（各三钱）、白茅根（二两），清肝坚肠以并治之。男子精遗梦泄，女子带多血崩者，伏暑下陷冲任也，滋任益阴煎加醋炒白芍（四钱）、东白薇（五钱）、陈阿胶（三钱）、清童便（一杯冲），清滋冲任以封固之。甚则冲咳、冲呃、冲厥者，伏暑夹冲气上逆也，新加玉女煎，清肝镇冲以降纳之；冲平气纳，终用清肝益肾汤以滋潜之。若胸腹灼热，便闭溲赤者，伏暑里结胃肠也，养荣承气汤，润燥泄热以微下之；阴液已枯者，张氏济川煎去升麻，加雪羹（煎汤代水），增液润肠以滑降之。此皆为阴虚多火者而设。若肥人多湿，虽感冬温伏暑，仍多湿遏热伏者，法当芳透淡渗，温化清宣，大橘皮汤去官桂、槟榔，加焦山栀、青连翘（各三钱）、活水芦笋（二两）、灯芯（五分）、北细辛（二分，煎汤代水），湿开热透；继用增减黄连泻心汤，苦降辛通，甘淡渗湿以肃清之。食积便闭者，加枳实导滞丸缓下之；痰涎上壅者，加控涎丹逐下之。终以香砂二陈汤，加黄草川斛（三钱）、鲜石菖蒲（一钱）、拌炒生谷芽（三钱）、金橘脯（两枚），温健胃气以善后。若湿去燥来，肺胃阴气不足者，当以金匮麦门冬汤，加鲜稻露（一两）、蔗浆（两瓢同冲），清养气液以善后。若初起自汗恶热者，即当清解伏暑，竹叶石膏汤去半夏，加野菰根（二两）、鲜茅根（一两，去皮）、灯芯（五分），余与前同。但冬温变证甚多，详参诸温证治可也。

秀按：冬行春令，反有非节之暖，感其气而病者，名曰冬温，较春温症尤为燥热。罗谦甫主用阳旦汤（即桂枝汤加黄芩）加桔梗、葳蕤，张石顽主用阳旦汤加麻黄、石膏，皆治先感冬温，又被风寒所遏，外寒内热之证。温邪上受，冷食内服者，又主阴旦汤（即千金阳旦汤加干姜），以治外热内寒。然皆治体质素寒，忽受冬温之病。若素体阴虚，虽有芩、膏、姜、桂，究难浪用。俞君证治详明，药方细切，可谓冬温正宗之法矣。

廉勘：前哲皆谓冬月多正伤寒证，以予历验，亦不尽然，最多冬温兼寒，即客寒包火。首先犯肺之证，轻则桑菊饮（霜桑叶、苇茎各二钱，滁菊花、光杏仁、青连翘各钱半，苏薄荷、桔梗、生甘草各八分）加麻黄（蜜炙，三分至七分）、瓜蒌皮（二钱至三钱），或桑杏清肺汤（霜桑叶、瓜蒌皮、蜜炙枇杷叶各三钱，光杏仁、川贝、炒牛蒡各二钱，桂兜铃、桔梗各一钱）加鲜葱白（三枚）、淡香豉（三钱）；重则麻杏石甘汤、越婢加半夏汤，随证加味，间有用大青龙汤、小青龙汤加石膏者。从合信氏冬多肺病看法，大旨以辛凉开肺为主。若膏粱体，阴虚多火，温燥伤肺，轻者患风火喉症，吴氏普济消毒饮加减（苏薄荷一钱，银花、连翘、牛蒡各二钱，鲜大青、瓜蒌皮、川贝、青箬叶各三钱，元参二钱至三钱，金锁匙①八分，金线重楼②磨汁四匙冲，先用生莱菔二两，生橄榄三枚，煎汤代水），辛凉轻清以解毒，外吹加味冰硼散；重者患烂白喉症，养阴清肺汤（鲜生地一两，元参八钱，麦冬六钱，川贝、白芍、丹皮各四钱，苏薄荷三钱，生甘草二钱，加冬雪水煎药），加制月石（六分至八分）、鸡子白（二枚），辛凉甘润以防腐，外吹烂喉锡类散，亦皆治肺以清喉之法。若冬温兼伏暑晚发，则邪伏既久且深，阴液先伤，气机亦钝，治法惟凉血清火，宣气透邪为扼要，而宣气尤为首务，未有气不宣而血热能清，伏火能解者。但宣气之法，非香、苏所能疏，非参、芪所能托，惟藉辛凉芳透，轻清灵通之品，多

---

① 金锁匙：朱砂根。
② 金线重楼：七叶一枝花。

用鲜药，精选秋燥门张石顽所论诸药，对症酌量，配合为剂。次渐苏醒其气机，清宣其血络，搜剔其伏邪，始可图功。若稍一孟晋①，非火闭即气脱，非气脱即液涸，全在临证者，审病须兼众证，与脉舌并审，不可专指一症为据也。平素精研药法，庶可得其巧妙，质诸宗匠，然乎否也。至若俞公治则，深得此中三昧，足补刘（河间）、罗（谦甫）、陶（节庵）、张（石顽）所未备，可为冬温证别开生面，独阐心法者矣。

## 第十五节　大头伤寒

一名大头瘟，俗称大头风，通称风温时毒。

【因】风温将发，更感时毒，乃天行之疠气。感其气而发者，故名大头天行病。又系风毒，故名大头风；状如伤寒，故名大头伤寒；病多互相传染，长幼相似，故通称大头瘟。多发于春冬雨季，间有暑风挟湿热气蒸，亦多发此病。人体手足六经，惟三阳与厥阴诸经，皆上头面清窍，必先辨其为太阳时毒、少阳时毒、阳明时毒、厥阴时毒、三阳同受时毒、少厥并受时毒，分际斯清。

【证】太阳时毒，初起头项强痛，身热体重，憎寒恶风，继即头脑项下胀大，并耳后赤肿。少阳时毒，一起即寒热往来，口苦咽干，胸胁满闷，隐隐见疹，两耳上下前后硬肿而痛，两额角旁亦皆红肿，甚或咽喉不利，喉肿而痹；阳明时毒，一起即壮热气喘，口干舌燥，咽痛喉肿，额上面部，嫩赤而肿，或发疱疮，斑点隐隐，目肿难开；厥阴时毒，一起即头痛吐涎，巅顶尤疼，寒热类疟，一身筋挛，手足微厥，面青目赤，耳聋颊肿，腮颐亦皆肿硬而疼，胸满呕逆，甚则状如惊痫，时发瘛疭，上为喉痹，下便脓血。若

三阳同受时毒，则头面耳目鼻与咽喉，皆发红肿热痛；少、厥并受时毒，则巅顶及两耳上下前后，尤为嫩赤肿疼，呕吐酸苦，或兼吐蛔，甚则两胁剧疼，疼甚则厥，厥后发痉。其舌苔，在太阳，苔虽薄白，舌色反红，或白薄而燥刺，边尖俱红；少阳则红多白少，或夹灰黄杂色，甚或白如积粉，边沿色红而紫；阳明则舌苔正黄，黄而薄腻，甚或深黄厚腻，间夹灰黑，或老黄焦黑，多起芒刺；三阳同受，多舌赤苔黄，或夹灰点黑刺；少、厥并受，更多舌色紫红，甚或焦紫起刺。

【脉】左浮弦而盛者，太阳经受时毒也；左浮弦搏数者，少阳经受时毒也；右不甚浮，按之洪盛搏数，右大于左者，阳明经受时毒也；左右浮沉俱盛，按之弦洪搏数者，三阳经同受时毒也；左浮弦搏数，右洪盛滑数者，少、厥两经并受时毒也，此即东垣所谓大头伤寒，风毒邪热客于心肺之间，上攻头面为肿是也。然《经》谓风气通于肝，肝脉直上巅顶，往往少阳火旺，搏动肝风，风助火势，火假风威，外风引起内风，而为死生反掌之危候也。

【治】法当内外并治。治之速，十全七八；不速治，十死八九。内治，以辛凉发散，宣气解毒为主。轻则葱豉桔梗汤加牛蒡、银花、大青（各三钱）、蝉蜕（钱半），先用三豆汤（生绿豆一两，大黑豆六钱，杜赤豆四钱，青荷叶一圈）代水煎药；重则用通圣消毒散加减（荆芥、防风、川芎、白芷各一钱，银花、连翘、牛蒡、薄荷、焦栀、滑石各二钱，风化硝、酒炒生锦纹、苦桔梗、生甘草各五分，先用犀角尖一钱，大青叶五钱，鲜葱白三枚，淡香豉四钱，活水芦笋二两，鲜

---

① 孟晋：努力进取。

紫背浮萍三钱，用蜡雪水煎汤代水，重则日服二剂，夜服一剂，药须开水略煎），疏风解表以宣上。上焦宣化，热毒尚盛，便结尿涩者，继与解毒承气汤，三焦分消以逐毒。毒去热减，终与清燥养营汤加鲜茅根（一两）、西洋参（二钱），清养气液以善后。若少、厥并受，时毒大盛，风火交煽，痉厥兼臻者，速与羚角钩藤汤加犀角汁（二瓢）、金汁（二两）、童便（一杯冲）、紫雪（五分至八分），泻火熄风以消毒。继与七鲜育阴汤，清滋津液以善后。外治，以细针遍刺肿处（用绣花极细引针三十六支，用线扎成圆大空灵一支，医必预备应用），先放紫血，继放黄涎，泄出血毒以消肿。即用清凉救苦散（芙蓉叶、二桑叶、白芷、白及、白蔹、生军、川连、川柏、腰黄、乳香、没药、杜赤豆、草河车、制月石各二钱，共为末，蜜水调，肿处频扫之），涂敷肿处以退火。咽痛喉痹者，急用生桐油和皂荚末少许，白鹅翎蘸以扫喉，探吐痰涎以开痹，继吹加味冰硼散以退肿，终用土牛膝汁二瓢和开水一碗，调入制月石二钱，紫雪二分，俟其烊化，频频含漱以祛腐。总之，此毒先肿鼻，次肿耳，从耳至头上，络脑后，结块则止，不散，必成脓。故必内外兼治，始能消散。切忌骤用苦寒，如东垣普济消毒饮之芩、连并用，亦禁浪用辛热，如节庵荆防败毒散之羌、独二活，贻误颇多，学人慎毋拘守成方也。

秀按：元泰和二年四月，民多疫病，初觉憎寒壮热体重，次传头面肿甚，目不能开，咽喉不利，气逆上喘，口燥舌干，俗云大头伤寒，染之多不救。医以承气汤加蓝根，屡下莫能愈。东垣遂创制一方，名普济消毒饮，施其方，全活甚众。方下自诠，谓身半以上，天之气也，疫毒既客于心肺之间，上攻头面为肿。故用芩、连

各五钱，苦寒泻心肺之火；元参二钱，连翘、马勃、鼠粘子、板蓝根各一钱，苦辛平清火散肿消毒；僵蚕七分，清痰利膈；甘草二钱以缓之；桔梗三分以载之；升麻七分，升气于右；柴胡五分，升气于左；气虚而滞者，用人参二钱以补虚，佐陈皮二钱以疏气；便闭者加酒煨大黄。共为细末，半用汤调，时时服之；半用蜜丸噙化，以适其病所。其方意服法均巧，宜乎刻石以传世。厥后罗谦甫仿制一方，名既济解毒汤，只多一味当归，少元参、马勃、牛蒡、板蓝根四味，与李方大同小异，惟遵《难经》畜则肿热，以注射之法于肿上，约正十余刺，血出紫黑如露珠状，顷时肿痛消散，足为后学师范，洵堪效法。故俞君内外并治，奏功愈捷。

廉勘：普济消毒饮，吴鞠通去升、柴、芩、连，加银花一味，新定用量以治内（银花、连翘、元参、桔梗各一两，板蓝根、僵蚕、生甘草各五钱，荆芥、薄荷各三钱，牛蒡子六钱，马勃四钱，共为粗末，轻服六钱，重服八钱，鲜芦根汤煎，去渣，约二时一服），外用水仙膏（水仙花根剥去老赤皮与根须，入小石白内捣如膏，敷肿处，中留一孔，出热气，干则易之，以皮上生黍米大小黄疮为度）、三黄二香散（川连、川柏、生大黄各一两，乳香、没药各五钱，共研细末，初用陈茶汁调敷，干则易之，继用香油调敷，以泻火定痛）以治外。神昏谵语者，先与安宫牛黄丸、紫雪丹之属，继以清宫汤（元参心、连心麦冬各三钱，竹叶卷心、连翘心、犀角磨汁各二钱，莲子心五分），热痰盛，加竹沥、梨汁各五匙；咳痰不清，加瓜蒌皮钱半；热毒盛，加金汁一两，人中黄钱半；渐欲神昏，加银花三钱，荷叶二钱，鲜石菖蒲一钱。程钟龄谓风火郁热成大头瘟，初起宜以加味甘桔汤

（甘、桔、荆、薄、蒡、贝、柴胡、丹皮）清散之，散而不去，则用普济消毒饮以清之。若肿势极盛，兼用砭法。观此二说，治法尚稳，但不及俞法之约而赅，效力速。

## 第十六节　黄耳伤寒

【因】风温时毒，先犯少阳，续感暴寒而发，乃太少两阳合病，状类伤寒，以其两耳发黄，故见形定名曰黄耳伤寒。其病多发于春令。

【证】发热恶寒，脊强背直，状如刚痉，两耳叶黄，耳中策策作痛。继则耳鸣失聪，赤肿流脓，舌苔白中带红，继即纯红起刺。

【脉】左浮弦，右浮数者，此石顽称为太阳类伤寒，实则外寒搏动内热，两阳合病之时毒也。

【治】法当内外兼施。内治，以荆防败毒散加减（方药服法载前疫疟门中），辛散风毒以解表。表解痉止，少阳相火犹盛，耳中肿痛者，继与新加木贼煎去葱白，加连翘、牛蒡（各二钱）、大青（三钱）、生绿豆（一两）、杜赤豆（四钱，二味煎汤代水），辛凉解毒以清火。火清毒解，尚觉耳鸣时闭者，终以聪耳达郁汤（冬桑叶、夏枯草、鲜竹茹、焦山栀、碧玉散、鲜生地各二钱，女贞子三钱，生甘草四分，鲜石菖蒲汁四匙，冲），肃清余热以善后。外治，以开水泡制月石（二钱），和入鲜薄荷汁、苦参、青木香磨汁（各两匙），时灌耳中，清火解毒以止痛。

秀按：黄耳伤寒，非正伤寒也，乃风温时毒类伤寒耳。故石顽老人谓风入于肾，从肾开窍于耳立言。方用小续命汤去附子，加僵蚕、天麻、蔓荆子、白附子，以驱深入之恶风，更以苦参及骨碎补取汁滴耳中，清其火以止痛。俞君谓风温时毒先犯少阳，从胆经亦络于耳立言。推其意，由太阳经外寒搏束，少阳火郁不得发泄，故窜入耳中作痛。耳轮发黄，犹之阳明经湿热郁蒸，热不得从汗越，身必发黄，其病理一也。故治以辛凉发散，疏风解毒为首要，遵《内经》火郁发之之法。方亦清灵可喜，虽从浅一层立法，而对症发药，似较张法为稳健。盖以小续命汤之人参、姜、桂，时毒症究难浪用，后学宁从俞而不必从张也。

廉勘：黄耳伤寒，前清光绪己丑年四五月间，经过七人，皆四乡藜藿体。其证两耳红肿黄亮，扪之燆热而痛，两腮亦红肿痛甚，耳中望之红肿，时有黄涎流出，筑筑然疼，声如蝉噪，两目白，及眼睑亦皆发黄，身热体痛，恶寒无汗，背脊拘挛串痛，强直难伸，不能转侧，尿短赤涩，脉右濡滞，左浮弦略紧，舌苔白腻带黄，边尖俱红。断其病由风热挟湿温时毒，作流行性中耳炎治，以麻黄连翘赤小豆汤加味（蜜炙麻黄五分，光杏仁三钱，连须生葱白两枚，淡香豉三钱，银花、连翘、牛蒡各二钱，焦山栀、紫荆皮、梓白皮各三钱，先用杜赤小豆四钱，生绿豆、绵茵陈各八钱，煎汤代水），送下聪耳芦荟丸（生熟川军、芦荟、青黛、柴胡各五钱，龙胆草、黄芩、山栀、当归、青皮各一两，青木香、杜胆星各二钱，当门子五分，神曲糊丸，每服八分至一钱），辛凉开达，疏风散寒以发表，苦寒清利，解毒泻火以治里。外用清涤耳毒水（硼酸二钱，盐剥一钱，开水九两，烊化）以灌耳，清耳五仙散（猪胆汁炒川柏一钱，酒炒杜红花三分，制月石七分，冰片一厘，薄荷霜二厘，共研极匀，瓷瓶收藏）以吹耳，更以盐鸭蛋灰拌捣天荷叶，涂布耳叶两腮以消肿退炎。似此表里双解，内外并治，速则一候，缓则两候，七人皆愈。与俞法异曲同工，屡收成绩。

## 第十七节　赤膈伤寒

【因】风温时毒，先犯少阳阳明，续被暴寒搏动而发，乃三阳合病，状类伤寒，以其胸膈赤肿热痛，故见形定名曰赤膈伤寒，病亦多发于春令。

【证】初起先发热恶寒，头疼身痛，继即胸膈焮赤肿疼，甚或外发紫疱，舌苔边红，中黄糙起刺，甚或黄中夹现黑点。若胸中剧疼，口秽喷人，痰嗽气喘，咯出浊唾腥臭者，毒已内陷伤肺，欲酿内痈，舌苔多白厚起腐。

【脉】左浮弦急数，右洪盛弦滑者，张石顽所谓赤膈属少阳风热，非正伤寒，实则二阳合病之风温时毒，猝被太阳客寒引动而发也。

【治】法当内外兼施。内治，轻则荆防败毒散加减，冲犀角汁（一瓢）、金汁（一两）；重则通圣消毒散加减（方载大头伤寒治法中），表里双解以逐毒。表证已退，内火尚盛，神昏谵语，便闭尿涩者，急用解毒承气汤加紫雪，泻火逐毒以清神。若呓语痉厥，暴注下迫者，急以犀羚竹石汤（犀角八分，羚角一钱，鲜竹叶心三钱，石膏六钱，赤芍、连翘、紫草各二钱，银花露二两，冲），调下至宝丹（一粒），泻火熄风以清心。若二便已利，神识亦清，尚咳出浊痰腥臭，甚或吐脓，胸中犹隐隐痛，舌苔白腐满布，脉右寸滑数而实，时毒伤肺成痈者，急用加味苇茎汤（生苡仁五钱，瓜蒌仁四钱，光桃仁、川贝母、甘草节各钱半，银花、连翘各二钱，制月石八分，陈芥菜卤两瓢，冲，先用活水芦根、鲜菩提根、鲜冬瓜皮子各二两，煎汤代水），降气行血以宣肺痹，败脓去腐以清肺毒。毒除痛止，而肺火不清者，继与桑丹泻白汤，加野百合（钱半）、白及、合欢皮（各一钱）、鲜野菰根（二两）、鲜白茅根、鲜菩提根（各一两，上三味煎汤代水），凉泻肺中之伏火，清敛肺脏之溃穴。终与二冬二母散，加西洋参、绵芪皮（各钱半）、鲜石斛（四钱），清养气液以善后。外治，以细银针刺肿处出紫血，即以薄棉拭干滋水，随用解毒清凉散（芙蓉叶、大青叶各五钱，青黛、人中黄各二钱，共研末，鲜菊叶、天荷叶捣汁调匀用）涂敷之，泄其热毒以消肿，使其速愈。

秀按：石顽老人治此证，初以荆防败毒散去参（荆芥、防风各钱半，柴胡、前胡、羌活、独活、枳壳、桔梗、牛蒡、薄荷、赤苓、川芎、甘中黄各一钱，临服冲金汁一杯），加条芩、川连、犀角、紫荆皮为主。表证退，便燥结者，以凉膈散为主。若有半表半里证者，小柴胡汤去参，加枳、桔，又以棱针刺血泄毒。大旨与俞法相同。惟毒陷伤肺，酿成内痈，大抵由病家初起失治，继由医家纵横杂治所致。或由肺痈外溃，胸前遂赤肿发疱。果如是，则俞、张荆防败毒散加减，亦不适当，甚矣，临病辨证之难乎其难也。

廉勘：赤膈伤寒，如张石顽、俞根初两前哲所述病状，显然内痈伤寒，外科诊治者居多。若先由肺痈，而后胸胁赤肿发疱者，曾经治愈四人矣。均仿洄溪老人肺痈法例，幸而收功。徐氏曰：肺痈病，脓已成者，《金匮》虽云始萌可救，脓成则死，然多方治之，竟有生者。盖予平日因此证甚多，集唐人以来治肺痈之法，用甘凉之药以清其火，滋润之药以养其血，滑降之药以祛其痰，芳香之药以通其气，更以珠黄之药解其毒，金石之药填其空，兼数法而行之，屡试必效。此真肺痈正治之良法，而非自炫其能之谎语也。惟《徐氏医案》往往有法无药，此亦巧于藏拙。一则避后人吹毛求疵，一则欲后学勤求古训，博采众方之深意耳。今年秋，吾绍司令部中一卫兵，处州人，姓陈名士卿者，夏初患肺病，军医官陈君景仲（上海同济德医学校毕业，据部中一般人说，西医学研究颇精），屡服西药，痰嗽病终莫能愈。夏末初秋，患暑湿兼寒夹食，经军医官连诊两旬，多方救疗，病终日重一日，已达极点，遂断其必死不治，决口覆绝。军政执法官吴炳墀先生（夏患暑湿，三诊即愈，信用其深），力邀廉诊治，持第一营王连长名片特请，至则看病人面赤如朱，胸膈赤肿，昏厥不语，已五昼夜，口秽喷人，唇焦齿黑，目瞪口噤，四肢厥冷，按其胸腹，灼热异常，大便水泻如注，臭秽难闻，尿短赤涩，脐间冲脉，动跃震手。诊其脉两寸陷下似伏，两关尺沉弦搏数，愈按愈盛。抉其口，望其舌，焦紫起刺，层层黑晕。遂以华氏表[①]检验温度，已达一百另五度。遂断为暑湿病中之坏热证，对王连长云，病势凶险已极，必须大开大下，力图一线之生机，或可急救。王连长答以军医官已经面复，决其必死，断难幸免，既请先生诊治，惟命是从。遂立俞氏解毒承气汤，加紫雪（九分），合三物白散（一分。方用桔梗五分，川贝四分，巴霜一分），嘱药肆现研匀细，以药汤频频调下。进一煎后，时隔四点多钟，毫无变动。又进次煎，毕，即大吐臭痰一瓯，乃开言，云腹中如锥刺，或如刀割，疼剧不可忍。同人为其抚摩一句钟，乃大泻黑垢一滩。次日上午又邀诊视，察其脉两寸起而数促，关尺如昨，舌苔只退黑晕一层，二便均闭，躁则狂言乱话，静则独语而笑，温度计仅退一度，惟四肢不厥而转温。于原方略为加减，去紫雪及三物白散，加犀角汁一瓢（约计一钱），鲜车前草汁一瓢，与金汁和匀同冲，安宫牛黄丸一颗，生锦纹又加二钱。

服两煎后，连下黑垢两次，热度昏谵依然，咳吐臭痰如米粥状，则加多矣，满屋臭不可闻，同人皆为之掩鼻。从此连诊七日，皆从前方加减，或减安宫牛黄丸，加王孟英新定牛黄清心丸，或仍用紫雪（四分）合绛雪（一分），或减西瓜硝，加风化硝。臭痰日吐两瓯，黑垢一日一次，多则两次，惟小便逐次加多，色终紫赤浑浊，温度退至百另一度半，昏谵犹多，清晨时神识较清，略能应对一二语，脉搏数而不弦，脐中冲动渐减，舌苔白腐满布，略现黑点。约计生川军已服至三两，金汁已有九两，紫雪服至二钱余分，牛黄丸等服至六颗。外感之暑湿食滞，已去大半。乃一意疗其肺痈，改与俞氏加味苇茎汤磨冲太乙紫金丹（一颗），遵徐氏甘凉清火，芳香通气之法，连诊五日，皆从此方加减。去紫金丹，加紫金片，或加新绛、旋覆、橘络，通其肺络；或加竹沥、梨汁、鲜石菖蒲汁，豁其臭痰；或加制月石、甘中黄、尿浸石膏，解其毒以防腐。连诊五日，忽然寒战壮热，手足躁扰，头面胸背遍发黑斑疱疮，而胸膈赤肿始退，臭痰全无，日吐白痰两瓯，或痰中带脓，或夹紫血，如丝如珠，谵语大减，神识转清，但睡醒后，仍有昏言，面唇转白，体亦憔悴，脉搏小数微弦，舌苔白腐大减，胃动思食，口燥善饮。改用顾晓澜八汁饮去西瓜汁、荷叶汁（甘蔗汁、藕汁、梨汁、芦根汁、鲜生地汁、鲜茅根汁各一酒杯，重汤炖，温服），加麦冬汁（二匙）、淡竹沥（二瓢）、解郁草根汁（一瓢），甘润养胃，以补其血。连服四剂，胃口大开，每餐食粥一大瓯，日夜须服五餐，而痰中血丝、血珠，终不能除，胸中尚隐隐痛，大便已转嫩黄，时溏时

---

① 华氏表；原作"摄氏表"，据文义改。

燥。改用《古今录验》桔梗汤（白桔梗、生甘节、归身、白术各一钱，生苡仁五钱，生桑皮三钱，细生地二钱，败酱草八分），加北沙参（四钱）、甜石莲（钱半，杵），双补肺脾以清余毒。另服王氏圣灵丹加减（珠粉、西黄各三分，琥珀六分，滴乳石、制月石、尿浸石膏各一钱，没石子、辰砂各五分，各药研细，入磨坊中倒挂飞面丝五钱五分，研和极匀，妙在飞面丝善走肺中细管），每用五分，以鲜茅根、鲜菩提根（各一两），煎汤送下，日夜各一服。服完，胸痛止，痰血除，益信徐氏珠黄等品解其毒，金石等药填其空之说，精确不磨也。且知马培之麝香走窜，盗泄真气，肺痈忌服之说，亦难拘执也。终以金匮麦门冬汤，加霍石斛、生玉竹各三钱，气液双补以善后。幸而其人年壮体实，病乃霍然，起居饮食如常矣。陈君医官乃叹为奇事，始信中医学之确有研究价值也。已将前后方案一一全录，请省城高等军医长，穷究治疗方法之理由，俾便中西医学之沟通，殆亦国医学保存之一转机欤（此部中各兵士亲对予言，异口同声，谅非虚语）。

## 第十八节　发斑伤寒

【因】凡伤寒当汗不汗，当下不下，热毒蕴于胃中，血热气盛，从肌透肤而外溃，乃发斑。即温毒、热病，发斑者，亦由于血热毒盛而发，此皆谓之阳证发斑。有斑疹并发者，甚有斑疮并发者，鲜红者为胃热，紫红者为热甚，紫黑者为胃烂。先发于胸背、两胁、脘腹，续发于头面、项颈、四肢。若先由房劳太过，内伤肾阴，及凉遏太过，如多服凉药，恣食生冷等，内伤脾阳，一经新感寒气，逼其无根失守之火，上熏肺经，浮游于皮肤而发点者，此皆谓之阴证发斑，亦谓之虚斑。其形如蚊蚤虱咬痕，稀少而色多淡红，或淡白微红，亦有淡黑色而仅发于两腰小腹之间者。故发斑必察其虚、实、寒、热四端，为临病求源之首要。

【证】阳证发斑，新感伤寒为轻，伏气热病较重，时行温毒尤重。伤寒应汗失汗，其斑当欲出未出之际，证尚头疼体痛，壮热无汗，微恶风寒，胸闷不舒，舌苔黄白相兼，或白薄微燥，边尖已红；应下失下，其斑当欲出未透之时，证必热壮脘闷，躁扰不安，头疼鼻干，咽干口燥，呻吟不寐，便闭尿涩，舌苔由白转黄，轻则嫩黄薄腻，重则深黄带灰。热病发斑，急则发热一二日便出，缓亦发热四五日而出。浅则鲜红起发，松浮皮面；深则紫赤稠密，坚束有根。证必胸膈烦闷，热壮神昏，呕恶不纳，咽痛喉肿，渴喜冷饮，口秽喷人，舌苔正黄。轻浅者，黄而糙涩，舌质鲜红；深重者，黄夹灰点，舌本紫红。温毒发斑，当斑毒内伏之际，证反身热不扬，神识不清，糊言妄笑，甚或昏厥如尸，舌苔灰黑，中心黑晕。在斑毒暴出之时，每多斑疹并发，或斑夹疱疮，剧则皮肤统红。斑如针头稠密，紫黑成片，或杂烂斑黑烂，证必面红咽痛，喉疼赤肿，甚则起腐，目赤唇焦，脘闷烦灼，大渴引饮，口开吹气，臭秽喷人，耳聋足冷，便闭尿赤，神昏谵语，甚或不语如尸厥，舌紫苔黄，或黄腻带灰，甚则焦紫起瓣，或见黑晕，此皆发斑浅深轻重之阳证，有实无虚。若阴证发斑，皆属内伤夹外感。内伤脾阳者，斑点隐隐而稀，色多淡红，或夹淡灰，或夹㿠白，多则六七点，少则三五点，形如蚊迹，只见于手足，或略见于腹部，似斑而实为细疹。证多四肢厥冷，神倦嗜卧，喜向里睡，神识似寐非寐，乍清乍昧，声低息短，少气懒言，大便多溏，尿色清白，或淡黄，舌苔白而嫩滑，或胖嫩而黑润。内伤肾阴者，斑多淡黑而枯，或淡白而嫩，多者十余点，少者八九点，多发于两腰及少腹部，证多头晕目眩，或头重难举，或目闭畏光，耳鸣似聋，两颧嫩红，腰酸足冷，精神衰弱，五液干枯，甚则筋惕肉𥆧，手足微微瘈疭，男多精滑梦遗，女多带下腰重，舌形圆嫩胖大，苔色淡黑而少津，或舌红而苔如烟煤隐隐，或舌紫绛而圆，虽干无刺，或紫而鲜润，间有微白苔，此皆似斑非斑之阴证，多虚少实。总之，发斑形状，并无点粒高起，以手摸之，皆平贴于皮肉之间，不拘或大或小，总无碍手之质，但有触目之形。红色成片，稠如锦纹者，属胃热血毒，毒盛者色红而紫，毒重者色黑而青；色淡不鲜稀如蚊迹者，属虚多邪少，气虚者色淡微红，阴虚者色淡微黑。必先辨其病状之寒热虚实，以定病势之轻重吉凶。

【脉】左浮弦而急，右浮洪而滑者，此客寒包火，当汗不汗，热毒乘隙而发斑也；右洪盛滑数，数大过于左手者，此胃热大盛，当下不下，火毒外溃而发斑也。右长大滑数，左亦浮弦搏数者，此胃中血热大盛，毒邪传遍三焦而发斑也；脉伏而斑亦伏，斑现而脉亦现者，此胃中血毒壅结，瘀热凝塞营卫而伏斑，斑出必夹丹疹，甚则夹发豌豆疮也。右浮濡而虚，左沉涩欲绝者，此阳为阴逼，不走即飞，故淡红斑微发于四肢大腹，陶节庵所谓内伤寒发斑也；左细数而急，右浮大而空者，此阴被阳销，非枯则槁，故淡黑点微发于两腰少腹，陈念义所谓肾阴虚发斑也。总之凡斑既出，脉洪滑有力，手足温而神识清爽者，病势顺而多吉；脉沉弱无神，四肢厥而神识昏沉者，病势逆而多凶。

【治】伤寒应汗失汗者，宜与透斑解毒汤（方载疫疟治法中），加生葛根（一钱至钱半），辛凉解肌以发表，速使斑与汗并达；应下失下者，宜与柴芩清膈煎去柴胡，加生葛根（一钱）、炒牛蒡（三钱）、活水芦笋（二两）、鲜茅根（一两。上二味煎汤代水），开上达下以清中，务使斑与便并出。热病发斑，便通者，新加白虎汤加青连翘、炒牛蒡（各三钱），辛凉透斑以泄热；便闭者，白虎承气汤加连翘、牛蒡（各三钱）、活水芦笋、鲜野菰根尖（各二两，煎汤代水），表里双解以逐热。温毒发斑，便通者，宜与犀羚竹石汤（方载赤膈治法中），加活水芦笋（二两）、大青叶（五钱），清凉解毒以透斑；便闭者，解毒承气汤加紫雪，直攻三焦以逐毒。阴证发斑，内伤脾阳，阳为阴逼者，缓则参附三白汤（老东参、生白术、白茯苓、炒白芍各钱半，黑附块一钱，清炙草八分，生姜两片，大红枣二枚），补中益气以扶阳；急则回阳急救汤，益气固脱以追阳。陶氏引用调中汤，辛散之品太多，反速虚阳外越，未免方不对证，慎勿妄投。内伤肾阴，阴被阳消者，龟柏地黄汤、滋肾益阴煎，酌用二方以清滋之。若因房劳及阴阳易，热入精室者，则以陶氏逍遥汤加减之。此二者皆虚斑证，均不必见斑治斑。总而言之，凡见斑不可专以斑治，必须察脉之浮大滑数、沉弱涩微，病人之气血虚实，病状之寒热湿燥，而分别用药，随证制方。此治斑之要诀也。

秀按：伤寒证汗下适宜，温热病清解得法，邪不壅塞。并不发斑，即有隐隐见点者，亦惟疹子居多。孙络血热者，多发红疹；膜留湿热者，多发白疹（白疹后人改曰白㾦、其实㾦是疹之俗称）。今世俗通称发斑伤寒者，实因发疹误作发斑耳。或有发斑，大率由温热兼寒，初起不敢用辛凉开达，仍拘守伤寒成法，恣用辛温燥烈之药，强逼邪热走入营中而发。故凡伤寒发斑，多由于汗下失当；温热发斑，多由于应清失清。皆由邪遏于胃而热蒸成斑。如果初治不误，何致成斑？惟温毒、热疫两证，必发斑疹。若已成斑，当其将发未发之际，首必辨其证候。凡若汗若清若下后，邪仍不解，其人壮热无汗，胸膈烦闷，喘嗽呕恶，起卧不安，呻吟不寐，耳聋足冷，两寸关脉躁盛，甚或沉伏，便是斑点欲出之候。及其既出，先将红纸蘸香油燃着，照看病患面部、背心、胸膛、四肢，有大红点平铺于皮肤之上，谓之斑；若小红点突起于皮肤之上，谓之疹。斑大而疹小，斑平而疹突，斑重而疹轻。斑夹丹疹并发者重，斑夹豌疮并发者尤重。黑斑如果实靥，蓝斑如烂青果，极重而必死不治。至其治法，总以凉血宣气，解毒透斑为首要。凉血如犀角、羚角、大青叶、鲜生地、鲜茅根、青蒿脑、紫草、丹皮、山栀、元参之类，宣气如葱白、豆豉、葛根、薄荷、嫩桑芽、水芦笋、菰根尖、青箬叶、鲜竹叶卷心、鲜石菖蒲叶之类，解毒如净银花、鲜菊叶、鲜蒲公英、紫花地丁、生绿豆汁、莹白金汁、人中黄、尿浸石膏、大黑木耳、紫金锭片之类，透斑如牛蒡、连翘、蝉衣、僵蚕、角刺、钩藤勾、刺蒺藜、鲜西河柳叶之类（蒺藜、河柳二味，配入于清凉药中，善能循经速达，提斑最捷，切勿嫌其性温透，弃而不用）。如斑伏而不出，嵌于肉里，非略佐以升麻、细辛之升窜，斑毒终不得速透。若毒蕴便闭，又当以解毒承气、犀连承气等汤速下之，必里气通而伏斑随出。如果内伤脾阳，气虚下陷，脉虚大无力者，则以补中益气汤、人参三白汤等，升补中气以提透之；内伤肾阳，阳被阴遏，脉沉细或沉微者，则以真武汤加高丽参、鹿角尖，通脉四逆汤加人参、鹿茸，温化阴凝以补托之。二者必阳气通而虚斑乃出。盖温毒证内邪壅结，得凉泻药，疏通其里而斑出，与虚寒证阴气寒凝，得温补药，鼓舞其阳而出，其法虽殊，其理则一。若脾肾阴虚，冲任阴虚，则以张氏补阴益气煎、陶氏逍遥汤二方为主，随证加减。一则峻补其下，疏启其中；一则清补其阴，疏启其气。得屡次补托滋垫，而虚斑始出，又与阴证发斑，得温补以鼓舞而出，同一理也。故凡治斑，必察病人元气虚实，阴阳盛衰，先其所因，辨其现证，察其色脉，庶免草率误人之弊。俞君治斑方法，大致已备，学者由此而推广之，足以尽治斑之精微矣。

廉勘：前清光绪时名医陆九芝著《丹痧斑疹辨》，独操己见，爰节述其说曰：丹、痧、斑、疹四者，丹与斑类，痧与疹类。痧轻而丹重，疹轻而斑重。丹与斑皆平出于肤而成片；痧与疹皆高出于肤而成点。痧自痧，丹自丹也，浑言之则通曰痧；亦疹自疹，斑自斑也，浑言之则通曰疹。而痧之原出于肺，因先有痧邪而始发表热，治痧者当治肺，以升达为主，而稍佐以清凉；疹之原出于胃，因表热不解，已成里热，而蕴为疹邪，治疹者当治胃，以清凉为主，而稍佐以升达。痧于当主表散时，不可早用寒泻；疹于当主苦泄时，不可更从辛散。大旨升达主升、葛、柴之属，清凉主芩、栀、桑、丹之属。惟宗仲景葛根芩连一法，出入增减（方用升、葛、翘、蒡、柴、芩、栀、草、银花、赤芍、元参，或加蚕、蝉、河柳，升散清凉合法），则于此际之细微层折，皆能曲中而无差忒，此治痧疹之要道也。自来治此证者，主辛散则禁寒泄，主寒泄则禁辛散，故两失之。至不仅为痧为疹，而为丹为斑，则皆里热之甚，惟大剂寒药（须用石膏，切忌犀角）乃克胜任，非第痧疹之比矣。有是四者脘必闷，四者之齐与不齐，以脘闷之解与未解为辨；有是四者热必壮，四者之解与不解，以汗出之透与未透为辨。故当正治痧疹时，必兼行升清两法，表里交治，务使痧疹与汗并达。惟痧疹当发出之际，病人每闷极不可耐，稍一辗转反侧，其点即隐，病邪反从内陷，此正不必有外来之风也。即袖端、被角间略有疏忽，其汗便缩，一缩之后，旋即周身皆干。此时厥有二弊，一则汗方出时，毛孔尽开，新风易入；一则汗已大出，不可再汗。非特痧疹之隐，且津液既泄，热必益炽，后此变端，皆从此起。病家只道未愈，医家亦但说变病，孰知皆汗不如法之故耶？凡病之宜从汗解者，无不皆然，而兼痧疹者尤甚，故特于此发之，其言如此。窃思痧即麻疹之俗称，故邵仙根前哲谓，疹即痧瘰一类。实时毒入肺经而发，邪盛者，点子稠密，肌肤微肿而稍痒，有红白二种，邪入营者红疹，邪入卫者白疹。大忌冒风凉遏，犯则肺闭内陷，发喘而死。治法不外辛凉清透，宣肺化邪。观此，则痧与疹二而一，均当横开以轻宣肺气，肺气宣，则痧疹自从皮肤外出，且其证每兼咽喉肿痛，咳嗽气逆，岂可用升、柴、葛一意直升，独不虑其肺痹气喘而死耶？方中宜去升、柴、黄芩三味，加芦笋、通草、灯芯，斯合轻扬清透之法矣。至其所谓丹与斑，皆由里热之甚，法当大剂寒泻，其说甚善。但谓须用石膏，切忌犀角。将古来犀角大青汤（犀角二钱半，大青五钱，栀子十枚，香豉一撮）之治斑毒热甚，心烦咽痛，犀角元参汤（犀角、元参、大青、升麻、射干、黄芩、人参、生甘草，加连、柏、山栀，去射干、人参，亦名犀角大青汤）之治发斑毒盛，心烦狂言，消毒犀角饮（犀角、牛蒡、荆芥、防风、薄荷、大青、连翘、桔梗、生甘，内热加芩、连）之治发斑瘰疹，咽喉肿痛，一概抹煞，未免执一偏之见矣。惟余师愚《疫疹一

得》，详辨斑疹，确有见地，足为近今猩红热疫之标准。今特节述其说曰：古人言热未入胃，早下之，热乘虚入胃，故发斑，热已入胃，不即下之，胃热不得泄，亦发斑，此指伤寒化热，误下失下而言。若疫证未经表下，不一二日而即发斑疹者，若迟至四五日而仍不透者，非胃虚受毒愈深，即发表攻里过当。至论赤者胃热极，五死一生；紫黑者胃烂，九死一生。余断生死，则又不在斑之大小紫黑，总以其形之松浮紧束为凭。如斑一出，松活浮于皮面，红如朱点纸，黑如墨涂肤，此毒之松活外见者，虽紫黑成片可生。一出虽小如粟，紧束有根，如履透针，如矢贯的，此毒之有根锢结者，纵不紫黑亦死。其色红而活，荣而润，或淡而润，皆斑疹之佳境也。若淡而不荣，或娇而艳，或干而滞，其血最热。若色深红，较淡红稍重；色紫艳如胭脂，较深红更恶；色紫赤类鸡冠花，较艳红毒火更盛；色青紫如浮萍之背，多见于胸背，乃胃热将烂之候。其治法，总宜大清胃热，兼凉血解毒，以清瘟败毒饮为主（生石膏、知母、犀角、鲜生地、赤芍、丹皮、栀子、黄芩、连翘、元参、桔梗、生甘、鲜竹叶，重加大青，少佐升麻，或加紫草、红花，或加桃仁、归尾），此治温毒、热疫、斑疹并发，及时行烂喉丹疹，出死入生之正法眼藏也。凡温热病发疹，予每用俞氏透斑解毒汤加葛根、石膏；若温毒热疫及烂喉痧，或发斑疹，或发丹疹，皆主清瘟败毒饮加减。二方皆屡投辄验，较之秦皇士透化斑疹之升麻清胃汤（升麻、鲜生地、丹皮、川连、木通、生甘草，误食荤腥者加山楂、砂仁），奏功尤捷。独内斑一证，最难诊察，特述赵晴初《存存斋医话》一则：时毒温疫，口鼻吸受，直行中道，邪伏膜原，毒凝气滞，发为内斑，

犹内痛之类。其证似躁非躁，耳热面红，目赤口干，手足指冷，或作寒噤，心烦气急，不欲见火，恶闻人声，甚则昏不知人，郑声作笑，其脉短滑，其舌苔多黄浊，中见黑点，或纯黑中见红点，或黑苔聚于中心。治宜宣通气血，解毒化斑为主（银花、连翘、僵蚕、钩藤勾、紫花地丁、赤芍、丹皮、紫草、楂肉、人中黄等），得脉和神清，方为毒化斑解。但其斑发于肠胃噎膈之间，肌肤间不得而见，往往不知为斑证，而误治者多矣。此则俞氏所未备，节录之，以为临证之一助。

## 第十九节　发狂伤寒

【因】胃热蒸心，阳盛发狂，其主因也。伤寒少，温热病多。温热病夹斑毒、夹痰火者尤多，其先夹醉饱、夹惊、夹怒者亦多，此皆谓之阳狂。他如作汗发狂、蓄血发狂、阴躁发狂、心风发狂，此皆谓之如狂。病源既异，病状自殊，故治病必求其受病之源。

【证】伤寒化热传里，及温热病里热亢盛，症皆目赤唇焦，齿燥舌干，大渴饮水，始得少卧，不安，妄语悲叹，继即弃衣狂奔，骂詈叫喊，不避亲疏，甚则逾垣上屋，登高而歌，舌苔深黄厚腻，甚则老黄焦黄，或夹灰黑，多起芒刺。夹斑毒者，胸闷心烦，起卧无定，静躁不常，斑点隐隐，壮热无汗，舌苔纯黄边黑，中见红点；夹痰火者，痰壅气逆，胸闷呕吐，静则迷蒙昏厥，躁则狂妄舞蹈，舌苔黄厚而滑，或黄白相兼，或夹灰腻，扪之湿润；夹醉饱者，或歌或骂，或笑或哭，嗳腐难闻，酒气喷人，舌色深紫而黯，扪之滑润，或中见黄腻，或后根黄厚。夹受惊者，痰涎壅塞，牙关紧急，躁则狂言多惊，卧起不安，静则短气心悸，神识如痴，舌苔多黄而滑，或夹红星；夹触怒者，两目斜视，势欲杀人，见人欲啮，咬牙切齿，发则怒狂骂詈，醒则歌哭吁叹，舌多焦紫，或鲜红起刺。此皆阳狂之本证夹证，有实无虚。若作汗发狂，其人欲食，大便自调，尿反不利，骨节作痛，翕然发热，奄然发狂，战然汗出而解，舌苔薄白微黄；蓄血发狂，太阳病不解，热在下焦，少腹硬满而痛，小便自利，大便反黑，瘀热在里，其人发狂，舌色多紫而黯，扪之滑润；阴躁发狂，初起无头痛，不烦闷，但手足逆冷，阴极发躁，欲坐卧于泥水井中，或欲阴凉处坐，或烦渴而不能饮水，躁乱不安，如发狂状，舌多灰而淡白，或灰黑而嫩滑；心风发狂，发则牙关紧急，痰涎上塞，口吐白沫，迷闷恍惚，醒则狂言多惊，喜怒不常，甚则或歌或哭，舌色纯绛鲜泽，略有垢浊薄苔，或红而上罩黏腻，似苔非苔。此皆如狂之阴阳错杂证，虚实皆有。

【脉】右浮大而数者，此由表里俱热，热结在胃，陶节庵所谓热郁不得汗出则发狂，汗出者生，不汗出者死也；右洪数而实者，此由中下皆热，热结胃肠，《难经》所谓重阳者，狂乃里热蒸心，逼乱神明，急宜大下之候也；右关尺沉数，两寸陷下似伏者，陶节庵所谓阳毒发狂，头面胸背状如锦纹，或如豌豆，与阳盛发狂相同是也；右滑数有力，左沉弦而结者，此由痰热互结，乘于心则神明狂乱，乘于胃则神气狂暴，世俗通称为痰火热狂是也。右洪盛搏数，左弦数有力者，此王节斋所谓大醉、过饱，膏粱厚味填塞胸脘而发狂，吴又可所谓醉后狂言妄动，醒后全然不知，世俗通称为酒狂是也；左乍数乍疏，右忽浮忽沉者，此由大惊伤胆，胆涎沃心，或由伤寒无汗，医以火逼取汗，遂发惊狂是也；左弦劲搏数，右沉弦坚大者，《内经》所谓阳厥怒狂，又称大癫是也；左浮紧有力，右浮滑而数者，陶节庵所谓谷气与汗相并，故发狂，脉紧则汗出而愈是也；左沉弦而涩，右沉数而实者，《内经》所谓蓄血下焦，其人如狂，《伤寒论》所谓热结膀胱，其人如狂，血下者愈是也。左沉细，右沉微或数大而空者，陶节庵所谓阴证发躁如狂，而实非狂也；左沉弦而滑，右滑大而虚者，此由痰迷心窍，或瘀塞心孔，阻其神气之出入，世俗通称为心风是也。

【治】发狂无汗者，新加白虎汤，加葱、豉，凉泄郁热以出汗；汗仍不出，而热甚狂乱者，三黄石膏汤（川连、条芩、川柏各一钱，石膏八钱，知母四钱，生山栀、淡香豉各三钱，麻黄六分，雪水煎药）加辰砂、连翘心（各一钱）、竹叶卷心（三钱），大发其汗以泄热，热泄汗出，其狂自止。发狂便结者，白虎承气汤加芦笋、竹叶芯，凉泻实火以通便；便仍不畅，而热闭狂昏者，牛黄泻心汤（西牛黄、辰砂各五分，生大黄三钱，梅冰一分，共研，先用生姜汁一滴，白蜜两小匙，和开水调服），两清心胃以泻火，火泄热清，其狂自愈。阳毒发狂，解毒承气汤加紫雪丹（八分，药汤调下）、活水芦笋（二两）、大青叶（八钱，与方中绿豆煎汤代水），峻逐毒火以泻阳；阳毒虽解，而斑发未透，神识昏迷者，犀地清络饮加三黄泻心丸（川连三钱、青子芩、煨甘遂各二钱，西牛黄、广郁金各钱半，猪心血一枚为丸，重一钱，朱砂为衣，药汤调下），开窍透斑以清神，神清斑透，其病自痊。痰火发狂，轻则陷胸承气汤，重则加味凉膈煎调下安神滚痰丸（煨礞石、风化硝、辰砂各一两，沉香、珠粉各五钱研细，竹沥姜汁皂荚膏为丸，如芡实大，每服三丸），峻下痰火以除狂；狂除而神识迷蒙者，玳瑁郁金汤去紫金片，调

下局方妙香丸，清凉芳烈以开窍，整肃痰火以醒神，神识清醒，其根自除。醉饱发狂，先以炒盐汤调下瓜蒂末（一钱）吐之，继以枳实导滞汤加槟榔（三钱）、枳椇子（五钱）下之，终以葛花解醒汤加减（生葛花一钱，枳椇子四钱，青皮八分，广皮钱半，生於术一钱，赤苓、猪苓、泽泻各钱半，六神曲三钱，广木香、春砂仁各六分，鲜青果二枚），解其酒毒，调其脾胃以善后。触惊发狂，先与蒿芩清胆汤，调下许氏惊气丸（铁粉、橘红、姜南星、南木香、白僵蚕、白花蛇、麻黄、天麻各五钱，苏子一两，全蝎、辰砂各一钱，龙脑、麝香各一厘，同研极匀，蜜丸如龙眼大，每服一丸），镇肝清胆以定狂；终与十味温胆汤（潞党参、辰茯神、淡竹茹、熟地、枳实各钱半，姜半夏、广皮各二钱，炒枣仁、远志肉各一钱，炙甘草五分，生姜一片，红枣一枚），补虚壮胆以善后。大怒发狂，便通而痰气上逆者，生铁落饮加减（生石膏八钱，天竺黄、青龙齿、辰茯神各三钱，制香附、元参心各二钱，淡竹沥两瓢，石菖蒲汁二匙，同冲，先用生铁落一两，同生石膏煎汤代水），坠痰镇肝以定狂；便闭而火势大盛者，白虎承气汤去粳米，加川连（一钱）、铁粉（三钱，同石膏先煎，清汤代水），泻火解结以除狂。欲汗发狂，只与葱豉荷米煎，和中解肌以助汗，或但饮沸水以发汗，汗出则狂自止。蓄血如狂，轻则犀角地黄汤加味（方载伤寒变证蓄血条），重则代抵当汤加减（酒浸生川军四钱，光桃仁十粒，风化硝、酒炒莪术、归尾各一钱，鲜生地一两，炒穿甲八分，官桂三分，青糖一钱拌炒蟅虫五只），搜逐瘀积以消之，瘀消血行，如狂自止；终与四物绛覆汤，养血活络以善后。阴躁如狂，脉沉细而肢冷烦躁

者，真武汤加辰砂（一钱，冲）冷服，回阳摄阴以除之；脉数大而空，阴盛格阳而躁者，通脉四逆汤去葱白，加别直参（三钱）冷服，破阴回阳以救之。若仍躁不得眠，脉伏不出者，回阳急救汤，生脉回阳以固其脱。心风如狂，参珀茯神汤（西洋参、炒枣仁各钱半，茯神四钱，石菖蒲、远志肉各一钱，乳香六分，琥珀、辰砂各五分，二味和匀同冲），调下金箔镇心丸（金箔五片，人参、茯神、犀角各一钱，西牛黄、天竺黄、青龙齿、龙胆草、生地、远志、朱砂、铁粉各七分，为细末，蜜丸如桐子大，每服七丸），镇心宣窍以安神，神安则如狂自止。总之，发狂一证，虽有虚实寒热之不同，毕竟实证多，虚证少，治此者总以泻火为先，参以消痰、理气、凉血、通络，察其孰轻孰重而兼治之，此为治狂之要诀。若夫似狂非狂，则求其病源而分治之，若误作阳狂实热，骤用凉泻，反速其死，临证者务详审而明辨之。当其狂势正盛之时，莫妙于病患处生火一盆，用醋一碗，倾于火上，使其气冲入病患鼻内，再将冷姜水喷于病患头面心胸，狂即暂安，方可审察病机，色脉合参，以辨其阴阳虚实，对证发药，庶免草率误人之弊。一面嘱病家洞开窗户，揭起床帐，放入清爽之气，使病患心气豁然开朗，亦为要务。

秀按：热结在胃，胃热蒸心，窜入阳络则发狂，窜入阴络则发厥，多兼痰气郁结，治以辛凉清胃，芳香开结为首要。予治狂证，每用内外兼施。外治以芒硝一斤，用开水一盆烊化，将青布方圆一尺许三五块，浸于硝水中，俟冷，微搅半干，搭在病患胸膛并后心上，频易冷者搭之，如得睡汗，狂势即轻；内治以陶氏解结汤（即三汁宁络饮，用竹沥姜汁调下），开窍透络，两清心胃之热，以解其痰结气

结，服后，作寒战汗出，狂势即定。陶氏谓发狂得汗出者生，不得汗出者死，诚心得之言也。但此就伤寒失汗，病转阳狂而言，若伏气温热，时行温疫，多因失清失下，以致阳盛发狂。失清者，以白虎合黄连解毒汤清之；失下者，以白虎承气汤下之；痰盛者，佐以礞石滚痰丸；火盛者，佐以当归龙荟丸；皆狂证应用之正方。惟热结胸口噤不能言，阳毒狂言不得汗，温热病狂妄不得汗，热毒壅闭，精神将竭者，每以人参竹沥饮（吉林参钱半，淡竹沥两瓢，重汤炖好，去参渣，冲热童便一杯）调下狂证夺命丹（釜底墨、灶突墨、梁上倒挂尘、青子芩、小麦奴、寒水石、麻黄各一两，川连一两五钱，雄精三钱，辰砂二钱，西牛黄钱半，珍珠粉一钱，各为细末，同研极匀，炼蜜为丸，每重一钱，晒干蜡匮，每服一丸，寻常以新汲水一盏，研一丸放水中，令化尽服之，若病患渴欲饮水者与之，多饮为妙），须臾，当发寒战汗出，其狂即止。若服一时许不作汗，再服一丸，以汗出狂定为止。此皆予从陶氏历治多验之方法节录之，以备后学采用。至若如狂诸证，俞君治法，尽善尽美，学者信用之可也。

廉勘：前哲皆谓胃热蒸心乃发狂，予独谓胃热蒸脑则发狂，胃热蒸心则发厥。盖头为六阳之首，脑在其间，而为元神之府；包络为手厥阴经，心居其中，而为藏神之脏。神明被逼而内乱，故邪热入阳则狂，入阴则厥。狂证致病之由，外感多由于阳盛，《内经》曰阳盛则四肢实，实则能登高，热盛于身，则弃衣而走，《难经》所谓重阳者狂也，故通称为阳狂；内伤多由于郁怒，石顽曰：阳厥暴怒发狂者，以阳气暴折，郁而多怒，则发狂，《内经》所谓狂病善怒也，故通称为怒狂。治阳狂法，李氏《入门》以大承气

汤加黄连主之；治怒狂法，张氏《绪论》以大承气汤加铁落主之。此即龚商年所谓狂之实者，以承气、白虎等汤直折阳明之火，生铁落饮重制肝胆之邪是也。俞东扶曰：发狂实证十居八九。故予治狂，多用吐、下、清、镇四法。吐法以紫雪（九分）合三物白散（一分），通神明以涌痰涎；下法以尤氏泻狂汤（生大黄、青龙齿、牡蛎各三钱，炒蜀漆一钱，小川连五分），泻实火以劫惊痰；清法以羚熊清狂汤（羚角片钱半，老竺黄三钱，寒水石四钱，小川连八分，九制胆星五分，金汁一两，鲜石菖蒲汁两小匙同冲，熊胆一分，药汤调下），消痰热以熄风火；镇法以生铁落饮，平肝火以坠痰涎。吐下并治法，轻则遂心丸（煨甘遂二钱，猪心血一枚为丸，分作四粒，鲜石菖蒲叶一钱，鲜竹叶心五十支，灯芯三小帚，煎汤调下），重则龙虎丸（白石英、辰砂各二分，西牛黄、巴霜各三分，共研极匀，作二十丸，辰砂为衣，轻者一丸，重者二三丸，温开水送下，约半时许，非吐即泻。武者即愈，文者较迟，如年远者，须服十余丸，方见效。愈后，忌食猪肉二年），吐尽胸膈之痰浊，攻下肠胃之宿垢。此治实狂之方法也，历治多验。然虚狂亦不鲜，余每作神经衰弱，骤有感触，五志之火，上烁脑髓，神经顿失其常性，遂发似狂非狂之证。东医所谓性情之狂，通称为精神病是也，与感证之阳盛发狂迥异。自制牛马二宝散（西牛黄、马宝各一钱，共研匀细，每服二分，一日二服），用人参竹沥饮调下，历治多验。此外以六味地黄汤加犀角汁（约磨六分至八分）、清童便（一杯同冲），治快乐狂（其人时发狂笑，手舞足蹈，倏而狂言，倏而狂跳）；以新加甘麦大枣汤（生白芍、山萸肉各钱半、淮小麦、红枣肉、白石英各三钱，

清炙草一钱。此叶氏治验方），治悲苦狂（其人数欠伸，喜悲伤欲哭，象如神灵所作，妇女最多此病，《金匮》名曰脏燥，日医名曰脏躁）；以加减散花去癫汤（生白芍一两，当归、麦冬各五钱，焦栀、元参、辰茯神、杜牛膝各三钱，川柴胡二钱，生甘草、白芥子、鲜石菖蒲各一钱，当门子五厘冲），治情欲狂（妇女思慕男子不得，忽然发狂，见男子抱住不放，以为情人，罔识羞耻，甚至裸体奔走，脉必弦出寸口，此名花癫，俗称发花呆），皆有特效。惟忧闷狂多由失望而来，必如其愿而病始瘥，非无情之草木所可疗。前哲谓药逍遥而人不逍遥，何益之有？诚哉是言。昔吾老友赵晴初君，曾对予言，耶溪胡在兹先生，善治狂证，其自述云：狂病或善食，或不食，若声音壮厉，面色黄赤，目神郁忿，气力逾常，二便秘涩黄赤者，只须别其气机之清浊而决治法。面色清皎者，多从忿郁暴怒上逆，而为狂躁笑哭。若大便通调者，宜加味铁落饮（生石膏三两，青龙齿、辰茯神、青防风各一两五钱，元参、秦艽各一两，鲜生地四两，先用铁落八两，长流水一斗，煮取五升，并以上七味，加竹沥半升，羚角五钱，入铁汁中，煮取二升，去渣，和入竹沥，温分五服，一日服尽），以泄肝阳；如面色浊闷，二便结涩者，多从醇酒厚味，种热蒸痰，或乘天气极热，盛怒不释，而为狂妄骂詈歌笑，甚则逾垣上屋，宜加减大承气汤（生川军、风化硝、枳实各五钱，煅礞石、皂荚各二钱，煎成冲入猪胆汁、米醋各两小匙，调服西牛黄二分），以下浊秽。若面色板钝，目神滞顿，迷妄少语，喜阴恶阳，饮食起居若无病者，多从屈郁不伸，而为失志痴呆，宜癫狂霹雳散（雄黄、雌黄、冰片、西牛黄各五分，生山栀二十枚，白急性子一

钱，生白砒四分，生绿豆百八十粒，将绿豆冷水浸少顷，去皮，同余各生晒为末，另研入冰、黄。大人可服一钱，十五六岁者用四分，白汤下。再令食粉面糕饼等少许，当吐，如一时未吐，以硬鹅毛蘸桐油搅喉探吐。吐后人倦，安卧半日。欲食，少少进微温米饮，切勿多，亦勿热，越日方进米粥。吐后每多口渴，不可饮茶，即取清童便饮之，或服自己小便，名轮回酒，皆能洗涤余浊，兼解毒药。此方较龙虎丸稍烈，比张天池红白断狂丸稍轻（方用生白砒、巴豆霜、朱砂各一钱，面糊为丸，如芥菜子大，每服七八丸，新汲井花水送下），以吐顽痰浊涎；如面色赤亮，或色青赤不常，日夜不寐，月余遂发狂言，逾垣上屋，经闭三月，脉搏长大有力，多从心火炽盛，燔胃烧肝，而为狂惑哭詈，宜犀羚三黄汤（犀角、川连各一钱，羚角、铁粉、桃仁各二钱，鲜生地、丹参、石决明各五钱，琥珀、青黛各五分，西牛黄二分调服。此方治男子多五六日而愈，治妇女必半月经至而定），以清心而泻肝。发狂虽有阴阳、虚实、经络、脏腑、新久之异，要皆必经心肝两脏而发。以心藏神，主知识，肝藏魂，主行为，未有神魂清醒，而昏狂迷妄至于此极者也。噫！胡君能立此镇、下、吐、清四大剂，可谓大手笔矣。即其补法两方，亦颇稳健。一参茯安神丸（人参、茯神、炒枣仁、当归、生地、酒炒川连、橘红、姜南星各一两，天竺黄五钱，雄黄、西牛黄各二钱，为末蜜丸，梧子大，朱砂为衣，米饮下五十丸，忌动风、辛热、荤浊、甜腻之物），治失志惊狂，经吐下后，大势已瘥，尚有目神昏钝，迷妄无定之状，以此镇心安神，涤痰清火而瘥；一柔肝熄风煎（制首乌、黄甘菊、辰茯神、归身、石斛、川断、广郁金各三钱，白蒺

藜、远志肉各钱半，川芎、明矾各八分），治肝阴虚，内风上冒神明，兼夹涎沫，而为失心癫狂，延久不愈，以此柔肝育阴，熄风除涎而愈。赵晴老谓其善治狂证，洵不愧焉。总之，外感发狂，一时之狂也，其死速，其愈亦速；内伤发狂，终年之狂也，其死缓，其愈亦缓。俞氏分辨阳狂如狂，虽为狂病之正治，然药力之峻，效验之速，尚不逮胡君在兹手笔之大，故节述之。

## 第二十节　漏底伤寒

**【因】** 外感证一起，即直肠洞泻，不因攻下而自利者，世俗通称为漏底伤寒。然有协风、协寒、协热、协食之别，必先其所因而明辨之。

**【证】** 协风自利者，初起头痛怕风，自汗腹疼，肠鸣飧泄，完谷不化，舌苔白薄而润，或淡白而嫩滑；协寒自利者，初起恶寒蜷卧，身虽发热而手足厥冷，或吐清水，大便色青，完谷不变，形如鹜溏，小便清白，脐下必冷，腹多胀满，舌苔白嫩而滑，或灰滑而淡白；协热自利者，一起即身发壮热，背微恶寒，面垢齿燥，口干渴饮，大便虽亦有完谷不化，而状如垢腻，色多黄赤黑，且皆热臭，气暖如汤，后重而滞，尿色黄赤，或涩或闭，脐下必热，舌苔黄腻而糙，中后截厚腐垢腻；协食自利者，初起虽微恶风寒，而身热口燥，渴饮而呕，胸脘硬痛，嗳腐吞酸，旁流粪水，热臭难闻，矢气亦臭，舌苔黄而垢腻，厚腐堆起，中后愈厚，或如豆腐渣炒黄满布。

**【脉】** 左弦浮、右沉濡者，乃外风搏动肠风，《内经》所谓清气在下、则生飧泄是也；沉迟无力，甚则沉微似伏者，《伤寒论》所谓胃中虚冷、水谷不别故也；数而有力，甚则洪弦而实者，王太仆谓大热内结，淫泻不止，陶节庵所云热邪

不杀谷是也；弦长而滑，或滑数而实者，《伤寒论》所谓下利有宿食也。若下利谵语者，肠中必有燥粪也。

【治】协风自利，初与刘氏肠风汤加味（生晒术、炒白芍各钱半，炒广皮、煨防风、焦麦芽各一钱，煨葛根、川芎各八分），疏表建中以止泻；继与补中益气汤去当归，加煨木香、带壳春砂（各八分），调中益气以善后。协寒自利，轻则胃苓汤，温胃利水以止泻；重则附子理中汤，热壮脾阳以住泄；终与白术和中汤，温和脾胃以善后。协热自利，先与葛根芩连汤加味（生葛根、青子芩各钱半，小川连八分拌炒广木香六分，滑石三钱，清炙草六分），清中解表以泄热；继与加味白头翁汤，清热坚肠以止利；终与三黄熟艾汤（条芩一钱，川连六分，川柏四分，熟艾二分，猪苓、泽泻、生白芍各钱半，乌梅肉二分，灯芯两小帚），酸苦泄热，芳淡利湿以善后。协食自利，先与枳实导滞汤，消积下滞以廓清胃肠；继与芩连二陈汤，苦降辛通以整肃余热；终与麦门冬汤加鲜石斛、蔗浆，清养津液以调和胃气。总之，证既自利，当先其所因以治利，利止内实，正气得复，邪气自解，往往微汗出而愈。盖下利为内虚里急，仲景所谓里急者即当救里也。若不救里，专发其汗以治表，则内外俱虚，变证蜂起，轻则气上逆而为呕哕，重则气内虚而成痞满，虚则误汗亡阳而转脱，实则误汗助火而转闭，临证者慎之。

秀按：漏底伤寒，始见于陶氏《六书》，乃田野间俗名耳。陶氏谓伤寒自利，多责于热；杂病自利，多责于寒。亦不尽然。又谓伤寒三阳下利，身必热；太阴下利，手足温；少阴厥阴下利，身凉无热。此亦言其大概耳。总以审察病机，色脉合参为首要。俞君明辨病因，别风、寒、热、食四端，对证发药，分际自清，庶不致草率误人矣。虽然凡病一起即下利，甚至洞泄不止，如俗称漏底者，虽由外感，必夹内伤，死证甚多，约计之则有六：（一）下利谵语，两目直视；（二）下利厥逆，烦躁不眠；（三）下利发热，厥逆自汗；（四）下利清谷，肢厥无脉，灸之不温，脉终不出；（五）下利一日十数行，脉反实；（六）下利脉弦，大热不止。此六者，虽对证施治，竭力挽救，效者甚鲜，不效者多。虽医圣如仲景，《伤寒论》具在，善用其方者，亦未必方方奏效也。食古不化者，其亦深长思哉。

廉勘：漏底伤寒一症，曾见于上海工部局卫生册摘要，云西人之侨居海上者，今岁计有五十人患漏底伤寒证，内有七人因感病甚深，不及医治而卒。在上海地面，本不视此为险要重症。第细究各医生之报告，间有杂以毛而敦[1]热证，使人误认为漏底伤寒者，因两病形式相同，且毛而敦病势较漏底伤寒为轻，故医生竟有不能辨别，指鹿为马，误认居多。此症于将愈时，略一不慎，即行复病，亦与毛而敦大致无异，前数次有人由外埠暨本埠邮来病人血点，托化学所细为查验，曾测得血内含有毛而敦之微生物在内，此中漏底伤寒传染之始，由毒伏于菜蔬、蛎蛤、河水及秽水掉掺入之牛乳内，或其毒隐处尘埃，被风卷起，吹于口鼻之内，抑或由病人体中，遗祸于无病人。如此病症，冀图幸免，尚非力所难能，且人人可以自操其权，只须将本局医官刊发之传单，取其所列检治良法，自行采择施用，则其病焉能为害？且食物不洁，毒入胃肠，即为病之基础，而于地内菜蔬之毒为最烈，自经秽物浸灌，发生种种漏底伤寒之危症，人欲

[1] 毛而敦：modern 的音译。

预杜其害，务将货食房所购之生菜蔬，当与藏度盆碗、刀叉、冷水、冰箱、牛乳、馒首及其滤水器具，及煮熟鱼肉食物，分隔两室，不相通连，购物所内装配洗涤盆碗器皿，每次食毕，就近收拾清洁，勿用携归庖厨洗净。仆前闻人述及浙省宁波之贩运蛤蛎来沪者，其培养之法，用人粪浸灌，设人误食生蛤，即易染受漏底伤寒之疾。观此则漏底伤寒之为病，于协风、协寒、协热、协食外，更有胃肠蕴毒一端。故予治此症初起，每用藿香正气汤，以百劳地浆水（于山中掘土二三尺深，加入清水，用木棒扬之百遍，澄取黄泥中清水候用）煎药，临服烊冲紫金片（三分至五六分），辄多默收敏效者，解其胃肠蕴伏之菌毒也。至于风、寒、热、食四端作泻，俞君方法大致已备，临证时酌用可也。

## 第二十一节　脱脚伤寒

一名刖①足伤寒，又名肢脱。

【因】　大约有三：一，跣足踏雪后，骤用热水洗足，逼令寒湿深入肢节；二，伤寒化热转燥，渴饮冷水过度，身不出汗，水气溢入肢节；三，农家粪地上，经烈日晒过，赤脚行走，受其毒气，骤用冷水洗足，逼令热毒深入肢节，皆足以致肢脱。

【证】　初起寒热足肿，状类脚气，惟皮色紫黯，肢节木痛；继即趾缝流水不止，足趾肿疼，似溃非溃，即防溃烂堕落，舌苔多起白腐，或黄腐而现黑点。若热毒深入肢节，两胫多红肿焮痛，呻吟啼哭，昼夜不寐，舌多紫红起刺。

【脉】　左弦紧，右沉弦而涩者，寒湿或水气下注足胫也；若两尺弦滑搏数者，热毒留于足胫也。此皆俗称脱脚伤寒，乃将脱而未曾脱落也。

【治】　由于寒湿及水气者，内服大橘皮汤，加生苡仁、鲜车前草（各二两）、

杜赤小豆（一两，三味煎汤代水），畅利小便以逐水湿；外治先用洗法（羌活、防风、白芷、角刺、红花、降香、桂皮、川乌各五钱、川芎、艾叶、樟木片、油松节、桑枝、葱白各一两，水煎数沸，先淋洗，继擦患处，避风，日洗三次，夜两次，食后洗更宜。药冷，加开水泡葱白汤和温之，重可转轻，竟有因洗而散者），次用隔蒜灸法（用独头大蒜，切片置患处，以艾茸放蒜上灸之，每三壮换蒜，务令不痛者灸至大痛，痛者灸至不痛，痒者灸至不痒，不痒者灸至极痒为度。若口干烦躁，甚或头项浮肿神昏，不必疑惧，此阴证转阳而阳暴回之象，切不可大用凉药，只宜用生绿豆一两，麦冬、粳米各五钱，生甘草一钱，煎汤服之，即瘥），又次用掺药法（千年锻石一两，白芷二两，共研细匀，少许掺之，稠水涌出，出尽即愈）；内外兼治以防其脱脚，七日收功。若热毒蕴伏肢节，内治以大橘皮汤去桂、术，加酒炒防己（二钱）、鲜贯众（五钱）、忍冬藤梗叶、嫩桑枝（各二两，先煎代水），凉通小便以驱热毒；外治以鸭毛煎汤，冲入皂矾（一两），乘热洗足，日三次，避风，三日即愈。

秀按：踝下曰足，足背曰跗，一名足跌，俗称足面，足后跟曰跟，足指曰趾。趾者，别于手也，足之趾节，与手指节同。其大趾之本节后内侧，圆骨核突名核骨，足大趾爪甲后为三毛，毛后横纹为聚毛，足下面着地者为踵，俗称脚底板。予所见脱脚一证，有脱一足者，有脱两足者，统称肢脱。有仅脱足趾者，初起色白麻痛，或不痛者，名脱疽；初起色赤肿痛，如汤泼火烧者，名敦痈。肢脱由秋夏露卧，为寒所袭，焮热内作，搏于肢节，

---

① 刖（yuè 月）：断足。

痛彻于骨，遇寒尤甚，以热熨之稍减者，主以大防风汤（防风二钱，当归、熟地、生黄芪、川杜仲各三钱，党参、白术、羌活、川芎各钱半，淮牛膝、生赤芍各一钱，淡附片、官桂、清炙草各五分）；肢脱由霉雨湿地，跣足长行，水气浸淫，留于肢节，隐隐木痛，足跗胖肿，趾缝出水不止者，主以消跗汤（生米仁、带皮苓各二两，绵茵陈、泽泻各三钱，酒炒防己、木瓜各一钱，官桂、苍术各钱半）。脱疽由沉寒痼冷，阴毒搏于趾节，屈不能伸者病在筋，伸不能屈者病在骨，或生于趾头，或生于趾缝，初虽色白，继则色黑，久则溃烂，节节脱落，延至足背脚跟，白腐黑烂，痛不可忍，法当内外兼治。外治，以活蟾蜍剖去肝、胆、肠杂，但用其皮，用线扎缚足趾以拔毒；内服驱毒保脱汤（当归一两，煅羊胫骨三钱，桂心、生甘草各一钱，黑炮姜、麻黄、明乳香、净没药各五分），活血和阳以散其阴毒。敦痛，由湿热下注，亦当内外兼施，外搽清凉渗湿膏（用矿锻石化于缸内，次日水之面上结一层如薄冰者，取起，以桐油对调腻厚，每日搽上二三次，数日痊愈，忌食猪肉）；内服仙方活命饮（银花五钱，花粉、赤芍各钱半，防风、白芷、广皮、归尾、皂角刺、生甘节、川贝各一钱，蛤粉炒穿甲、净没药各八分），加生淮牛膝（三钱）以解毒壅。如痒痛相兼，破流黄水，浸淫成片，甚至腿肉浮肿，皆属脾肾亏损，主以补中益气汤加防风、独活，痛加丹皮、焦栀、炒川柏，兼服六味地黄丸；外以贯仲煎汤淋洗，五倍子细末津调，于逐疮四围涂之，自外收内，每日一次，渐渐自愈，不可妄投攻发。俞君分别三因，对症发药。殆亦多所经验欤。

廉勘：脱脚伤寒一症，就外科医治者多。临证三十余年来，从未经验，见诸前哲方书者亦鲜。惟洄溪老人，载刖足伤寒一案，述嘉善黄姓，外感而兼郁热，乱投药石，继用补剂，邪留经络，无从而出，下注于足，两胫红肿大痛，气逆冲心，呼号不寐。予曰此所谓刖足伤寒也，足将落矣。急用外治之法，熏之，蒸之，以提毒散瘀；又用丸散内消其痰火，并化其毒涎，从大便出；而以辛凉之煎剂，托其未透之邪，三日而安。大凡风寒留于经络，无从发泄，往往变为痈肿，上为发颐，中为肺痈、肝痈、痞积，下为肠痈、便毒，外则散为斑、疹、疮、疡。留于关节则为痿痹拘挛，注于足胫则为刖足矣。此等证俱载于《内经》诸书，自内外科各分一门，此等证遂无人知之矣。王氏《温热经纬》谓：今人不读《内经》，虽温热、暑疫诸病，一概治同伤寒，禁其凉饮，厚其衣被，闭其户牖，因而致殆者，我见实多。然饮冷亦须有节，过度则有停饮、肿满、呕利等患。更有愈后手指足缝出水，速投驱湿保脱汤（生苡仁、浙茯苓各三两，生白术一两，车前子五两，桂心一钱），连服十剂，可免脚趾脱落。此即谚所谓脱脚伤寒也，亦不可不知。沈岷源《奇症汇》云：一男子患脚跟骨脱落，动之则痛，艰于行步。叶天士先生视之曰：此湿伤筋络也。以炒苦葶苈四两，炒防己、广木香、茯苓、木通、人参各二钱五分，为末，枣肉丸如桐子大，每三十丸，桑皮汤下，名圣灵丹，服之果愈。由此三则以观之，一为痈肿内溃，一为水气下注，一为湿伤足筋，皆足致肢节脱落，而病因各异，治法悬殊。盖一病有一病之法，医学不可不博也。徐洄溪曰：凡治病各有对证方药，非可以泛治之方。希图侥幸但不明理之医，则偏僻固执，又方法绝少，安能肆应不穷？所以动手辄误。病变日增，而药无一验，即束手无策矣。

# 卷之八

## 第九章　伤寒夹证上

后汉张仲景著《伤寒杂病论》，以伤寒二字，统括四时六气之外感证；以杂病二字，统括全体脏腑之内伤证。外感时病者，言其病从外受，非专指正伤寒也；内伤杂病者，言其病从内生，非但属虚损病也。伤寒最多夹证，其病内外夹发，较兼证尤为难治。凡伤寒用正治法，而其病不愈，或反加重者，必有所夹而致。或夹食，或夹痰，或夹饮，或夹血，或夹阴，或夹哮，或夹痞，或夹痛，或夹胀，或夹泻，或夹痢，或夹疝，或夹痨，或夹临经，或夹妊娠，或夹产后。必先辨明因证，刻意精别，用药庶无差误。故前哲善治伤寒者，其致力虽在杂病未研之先，而得心转在杂病悉通之后，不亲历者不知也，临证不博者更不知也。其证约计十六，条治于后。

### 第一节　夹食伤寒

一名伤寒夹食，或名停食感冒。

【因】伤寒夹食，十常七八。或先伤食而后感寒，或先受寒而后伤食，或病势少间，强与饮食，重复发热，变证百出。

【证】头痛身热，恶寒无汗，胸痞恶心，嗳腐吞酸，甚或呕吐泄泻，或脘闷腹痛，剧则昏厥不语，舌苔白厚，或兼淡黄，或兼灰腻。

【脉】左右俱紧盛有力，沉涩似伏者，食填膈上，仲景所谓宿食在上脘者，当吐之是也。右数而滑者，食积胃肠，仲景所谓下利不欲食者有宿食，故脉反滑，当有所去，下之乃愈是也。紧如转索无常者，宿食中结，仲景所谓脉紧、头痛、有风寒，腹中有宿食不化也。

【治】先去外邪，春冬，香苏葱豉汤加生枳壳（一钱或钱半），苦桔梗（八分），夏秋，藿香正气汤加枳、桔。继除里实，在胃宜消，消导二陈汤主之（生枳壳钱半，六和曲三钱，炒楂肉二钱，真川朴一钱，仙半夏二钱，广皮红一钱，焦苍术八分，童桑枝一两），急则先用吐法，姜盐汤探吐最稳（生姜末五分拌炒食盐五钱，开水冲一汤碗，顿服后，以鸡毛掀其咽喉，于不透风处吐之）；在肠宜下，枳实导滞汤主之，不应，可用大承气汤急下之。若因冷食固结者，大黄必须姜炒，略加附子行经，庶免下利稀水之弊。总以舌干口燥，大便不通，手按胸胁脐腹硬满而痛，手不可近，频转矢气，方是急下之证。前哲谓，发表未除不可攻里，上盛未除不可下夺，真先后缓急之定例也。

秀按：古谚云：病从口入。故凡外感时证，夹食最多，不但正伤寒为然。如初起头痛身热，不论恶风、恶寒、恶热，即见胸前大热，颅胀腹满，按之痛，或呕逆，或泄利，或腹疼，皆是外感夹食之候。俞君先表后里，在胃则消，在肠则下，法固井然有条。即春冬主香苏葱豉，夏秋主藿香正气，二汤均加枳、桔，理气疏滞。既不纯用升散表药，使宿食上逆，而成膜胀不通之弊；又不混用消导里药，致引邪内陷，而成结胸下利之患。必俟表邪解散，或消或下，庶免引贼破家之虑，方法恰当。若四五日右脉滑数，苔白转黄，宿食化火也，法当清化，小陷胸合栀朴枳实汤（全瓜蒌四钱，半夏曲二钱，姜炒川连八分，焦山栀三钱，川朴、枳实各一钱）。口甜而腻，加苏佩兰（钱半至二钱）；腹满而痛，加酒炒延胡（一钱至钱半）；痛甚便秘，加青木香（六分）、酒炒生川军（钱半至三钱）。若因误下而热邪内陷，中气受伤，愈加胀满，热虽不止而右脉虚小者，小陷胸合枳实理中汤（瓜蒌仁四钱，姜半夏二钱，姜炒川连一钱，小枳实一钱拌炒生晒术一钱，米炒潞党参一钱，炒干姜五分，炙黑甘草三分）。若右脉坚大，重按沉滞有力，便秘已五六日，脐下按之痛甚者，此为大肠气郁而实也，当用大承气汤急下之。虽然脏性有阴阳，宿食亦有寒热。如其人胃素虚寒，寒食结而不化，右脉反涩滞伏结，身虽热而两足反冷者，必兼温中疏滞，神术汤加减为主；如其人胃素强盛，宿食不久化热，右脉多洪盛滑数，身壮热而胸膈烦闷者，必兼清中疏滞，调中饮加减为主（小枳实、姜炒川连各一钱，六神曲、炒楂肉各二钱，真川朴、广橘红各八分，青木香汁两匙，生萝卜汁一瓢同冲）；若过用消克伤胃，其证自利肢厥，胸膈痞满，按之不坚不痛，时胀时减，右脉始虽浮大，久按渐转虚小者，必兼温和脾胃，白术和中汤为主。总之，右脉滑盛，手足温和者易治；右脉短涩，四肢逆冷者难疗。此为外感夹食之总诀。

廉勘：傅学渊曰：凡外感病夹食者颇多，当思食为邪裹，散其邪则食自下。若杂消导于发散中，不专达表，胃汁复伤，因而陷闭者有之。说与俞氏符合，然亦不可尽拘。凡治外感夹食，先辨舌苔，夹食者苔必白厚，根兼黄腻，或黄白相兼而必厚。次察胸脘，夹食者胸脘必痞满，且必拒按，按之坚痛。虽舌赤神昏，但胸下拒按，即不可率投凉润及早用苦寒。发表药中，必参以辛开之品，轻则葱、豉、橘、蔻，重则枳、朴、蒌、薤，始有效力。虽然伤寒为外感通称，凡勘夹食证治，不但四时有异，即四方风土，亦各不同。如西北高原，病多风寒；东南卑下，病多湿热。即四季之中，亦有暴冷暴暖，久晴久雨之各殊。风寒风热，不少变迁；寒湿温燥，常多间杂。虽同一夹食，而感症不同，治法亦异。就余所验，凡有外感，胃肠中气即不健运，不必伤于食也，特伤于食者，多而尤甚。故余治外感夹食，必先辨其病因。因于风寒者，荆防楂曲汤加减（荆芥、防风各钱半，苏叶梗二钱，苦桔梗一钱，建神曲三钱，南楂炭二钱，莱菔子钱半拌炒春砂仁六分。伤面食，加焦麦芽钱半；伤饭食，加焦谷芽二钱；伤酒，加生葛花一钱，枳椇子三钱；伤瓜果冷食，加公丁香七支，清化桂二三分，黑炮姜五分。方载陆九芝先生《世补斋》）；因于风热者，葱豉桔梗汤加枳壳为主，或陆氏桑薄银翘汤加减（冬桑叶钱半，苏薄荷八分，济银花钱半，青连翘二钱，光杏仁三钱，广橘红一钱，生枳壳一钱，苦桔梗八分，生甘草四分，鲜淡竹叶三十片。目赤加滁菊花、夏枯草各二钱；颐肿，加鲜大青、天葵草各三钱；牙疼，加谷精草二钱，北细辛二分，白知母三钱；喉痧加牛蒡子钱半，用水芦笋二两，青箬叶一两，煎汤代水）；因于湿温者，三仁汤加保和丸（光杏仁、生苡仁各三钱，蔻末六分拌滑石四钱，姜半夏钱半，真川朴一钱，丝通草、淡竹叶各钱半，丹溪保和丸四钱包煎）；因于伤暑者，陆氏青蒿香汤加减（青蒿脑钱半，杜藿香二钱，西香薷、薄川朴、扁豆花、陈木瓜各一钱，六一散三钱，荷叶包煎。用西瓜翠衣、嫩桑枝各一两，煎汤代水）；因于风燥者，陆氏桑杏蒌贝汤加减（冬桑叶、光杏仁、瓜蒌皮、川贝母各二钱，苏薄荷一钱，牛蒡子钱半，生枳壳一钱，苦桔梗七分，生甘草三分，鲜枇杷叶五钱，去毛筋净）；因于痧疹者，陆氏蒡葛银翘汤加减（牛蒡子钱半，生葛根一钱，济银花钱半，青连翘三钱，净蝉蜕一钱，制僵蚕、焦栀皮、绿豆皮各钱半，生甘草四分）。继则辨其在胃宜消者，会解神曲汤加减（范制曲三钱，炒山楂二钱，半夏曲、生枳壳各钱半，广橘红一钱，连翘壳二钱，焦麦芽一钱，莱菔子钱半拌炒砂仁六分），或用枳实栀豉汤加生萝卜汁、淡竹沥（各二瓢），生姜汁（四滴，和匀同冲）；在肠宜下者，栀朴枳实汤合陆氏润字丸为主（汤方：焦山栀三钱，川朴、枳实各钱半；丸方：半夏、橘红、牙皂各一两，杏仁、前胡、花粉、枳实、楂肉各二两，炙甘草三钱，槟榔七钱，生川军十二两，水泛丸，每服三钱或四钱）。其间有斑疹内伏，连用开透而不出，用消导法，如会解神曲汤加芦笋（二两），细辛（二分），往往斑出神清而愈。若因肝火甚而热结不下者，另吞更衣丸一钱，最效。惟荤腥油腻，与邪热斑毒，纽结不解，唇舌焦裂，口臭牙疳，烦热昏沉，与以寻常消导，病必不解。徒用清里，其热愈甚；设用下夺，其死更速。惟用秦皇士升麻清胃汤加枳壳、楂肉（升麻五分，丹皮钱半，鲜生地五钱，小川连八分，细木通一钱，生甘细梢七分，生枳壳钱半，炒楂肉二钱），庶能清理肠胃血分中之膏粱积热，多获生全。故临证处方之际，苟非胸有定规，必难合辙。

## 第二节　夹痰伤寒

一名风寒夹痰。

【因】外感风寒，每涉于痰，多由素有痰积，或夹痰饮，或夹痰火，复感风寒，及形寒饮冷所致。多属肺病，或风从皮毛而入肺，或寒从背俞而入肺。痰证多端，姑就于风寒有关者，推求其源。

【证】风伤肺而夹痰火者，头痛，发热，恶风自汗，咳嗽气逆，甚则头眩胸痞，痰多黄浊稠黏，或凝结成块成条，咳逆难出，渐成恶味，剧则带血，舌苔白滑而厚，或黄白相兼而糙；寒伤肺而夹痰饮者，头痛发热，恶寒无汗，鼻鸣气喘，咳嗽多痰，清白稀薄，气味亦淡，甚或咯吐不爽，呕逆眩晕，舌苔白滑而薄，或灰白相兼而滑。

【脉】右寸浮滑，左手弦缓者，伤风而夹痰火也；右脉弦滑，左手紧盛者，伤寒而夹痰饮也。

【治】风夹痰火，轻则葱豉桔梗汤加杏仁、橘红，重则越婢加半夏汤；寒夹痰饮，轻则新加三拗汤增姜夏、橘红，重则小青龙汤。惟夹痰火较痰饮为难治，往往有痰迷清窍，口吐黏涎，发狂如祟，妄言妄见，神识昏迷，俗称痰蒙，当用玳瑁郁金汤开透之。更有痰伏膈上，心下烦满，气上冲胸，饥不能食，甚则手足厥冷，脉乍紧乍结者，此痰与邪结在胸中，当用瓜蒂散加生萝卜汁涌吐之（甜瓜蒂二十粒，杜赤豆三十粒，淡香豉三钱，用开水一碗煎成大半碗，冲入生萝卜汁两瓢顿服之，得快吐为度）；不吐者，改用三物白散急吐之（川贝母三钱，苦桔梗二钱，巴豆霜一钱，轻用一分，重则用二分，开水和服，痰在膈上必吐，在膈下者必利。不利进热稀粥一杯，利过不止，进冷粥一杯，即愈）。至若痰症类伤寒者亦甚多，其证胸满气冲，憎寒壮热，恶风自汗，或下利日十余行，右脉微滑，左脉反迟，此有寒痰在胸中，仲景所谓病如桂枝证，头不痛，项不强，寸脉微浮，胸中痞硬，气上冲咽喉不得息者是也。法当吐之，切忌发汗，当用瓜蒂二陈汤（甜瓜蒂二十粒，姜半夏、广橘红各钱半，以水煎成，冲生莱菔汁二瓢）。惟诸亡血虚家，亦不可与此汤，宜求其痰病之源，细心酌治。

秀按：感症夹痰，外内合邪，邪正交攻，最多经络脏腑纠结之症，初治莫妙于活人豁痰汤（紫苏、薄荷各一钱，羌活、川朴各八分，枳壳、前胡、制南星、姜半夏各钱半，酒芩一钱，炙草四分）。然痰症头绪甚繁，断非见病治病者可以胜任。俞君分清伤风、伤寒、痰火、痰饮，使阅者较有头绪。惟风热、风燥二症，常多夹痰，均当用辛润法，解其邪以豁其痰，如加减葳蕤汤、清燥救肺汤之类，并加竹沥、莱菔汁等，临证时屡奏殊功。若误与辛热发汗，温燥劫痰，则变证百出矣。慎之！

廉勘：伤寒为外感六气之通称。凡夹痰症，必先分辨六淫以施治。如冒风邪而生痰，痰因肺津郁结而化，仍当从肺管咳出。肺位最高，风为阳邪，当用辛凉轻剂，吴氏桑菊饮加减（冬桑叶二钱，滁菊花钱半，苏薄荷、苦桔梗、广皮红各八分，瓜蒌皮、光杏仁各二钱，生萝卜一两，饴糖一钱），重则张氏银翘麻黄汤（银花一钱，连翘钱半，带节麻黄三分，苏薄荷六分，炒牛蒡一钱，广橘红八分，苦桔梗六分，生甘草五分）。若风已化热，热蒸胃液以成痰，宜佐以清胃之品，知母、花粉（各三钱）、萝卜汁、竹沥等是也。如感寒邪而生痰，势必毛窍外闭，肺气逆满，邪气无从发泄，形寒伤肺，肺气抑郁，当用辛温宣剂，轻则三子导痰汤

加荆、防（荆芥、防风、姜半夏、莱菔子、苏子、枳壳、茯苓各钱半，广皮红一钱，白芥子六分，炙甘草五分），重则麻黄二陈汤（麻黄五分，光杏仁三钱，姜半夏二钱，广橘红一钱，前胡、白前各钱半，茯苓三钱，炙草五分）。若郁而化火，热盛痰壅，当用加味麻杏石甘汤（蜜炙麻黄四分，光杏仁二钱，生石膏四钱，生甘草四分，瓜蒌仁四钱，竹沥半夏钱半，广皮红、小枳实各一钱）。如暑邪由口鼻吸受，伤肺犯胃，津液郁结而化痰，痰因火动，当用辛凉重剂，竹叶石膏汤加枳实、竹沥（鲜竹叶二钱，生石膏八钱，仙半夏二钱，毛西参一钱，生甘草五分，陈仓米一百粒，荷叶包煎。枳实汁两小匙，竹沥两大瓢，和匀同冲）。如湿郁于中，脾胃气滞，壅结为痰，治必运脾清胃，藿朴二陈汤加减（杜藿梗三钱，真川朴一钱，半夏曲、新会皮、苏佩兰各钱半，浙茯苓三钱，淡竹茹二钱，小枳实钱半，滑石四钱）。若湿郁成热，热重湿轻者，当用清热渗湿，俞氏增减黄连泻心汤。如感秋燥而伤肺，烁津液而化黏痰，当用辛凉润剂，陆氏桑杏蒌贝汤加减，或用五汁饮（竹沥、梨汁、莱菔汁各两瓢，鲜石菖蒲汁一小匙，薄荷油三滴，重汤炖温服）。六淫中惟火最生痰，石顽老人名曰痰火。其证痰涎壅盛，咳嗽喘满，甚则屡咳而痰不得出，咳剧则呕，创立玉竹饮子（生玉竹、川贝各三钱，紫菀、浙苓各二钱，蜜炙广皮红一钱，苦桔梗、生甘草各六分，梨汁两瓢，生姜汁两滴，和匀同冲。气塞，加沉香汁两小匙，冲）。若肥人气虚多痰，用六君子汤加竹沥、姜汁；瘦人阴虚多火，六味地黄汤去泽泻，合生脉散。然生脉散不及参贝六贤散（制半夏四两，元参、甘草各三两，姜制南星二两，青盐十两，陈皮一斤，去白，

煎去辣味。六味以好泉水同煮，候干晒燥，为细末，以西洋参、川贝母去心各二两，海蛤壳煅飞六两，共研细和匀，每用五六分，或一钱，药汤调下），涤痰止嗽，清火降气。虽然火有君相之别，皆能消烁肺胃之津液，酝酿为痰，痰火冲心，心主君火而藏神，轻则神烦不寐，重则痰厥昏迷。法当豁痰清心，轻则吴氏清宫汤加减（犀角一钱，磨汁冲，竹叶卷心二钱，元参心钱半，连翘心一钱，莲子心五分，竹沥、梨汁各一瓢，鲜石菖蒲汁一匙，和匀同冲），重则俞氏犀羚三汁饮；急则先用吐痰法，紫雪（五分）合三物白散（一分）；次用金箔镇心丹（老竺黄、真琥珀、飞辰砂各三钱，金箔、九制胆星、珍珠粉各一钱，西牛黄五分，麝香一厘，蜜丸，金箔为衣，约重一分，每服三粒至五粒），薄荷三分，灯芯三帚，泡汤送下以宁其神；又次用正诚露珠丹（透明辰砂一两，以瓷器盛露四十九夜，猪心中血，丝绵绞去滓，用净血三两，每次一个，拌砂晒干，再拌再晒。三个用讫，再研极细，加西牛黄一钱，共研匀细，用糯米糊和捣万杵为丸，每重七分，阴干得五分，瓷瓶密收，夜卧时嚼化一丸，治殚虑劳神，火升痰壅，心悸不寐，遇事善忘等证，最效），善其后以防复发。痰火烁肝，肝藏相火而主筋，轻则头晕耳鸣，嘈杂不寐，手足躁扰，甚发癫痫，法当清火镇肝，羚角钩藤汤加减（冬桑叶、滁菊花各二钱，双钩藤、京川贝、茯神木、青蛤散各四钱，绢包，天竺黄钱半，竹沥、童便各二瓢冲，先用羚角片钱半，石决明一两，煎汤代水）；重则昏狂痉厥，癫痫痴呆，直上巅顶，冲激神经，法当先通脑气，藜香散（白藜芦九分，真麝香一分，共研匀细）嗝鼻取嚏，次用导痰开关散（杜牛膝根汁晒取净末、

生皂角各一两，炒僵蚕、枯白矾各五钱，共研细匀，轻用八分，重则一钱，开水一茶钟调服），涌吐痰涎。痰涎虽吐，而神识时清时昏者，当用四汁饮（竹沥、梨汁、萝卜汁各二瓢，鲜石菖蒲汁二匙，重汤炖温服），调下局方妙香丸，整肃痰火以醒神。俟神识清醒，再用柔肝熄风煎（方载发狂勘语中。如嫌明矾难吃，原方中去郁、矾两味，代以白金丸钱半或二钱，亦可），善其后以防微。终用坎炁潜龙汤，滋阴潜阳以除根。痰火蕴结胃肠，多由痰涎上壅气管，咯吐不及，咽入食管而落胃，或杂食油腻厚味，胃气不清，液郁为痰，久则嵌入于胃肠膜络之间，酿成老痰顽痰，胶黏坚固；或由瘀热凝结，成为结痰；或由伏饮化浊，成为痰浊。发现恶心呕吐，胸膈壅塞，嘈杂脘满，便溏腹泄，或胸中肠中辘辘有声。法当清化下泄，廓清肠胃。轻则节斋化痰丸（瓜蒌霜、苦杏仁、煅瓦楞子、青海粉各一两，制香附、海蛤粉、风化硝、青连翘各五钱，苦桔梗、广皮红各三钱，姜汁一匙，和竹沥捣药为丸，轻用三钱，重则四钱，清茶送下）或豁痰丸（瓜蒌霜五钱，花粉、射干、苦杏仁、茯苓、白前、当归各三钱，知母、川贝、枳、桔梗各二钱，生甘草一钱，姜汁少许，和竹沥捣丸，每服三四钱），轻清润降以搜涤之；重则礞石滚痰丸，或竹沥达痰丸（大黄、黄芩、仙半夏、橘红各二两，青礞石、炙甘草各一两，上沉香五钱，竹沥姜汁泛丸，每服二三钱），苦辛咸降以荡涤之。此皆治六淫夹痰之大要也。总之，痰涎为物，随气升降，无处不到，变证最多。试为约举十端，以扼其要。如抬头屋转，眼常黑花，见物飞动，猝然晕倒者，此风痰上冲头脑也，名曰痰晕。治必先辨其因。因于外风者，麻菊二陈汤为主（明天麻一钱，滁

菊花钱半，钩藤勾、茯神木各四钱，荆芥钱半、川芎八分，姜半夏三钱，广皮红一钱，清炙草四分）；因于内风者，香茸六味丸加减（鹿茸血片一钱，生地、熟地各一两，山萸肉四钱，淮山药、茯神各八钱，桑叶、丹皮各四钱，定风草三钱，真麝香五厘，共细末，豆淋酒捣糊为丸，每服三钱，细芽茶五分，杭茶菊五朵，泡汤送下）。如痰涎壅盛，语言蹇涩，甚则暴喑，四肢厥冷，此风痰挟火阻塞喉中也，名曰痰厥，治必先吐其痰，导痰开关散为主；继则豁痰降气，三子导痰汤加减。若在夏月，由冒暑挟痰而眩晕，甚则昏厥者，又不得概作风痰治，法当先开清窍，紫金片（五分至八分）、鲜石菖蒲汤烊化灌服；继则辛凉芳透，清络饮（鲜荷叶边、鲜银花、鲜竹叶、鲜丝瓜皮各二钱，扁豆花一钱，西瓜翠衣五钱）加竹沥、莱菔汁（各两瓢冲）。然因痰而晕厥者，多兼气厥，轻则用苏合香丸（姜汁两滴，和童便两瓢，磨服），重则用局方妙香丸（鲜石菖蒲汁两小匙，和竹沥两瓢送服）。如手足牵引，四肢麻木，骨节串疼，或肿而痛者，此湿痰挟瘀流注经络也，名曰痰注，法当搜涤络痰。轻则三因控涎丹，重则躅痛活络丹（川乌、草乌、地龙各五钱，杜胆星六钱，明乳香、净没药各三钱，炒黑丑四十九粒，全蝎七只，麝香五分，酒糊丸，每重四分，轻用一丸，重用二丸，姜汁竹沥送服）；久则用圣济大活络丹（白花蛇、乌梢蛇、威灵仙、两头尖俱酒炒、制草乌、煨天麻、全蝎、炙龟板、首乌、黑豆、水浸麻黄、贯仲、炙草、羌活、官桂、杜藿香、小川连、乌药、熟地、酒蒸大黄、广木香、沉香以上各二两，北细辛、净没药、赤芍、僵蚕、明乳香、公丁香、姜制南星、小青皮、骨碎补、白豆蔻、安息香、酒蒸制附子、黄芩、酒蒸茯苓、制香附、生白术、元参以上各一两，犀角、麝香另研、松脂、炙地龙各五钱，当归、葛根、虎胫骨炙酥各两半，牛黄、龙脑各钱半，防风二两五钱，人参三两，血竭另研七钱，以上五十味研细末，蜜丸如桂圆大，金箔为衣，每服一丸），并用芥子竹沥汤送服（淡竹沥三瓢，黄荆沥两瓢，生姜汁四滴，陈绍酒两小匙，先用白芥子八分，煎取清汤，重炖三汁，陈绍酒和服，日二夜一）。如中满腹胀，上气喘逆，二便不利，甚或面肢俱肿者，此湿痰挟气阻滞胸腹也，名曰痰胀，先当去郁陈莝，经验理中消胀丸为主（大戟二钱五分，制牙皂三钱，广木香二钱，炒黑丑钱半，煨甘遂一钱，用红枣肉捣丸，每用三钱，匀三次进服。第一次葱白、陈酒送，二次莱菔子、砂仁汤送，三次牛膝、木瓜汤送，体虚者勿服）；继则视其喘肿胀之进退，酌量施治。若腹胀轻减，喘肿未除者，法当降气达膜，五子五皮饮加减（紫苏子、莱菔子各钱半，白芥子六分，葶苈子八分，车前子三钱，生桑皮、浙苓皮各四钱，大腹皮三钱，新会皮钱半，生姜皮一钱，先用杜赤豆一两，鲜茅根二两，煎汤代水）；终则培元利水，七味枳术汤（枳实一钱拌炒生晒术三钱，六神曲、炒麦芽各三钱，先用浙茯苓二两，杜赤豆、车前草各一两，煎汤代水），调服天一丸（灯草心一斤以米粉浆染晒干，研末入水澄之，浮者为灯草心，取出又晒干，入药用二两五钱，而沉者为米粉浆不用矣，赤白茯苓去皮兼用、茯神去木各五两，滑石水飞过五两，猪苓去皮二两，泽泻去芦三两，五味各为细末，以潞党参熬膏和丸，龙眼大，辰砂为衣，飞金为裹，每服一丸），善其后以杜复发。如咳逆无痰，喉间如含炙脔，咯之不出，咽之不下者，此燥痰黏结喉头也，名曰痰结（即梅核气），法当散结活痰，加味甘桔汤为主（生甘草五分，苦桔梗、嫩苏梗、紫菀、白前、橘红、制香附、旋覆花各钱半），口含清化丸（川贝一两，甜杏仁五钱，上青黛一钱，共研细，生姜汁少许，和冰糖粉捣药丸，如樱桃大，含化而咽之）。如咳逆气粗，咯痰稠黏，甚则目突如脱，喉间辘辘有声者，此寒痰遏热壅塞气管也，名曰痰喘，法当豁痰下气，白果定喘汤为主（上白果二十一个杵，姜半夏、生桑皮、款冬花、光杏仁各三钱，苏子二钱，橘红、片芩各钱半，麻黄一钱，生甘草五分），重则小青龙加石膏汤（即小青龙汤本方加生石膏八钱），或用定喘五虎汤（麻黄一钱，光杏仁三钱，生石膏四钱，炙甘草四分，北细辛五分）；久则口噙王氏痰喘丸（白檀香、白豆蔻、蛤粉、川贝、麦冬、儿茶各一两，淡天冬、薄荷叶各五钱，苦桔梗、广木香各三钱，麝香、梅冰各五分，共研细，以甘草四两熬膏丸如芡实大，每噙化一丸）。如痰结喉间，咳而上气，或呷或呀，喉中作水鸡声者，此寒痰包热阻塞喉管也，名曰痰哮，法当开肺豁痰，射干麻黄汤（射干钱半，麻黄一钱，姜半夏、款冬花、紫菀各三钱，干姜八分拌捣北五味三分，北细辛五分，大红枣三枚），口噙清金丸（牙皂三钱拌炒莱菔子一两，研细，姜汁少许和竹沥捣如芡实大，每用一丸含化）。如咳嗽不爽，胸中气闷，夜不得眠，烦躁不宁者，此火痰郁遏胸膈也，名曰痰躁，法当豁痰降火，陷胸泻心汤加减（瓜蒌仁四钱，仙半夏钱半，小川连八分，小枳实、青子芩各一钱，淡竹茹三钱，姜汁两滴，和竹沥两瓢同冲），甚则吞服王氏四黄涤痰丸（川大黄四两，用竹沥一两，姜汁一钱，朴硝三钱，拌蒸三次，姜炒川连五钱，天竺黄三钱，栝蒌

仁、海蛤壳、广橘红各四两，浙茯苓、杜胆星、炒苍术各三两，明天麻、浮海石、炒芥子各二两，薄荷叶一两六钱，石菖蒲、上沉香、上青黛各一两，竹沥半夏六钱，白蔻仁三钱，梅冰一钱，二十味为细末，以竹沥九分，姜汁一分，泛丸，如细绿豆大，再用石膏粉五钱，广牛黄二钱，辰砂一钱，三味研细为衣，轻用一钱，重用二钱，开水送下，并治饮食化痰，胸膈迷闷，气逆咳嗽，及哮喘中痰诸证。方载孟英《鸡鸣录》）。如小瘰大疬，初生项间，不觉痛痒，累累如串者，此气结痰凝吸核变大也，初名痰核，继称痰串，治必先辨其因。因于肝火痰凝者，内服逍遥二陈汤加减（全当归、丹皮各钱半，生白芍、紫背天葵各五钱，竹沥半夏、天花粉、蒲公英各三钱，广皮一钱，川柴胡六分，薄荷叶五分冲），送下程氏消瘰丸（元参、川贝、煅牡蛎各四两，姜汁少许和竹沥捣丸如绿豆大，每服二钱至三钱），外贴抑阳乌龙膏（先用陈小粉[①]四两，炒黄研细，陈米醋调成糊，熬如黑漆，瓷罐收藏，用时量核大小调抑阳散，即天花粉三钱，姜黄、白芷、赤芍各一钱，研细调匀涂布，如核上虽痒，不可揭动，久则自消）。因于阳虚痰凝者，内服王氏阳和汤（麻黄五分拌捣熟地五钱，鹿角胶钱半，烊冲，白芥子一钱，紫瑶桂、清炙草各五分，干姜炭四分，酒水各半煎），外贴抑阴消核膏（制甘遂二两，红芽大戟三两，白芥子八钱，麻黄四钱，生南星、直天虫、朴硝、藤黄、姜半夏各一两六钱），用时调入抑阴散（即制草乌二钱、制南星、独活、白芷、野狼毒各一

① 小粉：也作小麦粉。小麦麸洗制面筋后沉淀的淀粉。性味甘凉，补中益气，消肿毒。见《本草纲目》《食疗本草》。

钱，研细调匀涂布）。若已溃及溃久不敛者，内服归芍六君子汤（全当归二钱，生白芍、潞党参、浙茯苓、姜半夏各三钱，生晒术、广皮各钱半，清炙草八分，鲜生姜六分，大红枣三枚）送服犀黄丸（制乳香、制没药各一两，西黄三分，麝香三分，研匀，取黄米饭一两捣药，入药末再捣为丸，萝卜子大，晒干忌烘，每服钱半），继服大枣丸收功（山羊屎三钱，晒干炒存性研粉，先将黑枣肉捣烂如泥，然后入羊屎末捣匀为丸，如绿豆大，每服二三钱），外贴阳和解凝膏（新鲜牛蒡子草连根、叶、梗三斤，活白凤仙梗四两，用香油十斤，将二味熬枯去渣。次日再入川芎四两，附子、桂枝、大黄、当归、肉桂、官桂、草乌、川乌、地龙、僵蚕、赤芍、白芷、白蔹、白及各二两，续断、防风、荆芥、五灵脂、木香、香橼、陈皮各一两，再煎药枯沥渣，隔宿油冷，见过斤两，每油一斤，加炒透桃丹七两，搅和，文火慢熬，熬至滴水成珠，不粘指为度，即以湿粗纸卷火，以油锅移放冷灶上，取乳香、没药末各二两，苏合油四两，麝香一两，研细入膏搅和，半月后摊贴，一应烂溃阴疽、冻疮贴一夜全消，溃者三张全愈）。因于风痰及风湿酿痰者，内服麻菊二陈汤去甘草，送服控涎丹三分，消疬根以杜复发。外贴王氏化核膏（菜油四斤，壁虎十四条，蜘蛛二十八个，蜗牛三十六枚，入锅熬至枯浮油面取出，再入新鲜首乌藤叶、甘菊根、薄荷、牛蒡、苍耳等草各半斤，武火熬至草枯出渣，俟油冷再入连翘、元参、苦参、白蔹、白芥子、僵蚕、水红子仁各捣碎、大黄、荆芥、防风各四两，浸一宵，熬至黑枯，以油沥清，见过斤两，熬至滴水不散，将前制木鳖油归入配炒东丹，慢入慢搅，搅匀，文火再熬，熬至滴水成珠，膏不粘指为度，加入

丁香油、麝香各二钱，苏合油一两，搅匀火退摊贴，凡瘰疬、结核、恶核，此膏贴即暗消）。如饮食入胃，便吐黏涎，隔塞不通，便结而粪如羊矢者，此气郁挟痰阻塞胃脘也，名曰痰膈，法当辛润涤痰，五汁饮加狗宝为主（梨汁、蔗汁、莱菔汁各两瓢，鲜石菖蒲汁一小匙，生姜汁两滴，和匀，重汤炖温，调下狗宝末三分），或用程氏启膈饮加味（北沙参、丹参各三钱，京川贝、广郁金各钱半，蜜炙橘红、浙茯苓各一钱，春砂壳、杵头糠各五分，荷叶蒂两个），煎成调下玉鼠散五分（即新生小鼠，新瓦上焙干，研末），剧则云岐人参散（吉林参一钱煎成，冲麝香三厘，冰片厘半），尽人事以挽天机。

## 第三节　夹饮伤寒

一名伤寒夹水。

【因】素有停饮，外感风寒，或先受风寒，后饮冷水，及恣饮冷茶冷酒，或贪食瓜果生冷。

【证】头痛身热，恶寒无汗，胸痞干呕，咳吐稀涎，甚则胸胁串痛，喘不得卧，舌苔白滑，甚或黑滑，或半边夹一二条白色，或中间夹一段白色。

【脉】浮弦而缓，甚则迟弦，仲景所谓伤寒脉浮缓，身但重，无少阴证是也。

【治】先当辛温发散，轻则苏羌达表汤加半夏、茯苓，重则小青龙汤加减。如风寒外解，或变心下痞硬，引胁下痛，干呕短气者，即当急下停饮，蠲饮万灵汤主之。若变腹痛自利，四肢重痛，咳而兼呕者，即当通阳利水，真武汤加减为主（本方重用茯苓八钱，去白芍，加干姜八分拌捣五味子五分，姜半夏四钱）；势轻者，但用苓术二陈煎，温中利水可也。

秀按：风寒邪从外入，裹其停饮，虽

当以小青龙汤，散邪涤饮，然惟夹溢饮症，水流四肢，身体疼重，最为的对。若夹支饮症，咳逆倚息，短气不得卧，形肿胸满，喉中如水鸡声者，则当用射干麻黄汤（射干钱半，麻黄八分，姜半夏二钱，款冬花、紫菀各三钱，五味子、细辛各三分，生姜两片，红枣两枚）去射干、紫菀、款冬、姜枣、五味，加川朴一钱，石膏四钱，杏仁四钱，干姜一钱，淮小麦三钱，名厚朴麻黄汤（亦治咳而脉浮，喉中水鸡声），发表下气，润燥开痰，四法一方，以分解其外内夹发之证，始有效力。若支饮射肺则肺胀，咳而上气，烦噪而喘，脉浮者，则当用小青龙加石膏汤，发表利水，豁痰清热，始效。至若蠲饮万灵汤，则合小半夏加茯苓甘遂半夏、十枣三汤为剂。无论心下支饮，膈间留饮，胃肠悬饮，为喘为满，为痛为胀，为巅眩心悸，为呕涎吐沫，善用者投无不效，然皆治夹饮之属实也。惟苓、术、二陈及真武加减，一主外饮治脾，一主内饮治肾，则治夹饮之属虚者也。夹饮症得此七方，则表里虚实，皆可从此类推矣。

廉勘：饮入于胃，经火蒸变而稠浊者为痰，未经蒸变而清稀者为水。观此则痰从火化，水从寒凝，痰能作热，水能作冷，此夹痰与夹水，病源之异也。故其脉舌证治，亦因而各异。一辨其脉，脉必弦，或偏弦，或双弦，或弦缓，或迟弦，或沉弦，或弦紧类数。二辨其舌，苔多白润，间有转黄转黑者，亦必仍有滑苔，或满舌黄黑，每夹一二条白色，或舌苔边尖俱黄，中间夹一段白色，久则舌前半光滑而不生苔，后半白滑而厚。三辨其证，胸脘虽满痛，按之则软，略加揉按，辘辘有声，甚则肠下抽痛，干呕短气，或腰重足肿，下利尿少。四辨其治，风寒夹饮，固当以辛药散之，温药和之。即温热证见夹水，虽有表邪，不宜纯用辛凉发散，纯用则表不能解而转见沉困；有里证不可早用苦寒，早用则必转加昏愦。此水气郁遏热邪，阳气受困，宜于发表清里药中，加辛淡利水利气之品，以祛水气，迨水气去，郁遏发，然后议攻议凉，则无不效者矣。总之夹饮病初起，不外乎风寒外侵，肥甘内滞，气机因而不利。往往畏风畏寒，汗闭溲闭，咳逆倚息不得卧，甚则肤肿。水为阴邪，故时而头目眩晕，是水邪怫郁，阳气不上升，非痰火湿热之谓也。总宜以宣气涤饮，振胃阳以逐寒水，宜汗则汗，宜利则利，随证酌加他药，而不可遽补。虽在高年，亦必先通后补，即补亦惟参、术、姜、附是宜，如仲景苓桂术甘汤及理中汤、真武汤辈，为水饮正治之方。纵使久咳肺虚，终是水寒在胃，故虽行补剂，但当壮气以通阳，不可益阴而助病。若洋参、石斛之养胃，生熟二地之滋阴，麦冬、阿胶之保肺，兜铃、蛤壳之清金，贝母、栝蒌辈之滑痰润燥，则皆宜于夹痰之火燥，适相反于夹饮之水寒。即有热饮，达表宜越婢加半夏汤，逐里宜己椒苈黄丸及控涎丹，三方加减为宜。时医不读《伤寒》《金匮》，不知饮证，放弃仲景良方，反有所谓阴虚痰饮者，岂知痰饮为阴盛之病，乃以阴盛而误认阴虚，一味清滋，宜乎饮咳久病之数见不鲜也。

## 第四节　夹气伤寒

一名伤寒夹郁。

【因】或先由郁怒伤肝，或先由暴怒伤气，或先由气食相搏，或先由气血互结，后感风寒，或有奋力斗殴之人，脱衣露体，触犯冷风。

【证】头痛身热，恶寒体疼，胸膈胀满，气逆喘呼，甚则发厥，不语如喑，舌苔白薄而滑，或黄白相兼而薄。

【脉】左浮紧，右沉迟，或左弦紧，右伏结。盖浮则风伤卫，紧则寒伤营。

【治】先以理气发汗，祛其表邪，香苏葱豉汤加减。继则调畅气机，气食相搏者，神术汤加减；气血互结者，清肝达郁汤加减；怒郁不泄，昏厥不语者，先用通关散取嚏，次用仁香汤去丁香、白蔻，烊冲紫金片。世医但知用理气药，以治夹气伤寒，不知夹气之证，每间有夹食夹血者，必须佐消食活血之品，始能速奏全功也。

秀按：夹气伤寒，妇女最多，男子亦间有之，初起香苏葱豉汤最为的对，若发自少阳经，寒热往来，胸胁串痛者，柴胡枳桔汤亦多取效，若发自阴经，郁积伤中，形厥如尸者，用三合绛覆汤（真新绛钱半，旋覆花三钱，青葱管五寸冲，光桃仁七粒，东白薇三钱，归须钱半，广郁金三钱，苏合丸一颗，磨汁冲），若但郁闷不得发泄者，偶感风寒，但略兼开郁理气，不可擅行破血消滞也。

廉勘：夹气郁与夹食滞，初起时症多相同，而多右脉沉，手足冷，若呕逆胸满，颇类夹食，但夹食为有物，为实邪，舌苔厚白而微黄，胸膈满痛不可按，而亦不移。夹气为无物，为虚邪，舌苔白薄，胸膈满痛，半软而可按，先宜宣通其郁，然后解表清里，自无不效。若不舒郁而徒发表，则里气不能外达，而难于激汗，遂用清下，则上气不宣，多致痞逆。惟于解表药中，加苏梗、青皮、郁金、香附之类，以宣其气，则表易解；于清里药中，加瓜蒌、川贝以舒其郁，则里易和。但川贝虽为舒郁要药，而力薄性缓，必用至五钱一两，方能奏效，若加四磨饮子（即六磨饮子去乌药、生军），则尤捷，若气郁化火，阻凝中焦，上则胸闷，下则便闭者，用六磨饮子最效。

## 第五节　夹血伤寒

一名伤寒夹瘀。

【因】内伤血郁，外感风寒，或脱衣斗殴，触冒冷风，又或跌扑打伤，一时不觉，过数日作寒热，状似伤寒。

【证】头痛身热，恶寒烦渴，胸胁串疼，腹有痛处不移，或少腹痛甚，手不可按，乍寒乍热，夜有谵语，甚至昏厥不省，少顷复苏，苏后或变如狂，剧则疼极发狂，舌色紫暗，扪之滑润，或深紫而赤，甚或青紫。

【脉】左紧而涩，右多沉弦，总宜弦强，最忌细涩。仲景所谓弦为阳逆，涩则营气不足也。

【治】活血解表为先，轻则香苏葱豉汤去香附，加枳、芎、归须；重则桂枝桃仁汤加味（川桂枝八分，光桃仁七粒，赤白芍各一钱，炒细生地钱半，清炙草五分，黑炮姜三分，大红枣二枚）。次下瘀血，轻则五仁橘皮汤合代抵当丸，重则桃仁承气汤。俟瘀降便黑，痛势轻减者，可用四物绛覆汤，滋血活络以善后，或用新加酒沥汤，滋阴调气以芟根。若少腹痛剧，寒热如疟，夜则谵语如见鬼者，热结血室也，加减小柴胡汤以去邪通络；甚则昏厥不省，一苏转痉，便闭腹胀，剧则如狂者，热瘀上冲心胞也，柴胡羚角汤以破结逐瘀；病势轻减后，调营活络饮加减（归尾、赤芍、生地、生淮牛膝各二钱，光桃仁、酒炒生锦纹、川芎、干地龙各一钱，杜红花、炒川甲各五分），消余瘀以除根。若筋脉时痛时止，或愈或发者，宿瘀结在孙络也，四物绛覆汤调乳香定痛散（明乳香、净没药、生淮牛膝各五钱，川芎、白芷、赤芍、丹皮、生地各七钱半，炙甘草二钱，为末）以补血活络，络通瘀去，则筋络之内伤自愈矣。若跌扑内伤，瘀血上壅，气喘胸闷，大便秘结者，急用当归导气散（酒洗生川军一两，当归三钱，麝香三分，为末，每服三钱，醇酒一钟，童便两杯，调下，日二夜一），降瘀下行，以平肺气。总之，夹血一证，最难辨而易忽。大要有痛处定而不移者，多是夹血；痛处散而不定者，多是夹气。治必先辨其所因，详察其部分，消息其微甚，随证用药，分经制方，始能奏效。临时不可不观形察色，审问明辨也。

秀按：伤寒夹气证固多，夹血证亦不鲜。或素因内伤跌扑，或素因郁怒伤肝，及妇人停经血癥，皆先有瘀积在内，因感时病，引动痼疾，谓之夹血。与太阳病当汗不汗，邪陷暴结而为蓄血者，似同实异。其证必有痛处定而不移，或胸脘痛，或胸胁痛，或大腹痛，或少腹痛，或腰胁痛，或肢臂痛。初起虽有风寒表邪，不得用麻黄、青龙等剂。每见发汗太过，误触瘀血，证变或呕或泄，或发呃逆。即感温暑热病，亦不得纯用苦寒凉血。血得寒则凝，凝则瘀结不散，或发如狂，或变咳喘。甚至瘀血上冲，昏迷不醒，酿成血厥。大便或闭或黑，黑兼紫红而散者可治；黑如败蚵，凝结成块者难治；黑如污泥，黏腻不断，臭秽异常者不治，以其正气已脱，血液已败，与浊腐同下故也。俞君谓先审病原，继察部分，消息瘀血之微甚，对证发药，正治感症夹血之准绳也。

廉勘：伤寒夹血，初治香苏葱豉汤加减，方尚轻稳；寒重桂枝桃仁汤加味，亦可暂用。若温热伏邪夹瘀，初起一二日，病之表证悉具，而脉或芤或涩，颇类阳证阴脉，但须细询其胸腹、胁肋、四肢，有痛不可按而拒手者，即为瘀血。确知其非阳证见阴脉，则是表证见里脉矣。治法必兼消瘀，如红花、桃仁、归尾、赤芍、元胡、山楂之类，量加一二味，重则加炒川

甲、酒炒活蟅虫等，则表邪易解，而芤涩之脉亦易起。若误认芤涩为阴，而投温剂，轻则变剧，重则危矣。至于里证发现，可用俞氏桃仁承气汤，加干漆炒川连，泻火攻血，其瘀血或从呕出，或从泄出。若不呕泄而出，多变呃逆，甚发血厥。但用活血消瘀，如二仁绛覆汤（光桃仁七粒，柏子仁二钱，归须、真新绛各钱半，旋覆花三钱包煎，青葱管五寸冲），调下七厘散（真血竭一两，粉口儿茶二钱四分，明乳香、净没药、杜红花各钱半，飞辰砂一钱二分，冰片、麝香各一分二厘，研细匀，每服四五分），则呃逆血厥自除。若宿瘀与邪热并结者，必胸腹胁肋结痛，甚则神思如狂，更宜清热逐瘀兼行，使之一齐顿解，如千金犀角地黄汤加味（犀角片八分，鲜生地六钱，赤芍、丹皮、丹参各钱半，广郁金、花粉各三钱，光桃仁七粒，生藕汁二瓢冲），重则再调下失笑散二三钱，以奏速效。最重用局方聚宝丹（广木香、上沉香、春砂仁、明乳香、净没药、炒延胡各三钱，血竭钱半，麝香八分，共研细末，糯米浆糊丸，弹子大，辰砂为衣），以童便、陈酒、藕汁各四瓢，活蟅虫浆一小匙，重汤炖温，磨冲丹药，尤多捷效。虽然，消瘀当分部位：消一身经络之瘀，如王氏身痛逐瘀汤（羌活、秦艽、川芎、杜红花、制香附各一钱，全当归三钱，淮牛膝、酒炒地龙各二钱，光桃仁、净没药各钱半，炙甘草八分，陈酒、童便各半煎药）；消上焦肺络之瘀，如仁伯清宣瘀热汤（活水芦笋、鲜茅根、鲜枇杷叶各一两，新绛钱半，旋覆花二钱，青葱管三寸，广郁金汁四匙同冲）；消上焦血府之瘀，如王氏血府逐瘀汤（全当归、鲜生地、广郁金各三钱，生枳壳、光桃仁、赤芍各钱半，川芎、苦桔梗各八分，藏红花四分，陈酒童便煎

药）；消中焦膈下之瘀，如王氏膈下逐瘀汤（当归、桃仁各三钱，五灵脂、酒炒延胡、赤芍、丹皮各二钱，制香附、炒枳壳各钱半，乌药、川芎各一钱，炙甘草六分，藏红花五分，陈酒、童便煎药）；消下焦少腹之瘀，如王氏少腹逐瘀汤（归尾、生蒲黄各三钱，酒炒五灵脂、没药、赤芍各二钱，蜜炙延胡钱半，川芎一钱，官桂四分，黑炮姜二分，酒炒小茴香七粒，陈酒、童便煎药）；消一身窍隧之瘀，如王氏通窍活血汤（光桃仁三钱，赤芍、川芎各一钱，藏红花五分，青葱管五寸，红枣二枚，生姜汁二滴，麝香五厘同冲）。此皆按经分部活血消瘀之要剂也。惟曾被斗殴，或失足跌扑，察所伤止及皮面，跌扑处非关隐要，跌堕后亦绝无他故，眠食照常，隔数日，或二三日，而见寒热体疼，吐衄便尿诸血，及烦躁恶心喘急，而不因伤起，即痛而不在伤处者，审系他病，切勿妄施逐瘀等药，反致失血。至若夹失血证，较夹瘀血为尤多。

一、夹衄血。血从鼻中来也。伤寒衄血有三：一因太阳失表，热瘀于经而衄者，证必兼头疼目瞑，治宜清解，桑杏蒌贝汤去甘、桔，加鲜竹茹、鲜茅根、鲜生地清降之，不可再汗。二因阳明失下，热瘀于里而衄者，证必兼漱水不欲咽，治宜清下，养荣承气汤去归、朴，加茅根、丹皮、生川牛膝等釜底抽薪。三因外寒束内热，药宜辛凉开透，误用辛温而动经血，亦多致衄，治宜清血，犀地清络饮去桃仁、姜沥，加元参、地锦、蜜炙剪草之属清营宁络。如衄后身凉脉静，邪从衄解，名曰红汗，不必止其血而血自止。惟衄后病势反剧，衄多不止者，重伤其阴也，大为危候，急用龟柏地黄汤加麦冬、五味，育阴潜阳以滋补之，衄止则生。更有衄势太甚，阳随阴走，四肢厥冷者，虚阳随阴

火上越也。加味金匮肾气汤增牛膝，引火下行以镇纳之，阳秘则生。

二、夹咳血。血从咳嗽而出也。风寒咳血有四：一因素有血证，风寒犯肺而咳，震伤血络而上溢者，证必兼头痛身热，形寒怕风，喉痒胸痛，治宜清疏营卫，吴氏泄卫安营汤加减（苏叶梗、炒黑荆芥、苏薄荷各一钱，光杏仁、紫菀、生白芍各钱半，蜜炙橘红、片芩各八分，清炙草五分，生藕汁二瓢，冲），庶几营卫之邪解，自然咳止身凉，血不治自止矣。或用疏风止嗽汤（方载兼风勘语中）加藕汁、童便，亦多奏效。二因内有伏火，外感风寒，热被寒束，火逼络伤而致咳血者，外证同前，更兼口渴舌干，亦宜清解营卫，银翘麻黄汤去麻黄、桔梗，加桑叶、丹皮、藕汁、童便；次用和血清络，五汁一枝煎去姜，加梨汁、童便，参甘咸以安宁之。三因素饮烧酒，及吸水旱烟过多，一经风燥犯肺，干咳失血者，治宜祛风润燥，清燥救肺汤、桑杏蒌贝汤二方增减。止血加地锦、藕节，清火加枯芩、寸冬，降痰加竹沥、梨汁，降气加白前、蜜炙苏子，补血加生地、鲜藕；继用胡氏保肺雪梨膏（雪梨六十枚，压取汁二十杯，生地、白茅根、生藕合取汁十杯，白萝卜、麦冬、荸荠合取汁五杯，再入白蜜一斤，饴糖八两，竹沥一杯，柿霜一两，熬成膏，每饭后及临卧，取汁一杯，冲开水服之。并治肺痿失血，肺痈大势已退，余热未除，多服自愈。须痛戒烟酒方除根。胡在兹先生方）；终用参燕麦冬汤（北沙参、麦冬各三钱，光燕条一钱，奎冰糖四钱），清补肺脏以善后。四因外感既久，陈寒入肺，久咳喘满，因而失血者，乃咳嗽气逆，牵动诸经之火以烁肺，肺气亦能牵动胸背脉络之血，随咳而出。是病虽生于寒，而实因寒动火，火中

伏寒，寒中包火，治宜清火之中，佐以搜剔陈寒，用千金麦门冬汤（麦冬三钱，桑皮三钱，生地、紫菀、竹茹各三钱，竹沥半夏钱半，苦桔梗八分，蜜炙麻黄、北五味各五分，炙甘草四分，或用细辛二三分代麻黄，再加黑炮姜五分拌捣五味，尤去肺寒要药）。虽然寒伏肺中，久亦都从火化，即上焦血滞痰凝，亦属因火所致，便当专清其火，佐以消痰宁络，人参泻肺汤加减（西洋参、片黄芩、青连翘各钱半，生桑皮、焦山栀、甜杏仁各三钱，生枳壳一钱，苦桔梗、苏薄荷各六分，酒炒生军八分，淡竹茹四钱）送下葛氏保和丸（知母、川贝、天门冬、款冬花、天花粉、生苡仁、马兜铃、生地、紫菀、苏百合、蜜炙百部、生姜、阿胶、当归身各三钱，紫苏二钱，五味子、薄荷、甘草各一钱，各研细末，饴糖二两为丸，每服二钱，早晚空心服）。如咳犹不止，痰中兼有血丝血珠者，防变肺痿肺痨，宜早服吴氏宁嗽丸（南沙参、桑叶、薄荷、川贝、前胡、茯苓、甜杏仁、竹沥半夏各二两，苏子、橘红各一两，生苡仁三两，炙草五钱，各研细末，用川斛一两，生谷芽二两煎汤法丸，每服二三钱），夜服五汁猪肺丸（雄猪肺一具去筋膜，藕汁、蔗汁、梨汁、茅根汁、百合汁各一碗，代水，将猪肺入白砂罐内煮烂滤去渣，再将肺之浓汁，煎成如膏，量加白莲粉、米仁粉、粳米粉、川贝末、人乳，共捣为丸，每服二三钱），清金保肺，止嗽宁血以除根。

三、夹呕血、吐血。同是血出口中，呕则血出有声，吐则血出无声；吐则其气尚顺，呕则其气更逆。呕血病在于肝，吐血病在于肺，故呕血重而吐血轻。风寒病呕血吐血者，每因失治所致。有因太阳感寒，恶寒无汗，头痛发热，寒邪外束，法当发汗。若失于表，阳气不得外泄，则逆走阳络，络血妄行，则致呕血吐血，治当清疏营卫，表散风寒为先，泄卫安营汤或疏风止嗽汤，二方酌加藕汁、童便。不拘口鼻失血，但起于头痛，怕冷发热，无汗者，无论热之久暂，而怕冷等证仍在者，当解其表，表解则血自止。如表邪虽解，血尚不止者，则以止血为第一法，庶血复其道，不致奔脱。轻则四生地黄汤（鲜生地五钱，生侧柏叶、焦山栀、元参心各三钱，广郁金二钱，黑丹皮、丹参各钱半，广三七八分，生艾叶二分，生荷叶汁、陈京墨汁、童便各一瓢冲），最稳而效。重则犀地清络饮去桃仁，姜、蒲二汁，冲下立止吐血膏（鲜生地一斤，生锦纹三两，桑叶、丹皮、血见愁、杜牛膝各二两，土三七、苏子、降香各一两，用冰糖四两收膏，每服八钱至一两）。血止之后，其离经而未吐出者，则为瘀血，必亟为消除，以免后患，故以消瘀为第二法。上焦之瘀，多属阳热，五汁一枝煎加陈酒、童便，最为轻稳，重则俞氏桃仁承气汤加减。下焦之瘀，多属阴凝，少腹逐瘀汤加减。若血室热瘀，则仍是桃仁承气之证。其他广郁金、参三七、生川牛膝、醋炒生军等，皆有迅扫之功，而为去瘀要药，均可随证酌加。如止吐消瘀之后，仍恐血再潮动，则须用药安之，故以宁络为第三法，连茹绛覆汤加茅根、藕汁。惟肝旺气冲者，轻则桑丹泻白汤去橘、枣，加白芍、白薇、鲜茅根等；重则新加玉女煎，尤为镇肝纳冲之要剂。其火如不归根，即为龙雷之火，用滋任益阴煎，加龙骨、牡蛎以育阴潜阳，此尤治冲逆更进一层之法。然络血虽宁，而去血既多，阴液必虚，阴虚则阳无所附，故终以补虚为善后收功之法。补肺如辛字润肺膏（羊肺一具，去筋膜、白沫净，柿霜、真乳酥各五钱，甜杏仁四钱，天花粉三钱，白蜜四钱，为末搅匀，入肺中，炖熟食）、三参冬燕汤（太子参、西洋参各一钱，北沙参四钱，麦冬取二钱，光燕条一钱，青蔗浆一盏，建兰叶三片）、参麦阿胶汤（北沙参四钱，麦冬三钱，阿胶钱半，芪皮一钱，北五味二十粒，糯米三十粒）、清燥救肺汤之类；补心如麦冬养荣汤（潞党参、麦冬、归身、生地、生白芍各三钱，白知母二钱，北五味二十粒，青盐陈皮八分，清炙草六钱，大红枣三枚）、十味补心汤（辰茯神八钱，潞党参、生熟地各三钱，麦冬、炒枣仁、归身各二钱，制香附钱半，远志八分，龙眼肉五朵）、琼玉膏（鲜生地一斤汁，净白蜜一斤，西洋参八两，云苓十二两，先将地汁、白蜜入瓷瓶内，后将参、苓为末，和匀放水中，煮三昼夜，悬井中一夜，取起白汤化服一两）、八仙玉液（鲜生地汁、藕汁各二杯，梨汁、蔗汁、人乳各一杯，先将鸡子白两枚，鲜茅根一百枝，龙眼肉七朵，煎取浓汁二杯，和入前四汁、人乳，重汤炖温服）、天王补心丹（熟地五钱，归身、生地、天冬、麦冬、元参、炒枣仁、柏子仁、木茯神、党参、丹参各三钱，远志、五味、桔梗各一钱，净蜜为丸，每服三钱）之类；补脾如加味归脾汤（潞党参、炙黄芪、生晒术、茯神、归身各三钱，枣仁、远志各二钱，阿胶、焦山栀、丹皮各一钱，清炙草、广木香各五分，龙眼肉五枚）、养真汤（党参、黄芪、白术、麦冬各钱半，云苓、山药、莲子、白芍各三钱，五味子、炙甘草各五分）、参燕异功煎（吉林参、光燕条各一钱，生於术、云苓各钱半，广橘白六分，清炙草四分）、补阴益气煎之类；补肝如地骨皮饮（地骨皮、生地、白芍各三钱，丹皮、归身各钱半，川芎六分）、唐氏补肝寄生汤（生地、归身、萸肉、淮山药、炒枣仁、桑寄生各三钱，木瓜一钱，白术五分，川芎六分，北五味二十粒）、三甲复脉汤（即复脉汤去麻仁、姜、桂，加化龙骨三钱，左牡蛎、生龟甲心各四钱）、清燥养营汤、四物绛覆汤之类；补肾如张氏左归饮（熟地六钱，茯苓、山药、甘杞子、山萸肉各三钱，盐水炒甘草六分）、六味地黄汤（即左归饮去杞、草，加丹皮、泽泻各一钱。若济君火，加元参、杞子；益肺气，加人参、麦冬、五味子；火甚者，加川柏、知母）、丹溪大补阴丸（熟地八两，川柏、知母各三两，炙龟板四两，猪脊髓四条，蜜丸，每服三四钱，淡盐汤送下）、龟柏地黄汤、坎炁潜龙汤、滋任益阴煎之类。此四法者，乃通治血证之大纲也。总之，外感风寒，变为咳血，此证最多，失治误治，往往酿成肺痨。若春、夏、秋感温热暑邪失血者，必兼身热心烦不卧等证，乃邪热扰营迫血所致，宜清营分之邪热为主，犀地清络饮去桃仁，以藕汁、广郁金汁易姜、蒲二汁。轻则羚角清营汤（羚角片一钱，鲜生地六钱，焦山栀、银花、青连翘、血见愁各三钱，生蒲黄钱半，童便一杯冲）。若失血后热退身凉，神清气静者，邪热已去也，审无别疾他故，只以生藕汁或童便，日服一二杯，以济其阴可也，不必穷治。或服玉露饮（大白萝卜一个，切下蒂，挖空，入白糖填满，仍盖定，以线扎紧，取鲜稻上露三碗，煮极烂，以纱笼罩，露一宿，炖温，空腹服，善治邪热伤肺胃营分而吐血者，并治烟酒过度致咳血失血久不愈，均验），尤多收效。他若肥甘过度，肺胃湿热蕴隆，蒸痰动血，及烟酒不节，戕伤清气，咳呕频并，痰血时出，或便血溲血者，宜清肃中上气机，菀贝茅根汤主之（紫菀五钱，川贝四钱，鲜茅根一两，生桑皮、生苡仁、赤苓各三钱，青子芩、竹沥半夏各钱半），并戒荤酒，自能渐愈。若旧有闪挫等伤，其胸膈胁肋间，必向有一定痛痹之处。凡感邪热内攻，冲动宿瘀，瘀血从上或从下出者，乃宿疾乘势欲除之机，慎勿止涩。如去之不快，身有结痛者，孙络之瘀行而不尽也，尤须行血和络之药，如生蒲黄、生荷叶、蜜炙延胡、生藕汁之类，加入散邪清热方中，以除其宿瘀；宿瘀一净，吐血已罢，心中不闷者，必止。若烦躁闷乱刺胀者，尚有瘀血在内也，以生萝卜汁一大碗，顿饮，探吐之令净；或以开水调七厘散五分，日二服，以化之令散。否则迁延不愈，令瘀血不去，新血不守，时时溢出，百治无功，不成痨瘵，则变内外诸痛矣。若因远行负重，劳伤失血，气逆于上，胸胁闷痛，甚则呼吸亦痛，咳嗽带红，此等劳力伤气，宜用结者散之之法。初用降气和络饮（瓜蒌皮、甜杏仁、紫菀、川贝各三钱，枇杷叶去毛筋净一两，苏丹参、生淮牛膝各三钱，参三七汁、广郁金汁各四匙，生藕汁两瓢，和匀同冲），轻降辛润以疏化之；继用藕汁木耳煎（生藕汁一杯，和入童便一杯，酒半杯，木耳洗去砂，瓦上焙脆，研入三钱，白者更佳，但用一钱，日三服，数日愈），和血宁络以除根。惟外感温热，内夹愤怒，怒则气逆，血从上溢而大吐者，必见胸胁热痛，口燥心烦，二便赤热，手足躁扰等症，宜用龙胆泻肝汤去柴、归、车、泽，加醋炒川连、广郁金、川楝子、代赭石等，以清肝火而止血。血失仍多，而精神声色起居如常，唇舌红赤者，尚属热逼血溢，宜三黄犀角汤（生川军、青子芩、粉丹皮各二钱，加醋炒黑，鲜生地一两，生赤白芍各三钱，黑犀角、盐水炒川连各八分，淡竹茹五钱），大剂以泄降之；外用清盐卤一盆，令病患坐浸两足。若血出虽少，已见头晕

耳鸣，腰痛脚酸等症者，肾阴虚而肝阳不藏也，宜多服阿胶鸡子黄汤，及龟板地黄汤等，育阴潜阳以善后。

四、夹齿血。血从牙龈流出也，故一名牙宣。甚有盈碗成盆，如线索牵拽而出。症见身热，口渴龈肿，尿赤便闭者，胃有实火也，治以咸苦泄降，犀连承气汤加藕节、童便。轻则大便通利者，不必凉泻，但用清解，犀地清络饮去桃仁、姜、蒲二汁，加藕汁、童便。如脉细数，舌光绛，口烂龈糜者，胃中虚火也，宜清热兼滋阴，新加玉女煎去石英、磁石，加骨碎补、黑蒲黄；外用冷醋水漱口，十灰散掺，内外并治，奏功更速。

五、夹便血。《金匮》但分远血、近血，先粪后血曰远血，属小肠寒湿；先血后粪曰近血，属大肠湿热。寒湿用黄土汤（焦冬术、熟地炭各三钱，条芩炭、陈阿胶各二钱，淡附片、清炙草各六分，先用灶心黄土一两，冷水搅化，澄清取水煎药），湿热用赤豆当归散（赤豆芽五钱，全当归三钱，研细，每服三钱，清浆水调下）。岂知便血一证，外感六淫，皆能致病，非黄土汤、当归散二方所可统治，必先治肠以去其标，后治各脏以清其源。若纯下清血，其疾如箭，肛门不肿痛，而肠中鸣响者，此为肠风下血，治以清火疏风为主，清肝达郁汤去归、菊，送下保元槐角丸（槐角、当归、生地、黄芩、黄柏、侧柏叶各三钱，枳壳、地榆、荆芥、防风各二钱，黄连、川芎、生姜各一钱，乌梅三枚，用鲜荷叶汁、白蜜炼丸，每服二三钱），继用加味白头翁汤去贯仲、茉莉，加阿胶、炙甘草，清肝坚肠，凉血滋阴以善后。若粪前下血，散而紫黯，或血色淡红，胃弱便溏，素无痔漏证者，此为小肠寒湿下血，治以温补敛肠为主，加减黄土汤（土炒白术、花龙骨、地榆炭各三钱，

陈阿胶二钱，黑炮姜、炙甘草、春砂仁各八分，先用伏龙肝一两，水化搅烊，澄清煎药。胡在兹先生验方），继用加味石脂禹粮汤（赤石脂、禹余粮各三钱，土炒川倍子、生於术、川芎炭各二钱，醋炒蕲艾一钱），填窍补络以善后。若下血色如烟尘，沉晦瘀浊，便溏不畅，胃气不健，肢体倦怠者，此由膏粱积热，酒酪聚湿，而为脏毒下血，宜以苦辛淡泄，芩连二陈汤去姜，沥二汁，加炒槐米二钱、大黑木耳三钱、茅根、藕节各一两，重则清肠解毒汤（焦山栀三钱，银花炭、青子芩、连翘、赤芍各二钱，川连、川柏、生川军、焦枳壳、煨防风各一钱），继用木耳豆腐煎（大黑木耳五钱，生豆腐四两，食盐一钱），送下加味脏连丸（川连五两，苦参三两，生川军二两，圆皂角仁、白芷各一两五钱，光桃仁一两，各为细末，取猪大肠洗净，纳入肠中，酒水各半，煮烂捣研，和入百草霜一两，红曲三两，共捣为丸，每服三钱，朝晚空肚服。胡在兹先生验方），清涤肠浊以除根。若粪后下血，鲜红光泽，或色深紫，或有凝块紫亮者，此为肠热下血，宜以凉血泄热，地柏清肠汤（鲜生地六钱，生侧柏叶四钱，银花、茜草、赤芍、夏枯草、血见愁各二钱，紫葳花二钱。先用鲜茅根、生藕各二两，煎汤代水。胡在兹先生验方），继用脏连六味丸（熟地五钱，萸肉、山药、赤苓、丹皮、泽泻、川连各三钱，白矾一钱，嵌柿饼焙焦二枚，入猪大肠内，同糯米煮熟，去米，共捣为丸，每服二三钱，朝晚空肚服）。如肛门肿坠，滴血淋漓，或血线如溅，里急后重，因大便随下清血不止，甚则嫩赤肿痛，此为内痔下血，名曰血痔，治先荡涤瘀热，清肠解毒汤去防风，加槐米、桃仁、生地、炒猬皮。痛极而下血多者，加乳香、没药、

发灰；红肿痛而不克收进者，外用点痔法（大水田螺一个，挑去靥，入冰、麝少许，过一宿，即化水，点上痔即收进。如无水田螺，用大蜗牛一个去壳，生白果一枚，同捣烂，代之亦效）。俟肿痛血止，即用补阴益气煎去熟地，加阿胶、生地、黑木耳，升气滋阴以善后。

六、夹尿血。如证见淋漓割痛，小便点滴不畅者，此为染毒赤淋，治宜去毒通淋，导赤八正散加味（鲜生地、滑石包煎各六钱，瞿麦、萹蓄、海金沙包煎、焦山栀各三钱，淡竹叶二钱，木通、生锦纹各一钱，生甘梢八分，先用土茯苓、鲜车前草、去皮鲜茅根各一两，煎汤代水）。若无淋毒，但心经遗热于膀胱，膀胱热结则尿血，症见虚烦不寐，或昏睡不省，或舌咽作痛，或怔忡懊憹，治宜凉血泄热，导赤清心汤去茯、麦，加焦栀、瞿麦、琥珀。如由肝经遗热者，必兼少腹满，胁肋刺痛，口苦耳聋，寒热往来，尿多赤淋，甚则筋痿茎疼，治宜凉肝泻火，龙胆泻肝汤加丹皮、郁金；轻则清肝达郁汤去荷、菊，加龙胆草、生牛膝梢、鲜车前草。若治心肝不效，当清其肺，肺为肾水之上源，肺清则水清，水宁则血宁，清燥救肺汤加蒲黄、茅根、藕节可也。总而言之，止血之法，先要虚实寒热认得清，始能补泻温凉用得当。补如阿胶、熟地、线鱼胶等，壮水补虚之药也；人参、沙参、燕窝，益气补虚之药也。泻如大黄、芩、连、胆草，苦寒泻火之药也；鲜地、梨、蔗、藕四汁，甘寒泻火之药也；干姜炭、肉桂炭、鹿角炭、枸杞炭，温寒止血之药也；葛氏十灰散，清热止血之药也。他如苏子、郁金、降香、青皮、韭汁，则为降气伐肝药；石决明、左牡蛎、海蛤壳、代赭石，则为降血镇肝药，皆治血随气上之法也。血瘀则大黄炭、干漆炭、山楂炭、

红曲炭；血滑则棕皮炭、莲房炭、榴皮炭、没石子。三七、郁金、丹皮，行血中之气也；大蓟、小蓟、茜根，消血中之滞也。侧柏、紫葳、剪草、竹茹，凉血中之热也；犀角、玳瑁、珠粉、琥珀，清血中之神也。茅根、牛膝、童便，引血使之下行也；藕节汁、荷叶汁、陈蕉汁，止血而兼行瘀也。血药多端，岂仅止涩之剂哉。然越中名医，凡是内外止血诸方，多主于涩，以为气行则血行，气止则血止，欲血之复行故道，必先行涩以收气之脱，气既收，斯血无从泄而自止。岂知外因失血，或有破伤风寒暑湿，及留瘀宜去之故；内因失血，或有阴阳表里虚实，胜负交错之机。临证施治，每有不止而自止，不止而无碍，止而未必止，止之且有害者，治失血诸证者，其可徒执涩止之一法乎？

幼廉注：缪氏治吐血三诀首条云：宜行血不宜止血，深恐止则血凝，血凝则发热恶食而病日锢，每致血瘀成痨。然行血之药，首推大黄。家君创制立止吐血膏一方，既能引血下行，又能止血逐瘀，凡治血来汹涌，屡投辄验，较葛氏十灰散奏功尤捷。但宜下于妄行之初，不宜下于脱血之后。其次立止咳血膏（剪草一斤，地锦二斤，野百合、黑木耳、白及、没石子各一两，鲜藕节二两，鲜枇杷叶去毛筋净、鲜刮淡竹茹、鲜菱白根各八两，先煎去渣，滤净，入净白蜜一斤，奎冰糖八两，煎浓成膏），治寻常咳血妄行，每服一小匙，日二夜一，空心服，十日即愈。如久病损肺咳血，五更服此，上下午服琼玉膏，一月亦愈，历收成绩。盖因血溢上窍，阳盛阴虚，有升无降者，十居八九，故家君立此降气泻火，补络填窍二方，随证酌治以取效。惟杨仁斋谓失血一证，有阳虚阴必走者，百中常见三四。故舒驰远于虚损失血，极斥滋阴之谬，陈修园亦主

此说，皆属此等因证。治以陕西丁雁峰先生秘传血证二方，最多神效。治血第一方（广郁金、炒黑紫苏、真川朴、酒炒生锦纹各八分，枳壳、桔梗、当归各七分，紫瑶桂五分，水二钟，煎成，加童便半盏，姜汁一小匙，和匀同冲，只服一二剂）、治血第二方（麦冬二钱，川贝、川断各一钱，赤芍七分，远志六分，山药四分，益母草三分，水二钟，煎八分，服十剂，不论老少男女，新旧吐血之症，照服立愈除根。如服数剂，吐血已止，亦须服完十剂之数，也勿加减药味，改动分量，至嘱至嘱！此症忌服寒凉，以致血凝气滞，倘先误服凉药者，服此方，渐次咳嗽痰涎，阴寒尽化，服完后，或空咳不止，可服健脾丸），蓉城名医张少泉先生发明曰：前方妙在枳、桔、朴、苏，提降疏通，使邪无所留滞；再以当归、郁金，从血中开导；后以肉桂佐大黄，温通下行；引以姜汁、童便，俾浊液仍归浊道而出，血何能上逆耶！时医遇此症，专主育阴清火，填涩阴腻，使内瘀一无去路，宜其愈治愈剧也。前方极力廓清后，或伤脏气，故后方用续断补肝，远志补心，山药补脾，麦冬补肺，犹虑余瘀不尽，复以赤芍、益母通涤之，以川贝清化之，与前方攻补兼施，立收奇效。此方百试百验，医家及病家宜广传之。其次，鼓峰固元汤加五味（潞党参、炙黄芪、酒炒白芍各三钱，归身二钱，炙黑甘草一钱，黑炮姜五分拌捣五味子三分，陈南枣两枚），亦治阳虚阴走之失血。其因多属内伤情志，饥饱失时，脾胃先病，必见恶心神倦，自汗肢厥等症。故用参、芪为君，固其元气，气固则血循经络，不止血而血自止；但阴走血必虚，臣以归、芍、甘草，补血养胃。僧慎柔云：凡欲止吐血，必须炒黑干姜、五味子二物，故佐以干姜炮黑，血见黑即止，五

味酸收，能收逆气也。虽然，真阴失守而走，势必格阳于上，血随而溢，以致大吐大衄，恶心干呕，手足厥冷，六脉微细，元阳脱在顷刻者，速宜景岳镇阴煎（别直参三钱，附子二钱，紫瑶桂八分拌捣大熟地六钱，黑炮姜七分，淮牛膝、泽泻各钱半，炙甘草一钱），益气固脱，滋阴纳阳，以救气随血脱之危症。失血狂吐之后，临证时每有所见，不可不知此急救之法也。

## 第六节　夹阴伤寒

一名伤寒夹房劳。

【因】房劳伤精而后，骤感风寒，或夏月行房后，恣意乘凉，触犯风露。

【证】身热面赤，或不热而面青，小腹绞痛，足冷蜷卧，或吐或利，心下胀满，甚则舌卷囊缩，阴极发躁，或昏沉不省，手足指甲皆青，冷过肘膝，舌苔淡白滑嫩，或苔黑滑，舌本胖嫩。

【脉】六部沉细，甚或伏绝，或反浮大无伦，沉按豁豁然空，陶节庵所谓不拘脉之浮沉大小，但指下无力而软，或空大而散，甚则重按全无，皆为色欲内伤，猝受寒邪，阴气独盛，阳气以衰是也。

【治】外则先灸关元、气海以回元阳，内则先用参附再造汤，助阳发表，或用麻附细辛汤加人参、干姜，温经散寒。如脉伏绝，阴极发躁，继即神气昏沉，不省人事者，速用回阳急救汤，提神益气，回阳生脉；如脉沉迟，身疼足冷，下利清谷，俗呼漏底者，速用附姜归桂参甘汤去当归，加白术、肉果、砂仁、升麻，破阴回阳，提气止泻；如脉沉微，手足指甲皆青，四肢冷过肘膝，舌卷囊缩者，速用附子理中汤加吴萸、坎炁、肉桂、姜汁，温补命阳，热壮脾肾。一俟阳气将回，病势已有转机者，但用附姜归桂参甘汤，双补气血，调和阴阳；次用理阴煎加砂仁、红枣，滋补肾阴，温运脾阳；终用左归饮，峻补肾阴以善后。总之，夹阴证，不分热与不热，面赤面青，凭脉下药，最为切当。

秀按：不但房劳不谨后感冒风寒者，谓之夹阴伤寒，即曾犯房室，及冒雨涉水伤肾，一起即身热面赤，足胫逆冷者，亦当参夹阴例治。伤寒夹阴，由太阳、少阴二经同时受病，较直中寒证尤危。盖夹阴者，虽患表邪发热，其中必夹虚寒，所以尺脉必不能实，足胫必不能温也。乃世俗混称夹阴，医者亦漫不加察，岂知伤寒阴证有三：一传经之阴证，阴中之热证也；二直中之阴证，阴中之寒证也；三房室之阴证，阴中之虚证也。既犯房室而得寒证，则阴寒极甚，温剂宜重。俞君于发表温里药中，每兼热药破阴以回阳，阳回而阴寒自散，寒散而元阴自固，庶不致阴下竭，阳上厥，酿变虚脱危候。况末路理阴、左归等剂，填补真阴，以复房室所伤之元精，治法井然，可为夹阴伤寒之标准。虽然，予每见春夏感寒夹阴，足冷阳缩者，骤用四逆汤辛热回阳，多致烦躁血溢而死者，以阴中既虚，不胜附子之雄悍也。故《伤寒秘旨》治夹阴伤寒，凡诊尺脉迟弱，而足冷阳缩者，但于黄芪建中汤内，用附子汁炒黄芪以温卫气，肉桂酒炒白芍以调营血，不应，改用麻附细辛汁炒甘草以汗之。若尺中弦数而多虚火，面赤戴阳者，但于小建中汤内，用党参汁炒甘草以助胃气，丹皮酒炒白芍以降阴火，不应，加连、附汁炒黄芪，略加葱、豉以摄之。方药较俞君所用虽轻，而稳健则过之，亦其人阳气虽虚，本无大寒伤犯，阴邪尚轻，犹可收敛。若夹阴伤寒，病于严冬，则真阳惫极，阴邪亢甚者多死。故许学士述古谚云：伤寒偏死下虚人。至若曾犯房室，而遭风溺水，最忌热酒火烘，但宜温暖覆盖，原其溺水之时，必多惊恐，心肾受伤，虽有发热头痛，骨节烦疼等症，治必解表药中，兼通心肾。在冬月用麻附细辛汤，以麻黄发汗通心，附子温经通肾，细辛通彻表里之邪，更加苓、半以开豁惊痰。若在夏月，当以五苓散加葱、豉、辰砂，因惊则气乱，故于发汗利水中加辰砂以镇之；或脉浮而见表证多者，五苓散加羌、防、益元，微汗以疏利之。至于暴怒悲号，投河跃井，虽有表证当解，只须香苏葱豉汤加木香、乌药、川芎、郁金，理气发汗为要。兼有跌伤作痛者，方中去木香、乌药，再加当归、桂枝、桃仁，活血去瘀以止痛。

廉勘：房劳后得外感病，病适至行房，不过比他人略重，寒证则发寒更甚，热证则灼热尤极。在医者识时审证，辨体立方，宜发表则发表，宜温中则温中，宜清里则清里，察其受病之浅深，决其用药之轻重，量其素体之阴虚、阳虚，于发表、温中、清里等法之中，兼顾其虚而补托之。如辨其人真阳素虚者，阴寒为本，邪多挟水而动，除表寒证外，必兼为呕为咳，或腹痛下利，甚或面青足冷等症，发表药中急宜加附子、桂枝等品，如参附再造汤，助阳破阴以发汗，庶免逼汗亡阳之患。如辨其人真阴素虚者，阳亢为本，邪多夹火而动，除新感症外，必兼口燥咽干，或心烦不寐，甚或面赤肢厥等症，发表药中亦宜加生地、麦冬，如七味葱白汤，养血滋阴以发汗，始能津津汗出而解。表邪解后，阳虚者中气必亏，温中药中，早宜加肉桂、附子等品，如附子理中汤加肉桂，以助阳而御阴，庶免中阳暴脱之患；阴虚者元精益亏，清里药中，亦宜加生地、麦冬，如导赤清心汤，以救阴而生津，庶免元精暴绝之虞。即或有寒入精

室，其证阴肿足冷，小腹绞痛，面赤阳缩，筋惕肉瞤，犹可用真武汤加两头尖、韭白等，或用当归四逆汤加烧裈散（即如人裈裆近阴处，剪取一块，烧灰，调入药汤中服。妇人病取男子裈裆，如前一般），回阳摄阴，兼通阴浊，以救济之。外罨通阴达阳法（用来复丹二钱，研末，放入脐中，上罨活杀白鹁鸽对剖半只，内去肠杂，外不去毛，再加软绵扎紧，约三小时即去之）。或用生姜汁一碗，浸肾囊，汁渐收干，肾茎即出；或用回阳散二三分，放入脐中，外贴阳和解凝膏，即痛除而茎出。如热入精室，即俗称夹阴温病，较夹阴伤寒尤险，由欲火与伏火交蒸，深恐转瞬阴竭，急宜救阴泄浊，峻泻其交蒸之火，以存真阴，如陶氏逍遥汤及滋任益阴煎加减（本方去砂仁、熟地、炙草，加烧裈散、槐米、白薇、生甘细梢，熟地露代水煎药）。神气昏厥者，外用通窍透邪法（用安宫牛黄丸两颗，研细，用银花露调和成饼，安入心下，上罨对剖白鹁鸽半只，用帛扎紧，一俟鸽有臭气，即揭去之），犹可十救三四。如谓仅有一次之房事，直可以此殒命，而谓夹阴病必不可救，亦不尽然。今观俞氏方药，不但治房劳后伤寒，竟是救房劳后直中阴寒，始合夹阴伤寒之名称。否则阴而曰夹，其为阴经之阴乎？其为阴证之阴乎？抑竟以男为阳、女为阴乎？如窥其人或当新婚，或蓄少艾①，或问病前曾患夺精，如梦遗精滑等，及重犯一次房劳，一有寒热外感，便称夹阴伤寒，不审其证之寒热虚实，便谓必当温散热补，切忌辛凉清滋，片面执见，贻误必多。周扬俊曰：感症夹房劳，亦有属阳证者，若因曾犯房劳，便用温药，杀人多矣。陆九芝曰：吾

――――――――――

① 少艾：指年轻美丽的女子。

苏津津乐道夹阴者，只用桂枝三分，谓得夹阴秘法，而三分之桂枝，尚不见十分之坏象，因即以未见坏象之桂枝为据，而一切赖以撤热，赖以救阴之药，悉付一勾，而其病反多不起，皆此夹阴之说阶之厉也。周、陆二家之论，真救世娱俗之言欤。且因其病不起，在病家一闻夹阴，方且引为己咎，一若本事不起之症，非医药所能为，哀哉病家，其时病者之妇，有因此而贻笑于亲党者矣，有因此而失欢于舅姑者矣，且有因此而直以身殉者矣。此种医风，苏沪为甚，吾绍亦间有之，殊深浩叹。深愿当世为名医者，遇外感夹房劳症，不必称夹阴，但曰夹下虚，则症之为寒为热，为虚为实，而药之宜温宜凉，宜补宜泻，均可因病施治，不致为习俗所困矣。

# 卷之九

## 第九章　伤寒夹证中

### 第七节　夹哮伤寒

【因】外感风寒，内发哮喘，但有夹痰饮寒哮、痰火热哮之异。寒哮较多于热哮，寒包热哮则尤多。

【证】素有痰饮寒哮，猝受风寒大发者，一起即头痛身热，恶寒无汗，喘咳稀痰，喉中作水鸡声，日夜俯几而坐，不得着枕，胸膈痞满，舌苔白滑，中后满布而厚；素有痰火热哮，猝被风寒外束者，一起即头疼发热，畏风恶寒，喘咳脓痰，喉中有痰吼声，日夜坐不得卧，面浮睛突，胸前痞塞，舌苔黄滑，中后满布厚腻。

【脉】左弦紧，右弦滑者，风寒夹冷哮痰喘也；左浮弦，右滑数者，风寒夹热哮痰火也。

【治】冷哮痰喘，先用射干麻黄汤，以发表散寒为主，送下冷哮丸（麻黄、川乌、细辛、蜀椒、白矾、牙皂、半夏曲、陈胆星、杏仁、甘草各一两，紫菀、款冬花各二两，上为细末，姜汁调神曲末，打糊为丸，每遇发时，临卧生姜汤服二钱，赢者一钱），除寒哮以定喘；俟表邪去而哮喘平，即用六君子汤扶正气以涤饮，外用冷哮涂法以除根（白芥子、延胡索各一两，甘遂、细辛各五钱，共为末，入麝香五分杵匀，调涂肺俞、膏肓、百劳等穴，涂后，麻瞀[1]疼痛，切勿便去，候三炷香足，方去之，十日后涂一次，三次病根去矣）。热哮痰喘，先用白果定喘汤，以宣气豁痰为主，口噙清金丹，除热哮以平喘；若表邪去而喘未平，继用导痰汤加旋覆、海石、苏子、白前，肃肺气以除痰；终用加减玉竹饮子以保肺。总之，哮喘一症，寒包火为最多，遇寒即发，饮冷亦发。虽亦有感温暑而发，初治必兼辛散，开发肺气，切不可纯用寒凉，使痰壅肺闭，猝致闷毙。惟见胸突背驼者，必为痼疾，不可救药。

秀按：哮症与喘不同，盖哮症多有兼喘，而喘有不兼哮者。因哮症似喘而非，呼吸有声，呀呷[2]不已，良由痰火郁于内，风寒束其外。古方如厚朴麻黄汤、越婢加半夏汤，时方如白果定喘汤、五虎汤加节斋化痰丸，表散寒邪，肃清痰火，此四方最为的对。或由初感寒邪，失于表散，邪伏于里，留于肺俞，此即冷哮痰喘。若因遇冷即发，顽痰结聚者，宜用小青龙汤，送下立除冷哮散（用胡椒四十九粒，入活癞蛤蟆腹中，盐泥裹煅存性，分五七服，若有伏热者忌用）。如因病根深久，难以猝除，频发频止，淹缠岁月者，即当口噙钟乳丸（滴乳石，制法：酒湿研七日，水飞七次，甘草汤煮三伏时，蘸少许捻开，光亮如蠹鱼[3]为度。麻黄醋汤泡焙，光杏仁、炙甘草各三钱，研

---

① 麻瞀（mào 冒）：肢体发麻，兼有眩晕。

② 呀呷（xiā）：吞吐貌。

③ 蠹鱼：即衣鱼，俗称白鱼。

极细匀，炼白蜜丸，弹子大，五更临卧，各噙化一丸，去枕仰卧，勿开言，数日效。但必一生忌术，以石药剽悍，白术壅滞，犯之恐有暴绝之虞），逐渐以缓消之。或因坐卧寒湿，遇冷则发，此属中外皆寒，苓术二陈煎加麻、杏，调下芦吸散（款冬花、川贝母、肉桂、炙甘草各三钱，鹅管石煅透五钱，即钟乳之最精者，共研细匀，每服一分。若平时，但以芦管吸少许，噙化咽之，日三五次），外灸肺俞、膏肓、天突三穴以除根。或因酸盐过食，遇冷冻饮料食而发者，宜用三白饼子（用白面粉、白糖各二钱，饴糖饼化汁，捻作饼子，炉内煤①熟，铲出，加轻粉四钱捣匀，分作二三服，令病患食尽，吐出病根即愈。体虚及年幼者，分四五次服之），搜涤瘀积以涌痰；继用异功散加细辛，补助宗气以保肺。三涌三补，屡建奇功。或因积火熏蒸，遇风而发，用五虎汤加竹沥达痰丸，上宣肺气，下逐痰火，再避风寒，节厚味，自能痊愈。总之，哮症禁用纯凉剂，恐风邪难解；禁用大热剂，恐痰火易升。宣气疏风，勿忘病根，轻品如杏仁、橘红、薄荷、前胡，重则如麻、桂、细辛、苏、葶。未发时以扶正气为主，外台茯苓饮、苓术二陈煎酌用；既发时以攻邪气为主，大概以温通肺脏，古方如小青龙、射干麻黄汤等，时方如白果定喘、苏子降气汤等。继则下摄肾真为要，古方如金匮肾气汤、真武合桂苓甘味汤等，时方如新加八味地黄汤、六味地黄汤加青铅。若久发中虚，又必补益中气，其辛散苦寒，豁痰破气之剂，在所不用。俞氏方法，按症施治，简而得要，可谓治病必求其本矣。

廉勘：《内经》有喘无哮，至唐、宋始哮喘并论，虽皆属呼吸困难，而病理证候不同。哮者，气闭而不得出，其初多冷痰入肺窍，寒闭于上，则气之开阖不利，遂抑郁而发声，故俗称气吼病，有肺症，有胃症，有督脉证。肺症多起于风寒，遇冷则发，气急欲死。其时惟麻黄、砒石之性味猛烈，始可开其关而劫其痰；麝香之气性走窜，始能通其窍而宣其气。予治哮症，审其外内皆寒者，每用麻黄二陈汤，迅散外邪以豁痰，送下加味紫金丹（信砒五分研细，水飞如粉，淡豆豉晒干研末，一两五钱，麻黄去节四钱，当门子四分，共研细而极匀，真绿豆粉捣和为丸，如芥菜子大，每服十九，少则五丸），速通内闭以除哮，用以救人，屡多神效。审其客寒包火者，每用白果定喘汤，调下猴麝二宝散（猴枣一钱，麝香一分，共研细匀，每服二分），用以治哮，屡奏殊功。胃症多起于痰积，内兼湿热。惟脾有积湿，胃有蕴热，湿与热交蒸，脾胃中先有顽痰胶黏不解，然后入胃之水，遇痰而停，化为浊痰热饮，不能疾趋于下，渐滋暗长，绵延日久，致肺气呼吸不利，因之呀呷有声而为哮，遇风遇劳皆发，秋冬以后，日夜如此。痰虽因引而潮上，而其气较肺症稍缓，必待郁闷之极，咳出一二点宿痰，如鱼脑髓之形，而气始宽，哮渐减。予治此症，审其湿痰上泛，窒滞中气者，初用香苏二陈汤（沉香汁两小匙，冲，苏子、竹沥半夏各二钱，广皮红、生枳壳、真川朴各一钱，光杏仁、广郁金各三钱，生苡仁、浙茯苓各六钱，生姜汁四滴冲。费伯雄先生方），调下导痰开关散，或送下丹溪豁痰丸（制南星、姜半夏、轻粉各三钱，飞滑石六钱，巴霜一分半，研极细匀，皂角仁浸浓汁为丸，如芥菜子大，辰砂为衣，每服十粒，多则十五

---

① 煤（zhá 闸）：同"炸"，烤。《玉篇》："爁也。"按文义当指烘烤。

粒，开水送下亦可）；继用三子导痰汤加炙皂角，豁痰利气以燥湿；终用丹溪湿痰丸（姜制南星、姜半夏各一两，海蛤粉二两，上青黛二钱，共研细匀，神曲糊丸，如梧桐子大，朝晚各服钱半或二钱，广皮汤送下），日夜久服以除根。审其痰随火升，上壅胸膈者，初用竹沥涤痰汤（瓜蒌仁四钱，生桑皮、川贝、光杏仁各三钱，旋覆花二钱拌包飞滑石六钱，石决明八钱，天竺黄钱半，淡竹沥半杯，姜汁两滴同冲。挟肝火者加羚角一钱。费伯雄先生验方），送下节斋化痰丸，以蠲痰而降火；继用费氏鹅梨汤（鹅管石煅研、蜜炙麻黄各三分，瓜蒌仁四钱，光杏仁三钱，川贝、茯苓各二钱，广皮红、竹沥半夏、苏子各钱半，射干一钱，梨汁两大瓢，姜汁四滴同冲。费伯雄先生验方），缓通肺窍，除其积痰以芟根。督脉证与肺常相因，多起于太阳经受风寒，内伤冷冻饮料水果，积成冷痰，日久浸淫于肺脏，乃成哮喘，遇冷即发，背脊恶寒，喘息不得着枕，日夜俯几而坐。初起虽用小青龙汤加减，辛散太阳以温肺；继用金匮肾气汤加减，温通肾阳以煦督，亦多时止时发。盖因伏饮久踞，始则阳衰浊泛，继则阴亦渐损。每见咳痰不出，上气郁闷，勉强咳出一二口，痰中稍杂以血点，此哮喘属于虚寒，而阳伤略及阴分也。用药偏刚偏柔，两难措置。予仿吴门缪松心治范某哮喘案法，初用金水六君煎加减（熟地炭四钱，当归炭、青盐陈皮各一钱，川贝二钱，盐水炒光杏仁、浙茯苓、生苡仁各三钱，炙甘草四分）；继则晨用通补肺督丸（生芪皮、杏仁霜、姜半夏各两半，米泔水浸晒生於术、云茯苓、炙黄羊脊骨、生晒菟丝子各三两，嫩毛鹿角镑，二两，桂枝木七钱，蜜炙麻黄、北细辛各三钱，广皮红一两，炙黑甘草五钱，共研为

末，用生苡仁煮浆糊丸，每服三钱）以治病之本，晚用加味苓桂术甘丸（米泔浸生於术、浙茯苓、鹿脊骨用麻黄四钱煎汤炙各三两，桂枝木八钱，竹沥半夏二两，杏仁霜两半，北细辛三钱，炙甘草六钱，水泛丸，每服钱半至二钱，淡姜盐汤送下）以治病之标；终用纳肾通督丸（熟地水煮四两，归身、嫩毛鹿角、泽泻、姜半夏炒黄各一两五钱，茯苓、生白术米泔浸，晒干、羊脊骨炙黄打碎、杏仁霜各三两，橘红晒一两，炙黑甘草五钱，熟附子七钱，怀牛膝一两四钱，生牡蛎研细水飞，二两，北细辛晒，三钱，蛤蚧两对去头足，炙为末，薏苡煮浆捣丸，每服三钱，早晚空肚，淡姜盐汤送下），摄纳肾阳，温通督脉，疏利肺气，开豁浊痰，标本兼顾，每多宿疾全瘳。病势稍轻者，酌用新加金水六君丸（熟地四两，姜半夏、归身各两半，茯苓三两，广橘红一两，炙黑甘草五钱，淡附子七钱，北细辛三钱，五味子二钱，煮米仁浆糊丸，外用水澄生半夏、生姜二粉为衣，每服三钱，早晚空心，淡姜盐汤送下），以治积虚哮喘，效亦如神。此外若能按穴灸治，外贴膏药，尤易除根。总之，感症夹哮，纯寒证固多，寒包热者亦不少，久必实中夹虚。总必色脉合参，随证辨其寒热虚实，而施治法，不必拘于冷痰入肺窍一语，横于胸中，偏执辛散温补之法也。至若但夹喘症，气升而不得降者，多由表寒外束，痰涎内郁，则肺气出入不利，随逼迫而直升，故俗称气急病，每用白果定喘、苏子降气二汤，临证奏效者多。虽然喘症之因，在肺为实，在肾为虚。实证易治，如实而寒者，必有凝痰宿饮，上阻气机，酌用小青龙、桂枝加朴杏汤；实而热者，不外痰火湿热，上干清窍，酌用麻杏石甘加桑皮、苏子，葶苈汤加葶荙、大枣，外寒

散而内热清，则喘自止，后少复发。虚证难医，若因根本素亏，肾虚气逆，阴火上冲而喘者，此不过一二日之间，势必危笃。但有精伤、气脱之分，填精以浓厚之剂，必兼镇摄，济生肾气汤加铁落、沉香，都气汤加青铅、蚧尾，则分从阴从阳以治之。气脱则元海无根，阴竭阳越，全真益气汤、参麦散加河车、石英、坎炁，急续元真以挽之。若平时气弱，呼吸不调，呼气短者，酌用苓桂术甘汤；吸气短者，酌用金匮肾气丸，则分补中、纳下以治之。

## 第八节　夹痞伤寒

一名伤寒夹痞结。

【因】素有痰结成痞，或有气聚为满，猝感风寒，引动宿疾而发；或先由气食相搏，或先由气血互结，后感风寒而成。若由风寒犯太阳经，初治先当发汗，早用下药，每成痞满。

【证】初起头痛身热，恶寒无汗，胸膈痞满，满而不痛，气从上逆，甚则发厥，不语如喑，或胸满而兼痛，或胁满痛，或腹胀疼，舌苔白滑，甚或白滑而厚，或前半无苔，中后白腻而厚。

【脉】左浮紧，右沉弦，或沉涩，或右寸关沉滑，或弦急而滑，皆伤寒夹痞结之候也。

【治】先用理气发汗，香苏葱豉汤加枳、桔，或用十味流气饮（制香附、苏叶梗各钱半，枳壳、橘红、姜半夏、川朴、赤苓各一钱，桔梗七分，广木香五分，炙甘草三分），表散外邪，畅其气以宽痞。若胸膈不宽，寒热似疟者，轻则柴胡枳桔汤，重则柴胡陷胸汤。气食相搏者，神术汤加减；气血互结者，清肝达郁汤加减；怒郁不泄，昏厥不语者，先用通关取嚏，次用仁香汤去丁香、白蔻，烊冲

紫金片。若邪从火化，蒸痰壅气，轻则膈上如焚，心烦懊恼，寒热便闭者，用柴芩清膈煎，攻其里以和解，甚则胸膈痞闷，腹满便闭，喘胀躁乱，胸腹坚如铁石者，速用加味凉膈煎，下痰通便，以宽胸腹。若郁火伤中，气逆痞满，腹痛便秘者，即用六磨饮子，下气通便，以畅胸腹；必俟里热清，痞满解，始可用白术和中汤，温和脾胃以善后。若痞满虽解，而胃脘胀痛者，则用香砂理中汤加炒猬皮、蜜炙延胡，疏畅中气以除痛；终用木香理中汤（广木香六分，姜半夏、广皮、枳实拌炒白术各一钱，青皮、春砂仁各五分，清炙草四分。烦热，加姜炒川连七分；便闭，加海南子①、炒黑丑各钱半），调和中气以除根。若但误下成痞，满而不痛者，在胸膈用柴胡陷胸汤，在心下用半夏泻心汤加减（姜半夏、姜炒条芩各钱半，枳实一钱拌炒川连七分，炒干姜四分，清炙草二分。寒热，加川柴胡八分；渴，加花粉三钱，去半夏、干姜；呕，加淡竹茹三钱，广皮钱半，姜汁四滴，冲；腹痛自利者，加白术一钱拌炒白芍一钱，浙茯苓三钱；尿少，加赤苓、泽泻各钱半）。如不因下早而为痞，乃表邪初传上焦，尚未入胃，证虽痞满，尚为在表，只用柴胡枳桔汤，和解以宽痞气可也。

秀按：痞者，气不通泰也，内觉满闷，外无胀形。有湿热太甚，痰气上壅气机为痞者；有饮食过多，滞气上逆胸膈为痞者；有过服消克，不能疏化饮食为痞者；有中气久虚，不能营运精微为痞者；有阳气素亏，不能疏降浊阴为痞者；有大怒气盛，不能发泄成痞者；有痰与气搏，不得疏通成痞者；有痰挟血瘀，酿成窠囊作痞者。因不一，治亦不同，而其所以痞

---

① 海南子：槟榔。

满者，总由于气不通畅，方以香砂宽中散为君（制香附、广木香各五钱，春砂仁、白蔻仁各三钱，真川朴一两，炙黑甘草二钱，共研细末，每服二三钱）。因于湿热挟痰者，必兼胃钝肢懈，痰多尿涩，用小陷胸合四苓汤调下；因于饮食阻滞者，必兼嗳腐吞酸，恶心腹痛，用消导二陈汤调下；因于克削伤中者，必兼时胀时减，中空无物，用六君子汤去甘草调下；因于中气久虚者，必兼或宽或急，喜手按摩，用补中益气汤调下；因于阳气素亏者，必兼朝宽暮急，膜胀难忍，用附子理中汤去草调下；因于大怒气盛者，口中多血腥气，甚则气逆血溢，更或痰中见血，宜从气郁血瘀治，苏子降香汤（蜜炙苏子、制香附、广郁金、焦栀、丹皮、山楂各钱半，紫降香、醋炒红曲各一钱，红花四分，童便一杯，冲，甚则加醋炒生锦纹钱半，光桃仁七粒）调下；因于痰与气搏者，气为痰腻而滞，痰为气激而上，必多喘满噫气，宜从气逆痰郁治，增减旋覆代赭汤调下；因于痰瘀成囊者，脘腹虽多满痛，按之呱呱有声，甚则肠间抽疼，宜从痰凝血郁治，新加栝蒌薤白汤调下（瓜蒌仁炒香，三钱，光桃仁七粒，干薤白酒洗捣，二钱，杜苍术八分，制香附、丹皮各钱半，控涎丹七分，藏红花五分，韭白汁两匙，姜汁两滴同冲）。此外，调气宽痞之药，如香附、紫苏、薄荷、葱白之疏泄卫气，杏仁、蔻仁、枳壳、桔梗之疏畅肺气，前胡、橘红、苏子、郁金之疏化痰气，神曲、广皮、莱菔子、砂仁之疏消食气。他若藿香之上行胃气，厚朴之下泄胃气，枳实能从上焦泻小肠之气，槟榔能从中焦泻大肠之气，青皮能伐肝气以疏胃，沉香能平肝气以纳肾，柴胡、升麻能从下焦而升其清气，猪苓、泽泻能从上焦而降其浊气。气药虽多，然多服过服，恣行疏利以求速效，反损真气，每致愈疏愈痞而成气虚中满之臌症。皆由不辨因证，笼统治痞，喜行疏剂，但求暂时通快者，阶之厉①也。故凡辨证不精，莫如先用外治烫运法（麸皮一两拌炒生姜渣五钱，盐水炒枳壳片一两，炒热布包，揉熨软快为度），收效甚速。俞氏方法，但举其大要而言，尽美而未尽完善，特为补缀数条，以弥其阙。

廉勘：满而不痛者为痞，属无形之气；满而兼痛者为结，属有形之物。凡有感症，夹痞结者颇多，但痞轻而结重，有邪未结而但满者，有邪已结而满痛者。痞满以宽气为主，轻则杏、蔻、橘、桔，重则蒌、薤、朴、枳。俞氏方法粗备，先祖详为申明，已大致楚楚矣。若满而兼痛，邪早结实，每因夹食、夹痰、夹瘀之故，与新邪或伏邪互结，或结于胸胁，或结于脘腹，痛不可按，甚则昏冒。虽因所夹不同，而其结痛拒按，闭塞不容喘息之状则同。倘不细察详问，鲜不认为本病应得之候。不先行速去之，则所受之邪，每为其羁留伏匿，不得透达，以致凶变。宜先与一服飞马金丹（生川军、广郁金、五灵脂、上雄黄各一两，巴豆霜、广木香、赖橘红各三钱，明乳香、净没药、百草霜、辰砂、山慈菇各二钱，各秤另研净末分量，再合研一时许，令匀，米醋法丸、金箔为衣、如绿豆大、隔纸晒干，磁器紧贮。二十岁以上者每服十二丸，禀强者加三丸，老年者七丸或九丸，二三岁者三丸或五丸，温开水送下，半日或一二时许，非吐必泻。丹治夹痰食血等，结于胸脘，高突痛胀，不可抑按，不得呼吸，甚则欲吐不得吐，欲泻不得泻者，凡外感夹内伤，见有此状者，无论大小，均可用

---

① 阶之厉：祸害的开端。

之），自能随所结之上下，而施其吐下之功。得夹邪一解，正气自伸，邪气自现，按法调治本症，为较易耳。若夹宿饮而气郁成痞，甚则成窠囊者，许氏神术丸每多不效，予仿薛生白先生法，用千金五香汤（千金霜一钱煎汤，磨沉香、木香、檀香、降香、丁香各一两匙）效亦如神。若夹积水停饮，酿成痞气，绵延日久，腹胀如鼓，按之呱呱有声者，仿危亦林先生法，用加味控涎丹（炒黑丑二两，煨甘遂、红牙大戟、白芥子、炒葶苈各一两，芫花、上沉香各五钱，巴霜一钱，研细，姜汁糊丸，金箔为衣，如梧桐子大，每服五丸，淡姜汤送下）；继用六君子汤去甘草，加香附，补而兼疏，往往三泻三补，厥疾顿瘳。总之，因积成痞，初为痞气，继为痞块，必审其何经受病，何物成积，认得分明，发直入之兵以讨之。血积，如桃、红、穿甲、蟅虫、莪术、瓦楞子、干漆灰、醋炒生军等选用；痰积，如风化硝、浮海石、海蛤粉、半夏曲、杜胆星、生枳实、礞石、白芥子、萝卜子、海粉、竹沥、荆沥、姜汁、石菖蒲汁等选用；水积，如大戟、甘遂、芫花、商陆、千金霜、黑白丑等选用；酒积，如酒曲、葛花、槟榔、橄榄、枳椇子等选用；茶积，如姜黄、茱萸、川椒、生干姜等选用；肉积，如山楂、萝卜子、阿魏、朴硝、毛栗壳灰等选用；虫积，如雷丸、鹤虱、雄黄、锡灰、芜荑、巴霜、使君子、枣儿槟榔等选用；瘀积，如三棱、莪术、巴豆、大黄、鳖甲、蟅虫、虻虫、水蛭、夜明砂、地果粉等选用。各从其类，以直捣其巢穴。如《经》云：大积大聚，其可犯也，衰其大半而止。即调脾胃以养正，使积自除。前哲周慎斋曰：凡痞积不可先用下药，徒损正气，病亦不去，当用消积药使之熔化，则除根矣，积去须大补。诚治

由积成痞之格言也。惟素有遗泄，气虚于下，痰结于上，饮食难化，而成郁结痞满之证，似隔非隔之候，最为难治。不但滋补阴虚药，于开膈进食，固有大碍，即用香砂六君子汤，调补兼施，往往痞满益甚，食即停留不下。因下虚者不宜骤升，升则浊气在上，反生膜胀。亦不宜专用破气，愈破愈痞。总宜疏导郁滞，升降互用，合成疏通，使胸膈日宽一日，谷气日增一日，则津液从上输下，阴气不补而自补矣。初用升降疏郁汤（苏子、山楂各二钱，广皮红、半夏曲各钱半，茯苓、乌药、制香附拌炒五谷虫各一钱，蜜炙升麻三分，柴胡四分，韭汁二匙，姜汁二滴同冲），次用和中畅卫汤（制香附、苏叶梗炒神曲、北沙参各一钱，杜苍术、川贝、抚芎、连翘各八分，苦桔梗六分，广木香四分，春砂仁三分冲），又次用八物顺气汤（白芷、乌药、青皮、陈皮各一钱，茯苓、白术各钱半，米炒党参八分，清炙草五分），送下沉附都气丸（熟地八两，山萸肉、山药各四两，茯苓、泽泻、丹皮各三两，沉香、淡附片各一两，北五味五钱，蜜丸，如桐子大，每服二钱），临卧口含陈氏嚼化丸（米炒西洋参六钱，醋制香附、广皮红各四钱，川贝、桔梗各三钱，松萝茶二钱蒸烂，同竹沥、梨膏为丸，每丸一钱），使睡中常有药气，徐徐沁入，以疏通其胸膈中脘之间，必使新结不增，旧结渐解。然后朝用二加龙蛎汤（生白芍、化龙骨各二钱，东白薇二钱，清炙草八分，牡蛎四钱，蜜煨生姜一钱，大红枣三钱，淡附片五分），滋阴潜阳，封固下焦以收火；夜用运痰丸（半夏曲四两，姜汁竹沥制、姜炒川连一两，广木香、沉香、清炙草五钱，党参、於术、茯苓各三两，姜汁、竹沥泛丸，每服二钱），益气化痰，疏补中上以除根。此痞

结之上实下虚，最为绵延难愈者也，虽然，气虚中满症亦属难治，每仿陆肖愚先生法，进退调补，酌用补气养荣汤（党参、白术、归身、白芍、川芎、茯苓木、香豆蔻，初用香蔻七八分至一钱），调下宽膨散一钱（顶大蛤蟆一只，破开，用春砂仁、萝卜子填满，黄泥封固，炭上煅烧研，去渣），参、术但用六七分，而中满稍减；继则参、术不减，香蔻、宽膨增至钱半，而饮食渐加，中满较宽大半；后渐加参术至二三钱，减香蔻、宽膨至三分，或进或退。约二三十剂，始奏全功。先祖曾述景岳云，虚证难医，百补无功。固已，岂知上实下虚，虚不受补，实不可攻者，尤为难医，诚然诚然。

## 第九节　夹痛伤寒

一名伤寒夹胃脘痛。

【因】素有肝胃气痛，外感风寒，触动而发。有表里上下左右之别，气血虚实寒热之分。

【证】头痛身热，恶寒无汗，胸脘满痛，恶心吐酸，或两胁痛，或腹胀痛，或少腹痛，舌苔白滑，或黄白相兼，或灰白不燥，甚或黄浊。

【脉】左浮紧，右弦急，或浮或沉，甚则沉弦而涩，皆伤寒夹内痛之候也。

【治】先当理气发汗，香苏葱豉汤加延胡、乳香，去表邪以止痛。表邪去而痛不止者，必有凝痰伏饮，或有宿食瘀血，当明辨病根，细审部位以施治。胸引两胁串疼者，属痰气互结，初用柴胡陷胸汤，加乳香、没药，和解郁结以住痛；继用大柴胡汤，送下控涎丹，缓下痰饮以除根；不应，即用蠲饮万灵汤，调下紫金片，速除痰饮。胃脘坚痛，甚或有块，痛不可按者，属宿食阻气，初用神术汤，加乳、没，温中疏滞以缓痛；继则枳实导滞汤加

延胡，逐下宿滞以除根；不应，即用六磨饮子调下当归导气散，下气攻滞。痛不可按，按之却软，甚则痛极如狂，或至昏厥不省者，属瘀血凝结，轻则五仁橘皮汤合代抵当丸，滑利通瘀以止痛；重则桃仁承气汤，峻攻瘀热以除根。若肝火烁胃，饥不欲食，食则吐蛔，甚则烦躁昏厥者，属蛔厥虫疼，初用连梅安蛔汤，清肝止痛以定厥；继用雪羹，吞下更衣丸，泻肝杀虫以除根。惟屡经通逐而痛益甚者，属虚痛。偏寒者，加味小建中汤倍当归，温和肝脾以调补之；偏热者，四物绛覆汤，濡润血络以缓和之。甚则导火归原，如加味金匮肾气汤；纳气归肾，或新加八味地黄汤等。皆可对病酌用，然不多见，临证时细心斟酌，不可轻试。总之痛则不通，通则不痛，或用温通，或用凉通，或用疏通，或用攻通。因时审症，量体制方，必使其气血通调，则抑塞者通畅，郁结者通达，而痛自止矣。此皆伤寒夹痛之要法也。

秀按：凡素有胸胁脘腹诸痛，因外感触动宿疾而发者，俞君用香苏葱豉汤加延胡、乳香，既能解表，又能缓痛，宣气活血，行经通络，外内兼理，方殊轻稳。盖因表气宣通，则里气亦得疏通，痛必稍缓，即有胃脘留伏痰饮之腹痛，肾虚足不任地之脚心痛，肾衰风袭之下体痿弱。骨节疼痛，病虽从内而发，其实痛在经络，所以治表之药，总无妨于本病。其次胸胁肩背诸痛，证虽不一，然悉为阳分之疾，纵有伤寒表证，而痛楚不堪者，不妨兼治其痛。此方加延胡、乳香，止痛最妙，且无引邪入犯三阴之虞。又次腰脐少腹诸痛，虽皆阴分之患，然既有表证，必当先解其表，表解然后治里。俞君明辨挟痰、挟饮、挟食、挟瘀、挟虫、挟虚之故，审症既明，处方必效，真得通则不痛之要

诀也。

廉勘：风寒挟诸痛证，俞氏临病求源，对症发药，方法固多惬合，然必参以上夹食、夹痰、夹饮、夹痞、夹血诸篇，始能随病策应。而安蛔止痛之法，照俞法治，轻症可效，症势重者不应，必用沉香至珍丸（沉香、广木香、公丁香各四钱，广皮、青皮、乌药、莪术、巴霜、川连、槟榔各一两，神曲糊为丸，每服三五粒，淡姜盐汤送下，或玫瑰花汤送下，善治九种胃痛，一切肝胃气痛，两胁胀满，及呕吐反胃，痰气食滞诸症，杀虫下虫，尤有专功），始克逐虫下出，虫出则疼自止。若素有头风，偶患风寒者，每见服香苏葱豉汤，一二剂汗出身凉，往往头痛愈剧，彻夜叫号。此由辛散过汗，激动风火，重伤血液，故痛益甚。当用菊花茶调散加减（滁菊花、苏薄荷、嫩桑芽、荆芥穗、制香附、夏枯草、苦丁茶、荷叶边各一钱，炙甘草五分，细研为散，食后茶清调服二钱），辛凉散风以泄热；外用蓖麻贴法（蓖麻、乳香各五分，麝香三厘，同捣烂成饼，贴太阳穴上，如痛定，急于头上解开头发出气，即去药饼），或用透顶散嗜法（细辛三茎，公丁香七粒，甜瓜蒂七枚，赤小豆七粒，梅冰五厘，麝香一分，前四味先研细末，后入冰、麝同研极匀，盛小口瓶中，紧塞瓶口，令患人口含清水，随左右嗜一豆大许于鼻中，良久涎出即安，不愈，三日后再嗜）。痛久不愈，须防起翳以害目。前哲如东垣、丹溪，以为右属湿属痰，多气虚，用半夏白术天麻汤（姜半夏、生於术、明天麻各钱半，潞党参、姜汁炒黄、浙茯苓、广皮红、六神曲、泽泻各一钱，制苍术七分）；左属风属火，多血虚，用四物汤加苍耳、细辛、薄荷、芽茶。盖一主肥人头痛，多是湿痰上冒；一主瘦人头痛，多是血虚有

火，斯诚要言。然就余所验，靡不兼风。无风入，但作眩，不作痛也。且多是风毒，傍阻于髓海之旁，侵入于脑膜孙络，脑系通目，目系入脑，故病之去路，多从目出而解，不解则伤目，目盲则头风顿愈，历验不爽。予治偏头风痛，每用淡婆婆根汤（淡婆婆根三钱，明天麻、蔓荆子各钱半，滁菊花、白芷各一钱，川芎、当归、木贼草各七分，小黑豆百粒。考淡婆婆，即俗呼淡亲家母，味淡性平，草药肆购之），初起屡效。外治以解毒去风，性味之平正者，淡淡注之，如滁菊花、细芽茶泡汤冷注，以鼻注药，而清窍自通，窍通则头风自愈。或用点眼止痛法（雄精、西瓜硝各一分，冰片、麝香少许，菊花、芽茶泡汤调，点目内眦睛明穴，男左女右，扶行数步，止偏正头风固效，即治胃脘痛亦立效），效亦如神。虽然，头风一症，往往标寒而本热，况属风毒久踞，多从火化。当用轻清宣上，如羚角荷翘汤（羚角片一钱，苏薄荷八分，青连翘、夏枯草、苦丁茶、焦栀皮各钱半，鲜荷叶边三钱，鲜青菊叶七片），成绩最多；外用一滴金（人中白、干地龙各二钱，共研细末，羊胆汁为丸，芥子大，每用一丸，新汲水一滴化开，滴鼻内），时时注入鼻孔，奏功尤捷。俞氏但就夹胃痛言，未免阙漏。初用香苏葱豉汤加味，专治风寒，岂知夹胃痛一症，温热病亦最多，虽平时因寒而发，于此则但治其热。盖湿温伏于膜原，温热伏于血络，蕴酿蒸变，必从火化。伏邪自里达表，而发其胃痛痼疾者，多属热痛，则但于治伏邪药中，加乳香、没药以止痛，延胡、桃仁以活络，速使其伏邪透发，而胃痛自已，不必概以普通止痛之方混治也。总之通则不痛，治痛之理也，但通之之法，各有不同。调气以和血，如疏肝流气饮（制香附、苏叶梗、

郁金、蜜炙延胡各钱半，枳壳、青皮、通草各一钱，当归二钱，乌药、佛手片各八分，葱管五寸冲）、六磨汤（沉香、乌药、枳实、广木香、尖槟榔，酒磨各一匙，毛西参二钱煎汤，入盐少许，将五汁和服。本方去枳实、木香，名四磨饮）、香砂达郁汤（广木香、春砂仁各七分，制香附、焦山栀、广郁金各二钱，川芎、制苍术各六分，六神曲钱半。若湿郁重，加赤苓、滑石；热郁重，加青黛、川连；痰郁重，加浮海石、竹沥半夏；食郁重，加枳实、山楂；血郁重，加桃仁、红花。虽以理气为主，亦可因病变通）、绿萼梅花丸（党参、茯苓、益智仁、砂仁各三钱，四制香附二两，滑石七两，山药、黄芪各钱半，甘松、莪术各五钱，远志二钱半，桔梗一钱，炙甘草七分，用绿萼梅三两，丹皮八两煎汤，煮前药晒干为末，蜜丸，每重一钱，蜡封固，每服一丸，开水化送。王孟英曰：此方用药颇奇，分两多寡亦难测识，而功效甚著）、九制香附丸（制香附十四两，艾四两，春三日、夏一日、秋三日、冬七日，一次酒、二次醋、三次盐、四次童便、五次小茴香二两、六次益智仁二两、七次丹参二两、八次姜汁、九次萝卜子二两制，如法糊丸，每服三四钱，开水送下。武叔卿云：香附乃血中气药，开郁行气，而血自调，妇人宜常服之）、局方聚宝丹、仁香汤、香砂二陈汤之属；调血以和气，如七厘散、琥珀散（三棱、莪术、赤芍、丹皮、当归、熟地、官桂、乌药、延胡索、琥珀、刘寄奴各一两，研细，每服二钱。许叔微云：止血气痛尤妙，救人不少）、四物绛覆汤、四物加二香汤（加南木香六分，小茴香二分）、四物加兰香汤（加泽兰、制香附各二钱，乌贼骨三钱，茜根八分）、四物加桃红汤（加光桃仁七粒，藏红花四

分）、济阴八物汤（即四物汤加延胡索、川楝子各一钱，广木香、尖槟榔各五分）、归芍调肝汤（当归、白芍各钱半，银花、川断各一钱，南木香片、红花各五分）、丹参饮（苏丹参五钱，紫檀香一钱，春砂仁、明乳香各五分）、四物益母丸（当归一两五钱，川芎、赤芍、红木香各一两，为末，益母膏打丸，每重一钱二分）之属通也。上逆者使之下行，如苏子降气汤（苏子、前胡、橘红、仙半夏各钱半，当归、川朴各一钱，炙甘草五分，沉香汁两匙，冲）、苏子降香汤（苏子一钱，降香八分，冬桑叶、炒丹皮各钱半，川贝、丹参、广郁金各二钱，枇杷叶去毛筋净五钱，生藕汁一杯，冲）、沉香降气散（沉香、砂仁各六分，制香附钱半，蜜炙延胡、川楝子各一钱，盐水炒甘草四分）、安东散（苏罗子炒、瓦楞子醋炙各四两，陈香橼、陈木瓜各两只炒，生蛤壳二斤生杵，研极细，每服三钱，赤砂糖汤调服）、丹溪海蛤丸（海蛤粉二两，瓜蒌仁一两，同捣为丸，用陈皮、生姜各一钱，红枣肉七枚，煎汤送下，此丸涤饮降气，专治痰饮胃痛）、肝胃二气丹（一次醋煅赭石、煅石决明、煅瓦楞子、路路通各八两，旋覆花四两，新绛、乌药各二两，青葱管一把，以上八味，煎浓汁听用；二次淡附子、吴茱萸、元胡、五灵脂、蒲公英、佛手柑各一两，当归二两，制香附一两五钱，炙草五钱，以上九味，法制，各取净末；三次沉香、公丁香各一两，木香、砂仁、川连各一两五钱，寸香五分，以上各药、照方法制，将前药末和匀，以前药汁搋入，量加曲糊杵丸，每粒潮重一钱五分，阴干，辰砂为衣，白蜡封固，每服一丸，重者二丸，玫瑰花冰糖汤化下。此丹专治肝逆犯胃，脘胁作痛，呕吐酸水，食不得入，兼治酒膈湿郁等证，

大有奇效)、沉香化滞丸(沉香六钱,山楂肉、川锦纹各一两五钱,川朴、枳实、槟榔、条芩、陈皮、半夏曲、生晒术、广木香、杜藿香、春砂仁各一两二钱,姜汁竹沥泛丸,每服二三钱,淡姜盐汤送下,专治脾胃不和,过食生冷油腻,停滞不化,胸膈饱闷,胁腹疼痛,一切气痰痞积诸症,皆效);下郁者使之上行,如逍遥散(川柴胡七分,当归、白术、茯苓各一钱,酒炒白芍钱半,广皮红八分,苏薄荷、炙甘草各五分,蜜煨生姜二片。加丹皮、焦栀各钱半,名加味逍遥散;加青蒿钱半,生鳖甲四钱,以治骨蒸,名逍遥加蒿鳖汤)、柴胡调经汤(川柴胡七分,羌活、独活、藁本、升麻、苍术各五分,葛根、当归、炙甘草各三分,片红花一分)、和血逐邪汤(川柴胡、焦枳壳、绛通各一钱,荆芥穗、嫩苏梗、制香附、左秦艽各钱半,川芎、川朴各八分,益母草、泽兰各二钱,生姜皮二分)、逍遥加减汤(本方去白术,加制香附、广郁金各二钱)、逍遥二陈汤、柴胡四物汤、加减小柴胡汤之属亦通也;中结者使之旁达,如新绛旋覆花汤(真新绛二钱,旋覆花包煎,钱半,青葱管五寸,冲)、三仁绛覆汤、三合绛覆汤、四物绛覆汤、通窍活血汤、清肝活络汤(归须、泽兰各二钱,新绛、赤芍、广郁金、紫苏旁枝各钱半,桃仁、三七、枳壳、青皮各一钱,瓦楞子煅研四钱。马培之先生验方)、舒筋通络汤(归须三钱,秦艽、川芎、桑叶、酒炒赤芍各钱半,广橘络、鸡血藤膏各一钱。雷少逸先生验方)、蒌薤绛覆汤(栝蒌仁二钱,干薤白烧酒洗捣,三枚,仙半夏、赤苓、新绛、旋覆花各钱半,春砂壳七分,桂枝三分,青葱管五寸。徐守恩先生验方)、蠲痛丹(制川乌、地龙各五钱,全蝎酒洗七只,炒黑丑四十九粒,

麝香五分,酒糊丸,每重四分,每服一丸,好酒送下)、蠲痛活络丹(蠲痛丹加制草乌、陈胆星各六钱,乳香、净没药各三钱)之属。周痹者使之走窜,如桃仁䗪虫丸(光桃仁二两,䗪虫、炙蜣螂虫,五灵脂炒,各一两,桂枝尖五钱,蜀漆炒黑三钱,用老韭根白捣汁泛丸,每服二钱,桑枝尖、青松针各五钱,煎汤送下)、龙鲤宣痹丸(干地龙酒炒,一两,蜈蝣、全蝎、穿甲俱用酒炒,各五钱,露蜂房炒、制川乌各三钱,明乳香二钱,麝香三分,用酒煮黑大豆汁泛丸,每服一钱,陈酒送下)、当归䗪虫丸(归须二两,䗪虫炙、光桃仁、延胡酒炒、山楂肉炒,各一两,蜣螂虫焙、川甲片酥炙、五灵脂酒炒各五钱,酒煮黑大豆、赤小豆汁泛丸,每服一钱,陈酒送下。以上三丸,皆叶天士先生验方)、地龙汤(地龙焙干、独活、黄芪酒炒各一钱,当归梢、羌活各钱半,苏木、炙甘草各八分,紫瑶桂、麻黄蜜炙各五分,光桃仁十粒,专治瘀积督脉,腰脊痛不可忍)之属皆通也。寒者温之使通,如乌附椒姜汤(制川乌炒黑、川附子炮黑各三钱,川椒炒黑一钱,黑炮姜钱半)、桂苓二姜汤(川桂枝八分,浙茯苓三钱,蜜炙生姜钱半,高良姜、延胡索、姜半夏各一钱)、加味栝蒌薤白汤(栝蒌仁炒香、干薤白烧酒洗捣、姜半夏、浙茯苓各三钱,川桂枝一钱,生姜汁四滴冲)、良附蠲痛汤(高良姜一钱,制香附、光桃仁各二钱,姜半夏、云茯苓各三钱,酒炒延胡一钱,红豆蔻三分,研冲)、厚朴温中汤(川朴、广皮、赤苓各一钱,草豆蔻、广木香、干姜各五分,炙甘草四分。以上五剂,皆叶氏验方)、神香圣术煎、加味小建中汤、当归建中汤(小建中汤加当归三钱)、当归四逆汤、正阳四逆汤、尤氏灵香丸(白胡椒、炒

枳实、白檀香、广木香、杜红花各一两，五灵脂去砂五两，水泛为丸，如梧桐子大，每用七丸嚼化，痛即止）、铁弹丸（川乌炮一两五钱，乳香、没药各一两，五灵脂酒研，澄去砂石，晒干，净四两，麝香一钱，为末，滴水为丸，弹子大，食后薄荷，临卧温酒各服一丸，专治阴湿风毒、入伤血络、筋挛骨痛、麻瞀不仁）、丁香烂饭丸（丁香、木香各一钱，香附、益智、青皮、三棱、莪术各三钱，甘草二钱，蒸饼糊丸，每服一钱，淡姜汤送下，专治胃弱饮冷、脘腹滞痛）、金匮九痛丸（淡附子三钱，炙野狼牙、淡吴萸、干姜、党参各一钱，巴豆霜一分，研细，炼白蜜丸，梧子大，温酒送下，强人三丸，弱者二丸。兼治卒中恶，腹胀痛，口不能言，又治连年积冷，流注心胸痛，并冷冲上气，落马坠车血疾等皆主之）、胡芦巴丸（胡芦巴、川楝子、小茴香各两半，吴茱萸一两，炒黑丑八钱，巴戟肉六钱，酒糊丸，每服一钱，专治奔豚疝气，小腹有形如卵，上下来去，痛不可忍，及绕脐绞结，攻痛呕吐等症）、良附丸（高良姜、生香附各四两，蜜丸，每服二三钱，米饮送下，专治胃寒气滞，胸膛软处一点痛，经年不愈，或母子相传，最宜服此）之属；热者清之使通，如枳连二陈汤（枳实一钱拌炒川连八分，竹沥半夏、广皮、赤苓、山楂各钱半，滑石包三钱，木通、葛根各七分，生炙草各二分，专治食积痰饮，脘痛痞胀）、统旨清中汤（川连、姜半夏各一钱，焦山栀二钱，广皮、茯苓各钱半，草豆蔻七分，清炙草六分）、清中蠲痛汤（焦山栀、制香附各钱半，姜炒川连六分，焦六曲一钱，川芎、苍术、橘红各五分，炮姜三分，专治中脘火郁痛作即发寒热）、梅连泄肝汤（乌梅肉三分拌炒小川连六分，生白芍二钱，川

楝子一钱，左牡蛎生打三钱，桂枝木二分）、连梅安胃汤（川连六分，乌梅肉三分，生白芍三钱，川楝子一钱，归须、橘络各八分，淡姜渣三分，炒川椒二粒）、五汁一枝煎、新加酒沥汤、清肝达郁汤、龙胆泻肝汤、连梅安蛔汤、加味金铃子散（金铃子三钱，蜜炙延胡、赤芍、焦山栀各钱半，枳壳、青皮、橘红、通草各一钱，生甘草五分，善治怒动肝火，胁肋作痛，呼吸不利，手不可按）、芎犀丸（川芎、龙脑、石膏各四钱，西洋参、浙茯苓、细辛、炙甘草各二钱，犀角、生山栀各一钱，阿胶钱半，麦冬三钱，蜜丸如弹子大，辰砂为衣，每服一丸，食必细嚼，茶酒任下）、枳实消痞丸（枳实、川连、川朴各五钱，党参、白术、茯苓、仙半夏、炮姜、麦芽各二钱，生甘草一钱，蒸饼糊丸，每服三四钱，开水送下，专治心下虚痞，腹中胀疼，食难运化，欲成痞块）、左金丸（川连六两，吴茱萸一两，研细，水法丸，每服一钱，开水送下，专治肝火郁结，胁肋攻痛，吞酸吐沫，疝气痞结。此丸加生白芍二两，名戊己丸，专治肝脾不和，脘腹作痛，热泻热痢）之属；虚者助之使通，如外台建中汤（炙黄芪、生白芍各三钱，姜半夏五钱，桂心、炙甘草各一钱，生姜二钱，大红枣六枚，饴糖一两，善治气血虚寒，不能荣养心脾，其痛绵绵不绝，轻按反痛，重按则缓，正是虚痛，奇效）、景岳暖肝煎（甘杞子、当归各二钱，乌药、沉香、小茴、赤苓各一钱，紫瑶桂五分，蜜炙生姜八分，专治肝肾虚寒，小腹疝疼，再加桃仁五粒，山萸肉八分，防风五分，细辛二分，治肝虚胁痛奇效）、胶归四逆汤（即当归四逆汤加陈阿胶钱半，专治肝脏虚寒，四肢厥逆，两旁季胁串痛，吞下乌梅丸十粒，尤效。若当脐左右而痛，此属冲

脉虚寒，加吴萸五分，蜜炙生姜一钱，水酒各半煎服）、延胡川楝汤（蜜炙延胡钱半，酒炒川楝子、炙甘草各一钱，熟地二钱，淡附子、紫瑶桂各七分，治脐下冷撮痛，及阴内冷如冰，最效）、地黄双桂汤（熟地三钱，桂枝尖、紫瑶桂各五分，酒炒白芍钱半，当归、茯苓各一钱，治怯寒脉虚，当脐痛，便尿不利，多效）、疏肝益肾汤（即六味地黄汤加川柴胡七分，酒炒白芍三钱。加肉桂、沉香各五分，名香桂六味汤；加归身、白芍各三钱，名归芍六味汤。皆能疏肝益肾，善治虚寒疼痛）、胶地寄生汤（陈阿胶烊冲钱半，细生地、桑寄生、黄草川斛各三钱，甘杞子、浙茯苓各钱半，九孔石决明生打一两，专治血虚络空，肝厥胃痛，痛引背胁，头晕嘈杂，两膝胫冷，多效）、制肝益胃汤（炒白芍钱半，炒焦乌梅三分，蜜炙化橘红五分，真伽南香磨汁四小匙冲，吉林参一钱，云茯苓切小块五钱，善治体虚动怒，肝乘脾胃，痛不饮食，上吐涎沫，下泄腹痛。以上皆叶氏验方）、魏氏一贯煎（细生地、北沙参各三钱，归身、白芍各钱半，甘杞子、川楝子各一钱，口苦燥者，加酒炒川连四分，善治胸脘胁痛，吞酸吐苦，疝气瘕聚，一切肝病。魏玉璜先生验方）、胶艾绛覆汤（陈阿胶烊冲二钱，醋炒艾叶三分，墨鱼骨三钱，真新绛、旋覆花包煎各钱半，青葱管三寸，冲，善治虚体郁结伤中，脘胁串痛。胡在兹先生经验方）、小安肾丸（制川乌、川楝子、制香附各四两，食盐二两，河水二升，煮尽为度，晒干后入药：小茴香三两，熟地二两，花椒一两，酒糊丸，每服二三钱，温酒送下，专治肾气虚寒，男子睾丸肿痛，妇女小腹胀疼，及阴盛格阳，牙龈动摇出血）、香砂六君丸（党参、於术、茯苓、制香附各二两，姜半夏、广皮、炙甘草各一两，春砂仁两半，水法为丸，每服两三钱，专治中虚气滞，饮食不化，呕恶胀满，胃痛，腹鸣泄泻等症）、乌梅安胃丸（乌梅炒三十枚，干姜一两，川连一两六钱，淡附子、党参、桂枝、细辛、川柏各六钱，当归、川椒炒各四钱，将乌梅肉酒浸和蜜捣丸，每服一二钱，米饮送下，专治胃虚脏寒，得食则呕，及厥阴证蛔厥吐蛔，腹痛久痢等症）、乌龙丸（川杜仲盐水炒八钱，於术五钱，九香虫五两，广皮、车前子各四钱，玫瑰膏捣丸，每服二三钱，淡盐汤送下，专治脾肾阳虚，肝郁犯胃，脘胁胀疼，腹痛溺涩）、小安胃丸（熟地、四制香附各四两，炒川椒、小茴香、金铃子各二两，蜜丸，每服二三钱，治肝肾虚寒，犯胃疼呕）、虎骨木瓜丸（虎骨炙、淡附子、木瓜、淮牛膝各二两，天麻两半，淡苁蓉三两，将虎骨酒拌透，共为末，蜜丸，每服二三钱，淡盐汤送下，专治肝肾两亏，腰腿酸疼，脚膝拘痛，或热痛如火，或冷疼若冰。加当归三两，秦艽二两，名虎骨四斤丸，治症同前，更加步履艰难，似瘫似痪，多由酒色所伤，寒湿所袭）、虎骨四斤丸之属；实者攻之使通，如陷胸承气汤、枳实导滞汤、蠲饮万灵汤、六磨饮子、加味凉膈煎、桃仁承气汤、解毒承气汤、雪羹送更衣丸、厚朴七物汤、厚朴三物汤（即七物汤去桂、甘、姜、枣，专治湿热裹食，不得化而闷痛便闭者）、千金备急丸（生川军、干姜各二钱，巴霜一钱，蜜丸，如绿豆大，红灵丹为衣，开水送下，先服一二丸，不应，服三丸。治冷冻饮料食过度，心腹猝痛，如针刺状，腹中肠鸣，下行便愈）、局方神保丸（全蝎酒炒十枚，巴霜一分，广木香、白胡椒各二钱五分，研细极匀，绿豆粉丸，如麻子大，辰砂为衣，每服三五丸，不应，可服七九，姜汤、温酒任下。善能宣通脏腑，诸积气疰痛，及胸腹胀疼皆治）、小胃丹（即控涎丹，加川柏姜酒炒一两，生川军酒炒两半，研匀，白术膏捣丸，每服一钱，临卧空心淡姜汤送下。专治湿热痰饮、郁结胸膈胃肠之间、痞满胀疼）、木香槟榔丸（广木香、槟榔、广皮、青皮、枳壳、三棱、莪术、黑丑、川连、川柏、生川军、制香附各二两，芒硝三两，水法丸，每服一二三钱，善治实积腹痛便闭，痢疾里急后重）、沉香化气丸（沉香四钱，党参、於术各三钱，生川军、青子芩各一两，姜汁竹沥和丸，每服二三钱，善治胸膈痞结，短气喘促，嗳气吐酸，心腹疼痛）、消痞阿魏丸（阿魏、川连、制南星、姜半夏、瓜蒌仁、白芥子、连翘、神曲、川贝、麦芽、山楂、菜菔子各一两，风化硝、食盐、胡连各五钱，蜜丸，辰砂为衣，每服一二钱，开水送下，服后，食胡桃肉以除药气）、三物蟅虫丸（蟅虫酒炒十个，光桃仁十粒，生川军酒炒一两，研匀，蜜丸，陈酒送下五丸，日三服，专治干血内滞，目暗腹疼及妇人经闭作痛）、沉香化滞丸（沉香六钱，山楂、生军各两半，川朴、枳实、槟榔、条芩、广皮、於术、广木香、姜半夏、鲜杜藿香、砂仁各一两二钱，姜汁竹沥泛丸，每服二三钱，专治过食生冷油腻，停滞不化，胸膈饱闷，腹胁满疼，一切气痰痞积诸症）、钱氏泻青丸（龙胆草、生川军、焦山栀各一两，川芎、当归、羌活、防风各五钱，蜜丸，每服二三钱，薄荷竹叶汤下，专治外感风热，内挟肝火，多怒善惊，筋热发痉，目赤肿痛）、沉香至珍丸、枳实导滞丸、礞石滚痰丸、控涎丹、代抵当丸、当归龙荟丸之属，无非通之之法也。如偏执痛无补法，专以行气下泄为通，则执一不通，安能免人痛苦哉？盖因胸腹上下诸痛，寒热虚实皆能致之。温清消补诸剂，及发表攻里诸法，皆所以止其痛，故止痛无定方也。今因俞氏夹痛伤寒疗法，简漏殊多，爰胪举以补述之，方法粗备，庶免道少之患焉。

## 第十节　夹胀伤寒

一名伤寒夹肿胀，又名肿胀兼伤寒。

【因】宿病肿胀为本，新感风寒为标。当察其肿之为阴为阳，胀之属寒属热，属虚属实，或但肿而不胀，或但胀而不肿，或先肿而后胀，或先胀而后肿，或胀而兼喘，或胀而变臌，或胀而成蛊。必先其所因，伏其所主为首要。

【证】但肿而不胀者，属水被邪结，当辨阴阳。阴水则肢厥体重，先肿下焦，继则一身悉肿，阴股间寒，足胫肿甚，按之陷而不起，口淡不渴，大便自调，或竟溏泻，小便虽少，却不赤涩，甚或不利，舌苔白滑，或淡白而胖滑；阳水则面浮恶风，自汗心烦，先肿上焦，遍身尽肿，按之热而即起，口苦而渴，小便黄浊，或竟赤涩，大便坚燥，或多胶闭，甚则二便不通，阴囊肿大，舌苔黄滑，或深黄而厚腻。但胀而不肿者，属气被邪裹。气裹食胀，即胃胀，一名谷胀，胸腹满，胃脘痛，上支两胁，妨于食，食即益甚，鼻闻焦臭，大便甚难，甚则少腹膜胀，引腰而痛，舌苔黄腻而厚；气裹痰胀，即肺胀，一名喘胀，胸中痞满，气喘咳逆，目突如脱，鼻塞涕出，甚则肠鸣濯濯，满腹胀痛，飧泄不化，舌苔白滑而腻；气裹水胀，即脾肾胀，一名寒胀，肢懈体重，不能胜衣，气闷善哕，睡卧不安，甚则腹满引背，腰髀胀痛，小便癃闭，舌苔灰滑而腻；气裹血胀，即心肝胀，一名血胀，烦心短气，卧寐不安，甚则胁下满痛，痛引小腹，腹起红丝，重则青筋亦露，舌色深紫而赤；气裹虫胀，即大小肠胀，一名腑胀，腹大而硬，以指久按，其硬即移他处，又就所移者按之，其硬又移他处，或大腹，或脐旁，或小腹，无定处，或有物如蚯蚓蠢物，隐然指下，或凝结如箸而耕痛，起伏聚散，上下往来，浮沉出没，变幻多端，舌苔现槟榔纹，隐隐有点如栖。先肿而后胀者，属水凝气结，先目窠上微肿，如新卧起之状，颈脉动而时咳，身尽肿，手足尤甚，继即由四肢而入腹，腹乃胀大，初以手按其腹，随手而起，其状如囊裹水，甚则按之陷而不起，如糟如泥，舌苔灰黑而腻，舌本胖大而滑；先胀而后肿者，属气化水行，初则胸腹胀满，起于骤然，按其腹陷而不起，腹色不变，后乃渐散于四肢，气满于皮肤中，身尽肿而皮厚，䙡䙡然而不坚，舌苔滑白，或薄或厚不一。胀而兼喘者，属脾水久渍，逆行犯肺，始则腹胀浮肿，小便不利，继即咳嗽气喘，甚则坐不得卧，俯不得仰，舌苔灰白而滑，或黄白相兼而腻。胀而变臌者，属脾肾阳虚，阴浊满布，独胀于腹，腹膨如鼓，外虽坚满，中空无物，任人揉按，痛痒不关，初则旦食不能暮食，继即稍进饮食，饱闷难受，四肢日见瘦削，大便溏而溺涩，舌苔淡白胖滑。胀而成蛊，则非血即虫，非虫即血。虫蛊则腹大如箕，时或胀痛，重按则痛始缓，四肢瘦削，饮食乍进乍退，面色或红或白，口唇独红，内有白点，多嗜肥甘，饥即口吐涎沫，嘈杂难忍，饱则腹虽不痛，脘满难受，舌苔有点如栖；血蛊则腹胀如鼓，青筋横绊腹上，或手足有红缕赤痕，甚则爪甲青紫，小便利，大便黑，舌色紫赤而黯，甚或青紫。总之肿本乎水，胀必有滞，一兼外感风寒，外证虽有头痛身热，恶寒畏风，而无不先犯胸膈，而为烦闷不舒，气逆呕恶。

【脉】左浮弦，右沉小者，风寒夹阴水肿也；左浮弦，右沉数者，风寒夹阳水肿也。浮大而坚，按之反涩者，《内经》所谓坚大以涩者，胀也。沉迟者为寒胀，沉数者为热胀，沉小者为虚胀，沉滑者为实胀。弦大浮洪者易治，沉微细小者难治，沉细虚数者不治。

【治】阴水肿，初用麻附五皮饮，温下发汗以消肿；继用胃苓汤，实脾利水以除根；终用香砂理中汤，健脾阳以培元气。阳水肿，初用五皮饮加荷、翘、浮萍，宣上发汗以消肿；继用大橘皮汤去桂、术，加木通、车前、琥珀、灯芯，通利小便以除根；终用百合茅根汤（苏百合、生桑皮、通草各一钱，鲜茅根五十支），清肺气以滋化源。胀病兼感风寒者，初用十味流气饮，先散其表，兼通其里，使表气达，里气亦松；继治其胀，胀有食、痰、水、血、虫之别，虽是气阻，总属邪滞，统以五胀分消丸为主（萝卜子四两，巴豆肉十六粒拌炒去油，炙牙皂两半，枳壳四两烧酒煮干，切片炒，生川军一两醋酒同炒，琥珀末一两，紫降香五钱，蝼蛄十只去足、翅，上截酒炒，各研细，再研极匀，水法丸，如芥菜子大，用景岳十香丸半料为衣，每服五分，日二夜一，空心吞下。附十香丸方：沉香、木香、丁香、广皮、皂角刺各二钱半，荔枝核、小茴、香附、乌药、泽泻各五钱，生晒为末），通用消胀万应汤（地蚱蟆三钱，大腹皮二钱，真川朴一钱，莱菔子二钱拌炒舂砂仁五分，六神曲钱半，陈香团皮八分，鸡内金两张，人中白煅透五分，灯芯五小帚）送下消臌万应丹（治黄疸变臌，气喘胸闷，脘痛翻胃，疳胀结热，伤力黄肿，噤口痢等症。煅透人中白一两，地蚱蟆、莱菔子、六神曲各五钱，砂仁二钱以上俱炒，陈香团一个，共研细匀，蜜丸，每服五七丸，灯芯汤下），分消其滞以通逐之。一俟胀退十之七八，即用白术和中汤，除其根以善后。胀而兼喘，初用五子五皮饮，降其气以平喘；气降喘平，即用大橘皮汤加川朴、腹皮，快脾利溺以消胀；胀消十之六七，终用香砂六君子汤去草，加朴，送下加减肾气丸（熟地四两，茯苓三两，官桂、泽泻、萸肉、山药、丹皮、车前、牛膝各一两，淡附子五钱，为末，和熟地同捣蜜丸，每服七八十丸），通补脾肾以善后。胀而变臌，名曰气臌，俗称单腹胀，又称为膨，全属脾肾阳虚。故《内经》谓足太阴虚则膨胀，又曰脏寒生满病。内经鸡矢醴、东垣分消汤，每不济事，予用神香圣术煎为主，朝送天真丹（青化桂五分，沉香、琥珀、巴戟肉酒浸、小茴香、补骨脂炒香、胡芦巴炒香、川杜仲炒去丝、川草薢酒浸炒香、黑丑炒香各一两，研极细匀，如桐子大，每服二钱至三钱，专治阳虚湿胜，腹胀坚大，按之不陷，脐腹痼冷，甚则腿肿如斗，囊肿如升），夜送禹余粮丸（禹余粮石、蛇含石、真针砂同醋煮透煅研各三两，制附子、紫瑶桂、干姜、茯苓、当归、羌活、川芎、炒蒺藜、淮牛膝、青皮、大茴、蔻仁、广木香、莪术、三棱同醋炒各五钱，同研细匀，蒸熟为丸，如桐子大，每服二钱至三钱。叶氏去附子、莪术、青皮，加赤苓三两，名铁砂丸。忌盐，一毫不可入口，否则发疾愈甚。善治湿滞伤脾，食不运化，肝郁乘脾，气臌虚胀，小便短涩，久则腿膝脚肿，上气喘息等症。许学士、朱丹溪云：此方乃治臌胀之要药，病从小便内旋去，不动脏腑真气，兼以温和调补气血药助之，真神方也），峻补其下，疏启其中，往往十全三四。胀而成蛊，虫蛊易愈，小儿居多；血蛊难痊，妇女为甚。初起通用五胀分消丸，虫蛊用槟榔大枣汤送下（枣儿槟榔炒研三钱，炒香使君子肉每岁一枚，照此递加，大红枣十枚，清晨空心服），血蛊用当归大戟汤送下（全当归一两，红牙大戟五钱，蛴螬虫焙四只），一俟虫下瘀降，胀退十之六七，即以白术和中汤随证加减，调补脾胃以善后。总而言之，腰以上肿宜发汗，腰以下肿利小便，即《内经》开鬼门、洁净府，治水肿之正法也。荡涤胃肠，直清阳明，即《内经》去郁陈莝，工在疾泻，近者一下，远者三下，治一切实胀，胀必有滞之正法也。临病求源，对症发药，皆可反掌收功。惟气臌一症，最为难痊，虽属脾肾阳虚，亦必由阴浊填满，《内经》所谓浊气在上，则生䐜胀也。所以直攻不可，蛮补不能，必须温补之中，佐以辛通，通补兼施，以渐取效。必俟阴散阳通，浊降清升，腹皮日渐宽软，胀大日渐收小，渐次康复，近者一月，远者百日，乃可克奏全功。但临证时，必先明告病家，此病乃瘫痪臌膈之一，古今医法，从无速愈痼疾之方，务必耐心调养，戒忿怒，绝房劳，慎起居，节饮食，调剂则缓缓图功，不可以小不效见疑，亦不可以小见效中止，方有黍谷春回，转危为安之一日。若病者求速愈，医生图速效，概从峻削直攻，其始非不暂消，其后攻之不消矣，再后愈攻则愈胀，腹皮绷急，以手按之，坚如铁石矣，而其病从此必死不治矣。予于胀病吃煞苦辛矣，敢将阅历所得者，缕析条陈，以教后学，庶患胀病者，鲜入枉死城中焉。

秀按：肿、胀、臌、蛊四端，辨明因证，分际极清。妙在五胀分消丸，取精用宏，执简御繁，以少胜多，较之王金坛尊重丸（沉香、母丁香、青木香、炙槟榔、枳实、青皮、广皮、白芷、葶苈、蔻仁、木通、车前、滑石、参须各四钱，海金沙、胡椒拌炒蝎尾各二钱半，莱菔子炒六钱，白丁香钱半，郁李净仁两半，共研细而极匀，姜汁、竹沥和为丸，如桐子大，每服五七八丸，日二夜一，连须葱白三枚、生姜皮一钱煎汤下，专治便闭溺涩之实胀水肿，与琥珀散相间服，服后先大便爽利，六七日则小便渐长，腹胀渐消，屡收捷效，但要食淡粥百日，诸般鱼、蟹、虾及猪、羊肉，一不可犯，犯则复发不治。附琥珀散方：琥珀末五钱，黑丑炒香二两半，葶苈子隔纸炒二两，猪苓、泽泻各炒取末两半，同研细匀，每服三钱，五更时用酸糯米泔水，长葱三根，煎至一碗，取起去葱，入好酒一杯送下）尤为力大而效速。即消胀万应汤、白术和中汤两方，看似寻常，实有成绩。予治胀病，审其起于骤然，先胀于内，后肿于外，小便赤涩，大便秘结，气色红亮，声音高爽，脉滑数有力者，实胀也。每用万应汤，取其消而不峻，随证佐丸散以缓下之。气胀，调下香砂宽中散；水胀，调下王氏琥珀散；痰胀，送下竹沥达痰丸；谷胀，送下枳实导滞丸，不应，即用木香槟榔丸（木香、川连、槟榔、川柏、广皮、青皮、香附、枳壳、三棱、莪术二味醋炒、黑丑炒香、生军酒炒，各二两，芒硝三两，水法丸，每服二三钱）；血胀，送下琥珀人参丸（党参、五灵脂酒炒各一两，紫瑶桂、生附子各五钱，赤苓、川芎、沉香、穿甲酒炒各三钱，共研细匀，浓煎苏木汁为丸，每服钱半至二钱，早晚各一服。张石顽曰：此方人参与灵脂并用，最能溶血，为血盅之的方也）；盅胀，送下消疳金蟾丸（大癞虾蛤蟆十只，将砂仁填满其腹，以线系其脚，倒挂当风处阴干，炙脆为末，同山楂、枳实、广皮、槟榔、胡连、雷丸、使君子肉炒香、麦芽各一两，党参、於术各五钱，共研匀细，丸如米粒大，炙甘草粉为衣，每服十丸至十五丸，

五更空心时糖汤吞下，善治小儿疳胀，面黄胀大，肌瘦骨立，奇效）。小便不通，危在旦夕者，送下沉香琥珀丸（琥珀另研、光杏仁、沉香、广皮、防己、苏木、赤苓、泽泻各五钱，郁李净仁捣如泥、葶苈隔纸炒各一两，麝香一钱，共研细匀，蜜丸如绿豆大，每服四五十丸）；阴囊胀大，二便不通者，送下三白散（白丑炒取头末二两，桑白皮姜汁炒、广皮、木通各一两，生白术五钱，共研细匀，每服二钱）；酒毒伤胃，积成酒臌者，送下解酲猪肚丸（雄猪肝一个，装入小川连末一两，槟榔末五钱，春砂仁末二钱，煨甘遂二钱，白酒药炒二钱，用河水煮极烂，捣透为丸，每服一钱。如有酒缸内不化之糯米，团成一段者，焙干研细，加入三钱，尤妙）；积久成痞，痞散为臌者，送下消痞丸（生香附醋炒四两，延胡索醋炒两半，归尾二两，川芎、红花、浮海石、瓦楞子火煅醋淬各一两，醋打面糊为丸，如桐子大，每服四五十丸），每多默收敏效。审其成于积渐，先肿于外，后胀于内，小便淡黄，大便稀溏，气色枯白，语言低怯，脉细微无力者，虚胀也。每用和中汤，取其补而不滞，随证佐丸散以缓消之。气喘，冲下四磨饮（即六磨饮子去枳实、木香、大黄，加高丽参汁两匙，和匀同冲），不应，吞下局方黑锡丹（黑铅、阿硫黄、煨肉果、紫瑶桂各五钱，淡附子、沉香、广木香、小茴香、胡芦巴、补骨脂、阳起石、金铃子各一两，将黑铅熔化，入硫黄候结成片，研细，入余药再研极匀，绿豆粉为丸，每服四五十丸，专治阴气上冲，痰壅气喘，肢冷脉伏，不省人事）；有痰，原方去神曲，加姜汁炒霞天曲，烊冲戈制半夏①，

---

①　戈制半夏：由姜半夏、龙涎香、橘红、伽楠香制成，功能舒气降逆，化痰止喘。

继即调下理中化痰丸（党参、白术、茯苓、干姜各四两，姜半夏六两，炙黑甘草二两，姜汁糊丸，每服二三钱，专治脾胃虚寒，痰饮内停，食减便溏，咳吐涎沫等症）。脾虚肝旺，腹胀如鼓者，送下小温中丸（醋煅针砂、制香附、炒於术各四两，姜半夏、云茯苓、广皮、六神曲、川连、苦参、生甘细梢各一两，共研细匀，醋制神曲糊为丸，每服二三钱，服至尿利者即效，忌盐）；黄胖水臌，腹膨肿满者，送下大温中丸（制苍术二两，炒山楂两半，川朴、广皮、青皮、云苓、炒白术、醋炒针砂各一两，生甘细梢二钱，六神曲糊丸，每服二三钱），屡多奏效。惟酒客好色，脾肾大虚，病由足股先肿，渐渐胀及于腹，按之如鼓，坚而且硬，咳吐涎沫，气短喘息，脉虽浮大，重按即空，两手脉皆不及于寸口。初用白术和中汤加霞天曲、戈半夏，服二剂，少腹愈胀，痰涎愈多，二便不利，不能睡卧；继用薛氏加减肾气汤，服两剂，虽无所碍，亦不见效，遂仿景岳大剂温补法，用理阴煎加参、术、附子，五剂后足肿渐消，十剂后腹胀大退；终以六君子煎（即异功散加干姜），善其后以除根。益信《内经》久塞其空，塞因塞用之法。以治病起于经年累月，鼓胀全属虚寒者，为精确不磨也。此证却为俞君所未及，爰赘言之。此外应有尽有，意美法良，足焉肿胀之准绳，自谓吃煞苦辛，将所心得者，一一指教后学，其信然欤，其薪传之率真欤。

廉勘：肿胀、蛊臌诸病，俞氏多从原因疗法，法固至当。然予推求其成病之总因，浅言之，不出外因、内因、及不内外因之三端；深言之，必从生理上推求病理，从病理上推求病源，汇通古今中外，始有精当之学识，而后能下正确之诊断。

试先论肿，原其病因。陈无择水肿叙论：冒风寒暑湿属外，悲怒忧思属内，饮食劳逸，背于常经，属不内外，皆致此病。张筱衫曰：肿分阴水、阳水。脾肺肾虚，致水泛者为阴水；湿热浊滞，致水溢者为阳水。《内经》谓水为至阴，其标在肺，其本在肾，其制在脾，故水溢为肿，无不本于脾、肺、肾三经。必先辨明虚实，虚因情志操劳，酒色过度，病后气虚，其肿渐至；实因六淫外客，饮食内伤，忽然浮肿，其来必速。惟西医谓回血管先有阻塞，然后水溢胞膜而为肿。如心以上大回管有一处阻塞，脑颈手之血，难返心房，上半身即见肿证；心以下大回管有一处阻塞，肝肾足之血，难返心房，下半身即见肿证。若水但聚在周身皮膜间，则手足肿，或全体肿；若水聚于腹，则为腹胀。其外因劳倦时，汗气被冷风雨湿遏止，不得外泄于汗孔，势必由吸管内泄，泄于大小肠则泻，泄于皮膜则为肿。内因身虚心弱，则心房失功用，其力不足以逼血，血行阻碍，因而血中之水汁妄从他处渗泄，泄于外膜则为肿，泄于内膜则为胀。故血管水泄为肿，最宜分别虚实。此与陈无择所云，肾虚则火亏，致阴水凝滞，肺满则泛溢，使阳水沉潜，沉潜则气闭，凝滞则血凙，经络不通，枢机不转，水乃不行，渗透皮肤，皮肤浮肿，足胫尤甚，两目下肿，腿股间冷，胸腹坚胀，不得正偃，偃则咳嗽，上为喘急，下为肿满，其说大同而小异。辨其病状，阴水肿，先肿下体腰腹胫跗，后遍身肿，皮色青白，口不渴，大便溏，小便少；阳水肿，先肿上体肩背手面，后遍身肿，皮色黄赤，口烦渴，大便闭，尿热涩。气肿，皮厚色苍，一身尽肿，自上而下，按之不成凹而即起，四肢削瘦，胸膜痞满；水肿，皮薄色泽，肿有分界，自下而上，按之成凹不即起，小便不利，上气喘咳。痛风肿，头痛恶风，面浮身肿，皮粗麻木，流走注疼；黄疸肿，身目俱黄，面浮肢肿，便溏腹满，尿短赤热。妇女水分肿，病发于上，先水肿而后经断，皮无赤痕，心下坚大，便溏尿少；血分肿，病发于下，先经断而后水肿，皮现赤缕，小腹硬痛，便黑尿清。更有湿渍于脾，脾气横泄，四肢浮肿，喘不得卧，心腹胀满，饮食难进；湿流于脚，脚气支满，上攻心胸，脘中胀闷，甚则呕逆，二便不利。此皆水肿之类症，首当甄别。西医谓皮肤水肿，大约有七：（一）心脏性水肿：皮现青色，呼吸困难；（二）肾脏性水肿：先肿颜脸，尿含蛋白；（三）炎症性水肿：寒战发热，头痛恶心，皮色赤浊，尿短赤混；（四）恶液质性水肿：用手压之，皮不凹陷，先肿于眼睑、唇鼻、颊颈，后及于腰腹、四肢；（五）血管神经性水肿：起自血管运动神经障碍，时用手指压之，不留痕迹，有硬度弹力性；（六）局部性水肿：多起于水血症或恶液质，或偏肿左侧，或偏肿右侧，或偏肿上肢，或偏肿下肢，或但头面肿，或但肾囊肿；（七）麻痹性水肿：多生于组织液缺及筋肉援助①，或半侧麻痹，或四肢全麻。予按：心脏、肾脏性等水肿，多因于情志操劳，酒色过度，吾国通称阴水肿，症虽属虚，而有虚寒、虚热之不同；炎症恶液质局部性等水肿，多因于六淫外客，饮食内伤，吾国通称阳水肿，症虽属实，而有风热、湿热、积热、瘀热之各异。至于血管神经性水肿，吾国通称气肿，《内经》所谓肤胀是也；若麻痹性水肿，即吾国所云痛风身肿是也。惟陈氏谓经络不通，枢机不转，水乃不行，渗透皮肤，此四语实为肿病之总因，与西医回管阻塞，水溢胞膜，其学说病理，可谓中外一揆矣。叶天士先生曰：初病治气，久必通络。予尝推其理

以治肿，及先肿后胀，先胀后肿，每于治肿各方中，佐以行气通络之品，往往获效。因此予治肿症，但执简以御繁，首分寒热虚实，临病求原以用药。如因寒客皮肤而成气肿者，林氏所谓肤胀属肺是也，每用叶氏五皮饮，加生香附、紫苏旁枝、鲜葱须等，辛通络气以消肿；寒郁下焦而成水肿者，《金匮》所谓石水、正水是也，每用麻附五皮饮，重用泽兰梗五六钱，温通络气以退肿。寒饮浸肺，肺气不化而先喘后肿者，《金匮》所谓溢饮肢肿，支饮咳逆是也，轻则用麻杏三皮饮（蜜炙麻黄八分，光杏仁三钱，浙苓皮四钱，新会皮钱半，生姜皮一钱，紫菀、前胡各二钱，牛蒡子钱半。以上即叶氏验方），稍重用白果定喘汤，重则用小青龙汤加苓皮、石膏（生石膏、浙苓皮各一两，先煎代水），宣肺降气以行水；寒湿滞脾，脾气失运而先肿后喘者，《内经》所谓诸湿肿满，皆属于脾是也，轻则用大橘皮汤，稍重用杏苏胃苓汤（光杏仁三钱，苏子钱半，制苍术八分，真川朴一钱，赤苓、桑皮各三钱，广皮、猪苓、泽泻、大腹皮各钱半，春砂仁五分，生姜皮八分。此方去杏、苏，李惺庵先生名加减胃苓汤，统治水肿，随证寒热虚实加减，用之多验），重则用加减实脾饮（老於术二钱，浙茯苓三钱，川朴一钱，青化桂、黑附块各五分，广木香、酒炒木瓜各八分，生姜皮一钱，大红枣三枚，上沉香磨汁冲四匙。此方去沉香、肉桂，加草果、炮姜、大腹皮、陈皮、炙甘草，《济生方》名实脾饮，统治阴水发肿，随证加减），温脾利湿以降气。风热入肺，肺气肿盛，不能通调水道，致上身肿而喘息

① 组织液缺及筋肉援助：此句疑有误，待考。

者，此中医所谓肺痹，西医所谓肺积气也。风重热轻者，越婢加半夏汤，散风热以降肺气；热重风轻者，苇茎苈枣汤（鲜苇茎即活水芦根之青色者、冬瓜子各一两先煎代水，光桃仁七粒，生苡仁五钱，葶苈子二钱，大红枣两枚），或用荷杏石甘汤（苏薄荷八分，光杏仁、瓜蒌皮各三钱，霜桑叶、青连翘各二钱，焦栀皮钱半，用生石膏研细八钱，生甘细梢八分，先煎代水。此皆叶氏验方）送下清肺葶苈丸（葶苈隔纸炒、川贝、木通各一两，光杏仁、木防己各二两，为末，红枣肉丸，每服二三钱。李惺庵先生验方），泻气热以消肿痹。湿热壅肺，肺水肿满，不能下输膀胱，致小便闭而喘肿者，此中医所谓肺水，西医所谓肺积气与水也。湿郁热蒸者，枇杷叶煎（枇杷叶去毛筋净，剪碎一两，浙苓皮五钱先煎代水，光杏仁十粒，生苡仁三钱，淡香豉、飞滑石各钱半，黑栀皮、川通草各一钱。《叶案》验方），肃肺气以平喘肿；热重湿轻者，茅根清络饮（海金沙五钱拌包飞滑石六钱，生川柏、川通草各钱半，猪苓三钱，杜赤豆四钱，北细辛一分，鲜葱须二分，用鲜茅根二两，全丝瓜络一枚，煎汤代水。《叶案》验方），清三焦以定肿喘。积热壅脾，脾气横泄，或上肢肿而目金黄，或下肢肿而脘腹痞满者，此中医所谓黄肿及脚气肿者，东医所谓局部性水肿也。手肿面黄者，加味二金汤（鸡内金五钱，川朴、猪苓、焦山栀、大腹皮各三钱，通草二钱，用西茵陈一两，海金沙五钱，煎汤澄清代水。吴氏《条辨》方加味），去积热以退黄肿；脚肿腹满者，加味大承气汤（川朴、广皮各二钱，枳实、槟榔、苡仁、元明粉各三钱，生川军四钱，木瓜钱半），泻积热以退脚气。瘀热阻肝，肝络郁塞，或先经断而后水肿，

或先水肿而后经断者，中医所谓血分肿及水分肿者，西医所谓恶液质性水肿也。先经停而后水肿者，三合绛覆汤（新绛、旋覆花包各二钱，乌贼骨四钱，茜草根一钱，光桃仁九粒，归尾二钱，泽兰五钱，青葱管五寸，冲）送下理冲丸（生黄芪两半，生水蛭一两，当归、桃仁、知母各六钱，生三棱、生莪术各五钱，共研细匀，蜜丸，每服二钱。以上《叶案》方及张寿甫验方），通经闭以退水肿；先水肿而后经停者，加减千金鲤鱼汤（归尾、泽兰、赤芍各三钱，绛通草钱半，生姜皮一钱，连须葱白十个，用活鲤鱼一尾，约重十二两，马鞭草一两，煎汤代水）送下沉香琥珀丸，退水肿以通经闭。至若虚肿，或外感病后，失于调养，或内伤情志，不能解脱，或平素恣酒贪色，日积月累，酿成肿病。皆由肺、脾、肾三经气化失司，此即西医所谓心脏性及肾脏性水肿也。肺气虚不能通调水道，致水溢外膜而成肿者，黄芪秫米煎（生黄芪四两，北秫米一酒钟，煎一大碗，用小瓢逐渐呷服。许珊林《观察》验方），大补宗气以退肿；脾气虚不能为胃行津液，致水聚膜络而为肿者，乌蠡鱼汤（生於术、云茯苓各二钱半，广皮红、木瓜蜜炙、桑皮各二钱，秦艽酒洗三钱，生姜皮钱半，苏叶一钱，用大乌蠡鱼一枚，河水五碗，煎至三大碗，去鱼骨，滤清煎药。缪仲淳验方），不应，则用水肿至神汤（浙茯苓二两切小块，生於术黄土炒、杜赤小豆、车前草各一两，大麦须五钱，小枳实二钱，六神曲四钱，大罐浓煎，须一日夜服尽，连服三剂，溺畅肿消。汪氏方，原名水肿神方），大补中气以消肿。肾气虚不能下输膀胱，致水积肾盂而为肿者，先用林氏肾气汤（桂心五分后煎，黑附块三分，浙茯苓三钱，淮牛膝、炒车前各二钱，大

腹绒钱半，川椒目二十粒。林佩琴验方），温化肾气以通尿道；继用加减金匮肾气汤（熟地、生淮药、云茯苓各四钱，萸肉、泽泻、丹皮各钱半，紫瑶桂五分后入，知母三钱，生白芍五钱，治阴虚不能化阳，致溺闭积成水肿。张寿甫验方），补化肾气以消水肿。若夫实肿，或由胸膈停饮，或由腹膜积水，或由胃肠积滞，忽然浮肿，肿必兼胀。停饮以蠲饮万灵汤为主（俞根初方），积水惟逐水至神汤最效（炒黑丑三钱，煨甘遂三钱，炒车前一两，紫瑶桂五分。《傅青主男科》方），积滞以枳实导滞汤最稳（俞根初方）。他如舟车神佑丸（煨甘遂二钱，芫花醋炒一钱，红牙大戟三钱，黑丑拌炒生川军各四钱，青皮、广皮各钱半，广木香、轻粉各一钱，尖槟榔三钱，红枣肉煮熟去皮核炼丸，如梧桐子大，先服三十丸，次服二十丸，三服十丸，以肿退为度。张子和方）之逐饮，神芎导水丸（黑丑拌炒生军各五钱，川芎、薄荷叶各三钱，条芩、川连各二钱，滑石一两，水泛丸，每服三四钱。张子和方）之泄水，阴阳攻积丸（茱萸、干姜、官桂、川芎各一两，黄连、半夏、橘红、茯苓、槟榔、厚朴、枳实、菖蒲、延胡、人参、沉香、琥珀、桔梗各八钱，巴霜另研五钱，皂角六两，煎汁泛丸，每服八分，渐加至一钱半，姜汤下。此丸通治五积六聚，七癥八瘕，痃癖蛊血痰食，皆效。乔三余方）之祛积，对证酌用，皆有捷效。

其次论胀，胀病头绪甚繁，先宜辨有形、无形。无形多属气郁，故治以理气为主；有形多属血瘀，故治以通络为君。此胀病之大要也。然必辨寒热虚实，继辨痰水谷虫，约计十种，分证条治。

（一）气胀：多因于七情郁结，气道壅隔，上不得降，下不得升，胸腹胀满，四肢瘦削，《内经》所谓浊气在上则生膜胀是也。治宜升清降浊，达郁宽中汤（沉香片五分，莱砂散一钱，生鸡内金三钱，白芍五钱，归须、真川朴、陈香橼皮各一钱，川柴胡五分，用晚蚕砂五钱，鲜茅根二两，葱须五分，煎汤代水。廉臣验方）磨冲聚宝丹一丸（真沉香、广木香、春砂仁各二钱，血竭、乳香各钱半，玄胡索一钱，麝香八分，没药五分，共研细末，糯米为丸，如弹子大，约重五分，用辰砂钱半为衣。《和剂局方》，善治气胀，兼治男妇翻胃呕吐，饮食不降，胃脘寒痰结阻，及诸气胀痛，产后血气攻心，小儿天吊作痛，啼叫不已，通用葱汤磨服），先通其气以宽胀；继用宣清导浊汤加减（晚蚕砂四钱拌包飞滑石四钱，赤苓、猪苓各五钱，蜜炙皂荚子一钱，两头尖一钱包煎，泽兰三钱，鲜葱须三分。《叶案》验方），降浊分清以除根。

（二）血胀：多因络瘀，或早服截疟药，胀在右边者为肝胀，在左边者为脾胀；或妇人寒郁子宫，子宫积瘀，胀在少腹者为石瘕，《内经》所谓恶血不泻，血不以留止，日以益大，可导而下是也。治宜行血通络，二仁通幽汤（光桃仁九粒，郁李净仁二钱，归尾钱半，小茴三分拌炒川楝子一钱，藏红花五分，酒炒生锦纹钱半，桂枝尖四分。《叶案》验方）磨冲良方桃奴丸（桃奴、延胡索、鼹鼠粪、香附、官桂、砂仁、五灵脂、光桃仁各三钱，共研匀细，如弹子大，约重一钱，辰砂为衣。陈氏《妇人良方》），先通其瘀以消胀；继用四物绛覆汤，养营活络以善后。

（三）寒胀：阴气凝聚，久而不散，内攻胃肠，则为寒中胀满，便泄尿涩等证，《内经》所谓脏寒生满病是也。治宜温中泄满，苓术朴附汤（浙茯苓五钱，生於术钱半，真川朴一钱，淡附片七分，广皮一钱，木瓜五分。《叶案》验方）送下木香塌气丸（公丁香、胡椒各三钱，郁李净仁四钱，炒白丑、枳实各一两，槟榔、广木香、蝎尾各五钱，为细末，饭丸绿豆大，每服十丸，加至十五丸。王好古《医垒元戎》方），先温其中以宽胀；继用白术和中汤，送下加味桂苓丸（紫瑶桂五钱，浙茯苓二两，生於术、真川朴各一两，姜汁和丸，如桐子大，每服二十粒至三十粒。《叶案》验方），温中通阳以除根。若命门火衰，脾胃虚寒，不能克化水饮，致成寒水臌胀者，必服神效虎肚丸（虎肚一具，川朴片十五两，大戟四两，杜酥①五钱，烧酒米糊打丸，金箔为衣，每服三四钱。凌晓五《饲鹤亭集方》，善治寒水臌胀，兼治痰饮痞结，翻胃噎膈，呕吐泄泻等症），始克收温中宽膨之功。其他扁鹊玉壶丸（制透倭硫黄八两，糯米糊为丸，每服一钱，开水送下）、局方半硫丸（生半夏、倭硫黄各一两，开水泡七次，姜汁为丸，每服一二钱，米饮下），亦皆寒胀之要药（张寿甫曰：生倭硫黄治愈沉寒锢冷之病甚多，先由己徐徐尝试，确知其功效甚奇，又甚稳妥，然后敢以之治病，较之制熟者其效更捷。愚谓近来上海药房，皆备析净毒质之倭硫黄，尤无流弊）。

（四）热胀：多因于肝郁络瘀，或湿热盘踞中焦，少腹坚胀，左胁聚气，口苦不饥，尿赤便艰，形瘦肢冷，舌赤苔黄，《内经》所谓诸胀腹大皆属于热是也。治宜通络泻肝，龙荟绛覆汤（新绛二钱，旋覆花、蜜炙延胡、川楝子各钱半，生白芍五钱，青皮一钱，鲜葱须二分，用淡海蜇四两，大地果六个，鲜刮淡竹茹五钱，煎汤代水。王孟英验方）吞送当归龙荟丸二三钱，极苦泄热，略佐微辛以通络。

若湿热郁积于中，而成胀满者，只须清热导湿，朴果四皮饮（川朴、广皮、猪苓各钱半，浙苓皮、大腹皮各三钱，草果仁、青皮各一钱，用冬瓜皮子各一两，煎汤代水。《叶案》验方）送下中满分消丸（子芩一两二钱，川朴一两，川连、枳实、仙半夏各五钱，炒知母四钱，广皮、泽泻各三钱，浙苓、砂仁、干姜各二钱，党参、於术、猪苓、姜黄、炙草各一钱，共研匀细，蒸饼为丸，如小桐子大，每服三钱。李东垣验方），苦辛通降，略佐疏郁以和中。

（五）虚胀：多因于脾胃衰弱，气虚中满，腹虽膨胀，按之不痛，便溏肠鸣，舌白脉软，暮宽朝急气虚，朝宽暮急血虚，朝暮急气血俱虚，《内经》所谓足太阴虚则膨胀也。治宜温养阳气，初用参术健脾汤（太子参、生於术、浙茯苓、姜半夏、广皮、川朴各钱半，生麦芽、炒山楂、春砂仁各一钱。尤在泾《金匮翼》方），继投健脾制肝汤（太子参、生於术各钱半，制苍术、浙茯苓、陈广皮各一钱，炒子芩、原麦冬、真川朴各八分，广木香四分。气下陷者，加川柴胡五分，升麻三分；血虚，加归身、生白芍各钱半；痰盛者，加姜半夏三钱，远志肉钱半。丹溪翁方），补中理气以宽胀，胀消十之七八，则用香砂理中汤，温健脾胃以善后。

（六）实胀：虽属气郁，然或由积水，或由积饮，或由积食，或由湿热陈积，而无不由回血管之障碍。余每于治胀药中，佐以行血通络之品，大旨以四七绛覆汤为君（川朴、仙半夏、紫苏嫩枝、旋覆花包煎各钱半，新绛二钱，赤苓三钱，鲜葱须五分，广橘络八分，用鲜茅根、杜赤豆各一两，煎汤代水。廉臣验

---

① 杜酥：杜蟾酥。

方），随证佐以丸散，屡奏殊功。如积水，轻则送下神芎导水丸，重则送下三花神佑丸（煨甘遂、红牙大戟、醋炒芫花各五钱，黑丑拌炒生锦纹各一两，轻粉一钱，共为细末，再同轻粉拌匀，熟红枣肉为丸，如赤小豆大，初服五丸，每服加五丸，加至快利为度。张子和《儒门事亲》方）；积食，轻则送下木香槟榔丸，重则送下秘制五香丸（杜藿香、甘松、降香各一两，枳壳八钱，沉香、母丁香各五钱，巴霜三钱，共研极匀，米糊为丸，如芥菜子大，辰砂为衣，每服四五分。廉臣验方）；湿热陈积，轻则送下枳实导滞丸，重则送下三霜散（百草霜三钱，薄荷霜、巴霜各六分，生锦纹、生三棱、生莪术、萹蓄、瞿麦各二钱，共研极匀，每服四五分。廉臣验方）；惟积饮，《千金》五香汤最灵（千金霜一钱煎汤，磨上沉香、广木香、白檀香、紫降香、母丁香五汁各两小匙，和匀同服。薛生白验方）。

（七）痰胀：证治方药，已详于夹痰伤寒勘语中。惟妇人血裹痰饮，汪朴斋名曰痰臌类孕，腹大异常，偶一腹痛，即肠鸣辘辘，如车水声，尿涩便艰，甚则气喘倚息，不能平卧，六脉滑大无伦，按之坚实。予曾三遇其证，皆由专门产科家，于痰体停经症误认为妊，连进清滋安胎药，致痰饮不行，与血互结而成，每仿汪氏法，用滚痰二陈汤（姜水炒生锦纹钱半，青礞石火硝煅透三钱，竹沥半夏、赤苓、槟榔、广皮各三钱，川朴、制南星、生三棱、生莪术各钱半，桂心五分。汪朴斋《产科心法》方），日下二三行，所下者皆色如赭石成块，挑开内裹白瀺，从此腹渐消而宽；继用林氏香橼丸（炒莱菔子六两，陈香橼四两，醋制香附、广皮、赤苓、泽泻、生三棱、生莪术各二两，净楂肉、小青皮各一两，神曲糊丸，如绿豆

大，每服一二钱，日三服，空心用绿萼梅七朵，泡汤送下。林药樵验方）煎香砂二陈汤送下，疏中蠲痰以除根；终用六君子汤去炙草，加制香附、竹沥、姜汁，补中涤痰以善后。

（八）水胀：体实暴病者易治，方法已详于前。体虚久病者难疗，予于临证实验上，用济生实脾饮送下济生肾气丸，或用东垣补中益气汤送下扁鹊玉壶丹，或用参术健脾汤送下天真丸，或用香砂理中汤送下禹余粮丸，如水投石，一无成效。益信泂溪云胀俱在肠外三焦膈膜之间，其为病虽是正虚，终属邪实，慎用补法，其言确有卓识也。由是改变方针，从疏达三焦，开泄膈膜着想，竟用修园消水圣愈汤加味（桂枝尖、黑附块、北细辛、蜜炙麻黄、生甘梢各一钱，知母三钱，焙蝼蛄下截七只，生姜皮钱半，大红枣二枚，用生芪皮一两，干蟾皮一只，煎汤代水），温凉并用，通补兼施。要在生芪皮善达三焦，干蟾皮专通肾络，蝼蛄又为利水之能品，故加用之；外用蓖麻油，品松节油，用药制棉浸擦膈脘腹，自上至下，日擦四五次。似此内外并治，始得肠鸣如桴鼓，初则津津汗出，继则小溲如注，腹胀骤退，而两足仍肿。内用牡蛎泽泻汤（左牡蛎生打四钱，泽泻、花粉各钱半，川桂枝五分，白茯苓三钱，川朴一钱。《叶案》验方），外用毫针浅刺足跗，以放其水之出路，乃奏全功。此为阴水之寒胀而设，然阳水之热胀，较阴水寒胀为尤多。王孟英曰：水胀初起，虽有寒有热，久则寒少而热多。每因肝气不疏，则郁而为火；肺气不肃，则液郁为痰；脾气不达，则滞其枢机；胃气不通，则废其容纳。四气皆怼，怼则邪留着而为胀，不怼则气健运而渐消。前哲治胀，多用温补，反阻气机，是不调其怼而反锢其疾。疾日锢，腹

愈胀；气日怨，血愈枯。此酿成单腹胀之由来也。治法首重调怨，展以轻清，每用北沙参、淡竹茹、丝瓜络、银花、川楝子、枇杷叶、冬瓜皮、川柏、归须、生白芍等，以气蒸水煮芦根生藕汤煎药；继参以西洋参、细生地、川连、花粉、生苡仁、焦山栀等，出入为方。服至匝月，忽然汗出溱溱，肿胀皆退。予每仿其法而治此症，参以行血通络之品，如鲜茅根、杜赤豆、绛通草、马鞭草、念篓须、鲜葱须、天仙藤、络石藤等，随证加减，每多获效。

（九）谷胀：即食胀。多由肝气怫郁，恣饮贪食，停滞中焦。其证恶闻食臭，吞酸嗳气，恶心呕逆，胸膈痞塞，食入则脘腹益胀，便艰尿涩。《内经》所谓饮食自倍，肠胃乃伤。又云：饮食不节，起居不时者，阴受之，阴受之则入五脏，入五脏则膜满闭塞，中满者泻之于内是也。治法轻则消而去之，疏郁消滞汤（莱菔子三钱拌炒川连六分，川朴、广皮、丹皮各钱半，焦山栀、双钩藤各三钱，小青皮、薄荷梗各一钱。《叶案》验方）送下枳实导滞丸；重则攻而下之，二陈平胃汤（仙半夏、新会皮、小枳实、川朴各钱半，六神曲、净楂肉、赤苓各三钱，制苍术八分，生甘梢四分。《简明医要》验方）送下木香槟榔丸。若屡下而胀仍不消，此由肝郁络瘀，或由湿热入络，用开郁通络饮合雪羹（陈香橼皮、酒炒延胡、新绛、木瓜各钱半，广郁金生打三钱，远志、通草、佛手片各一钱，生苡仁四钱，蜜炙蛜蝌一对，先用丝瓜络一枚，路路通十枚，淡海蜇四两，大地栗六个，煎汤代水。若消滞，加红曲二钱，鸡内金三钱；达下，加车前子五钱；降气，加苏子二钱，川贝三钱。薛瘦吟验方），或用三露五汁饮（银花露、藿香露、枇杷叶露各一瓢，用生藕汁、芦根汁、梨汁、广郁金汁各四瓢，生姜汁四滴，重汤炖温，冲入三露，和服。孟英验方）送下木香三棱丸（青木香、破故纸、茴香、黑丑、甘遂、芫花、大戟、京三棱、蓬莪术、川楝子、胡芦巴、巴戟各一两，巴霜四分，陈仓米三合，砂仁一两五钱，上细切，用好米醋二升，除砂仁、木香外，余药入醋中浸一宿，入锅内煮醋尽干为度，同木香、砂仁为细末，醋煮面糊为丸，如绿豆大，每服五丸或七丸。载虞华溪《医学正传》），仿洄溪胀必有滞，缓缓下之之法，始克胀消肿退而瘥。

（十）虫胀：多因于脾胃虚弱，恣食甘肥生冷，留而为积，积久生虫，如扁虫（即姜片虫）、线虫（即钩虫、蛔虫）、圆虫（即鳖瘕）等。其证腹虽胀大，时发攻痛，以手摸之，腹内有块，或一条埂起，痛有来去，午作午止，痛止即能饮食，甚至一痛即厥，呕恶吐涎，口流清水，面白唇红，口馋好甜，或喜食泥土、茶叶、火炭等物，《内经》所谓肠中有虫瘕蛟蛕，虫动则胃缓，胃缓则涎出是也。治宜攻积驱虫，轻则使君子汤（煨香使君子肉二钱，青糖一钱拌炒净楂肉三钱。何廉臣验方）送下蒋氏遇仙丹（黑白丑头末炒香各五钱，枣儿槟榔半生半炒各一两，三棱、莪术醋炒各五钱，炙牙皂三钱，共研细匀，青糖为丸，如赤小豆大，小儿服一钱，大人二三钱。蒋仲芳验方），或单服鸡肝药（白雷丸一两，用苍术一两同煮一二十滚，去苍术，切片，使君子肉一两，二味焙干研细，用不落水鸡软肝一具，男用雌、女用雄，将末药一钱掺上，饭上蒸熟，小儿食之，轻则二三服即愈，重则六七服而瘥。吴门王仙师验方）；重则必须蒋氏珍珠丹（皂荚八钱，枣儿槟榔肉六钱，黑白丑各四钱，巴豆肉六分，槌碎，包夏布中，四味用阴阳水各一汤碗，煮干取起，去巴豆肉，晒干研细，瓷瓶收藏，每服男用三五分，女用四六分，小儿只服三分，黑砂糖拌，青糖茶送下，或白蜜汤调下。蒋仲芳验方)，及沉香至珍丸 (每服三五粒，方载前夹痛伤寒勘语中)。

又次论蛊症，程钟龄谓非虫即血，非血即虫，但从字面象形，尚非成蛊之原理。惟石芾南谓郁怒伤肝，肝热血燥，经络凝滞不通，下部回血壅胀，即有水血溢于胁膈之里，渐渍渐深，终成蛊胀，实由肝叶撑张则胀也。肚大筋青不治。夫青筋，非筋也，血络也。青者，血燥而结也。血结则不独血滞于中，即水饮亦无由吸摄，不能循其常道，下输膀胱，故蛊胀多水，医者见水行水，不审水由肝血燥结所致，所以不效。其说中西合参，言之成理，语甚精当，惜未对证立方耳。余于临证实验上，每用辛润通络，以行肝血。自制三仁绛覆汤 (瓜蒌仁四钱，柏子仁三钱，光桃仁、泽兰、新绛各二钱，归须、旋覆花各钱半，鲜葱须三分，用鲜茅根二两，全丝瓜络一钱，煎汤代水)，送下诸蛊保命丹 (肉苁蓉三两，红枣、青矾各一斤，入罐内煅烟尽，为末，再将四制香附、生麦芽各一斤为末，和前末糊丸，每服二三十丸，专治单腹胀大，四肢极瘦。王孟英《内科简效方》)，及通络消蛊丸 (即当归䗪虫丸，方载夹痛伤寒勘语中，专治络瘀单胀。叶氏验方)，遵叶氏络瘀则胀之法，往往十全二三，久服收功。

终论臌证，通称单腹胀，前哲如程钟龄、陈修园辈，皆谓腹胀如鼓，中空无物，遵《内经》足太阴虚则鼓胀之旨立言。此为脾虚成臌之一种，然臌胀亦不尽属纯虚证，就予临证实验，约有五臌。

(一) 气臌：多因于情志内伤，愤怒抑郁，无不动肝，肝纵乘肺，气逆息粗，胸满膈塞，腹虽胀大，按之尚软，《内经》所谓诸气膹郁皆属于肺，叶天士所谓初病在气也。每用四七绛覆汤，送下陈香橼散 (陈香橼连穰一枚，大胡桃肉连皮二枚，春砂仁去壳二钱，各煅存性，研为细末，每服一钱。方载张石顽《本经逢原》)，理气宽膨以消胀；继用陈麦草汤 (陈麦杆草五钱，生麦芽二钱，陈大麦须、莱砂散各一钱。何廉臣验方)，送下佛手丸 (鲜佛手用银胡三钱煎汤拌炒，切片，鲜香团去子，用川楝子三钱煎汤拌炒，冬桑叶、京川贝、炒枣仁、建神曲、湘莲肉各五两，太子参一钱，另研擂丸，共研细末，先将佛手枣仁煎浓汁泛丸，再用糯米饮汤泛上，每服一钱。凌氏《饲鹤亭集方》)，舒畅气机以善后，往往十全七八。若失治，及病患不能戒怒，势必肝横乘脾，脾失健运，腹胀减食，食益膜胀，按之如鼓，形瘦肢削，尿涩而急，《内经》所谓鼓之如鼓皆属于热，叶天士所谓久必入络也。每用三仁绛覆汤送下消臌蛛连丸 (白蜘蛛十只，蚕绵灰五钱，紫瑶桂、麝香各五分，小川连五钱，共研细匀，藕粉为丸，如小绿豆大，每服一钱，专治气郁成臌。何廉臣验方)，泄肝运脾以消臌；俾腹胀转软而宽，用五汁一枝煎，送下绿萼梅花丸 (方载夹痛伤寒勘语中)，辛润通补以除根。似此治法，亦可十全一二。

(二) 疟臌：即疟母成臌。多因于疟邪未净，截之太早，误服甘肥滋补，留邪入络，腹胀如鼓，按之左边尤坚，此中医所谓疟母，西医所谓脾胀也。治以活血通络，叶氏二仁绛覆汤 (用马鞭草一两，紫苏嫩枝三钱，煎汤代水) 送下鳖甲煎丸，外贴鳖苋膏以消块。

(三) 疮臌：多因于周身疥疮，误用

熏法，及凉药涂布，将疮遏进，湿热盘踞膜络，初则腹痛便泄，继则囊肿腹胀，下至少腹，此王洪绪所谓疮臌，叶天士所谓疮蛊，徐洄溪所谓疮臌也。治以解毒发表，银翘败毒散（薄荷钱半，青连翘三钱，羌活、独活各八分，柴胡、前胡各一钱，枳壳、桔梗各七分，用银花、杜赤豆各八钱，煎汤代水）送下疮臌红枣丸（白僵蚕、红枣各四两，先用水煮红枣一二滚，取枣汤洗白僵蚕，弃汤，以枣去皮核捣烂，僵蚕晒干为末二两，同枣捣和为丸四两，丸如小赤豆大，每服二钱。王洪绪《外科全生集》），使周身仍发疥疮，则疮臌全消。或用紫苏一两，煮大长脐蟹，约重斤余，饮酒将蟹吃完，覆被而睡，不两时，身仍发疮，更狠于前，而臌全消，然后再治疥疮，以竟全功。

（四）水臌：多因于湿滞肿满，大剂峻逐，频进不休，力求速愈，初服少效，久必伤残脾阳，始由四肢归腹，腹大如箕（俗称筲箕胀），手足反瘦，逐渐坚胀，按之如鼓，旦食不能暮食，此西医所谓恶液汁病，东医所谓肝癌也。不知增液通络，又用攻坚分消，更损肾阳，重伤气化，腰酸足软，尿色淡黄而少，甚至小便癃闭，病势至此。本不可为，即遇明医，亦惟用加减金匮肾气汤送下桂附理中丸，温补脾肾，以救残阳，尽人事以挽天机而已。予屡遵嘉言三法，初用辛甘通阳，如桂甘姜枣、麻辛附子汤加味；继用培养元阳，如真武汤送金匮肾气丸；三用转旋大气，如补中益气汤重用芪、术，送下局方禹余粮丸。外用罨脐法以通尿（大水田螺一个，雄黄、甘遂末各一钱，麝香一分，同捣为饼，罨脐上）。病家虽甚信从，而医者药无一效，无任惭汗，末遵张景岳大补法，用参附理阴煎仍加於术，送

服蜘蛛散（白蜘蛛十六只焙焦，青化桂一钱，同研极细，每服一钱。《金匮》方），终归无功。从此信景岳虚证难医、百补无功之语，真虚损专家之名论也。急嘱病患赴西医处开臌放水，讵知放水而水全无，但有淡血黏液，西医即将腹皮缝好，劝其速回，后至一旬而毙。于是专觅单方，约有十剂：一、丑冰散（先将黄牛粪阴干，微炒黄香为末，每服一两，煎十余滚，滤清，冲入梅冰一厘，乘热顿服）；二、猪肚煎（雄猪肚子一个，入大蒜头四两，尖槟榔、砂仁末各三钱，广木香二钱，砂锅内河水煮熟，空心但服猪肚汤）；三、千金散（千金霜二分半，飞滑石二分，陈芭蕉扇去筋，烧灰存性五分，用湿豆腐皮包好，开水送下）；四、黑鱼羹（乌鳢鱼一尾，重七八两，去鳞甲，将肚剖开去尽肠杂，入好青矾五分，松萝茶三钱，男子用大蒜八瓣，女用七瓣，同入鱼腹内，放在瓦罐中煮熟，令病患吃鱼，连茶、蒜吃更好）；五、葫芦散（三五年陈葫芦一个，悬定于炭火上炙热，入酒浸之，如此五次，将葫芦壳煅存性为末，每服三钱，酒下）；六、宽膨散（大癞虾蟆一只，剖开，用大砂仁填满腹中，黄泥封固，炭火煅红，冷定去泥，研末，每服一钱，陈皮汤调服，至频频矢气而宽）；七、瓜灰散（西瓜一个，开去盖，挖去子、肉，加鸡内金四张，车前子四两，入西瓜中，仍用旧盖盖好，瓜外遍涂烂泥，在瓦上炙灰存性，去泥研末，每服一钱，用青糖拌好，用陈葫芦壳一钱，煎汤调下）；八、丝瓜络丸（丝瓜络一个，用小巴豆十四粒，拌炒巴豆黄色，去豆不用，再用陈仓米，如丝瓜络之分量，同炒，米黄，研匀，玫瑰膏捣丸，如梧桐子大，每服一钱，用绿萼梅五朵，泡汤送下）；九、鸡矢白散（腊月用雄鸡五只，

饲以煮干大麦一二日，鸡矢中自有白块，逐渐取出，随取随用酒洗，阴干，藏入瓷瓶，每服三分，和入广木香末一分，随酒送下）；十、败鼓皮丸（破旧铜鼓皮一张，切碎，河砂拌炒松脆，研末，陈烧酒和糯米粉糊丸，每服一钱，陈酒送下）。其间临病实验，一旬至二旬间鼓胀，效者颇多，若至一二月，不效者多。

（五）痞膈：多因于失饥伤饱，鱼肉中误服虫子，虫吸血液，生长繁殖，积久而成膈，形如蜘蛛，故俗称蜘蛛胀，《万氏全书》谓之痞膈。治以驱虫消痞，轻则七味保婴汤（莱菔子、生麦芽各一钱，薄荷叶三分，嫩竹叶七片，灯芯一小帚，陈仓米二十粒，白蜜一匙，袋盛煮汤）调下癞蛤散（癞蛤蟆一只，酒洗净，将白豆蔻四十九粒，从口徐徐灌入，外涂酒渣盖泥令遍，炭火烘脆，去泥，研末，筛净，每服三分至五分。《良方集腋》），重

则加味五香汤（五灵脂用青糖拌炒五分，醋制香附八分，黑白丑头末炒香各六分，白雷丸一钱，煨香使君子肉三枚，炒川椒一粒，乌梅肉二分。何廉臣验方）调下灶马散（蟑螂肉十只，莱菔子五钱，拌炒，研服五分），屡奏捷效。

综而言之，肿胀蛊膈，皆以病状定病名他。《内经》云：治病必求其本。其本即中医所谓病源，东医所谓原因也。余临斯证，必先辨其病属何因，继必察其质性何似，更审其有无宿恙，然后权其先后之宜，对症发药，庶可药到病除，无枘凿[1]之不入矣。至于辨证，尤在泾曰：腹胀属脾胃者，则饮食少；属他脏腑者，则饮食如常。其胀在皮肤脉络之间者，饮食亦如常。其在肠胃肓膜之间者，则饮食亦少。其气亦壅塞于五脏，则气促急不食而病危矣。是故病在表者易治，在脐者难治，入脏者不治。此亦扼要之论也。

---

[1] 枘（ruì 瑞）凿：榫头和卯眼。语出《楚辞·九辩》："圆枘而方凿兮，吾固知其鉏铻而难入。"用于比喻互相抵触而不相容。

# 卷之十

## 第九章　伤寒夹证下

### 第十一节　夹泻伤寒

一名伤寒夹泄泻。

【因】素有脾虚泄泻，或肝邪侮脾作泻，或寒邪先中太阴而为泄泻，或先伤食物，欲泻不畅，再感风寒而犯太阳证者。

【证】头痛身热，胸闷或不闷，溲短，大便泄泻，舌苔白为中寒泄泻；舌黄而厚，胸满腹疠痛，头痛身热，口黏而秽，为宿食化泻。若舌淡红，苔青白色，脘闷腹满，鸣响作痛而泄泻，得泻则腹满痛鸣响皆瘥，为肝邪侮脾化泻，再新受外感，亦头痛发热。

【脉】左脉濡数，右脉沉弱，为寒泻。若左弦坚或弦劲，右软弱或沉缓，肝强脾弱，为肝邪侮脾。

【治】中寒感邪，用葱豉胃苓汤（即胃苓汤去甘草，加葱豉）；夹食化泻身热，用楂曲平胃散，加豆豉、藿香、薄荷、猪苓、茯苓、泽泻之类；肝邪侮脾，腹鸣痛泻，用扶土抑木煎（炒白芍六钱，炒白术三钱，煨防风钱半，新会皮一钱，炒黄芩二钱，煨葛根一钱）加豆豉、焦栀之类。

秀按：俞氏所分泄泻为三种，乃先因泄泻，后受风寒感邪，而病头痛身热，与伤寒自病之下利不同。所谓伤寒下利者，不因攻下，自然溏泻也。要在辨寒热而治之，庶几无差。大抵阳热之利，渴欲饮水，溺色赤，发热后重，粪色必焦黄，或为肠垢，所下皆热臭，脐下必热，得凉药则止，得热药愈增；阴寒之利，口不渴，小便色白，肢或厥冷，脉沉迟无力，必洞下清谷，或为溏，粪色或白或淡黄，脐下多寒。三阳证下利身热，太阴下利，手足温，少阴、厥阴下利，身凉无热。此其大概耳。太阳阳明合病下利，葛根汤；太阳少阳合病下利，黄芩汤；阳明少阳合病下利，小柴胡汤加葛根、芍药。合病发热自利，则为表邪，不可例以为里证也。温热病，发热而渴，小便赤色，大便自利，五苓散去桂，加黄芩。热内盛而利不止，黄连解毒汤。躁闷狂乱者，三黄石膏汤，或大柴胡汤。自利不渴属太阴，以其脏有寒故也，当温之，宜服四逆辈；以太阴脏寒，或用理中汤。若寒甚逆冷，脉沉细者，理中汤加附子；若腹满小便不利者，五苓散合理中汤主之，若呕者，加半夏、生姜。自利而渴属少阴虚，故引水自救，白通汤主之，以通其阳而消其阴。与白通汤利不止，厥逆无脉，干呕烦者，白通加猪胆汁汤主之，借猪胆汁向导之力，以引阳药深入。服汤后，脉暴出者死，正气因发泄而脱也；脉微续者生，阳气渐复也。少阴病，腹痛，小便不利，四肢沉重疼痛，自下利者，此为有水气，其人或咳，或小便利，或下利，或呕者，真武汤主之，以运脾渗水为务。少阴病，下利清谷，里寒外热，手足厥冷，脉微欲绝，身反不恶寒，其人面色赤，通脉四逆汤主之。少阴病，吐利，手足厥冷，烦躁欲死者，吴茱萸汤主之。自汗不止，里寒下脱，此利在下焦，赤石脂禹余粮汤主之。少阴病四逆，其人或咳或悸，或小便不利，或腹中痛，或泄利下重者，四逆散主之。此阳邪传至少阴，陷入于里，而不能交通阳分，故不宜苦寒攻之，而但以此利解之。少阴病，自利清水，心下必痛，口干燥者，急下之。热邪传入少阴，逼迫津水，注为自利，质清而无滓秽相杂，色青而无赤黄相间，此正阳邪暴横，反类阴邪。但阳邪传自上焦，其人心下必痛，口必干燥。设系阴邪，则心下满而不痛，口中和而不渴，必无此枯槁之象，故宜急下以救其阴也。厥阴下利清谷，里寒外热，汗出而厥者，通脉四逆汤主之。下利腹胀满，身体疼痛者，先温其里，乃攻其表，温里四逆汤，攻表桂枝汤。此总以温里为急也。大汗出，热不止，内拘急，四肢痛，又下利厥逆而恶寒者，四逆汤主之。恶寒脉微而复利，利止亡血也，四逆加人参汤主之。亡血本不宜用姜、附以损阴，阳虚又不当用归、芍以敛阳气。以利后恶寒，阳虚下脱已甚，故用四逆以复阳。为阳脱加人参，则阳药愈加得力，阳生则阴长。设误用阴药，必致腹满不食，或重加泄利呕逆，转成下脱矣。下利，手足厥冷，无脉者，灸之。下利谵语者，有燥屎也，宜小承气汤下之。盖下利则热不结，胃不实，何缘得有谵语？此必邪返于胃，内有燥粪，故虽下利而结者自若也，爰用小承气以微攻其胃。大抵下利脱气至急，五夺之中，惟此为甚，故不厌详审。下利日十余行，脉反实者死；伤寒发热下利至甚，厥不止者死。厥证但发热则不死，以发热则邪出于表，而里证自除，下利自止也。若反下利厥逆，烦躁有加，则其发热又为真阳外散之候，阴阳两绝，故主死也。伤寒发热下利，厥逆，躁不得卧者死，躁不得卧，肾中阳气越绝之象也。下利而手足厥冷，皆为危候。加以发热躁不得卧，不但虚阳发露，而真阴亦以烁尽无余矣，安得不死乎？《金匮要略》云：六腑气绝于外者手足寒，五脏气绝于内者利下不禁，气已脱矣。此参合陈素中[1]辨证之大略也。

廉勘：伤寒协热下利，十有七八。俗人不识，呼为漏底伤寒，往往妄用温燥止涩之剂，以助热邪，转变危症，可悲也夫！然据前辨，皆以伤寒之下利以立法，其他泄泻类证甚多，原因尤别。今举其重要者，再辨于下。景岳云：泄泻之本，无不由于饮食不节，起居不时，脾胃受伤，则水反为湿，谷反为滞，水谷精华之气不能输化，而泄泻作矣。泄者，大便溏薄，或作或止；泻者，大便直下，水去如注。虽分轻重，总属脾伤。脾受湿而不能渗泄，伤阑门之元气，而分利无权，并入大肠，遂致成泄。故肠鸣溺少，大便反快，是泄固由于湿矣。《难经》云：湿多成五泄，曰飧，曰溏，曰鹜，曰濡，曰滑。飧泄者，完谷不化，湿兼风也。兼恶风自汗，肠鸣，脉弦者，宜胃苓汤加升麻、煨防风。又有久风入中，令清气下降而不升，则风邪入胃，是木贼土也。故冲和之气不能化，能令腹鸣而痛，完谷出而为泻也，宜痛泻要方合四苓散（焦白术三钱，炒白芍五钱，新会皮钱半，煨防风钱半，茯苓四钱，猪苓三钱，泽泻三钱）。若飧泄脉弦，腹痛而渴，及头痛微汗，宜防风芍药汤（煨防风三钱，炒白芍五钱，炒黄芩三钱）。或饮食太过，肠胃受伤，亦致水谷不化，下者举之，宜加减木香散（木香一钱，干姜八分，党参二钱，六神

① 陈素中：陈尧道，字素中，西安府三原县人。明末清初医家，撰有《伤寒辨证》一书。

曲二钱，肉豆蔻一钱，新会皮一钱，焦白术二钱，阳春砂五分，升麻八分，槟榔一钱）。溏泄者，肠垢污积，湿兼热也，其证脉数，溲赤涩，所下稠黏垢秽，宜黄芩芍药汤合益元散（黄芩三钱，白芍五钱，益元散八钱）。鹜溏者，澄清溺白，湿兼寒也，其证大便如水，其中稍有结粪者是也。若清冷如鸭粪，脉见沉迟，小溲清白，理中汤加橘红、茯苓治之；若泄不已，更加附子。濡泄者（一名洞泄），身重脉软，湿自胜也，由脾虚不能制湿，湿反胜而成病，故腹不痛，而肠鸣溺少，利下多水，宜五苓散主之。滑泄者，久下不禁，湿胜气脱也，其证大泻如竹筒直下不止，宜用扶脾丸（炒白术二钱，茯苓三钱，新会皮钱半，姜半夏钱半，诃子皮钱半，炙甘草八分，乌梅二枚，干姜钱半，藿香二钱，杜赤豆三钱，肉桂一钱，炒麦芽三钱，六神曲二钱，荷叶包烧饭为丸），或补中益气汤加诃子、肉蔻，或四柱饮（人参、附子、茯苓、木香，加生姜、盐少许），或六柱饮（即四柱饮加肉蔻、诃子）。其他尚有胃泄，则面黄而饮食不化，宜理中汤；脾泄则呕吐而腹胀注下，如食后饱满，泻出即宽，宜香砂六君子汤；大肠泄则食已窘迫，大便色白，而肠鸣切痛，宜五苓散加木香；小肠泄则溲涩而便脓血，小腹痛，先宜下之，继用清利；肾泄则五更便泄，足冷腹痛，宜四神丸（肉豆蔻、破故纸、五味子、吴茱萸，姜、枣为丸）；肝泄则木来侮土，腹痛兼胀，脾虚故泻，宜泄肝培土，刘草窗痛泻方（炒白术、炒白芍、新会皮、煨防风）。有因痰而泄者，胸满泻沫，右脉弦滑，甚则呕吐，腹中觉冷，隐隐作痛，宜厚朴二陈汤（川朴、半夏、茯苓、陈皮、甘草）。肥人滑泻，多属于痰，不食不饥，亦责之痰，宜青州白丸子（半夏、

南星、白附子、川乌）。有因食而泻者，泻下臭腐，噫气作酸，腹痛，泻后痛减，宜香砂胃苓汤（即胃苓汤加木香、砂仁），或保和丸加砂仁、豆蔻。有大瘕泄者，里急后重，每至圊而不能便，似痢非痢，所下皆是粪水，茎中痛，乃寒湿化为湿热也，宜八珍散（木通、车前子、焦栀子、萹蓄、瞿麦、滑石、甘草梢、大黄、灯草）加木香、槟榔。有伤酒而泻，晨起必泄，素嗜饮，经年不愈者，宜葛花解醒汤（葛花、豆蔻、木香、陈皮、青皮、神曲、茯苓、干姜、人参、白术、泽泻、猪苓、砂仁），或理中汤加葛根，吞酒煮川连丸（酒煮黄连一味为丸）。夏月暴注水泻，脉虚细，口干烦闷，肠胃之暑湿也，宜五苓散加煨葛根。兼胀者，加厚朴、茅术；小便赤涩，加木通；兼烦，加山栀、淡竹叶；暑火泻者，去官桂，加川连、黄芩炭；暑食泻者，加神曲、木香；暑湿泻者，加茅术、滑石；兼呕，加半夏、厚朴、竹茹、藿香。若伤暑又伤生冷而化泻者，宜连理汤（川连、人参、白术、甘草、炮姜）。泄泻虽有多端，大要不离乎脾伤积湿，治法则初用调中分利，继用风药燥湿，久则升提，滑须固涩，风兼解表，寒佐温中，食者消之，痰者化之，虚者补之，热者清之，随证施治，自无不愈。此条乃参合吴云峰[①]治泄泻之心法也。

## 第十二节　夹痢伤寒

俗名伤寒夹痢疾。

【因】痢疾古称滞下，皆由暑湿与食积胶固腑中，流行阻遏而成。或饱餐饭肉浓鲜之后，再食瓜果生冷，令脾胃之血不

--------

① 吴云峰：清朝咸丰年间浙江嘉善名医，著《证治心得》。

行于四肢八脉，渗入胃肠而为痢。再复感表邪，如身热恶寒头痛，或染时疫成痢，或有外感陷里而化痢。

【证】凡痢疾兼挟寒邪者，如下痢里急后重，腹有痛有不痛，恶寒头痛身热，或兼寒热恶心，舌苔厚腻，口渴不食，变态多端。

【脉】痢脉微小滑利者吉，浮弦洪数者凶，浮大者未止，微弱者自愈，此无外感者，大旨如此。若兼表邪，初痢身热脉浮者，先解表；初痢身热脉沉者，可攻下。久痢身热脉虚者，属正虚可治；久痢身热脉大者，属邪盛难医。

【治】凡挟表邪之痢，与时行疫痢，皆有身热，但当先撤表邪，如恶寒头痛身热之类，因其表而行散之，表邪解而痢亦轻矣，如仓廪汤（人参、茯苓、甘草、柴胡、羌活、独活、枳壳、桔梗、川芎、薄荷、生姜、陈廪米）以解表化滞，自然身凉痢止。因于湿热者，以苦辛寒为治，苦以燥湿，寒以清热，稍加辛热佐之，以为发散宣通之用，无不效矣。因于气者调之，因于血者和之。邵氏谓：在气分，有苦辛调气，及辛甘益气等法；在血分者，有苦辛行血，及咸柔养血诸方。治赤痢者，气分药必不可少，气行而血自止也；治白痢者，血分药必不可兼，恐引邪入于血分，反变脓血也。此治痢者，不可不知也。

秀按：痢疾一证，大人以赤者属热，白者属寒。然白色亦多属湿热者，如肌肉腐熟而成脓也；赤色亦有属寒湿者，因血瘀凝涩而入肠也。不可据赤白分寒热，当以舌苔脉象辨之。大抵赤属血，自小肠来；白属气，自大肠来；赤白相杂，气血俱病。盖心主血，肺主气，凝滞则伤气，郁热则伤血，气血既病，则心肺亦病矣。而小肠者，心之合也；大肠者，肺之合

也。二经皆出纳水谷，转输糟粕之官也。而胃又为大小肠之总使，肺移病于大肠，则气凝涩而成白痢；心移病于小肠，则血凝涩而成赤痢；大小肠俱病，则赤白互下。其血与气之凝结，必挟饮食痰涎，始成积滞，其饮食痰涎，皆聚于胃，故痢证亦不离乎胃，谓由心肺而及于胃也。此辨致痢之原因也，再详证候，以定疗法。所云里急后重，其证在广肠最下之处。里急与后重不同，里急者，急迫欲便；后重者，肛门重坠。里急有虚实之分，实为火邪有余，虚为营阴不足。里急而不得便者，火也，重者承气汤，轻者芍药汤。久病见之为气脱，里急而至圊反不能出者，气滞也，以疏通为主。后重亦有虚实之异，实为邪实下压，虚由气虚下陷。因邪压大肠，大肠不能升上，而下坠乃后重，宜大黄、槟榔，或香连丸，泻其所压之邪而愈。若积滞已行，后重不减，脉无力，不食者，此脾气下陷，或大肠虚滑，不能自收，治以升涩之剂，固其脱，升其坠而愈。二者何以辨之？凡邪迫而后重者，至圊稍减，未甚复甚；虚滑而后重者，圊后不减，而得解愈虚故也。亦由积滞已去，过服肉面生冷而后重者，运脾消导为主。但虚坐努责，不得大便，此为无血证，倍用四物汤，加新会皮，和胃生血自安。如痢后后重不除者，宜三奇散（枳壳、黄芪、防风）最妙。若下痢脓血，里急后重，日夜无度，或渴者，宜导气汤（白芍、大黄、归尾、黄芩、黄连、木香、枳壳）。下痢赤白，里急后重，宜香连丸，或木香槟榔丸，审证用之。冷热不调，里急后重，腹痛口渴，小便不利，宜黄连阿胶丸（黄连、阿胶、茯苓。此方去茯苓，加黄柏、山栀，海藏名黄连阿胶汤），后重当调气。亦有积与气坠下者，当兼升兼消。凡用诸承气等药，攻积之后，仍后重

者，乃阳气不升，药中当加升麻升其阳，其重自去也。至于腹痛，亦有寒热虚实之不同。实痛者，非食积即火邪，食必痛而拒按。若脉洪实有力，腹胀坚硬，为积滞作痛。若火则畏热喜寒，脉洪而数，口渴喜冷，兼见热证，为火邪作痛。邪实于中，每多气逆，故治痛之法，皆以行气为主，食则消之，火则清之。丹溪云：初病得之亦可用大承气、调胃承气下之，看其气病、血病，然后加减用药。治痢止痛，宜如神汤（川连、枳壳、槐花），或芍药甘草汤（芍药、甘草），热痛加芩、连之类。虚寒之痛，未有不宜乎温脏也，寒在中者宜温脾，寒在下者宜温肾。总以拒按喜按、好冷恶冷为辨。若守痛无补法，不知因虚而痛者，愈攻则愈虚愈痛矣。若因积滞治法，有新旧不同。旧积者，气血食痰所化也；新积者，旧积已去，未几复生也。然旧积宜下，新积禁下，其故何哉？盖肠胃之腐熟水谷，皆营卫洒陈六腑之功。今肠胃有邪，则营卫运行之度为之阻滞，故卫气郁而不舒，营血涩而不行，于是结痰饮食停于胃，糟粕留于肠，气郁血涩之积相夹，而成滞下矣。必当下之，以通其壅塞。既下之后，升降仍不行，清浊仍不分，则气分复郁，营血复涩，又成新积焉，可复下乎？但理气分以宣通脾胃，和营血以调顺阴阳，则升降合节，积自化矣。然旧积亦有不可下者，或先因脾胃之虚，不能转输，其食积，必当补脾胃兼行气以治之。马元义曰：痢证经久，未有不伤其正者，但有伤阴、伤阳之分。伤阴者，精血脂膏悉从痢去，必有烦渴燥热之候，急宜清润以养其阴，用黄连阿胶丸与四物汤等是也；伤阳者，脾肾元神悉从痢散，必有滑脱厥逆之象，急行温补以回其阳，用理中与八味丸等是也。古人谓痢而后泻，自肾传脾则易治；泻而后痢，自脾

传肾则难疗。叶天士云：命门火衰，泄泻则有，若讲痢疾，断无此理。又云：寒无上迫之理，火性急速，故下迫，脾肾气虚泄泻者有之。夏秋之痢，属湿热下迫者多，补脾补肾之法，惟久泻而无积滞腹痛者可用，非夏秋之痢所可用也。然又不可轻用涩药，早投兜涩，积聚不去，多至死亡。更须慎用参，误服则为胀满。误服升麻，即为噤口，惟气虚下陷者宜之，否则下焦湿热与积，升至上焦，速死之道也。饮食之油腻酒面，尤宜禁戒也。凡痢时吃酒则难愈，愈后吃酒则复发。痢之最危险者，莫如噤口。大抵初痢噤口，多属湿瘀热郁，胃气伏而不宣，脾气因而涩滞者，宜香连枳朴之类，清疏肠胃。亦有积秽在下，浊气熏蒸，宜下之，如香连加大黄。若久痢而致噤口，是胃气虚惫，独活、理中尚难为力也。若脉细弱者，宜参苓白术散（人参、茯苓、白术、扁豆、山药、米仁、桔梗、陈皮、砂仁、莲肉、甘草、大枣）加菖蒲末，米饮调下。沈金鳌云：石菖蒲治噤口痢，屡试屡效。古人云：胃虚有火。丹溪用人参、川连、石莲、粳米，加姜汁，细细呷之，如吐再服；或用姜炒川连、人参汤和之，叶氏半夏泻心汤减去大枣、甘草守中之品。又有休息痢，乃屡止屡发，经年累月，未得霍愈者也。多因兜涩太早，湿热未清，加以调摄失宜，或因饮食不节，遂令脏腑受伤，漫无止期，用补中益气汤为最妥，有加肉果、木香，吞驻车丸，亦有阴虚多火，不能胜任升麻、木香、白术者，只用驻车丸加人参、乌梅之类。有积加枳实、楂炭，积热未清，用清六丸（滑石、甘草、红曲）加香连。又有疟后痢、痢后疟、疟痢并作者，既疟而后痢，非表邪内缩，即元气下陷，此似痢非痢证。若多食肉面，亦有疟后痢，宜葛根、炒麦芽、六神曲之类化

之。既痢而后疟，是邪从外达，迎其机而达之可也。初起即疟痢并作，即宜专用发散，如荆、防、柴、葛，佐以赤苓、神曲，血痢则参加归、芎，使在腑之邪，提并于经而外解之。如不应，则辨其挟热挟寒，表里分消之。热者去荆、防，加芩、连；寒者去柴、葛，加桂、姜。下痢兼证，亦当辨之。如痢而呕者，胃气不和，宜加姜炒川连、竹茹、广郁金，虚则加参。因食消之，因痰化之。有痢而小便不通者，由邪热在里，迫于大肠，必郁结于膀胱，则气不化，宜清膀胱之热，兼清肺气。喻氏有急开支河一法，令气化行，而厘清其热势也，以小便涩痛，方是真热。轻者用六一散，凉水调服亦效。有兼大孔痛者，须辨其新久寒热。热留于下，黄芩芍药汤清之；虚寒而痛，理中汤温之。此证宜食淡味，可用熏法，以熟艾、黄蜡、诃子烧烟熏之。热则肛门闭，寒则肛门脱。所以兼脱肛者，虚寒多而实热少也。若久痢寒滑脱肛，宜诃子皮散（诃子、粟壳、炮姜、橘红）。一法，以磁石末，食前米饮下，外以铁锈汤洗肛门。有痢后呃哕，为胃气虚寒，最为恶候，橘皮干姜汤（陈皮、干姜、竹茹）。误食生冷而呃者，理中加丁香。此秀积年经验，并参考吴云峰《心得》治痢法也。

廉勘：伤寒变痢，而痢亦能化为伤寒。既夹下痢，犹当辨其下痢之色，参合外证，庶几不致误治也。如初起里急后重，痢下色白，此为湿热凝滞，气分受邪，宜胃苓汤加香砂，兼热者加炒黄芩、滑石；色如豆汁者，亦属脾中湿热，燥脾分利，亦宜胃苓汤为主；或如鱼脑及鼻涕冻胶者，脾虚冷痢也，宜二术、炮姜等味；如白脓努责而出者，气与热结也，宜木香、槟榔、黄芩之类；如屋漏水尘腐色者，皆元气虚惫也，宜理中汤，加煨葛

根、炒黄芩、茯苓。至于赤痢为血分之邪，湿热多者，以行湿清热为主，如炒黄芩、炒银花、滑石、木香、楂炭之类；兼见紫块或稠黏，用黄芩、延胡索、桃仁、赤芍、行瘀治之；若血色鲜浓紫浓者，则为热盛，宜用白头翁汤；或初起势盛，里急后重，脉有力者，加制大黄下之；若纯下清血，而脉弦者，风入胃也，宜用炒枳壳、荆芥炭、煨防风；血色紫黯，屡服凉药，而血愈多者，寒湿也，宜理中汤，加芎、归、木香；或如猪肝，如觅菜汁者，皆寒也，非炮姜不治；若血色稀淡，或如玛瑙色者，为阳虚不能制阴而下，非温理其气，则血不清也。若辨黄黑二色。凡深黄而秽臭，热证也；浅黄色淡不甚臭，或兼腥馊气者，寒证也。黑而焦浓浓大臭者，火证也；黑如漆光者，瘀血也。若青黑而腥薄者，肝肾腐败之色也。又有五色痢，亦有虚有实。丹溪云脾胃有食积及四气相并，则痢有五色之相杂，当先通利，宜归连丸（当归、黄连、黄柏、黄芩、阿胶、熟艾）。亦有因湿毒内盛。马元仪云：五色痢乃五脏之气化并伤，而治法则求之于肾，仲景所谓五液注下者是也。宜益火消阴，实脾堤水，兼分理其气，或可救其万一。张三锡云：诸痢坏证，久下脓血，或如死猪肝色，或五色杂下，俗名刮肠痢。乃脏腑俱虚，脾气下脱，若再投痢药则误矣，宜用真人养脏汤。大抵下痢属里证，不当更见表热，如头痛身热之类，若表证有热，则外内俱困。故俞氏治法，以先撤表邪，冀清其痢。举其一以例其余，亦可谓扼要之论也。

## 第十三节　夹疝伤寒

一名伤寒夹疝气。

【因】素有疝气，时发时止，复伤寒湿，直入太阳之里，膀胱气化失利，则诸

状发矣。疝名有七，其始皆因于气，故曰疝气，然有内外之别。或发时诸状复现，发过全无形迹；或素有定所，发则心腹胀痛绞切，冲逆攻突，发过则罢，而腹部仍有瘕聚者，均名内疝。或睾丸肿坠掣痛，牵引小腹；或外肾肿溃，脓水淋溢，二便滞涩，阴络不利者，皆名外疝。考之古训，多责之肝，其实内外诸气散列，而病踞阴部，皆足以致之。

【证】发热头疼，脘腹满痛，阴囊肿硬，茎肿溺涩，大便燥结，此为寒湿直入太阳之里，气化不利之一例。其余七疝，不克备载。

【脉】疝脉弦急搏指。凡弦数有热，弦紧有寒，弦细亦为寒湿，弦濡而数为湿热。牢急者生，弱急者死。

【治】伤寒寒湿，直入太阳之里，膀胱化气不利，引动素因疝气者，宜五苓散加独活、防己。其他疝证，别有治法。惟仲景独以寒疝为名，所立三方，亦以温散祛寒、调营补虚为主。而子和治法，又以辛香疏气为主，谓肝得疏泄，而病愈矣，用金铃子散、虎潜丸等法，可谓发前人所未发。且治疝之方，必加治气之药。

秀按：疝气之病，虽多责之于肝，实与诸经亦多有关系。《内经》云：任脉为病，男子内结七疝，女子带下瘕聚。又云：督脉生病，从小腹上冲心而痛，不得前后为冲疝。又曰：脾传之肾，病名疝瘕。又曰：三阳为病发寒热，其传为癫疝。又曰：邪客于足厥阴之络，令人卒疝暴痛。此《素问》言诸经之疝也。《经脉篇》云：足阳明之经病，癫疝腹筋急；足太阴之经病，阴器纽痛，下引脐，两胁痛；足厥阴之经病，阴器不用。此《灵枢》言诸经之疝也。《难经》云：五脏谓之疝，六腑谓之瘕。又云：男子谓之疝，女子谓之瘕。《病源论》云：阴气积于内，复为寒气所加，故使营卫不调，血气虚弱，故风冷入于腹内而成疝也。疝者痛也，或小腹痛，不得大小便，或手足厥冷，绕脐痛，自汗出，或冷气逆上抢心腹，令人心痛，或里急而肠痛，此诸候非一，故云诸疝也。《病源论》又云：七疝者，厥逆心痛，足寒，诸饮食吐不下，名曰厥疝；腹中气乍满，心下尽痛，气积如臂，名曰癥疝；寒饮即胁下、腹中尽痛，名曰寒疝；腹中乍满乍减而痛，名曰气疝；腹中痛在脐左旁，名曰盘疝；腹痛在右脐下有积聚，名曰胕疝；腹与阴相引而痛，大便难，名曰狼疝。皆由血气虚弱，饮食寒温不调之所生也。《录验方》七疝丸，治前七疝证，方用（人参、桔梗、黄芩、细辛、干姜、蜀椒、当归、芍药、厚朴、乌头各五分）凡十物，治下筛和，以白蜜丸，如梧子大，食先服四丸，日三，不知稍增，禁生鱼猪肉。按《僧深方》有八物（桔梗、细辛、桂心、芍药、厚朴、黄芩各一两半，蜀椒二两半，乌喙[①]二合），服三丸，日三。《范汪方》有十二物（蜀椒五分，干姜、厚朴、黄芩、细辛、芍药各四分，桔梗二分，乌喙、柴胡、茯苓、丹皮各一分，桂心二分），先晡食，以酒服七丸，日三。张子和因有筋、水、狐、癫、气、血、寒、七疝之名，与《病源论》以厥、癥、寒、气、盘、胕、狼为七疝，其病名与证候多不相同，特将张氏七疝病状及疗法，汇录于下，以备参考。筋疝者，即《经》之疝瘕，《病源》谓之癥疝，有因房劳及服壮阳邪方得之。其证阴囊肿胀，或溃或痛，而里急筋缩，或茎中痛，甚则兼痒，或挺纵不收，小腹热痛，出白物如精，随溺而下。宜治肝经湿热，以龙胆泻肝汤加减。

---

① 乌喙：附子。

丹溪谓内郁湿热之证，用乌头栀子汤（乌头末、山栀子）。水疝者，即《经》之癨疝，得之酒醉使内，过劳汗出而遇风，寒湿之气，聚于囊中。其证囊肿而痛，阴汗时出，或囊肿如水晶，或囊痒搔之出黄水，或小腹按之有水声。由寒湿乘虚下注，故内宜逐水之剂下之，如禹功散（黑丑、茴香，为末）加肉桂末，或加生姜汁、木香汁调服一二钱，或用胃苓，外宜用漏针去水法。狐疝者（狐则昼出穴溺，夜入穴不溺，此疝出入与狐相类，故名），《经》云：肝所生病为狐疝，其状如仰瓦，卧则入小腹，行立则出小腹入囊中，如狐之上下出入无定也。与气疝同，宜逐气温经之药，如金匮蜘蛛散（蜘蛛十四枚微炒，桂心五分，共为末，白汤调服），或酒煮当归丸（当归、附子、茴香、川楝子、丁香、木香、玄胡、全蝎为末，酒和丸酒下）治之。癨疝者，得之地气卑湿所生，其证阴囊肿而如斗，不痒不痛，甚则溃流脓水，二便涩滞，宜辛香燥利之方，如荔枝散（荔枝核、沉香、大茴香、小茴香、木香、川楝子、青盐，共为末）、三层茴香丸（大茴香、川楝子、沙参、木香各一两，为末，饭糊丸，每服三钱，空心盐汤下。此第一层服完，照前方加荜茇一两，槟榔五钱，丸法服法如前；此第二层再不愈，服第三层，即前二方，加入茯苓四两，附子一两，丸法服法如前。此方虽数十年之久，囊肿如升如斗，皆可除根），或香附散（香附、青皮，二味为末），或越鞠丸加茯苓皮、海藻、昆布、白术、泽泻等治之。气疝者，其证上连肾俞，下及阴囊，偏坠而痛或不痛，此得之忿怒号哭，气郁而胀，悒郁不泄故也。内服辛香利气，如气疝饮（吴萸、炒川连、人参、白术、白芍、陈皮、甘草、生姜）、聚香饮子（乳香、沉香、檀香、藿香、木香、丁香、广郁金、乌药、桔梗、延胡、肉桂、甘草、姜、枣），外治以微针出气而愈更速。婴儿患此者，名胎疝。因父阴痿，强力入房，或父素有疝疾，或母怀孕，悒郁不伸，皆能致此。惟灸筑宾穴（穴在内踝上腨分中阴维之）可消。大抵睾丸偏坠，有大小左右之不同。在左因怒气伤肝，外寒内郁；在右因肾气亏损，湿痰食滞，皆使真气不升，客邪下陷故也。又有阴虚偏坠一证，用一味龟板为末，茴香煎汤送下；如不应，乃入厥阴也，加醋炒蝎尾三分更效。血疝者，得之盛暑入房，气血失道，渗入胕囊，留而不去，或情欲太浓，当泄不泄而成，其状如黄瓜，在小腹两傍，横骨两端约纹中，结成痈肿，脓少血多，俗名便痈，宜调气通瘀为治，如当归尾、赤芍、牛膝梢、延胡、木香、五灵脂、鼠粪、乳香、没药、人中白、郁李仁肉等味治之。寒疝者，得之坐卧湿地，及寒月涉水，或坐卧砖石，或当风凉处使内过劳，其证阴囊冷，结硬如石，阴茎不举，如控睾丸而痛，久不愈则无子，宜辛热散寒，以吴茱萸加附子汤（吴茱萸、附子、人参、姜枣）。《小品方》治寒疝心痛如刺，绕脐绞痛，用蜀椒、附子、干姜、半夏、粳米、大枣、甘草等治之。若疝气在小腹左右，久不愈而聚坠者，高丽昆布一斤，米泔浸去咸味，切细煮烂，和以盐醋、生姜、橘皮、花椒粉，作服。小肠气，奔豚偏坠，及小腹有形如卵，上下走痛不可忍，大人小儿均宜用胡芦巴八钱，小茴香六钱，巴戟肉、炮乌头各二钱，川楝子四钱，淡吴萸五钱，并炒为末，酒糊丸，如梧子大，每服钱许，淡盐汤下，日三服。凡外疝掣引肿冷，用大荔枝核十枚，炒焦黑存性，小茴香二钱，炮川乌一钱，研细酒调，空腹温服。凡小肠疝气，阴囊偏坠或肿大，得热称快，小便清白，内无渴热者，用生姜切薄片，铺凑板上，上堆蕲艾一尖丛，点火烧之，候将完，即连姜并艾捣极烂，盛生菜叶内，随手兜托于肾囊，更护以棉絮，令其坐定，初时其冷如冰，须臾便热，直至有汗自愈。此法甚验，弗轻视之。

廉勘：疝气虽有因虚而得者，不可以虚而骤补。《经》云：邪之所凑，其气必虚。留而不去，其病则实。故必先涤蓄邪，然后补之。至有虚甚迫痛，上为呕逆，或下有遗精者，此邪实正虚之甚，恐补之无益，泻之则正气愈虚，幸而获生者鲜矣。总之内外邪气所感，攻于脏腑，则为腹中之疝；会于阴器，则为睾丸之疝。李士材云：疝之为病，受热则挺纵不收，受寒则腹中牵引作痛，因湿则胀满重坠，因虚则其痛必轻。在血分不移，在气分多动。患左丸者，痛多肿少；患右丸者，痛少肿多。其论甚确。王肯堂云：疝与小肠气、膀胱气不同。小肠气，小肠之病；膀胱气，膀胱之病；疝气，肝经之病。疝必睾丸先痛，次连小腹，次攻胸胁，有自下而上之象。小肠气者，脐傍钓痛，连及腰脊，或绕脐走注，少腹攻刺。若膀胱气，在毛际之上，则小腹之分肿痛，不得小便是也。又有肾气，脐下绕身撮急，周身皆痛，便数而清，诸脉洪缓，惟肾脉弦急，宜肾气丸，及酒煮当归丸治之。三证之发，必从腹而下及睾丸，有自上而下之可辨也。因小肠、膀胱，并于厥阴之经，所以受病连及于肝，亦控引睾丸而痛。然只是二经之病，不可以为疝也。又有木肾一症，外肾则坚硬顽痹，不痛不痒，阴茎不垂，常如麻木，便溺之时，闷胀不顺，此因肾虚，而沉寒痼冷凝滞其间，先当温散温利，以泄其邪，如二妙丸加肉桂、吴萸、半夏、茯苓之类。亦有囊痒不已，甚

则疙瘩顽麻，破流脂水，谓之肾囊风证。是由肝经风湿，宜敷药，或熏洗以治之。宜蛇床子、绣球花，或大叶杨柳，煎汤，乘热熏洗，再以蚯蚓焙为末，掺之即愈。如无脂水，以井水调敷，或吴萸煎汤熏洗。若但阴囊开花，以枸橘七枚，煎汤熏洗，三日可愈。

炳章按：疝气初病在气分之间，聚则塞痛，高突攻冲，散则鸣响，上嗳气，下泄气而休，宜青木香散（青木香、槟榔各二钱，川楝子三钱，淡吴萸、炮川乌、小茴香各一钱，乌药、橘核、木通各钱半，降香八分，公丁香四分，食盐少许，生研为末，以酒水各半，葱白五枚，煎汤调送之，少顷再进，一日三服）最效。若癫疝、水疝，因败精恶血结气凝湿，伏风积在阴囊所致，延及胀大、麻木、钓痛、奔突等候，宜七制金铃子丸（大川楝子四十九个，分七处，每处七个，各以酒浸胀取起，俟干，秤小茴香五钱，阿魏三钱，破故纸三钱，黑丑三钱，槟榔三钱，巴豆肉十四粒去衣，斑蝥十四个去头足，各以炒川楝子七个，炒至焦黑为度，惟巴豆、斑蝥炒后拣去不用，余药与川楝子共研末，再加肉桂、广木香、香附各三钱，合为细末，酒面糊为丸，梧子大，空心每服三十丸，青盐汤送下，日一服）。二方皆屡经效验，故附录之。亦有因春温、风温、时毒、喉痧，先发热自汗，曾经发颐[①]，误用凉遏，余毒由少阳循经，传入厥阴，下流睾丸，亦偏坠肿痛，形似疝气，宜疏通血络。以鲜生地五钱捣豆豉二钱，黑山栀、延胡索各二钱，土贝母二钱，川楝子三个，蝉衣钱半，苏木、红花各八分，赤芍钱半，丹皮二钱，桃仁十四

---

① 发颐：指热性病后余毒结聚于颐颔之间的急性化脓性疾病。

粒，水煎服。此证甚多，是方亦验，古今方书多未载，特附志之。

## 第十四节　夹阴伤寒

一名伤寒夹阴证。

【因】世俗谓伤寒犯房室，为夹阴伤寒，其实此证是房复也。若真正夹阴伤寒者，乃食阴也，谷如白，外感头疼，发热口干，身痛恶风等证，其中有夹阴一二分者，有夹阴二三分者，从古至今，无人议论及此，亦不见于方书也。余遇此等证，见其夹阴证候，察其六脉毫厘丝忽之间，明知夹阴之深浅，投温暖之剂，酌其轻重，一药而愈矣。夫阴有三阴，足太阴脾、足厥阴肝、足少阴肾，此阴非少阴、厥阴之阴，乃阴寒之阴。正当感冒风寒，而误食冷物，或先食冷物，而又感冒风寒，此冷物入于胃，邪传于脾，而为太阴之夹阴，是曰夹阴伤寒。

【证】其证胸膈膜满，腹胀闭塞，面目及唇，皆无色泽，手足冷，脉沉细，或腹痛少神，亦不因嗜欲，但内伤冷物，直中太阴，及损动胃气而成。若误投巴豆之类，必愈不快，或吐而利，一二日后，遂至不救。盖不知寒中太阴也，太阴者，脾之经也。

【脉】大抵寒中太阴者，脉多沉细，如外感夹阴，脉得浮大而软，浮大主外感，濡主阴寒。若纯阴证，脉当沉迟而微；若纯系外感，脉当浮大而紧，俗医安知之？

【治】若伤冷物，阴寒之夹阴，宜理中汤（方见前）加青皮、陈皮，或枳实理中丸（即理中丸加枳实）及五积散之类，阴寒既退，元阳复而愈矣。又或饮食之时，恣意一饱，伤阳明胃，及太阴脾，是曰夹食伤寒，须用兼消导之类，如保和丸、楂曲平胃散（方均见前），肠胃流通，其病即去。又有咳嗽痰喘，伤食夹阴者；有咳嗽痰喘，伤寒夹阴者；有感寒夹阴者，有伤风夹阴者；有伤食腹痛夹阴者；有腹痛呕恶，伤寒夹阴者。治法不一，方不备列，各随现证治之。

秀按：若房室后饮冷，致孤阳飞越者，多为阴盛夹阳证，亦非夹阴伤寒也。伤寒折衷，类证篇四，辩论甚详。近世因色欲而兼感伤寒，误作夹阴伤寒，其治法亦有用理中汤加减者，此大谬特谬，实速死之道，不可不禁戒之也。

廉勘：辟夹阴伤寒之说，前《康健报》有谢金声君，采先哲陆九芝、徐灵胎、喻嘉言诸说，辨证甚详，兹补录之，以辟世俗之谬妄。谢金声曰：此读陆九芝论曰：夹阴之说，天下同之，而吾苏为尤甚。试问阴而曰夹，通乎不通？天下岂有不通之说，而谓生死系之者，此所谓阴，其为阴经之阴乎？抑竟以男为阳、女为阴乎？自平人惟虚是尚，而无奈病症是男，其年正强，其形体又充盛，则气血两亏，小船重载，素体娇弱之三虚字，皆不得出诸口，而潜窥其人，或当新婚，或蓄少艾，一有寒热外感，即无不以夹阴为辞。不幸病者偏有太阳病之恶寒脉浮弱，伤暑病之脉弦细芤迟，足胫冷，洒洒然毛耸，厥阴证之热深厥深，而脉沉伏等象，为之凑集于其间，适足以实其夹阴之言，而病家亦不敢不信。或其父兄问之而对曰无者，则曰不问可也，即问之亦不肯说，吾于脉自有凭。盖即借此数种之脉，与证言之耳，黠者又遁而之他，改作病前夺精之说，则夺字即足耸听。且有梦遗梦泄，或并本人亦未经心，而其言更无扞格，此所以可作三虚外一条出路也，否则如此年壮气盛何？徐灵胎曰：阴证无发热之理，药亦无补寒之法。乃有温热之邪，认作阴证。又以梦泄房劳之后，而得外感，谓为阴证，更属奇谈。吴又可云：即使房事后得病，病适至行房，亦不过比他人略重，到底总是阳证，即四逆亦为阳逆。刘松峰曰：世间原有一种寒疫，其人必不发热也。或因过服寒凉所致，其时亦必无身热。周扬俊曰：房劳亦有属阳证者，前因曾患房劳，便用温药，杀人多矣。综数说以观之，惟有发热不是阴证，阴证必不发热，则世间夹阴伤寒一说，真可消而去之，以救天下之馆甥①，以全少年之伉俪。乃津津乐道者，只用桂枝三分，谓为夹阴秘法，而三分之桂枝，尚不见十分坏象。因即以未见坏象之桂枝为据，而一切赖以激热，赖以救阴之要药，悉付一勺。转以箝不言夹阴之口，而病始不以门外汉目之，及其表不解，而成为壮热，乃用犀角之凉，邪既陷而发为阳厥，又有鹿角之温，凡所谓寒热温凉，皆用过者，此即夹阴说阶之厉者，而其时病者之妇，有因此而贻笑于戚党者矣，有因此而失欢于舅姑者矣，且有因此而以身殉者矣。若无其事，不容置辩，即有其事，亦不知病不因此。如灵胎诸人之言者，而病家一闻夹阴，方且引为己咎。一若本是不起之证，非医药所能为，哀哉病家。其如太阳证有恶寒脉弱，伤暑证有足冷脉芤迟，厥阴证有厥逆而脉沉者，皆为外感病应有之事，且皆是阳证，并非阴证，而果为阴证，又必无发热哉。然此种常见之脉证，而一作夹阴，则动关生死，他人即未能悉知此，则不可不理会也。若其人果荒淫无度，以至于病，自当如《经》言，醉饱入房太甚，发为筋萎白淫。《金匮》所言，卧不时摇动，当得血痹虚劳之证，而不必作发热宜汗之病。又况其所谓夹阴病，不可救者，但指一次入房而言，岂有一次之入房，而真可因此殒命哉。

炳章按：宋爱人曰：徐灵胎《医学源流论》曰：今之医者曰：有人入房之后，或遗精之后，其复感风寒发热者，谓之阴证。不问其见证若何，总用参、术、附、桂、姜、茰等温热峻补之药，此可称绝倒者也。阴虚之人而感风寒，亦由太阳经入，仍属阳邪，其热必盛，兼以燥闷烦闷，尤宜清热解邪，岂可反用热药？若果真入三阴，则断以发热之理，必有恶寒踡卧，厥冷喜热等证，方可用温散也。然亦终无用滋补之法者。即如伤寒瘥后，房事不慎，又发寒热，谓之女劳复，此乃久虚之人，复患大证，依今人之见，尤宜峻补者，而古人治之，仅用竹茹一升煎汤服。故凡治病之法，总视目前之现证状况。如果六脉沉迟，表里皆寒，的系三阴寒证者，即使其人本体强壮，又或绝欲十年，亦从阴治，若使所见脉证，的系阳邪，发热、烦渴、便闭，并无三阴寒证者，即使其人本体虚弱，又复房劳过度，亦从阳治。如《伤寒论》中，阳明大寒之症，宜用葛根、黄芩、白虎、承气之类；设使转瞬之间，转入三阴，即改用温补。若阴证转变阳证，治法亦可于温补后，改用凉法，此一定治法也。喻嘉言治黄长人犯房劳，病伤寒十余日厥逆，医将投以姜、桂温散之药，作阴证治矣。喻氏改进调胃承气汤，而厥还热透，继以大柴胡汤，而热退身安，归而告门人曰：凡伤寒病，初起发热，煎熬津液，鼻干、口渴、便闭，渐至发厥者，不问而知发热也。若阳证忽变阴厥者，万中无一也。盖阴厥得之阴证，一起便真中阴证，唇青面白，遍体冷汗，便利不渴，身倦多睡，醒则人事了了，与

---

① 馆甥：典出《孟子·万章下》："舜尚见帝，帝馆甥于贰室。"赵岐注："谓妻父曰外舅，谓我舅者吾谓之甥。尧以女妻舜，故谓舜甥。"后因称女婿为"馆甥"。

伤寒传经之热邪，转入转深，人事昏厥者，万万不同。如是证先犯房事，后成伤寒，世医无不为阴证之名所惑，往往投以四逆等汤，促其暴亡，而卒至阴竭莫救，致冤鬼夜号，尚不知悟也。夫房劳而至伤寒者，其势不过比常较重。如发热则热之极，恶寒则寒之甚，头痛则痛之剧，所以然者，以阴虚阳往乘之，非阴盛无阳之比也。伤寒初起，便觉发热发渴，定然阴分先亏。是以治阴证以救阳为主，治伤寒以救阴为主。伤寒纵有阳虚，治当看其人之血肉充甚，阴分可受阳药者，方可还阳。面黧舌黑，身如枯柴，一团邪火内燔腑脏，则阴已先尽，何阳可还耶？故见厥除热，存津液之气于什一，已失之晚，况敢助阳劫阴乎？汪苓友《伤寒辨证广注》曰：人身一阴阳耳，而阴阳之根蒂，皆本于肾。好色之徒，两肾受伤，阴虚者多，阳虚者少。阳虚者，命门火衰也；阴虚者，肾中水竭也。凡人入房过度，则精多所遗，所遗之精，皆为水而属阴，况其作强之时，心火必炽，火炽则水流，水愈流则火愈热，五内燥热，外复伤寒而病邪热，两热相交，肾水必枯，其人发烦躁，而舌黑生芒，则就死矣。语曰：伤寒偏打下虚人者，正此谓也。或曰：诚如子言，则是人病伤寒，无所为阴证矣。余曰：有之，阴证中寒也。其证乃是阳虚，阳虚之人，命门火衰，其平日必言语低微，饮食不化，四肢萎厥，腰以下冷，前阴不举，小便清白，此为正气不足，复为寒邪所袭，表里四末皆冷，是为真寒之症。然亦不全为入房所致，即小儿亦有阴证者，斯恍然于房后不可尽作阴证观矣。据炳章经验所得，风寒感冒于表，食物生冷，由胃传脾，为真夹阴伤寒。若行房后，伤寒身热，其病不从行房而得，无夹阴可言，其治法亦照表证用药。惟伤寒热退新瘥，即

犯房事，名曰房劳复，身热，下身沉重疼痛。大病初瘥，元气精血本虚，犯房事失精，重虚其虚，新邪乘虚而入故身热，败精留于精室而下身沉重作痛。治宜扶元清热，化瘀导浊，仍大小便而出。凡房劳复，详明治法，已另补于第六章伤寒复证条下，本节不复重赘。

## 第十五节　夹痨伤寒

一名伤寒夹虚痨。

【因】痨之一症，皆因气虚怯弱之人，困乏劳伤之后，中气不足，下流肝肾。阴火独旺，则发热头痛；营卫失守，则恶风恶寒。或兼感风寒，内外生热，其势更剧。《医林绳墨》云：若劳伤气血，不能周流，壅滞脉络，郁而成湿，遏而成热，湿热生虫，谓之劳虫；热烧内聚，盗汗外泄，谓之骨蒸；自汗咳嗽，谓之劳嗽。热多痰盛，肌肉消瘦，痰胶则重，肉消则死。盖致劳之由，不外劳伤心肾而成劳者；或色欲过度而成劳者；久疟不止而成劳者；久病咳嗽而成劳者；久病脾虚而成劳者；伤寒瘥后，元虚不复而成劳者；久病泄泻而成劳者；有因劳病人传染而成劳者。吾尝考色欲无节，斫伤无穷，精血耗散，腰痛拘急，精滑胫疲，此劳伤于肾；喜乐太过，耗散精神，神不能守，自汗心烦，惊悸不寐，此劳伤于心；肝火上烁，郁遏生虫，咳血痰嗽，咽痛声哑，此劳伤于肺；郁怒为甚，不能发越，久而蓄积颈项结核，胁痛善怒，此劳伤于肝；忧愁悲苦，日夜思虑，阴不能静，泄泻食少，腹胀嗜卧，此劳伤于脾。此所谓劳其五脏，即生五虫者何也？虫因气化气聚即生，气热则长，气衰则胶，气去则出，所以治虫之药不能形于五脏，而五虫之症，不能效验于今古也。经久而愈，皆能传变，男子自肾传心、肺、肝、脾，女子自

心传肺、肝、脾、肾，五脏复传于六腑而死。

【证】头痛发热，或肌肤壮热，恶风恶寒，烦渴引饮，日晡转甚，或昼夜不息。证似阳明白虎，但脉不长实洪数为异，或气短而烦，气高而喘，息惰嗜卧，而四肢不收，自汗不敛，而口不知味。亦有阴火沸腾，歇息凉处，阳气抑遏而不行，无以卫外，故不任风寒，与外感相似。惟气息短促，懒言困倦有别。凡元气不足，而心火独旺，上乘阳分，则头痛口渴，烦躁肌热，脉虽洪大，重按无力，名曰热中；若脾胃久虚，阳气衰少，则骨乏无力，足不任身，不渴不烦，而多溺多汗，脉盛大而涩，名曰寒中。阴病则胃冷恶心，饮食难化，痰涎倦怠，溏泻溺多；阳病则口干声哑，咽痛心烦，嗜味，燥结溺赤。蒸上则喘咳痰血，唇焦面红，耳鸣目眩，肺痿肺痈；蒸中则胁肋疼胀，肢体倦怠，多食易饥，善食消瘦；蒸下则阳强盗汗，腰痛脚痠，燥结便闭，淋浊遗精。盖思虑劳倦，外感等症则伤阳，伤于阳者，病必自上而下也；色欲醉饱，内伤等症则伤阴，伤于阴者，病必自下而上也。自上而下者，先伤乎气。故一损损于肺，而病在声息肤膝，肺主皮毛，故皮聚毛落；二损损于心，而病在血脉颜色，心主血脉，血脉虚少，不能荣于五脏六腑；三损损于胃，而病在饮食不调，胃主肌肉，故肌肉消瘦，饮食不润肌肤；四损损于肝，而病为瘛疭疼痛，肝主筋，筋缓不能自收持；五损损于肾，肾主骨，故骨痿不能起于床，肾司二便，故二便不禁。此先伤乎阳，后及乎阴，阳竭于下，则孤阴无以独存，而不可为也。自下而上者，先伤乎精，故一损于肾，而病为泉源干涸；二损于肝，而病为血动筋枯；三损于脾，而病为痰涎壅盛；四损于心，而病为神魂失守；五损于肺，而病为短气喘呼。此先伤乎阴，后及乎阳，阴竭于上，则孤阳无以独存，而不可为也。然二者之损，又皆以脾胃为生死之大关，盖脾胃者，土也，万物之本也。若上过乎此，则传肝、肾不可治矣；下过乎此，则传心传肺，不可治矣。故曰心肺损而神衰，肝肾损而形敝，脾胃损而饮食不归血气。迨其传变已深，而希望回生，不亦戛戛①乎其难哉。

【脉】内伤从内而出，故右脉阔大；外感从外而入，故左脉浮盛。平人脉大为劳，脉虚极亦为劳。内伤劳倦，豁大不禁，若损胃气，则隐而难寻。劳损之脉，或弦或大。大而无力为阳虚，甚则脉细；弦而无力为阴虚，甚则脉数。大者易治，血气未竭，犹可敛而正之；弦者难治，血气已耗，挽回补救需难。尺脉洪大，为阴虚火旺。左细右劲，为正虚邪盛。脉细而数，或濡而散者，皆不治。男子气口强则生，弱则死；女子尺脉盛则生，衰则死。

【治】外感风寒，是伤其形；内伤脾胃，乃伤其气。伤其形为有余，有余可泻；伤其气为不足，不足当补。故汗之、吐之、消之，皆泻也；温之、和之、养之、调之，皆补也。如虚劳兼挟外感，宜扶正祛邪而治之。大抵劳伤脾胃，兼夹外感，以补中益气汤，随六经见证，加减治之。若肝肾阴虚，复感表邪，宜滋阴降火汤，或四物汤加味为治。故治劳过用大寒，则愈虚其中；过用大热，则愈竭其阴。惟滋阴降火，以澄其源；化痰和血，以洁其流。虽有外感表邪，解表之中，仍须理劳。若外感轻微而心虚者，主以归脾汤；脾虚，补中益气汤；肺虚，生脉散；肝虚，逍遥散；肾虚，地黄汤。若肺脾兼病，邪郁劳嗽，食少痰多，便溏溺涩，清

---

① 戛戛：艰难貌。

宁膏（生地十两，麦冬六两，制白术六两，桔梗四两，米仁十两，炒川贝二两去心，橘红一两，薄荷三两，桂圆十两去壳核，米仁、川贝、薄荷研细末，桂圆捣烂，余药煎去滓，搅和，收炼成膏，噙化咽下）；肝肾俱虚，生熟地黄丸（生地、熟地各五两，白芍、茯苓、天麻、地骨皮、元参各一两五钱，川芎一两，当归、石斛、黑豆各三两，为末蜜丸，白汤送下三钱）；心肺俱虚，人参养荣汤（方见前）；气血两虚，八珍汤（方见前）。任劳伤肾，困乏精虚，阴阳两虚者，十补丸（熟地八两，莲肉、淮药各四两，附子、肉桂、泽泻、丹皮、五味子各一两，鹿茸三两，制为末，炼蜜捣千下丸，滚水下三五钱）。至脾肾俱虚者，补脾之中，加以沉香、砂仁；壮肾之中，加以五味、肉桂。若风劳郁劳，当辨脉证调治。传尸劳瘵，以黑虎丹三方，初服黑虎丹，下诸般劳虫，黄白可治，青黑不治（真西黄一钱，真阿魏一钱，南木香三钱，鸡内金焙二钱，真雷丸三钱，为细末，用使君子二两，研细和前药一两，面糊为丸任用）；次服小红丸，通肠逐虫，继前药之不及，脉数实者可用（锦纹大黄一两，晒脆为末，和前药末一两，炼白蜜丸，朱砂为衣听用）；三服打虫化积丸，逐虫未尽，脉沉实者可用（大黄末三两，和槟榔末三两，黑丑末三两，面糊为丸听用）。以此三方，取下恶物，烧以烈火，埋之深坑，葱粥调养，以希徐复其元。各随脏腑见证用药，当滋补药中，加青蒿、百部、乌梅、朱砂之类。近世多有以四物加知柏治劳，不知四物皆阴，行秋冬之令，非所以生万物者也。且血药常腻，非痰多食少者所宜；血药常润，久用必致滑肠。况知、柏苦寒，能泄实火，名曰滋阴，其实燥而损血；名曰降火，其实苦先入心，久而增

气，反能助火。至其败胃，固不待言，亦不可不知也。

秀按：大抵外感寒热，齐作无间；兼内伤寒热，间作不齐。外感头痛，如破中裂；兼内伤头痛，时作时止。外感恶寒，虽近烈火不除；兼内伤恶寒，得就温暖即解。外感恶风，不耐一切贼风；兼内伤恶风，偏恶些少隙风。外感发热，无有休息，直待汗下方退；内伤发热，昼夜不常，略自袒裸似凉。外感筋骨疼痛难支，便着床褥；内伤四肢不收，无力倦怠。间有气衰火旺，日久变成骨消筋缓，为痼疾也。内伤神思昏倦，语言懒惰，先重而后轻；外感神思壮猛，语言强健，先轻而后重。内伤手心热，手背不热；外感手背热，手心不热。内伤证显在口，故口不知味；外感证显在鼻，故鼻息不利。此劳伤兼外感、外证之鉴别法也。阴虚于下，逼阳于上，两颧发红，面唇亦红。即仲景云：其面戴阳者，下虚故也。

廉勘：虚劳之辨证尤详者，莫如汪缵功[①]之论。曰：虚劳一证，皆由内伤。如酒伤肺，则湿热熏蒸，肺阴消烁；好色伤肾，则精血空虚，相火无制。思虑伤心则血耗，而火易上炎；劳倦伤脾则热生，而内伐真阴。惟忿怒伤肝有二：郁怒则肝火内炽而灼血，大怒则肝火上升而吐血。此五者，皆能劳其精血。《道经》云：涕唾津精汗血液，七般灵物皆属阴。阴虚内热，而成虚劳之证，大约酒色为多。然有童子未室，而患此证者，或由先天不足，或禀母气阴虚。其师尼寡妇，室女怨期，气血郁结，致寒热如疟，朝凉暮热，饮食不思，经期不准，或致闭绝，而成此病

----

① 汪缵功：汪光爵，字缵功。清初医家，著有《医要》，未梓。其孙节录其中《虚劳论》一篇，刊载于《吴医汇讲》。

者，多由郁火内蒸也。方书言此证者，皆以气虚血虚，阴虚阳虚，混同论治。不知气虚者，面白无神，言语轻微，四肢乏力，脉来微弱；阳虚者，体冷畏寒，手足逆冷，溺清便溏，脉沉小迟。此二者，能服参、芪温补，乃为受补可治，此气虚、阳虚之证也。虽血脱亦有补气之法，乃指卒暴失血，素非血虚之人，如妇人新产之类耳。其余患此证者，皆纵欲伤阴居多。其为病也，在肾则为腰脊腿痠，或攸隐而痛，为骨蒸盗汗，或至夜发热，为遍身骨痠，或疼痛如折，为梦泄遗精，或耳中鸣，为足心热；在心则为惊悸怔忡，为掌中干热，为虚烦不寐，或梦魇不宁，为口苦舌干，或口舌糜烂；在肺则为痰嗽干咳，为气逆喘促，为鼻中气热，为颧红吐衄，甚则吐涎白沫，侧眠咽痛，音哑声嘶；在肝则为寒热如疟，为颈项瘰疬，为胁胀肋疼，为两目涩痛，为头晕眼花，为多怒，为吐血；在脾则为食减不化，为恶心呕吐，为胀满腹疼，为肠鸣泄泻，肌肉消瘦。此皆五脏虚劳之本证。《经》云：治病必求其本。须审其因何致损，何脏受伤。如因于色者，则知肾伤，纵有他经夹证，亦当补肾为主，而兼治夹证。若因于酒者，以清肺为先也。

炳章按：景岳曰：虚损之症，必有所因，而似损非损之症，其来则骤。盖以外感风寒不为解散，而误作内伤，或用温补，或用清凉，或用消导，以致外邪郁伏，久留不散，而为寒热往来，及为潮热咳嗽。其证全似劳损，若用治损之法，滋阴等剂以治，愈更留邪，热蒸日久，非损成损矣。欲辨此者，但当审其并无积渐之因。或身有疼痛，而微汗则热退，无汗则复热，或见大声咳嗽，脉虽弦紧，而不甚数，或兼和缓等症。则虽病至一二月，而邪有不解，病终不退者，本非劳损，误治

以假弄真也。如寒热往来不止者，宜用一二三四五柴胡等饮，斟酌用之。兼咳嗽者，柴陈煎；若脾肾气虚，而兼咳嗽者，金水六君煎；或邪有未解，而兼寒热者，仍加柴胡（诸方均见景岳《新方八阵》）。有一种血分郁滞，气行而血不行，徒为蒸热，俟蒸气散，微汗而热退者，此宜活血为主。总之外感多而虚劳少者，以解外感表邪为重，惟避忌刚燥伤阴之味足矣。若外感轻微，内虚甚者，则阳虚护阳，阴虚滋阴，见证施治，必须详辨属虚属实，属寒属热，斟酌尽善，庶几不误治矣。

又按：吴又可曰：凡人向有他病尪羸，或久疟，或内伤瘀血，或吐血，便血，咳血，男子遗精白浊，精气枯涸，女人崩漏带下，血枯经闭之类，以致肌肉消烁，邪火独存，故脉近于数也。此际稍感疫气，医家、病家见其谷食暴绝，更加胸膈痞闷，身疼发热，彻夜不寐，指为原病加重，误以绝谷为脾虚，以身痛为血虚，以不寐为神虚，遂投参、术、归、地、茯神、枣仁之类，愈进愈危。知者稍以疫法治之，发热减半，不时得睡，谷食渐进，但数脉不去，肢体时疼，胸胁锥痛，过期不愈。医以杂药频试，补之则邪火愈炽，泻之则损脾坏胃，滋之则胶邪愈固，散之则经络益虚，疏之则精气愈耗，守之则日削近死。盖但知其伏邪已溃，表里分传，里证虽除，不知正气衰微，不能托出，表邪留而不去，因与血脉合而为一，结为痼疾也。肢体时疼者，邪与荣气搏也；脉数身热不去者，邪火病郁也；胁下锥痛者，火邪结于膜膈也。过期不愈者，凡疫邪交卸，近在一七，远在二七，甚至三七，过此不愈者，因非其治，不为坏症，即为痼疾也。夫痼疾者，所谓客邪胶固于血脉，主客交浑，最难得解，且愈久益固。治法当乘其大肉未消，真元未败，急用三甲散

（鳖甲、龟甲炙各一钱，炒穿甲、蝉衣、僵蚕、煅牡蛎、当归各五分，䗪虫三个，炒白芍七分，甘草三分，为末，水二钟，煎八分，滤清温服），多有得生者。若素有老疟，或瘴疟者，加牛膝、首乌各一钱；若胃弱作泻者，各药宜用九蒸九晒；若素有郁痰者，加贝母一钱；老痰者，加栝蒌霜五分，若呕者勿用；若咽干作痒者，加花粉、知母各五分；若素有干咳者，加甜杏仁捣烂二钱五分；若素有内伤瘀血者，倍䗪虫，加桃仁研一钱。是证外感夹体虚，若非审慎周详，一或误治，死生随之。

## 第十六节　临经伤寒

又名行经伤寒。

【因】吴又可云：妇人伤寒时疫，与男子同。惟经水适来适断，及崩漏产后，与男子迥然不同。夫经水之来，乃诸经血满，归注于血室，下泄为月水。血室者，一名血海，即冲任脉也，为诸经之总任。经水适来，疫邪不入于胃，乘势入于血室，故夜发热谵语。盖卫气昼行于阳，不与阴争，故昼则明了；夜行于阴，与邪相搏，故夜则发热谵语。至夜止发热而不谵语者，亦为热入血室。因有轻重之分，不必拘于谵语也。《伤寒折衷》云：冲脉为血之海，即血室也。男女皆有此血气，亦均有此冲脉。冲脉得热，血必妄行。在男子则为下血谵语，邪气传入正阳明府也；在妇人则为寒热如疟，邪随经而入也。皆为热入血室，逼血下行，挟热而痢，是热入血室，男女皆有之也。

【证】妇人中风，发热恶寒，经水适来，得之七八日，热除而脉迟身凉，胸胁下满，如结胸状，谵语者，此为热入血室也，当刺期门，随其实而取之。

妇人中风七八日，续得寒热，发作有时，经水适断者，此为热入血室。其血必结，故使如疟状，发作有时，小柴胡汤主之。程云：前条之热入血室，由中风在血来之先，邪热乘血空而入之，室中略无血，而深是邪，故可用刺法，尽泻其实。此条之热入血室，由中风在血来之后，邪乘血半离其室而内之，血与热搏所以结，正邪争故如疟状，而休作有时，邪半实而血半虚，故只可用小柴胡汤为和解法。钱天来云：小柴胡汤中，应量加血药，如牛膝、桃仁、丹皮之药。其脉迟身凉者，或少加姜、桂，及酒煮大黄少许，取效尤速，所谓随其实而泻之也。若不应用补者，人参亦当去取。按热入血室，许叔微小柴胡汤加生地黄，张璧加丹皮。杨士瀛云：小柴胡力不及者，于内加五灵脂。方氏云：适来者，因热入血室，迫使血来，血出而热随遗也；适断者，热乘血来，而遂入之，与后血相搏，俱留而不出，故曰血必结也。妇人伤寒发热，经水适来，昼日明了，夜则谵语如见鬼状者，此为热入血室，无犯胃气，及上二焦必自愈。成无己曰：伤寒发热者，寒已成热也。经水适来，则血室空虚，邪热乘虚入于血室。若昼日谵语，为邪客于府，与阳争也；此昼日明了，夜则谵语如见鬼状，是邪不入府，入于血室，与阴争也。阳盛谵语则宜下，此热入血室，不可与下药，犯其胃气。热入血室，血结寒热者，与小柴胡汤散邪发汗。此虽热入血室，而无血结寒热，不可与小柴胡汤发汗，以犯上焦。热入血室，胸胁满如结胸状者，可刺期门。此虽热入血室，而无满结，不可刺期门，犯其中焦。必自愈者，以经行则热随血去而下也，已则邪热悉除而愈矣。方中行云：无，禁止之辞；犯胃气，言下也；必自愈者，言伺其经行血下，则邪热得以随血而俱出，犹之鼻衄红汗，故自愈也。盖警人勿妄攻，以致变乱之意。程林云：上章以往来寒热如疟，故用小柴胡以解其邪；下章以胸胁下满如结胸状，故刺期门以泻其实；此章则无上、下二证，似待其经行血去，邪热得以随血出而解也。许叔微《本事方》，记一妇人患热入血室证，医者不识，用补血调气药，涵养数日，遂成血结胸，或劝用小柴胡汤。予曰：小柴胡用已迟，不可行也。无已则有一焉，刺期门穴斯可矣。予不能针，请善针者治之。如言而愈。或者问云：热入血室，何为而成结胸也？予曰：邪气传入经络，与正气相搏，上下流行。或遇经水适来适断，邪气乘虚而入血室，为邪迫上入肝经，受肝邪则谵语如见鬼，复入膻中则血结于胸也。何以言之？妇人平居，水当养于木，血当养于肝也，方未受孕，则下行以为月事；既妊娠，则中蓄之以养胎；及已产，则上壅之以为乳，皆血也。今邪逐血并归于肝经，聚于膻中，结于乳下，故手触之则痛，非汤剂可及，故当刺期门也。此语甚确，即辨证着眼处。

【脉】尺脉洪大，阳陷入阴，寸大尺衰，阴虚阳盛。血虚脉虚，血枯脉涩，涩大血瘀，洪数热蒸。《折衷》云：挟血之脉，乍涩乍数，或伏或沉，血热交并，则脉洪盛。大抵男多应于左手，女多右手见之。

【治】《伤寒折衷》云：男子热入血室，下血谵语，但头汗出，宜刺期门；妇人热入血室，经水适断，寒热如疟，发作有时，小柴胡汤加生地、丹皮、桃仁。经水适来，热除身凉，脉迟，胸胁满如结胸，谵语，刺期门；经水适来，昼日明了，暮则谵语如见鬼状，不须治，自愈。陶节庵云：妇人热入血室有三：经水适来，二条不言药者，盖以经血方来，热气乘虚而入，经血出则热亦出矣，故不可用汗下药，犯其胃气。及上二焦，如其胸满谵语，此则实也，刺期门以泻之。若经水适断，续得寒热，其血必结，故用小柴胡汤加丹皮、红花、桃仁。若阳明热入血室，此男子失血之症，但当刺以泄热也。又云：太阳不解，热结膀胱，其人如狂，而血自下者，宜用桂枝汤。阳明下血谵语，胸膈满如结胸，夜则如见鬼，此为热入血室，小柴胡汤。下焦蓄血，其人如狂，小腹急结，小便自利，大便黑，与夫下利，无表里证，脉数不解，消谷易饥，多日不大便，此为瘀血，桃仁承气汤下之。吴又可云：无犯胃气，及上二焦必自愈。言其胸膈并胃无邪，勿以谵语为胃实，而妄攻之，但热随血下则自愈。若有如结胸状者，血因邪结也，当刺期门以通其结。《活人书》治以柴胡汤，然不若刺期门者之功效。《活人书》治妇人伤寒解后，热邪内陷，血结胸膈，二便不通，晡夜发热而语妄如狂等证，用海蛤散（海蛤、滑石各一两，炙甘草五钱，芒硝一两，上为末，每服以鸡子清调之）。盖小肠通利，则胸膈血散，膻中血聚，则小肠壅，小肠壅，膻中血不行，宜此方。若因经水适断，血室空虚，其邪乘虚传入，邪胜正亏，经气不振，不能鼓散其邪为难治。且不从血泄，邪气何由即解？与适来者，则有血虚血实之分，宜柴胡养荣汤（柴胡、黄芩、陈皮、甘草、当归、生地、白芍、知母、花粉、生姜、大枣）。凡新产后亡血过多，冲任空虚，与素善崩漏，经气久虚，皆能受邪，与经水适断同治。

秀按：冲为血海，即血室也。冲脉得热，血必妄行，在男子则下血谵语，在妇人则月事适来。阳明病下血谵语，兼男子言，不止谓妇人也。但以妇人经气所虚，邪得乘虚而入，故病热入血室为多。然妇人热入血室，有须治而愈者，有不须治而愈者，仲景皆有明文，已详证治条下，兹不复赘。云岐子曰：妇人伤寒，身热，脉长而弦，属阳明少阳。往来寒热，夜躁昼静，如见鬼状，经水适断，热入血室。不实满者，小柴胡汤去参、枣，加丹皮、桃仁、归尾、穿山甲以消之；大实满者，桃仁承气汤下之。妇人伤寒，表虚自汗身凉，四肢拘急，脉沉而迟，太阳表病，少阳本病，经水适断，桂枝加附子红花汤；妇人伤寒，汗解表除，热入血室，扰其经水过多，不受补益，芍药甘草汤治之。徐灵胎曰：妇人伤寒，经水才来，邪入血室，寒热，见鬼如狂，脉紧细数者，以姜桂柴胡汤（干姜六分，桂枝三分，柴胡六分，牡蛎三钱，栝蒌根三钱，甘草六分，水煎去渣），热服取汗。若中风伤寒，表罢后经至，而上犯心包，神明失措，而意志不清，如狂见鬼不已，脉涩微数者，以牛黄丸（牛黄、郁金、丹皮、朱砂各一钱，冰片三分，生甘草五分，研为末，蜜丸，新汲水化下三分）治之。

廉勘：周澹然云：妇人经水适来，温邪恰受，血为邪遏，多致腹痛胀满，治温法中，再加桃仁、红花、元胡、丹皮、鳖甲之类。经水适去，血室空虚，邪因虚乘入，多致谵妄神昏，舌黑潮热，又当以增损小柴胡，加养阴之品。如患温时，经自行不间断，热随血泄，只治其经行自已。朱瑞生云：妇人病温，经水适来或适断，热入血室，耳聋口苦，昼则脉静身凉，夜则发热脉数，柴蒿鳖甲汤（柴胡二钱，青蒿钱半，生鳖甲三钱，黄芩二钱，白芍三钱，丹皮三钱，鲜生地四钱，麦冬二钱，栀子二钱，生甘草一钱，水五杯，煎二杯，分两次服）。渴者，加花粉；胸胁痞满而痛者，加枳实、栝蒌仁、牡蛎各三钱。热入血室，少腹痛硬，大便闭，或通

而色黑，脉沉实，夜热甚时，则脉洪数，昏狂谵语，加减桃仁承气汤（桃仁三钱，生锦纹三钱，芒硝三钱，生甘草二钱，黑犀角二钱，磨汁冲入，丹皮三钱，鲜生地八钱，水四杯，煎取二杯，纳芒硝煎化服一杯，历三小时许，当下瘀血，不下再服，得下弗服）主之。热入血室，邪少正虚，夜微烦热者，柴胡人参汤（柴胡三钱，人参一钱，麦冬三钱，白芍二钱，鲜生地三钱，阿胶三钱，炙甘草三钱，水三杯，煎取一杯，顿服之，不愈再服）。此温病与伤寒不同之异点，有司命之责者，不可不知也。

炳章按：朱丹溪云血室。方氏云：血室为营血停留之所，经血集会之处，即冲脉，所谓血海是也。诸家皆从其说，惟柯氏云：血室，肝也，肝为藏血之脏，故称血室。陈自明云：巢氏《病源》并《产宝方》，并谓之胞门、子户。张仲景谓之血室。《卫生宝鉴》云：血室者，《素问》所谓女子胞，即产肠也。程式《医彀》云：子宫，即血室也。张介宾《类经附翼》云：子户，即子宫，俗谓子肠。医家以冲任之脉盛于此，则月事以时下，故名曰血室，据最近西医学说，亦名子宫。许叔微所谓方未受孕，则下行之，以为月事，既妊娠，则中蓄之以养胎，及已产，则上壅之以为乳，皆血也。据炳章意察，为月事，为养胎，皆血是也。其既产以为乳者，乳非血也，乳者，乃饮食入胃化出之乳糜汁而为乳，实未成血之物也。若不为乳，以此汁再入循环器，则化赤而为血。再经营运于周身，后清血荣经，其浊血流入血室，下行为月事。已妊娠者以养胎，盖血室即子宫，平时则蓄血以行经，妊娠则系胎。凡行经时，则子门开张而下泄，故伤寒中风，适值经来，而邪热得直入血室。亦有经未至期，因热盛蒸迫血

室，则血亦下行，顺则热随血泄，经行后热反化轻，否则热甚冲入胞门，阻拒其行经，下泄之血，留蓄胞门为瘀，以致血室之热，无从得泄，病必增剧。炳章前治偏门快阁姚姓妇伏暑，初病时尚食荤腥肉面，兼服补品，迫热重胃闭始停，而后身灼热，胸痞便闭，小溲短涩，因热逼血室，经水受迫而来，以致热入血室，俄顷未净经止。证现耳聋目闭，手足瘈疭，神昏谵语，便闭溲涩。前医皆遵热入血室例，治多罔效，至病势危殆，始邀余延医。余诊其脉，弦数搏指，舌底苔灰黑黄焦，浮铺苔上，且腻厚板实，舌尖深绛，边紫兼青。询其前由，阅其服方，参考现证，断其为热入血室，瘀塞胞门。胞门瘀阻不除，清血室热之药，无从得进，故诸治不应。余主先去除胞门积瘀，冀以清热熄风。遂重用蚕砂、鼠粪、蜣螂，化浊道以通胞门之瘀塞；硝、黄，攻坚积；牙皂，涤污垢；地鳖、桃仁，逐瘀通络；鲜地合大黄，能化瘀泄热；鲜大青、钩藤、羚羊，清血热而熄肝风；鲜菖蒲、天竺黄，豁痰而开心窍。服一剂，逾五六句钟①，大便即下黑垢瘀血块，成团成颗粒者甚多，热退其半，瘈疭即定，神识略清。次晨复诊，脉势已平，而舌苔松腐，黑垢满堆，刮去瓢余，未减其半，超时又厚。继进桃仁承气汤，加化滞清热之品。服至五剂，苔垢始净，身热亦退，胃纳渐动，调理而痊。考此证先病伏暑挟湿，继则挟食，再则阻经停瘀，湿蒸热灼，便闭溲涩，血室伏热内灼，胞门凝瘀阻塞，以致邪无出路。前医以凉血清热之剂，以清血室，然药力不能直入瘀塞之胞门，故皆罔效。余之收效，在通瘀导浊，以二矢浊味，攻胞门之浊道也。前证若用小柴胡汤，则大误矣。盖温暑治法，与正伤寒不同。叶氏《温热论》已辨之甚详，再节

录于下，以资参考。叶天士云：经水适来适断，邪将陷入血室，少阳伤寒言之详悉，不复多赘。但数动（数动，辨脉也。温病之脉数动，与伤寒热入血室之脉迟者不同）与正伤寒不同，仲景立小柴胡汤，提出所陷热邪，以参、枣扶胃气，冲脉隶属阳明也。此惟虚者为合法，若热邪陷入，与血相结者（较热入血室，不与血相结者为重），当从陶氏小柴胡汤去参、枣，加鲜生地、桃仁、楂肉、丹皮或犀角等，凉血散血，使血不与热相搏，而后能和解。如陶氏之法也，若本经血结自甚，或挟有瘀伤宿血，挟热而得者，其证必少腹满痛，轻者刺期门（期门二穴，在第二肋端，不容穴傍各一寸五分，上直两乳，足太阴厥阴阴维之会，举臂取之，刺入四分，灸五壮，肝募也），以泄其实，使气行瘀散也；重者小柴胡汤，去参、枣之甘药，加延胡索、归尾、桃仁以利其气，破其血也。挟寒加桂心，气滞加香附、陈皮、枳壳。然热陷血室之证，多有谵语如狂之象，与阳明胃实相似，此种病机，最须辨别。血结者，身体必重，非若阳明之轻转便捷，何以故？盖阴主重浊，络脉被阻，身之侧傍气痹，连及胸背，皆拘束不遂，故去邪通络，正合其治。往往延久，致上逆心胞，胸中痹痛，即陶氏所谓血结胸也，用犀角地黄汤，加大黄、桃仁、红花、枳实，最为合法。诸本于此节下，有王海藏出一桂枝红花汤，是方断非可治血结胸者，故删去之。

## 第十七节　妊娠伤寒

一名胎前伤寒。

【因】妇人怀孕，寒邪外束，营气不能灌注，故发热恶寒，身疼腰痛，谓之伤

---

① 句钟：小时。

寒；头痛恶风，身热心烦，谓之伤风。邪在半表半里，则往来寒热。

【证】邪在表身热，恶寒无汗，头疼身痛；在里则腑热壅闭，大便不通。若寒在半表，热在半里，则往来寒热，烦渴不解；若寒侵于表，风伤营气，则身疼头痛，发热恶寒。妊娠气血不足，不能营卫于外，而风邪乘虚袭入经中，则身热自汗，倦怠恶风；妊娠营血不足，寒即袭入经中，则身疼无汗，发热恶寒。

【脉】妊娠人迎紧盛，伤于寒，营气虚者，脉必浮弱，气口浮缓；伤于风，卫气虚者，脉必浮软；营卫两虚，邪不解散，脉必细微。

【治】疏邪解表，以治其标；扶元托散，以培其本。营虚者，养血为先；卫虚者，补气为亟；营卫两虚，温补并施。邪在表者，其证恶寒身热，头痛无汗，脉浮者，主以香苏饮（生香附、紫苏、陈皮、甘草、生姜、葱头）；病在里者，其证里热壅闭，大便不通，脉洪数者，治以三黄解毒汤（黄连、黄芩、黄柏、焦栀子、大黄）；在半表半里者，寒热往来，烦渴不解，脉弦数者，主以黄龙汤（柴胡、黄芩、人参、甘草、生姜、大枣）。营虚者，寒多热少，不烦不渴，脉弦浮涩者，主以当归桂枝汤（当归、桂枝、白芍、甘草、煨姜、大枣）；卫虚者，寒邪留恋经中，则寒热不解，脉浮软者，主以黄芪建中汤（炙黄芪、桂枝、白芍、炙甘草、生姜、大枣）。伤寒寒已外解，脾气虚馁，热乘虚陷，胎动不安，主以安胎散（生白术、黄芩、炒白芍等分为散，以生姜二片，大枣三枚，煎浓汁，调服三钱）；兼有潮热者，主以安胎阿胶散（炒阿胶三两，党参一两五钱，白术一两五钱，茯苓一两五钱，桑寄生三两，炒制为散，米饮调下三钱）。妊娠伤寒，侵表伤营，头痛发热，恶寒身痛，胎孕不安，脉浮紧涩者，主以羌活散（羌活、生白术、防风、炒白芍、黄芩各一两五钱，当归三两，白芷、川芎各一两，甘草六钱，制为散，水煎五钱，去渣温服）；妊娠伤风，风邪乘虚袭入经中，身热自汗，倦怠恶风，胎孕不安，脉浮缓者，主以黄芪解肌散（人参一两五钱，黄芪三两炙，当归三两，炒白芍一两五钱，川芎一两，炙甘草五钱，制为散，紫苏汤下三钱）。妊娠营血不足，寒袭经中，身疼无汗，发热恶寒，胀浮弱者，主以桂枝芍药汤（桂枝、芍药各钱半，当归三钱，生姜两片，葱头三枚）。妊娠伤寒表解后，里气不和，腹中痛，下利胎动，脉沉者，主以芍药汤（炒白芍三钱，炒白术、茯苓各钱半，炙甘草八分）；妊娠伤寒表解后，腹中不和，协热下利，胎不安，脉数者，主以加味黄芩汤（炒白芍、炒白术、黄芩、茯苓各钱半，炒阿胶二钱，炙甘草五分）。妊娠伤寒，火郁不解，营阴受伤，而夹湿热，发斑紫黑，胎因不安，脉数弦大者，主以栀子大青汤（鲜生地五钱，升麻五分，焦栀子三钱，鲜大青四钱，黄芩二钱，葱头三枚）；妊娠伤寒，热郁阳明，热极而发紫黑斑，脉洪数者，若不急治，胎殒在即，主以青黛石膏汤（真青黛钱半，鲜生地二两捣汁，生石膏八钱，升麻六分，黄芩二钱，焦栀子三钱，葱头三枚）。妊娠伤寒后，余热阻膈，血气暗耗，潮热不解，胎孕不安，脉数濡弦者，主以黄龙四物汤（鲜生地五钱，党参、黄芩、白芍各钱半，柴胡五分，当归三钱，川芎、甘草各八分）。妊娠伤寒发汗后，余热内陷，卫气无所止息，漏汗不止，胎孕不安，脉浮数者，主以加减当归六黄汤（大生地五钱，清炙芪皮三钱，炒白芍、炙甘草、黄芩各钱半，白芷盐水炒黑二钱，当归、炒阿胶各三钱，浮小麦三钱）；妊娠伤寒汗下后，津液暴亡，虚烦不眠，胎孕不安，脉濡数者，主以加味竹叶汤（淡竹叶三钱，北沙参三钱，鲜生地五钱，麦冬、炒阿胶各三钱，炙甘草五分）。妊娠伤寒，热极伤营，血室受病，恐损坏其胎，徐洄溪以白药脂八两研末，以鸡子清调涂油纸上，贴脐下胎存处，干则以水润之，解毒润燥，以护胎元。叶天士亦谓胎前病以护胎为要，恐邪来害娠也，如热极，用井底泥，蓝布浸透，覆盖脐腹上。此亦保护胎元之法，然亦须看其邪之可解而用之。如用血分滋腻之药不效，又当审察应下则下，惟中病则止，不可固执成法，仍须步步保护胎元，恐正损邪陷也。

秀按：妊娠伤寒治法，前论已备，不复再赘。凡邪热壅盛之症，不可固执成例，以滋腻安胎之药投之，以助长邪热，反损胎元。即《经》云有故无殒，亦无殒也。大积大聚，不可犯也，损其大半而止，过则杀也，亦为治妊娠伤寒之要诀。吴又可云：孕妇伤寒时疫，设应用三承气汤，须随证施治，慎毋惑于参、术、阿胶之说。病家见用承气，先自惊疑，或更左右嘈杂，必致医家掣肘，为子母大不祥。若应下之证，反用补剂，邪火壅郁，热毒愈炽，胎更不安，耗气搏血，胞胎何赖？是以古人有悬钟之喻，梁腐而钟未有不落者。惟用承气逐去其邪，火毒消散，炎熇顿为清凉，气回而胎自固。当此证候，反见大黄为安胎之圣药，历治历当，子母俱安。若腹痛如锥，腰痛如折，此胎将堕欲堕之候，服药亦无及矣。虽投承气，但可愈疾而全母，昧者以为胎堕，必反咎于医也。或诘余曰：孕妇而投承气，设邪未逐，先损其胎，当如之何？余曰：结粪瘀热，肠胃间事也。胎附于脊，肠胃之外，

子宫内事也。药先到胃，瘀热才通，胎气便得舒养，是以兴利除害于顷刻之间，何虑之有？但投药之际，病衰七八，余邪自愈，慎弗过剂耳。即《经》所言损其大半而止也。

廉勘：周澹然云：妊娠之妇，一受温邪，胎为热伤，势在必下，胎下母亦难全。处此危急之际，不妨向病家帮助原委，急当速彻其热，以希侥幸。往往如此施治，不但胎不下坠，而反安然无事。岐伯云：有故无殒，亦无殒也。诚哉斯言。吴又可又有悬钟之喻，于理更切。要之此时下胎亦坠，不下胎亦坠。然下之胎坠，母犹可救十中二三，不下则母无生理，胎亦焉能独存？更有妊妇一病温证，舌即干红，苔或黑或焦燥，此属邪热过重，非大剂重剂，不能破格救人，攻下药中，惟减去芒硝，恐损胎也。亦有胎死腹中，舌见青黑，又非芒硝，死胎不能下也，尤宜向病家声明再用，不致受人谤毁，至于幸与不幸，天也命也，而人事不可不尽也。

## 第十八节　产后伤寒

【因】产妇始生，气血俱虚，外失卫护，内无主持，最宜调养。设受风寒，岂非难治。故产后伤寒，邪得以深入，非比寻常伤寒，内有郁热，与邪相拒，循经渐入之缓也。产后伤风，腠理空虚，风邪得以留恋，非若寻常伤风，元气壮盛，邪易解散，自无留邪致损之患者不同。

【证】证状多与妊娠同，兹不复赘。

【脉】伤寒脉紧，产后伤寒，脉必紧细；伤风脉浮，产后伤风，脉必空浮。

【治】寒宜温中达邪，俾中气温，而寒自散；风宜扶元托表，俾元气充，而风自解。若血气大虚，生阳不振，虽大温大补，不能破其范围。大抵产后血亏挟滞，营气不能布护，寒邪得以直入冲任，恶寒

无汗，发热不休，脉紧细涩者，主以建中汤（当归三钱，赤芍钱半，肉桂一钱）。无汗，加炒黑荆芥；腹痛，加炒焦砂糖。产后卫气空，腠理不密，风邪得以留恋经中，故恶风无汗，发热不休，脉浮软者，主以玉屏风散（炒黄芪、炒白术各三两，防风一两五钱，砂糖炒黑为散，水煎五钱服）；产后气血两虚，风寒得以伤之，故发热无汗，而恶风寒，脉浮涩者，主以疏风芎归散（当归三两，人参、川芎、紫苏、葛根各一两五钱，砂糖炒黑为散，生姜两片，葱白三枚，水煎）。产后冒风，手足烦热，面赤气喘，脉浮数者，主以人参竹叶汤（人参钱半，竹叶三钱，防风钱半，甘草、桔梗各八分）；产后冒风，留恋不解，风热陷入少阳，身热烦渴，时作时止，脉弦数者，主以黄龙汤（人参钱半，柴胡八分，黄芩、甘草各钱半）。产后伤寒身热，恶露为热搏不下，烦闷胀喘狂言者，抵当汤及桃仁承气汤主之。伤寒小产，恶露不行，腹胀烦闷欲死，大黄桃仁汤（朴硝、大黄等分末之，每一钱或二钱，桃仁去皮尖碎之，浓煎汤调下），以通为补。此皆庞安常之法也。

秀按：陶节庵治产后伤寒，十余日不解，头痛恶寒，时时有热，心下坚，干呕汗出，以阳旦汤（即桂枝汤倍桂枝，加附子）；产后亡津液，大便多闭，或谵语烦躁，以神功丸（麻子仁、人参各二两，大黄、诃子皮各四两，为末，麻仁研匀，蜜丸桐子大）；产后头痛身热，兼腹内拘急疼痛，以桂心牡蛎汤（桂心、牡蛎、白芍、地黄、黄芩）；产后伤风发热，面赤而喘，头痛，以竹叶防风汤（竹叶一把，防风、桔梗、桂枝、人参、甘草各一两，葛根三两，生姜五两，大枣十五枚）。

廉勘：周澹然云：若产后受邪，较胎前更难施治。缘气血已亏，温邪直入难化。此时攻之不可，补之亦不可。惟审明证候，以固本为主，去邪佐之。邪轻宜大复苏饮（白僵蚕、蝉衣、当归、人参、生地、茯神、麦冬、天麻、犀角、丹皮、栀子、黄芩、知母、甘草、滑石）、小复苏饮（白僵蚕、蝉衣、神曲、生地、木通、车前子、黄芩、黄柏、焦栀子、黄连、知母、桔梗、丹皮、白蜜后入），或神解散合四物汤（白僵蚕、蝉衣、神曲、金银花、生地、木通、车前子、黄芩、黄柏、黄连、桔梗、当归、赤芍、川抚芎）；邪重以复苏为主，攻里邪如升降散（白僵蚕、炒蝉衣、广姜黄、生锦纹），或太极丸（白僵蚕、蝉衣、广姜黄、大黄、天竺黄、杜胆星，冰片为丸），至于放手攻里则不可。若果邪热深重，舌干黑，神昏，已成燎原之势，非大剂凉下急救，不能有济，或兼扶元，或佐育阴。总须临证时细心审察，攻补得宜，方治产后温热病之要诀也。

炳章按：叶天士云：至于产后之法，按方书谓慎用苦寒，恐伤其已亡之阴也。然亦要辨其邪能从上中解者，稍从证用之，亦无妨也。不果弗犯下焦，且属虚体，当如虚怯人病邪而治，总之毋犯实实虚虚之戒。况产后当气血沸腾之候，最多空窦，邪势必乘虚内陷，虚处受邪，为难治也。吴鞠通云：无粮之师，利于速战。若畏产后虚怯，用药过轻，延至三四日后，反不胜药矣。又云：治产后之症，自有妙法，手下所治系实证，目中、心中、意中注定是产后，识证真，对病确，一击而罢。治上不犯中，治中不犯下，目中清楚，指下明了，治产后之能事毕矣。可为后学者之圭臬，吾人宜熟读而谨记之。

# 卷之十一

## 第五章　伤寒坏证

### 第一节　伤寒转痉

【因】痉者，强直反张之象。《说文》云：痉，强急也。《玉篇》：痉，风强病也。吴鞠通云：痉，筋病也，以其筋肉牵引，身体强直也。伤寒有变痉病者，项背强是也。太阳中风，重感寒湿则变痉，或太阳病发汗太多因致痉。余谓痉即脑筋病也。如《金匮》所谓痉病者，身热足寒，颈项强急，背反张者，乃脊髓之脑筋病。《内经·骨空论》所谓督脉为病，脊强反折是也。恶寒时头热面赤，独颈动摇，卒口噤者，乃头巅之脑筋病。《难经》所谓督脉为病，病脊强而厥。《内经》所谓厥成为癫疾是也。有强直性、迭代性二种：局部筋肉收束成反戾弯曲挺伸之类，谓之强直性痉挛，《内经》所谓太阳所至为痉，又云诸暴强直皆属于风是也；收缩弛缓，相为更代，其处频觉震动，谓之迭代性痉挛，《内经》所谓少阳所至为瘛，又云诸热瞀瘛皆属于火是也。此即吴鞠通遵《经》旨，总论痉病瘛病之原理也。徐灵胎云：诸痉项强，皆属于燥；诸暴强直，皆属于风。燥乃太阴燥金之气，风乃厥阴风木之气。大抵气血虚弱，有火有痰。陈无择云：人之筋脉，各随经络结束于身。血气内虚，筋失所养，则风寒湿热之气乘之则痉；或七情六欲内扰，均必挟痰火而后发痉。吴鞠通曰：痉症必兼风而后成。

风为百病之长，六淫之邪，皆因风而入，其强直、背反、瘛疭之状，皆肝风内动为之也。吴云峰云：痉症体劲直而背反张，头摇戴眼，筋之病也，原其所因，多由亡血，筋无所荣，故邪得以袭之。所以伤寒汗下过多，与夫病疮人，乃产后致斯疾者，概可见矣。景岳云：其病在筋脉，筋脉拘急，所以反张；其病在血液，血液枯燥，所以筋挛。仲景以汗下为言，谓其误治亡阴所致，如太阳病发汗太多因致痉，风家下之则成痉，疮家发汗亦成痉。盖发汗必伤血液，误下必伤真阴，阴血伤则筋失所养，反张强直之病，势所必至也。无择谓气血内虚，邪客为痉，斯言不无有误。若其所云，则仍是风湿为邪，而虚反次之。不知风随汗散，而既汗之后，何复言风；湿随下行，而既下之后，何反致湿？岂误治之外，必再受邪而后成痉，无邪则无痉哉。喻嘉言云：小儿体脆神怯，外感壮热，多成痉病。后世妄以惊风立名，有四证生八候之说。实则指痉病之头摇手痉者，为惊风之抽掣；指痉病之口噤脚挛急者，为惊风之搐搦；指痉病之卧不着席者，为惊风之角弓反张。幼科翕然[①]宗之，病家坦然任之，不治外淫之邪，反投金石冰麝之药，十中九死而不悟也。又如新产妇人，血室空虚，外感袭入而成痉，仲景之所明言，乃辄称产后惊风，妄投汤药，亦千中千死。俗医谓产后宜温之说，最足误人。产后外感，生化汤加荆芥

---

① 翕然：一致貌。

穗之方，亦最足误事。余历年临证，窃见产后病寒者十中二三，病热者十中七八。年轻少妇，肝阳盛者，尤易病热，时医罔不误治，轻则烦闷不宁，重则痉厥殒命者，比比然也。张石顽云：痉病有不因误治者，必阴虚血少之人，不能荣养筋脉，以致筋挛僵仆。如产后之去血过多，冲任竭也；疮家之血随脓出，营气涸也。小儿之有此者，或以风热伤阴，或以汗泻亡阴，遂为慢惊，总属阴虚。盖精血不亏，虽有邪干，断无筋脉拘急之病，而病至坚强，其枯可知。故治此者，必以气血为主，而邪甚者兼治邪，若邪微者，不必治。盖此证所急在元气，元气复，血脉行，则微邪自不能留，何足虑哉。

【证】发热恶寒，搐搦无汗为刚痉；不发热，但恶寒，厥冷汗出为柔痉。病者身热足寒，发其汗已，其脉如蛇，产后血虚，腠理不密，风邪搏之则成痉。病后身软时醒为痫症，身强直反张不醒为痉证。伤寒有变痉病者，项背强直是也。《经》曰：病身热足寒，头项强急，恶寒时，头热面赤，目脉赤，独头而摇，卒口噤，背反张者，痉病。夫仲景所谓刚痉、柔痉者，并属太阳，以太阳行身之后，故头项强急而反张也。《要略》云：痉之为病，胸满口噤，卧不着席，脚挛急，必齘齿（筋脉屈伸，齿牙作响，是为齘齿），此属阳明。盖阳明行身之前，不能为反张之证，与太阳痉，自是两般也。《此事难知》云：头低视下，手足牵引，肘膝相构，阳明痉也。然欲行大承气，必须察其内实，脉沉有力者可下之。若经来寒热，或左右一目斜牵，或左右一手搐搦，脉弦数者，少阳痉也。又有伤寒结胸证，项亦强为柔痉状，此似痉而非痉也，不可以风药误治之。夫风病下之则痉，复发汗必拘急，太阳病发汗太多者，因致痉。太阳病，发热，脉沉细，名曰痉，为难治。疮家身虽疼痛，不可发汗，汗出则痉。太阳病，其证状身体强几几然，脉反沉迟，此为痉。此张仲景辨痉之证候也。

【脉】痉脉紧急，如经直上下行者，急实为阳痉，沉细为阴痉。浮紧数者属阳，沉细涩者属阴。浮盛为风热，洪滑为痰火，虚濡为气虚，涩数为阴虚。脉洽洽①如蛇者，汗虚致痉也。《活人书》云：痉病，外证发热恶寒，与伤寒同，但脉沉迟弦细为异耳。若脉沉弦而迟及伏弦，或散于指外者，皆危候也。徐洄溪云：痉脉，雨溅出指外者，死。

【治】阳痉，宜滋阴养血；阴痉，宜扶脾抑肝。至清痉降火，祛风利湿，各随证治。暴起多属邪盛，久病必是血虚。痉病虚为本，邪为表。太阳证备，身体强几几然，脉反沉迟者，主以栝蒌桂枝汤（栝蒌根三钱，桂枝八分，白芍钱半，甘草五分，姜二片，枣三枚）。刚痉发热，无汗恶寒，小便反少，脉浮紧者，属中风，重感于寒，葛根汤，或加独活、防风。脉弦细数者，属风热伤筋，血脉失约束之权，致搐搦反张者，主以如圣饮（羌活、秦艽、川芎、白芍、当归、白芷、黄芩、人参、半夏、甘草）。风痰多，加竹沥、姜汁；无汗，加苍术、麻黄；热痰，加贝母、栝蒌；火盛，加山栀、花粉；口噤便闭，加大黄；气虚口闭，加参、芪；血虚筋急，加归、地；舒筋，加秦艽、川断、钩藤；活血，加丹参、红花、牛膝。柔痉则汗出，不恶寒，脉沉细者属中风，重感于湿，栝蒌桂枝汤，或桂枝加葛根独活防风汤（即桂枝汤加葛根、独活、防风）。表有风邪未解，为寒所袭者，宜风药解散；风寒为湿

---

①　洽洽：同"涵涵"，水波晃动貌。

所袭者，风药亦能胜湿。阳明痉，胸满口噤，卧不着席，挛急龂齿，宜大承气汤或防风通圣散，去麻黄下之。必须察脉有力可下，无力切不可下。少阳痉往来寒热，或一目斜牵，或一手搐搦，小柴胡加防风汤；发热头摇，反张口噤，脉弦者，防风当归饮（生地、防风、当归、川芎）主之。若汗下太过，亡失血液，致筋脉失养，不柔和而痉，无外邪可解者，惟宜补养气血为主，以八珍汤加减，或十全大补汤加竹沥、姜汁。气虚筋纵，加参、芪以补之；血虚筋挛，加归、地以润之。脉小虚甚者，加熟附子，或大建中汤加羌活、防风。产后去血过多，筋无血养，挛急发痉，脉浮软者，加味当归补血汤（炙黄芪五钱，当归三钱，炙甘草钱半，炒防风、羌活各钱半，竹沥一杯，姜汁一瓢）主之。新产亡血，腠理疏豁，风邪乘虚袭伤筋脉，遽尔发痉，脉浮者，举轻古拜散（荆芥穗四两，炒黑为末），每服三钱，酒淋大豆黄卷净汁调下。吴仁斋云：仰面卧开目者为阳，合面卧闭目者为阴；口燥渴者为阳，口中和者为阴。属阳易治，属阴难治。口张目瞪，昏昧无知者不治；戴眼反折遗溺者，必死；手足瘛疭，汗出如油如珠者不治；反张离席一掌者，死；小儿离席一指者，亦死。

秀按：云峰注云：几几者，头不舒也。头独阳明，与太阳伤卫中，才见阳明一证，即于桂枝汤中加葛根一味，则两经尽解。喻氏曰：伤寒中项背几几，用桂枝加葛根汤，因时令不同，故方亦少变。彼之汗出恶风，其邪在表；此脉沉迟，知其表邪为内湿，所持而不解。即系湿热，二邪交合，故用栝楼根生津撤热，合桂枝汤和营卫，养筋脉，以治痉也。又云：太阳病无汗，而小便反少，气上冲胸口，噤不得语，欲作刚痉者，葛根汤主之。喻氏

曰：邪在太阳阳光之界，两经之热并于胸中，伤肺金清肃之气，故水道不行而小便少，津液不布而无汗也。阳明之脉环口，热并阳明，斯筋脉牵引，口噤不得语也。然刚痉无汗，湿邪内郁，必从汗解，故用此汤，和解两经之湿热也。又云：痉为病，胸满口噤，卧不着席，脚挛急，必龂齿，可与大承气汤。喻氏云：仲景用此，其说甚长，乃死里求死之治。《经》谓热而痉者，腰折瘛疭，龂齿也。兹云卧不着席，即腰折之变文；脚挛急，即瘛疭之变文。且龂齿加以胸满口噤，上中下三焦，热邪充斥，死不旋踵矣。故用大下之，以乘领其一线之阴气。阴气不尽，为阳热所劫，则因而得生者必多矣。陈修园云：此节为痉之既成，出一救治之正方，大旨在泻阳明之燥气而救其津液，清少阴之热气而复其元阴，大有起死回生之妙。或一下之后病势已减，审以阳明，以人参白虎汤滋阳明之燥，审以少阴，以黄连阿胶汤救少阴之阴，而方可以频服，后又以竹叶石膏汤收功。陈灵石云，竹叶石膏汤去秫米治逗留热气，以竹沥半杯易竹叶，可从古法而变通之。

廉勘：吴氏鞠通谓痉当分寒、热、虚、实四大纲，小儿痉病、瘛病复列九大纲，较方中行《痉书》，更精且密，实可补仲景之不足，兹节述于后。如六淫致痉，实证也；产妇亡血，病久致痉，风家误下、温病误汗、疮家发汗者，虚痉也。风寒湿致痉者，寒证也；风温、风热、暑、燥、火致痉者，热证也。俗称慢脾风者，虚寒痉也；本论后述本脏自病者，虚热痉。此四大纲也。再将小儿痉病、瘛病之九大纲论，亦分条列后，以资参考。

（一）寒痉

仲景先师所述方法具在，但须对症细加寻绎，如所云太阳证项强几几然，脉沉

迟之类。有汗为柔痉，为风多寒少，而用桂枝汤加法；无汗为刚痉，为寒痉，而用葛根汤。汤内有麻黄，乃不以桂枝立名，亦不以麻黄立名者，以其病已至阳明也。诸如此类，须平时熟读其书，临时再加谨慎，手下自有准的矣。风寒咳嗽致痉者，用杏苏散辛温例，自当附入寒门。

### （二）风温痉

此即瘈症，少阳之气为之也。乃风之正令，阳气发泄之候，君火主气之时（廉按：其证候，则头身热，面目赤，猝口噤，背反张，自汗出，足反冷，或恶风，或咳嗽，甚则气逆痰涌。风盛者，颈项强急，头亦动摇，目眶眴动，手足抽掣；热盛者，灼热大汗，神昏谵语，口燥渴饮，咂唇弄舌；痰盛者，一痉即厥，喉间痰鸣，语言不出，不省人事。此张仲景所谓风温之为病，剧则状如惊痫，时瘈疭，而若火熏之候也。亦即徐嗣伯所谓痰气相触而动风，风火相乱则闷瞀也）。宜用辛凉正法，轻者用辛凉轻剂，重者用辛凉重剂，如本论上焦篇银翘散、白虎汤之类。伤津液者，加甘凉，如银翘散加鲜生地、麦冬、玉女煎，以白虎合冬、地之类；神昏谵语，兼用芳香以开膻中，如清宫汤、牛黄丸、紫雪丹之类。愈后用六味、三才、复脉辈，以复其丧失之津液。风温咳嗽致痉者，用桑菊饮、银翘散辛凉例，与风寒咳嗽迥别，断不可一概用杏、苏辛温也。

### （三）温热痉

即六淫之火气，消烁真阴者也，《内经》谓先夏至日为病温者是也，即同上风温论治。但风温之病痉者，轻而少；温热之致痉者，多而重也。药之轻重浅深，视病之轻重浅深而已（廉按：吴氏此言未免笼统。夫吴氏所谓风温者，即叶氏论温二十则。所云温邪上受，首先犯肺，逆

传心胞之证，乃新感风热之为病也。若温热之为病，《素问》所谓冬伤于寒，春必病温；《灵枢》所谓冬伤于寒，春生瘅热是也。病之轻重浅深，一因新感，一因伏气，原因既异，证治自不得混同，况在温热痉乎？就廉实验所知，凡伏温化火，刺激神经而发痉者，则为温痉；伏热化火，冲动神经而发痉者，则为热痉。温痉之中，有因胃肠燥火而发痉者，有因心肝壮火而发痉者，有因劫烁肾阴而发痉者，有因热伏冲督而发痉者；热痉之中，有因胎热而发痉者，有因痫热而发痉者，有因丹毒、胎毒而发痉者。且温、热二痉之中，以夹积食、积热为多。若不查明原因，辨明证候，鲜不误殇人命。鞠通曾谓只治致痉之由，而痉自止，不必沾沾，但于痉中求之，若执痉以求痉，吾不知痉为何物。此说诚然，果如其说，未免前后自相矛盾矣。故余特将温热二痉分作两节论治，庶几分际清晰，以免笼统之弊。

### （四）温痉

【因】其因有四：一因胃肠积热，二因心肝壮火，三因热烁肾阴，四因热伏冲督，皆足以刺激神经，而致痉瘈之原因。

【证】其证灼热自汗，渴不恶寒，面赤唇红，手足瘈疭，口噤鼻煽，此因于胃肠积热致痉，即《内经》所谓气上不下，搏阳而为巅疾也。若初起目赤唇红，上视惊啼，角弓反张，手足发搐，嗌干喉塞，甚或头摇，此因于心肝壮火致痉，即《内经》所谓诸风掉眩、皆属于肝也；若初起暮热朝凉，渴不喜饮，颧红齿槁，脊强反折，手足厥冷，溺短或闭，此因于热烁肾阴。即《内经》所谓病藏于肾，阴虚阳盛也；若初起脊强头摇，腰背反张，手足抽搐，昏厥不语，牙关紧急，啼声不出，此因于热伏冲督，即《内经》所谓诸热瞀瘈，皆属于火也。

【脉】胃肠积热者，脉必洪数而实，舌必绛红，苔多黄腻，甚或焦黄，心肝壮火者，脉必弦数，舌必紫赤，苔多深黄，指纹皆青紫浮红；热烁肾阴者，脉多沉数，舌红胖嫩，苔或焦紫，热伏冲任者，脉必弦劲，舌多紫赤，苔或焦黄，指纹多青紫而黯滞。其证皆因伏温发痉，而其间实热窒塞，阴液耗伤，及有无痰涌，最宜明辨。

【治】胃肠积热证，便闭者，三黄五色丸（小川连、青子芩、生锦纹各五钱，为末，雪水泛丸，如芝麻大，分作五份，一份辰砂为衣，一份青黛为衣，一份腰黄为衣，一份轻粉为衣，一份芦荟为衣），乳子服五粒，小儿服十五粒，余视年龄酌加，通用竹叶灯芯汤调下；便通者，羚麻白虎汤（羚羊角、天麻、生石膏、知母、生甘草、粳米），或加减竹叶石膏汤（鲜竹叶、知母、栝蒌仁、生石膏、天花粉、川连、竹沥半夏、鲜枇杷叶，淡海蜇、大地栗二味煎汤代水），临服药，调下紫雪丹二分。心肝壮火症，便闭热盛者，用当归龙荟丸。挟痰上涌者，用何氏小红丸（羚羊角屑一钱，飞辰砂五分，真猴枣三分，巴豆霜一分，为末，绿豆粉糊为丸，如黍米大），乳子服一丸，一岁者二丸，二三岁者三丸，冰糖汤化下。便通溺塞者，用导赤泻心汤（鲜生地、黄芩、淡竹叶、小川连、汉木通）。热烁肾阴证，火盛便燥者，青蒿地骨皮汤（青蒿子、地骨皮、冬桑叶、知母、丹皮、生川柏、元明粉、白蜜）。阴虚溺塞者，用三汁饮（鲜生地汁两瓢，鸭梨汁一瓢，解晕草根汁一瓢，重汤滚数沸）调下知柏六味丸十粒。热伏冲督症，冲动者，加味青铅镇冲汤（鲜生地四钱，生白芍钱半，生甘草三分，鲜石斛二钱，天冬钱半，鸭梨汁一瓢，淡竹沥一瓢，鲜石菖蒲汁一匙，先

用青铅一斤化烊，倾入水盆内捞起，再烊再倾三次，取此清水煎鲜生地等五味，滚百余沸，滤清，再将梨汁、竹沥滚十余沸，出，冲入鲜菖蒲汁，乘热即服），或用龙牡潜镇汤（青龙齿、珍珠母、左牡蛎、生白芍、海蛤壳、东白薇）；髓热者，黄柏猪脊髓汤（生川柏、猪脊髓、木通、石决明、鲜生地、生甘梢，冰片少许，童便冲入）。

（五）热痉

【因】其因有五：一因胎热，二因痫热，三因丹毒，四因胎毒，五因积热，皆能使热极生风，刺激神经而发痉。

【证】其证面色深红，口中气热，目赤唇紫，便闭溺少，呵欠顿闷，手足瘛疭，此因于胎热致痉，即钱仲阳所谓热盛生风、时发惊搐也。若猝然仆倒，项强瘛疭，眼翻不转，口噤痰鸣，或作畜声，或吐涎沫，此因痫热致痉，即孙真人所谓小儿痫热甚，亦发痉也。若身热如火，赤若丹砂，形似锦纹，其痛非常，项背反张，手足瘛疭，此因于丹毒致痉，即孙真人所谓丹毒皆风热恶毒所为，入腹则杀人也。若面赤目闭，浑身壮热，小溲红黄，大便闭结，口鼻气粗，手足瘛疭，此因于胎毒致痉，即万密斋所谓半岁之真搐，乃胎毒至酷至烈者也。若壮热惊啼，面红目赤，上视龀齿，便闭溺涩，角弓反张，手足瘛疭，此因积热致痉，即陈无择所谓小儿积热者，表里俱热也。

【脉】胎热发痉，脉多沉数，舌多深红，指纹多青；痫热发痉者，脉多弦滑，舌多灰滑，指纹青紫；丹毒发痉者，脉多浮数，舌多鲜红，指纹紫青；胎毒发痉者，脉多洪数，舌多紫红，纹亦青紫；积热发痉者，脉多数实，舌多焦黄，指纹紫滞。已上五症，若指纹三关纯黑，推之不动者，症皆不治。

【治】胎热发痉，宜四顺清凉饮（鲜生地、当归、生锦纹、生甘草），调下秘授珍珠丸（西黄五分，琥珀三钱，珠粉一钱，雷丸、天竺黄、胡连各五钱，银胡、广木香、陈胆星各三钱，鸡内金一两，槟榔七钱，赤金箔五十张为末，神曲糊为丸，如芥子大，金箔为衣），每服五七丸，专治小儿急惊风，痰迷心窍，抽搐昏晕，牙关紧闭，口不能啼，命在须臾，急用此丸，立可回生。痫热发痉，初用羚角钩藤汤（羚羊角、双钩藤、九制胆星、天竺黄、嫩桑芽、鲜竹叶心）调下猴马二宝散（真猴枣一分，真马宝一分，共为末），药汤调下，或用菊花天麻汤（真滁菊、明天麻、白知母、生玳瑁、石决明、蜣螂虫）调下痫症镇心丹（真珠粉、真马宝、羚羊角各五分，川贝母二钱，为末，糊丸，如绿豆大），每次一二丸，药汤调下。丹毒发痉，初用银翘浮萍汤（金银花、连翘、牛蒡子、生甘草、苦桔梗、鲜竹叶、水芦根、紫背浮萍草），药汤调下五福化毒丸，或用五味化毒汤（金银花、野菊花、紫花地丁草、蒲公英、紫背天葵草）调下犀角解毒丸。胎毒发痉，初用胡连甘草汤（胡黄连、生甘草、淡竹叶、鲜生地、木通），调下解毒延龄丹（收儿脐带寸许，焙研末五分，小川连二分半，飞辰砂一分，蜜和为丸）三分，药汤下，以逐毒定痉，或用三豆银翘汤（生扁豆、生绿豆、黑料豆、银花、连翘、生甘草），调下生熟解毒丸（生炒子芩、生炒川柏、生炒胡连各一钱，生炙甘草各八分，上擂水为丸，如小米大，辰砂雄黄为衣，每服十丸）。积热发痉，便闭者，凉膈加羚羊汤（薄荷、连翘、生锦纹、焦山栀、青子芩、生甘草、羚羊角、元明粉、淡竹叶、白蜜）；便通者，四物镇痉汤（羚羊角、浙茯苓、生石膏、

淡竹沥）。善后之法，或用鞠通五汁饮（鸭梨汁、麦冬汁、荸荠汁、生藕汁、鲜芦根汁，或用蔗浆）和匀凉服，重汤炖温。

（六）暑痉

暑兼湿热后，有湿痉一条。此则偏于热多湿少之病，《经》谓后夏至为病暑者是也。按：俗名小儿急惊风者，惟暑月最多，而兼证最杂。非心如澄潭，目如珠智，笔如分水犀者，未易辨此。盖小儿肤薄神怯，经络脏腑较小，不耐暑气发泄，邪之来也，势如奔马，其传变也，急如掣电，岂粗疏者所能当此任哉！如暑月小儿身热头痛，项强无汗，此暑兼风寒者也，宜新加香薷饮。有汗，则仍用银翘散，重加桑叶；咳嗽，则用桑菊饮；汗多，则用白虎汤；脉芤而喘，则用人参白虎汤；身重汗少，则用苍术白虎汤；脉芤面赤，多言喘喝欲脱者，即用生脉散；神识不清者，即用清营汤，加钩藤、丹皮、羚羊角；神昏者，兼用紫雪丹、牛黄丸等；病势轻微者，如清络饮之类。方法悉载《上焦篇》，学人当与前三焦篇暑门中细心求之。余按：婴儿头脊两部脑筋最灵。凡猝然伤暑，即风翔火炽，藉乳酿痰，激动脑筋。发痉而似惊者，夏月最多，其因有二：一为猝冒暑风，一为骤中暑秽，世俗通称急惊。皆不查病因，见形取名，以欺病家。盖暑风初起，其证有二：一头痛壮热，项强无汗，角弓反张，咳痰惊啼，吴鞠通所谓暑兼风寒者也；二面红灼热，目赤自汗，脊强肢瘛，此张寿甫所谓热动肝风而脑筋妄行者也。暑秽初起，壮热面红，目赤上视，龂齿弄舌，手足瘛疭，神识昏迷，四肢厥逆，二便不通，或泻不爽，此叶天士所谓热气闭塞，孔窍昏迷若惊，是为暑厥也。凡暑兼风寒者，苔白微黄，脉左浮紧，右浮滑，指纹浮红带青，

或兼淡紫，无汗宜用加味香薷饮（西香薷、制川朴、羌活、扁豆衣、秦艽、钩藤），或用新加香薷饮（香薷、制川朴、金银花、扁豆花、连翘、竹叶），有汗则用加减凉膈散（牛蒡子、滁菊花、明天麻、连翘、天水散、荷叶包、鲜竹叶、桑芽、灯芯），暑重加西瓜翠衣，兼咳则用桑菊饮。暑动肝风者，舌黄或赤，脉多弦数，甚或弦滑，指纹青紫窜出气关，热渴汗多者，古方竹叶石膏汤主之（方见前），或新加白虎汤（生石膏、益元散、知母、西洋参、竹叶、荷花露）。营热昏痉者，暑陷营分，舌必绛赤，痉而且厥，再挟乳汁酿痰，蒙蔽心包，堵其神气出入之清窍，不论暑风、暑温、暑痉、暑厥，皆宜羚羊清营汤（羚羊角、金银花、生山栀、鲜生地、青连翘、淡竹沥）调下紫雪丹三分。面赤多言，喘喝欲脱，急用生脉散（太子参、麦冬、五味子）救之。暑秽闭窍者，舌多黄赤浊腻，脉多沉伏，指纹紫赤不鲜。若脉芤而喘，大汗息促，指纹青黑，直出命关者，此内闭外脱之危候，治宜清芬宣窍为主。舌苔垢腻者，清芬辟疫汤（苏薄荷、佩兰叶、活水芦根、青蒿脑、鲜石菖蒲、鲜茅根）调下玉枢丹二粒或至宝丹一颗；舌上无苔者，石氏犀角地黄汤（犀角尖、银花、鲜生地、连翘、活水芦根、鲜石菖蒲、广郁金、梨汁、竹沥，姜汁少许）调下瓜霜紫雪丹二分，或用陆氏犀羚镇痉汤（犀角、羚羊角、鲜生地、元参、银花、连翘、人中黄、竹沥）调下至宝丹一颗。痉定神苏以后，或用清肺轻剂，清络饮（鲜荷叶边、鲜银花、西瓜翠衣、鲜扁豆花、鲜丝瓜皮、鲜竹叶）主之，或用清凉血分，四汁二心汤（鲜生地汁、雪梨汁、西瓜汁、生藕汁，先用卷心竹叶五十支，用水两碗，煎取清汤，将四汁和入，约煎二十

余沸，冲入莲子心二十支，时时灌饮）主之。

（七）湿痉

按：此一条，瘛疭兼有。其因于寒湿者，则兼太阳之气，其泄泻太甚，下多亡阴者，木气来乘则瘛矣。按：中湿即痉者少，盖湿性柔而下行，不似风刚而上升也。其间有兼风之痉，《名医类案》中有一条云：小儿吐呭[①]欲作痫者，五苓散最妙。本论湿温《上焦篇》，有三仁汤一法。邪入心包，用清宫汤去莲心、麦冬，加银花、赤小豆皮一法；用紫雪丹一法；银翘马勃散一法；千金苇茎汤加滑石、杏仁一法。而寒湿例中，有形似伤寒，舌白不渴，经络拘急，桂枝姜附汤一法。凡此非必皆现痉病而后治，盖既感外邪，久则致痉，于其未痉之先，知系感受何邪，当以何法治之，而痉病之源绝矣，岂不愈于见痉治痉哉！廉按：中湿即痉者少，其间必有兼证，约有二因：一因湿滞兼风，外袭太阳经，发汗太多，致项脊强而痉挛者，但痉不搐；一因湿热动风，直窜脑神经，致脑膜炎而发痉瘛者。痉厥兼搐，古时皆称柔痉，惟方、吴二家则名湿痉。盖风湿过汗而发痉挛者，必身热自汗，肌肉烦疼，项强口噤，四肢拘急，角弓反张，手足微冷，此《内经》所谓诸痉项强皆属于湿是也，亦即《金匮要略》所谓太阳病发热汗出，而不恶寒者，名曰柔痉也。湿热动风而发痉瘛者，卒然口噤，角弓反张，壮热自汗，口燥渴饮，手足瘛疭，目瞪昏厥，此《内经》所谓诸热瞀瘛皆属于火是也，陈平伯所谓湿热化火，火动则风生，风煽则火炽，外窜督脉则成痉，上窜脑中则为厥。正《素问》所谓

---

① 呭（xiàn 县）：不作呕而吐，亦泛指呕吐。

血之与气并走于上，则为大厥，厥则暴死是也。凡痉挛脉多浮弦，甚或弦急，舌多白滑，或白而糙，首当活络舒筋为君，佐以熄风化湿，古方观音散加减（生苡仁、生明乳香、川桂枝、竹茹、生没药、茯苓、天麻、桑枝），时方陈氏熄风胜湿汤（羚羊角、竹茹、秦艽、钩藤、丝瓜络、飞滑石、梗通草、鲜桑枝）。痉瘛脉多弦数，甚则弦劲，舌多黄腻，甚或焦黄，指纹色多青紫而显明。若天庭青黯，目瞪直视，脉细劲，或伏坚，纹则粗硬如露青筋，推之血不流利，昏厥过二十四小时不醒者，则必其气不复返而死矣。痉瘛者，首当熄风定瘛为君，佐以豁痰泄热，古方竹叶石膏汤加减（方见前），时方羚麻白虎汤加减（方见前）。善后之法，总以濡血养筋为君，佐以健胃，加减四物汤（细生地、生白芍、黄草石斛、当归、炙甘草、桑枝）。尚有余热者，仍佐清热，见有气虚者，当佐益气。如见关节处微肿且疼，不能屈伸者，则用茅根桑枝煎（鲜茅根、嫩桑枝各五钱，阿斯必林片一片冲），退筋节之炎，以定挛痛。薛生白云：或问仲景治痉，原有桂枝加栝楼根，及葛根汤二方，岂宜于古而不宜于今也？今之痉者与厥相连，仲景不言及厥，岂《金匮》有遗文耶？余曰：非也。药因病用，病源既异，治法自殊。伤寒之痉自外来（谓由外风），证属太阳，治以散外邪为主；湿热之痉自内出（谓由内风），波及太阳，治以息内风为主。盖三焦与肝胆同司相火，中焦湿热不解，则热盛于里，而少火悉成壮火，火动则风生，而筋挛脉急，风煽则火炽，而识乱神迷（雄按：设再投桂、葛以助其风，则燎原莫救矣），身中之气随风火上炎，而有升无降，当度尽失，由是而形若尸厥，正《内经》所谓血之与气并走于上，则为暴厥者是也。外窜经脉则成痉，内侵膻中则为厥，痉厥并见，正气犹存一线，则气复返而生胃津，不克支持，则厥不回而死矣。所以痉者与厥往往相连，伤寒之痉自外来者安有是哉？

（八）燥痉

燥气化火，消烁津液，亦能致痉，其治略似风温，学者当于本论前三焦篇秋燥门中求之。但正秋之时，有伏暑内发，新凉外加之证燥者，宜辛凉甘润。有伏暑则兼湿矣，轻则苦辛淡，甚则苦辛寒矣，不可不细加察。如燥气化寒，胁痛呕吐，法用苦温，佐以甘辛。廉按：燥痉其因有二：一因五气化火，火必就燥，液涸动风，每致痉瘛。一因秋燥时，伏暑内发，新凉外搏，燥热动风，亦多发痉瘛。液涸动风者，舌绛且干，口干齿燥，手指蠕动，继则目窜斜视，手足瘛疭，或厥或呃，却无痰涎，脉左细劲，右浮大，指纹淡红带青，或兼淡紫，此胡在兹所谓阴虚阳亢，肝风上翔，猝发痉厥也。初用阿胶鸡子黄汤（陈阿胶、生白芍、生牡蛎、鲜生地、女贞子、黄甘菊、鸡子黄），并治妇女血虚生风，见有头晕心悸、耳鸣躁扰，或发痉，或猝厥者，屡投辄效；或小定风珠（陈阿胶、生龟板、淡菜、鸡子黄、童便），或鸡子黄煎（鸡子黄十枚，乱发一团，沸汤洗净，二味入铜锅内，以炭火缓缓拌熬，令同化如水，即置地上出火气，频频灌之），并治胎毒、丹毒，火疮涂之亦效；若肝络尚有伏热者，用加减阿胶黄连汤（陈阿胶、小川连、生白芍、羚羊角、鸡子黄、童便冲）；肺经有黏痰者，用青铅镇冲汤（方见前）加竹沥、梨汁。终用五汁饮以善后。燥热动风者，舌干苔焦，唇焦齿干，头痛身热，继则脊强肢瘛，气升痰壅，或喘或厥，神烦惊啼，脉左弦数，右滑搏，指纹青紫，直窜命关，此吴鞠通所谓燥气化火，消烁津液，亦能致痉也。便通者用清离定巽汤（青连翘、冬桑叶、鲜生地、鲜竹叶、滁菊花、元参、木瓜、钩藤），便闭者用元蜜煎（元明粉四分，白蜜四钱泡汤），调下瓜霜紫雪丹二分，终用四汁二心汤（方见前）以善后。不论虚燥实燥，若津液未能回复，指纹或淡或紫，透关射甲者，症多不治，惟虚燥尤为危险。

（九）内伤饮食痉（俗名慢脾风者是也）

按此证必先由于吐泻，有脾胃两伤者，有专伤脾阳者，有专伤胃阳者，有伤及肾阳者，参苓白术散、四君、六君、异功、补中益气、理中等汤，皆可选用。虚寒甚者，理中加丁香、肉桂、肉果、诃子之类。因他病伤寒凉药者，亦同此例。《叶案》中有阴风入脾络一条，方在小儿痫痉厥门中。其小儿吐泻门中，言此证最为详细，案后华岫云驳俗论最妙，学者不可不静心体察焉，再参之钱仲阳、薛立斋、李东垣、张景岳诸家，可无余蕴矣。再按此证最险最为难治，世之讹传妄治已久，四海同风，历有年所，方中行驳之于前。诸君子畅论于后，至今日而其伪风不息，是所望于后之强有力者，悉取其伪书而焚耳。细观《叶案》治法之妙，全在见吐泻时，先防其痉，非于既痉而后设法也。故余前法六淫之痉，亦同此法。所谓上工不治已病治未病，圣人不治已乱治未乱也。

（十）客忤痉（俗所谓惊吓是也）

按小儿神怯气弱，或见非常之物，听非常之响，或失足落空跌仆之类，百证中或有一二，非小儿所有痉病，皆因于惊吓也。证现发热，或有汗，或无汗，面时青时赤，梦中呓语，手足蠕动，宜复脉汤去参、桂、姜、枣，加丹参、丹皮、犀角，

补心之体，以配心之用。大便结者，加元参；溏者，加牡蛎；汗多，神不宁，有恐惧之象者，加龙骨、整琥珀、整朱砂块（取其气而不取其质），必细询病家确有所见者，方用此例。若语涉支离，猜疑不定者，静心再诊，必得确情，而后用药。愚儿三岁，六月初九辰时依门落空，少时发热，随热随痉，昏不知人，手足如冰，无脉，至戌时而痉止，身热神昏无汗。次日早，余方与复脉汤，去参、桂、姜、枣，每日一帖，服至三四杯，不饮不食，至十四日巳时，得战汗而愈。若当痉厥神昏之际，妄动乱治，岂有生理乎？盖痉厥则阴阳逆乱，少不合拍，则不可救。病家情急，因乱投药石，胡针乱灸，而死者不可胜纪也。按朱遂生云，痉不待治而自止。此证不必责其痉也，发热无汗纯是外感，自初九至十四，凡六日，恰合经尽汗解之期。复脉汤非其治也，若以浮萍银翘汤治之，不过一药病愈矣。若包络热重，唇舌干燥，目睛有赤缕者，牛黄清心丸，本论牛黄安宫丸、紫雪丹辈，亦可酌用之。汪瑟庵云：世妄传惊风之证，惟此一证，乃副其名，其因风因热等项之惊，神气昏愦，往往对面击鼓放铳，全然不知。客忤之证，则神惊胆怯，畏见异言异服，极易分别也。朱遂生曰：客忤痉，轻者仅神惊胆怯，重者则神气昏愦。王氏子年十七，夜出为疯狂人所逐，因而成痉，背反张，腿强直，气闭肢冷，呼唤不应，用通窍散吹其鼻孔，复用水磨紫金锭灌之，立愈。又按，无论大人、小儿，猝遭惊吓，往往失魂，其重者则昏不知人，其轻者在大人虽起居饮食诸事如恒，而若疑若迷，尚觉清爽，在小儿则睡梦中无故啼哭。相传招魂、收魂二法，神道设教，虽近于迷信，然亦属心理疗法，颇多应验。招魂法，用本人贴身衣服置扫帚上，其人在何

处受惊，即于夜静时，持帚往何处呼其名招之归，则覆衣令卧热睡一觉自愈；收魂法，用瓦罐一、瓦盆一，中置清水，深约半寸，夜静时焚香，虔祷灶神，剪纸钱些许，焚诸罐内，乘其火势正燃，即覆罐于盆中，沸然有声，安置于病人床下，次日自愈。因论客忤痉，附此二法，皆素所习见，屦经屦验者也。

（十一）本脏自病痉（此证则瘛病也）

此证由于小儿之父母恐儿受寒，覆被过多，着衣过厚，或冬月房屋热炕过暖，以致小儿每日出汗，汗多亡血，与产妇亡血致痉一理。肝主血，血足则柔，血虚则强，故曰本脏自病。此一痉也，又实为六淫致痉之根。盖汗多亡血者，本脏自病，汗多亡卫外之阳，则易感六淫之邪也。全赖明医参透此理，于平日预先告谕小儿之父母，勿令过暖汗多亡血，暗中减少无穷之病矣，所谓治未病也。治本脏自病法，一以育阴柔肝为主，与治产后亡血病痉同法，所谓血足风自灭也，复脉汤、三甲复脉三方、大小定风珠二方，皆可选用。专翁膏，在痉止后，每日服四五钱，分两次，为填阴善后计也。六淫无汗致痉者，亦同此例。救风温、温热误汗者，先与存阴，不比伤寒误汗者，急于护阳也。盖寒病不足在阳，温病不足在阴也。

炳章按：石氏《医原》，论痉病证治一则，颇有发明，录之以备参考。石芾南云：世俗未解六气致病之理，不知六气最易化燥，及小儿尤易化燥之理。见儿发热，不问何邪，概曰风寒，辄与辛燥升散，杂以苦温、苦涩消导，津液耗伤，致成痉瘛。乃见儿痉瘛，便称惊风，乱投冰、麝、金石，苦寒慓悍毒药，以为开窍镇惊，清热祛风。家藏丹丸，世传秘方，多系如此，误治甚多。又或将"惊"字误作"筋"字，挑筋刺血，强推强拿，其在富贵之家，酿祸尤速。尝见荐医荐方，接踵而至，此医用热，彼医用寒，一日之间，七方十剂遍尝，刀针金石全施。又或送鬼叫神，此摇彼唤，使儿无片刻之安，重棉厚絮，炉火壶汤，使儿在热盒之内。假使延一明理之医，对症施治，夫何至于此极？大抵痉病多由于燥热化风，虽名曰风，实是肝阳为病，筋失滋养，故致强急。试举其大略言之：风寒初起，发热无汗，无论痉与不痉，治以辛润，如杏仁、牛蒡、桔梗之类，寒重者，加温润，如葱白、生姜之类。风温温热，治以辛凉，于辛润法中，酌加微苦，如桑叶、姜皮、栀皮、连翘、蔗皮、梨皮、沙参之类，热重者，酌加凉润轻品，如银花、菊花、知母、羚角、竹叶、芦根、梨汁、蔗汁之类。湿痰，加半夏、蜜炙橘红之类；热痰，加川贝母、天竺黄、栝蒌霜、花粉、胆星之类。燥火甚者，清燥救肺汤，在所必用。湿夹热者，加辛凉、辛苦，如蔻仁、通草、茯苓、滑石、鲜竹叶、鲜荷叶、扁豆花、姜炒川连之类。阴液亏极，色悴窍干，无涕无泪，口喑不能言，宜速救液，如鲜生地、麦冬、元参、鲜首乌、阿胶、鸡子黄、鲜石斛、生玉竹、女贞子、牡蛎、龟板之类。液虚燥极，必多进方回，切勿中途易法，致令不救。

又按：王勋臣小儿抽风之论，实亦瘛疭之类，即吴鞠通所谓内伤饮食痉，世俗所谓慢脾风是也。王清任曰：夫抽风一症，今人治之不效者，非今人错治，乃古方误人。此证多由于伤寒温疫，或痘疹吐泻等证，病久而抽，则名曰慢惊风。慢惊风三字相连立名，不但文义不通，亦未细察病源。若真是风，风之中人，必有由皮肤入经络，亦必有由表入里之证可查。既查无外感之表证，何得总言是风？其所以言风者，因见其病发作之时，项背反张，两目天吊，口噤不开，口流涎沫，咽喉痰声，昏沉不省人事，以为中风无疑。殊不知项背反张，四肢抽搐，手指固握，乃气虚不固肢体也；两目天吊，口噤不开，乃气虚不上升也；口流涎沫，乃气虚不归原也。元气既虚，必不能达于血管，血管无气，必停留而瘀。以一气虚血瘀之证，反用散风清火之方。服散风药，无风则散气；服清火药，无火则凝血。再服攻伐克消之方，气散血亡，岂能望生？每见业小儿科阅历多者，绝不误人，因抽风古方不效，见抽风则弃而不治，亦有看小儿现下之证，知必抽风，虽无方调治，亦必告知病家，此病恐将来抽风。凡将欲抽风之前，必先见抽风之证。如见顶门下陷，昏睡露睛，口中摇舌，不能啼哭，哭无眼泪，鼻孔煽动，咽喉痰声，头低不抬，口噤无声，四肢冰冷，口吐白沫，胸高如碗，喘息气促，面色青白，汗出如水，不能裹乳，大便绿色（大便色青，有寒有热），腹内空鸣，下泻上嗽，肌肉跳动，俱是抽风先兆。前二十证，不必全见，但见一二证，则知将来必抽。其中有可治者，有不可治者。若露晴天吊，不食不哭，痰鸣气喘，病虽沉重，乃可治之证。若天庭灰黑，肾子收缩，或脉微细，或脉全无，外形虽轻，乃不治之证。可治者，宜可保立苏汤主之（生黄芪一两五钱，党参三钱，白术二钱，甘草二钱，当归二钱，白芍二钱，炒枣仁三钱，萸肉二钱，枸杞子二钱，破故纸一钱，桃核肉一枚，水煎服。此方专治小儿因伤寒瘟疫，或痘疹吐泻等证，病久气虚，四肢抽搐，项背反张，两目天吊，口流涎沫，昏沉不省人事。至其分两，指四岁小儿而言，若两岁者可减半，若一岁者可用三分之一，若二三月者，可用四分之一，不必拘于剂数。

余治此证，一日之间用至二三剂者，服至不抽必告知病家，不可因不抽遂不服药，必多服数剂，气足方妥）。

又按：所述二十余证，皆虚寒之象，故尚可救药。若虚中挟热，则难治矣。余治马氏小儿，甫匝月患痉病，发表攻里，汤丸杂投，针刺兼施，而痉不止，昼夜十数作。诊之左臂上伸，右臂下垂，手固握，目斜视，口流涎，肢搐搦，身微热。用灯草、薄荷、白蜜煎汤，少点姜汁，磨紫金锭灌之，痉减半，再服热退而痉未全止，改用可保立苏汤两剂全愈。

## 第二节　伤寒转厥

【因】厥有二症，曰阳厥，曰阴厥。阳厥者，热厥也，必先自三阳传入阴分，故初起必因头痛发热，自浅入深，然后及于三阴，变为四肢逆冷，或时乍温。其证由邪热内结，或伏阳失下之所致也。阴厥者，寒厥也，初无三阳传经实热等证。仲景曰：凡厥者，阴阳气不相顺接，便为厥。厥者，手足逆冷是也。夫厥由三阳所传，是为阳厥，此固然矣，即以传经者言之，又岂尽无阴证乎？凡病真阳不足者，即阳中之阴厥也；脉弱无神者，亦阳中之阴厥也；攻伐清凉太过者，亦成阳中之阴厥也。使非有实结、烦渴、胀实等证，而见厥逆者，皆由阳气不足也。成无己曰：大抵厥逆为阴所主，寒者多矣。又曰：厥为阴之盛也。故凡属挟虚伤寒，则虽自阴经传入者，是亦阳中之阴厥也。阴中之阴者宜温，阳中之阴者，果宜凉乎？学者勿谓其先有头疼发热，但自三阳传至者，便为阳厥，而寒因热用之，则为害不小矣。陈修园云：伤寒论厥，以手足厥冷而言。俞东扶云：《内经》、仲景所谓厥者，手足逆冷耳，故有寒厥、热厥之辨。徐灵胎云：人之气血流注于经脉之间，刻刻流行，绵绵不息，一昼夜当五十度周于身。或六淫外客、七情内伤及气痰食，皆能阻遏其运行之机，阴阳二气不相接，继而厥作也。凡卒然昏冒，不醒人事为厥，手足逆冷亦为厥。厥乃气逆而阴阳不相顺接也，移热移寒，皆能发厥。或伏热深而战栗，或虚寒甚而发躁，不独手足厥冷而已。

【证】阳厥证初起，必头痛发热，然后入于三阴，变为四肢逆冷，或时乍温。其证必便结躁烦，谵语发渴，不恶寒，反恶热。吴云峰云：阳厥者，外感六淫初起，头疼身热，口干脉数，或变乍凉乍冷，有似阴证，但寒不过肘膝，冷不过一时，大便闭结，目红溺赤，此热邪入里，气血不得宣通，所谓阳极发厥，火极似水也。阴厥证，畏寒厥冷，腹痛吐泻，战栗不渴，脉沉无力者，此阴寒厥逆，独阴无阳也，故为阴厥。吴云峰云：阴厥者，素有内寒，或食凉物，或中寒邪，或因病后自汗自利，变而身寒厥冷，倦卧不渴，面青溺白，脉沉细迟。忽然烦躁不宁，欲坐卧泥水井中，此阴极发躁，阴竭似阳也。脏厥证，仲景曰：伤寒脉微而厥，至七八日肤冷，其人躁无暂安时者，此为脏厥，其人必心腹痛。脏厥者死，阳气绝也。蛔厥证，其人当吐蛔，令病者静而复时烦，此为脏寒。蛔上入膈故烦，须臾复止，得食而呕。又烦者，蛔闻食臭出，其人当自吐蛔。蛔厥者，乌梅丸主之也。成无己云：蛔厥虽厥而烦，蛔吐已则静，不若脏厥而躁，无暂安时也。病患脏寒胃虚，故宜与乌梅丸，温脏安蛔。此仲景之论厥也。至于《内经》论厥则不同，以猝然倒仆，昏冒不知人，手足冰冷，色脱口噤，状若中风，但无歪斜搐搦之异。夫厥者，尽也；逆者，乱也，即气血败乱之谓也。景岳云：凡厥之将作，则寒热麻痹，必先由

手足而起，卒然仆倒，手足冰冷，面色不泽，昏冒不知，牙关紧闭，或六脉沉伏，状若中风，而无痰声搐搦之异。

【脉】凡伤寒阳厥，脉沉有力；阴厥，脉沉无力。李士材云：阴厥，脉沉弱，指甲青而冷；阳厥，脉沉滑，指甲红而温。脏厥，脉微而厥。寸口脉沉实滑大，为痰气食厥诸有余之证；微濡而弦，为阴阳虚厥诸不足之证。大小无常为尸厥，沉细无力为蛔厥。浮大者风，紧细者寒。芤数暑热，促急瘴湿。涩滞血逆，无脉脱元。

【治】阳厥，厥微则热亦微，宜四逆散（柴胡、芍药、枳实、甘草）；厥甚热亦甚，宜承气汤或三黄石膏汤。中寒阴厥，轻则理中汤，重则四逆回阳等汤。寒厥，三建汤（用川乌、附子、天雄、生姜水煎）加人参；热厥，人参白虎汤。蛔厥，理中汤加乌梅炒花椒。煎厥，因于烦劳过度，阳气外张，阴精内竭者，宜六味地黄汤，加知母、黄柏、龟板；因于元气虚衰，不能收摄阴火，而昏昧卒仆发厥，脉软数者，宜黄芪人参汤（人参、黄芪、生地、麦冬、五味子、天冬、黄柏、炙甘草）。薄厥，因大怒则形气绝，血菀于上，使人薄厥，宜犀角地黄汤加消瘀降气之品，或八味顺气散（人参、白术、青皮、陈皮、茯苓、白芷、乌药、甘草）。痰厥者，忽然气闷痰鸣，吐涎肢冷，脉见沉滑，重者不醒为痰中，轻者渐醒为痰厥，宜导痰汤（制半夏、制南星、枳实、茯苓、陈皮、甘草、姜），或四君子汤加竹沥、姜汁。尸厥，因冒犯不正之气，如登冢入庙，吊死问丧，猝中恶气，忽然肢冷口噤，昏晕妄言，则为尸厥，治以苏合香丸，姜汁调灌之，更宜醋炭熏鼻即醒。气厥之证有二，气虚、气实，皆能为厥。实则形气愦然，卒倒肢冷，口无涎

沫，其脉沉弦或伏，治宜顺气调肝，四磨饮、乌药顺气汤之类，与中风身温多痰涎者大异；虚则形气索然，色青脉弱，肢体微冷，治当大补元气，如补中益气汤、八珍汤，皆可选用。血厥之证亦有二，血逆、血脱，皆能为厥。逆则因产后适有恚怒而见者，血从气逆，必先调气，与薄厥相似，气行则血亦行，重者宜桃仁承气汤。血脱如大吐大崩，或产后恶露过多不止，则气随血散，卒仆无知。宜先掐人中，或烧醋炭，以收其气，急服独参大剂，血脱益气之法也。因醉得者为酒厥，宜葛花解醒汤。因饱得者为食厥，如饮食醉饱之后，或感风寒，或着恼怒，食填胸中，胃气不行，须臾厥逆，名曰食厥，证必昏迷不醒，肢不能举，气口脉形急大，或沉伏为辨，先以盐汤探吐，吐不出者危，再以和平消导治之，如二陈汤加枳、朴、楂、曲。他如喘而强直为阳明厥，宜调胃承气汤，醋炭熏鼻，葱饼熨脐，俱可急救。外有骨枯爪痛，为骨厥；身立如椽，为骭厥。二者俱属气逆，宜四七汤（半夏、川朴、茯苓、苏叶、姜、枣）或八味丸治之。又有男女交接而厥脱者，多致不救。男子名脱阳，宜参附汤加鹿茸，其死后阳事不倒；女子名脱阴，宜参附汤合龟鹿二仙胶。或梦中遗泄而脱者，名脱元，其阳必举，精必遗泄，形容犹带喜笑。体温者，宜参附汤加熟地，急煎灌救之；体冷则不治矣。

秀按：《内经》所谓阳气衰于下则为寒厥，必肢冷脉沉微数，或虽数无力。然似热非热之证尤多，故凡手足逆冷，而脉证无实热者，即寒厥也，宜益元汤、附子理中汤。阴气衰于下则为热厥，必先多热，脉沉滑而数，畏热喜冷，或烦躁便闭，形证多昏冒，因乘醉入房，湿热下陷，酒气慓悍，肾水日衰，阳气独盛，阴水渐涸，令人发厥，宜壮水之主，六味地黄汤。以足三阳起于足趾之端，足三阴聚于足心之下。故热厥必从足下始，而阴虚之病，足心多热也；寒厥必起于足五趾，而上行于膝，所以阳虚之病，四肢多不温也。故寒厥补阳，热厥补阴，正合王太仆壮水之主以制阳光，益火之源以消阴翳之法也。《经》云：血与气并走于上，则为大厥，厥者暴死。又云：内夺而厥，则为瘖痱。此肾虚也，或曰肾厥。沈又彭云：厥证卒倒，是下气逆上之病。《经》云：气复返则生，不返则死。言气复返于下，非散而复聚之谓。首章言病状，次章言病因，一由于肾，一由于肝也。《经》言内夺，病发于肾。肾脏藏精，即真阴也，而真阳亦寓矣。肾络上挟舌本，阳喜升浮，藉阴涵吸。若内夺其精，则阳气无根据，升浮于上，涎随气逆，填塞舌络，故舌瘖不能言；阳气既升，而下焦存阳必微，故足痱不能履。倘能绝欲戒怒，犹未至大厥也。《经》云：大怒，病发于肝也。肝为风木之脏，性最喜升，其络循喉咙之后，上至巅顶，精血足则肝阳有所附，虽怒亦不至大厥。惟精血衰少之人，失于涵蓄，肝阳本自易动，怒则勃然而上，通身之气血随之，则下焦之气脱矣，故卒倒；上焦之气壅矣，故不言。是名大厥，又名暴厥。此解甚是。吴云峰云：蛔厥者，其人素有食蛔在胃，又犯寒伤胃；或饥不得食，蛔求食而上攻；或外感证，不应发汗，而妄发其汗，以致胃气虚寒。虫上入膈，舌干口燥，漱水不欲咽，烦躁昏乱，手足逆冷，不省人事，甚至吐蛔，宜理中安蛔汤（人参、白术、茯苓、炒川椒、乌梅、生姜）治之。勿用甘草，勿食甜物，盖蛔虫得甘则动，得苦则安，得酸则静，得辛则伏故也。亦有食填太阴，脘腹痛而吐蛔者，温中化滞为宜。厥证，身温汗出，入腑者生；身冷唇青，入脏者凶。如手冷过肘，足冷过膝者死；指甲红赤者生，青黑者死；或醒或未醒，或初病，或久病，忽吐出紫红色痰涎者死。如口开手撒，五脏绝症已见一二，惟大剂参、芪，兼灸气海、丹田，间有得生者。

廉勘：厥者，从下逆上之病也，惟厥症返魂丹（方见前）可以统治诸厥。邵新甫云：大抵杂证变生之厥，与伤寒门所载者有间，想是证气血日偏，阴阳一并而成，譬如风雷之猛烈郁极而发也。若发而渐复者，犹可转危为安；若发而转逆者，必至直拔根荄乃已。斯存亡之机，在乎命脏之盈亏耳。考方书之名目不一，致病之因由亦繁。大抵可吐者，如痰食填塞于胸中，用瓜蒂散之类，及烧盐探引方法；可清可折者，如厥阴壮火升逆而无制，用玉女煎，及宣明龙荟丸法；可开可降者，如气厥薄厥，而形气暴绝，五磨饮子，及菖蒲酒法；秽浊蒙邪而昏乱无知，有牛黄至宝丹，及苏合香丸之两法。飞尸卒厥，先宜酒醋以引导，并可按穴而施针法及灸法。若从虚而论者，如内夺而厥，则为瘖痱，或谓风厥，有地黄饮子之通摄下焦法；烦劳阳张，令人煎厥，有人参固本丸加入金箔方。血厥而阳腾络沸，参乎从阴从阳法；色厥而精脱于下，急与大剂挽元法。肾厥宗许学士椒、附以通阳，蛔厥有仲景之安蛔法。阳极用救阴峻剂，阴极有扶阳方法。种种规模，已属全备，参考叶案中自明。香岩于是证独重在肝，盖肝者将军之官，善于他脏者也。要知肝气一逆，则诸气皆逆，气逆则痰生，逆火沸风旋，神迷魂荡，无所不至矣。若犯于上者，不免凌肺烁液，有麦门冬汤，及琼玉膏之补金柔制法；若犯于中，而为呕为胀者，用六君子去术，加木瓜、姜、芍之类，及附子粳米汤加人参，为补胃凝肝

法。若震及心脾，而为悸为消者，用甘麦大枣汤合龙牡之属，为缓急重镇法；若挟少阳之威，而乘巅摇络者，用羚角、钩藤、元参、连翘之剂，为熄风清络法。若本脏自病，而体用失和者，以椒、梅、桂、芍之类，为益体宣用法；若因母脏之虚，而扰及子脏之位者，用三才，配合龟甲、磁朱，及复脉减辛味，复入鸡子黄之属，为安摄其子母法。至于痿厥之法，尤觉神奇，取血肉介类，改汤为膏，谓其力味着实，填隙止厥最速。此岂非补前人之未备，开后学之法门者乎？参阅叶案者，幸毋忽诸。朱遂生云：按吴氏所谓冷如冰，热如火，乃厥逆之厥。若《经》所谓大厥、薄厥、阳厥、风厥、阴厥、尸厥等类，治法宜通阴纳阳，降气镇肝，开窍行血涤痰。王氏妇，病气厥，昏不知人，腿强直，两臂忽上忽下，忽左忽右，脉不得诊，用铁落饮和紫金锭，灌之立愈。二年中连发三次，如法治之皆效。乙巳岁腊月十有一日三句钟，沙氏妇突患奇病，骨如播鼓，动摇不已，二三人力不能持，言语迷离，自云头为人窃去，在九里以外，叩魂送祟者纷纷然。诊之脉如平人，因思诸风掉眩，皆属于肝，足厥阴逆传手厥阴，则风邪上乘心包而窍闭，用铁锤烧赤淬水，煎钩藤、芍药，和紫金锭一枚，灌之，移时神清，而形不复摇动矣。此亦厥病之类也。

## 第三节　伤寒转闭

【因】其因有三：一热邪烁营，逆传心包而闭者；二痰因火动，蒙蔽神明而闭者；三湿热熏蒸，上蒙心包如闭者。

【证】（一）身热口渴，烦躁而动，揭去衣被，扬手掷足，循衣摸床，撮空理线，便闭溲短，舌质绛，苔黄焦，或黑糙，此因实热转闭。（二）面赤气粗，口

噤目张，两手握固，语言蹇涩，身热便闭，神志昏沉，舌苔黄腻，胖短，此因痰火转闭。（三）壮热口燥，不喜饮水，脘闷懊憹，神识昏沉，如痴如醉，嗜卧懒动，好向壁卧，懒与人言，或眼喜闭，或开目不欲见光明，此因湿蒙转闭。

【脉】由于热闭者，脉必沉实而数，有力者为实热，濡数者为暑热；由于痰闭者，脉必滑大。由于湿蒙者，脉必濡数，或软弱无力。

【治】由于实热而闭，便闭者，宜服犀连承气汤（犀角一钱，川水连一钱，生锦纹三钱，小枳实钱半，元明粉二钱，真川朴五分），加鲜生地六钱，连翘三钱主之，牛黄丸、紫雪丹、至宝丹，临证酌加之。由于痰热而闭，口闭不语如厥者，宜先用卧龙丹（西黄、金箔各四分，梅冰、荆芥、闹羊花各二钱，麝香、辰砂各五分，牙皂角钱半，细辛一钱，灯芯灰二钱四分，共研极细末），嗜鼻取嚏，以通肺窍；次用导痰开关散（见过玉书《治疗汇要》），开水调服八分，以吐稠痰；再用雪羹汤（陈海蜇漂淡二两，大荸荠五枚去脐蒂）煎汁，加萝卜汁、鸭梨汁各一杯，鲜石菖蒲钱半捣汁，合调牛黄清心丸，徐徐灌下，分作两次服。由于湿蒙者，宜芳香逐秽汤（藿香、佩兰、蔻仁、白芥子、飞滑石、广郁金、真川朴、光杏仁、生苡仁）加鲜芦根二两，紫金片八分，调冲；便闭者，加陆氏润字丸（生锦纹一两，漂半夏、前胡、生楂肉、天花粉、广皮、白术、枳实、槟榔各一钱二分半，晒干为末，神曲糊为丸）三钱，另吞服。湿蒙偏于热重者，加叶氏神犀丹（犀角六钱磨汁，鲜石菖蒲六钱，鲜银花一两六钱，鲜生地四两，三味捣汁，青连翘一两，人中黄四钱，上青黛九钱，青子芩六钱，淡香豉八钱，元参七钱，老紫草

四钱，天花粉四钱，上药各生晒研细，以各汁捣和，将豆豉煮烂为丸，每重三钱），开水调服之。

秀按：周澹然云：温邪初起，腰痛身疼，脉伏神昏，咽燥不语者，乃邪热内闭，治不合法，死期最速。大凡邪来迅速，直传心包，乃有内闭神昏之候，或热传胃府，与浊滞相合，亦令谵语神昏。湿与浊最能昏人神智，往往温病初起，即能令人神识模糊，烦躁不知所苦。间有神清，而能自主者，梦寐亦多不安，或闭目即有所见，有所见即谵妄之起蒂。若湿热甚，则熏蒸膻中，蒙蔽心胞，则神智昏沉，如醉如痴，嗜卧懒动，渴不多饮，好向壁卧，闭目不欲见光明。宜芳香化浊，辛淡宣气（全青蒿、佩兰、白蔻仁、光杏仁、连翘、滑石、广郁金、鲜石菖蒲、生米仁、白薇、绵茵陈），使气行浊化，加拨去云雾，即见青天，此即湿蒙之治法也。若夫热邪传营，舌色必绛而无苔，其有舌绛中兼黄白苔者，及似苔非苔者，此气分遏郁之热，非血分也。宜用辛润达邪，轻清泄热法，最忌苦寒冰伏，阴柔滋腻，致气分之邪，遏伏内陷，反成纯绛无苔。其有不因冰伏，而舌纯绛鲜泽，神昏者，乃邪传包络，宜犀角、鲜生地、黄连、银花、连翘、郁金、鲜石菖蒲、竹沥、姜汁等味，清化之中，佐以辛润开闭。若舌色紫黯，扪之且湿，乃其人胸膈中素有宿瘀与热相搏，宜鲜生地、犀角、丹皮、丹参、赤芍、郁金、花粉、桃仁、藕汁，凉血化瘀。否则瘀热为互，阻遏机窍，遂变如狂发狂之证。亦有夏令新受暑热，昏迷若惊，此为暑厥，即热气闭塞孔窍所致，其邪入络，以牛黄丸、至宝丹，芳香利窍可效。神苏已后，用清凉血分，如连翘心、竹叶心、元参、鲜生地、银花、绿豆衣、麦冬之属。此症初起时大忌

风药，暑火之邪，得风药而更炽矣。

廉勘：邪热内闭，神昏谵语，必先辨其陷入之浅深，别其轻重以定方。如热初蒸及心之经，心烦多言，间有糊涂语，其邪虽陷，尚浅而轻，但须丹溪清心汤去硝、黄，以泄卫透营可也。迨陷入心包，妄言妄见，疑鬼疑神，其邪渐深而重，先以茶竹灯芯汤（细芽茶五分，卷心竹叶三十片，灯芯两帚）调下万氏牛黄丸一二颗，每多奏效。若厥后犹不清醒，反昏冒不语，全不省人事者，则邪热直陷心脏，极深而重，急用新定牛黄清心丸，或安宫牛黄丸，甚或瓜霜紫雪丹，调入石氏犀地汤（黑犀角、鲜生地、青连翘、银花、广郁金、鸭梨汁、淡竹沥、姜汁、鲜石菖蒲、活水芦根、灯芯）以开透之，犹可十全一二。或用加减服蛮煎（鲜生地五钱，鲜金钗、知母、丹皮、辰茯神各二钱，麦冬、木通、广皮、鲜石菖蒲各一钱，犀角汁一瓢，西黄一分。祝春渠《歌方集论》方），调入厥症返魂丹四五丸，亦可幸全十中之一。如或不应，必至内闭外脱而毙。此热陷浅深之次第，用药轻重之方法也。然昏虽系热深，却有夹痰浊、夹湿秽、夹胃实、夹血结、夹毒攻、夹冲逆之分，而无不关系于神经。其分布于心肺胃三经者，即第十对迷走神经，主心肺胃之知觉运动。凡结邪在此神经，其人知觉即昏迷，即肝肾冲督，亦有交感神经反射之作用。由是推之，肺主气，气闭而神昏迷者，由于痰浊迷漫神经也，故曰痰迷，亦曰痰厥。治宜先用卧龙丹（西牛黄、金箔各四分，梅冰、荆芥炭、闹羊花各二钱，麝香、辰砂各五分，猪牙皂钱半，细辛一钱，灯芯灰二钱五分，共研极细末），嚜鼻取嚏，以通肺窍；次用导痰开关散。方载过玉书《治疗汇要》），开水调灌一钱，以吐稠痰。若痰虽吐，而神犹不醒，急用犀角二汁饮（犀角汁五匙，生萝卜汁半碗，梨汁两瓢，雪水三杯煮沸，和入三汁即服），调入炼雄丹（明雄黄一分，牙硝六分，研细同入铜勺内，微火熔化拨匀，俟如水时，即滤清者于碗内，候其将凝，即印成锭）三厘或五厘，徐徐冷灌，一日三服，每见有吐出清痰黏涎数碗，而神识全清。终以枇杷叶饮子。《外台》方）调岩制川贝（廉臣经验方）一二块，去余痰以整肃肺气，或用二陈汤善其后。此治痰迷重症之方法也。其夹湿秽而神迷者，由于湿热郁蒸过极，迷蒙神经也，故曰湿蒙。治以芳香辟秽，辛淡开闭，藿朴夏苓汤去蔻、朴，加细辛三分，白芥子八分，芦笋一两，滑石五钱，煎汤代水，乘热即饮，蒙闭即开；甚则调入太乙紫金丹一丸，投无不效。若热势稍重者，宜以清凉透热，芳烈宣窍，清芳透邪汤（鲜石菖蒲钱半，泽兰叶二钱，薄荷叶八分，青蒿脑钱半，鲜茅根四十支，活水芦根一两，紫金片五分），亦屡投辄验。樊师每用藿朴二陈汤，亦屡奏功。或去本方中紫金片，磨冲苏合丸一颗，尤效。若夹胃实而神昏迷者，属胃热蒸脑，脑筋起炎，神即昏蒙，头摇目瞪矣。延及脊髓筋亦发炎，则手足发痉，甚则角弓反张矣。盖胃为五脏六腑之海，其清气上注于目，其悍气上冲于头，循咽喉，上走空窍，循眼系，入络脑，脑为元神之府，所以胃热蒸脑，无不发现神经诸病也，此为温热病最多之候。其夹血结而神昏迷者，蓄血迷乱神经也。蓄血在上焦者，属心包络，证必脉细肢厥，胸痹痛厥，故曰血结胸，法宜横开旁达，加味桂枝红花汤（桂枝汤加红花、桃仁、海蛤壳）。若舌红燥，脉弦数者，陶氏用犀角地黄汤，加大黄、桃仁、红花、枳实，最为合法。蓄血在中焦者，属脾络，证必脘痛串胁，脉涩肢厥，胀痛在左胁者居多，故名脾胀，和血逐邪汤（鳖血柴胡、荆芥、制香附、嫩苏梗、秦艽各钱半，川朴、枳壳各一钱，川芎八分，益母草、泽兰各三钱，绛通一钱，生姜皮五分）甚效。五枝松针汤（紫苏嫩枝钱半，川桂枝五分，樟枝、桃枝各六钱，酒炒嫩桑枝二尺，青松针八钱。何氏验方）亦验，重则加《金匮》鳖甲煎丸四五钱，或加宽膨散（叶氏验方）一钱，奏效最捷。蓄血在下焦者，属肝络冲脉，证必左脉弦涩，手足厥冷，大便溏黑，小便自利，神昏如狂，治宜宣气解结，透络通瘀，叶氏加减小柴胡汤（鳖血柴胡、黄芩、炙甘草、鲜生地、丹皮、桃仁、楂肉或犀角），或舒氏增损小柴胡汤（舒驰远《伤寒集注》方），随证酌用。延久而变肝胀血蛊，治宜开郁通络，如新加绛覆汤（旋覆花包煎、真新绛、原桃仁、柏子仁、当归须、乌贼骨、延胡、川楝子、茜根、青葱管。徐氏《医学举要》方）、开郁通络饮（陈香团、广郁金、延胡、远志、真新绛、宣木瓜、蜣螂虫、通草、佛手片、丝瓜络、路路通、生米仁）、开郁正元散（生白术、陈皮、青皮、香附、山楂、海粉、桔梗、茯苓、砂仁、延胡、麦芽、甘草、神曲）、代抵当丸（酒炒锦纹四两，桃仁三十粒，炒穿甲、醋炒莪术、归尾、细生地、元明粉各一两，官桂三钱，为末，蜜为丸，如萝卜子大。如蓄血在上部者，黄昏去枕仰卧，以津咽之，令停喉以搜逐瘀积，在中部食远服，下部空心服，俱丸如梧子，百劳水煎汤下之。如血老成积，攻之不动，去归、地，倍莪术、官桂）、桃仁承气合逍遥散加味（原桃仁、全当归、赤苓各三钱，生锦纹钱半，赤芍二钱，风化硝一钱，川柴胡、苏薄荷、炙甘草、官桂各五分，生晒术八分，细辛三分，蝼蛄十只，

研末包煎）之类，临时对证选用可也。若夹毒攻而神昏迷者，血毒攻心也，名曰血闭。其证有三：一为温毒烁血，血毒攻心，法当峻下，如桃仁承气汤合抵当丸之类；二为产后积瘀，血毒攻心，宜回生至宝丹（华氏妇科方）最灵。黑神丸（百年陈京墨二锭，无根水磨成浓汁，倾入瓷盘中，晒燥刮下，研细，每料约用净墨粉四钱，陈百草霜二钱，烧各种野草者佳，取灶门上积烟，明天麻二钱，淮小麦粉二钱，赤金箔五十张，各研极细，称准分量，再研匀，即将淮麦粉一钱，打糊为丸，金箔为衣，每丸约重一分，外用蜡封固，轻者服一丸，重者服二三丸，童便陈酒合送下）最稳而效；三为溺毒入血，血毒攻心，甚则血毒上脑，其证极危，急宜通窍开闭，利溺逐毒，导赤泻心汤（鲜生地、木通、甘草梢、淡竹叶、小川连、青子芩、山栀、知母、辰砂拌茯神、麦冬、益元散）调入犀珀至宝丹，或导赤合加味虎杖散（鲜生地一两，淡竹叶钱半，生甘梢、木通各一钱，鲜杜牛膝一两，茺蔚子三钱，琥珀末五分冲，麝香一分冲），调入局方来复丹二三钱，尚能幸全一二。此皆治实闭之开透法也。

炳章按：心为一身之主宰，心藏神，其体清虚，外衣膜络（即心包络），乃神之宫室，即神气出入之里窍也，上通于脑。盖神以心为宅，以囟为门，故心为藏神之脏，脑为元神之府，神明出焉，灵机发焉。若为痰火所蒸，瘀热所闭，则心灵顿失，神明内乱，谵语如狂，或为痉为厥，急则内闭外脱。若不细辨明晰，焉能起死回生？吴鞠通云：内闭谵语之由，载《伤寒论》中，已有八条。有被火劫谵语者，有汗出谵语者，有下利谵语者，有燥屎在肠谵语者，有三阳合病谵语者，有过经谵语者，有亡阳谵语者，皆当色脉合

参，详辨因证而救之。至于叶案温病论治，尚有心阳素扰，神不安而谵语者；暑邪烁营，逆传心胞而谵语者；痰因火动，蒙蔽神明而谵语者（以上俞、何二公已各有经验治法）。他如伤寒误遏，邪闭血管，变血结胸而谵语者；暑湿邪闭血脉，热甚神昏谵语者，较伤寒为尤多。章虚谷云：如风寒等邪发表汗出，病仍不退，而又表之，反加神昏谵语，于是更用凉泻，误而又误，以至于死。此因初起不明，或止用卫分之药，腠开汗泄，而营分之邪反陷，或挟寒湿阴邪。应用辛温，而表药中杂以凉药，既重虚其卫，而凉药闭其邪于血脉之中。心主营血，故亦神昏谵语。若胃腑邪重热盛，心胞近心，心受胃热蒸遏，故其神昏，皆全然不知人事；若由邪闭血脉者，离心稍远，故呼之即觉，与之言不知人事。若任其自睡而心放，即神昏谵语矣。其脉必兼涩滞，以邪闭血脉，使脉涩滞也。此叶氏用桂枝红花汤，加海蛤壳、桃仁以开邪闭，或佐归须、赤芍之类以通血脉。如热甚，略佐凉味；无热，必须温通。盖血得凉则愈闭也。又有暑湿邪盛，至下午晚间身热更甚，神昏谵语，至早上午前，则神识清楚，身热亦微，此邪在三焦脾胃，因湿重遏热不得透发，湿为阴邪，旺于下午阴分，热不得外泄，则内扰而神昏，至早上阳旺气升，则神清矣。此与热入血室相似，而病因治法大异。其舌苔无论黄白，必兼滑腻。宜辛香苦温，先开逐其湿秽，使三焦气通，热邪得透发，再用辛凉清之自愈。若治不如法，轻则变疟痢，重则必死也。此皆似闭非闭，欲闭未闭之证，特重为揭出辨之，使后学不致误入歧路，以误人也。

## 第四节　伤寒转脱

喻嘉言云：人生之阴阳，本相抱而不脱。故阳欲上脱，阴必下吸之而不脱；阴欲下脱，阳必上吸之而不脱。人病则阴阳偏胜，偏胜至极则脱矣。然脱有上下之分。上脱者，身轻快而汗淋漓，妄见妄闻，如有神灵所附；下脱者，身重着而肉色青紫，不闻不见，如聋聩之形。且阳者亲上，所以汗多亡阳也；阴者亲下，所以下多亡阴也。故回阳之中，必佐阴药（如真武汤重用白芍，其义显然）；摄阴之内，必顾阳气（生脉散之义可见）。务使阳潜阴固，不致有偏胜之虞。至于内闭外脱之症，乃由脏腑之窒塞，而不尽关乎元气之虚脱。爰将致脱之原因证治。分列四例于下：（甲）汗下清消后大虚将脱例；（乙）邪陷正虚内闭外脱例；（丙）热深阳郁外闭内脱例；（丁）真阴下竭虚阳上脱例。

**（甲）汗下清消后大虚将脱例**

【因】一因过汗误汗，以致自汗不止，几有亡阳气脱之虞；二因消伐攻下太过，下泻不止，以致阴脱；三因多服寒冷药，致伤肠胃，命火式微，食减下利，脾阳下脱之症生矣。

【证】一误汗气脱者，自汗不止，四肢厥冷，面色苍白，气少息促，二便通利，神识困倦而昏，似寐非寐，呼之不应；二因妄下阴脱者，心中懊恼，起卧不安，下泻不止，神志昏沉，肢冷息微，语不接续，如痴如迷，舌色淡晦少神；三因凉药太过，脾阳下脱者，不喜食物，下利清谷，及下脓血，或漏底不止，肢体厥冷，面色淡白，舌色淡红无神，动则出汗，独语如见鬼，声颤无力，喜向里卧，似寐非寐，呼之不应。以上三症，皆属大虚将脱之候。

【脉】一气脱者，脉必沉细而软弱。二阴脱，及三脾阳脱者，脉必沉伏，或微弱无力。若脉阴阳俱盛，重按无根，大汗出，是正气已脱，顷刻即死也。脉至乍疏乍数者，为脾败，阴阳散乱者亦死。凡大虚欲脱之症，脉浮而洪，身汗如油，喘而不休，水浆不下，形体不仁，乍静乍乱，五脏之气皆脱，命根已绝也。然未知何脏先绝。若汗出发润，喘而不休者，此为肺先绝也；阳反独留，形体如烟熏，直视摇头者，此为心绝也；唇吻反青，四肢漐极者，此为肝绝也；环口黧黑，柔汗发黄者，此为脾绝也；溲便遗失，狂言，目反直视者，此为肾绝也。

【治】一误汗气脱。凡过汗误汗，自汗不止者，宜卢氏桂枝参芪煎（桂枝、太子参、生芪、白芍、白术各二钱，新会皮八分，炙甘草五分，浮小麦五钱，麻黄根三钱醋炒）；若仍不止，几有亡阳者，宜固汗屏风散（生黄芪、生白术、防风、煅牡蛎各三钱，浮小麦五钱，麻黄根四钱醋炒，五味子一钱）。阳虚自汗，脉沉细者，宜回阳正气饮（人参、附子各一钱，生芪三钱，生白术、当归、枣仁各二钱，炙甘草五分，麻黄根二钱醋炒）。二妄下阴脱。凡伤寒温热，攻下太过，脾胃受伤，心中懊恼，起卧不安，下泻不止者，宜举陷参芪煎（文元参①、黄芪各二钱，炒白术、茯苓、陈皮、柴胡、升麻各一钱，炙甘草五分，泽泻二钱，姜、枣、灶心土引）。三寒凉过剂。伤脾损胃，下利清谷，及下脓血，漏底不止者，宜固下人参煎（党参、炒白术、附子、化龙骨、肉果霜各钱半，诃子、炮姜、木香各一钱，陈粳米、大枣引）。

（乙）邪陷正虚内闭外脱例

【因】伤寒温热，已经汗下清透后，内伤气血精神，其人由倦而渐昏，由昏而渐沉，乃大虚将脱，邪热乘虚内陷之兆。

【证】舌红燥起刺，欲伸无力，神昏谵语，或不语如尸，气短息促，手足厥冷，烦躁不得卧，冷汗自出，扬手掷足，大便闭，在男子则囊缩，在妇人则乳缩。叶天士云：平时心虚有痰，外热一陷，里络就闭，人即昏厥发痉。若不急开其闭，或开闭不得法，必致心气与肺气不相顺接，而其人肤冷汗出，躁扰不卧，脉细而急疾，便为气脱之症矣。

【脉】内闭外脱之症，脉细而急疾，或沉细而数。

【治】急救之法，先宜开其内闭，固其外脱，如叶氏加减复脉汤去米仁、枇杷叶，加芪皮五味子方（炙甘草、燕窝各一钱，真阿胶钱半，鲜生地四钱，麦冬三钱，吉林参五分，北沙参三钱，绵芪皮钱半，五味子五分，南枣二枚），调入王氏牛黄清心丸，或神犀丹亦可酌用。

（丙）热深阳郁外闭内脱例

【因】凡伤寒温热病，多有兼风兼寒之候，不先祛风散寒以解表，早用苦寒直降，致表不解，而邪反陷入内。外闭者，邪束阳郁之谓也；内脱者，阳盛阴涸之谓也。

【证】目眦赤，或眼白现红丝，鼻干，唇红燥，耳聋心烦，渴喜凉饮，舌苔黄黑而燥，小便黄赤涩痛，大便黄黑稠黏，或溏泻而极臭，或下鲜血，下时肛门热痛，胸至少腹热甚，按之灼手，一身肌表反不发热，虽热亦微，恶寒无汗，反欲拥被向火，甚则四肢厥冷，指甲青紫。

【脉】浮虚兼数，重按濡数无力。

【治】先以轻扬发表解其外，而外不闭，如邵氏热郁汤（苏薄荷一钱，青连翘、栝蒌皮、青子芩、青蒿脑各钱半，焦山栀、广郁金各三钱，桔梗一钱，生甘草六分，鲜竹叶三十片）、五叶芦根汤（藿香叶、薄荷叶、佩兰叶、荷叶各钱半，先

---

① 文元参：党参。

用枇杷叶一两，活水芦根一两二钱，鲜冬瓜二两，煎汤代水）之类；以撤热存阴者救其内，而内不脱，如缪氏竹叶石膏汤（生石膏五钱，苏薄荷、荆芥、蝉衣、炒牛蒡子、生葛根、知母、麦冬各钱半，生甘草一钱，元参二钱，鲜西河柳五钱，竹叶三十片，冬米一撮。凡温毒痧疹，热壅于肺，逆传心包，喘咳烦闷，躁乱狂越者，非此方不治）、加减竹叶石膏汤（西洋参一钱，生石膏五钱，生甘草八分，麦冬钱半，仙半夏一钱，青蔗浆三钱，生姜汁两滴，淡竹叶三十片，鲜茅根一两，鲜稻穗三支），皆可酌用以奏功。一方并治，表里双解，如《外台》三黄石膏汤（麻黄六分，淡豆豉三钱，小川连、生山栀、生川柏各一钱，青子芩二钱，生石膏五钱）。若表里三焦大热，五心烦灼，两目如火，鼻干面赤，舌黄唇焦，形如涂朱，燥渴引饮，神昏谵语，宜杨氏增损三黄石膏汤（炒僵蚕三钱，蝉衣十只，苏薄荷二钱，知母二钱，生石膏五钱，小川连、生山栀、生川柏各一钱，青子芩二钱）。如热郁腠理，能内外分消，若胸腹胀满，痛而拒按，大便不通者，宜斟酌下之。

### （丁）真阴下竭虚阳上脱例

【因】凡阴虚人，病伤寒温热，误用刚燥汗下药过量，缠绵日久，以致真阴虚极于下，致无根之火，仓猝飞腾，气壅痰升，上蒙清窍，忽然痉厥。此属元阴告匮，真气不续；若厥而不回，其命遂倾。

【证】舌红短，面青，目合口开，手不握固，音嘶气促，甚则冷汗淋漓，手足逆冷，二便自遗，气息俱微，是为龙雷暴动之脱症。若兼有虚寒者，面色唇色多淡白无华，甚且青黯，必不红润。亦有四肢清冷，而两颧独红，是为虚火上炎之戴阳证，非温补不可。

【脉】真元式微，龙雷暴动欲脱之际，脉必沉伏不见，或微弱无神，或不应指。

【治】急宜固扶元气，敛阴益液，摄纳真阴，镇潜虚阳，宜龙牡复脉汤（吉林参一钱，陈阿胶钱半，鸡子黄一枚包煎，生龟板、生牡蛎各八钱，化龙骨二钱，生鳖甲四钱，真玳瑁钱半，生白芍三钱，麦冬三钱，大生地四钱，炙甘草钱半，大坎炁一条酒洗，水两碗，煎至半碗服）。若肢冷脉伏，自汗头汗，汗出如油者，则阴亡而阳亦随亡，吉林参易别直参二钱，加淡附片钱半。若痰塞喉间，欲吐无力，药不能下者，先用真猴枣末四分，煎鲜石菖蒲汤，先服，暂平其上逆之痰；继续服药，再用局方黑锡丹三钱，煎服，以镇纳浮阳，温养下元；苟能痰涎一开，神醒气续，则育阴潜阳，固元摄纳之药，急急续进，不可间断，必能元气渐回，形神渐振，神志清明。惟倦怠嗜卧，尤须照前方大剂投之，以固根基，而扶正气。若确是热痰上涌之闭症，此方切不可用，反能阻凝痰涎于喉间，更速其死矣。

秀按：《内经》云：阴平阳秘，精神乃治；阴阳离决，精气乃绝。夫至精气绝则真元脱矣。然脱之先，必有形状也。《经》又云：精脱者耳聋，宜龟鹿二仙胶；气脱者目不明，宜生脉散合保元汤；津脱者，腠理开，汗大泄，宜人参固本汤合生脉散；液脱者，骨属屈伸不利，色夭，脑髓消，胫痠，耳数鸣，宜保阴煎、斑龙丸之类；血脱者，色白，夭然不泽，其脉空虚，宜归脾汤、人参养荣汤之类。《难经》又言：脱阳者见鬼，脱阴者目盲。备考古书，证象显然可指，设明理者预为挽救，何致阴阳枢纽不相交，以至厥脱哉？

廉勘：伤寒温病，已经汗下后，内伤

气血精神，故其人常多肢体倦怠，神志昏沉，乃元气精神大虚欲脱之兆，急宜强壮心机，兴奋神经，不得不于开透法中，筹一特开生面之峻补提陷法，庶几九死尚可一生。一为强壮心脑，如参归鹿茸汤（吉林参三钱，白归身一钱，炙绵芪二钱，炙甘草五分，鹿茸血片三分，龙眼肉三枚，鲜生姜一片，上药煎成，冲陈酒一杯，或冲入葡萄酒一瓢）、人参养荣汤（西党参、炙芪、熟地各三钱，归身、生晒术、浙苓、生白芍各钱半，远志、炙甘草各八分，炒广皮一钱，官桂五分，五味子九粒）冲鹿茸酒一瓢、补中益气汤加鹿茸血片三分之类。能治脑气衰弱，心神虚散者，惟此三方，最力大而效速，为急救大虚昏沉之峻剂。凡治伤寒热病，用凉泻太过，克伐元阳，而阳虚神散者，必须阴阳并救，如陶氏回阳救急汤（黑附片、官桂、炮姜各五分，别直参、湖广术、辰茯神各一钱，姜半夏、炒橘白各七分，炙甘草五分，五味子三分，麝香三厘冲）最妙，妙在参、附、桂与麝香同用。世俗皆知麝香为散气通窍之药，而不知其实为壮脑补神之要药。丁氏《化学实验新本草》、曹氏《麝香辨》皆已发明之，惜吾医界多茫茫耳。次如冯氏全真一气汤（别直参二钱，提麦冬五钱，北五味子三分，大熟地五钱至一两，江西术二钱，淡附片一钱，酒蒸淮牛膝二钱）亦佳，凡治湿热证，劫伤太甚，阴损及阳，而神沉不语者，颇验。此为冯楚瞻《锦囊》中得意之方，功在于一派滋养阴液之中，得参、附气化，俾上能散津于肺，下能输精于肾，且附子得牛膝引火下行，不为食气之壮火，而为生气之少火，大有云腾致雨之妙，故救阴最速。陶、冯二方，虽同为急救阴阳之良剂，而一则注重阳气，一则注重阴气，临证用方时，务宜注意。而复脉振神如复脉汤冲入参桂养荣酒一瓢，奏功最速。其次千金生脉散煎汤冲鹿茸酒一瓢，亦灵。二方之效，效在酒能提神，刺激血液之循环，以强壮心肌，而复经脉之营运，庶几脉无歇止，而神亦因之清醒矣。

# 卷之十二

## 第十一章　伤寒复证

### 第一节　伤寒劳复

【因】大病瘥后，血气津液未平复，余热未尽，若因劳动，再发热为劳复。孙真人云：新瘥后，当静卧以养血气，慎勿早起梳洗，以劳其体，亦不可多言语用心，使意劳烦，凡此皆令劳复。喻嘉言云：劳复乃起居作劳，复生余热之病。

【证】舌红淡，或微有白苔，身发热，肢体疲倦，懒于言语，或自汗出，神志虽清，沉迷欲睡，饮食无味。陶氏云：劳役使血气沸腾，而邪热遂还于经络而发热也，谓之遗热。

【脉】凡劳后发热，在表脉浮，在里脉沉，气弱脉细。

【治】大凡热在表者，脉浮，宜汗解；热在里者，脉沉，宜下解。小柴胡汤，随证增损和解之，或濈然汗出而解，或战汗而解。气弱脉细而复者，补中益气汤；劳神而复者，宜归脾汤。王海藏云：大抵劳者动也，动非一种，有内外气血之异焉。若劳乎气，则无力与精神，法宜微举之，以补中益气汤；劳乎血与筋骨，以四物之类补之；若劳在脾，内为中州，调中可也，此为有形病也；若见外证，则谓之复病，非但劳也，如再感风寒是已。杨仁斋云：《千金》治劳复，以麦门冬汤（麦冬、甘草、粳米、人参、黄芪、当归、柴胡、知母、姜、枣，水煎服）。若

身热食少无力，以柴胡三白汤（人参、茯苓、白芍、白术、柴胡、姜、枣，煎服）。心烦不安者，加麦冬、五味；口渴，加花粉、知母；阴火动，加黄柏、知母；走精，加煅牡蛎；心烦，口苦，痞满，加枳实、黄连；不眠，加远志、竹茹、辰砂。吴又可云：劳复者，大病后因劳碌而复，复则复热，诸症复起，惟脉不沉实为辨，轻者静养自愈，重者必大补，以调其营卫，待其表里融和方愈，误用攻下清凉，必致不救，安神养血汤（茯神、枣仁、当归、远志、桔梗、甘草、地黄、陈皮、龙眼肉引）。若身热虚烦不寐，或食少无力，用参胡温胆汤（人参、柴胡、茯苓、枳实、橘红、半夏、甘草、姜、枣），加枣仁、远志。气虚烦呕，竹叶石膏汤，渴甚去半夏，加知母，倍花粉。若虚热不止者，千金麦冬汤（方见前）。

廉勘：劳复之证，吴坤安分夹邪劳复、气虚劳复、阴虚劳复，更为清明，采录于后。

一、夹邪劳复：感症瘥后，元气未复，余邪余热，留结于中，稍加劳动，或复受外邪，其热复作，即或多语、梳头、洗面、更衣，皆能致复。既复热，宜枳实栀豉汤主之。以豆豉彻表邪，栀子清里热，枳实开胸中余邪之结。凡治夹邪劳复，当以此方为主。如兼呕恶痞满，痰结胃府，加半夏、竹茹；如阳明胃热，舌黄口渴者，加黄芩、连翘；如食滞中宫，胸脘饱闷者，加楂肉、麦芽；如复受表邪，必兼头痛恶寒，加薄荷、葱白；如兼寒

热，寒多加桂枝、苏叶，热多加柴、苓。一二剂后，必复汗而解，此屡试屡验者，不可妄投补中，以致闭邪增病。

二、气虚劳复：亦有瘥后，余火余邪已尽，止因正气大虚。因劳复热，微兼恶寒，四肢倦怠，无气以动，脉虚右大，舌润无苔，胸膈宽畅者，此真气虚劳复也。宜补中益气汤甘温补中，升、柴须蜜炙。若汗多恶寒者，归芪建中汤最妙。

三、阴虚劳复：热病伤阴，肾气已亏，稍加劳动，微挟风寒，其病复作（热伤阴液，肾精亏乏，劳动即复，受外邪亦是劳复）。症仍头痛，发热恶风，舌燥口渴，六脉浮数者，此阴虚劳复也。凡复症必兼风寒外邪，仍宜栀子豉汤，加葱白、薄荷、鲜生地、淡竹叶、麦冬、骨皮之类微汗之。如见太阳，加羌活；阳明，加葛根；少阳，加柴胡。

## 第二节　伤寒食复

【因】热病热退之后，胃气尚虚，余邪未尽，先进清粥汤，次进浓粥汤，次进糜粥，亦须少少与之，切勿任意过食也。若纳谷太骤，则运化不及，余邪假食滞而复作也，名曰食复。大抵强人足两月，虚弱人足百日，则无复病矣。

【证】发热头痛，烦闷不纳，轻则日暮微烦，此食谷早，或多食故也。胃虚弱不能消谷食，宜损谷则愈，甚则发热，大便难，谵语。

【脉】轻者脉滞缓，若重者，烦渴，谵语，大便闭，关脉实者。

【治】若邪食上蒸，发热头痛，此伤食而兼有外邪，宜枳实栀豉汤，加生楂肉、麦芽、连翘、莱菔子等凉疏之。无火，舌润不渴者，调中汤、香砂枳术汤皆可用。若发热，燥渴，谵语，大便闭，关脉实者，用枳实栀子豉汤（枳实、栀子、

豆豉、石膏、鼠屎），加大黄下之。如热不解，大便如常者，参附三白汤加减治之。心下痞满，加枳实、黄连、桔梗；有痰呕，加半夏、竹茹；米食不化，加神曲、麦芽；肉食不化，加生楂肉、草果。

炳章按：热病瘥后，饮酒而复热。盖酒味辛而大热，伤寒前热未已，而又饮酒，则转加热甚而增剧，必兼烦闷干呕，口燥不纳等症，急用川连、葛花、连翘、生栀、枳实、乌梅、银花解之，林澜用小柴胡汤加葛根、黄连、乌梅。脉洪大者，人参白虎汤加葛根、黄连，或竹叶石膏汤加鸡距子，亦妙。《千金方》云：大病瘥后，食猪肉及羊血、肥鱼、油腻等，必大下利难治。食饼饵、粢黍、饴餔①、鲙鲊、枣栗诸果，坚实难消之物，胃气虚弱，不能消化，必更结热，不下必死，下之复危，皆难治也。瘥后，食一切肉面者，病更发；饮酒又食蒜、韭菜者，病更发。食生鱼鲊，下利不止；食生菜及瓜，令颜色终身不复；食生枣、羊肉，膈上作热蒸；食犬羊等肉，作骨蒸。新汗解后，饮冷水者，损心胞，令人虚，虽补不复。《金匮》云：时病新瘥，食生菜者，手足必肿。此皆瘥后食物之禁也。

## 第三节　伤寒房复附阴阳易

【因】喻嘉言云：伤寒瘥后，热毒遗于精髓中者，无由发泄，骤难消散，故新瘥人与不病患交媾，而无病之人反得病也。男病新瘥，妇人与之交合而得病，名曰阳易；妇人病新瘥，男子与之交合而得病，名曰阴易。所以呼为易者，以阴阳相感动，其毒遗着于人，如换易然也。若新瘥人，因交合而自病复发，不遗传与人，谓之房劳复。钱天来云：男女一交之后，

---

① 餔（bū 晡）：用糖渍的干果。

自然元气空虚，余邪错杂于精气之中，走入精隧，溢入经络，乘其交后虚隙之中，入而浸深于脏腑、筋骨、脉络、俞穴之间，则正气因邪而益虚，邪气因虚而益盛，故有此阴盛阳衰之诸证也。邪入阴经，身体必重，真阳亏虚，三焦不运，宗气不行，所以少气。邪从阴窍而溜入少阴、厥阴，故少腹里急。若里急之甚，或引阴中拘挛，皆阴邪之所致也。阴邪在下，而虚阳上走，故热上冲胸，头重不欲举，眼中生花。下焦虚冷，所以膝胫拘急也。此真所谓阴阳之患，故以烧裈散主之。

【证】其候身重气乏，百节解散，头重不举，目中生花，热上冲胸，火浮头面，憎寒壮热。在男子则阴肿，少腹绞痛；在妇人里急，连腰胯内痛。甚者，手足冷卷挛，男子卵陷入腹，妇人痛引阴中，皆难治也。其有不即死者，筋脉缓弱，血气虚，骨髓竭，恍恍翕翕（《千金方》作嘘嘘吸吸），气力转少，着床不能动摇，起止仰人，或牵引岁月方死矣。舌出数寸者死，若卵缩入阴，手足拳亦死。

【脉】虚弱者，脉微，四肢逆冷者，脉沉，离经脉见者，死。

【治】《伤寒蕴要》云：房劳复，阴阳易，仲景治以烧裈散（治男子病，用妇人裈裆近阴处，一般样，剪取一块，烧灰，调入药服，或白汤下。亦治妇人，取男子裈裆如前法），水服方寸匕，日三服，小便即利，阴头微肿，此为愈矣。（方义）钱天来云：男女之交媾，《易》所谓二气感应，以相与也。以未净之邪随交合之情，精神魂魄，无不动摇，翕然而感，感而遂通，混入于少阴之里，故以近阴处之裈裆，引出其阴中之邪。所谓物从其类，同气相求之义也。

炳章按：王士雄云：阴阳二易，余谓之热入血室症。第阴易较重于阳易，以女人病热之气，本从阴户出也。古人用烧裈之义最精，取其能引热邪，仍由原路去，故阴易须剪所交接女人未浣裈裆。《千金》用月经赤帛，亦从此脱胎。《活人书》治房劳头重眼花，小腹绞痛，用猳鼠粪汤（鼠粪两头尖者十四粒，韭白根一握，水二钟煎），不可热服，随证加减，有黏汗为效，或调烧裈散同服。女劳复，头重目花，腹中绞痛有热者，用刮青竹皮半升，煎服，随证加减，调烧裈散、赤衣散（治女劳复并阴易，以室女月经布近阴处，剪一方，烧灰，调药服下）。虚弱脉微者，以四君子汤送烧裈散，或人参三白汤调赤衣散服之。小腹里急，脉沉逆冷，当归四逆汤加附子、吴黄，送赤衣散，仍以吴黄一升，酒炒熨少腹。大便不通，昏乱惊惕者，宜妙香丸（辰砂三钱，冰片三分，腻粉、麝香、牛黄各三分，金箔五张，巴豆霜一钱，上为末，另研入黄蜡三钱，蜜一匙，同炼匀，和药为丸，每两作三十丸），弱者服三丸，壮者五丸，米汤送下，大便通即止。若妇人病未平复，有犯房事，小腹急痛，连腰胯痛，四肢不仁，无热者，宜当归白术散（当归、白术、附子、桂枝、炙甘、白芍、黄芪、人参、姜、枣，水煎）调服烧裈散。阴阳易病，热气上冲，胸中烦闷，手足挛拳，擂掷如风状者，宜栝蒌竹茹汤（栝蒌根、青竹茹，水煎）吞服烧裈散。易老则分寒热而治：若伤在少阴肾经，有寒无热者，以附子汤调下烧裈散；若伤在厥阴肝经者，以当归四逆汤加吴茱萸、附子，送下烧裈散主之；如有热者，以鼠屎竹茹汤之类送下烧裈散主之。要在审察脉证，分其寒热而治矣。《阴证略例》云：阴阳房劳，果得阴脉，当随证用之。若脉在厥阴，当归四逆汤送下烧裈散；若脉在少阴，通脉四逆汤送下烧裈散；若脉在太阴，四顺理中丸送下烧裈散。王肯堂曰：尝治伤寒病未平复，犯房室，命在须臾，用独参汤，调烧裈散，凡服参一二斤余，得愈者三四人。信哉！用药不可执一也。

廉勘：病后气阴两虚，早犯房事，真元大伤，而复触外邪，深入下焦阴分，销烁阴精，为病极重。其证头重不举，目中生花，腰胁痛，小腹里急绞痛，增寒发热，或阴火上冲，头面烘热，胸中烦闷是也。宜用吴氏六味饮加麦冬、豆豉、栀子煎汤，调下烧裈散。若小腹急痛，脉沉足冷，须用当归四逆加吴茱萸汤，煎成，调下烧裈散。

炳章按：余尝治温热瘥后房复，头重眼花，腰背痛，小腹里急绞痛，串胯筋挛，身热，心胸烦闷，便闭溲短，用鼠屎二钱，人中白三钱，晚蚕砂三钱，鲜生地五钱捣，生锦纹一钱，蜣螂虫一钱，桃仁钱半，冬葵子三钱，川黄柏一钱，木通钱半，甘草梢八分，取其以浊导浊，效如桴鼓。经治验多人，而不用烧裈散亦能取效。王士雄云：竹茹、花粉、韭白、滑石、白薇、川楝子、槐米、绿豆、甘草梢、土茯苓等药，亦可采用。考古人房劳复，多为不治之证。如《千金方》曰：魏督邮顾子献，伤寒瘥后，请华佗视脉曰：虽瘥尚虚，未得复，阳气不足，慎勿劳事，余事尚可，女劳则死，当吐舌数寸。其妇闻其夫瘥，从百余里来省之，经宿交接，三日发热口噤，临死舌出数寸。凡大病新瘥，未满百日，气力未平，复而房事者，略无不死。有盖正者，疾愈后六十日，已能射猎，以房事，即吐涎而死。近一大夫小得伤寒，瘥已十余日，能乘马往来，自谓平复，以房事，即小腹急痛，手足拘挛而死。庞安常曰：新瘥精髓枯燥，故犯房事必死。如前举之类是也。

## 第四节　伤寒感复

【因】瘥后伏热未尽，复感新邪，其病复作。

【证】头痛发热，恶风或恶寒，舌燥口渴，或兼咳嗽。

【脉】兼风者，脉浮缓；兼湿者，濡数；兼寒，脉紧或浮数。

【治】感寒身热恶寒者，葱豉加葛根汤（鲜葱白二枚，淡豆豉三钱，生葛根钱半）加薄荷、连翘壳。寒重骨疼者，加羌活、苏叶；偏于热重者，加花粉、知母；咳嗽者，加光杏仁、前胡、桔梗。兼风热重者，银翘散、桑菊饮、桑杏汤，随证酌用。邪郁于内，见烦躁者，荷杏石甘汤（苏薄荷一钱，光杏仁三钱，石膏四钱，知母三钱，生甘六分，细辛三分，鲜竹叶三十片）或葱豉白虎汤（鲜葱白三枚，豆豉三钱，生石膏四钱，知母三钱，细辛三分，生甘五分，粳米三钱，荷叶包）；营分有伏热者，七味葱白汤（淡豆豉三钱，生葛根钱半，鲜生地三钱，麦冬钱半，葱白三枚，生姜二片，百劳水煎）。

## 第五节　伤寒怒复

【因】伤寒瘥后，因事触怒，相火暴发，因而余热复作。

【证】身热胸闷，心烦懊忱，气逆喘呼，甚则胁痛呕血，或少腹急痛，不语如喑，形厥如尸者。

【脉】多弦浮躁盛，或弦劲，或弦涩，或沉弦搏坚。

【治】先宜苏子降香汤（炙苏子、制香附各钱半，降香一钱，川贝、广郁金、焦山栀、旋覆花包煎各三钱，淡竹茹、白薇各二钱，葱须三分冲）加桑叶、丹皮、银胡、地骨皮，平其气以清泄之。若瘀血结聚，少腹急痛者，代抵当汤（酒炒锦纹二钱，桃仁钱半，炒穿甲一钱，醋炒莪术、归尾、元明粉各一钱，细生地三钱，官桂三分）加杜牛膝主之，香壳散（制香附、归尾各三钱，炒枳壳二钱，炒青皮、新会皮、乌药、赤芍、醋炒莪术各一钱，西藏红花、炙甘草各五分，上药共研为散，每用五钱，水煎去渣，调童便半杯，空心温服）加白薇、玄胡索、炒穿甲，尤捷。不语如喑，形如尸者，宜犀角地黄汤（黑犀角一钱，鲜生地六钱，丹皮二钱，赤芍二钱）加桃仁、归尾、白薇，厥症返魂丹等，甘咸以平之，芳香以宣之。虽然，怒复有大怒、郁怒之分。大怒者，其志愤激，则气血易于奔迫，而无所节制，《经》所谓怒则伤志也。脉多浮弦躁盛，症多失血，甚或痛厥，仍宜苏子降香汤，加蜜炙延胡、醋炒锦纹、盐水炒川连等，以降泄之。血虚火旺者，《拔萃》犀角地黄汤（白犀角一钱，鲜生地一两五钱，生锦纹三钱，川连一钱，青子芩二钱），加白芍、白薇、童便、金汁等以通降之。郁怒者，其志怫戾，则气血易于瘀壅，而不克宽舒，《经》所谓怒则气逆也。脉多弦涩，甚则沉弦搏坚，症多瘕疝，久则成痨、成蛊。治法：瘕疝，宜开郁正元散（方见前）、茴香橘核丸（小茴香五钱，橘核炒三两，延胡一两五钱，青皮八钱，桃仁三两，川楝子一两五钱，两头尖五钱，归须一两五钱，杜牛膝一两五钱，炒穿甲一两，柏子仁三两，上为末，葱白汁捣丸，朱砂为衣，每服钱半，淡盐汤下）等选用。成痨，宜紫菀散（紫菀、北沙参各二两，麦冬、桔梗、茯苓、阿胶、川贝母各一两，五味子、炙甘草各五钱，上药为末，每四五钱，水煎，去滓服）、劫痨散（细生地、生白芍各三钱，白归身二钱，潞党参、阿胶、仙半夏、炙

绵芪各钱半，炙甘草一钱，五味子五分，以上各药为散，每服三四钱，温汤调下，空心服）、顾氏清金散（生桑皮、百合、冬花、川贝各三钱，生苡仁五钱，地骨皮四钱，麦冬二钱，生甘八分，生藕汁一杯冲，童便一杯冲，枇杷叶去毛一两，鲜茅根一两，煎汤代水）等选用。成蛊，当归活血汤（全当归三钱，桃仁二钱，桂枝钱半，炒枳壳、赤芍、鳖血柴胡各八分，赤苓一钱，黑炮姜四分，藏红花二分，炙甘草五分，鲜生地一两，陈酒一瓢冲入）；服之不应，再加炙穿甲五分；又不应，加附子三分；有实热者禁用，须加大黄一钱亦可。或下瘀血汤（原桃仁三钱，生锦纹钱半，醋炒地鳖虫十只），或桃仁承气汤合逍遥散（原桃仁、全当归、赤苓各三钱，生锦纹钱半，风化硝一钱，川柴胡、官桂、炙甘草各五分，薄荷四分，细辛三分，生白术八分，炒蝼蛄十只，研包），奏功更捷。

# 第四编　调理诸法

## 第十二章　瘥后调理法

### 第一节　药物调理法

伤寒温热，大邪退后，余热未尽，元气已虚，胃虚少纳，脾弱不运，稍动则复。若调理失当，不知禁忌，随时可以转复。若非药物调理合宜，瘥后遗症，何能辄除？爰举其要，胪列二十四则于后。

（一）瘥后浮肿

伤寒瘥后，脾虚不能制水，水溢于皮肤络脉间，肢体浮肿者，须实脾利水，宜焦冬术、茯苓皮、米仁、杜赤豆、扁豆、山药、木瓜、车前子、泽泻之属治之，或

以糯米、米仁煮粥食最妙。有因食滞中宫者，乃病后脾胃大虚，不能消谷也。病者胃中犹燥，偏欲多食，食停心下脐上，则水不得上输于肺，肺亦不能通水道于膀胱，故溢于肢体而为肿。其证以心下脐上有硬处，按之则痛为异，小便或利或不利。当用平胃散加枳实、山楂、麦芽、莱菔子、六神曲为主，硬处消则肿自愈，或加苓、泽，兼利水亦可。亦有气复未归者，热病大伤阴气之后，由阴精损及阳气，愈后阳气暴复，阴尚亏歉之至，切忌消利。吴又可所谓病后气复血未复，气无所归，故暂浮肿，不可治肿，调其饮食，节其劳役，静养自愈。吴鞠通曰：余见世人，每遇浮肿，便与渗利小便方法，岂不畏津液消亡而成三消证？快利津液，为肺痈与阴虚咳嗽身热之痨损证哉。余治是证，悉用复脉汤，重加甘草，只补其未足之阴，以配其已复之阳，而肿自消。至其辨法，气肿异于停水食滞者，停水身重而小便不利，气肿身轻而小便自利，食滞腹中有结，气肿腹中自和也。又有脾胃气虚，土不制水，溢于下焦，故从腰以下有水气而为肿也。宜牡蛎泽泻散，利小便而泄下焦之水也。

**（二）虚羸少气**

伤寒解后，肺胃津亏气馁，余热挟胃火上升，致虚羸少气，气逆欲吐者，胃有虚热，气不下降，竹叶石膏汤加竹茹、白薇主之。

**（三）日暮微烦**

热病新瘥，人强与谷，脾胃气尚弱，不能消谷，故令人微烦，损谷则愈。

**（四）瘥后发蒸**

热证新瘥，蒸蒸骨热如痨瘵者，乃余热留于阴分也，不可以其羸瘦，而遽用虚损法。必察其六腑有结邪，则仍以攻邪为主；次察其筋络有壅瘀，仍以通瘀为主；次察其气道有痰涎，仍以祛其痰涎为主。数者俱无，方可清热；或无邪而阴伤，方可纯用养阴之药；或分其余邪之轻重，亏损之多少，而兼用养阴清热药进退加减以和之。

**（五）瘥后咳嗽**

凡热退之后，尚有咳嗽未除，此肺胃津亏，而有余热恋肺，宜滋养肺胃之阴，其嗽自止，如南沙参、麦冬、地骨皮、川贝母、川石斛、花粉、茯苓、杏仁、桑皮、蔗汁、梨汁之类，或加生地、玉竹之类。新感风寒，而症见咳嗽，其病为轻，以其邪传入肺，肺主皮毛，邪从外达也。温热多内伤虚证，见咳则重，五脏传乘，肺受火刑，水源涸竭，每多死症。

**（六）自汗盗汗**

瘥后自汗、盗汗，虽皆属虚，然温热瘥后，多由余热未清，心阳内炽，以致蒸蒸燔灼，津液外泄而汗出，为阴虚有火，慎勿骤补、峻补，苦坚清养为宜。苦坚如当归六黄汤加减，以育阴泻火固表；清养如西洋参、生地、麦冬、黄连、甘草、小麦、百合、竹叶、茯苓、莲心之类。若无热恶寒，而盗汗不止者，阳虚也，黄芪建中汤加减；自汗不止者，亦阳虚也，玉屏风散加牡蛎、龙骨收之，以固护腠理，实表固涩之法也。

**（七）瘥后喜唾**

病后喜唾，久不了了，中土阳虚，胃中有寒，不能收摄津液，而冷涎上泛也，宜理中丸，加益智仁温纳之。亦有胃虚而有余热者，宜用乌梅北枣丸（乌梅肉十枚，大黑枣五枚，俱去核，共杵如泥，加炼蜜丸弹子大），每用一丸，噙化之。中虚不能摄水者，六君子汤，加益智仁摄之。若其稠饮自下焦漾漾而起，溢出口中者，此肾气不纳，浊阴上泛也，宜都气饮加胡桃肉、补骨脂以纳之，或少加淡附片以收之，或佐白术以制之。

（八）皮肤甲错

病后身体枯瘦，皮肤甲错者，乃热伤其阴，阴液不能滋润皮肤也，治法以养阴为主，吴氏人参养荣汤（方见前）、清燥养荣汤，均可酌用，叶氏加减复脉汤尤效。亦有粥食调理自回者，又有热毒为病，气血被其煎熬，瘥后饮食渐进，气血滋生，润皮肤而滋筋骸，或痛或痒，宛如虫行，最是佳境，不过数日，气血通畅而自愈矣。

（九）瘥后发疮

温热新瘥，发疮者最多，乃余热淫于肌肉也。若照寻常疮症，温托妄施，断不能救。惟多服清凉解毒，兼养气血药自愈。

（十）瘥后发痿

瘥后发痿，四肢不能动移者，热伤筋脉也，吴氏诸养荣汤酌用。轻者，粥食调理自愈。

（十一）瘥后不寐

凡伤寒温热病，热退之后，夜不欲寐者，胃不和也，温胆汤加秫米和之；惊悸不寐者，心气虚也，前方合酸枣仁汤，去川芎清敛之。触事易惊，梦寐不安者，乃有余热挟痰也，宜用竹茹、黄连、石菖蒲、半夏、胆星、栀子、知母、茯苓、旋覆花、橘红等味；虚烦不寐者，余火扰动也，黄连阿胶汤清滋之。心火内炽不寐者，慎勿骤补，宜清养为主，如西洋参、生地、麦冬、黄连、甘草、小麦、百合、竹叶、莲心、茯神，或加阿胶，或鸡子黄、珍珠粉，审证酌加。若终夜清醒，目不得瞑，或目眩则惊悸梦惕者，余邪内留肝胆，胆气未舒，肝魂不安也，宜酒浸郁李仁、炒枣仁、猪胆皮、黄连、焦栀、淡竹茹、桑叶等，滑以去着，苦以泄热。

（十二）瘥后昏沉

凡伤寒温热证，新瘥后十余日，或半月，渐至昏沉者，皆缘发汗未尽，余邪在于心包故也，或见潮热，或兼寒热如疟，宜连翘、栀子、豆豉、麦冬、菖蒲、淡竹叶、钩藤、丹参之类清解之。然有痰火内伏包络者，亦见昏沉，其人终日昏睡不醒，或错语呻吟，或独语如见鬼，宜丹参、白薇、麦冬、焦栀子、黄连、竹叶、辰砂染灯芯、细芽茶、天竺黄、石菖蒲、川贝母、广郁金等味，再加厥症返魂丹，轻清以开达之；甚或万氏牛黄清心丸、叶氏神犀丹，皆可采用。

（十三）瘥后怔忡

凡热病新瘥，怔忡惊骇，乃水衰火旺，心肾不交也，宜补水养心，朱砂安神丸最妙，半夏秫米汤合交泰丸尤妙。

（十四）瘥后妄言

凡伤寒温热病，每有热退身凉之后，其人如痴，神思不清，言语谬妄，或倦卧不思食者，此心神虚散不复所致，但当调养气血，兼治其心可也。神复妄言自止，吴氏安神养血汤主之，薛氏参麦茯神汤亦主之。但痰火余邪，内伏包络，亦有此症，当用鲜菖蒲、天竺黄、川贝母、连翘、钩藤、丹皮、竹茹、辰砂之类，以凉开热痰，则神自清而不妄言矣。若犹不应，加万氏牛黄清心丸清宣之。亦有余热未尽，热扰于心，则多言谵妄者，宜导赤散，加麦冬、莲心、朱砂拌灯芯等，熄余焰而清心神。

（十五）瘥后语謇

伤寒温热证，热退后，其舌转动不灵，而语言謇涩者，因心、脾、肾三经之脉，皆系绕于舌。心肾虚则舌不灵动，痰阻脾络，肝风内扰，则语言謇涩不清，多是虚风痰火为病，宜加味逍遥散去白术，加生姜、钩藤、鲜菖蒲、刺蒺藜、僵蚕之类，以熄风豁痰。痰多者，宜导痰汤加菊花、钩藤、白蒺藜、鲜菖蒲、姜汁、竹沥等，熄虚风而清痰火。若因痰热滞于肺络，有声不能言者，宜顾氏清金散加石菖蒲、竹沥清肃之。如因余热耗伤肺肾之阴，不能上接于阳者，宜清燥救肺汤，加岩制川贝、鸭梨汁以清养之。若声颤无力，语不接续，名曰郑声，乃元气虚而无根也，宜贞元饮合集灵膏峻补之。

### （十六）痉后额热

凡热病热退后，胃中痰食邪热逗留，额属阳明，故额独热，目神似觉呆钝，宜清疏之，二陈汤加连翘、黄芩、山楂、神曲之类，清之、和之。

### （十七）痉后发颐

俗名遗毒，乃余邪留滞络中而成毒也。因汗下清解未尽，其邪结于少阳、阳明二经。发于两颐者，阳明部位也；发于耳之左右者，少阳部位也。治法以解毒清热，活血疏散为主。误则成脓不出，而牙关紧，咽喉不利，多不能食而死。毒内陷而复舌燥神昏亦死，出脓后气虚血脱亦死，故宜早治也。古方以普济消毒饮为主，发在耳后，以柴胡、川芎、为主；在项下，以葛根、白芷为主；在项后或巅顶，加羌活、薄荷。时方以连翘败毒散为主，如羌独活、荆、防、连翘、赤芍、牛蒡、桔梗、土贝、蒺藜、薄荷、银花、甘草之类。如元气虚者，须兼归、芪补托。溃脓后，当大补气血为主。然发于阳明者易治，发于少阳者难治。总之此症初起，速宜消散，缓则成脓，不可轻补于未溃之前，补早则必成脓，尤不可纯用寒凉于将发之际，恐闭遏而毒不得发，故必兼疏散为要。外治以葱水时时浴之。

炳章按：余治此症，常用吴氏加减消毒饮，如银花、连翘、蝉衣、僵蚕、牛蒡、马勃、荆芥、元参、薄荷、鲜生地捣豆豉，便闭加大黄等，辛凉疏散之剂，多则三帖必愈。如耳下有结核者，加粉重楼、天葵子。外治用水仙花根捣烂，和金黄散浓涂核上，数日即消散。此屡经试验法也。

### （十八）痉后耳聋

温热证身凉后，尚有耳鸣耳聋等症者，其因有三：一因余邪留于胆经，宜养阴药中加柴胡、鲜菖蒲、钩藤、滁菊、通草、荷叶之类，以清解少阳之郁；二因痰火上升，阻闭清窍，其耳亦聋，宜导痰汤去半夏、南星，加栝蒌皮、京川贝、枇杷叶、杜兜铃、通草、鲜菖蒲之类，以轻宣肺气之郁；三因肾虚精脱，则耳鸣而聋，宜常服耳聋左慈丸，或磁朱丸等，以滋阴镇逆。此二症不关少阳，皆禁用柴胡升提。外治惟耳聋神丹（鼠脑一个，青龙齿、朱砂、梅冰、净乳香、麝香各一分，樟脑半分，上药各研细末，用鼠脑为丸，如桐子大），用丝绵包裹，纳入耳中，多效。

### （十九）痉后腹热

凡热病后，身大凉，独腹热未除，此脾火内甚也，养阴药中加生白芍自除。但此症惟伏暑晚发最多，多属肠胃积热，雪羹汤送服陆氏润字丸，最妙。

### （二十）痉后疼痛

热病失治于前，热流下部，滞于经络，以致腰胁疼痛，甚则不能起立，卧不能动，误作痿治，必成废人。宜清瘟败毒散小剂，加木瓜、牛膝、续断、萆薢、黄柏、威灵仙，以祛风通络。

### （二十一）痉后不食

当辨不欲食、食亦不化两端：不欲食者病在胃，宜养以甘凉，金匮麦门冬汤主之，叶氏养胃汤亦主之；食不化者病在脾，当与以温运，香砂理中汤主之，六君子汤亦主之。虽然，不欲食一病，又宜分伤食与停食两项。伤食者饮食自倍，肠胃乃伤，病在不及消化。停食不论食之多少，或当食而怒，或当食时病在气结而不能化也。治伤食宜注重于食，或吐、或下、或消；若停食则重在气，惟理气兼之以消，吐下之法，不任用也，医者须分别治之。

（二十二）瘥后不便

凡温热病后，大便不行者，热闭、虚闭俱多，风闭、气闭者少。热闭者，热搏津液，肠胃燥结，及肠胃素有积热者，多有此疾。其证面赤腹热，大腹胀满，四肢反冷，或口舌生疮是也。大黄饮子最妙，三黄枳术丸、枳实导滞丸、陆氏润字丸等，皆可酌用。虚闭有二：一阴虚，一阳虚也。凡下焦阳虚，则阳气不行，不能传送而阴凝于下；下焦阴虚，则阴血枯燥，津液不到，而肠脏干槁。治阳虚者，但益其火，则阴凝自化，苁蓉润肠丸主之，老年者黄芪汤送服半硫丸。治阴虚者，但壮其水，则泾渭自通，六味地黄汤加淡苁蓉、白蜜主之，益血润肠丸、五仁丸等亦效。风闭者，风胜则干也，由风热搏激肺脏，传于大肠，津液燥烁，传化则难。或其人素有风病者，亦多风闭；或肠胃积热，久而风从内生，亦能成闭。东垣润肠丸主之，加味皂角丸亦主之。气闭者，气内滞而污物不行也，其脉沉，其人多噫，心腹痞闷，胁肋膨胀。若用攻药通之，虽或暂通，而其闭益甚矣。或迫之使通，因而下血者，惟当顺气，气顺则便自通矣。苏子降气汤加枳壳、杏仁主之，重则六磨汤主之。

（二十三）瘥后下血

温热新瘥，或十日，或半月，忽然下血者，由于初起失汗，邪不外达而内入，阳邪热甚，热伤阴络而血下溢也。治以清营凉血和络之法，如生地、丹皮、地榆、川断、槐米、白芍、苡仁、黑荆芥、白茅根、脏连丸，治之自愈。阴虚火旺者，脏连六味丸尤捷。

（二十四）瘥后遗精

病后遗精，因火动者多，宜清余热，固精封髓丹主之，三才封髓丹加黄连亦主之。以此症黄连、黄柏二味，最是要药也。

以上瘥后遗症，药物调理各法，大旨已具。其他普通调理，当分补虚、清热两项。补虚有两法：一补脾，一补胃。如其人中气虚者，病退后必纳谷少，运化迟，或大便不实，或恶心吐涎，宜六君子加减以和中；形寒畏冷，宜黄芪建中汤温补之。凡此症脉皆缓大，舌皆白嫩可辨。如其人阴分虚者，必有余邪未尽，舌燥口渴，二便艰涩，脉兼微数等症，宜小甘露饮、叶氏养胃汤等清养之。清热亦有两法：初病时之热为实热，宜用苦寒药清之；大病后之热为虚热，宜用甘寒药清之。二者有霄壤之殊。凡人身天真之气，全在胃口，津液不足即是虚，生津液即是补虚，故以生津之药，合甘寒泻热之药，以治感后之虚热，如麦冬、生地、丹皮、北沙参、西洋参、鲜石斛、梨汁、蔗浆、竹沥、鲜茅根之类，皆为合法。仲景、河间主用竹叶石膏汤、天水散以清虚热，亦取甘寒之义也。设误投参、芪、苓、术、补脾之药为补，宁不并邪热而补之乎？此为瘥后调理脾胃之要诀也。

第二节　食物调理法

伤寒温热之症，多属胃肠伏邪，早已失其消化力，最宜忍饥耐饿，平卧安静，热退舌净无苔，始可渐进粥饮汤，渐进渐厚，不致转复。爰将瘥后进食法、食物之忌宜、食物调补法，胪举于下。

（甲）瘥后进食法

庞安常曰：凡病瘥后，先进清粥汤，次进厚粥汤，次进糜粥，亦须少与之，切勿任意过食也。至于酒肉，尤当禁忌。若有不谨，便复发热，名曰食复。王士雄云：瘥后必小便清，舌苔净，始可吃粥饭、鲫鱼、台鲞之类。油腻、酒醴、甜食、新鲜、补滞诸物，必解过坚矢新粪，始可渐渐而进，切勿欲速，以致转病。陈氏云：伤寒初瘥，进食最难。如胃中余热未清，进食过早，则邪热必复发；若胃热已清，舌苔亦净，不与饮食，使几微之元气一脱，从何处续命耶？此际全以验舌苔为主。如胃中有积热者，舌必有苔，苔必干燥，重则焦槁，甚则芒刺，在此时期，止可与白滚汤频频调之，禁绝谷气，全要使胃脘空虚，则邪热易退。今之为父母者，不知伤寒食复之利害，但狃①于平昔之爱好，止记伤寒之不吃粥饭，而床头果品，枕边酸甜，一概不禁。不知此等滋味，一入胃肠，则稠黏胶结，反助胃火里邪，其害甚于谷气。如果看得舌苔渐净，即宜渐进谷气，以扶正胜邪。其法：先用荷叶擦洗杓器，次用青竹叶带水一滚，倾去竹叶，止用净水一碗；次入嫩鲜芦根指大数寸，置汤中一滚，再去芦根；次入陈冬米研磨之粉，法以水搅和粉，澄去沉底粗者，止取上浮细者，入前汤中十数沸后，粉糊已熟，芦根、竹叶气清香入胃，能回清气退浊气，有湿化湿，有火清火，有痰消痰，如有燥粪，自能润下之。此伤寒瘥后进食第一法也。其糊初进最薄，续进逐渐加厚，至后进糜粥软饭。若进米糊数日，大便不下，药方中加当归、紫菀、麦冬，大便液足，燥粪自行矣。若误用大黄，多损气血阴液，戒之戒之！

### （乙）食物之忌宜

伤寒温热愈后，虽能食糜粥软饭，正气未复，凡饮食居处，俱不可不慎也。如酒肴、甘脆、肥鲜、生冷等物，皆不可犯。少食而频，则易运化，不可过饱，及他有所食，虽思之勿与也。不但油腻、腥发、曲糵②、炙煿，熏灼脏腑者，固宜禁绝，即瓜果生冷，凡能冰伏脾胃者，亦宜禁不入口。最妙以萝卜汤、陈干菜汤疏导其胃肠。渴则饮清快露，和开水少许，或但饮细芽茶，输运其精液。病势轻减后，佐其点心，可略进流动性之滋养品，如藕粉、燕窝粥，及开水冲鸡蛋等。每次之食量宜少，每日之次数宜多，不过之略充饥肠而已。病将就痊时，凡各种未熟之果实油类，及一切之固形物而不易消化者，均不宜入口，恐损胃肠，反增病也。

### （丙）食物调补法

程钟龄云：药补不如食补。凡病邪未尽，元气虽虚，而不任重补，则从容和缓以补之，相其机宜，循序渐进。脉证相安，渐为减药。谷肉果菜，食养尽之，以底③于平康。故饮食之补，但取其气，不取其味，如五谷之气以养之，五菜之气以充之。每食之间，便觉津津汗透，将身中蕴蓄之邪热，以渐运出于毛孔，何其快哉！人皆不知此理，急于用肥甘之味以补之，临时虽精采健旺可喜，不思油腻阻滞经络，邪热不能外出，久久充养完固，愈无出期矣。庞安常有鉴于此，如所云凡病新瘥，只宜先进白稀粥，次进厚粥汤，又次进糜粥，亦须少少与之，不得早吃肉食，旨哉言乎！顾松园云：百合麦冬汤，清肺止咳；真柿霜，消痰解热；人乳为补血神品；童便为降火仙丹；雪梨生食能清火，蒸熟则滋阴；苡仁汤，肺热脾虚，服之有益；淡莲子汤、茨实粥，遗精泄泻，最属相宜；扁豆红枣汤，专补脾胃；龙眼肉汤，兼养心脾；鳇鲟鳔、线鱼胶（同猪蹄、燕窝、海参，或

---

①　狃（niǔ 扭）：习惯。

②　曲糵：酒曲，后世也作为酒的代称。

③　底：达到。《诗经·小雅·祈父》："无所底止"。毛传："底，至也。"

鸡、鸭，荤中煮烂，饮汁更佳），填精益髓；凤头白鸭、乌骨白鸡，补阴除热；猪肺蘸白及末，保肺止血。以上诸物，病患如已食饭多日，行动自如，方可随宜恒食，此食补方法之大要也。

（丁）食物寒热鉴别法

虽然食物有寒有热，犹人脏腑之有阴有阳。脏阳而不得性寒之物以为之协，则脏性益阳矣；脏阴不得性热之物以调剂，则脏性益阴矣。脏有阴阳兼见之症，而不用不寒不热之物以为调剂，则脏性益互杂而不平矣。食之入口，等于药之治病，合则于人脏腑有益，而可却病卫生，不合则于人脏腑有损，而即增病促死。此食治所以见重于方书，而与药物并传也。惟食物之种类，不下数百，姑节录日常尝食之物，以为辨别，分谷食、瓜菜、果品、禽兽、鱼介等为六项鉴别与下。

（一）谷食：如谷食之有面曲、蚕豆、豆油、酒醋，是谷之至温者也；若芦粟、稻米、粳米、陈仓米、黑豆、黄豆、白豆、豌豆、豇豆，则称平矣；又若粟米、黍稷、荞麦、绿豆、豆腐、豆豉、豆酱，则性寒矣。此谷食之分其寒热也。

（二）瓜菜：又如瓜菜之有姜、蒜、葱、韭、芹菜、胡荽、白芥、胡萝卜，是性温者也；若山药、韭菜、匏瓠、南瓜，性稍平也；又若苋菜、菠菜、油菜、莼菜、白苣、莴苣、黄瓜、甜瓜、丝瓜、西瓜、酱瓜、竹笋、芋芳、茄子，是性寒者也。此瓜菜之分其寒热也。

（三）果品：至于果品，如龙眼、荔枝、大枣、饴糖、砂糖、白糖、莲子、葡萄、蜂蜜、胡桃、杨梅、木瓜、橄榄、青桃、李子、栗子，性温也；榧实、黄精、枇杷、青梅、花生，性平也；梨子、菱角、莲藕、橘瓤、乌芋、百合、甘蔗、白果、柿干、柿霜，寒性也。但生李性温，

食则生痰而助湿；生桃性燥，多则助热而生毒。此果品之分其寒热也。

（四）禽兽：至于禽兽之物，如鸡肉、鸭肉、山雉、鹧鸪、犬肉、羊肉、鹿肉、鹿筋、猫肉，是至温也；燕窝、斑鸠、雁肉、鹳肉、凫肉、竹鸡、猪肉，是至平矣；兔肉、麋肉、麋筋，是至寒矣。但山雉、鸡肉、鹧鸪性虽温，而不免有发风壅毒之害；猪肉性虽平，而不免有多食动痰之虞。此禽兽之分其寒热也。

（五）鱼介：他如鱼鳖、龟介、虫类，其鲫鱼、鲢鱼、鲥鱼、海虾、鳝鱼，皆温性也；鲤鱼、鲨鱼、鲍鱼、鱿鱼、银鱼、乌贼，皆平性也；鳢鱼、鳗鱼、田蛙、螃蟹、鳖肉、龟肉、田螺、蛤蜊肉，皆寒性也。但虾肉性燥，不免动风助火之变；鳖蟹性寒有毒，不免动气破血之虞。此鱼鳖介虫之分其寒热也。

再于诸味之中，又细分为其气辛而荤，则性助火散气；味重而甘，则性助湿生痰；体柔而滑，则性通阳利便；质硬而坚，则食之不化，烹炼不熟，则服之气壅。必审其人之病症虚实，是否相符，则于养生之道始得，且胜于药多多矣。以上皆补益方法之纲要也。

## 第三节　气候调理法

气候调理之法，如冬温夏凉，不失时序，即所以自护其身者也。前贤知摄生者，卧起有四时之早晚，兴起有至和之常制，调养筋骨，有偃仰之方法，节宣劳逸，则有予夺之要则。温凉调节合度，百病不生。《太素经》云：适寒温者，寒无凄凄，暑无出汗，居处无犯八邪，则身自安矣。不独病后调理如此，平时无病摄生，亦当遵此。兹述四时调理各法，分季列后。

春季：春三月，此谓发陈。天地俱生，万物以荣，早卧晏起，广步于庭，披

发缓行，以使志生，生而勿杀，与而勿夺，此春气之应，养生之道也。春阳初生，万物发萌，正二月间，乍寒乍热，人有宿疾伏热，春气一动，遂即遍发。又兼去冬熏衣，烘炙御寒，积藏余热，至春而发泄，致体热头昏，咳嗽脘闷，四肢倦怠。如风温春温稍发，不可使行疏利之药，恐伤肺脏。宜用消风泄热和气，或凉膈化痰之剂。若病后调养，当此春日融和之际，宜处园林宽敞之处，用摅滞怀，以畅生气，不可兀坐久卧，以生化郁。天气寒暄不一，不可顿去棉衣，逐渐减服，稍寒莫强忍，即仍加衣。不可令背寒，寒即伤肺，致鼻寒咳嗽。肺俞五脏之表，胃俞经络之长，皆勿失寒热之节。春夜卧时，间或用热水下盐一撮，洗膝上下至足方卧，能消风邪，利脚气。此春季未病人及病后调理之法也。

夏季：夏三月，此谓蕃秀。天地气交，万物华实，晏卧早起，无厌于日，使志无怒，使华成实，使气得泄，此夏气之应，养长之道也。夏季暑气酷烈，烁石流金于外，心火焚炽于内，即或无病之人，亦应独宿淡味，节嗜欲，定心息气，兢兢业业，保身养生。因一岁惟夏为疾病之生死关也，试看草枯木落，其汁液尽消竭于夏季。故夏季之病，较别季为独多，而夏令调养，尤当谨慎。不论无病、病后，如平居檐下、过街棚、弄堂、无窗屋内，弗纳凉夜卧，勿露卧，勿有汗当风而卧，勿使人扇风取凉。虽大热，不得吃冰水、凉粉、冰淇淋、冷粥，一切生冷、煎炒、炙煿、肥腻、甜辣诸物，勿用冷水洗面。伏热在身，烈日晒热之衣，及汗透之衣，皆不可便穿。饱腹受寒，必起霍乱，莫食瓜茄生菜，腹中方受阴气，食凝滞之品，多为痞积。若患冷气痰火之人，尤宜忌之。此夏季未病患及病后调理之法也。

秋季：秋三月，谓之容平。天气以急，地气以明，早卧早起，与鸡俱兴，使志安宁，以缓秋刑，收敛神气，使秋气平，无外其志，使肺气清，此秋气之应，养收之道也。秋风虽爽，时主肃杀，万物于此凋伤，顺时调摄，使志安宁。若夏病暑湿将瘥，至立秋后宜善自调摄。秋不宜吐，致脏腑不安。不宜吃炙煿、牛猪各肉，及鸡、生鲙、浊酒、陈臭、咸醋、黏滑、难消之物。若夏月好吃生冷，至秋患痢疟。夏月贪凉露卧，非即病霍乱，至秋必成疟疾。勿食新姜，大热损目。勿贪取新凉（凡人五脏俞穴，皆会于背，酷热之后，贪取风凉，此中风之源也。故背宜常暖护之）。凡清晨睡觉，闭目叩齿咽津，搓手熨眼，可以明目。此秋季未病及病后调理之法也。

冬季：冬三月，此谓闭藏。天地闭藏，水冰地坼，无扰乎阳，早卧晚起，必待日光，去寒就温，毋泄皮肤，逆之伤肾，春为痿厥，奉生者少，此冬气之应，养藏之道也。斯时陷伏在下，于时为冬，当闭精养神，以厚敛藏，如植物培护于冬，至来春方得荣茂。此时若戕贼之，春升之际，下无根本，枯悴必矣。调理之法，有痰宜吐，心膈多热，所忌发汗，恐泄阳气，宜服药酒滋补。寒极渐加棉衣，不得频用大火烘炙，手足应心，不可以火炙手，引火入心，使人烦躁。冷药勿治热疾，热药勿治冷疾。宜减咸增苦，以养心气。冬月阴气在外，老人多有上热下冷之患，阳气在内，不宜沐浴，勿加热汤，逼令大汗，毛孔不密，易感外邪，不宜早出犯霜，或略饮酒以冲寒气，勿多食葱，亦防发散阳气。此冬季未病及病后调理之法也。

综观上述，四时应候调理，犹关平时摄生。临病调理，其他病室之气候，亦须寒温适宜，空气流通，使清气能进，浊气可出。室中灯火，尤宜少燃也。吾越病家习惯，凡病伤寒时疫，素重迷信，最怕鬼祟，不但夜间红烛高烧，即日中于病室床内，亦必以多燃灯火为阳光，而满屋皆侍病之人，骈肩并足，交头接耳，七口八啐，汗雾交流，岂知人气最热，灯火最毒，炭气、汗酸、秽气，密布满室，清气反失流通，即使无病之人，久居此室，亦必头目昏晕，胸膈气闷，况在患时病之人乎？口鼻之所吸受，肺胃之所浸淫，往往轻者重，重者即死，此等恶习惯，阶之厉也。凡疫皆然，凡病亦皆然，此皆病家乏卫生常识故也。

## 第四节　情欲调理法

凡费力劳心，过喜过怒，多言多动，皆能致复，因劳而动其既虚之血气，生其未尽之余热，热邪退而病瘥，热邪生而病复，凡病皆然，故欲使其不再复，先调节其情欲不妄动，立情欲调理法于后。

### 除思虑

《经》云：思虑伤脾。孙思邈云：思则大损神，神疲精自敝。太益曰：存神可以固元气，令病不生。若终日思虑绕混，则神驰于外，气散于内，营卫昏乱，众疾相攻耳。心牵于事，火动于中，心火既动，真精必摇。《觅玄语录》云：所谓思虑者，乱想耳，只是将以往未来之事，终日牵念。故知事未尝累人心，乃人心自累于事，不肯放手。又云：世人终日营扰，精神困败，夜间一睡，一点灵明，又为后天浊气所掩，安得复有澄定之时？可知无病之人，思虑伤脾损神，尤关于精神如此重大。若大病瘥后之人，气血精神皆疲惫已极，若再日夜思虑焦愁，暗耗心血脑神，岂不自速其死耶！

### 节言语

《养生要术》曰：《中经》云：人语笑欲令至少，不欲令声声高高，由于我论理辨是，非相嘲调说秽慢。每至此会，当虚心下气，与人不兢。若过语过笑，损肺伤肾，精神不定。又云：行不得语，语须作立乃语。冬日触冷外行，更忽大语言开口，以触冷气中病。又云：寝不得语言，五脏如钟磬，不悬不能出声。《养生志》云：眠讫勿大语，损气，少气力。又云：眠时不得歌咏，及谈不祥事起。又云：多言伤液。可知病后气津血液已亏，岂可再伤其液，且兼耗精神？原探病亲友，皆注意及之。

### 戒嗔怒

《经》云：暴怒伤肝。凡病后之人，肝火已旺，最易动怒。如不能吃之物，偏要大吃，稍怫其心，当时动怒。或因事触怒，怒气伤肝，相火暴发，因而助动余热，以致身热胸闷，心烦懊恼，气逆面赤，甚则胁痛呕血，当从前章第五节怒复例治之。或因食物动怒者，在善侍疾看护之人，婉转说明其物对病之患害，不能吃之理由，劝解开导之，庶几不触其怒。必须静心和气，使病人目见耳闻，心悦情服，而其病不治而愈矣。

其他如久视伤精，久听伤神，久卧伤气，久坐伤脉，久立伤骨，久行伤筋；暴怒伤肝，思虑伤脾，极忧伤心，过悲伤肺，过饱伤胃，多恐伤肾；多笑伤腰，多言伤液，多唾伤津，多汗亡阳，多泪伤血，交媾伤髓。病后百体皆虚，欲火动而行房，撮周身式微之血气精髓，集于命门，化精而泄，轻则为房复，重则精髓枯竭，真阳无寄，如鱼之失水而死，爱护生命者，不可不知也。

## 第五节　起居调理法

吾绍之病家，一病之安危，多有责之于医。不知侍疾者对于病患，往往居处不合理，身体不清洁，寒温不适宜，卧起不定时，不但无助医家治疗之能力，实则助长病菌之孳生。爰将上述应注意各点，胪举于下。

### 整居处

《千金方》云：凡居处不得过于绮美华丽，令人贪婪无厌损志。但令雅素净洁，能免风雨暑湿为佳。又云：凡人居止之室，卧处必须周密，勿令有细隙，致有冷风气得入，久而不觉，使人中风。凡诸室内，有强烈之风吹入，勿强忍久坐，必须起行避之。又云：凡近炉灶勿安床，勿面向坐，久思不祥事起。《延寿丹书》云：卧床务高二三尺，则地气不及，邪气不侵。勿阴室贪凉，湿地久坐，免受寒湿新邪。病患卧房宜宽敞，窗户宜开爽，光线宜充满。三者注意室内之空气，常使新鲜，最为病理卫生之至要。王士雄云：人烟稠密之区，疫疠时行者，以地气既热，秽气亦盛也。故住房不论大小，必要开爽通气，扫除洁净，庶几清风自来，疫气自然消散。反是则热气浊气，益为疫气树帜矣。凡时疫流行，罹此者每多被褐藜藿之子，荆户蓬室之人，皆由于此。

### 洁身体

病后之人，面要常擦，能使容颜光泽，血气流通。目常宜揎，每静时宜常闭目，能清心安神；或用两指背两相磨擦，能祛火。齿宜常洗擦，以去口秽。腹要常摩，使腹食消磨，秽浊不结。足要常搓，常搓脚心涌泉穴，能去风湿，健步履。睡宜常屈足侧曲睡，不致失精，使不气滞于百节。夏日忌冷水抹脸，洁身体，勤摩擦，皆为病后调和血气法也。

### 适寒温

凡患病人之衣服，必须间日更换，卧床被褥，尤须清洁。病患被覆，不可过暖，过暖亦能致病加重，重病者死，以热郁于内气，不宜达故也。病患背要常暖，暖则不再受风寒。胸要常护，使寒不侵入。忌冷着汗衣，着之侵背伤肺；热着晒衣，久晒之衣，必有热毒；冬日热火烘衣，取快一时，久必生病。凡春水未泮①之时，衣宜上薄下厚，养阴收阳。大暑中脱汗衣，不可向风。冬天暴冷，急着棉衣，亦弗顿加，稍觉暖，又宜暂脱。察天时之寒暖，分衣服之绵夹，无论未病患及病后，皆宜随时注意之也。

### 定卧起

《千金方》云：春欲晏卧早起；夏及秋欲偃息，侵夜乃卧，早起；冬欲早卧而晏起，皆益人。虽云早起，莫在鸡鸣前；虽言晏起，莫在日出后。又云：气力胜正偃卧，睡不厌屈，觉不厌舒。又云：丈夫头勿北首卧，卧勿当梁脊下，卧讫勿留灯烛，令魂魄及六神不安，多愁怨。凡眠先卧心，后卧身，卧讫勿张口，久成消渴及失血。不得久眠，令人失气。又云：夜卧勿覆其头，得长寿。夜卧当耳勿有空吹，久成耳聋。人眠勿以脚悬蹋高处，久成肾虚，及损房足冷。又云：头边勿安火炉，日逼近火气，使头重，目睛赤，及鼻干。《千金方》云：寒趺跌坐②，暖舒脚眠。峻坐，以两足作八字，能去冷，治五痔病。简庵③云：若贪睡则神离，于气无所主，奔溃四溢。饱食勿仰卧，食后勿就寝。此关于卧起之调摄，无论无病患及病后，若能遵守之，获益必多，诚养生延寿之要法也。

---

① 泮（pàn 盼）：冰雪融解。

② 趺跌坐：佛教术语，即互交二足，将右脚盘放于左脚上，左脚盘放于右腿上的坐姿。

③ 简庵：张釜（1423—1493），字廷器，号简庵。明朝松江府华亭县（今上海市松江区）人，官至刑部尚书。

# 历代伤寒书目考

## 伤寒 共计四百九十四种

### 第一节　商汉晋唐朝 计二十种

《伊尹汤液论》四卷　商伊尹著　汉张仲景作伤寒用汤液治病师法此书

《仲景广汤液论》十卷　汉张机（仲景）著

《仲景大法》四卷　汉张机（仲景）撰

《伤寒卒病论》十卷　汉张仲景撰

《伤寒论》十卷　汉张机（仲景）著见《薛立斋书目录》

《伤寒钤法》一卷　汉张机（仲景）撰　张令韶云乃马宗素伪托

《辨伤寒》十卷　汉张机（仲景）撰

《辨病要方》二卷　汉张机撰

《张仲景方论》三十六卷　晋王叔和编　见高湛《养生论》

《千金伤寒方》二卷　晋孙思邈著《千金方》之一

《巢氏伤寒论》一卷　隋巢元方撰见《伤寒折衷》附考

《六经要言类方》十六卷　南北朝崔郧撰

《疗伤寒身验方》一卷　见《梁书》

《外台伤寒方论》二卷　唐王焘著《外台秘要》之一

《张果仙伤寒论》一卷

《玉川子伤寒论》一卷

《伤寒集论方》十卷　著者缺名

《伤寒总要方》二卷　不著撰人名

《伤寒类要方》十卷　著者佚名

《伤寒辨证集》二卷　不著撰人名

### 第二节　宋朝 计五十七种

《伤寒总病论》六卷　《伤寒修治药法》一卷　《伤寒音训》一卷　宋庞安时著

《伤寒补亡论》二十卷　宋郭雍撰

《伤寒微旨》二卷　宋韩祗和撰

《伤寒论注解》一卷　宋刘元宾著

《伤寒总括》二卷　宋刘元宾著

《伤寒论脉诀》二卷　宋杨介撰

《伤寒摘捷》一卷　缺名

《伤寒类书活人总括》七卷　宋杨士瀛（登父）著

《伤寒类证活人书》二十二卷　宋朱肱撰　《医统》正脉本

《伤寒指微论》五卷　宋钱乙撰

《伤寒百问》二卷　宋张松著

《伤寒百问经络图》一卷　著者佚名

《伤寒百问》三卷　题无求子即朱肱大观初所著

《伤寒证辨集》一卷　《宋志》不著撰人名

《伤寒辨疑论》四卷　宋吴敏修著元许文正公序刊

《伤寒辨疑》五卷　宋许叔微著

《伤寒百证歌》四卷　宋许叔微著

《伤寒百证歌注解》五卷　宋白沙许叔微著

《伤寒发微论注解》二卷　宋白沙

许叔微著

《伤寒九十论》一卷　宋白沙（知可）许叔微著

《图翼伤寒论》二卷　宋学士许叔微（知可）著

《伤寒辨类》五卷　宋白沙许叔微（知可）撰著

《伤寒必用》二卷　宋刘温舒著

《伤寒证治》三卷　宋王寔撰　按：王系庞安常弟子

《伤寒百问》二卷　宋李知先次韵成歌名《活人书括》

《伤寒百问歌》九十三首　南宋钱闻礼撰

《伤寒解惑论》一卷　宋汤尹才撰

《伤寒要旨》二卷　宋李柽撰

《伤寒救俗方》一卷　宋罗适（正之）撰

《伤寒泻痢要方》一卷　宋陈孔硕（肤仲）撰

《伤寒活人指掌》五卷　宋末吴恕（蒙斋）撰

《伤寒论赋》一卷　宋吴恕撰

《伤寒百问》三卷　宋朱奉议著

《伤寒方口诀》二卷　宋孙兆撰

《伤寒别次》一卷　宋沈存中著

《伤寒类纂》二卷　宋高若讷著

《伤寒秘要》一卷　宋刘醇著

《伤寒治例》一卷　宋刘醇著

《证辨伤寒论》一卷　宋石昌琏著

《伤寒钤法》十卷　宋李浩著

《长沙石函遗著》　宋缺名

《伤寒玉鉴新书》二卷　宋平尧卿著

《伤寒证类要略》二卷　宋汴人平尧卿著

《曾谊伤寒论》一卷　宋曾谊著

《伤寒式例》一卷　宋刘君翰著

《伤寒要论方》一卷　宋上官均著

《朱坦伤寒论》一卷　宋朱坦著

《伤寒括要诗》一卷　宋通真子著

《伤寒手鉴》二卷　宋田谊卿著

《伤寒阴毒形证诀》一卷　《百中伤寒论》三卷　宋陈昌允著

《孙王伤寒论方》二卷　宋宋迪撰

《伤寒慈济集》三卷　《伤寒十劝》一卷　宋李子建撰

《伤寒类证便览》十卷　宋陆彦功著

### 第三节　金朝计二十种

《伤寒论集注》十卷　金成无己注

《图解伤寒论》十卷　金成无己著

《伤寒明理论》三卷　方一卷　金成无己著

《伤寒直格方》二卷　金刘完素著

《伤寒医鉴》一卷　金刘完素撰

《伤寒标本》二卷　金刘完素编

《伤寒心要》一卷　金刘完素撰

《伤寒标本心法类萃》二卷　金刘完素撰

《伤寒遗方家秘》二卷　金著者缺名

《伤寒保命集》三卷　金李庆嗣撰

《改正活人书》二卷　金李庆嗣撰

《伤寒纂类》四卷　金李庆嗣撰

《伤寒心要》一卷　金镏洪编　即原名《张子和心镜别集》

《伤寒心镜》一卷　金张从正撰

《六门二法》一卷　金张从正撰

《伤寒类证》三卷　金宋云公述

《内外伤寒辨》三卷　金东垣李杲（明之）著

《辨伤寒》一卷　金徐文伯撰

《伤寒语》一卷　金缺名

### 第四节　元朝计三十种

《伤寒会要》一卷　元李杲撰

《伤寒治法举要》一卷　元李东垣著

《东垣伤寒正脉》一卷　元李杲撰

《六经活法机要》一卷　元李杲著

《内外伤辨惑论》三卷　元李杲著

《伤寒摘疑问目》一卷　元朱丹溪著

《伤寒辨疑》一卷　元朱震亨（彦修）著

《伤寒例钞》三卷　元滑寿（伯仁）著

《读伤寒论钞》一卷　元滑寿著

《伤寒蕴要》四卷　元吴绶著

《此事难知》二卷　元王海藏著

《伤寒内外篇》二卷　元（沧州）吕元膺著

《伤寒补亡论》三卷　元徐正善著

《医经溯洄集》一卷　元王履（安道）著

《伤寒生意》一卷　元崇仁熊仲光著

《汤液大法》四卷　元王好古撰

《伤寒辨惑论》一卷　元王好古撰

《仲景详辨》一卷　元王好古撰

《仲景或问》一卷　元李浩撰

《伤寒大易览》二卷　元叶如庵撰

《伤寒活人释疑》一卷　元赵嗣真著

《伤寒心镜别集》一卷　元镇阳常德编

《伤寒类要》一卷　元平尧卿著

《伤寒类症要略》二卷　元汴人平尧卿撰

《伤寒歌括》一卷　元王翼撰

《金镜内台方议》十二卷　元许宏撰

《伤寒医鉴》一卷　元马宗素撰

《伤寒类例》一卷　元胡勉撰

《郑氏伤寒方》一卷　元著者缺名

《伤寒论后集》六卷　元撰者佚名

### 第五节　明朝计九十一种

《证要伤寒论》三卷　明著者佚名

《伤寒保命集》一卷　明杜思敬撰

《伤寒指掌》十四卷　明皇甫中撰

《伤寒钤法》十卷　明李浩撰

《伤寒活人指掌图论》十卷　宋末吴恕原著　明初熊宗立编注

《伤寒运气全书》十卷　明初熊宗立编撰

《伤寒捷书》一卷　明仁和陆圻撰

《伤寒全书五种》　明海虞赵开美编述

《仲景伤寒论》一卷　明卢之颐著《医种》医经之一

《足本伤寒疏钞金錍》十五卷　明钱塘卢之颐疏钞　曹氏家钞未刊足本

《伤寒全书》五卷　明余杭陶华（节庵）著

《伤寒全生集》四卷　明陶华著

《伤寒六书》　明余杭陶华（节庵）著《伤寒琐言》一卷、《伤寒家秘的本》一卷、《杀车槌法》一卷、《伤寒一提》一卷、《伤寒截江网》一卷、《明理续论》一卷

《伤寒九种书》九卷　明余杭陶华（节庵）著　即前六书加《伤寒治例直格》一卷、《伤寒治例点点金》一卷、《伤寒直格标本论》一卷

《伤寒五法》五卷　明陈养晦著　石临初编刊

《伤寒正宗》六卷　明吴嗣昌（懋先）撰

《伤寒立法考》一卷　明王履撰

《伤寒治例》一卷　明刘纯（宗厚）撰

《伤寒余论》一卷　明海宁朱檠撰

《伤寒六经辨证》不分卷　明永乐盛寅（启东）著

《伤寒石髓》二卷　明张兼善著

《伤寒驳参》二卷　明赵嗣真（嘉谟）撰

《新增伤寒蕴要续编》二卷　明（潜溪）　彭用光撰　嘉靖刻本

《伤寒诸证辨疑》六卷　明（茭山）吴球著

《伤寒启蒙》六卷　明兰谷黄升著

《伤寒指南》二卷　明（三阳）王乾著

《伤寒补遗》二卷　明王日休著

《伤寒类证》一卷　明黄仲理撰

《伤寒类证》二卷　明赵道震撰

《伤寒类编》七卷　明胡朝臣著

《史氏伤寒论注》十四卷　明史阇然著

《伤寒指南书》六卷　明叶允仁集

《伤寒活人书括》二卷　明李知先撰

《伤寒身验方》一卷　明王珉著

《伤寒要约》二卷　明史宝撰

《伤寒要格》二卷　明史宝撰

《伤寒要诀》二卷　明霍应兆撰

《伤寒家秘心法》二卷　明姚能（懋良）撰

《伤寒秘用》二卷　明彭浩撰

《伤寒书》二卷　明方炯撰

《伤寒捷法歌》二卷　明申相撰

《伤寒备览》二卷　明吴中秀撰

《伤寒汇言》十卷　明倪洙龙撰

《伤寒会通》四卷　明沈贞撰

《伤寒准绳》八卷　明王肯堂撰

《伤寒治例》一卷　明汪益敬撰

《伤寒撮要》一卷　明缪存济撰

《伤寒补天石》二卷　《续编》二卷　明戈维城（存橘）撰

《伤寒指南》二卷　明万拱撰

《伤寒全生集》四卷　明何仁源撰

《伤寒论条辨》五卷　《或问》一卷　《痉书》一卷　《本草钞》一卷　明方有执（中行）撰

《伤寒选录》一卷　明汪机（石山）撰

《伤寒翼》二卷　明程宏宾撰

《伤寒心法大成》四卷　明会稽龚太宇撰　清山阴陈肇庵刊

《伤寒世验法》八卷　明张春台撰

《伤寒论注》七卷　明张卿子刊

《伤寒阐要编》二卷　明末时人撰缺名

《伤寒括要》二卷　明云间李中梓（士材）撰　清顺治年刊

《伤寒指掌详解》十四卷　明邢增捷撰

《伤寒书》一卷　明方广撰

《长沙伤寒十释》十卷　明吕复撰

《伤寒摘锦》二卷　明万全（密斋）撰

《伤寒纂例》一卷　明徐彪撰

《伤寒钤法书》一卷　明高昶撰

《伤寒纂读》二卷　明王宏翰撰

《伤寒活人心法》四卷　明著者缺名　明钞本

《伤寒典》二卷　明会稽张景岳（会卿）著　《景岳全书》之一

《增删景岳伤寒》二卷　明张景岳著　清钱塘诸朝栋订定　钞本

《伤寒发明》二卷　《摘录景岳法》钞本

《景岳伤寒摘要》二卷　纂者缺名　参合各家　精钞本

《伤寒指掌提纲》一卷　《医要集览》之一

《伤寒原理》四卷　明王仲礼撰

《伤寒直指》四卷　明马云龙编

《伤寒六书纂要辨疑》四卷　明崇祯闽中童养学（壮吾）纂辑　顺治辛丑周亮节精刻　附《活人》《指掌》、河间各法

《内科伤寒秘法》一卷　明著者缺名

精钞本

《伤寒要诀》一卷　明著者缺名　精钞本

《仲景伤寒论原文》一卷　明旧钞精本

《伤寒证治》二卷　明缺名　精钞原稿本

《伤寒证治明条》二卷　明王震撰

《伤寒秘籍方》四卷　明天启无锡钱鸿升（起儒）著

《刘草窗手足证分配四时说》一卷　明从化刘邦永撰

《伤寒篇》一卷　明汪机（省之，又号石山）著　汪氏《医读》之一

## 第六节　清朝　附民国计一百九十三种

《伤寒尚论篇》四卷　《尚论后篇》四卷　清初喻昌（嘉言）撰

《伤寒答问》一卷　清（西昌）喻嘉言撰

《伤寒古方通》二卷　清初王子接（晋三）著

《伤寒秘籍方续集》四卷　清无锡钱维镛（鸿声）著

《伤寒选方解》二卷　清初（亮宸）沈晋垣著

《伤寒要旨》二卷　清无锡高日震（远声）著　康熙朝人

《伤寒论类疏》不分卷　清张孝培著　康熙时人

《陈氏伤寒论注》二卷　清武陵陈亮斯著　康熙朝人　未刊

《伤寒三注》十六卷　清康熙周扬俊（禹载）著

《伤寒宗印》八卷　清康熙张志聪（隐庵）撰

《伤寒论集注》六卷　清张隐庵撰

《伤寒溯源集》十卷　清康熙虞山钱潢（天来）注

《伤寒辨证广注》十四卷　《中寒论广注》三卷　清康熙长洲汪琥（苓友）注

《伤寒论本义》十八卷首末各一本　清康熙魏（念庭）荔彤注

《伤寒六经辨证治法》八卷　清康熙檇李沈明宗（目南）注

《伤寒折衷》十二卷　《类证》八卷　清康熙仁和林澜（观子）撰

《伤寒缵论》二卷　《绪论》二卷　清康熙张璐（路玉）著

《伤寒兼证析义》一卷　清张璐子登（诞先）纂集

《伤寒典要》二十四卷　清徐国麟著

《伤寒杂病论》二卷　清澄塘张畹庵撰　《保命真诠》之一　康熙人

《伤寒择要敲爻歌》一卷　清康熙李承伦著

《伤寒大白》四卷　清康熙秦之桢（皇士）著

《伤寒论注》不分卷　清康熙徐彬（忠可）撰

《伤寒论后条辨》十五卷　清康熙新安程应旄（郊倩）著

《伤寒论条辨续注》十二卷　清郑（在莘）重光注

《伤寒论证辨》三卷　清郑（在莘）重光撰

《伤寒辨证》五卷　清康熙三原陈（素中）尧道著

《伤寒医宗承启》六卷　清康熙歙西吴人驹疏刊　永思堂刊本

《伤寒论直解》六卷《附余》一卷　清康熙张锡驹撰

《伤寒经论集》十卷　清檇李萧埙（赓六）著

《伤寒摘要》一卷　选《伤寒摘锦》

《李氏伤寒总律》《伤寒证治合例》

《伤寒汇考》二十四卷　《医部全录》之一

《伤寒已任编》二卷　清高鼓峰著

《伤寒拟论》二卷　清无锡王殿标（佩绅）著

《伤寒析义》十四卷　清无锡吴廷桂（东山）撰

《伤寒大成》五种　清吴门张璐父子著　嘉庆辛酉刊本　《缵论》二卷、《绪论》二卷、《舌鉴》一卷、《兼证析义》一卷、《诊宗三昧》一卷，共五种

《伤寒述微》一卷　清李杕撰

《伤寒翼》一卷　清蒋示吉著

《伤寒论注》十七卷　清御纂《医宗金鉴》之一

《伤寒心法》三卷　清御纂《医宗金鉴》之一

《伤寒辨证录》十四卷　清山阴陈士铎（敬之，号远公）著

《伤寒证治明条》六卷　清歙县岭南吴澄（师朗）著　乾隆朝人

《伤寒篇》一卷　清钱塘董（西园）魏如纂述　《医级宝鉴》之一

《伤寒条辨》一卷　同上　清乾隆朝人刊　嘉庆年重镌

《伤寒类方》一卷　同上

《伤寒指掌》四卷　清吴贞（坤安）著　原刻本

《伤寒指掌》四卷　清吴贞（坤安）著　吴门陆懋修（九芝）重订

《伤寒撮要》四卷　清乾隆王梦祖（竹坪）著

《伤寒贯珠集》八卷　清乾隆吴中尤怡（在泾）著

《伤寒分经》十卷　清乾隆武原吴（遵程）仪洛著

《伤寒集注》六卷　清乾隆舒诏（驰远）著

《再重订伤寒集注》十卷　《杂著》五卷　清江西舒诏（驰远）著　初稿成于乾隆，重订于庚午，再重订于庚辰

《伤寒六经定法》一卷　清舒诏（驰远）著

《伤寒卒病论读》四卷　清乾隆嘉善沈又彭（尧封）钞注

《伤寒第一书》四卷　《附余》二卷清会稽车宗辂原著　山阴胡骏宁辑刊

《伤寒论近言》七卷　清乾隆南海何梦瑶辑刊

《伤寒心悟》四卷　清乾隆新安汪纯粹撰

《伤寒孝慈备览》一卷　清汪纯粹撰

《伤寒合璧后集》三卷　清秀水姚鉴撰　未刊稿本

《伤寒约编》八卷　清徐大椿（灵胎）著　《医略六书》之一

《伤寒类方》一卷　清徐大椿著

《伤寒类方》四卷　清徐大椿著　潘霨增辑

《伤寒来苏集》六卷　《论翼》二卷《附翼》二卷　清乾隆慈溪柯琴（韵伯）著

《伤寒法祖》二卷　清柯韵伯原著即《伤寒论》单删定本　钞本

《余注伤寒论翼》二卷　清柯韵伯原著　清余景和批注

《寒温条辨》六卷　清夏邑（栗山）杨璇（玉衡）撰

《伤寒论集注》十卷　《外篇》四卷清东吴徐赤注

《伤寒活人心法》五卷　清王文选撰辨舌甚精

《伤寒辨证集解》八卷　清黄钰撰

《伤寒论注》四卷　清朱咏清撰《医理元枢》之一

《伤寒近编》八卷　清陈治（三农）著

《伤寒心印》一卷　清钱塘顾敏三著

《伤寒辨证抉微》四卷　清仁和郑伯埙著

《伤寒医鉴》二卷　清著者缺名

《伤寒辨色观验》二卷　清著者佚名

《伤寒辑要》一卷　清著者缺名

《孝慈备览伤寒论》四卷　清汪惇士著

《伤寒证治明辨》不分卷　清著者缺名　旧钞本

《伤寒类方》二卷　《伤寒证辨》一卷　清夏白董恕云编

《伤寒医验》六卷　清成纁子卢云乘著

《伤寒快捷方式》不分卷　清撰者佚名　嘉庆间钞本

《伤寒论浅注》六卷　清长乐陈念祖（修园）撰

《伤寒真方歌括》六卷　清陈念祖撰

《伤寒医诀串解》六卷　清陈念祖撰

《长沙方歌括》六卷　清陈念祖撰

《伤寒心法》不分卷　清江阴戚圣俞撰

《伤寒论补注》六卷　清金山顾观光著　武陵山人遗书本

《伤寒杂病论述》一卷　清金山顾观光著

《时病慈航集》四卷　清王于圣撰　嘉庆朝人

《伤寒杂病论正义》十八卷　清会稽孙桢（松彦）撰　道光甲申序精钞稿本六册

《伤寒纲目》十八卷　清沈（芊绿）金鳌撰

《伤寒说意》十卷　《伤寒悬解》十四卷　清黄元御（坤载）著

《伤寒宗印》六卷　清渭南严岳莲撰

《伤寒论本旨》九卷　清会稽章楠（虚谷）撰　《医门棒喝》本

《伤寒论注》六卷　清王朴庄撰

《伤寒论附余》二卷　清王朴庄撰

《伤寒序例新注》一卷　清王朴庄撰

《读伤寒论心法》一卷　清王朴庄读

《时节气候治病法》一卷　《洄澜说》一卷　清王朴庄著

《伤寒杂病录》十六卷　清武进胡嗣超著　道光年刊

《伤寒提纲》一卷　《伤寒析疑》一卷　清新安程文囿（杏轩）述　《程氏医述》本之一

《伤寒寻源》三卷　清钱塘吕震名（訢村）撰

《伤寒集注》九卷　《伤寒类编》八卷　清马（良伯）冠群著

《伤寒集注辨证篇》十卷　清毕节秦克勋著

《伤寒尚论篇辨似》四卷　清会稽高学山（汉峙）注

《伤寒方经解》二卷　清四川姜国伊著

《伤寒恒论》十卷　清蜀南郑钦安著　光绪丁酉刊

《伤寒补例》二卷　清周学海（澄之）著

《仲景归真》不分卷　清陈焕堂著

《伤寒点睛》一卷　清覃怀孟承意著

《伤寒纲要》一卷　上海中医书局铅印　即《伤寒点睛》改名

《伤寒论通解》四卷　清邹澍（润庵）撰

《伤寒金匮方解》六卷　清邹润庵撰

《伤寒辨证直解》八卷　清张兆嘉撰

《伤寒讲义》六册　清甬王仲香编　浙江中医专门学校本

《伤寒法眼》二卷　清岭南飞驼山人著　光绪己亥广州刊本

《伤寒类证》十卷　清清江关耀南述光绪丙戌刻《澄园医类初集》本

《伤寒说约》不分卷　清绍兴俞文起著　下附针灸穴法　原稿钞本

《伤寒论经注》七卷　清壶隐居清标许政敷撰　未刊精钞稿本

《伤寒提要》不分卷　清不著撰人名六经证治各法　精钞一厚本

《感证入门》一卷　清著者缺名　原稿精钞本

《感症宝筏》四卷　清苕南吴坤安原著　邵先根评注何廉臣增订子幼廉校录

《西塘感证》三卷　清四明高鼓峰著

《伤寒全书》不分卷　清著者缺名六经证治各法　精钞一厚本

《伤寒浅说》一卷　清著者缺名　旧精钞本

《仁斋活人书伤寒总括摘钞》一卷宋杨士瀛原本　摘要本

《伤寒纲要》二卷　清著者缺名　摘钞要法　稿本

《伤寒秘诀》二卷　清著者缺名　证治分论　原稿钞本

《伤寒要略》二卷　清著者缺名　旧钞本

《伤寒一提金六经证治捷法》一卷清著者缺名　集陶氏法　钞本

《删定伤寒论》一卷　清无锡丁福保编辑

《伤寒论通论》一卷　清丁福保（仲祜）编辑

《新伤寒论》三篇　清丁福保译述

《伤寒百证歌》二卷　清著者缺名附杂诀　精钞一册

《伤寒注证治集要》不分卷　清著者缺名　精钞本

《伤寒活人指掌图摘要》二卷　元吴蒙斋原本　清摘钞本

《伤寒要论》一卷　《舌鉴》一卷清著者缺名　旧钞本

《伤寒诸证》二卷　清湖南罗国纲辑乾隆人　《罗氏医镜》之一

《伤寒审证表》一卷　清包诚（兴言）撰

《伤寒问答》　清江苏沈麟（汉卿）著

《伤寒论浅注补正》七卷　清陈修园浅注　唐容川补正

《伤寒讲义》六卷　《余论》一卷清长沙郑兆年编次

《六气感证要义》二卷　清周岩（伯度）撰

《伤寒正医录》十卷　清邵（庸济）成平辑　三当轩刊

《伤寒摘要》二卷　《伤寒分类集成》三卷　清沈灵犀编　钞本

《伤寒秘旨》一卷　清阳湖赵惇著乾隆刊本

《伤寒三说辨》一卷　清休宁汪必昌（燕亭）著　嘉庆年刊

《六淫诸病》十三卷　明徐春甫撰徐氏《医统》之一

《感证集腋》四卷　清武林茅钟盈辑

《伤寒会参》四卷　清常德张拱端著节修园、容川之要，参以发明

《伤寒论读本》一卷　清章成选录钞本

《伤寒新元编》四卷　清浏阳王立庵撰　民国十一年铅印

《伤寒释义》六卷　清吴门李缵文注

《切总伤寒》一卷　清道光廖云溪辑《医学五则》之一

《伤寒伏阴篇》二卷　清汉川田宗汉著刊

《伤寒古本考》一卷　清四川成都井研廖平撰

《伤寒杂病论古本》一卷　清四川井研廖平撰

《伤寒平议》四卷　清四川成都井研廖平著

《伤寒总论》一卷　《补证》一卷　清四川廖平著

《伤寒讲义》二卷　清四川成都井研廖平著

《仲景三部九候诊法》一卷　清井研廖平注

《伤寒杂病论章句》十六卷　《伤寒杂病论读本》三卷　清湘潭孙鼎宜撰　中华书局仿宋铅印本

《加批伤寒集注》三卷　清张隐庵注陈莲舫批按　广益书局印行

《伤寒汇注精华》九卷　清婺源汪莲石著　光绪年刊本

《百名家注伤寒论》十六卷　清海门吴考槃编辑

《伤寒杂病指南》二编　清叶隐衡编纂

《增订伤寒百证歌注》四卷　宋白沙许叔微原著　清越医何廉臣增订子幼廉筱廉校录

《伤寒论识》六卷　日本浅田栗园著清越医何廉臣校刊

《新增伤寒广要》十二卷　日本丹波元坚著　越医何廉臣增订子幼廉校刊

《伤寒论述义》五卷　日本丹波元坚著　越医何廉臣校刊

《通俗伤寒论》十二卷　清山阴俞根初原本　何廉臣增注曹炳章参补幼廉校刊

《伤寒论纲要》二编　清宝山朱鸿寿编　以新学理发明　广东印行

《增订伤寒备要》十卷　清乾隆古瀛施涛（源晖）编集　民国十八年及门弟子孙录刊　上海中医杂志本

《伤寒六经分证表附方》四张　清鄞县周岐隐著

《夹阴伤寒论》一卷　民国四明曹炳章述　钞本

《伤寒研究》四卷　民国武进恽铁樵著

《伤寒论辑义按》七卷　日本丹波元简著　武进恽铁樵按

《伤寒论蜕》一卷　民国无咎著

《伤寒论发微》一册　民国江阴曹颖甫著

《伤寒论今释》八册　民国陆渊雷辑废弃六经气化，倒乱经旨，离实验愈远

《伤寒论新注》一册　民国汉口王和安注　用科举理论发明

《皇汉医学》三卷　日本汤本求真著黄岩周子叙释述

《皇汉医学》两册　日本汤本求真著镇海刘泗桥释述

《伤寒论校刊詑①》一卷　民国秦又安著　上海中医书局铅印本

《伤寒论新注》四卷　民国黟县胡剑华注释　中医书局印行

《仲景学说之分析》不分卷　民国嘉善叶劲秋著　民国十九年中医书局印

《伤寒讲义》五卷　民国闽杭包识生著　分章节方法、《伤寒表论讲义》、《方论讲义》六册

《伤寒新义》一册　民国山阴祝味菊著　虽参新理论，并无实验发明，不切实用

《伤寒方解》一册　民国山阴祝味菊著

《伤寒纲要讲义》六编　民国王慎轩著

---

① 詑（tuó 驼）：欺谩。

《伤寒杂病论义疏》十六卷　汉长沙仲景原文　清江西张隐君传述　长沙刘仲迈、刘昆湘义疏

《伤寒杂病论》十六卷　汉张仲景原文　民国长沙刘瑞溆、刘昆湘同编校　湘主席何芸樵手写　刻本

《伤寒论读法》一卷　《微言》一卷　民国重庆邹趾痕撰　杭三三医报刊本

《伤寒详解》四卷　民国重庆邹趾痕撰

《伤寒自疗法》一卷　民国崇义萧屏（萍寄）著　大众书局印

《伤寒汲古》三卷　民国鄞县周岐隐纂辑　摘录古本伤寒佚文一百六十四条，订误七十九条，佚方八十有八，别为《汲古》三卷

# 跋

　　夫天地之大德曰生，体天地好生之德以拯民困而全民生者，莫医若也。然医能生人，亦能杀人。何也？医而精良，则起死回生；医而庸劣，则草菅人命。前哲徐灵胎先生有曰：人之所系，莫大乎生死。王公大人，圣贤豪杰，可以旋转乾坤，而不能保无疾病之患。一旦有疾，不得不听之医者，而生杀唯命矣。夫一人系天下之重，而天下所系之人，其命又悬于医者，下而一国一家所系之人，更无论矣。由是观之，医之责任不亦重且大乎！责任既重且大，则医学安得而不讲求？讲求医学，全在博览群书，方能技进于道，为天下苍生司命之人，厥功岂不伟哉！尝考《伤寒论》一书，汉长沙太守张仲圣著作于前，晋太医令王叔和编次于后，梁、隋、唐、宋、金、元、明、清，历朝注释，何止百数十家。然仲圣当时著书之本旨，自建安纪年以来，悯宗族之沦亡，伤横夭之莫救，乃勤求古训，博采众方，撰用《素问》九卷、《八十一难》《阴阳大论》《胎胪药录》并平脉辨证，为《伤寒杂病论》，合十六卷，实祖述黄岐之经义，推广伊尹之汤液，追神农、体箕子而作也。其书统载于《金匮玉函经》中，华佗见之而叹曰：此书可以活人。晋皇甫谧作《甲乙经》，其论伤寒唯长沙一人而已。宋文潞公《药准》云：仲景方为群方之祖，所以后起诸贤，虽千变万化，各鸣其所得，而无能逾越其范围。自西晋太医令王叔和编次《仲景方论》十卷，附入己意，为三十六卷，而《卒病论》六卷，早已遗亡，不复得观，至金成无己尊奉叔和，又注为《伤寒论》十卷。今所行于世者，究仅七卷，而前后舛错，六经混淆，使读者茫无端绪，检阅者漫难寻讨。如少阳诸证杂入《太阳篇》中，合病并病散处三阳前后，结胸痞症曾不分别症因，脏结之条分隶四卷首尾，中风、伤寒纷出，麻黄、桂枝杂陈，坏病无从安置，疑为久远遗失，温病不知方法，谓非作者所长。致后人不知随证而治，而坏病遂无治法，概以麻黄、桂枝治温，而温病每致云亡。凡此皆叔和编次之失，无己注释之病也。及宋朱奉议《活人书》出，更变长沙之定法，而搅乱经文，可称作俑。明陶节庵《截江网》《杀车槌》告成，尽废仲景之原文，而奄为己有，实为僭窃。新安方有执痛辟其非，《条辨》因之而作；江左喻嘉言指摘其谬，《尚论》由此而成。然皆经义未驯，岂能澄清其浊乱；阴阳莫辨，安能洞悉其渊微。若欲阐发先圣精奥，务使流通远播，俾业医者临证可以辨疑，处方得其精当，庶可以全天下之大德，拯生民之危殆。呜呼！医风不振，邪说横行，渐渍日久，入人甚深，讹伪相沿，俗医难改。深恐一书之绵力，不足以回倾倒之狂澜；半隙之微光，岂能照漫漫之长夜乎。复考《医林列传》云：南阳张仲景，官长沙太守，后在京师为名医，以宗族二百余口，建安以来，未及十稔，死者三分之二，而伤寒居其七，乃著论二十二篇，症外合三百九十七法，一百十二方。其文辞简奥古雅，古今治伤寒者，未有能出其外者也。其书推为诸方之祖，时人以为扁鹊、仓公无以加之，故后世称为医圣也。窃夫仲圣生丁汉季，悯民夭枉，昭揭病源，同于日月，所著《伤寒论》一书，实为群方之祖，众法之宗。昔朱子有言，天不生孔子，万古如长夜。天生仲景，是亦医门之孔子也。惜其书早已散失，仅得诸晋世读者口授，故篇目先后错乱。惟时太医令王叔和取三百九十七法、一百一十二方，编集成书，厥功甚伟。第其编述潦草糊涂，加以妄入序列，谬戾滋多，大为后世诟病。至宋林亿等、金成无己，不特校注多差，且将叔和纬翼仲景之词，混编为仲景之书，于是已歧又歧，一误再误，学者穷研，无所从入。虽有英贤辈出，如庞安常、朱肱、许叔微、韩祗和、王宴之流，究莫能舍叔和之疆畛，追溯仲景渊源。明代王肯堂、张景岳之书，皆脍炙人口，其所称引，尚不免承讹袭谬，况其他乎？嗟乎！《七篇①》不作，杨墨②之横流不息也。濂、洛、关、闽③之传注不出，尧、舜、周、孔之道家殊而户异也。是故义利之辨，圆象④性命之问难，其所为不得已者，易地则皆然也。概自叔和而后，伤寒一书，沦于羊肠鸟道中者几千余年。天意未丧，有明方中行出，著《伤寒条辨》，澄几研理，卓识超越前人，其注虽未能尽达仲景立言之旨，而叔和序列，独首削去，可谓辟尽榛芜⑤矣。至西昌喻嘉言踵而增之，尤为完美，所著前后《尚论篇》，编次则纲举目张，阐发则独开生面，

---

① 七篇：特指《孟子》。该书七篇，故称。
② 杨墨：战国时杨朱与墨翟的并称。
③ 濂洛关闽：指宋朝理学的四个重要学派。濂指周敦颐，因其原居道州营道濂溪，世称濂溪先生，其学称濂学。洛指程颐、程颢兄弟，因其家居洛阳，世称其学为洛学。关指张载，家居关中，其学称关学。闽指朱熹，因曾讲学于福建考亭，故称其学为闽学。
④ 圆象：天象。
⑤ 榛芜：指丛杂的草木。比喻烦琐累赘。

《春温》一篇，理解尤属创辟，究不于仲景论外，旁溢一词，此真仲圣之功臣，而吾辈之先觉也。《通俗伤寒论》者，吾越陶里乡名医俞根初之先生原著也。其书名通俗者，以文辞浅近易晓，能使雅俗共赏。根初先生与先曾祖秀山公相友善，其原著三卷，秀山公阅之甚喜。先曾祖亦精医术，曾将俞氏原著选按创刊于前。先君子廉臣公，不忍二公原著湮没，录为校勘于后，已详载先君序中，兹姑从略。但先君为此书，费尽心力，几易寒暑，将欲告成，惜天不假年，已巳秋遽归道山，以致功亏一篑，深为遗憾焉。不肖幼廉幼承庭训，稍长侍医，备聆教诲垂三十余年，无如赋性愚鲁，且系先人著作，不敢贸然执笔，因与曹世兄炳章讨论，共同编校，以竟先人遗志。今年冬幸告藏事，亟付印刷，于其将出版也，爰志其事实于简端，是为跋。

民国念壹年壬申冬月越医何佗原名拯华幼廉谨跋于卧龙山麓之宣化坊

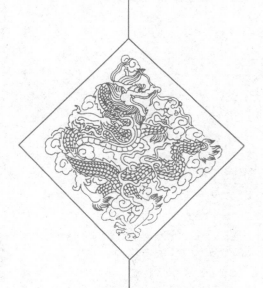

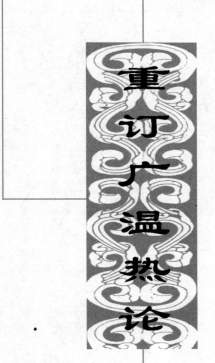

重订广温热论

# 内容提要

　　《重订广温热论》，二卷。初为戴天章所撰的《广瘟疫论》，后经陆懋修删订补充，易名为《广温热论》，再经何廉臣悉心重订，是一部全面总结清末以前伏气温病学说成就，并有所创新的温病学著作。

　　本书卷一为温热总论，简述温热四时皆有、温热五种辨法以及温热与风寒各异、温热伏气与新感不同等，阐述了温热本症、温热兼症、温热夹症、温热复症、温热遗症等疗法，同时详析温热症辨似要义，妇人温热与小儿温热病症等。卷二详细介绍了温热验方和温热医案。

　　何廉臣对本书倾注了极大的精力，经过他的增订，增加了论温热四时皆有、论温热伏气与新感不同、论温热即是伏火、论温热本症疗法、温热遗症疗法、论小儿温热以及补入其师樊开周验方妙用、温热验案等篇章，验方由原来的83首增至320首，并详论温热验方的组成、用量、用法，选录了古今医家尤其明清时期叶天士、王孟英、吴鞠通、雷少逸、张路玉、周雪樵、朱心农、罗太无、陆养愚等130多位医家的学术思想，丰富了温病学内容，堪称伏气温病集大成之作。

# 绪　言

考《上元县志》，戴天章，字麟郊，邑庠生①。少师林青雷，习举子业，好学强记，所读经史，能通部逆背，如瓶泻水。壮为文，干禄②不足，于是求有用之学。自天官地理、算数射弋，以及书画琴棋之类，无不探微极要。尤精医理，博览深思，活人无算，谢之金，挥不受。四方淹雅名流至，必下榻请教。课诸子，督以勤苦力学。晚号北山，学者称北山先生。长子瀚，字巨川，雍正元年癸卯一甲第二人，覃恩③敕赠文林郎、翰林院编修。乾隆辛卯，孙翼子官御史，再遇覃恩，赠如其官。乃孙谦议公祖启曰：先大父北山先生，以通儒邃医学。所论著伤寒杂病诸书，及《咳论注》《疟论注》《广瘟疫论》，凡十数种，皆先世父雪村先生行楷细字，录存于家。近坊中有《瘟疫明辨》四卷，祖启购阅之，即先大父存存书屋《广瘟疫论》也。虽易其名，未曾改窜其文，不知何误刻为歙县郑某之书？在先大父固不争此，子孙见之，不容不正。因出存存书屋原本，校而刻之，以纠伪传而广先德。观此二则，想见其为人，惜不得见其全书而卒读耳。

己酉春，南京濮凤笙君，邮寄《广温热论》抄本一册，嘱予校勘付印。余因诊务忙，任事多，日不暇给，暂置高阁。嗣为濮君驰书屡促之，不获已，勉承其乏，将原书一一浏览，始知其书即戴氏《广瘟疫论》，而陆氏九芝为之删订，改定其名曰《广温热论》者也。见其论温热症甚精，论温热病中种种发现之症尤极明晰，洵当今最有实用之书，

故陆氏九芝原序云：北山此书，以温热与伤寒辩，条分缕晰，逐病疏明，伤寒之治不混于温热，温热之治不混于伤寒。诚于秦越人四日热病、五日温病之异于二日伤寒者，分疆划界，不得飞越一步矣。然其书明是论温热，而其书名则曰广瘟疫，篇中或称疫疠，或称时疫，或单称疫，一若自忘其为论温热者。是伤寒之与温热，北山能辩之；而温热之与瘟疫，北山亦混之矣。余爱其论之精而惜其名之误，乃于凡所称时行疫疠者，悉改之曰温热，或曰伏邪。其开首云：世之治伤寒者，每误以温热治之；治温热者，又误以伤寒治之。四语则余所缀也，有此一提，

---

① 邑庠（xiáng 详）生：明清时期称州、县学为邑庠，学中秀才也称邑庠生。
② 干禄：旧时特指公家所给的俸禄，后来多指求取功名利禄。
③ 覃恩：旧时多用以称帝王对臣民的封赏、赦免等。

而所以作书之意，乃先于卷端揭清，即为之改题曰《广温热论》，则此书实足为温热病正法眼藏矣，其言如此。

然余细玩原书，见其于湿温、燥热二症言之甚略，尚少发明，即用药选方，亦多未尽善处。此非余一人之偏见也。

试述陆氏九芝原评曰：此书明辨温热与伤寒，朗若列眉[1]，实足为度世金针。而温热与瘟疫，仍混同无别，因为之改正其文，命儿子润庠手录之，然屡次删改，而终不能惬意也。

次述邴氏味清原评曰：此书各论，均有至理，即当在《伤寒论》中选方，乃见大家作用，惜多采后人夹杂之方，未免有悖经旨。且既知不可用辛温，而总不出羌活汤、败毒散之范围，将经方辛凉之法弃而不用，先生殆亦趋时太甚耳。

又次述李氏鹤访新评曰：此书未将风温、湿温、春温、冬温等分清，而概称时行，未免含混。至列大青龙、九味羌活，沿古治温病之方，则尤疏矣。夫温热病热从内发，岂可用大青龙中麻、桂猛发其汗耶？若九味羌活汤，皆一派辛燥雄烈，夹入生地，引邪入阴，真杂而不精之方也。

合三说以观之，北山此书，虽经陆氏删定，而终不能惬心贵当者，九芝先生自认之。而列方之纯杂互收，邴、李二家，已发其蒙。故余不揣梼昧[2]，爰为悉心重订，将原书缺者补之，讹者删之，更择古今历代名医之良方而为余所历验不爽者，补入其间，务使后之阅者，知此书专为伏气温热而设，非为新感温暑而言。辨症精，用药当，庶几与戴氏结撰之精心、陆氏删订之苦心，心心相印，永垂久远，而余心始慊[3]。呜呼！莫为之前，虽美不彰；莫为之后，虽盛不传。世之博雅君子，应亦谅我苦衷乎。

　　　黄帝纪元四千六百九年十月望何炳元廉臣识于越中之宣化坊

---

① 朗若列眉：言非常明白。朗，明亮。列眉，两眉对列。

② 梼（táo 桃）昧：愚昧。谦辞。

③ 慊（qiè 切）：满意。

# 重订广温热论目录

# 卷之一

## 温热总论

世之治伤寒者，每误以温热治之；而治温热者，又误以伤寒治之，此辨之不明也。即明其为温热病矣，而又有新感、伏气之不同。前哲发明新感温热者，如叶氏香岩之《论温》二十则、陈氏平伯之《风温病篇》、吴氏鞠通之《温病条辨》、张氏凤逵之《伤暑全书》，立说非不精详，然皆为新感温暑而设，非为伏气温热而言。即江本载薛生白《湿热病篇》，亦属暑湿相搏之一种。他如张石顽《伤寒绪论》、周禹载《温热暑疫全书》、陈素中《寒温条辨》，虽辨明伏气温热，惜皆语焉而不详。以予所见，专论伏气温热，能各症精详者，自北山此书始，兹先述其总论，存其精而补其缺，约十有三。

**一、论温热四时皆有**

温热，伏气病也，通称伏邪。病之作，往往因新感而发，所谓新邪引动伏邪也。因风邪引动而发者，曰风温（或曰风火）；因寒邪引动而发者，曰冷温（或曰客寒包火）；因暑邪引动而发者，曰暑温（或曰暑热）；因湿邪引动而发者，曰湿温（或曰湿遏热伏）；若兼秽毒者，曰温毒，其症有二：一为风温时毒，一为湿温时毒，此以兼症别其病名也。其发于春者，曰春温（或曰春时晚发）；发于夏者，曰夏热（或曰热病）；发于秋者，曰秋温（或曰秋时晚发，或曰伏暑）；发于冬者，曰冬温（或曰伏暑冬发），此以时令别其病名也。其病萌于春，盛于夏，极于秋，衰于冬，间亦有盛发于春冬者，然总以盛发于夏秋为多。

何则？春冬空气清洁，轻气多而炭气少，故其为病亦清邪多而浊邪少。除新感症外，即有因伏邪而病纯热无寒者，但为温病而已。兼寒者，但为冷温而已；兼风者，但为风温而已。虽间有时行温毒，然亦以风毒居多。夏秋空气最浊，水土郁蒸之气，每被日光吸引而蒸发，发于首夏者曰霉雨蒸，发于仲秋者曰桂花蒸。其为病也，皆水土秽气杂合而成。人但以暑湿贻其病之本，贪凉饮冷贻其病之标，而不知夏秋水土郁蒸，湿中有热，热中有湿，浊热黏腻，化生霉菌，故谓之湿温，亦谓之湿热。西医谓之霉毒气，害人最广，变症最繁，较之风温、冷温、暑温三症，尤多而难治。

英医合信氏云：空气干热不伤人，惟湿热最伤人。因低洼地土，或蕴有死水之潜热，或积有腐烂之草木（此即水土秽气化生霉菌之原因），后得六十度热表之日光，接连晒之，其霉毒气乃勃发，故在东南热地，夏秋之交，其毒尤甚。可见湿温、湿热，为有形黏腻之邪，西医不为无见。呜呼！人在气交之中，一身生气，终日与秽气相争战，实则与微生物相争战，不知不觉中，伏许多危险之机，可不惊且惧哉。

**二、论温热五种辨法**

**1. 辨气**

风寒之气，从外收敛入内，病无蒸气

触人，间有作蒸气者，必待数日后转入阳明腑症之时。温热及湿温症，其气从中蒸达于外，病即有蒸气触人，轻则盈于床帐，重则蒸然一室。以人身脏腑、气血津液，得寒气则内敛，得火气则上炎。温热，火气也。人受之，自脏腑蒸出于肌表，气血津液，逢蒸而败，因败而溢，溢出有盛衰，充达有远近，非鼻观精者不能辨之。辨之既明，治之毋惑，知为温热而非伤寒，则凡于头痛发热诸表症，不得误用辛温发散，于诸里症当清当下者，亦不得迟回瞻顾①矣。

**2. 辨色**

风寒主收敛，敛则结，面色多绷结而光洁；温热主蒸散，散则缓，面色多松缓而垢晦。人受蒸气，则津液上溢于面，头目之间多垢滞，或如油腻，或如烟熏，望之可憎者，皆温热之色也。一见此色，虽头痛发热，即不得用辛热发散；一见舌黄烦渴诸里症，即宜攻下，不可拘于下不厌迟之说。

**3. 辨舌**

风寒在表，舌多无苔，即有白苔，亦薄而滑；渐传入里，方由白而黄，转燥而黑。温热一见头痛发热，舌上便有白苔，且厚而不滑，或色兼淡黄，或粗如积粉，或兼二三色，或白苔即燥，又有至黑不燥，则以兼湿挟痰之故。然必按之粗涩，或兼有朱点、有罅纹，不可误认为里寒阴结也。治温热者，能先于表症辨之，不用辛温发散，一见里症，即用清凉攻下，斯得之矣。

**4. 辨神**

风寒之中人，令人心知所苦而神自清，如头痛寒热之类，皆自知之；至传里入胃，始或有神昏谵语之时。缘风寒为病，其气不昏而神清；温热初起，便令人神情异常而不知所苦。大概烦躁者居多，甚或如痴如醉，扰乱惊悸，及问其何所苦，则不自知，即间有神清而能自知者，亦多梦寐不安，闭目若有所见，此即谵语之根也。或亦以始初不急从凉散，迁延时日，故使然耳。

**5. 辨脉**

温热之脉，传变后与风寒颇同，初起时与风寒迥别。风寒从皮毛而入，一二日脉多浮，或兼紧，兼缓，兼洪，无不浮者，传里始不见浮脉，然其至数，亦清楚而不模糊。温热从中道而出，一二日脉多沉，迨自里出表，脉始不沉而数，或兼弦，或兼大，然总不浮，其至数则模糊而不清楚。凡初起脉沉迟，勿认作阴症。沉者，邪在里；迟者，邪在脏也。脉象同于阴寒，而气色、舌苔、神情，依前诸法辨之，自有不同者。或数而无力，亦勿作虚视，因其热蒸气散，脉自不能鼓指，但当解热，不当补气。受病之因各殊，故同脉而异断。

**三、论温热与风寒各异**

**1. 辨其气之异**

风主疏泄，寒主凝涩，二气虽有不同，然初皆冷而不热。其中人也，郁而不宣，方其初受在表，自宜温散，麻黄汤、桂枝汤、葛根汤、苏羌饮等方，皆散寒之剂，非解热之剂也；温热由伏气而成，热而不冷，其伤人也立蒸而腐败，初起即宜凉解，栀豉汤、葛根芩连汤、麻杏石甘汤、黄芩汤、葳蕤汤、六神通解散等方，皆解热之剂，非散寒之剂也。以解热之剂治风寒，轻则寒中呕利，重则阳陷厥逆；以散寒之剂治温热，轻则衄渴谵妄，重则枯竭亡阴，此气之不可不辨也。

**2. 辨其受之异**

风寒从表入里，自皮毛而肌腠，而筋

———————————————

① 迟回瞻顾：迟疑，犹豫。

骨，而胸膈、胃肠，一层渐深一层，不能越此入彼。故汗不厌早，下不厌迟，为散为和，浅深毫不可紊。以其气皆属冷，必待寒化为热。邪敛入内，方可攻下凉解，否则虚其里气，反引表邪内陷，而成结胸、痞痢诸症。湿温从膜原而发，温热从血络而发，先踞膜络之中，必内溃而后变九传。由里出表，虽出表而里未必全无邪恋，经过之半表，亦未必不为邪伤，故下不厌早，汗不厌迟，为和为解，浅深必不可拘。以其气皆属热，热能作蒸，不必郁变，而此蒸即带彼热，未出表而误温之，始则引热毒燎原，而为斑疹、狂喘，未传则伤真阴，为枯槁、沉昏、厥逆诸危候矣。（邴味清评：此论深有见识。）

### 3. 辨其传经之异

温热传经，与风寒不同。风寒从表入里，故必从太阳而阳明，而少阳，而入胃。若温热则邪从中道，而或表或里，惟视人何经之强弱为传变。故伏邪之发，有先表后里者，有先里后表者，有但里不表者，有表而再表者，有里而再里者，有表里偏胜者，有表里分传者，有表里分传而再分传者，有表里三焦齐发者，此为九传。

医必先明九传之理由，而后能治伏邪。试言其要：风寒从表入里，必待渐次闭郁而传变。故在表时不必兼见里症，入里后不必复见表症。温热本从里出表，故见表症时，未有不兼见一二里症者，亦未有不兼见一二半表半里症者。且温热属蒸气，表而里，里而表，原是不常。有里症下之而其邪不尽，仍可出表者；有谵妄昏沉之后，病愈数日，复见头痛发热，复从汗解者，此所谓表而再表，风寒必无是也。更有下症全具，用下药后，里气通而表亦达，头痛发热得汗而解，胸闷心烦，暂从疹斑而解，移时复见舌黑心闷，腹痛

谵妄，仍待大下而后愈者，此所谓里而再里，风寒必无是也。若夫表里分传，三焦齐发之症，风寒十无一二，温热十有六七。但据传经之专杂为辨，初起专见一经症者属风寒，初起杂见二三经症者属温热；日久而渐传者属风寒，一日骤传一二经或二三经者属温热。则虽病有变态，而风寒不混于温热，温热不混于风寒，施治自无误矣。

### 四、论温热伏气与新[①]感不同

新感温热，邪从上受，必先由气分陷入血分，里症皆表症侵入于内也；伏气温热，邪从里发，必先由血分转出气分，表症皆里症浮越于外也。新感轻而易治，伏气重而难疗，此其大要也。

谓予不信，请述陆氏九芝评孟英之言曰：仲景所论温热是伏气，天士所论温热是外感。故以"温邪上受，首先犯肺，逆传心包"十二字，揭之篇首，以自别异。果如其说，则所称温热者，即俗所谓小风温、小风热，如目赤、颐肿、喉梗、牙疼之类，却只须辛凉轻剂，其病立愈。更述薛瘦吟之言曰：凡病内无伏气，纵感风寒暑湿之邪，病必不重，重病皆新邪引发伏邪者也。但伏气有二：伤寒伏气，即春温夏热病也；伤暑伏气，即秋温冬温病也。邪伏既久，血气必伤，故治法与伤寒伤暑正法大异。且其气血亦钝而不灵，故灵其气机，清其血热，为治伏邪第一要义。第其间所伏之邪，有微甚，有浅深；人之性质，有阴阳，有强弱，故就中又有轻重之分焉。医必识得伏气，方不至见病治病，能握机于病象之先。然非熟于亢害承制之理，亦岂能测未来之病乎？然非谓

---

① 新：原作"心"，据书局本改。

司天运气也，雨旸①寒燠，在在留心，久当自悟耳。

由是观之，同一温热症，而新感之与伏气，病所之浅深不同，病情之轻重不同，病机之安危不同，故其疗法亦因之而不同。

### 五、论温热即是伏火

凡伏气温热，皆是伏火。虽其初感受之气，有伤寒、伤暑之不同，而潜伏既久，蕴酿蒸变，逾时而发，无一不同归火化。中医所谓伏火症，即西医所谓内炎症也。王秉衡曰：风寒暑湿，悉能化火，血气郁蒸，无不生火，所以人之火症独多焉。朱心农曰：东南方天时多热，地气多湿，最多湿温、湿热之症，正伤寒症极少。即云冬月多正伤寒症，亦不尽然。历症以来，恒见大江以南，每逢冬令太温，一遇感冒，表分虽有外寒，内则竟多伏火，悉以伏火治之，丝毫不爽。故魏柳州曰：壮火为万病之贼。嘉约翰曰：炎症为百病之源。中医西医，其揆一也。虽然，同一伏火，而湿火与燥火判然不同。以治燥火之法治湿火，则湿愈遏而热愈伏，势必为痞满，为呕呃，为形寒热不扬，为肠鸣泄泻，甚则蒙闭清窍，谵语神昏，自汗肢厥，或口噤不语，或手足拘挛；以治湿火之法治燥火，则以燥济燥，犹拨火使扬，势必为灼热，为消渴，为热盛昏狂，为风动痉厥，甚则鼻煽音哑，舌卷囊缩，阴竭阳越，内闭外脱。是以对症发药，必据湿火、燥火之现症为凭，分际自清，误治自少。

试先论湿火之症治。凡湿火症，发于夏至以前者，为湿温；夏至以后者，为湿热；发于霜降、立冬后者，为伏暑挟湿。其邪必伏于膜原，《内经》所谓横连膜原是也（拯华注：膜原，即统腹膜空隙之处，外通肌肤，内近胃肠，上连胸膈，下包内肾、膀胱，中有夹缝，最易藏邪。邪伏于此，症必胸腹热甚，按之灼手，小便黄赤浊热者，职是之故。故凡湿热内伏之邪，必由膜原达外）。其人中气实而热重于湿者，则发于阳明胃肠；中气虚而湿重于热者，则发于太阴肺脾。初起邪在气分，当分别湿多热多。

湿多者，湿重于热也，其病多发于太阴肺脾。其舌苔必白腻，或白滑而厚，或白苔带灰，兼黏腻浮滑，或白带黑点而黏腻，或兼黑纹而黏腻，甚或舌苔满布，厚如积粉，板贴不松。脉息模糊不清，或沉细似伏，断续不匀，神多沉困嗜睡。症必凛凛恶寒，甚而足冷，头目胀痛昏重，如裹如蒙，身痛不能屈伸，身重不能转侧，肢节肌肉疼而且烦，腿足痛而且酸，胸膈痞满，渴不引饮，或竟不渴，午后寒热，状若阴虚，小便短涩黄热，大便溏而不爽，甚或水泻。治法以轻开肺气为主。肺主一身之气，肺气化，则脾湿自化，即有兼邪，亦与之俱化。宜用藿朴陈苓汤，体轻而味辛淡者治之，启上闸，开支河，导湿下行，以为出路，湿去气通，布津于外，自然汗解。

若兼神烦而昏者，此由湿热郁蒸过极，内蒙清窍。前辛淡法，去蔻仁、厚朴，加细辛二三分，白芥子钱许，辛润行水开闭；再加芦根一二两，滑石四五钱。轻清甘淡，泄热导湿。蒙闭即开，屡验不爽。

若兼大便不利者，此由湿阻气滞，或夹痰涩。前辛淡法，去藿、朴、豆豉，重用栝蒌仁、薤白、小枳实等味，或重用紫菀、苏子捣郁李仁等品。此皆味辛质滑，流利气机，气机一开，大便自解，即汗亦

---

① 雨旸（yáng 羊）：雨天和晴天。语出《尚书·洪范》。

自出，随症均可加入。

其有湿遏热伏，走入肌肉，发为阴黄。黄而昏暗，如熏黄色，而无烦渴热象，或渐次化热，舌苔黄滑，口干而不多饮。其未化火者，宜苦辛淡温法，如茵陈胃苓汤、茵陈五苓散，加除疸丸之类；已化火者，宜苦辛淡清法，如清热渗湿汤、黄连温胆汤、藿香左金汤，重加茵陈及栀柏绛矾丸之类。若误以脘痞等症为食滞，而消之下之，则脾阳下陷，湿浊内溃，转成洞泄胀满诸病矣。

其有腹痛痞满，呕吐不纳，舌白或黄，手扪之糙，渴不引饮，大便泄泻，小溲不利，或赤而短，此湿热内结于脾，而成湿霍乱也。如舌苔白腻者，宜辛开温化法，如蚕矢汤、燃照汤之类；舌苔黄滑者，宜辛开清解法，如藿香左金汤、连朴饮之类；夹食加楂曲、青皮之类。总之湿遏热伏，其热从湿中来，只要宣通气分，气分湿走，热自止矣，全在初起一二日。藿、朴、豆豉疏中解表，使湿邪从皮腠而排泄；白蔻、四苓，芳淡渗湿，使湿邪从内肾、膀胱而排泄。汗利兼行，自然湿开热透，表里双解，而伏邪自去矣。虽然湿热自内而出，恒结于中焦而成痞满，必有痰食错杂其间。前辛淡法中，痰郁加星香导痰丸，食滞加沉香百消曲，又生莱菔汁最妙，既开湿火之郁闭，亦消痰食之停留，随症均可加入。

热多者，热重于湿也。其病多发于阳明胃肠，热结在里，由中蒸上，此时气分邪热，郁遏灼津，尚未郁结血分。其舌苔必黄腻，舌之边尖红紫欠津，或底白罩黄，混浊不清，或纯黄少白，或黄色燥刺，或苔白底绛，或黄中带黑，浮滑黏腻，或白苔渐黄而灰黑。伏邪重者，苔亦厚而且满，板贴不松。脉息数滞不调，症必神烦口渴，渴不引饮，甚则耳聋干呕，

面色红黄黑混，口气秽浊，余则前论诸症，或现或不现，但必胸腹热满，按之灼手，甚或按之作痛，宜用枳实栀豉合小陷胸汤，加连翘、茵陈之清芬，青子芩、姜水炒木通之苦辛，内通外达，表里两彻，使伏邪从汗利而双解；渐欲化燥，渴甚脉大，气粗而逆者，重加石膏、知母，清肺气而滋化源，惟芦根、灯芯，尤宜多用（先煎代水），轻清甘淡，泄热化湿，下行从膀胱而解，外达从白㾦而解，或斑疹齐发而解。至于传变，凡胃家湿热，郁蒸肺气，致肺气不能敷布水精，外达下行，必见烦渴、多汗、斑疹、停饮、发黄等症。

如热汗时出，大渴引饮，轻者用芦根饮子，加花粉、知母之类；重者用白虎汤，加鲜竹叶、鲜枇杷叶之类，清肺气，泄胃热；虚者加西洋参或珠儿参。盖湿热一症，肃肺清胃，如溽暑炎蒸，凉风骤起，顷刻湿收热退，如登清凉界中矣。

其有邪走皮肤发疹，邪走肌肉发斑，隐隐不现者，用杏仁、牛蒡、木贼草、栝蒌皮、川贝、银花、连翘、鲜竹叶、通草、紫草、丹皮之类，辛凉开达，轻清透络。最忌辛燥升散，如藿香、厚朴、半夏、升麻、柴胡、川芎、葛根、苏叶、荆芥之类。斑疹已出，热重者，用白虎汤，酌加元参、银花、芦根、紫花地丁，以解毒而宣化之。

其饮停胸膈者，必见胸膈满痛，心烦干呕，渴欲饮水，水入则吐等症，斯时须辨舌苔。如舌苔白腻，则属饮重，热因饮郁而陷，宜辛淡化饮，辛能行水，辛润又不烁津，二陈加芥子最妙。重者加细辛二三分，尤妙；再加淡渗，如滑石、通草、茯苓、猪苓、泽泻、苡仁之类，或用五苓散，加清淡如滑石、淡竹叶、芦根之类。如饮热并重，湿热与气液互结，舌苔黄

腻，宜苦辛通降，佐以淡渗，如小陷胸汤加枳实、厚朴、浙苓、广皮之类，半夏泻心汤去参、草、大枣，以姜汁炒苓、连代干姜，均加滑石、通草、竹沥、姜汁等味，清化湿热以通利之。便闭者，必有黏涎浊饮，互结胃肠，再加控涎丹四五分，以洗涤之。

其有湿热瘀遏肌肉，发为阳黄，黄而鲜明如橘皮色，宜苦辛佐淡渗，茵陈五苓散加栀柏伐木丸，以通泄之。

如湿热郁遏肝胆经脉，耳聋干呕者，宜用连茹橘半汤，加条芩、胆草、石菖蒲等，苦辛开泄；胁痛及欲痉者，重加羚角、石决明、海蛤壳、童便等，以咸降之，既能泄肝，又能化湿，两不相悖。

即邪传心经，神昏谵烦，亦须辨舌苔。如舌苔黄腻，仍属气分湿热，内蒙包络清窍，与前同一病因，宜用小陷胸汤合半夏泻心汤，去干姜、大枣、参、草，加竹沥、姜汁，或用昌阳泻心汤，辛润以达之，苦寒以降之，清淡以泄之，使湿热浊邪无地自容，其闭自开。极重者，再加太乙紫金丹，如昏蒙而厥者，可加厥症返魂丹。

又有神昏谵烦，舌苔黄燥、黑燥而有质地，此胃肠实邪，浊气壅闭，清气因之亦闭，宜小承气汤合小陷胸汤，急下其邪，以决壅闭。阴虚者，加鲜生地、元参、芦根、鲜冬瓜子等，轻清滑利之品，滋燥养阴足矣。若阴柔滋腻药多，虽用大黄，亦恐不解，是滋阴转致伤阴也。如舌苔黄厚而滑，脉息沉数，中脘按之微痛不硬，大便不解，此黏腻湿热与有形渣滓相搏，按之不硬，多败酱色溏粪，宜用小陷胸汤合朴黄丸，或枳实导滞丸等，缓化而行。重者，合神芎导水丸，或陆氏润字丸等，磨荡而行。设使大剂攻下，走而不守，则必宿垢不行，反行稀水，徒伤正气，变成坏症。

若舌苔黄如沉香色，或黄黑而燥，脉沉实而小，甚者沉微似伏，四肢发厥，或渴喜热饮，此皆湿热食滞，互结胃肠，里气不通之象，酌用三承气汤。当脐及少腹按痛，邪在小肠；胃脘下口及脐两旁按痛，邪在大肠。热结旁流，按之硬痛，必有燥矢，均宜调胃承气汤，咸苦下之。脘腹均按痛，痞满燥实坚悉具，痞满为湿热气结，燥实坚为燥矢，甚则上蒸心包，下烁肝肾，烦躁谵语，舌卷囊缩，宜大承气汤加犀、连急下之。阴伤者，加鲜生地、元参、知母、川柏之类足矣。盖速下其邪，即所以存津液也。

少腹按痛，大便色黑如漆，反觉易行，若其人喜笑若狂，是肠胃蓄血；上干包络，小便色黑自利，是膀胱蓄血。均宜桃仁承气汤急下之，或合犀角鲜地黄汤以清包络。发黄、小便不利、腹满者，茵陈蒿汤缓下之。其间有气虚甚而邪实者，宜参黄汤；阴亏甚而邪实者，宜千金生地黄汤去芒硝，或养荣承气汤缓下之；即虚极不任下者，宜用雪羹加鲜生地汁、鲜冬瓜汁、元参、栝蒌仁、蜂蜜、梨汁，稍加姜汁之类，咸滑以去着，辛润以清燥。慎勿当下不下，徒用滋腻，俾邪无出路，转致伤阴。亦勿迟回顾虑，致令失下，虚人尤不可失，失则邪愈盛，正愈衰，后即欲下而不可得矣。

更有湿热化燥，伤及肾阴，旦慧夕剧，面少华色；或邪伤肝之经脉，发痉发厥。审其有热无结，则又惟有酌用阿胶鸡子黄汤，养阴熄风而已。

其或病中遗滑，湿热袭入精窍，小便涩痛者，导赤散合加味虎杖散，一面养阴通窍，一面化湿泄热，其症自愈。或用猪苓汤合獭鼠矢散，亦效，切忌用止涩药以强止之。

至于伏暑，由夏令吸受之暑气，与湿气蕴伏膜原，至秋后而发者是也。《内经》曰：夏伤于暑，秋必痎疟，又曰：逆夏气则伤心，秋为痎疟。奉收者少，冬至重病。此即《经》论伏暑晚发之明文也。就余所验，发于处暑以后者，名曰伏暑，病尚易治；发于霜降后冬至前者，名曰伏暑晚发，病最重而难治。其伏邪往往因新邪而发，如叶氏云：伏暑内发，新凉外束，确多是症。初起恶寒发热，午后较重，状似疟疾而不分明；继而但热不寒，热甚于夜，恶心胸闷，口干不喜饮，至晨得汗，身热稍退，而胸腹之热不除，日日如是，往往五七候始解。治法须辨其舌。

舌苔白腻而厚，或中虽黄黑，而边仍白滑，膜原湿遏热伏也，宜用新定达原饮，加藿香、青蒿，达膜原而解外邪，外邪解，而热不罢，汗自出，不恶寒，反恶热，即伏邪发现矣。苔必转黄而糙，或黄厚而腻，症必胸腹痞满，按之软而作痛，大便或秘或溏，或虽解不多，或虽多而仍觉不爽，小便必赤涩或黄浊，此由浊热黏腻之伏邪与肠中糟粕相搏，必积有溏酱粪，宜用加味小陷胸汤，加陆氏润字丸缓通之，或加枳实导滞丸缓下之。往往服二三钱大解一次，再服再解，不服不解，如此服五六次，行五六次，而伏邪始尽。若里邪已尽，而热仍不退者，审其舌无多苔，或苔薄而无质地，即邪少虚多，阴虚火旺矣。则一以育阴养液、肃清余热为主，如甘露饮去熟地，加西洋参、蔗浆、梨汁之类。若虚甚而神气消索，一无实热现象者，甘凉犹不中的，宜用甘平温润之剂，如参麦六味、加减复脉之类，频进而垫托之。切勿见其无速效，而中途易法，致令不救。余每见伏邪，因中无砥柱，内含空虚，乘虚内陷，得育阴垫托，从中下焦血分复还气分，于胸腹、缺盆、肩颈、肘臂等部位，发白痦而解。若枯白无水，则又为阴涸之象，症多不治。

舌绛干光，或鲜红起刺，症若闷瞀厥逆，日轻夜重，烦躁不宁，左脉弦数者，必邪伏血分，深入阴经也，病多凶变。挽救之法，须审其火重而便通者宜清，石氏犀角地黄汤主之，兼神昏蒙闭者，重加瓜霜紫雪丹，以宣心脑之络热；火重而便闭者宜下，拔萃犀角地黄汤主之，兼风动痉厥者，重加羚羊角、龙胆草、清童便，以熄肝胆之风火。大势瘥后，一以育阴潜阳为主，三甲复脉汤加减，或以叶氏加减复脉汤，育阴垫托。往往有从里达表，舌起白苔，伏邪由汗而解，将欲汗时，脉必浮缓，苔必宣松。汗解后，白舌苔有即退者，有迟一二日始退者，必得苔净、脉静、身凉，舌之两旁再生薄白新苔，方为邪尽。

如伏暑初起，有因秋燥及冬温时气触引而发者，舌多燥白，或望之似润，扪之仍糙，症兼咳吐黏痰，胸部串痛，唇干齿燥，或咽干喉痛，当先以邵氏热郁汤，辛凉轻润，以宣解上焦之新邪，余可仍仿前法酌用之。至于伏暑兼寒而化疟，挟滞而化痢，参看温热兼症疗法门可也，兹不赘。以上皆湿火症初中末传变之大要也，余症详本书温热各论中。

次论燥火之症治。《易》曰：火就燥。燥万物者莫熯乎火。沈尧封曰：温热二症，火气兼燥。薛瘦吟曰：温热之邪，皆从燥化。其为病也，多燥而少湿，有热而无寒。故只须以中焦津液为主，而清解络热为要。由是观之，非特风温、暑温、伏暑、温毒之伏火症，火易就燥，即冷温、湿温之兼寒兼湿，而寒郁之久必从火化，湿郁之极必兼燥化也。其病四时皆有，而深秋初冬为尤甚，其邪必伏于血络，《内经》所谓"内舍于营"是也。大凡肝络郁而相火劫液，液结化燥者，火盛则发于少阳胆经，风动则发于厥阴肝经，心络郁而君火烁阴；阴虚化燥者，上蒸则发于太阴肺经，下烁则发于少阴肾经，而无不累及阳明胃腑者，以胃主一身之津液也（拯华注：西医云肠胃消化器，为一身之津液路）。初起邪在血分，当分别实火、虚燥。

实火从伏邪入血，血郁化火，火就燥而来，病势较湿火症尤急而重，用药必不可轻。如发自少阳胆经者，必相火炽而营分大热。首犯胃经血分，其舌色必鲜红起刺，或鲜红而舌根强硬，或纯红而有小黑点，或纯红而有深红星，间有红点如虫碎之状者，或纯红而苔黏有裂纹，如人字、川字、爻字不等，或裂纹如直槽者。脉息弦滑而盛躁，或右大而左弦数，神多烦躁，甚或如醉如狂，搅乱惊窜，色必面赤如朱，目白均现红丝，症必壮热而渴，不恶寒，反恶热，目眩耳聋，口苦干呕，胸腹热甚，按之灼手，热汗时出，甚或发疹发斑，小便短数赤热，大便燥结。治法宜清解胆火之郁，救胃液之燥，以预防肝经风动。先用犀地桑丹汤清营透络，俾伏邪从斑疹而解，或从战汗而解。若斑疹及战汗出后，伏火犹炽，则用犀连承气汤合更衣丸急下之，使伏火从大便而解。亦有火毒内结，清透之而斑疹不显，反从下后而斑疹始发透者，或有透发不应，只用清火解毒，如犀羚白虎汤，加金汁、白颈蚯蚓、甘萝根汁，斑疹反大透，而伏火始解。解后，用千金生地黄煎，清余火而复胃液。若虚羸少气，气逆欲吐，用竹叶石膏汤，去竹叶，加鲜竹茹、鲜茅根、青蔗浆，配姜汁数点，和胃气而复清津。

如发自厥阴肝经者，必肝火炽而内风扇动，最伤胃家津液。其舌色焦紫起刺如杨梅，或舌苔两旁有红紫点，或舌紫而无

苔有点，或舌红无苔而胶干，或泛涨而似胶非胶，或无液而干黏带涩。脉多弦紧搏数，神多昏沉蒙闭，或如痴如醉，尸厥不语，症必热深厥深，咽干舌燥，头面动摇，口噤齿龄，腿脚挛急，时发瘈疭，甚或睾丸上升，宗筋下注，少腹里急，阴中拘挛，或肠燥拘急，有似硬梗，按之痛甚，蜷曲难伸，冲、任脉失营养，当脐上下左右，按之坚硬，动跃震手，虚里穴及心房亦必动跃异常。治法宜急救血液之燥，熄风火之亢，以预防阴竭阳越。急用犀羚二鲜汤，或滋液救焚汤，重加瓜霜紫雪丹，先清其神而熄风；继用龙胆泻肝汤，或平阳清里汤，咸苦寒降以泻火；终用阿胶鸡子黄汤，或三甲复脉汤，滋阴液以镇肝阳。

虚燥从伏邪伤阴，阴虚生火，火就燥而成，病势较实火症似缓实重，用药必贵乎补。如发于太阴肺经者，必君火被内风相煽，蒸肺津而消胃液。其舌必嫩红而干，或绛底浮白，舌形胖嫩，甚或舌苔红中有白糜点。脉多右浮大无力，左弦数无力，甚则细劲。神多困倦，或反烦躁，症多头晕心悸，咽干喉燥，气喘咳逆，或干咳无痰，即有稀痰，亦黏着喉间，咯吐不爽，或痰中间有红丝红点，睡时不能仰卧，仰卧即气逆而咳，咳则心下煽动，或只能侧卧一边，翻身则咳不休，朝凉暮热，少气薄力。治法宜清金制木，保肺和胃为首要。如清燥救肺汤加岩制川贝、葛氏保和汤加润肺雪梨膏之类，以润燥而止咳。若燥回咳减，而发热不休者，则以青蒿鳖甲煎合顾氏清金散，以退阴分伏热而平其气咳。大势轻减后，当以顾氏保阴煎善其后。

如发自少阴肾经者，必君火与真水不交，水愈亏则火愈旺。其舌多嫩红而燥，或舌心虽黑无甚苔垢，或舌本枯而不甚

赤。脉多右大无力，左弦细数，甚或沉细涩数，或浮大革数。神多虚烦，甚或惊悸，或极疲倦，症多梦遗精滑，或梦与鬼交，潮热盗汗，平旦病减，午后病增，口干舌燥，颧红唇赤，五心烦热，腰酸足冷，甚或骨痿于床，气浮而咳，或气喘而促，或头晕咽痛，大便多秘，或反溏滑，小便短数，溺有余沥，或精随溺而带出。治法宜滋阴润燥，交济心肾为首要。周氏新加六味汤主之，间有可用六味加犀角汤者。若济君火，则加枸杞、元参；若输肺金，则加生麦散；火甚者，加黄柏、龟板，或专用丹溪大补阴丸，滋阴潜阳，以苦寒培生气而坚阴，较六味地黄汤更优；如小便清和，无痰气者，只须专意滋肾，张氏左归饮多服为佳。以上皆燥火症实与虚传变之大要也，余症亦详本书温热各论中。

总之，湿火、燥火，症治最要分清，惟湿去燥来、燥又夹湿之际，最难调治，稍一偏胜，则非液涸即气滞矣，临症者不可不细参也。

**六、论温热本症疗法**

自吴氏《温病条辨》、王氏《温热经纬》二书行世，而医家始知伤寒自伤寒，温热自温热，然皆言新感温暑居多，而于伏气温热之理由，尚未发明尽致。兹将历代前哲言伏气温热之因症脉治，一一详述于下。

《黄帝内经》曰：冬伤于寒，春必病温，尺肤热甚，脉盛躁。其脉盛而滑者，病且出也。如病温者，汗出辄复热，而脉仍躁疾，不为汗衰，狂言不能食，病名阴阳交，交者死也。故病温，虚甚死。《经》又曰：冬伤于寒，春生瘅热。热病太阳之脉，色荣颧骨，与厥阴脉争见者，死期不过三日；少阳之脉，色荣颊前，与少阴脉争见者，死期不过三日。热病三

日，而气口静，人迎躁者，取之诸阳五十九刺；热病七八日，动喘而弦者，急刺之。热病七日八日，脉微小，病者溲血，口中干，一日半而死，脉代者，一日死。热病已得汗出，而脉尚躁，喘且复热，勿刺肤，喘甚者死；热病七日八日，脉不躁，躁不散数，后三日中有汗，三日不汗，四日死；未曾汗者，勿腠刺之。热病不知所痛，耳聋不能自收，口干，阳热甚，阴颇有寒者，热在骨髓，死不可治。热病已得汗，而脉尚躁盛，此阴脉之极也，死，其得汗而脉静者生；热病脉尚躁甚，而不得汗者，此阳脉之极也，死，脉盛躁，得汗而静者生。

凡热病不可刺者有九：一曰汗不出，大颧发赤，哕者死。二曰泄而腹满甚者死。三曰目不明，热不已者死。四曰老人、婴儿热而腹满者死。五曰汗大出，呕下血者死。六曰舌本烂，热不已者死。七曰咳而衄，汗不出，出不至足者死。八曰髓热者死。九曰热而痉者死，腰折、瘛疭、齿噤龄也。此九者，不可刺也，当泻其热而出其汗，实其阴以补其不足（廉按：此二句，实治温热之总诀）。此轩岐之论温热也。

秦越人《难经》曰：湿温、温病、热病，其所苦各不同。湿温之脉，阳浮而弱，阴小而急；温病之脉，行在诸经，不知何经之动，各随其经所在而取之；热病之脉，阴阳俱浮，浮之而滑，沉之散涩。又曰，热病在内者，取其会之气穴也（廉按：腑会太仓、脏会季胁、筋会阳陵泉、髓会枕骨、血会膈俞、骨会大杼、脉会太渊、气会三焦外一筋直两乳内，此谓八会，为当时治热病者，取穴用针之法）。此扁鹊之论温热也。

张长沙《伤寒论》曰（张石顽云：仲景温病、热病诸例，向来混入伤寒六经

例中，致使后世有以黄芩白虎汤误治伤寒者，有以黄芩白虎证误呼伤寒者，良由混次不分，以致蒙昧千古。今将温热诸条，另析此篇，俾学者知《伤寒论》自有温热症治也）：太阳病发热，而渴不恶寒者，为温病。若发汗已，身灼热者，名曰风温。风温为病，脉阴阳俱浮，自汗出，身重，多眠睡，鼻息必鼾，语言难出。若被下者，小便不利，直视失溲；若被火者，微发黄色，剧则如惊痫，时瘛疭，若火熏之，一逆尚引日，再逆促命期。太阳与少阳合病，自下利者，与黄芩汤。若呕者，黄芩加半夏生姜汤主之。阳明病，脉浮而紧，咽燥口苦，腹满而喘，发热汗出，不恶汗，反恶热，身重。若发汗，则躁，心愦愦，反谵语；若加烧针，必怵惕，烦躁不得眠；若下之，则胃中空虚，客气动膈，心中懊恼，舌上苔者，栀子豉汤主之（廉按：陆氏云心中懊恼三句，语意当在汗下、温针之上）。若脉浮发热，渴欲饮水，小便不利者，猪苓汤主之。阳明病汗出多而渴者，不可与猪苓汤，以汗多胃中燥，猪苓汤复利其小便故也。三阳合病，脉浮大，关上弦，但欲眠睡，目合则汗。三阳合病，腹满身重，难以转侧，口不仁而面垢，谵语遗尿，发汗则谵语，下之则额上生汗，手足逆冷，白虎汤主之（廉按：陆氏云白虎汤主之，语意在汗下之上）。伤寒脉浮滑，此表有寒，里有热，白虎汤主之。伤寒脉滑而厥者，里有热也，白虎汤主之。伤寒脉浮，发热无汗，其表不解者，不可与白虎汤，渴欲饮水，无表症者，白虎加人参汤主之。伤寒无大热，口燥渴，心烦，背微恶寒者，白虎加人参汤主之。伤寒病若吐、若汗、若下后，七八日不解，热结在里，表里俱热，时时恶风，舌上干燥而烦，欲饮水数升者，白虎加人参汤主之。服桂枝汤，大汗出后，大烦渴不解，脉洪大者，白虎加人参汤主之（以上三阳发温热例）。师曰：伏气之病，以意候之，今月之内，欲有伏气，假令旧有伏气，当须脉之。若脉微弱者，当喉中痛似伤，非喉痹也，病人云实咽中痛，虽尔，今复下利，少阴病二三日，咽痛者，可与甘草汤，不差者，与桔梗汤。少阴病下利咽痛，胸满心烦者，猪肤汤主之。少阴病得之二三日以上，心中烦，不得卧，黄连阿胶汤主之。少阴病，下利六七日，咳而呕渴，心烦不得眠者，猪苓汤主之。少阴病，得之二三日，口燥咽干者，急下之，宜大承气汤（以上少阴发温热例）（廉按：张石顽曰：温热自里达表，故三阳合病最多。发于三阳者易治，发于三阴者难治。然发于三阴者，必有所因，或因冷酒伤脾，或因郁怒伤肝，或因色欲伤肾，皆正气先伤，伏邪乘虚而发，设用甘温调补，岂不助邪转炽，若行苦寒峻攻，真元立致消亡。虽长沙复起，恐难为力矣）。湿家，其人但头汗出，背强欲得被覆向火，若下之早则哕，胸满，小便不利，舌上如苔者，以丹田有热，胸中有寒，渴欲得水，而不能饮，则口燥烦也（廉按：丹田有热是伏邪，胸中有寒是新感寒湿，此湿痹之偏于热者，即是湿遏热伏之一证。但头汗出，亦是湿热上蒸，惟背强欲得被覆向火，确系新感寒湿，然必兼一身尽痛，关节烦疼，若纯是寒湿，误下必下利不止而死矣，实因湿未化燥，热未成实，医者下之太早，故哕而胸满，小便不利矣。张氏石顽主用黄连汤，和解其上下之寒热，却是湿温救误之良法，故余仿其例，引为长沙论湿温之症）。此仲景之论温热也，

王氏《伤寒例》曰：冬令严寒，中而即病者，名曰伤寒；不即病而伏藏于肌肤，至春变为温病，至夏变为热病。热病

者，热极重于温也，是以辛苦之人，春夏多温热病，皆由冬时触寒所致，非时行之气也，若更感异气，变为他病者（廉按：异气者，谓伏邪将发未发之际，又感别异之时气，引发伏邪而出也），当依两感症病而治之。如脉阴阳俱盛，重感于寒者，变为温疟；阳脉浮滑，阴脉濡弱，更遇于风，变为风温；阳脉洪数，阴脉实大，更遇温热，变为温毒，温毒为病最重也；阳脉濡弱，阴脉弦紧，更遇瘟气，变为温疫。此叔和之论温热也。

巢氏《病源候论》曰：辛苦之人，春夏必有温热病者，皆由其冬时触冒之所致，有冬月触冒寒毒，伏至春暖始发病者，有冬月天时温暖，人感其气，未即发病，至春又被积寒所折，毒气不得发泄，至夏遇热，温毒始发者，皆由表里受邪，经络损伤，脏腑俱病也。其候多端，姑言其要。（一）温病发斑候。或已发汗吐下，而表证未罢，毒气不散，故发斑，若温毒发出于肌肤，斑烂隐轸①如锦文也。（二）温病烦候。此由阴气少，阳气多，故身热而烦，其毒气在于心经而烦者，则令人闷而欲呕，若其胃内有燥粪而烦者，则谬语而绕脐痛也。（三）温病狂言候。邪盛则四肢实，实则能登高而歌；热盛于身，故弃衣而走；阳盛故妄言骂詈，不避亲戚；大热遍身，狂言而妄闻视也。（四）温病嗽候。邪热客于胸府，上焦有热，其人必饮水，水停心下，则上乘于肺，故令嗽。（五）温病呕候。胃中有热，谷气入胃，与热相并，气热则呕，或吐下后，饮水多，胃虚冷，亦为呕也。（六）温病哕候。伏热在胃，令人胸满，胸满则气逆，气逆则哕，若大下后，胃气虚冷，亦令致哕。（七）温病渴候。热气入于肾脏，肾脏恶燥，热盛则肾燥，肾燥则渴引饮。（八）温病变成黄候。发汗不

解，温毒气瘀结在胃，小便不利，故变成黄，身如金色。（九）热毒在胸，上攻咽喉，故痛或生疮。（十）温病毒攻眼候。肝开窍于目，肝气虚，热毒乘虚上冲于目，故赤痛，重者生疮翳也。（十一）温病衄候。肺主气而开窍于鼻，邪热伤肺，故衄。衄者，血从鼻出也。（十二）温病吐血候。热毒入深，结于五脏，内有瘀血，故吐血。（十三）温病下利候。风热入于肠胃，故令洞泄。若挟毒，则下黄赤汁及脓血。（十四）温病脓血利候。热毒伤于肠胃，故下脓血如鱼脑，或如烂肉汁，此由温毒气盛故也。（十五）温病大便不通候。脾胃有积热，发汗太过，则津液少，使胃干结热在内，故大便不通。（十六）温病小便不通候。过发汗，津液少，膀胱有结热，故小便不通。（十七）温病下部疮候。热攻肠胃，毒气既盛，谷气渐衰，故三虫动作，食人五脏，则下部生疮，重者肛烂。（十八）温病劳复候。因温病新瘥，津液未复，血气尚虚，因劳动早，更生内热，热气还入经络，复成病也，故凡梳头、洗浴诸劳事等，皆须慎之。（十九）温病食复候。凡得温病新瘥，脾胃尚虚，谷气未复，若食犬猪羊肉并肠血及肥鱼炙脂腻食，此必大下利，下利则不可复救，又禁食饼饵炙脍枣栗诸生果难消物，若不能消化，停积肠胃，便胀满结实，大小便不通，因更发热，复成病也。（二十）温病阴阳易候。阴阳易病者，是男子妇人温病新瘥，未平复而与之交接，因得病者，名为阴阳易也。其男子病新瘥，未平复，而妇人与之交接得病者，名阳易；其妇人得病虽瘥，未平复，

---

① 轸：通"疹"。《素问·四时刺逆从论》："少阴有余，病皮痹隐轸。"隐轸，《甲乙经》卷四第一中作"隐疹"。

男子与之交接得病者，名阴易。其病之状，身体热，气冲胸，头重不举，眼中生眵，四肢拘急，小腹绞痛，手足拳，皆即死。其亦有不即死者，病苦小腹里急，热上冲胸，头重不欲举，百节解离，经脉缓弱，气血虚，骨髓竭，便慌慌吸吸，气力转少，着床不能摇动，起居仰人，或引岁月方死。（二十一）温病交接劳复候。病虽瘥，阴阳未和，因早犯房室，令人阴肿缩入腹，腹绞痛，名为交接之劳复也。（二十二）温病瘥后诸病候。其人先有宿疾，或患虚劳、风冷、积聚、寒疝等疾，因温热病发汗吐下之后，热邪虽退，而血气损伤，腑脏皆虚，故因兹而生诸病。（二十三）热病烦候。此由阳胜于阴，热气独盛，瘀结于脏，则三焦隔绝，故身热而烦。（二十四）热病疱疮候。此由表虚里实，热气盛则发疮，重者周布遍身，若疮色赤头白，则毒轻，色紫黑，则毒重，其形如登豆，故名登豆疮。（二十五）热病斑疮候。在表或未发汗，或已发汗吐下后，表证未解，毒气不散，烦热而渴，渴而不能饮，表虚里实，故身体发斑如锦文。（二十六）热病热疮候。表有风湿与热气相搏，则身体生疮痒痛而脓汁出，甚者一瘥一剧。（二十七）热病口疮候。此由脾脏有热，冲于上焦，故口生疮。（二十八）热病咽喉疮候。上实下虚，热气内盛，熏于咽喉，故生疮。（二十九）热病大便不通候。病经发汗，汗出多则津液少，津液少则胃干，结热在胃，故大便不通，又有腑脏自生于热者，此由三焦瘀隔，脾胃不和，蓄热在内，亦大便不通也。（三十）热病小便不通候。热在膀胱，流于小肠，热盛则脾胃干，津液少，故小便不通。（三十一）热病下利候。热气攻于肠胃，胃虚则下赤黄汁，挟毒则成脓血。（三十二）热病䘌候。热气攻于肠

胃，则谷气衰，所以三虫动作，食人五脏及下部，重者肛烂见腑脏。（三十三）热病毒攻眼候。肝开窍于目，肝气虚，热毒乘虚则上冲于目，重者生疮翳及赤白膜也。（三十四）热病毒攻手足候。凡人五脏六腑井荣俞皆出于手足指，今毒气从腑脏而出，循于经络，攻于手足，故手足指皆肿赤燎痛。（三十五）热病呕候。胃内有热，则谷气不和，新谷入胃，与热气相搏，胃气不平，故呕；或吐下已后，脏虚亦令呕也。（三十六）热病哕候。伏热在胃，则令人胸满，胸满则气逆，气逆则哕，若大下已后，饮水多，胃内虚冷，亦令哕也。（三十七）热病口干候。此由五脏有虚热，脾胃不和，津液竭少，故口干。（三十八）热病衄候。心脏伤热所为也，肺开窍于鼻，邪热与血气并，故衄。衄者，血从鼻出也。（三十九）热病劳复候。夫热病新瘥，津液未复，血气尚虚，因劳动早，劳则生热，热气乘虚还入经络，故复病也。（四十）热病后沉滞候。凡病新瘥后，食猪肉及羊血、肥鱼、脂腻等，必大下利，医所不能复治也，必至于死。若食饼饵、粢黍、饴脯、炙脍、枣栗诸果物脯，及坚实难消之物，胃气尚虚弱，不能消化，必结热复病，还以药下之。此元方之论温热也。

孙氏《千金方》曰：风温之病，脉阴阳俱浮，汗出体重，其息必喘，其形状不仁，默默但欲眠。下之者，则小便难；发其汗者，必谵语；加烧针者，则耳聋难言；但吐下之，则遗矢便利。如此疾者，宜服葳蕤汤。又治温热病方十：（一）治肝腑脏温病，阴阳毒，颈背双筋牵，先寒后热，腰强急缩，目中生花方（栀子、豆豉、柴胡、鲜生地、大青、芒硝、白术、桂心、生姜、石膏）。（二）治肝腑脏温病，阴阳毒，先寒后热，颈筋挛牵，

面目赤黄，身中强直方（元参、细辛、栀子、黄芩、升麻、芒硝、石膏、竹叶、车前草）。（三）治心腑脏温病，阴阳毒，战掉不安，惊动方（大青、黄芩、栀子、知母、芒硝、麻黄、元参、石膏、生葛根、生地黄）。（四）治脾腑脏温病，阴阳毒，头重颈直，皮肉痹，结核隐起方（大青、羚羊角、升麻、射干、芒硝、栀子、寒水石、元参）。（五）治肺腑脏温病，阴阳毒，咳嗽连续，声不绝，呕逆方（麻黄、栀子、紫菀、大青、元参、葛根、桂心、甘草、杏仁、前胡、石膏）。（六）治肾腑脏温病，身面如刺，腰中欲折，热毒内伤方（茵陈、栀子、芒硝、苦参、生葛、鲜生地、石膏、葱白、豆豉）。（七）治温毒攻胃，下黄赤汁及烂肉汁，赤滞下，伏气腹痛，诸热毒方（栀子、豆豉、薤白）。（八）治温病后劳复，或食或饮，或动作方（栀子、豆豉、石膏、鼠屎）。（九）治温病后，食太饱不消，劳复，脉实者方（栀子、豆豉、鼠屎、大黄）。（十）治温病后，劳复，气欲绝方（麦冬、甘草、大枣、竹叶、粳米）。又曰：凡热病新瘥后，食坚实难消之物，胃气尚虚弱，不能消化，必更结热，适以药下之，则胃气虚冷，大利难禁，不下之必死，下之复危，皆难救也。热病及大病之后，多坐此死，不可不慎也。故凡温热病新瘥后，但得食糜粥，宁少食令饥，慎勿饱，不得他有所食，虽思之，勿与之也。引日转久，可渐食羊肉白糜若羹汁，雉兔鹿肉不可食，猪狗肉亦然。又当静卧，慎勿早起梳头洗面，非但体劳，亦不可多言语，用心使意劳烦，凡此皆令人劳复，余劳尚可，女劳则死，当吐舌数寸，或吐涎而死。故温病新瘥未满百日，气力不平复而犯房室，名为阴阳易之病，皆难治多死。此思邈之论温热也。

王氏《外台秘要》曰：温热病，头痛，骨肉烦疼，口燥心闷，外寒内热，或已下之，余热未尽者，或热病自得利，有虚热烦渴者，宜服《古今录验》知母解肌汤。或已下及自得下，虚热未歇者，除麻黄，重加知母、葛根；病热未除，因而梦泄者，除麻黄，加白薇、人参各二钱，则止。冬温未即病，至春被积寒所折，不得发，至夏热，其春寒解，冬温毒始发出，肌中斑烂隐疹如锦文，而咳心闷，呕吐清汁，眼赤口疮，下部亦生疮，宜服《古今录验》漏芦橘皮汤，得下为佳。下后余症未除，更服葛根橘皮汤。温毒发斑，赤斑者五死一生，黑斑者十死一生，宜服备急黑奴丸。若渴，但与水，须臾当寒，寒讫便汗则解，日移五丈不觉，更服一丸，此疗六日，胸中常[①]大热，口噤，名坏病，医所不疗，服此丸多瘥。若但温毒发斑，宜服肘后黑膏，使毒从皮中出则愈。温病有热，饮水暴冷而呃者，宜服小品茅根汤，枇杷饮子亦效，茅根橘皮汤尤佳。肺腑脏热，暴气斑点，宜服删繁香豉汤。温毒病吐下后，有余热而渴，宜服深师芍药汤。此珪孙[②]之论温热也。

朱氏《类证活人书》云：夏至以前，发热恶寒，头疼身痛，其脉浮紧者，此名温病也，病由冬伤于寒，伏至夏至以前，发为温病，盖因春温暖之气而发也，治法解肌汤最良。热多者，烦渴发热，不恶寒，或虚烦，并竹叶石膏汤次第服之。脉尺寸俱浮，头疼身热，常自汗出，体重，其息必喘，四肢不收，默默但欲眠，此名风温也。其人素伤于风，因复伤于热，风热相薄，即发风温，主四肢不收，头疼身

---

① 常：书局本作"当"。
② 珪孙：即王珪之孙王焘。

热，常①自汗出，不解，治在少阴、厥阴，不可发汗，发汗即谵言独语，内烦躁扰不得卧，若惊痫，目乱无精，疗之者复发其汗，如此死者，医杀之也，治法宜葳蕤汤。若身灼热者，知母干葛汤；渴甚者，栝蒌根汤；脉浮身重汗出者，汉防己汤。两胫逆冷，胸腹满，多汗，头目痛苦，妄言，此名湿温也。病由湿热相薄，则发湿温，其脉阳濡而弱，阴小而急，治在太阴，不可发汗，汗出必不能言，耳聋，不知痛所在，身青面色变，名曰重暍。如此死者，医杀之也，白虎加苍术汤主之。初春，病人肌肉发斑瘾疹如锦纹，而咳心闷，但呕清汁，此名温毒也。温毒发斑者，冬时触冒疹毒，至春始发，病初在表，或已发汗吐下，而表证未罢，毒气不散，故发斑，黑膏主之。又有冬月温暖，人感乖戾之气，冬未即病，至春或被积寒所折，毒气不得泄，至天气暄热，温毒始发，则肌肉斑烂瘾疹如锦纹，而咳心闷，但呕清汁，葛根橘皮汤主之，黄连橘皮汤尤佳。病人先热后寒，尺寸脉俱盛，此名温疟也，白虎加桂枝汤主之。久不愈者，服疟母煎圆，当自愈。夏月发热恶寒，头疼，身体肢节痛重，其脉洪盛者，此名热病也，病由冬伤于寒，因暑气而发为热病，治法桂枝石膏汤主之，栀子升麻汤亦可选用。此奉议②之论温热也。

刘河间《伤寒六书》云：有表而热者，谓之表热；无表而热者，谓之里热。凡表里俱热之症，或半在表，或半在里，汗之不可，吐之又不可，法当和解，用凉膈、天水二散合服，水煎解之。或表热多，里热少，天水一，凉膈半；或里热多，表热少，凉膈一，天水半，合和解之。若仍不能退其热者，用黄连解毒汤直清里热；热势更甚者，大柴胡合大承气汤下之，双除表里之热，大柴胡合三一承气汤亦佳。下症未全，不可下者，用白虎汤，或知母石膏汤。其症初起，有暴发而为热者，病在心肺，宜用局方雄黄解毒丸；有里病积热者，病在肾肝，宜用局方妙香丸。如上焦热而烦者，宜用牛黄散；但上焦热，无他症者，宜用桔梗汤；中焦有湿热，不能食而热者，脾虚也，宜以藿、朴、白术、陈皮之类治之；中焦有实热，能食而热者，胃实也，宜以栀子黄芩汤或三黄丸之类治之；脏腑热极，大便闭结者，宜用大黄牵牛散；若病久憔悴，寝汗发热，五脏齐损，瘦弱虚烦，肠澼下血，骨蒸痿弱，四肢无力，不能运动者，此久热骨蒸也，病在下焦肝肾，宜养血益阴，热能自退，当归、生地合钱氏地黄丸之类。如热入血室，发狂不认人者，宜用牛黄膏以宣解之；如阳狂奔走骂詈，不避亲疏，此阳有余，阴不足，宜用当归承气汤下之；若两胁肋热，或一身夜热，或日晡肌热者，皆为血热也，四顺饮子主之。若小便闭而不通，脐下状如覆碗，痛闷不可忍者，乃肠胃干涸，膻中气不下，三焦气不化也，宜用八正散加沉香、木香，令气通达，小便自通。此守真之论温热也。

李氏《此事难知》云：冬伤于寒，春必病温者，盖因房室劳伤与辛苦之人，腠理开泄，少阴不藏，肾水涸竭而得之。无水则春木无以发生，故为温病。至长夏之时，时强木长，因绝水之源，无以滋化，故为大热病也。邪之所感，浅者其病轻而易治，深者其病重而难治，尤深者其病死而不治。此东垣之论温热也。

朱氏《脉因证治》云：因房劳辛苦之过，腠理开泄，少阴不藏，触冒冬时杀厉之气，严寒之毒，中而即病，曰伤寒；

---

① 常：书局本作"当"。
② 奉议：指朱肱。其曾官至北宋奉议郎。

不即病，寒毒藏于肌肤之间，至春变为温病，至夏变为热病，皆热不得发泄，郁蒸于内，遇感而发，虽曰伤寒，实为热病，死症甚多。一、温病二三日，体热腹满头痛，饮食如故，脉直而疾者，八日死。二、温病四五日，头痛腹满而吐，脉来细劲，十二日死。三、温病八九日，头身不痛，目不赤，身不变而反利，脉来牒牒，按之不弹手，时大，心下坚，十七日死。四、温病汗不出，出不至足者死。五、温病厥汗出，肾脉强急者生，虚缓者死。六、温病下痢，腹中痛甚者死。七、热病七八日，不汗躁狂，口舌暴燥焦黑，脉反细弱或代者死。八、热病得汗，脉躁者死，脉转大者死。九、热病七八日，脉不躁，喘不数，后三日中有汗，不汗者，四日死。十、热病脉涩小疾，腹满膨胀，身热，不得大小便，死。十一、热病脉浮大绝，喘而短气，大衄不止，腹中疼，死。十二、热病脉浮洪，肠鸣腹满，四肢清，注泄，死。十三、热病脉绝动疾，便血，夺形肉，身热甚，死。十四、热病脉小疾，咳喘眩悸，夺形肉，身热，死。十五、热病腹胀，便血，脉大，时时小绝，汗出而喘，口干，视不见者死。十六、热病脉转小，身热甚，死。十七、热病脉转小，身热甚，咳而便血，目陷妄言，循衣缝，躁扰不卧，死。十八、热病呕血，咳而烦满，身黄腹胀，泄不止，脉绝，死。十九、热病瘈疭，狂走不能食，腹满，胸痛引腰脊，呕血，死。二十、热病不知所痛，不能自收，口干阳热甚，阴颇有寒者死。二十一、热病在肾，口干渴，舌燥黄赤，日夜饮水不知，腹大胀尚饮，目无精光者死。二十二、热病喘咳唾血，手足腹肿，面黄，振慄不言，名肺绝，死。丁日死，后仿此。二十三、热病头痛，呕宿汁，呕逆吐血，水浆不入，口狂妄，腹大满，名脾绝，死。二十四、热病烦满骨痛，嗌肿不可咽，欲咳不能咳，歌笑而哭，名心绝，死。二十五、热病僵卧，足不安地，呕血，血妄行，遗屎溺，名肝绝，死。二十六、热病喘悸吐逆，骨痛短气，目视不明，汗如珠，名肾绝，死。此丹溪之论温热也。

王氏《溯洄集》云：伤寒以病因而为病名；温病、热病以天时与病形而为病名。伤寒即发于天令寒冷之时，而寒邪在表，闭其腠理，故非辛甘温之剂，不足以散之，此仲景桂枝、麻黄等汤之所以必用也。温病、热病，后发于天令暄热之时，伏热自内而达于外，郁其腠理，无寒在表，故非辛凉或苦寒或酸苦之剂不足以解之。此仲景桂枝、麻黄等汤独治外者之所以不可用，而后人所处冰解散、大黄汤、千金汤、防风通圣散之类，兼治内外者之所以可用也。夫即病之伤寒，有恶风、恶寒之证者，风寒在表，而表气受伤故也；后发之温病、热病，有恶风、恶寒之证者，重有风寒新中，而表气亦受伤故也。若无新中之风寒，则无恶风、恶寒之证。故仲景曰：太阳病发热而渴，不恶寒者，为温病。温病如此，则知热病亦如此。且温病、热病，亦有先见表证而后传里者，盖伏热自内达外，热郁腠理，不得外泄，遂复还里，而成可攻之证，非如伤寒从表而始也。或者不悟此理，乃于春夏温病、热病而求浮紧之脉，不亦疏乎。殊不知紧为寒脉，有寒邪则见之，无寒邪则不见也。其温病、热病或见紧脉者，乃重感不正之暴寒，与内伤过度之冷食也，岂其本然哉？夫温病、热病之脉，多在肌肉之分而不甚浮，且右手反盛于左手者，诚由郁热在内故也。其或左手盛或浮者，必有重感之风寒，否则非温病、热病，自是暴感风寒之病耳。凡温病、热病，若无重感，表证虽间见，而里病为多，故少有不渴者。斯时也，法当治里热为主，而解表兼之，亦有治里而表自解者。余每见世人治温热病，虽误攻其里，亦无大害，误发其表，变不可言，此足以明其热之自内达外矣。其间有误攻里而致大害者，乃春夏暴寒所中之新感症，邪纯在表，未入于里故也，不可与温病、热病同论，虽然，伤寒与温病、热病，其攻里之法，若果是以寒除热，固不必求异，其发表之法，断不可不异也。若温病、热病，被时行不正之气所发，及重感异气而变者，则又当观其何时何气，参酌而治，尤不可例以仲景即病伤寒药通治也。此安道之论温热也。

汪氏《证治要诀》云：温与热有轻重之分，故仲景云：若遇温气，则为温病，更遇温热，则为温毒，热比温为尤重故也。苟但冬伤于寒，至春而发，不感异气，名曰温病，病稍轻。温病未已，更遇温气，变为温毒，亦可名曰温病，病较重，此伏气之温病也。又有不因冬月伤寒，至春而病温者，此特春温之气，可名曰春温，如冬之伤寒、秋之伤湿、夏之中暑相同，此新感之温病也。以此观之，是春之病温，有三种不同。有冬伤于寒，至春发为温病者；有温病未已，更遇温气，则为温病，与重感温气相杂而为温病者；有不因冬伤于寒，不因更遇温气，只于春时感春温之气而病者。若此三者，皆可名为温病，不必各立名色，只要辨其病源之不同而已。此石山之论温热也。

王氏《伤寒准绳》云：从立春节后，其中无暴大寒，又不冰雪，而有人壮热为病者，此属春时阳气发于外，冬时伏寒，变为温病。按《活人》所云温病有二，其用升麻解肌汤者，乃正伤寒太阳证，恶寒而不渴者，特以其发于温暖之时，故谓之温病尔；其用竹叶石膏汤者，乃仲景所

谓渴不恶寒之温病也。必须细别，勿令误治也。然不恶寒而渴之温病，四时皆有之，不独春时而已。发汗不解，身灼热者，为风温，其证脉浮，汗自出，身重多眠，其病不独见于春间。胫冷腹满头痛，渴而热者，为湿温。汗少者，白虎加苍术；汗多者，白虎加桂枝。阳脉洪数，阴脉实大者，遇温热变为温毒，初春发斑咳嗽，其病最重。若无汗者，以三黄石膏汤汗之；若有自汗者，宜人参白虎汤主之；烦热错语不得眠者，白虎黄连解毒汤主之；表热又盛者，加葛根；若内实大便不通，宜三黄泻心汤下之，或大柴胡汤加芒硝下之亦可；若斑出如锦纹者，多难治，人参化斑汤、元参升麻合黑膏、大青四物汤主之；若冬伤于寒，至夏而变为热病者，此则遇时而发，自内达表之病，俗谓晚发是也，又非暴中暑热新病之可比，但新中暑病脉虚，晚发热病脉盛。此肯堂之论温热也。

方氏《丹溪心法附余》云：温热之病，皆由秋冬之时，外感风寒，内伤饮食，其时天气收藏，不能即发，以致气血怫郁，变成积热，至春夏之际，又因外感内伤，触动积热，其时天气升浮，故能发出，其热自内达外，初以表里俱热，宜用凉膈散、双解散之类辛凉之剂，两除表里之热；久则表热微而里热甚，又宜用大柴胡汤、三一承气汤之类苦寒之剂以泻之，则热退身凉而病自已也。但凉膈、双解，治表里俱实者最妙。如初起表虚者多自汗，二方中宜去麻黄、薄荷；里虚者多泄泻，二方中宜去芒硝、大黄；若表里俱虚，而燥热烦渴者，宜用人参白虎汤。今人不谙伏气温热之证，表里俱热，认作即病伤寒之证，表热里和，便用麻黄汤、桂枝汤、五积散、圣散子辛温之剂以发表，则内热愈甚，而斑黄狂乱之证起矣；或未用辛凉之剂以发表，便用承气汤苦寒之剂

以攻里，则表热未去，而结胸虚痞之证作矣，故治温热病，全在初起时辨明发表攻里之先后，方可施治。此古庵之论温热也。

自上古以迄前明，历代前哲论温热之因症脉治，可谓言之详明矣。奈近今伤寒专家，尚不知伤寒自伤寒，温热自温热，更不知伤寒自表传里，温热自里达表之病理，凡遇伏气温热，率称伤寒，辛温发表，杂药乱投，以致轻者重，重者危，危者莫救。间有明知温热，首用辛凉清解，或苦辛开泄者，反诬其将邪遏进。殊不知温热之邪，自内而出，病本热结在里，表里俱热，自宜双解表中里三者之热为正治，何遏之有哉？兹集诸家名论以表彰之，俾学者知温热本证，自有精当之疗法矣。

### 七、论温热兼症疗法

温热，伏邪也。凡言兼者，伏邪兼他邪，二邪兼发者也。治法以伏邪为重，他邪为轻，故略治他邪，而新病即解。约而计之，大约有八。

其一兼风，病名风温。初起一二日，见症与伏邪略同，惟鼻塞鼻鸣、咳嗽清涕与伏邪异，脉亦多浮，而与伏邪之不浮不沉而数者亦异。治法惟葛根葱白汤最合。势重者，防风解毒汤、荷杏石甘汤、缪氏竹叶石膏汤选用；势轻者，桔梗汤、加味栀豉汤选用。咳加前胡、杏仁、苏子；痰多加栝蒌、川贝、竺黄之类。大抵伏邪兼寒，能令病势增重，兼风反令病势易解。以寒主凝涩，则伏邪内郁，郁一分，病势增固一分；风主游扬，则伏邪外疏，疏一分，病势解散一分。虽然，温热属伏火，一兼风邪，风助火势，火假风威，病势最急，尤宜速治，稍缓则津枯液涸，痉厥兼臻，医家、病家不可不预防也。

其二兼寒，病名冷温。初起一二日，必有头痛发热、身痛恶寒诸表症，与伤寒颇同，而以脉辨则不同，伏邪多软数而不浮，兼寒则多浮数、浮弦、浮大，甚至有浮紧者。再以症辨亦多有不同，伏邪多汗，兼寒则无汗；但受寒者，无烦躁、口苦、口臭症，伏邪兼寒，必有烦躁、口苦、口臭症也。一遇此等，更当辨其受寒与伏邪孰轻孰重。热重寒轻者，烦躁口臭症多，无汗恶寒必少，则当以荷杏石甘汤、葱豉白虎汤、栀豉芩葛汤选用，或六神通解散尤捷。寒重于热者，恶寒无汗必甚，烦躁必轻，则宜用苏羌饮、葱豉加葛根汤等，先散其外束之新寒。若在冬令，寒束于外，既无汗恶寒，邪郁于内，复见烦躁者，麻杏石甘汤，亦可正用；若挟寒湿，九味羌活汤去生地，最为的当。此症若治寒遗热，必有斑黄狂衄之变，治热遗寒，复有呕利痞厥之忧，驯至[①]沉困，不可不知。然此皆为初起一二日言之也，若日久则伏邪勃发，表寒不能自存而为热，则惟以治伏邪之法治之而已。

其三兼暑，病名暑温，一名暑热。初起一二日，身大热，背微恶寒，与伤寒略同，但伤寒先恶寒而后发热，虽热甚亦周身恶寒，暑温则先发大热，热极而后背恶寒，继则但热无寒，口大渴，汗大出，且必有面垢齿燥，心烦懊憹，便闭溺涩，或泻不爽等兼症，脉则右洪数，左脉反小，甚则厥深热深，手足逆冷，脉滑而厥。治法宜察病势。势轻者，但先轻宣上焦，如桔梗汤加苦杏仁、青蒿露，或五叶芦根汤加西瓜翠衣、银花露之类；势重者，必肃清上中二焦，如荷杏石甘汤、竹叶石膏汤之类，甚则三黄石膏汤去麻黄加薄荷、青蒿；若热深肢厥，神识昏迷者，

---

① 驯至：又作"驯致"。谓逐渐形成。语出《周易·坤》。

热厥也，即热气闭塞空窍所致，必须辛凉重剂，兼芳香开窍，如白虎汤加鲜竹叶、童桑枝、瓜霜紫雪丹之类；挟痰者，加竹沥、竺黄、石菖蒲、川贝、白薇、新定牛黄清心丸、犀珀至宝丹等选用；若肝风内动，手足发痉，必须熄风清火，凉血透络，如犀羚白虎汤，重加桑叶、丹皮、菊花、钩藤、童便等之类；若热盛烁肺，络伤咯血者，必须凉血降火，肃清络热，如白虎汤，重加鲜竹茹、鲜茅根、童便等之类；血再不止，加鲜生地、犀角汁；若热盛伤气，脉大而芤者，必须清热扶气，白虎加人参汤主之；若喘喝欲脱，汗多脉散者，必须敛津益气，千金生脉散主之；惟其间挟酒湿食滞，肌热无汗，胸膈痞满者，最忌白虎法清凉寒润，必须苦辛开泄，小陷胸加枳实合泻心法最效；间有表见身痛，宜参用香薷、秦艽；里见腹满，宜参用苍术、厚朴者，正不必以寒凉逆折其邪也。虽然，伏邪兼风兼寒，四时皆有，至若兼暑一症，惟长夏有之，故温热症总以风温、冷温为最多。

其四兼湿，病名湿温，一名湿热。其五兼燥，病名温燥，一名燥热。其实即湿火、燥火症也，已详前《温热即是伏火》篇，兹不赘。惟戴氏原论，谓伏邪多汗，兼暑更多汗，则表必虚，故发表之味，不可妄用，至湿热最宜分利燥脾，木通为上，滑石次之，猪苓、赤苓、泽泻又次之。盖分利则湿与热皆从清道出，邪有去路，此论真足启迪后学也。

其六兼毒，病名温毒，一名热毒，通称时毒。有风毒、秽毒之别。风毒者，即风温时毒也，症势较各种温热症为尤重，治法当分三种。

一、温毒痄腮及发颐。初起咽痛喉肿，耳前后肿，颊肿，面正赤，或喉不痛，但外肿甚则耳聋，口噤难开，俗名大头瘟、虾蟆瘟者是也。加减普济消毒饮主之，或用代赈普济散，一日五六服，或咽下，或含漱，最效，荆防败毒散加金汁亦妙；外肿处贴水仙膏，贴后，若皮间有小黄疮如黍米者，不可再敷水仙膏，过敷则痛甚而烂，须易三黄二香散敷之。若热毒炽盛，神昏谵语者，必须清凉解毒，芳香宣窍，如伍氏凉血解毒汤、费氏清火解毒汤之类，加瓜霜紫雪丹主之；若热结便闭，神昏痉厥者，必须大剂凉泻，拔萃犀角地黄汤，加金汁、元明粉主之，下后，可用竹叶地黄汤凉血救液。总之，此症凡用疏散，须防化燥，必佐苦寒甘凉，以清火救津也；凡用清凉，须防冰伏，必佐活血疏畅，恐凝滞气血也。

二、温毒发斑。不因失汗、失下，一起脉浮沉俱盛，壮热烦躁，起卧不安，外或头面红肿，咽喉肿痛，吐脓血，面赤如锦纹，身痛如被杖，内则烦闷呕逆，腹痛狂乱，躁渴，或狂言下利，如是而发斑者，点如豆大而圆，色必紫黑而显，胸背腰腹俱稠，毒气弥漫营卫，三焦壅闭，燔灼气血，斯时而任白虎之化斑、犀角大青之解毒，邪毒得凉而愈郁，反致不救，惟下之则内壅一通，邪气因有出路，斑毒亦从而外解矣。治法惟紫草承气汤、拔萃犀角地黄汤二方合用，加金汁、皂角刺最效；病势极重者，症必浑身发臭，不省人事，口开吹气，舌现黑苔黑瓣底，必须用十全苦寒救补汤，生石膏加重四倍，循环急灌，一日夜连投多剂，病人陆续泻出极臭之红黑粪，次日舌中黑瓣渐退，始渐轻减。若下后，斑不透，犀角大青汤；已透，热不退，本汤去升麻、黄芩，加西洋参、鲜生地、银胡、地骨皮清润之；发斑已尽，外热已退，内实不大便，间有谵语，只须雪羹调叶氏神犀丹以清泄之。至其辨法，发斑红赤者，为胃热，紫为胃伤，黑为胃烂也。大抵鲜红起发者吉，虽大不妨；稠密成片，紫色者，半死半生；杂色青紫者，十死不一生矣。惟斑色紫者，虽为危候，黄连解毒合犀角地黄汤，连投数剂，亦可十中救二三，若斑黑色而下陷者必死。

三、温毒喉痧。俗称烂喉痧，多发于春冬之际，不分老幼，遍相传染，发则始必恶寒，后但壮热烦渴，斑密肌红，宛如锦纹，咽喉疼痛肿烂，或红肿而痛，或但痛不肿不红，甚则白腐喉烂，微者饮食如常，甚则胸痞咽阻不能食，脉形弦数，或濡数，或沉数，或沉弦不数，或右寸独大，或两寸并沉，或左部兼紧。惟痧有一见即化者，有透后始化者，其症虽一团火热内炽，而表分多风邪外束。医家见其火热甚也，率投以犀、羚、芩、连、栀、柏、膏、知之类，寒凉强遏，辄至隐伏昏闭，或喉烂废食，延挨不治，或便泻内陷，转眼凶危。治法：初起时，急进解肌散表，使温毒外达，如刘氏桔梗汤去黄芩，加紫草、丹皮、栝蒌皮、川贝母之类，或加减普济消毒饮去板蓝根，加紫花地丁、野菊叶、大青、苇茎之类；若蝉衣、葛根、皂角刺三味，痧点隐约不透者，可暂用以透达，见痧点后，切不可用；如冬天寒甚，痧毒因外寒束缚而不得透出者，暂加蜜炙麻黄，少则三分，多至五分，但取轻扬之性，以达毛窍，往往一剂立见。见后切勿再用，且喉痧未有无痰涎者，方中必加生萝卜四两，鲜青果四枚，煎汤代水；其次即当下，夺燎原之势，非杯水所能灭，所以仅施清滋不为功，下药首推风化硝、生锦纹，其次青泻叶、郁李净仁，又次淡海蜇、生萝卜，其方如陈氏四虎饮、拔萃犀角地黄汤，加元明粉、金汁之类最效。其用下之法，略如吴又可治疫之意，必大便行过数次，脉静

身凉，苔转薄白，饮食渐复，然后内无留邪，火不复炽矣。然此为病势最重者言之，若进解肌散表后，表邪已解，火炽已盛，痧透脉弦，喉烂舌绛，口渴神烦，二便尚通者，只须重用清化，如陈氏夺命饮、犀羚二鲜汤之类足矣。清泄余火，喻氏清燥救肺汤、陈氏清肺饮、曹氏桑丹泻白散，三方加减。善后调理或养胃阴，如叶氏养胃汤之类；或和胃气，如金匮麦门冬汤之类；或清养肺液，如耐修子养阴清肺汤之类；或滋肾凉肝，如桑麻六味汤之类，对症酌用可也。其间外治之法，亦足补方药之不逮，今择外治十要，以补其缺。一要备撑嘴钳。凡牙关紧闭之时，若用金铁之器，硬撑其口，必伤其齿。用乌梅、冰片，搽擦不开者，则必用撑嘴钳，缓缓撑开其口，牙环宽而齿不受伤，最为灵妙。二要备压舌片。凡看喉之际，将舌压住，则喉关内容之形色，一目了然。三要备杏仁核弯刀。凡杏仁核肿大，势必涨塞喉关，药食难下，必用弯刀于杏仁核上放出脓血，则喉关宽而药食可下，且无误伤帝丁①之弊，较中国喉枪喉刀，尤为便利。四要备照喉镜。察看喉关之内容，能隐微毕显，以补助目力所不及。五要备皮肤针。以便射入血清，急解喉痧之毒微生物，奏功最捷，此名血清疗法，据上海工部局报告，凡治喉痧初起，历试辄验。六要提疱以泄毒。用异功散（斑蝥四钱，去翅足，糯米炒黄，去米不用，血竭、没药、乳香、全蝎、元参各六分，麝香、冰片各三分，共研细末），如蚕豆大，放膏药上，贴患处喉外两傍，一周时起疱，夏日贴二三时，即能起疱，不必久贴，起疱后速即挑破，挤出黄水，倘紫色或深黄色，宜用药贴于疱之左右，仍照前挑看，

---

① 帝丁：即悬雍垂。

以出淡黄水为度，再用大蒜头捣烂，如蚕豆大，敷经渠穴（在大指手腕处寸口动脉陷中），男左女右，用蚬壳盖上扎住，数时起疱，挑破揩干，以去毒气。七要漱喉以去毒涎。取鲜土牛膝根叶捣汁一碗，重汤炖温，不时漱喉，漱毕，即低头流去毒涎，再漱再流，须耐心十余次，毒涎方净。此品为治喉圣药，善能消肿散血，止痛化痰，无论何种喉症，用之皆效，以其能去风痰毒涎也。凡喉症，以去风痰毒涎为第一要义，倘红肿白腐，用紫金锭三钱，热水冲化，俟冷含漱患处，吐出，再含再漱，此法不独能去喉腐，且能导吐风痰。八要吹鼻以通气吐痰。凡喉痧，肺气无不窒塞，首用吹鼻一字散（猪牙皂七钱，雄黄二钱，生研，藜芦末一钱，蝎尾七枚，共为细末），吹少许入鼻孔，即喷嚏出而吐毒痰。若鼻塞喉闭，必用喉闭塞鼻枣（蟾酥七分，细辛四分，辰砂三分，麝香二分五厘，冰片二分五厘，猪牙皂四分，半夏三分，辛夷四分，巴豆四分，去油，牛黄二分，雄黄四分，研极细末用，红枣切破一头，去核，将药少许纳入枣内，用线扎封枣口），左痛塞右鼻，右痛塞左鼻，若小孩鼻小，枣不能塞，或用棉花包药扎塞亦可，但不能令药靠肉，以免肿烂之患。若喉闭势重者，用两枣将两鼻齐塞，治喉痧喉闭，气息不通，命在垂危者，有起死回生之功，较之用卧龙丹、紫金丹开关各法，不能得嚏，百无一生者，不若此枣一塞，痰气渐松，人事转醒，洵多神效也。九要吹喉以解毒去腐，退炎止痛。首用烂喉去腐药（用杜牛膝根叶汁之晒干净末一两，苏薄荷末五分，浣花青黛五分，梅花冰片三分，共研匀，瓷瓶密藏，不可泄气受潮，如潮，但可晒干再研，不可火烘），以流去毒涎，接吹锡类散（象牙屑焙、珍珠粉各三分，飞青黛

六分，梅花冰片三厘，壁蟢窠二十枚，墙上者佳，西牛黄、人指甲焙，男病用女，女病用男，分别配合，各五厘，将各焙黄之药置地上，出火气，研极细粉，密装于磁瓶内，勿使泄气，专治烂喉时症及乳蛾牙疳，口舌腐烂，凡属外淫为患，诸药不效者，吹入患处，濒死可活），以去腐止烂，末用珠黄散（珍珠粉六分，西牛黄三分，京川贝、煅龙骨各四分，煅青果核三枚，共研细末，磁瓶密藏），以清余毒而生肌。十要刮后颈以散毒。于颈窝处，搽真薄荷油少许，用钱一文，如刮痧样，往下顺刮，须千余刮，显出块点，用磁片锋刺破，即以蜞口吮出恶血，无蜞时，则用小吸气筒以吸出之，散毒最效，此治喉痧、喉痹及各种风火喉症之第一妙法也。至若所谓痧毒者，即湿温时毒也，一名湿温挟痧，又名湿痧，凡夏秋间俗称痧气、痧秽者，多属此症。初起恶寒，继则纯热，头重胀痛，胸脘痞满，恶心欲呕，腹痛闷乱，肤热自汗，肌肉烦疼，四肢倦怠，右脉濡滞，舌白或黄，治法虽均宜芳香化浊，如藿香正气散加减。然当辨其偏于热重者，必兼舌苔黄腻，心烦口渴，宜用枳桔栀豉合小陷胸汤加青蒿、滑石；偏于湿重者，必兼舌苔白腻，口黏不渴，宜用藿朴二陈汤加佩兰叶、苍术、白檀香、白蔻末之类；如肤发黄豆，或如疙瘩块，痒而麻木者，此湿毒从皮肤排泄也，前方加杜赤小豆、土茯苓、连翘、皂角刺透发之，轻则但发白㾦，如水晶色，前方合千金苇茎汤轻宣之；如湿毒阻滞筋肉，一身尽痛者，前方加羌活、防风、桂枝、秦艽，疏通络脉以发散之；如湿毒阻滞胸膈，气壅而呃者，前方加广皮、淡竹茹、公丁香、柿蒂、沉香汁开降之；如湿毒阻滞清窍，神识如蒙者，前方加太乙紫金丹开泄之，苏合香丸亦效；如湿毒挟食，阻

滞胃肠，不饥不食不便者，前方加小枳实、海南子、炒黑丑疏逐之；如湿毒入络，气郁化胀，便溏溺涩者，前方合二金汤疏泄之，薛氏开郁通络饮合宽膨散，奏效尤捷；如湿毒久羁三焦，气滞胸痹，神昏窍阻，少腹硬满，大便不下者，此必有浊痰黏涎，胶结于内也，宜宣清导浊汤，去寒水石，加控涎丹、琥珀末、鲜石菖蒲开逐之；如湿毒兼误食生冷，寒凝气阻，三焦俱闭，二便不通者，胃苓汤合半硫丸主之；如湿毒因多服苦寒，浊滞久留下焦，下注直肠而气闭，肛门坠痛，胃不喜食，舌苔腐白者，术附汤合半硫丸挽救之。

其七兼疟，温热二病，有似疟、转疟、兼疟之不同，用药亦有微异。似疟者，乃寒热往来，或一日二三次，或一次而时无定也，温热兼风寒症，初起多有之；转疟者，温热症谵妄烦渴大剧之后，已经大汗、大下，仍有余邪不解，复作寒热，转成疟象也，温热症末路多有之；兼疟之症，乃寒暑时邪合病也，其症寒热有常期，疟症全具，但热多寒少，且多躁渴扰乱，热势迅速，或更昏愦，秽气触人为异，秋令多有之。温热症所以似疟者，因伏邪盘踞膜原，欲出表而不能透达，欲陷里而未得空隙，故见半表半里之少阳症也，治法以新定达原饮为主；温热症所以转疟者，因汗下后，邪气已衰，正气来复，出与邪争，故在先阳气独亢，有热无寒者，今则以阴液渐回，而寒热相争矣，在先邪气充斥，夜燥热无休止时者，今则邪气渐退，正气渐复，而寒热发作有时矣，治法以养正为主，祛邪佐之，补中益气汤、炙甘草汤、柴胡四物汤、参胡三白汤，量余邪之盛衰，视阴阳之盈亏，酌而用之；至若兼疟之症，最为难治。吴又可曰：疟疾二三发，或七八发，忽然昼夜烦热，发渴不恶寒，舌上苔刺，心腹痞满，饮食不进，下症渐具，此伏邪症现，而疟症隐也，以伏邪方药治之则生，疟家方药治之则剧，治之如法。脉静身凉，每日或间日寒热复作有常期者，伏邪解而疟邪未尽也，仍以疟法治之。盖伏邪初起，本与疟病不甚相远，伏邪多湿温二气相合，疟多风寒暑湿四气相合，其邪气之杂而不纯，横连膜原，原是一路，但伏邪之火气，发则为亢阳，故宜清、宜下之症多；疟之暑气，停则为郁滞，故宜宣利之症多耳。所以伏邪初起，方用新定达原饮，与疟之主方用清脾饮，药品亦多相类，至其传变，则缓急轻重，迥乎不同，善悟者于此而细参之，思过半矣。

其八兼痢，伏邪本多自利症，表症初起，即每日解数次稀臭水者是也，详见后自利条下，更有春夏之交，一得伏邪，即兼下利红白，而里急后重者，名为兼痢。初起慎勿作痢治，盖痢属里症，今见伏邪之发热头痛为表里俱病，先用透伏邪之法解其表，表解而里自和，其痢多有不治而愈者，若用治痢之法先清其里，里气虚而表邪陷，轻者增其烦躁神昏，重者遂至呕逆昏愦而危矣。所以古人于时痢初起，专主仓廪汤，一意先解其表，但加陈仓米以和中，俟表症解后，里热症具，方可议清、议下，不但香连、承气之类，初宜暂缓，即淡渗分利，亦宜缓投于表症未解之先。若表症已解，而里积未除，则宜葛根芩连汤，加青、陈、楂、曲清消之，甚加枳实导滞丸缓攻之，中路可用白头翁汤苦坚之。大凡痢症夹表，先见身热，即宜缓用苦寒淡渗清里之药，用之必增呕逆，此历验不爽者，不特时行症兼痢为然。若温热病而兼痢，多属湿热与积滞互结胃肠，治法总以疏利推荡清火为主，惟伏邪火毒太甚，骤发即下纯红、纯紫恶血，或兼见舌燥谵妄诸症者，黄连、大黄、犀角、鲜地，又在所急，不可拘此论也。

综而言之，以上八条，其辨明所以为温热兼症，固已不惮逐类详审，然总以前所列五辨为主。五者之中，必有一二确据，方于温热门求治，否则各按各门施治可也，若反混以时邪治之，为害甚矣。

## 八、温热夹症疗法

温热，伏邪也。凡言夹者，伏邪夹实、夹虚，二邪夹发者也。如夹痰、水、食、郁、蓄血等邪，属实者，则以夹邪为先，伏邪为后，盖清其夹邪，而伏邪始得透发，透发方能传变，传变乃可解利也。如夹脾虚、肾虚及诸亡血家症，则以治伏邪为主，养正为辅，盖邪留则正益伤，故不可养正遗邪也；如夹哮喘、心胃痛、疝气诸旧病，则但治伏邪，旧病自已。盖旧病乃新邪所迫而发也，约计之则有十。

一夹痰水。饮入于胃，经蒸变而稠浊者为痰，未经蒸变而清稀者为水，痰与水一物也。痰能作热，水能作冷，温热属伏火症，故夹痰者更增其热，每见昏眩痞闷，右脉滑盛。治法宜桔梗汤加化橘红、栝蒌、贝母，甚则可加稀涎散，先吐膈上之伏痰；如痰迷清窍，神昏如迷，口吐涎沫，胸腹按之不痛者，宜加味导痰汤加牛黄清心丸，或昌阳泻心汤加万氏牛黄丸。若夹水，则脉往往相悖，治法亦有不同，不可不细辨也。温热之脉必数，而有水在胸膈，其脉多缓，甚则迟弦，此脉夹水之辨也，温热之舌，一经传里，则转黄、转燥、转黑，若有水在胸膈，则烦躁、谵妄、沉昏诸症具备，而舌色白润，间有转黄、转黑者，亦必仍有滑苔，或满舌黄黑，半边夹一二条白色，或舌尖、舌本俱黄，中间夹一段白色，此舌夹水之辨也。温热胸满，心下硬痛，手不可按，一有水在胸膈，心下虽满痛，按之则软，略加揉按，漉漉有声，甚则肠下抽痛，干呕短气，或腰重足肿，下利溺少，此症夹水之辨也。温热症见夹水脉症，虽有表不宜纯用辛凉发散，纯用则表不能解而转见沉困；有里症不可早用苦寒，早用则必转加昏愦，此水气郁遏热邪，阳气受困。宜于发表清里药中，加辛燥利水、利气之品，以祛水气，迨水气去，郁遏发，然后议攻、议凉，则无不效者矣。燥湿，则半夏、苍术；利水，则木通、苓、泽；利气，则莱菔子、草果仁、青木香，甚则有可投控涎丹、大陷胸汤者，故温热虽属伏火，往往有投三承气、黄芩、白虎，而偶用温燥药收功，遂至讼清热之非者，不知伏火乃其本气，夹杂乃其间气耳。

二夹食滞。温热夹食滞者最多，而有食填胸膈，食入肠胃之不同。入肠胃则为阳明积热症，治法备于三承气汤。惟食在胸膈，虽症见恶食、吞酸、嗳气、腹满，欲吐不吐，呕逆痞闷，而往往有脉沉、手足冷者，误认三阴，投以温剂，却无一毫热渴，而烦躁倍增，甚则一二日即死。盖膈间为阴阳升降之路，食填之则气闭，气闭则郁热无所疏泄，误温则热愈郁，热郁于内，故外无发热症，热郁于下，故上无口渴症。伏邪以出表为浅，入里为深，此病一温，则逼邪入里，故并至死而不见热症也。由前五辨法，既辨得为温热症矣，而遇脉沉、手足冷，即当细询其胸膈，若痞塞闷痛，即是夹食，再辨其舌苔白厚，而微兼淡黄，益为食填膈上明证，可于桔梗汤中加枳壳、青皮、莱菔、曲蘖，甚则用吐法以宣之；外治用连豆散敷之，使膈间阳气宣达，然后热症自见，则解表清里，无或误矣。

三夹气郁。温热症夹气郁者，初起时，症悉同而多脉沉，手足冷，呕逆胸满，颇类夹食。但夹食为有物，为实邪，舌苔厚白而微黄,胸膈满痛不可按,而亦不移;夹气为无物,为虚邪,舌苔白薄,胸膈满痛,半软而可按。先宜宣通其郁,然后解表清里,自无不效。若不舒郁而徒发表,则里气不能外达,而难于彻汗,遽用清下,则上气不宣,多致痞逆。惟于解表药中,加苏梗、青皮、郁金、香附之类,以宣其气,则表易解;于清里药中,加栝蒌、川贝以舒其郁,则里易和,但川贝母虽为舒郁要药,而力薄性缓,必用至五钱一两,方能奏效,若加四磨饮子则尤捷。

四夹蓄血。伏邪传经之后,蓄血最多。从治攻里,兹不具论。惟本有内伤停瘀,复感伏邪,于初起一二日,病之表症悉具,而脉或芤或涩,颇类阳症阴脉,但须细询其胸腹、胁肋、四肢有痛不可按而涩者,即为蓄血。确知其非阳症见阴脉,则是表症见里脉矣。治法必兼消瘀,红花、桃仁、归尾、赤芍、元参、元胡、山楂之类,量加一二味,重则加炒川甲一钱,则表邪易解,而芤涩之脉亦易起。若误认芤涩为阴,而投温剂,轻则变剧,重则危矣。至于里症发现,宜用吴氏桃仁承气汤,加干漆、炒川连,泻火攻血。其蓄血或从呕出,或从泄出,须审其色,红紫而散者可治,色如败衄,而凝结成块,多兼血水,此正气已脱,邪不能留也,又或如污泥,而黏腻不断,臭秽异常者,此津气已败,与浊腐同下也,症多不治。如胁痛、少腹痛,手不可按,甚至昏迷不省,少顷复苏,乃瘀血上冲,症名血厥,大便或秘或黑,轻则香壳散,重则代抵当丸、拔萃犀角地黄汤,加炮川山甲一钱,最破瘀积。若瘀结不散,必发热如狂,咳喘呕逆,若发汗太过,误触瘀血,则或呕或泄,或发呃逆,但活血消瘀,则呕泄呃逆自止。

五夹脾虚。温热较之风寒,本为难治。以风寒传变有次序,温热传变无常经;风寒表邪,一发即散,伏邪散而复集,且往复再三;风寒传里症一攻即和,伏邪攻而复合,有下之又下而不和者,此伏邪所以难治也。而脾虚者则更为难治。盖温热必得汗、清、下而后解,脾虚者,表不能作汗,里不任攻下,或得汗矣,而气随汗脱,得下矣,而气从下脱,即纯用清泄,中气亦不克支持,往往药愈凉而邪愈遏。今时习俗,尤偏于温热伤阴之说,不知中气内虚,热郁灼津之理,每见舌赤,便用大剂清滋,是浊热已遏中焦气分,又用浊药,两浊相合,逼令邪气深入膏肓,深入骨髓,遂成锢结不解之势;又或舌苔黄腻,明系中焦气分,被湿热熏蒸,法宜苦辛开化,乃不用开化,而用大剂凉药,如三黄、白虎、三石、玉女煎之类,有阖无开,亦足逼令邪气深伏,邪伏则脾气不得上升,舌苔因之亦伏,转成舌绛无苔,见其舌绛无苔,又用犀角地黄、清宫、增液诸汤,更令邪气深伏,药愈清滋,舌肉愈燥、愈赤、愈黑,甚至音哑、神昏、窍闭,变在须臾。故治此等症,汗不强汗,解表必兼养正,如参苏饮、七味葱白汤之类;下勿轻下,攻里必兼顾本,如三黄枳术丸、黄龙汤之类;凉不纯凉,清中必兼益气生液,如人参白虎汤、竹叶石膏汤、黄连泻心汤、参胡温胆汤、参胡芍药汤之类。其外症似无甚分别,惟脉必虚弱,不任寻按可据。然邪有进退,当其邪焰方张,虽虚而脉亦寻按有力,不可泥也。又必以神情、气色、脉症相参,如面色萎黄,神情倦怠,气息微促,皆脾虚中气不振之象,更须通体合参。如通体皆有余实象,而独见一二虚象,则虚象反为吃紧;通体俱见虚象,而独见一二实症,则实症又为吃紧,是故权衡标本为尤急也。

如实症居标，虚症居本，则虚症为重；如虚症居标，实症居本，则实症为重。到此虚实关头，苟不精心诊察，则草菅人命。

六夹肾虚。温热症夹脾虚者为难治矣，夹肾虚者更难治。温热属伏火，肾气虚则手足反冷；温热属实邪，肾气虚则眩晕惊悸，腰膝痿软。肾虚之中，又有阴虚、阳虚之分，温热必待汗下清而后解，阳虚者，一经汗下清，则脱绝之症随见，阴虚者，一经汗下清，则枯竭之症随见。必须时时谛察，凡在表时，见腰痛异常，小便频数，膝胫冷软，精泄如注，当细询其人之平日，如有淋浊、遗泄、阳痿等症，即当于疏表药中加人参、白芍；阳虚兼官桂、杜仲，阴虚兼元参、知母，以照顾本元，免后来意外之虞。若入里当下，必千金生地黄汤、陶氏黄龙加减为主，当清气分，人参白虎汤，血分，犀角地黄汤加减为主。或屡清屡下，而热更甚，舌上燥而无苔，或有黑苔，愈清而愈长，或有燥苔，愈下而愈裂者，是皆属于肾阴虚，察其阳明无实症可据，即当治以六味地黄汤，熟地改用生地，加知母、黄柏，或甘露饮，熟地切片，泡汤代水煎药。王太仆所谓寒之不寒，责其无水，壮水之主，以制阳光者，此也。再不应则合生脉散，以滋水之上源；或用黄连阿胶汤、小甘露饮，滋阴泻火。但似此热势燎原，非杯水所能救，故必大作汤液，乃有济耳。见机若早，十救二三，涸竭已见，十难救一。或更兼脾胃败症，如呕呃哕利之类，润药难任，甚或汤药不下，百不救一矣。

七夹诸亡血。温热症亡血有三。其一未病之先，素亡血而阴虚，一受伏邪，则邪热乘虚煎熬，亡阴最易，用药解表清里，必步步照顾营血，如七味葱白汤之用生地、麦冬，刘氏双解散之用归身、白芍是也。其二当病之时，忽然吐衄、女子崩漏，甚至血晕昏厥，热甚危急，病家但知血之可骇，医家亦忽其伏邪，惟汲汲于止血，清凉滋补，多至危殆。不知血由邪逼，惟当清其伏邪，伏邪解，血自止也。惟此症徐见于伏邪既盛，发热数日后者易知，而猝见于邪郁阴经，并无发热头痛时者难识。但见微恶寒而大作呕，急当如前用五辨法辨之。若舌有白苔，即属湿温伤络，当以新定达原饮为主，呕加竹茹、广皮；胀加青皮、大腹皮，舌有黄苔，或紫绛色，即属温热伤络，宜用凉膈散加茅根、童便，血大溢者，加大黄、黄连。但治伏邪，血症自已。若脱血太甚，而气欲绝者，必用人参、麦、味以固中气，俟伏邪传变归经，然后按经治之，此温热症夹亡血之最危者。其三伏邪大张之后，烦热躁渴之余，而见亡血症，则又温热症之常态，详后血症各条。

八夹哮喘。哮喘乃肺家所时有，本有寒痰、热痰二症。一受温热，则无非痰火，由其湿热之气，从其类而入肺，发其哮喘。遇此，当行前五辨法，有伏邪，但治伏邪，而哮喘自除。或于治伏邪药中，加栝蒌、川贝、苏子、白前，千金苇茎汤合文蛤散尤捷。二邪并解，法更精密。若哮喘势重，则白果定喘汤、苏子降气汤二方，亦可借用以治标。惟麻黄必须蜜炙，沉香亦宜磨汁，再加生石膏、海蛤壳以清镇之，庶免辛燥劫液之弊。

九夹胃痛。温热症有夹胃痛者，于其痛时，先用前五辨法，若有伏邪见症，但治伏邪可也。虽平时因寒而发，于此则但治其热。盖湿温伏于膜原，温热伏于血络，蕴酿蒸变，必从火化，伏邪自里达表，而发其胃痛痫疾者，多属热痛，则但于治伏邪药中，加乳香、没药以止痛，延胡、桃仁以活络，速使其伏邪透发，而胃痛自已。若误认平常寒胃痛，用桂、附、姜、黄，必致危殆。

十夹疝气。伏邪夹疝，其肾囊少腹引痛，全是疝症。当如前五辨法，一有伏邪，不必治疝，但于治伏邪药中，加橘核、青皮，而疝自消。若依常治疝法，用吴萸、桂、附、茴香诸燥品，轻者变为囊痛，重者变为呃逆、啰厥、昏沉而莫救矣。

总而言之，温热夹症最多，非刻意精别，用药必致差误。凡遇有内伤宿病之人，更患伏气温热，不得用峻汗、峻攻、峻清之法，必参其人之形气盛衰，伏邪微甚，本病之新久虚实，向来之宜寒宜热、宜补宜泻、宜燥宜润、宜降宜升，或近日服过何药之相安不相安，其间或夹痰水、或夹食滞、或夹积瘀、或夹气郁、或夹气虚、或夹血虚、或夹阳虚、或夹阴虚，务在审症详明，投剂果决，自然随手克应，而无颠顿之弊矣。

### 九、温热复症疗法

温热复症，有复至再三者，皆由病人不讲卫生，病家不知看护所致。每见屡复之后，多有酿成四损四不足者，约计其复之病因则有四。

一为劳复。温热瘥后，元气未复，余邪未清，稍加劳动，其热复作，不必大费气力，即梳洗沐浴，多语更衣之类，亦能致复。复则诸症复起，惟脉不沉实为辨。轻者静养自愈，重者必先察其虚实。虚则调其营卫，和其脏腑，待其表里融和方愈，误用攻下清凉，必致不救，安神养血汤主之；实则主以仲景枳实栀豉汤，撤表邪而清里热。如兼头痛恶寒，加薄荷、葱白；如兼寒热，寒多加羌活、紫苏，热多加知母、黄芩，一二剂后，必复汗而解。此屡试屡验者，不可妄投补益以致闭邪增病。虽然，劳复之中，有气虚劳复、阴虚劳复、房劳复之分。气虚劳复者，温热瘥后，余邪已尽，止因正气大虚，因劳复热，微兼恶寒，四肢倦怠，无气以动，脉虚右大，舌润无苔，胸膈宽畅者，此真气虚劳复也。宜补中益气汤甘温补之，惟升、柴须蜜炙；如兼汗多恶寒，归芪建中汤最妙；若正气虽虚，尚有余热未清，其人虚羸少气，气逆欲呕者，竹叶石膏汤加姜汁主之，或陈氏六神汤加银胡、地骨皮亦佳。阴虚劳复者，由温热伤阴，肾液已亏，稍加劳动，微挟风寒，其病复作。症仍头痛发热恶风，舌燥口渴，六脉浮数无力者，此真阴虚劳复也。宜七味葱白汤，清润而微汗之；或金水六君去半夏，用生地，加川斛、丹皮、豆豉、葱白之类，滋养阴液以汗之；如兼呕恶，当留半夏，加竹茹以和胃；如兼咳嗽，加旋覆花、甜杏仁以降气；如兼虚火上冒，目赤颧红，大渴烦躁，呕恶不纳者，亦宜金水六君煎，加麦冬、代赭之类，养阴镇逆。房劳复者，即女劳复，一名色复，温热瘥后，气血未充，早犯房事，则内损真气，外触邪气而复作也。其症头重不举，目中生花，腰胁痛，小腹里急绞痛，增寒发热，或阴火上冲，头面烘热，胸中烦闷是也。若卵缩入腹，脉离经者死，舌伸出数寸者亦死。治法必用獬鼠矢汤调下烧裈散。虚极者，宜六味饮加麦冬、豆豉栀子煎汤，调服烧裈散；虚极热盛者，则用陶氏逍遥汤调服；若小腹急痛，脉沉足冷，则用当归四逆加吴茱萸汤调服，外用吴茱萸五钱，食盐二两，拌炒热熨小腹。

二为食复。温热瘥后，胃气尚虚，余邪未尽，若纳谷太骤，则运化不及，余邪假食滞而复作。其症仍发热头痛，烦闷不纳，宜枳实栀子豉汤，加山楂肉、麦芽、连翘、莱菔汁等凉疏之；腹痛不大便者，加生锦纹。若温病新瘥，饮酒者必复热，以酒味辛性热，助其余邪热毒故也。必兼烦闷干呕，口燥不纳等症，急用川连、葛花、银花、连翘、枳实、焦栀、乌梅、花粉、枳椇子等清解之。

三为自复。乃伏邪未尽也，当问前见何症，服何药而解，仍用前药，以涤其余邪则愈。

四为怒复。温热瘥后，因事触怒，怒气伤肝，相火暴发，因而余热复作。症必身热胸闷，心烦懊恼，气逆喘呼，甚则胁痛呕血。治法宜苏子降香汤，加桑叶、丹皮、银胡、地骨皮等，平其气以清泄之。若瘀血结聚，少腹急痛者，代抵当汤加杜牛膝主之，香壳散加延胡索、炒川甲，尤捷。若不语如痉，形厥如尸者，宜犀角地黄汤，加桃仁、归尾、赤芍、白薇、厥症返魂丹等，甘咸以平之，芳香以宣之。虽然，怒复有大怒、郁怒之分。大怒者，其志愤激，则气血易于奔迫，而无所节制，《经》所谓"怒则伤志"也。脉多浮弦躁盛，症多失血，或甚痛厥。仍宜苏子降香汤，加蜜炙延胡、醋炒锦纹、盐水炒川连等，以降泄之；血虚火旺者，拔萃犀角地黄汤，加白芍、白薇、童便、金汁等，以通降之。郁怒者，其志怫戾，则气血易于瘀壅，而不克宽舒，《经》所谓"怒则气逆"也。脉多弦涩，甚则沉弦搏坚，症多瘕疝，久则成痨成蛊。治法瘕疝宜开郁正元散、茴香橘核丸等选用；成痨宜紫菀散、劫痨散、顾氏清金散、杜瘵膏等选用；成蛊宜当归活血汤、代抵当汤、下瘀血汤等选用；桃仁承气汤合逍遥散，加细辛、土狗末，奏功尤捷。

凡大痨、大欲、大病、久病后，气血两虚，阴阳并竭，即为四损。复受伏邪，正虚则邪入愈深，邪深则传化难出，汗下伤正而正脱，补助郁邪而邪锢，多不可治。当此两难之际，于是乎有补泻合用之法，有先补后泻之法、先泻后补之法。如人参白虎汤、黄龙汤、竹叶石膏汤，皆补泻合用之法也；先用补剂，后施汗下，先补后泻之法也；先用汗下，后施补剂，先泻后补之法也。当询病之来路，斟酌施治，尤当审现在之症。若纯见热症，亦不可以疑似之间误人。大凡周身俱见大实大热之症，而一二处微见虚象，则吃紧照顾其虚；周身俱见虚象，而一二处独见实症，则吃紧斡旋其实。此治病之权衡也。若夫汗之而表症愈增，如头痛身痛更甚之类，清下而里症愈增，如烦渴痞满更甚之类，则大虚有盛候也，急宜补之无疑。既辨其症，尤当细辨其脉。凡遇脉之浮候盛大者，须谨察其沉候有无力处，六部脉皆盛者，须谨察其一部有独无力处，果得其一部一候之真无力，便可略其诸部诸候之假有余，从而施治，自有如神之妙。夫既询其来路之大概，又察得其轻重之确凭，再加之脉理精详，则烛照无遗矣。至其损症之状甚多，当参后四不足条看。

若四不足与四损亦各不相同。四损由人事，四不足由天禀；四损在暂时，四不足在平素。然四不足亦有由四损而来者，不得谓四损外便无不足也。四不足者，气血阴阳也。气不足者，少气不足以息，语言难出也，感邪虽重，反不成胀满痞塞，凡遇此症，纵宜宣伐，必以养气为主。血不足者，面色萎黄，唇口刮白也，感邪虽重，面目反无阳色，纵宜攻利，必以养血为主。阳不足者，或四肢厥逆，或肌体恶寒，恒多泄泻，至夜益甚，或口鼻冷气，受邪虽重，反无发热苔刺烦渴等症，纵宜攻利清热，必先之以温补，待其虚回，实症全见，然后以治热之法治之。阴不足者，自然五液枯干，肌肤甲错，感邪虽重，应汗不汗，应厥不厥，纵宜攻利，必先之以养阴，待其气化津回，邪多不治自退，设有未退，酌用清利攻之，若早攻之，其病益甚。以上四不足，合前条四损，每见温热症屡复后，兼此虚损症候者，总不可正治其邪，必以养正为要。先服养正药，待其实症悉见，方可攻邪。若服攻邪，虚症复见，仍当调补其虚，养正以达邪，祛邪以安正，互相增减，迭为进退，必使邪尽去而正不伤，方为善治。

总而言之，劳复、食复、自复、怒复四症，实则易治，虚则难治，一复可治，再复不治。以余所验，诸劳多复，御女者死；诸食多复，犯酒最剧；诸气多复，大怒尤甚。至于屡复之后，已酿成四损、四不足者，急则一旬半月即亡，缓则迁延时日而毙。即有医疗得法，调养适宜，幸或全愈者，体亦柔脆，最易重感，全在医者善于劝戒，病者自知保重耳。

**十、温热遗症疗法**

温热二病，凡有遗症者，皆由余邪未尽，或由失于调理，或由不知禁忌所致，今举其要，约二十有四。

一、瘥后发肿。温热症大势已平，伏邪已解，而面目肢体浮肿者，有食滞中宫、水停心下、气复未归三种，当分别以施治。

食滞中宫者，乃病后脾胃大虚，不能消谷也。病者胃中犹燥，偏欲多食，食停心下脐上，则水不得上输于肺，肺亦不能通水道于膀胱，故溢于肢体而为肿。其症以心下脐上有硬处，按之则痛为异，小便或利或不利。当用平胃散，加枳实、山楂、麦芽、莱菔、青皮、神曲为主，硬处消则肿自愈，或加苓、泽兼利水，亦可。

水停心下者，乃脾虚不能消水也。与食滞异者，心腹无硬痛处，而小便必不利也。须实脾利水，宜白术、米仁、浙苓皮、泽泻、车前、木通之类，利其小便而愈，或苡仁、糯米煮粥食，亦佳。

气复未归者，温热大伤阴气之后，由阴精损及阳气，愈后阳气暴复，阴尚亏歉之至，切忌消利。吴又可所谓病后气复血未复，气无所归，故暂浮肿，不可治肿，调其饮食，节其劳役，静养自愈。吴鞠通则曰：余见世人，每遇浮肿，便与淡渗利小便方法，岂不畏津液消亡而成三消证，快利津液为肺痈、肺痿证与阴虚咳嗽身热之痨损证哉？余治是证，悉用复脉汤，重加甘草，只补其未足之阴，以配其已复之阳，而肿自消，千治千得，无少差谬，敢以告后之治温热气复者，暑温、湿温不在此例。至其辨法，气肿异于停水、食滞者，停水身重而小便不利，气肿身轻而小便自利，食滞腹中有结，气肿腹中自和也。

二、瘥后皮肤甲错。温热愈后，身体枯瘦，皮肤甲错者，乃热伤其阴，阴液不能滋润皮肤也。治法以养阴为主，吴氏人参养荣汤、清燥养荣汤酌用，叶氏加减复脉汤尤效，亦有粥食调理自回者。

三、瘥后发疮。温热新瘥，发疮者最多，乃余热淫于肌肉也。若照寻常疮症，温托妄施，断不能救。惟多服清凉解毒，兼养气血药，自愈。

四、瘥后发痿。四肢不能动移者，热伤筋脉也。吴氏诸养营汤酌用，轻者粥食调理自愈。

五、瘥后发蒸。蒸蒸骨热如痨瘵者，乃余热留于阴分也。不可以其羸瘦，而遽用虚损门治法。必察其六腑有结邪，则仍以攻邪为主；次察其筋络有壅瘀，仍以通瘀为主也；次察其气道有痰涎，仍以祛其痰涎为主。数者俱无，方可清热。或无邪而阴伤，方可纯用养阴之药；或分其余邪之轻重，亏损之多少，而兼用养阴清热药，进退加减以和之，更妙。

六、瘥后耳聋。温热症身凉后，尚有耳鸣、耳聋等症者，其因有三：一因余邪留于胆经，宜温胆汤，加柴胡、菖蒲、钩藤、池菊、通草、荷叶之类，以清解少阳之郁。二因痰火上升，阻闭清窍，其耳亦聋，宜导痰汤去半夏、南星，加栝蒌皮、京川贝、枇杷叶、杜兜铃、通草、鲜石菖蒲之类，以轻宣肺气之郁。三因肾虚精脱，则耳鸣而聋，宜常服耳聋左慈丸，或磁朱丸等，以滋阴镇逆。此二症，不关少阳，皆禁用柴胡升提，外治惟耳聋神丹，丝棉包裹，纳入耳中，多效。

七、瘥后发颐。俗名遗毒，乃余邪留滞络中而成毒也。因汗下清解未尽，其邪结于少阳阳明二经。发于两颐者，阳明部位也；发于耳之左右者，少阳部位也。治法以解毒清热，活血疏散为主。误则成脓不出，而牙关紧，咽喉不利，多不能食而死；毒内陷而复舌燥神昏，亦死；出脓后，气虚血脱，亦死。故宜早治也。古方以普济消毒饮为主，发在耳后，以柴胡、川芎为主；在项下，以葛根、白芷为主；在项后或巅顶，加羌活、薄荷。时方以连翘败毒散为主，如二活、荆、防、连翘、赤芍、牛蒡、桔梗、土贝、蒺藜、薄荷、银花、甘草之类。如元气虚者，须兼归、芪补托；溃脓后，当大补气血为主，然发于阳明者易治，发于少阳者难治。总之，此症初起，速宜消散，缓则成脓。不可轻补于未溃之前，补早则必成脓；尤不可纯用寒凉于将发之际，恐闭遏而毒不得发，故必兼疏散为要。外治以葱水时时浴之。

八、瘥后额热。凡温热症热退后，独额热未除，目神似觉呆钝，此胃中余滞未清，额属阳明，故独热，宜清疏之，二陈汤，加连翘、黄芩、山楂、神曲之类，清之和之。

九、瘥后咳嗽。凡温热症热退之后，尚有咳嗽未除，此余热在肺也。宜滋养肺胃之阴，其嗽自止。如南沙参、麦冬、地骨皮、知母、川贝、川斛、花粉、茯苓、甜杏仁、桑皮、蔗汁、梨汁之类，或加生地、玉竹之类。总之，新感风寒，而症见咳嗽，其病为轻，以其邪传入肺，肺主皮毛，邪从外达也。温热多内伤虚症，见咳则重，五脏传乘，肺受火刑，水源涸竭，每多死症。

十、瘥后自汗、盗汗。虽皆属虚候，然温热瘥后，多由余热未清，心阳内炽，以致熏蒸燔灼，津液外泄而汗出，慎勿骤补、峻补，苦坚清养为宜。苦坚如当归六黄汤加减，以育阴泻火固表；清养如西洋参、生地、麦冬、黄连、甘草、小麦、百合、竹叶、茯苓、莲子心之类，择而为剂可也。

十一、瘥后惊悸。凡温热新瘥，触事易惊，梦寐不安者，余热挟痰也。痰与气搏，震荡心宫，故惊悸。宜用竹茹、黄连、石菖蒲、半夏、胆星、栀子、知母、茯苓、旋覆花、橘红等，清余热而消痰。

十二、瘥后怔忡。乃水衰火旺，心肾不交也。宜补水养心，朱砂安神丸最妙，半夏秫米汤合交泰丸，尤捷。

十三、瘥后不寐。凡温热症热退之后，夜不欲寐者，胃不和也，温胆汤加秫米和之。惊悸不寐者，心气虚也，前方合酸枣仁汤，去川芎清敛之；虚烦不寐者，余火扰动也，黄连阿胶汤清滋之。终夜清醒，目不能瞑，或目瞑则惊悸梦惕者，余邪内留肝胆，胆气未舒，肝魂不安也，宜酒浸郁李仁、炒枣仁、猪胆皮、黄连、焦山栀、淡竹茹、冬桑叶等，滑以去着，苦以泄热。

十四、瘥后妄言。凡温热病，每有热退身凉之后，其人如痴，神思不清，言语谬妄，或倦语不思食者，此心神虚散不复所致。但当调养气血，兼治其心可也，神复，妄言自止。吴氏安神养血汤主之，薛氏参麦茯神汤亦主之。但痰火余邪，内伏包络，亦有此症，当用鲜菖蒲、天竺黄、川贝母、连翘、钩藤、丹皮、淡竹叶、竹茹、辰砂之类，以凉开热痰，则神自清而不妄言矣。若犹不应，加万氏牛黄清心丸清宣之。如余热未净，多言错语者，宜导赤散，加麦冬、莲子心、朱砂染灯芯等，熄余焰而清心神。

十五、瘥后语蹇。凡温热症热退之后，其舌转动不灵，而语言蹇涩者，因心脾肾三经之脉，皆萦绕于舌，心肾虚则舌不灵动，痰阻脾络，肝风内扰，则语言蹇涩不清，总是虚风痰火为病。宜导痰汤，加菊花、钩藤、白蒺藜、皂角炭、石菖蒲、姜汁、竹沥等，熄虚风而清痰火。若因痰热滞于肺络者，宜顾氏清金散加石菖蒲、竹沥清肃之；如因余热耗伤肺阴者，宜清燥救肺汤加岩制川贝、雅梨汁清养之；若声颤无力，语不接续，似蹇非蹇者，阴气大虚，元气无根也，宜镇元饮合集灵膏峻补之。

十六、瘥后昏沉。凡温热症新瘥后，十余日或半月渐至昏沉者，皆缘发汗未尽，余邪在于心胞故也。或兼潮热，或兼寒热似疟，宜连翘、栀子、豆豉、麦冬、菖蒲、淡竹叶、钩藤、丹参之类清解之。然有痰火内伏胞络者，亦见昏沉，其人终日昏睡不醒，或错语呻吟，或独语如见鬼。宜用东白薇、天竺黄、京川贝、广郁金、石菖蒲、皂角刺、鲜竹叶、细芽茶、朱砂染灯芯、厥症返魂丹等，轻清以开达之，甚或万氏牛黄清心丸、叶氏神犀丹皆可采用。

十七、瘥后喜唾。即多吐涎沫是也。审其胃虚而有余热者，宜用乌梅北枣丸噙化之；土虚不能摄水者，六君子汤加益智仁摄之；若其稠饮自下焦漾漾而起，溢出口中者，此肾气不纳，浊阴上泛也，宜都气饮加胡桃、补骨脂以纳之，或少加淡附片以收之，或佐白术以制之。

十八、瘥后不食。当辨不欲食、食亦不化两端。不欲食者，病在胃，宜养以甘凉，金匮麦门冬汤主之，叶氏养胃汤亦主之；食不化，病在脾，当补以温运，香砂理中汤主之，六君子汤亦主之。虽然，不欲食一症，宜分伤食与停食两项。伤食者，饮食自倍，肠胃乃伤，病在不及消化；停食，不论食之多少，或当食而怒，或当食而病，在气结而不能化也。治伤食宜偏重于食，或吐、或下、或消；若停食，则偏重在气，惟理气而兼之以消，吐下之法不可用也，医者须分别治之。

十九、瘥后不便。凡温热症后，大便不行者，热闭、虚闭居多，风闭、气闭者少。热闭者，热搏津液，肠胃燥结及肠胃素有积热者，多有此疾。其症面赤腹热，大腹胀闷，四肢反冷，或口舌生疮是也。大黄饮子最妙，三黄枳术丸、枳实导滞丸、陆氏润字丸等，亦可酌用。虚闭有二：一阴虚，一阳虚也。凡下焦阳虚，则阳气不行，不能传送，而阴凝于下；下焦阴虚，则精血枯燥，津液不到，而肠脏干槁。治阳虚者，但益其火，则阴凝自化，苁蓉润肠丸主之，老年者，黄芪汤送服半硫丸；治阴虚者，但壮其水，则泾渭自通，六味地黄汤加淡苁蓉、白蜜主之，益血润肠丸、五仁丸等亦效。风闭者，风胜则干也，由风热搏激肺脏，传于大肠，津液燥涩，传化则难，或其人素有风病者，亦多风闭，或肠胃积热，久而风从内生，亦能成闭，东垣润肠丸主之，加味皂角丸亦主之。气闭者，气内滞而污物不行也，其脉沉，其人多噫，心腹痞闷，胁肋膨胀，若用攻药通之，虽或暂通，而其闭益甚矣，或迫之使通，因而下血者，惟当顺气，气顺则便自通矣，苏子降气加枳壳、杏仁主之，重则六磨汤主之。

二十、瘥后腹热。凡温热症身大凉，独腹热未除，此脾火内甚也。养阴药中加生白芍自除，但此症惟伏暑晚发最多，多属肠胃积热，雪羹送服陆氏润字丸最妙。

二十一、瘥后下血。凡温热新瘥，或十日，或半月，忽然下血者，由于伏火未净，热伤阴络而血下溢。治以清营凉血和络之法，如生地、丹皮、地榆、川断、槐米、白芍、苡仁、黑荆芥、白茅根、脏连丸治之，自愈。阴虚火旺者，脏连六味丸尤捷。

二十二、瘥后遗精。因火动者多，宜清余热，固精封髓丹主之，三才封髓丹加黄连亦主之，以此症黄连、黄柏二味，最是要药也。

二十三、瘥后调理。当分补虚、清热二项。补虚有二法：一补脾，一补胃。如其人中气虚者，病退后，必纳谷少，运化迟，或大便不实，或恶心吐涎，宜六君子加减以和中；形寒畏冷，宜黄芪建中汤温补之。凡此症脉皆缓大，舌皆白嫩可辨。如其人阴分虚者，必有余邪未尽，舌燥口渴，二便艰涩，脉兼微数等症，宜小甘露饮、叶氏养胃汤等清养之。

清热亦有二法，初病时之热为实热，宜用苦寒药清之；大病后之热为虚热，宜用甘寒药清之。二者有霄壤之殊。凡人身天真之气，全在胃口，津液不足即是虚，生津液即是补虚，故以生津之药合甘寒泻热之药而治感后之虚热。如麦冬、生地、丹皮、北沙参、西洋参、鲜石斛、梨汁、蔗浆、竹沥、茅根之类，皆为合法。仲景、河间主用竹叶石膏汤、天水散以清虚热，亦取甘寒之义也。设误投参、芪、苓、术补脾之药为补，宁不并邪热而补之乎？至于饮食之补，但取其气，不取其味。如五谷之气以养之，五菜之气以充

之，每食之间，便觉津津汗透，将身中蕴蓄之邪热，以渐运出于毛孔，何其快哉！人皆不知此理，急于用肥甘之味以补之，暂时虽精采健旺可喜，不思油腻阻滞经络，邪热不能外出，久久充养完固，愈无出期矣！前哲庞氏安常有鉴于此，如所云：凡病新瘥，只宜先进白稀粥，次进浓者，又次进糜粥，亦须少少与之，不得早吃肉食。旨哉言乎！

二十四、瘥后禁忌。温热大病后，正气未复，凡饮食起居，俱不可不慎也。如酒肴、甘脆、肥鲜、生冷等物，皆不可犯，只宜糜粥自养，少食而频，则易运化，不可过饱，及他有所食，虽思之勿与也。且其气血必虚，凡费心费力，过喜过怒，多言多动，皆可因劳而复病也。因劳而动其既虚之血气，生其未尽之余热，热邪退而病瘥，热邪生而病复，凡病皆然，温热症为尤甚，病者务宜自重。

## 十一、论温热症辨似要义

凡病俱以虚实寒热四字为大纲，温热症何独不然。但虚实寒热之真者易辨，似者难辨。后所列温热各论表里诸症，皆实邪、热邪，而实热中亦有虚寒；前论遗症中，四损四不足，皆虚邪、寒邪，而虚寒中亦有实热。余于逐条下已细辨之矣。然有实症似虚，虚症似实，热症似寒，寒症似热者，尤不可不细辨也，故复通论而详述之。

所谓实症似虚者，即以表症论之。头痛发热，邪在表也，其脉当浮，症当无汗，而反自汗，脉无力，用发表药而身反疼痛，则似虚矣。故人惑于多自汗，而误用桂枝汤者有之；惑于脉无力，而引仲景《太阳篇》发热恶寒，脉微弱，为无阳，而误用小建中汤者有之；惑于身疼痛，而引仲景若不瘥，身体疼痛，当温其里，误用四逆汤者有之；不知伏邪之在表，其自

汗者，邪热自里蒸出于表，非表虚也。其脉无力者，热主散漫，散漫则脉软，非比寒主收敛而脉紧也；身体反疼者，伏邪自里而渐出于表，非比阳虚不任发表也，此在表之实症似虚者也。

又以半表半里论之。寒热往来，胸胁满，邪在半表半里也。其脉当弦，其口当渴，而脉反沉，口不渴，则似寒矣。故人惑于脉沉，而以胸胁满为太阴，口不渴为内寒，而误用理中汤，不知伏邪之半表半里。其脉沉者，邪伏于膜原，而未出表，故脉不浮，非阳虚也；其不渴者，邪未传变，未入胃腑，故不能消水，非内寒也，此半表半里之热症似寒者也。

又以里症论之。口燥、咽干、不得卧，邪在里。其脉当洪，其身当热，其便当结，而脉反沉微涩弱，身反四肢厥冷，大便自利，则全似虚寒矣。人惑于脉微涩弱而用参、芪者有之，惑于厥逆而用桂、附者有之，惑于自利而用参、术、干姜者有之。不知伏邪在里，其脉沉微涩弱者，乃邪热结于肠胃，气不达于营卫也；其身反厥冷者，邪热结于里，而不达于外，气结于下，而不通于上也；其自利者，乃热结旁流也，此在里之实症似虚，热症似寒者也。

总之温热为伏火，与风寒之寒因大异。故脉症虽有似虚似寒之时，而一一辨其为温热症，则属邪盛，而反见虚寒之假象，明眼人不当为其所惑也。

所谓虚症似实者，即以表症论之。头痛发热、身疼痛、自汗、脉浮大，邪在表也。而屡用清凉表散，其症不减者，非药力之不专，乃正气不能使药力达表，阴液不能随阳气作汗也。此伏邪在表时虚症之似实者也。气虚者加参、芪于表药中即汗，阴虚者加润剂于表药中即汗，若不知其气血之两亏，而宣表不已，势必暴厥而脱。

更以半表半里论之。胸胁满、耳聋、呕吐如疟状，脉弦，邪在半表半里也。而屡用和解消导，其症更加者，非药力之不到，乃中焦脾胃伤而气不运，肝阴伤而火更燥也。此伏邪在半表半里时虚症之似实者也。必合四君、六君于和解药中，合四物于清解药中，始能战汗而解，若更消导清解不已，必至胃气绝而死。

更以里症论之。舌苔黄黑裂燥芒刺，胸腹胁脐硬痛，大小便闭，六脉数大，邪在里也。而屡用攻利药，或总不得利，或利后愈甚，乃正气不能传送肠胃，血液不能滋润肠胃，非药力之不峻也。此伏邪传里时虚症之似实者也。气虚者，助胃以资传送；血枯者，养阴以藉濡滑；气行津化，方得通利。若不知其亏竭，而恣意攻利，必昏沉痿顿而死。

总之药不中病，则伤正气。伤其下，则正气浮越而上逆；伤其中，则正气虚散而外越。脉症虽有似实、似热之时，而一询其来路，若已治之太过，则属气从内夺，正气夺则虚，明眼人当不为其所惑也。

夫一症而虚实互异，用药稍误，而生死攸分，将以何者为辨症之把柄乎？曰：以开卷所列五辨法辨之，则了然矣，而更以曾经误治，与未经误治，辨其伏邪之为实为虚，为实中夹虚，为虚中夹实，则得其大纲，而更得其细目，然后似是而非之症，断不能惑矣。余于各论条下，每症细辨其虚实，而此先详言以通论之者，则以散见诸条，尚恐略过，故首先总论其吃紧处也，至若寒极似热，则惟伤寒诸症有之，而为温热症之所绝无，故不论及。

### 十二、论妇人温热

妇人病温热症，悉与男子同。惟当妊娠及经期前后，则治法略异，以其关乎血室、子宫也。兹特先提其要，而分病论治。

一、妊娠感伏邪，必须治之于早，则热不深入而伤胎。当汗、当清之症，固当速治不待言，尤以速清为首要，如黄芩、白虎、栀豉、芩葛等汤皆宜酌用，石膏大青汤尤捷。而当下之症，尤不可迟。若因妊娠忌下伤胎之说，因循迟误，则胎受热蒸，其胎必堕。故一见里症，必用拔萃犀角地黄汤速清下之，以安其胎。胎既因邪不安，去邪即是安胎，但宜加清养血分药，如生地、白芍、白薇、茅根之类。盖有病则病受之，《内经》所谓有故无殒亦无殒也，于此有历验不诬者。若失下而至舌黑腰痛，少腹下坠至急，左尺脉伏，则其胎将死腹中，且不止于堕矣。此时下亦堕，不下亦堕，然下之而胎堕，母犹可救十中二三，不下则母无生理，胎亦不能独存。同一堕胎，而此善于彼，况速下而胎未必死乎？当明言于病家而后施治。下药虽犀连承气汤、玉烛散、拔萃犀角地黄汤等皆可采用，惟芒硝当慎，以其专主伤胎，非大实、大热、大燥，不可轻试也。

二、产后发热，每多胎前伏邪，娩后陡发者。其症不寒，兼头疼鼻塞，其脉亦有不即显露者，惟舌苔颇有可征，或厚白而腻，或黄腻、黄燥，或有赤点，或微苔舌赤，或口苦，或口渴，或胸闷，或溲热，惟胸腹必按之热甚，此皆温热之伏邪内蕴。世人不察，仍循俗例，饮以姜糖酒、生化汤之类，每见有酿成郁冒、痉厥、大便难三大证者。盖血虚则厥，阳孤则冒，液枯则大便难。郁冒者，则脉多洪大而芤；痉者、厥者，脉则弦数。三者不同，其为亡血伤津则一。叶氏皆谓之肝风内动。余每用阿胶鸡子黄汤，桑麻六味汤，三甲复脉汤，加味猪肤汤，大、小定风珠六方，斟酌浅深次第而施治，盖此六方皆能增液、润筋、守神故也。若尚未见此三大重症，但病温热伏邪者，仍宜速去其邪，兼护其虚。无粮之师，贵在速战，又不可拘于产后宜温不宜凉之说。徐洄溪所谓产后热盛，虽犀角、石膏，对症亦不禁用者是也。其有败血乘伏火上攻，冲心则喜笑怒骂，甚欲逾墙上屋者，十难救一；冲胃则饱闷呕恶，腹满胀痛者，五死五生；冲肺则面赤气喘，痰涎壅盛，甚则神昏口噤者，十全一二。此三证不论虚实，急用热童便灌之，实症必有腹痛拒按情形，轻者用当归、丹参、炙草和血，加桃仁、童便、白薇、黑神丸等导瘀下行，以镇冲逆；气血虚极者，必兼心虚气短、头眩多汗，须于前方加沙参、枣仁、熟地、玉竹滋养之；重者用回生丹最妙，叶氏神犀丹、犀珀至宝丹、无极丸亦可参用。亦有不因败血上冲，而神昏谵语，甚则癫狂者，此属痰迷，沈氏六神汤最效，新定牛黄清心丸亦可用。至于用药，不可过轻，须用多备少服法，中病即已。热势退而伏邪轻，即复其虚。若畏产后虚怯，用药过轻，延至三四日后，反不能胜药矣。

三、热入血室，其症旦明夕昧，夜更神昏，低声呓语，如见鬼状，甚有当面与言，若罔闻知，而户外之事，反能闻之见之者。盖因温热烁血，血液耗尽，肝为藏血之脏，最恶血燥，肝血既燥，又加水竭金枯，肾水不足以涵濡，肺金不足以灌溉，肝遂不能自藏其魂，而飞扬外越，名曰离魂。离魂则出入无时，故户外之事，皆能闻且见之也。又有病者自觉已身化作两人并卧者，亦离魂所致。仲景治初病热入血室，尝用小柴胡汤领邪外出。余尝以青蒿易柴胡，加生地、当归、元参、麦冬，养血救阴，山栀、泽泻，导血室之邪下行膀胱，以为出路。

有瘀少腹按痛者，加赤芍、桃仁、鳖甲、龟板，化瘀滋阴。但必分经适来因受病而止、经适来受病而自行、经适断而受病三种，则实与虚自见。如经水适来，因热邪陷入而搏结不行者，必有瘀血，再察其腰胁及少腹有牵引作痛，拒按者，必以清热消瘀为治。便通者，小柴胡汤去参、枣，加鲜生地、桃仁、楂肉、丹皮或犀角之类；便闭者，用桃仁承气汤，加穿山甲、䗪虫等下之，尤须加生地、当归、元参、麦冬养血滋阴，以固其本。如因邪热传营，逼血妄行，致经未当期而至者，必有身热、烦躁、不卧等证，宜清热以安营，如白虎加生地黄汤、羚地清营汤，甚则犀角地黄汤加黄连、琥珀，皆可随症酌用。如经水适断而受邪者，经行已尽，则血海空虚，邪必乘虚而陷，宜养营以清热，宜生地四物汤去川芎，加白薇、丹皮、桑叶、银胡、地骨皮等，轻清濡润之。若兼心跳肢厥，昏厥如尸者，四逆散合白薇汤主之；若兼神识如狂者，牛黄散最妙；若兼腰胁及少腹满痛者，大柴胡汤加桃仁、赤芍，逐其血室之邪，始愈；若延久不愈，上逆心包，胸中痹痛，即陶氏所谓血结胸也，桂枝红花汤加海蛤壳、桃仁，辛润温通之；若下结血室，少腹胀痛者，新加绛覆汤，再加乌贼骨、茜根、延胡索、川楝子等，辛润通络以逐之。如伏邪病发，而经水自行者，不必治经水，但治其伏邪，而病自愈。盖病本未犯血室，故经行如常，仲景所谓勿犯胃气及上二焦，必自愈者，正指此，非谓总不用药也。总之妇人温热，但见昼日明了，至夜谵语，即当询其经期，以杜热入血室之渐，

### 十三、论小儿温热

小儿温热症，悉与大人同。惟时见痉厥，类于惊风，误治多死。兹特先论其症治。

一、风温致痉。皆由医者不明风寒、风热，见儿头痛发热，不问何邪，概曰风寒夹食，辄与辛燥升散，杂以苦温消导，往往阴液被伤，肝风内动，鼓痰上升，血不荣筋，筋急拘挛，致成痉瘈。一见痉瘈，便称惊风，乱投冰麝金石、苦寒彪悍毒药，以为开窍镇惊，清热祛风，家传秘法，家藏丸丹，多系如此。又或将惊字误作筋字之讹，挑筋刺血，强推强拿，其在富贵之家，酿祸尤速。治法：先以辛凉开肺，继以甘寒化热，佐以润剂降痰，尤必辨其轻重。轻者用辛凉轻剂，桑菊饮加钩藤、桑枝、竹沥、竺黄、鲜石菖蒲之类；重者用甘寒复咸寒法，如白虎汤加天麻、羚角、栝蒌、川贝之类，取效最捷。昏厥不语者，速加瓜霜紫雪丹开之；阴液亏极者，必兼色瘁窍干，无涕无泪等症，再加梨汁、蔗汁、鲜生地、鲜石斛，甘凉以润之。

二、暑热致痉。症必面赤齿燥，四肢厥冷，手足抽搐，神昏若惊。轻则吴氏清络饮加菊花、钩藤；重则犀羚镇痉汤加瓜霜紫雪丹；神清以后，用竹叶地黄汤，清凉血分，以善其后。

三、燥火致痉。皆由温热化燥，液涸动风。症必鼻窍无涕，目干无泪，面色枯憔，神昏痉厥，势最危急。速用犀羚白虎汤，加瓜霜紫雪丹挽救之；或竹叶石膏汤去半夏，重加川贝、竹沥、竹黄、安宫牛黄丸等，亦多获效。病减后余热，或用叶氏养胃汤清养胃阴，或用竹叶地黄汤清凉血分。此皆似惊非惊，为小儿温热症中之最重者也。

其次时瘄，一名时痧。发于冬春者多，夏秋亦间有之。其病恒发于小儿，且易传染。其症身热烦闷，咳呛鼻塞，面目有水红光，咽痛气急，指尖时冷，所见皆

肺经症。因于风热者轻，因于温毒者重；热一二日见点者轻，三五日见点者重。见点要周身匀朗，色鲜润，形高突，颗粒分明者为吉。如初起见点后，一日三潮，潮则热势盛，而烦躁加，逾时方退，三日共作九潮，疹已齐透，然后徐徐回退，此为时痧之顺症，亦为风热之轻症，宜疏风解热为先，不可骤用寒凉，必兼辛散为要，加味翘荷汤主之。若初起壮热无汗，烦躁神蒙，见点细碎平塌，其色晦滞淡白，模糊一片，既出不潮，倏然隐没，亦有闭闷而不能发出，喘急昏闷者，此为时痧之逆症，亦为风热之险症，宜急急开达为要，新加麻杏石甘汤主之。

若温毒时痧，则较风热为尤重。其痧有二三日而方透者，有四五日而终未透者；或身肢虽达而头面不透，咳声不扬，喘逆气粗，闷伏危殆者；又有一现即回，旋增喘促，狂躁闷乱，谓之隐早者；更有疹虽外达，而焮红紫滞，或目封，或眦赤，谵语神昏，便闭腹痛，或便泄无度，种种热盛毒深之象。多由近来种牛痘盛行，胎毒未得尽泄，借此温毒以泄其蕴毒。故以寻常痧门旧方法治之，必无济。宜先以瓜霜紫雪丹芳透于前，继以犀、羚、芩、连、丹皮、鲜地、石膏、人中黄，大剂清凉解毒，始得转重为轻，易危为安。痧透后，痰多气急咳嗽，甚则声哑喉痛者，此痧毒不能尽发，郁于气分也，宜千金苇茎汤合陈氏清肺汤，宜通肺气；如伏邪未清，内伤阴分，而发热不止者，宜甘凉养阴，如沙参、地骨皮、麦冬、玉竹、云苓、霍斛、生地、白芍、丹皮、甘草之类，以救肺胃之阴液。

至痧与痘辨法：凡时痧之出，三日而始尽，每日出二次，子时出者巳时散，午时出者亥时散，经三日而出六次，出透稠密无缝，方为吉兆。《痘疹定论》所谓痧喜稠密，痘喜疏朗是也。当其发热之初，咳嗽喷嚏，鼻流清涕，两眼胞肿，眼泪汪汪，面肿腮赤，初出顶平，即有清水，但摸不碍指，惟天花痘初出，虽极细密，必顶有宝盖为辨。若痧出时，切忌荤腥生冷，冒犯风寒，皆能使皮肤闭塞，温毒抑郁而内攻也。余每治时痧，始用防风解毒汤发之，继以缪氏竹叶石膏汤清之，未透则芦根、葛根、茅根为必用之药，既透则清燥救肺汤加减。凡时痧症，上中下三焦均受邪侵，其出没有潮数。见点三日方齐，每日三潮，三日九潮，潮后渐渐退没，则毒尽透。若未潮足而早回，及痧一出而隐没太早，则邪伏于内。咳喘龈烂，喉哑咽痛，毒火上扰也；腹胀赤利，邪火下注也；身热神昏欲寐，痧毒闭伏于中也。宜急急提透痧疹，清热解毒为治，如犀角、连翘、牛蒡、射干、元参、杏仁、楂肉、人中黄、银花，紫草、通草、瓜霜紫雪丹之类，必使痧毒外散，方有生机。此等方法，恒多奏效，特表出之。

又次天花，除寒湿阴毒外，每多因温毒而发。其症有顺、逆、险三者之分，且其逆症、险症，尤多于顺症。其顺症之天花痘，仍照常发热三日，放标三日，起长二日，灌浆三日，收靥三日，始于见形，终于结痂，凡十四五日之间而已。如一二日初出如粟，血点淡红润色，于口鼻年寿[①]之间先发两三点；二三日，根窠圆混，气满血附，长发饱满；四五日，大圆光泽，大小不一；五六日，气会血附，红活鲜明；六七日，气化浆行，光洁饱满；七八日，气旺血附，神全色润；八九日，浆足根化，而无他证；十一二日，血尽毒解，气调浆足而敛；十三四日，气血归

---

①　年寿：鼻梁。《幼幼集成》："年寿，鼻梁也，为气之门户。"

本，浆老结痂；十四五日，气血收功，痂落瘢明。是以不必穷治，穷治反凶。

至于逆、险之症，必系温毒热盛，壮火食气，气失其运，火邪妄行空窍，郁遏处则冷，冲突处则热，飞殃脏腑，种种恶候。如火邪烁肺，则鼻煤衄血，咽痛声哑；淫于大肠，则暴泻如注；逆传于心，则烦躁癫狂，弄舌黑刺；移于小肠，则溺膏溲血；肆虐于脾，则唇裂肌燥，目胞红肿；淫于胃，则消渴饮冷，口秽喷人；顺乘于肝，则液沸泪热；乘于胆，则泪血；返于肾，则必洒墨涂朱，迸裂泡涌，空窍失血，神昏躁乱。煎熬及此，则亦无脏不销，无腑不燥矣。似此枭毒烈熖之症，必现恶形恶色，一见点而烁津耗液，损气涸血，诸般肆虐。此种温毒天花，攻解万不可缓，且解缓而攻速，更万不可以凉解姑试之，以贻溃脏腑。治法惟费氏必胜汤，最力大而效速；其次余氏清温败毒饮、梁氏十全苦寒救补汤，均可酌用；毒势稍轻者，清凉攻毒散、紫草承气汤亦效。费建中所谓毒出郁伏而重者，重与之攻，而轻与之散是也。

其间惟陷症、闷症，尤逆而险。若初起痘稠密，晕红紫，而顶陷下，紫陷也；甚则晕脚干枯，中有黑脐，而成黑陷。此毒热炽盛，蔽其气，凝其血而陷也。清毒活血汤重加犀角，倍芩、连、芪、紫。然当其紫陷时，不过一二剂，痘立起；及至黑陷，则受毒已深，虽用此方，必须加三妙血[①]，庶可十救一二。惟血陷与紫陷相类，但血陷虽红，然必淡而不紫。紫陷属热，气粗身热；血陷属虚，气少身凉，其症不可不辨。紫陷以清毒活血汤为主，毒在气者，宜加洋参、石膏以清之；毒在血者，宜加犀角、大黄、地龙、猪尾血以破之；毒之枯燥劫胃者，宜金汁、人中黄、鸡矢白，藉浊阴之性，以制阳毒而攻破

之。血陷以参桂鹿茸汤为主，倦食，手足厥冷，加木香、丁香、肉桂；寒战咬牙，加猛桂、附子；泄泻，脓浆难成，去归，加炒白术、丁香、肉桂、酒炒白芍、煨诃子、肉果，其治亦迥乎不同。

至于闷痘，为痘科第一险症。身热二三日，痘欲出未出，或烦闷、惊搐、谵语，皆由毒气踞内，不得出外，须审其症而分别治之。如痘影红紫，声亮气粗，手足热，脉洪数，此毒气壅盛，不能骤发，而惊搐烦躁者，宜费氏清解散宣之；如痘影形色同前，但声重鼻塞，或流涕，脉洪数，此内毒本盛，外为风邪所束，郁滞不得出，而惊搐烦躁者，宜费氏苏解散发之。虽然，闷痘一症，方书但言白闷、紫闷、紧闷，从无辨救之法。因思闷痘者，缘毒气壅蔽，闷而不发，其症最急，是为逆中之逆，虽用紫雪之芳透，必胜汤之攻毒，亦多不救。然有似闷而非真闷，即属闷而缓者，是为险中之逆，此闭证也。若能明究其故而开其闭，庶可转危就安。但闭证之由不一，有因火毒炽盛而闭者，有因痰垢凝塞而闭者，有因虫蚀内攻而闭者，有因挟食挟血而闭者，有因真元亏极而闭者，略举其要言之。如一发热，即报点如丹，身热如烙，渐干焦紫黑，烦躁闷乱，唇焦口臭，或唇口肿满，是温毒之火盛也，虽冬月，亦须大剂清凉攻毒散，石膏非数两不应；或发热时，便头项不举，痰喘气急，或目闭神昏，眩晕颠仆，闷乱搐搦，是温毒之挟痰也，亟当进飞马金丹，使上吐下泄以救之；或一发热，即烦闷呕吐，舌下常流清水，或时沉默喜唾，或时躁扰不宁，或腹痛狐疑，或频频叫喊，验其舌下筋青，或下唇有黑白细点，

---

① 三妙血：白雄鸡冠血、猪尾血、蚯蚓血。

是温毒之挟虫也，宜先与椒梅丸，诱入虫口，即以紫草承气汤下之；或初发时，便壮热神昏，腹痛谵语，舌刺如芒，或气粗便秘，狂叫闷乱，是温毒之挟食也，急投枳实导滞汤及三承气汤选用；或素因跌扑内伤，瘀血阻滞，一病温毒天花，即谵语神昏，喘胀衄血者，代抵当汤、桃仁承气汤选用；或有身无大热，见点细白如瘖，气怯无力，目闭无神，面色及唇反鲜泽娇艳，光彩倍常，是气虚无阳，肺胃之精华涣散于外也。

然温毒天花，殊不多见，惟豢养柔脆，四损及四不足者，间或有之。若非峻用人参一二两，生黄芪两许，佐以升麻、鹿茸，续续灌下，乌能回元气于无何有之乡，将白陷之天花痘而振起之耶？故凡证之属实而闭者，竭力图之，尚可全十之半；属虚而闭者，不过十救一二而已。总之自来天花痘诸书，皆详于已出之后，略于未出之先，深言出速而稠密之危，不言留中而不出之祸。不知已出之毒，外寇也；未出之毒，内寇也。出速而稠密者，外攻也；留中而不出者，内攻也。故天花痘已出而死者，多在旬日之外；天花痘不出而死者，多在六日之内。徒知御外寇而不知逐内寇，皆由诸前哲之为计疏也。然其失计安在？惟在痘未出，而急于解毒，缓于逐毒也。不知未出之毒不可解，但当汲汲逐之出外也。

予深悟其理，为未出以前诸症设法。实热者，宣发其壅滞以逐毒出外；虚热者，清补其气血以逐毒出外。上焦则透而逐之，中焦则疏而逐之，下焦则攻而逐之。总以速祛其毒火而已，速祛其毒火有出路而已。此皆小儿温热症中之最重要、最繁博者也，其余可仿大人温热各症例，按症施治，但必须减少其剂，酌用峻品，分数次服，以消息之。因小儿多不肯服药，若药性既缓，分量又轻，再不多饮，必难奏效矣。

惟小儿不能自言病状，辨症最难，兹特举九种诊断法，以为诊察小儿温热之一助。

一辨神气。凡小儿热壮者神必昏，热盛者气必粗。若口鼻气粗，疾出疾入者，是为实热，邪气有余也；口鼻气微，徐出徐入者，是为虚热，正气不足也。总之小儿温热，神气清明，热虽重可救；神气昏愦，热虽轻必变。

二辨眉目。凡小儿眉底现红色，眼上胞露紫筋，眼下胞现青色，皆为肝热之现象，须防火旺生风，风动痉厥之危候。

三辨瞳神。凡小儿目瞪神呆，即为热聚脑体之征，见此症者，其势多险。故《伤寒论》于目不了了，睛不和者，用大承气汤急下之。盖热伤于脑，正与此同。若属痰者，必呼吸短促，喉有痰声可辨。

四辨唇齿。凡小儿温热，唇赤而燥，即是下症；唇肿齿焦，亦是热极，唇红如丹，即发渴候；红甚焦黑，其病必危。他如上唇生疮，虫食其脏；下唇生疮，虫食其肛。至于齿为肾之余，龈为胃之络。温热耗肾液者，齿色必黄，黄如酱瓣，宜救肾；耗胃津者，龈色必紫，紫如干漆，宜安胃。齿光燥如石者，胃热也；枯骨色者，肾液枯也。若上半截润者，是水不上承，为心火上炎也；咬牙啮齿者，温热化风为痉病；但咬不啮者，热甚而牙关紧急也。齿垢由肾热蒸胃，浊气所结，其色如灰糕，则枯败而津气俱亡，肾胃两竭，为无治。齿缝流血者，胃火冲激则痛；如不痛，则出于牙根，肾火上炎也。齿焦者，肾水枯，无垢则胃液竭；有垢则火虽盛而液尚未竭也。齘齿者，眠睡而齿相磨切也。血气既虚，而风热又客于牙车筋脉之间，故睡后而邪动，引其筋脉，故上下齿磨切有声，谓之龂齿。

五辨鼻。年寿在鼻梁，为气之门户。如赤光外侵，肺液已受热伤，则气不流行，血必凝滞，多有脓血之症。山根①为胃之脉络。凡小儿温热夹食，胃气抑郁，每见青黑之纹，横载于山根。鼻孔为肺窍，干燥，热也，流浊涕，亦热。鼻准属脾，红燥脾热，惨黄脾败。鼻色青，主吐乳，又主腹中痛，若肢冷者多死；鼻色燥黑如烟煤者，阳毒热极也；鼻色赤者，主肺热，又主风热。鼻鼾难言者，风温。鼻鸣干燥者，风燥。鼻孔扇张，出气多，入气少者，肺绝也，不治。虽然，鼻扇有虚实新久之分，不可概言肺绝。若初病即鼻扇，多由邪热风火，壅塞肺气使然；若久病鼻扇喘汗，为肺绝。

六辨手络。即虎口纹。看法起于滑氏伯仁。歌曰：小儿三岁下，虎口看三关，紫热红伤寒，青惊白是疳，淡红淡黄者，斯为无病看。又谓：纹见下节风关为轻，纹见中节气关为重，纹见上节命关为危，直透三关为大危。然此说不可尽拘，惟手络不宜暴露，是为要诀，以过露为血燥生风候也。

七辨手足冷。凡小儿热深肢厥，肝阳上升太过者，则头热而足冷，有余于上，不足于下也。纵气上升而过，则横气必收紧，故腹热而手冷，有余于纵，不足于横也。然必其头独热，其腹亦独热，与寒症异。

八辨粪尿。粪如红酱，人皆知为湿热之症候；粪色青，人每指为寒症之的据。不知一病温热，多系肝家有火，胆汁生多，多则泻出，西医言之颇详。即《伤寒论》内，自利清水，色纯青，用大承气汤一条，亦明指粪青有热症。惟其汁黏而秽气重，尿亦短少深赤，以此为辨。余则尿红为热，黄亦为热，淡黄色者为虚

热，浑白如米泔者为湿热，此八者，皆辨小儿温热之要诀也。

九按胸腹。尤为幼科之首要。以胸腹者，五脏六腑之宫城，阴阳气血之发源。若欲知其脏腑何如，则莫如诊胸腹。

诊法当分上中下三停，自胸至膈为上停，自上脘至脐上为中停，自脐至少腹为下停。先用通诊法，轻手循抚，遍按胸膈至少腹，知皮肤之润燥，以辨寒热；中手寻扪，问痛不痛者，以察食滞之有无；重手推按，更问痛否，以察脏腑之虚实、沉积之何如。即诊脉中浮中沉之法也。

次用分诊法，先诊胸膈。凡胸高起，按之气喘者，为肺胀，或肺包膜积水，或肺气管停痰；膈间高起者，非气聚，即积水也，即是龟胸，俗名心突，又名鸡胸胀，皆是此症。尤宜诊左边虚里穴，若跳动甚者，虽积热不可攻伐，以其先天不足也。凡虚里动气有三候，浅按便得，深按却不得者，气虚之候；轻按洪大，重按虚细者，血虚之候；有形而动者，积聚之候。故虚里之动，可以辨病机之轻重，按之应手，动而不紧，缓而不急者，宗气积于包络中也，是为常，视之不见；按之渐动，如应如不应者，为吉；若胸中气衰，其动高逾乳，至中府云门者，凶；若其动洪大而弹手，与细按而绝然不应者，皆脉之宗气绝也，病必凶。总之小儿脉候难凭，惟揣虚里穴，确有可据。凡虚里动跃，多属血虚风动之候，或阴虚火旺之症，药宜甘润镇摄，切忌苦辛消克。

次诊上、中、下三脘。以指抚之，平而无涩滞者，胃中平和而无宿滞也。按中脘虽痞硬，漉漉有声而不如石者，是积水也；若痛而拒按，必挟食积，虽热盛神昏，必先苦辛开泄，切忌苦寒直降也。诊

---

① 山根：鼻根部。

腹之要，以脐为先。如脐之上下左右胀大如着，动跃震手者，冲任脉动也。凡温热伤阴，阴虚火动之症，多有此候，病最难治；见于泄泻痢疾后者，病多不治。若小儿素禀母体气郁，一病温热夹食，肠中必有积热，热盛则冲脉动，动而低者，热毒轻，动而高者，热毒重，兼虚里亦动甚者死。惟积热渐下，冲任脉动渐微，及下净而冲任脉不动者生。

其次诊大腹。脉候有热，而腹候无热者，是表热而其热易去也；按腹而热如烧手掌者，是伏热而其热不易去也。小儿温热，其轻重难以脉辨，而诊腹可以决定矣，若心下动而其热烙手者，尤不可忽。若满腹痛，则有食痛、瘀痛、积水痛之分，食痛者，痛在心下及脐上，硬痛拒按，按之则痛益甚；瘀痛者，痛在脐旁小腹，按痛处则有块应手；积水痛者，腹痛牵引两胁，按之则软，漉漉有声，时吐水汁，吐则痛减。若水肿胀满症，由腹按之至脐，脐随手移左右，重手按之离乎脊，失脐根者必死，脐大突者亦死。若绕脐而痛，乃燥粪结于肠中，欲出不出之候。

至于三指诊面法，如云小儿半岁后有病，以名、中、食三指，曲按额前、眉上、发际之下，若三指俱热，是感受风热，鼻塞气粗；三指俱冷，是感受风寒，脏冷吐泻；若食、中二指热，是上热下冷；名、中二指热，是温热夹惊之候；食指热，是胸膈气满，乳食不消之类。虽历载幼科诸书，但其说有应有不应，务须参以上八法，及按胸腹诸法，以求确当，庶免草菅儿命之诮矣。

# 卷之二

## 温热验方

### 栀豉汤
焦山栀三钱　淡豆豉三钱

### 葛根芩连汤
生葛根钱半　青子芩钱半　小川连八分
炙草六分

### 麻杏石甘汤
青麻黄六分　光杏仁三钱　生石膏四钱
炙草五分

### 黄芩汤
青子芩三钱　生白芍钱半　生甘草八分
红枣两枚

### 葳蕤汤
生玉竹钱半　青麻黄五分　光杏仁一钱
川芎六分　青木香八分　东白薇一钱　独活
八分　炙草五分

按：此方为冬温咳嗽、咽干痰结、发
热自利之专药，即春时伏气发温，更感于
风之证，亦不出此。妙在麻黄配石膏，则
有分解寒热互结之功，倘病势较轻，去麻
黄、石膏、独活、川芎、杏仁等味，加葱
白、香豉之类足矣。如果热势郁结，急须
开泄者，麻黄、石膏又所必需，在用方者
临病之权衡耳。

### 六神通解散
青麻黄五分　生石膏五钱　杜苍术八分
黄芩钱半　飞滑石三钱　生甘草五分　淡香
豉三钱　葱白三枚

### 藿朴夏苓汤
杜藿香二钱　真川朴一钱　姜半夏钱半
赤苓三钱　光杏仁三钱　生苡仁四钱　白蔻
末六分　猪苓钱半　淡香豉三钱　建泽泻钱半

### 茵陈胃苓汤
杜苍术一钱　真川朴一钱　炒广皮钱半
浙苓三钱　生晒术钱半　川桂枝五分　建泽
泻钱半　猪苓钱半　炙甘草五分
先用西茵陈八钱，煎汤代水。

### 茵陈五苓散
西茵陈三钱　生晒术钱半　川桂枝六分
浙苓三钱　建泽泻二钱　猪苓二钱

### 除疸丸
阿硫黄三两　净青矾一两
以上两味，水泛为丸，姜半夏粉一两
为衣，每服一钱或钱半，一日两次，为治
黄疸之第一良方。

### 清热渗湿汤
焦川柏钱半　制苍术一钱　小川连八分
泽泻钱半　生晒术一钱　淡竹叶钱半　生甘
梢五分　赤苓三钱

### 黄连温胆汤
小川连八分　小枳实钱半　姜半夏钱半
赤苓三钱　新会皮钱半　生甘草五分　鲜刮
淡竹茹五钱，煎汤代水

### 藿香左金汤
杜藿香三钱　吴茱萸二分　小川连六分
广皮三钱　姜半夏钱半　炒枳壳钱半　炒车
前钱半　赤苓三钱　六一散四钱　细木通一
钱　建泽泻二钱　猪苓钱半
先用鲜刮淡竹茹五钱，炒香鲜枇杷叶
一两，井水、河水各一碗，煎至一碗，分
两次服，服后毋多饮茶，多饮茶则连药吐
出，不得药力矣！切宜忍耐。

按：夏秋霍乱，多因湿遏热伏，兼饮食过饱而发，亦有触秽恶而发者。此方化滞通瘀以止呕，分利小便以止泻，为夏秋热霍乱症正治法。惟黄连、吴茱萸分两，随湿热轻重配合为要。凡治吐泻转筋，瘀痛鸣肠，烦渴吐蛔，眶陷失音，手足厥冷爪紫，脉伏或微者，即用此汤，和阴阳，治呕泻，投之辄效。

附加减法：舌赤营热，加广郁金三钱，苏丹参三钱，去茱萸、半夏；热闭昏烦，加行军散二分，鲜石菖蒲汁四匙；气冲呃逆，加母丁香五分，柿蒂三十个；脘腹痛甚，加炒延胡钱半，紫金片四分；若转筋甚，加酒炒木瓜钱半，生苡仁六钱，原方去竹茹、枇杷叶，用丝瓜络、宽筋草各一两，煎汤代水；若泻止，呕数日不止，加绢包旋覆花三钱，代赭石四钱，原方去二苓、滑、泽、车前、木通；若渴甚烦热，加生石膏六钱，西瓜汁一瓢，原方去黄、夏、藿、枳、二苓、滑、通；若吐蛔多，加乌梅肉五分，胡连六分，炒川椒二分。

**绛矾丸**

皂矾五钱，面裹烧红　杜苍术五钱　真川朴八钱　广皮六钱　炒焦甘草三钱

煮红枣肉为小丸，姜半夏粉一两为衣，每服钱半或二钱，一日两次，淡姜汤送下。

**蚕矢汤**

晚蚕砂五钱　生苡仁四钱　大豆卷四钱　通草一钱　陈木瓜三钱　仙露夏一钱　焦山栀钱半　黄芩一钱　吴茱萸三分拌炒小川连二钱

地浆或阴阳水①煎，稍凉徐服。

按：此方分量悉遵原方，专治霍乱转筋，肢冷腹痛，口渴烦躁，目陷脉伏，湿阻热郁之时行急证。

**燃照汤**

飞滑石四钱　真川朴一钱　焦山栀二钱

黄芩钱半　制半夏一钱　淡香豉三钱　省头草钱半

水煎去滓，研冲白蔻仁八分，温服。苔腻而厚浊者，去白蔻仁，加草果仁一钱。

**连朴饮**

小川连一钱　真川朴二钱　石菖蒲一钱　香豉三钱　制半夏一钱　焦山栀三钱　水芦根二两，煎汤代水

**星香导痰丸**

制南星三两　制半夏三两　香附子三两　陈皮五两

上四味同研末，姜汁皂角膏糊丸梧桐子大，每服三钱，开水送下。

按：丹溪翁云：此家传秘方，治痰嗽气逆屡验。

**沉香百消曲**

五灵脂一斤　制香附一斤　黑丑二两　白丑二两　上沉香一两

制法仿六神曲，每块一钱。

按：此曲善能消水消食，消痞消痰，消气消滞，消瘀消痢，消蛊消膈，并痰迷心窍等症俱治，其功甚捷。

**加味枳实栀豉合小陷胸汤**

小枳实钱半　焦山栀三钱　淡豆豉三钱　连翘三钱　栝蒌仁五钱　姜半夏二钱　小川连八分　条芩二钱　西茵陈二钱　姜水炒木通一钱

先用活水芦根二两，灯芯一钱，煎汤代水。

**加味芦根饮子**

水芦根二两　鲜竹茹五钱　南花粉三钱　知母三钱　生粳米三钱，鲜荷叶包　生姜皮五分

---

① 阴阳水：凉水、开水之混合，亦指井水、河水之混合。

### 加减白虎汤

生石膏八钱　白知母四钱　生甘草八分
鲜竹叶五十片

先用西瓜翠衣四两，鲜枇杷叶一两，
去毛净，剪去大筋，煎汤代水。

### 加减银翘散

光杏仁钱半　牛蒡子钱半　木贼草八分
银花钱半　栝蒌皮钱半　川贝母三钱　老紫
草三钱　连翘三钱　粉丹皮钱半　鲜竹叶三
十片

### 加味二陈汤

姜半夏三钱　浙茯苓四钱　北细辛三分
广皮二钱　白芥子八分　生苡仁六钱　飞滑
石四钱　猪苓二钱　建泽泻二钱　炙甘草
六分

先用丝通草三钱煎汤代水。

### 加味五苓散

生晒术钱半　浙茯苓四钱　川桂枝六
分拌滑石六钱　建泽泻二钱　水芦根一两
淡竹叶钱半　猪苓钱半

### 加味小陷胸汤

栝蒌仁五钱　姜半夏二钱　小川连一钱
枳实二钱　真川朴一钱　带皮苓四钱　新会
皮二钱

### 加减半夏泻心汤

姜半夏三钱　小川连一钱　青子芩二钱。
均用姜水炒　飞滑石四钱　丝通草钱半　淡竹
沥一瓢　姜汁四滴

### 控涎丹

白芥子　甘遂　大戟各一两

研末，姜汁糊丸，每服十丸，重则服
三十丸，淡姜汤送下。

### 伐木丸

制苍术一斤　黄酒曲二两，同苍术炒赤色
皂矾半斤

醋拌晒干，入阳城罐火煅，醋糊丸梧
子大，每服三四十丸，好酒、米汤任下，
日二三服。

按：张三丰《仙传方》云：此乃上
清金蓬头祖师所传，治黄肿如土色，其效
如神。李时珍云：绛矾丸不及此方之妙。

### 加味连茹橘半汤

小川连一钱　青子芩二钱　龙胆草一钱
广皮钱半　仙露夏钱半　鲜石菖蒲根叶钱半

先用鲜竹茹五钱，鲜茅根一两，煎汤
代水。

### 加减小陷胸合半夏泻心汤

栝蒌仁五钱　仙露夏二钱　小川连一钱
条芩二钱　淡竹沥一瓢　生姜汁四滴

### 昌阳泻心汤

鲜石菖蒲钱半　条芩一钱　仙露夏一钱
苏叶四分　小川连六分　真川朴八分　紫菀
三钱

先用鲜竹茹五钱，鲜枇杷叶一两，去
毛抽筋，活水芦根二两，煎汤代水。

按：此方除痰泄热，宣气通津，专治
暑秽夹痰，酿成霍乱，胸痞心烦，神昏谵
语，或渴或呃，或呕酸吐苦，汤水碍下，
小便秘涩等症。

### 太乙紫金丹

山慈菇二两　川文蛤二两　苏合油两半
大戟两半　白檀香两半　安息香两半　千金
霜一两　琥珀五钱　明雄黄五钱　当门子三
钱　梅冰三钱

上十一味，各研极细，再合研匀，浓
糯米饮杵丸，每重钱许，外以飞金为衣。

按：薛一瓢先生云：此丹比苏合丸而
无热，较至宝丹而不凉，兼玉枢丹之解
毒，备二方之开闭。专治霍乱痧胀，岚瘴
中恶，水土不服，喉风中毒，蛇犬虫伤，
五绝暴厥，癫狂痫疰，鬼胎魔魅，及暑湿
温疫之邪，弥漫熏蒸，神明昏乱，危急
诸症。

### 厥症返魂丹

飞辰砂　明雄黄　生玳瑁　麝香　白
芥子各二钱半

上药同研如粉，于瓷器中熔安息香，和丸如绿豆大。

按：此丹专治尸厥不语，或冲恶不语，每服五丸，用童便化下，小儿热风痉厥，只服一丸。

### 承气陷胸汤

小枳实钱半　真川朴八分　生锦纹三钱
川连一钱　栝蒌仁六钱　仙露夏三钱

先用活水芦根、鲜冬瓜子各二两，煎汤代水。阴虚者加鲜生地一两，元参五钱。

### 小陷胸汤合朴黄丸

栝蒌仁六钱　仙露夏三钱　朴黄丸三钱
川连八分

上药煎成，用绢筛滤清服。

### 朴黄丸

真川朴　陈皮各十二两　制锦纹一斤四两　木香四两

上用荷叶水泛为丸如绿豆大，每服三钱，开水下，小儿二钱。

### 枳实导滞丸

小枳实　六神曲各五钱　制锦纹一两
小川连三钱　青子芩　生晒术各三钱　浙茯苓三钱　建泽泻二钱

### 神芎导水丸

生锦纹　青子芩各二两　炒黑丑　飞滑石各四两　小川连　苏薄荷　川芎各五钱

上为细末，滴水为丸如小豆大，温水下十丸至十五丸，每服加十丸，日三服，冷水下亦得。

按：此丸泻湿热，消酒食，清头目，利咽喉，能令胃肠结滞宣通，气和而愈，屡用辄效。

### 陆氏润字丸

酒炒锦纹一两　制半夏　前胡　山楂肉　天花粉　广陈皮　白术　枳实　槟榔各一钱二分五厘

每药须略炒或晒干为末，姜汁打神曲

为丸如梧子大，每服二三钱。

按：此丸善治湿热食积，胸满不食，腹痛便闭及夏秋赤白痢等证，最稳最灵，方载陆养愚《三世医验》中。

### 调胃承气汤

生锦纹一钱　元明粉钱半　炙甘草六分

### 犀连承气汤

白犀角一钱　小川连一钱　生锦纹三钱
枳实钱半　元明粉三钱　真川朴五分

### 桃仁承气汤

原桃仁三钱　生锦纹二钱　元明粉钱半
桂枝三分　生甘草六分

按：此汤乃仲景原方。吴又可去桂枝、甘草二味，加当归、赤芍、丹皮各二钱，亦名桃仁承气汤。吴鞠通去元明粉、桂枝、甘草三味，加细生地六钱，丹皮四钱，泽兰二钱，人中白二钱，名加减桃仁承气汤。同一治蓄血症，凉血通瘀之功，较原方尤胜。

### 犀角地黄汤

白犀角一钱　鲜生地一两　粉丹皮三钱
赤芍二钱

### 茵陈蒿汤

西茵陈五钱　焦山栀四钱　生锦纹二钱

### 千金生地黄汤

鲜生地二两　生锦纹一钱　生甘草八分
红枣四枚　芒硝一钱

### 养荣承气汤

鲜生地一两　油当归三钱　生白芍二钱
知母三钱　生锦纹一钱　小枳实钱半　真川朴五分

### 雪羹加味煎

淡海蜇四两　大荸荠六个　鲜地汁二瓢
元参三钱　栝蒌仁五钱　雅梨汁一瓢　净白蜜二匙　姜汁二滴

先用鲜冬瓜皮子一个同海蜇、荸荠煎汤代水。

### 阿胶鸡子黄汤

真阿胶钱半　左牡蛎五钱　大生地四钱
白芍三钱　女贞子三钱　黄甘菊二钱　鸡子
黄一枚　童便一钟

按：此方甘咸静镇，善熄肝风。专治
肝风上翔，头眩心悸，耳鸣躁扰狂厥
等症。

### 导赤散合加味虎杖散

鲜生地一两　淡竹叶钱半　生甘梢八分
木通一钱　杜牛膝一两　茺蔚子三钱　琥珀
末五分　麝香一分

### 猪苓汤合蜣鼠矢散

飞滑石四钱　真阿胶一钱　建泽泻二钱
猪苓二钱　两头尖一钱　赤茯苓钱半　韭菜
白一钱

### 新定达原饮

真川朴八分　花槟榔钱半　草果仁五分
枳壳钱半　焦山栀三钱　淡豆豉三钱　青子
芩二钱　桔梗钱半　鲜荷叶包六一散三钱
知母三钱

先用活水芦根二两，北细辛三分，煎
汤代水。

### 加减甘露饮

细生地四钱　西洋参钱半　淡天冬钱半
麦冬二钱　青子芩一钱　西茵陈钱半　雅梨
汁一瓢　蔗浆一瓢

先用炒香鲜枇杷叶一两，鲜茅根二
两，煎汤代水。

### 参麦六味汤

潞党参三钱　提麦冬三钱　大熟地四钱
淮药二钱　山萸肉钱半　浙茯苓三钱　粉丹
皮钱半　泽泻钱半

### 加减复脉汤

炙甘草六钱　大生地六钱　生白芍六钱
麦冬五钱　真阿胶三钱　大麻仁三钱

脉虚大欲散者加人参二钱。

### 石氏犀地汤

白犀角一钱　鲜生地一两　青连翘三钱

银花二钱　广郁金三钱　雅梨汁一瓢　淡竹
沥一瓢　姜汁二滴　鲜石菖蒲根叶钱半

先用活水芦根二两，灯芯一钱，煎汤
代水。

按：此方凉血开闭，泄热化湿，凉而
不遏，润而不腻，用药最为空灵。善治邪
传包络，化燥伤阴，神昏谵妄，舌赤无苔
等证，屡用辄效。如或不应，再用瓜霜紫
雪丹，或新定牛黄清心丸，透热宣窍，功
力尤胜。

### 瓜霜紫雪丹

白犀角　羚羊角　青木香　上沉香各
五钱　寒水石　石膏　灵磁石　飞滑石各
五两　元参　升麻各一两六钱　朱砂五钱　生
甘草八钱　公丁香二钱　麝香一钱二分　金
箔一两　西瓜硝八钱　冰片三钱

制法照局方紫雪。

按：此方以西瓜硝八两为君，又加冰
片三钱，方载方省庵喉科，较局方紫雪尤
胜。专治邪火、毒火穿经入脏，狂越躁
乱，发斑发黄，瘴毒疫疠，蛊毒鬼魅，口
疮脚气，小儿惊痫火痘，咽痛喉风，重腭
痰核，舌疔紫疱等证，善能消解，其效
如神。

### 拔萃犀角地黄汤

白犀角一钱　鲜生地两半　生锦纹三钱
川连一钱　青子芩二钱

### 叶氏加减复脉汤

炙甘草一钱　大生地钱半　真阿胶钱半
麦冬三钱　吉林参五分　生苡仁四钱　北沙
参四钱　燕窝一钱　枇杷叶三钱，去毛，蜜炙
南枣两枚

咳血加白及一钱，夜热加地骨皮四
钱，便溏舌燥去生地。

### 三甲复脉汤

生龟板六钱　生鳖甲五钱　生牡蛎六钱
生地四钱　真阿胶钱半　炙甘草一钱　生白
芍三钱　麦冬三钱　大麻仁三钱

### 邵氏热郁汤

苏薄荷八分　青连翘钱半　栝蒌皮钱半
焦栀三钱　广郁金三钱　青子芩钱半　生甘
草六分　桔梗一钱　鲜竹叶三十片　青蒿露
一两，冲

### 犀地桑丹汤

白犀角八分　鲜生地八钱　冬桑叶三钱
丹皮二钱　生山栀三钱　青连翘三钱　老紫
草三钱　子芩钱半　青蒿脑钱半　元参心二
钱　池菊花三钱　知母三钱

先用活水芦根二两，鲜茅根二两，嫩
桑枝一两，鲜竹叶五十片，煎汤代水。

### 更衣丸

芦荟七钱　飞辰砂五钱

上药滴酒和丸，辰砂为衣，每服二
钱，代代花五朵泡汤送下。

按：此丸专治肝火烁液，液枯肠燥，
大便秘结等症，奏功甚捷。

### 犀羚白虎汤加味方

白犀角一钱　羚角片钱半　生石膏八钱
知母四钱　生甘草八分　陈仓米三钱，荷叶包
白颈蚯蚓三支　陈金汁一两　甘罗根汁一瓢，
和匀同冲

上药先将犀羚二味，用水四碗，煎成
二碗，代水煎药。

按：此方凉血解毒，清热存津，不特
透发斑疹，即火风发痉亦甚效。

### 千金生地黄煎

生玉竹三钱　天花粉二钱　地骨皮三钱
茯神三钱　生石膏四钱　白知母三钱　鲜生
地汁　麦冬汁各二瓢　鲜竹沥一瓢　生姜汁
四滴　净白蜜半钱

上药用水两碗，将前六味煎成一碗，
去滓，加地、冬等四汁及白蜜，再煎数
沸，冬月煎膏尤妙。

按：此方生液凉血，清火撤热，兼擅
其长，善治积热烦渴，日晡转剧，喘咳面
赤，能食便秘等症。若加西洋参钱半，乃

治虚热之良剂。

### 加减竹叶石膏汤

西洋参一钱　生石膏三钱　生甘草八分
麦冬钱半　仙露夏一钱　青蔗浆一钱　生姜
汁两滴，和匀同冲

先用鲜刮淡竹茹三钱，鲜茅根一两，
鲜稻穗三支，煎汤代水。

### 加减犀羚二鲜汤

鲜生地一两　鲜金钗三钱　生石膏一两
川连一钱　甘中黄一钱　人中白五分　陈金
汁一两　元参五钱　新银花三钱　青连翘三
钱　东白薇五钱　池菊三钱

先用白犀角一钱，羚羊角钱半，鲜茅
根一两，同石膏用水四碗，煎成两碗，去
渣，再煎前药至一碗，冲入金汁服。

### 滋液救焚汤

白犀角一钱　鲜生地一两　玄精石一钱
麦冬二钱　西洋参钱半　大麻仁三钱　生甘
草八分　阿胶一钱　柏子仁二钱　紫石英三
钱　西牛黄一分，调服

### 龙胆泻肝汤

龙胆草八分　生山栀钱半　青子芩二钱
银胡一钱　鲜生地五钱　车前子钱半　生甘
梢八分　归须八分　建泽泻钱半　细木通
八分

按：此方专治胁痛，口苦，耳聋耳
肿，筋痿阴湿，阴痒阴肿，血淋溲血等
证，凡属肝肾实火者，均效。

### 平阳清里汤

生石膏六钱　生甘草六分　青子芩钱半
知母三钱　小川连八分　生川柏六分

先用白犀角六分，羚角一钱，煎汤
代水。

### 清燥救肺汤

霜桑叶三钱　甜杏仁三钱　黑芝麻一钱
阿胶八分　西洋参一钱　生石膏二钱　生甘
草八分　麦冬钱半　蜜炙枇杷叶三钱

痰多，加栝蒌仁四钱，岩制川贝三

分；血枯，加大生地三钱，白木耳五分；火旺生风，加犀角五分，羚角一钱。

### 岩制川贝

川贝母一斤，研细末，浸以竹沥三次，海粉汁二次，再加柿霜三两二钱，春冬加麻黄末一两六钱，夏秋加皂角刺一两六钱，研作成锭，每重一钱。

按：此药历经实验，凡属肝火烁肺，液郁为痰，久嗽不止，不拘火痰、燥痰、黏痰、胶痰，投无不效。惟寒嗽稀痰、湿嗽糊痰，均不可服。

### 葛氏保和汤

甜杏仁三钱　生苡仁三钱　真阿胶八分　川贝三钱　天花粉二钱　炙百部钱半　淡天冬一钱　知母二钱　杜兜铃一钱　炙甘草五分　薄荷梗五分　麦冬二钱　款冬花三钱　苏百合一钱　甜桔梗五分　紫菀钱半　白归身五分　紫苏旁枝五分

按：葛可久原方云：此方治痨嗽肺痿，服之决效。

附加减法：血盛加藕节五个，茅根一两，煎汤代水；痰盛加栝蒌仁四钱，淡竹沥一瓢；喘盛加苏子八分，白前二钱；热盛加生桑皮三钱，地骨皮五钱。

### 润肺雪梨膏

雪梨六十支，取汁二十杯　生地　茅根　藕肉各取汁十杯　萝卜　麦冬各取汁五杯

将六汁煎炼，入蜜一斤，饴糖八两，姜汁半杯，再熬如稀糊，即成膏矣。每服一瓢，开水化服，一日三次。

### 青蒿鳖甲煎

青蒿脑钱半　生鳖甲四钱　霜桑叶二钱　丹皮二钱　鲜生地四钱　白知母三钱　地骨皮五钱　银胡钱半

### 顾氏清金散

生桑皮三钱　地骨皮四钱　生甘草八分　麦冬二钱　苏百合三钱　款冬花三钱　生苡仁五钱　川贝三钱　生藕汁一杯　清童便一杯，同冲

先用枇杷叶一两，去毛净，鲜茅根一两，煎汤代水。

按：此方清肺润燥，降气消痰。专治阴虚咳嗽，痰中带血或咳血。顾松园治肺痨初起，自制此方，随症加减，屡用辄效。

### 顾氏保阴煎

大熟地四钱　大生地三钱　淡天冬二钱　麦冬三钱　生玉竹三钱　炙鳖甲四钱　炙龟板四钱　山药三钱　浙茯苓三钱　淮牛膝二钱　龙眼肉十朵

骨蒸有汗，加地骨皮五钱，煅牡蛎四钱；无汗，加粉丹皮钱半，全青蒿一钱；腰膝痛，加甘杞子三钱，川杜仲二钱；盗汗，加炒枣仁三钱，五味子三分；咳嗽，加苏百合三钱，款冬花三钱，蜜炙枇杷叶三钱；痰多，加川贝三钱，竹沥一瓢；咳血，加藕汁、童便各一杯，冲；食少，加炒米仁五钱，炒谷芽三钱；肺脏无热，右寸脉虚弱无力，加高丽参一钱，炙绵芪钱半。

按：此方甘咸滋肾，甘淡养胃。专治真阴虚衰，相火炽盛，发热在于午子前后，或但皮里骨蒸，五心常热，鼻中干燥，唇红颧赤，口苦舌干，耳鸣目眩，腰膝酸软，四肢无力，倦怠思卧，大便燥结，小便黄赤，六脉弦数或虚数无力，若病日久，饮食少思，大便溏泄，午后洒淅发寒，少顷发热，热至鸡鸣寅卯时分，盗汗出而身凉，均以此方加减治之。

### 新加六味汤（一名经验加味地黄汤）

大生地三钱　大熟地四钱　浙茯苓三钱　麦冬二钱　山萸肉钱半　淮山药三钱　粉丹皮钱半　泽泻钱半

咳嗽，加苏百合三钱，蜜炙枇杷叶三钱；痰血，加梨汁、童便各一杯；热盛，加生桑皮三钱，地骨皮五钱。

**六味加犀角汤**

大熟地四钱　山萸肉钱半　浙茯苓三钱　泽泻钱半　淮山药三钱　粉丹皮钱半　白犀角一钱

**生脉散**

别直参钱半　原麦冬五钱　北五味五分

**大补阴丸**

川柏　知母各四两，俱用盐酒炒　熟地　炙龟板各六两，共研细末

用猪脊髓一条，蒸熟，炼蜜为丸。每服三钱，空心淡盐汤下。

**张氏左归饮**

大熟地三钱　山萸肉一钱　甘杞子二钱　山药钱半　粉丹皮钱半　炙甘草一钱

肺热而烦者，加辰砂染麦冬二钱，女贞子三钱；肺热而咳者，加苏百合二钱，川贝母三钱；血虚生热者，加阿胶一钱，生白芍三钱；咳血、吐血、便血，加鲜生地五钱，白木耳八分。

**黄芩加半夏生姜汤**

青子芩二钱　生白芍钱半　生甘草五分　红枣两枚　姜半夏钱半　鲜生姜两片

**白虎加人参汤**

生石膏四钱　白知母三钱　生甘草八分　粳米三钱　西洋参钱半

**甘草汤**

生甘草　炙甘草各一钱　泉水　童便各一碗，煮取一碗服

**桔梗汤**

白桔梗钱半　生甘草一钱

**猪肤汤**

猪肉皮一两，刮去白膏　白蜜一两　炒米粉五钱

**黄连阿胶汤**

小川连钱半　真阿胶钱半　青子芩一钱　白芍一钱　鸡子黄两枚

**大承气汤**

生锦纹三钱　元明粉三钱　小枳实钱半　川朴一钱

**黄连汤**

小川连八分　姜半夏一钱　川桂枝五分　干姜四分　潞党参五分　炙甘草四分　大红枣四枚

**千金泻肝汤**

生山栀三钱　淡香豉二钱　鲜生地五钱　大青一钱　生石膏六钱　元明粉钱半　川柴胡六分　桂枝二分

**千金清肝饮**

生山栀钱半　青子芩三钱　生石膏四钱　元参二钱　元明粉钱半　鲜竹叶三十片　车前草两株　细辛二分

**千金清心汤**

鲜生地一两　生山栀二钱　青子芩二钱　大青一钱　生石膏四钱　白知母三钱　元明粉一钱　元参钱半

**千金清脾饮**

羚羊角八分　寒水石钱半　元明粉一钱　大青一钱　焦山栀三钱　元参钱半　射干八分　升麻三分

**千金清肺汤**

青麻黄五分　生石膏四钱　光杏仁二钱　前胡钱半　焦山栀三钱　生甘草五分　紫菀钱半　大青一钱

**千金清肾汤**

西茵陈二钱　焦山栀三钱　元明粉一钱　苦参五分　鲜生地五钱　生葛根一钱　淡豆豉三钱　石膏四钱　鲜葱白两枚

**千金清胃饮**

生山栀三钱　淡香豉三钱　干薤白钱半，烧酒洗三次，捣烂

**千金麦冬汤**

提麦冬三钱　炙甘草一钱　生粳米三钱，荷叶包煎　大红枣四枚　鲜竹叶二十四片

**千金栀豉加石膏鼠矢汤**

焦山栀三钱　淡豆豉三钱　生石膏六钱　两头尖五十粒，包煎

### 千金栀豉加鼠矢大黄汤

焦山栀三钱　淡香豉三钱　生锦纹一钱
两头尖五十粒，包煎

### 知母解肌汤

白知母三钱　生石膏六钱　生葛根一钱
麻黄五分　生甘草五分

### 漏芦橘皮汤

漏芦钱半　新会皮钱半　光杏仁三钱
麻黄五分　煨甘遂八分　青子芩二钱

### 肘后黑膏

鲜生地二两　淡香豉五钱　猪板油五钱
腰黄三分　麝香一分，冲

### 备急黑奴丸

釜底墨一两　梁上尘二两　灶突墨一两
麻黄三两　生锦纹二钱　元明粉一两　青子
芩一两

上七味研细，用蜜和如弹子大，新汲
井水磨汁一碗服之，若渴，但与井水，须
臾当寒，寒讫便汗，则解。

### 小品茅根汤

鲜茅根一两　生葛根二钱

### 枇杷叶饮子

枇杷叶二两，去毛净，剪去大筋　鲜茅根
一两

### 茅根橘皮汤

鲜茅根一两　新会皮三钱　生葛根一钱
官桂五分

### 删繁香豉汤

淡香豉三钱　生山栀三钱　生石膏六钱
大青一钱　元明粉钱半　升麻一钱　葱白五个

### 深师芍药汤

生白芍钱半　小川连四分　青子芩二钱
官桂三分　栝蒌仁四钱　生甘草三分

### 解肌汤

生葛根钱半　青子芩二钱　生白芍一钱
官桂三分　青麻黄三分　生甘草三分

### 知母干葛汤

白知母三钱　生石膏六钱　青子芩二钱

防风一钱　生玉竹钱半　光杏仁二钱　广木
香五分　川芎五分　制南星八分　西潞党五
分　炙甘草二分　麻黄四分　羌活三分　升
麻二分　生葛根八分

### 栝蒌根汤

栝蒌根三钱　生石膏四钱　生葛根一钱
防风五分　南沙参钱半　生甘草五分

### 汉防己汤

汉防己钱半　生芪皮一钱　生晒术一钱
炙草三分　鲜生姜两片　大红枣两枚

### 白虎加苍术汤

生石膏六钱　白知母三钱　杜苍术一钱
生甘草六分　生粳米三钱，荷叶包

### 葛根橘皮汤

生葛根钱半　新会皮二钱　光杏仁钱半
知母钱半　青子芩钱半　生甘草五分　青麻
黄三分

### 黄连橘皮汤

小川连一钱　新会皮二钱　光杏仁钱半
枳实八分　生葛根一钱　真川朴八分　生甘
草五分　麻黄三分

### 白虎加桂枝汤

生石膏六钱　白知母四钱　川桂枝八分
生甘草六分　生粳米三钱，荷叶包

### 疟母煎圆

鳖甲胶十二分　黄芩　乌扇①　鼠妇
干姜　大黄　肉桂　紫葳　厚朴各三分
葶苈　石韦　桃仁　半夏各二分　人参
瞿麦各一分　牡丹皮　芍药　䗪虫各五分
阿胶　蜂窠各四分　朴硝十二分　柴胡六钱
羌螂六分

上药研细，以鳖甲胶化烊捣丸如桐
子大。

### 桂枝石膏汤

川桂枝六分　生石膏六钱　青子芩二钱
升麻三分　生山栀二钱　白药子一钱　生甘

---

① 乌扇：射干。

草五分 葛根五分

### 栀子升麻汤

生山栀二钱 生石膏六钱 鲜生地六钱
升麻五分 川柴胡八分

### 凉膈合天水散

元明粉钱半 生锦纹一钱 青子芩二钱
薄荷一钱 焦山栀三钱 天水散四钱 鲜竹
叶三十片 连翘三钱

### 大柴胡合大承气汤

川柴胡八分 生锦纹三钱 元明粉三钱
枳实钱半 青子芩二钱 姜半夏钱半 真川
朴一钱 赤芍钱半 鲜生姜二片 大红枣二枚

### 大柴胡合三一承气汤

川柴胡八分 生锦纹二钱 元明粉二钱
枳实钱半 青子芩二钱 姜半夏钱半 真川
朴八分 赤芍一钱 生甘草六分

### 知母石膏汤

白知母四钱 生石膏四钱 生甘草五分

### 雄黄解毒丸

腰黄一两 广郁金一两 巴霜五钱

上药共研细末,先用银花一两,煎浓
汤,捣为丸如桐子大,朱砂为衣,再用白
蜡播明。每服五七丸,清茶下,吐出痰涎
立醒。如未吐,再服,倘人事昏愦,心头
温者,急急研末灌之。

### 局方妙香丸

巴豆霜三分 西牛黄三钱 头梅冰一钱
麝香一钱 轻粉三钱 硇砂五分 辰砂九钱
金箔十张

上药研匀,炼黄蜡六钱,入白蜜三
分,同炼匀为丸,金箔为衣,每重一分。

按:此丸药力甚大,取效甚速,轻服
一丸,重服三丸,屡试辄验。姑述其证治
如下:如治潮热积热,伤寒结胸发黄,狂
走躁热,口干面赤,大小便不通,大黄炙
甘草汤下三丸;毒痢下血,黄连汤调轻粉
少许下;如患酒毒、食毒、茶毒、气毒、
风痰、伏痞、吐逆等症,并用轻粉龙脑米
饮下;中毒、吐血、闷乱、烦躁欲死者,
用人乳下,立愈;小儿百病惊痫,涎潮搐
搦,用龙脑轻粉蜜汤下一丸;诸积食积,
颊赤烦躁,睡卧不宁,惊哭泻痢,并用金
银薄荷汤下;如男妇因病伤寒时疾,阴阳
气交,结伏毒气,胃中喘燥,眼赤潮发,
经七八日至半月日未安,医所不明证候,
脉息交乱者,可服三丸,亦可用龙脑轻粉
米饮调下,如要药即行,用针刺一孔,冷
水浸少时服之,其效更速。

### 牛黄散

焦山栀三钱 炒黑丑一钱 生锦纹五分
广郁金钱半 生甘草五分

### 刘氏桔梗汤

苦桔梗钱半 生甘草一钱 苏薄荷一钱
片芩一钱 焦山栀一钱 青连翘二钱 鲜竹
叶三十片

### 栀子黄芩汤

焦山栀五钱 青子芩三钱

### 三黄丸

青子芩一两 小川连八钱 生锦纹五钱

上药研细,水泛为丸,朱砂为衣,轻
服钱半至二钱,重服三钱至五钱。

### 大黄牵牛散

生锦纹二两 炒黑丑五钱

上为细末,每服三钱,四肢厥冷,用
酒调下;无厥冷而手足烦热者,蜜汤
调下。

### 归地六味丸

白归身三两 大生地四两 大熟地四两
萸肉两半 淮山药三两 浙茯苓三两 粉丹
皮两半 泽泻两半

### 牛黄膏

西牛黄二钱 广郁金三钱 粉丹皮三钱
梅冰一钱 飞辰砂三钱 生甘草一钱

上为细末,用雪水调下一钱。

### 当归承气汤

全当归三钱 生锦纹三钱 元明粉钱半

生甘草五分　鲜生姜两片　大红枣两枚

**四顺饮子**

生锦纹钱半　白归身一钱　生甘草八分
白芍一钱

**加味八正散①**

生锦纹一钱　车前子三钱　焦山栀三钱
瞿麦三钱　飞滑石四钱　生甘梢八分　细木
通一钱　萹蓄二钱　灯芯八分　沉香汁两匙
木香汁两匙，同冲

**水解散**

焦山栀三钱　淡豆豉三钱　生葛根钱半
大青钱半　鲜生地五钱　生石膏四钱　风化
硝一钱

雪水煎。

按：此方辛凉达邪，甘咸救液，表里
双解，专清阳明气血之热，善治伏气温
病，天行热病，热结在里，表里俱热，阴
气先伤，阳气独发等症，最稳而灵。

**大黄汤**

生锦纹钱半　小川连一钱　生山栀二钱
川柏八分　淡香豉五钱　鲜葱白三枚

按：此方三黄汤之变法，能除六经之
热，专治伏气温病，天行热病，头痛壮
热，四肢烦疼，二便俱秘，不得饮食等
症。王氏《外台秘要》云：此许推然方，
神良。

**防风通圣散**

防风钱半　全当归五分　生白芍五分
川芎三分　苏薄荷五分　青连翘五分　青子
芩五分　麻黄三分　生锦纹三分　元明粉三
分　生石膏五分　白术三分　荆芥穗五分
飞滑石一钱　白桔梗八分　生姜一片　焦山
栀五分　生甘草五分

按：此方发表攻里，清上导下，气血
兼顾，面面周到，河间制此，善治四时春
温夏热，秋燥冬寒。凡邪在三阳，表里不
解者，以两许为剂，加鲜葱白两茎，淡豆
豉三钱煎服之；候汗下兼行，表里即解，

形气强者，两半为剂；形气弱者，五钱为
剂。若初服因汗少不解，则为表实，倍加
麻黄以汗之，因便硬不解，则为里实，倍
加硝黄以下之，连进二服，必令汗出下利
而解，其法甚捷，莫不应手取效，从无寒
中痞结之变。顾松园于本方去麻黄、川
芎、当归、白术、生姜等五味，加原麦冬
五分，名加减防风通圣散，云表里三焦，
分消其势，治伏火初起之良方也。外科以
此方治里有实热，疥疮满身者，余每加鲜
生地、白菊花、银花各一两，绿豆一合，
煎汤代水煎药，饮之殊效。

**升麻解肌汤**

升麻一钱　生葛根钱半　生白芍一钱
生甘草八分

**三黄石膏汤**

小川连一钱　青子芩二钱　生川柏一钱
知母钱半　生石膏三钱　生山栀一钱　元参
一钱　生甘草七分

按：此方从王氏《类方准绳》录出，
若《外台秘要》方，无元参、知母、甘
草三味，有淡豆豉三钱，麻黄五分，一专
清里，一表里双解，功用不同。顾松园于
《秘要》方去麻黄，加知母五钱，生甘草
八分，苏薄荷钱半，名加减三黄石膏汤，
专治热病壮热无汗，烦躁，鼻干面红，目
赤唇焦，舌干齿燥，大渴饮水，狂叫欲走
等症，投之辄效。杨玉衡于《秘要》方
中去麻黄，加酒炒白僵蚕三钱，蝉衣十
只，苏薄荷二钱，知母二钱，名增损三黄
石膏汤，云此方内外分消其势，热郁腠
理，先见表证为尤宜，专治温病主方，表
里三焦大热，五心烦热，两目如火，鼻干
面赤，舌黄唇焦，身如涂朱，燥渴引饮，
神昏谵语，服之皆愈。

---

①　加味八正散：原作“加味八珍散”，据
书局本改。

### 白虎合黄连解毒汤

生石膏八钱　白知母三钱　生甘草八分
粳米三钱　小川连一钱　青子芩二钱　生山
栀三钱　川柏八分

### 三黄泻心汤

生锦纹二钱　小川连一钱　青子芩钱半

### 大柴胡加芒硝汤

川柴胡一钱　青子芩二钱　姜半夏钱半
枳实一钱　生锦纹二钱　元明粉钱半　赤芍
一钱　生姜两片　大红枣一枚

### 人参化斑汤

西洋参钱半　生石膏三钱　生玉竹钱半
知母钱半　生甘草五分　陈仓米三钱，荷叶包

### 元参升麻合黑膏

元参钱半　升麻五分　生甘草五分　雄
黄一分　鲜生地一两　捣淡豆豉三钱　熟猪
油一匙　麝香五厘

### 大青四物汤

大青叶三钱　淡豆豉三钱　陈阿胶八分
生甘六分

### 凉膈散

青子芩二钱　生山栀二钱　苏薄荷二钱
连翘二钱　生锦纹三钱　生甘草一钱　鲜竹
叶三十片

先用元明粉三钱，提净白蜜一两，煎
汤代水。

按：局方凉膈散，即调胃承气加疏风
清火之品。专泻上中二焦之火，善治心火
上盛，中焦燥实，烦躁口渴，目赤头眩，
口疮唇裂，吐血衄血，大小便秘，诸风瘛
疭，发斑发狂，及小儿惊风，痘疮黑陷等
症。杨玉衡于本方加酒炒白僵蚕三钱，全
蝉衣十二只，广姜黄七分，小川连二钱，
名加味凉膈散。小便赤数，加滑石四钱，
炒车前二钱；胸满，加枳实二钱，川朴一
钱；呕渴，加生石膏六钱，知母四钱，统
用提净生白蜜一两，陈老酒一瓢，元明粉
三钱，鲜竹叶五十片，加水四碗，煎成两

碗，代水煎药。云：凡余治温病，用增损
双解散及加味凉膈散而愈者，不计其数，
若大头瘟、瓜瓤瘟等，危在旦夕，数年来
赖以救活者，已百余人，真神方也。丹溪
于本方中加小川连一钱，名清心汤。专治
火郁上焦，大热面赤，舌黄唇焦，大便不
通等症。河间于本方去硝、黄，加桔梗钱
半，名刘氏桔梗汤，专治风温、暑风，热
郁上焦之症。余师愚极赞其妙，又加生石
膏六钱，专治热疫初起之重症，最稳
而灵。

### 葛根葱白汤

生葛根钱半　白知母三钱　生白芍一钱
川芎八分　鲜葱白二枚　鲜生姜一片

### 防风解毒汤

防风八分　荆芥穗八分　生石膏一钱
知母八分　苏薄荷七分　炒牛蒡一钱　青连
翘一钱　通草八分　淡竹叶八分　生枳壳七
分　生甘草三分　桔梗八分

按：风温、温毒，痧疹初发，最忌误
用辛热，骤用寒凉，治以此汤，辛凉开
达，宣气疏肺，使痧疹发透，则毒解矣。

### 荷杏石甘汤

苏薄荷一钱　光杏仁三钱　生石膏四钱
知母三钱　生甘草六分　北细辛三分　鲜竹
叶三十片

### 缪氏竹叶石膏汤

生石膏五钱　苏薄荷一钱　荆芥穗一钱
蝉衣一钱　炒牛蒡钱半　生葛根钱半　白知
母一钱　麦冬一钱　生甘草一钱　元参二钱
西河柳叶五钱　鲜竹叶三十片　冬米一撮

按：温毒痧疹，热壅于肺，逆传于心
包络，喘咳烦闷，躁乱狂越者，非西河柳
不能解。仲淳用此汤解肌发汗，清营透
毒，表里并治，最有效力，切勿拘执吴鞠
通西河柳温散之说，因循贻误也。

### 加味栀豉汤

焦山栀三钱　淡香豉三钱　生甘草六分

桔梗一钱　生枳壳一钱　苏薄荷一钱　枇杷叶三钱　葱白两枚

### 葱豉白虎汤

鲜葱白三枚　淡香豉三钱　生石膏四钱　知母三钱　北细辛三分　生甘草五分　生粳米三钱，荷叶包

### 栀豉芩葛汤

焦山栀三钱　淡香豉三钱　生葛根钱半　片芩一钱　小川连三分　粉丹皮一钱　苦桔梗一钱　生甘草五分

### 刘氏苏羌饮

紫苏叶钱半　羌活八分　新会皮钱半　防风一钱　淡香豉三钱　鲜生姜一钱　鲜葱白两枚

按：此方纯以辛胜，即是汗药，专治深秋入冬，暴冷折阳，外感风寒，头疼发热，身痛呕恶等症，一剂即效。惟伤风证，肺病居多，宜去羌活、生姜，加光杏仁二钱，前胡钱半，桔梗一钱。叶天士治正伤寒症，每用此方，以代麻桂二汤。

### 葱豉加葛根汤

鲜葱白两枚　淡香豉三钱　生葛根钱半

冬令恶寒甚而无汗者，如服此方不应，加青麻黄五分，此王焘《外台》法也，投之辄效。

### 九味羌活汤

羌活八分　防风八分　川芎六分　白芷八分　北细辛三分　杜苍术七分　青子芩一钱　当归一钱　炙甘草五分　鲜生姜两片　鲜葱白两枚

### 五叶芦根汤

藿香叶一钱　薄荷叶一钱　佩兰叶一钱　荷叶一钱

先用枇杷叶一两，水芦根一两，鲜冬瓜二两，煎汤代水。

### 新定牛黄清心丸

西牛黄　明雄黄　黄连　黄芩　山栀　犀角　郁金　朱砂各一两　真珠五钱　冰片

麝香各二钱五分

研末炼蜜丸，每重一钱，金箔为衣，蜡匮，去蜡用。

按：此方治热病邪入心包，昏狂谵妄，较万氏牛黄丸力量尤大，重症用此，轻症仍用万方。

### 犀珀至宝丹

白犀角五钱　羚羊角五钱　广郁金三钱　琥珀三钱　炒川甲二钱　连翘心三钱　石菖蒲三钱　蟾酥五分　飞辰砂五钱　真玳瑁五钱　当门子一钱　血竭三钱　藏红花五钱　桂枝尖二钱　粉丹皮三钱

上药研细，猪心血为丸，金箔为衣，每丸计重五分，大人每服一丸，小儿每服半丸，婴孩每服半丸之半。

按：此丹大剂通瘀，直达心窍，又能上清脑络，下降浊阴，专治一切时邪，内陷血分，瘀塞心房，不省人事，昏厥如尸，目瞪口呆，四肢厥冷等症，又治妇人热结血室，及产后瘀血冲心，小儿痘疹内陷，急惊暴厥，中风中恶等症，用之得当，奏功极速。

### 加减普济消毒饮

青连翘钱半　苏薄荷一钱　炒牛蒡钱半　马勃四分　荆芥穗一钱　白僵蚕一钱　大青叶钱半　元参一钱　新银花钱半　苦桔梗一钱　生甘草八分

先用活水芦根二两，煎汤代水，

### 代赈普济散

苦桔梗　升麻　浮萍　银花　连翘　元参各十两　牛蒡子　荆芥穗各八两　蝉衣　黄芩　大青叶　白僵蚕各六两　苏薄荷　人中黄　马勃　射干　制锦纹以上各四两

上药各为粗末，秤，和匀，以滚水煎三五沸，去渣热服。

按：此方载在《吴鞠通医案》，通治风温温毒，喉痹项肿面肿，斑疹麻痘，杨梅疮毒，疙瘩痱痦。凡上中二焦及肌腠一

切风热等证，外则身热，恶风寒无汗，内则懊侬烦郁，咳呛不寐，二便不畅，势重者，昼夜服至十二包，至轻者服四包，量病增减，大人每包五钱，小儿减半；如喉痹滴水难下咽者，噙一口，仰面浸患处，少顷有稀涎吐出，再噙再吐，至四五次，喉自能开；或绞取汁，从鼻孔灌之，毒尽则愈；如服至八九次，外不怕冷，内则大便不通，腹中满痛，每包加酒炒大黄一钱，牙皂三分，研入同煎。

### 荆防败毒散加金汁方

荆芥穗钱半　防风一钱　川柴胡八分 前胡八分　新银花钱半　青连翘钱半　苦桔梗一钱　羌活六分　生甘草六分　独活六分 炒牛蒡一钱　川芎六分　苏木八分　白芷八分　漏芦一钱　归尾八分

坚肿不消，加皂角刺八分，穿山甲一钱，大便燥结，加酒制锦纹。

### 水仙膏

水仙花根不拘多少，剥去老赤皮与根须，入石臼捣如膏，敷肿处，中留一孔出热气，干则易之，以肌肤上生黍米大小黄疮为度。

### 三黄二香散

小川连一两　生锦纹一两　明乳香五钱 川柏一两　净没药五钱

上为极细末，初用细茶汁调敷，干则易之，继则用香油调敷。

### 伍氏凉血解毒汤

鲜生地一两　老紫草三钱　青连翘三钱 桔梗钱半　白僵蚕钱半　藏红花五分　生甘草六分

先用紫花地丁八钱，新银花五钱，煎汤代水。血热，加白犀角八分，丹皮二钱；火盛，加羚角钱半，生石膏八钱，小川连一钱；有斑，加金汁一两，元参三钱；头面不起，加川芎一钱，鸡冠血十滴，冲；咽喉痛，加元参三钱，山豆根八

分，射干钱半，西藏橄榄八分；狂乱躁扰，加瓜霜紫雪丹五分，冲；毒重血凝，加猪尾血十滴，梅冰五厘同冲。

### 费氏清火解毒汤

白犀角一钱　生锦纹钱半　粉丹皮三钱 赤芍钱半　老紫草三钱　青连翘三钱　净楂肉三钱　木通一钱　小青皮八分　天花粉钱半　生石膏八钱　红花五分

### 拔萃犀角地黄汤加金汁元明粉方

白犀角一钱　鲜生地一两　生锦纹三钱 川连一钱　青子芩三钱　元明粉三钱　金汁一两，冲

### 叶氏竹叶地黄汤

鲜生地五钱　粉丹皮钱半　淡天冬一钱 麦冬一钱　连翘心五分　元参心钱半　鲜卷心竹叶三十片

### 紫草承气汤

老紫草三钱　生锦纹三钱　小枳实钱半 川朴六分

### 十全苦寒救补汤

生石膏八钱　青子芩六钱　生锦纹三钱 川连三钱　白犀角二钱　真川朴一钱　小枳实钱半　芒硝三钱　生川柏四钱　白知母六钱

上药不拘时刻及剂散，频频急投，以挽回之。

按：此方系茂名梁玉瑜传。云：余于辛卯七月，道出清江浦，见船户数人，同染瘟病，浑身发臭，不省人事，就地医者，俱云不治，置之岸上，徐俟其死。余目击心悯，故往诊视，皆口开吹气，人事不省，舌则黑苔黑瓣底，其亲人向余求救，不忍袖手，即用此方。惟生石膏加重四倍，循环急灌，一日夜连投多剂，病人陆[1]续泻出极臭之红黑粪甚多，次日即神识稍清，舌中黑瓣亦渐退，复连服数剂，

---

① 陆：原作"络"，据书局本改。

三日皆全愈。以一方活四十九人，是时该处居民，均视余方谓仙方云。

### 犀角大青汤

白犀角一钱　生石膏一两　小川连一钱　大青钱半　焦山栀钱半　人中黄钱半　青子芩钱半　川柏一钱　元参钱半　生甘草五分　升麻五分

### 叶氏神犀丹

白犀角六两，磨汁　鲜石菖蒲六两，捣汁　鲜银花一斤，捣汁　鲜生地二斤八两，捣汁　青连翘十两　人中黄四两　飞青黛九两　青子芩六两　淡香豉八两　元参七两　老紫草四两　天花粉四两

上药各生晒研细，切勿见火，以各汁和捣为丸，切勿加蜜，如难丸，可将香豉煮烂，每丹重三钱，凉开水调服，小儿减半。

按：此丹由苏州温疫盛行，告危甚速，苏抚嘱叶天士先生撰方救世，专治温热暑疫，耗液伤营，痉厥昏谵，斑疹、舌色光绛，或圆硬，或黑苔，皆以此丹救之。若初病即神情躁乱，舌赤口干，是热邪直入营分，酷热之时，阴虚之体，及新产妇人，尤易患此，急须用此挽回，不可拘泥日数，迟疑贻害。兼治痘瘄毒重，夹带紫斑，及痘后余毒，口糜目赤，神烦瘛疭等症，屡效。

### 黄连解毒合犀角地黄汤

小川连二钱　青子芩钱半　焦山栀钱半　川柏钱半　鲜生地一两　白犀角一钱　粉丹皮二钱　赤芍钱半

### 陈氏四虎饮

白犀角一钱　生锦纹三钱　生石膏一两　川连钱半　鲜生地一两　白知母四钱　上青黛五分　元参三钱　苏马勃八分

先用西藏橄榄一钱，生萝卜四两，煎汤代水。

### 陈氏夺命饮

小川连一钱　鲜生地一两　粉丹皮二钱

赤芍钱半　鲜沙参三钱　青连翘三钱　甘中黄钱半　元参三钱　上青黛五分　土贝母钱半　苏马勃五分　金汁一两

先用白犀角一钱，羚角片钱半，生石膏二两，煎汤代水。

### 犀羚二鲜汤

鲜生地一两　鲜沙参四钱　焦山栀三钱　象贝钱半　小川连一钱　甘中黄一钱　人中白五分　金汁一两　新银花三钱　青连翘三钱　苏马勃五分　元参三钱

先用白犀角一钱，羚角片钱半，生石膏二两，煎汤代水。

### 陈氏清肺饮

冬桑叶钱半　鲜沙参三钱　川贝母三钱　广皮钱半　青连翘钱半　苦桔梗一钱　生甘草八分

先用羚角一钱，鲜枇杷叶一两，去毛抽筋，煎汤代水。

### 桑丹泻白散

冬桑叶二钱　生桑皮三钱　地骨皮三钱　丹皮二钱　光杏仁三钱　滁菊花二钱　川贝母三钱　银花钱半　生甘草八分

### 叶氏养胃汤

生玉竹三钱　生扁豆三钱　北沙参三钱　麦冬三钱　冬桑叶二钱　生甘草一钱

### 麦门冬汤

大麦冬五钱　仙露夏三钱　潞党参二钱　红枣四枚　炙甘草一钱　生粳米四钱，荷叶包

按：此方大生津液，上输于肺，妙在佐半夏一味以降气，从胃中降冲气下行，使火不上干之法。或去粳米，加白蜜，更滋润，善治燥痰咳嗽及冲气上逆，挟痰血而干肺者，皆效。加乌贼骨丸五钱，能治妇人气竭肝伤，液燥气冲，经闭不通者，屡验。

### 养阴清肺汤

鲜生地一两　北沙参四钱　川贝母四钱　元参八钱　大麦冬六钱　生白芍三钱　生甘

草二钱　丹皮四钱　苏薄荷二钱

喉间肿甚者，加生石膏四钱；大便燥结，数日不通者，加青麟丸二钱，元明粉二钱；胸下胀闷者，加神曲二钱，焦山楂二钱，小便短赤者，加细木通一钱，泽泻二钱，知母二钱；燥渴者，加天冬三钱，马兜铃一钱；面赤身热，或舌苔黄色者，加银花四钱，连翘三钱。

### 桑麻六味汤

冬桑叶二钱　黑芝麻三钱　大熟地四钱　萸肉八分　浙茯苓三钱　淮山药三钱　粉丹皮钱半　泽泻钱半

### 藿香正气散

杜藿香钱半　真川朴一钱　姜半夏钱半　广皮钱半　带皮苓三钱　生晒术七分　苦桔梗八分　白芷一钱　紫苏一钱　炙甘草五分　春砂仁八分,研冲

### 藿朴二陈汤

杜藿香二钱　真川朴一钱　姜半夏钱半　广皮钱半　佩兰叶钱半　生苡仁四钱　带皮苓四钱　泽泻钱半　白蔻末八分拌飞滑石六钱　紫金片二分,开水烊冲

### 千金苇茎汤

生苡仁六钱　原桃仁三钱　冬瓜子五钱　苇茎二钱

### 苏合香丸

苏合香五钱　安息香一两　公丁香一两　沉香一两　青木香一两　白檀香一两　制香附一两　荜茇一两　熏陆香二钱　飞朱砂一两　白犀角一两　梅冰二钱　当门子二钱

上为细末，入安息香膏炼蜜和剂，丸如芡实大。每四丸，空心用沸汤化下，温酒下亦得。

按：此辟邪驱秽之圣方，专治传尸骨蒸，殗殜①肺痿，痓忤②鬼气，卒心痛，霍乱吐泻，时气瘴疟，赤白暴痢，瘀血经闭，疙癣疔肿，惊痫，小儿吐乳，大人狐迷等症。

### 二金汤

焦鸡金五钱　薄川朴三钱　大腹绒三钱　猪苓三钱

先用海金沙五钱，丝通草三钱，煎汤代水。

### 开郁通络饮

香橼皮钱半　广郁金三钱　炒延胡钱半　远志八分　真新绛钱半　陈木瓜钱半　蜣螂虫二钱　通草一钱　佛手片五分

先用丝瓜络一枚，路路通十枚，生苡仁八钱，煎汤代水。

按：薛瘦吟《医赘》云：鼓胀证，湿邪入络居多，消滞利水，徒伤气分，焉能奏功？用此方出入加减，自能奏效。至消滞，莫如红曲、鸡内金；达下，莫如车前子；降气，莫如苏子、川贝。

### 宽膨散

活癞虾蟆十只，将腹皮剖开，用五灵脂、砂仁末各半分量，垫满腹中，用酒捣黄泥包裹，炭火上煅燥，研极细末，每服一钱，一日三次，绿萼梅五分泡汤送下，专治气胀气膨，小儿疳积腹大，妇人胸痞脘痛等症，屡奏捷效。

### 宣清导浊汤

赤苓五钱　猪苓五钱　炒香皂荚子钱半

先用寒水石六钱，晚蚕砂四钱，煎汤代水。

### 加味控涎丹

白芥子一两　煨甘遂一两　大戟一两　巴霜一钱　炒黑丑二两　炒葶苈一两　芫花五钱　沉香五钱

上药研细，姜汁糊丸，金箔为衣如梧桐子大，每服五丸，淡姜汤送下。

---

① 殗殜（yèdié 夜叠）：不动貌。

② 痓忤：病名。犹言"中恶"，俗称"中邪"。由于触冒不正之气所致。表现为错言妄语，牙紧口噤；或头眩晕厥，昏迷不醒。

按：此丹名医危亦林得效方，善治积水停饮，化胀化膨，大效。

### 胃苓汤合半硫丸方

杜苍术一钱　真川朴一钱　炒冬术钱半　广皮钱半　安边桂五分　浙茯苓三钱　建泽泻钱半　猪苓钱半　炙甘草一钱　半硫丸钱半，包煎

### 术附汤合半硫丸方

生茅术三钱　厚附块钱半　真川朴一钱　广皮三钱　高丽参二钱　黑炮姜一钱　半硫丸二钱，包煎

### 补中益气汤

潞党参三钱　嫩绵芪二钱　江西术钱半　炙草八分　白归身钱半　新会皮钱半　川柴胡五分　升麻三分

### 炙甘草汤（一名复脉汤）

炙甘草二钱　潞党参钱半　大生地八钱　麦冬五钱　胡麻仁三钱　真阿胶钱半　川桂枝八分　黑枣四枚　鲜生姜六分

酒水各半煎。

### 柴胡四物汤

川柴胡钱半　姜半夏钱半　青子芩钱半　川芎五分　潞党参钱半　白归身钱半　细生地钱半　白芍一钱　炙甘草五分　鲜生姜两片　大红枣两枚

### 参胡三白汤

潞党参二钱　川柴胡一钱　生於术钱半　炙草六分　浙茯苓钱半　炒白芍钱半　鲜生姜两片　红枣四枚

### 清脾饮

川柴胡钱半　青子芩钱半　姜半夏一钱　川朴八分　草果仁五分　生於术八分　小青皮七分　炙草六分　鲜生姜两片　大红枣两枚

### 仓廪汤

西潞党钱半　浙茯苓三钱　川柴胡八分　前胡八分　苦桔梗一钱　炙甘草六分　炒枳壳钱半　羌活五分　独活五分　川芎六分　鲜生姜两片

### 白头翁汤

白头翁三钱　小川连一钱　生川柏八分　秦皮六分

### 稀涎散

猪牙皂角四条，去皮弦子，酥炙　白矾一两，半生半枯

上药各研细末，和入巴霜三分，共研极匀。每用五分，开水一茶钟调服；牙环紧闭者，每用一分，吹入鼻中即吐。

按：喉科过玉书于原方去巴霜，加杜牛膝根汁末一两，白僵蚕五钱，其炙牙皂用一两，枯白矾用五钱，名加味稀涎散，一名导痰开关散。治喉证，连吹数管，吐出稠痰，重者吹数次。若中风痰升，开水调服钱许，令吐痰涎，然后续进他药。又云：喉症之痰，多属风痰，稠而难吐，且不能化，宜先用通关散取嚏，以通肺窍，再用导痰开关散以去风痰，俾痰毒去尽，则证日轻矣。

### 加味导痰汤

制南星一钱　小枳实钱半　仙露夏三钱　赤苓三钱　赖橘红一钱　炙甘草六分　滁菊花三钱　钩藤三钱　皂角炭五分　石菖蒲钱半　鲜竹沥一瓢　姜汁四滴

按：此方吴坤安制，专治痰阻肺络，肝风内扰为病。若张路玉加味导痰汤，于导痰汤原方，加白术、黄芩、黄连、栝蒌仁、桔梗、竹沥、姜汁等味，专治温热痰饮，眩晕气塞等症。若陆九芝加味导痰汤，于导痰汤原方，加苏子、白芥子、莱菔子三味，专治痰壅气喘，胸膈痞满等症。又于导痰汤原方，加羌活、天麻、蝎尾、雄黄末，名十味导痰汤，治痰湿上盛，头目不清等症。又于导痰汤原方，加羌活、防风、白术、姜汁竹沥，名祛风导痰汤，专治类中风筋脉颤掉。

### 牛黄清心丸

西牛黄　羚羊角　浙茯苓　生於术

桂枝尖　归须　炙甘草各三钱　麝香　雄黄各二钱　潞党参　白犀角各五钱　梅冰钱半

上十二味，各取净末配匀蜜和成剂，分作五十丸，金箔为衣，待干蜡护，临用开化，沸汤、姜汤任下。

按：此方张路玉从《局方》裁定，专治气虚血郁，痰涎壅盛，昏愦不省，语言蹇涩，瘫痪不遂，一切痰气闭塞等证。

### 万氏牛黄丸

小川连五钱　青子芩三钱　焦山栀三钱　辰砂钱半　广郁金三钱　西牛黄三分

按：喻嘉言曰：牛黄清心丸，古有数方，其义各别，若治温邪内陷包络神昏者，惟万氏之方为妙，调入犀角、羚羊角、金汁、甘中黄、连翘、薄荷等汤剂中，定建奇功。

### 大陷胸汤

煨甘遂一钱　生锦纹六分　元明粉一钱

### 连豆散

小川连一钱　巴豆霜一分

上研细末，用酒和成饼，填入脐心，以艾炷不拘壮数灸其上，候腹中有声为度，灸毕，汤浸用帛拭净，恐生疮。

按：此名结胸灸法，载在《丹溪心法附余》，善治各种结胸症，张景岳极赞其妙。

### 四磨饮子

老东参五分　台乌药一钱　海南子一钱　沉香一钱

上药用薄荷汤将四味原料磨汁，和入开水半汤碗服。

### 吴氏桃仁承气汤

原桃仁三钱　生锦纹二钱　元明粉钱半　归须钱半　赤芍钱半　粉丹皮二钱

### 香壳散

制香附三钱　炒枳壳二钱　藏红花五分　归尾三钱　炒青皮一钱　新会皮一钱　台乌药一钱　赤芍一钱　醋炒莪术一钱　炙甘草五分

上药共研为散，每用五钱，水煎去渣，冲童便半盏，空心温服。若症势极重，加白薇五钱，炒延胡钱半，炒川甲一钱，用原桃仁五钱，青糖五钱，陈酒一瓢，加水四碗，煎成两碗，代水煎药。

### 代抵当丸

酒炒锦纹四两　桃仁三十枚　炒川甲　醋炒莪术　元明粉　归尾　细生地各一两　安边桂三钱

上药研末蜜丸，蓄血在上部者，丸如芥子，黄昏去枕仰卧，以津咽之，令停喉以搜逐瘀积，在中部食远，下部空心，俱丸如梧子，百劳水煎汤下之。如血老成积，攻之不动，去归、地，倍蓬术、安边桂。

### 参苏饮

潞党参八分　紫苏叶一钱　姜半夏一钱　广皮八分　浙茯苓一钱　生葛根五分　炒枳壳五分　桔梗五分　前胡五分　炙甘草三分　广木香三分　生姜一片

按：本方治虚人感冒，偏于气分者，若去党参、前胡、木香，加川芎、柴胡，名芎苏散，治三时感冒，偏于血分者。

### 三黄枳术丸

青子芩一两　小川连五钱　生锦纹八钱　神曲　白术　小枳实　新会皮各五钱　鲜荷叶一枚

煎，水和为丸。

### 陶氏黄龙汤

生锦纹三钱　元明粉二钱　真川朴一钱　枳实一钱　潞党参钱半　全当归二钱　炙甘草一钱　生姜两片　大红枣一颗

肠鸣，去元明粉，加仙露夏钱半，浙茯苓钱半；血秘，去甘草，加原桃仁钱半，鲜生地汁两瓢，冲；气闭，去当归，加油木香八分；风秘，去红枣，加羌活八

分；年老气虚，去元明粉、枳、朴，大黄减半，

按：此方为失下证，循衣撮空，虚极热盛，不下必死者立法。

**黄连泻心汤**

小川连一钱　青子芩二钱　黑炮姜五分炙草五分　潞党参一钱　大红枣两颗　仙露夏一钱

**参胡温胆汤**

潞党参钱半　川柴胡一钱　淡竹茹二钱广皮钱半　仙露夏钱半　浙茯苓钱半　小枳实钱半　炙草五分

**参胡芍药汤**

潞党参钱半　川柴胡一钱　生白芍钱半炙草六分　青子芩一钱　大红枣两颗

**知柏六味汤**

白知母三钱　生川柏一钱　细生地四钱萸肉八分　浙茯苓钱半　淮山药钱半　粉丹皮钱半　泽泻一钱

**甘露饮**

大生地三钱　霍石斛三钱　淡天冬钱半麦冬二钱　生甘草八分　西茵陈一钱　青子芩一钱　枳壳八分　枇杷叶三钱

先用熟地六钱切丝，泡取汁两碗，代水煎药。

**小甘露饮**

霍石斛二钱　西茵陈一钱　鲜生地四钱黄芩一钱　苦桔梗一钱　焦栀子一钱　升麻三分

**七味葱白汤**

淡豆豉三钱　生葛根钱半　细生地钱半麦冬一钱　鲜生姜两片　连须葱白三枚

百劳水四汤碗煎药。

**刘氏双解散**

防风　桔梗　黄芩各一钱　荆芥　苏薄荷　青麻黄　川芎　焦栀　连翘　大黄芒硝　白术　甘草　当归　白芍各五分生石膏四钱　飞滑石三钱

按：杨玉衡曰：河间立双解散，解郁散结，清热导滞，以两解温病表里之热毒，以发明温病与伤寒异治之秘奥，其见高出千古。惟麻黄性烈大热，太泄肺气，川芎香窜，走泄真元，白术气浮，填塞胃口，皆非温病所宜。故余易以僵蚕、蝉衣，透邪解毒，黄连、姜黄，清火通血，佐归、芍凉血散郁以退蒸，则心肝和而风火自熄矣，因名增损双解散，专治温毒流注，无所不至。上干则头痛、目眩、耳聋，下流则腰痛足肿，注于皮肤则斑疹疮疡，壅于肠胃则毒利脓血，伤于阳明则腮脸肿痛，结于太阴则腹满呕吐，结于少阴则喉痹咽痛，结于厥阴则舌卷囊缩等症，投无不效。

**千金苇茎合文蛤汤**

生苡仁六钱　原桃仁九粒　海蛤壳六钱麻黄五分　生石膏四钱　光杏仁三钱　炙甘草五分

先用苇茎五钱，鲜冬瓜子二两，煎汤代水。

**白果定喘汤**

光杏仁三钱　真川朴八分　姜半夏钱半麻黄八分　款冬花三钱　炙桑皮三钱　青子芩钱半　苏子一钱　炙甘草六分　盐水炒白果七枚

按：此方解表清里，降气豁痰，治寒包热邪，哮喘痰嗽，遇冷即发等症颇效。

**苏子降气汤**

姜半夏钱半　赖橘红一钱　真川朴八分苏子二钱　沉香片五分　炙甘草一钱　全当归钱半　前胡钱半　鲜生姜三片　大红枣两颗

**安神养血汤**

辰茯神四钱　炒枣仁三钱　大生地三钱归身二钱　生白芍三钱　远志肉一钱　新会皮一钱　桔梗一钱　炙甘草八分

### 枳实栀豉汤

小枳实钱半　焦山栀三钱　淡豆豉三钱

### 归芪建中汤

白归身二钱　炙绵芪钱半　生白芍三钱
桂枝六分　炙甘草一钱　大麦糖三钱　嫩闽
姜一钱　红枣四颗

### 陈氏六神汤

潞党参三钱　江西术钱半　浙茯苓二钱
炙草六分　淮山药二钱　炒扁豆三钱　鲜生
姜两片　红枣两枚

按：温病发热，有解表已复热，攻里
热已复热，利小便愈后复热，养阴滋清热
亦不除者，张季明谓元气无所归着，阳浮
则倏热矣，六神汤主之。

### 金水六君煎

白归身三钱　大熟地六钱　姜半夏钱半
浙苓钱半　新会皮钱半　炙甘草八分　金橘
饼一个　蜜枣两枚

### 烧裈散

治男子病，裈裆近阴处剪取一块，烧
灰，调入药服，或白汤下亦可。妇人病，
取男子裈裆，如前一般。

### 陶氏逍遥汤

潞党参钱半　白归身三钱　细生地三钱
知母钱半　烧裈散一钱　生甘梢一钱　细木
通一钱　滑石三钱　两头尖一钱　韭菜根一
钱　小青皮八分

先用青竹皮一两，煎汤代水。

### 当归四逆汤

全当归钱半　川桂枝八分　生白芍一钱
甘草五分　北细辛三分　丝通草一钱　生姜
两片　大枣两枚

### 苏子降香汤

炙苏子钱半　紫降香一钱　制香附钱半
川贝四钱　广郁金三钱　焦山栀三钱　淡竹
茹二钱　白前二钱　旋覆花三钱，包煎　葱须
三分，冲

### 开郁正元散

白术　陈皮　青皮　香附　山楂　海
粉　桔梗　茯苓　砂仁　延胡　麦芽　甘
草　神曲各五钱

每用一两，生姜三片，水煎。

按：此散健脾消食，化痰理气，专治
痰饮食积，搏结气血而成痕聚。

### 茴香橘核丸

小茴香五钱　炒橘核三两　炒延胡两半
青皮八钱　炒桃仁三两　川楝子两半　两头
尖五钱　归须两半　杜牛膝两半　炒川甲一
两　柏子仁三两

葱白汁捣丸，朱砂为衣，每服钱半，
淡盐汤送下。

### 紫菀散

紫菀茸　潞党参各二两　麦门冬　桔
梗　茯苓　阿胶　川贝母各一两　五味子
炙甘草各五钱

上药为散，每服四五钱，水煎去
滓服。

### 劫痨散

细生地三钱　生白芍三钱　白归身二钱
阿胶钱半　潞党参钱半　炙绵芪钱半　五味
子三分　炙草一钱　仙露夏钱半

以上各药为散，每服三四钱，温汤调
下，空心服。

### 杜瘵膏

老枇杷叶五十六片，刷毛净，绵包，
浓煎去渣，红莲子四两，煮熟去衣、心，
连原汤研成膏，雅梨汁一饭碗，藕节汁一
茶杯，梨藕渣均与枇杷叶同煎，大红枣八
两，煮熟，去皮、核，连原汤研成膏，炼
白蜜一两，川贝母一两，生苡仁四两，二
味并去心煮熟，连原汤研成膏，同入锅内
熬稠，入瓷瓶重汤煮一炷香。每用一匙，
开水调服，日三五次，冬月可多制，夏月
须逐日制小料。

按：此琼玉膏之变法，药味清和，常

服无弊，专治骨蒸痨热，腰酸肢软，羸瘦遗泄，咳痰吐血，一切阴虚火动之证，久服免成瘵疾，屡收奇效，勿以平淡而忽之。

### 当归活血汤

全当归三钱　川桂枝钱半　原桃仁二钱　赤芍八分　炒枳壳八分　黑炮姜四分　藏红花二分　炙草五分　赤茯苓一钱　鳖血柴胡八分　鲜生地一两，酒浸捣烂

上除生地，水煎去滓，入地黄再煎数沸，加陈酒一瓢，服之不应，加穿山甲五分，又不应，加附子三分，有实热难用附子者，须与大黄钱许同用。

### 下瘀血汤

原桃仁三钱　生锦纹钱半，醋酒各半炒　䗪虫十只

### 桃仁承气合逍遥散加味方

原桃仁三钱　生锦纹钱半　风化硝一钱　官桂五分　全当归三钱　赤茯苓三钱　生晒术八分　赤芍二钱　川柴胡五分　苏薄荷四分　北细辛三分　炙草五分　炒蟋蟀十只，研末包煎

### 加味平胃散

杜苍术八分　真川朴八分　新会皮钱半　炙草八分　小枳实钱半　净楂肉三钱　六和曲三钱　青皮八分　炒麦芽一钱　莱菔子钱半拌炒砂仁一钱

### 苡仁糯米粥

生苡仁一两　炒糯米五钱
加水两碗煮成粥服。

### 人参养荣汤

潞党参三钱　炙绵芪三钱　白归身钱半　熟地二钱　生晒术钱半　浙茯苓钱半　生白芍钱半　官桂五分　远志肉八分　五味子九粒　炒广皮一钱　炙草八分

### 清燥养荣汤

白知母三钱　天花粉三钱　白归身二钱　白芍钱半　生地汁二杯　新会皮钱半　炙甘草五分

上药加灯芯一帚煎服。

按：吴氏养荣汤，共有五方，一为本方；二为蒌贝养荣汤，即于本方去生地、炙草、新会皮，加栝蒌仁四钱，川贝三钱，苏子钱半，赖橘红八分；三为柴胡养荣汤，即于本方加柴胡八分，青子芩钱半，四为人参养荣汤，即于本方去花粉，加潞党参二钱，麦冬二钱，北五味廿一粒；五为参附养荣汤，即于本方去花粉、知母、新会皮、炙甘草，加人参一钱，淡附片七分，淡干姜一钱。

### 加味温胆汤

淡竹茹二钱　仙露夏二钱　浙茯苓三钱　广皮钱半　川柴胡五分　双钩藤钱半　池菊花钱半　通草一钱　小枳实钱半　炙甘草六分　鲜荷叶一角　鲜石菖蒲根叶一钱，搓热生冲

### 加减导痰汤

小枳实钱半　浙茯苓三钱　新会皮钱半　炙草五分　栝蒌皮钱半　杜兜铃一钱　川贝母三钱，去心对劈　鲜石菖蒲根叶搓热生冲

先用枇杷叶一两，去毛抽筋，丝通草三钱，煎汤代水。

### 耳聋左慈丸

熟地黄八两　山萸肉　淮山药各四两　丹皮　建泽泻　浙茯苓各三两　煅磁石二两　石菖蒲两半　北五味五钱

炼蜜为丸，每服三钱，淡盐汤送下。

### 磁朱丸

煅磁石二两　飞辰砂一两　六神曲三两
上药共研细末，更以六神曲一两，水和作饼煮浮，入前药炼蜜为丸，每服钱半至三钱，淡盐汤送下。

按：柯韵伯云此丸治聋癫狂痫如神。

### 耳聋神丹（一名通耳神丹）

鼠脑一个　青龙齿一分　冰片一分　麝香一分　朱砂一分　明乳香半分　樟脑半分

上药各研细末，用人乳为丸如桐子大，外用丝绵裹之，塞耳深处，至不可受而止，塞三日取出，耳聪，永不再聋。

### 普济消毒饮

川柴胡一钱　苏薄荷一钱　炒牛蒡钱半　白芷八分　板蓝根钱半　白僵蚕八分　苏马勃五分　升麻五分　小川连三分　青子芩八分，均用酒炒　广橘红八分　生甘草八分　白桔梗一钱　元参钱半

水煎，食远徐服，或炼蜜为丸，每重一钱，噙化尤妙。

按：李东垣制此饮，专治大头天行，初觉憎寒体重，次传头面肿盛，口不能开，气喘舌燥，咽喉不利等证，全活甚众。

### 连翘败毒散

青连翘三钱　苏薄荷一钱　炒牛蒡钱半　荆芥一钱　苦桔梗一钱　生甘草八分　白蒺藜钱半　银花二钱　羌活八分　独活八分　防风八分　赤芍钱半　象贝母钱半

便秘加酒炒生锦纹一钱。

### 当归六黄汤

全当归一钱　小川连六分　青子芩钱半　川柏五分　大生地钱半　大熟地钱半　绵芪皮二钱

### 朱砂安神丸

飞辰砂　小川连各五钱　生地黄三钱　当归　甘草各二钱

共为细末，酒泡蒸饼丸如麻子大，朱砂为衣，每服钱半至三钱，淡盐汤送下。

### 半夏秫米汤合交泰丸

仙露夏三钱　北秫米六钱　交泰丸七分　辰砂五分

### 交泰丸

安边桂一钱　小川连六钱

陈酒糊丸，朱砂为衣，每服七分，淡盐汤送下。

按：韩飞霞制此方，善治怔忡不寐，能交心神于顷刻。汪春圃合灵枢半夏秫米汤，治阴亏阳盛，脉左寸浮洪，两尺沉细，每日晡后发热微渴，心胸间怔忡如筑，至晚辄生懊侬，欲骂欲哭，昼夜不能寐，诸药不效，一剂即得酣睡。毛慎夫仿交泰丸法，用北沙参三钱，细生地三钱，麦冬钱半，归身钱半，远志八分，生白芍钱半，辰茯神三钱，炙甘草五分，川连二分，肉桂一分，以甘澜水先煮秫米一两，去渣，将汤煎药，治心肾不交，昼夜不寐，交睡则惊恐非常，如坠如脱，叫呼不宁，时悲时笑等证，尝用之而奏效，余定其方名曰心肾交泰汤。

### 温胆合酸枣仁汤

仙露夏三钱　新会皮钱半　炒枳壳一钱　知母钱半　辰茯神四钱　炒枣仁三钱　炙甘草六分

先用鲜刮淡竹茹五钱，北秫米一两，煎汤代水。

### 参麦茯神汤

西洋参钱半　辰茯神三钱　鲜石斛三钱　麦冬二钱　甜石莲钱半　生谷芽钱半　生甘草六分　木瓜八分

按：温热诸证，经开泄下夺后，恶候虽平，而正亦大伤。见证多气液两虚，元神大亏之象，故宜清补，若用腻滞阴药，反伤胃气，如其症中虚泄泻，则宜香砂理中汤，守补温运，同一调补善后，最宜分清界限。

### 加味导赤散

鲜生地五钱　淡竹叶钱半　生甘梢八分　木通八分　原麦冬二钱　莲子心三分　辰砂染灯芯二十一支

### 贞元饮

大熟地八钱　白归身三钱　炙甘草二钱

按：此治燥渴易饥，气短似喘，呼吸促急，提不能升，咽不能降，气道噎塞，势剧垂危者，常人但知为气急，其病在

上，而不知元海无根，亏损肝肾，此子午不交，气脱症也。妇人血海常亏者，最多此证，宜急用此饮以济之缓之。

### 集灵膏

天冬　麦冬　生地　熟地各十两　党参　甘杞子各六两　淮牛膝四两　冰糖一斤，熬膏

血虚便难，加归身四两；脾弱便溏，加白术八两；带下遗精，去牛膝，加川柏一两，砂仁一两；大便易滑，亦去牛膝，加炒扁豆、炒苡仁各一斤。

按：王孟英曰：峻滋肝肾之阴，无出此方之右者，凡少年气弱倦怠，津液亏少，虚火上炎，身弱咳嗽者，急宜服之。

### 乌梅北枣丸

乌梅肉十个　大黑枣五枚

俱去核，共杵为泥，加炼蜜丸弹子大，每用一丸嚼化。

### 六君子汤

潞党参三钱　生晒术二钱　浙茯苓三钱　广皮一钱　姜半夏钱半　炙甘草八分　闽姜两片　大红枣四枚

### 加味都气饮

大熟地四钱　山萸肉一钱　浙茯苓三钱　淮药三钱　北五味五分　补骨脂三钱　胡桃肉两枚，盐水炒　粉丹皮一钱　建泽泻钱半　淡附片五分

### 香砂理中汤

广木香八分　春砂仁八分　潞党参二钱　白术二钱　淡干姜八分　炙甘草八分

### 大黄饮子

生锦纹二钱　鲜生地钱半　焦山栀钱半　枳壳钱半　光杏仁钱半　青子芩一钱　西洋参七分　升麻五分　炙甘草五分　鲜生姜两片　淡香豉一钱　乌梅一枚

### 苁蓉润肠丸

淡苁蓉二两　上沉香一两

为末，用麻子仁汁打糊为丸梧子大，

每服七十丸，空心服。

### 黄芪汤

嫩绵芪钱半　新会皮钱半　麻仁五钱，研　白蜜一匙

### 苁蜜地黄汤

淡苁蓉三钱　大熟地四钱　山萸肉一钱　山药钱半　浙茯苓钱半　粉丹皮钱半　建泽泻钱半　白蜜一瓢

### 益血润肠丸

大熟地六两　甜杏仁　大麻仁各三两，杵膏　炒枳壳　赖橘红各二两半　真阿胶　肉苁蓉各一两半　苏子　荆芥各一两　当归三两

为末，以前三味膏同杵千余下，加炼蜜为丸如桐子大，每服五六十丸，空心白汤下。

### 五仁丸

柏子仁半两　松子仁　原桃仁　甜杏仁各一两　郁李净仁一两　广皮四两

先将五仁另研如膏，入陈皮末研匀，炼蜜丸梧子大，每服五十丸，空心米饮下。

### 东垣润肠丸

当归梢　羌活　生锦纹各半两　大麻仁　原桃仁各一两

上为丸梧桐子大，每服三五十丸，白汤下。

### 加味皂角丸

皂角一两，炙，去子　炒枳壳一两　麻仁　甜杏仁各一两　防风　广皮各八钱

为末，蜜丸梧桐子大，每服七十丸，米饮下。

### 苏子降气加枳杏汤

姜半夏一钱　新会皮一钱　炙苏子钱半　前胡一钱　白归身一钱　真川朴一钱　沉香片五分　枳实钱半　光杏仁钱半　炙甘草五分　鲜生姜两片

### 六磨饮子（一名六磨汤）

上沉香　广木香　尖槟榔　乌药　枳实　生锦纹各一钱

用开水各磨汁二匙，仍和入开水一汤碗服。

### 脏连丸

川连八两，用雄猪直肠一段，长一尺二寸，洗净，将川连末入内，两头线扎紧，陈酒二斤半煮干捣丸，每服一钱，开水送下。

按：《景岳全书》治痔漏下血，肛门重坠，去川连，用炒槐米八两入猪肠内，米醋煮烂捣丸，名猪脏丸。余用黑木耳一两，炒槐米两半，川连两半，同入猪肠内，用酒醋各半斤煮烂捣丸，名加味脏连丸，用荸荠、红枣各四颗煎汤送下，奏功尤捷。

### 脏连六味丸

川连两半　熟地炭二两　山萸肉　炒丹皮　白矾一钱　嵌柿饼　煅炭各一两　淮药　赤苓　泽泻各五钱

同入猪肠内，酒二斤煮烂捣丸，每服三钱，淡盐汤下。

### 固精封髓丹

黄鱼胶一斤，蛤粉炒松　沙苑子五两，牡蛎粉炒松　真川柏三两　春砂仁一两　炙甘草七钱　秋石五钱　淮山药两半

煮烂捣丸，淡盐汤送下三钱。

### 三才封髓丹

潞党参两半　熟地炭二两　天冬一两　焦川柏三两　春砂仁两半　炙甘草八钱

糯米浆糊丸，每服三钱。

### 黄芪建中汤

嫩绵芪钱半　生白芍三钱　川桂枝八分　炙草八分　嫩闽姜一钱　大麦糖三钱　大红枣四枚

### 河间天水散（一名六一散）

飞滑石六两　炙甘草一两

为细末，每服三钱，温水或新汲水调下，日三次。暑湿内侵，风寒外袭者，淡豆豉三钱，葱白两个，水一盏，煮汁调下即解，甚者两服必愈；催生下乳，温水搅胡麻浆调下，并可下死胎；解斑蝥毒，加辰砂少许，名益元散；加黄丹少许，名红玉散；加青黛少许，名碧玉散；加薄荷叶末少许，名鸡苏散。

### 石膏大青汤

生石膏四钱　白知母一钱　青子芩钱半　大青二钱　焦山栀二钱　前胡钱半　鲜葱白四枚

按：此方既可散热，又能安胎，为妊妇温热病之良剂。

### 玉烛散

鲜生地五钱　白归身钱半　生白芍三钱　川芎六分　生锦纹一钱　风化硝八分　生甘草六分

### 生化汤

全当归三钱　原桃仁钱半　黑炮姜三分　川芎八分　炙甘草六分

或加益母草三钱，童便一钟，冲。

### 加味猪肤汤

净猪肤八钱　炒米粉三钱　白蜜一瓢　童便一瓢，同冲　松子仁三钱　柏子仁三钱

先煮猪肤、松、柏去渣，和入三味。

按：此方治液枯便难之良剂，不仅产后一症也。

### 小定风珠

生龟板六钱　伏淡菜三钱　鸡子黄一个，先放罐底

先将三味煎，去渣，入阿胶再煎，胶烊，冲童便一杯。

### 大定风珠

大生地三钱　生白芍三钱　生牡蛎四钱　麻仁二钱　生龟板四钱　生鳖甲四钱　炙甘草二钱　麦冬三钱　五味子一钱

鸡子黄一枚，先放罐底，先将前药煎，去渣，入阿胶再煎，胶烊即倾出，分

三次服。喘息，加吉林参一钱；自汗，加化龙骨三钱，芪皮二钱，淮小麦三钱；心悸，加辰茯神四钱，琥珀末四分，冲。

### 黑神丸（一名保产黑神丹）

陈京墨二锭，无根水磨成浓汁，倾入瓷盘中晒燥，刮下研细，每料约用净墨粉四钱　陈百草霜二钱，须近山人家烧各种野草者佳，烧独种柴草者勿用，必要灶门上积烟，切勿误用锅底煤　明天麻二钱　淮小麦粉二钱　赤金箔五十张

上药各研极细，称准分量再研匀，即将淮麦粉一钱打糊为丸，金箔为衣，约重一分，外用蜡壳封固，症轻者服一丸，重者服二三丸，童便一钟，陈酒一瓢研送。

按：黑神丸以陈京墨为主，而以消瘀镇心之药佐之，为产后安神定魄，去瘀生新之要方，凡产后血晕血崩，头痛眼花，心神慌乱，瘀冲血厥，肝风发痉等证，用豆淋酒（黑大豆五钱炒热，陈酒浸半刻，去豆用酒）一钟，热童便一杯，调入此丸，屡验如神。

### 回生丹（一名回生保产至宝丹）

制锦纹二斤　苏木三两　大黑豆三升。各煎汁三碗　杜红花三两，煎汁三碗

先将大黄末二斤，入净砂锅内，以好米醋三斤，文武火煎，以长木箸不住手搅之，成膏，再加醋三斤熬，熬后又加醋三斤，次第加毕，然后下豆汁三碗再熬，次下苏木汁，又次下红花汁，熬成膏后，取入瓦盆盛之，大黄锅焦，亦铲下入药同磨。

高丽参三两　全当归　制香附　川芎　茯苓　陈酒炒延胡　制苍术　炒蒲黄　熟地　桃仁各一两　羌活　白芍　三棱　淮牛膝　化橘红　炙甘草　山萸肉　地榆　五灵脂各五钱　广木香　高良姜各四钱　木瓜　炒青皮　炒白术各三钱　明乳香　净没药各二钱　台乌药二两五钱

上药二十七味，一方加益母草二两，冬葵子、马鞭草各五钱，并前黑豆壳共晒干为末，入石臼内，下大黄膏拌匀，再下炼蜜一斤，共捣千杵，取起为丸，每丸重三钱，阴干须二十天，可日晒，不可火烘，待干后，约重二钱零，外用蜡壳护之。

按：此丹治临产、产后百病之要方。孕妇难产，用川芎三分，归须一钱，煎汤调下；子死腹中，藏红花五分，淮牛膝钱半，煎汤调下；胞衣不出，淮牛膝三钱，煎汤调下；恶露不行，藏红花五分，青糖一钱，煎汤调下；儿枕块痛，净楂肉钱半，青糖一钱，煎汤调下；败血流经，桂枝五分，陈酒一杯，煎汤调下；瘀血不尽，益母草三钱，青糖二钱，煎汤调下；血迷血晕，童便、豆淋酒各一杯调下；目闭不语，鲜石菖蒲叶一钱，泡汤调下；狂言妄语，辰茯神三钱，琥珀末三分，泡汤调下；若用以催生，胞浆已破方可服，未破切不可服，至要至要。

### 无极丸

生锦纹一斤，分作四份

一份用童便两碗，食盐二钱，浸一日，切晒；一份用醇酒一碗，浸一日，切晒，再以巴豆三十五粒同炒，豆黄去豆不用；一份用杜红花四两，泡水一碗，浸一日，切晒；一份用当归四两，入淡醋一碗，同浸一日，去归切晒，为末，炼蜜丸梧子大，每服五十丸，空心温酒下，取下恶物为验，未下再服。

按：此丸武当高士孙碧云传，为通瘀重剂。专治妇人经水不通，赤白带下，崩漏不止，肠风下血，五淋，产后积血，恶露不行，发狂谵语，癥瘕腹痛，男子五痨七伤，小儿骨蒸潮热等症，其效甚速。

### 沈氏六神汤

赖橘红一钱　杜胆星一钱　旋覆花三钱，绢包煎　辰茯神三钱　鲜石菖蒲叶一钱　戈

制半夏五分

按：此汤消痰通络。治产后痰迷，神昏谵语，恶露不断，甚或半身不遂，口眼歪斜，舌塞不语，癫狂昏厥等症极效。故产后理血不应，六神汤为要药。

### 加减小柴胡汤

鳖血柴胡钱半　条芩钱半　仙露夏钱半　桃仁三钱　鲜生地五钱　黑犀角八分　净楂肉三钱　丹皮二钱　炙甘草六分　鲜生姜一片

按：小柴胡汤在经主气，在脏主血，故能治热入血室。舒驰远于原①方只用柴胡、桃仁两味，加当归、青皮、炒川甲各二钱，羚角、万年霜各三钱，党参、红花各一钱，较本方尤力大而效速。

### 白虎加生地黄汤

生石膏四钱　白知母三钱　生甘草八分　粳米三钱　鲜生地一两　热童便一杯，冲

### 羚地清营汤

羚角片钱半　鲜生地五钱　青连翘三钱　银花二钱　焦山栀三钱　生蒲黄钱半　生藕汁　热童便各一瓢，冲

### 加减四物汤

鲜生地五钱　生白芍三钱　东白薇三钱　归身钱半　冬桑叶二钱　粉丹皮二钱　地骨皮三钱　银胡钱半

### 四逆散合白薇汤

鳖血柴胡钱半　赤芍二钱　小枳实钱半　归须钱半　东白薇五钱　西洋参一钱　生甘梢八分　绛通一钱

### 加味大柴胡汤

鳖血柴胡钱半　醋炒锦纹一钱　酒炒青子芩一钱　小枳实钱半　姜半夏一钱　原桃仁三钱　赤芍二钱　鲜生姜一片　大红枣两枚

### 加味桂枝红花汤

川桂枝五分　藏红花五分　原桃仁三钱　炙草四分　海蛤壳五钱　鲜生姜二片　大红

枣二枚　童便一杯

### 新加绛覆汤

旋覆花三钱，包煎　真新绛钱半　原桃仁钱半　柏子仁三钱　青葱管五寸，切碎冲　归须钱半　乌贼骨三钱　炒延胡一钱　川楝子一钱　茜根八分

### 新加桑菊饮

冬桑叶二钱　滁菊花一钱　青连翘钱半　薄荷八分　光杏仁二钱　苦桔梗一钱　生甘草八分　钩藤钱半　天竺黄钱半　鲜石菖蒲叶一钱　竹沥五匙，同冲

先用活水芦根五钱，嫩桑枝一尺，煎汤代水。

### 羚麻白虎汤

羚角片一钱　明天麻一钱　生石膏四钱　知母三钱　栝蒌仁四钱　川贝母三钱　生甘草六分　生粳米三钱，鲜荷叶包煎

其羚角、石膏必须先煎代水。

### 吴氏清络饮

鲜银花二钱　丝瓜皮二钱　西瓜翠衣二钱　鲜竹叶心二钱　鲜荷叶边二钱

### 犀羚镇痉汤

鲜生地八钱　青连翘三钱　元参心二钱　银花二钱　滁菊花三钱　甘中黄一钱　生甘梢六分　莲心二分

先用犀角八分，羚角钱半，煎汤代水。

### 犀羚白虎汤

生石膏六钱　白知母四钱　滁菊花三钱　钩藤钱半　生甘草六分　生粳米三钱，荷叶包煎

先用犀角一钱，羚角片钱半，煎汤代水。

### 安宫牛黄丸

西牛黄　广郁金　白犀角　小川连　飞辰砂各一两　梅冰　麝香各二钱五分　真

---

① 原：书局本作"此"。

珠五钱　焦山栀　飞雄黄　青子芩各一两

共为极细末，炼蜜为丸，每丸重一钱，金箔为衣，蜡护。脉虚者，人参汤下；实者，银花薄荷汤下，每服一丸。兼治飞尸猝厥，五痫中恶。大人、小儿痉厥之因于热者，大人病重体实者，日再服，甚至日三服。小儿服半丸，不知再服半丸。

按：安宫牛黄丸最凉，瓜霜紫雪丹次之，犀珀至宝丹、牛黄清心丸、新定牛黄清心丸、万氏牛黄丸又次之，芳香开窍，辛凉透络，主治略同而各有所长，临用对证斟酌可也。

### 加味翘荷汤

青连翘钱半　苏薄荷钱半　炒牛蒡钱半　桔梗钱半　焦栀皮钱半　绿豆皮二钱　生甘草六分　蝉衣十只　苇茎一钱　老紫草钱半

### 新加麻杏石甘汤

炙麻黄八分　光杏仁二钱　生石膏四钱　连翘钱半　牛蒡子钱半　苏薄荷八分　象贝母钱半　枯芩钱半　苦桔梗八分　生甘草四分　丝通草一钱

先用犀角尖八分，活水芦根一两，煎汤代水。

### 千金苇茎合陈氏清肺饮

光杏仁三钱　生苡仁四钱　栝蒌仁四钱　川贝三钱　冬桑叶钱半　青连翘钱半　冬瓜子三钱　苇茎一钱　赖橘红八分　生甘草八分　竹衣纸一钱　桔梗八分

先用生萝卜四两，鲜枇杷叶一两，去毛抽筋，煎汤代水。

### 费氏必胜汤

生锦纹八分至三钱　原桃仁一钱至三钱　鲜地龙五支　藏红花五分至八分　小青皮五分至钱半　生葛根一钱　荆芥一钱至三钱　净楂肉三钱至五钱　细木通一钱　蝉衣一钱至二钱　赤芍钱半至二钱

先用活水芦根三两，紫花地丁两半，煎汤代水。

按：孙际康《治痘说要》云：枭毒烈焰之痘症，恶形恶色，一见点而烁血耗气，诸般肆虐，此等之疫痘，攻解万不可缓，且解缓而攻速，更万不可以凉解姑试之，以贻溃脏腑。费建中制此汤加减，其胆极大，其心极小，治见点血凝气滞，窠粒不松，色滞不活，经络锢蔽，诸般痛楚，或贯珠攒簇，紫暗斑块，毒火伏而不透者，极效。

### 清瘟败毒饮

生石膏大剂六两至八两，中剂二两至四两，小剂八钱至一两　鲜生地大剂八钱至一两，中剂四钱至五钱，小剂三钱至四钱　乌犀角大剂二钱至四钱，中剂二钱至三钱，小剂一钱至二钱　真川连大剂三钱至四钱，中剂二钱至三钱，小剂一钱至钱半　青子芩二钱至三钱　生山栀三钱至五钱　生甘草八分　青连翘三钱至六钱　白知母三钱至六钱　苦桔梗二钱　赤芍二钱至三钱　粉丹皮二钱至三钱　元参三钱

先用鲜竹叶五十片，加水六碗，煮石膏数百沸，后下诸药，犀角磨汁冲服。头面肿大，加紫花地丁五钱，酒浸生锦纹钱半；痄腮颈肿，加银花二钱，上青黛五分；红丝绕目，眼光昏瞀，加羚角钱半，龙胆草八分，滁菊花三钱，藏红花五分；耳后肿痛，加大青叶钱半，紫花地丁四钱；嗒舌弄舌，加木通一钱，童便一杯，冲；舌上白点如珍珠，加蔷薇根五钱，金汁一两，冲；舌上发疔，或红或紫，甚则流脓出血，舌上成坑，加银花露、金汁各一两，冲，外以锡类散或珠黄散掺之；舌苔如腻粉，言语不清，加梨汁、竹沥、西瓜汁、蕉根汁各一瓢，冲；舌衄、齿衄、鼻衄，加鲜茅根五十支，陈京墨汁、童便各一钟，冲；气粗呃逆，加鲜竹茹五钱，鲜枇杷叶一两，去毛抽筋，煎汤代水，冲沉香、青皮、广郁金、小枳实汁各一匙；

气喘胸满，去地、芍、甘、桔，加栝蒌仁六钱，旋覆花三钱，再用萝卜、淡海蜇各四两，活水芦根三两，煎汤代水；咽喉肿痛，加山豆根八分，金汁一两，冲，再以生萝卜四两，西藏橄榄二钱，安南子五颗，煎汤代水，外以锡类散吹之，吹后嗽口净，以玉霜梅含之；筋脉抽惕，甚则循衣摸床撮空，加羚角钱半，滁菊花三钱，龙胆草八分，再以嫩桑枝二两，丝瓜络一个，煎汤代水；若气实者宜兼通腑，加生锦纹三钱，风化硝二钱，小枳实二钱；血虚者兼养阴，加鲜金钗三钱，熟地露一两，童便一杯，同冲；骨节烦疼，腰如被杖，加黄柏钱半，木通一钱；口秽喷人，加鲜佩兰钱半，野蔷薇露、金汁各一两，冲；里急后重，或下恶垢，或下紫血，似痢非痢，加元明粉四钱，青泻叶一钱，净白蜜一两，煎汤代水；小便混赤短涩，甚则血淋，加滑石四钱，琥珀末四分，冲，再以鲜茅根五十支，鲜车前草两株，杜牛膝五钱，煎汤代水。

按：此十二经泻火之大剂。凡一切温毒热疫，表里俱热，狂躁心烦，口干咽痛，大热干呕，错语不眠，吐血衄血，热甚发斑，头痛如劈，烦乱谵妄，身热肢冷，舌刺唇焦，上呕下泄，六脉沉细而数，即用大剂；沉而数者，即用中剂；浮大而数者，即用小剂。如斑一出，即加大青叶二钱，少佐升麻四五分，引毒外透。此内化外解，浊降清升之法。治一得一，治十得十，此余师愚《疫疹一得》之言也。若六脉细数沉伏，面色青惨，昏愦如迷，四肢逆冷，头汗如雨，其痛如劈，腹内搅肠，欲吐不吐，欲泄不泄，男则仰卧，女则覆卧，摇头鼓额。由热毒深入厥阴，血瘀气闭所致。此为闷疫，毙不终朝，清瘟败毒饮不可轻试。治法宜急刺少商、曲池、委中三穴以泄营分之毒，灌以瓜霜紫雪八分至一钱，清透伏邪，使其外达，更以新加绛覆汤，加局方来复丹钱半至二钱，通其阴络，庶可挽回。

### 清凉攻毒散

生石膏五钱至一两　小川连一钱至三钱　牛蒡子钱半　荆芥穗四分　小青皮七分　细木通四分　丹皮一钱　鲜生地五钱至一两　紫花地丁三钱　犀角汁三分，冲　藏红花四分　酒洗生锦纹一钱　灯芯草一分

### 消毒活血汤

老紫草钱半　青连翘钱半　炒牛蒡一钱　木通七分　鲜生地钱半　净楂肉一钱　酒炒青子芩五分　潞党参五分　生绵芪钱半　酒炒小川连三分　当归须八分　苦桔梗六分　酒洗赤芍药五分　前胡一钱　生甘草三分　鲜生姜一片

按：本方去参，名清毒和血汤。治毒滞血凝，不能行浆。如形气壮实者，去参、芪；治痘不如期灌浆，板硬干黄或灰滞黑暗，倍紫草、芩、连，去参、芪；治毒炽血凝，痘晕红紫，或带干枯，兼有焦黑者，均效。

### 三妙血

白雄鸡冠血　猪尾血　蚯蚓血各一匙　陈酒一钟，冲服

按：鸡冠血性温提浆，升表治上；猪尾血性动活血，入里治下，二血有上下表里之分。鲜地龙血，性凉活血，善通经络，能引诸药直破恶毒所聚之处。治痘五六朝，根赤转紫，而顶有孔，如针刺，如嵌顶，必身热苔黄，口渴便秘，盖毒火盛而蔽其气，瘀其血，浆必不化，宜此方合解毒药，如加减普济消毒饮、周氏五味消毒饮之类。若痘根色紫，甚至转黑，而顶下陷者，为毒陷，宜三妙血合紫雪等药加金汁。如身热便秘，顶嵌根紫，或发水泡而间有半浆者，将无浆之泡挑去，用此方入流气败毒之药，如银花败毒散、人参败

毒散之类。

### 周氏五味消毒饮

鲜杜银花三钱　鲜野菊花钱半　鲜蒲公英钱半　紫花地丁二钱　紫贝天葵钱半

### 参归鹿茸汤

吉林参三钱　白归身一钱　炙绵芪二钱　炙草五分　鹿茸血片三分　龙眼肉三朵　鲜生姜一片

上药煎成，冲陈酒一杯。倦食，手足厥冷，加广木香八分，公丁香、安边桂各三分；寒战咬牙，加安边桂二分，厚附块三分，酒炒白芍七分，煨诃子、煨肉果各二分。

按：聂久吾制此方，大能补气暖血，专治痘色淡白，气血虚缩，不能成脓，并灰陷、白陷，温服一二剂，立刻起浆，奏功之捷，莫过于此。若嫌鹿茸血片价昂，代以鹿角尖一钱亦可。如有鹿茸酒，更妙。

### 制鹿茸酒法

邱柳樊曰：用二三寸真茄茸一两，以酒入瓦瓶，煮令皮脱，取出，将酒滤过，其茸之真膏，俱在此酒内，再将瓦瓶注酒，煮令皮烂，逐渐添酒，看皮烂时，以布滤过，其皮揉烂，化在酒内，其毛去之，又将茸内骨酥炙焦为末，将前膏酒、皮酒总和一处候用。此制茸酒妙法，人多不知，一概炙之，其真膏悉去，无效矣。

### 费氏清解散

荆芥　防风　川芎　连翘　木通　炒牛蒡各七分　生葛根　山楂各八分　桔梗六分　前胡一钱　老紫草　青子芩　升麻各五分　川连二分　甘草三分　蝉蜕十二只　生姜两片

水煎温服。

### 费氏苏解散

荆芥　防风　川芎　细木通　苏叶　白芷各七分　生葛根　山楂各八分　桔梗六分　前胡一钱　老紫草　连翘心　升麻　炒牛蒡　羌活各五分　甘草二分　蝉蜕十二只　生姜三片

水煎温服。

按：张逊玉《种痘新书》云：上二方为初热见点之要药，痘出齐后莫用。

### 椒梅丸

炒川椒三钱　乌梅炭　炒川连各一钱

为末，饴糖丸，如黍米大，量儿大小分二三服，服后，须臾得入虫口，治痘为虫闷，不得发出，最效。次与紫草承气汤下之。

### 飞马金丹

巴豆霜　广木香　赖橘红各三钱　五灵脂　广郁金生打　上雄黄　制锦纹各一两　飞辰砂五钱　明乳香　净没药　山慈菇　百草霜各二钱

各秤另研净末分两，再合研一时许令匀，米醋法丸，金箔为衣，如绿豆大，隔纸晒干，紧贮瓷器，置高燥处。二十岁以上者，每服十二丸，禀强者加三丸，老幼随减，三两岁者七丸或五丸，七八十岁者九丸，温开水送下，半日或一二时许，非吐必泻，孕妇遇急症，七丸为度。

按：温热伏邪及病霍乱痧胀者，临时每多夹水、夹食、夹饮、蓄血之故，与邪互并，结于胸胁，如食结胸、水结胸、血结胸。每因伏邪与夹邪互结，痛不可按，或时昏冒。因虽不同，而其结痛拒按，闭塞不容喘息之状则同。若不细察详问，鲜不认为本病应得之候，不先行探吐去之，则所受之邪，为其羁留伏匿，不得透达，必致夭殇。宜即与飞马金丹一服，自能随所结之上下，而施其吐下之功，得夹邪一解，正气自伸，按法调治本症，为较易耳。故此丹治水、食、痰、血、寒、热诸邪，结于胸膈，高突痛胀，不可抑按，不得呼吸，欲吐不得吐，欲泻不得泻者，凡外感内伤，飞尸猝中，暴厥自经，跌压诸症，见有此状者，无论大小，均可服之。

### 枳实导滞汤

小枳实钱半　制川朴一钱　酒洗生锦纹八分　仙露夏钱半　净楂肉三钱　青连翘钱半　川连四分　海南子钱半　老紫草三钱　细木通八分　炙草五分

按：孙际康曰：此等症昧者最多，以急于治痘而忽于里滞，不知胃主肌肉，胃不宣化，肌肉无自而松，即极力凉解，反成冰伏。此方开者开，降者降，不升发而自升发矣，故治有形之物与无形之毒留滞于中，令气血不能流通者，极效。

### 参芪茸升汤

别直参五钱　炙绵芪一两　鹿茸片三分　升麻一钱

煎成，冲陈酒一杯。

按：痘之生死，判于浆之有无。有浆，毒从外散，故生；无浆，毒留内攻，故死。至其脓浆之不成，其病有二：一毒气炽盛则血燥而枯；一元气虚弱则血寒而缩。俱不能运化而成脓。脓不成则浆不行，而五陷之症作矣。

如痘稠密，晕红紫而顶陷下，紫陷也。甚则晕脚干枯，中有黑脐而成黑陷。此毒热炽盛，蔽其气，凝其血而陷也。宜急以聂氏清毒活血汤、伍氏凉血解毒汤二方为主。然当其紫陷时，不过一二剂痘立起，及至黑陷则受毒已深，虽用此等大剂，亦不过十救一二。

又如痘出稠密，色淡白，根无红晕而顶陷者，白陷也。甚则迟一二日，转为灰陷。此血气虚寒，不能运化毒气以成浆，故陷也。宜乘白陷之时，大补气血，急以聂氏参归鹿茸汤、张氏参芪茸升汤为主，连进一二剂，犹可望生。

又有一种痘，颗粒通红，成血泡而不成浆，此气虚不能统血，血反上居气位，治宜参芪保元汤大补其气，气充则毒化而成浆，血泡失治，则气愈虚而为血陷，治法亦不外此二方。以上五陷之症辨明，则初起泛浆、长浆、催浆、足浆之法，可类推矣。

### 导赤泻心汤

治热陷心经神昏，及胃热蒸脑，撮空见鬼。

小川连一钱　青子芩钱半　生山栀钱半　知母钱半　西洋参一钱　辰茯神二钱　益元散三钱　麦冬一钱

先用犀角八分，灯芯七分，煎汤代水。

### 加减服蛮煎

治温热病舌绛神昏，最效。

鲜生地五钱　鲜金钗二钱　原麦冬一钱　知母二钱　粉丹皮二钱　辰茯神二钱　细木通一钱　广皮一钱　鲜石菖蒲叶一钱，搓热冲　犀角汁一瓢　西黄一分，冲

### 来复丹

治上盛下虚，暑湿入络，肢厥神迷，便泻溺涩，极效。

玄精石　倭硫黄　牙硝各一两　赖橘红　小青皮　五灵脂各二钱

醋糊丸，每服二钱或三十丸，空心醋汤下，善能交通阴阳。

### 参茸养阳汤

治遗精足痿，气促自汗（如嫌茸价太贵，易鹿角胶一钱）。

大山参一钱　鹿茸片二分　甘杞子三钱　归身二钱　小茴香五分　生雄羊内肾一对　盐水炒胡桃肉一枚

按：此方柔剂养阳，填精血，补督任，非桂、附刚燥气烈劫阴者比。

## 验方妙用　樊开周同何廉臣实验法

温热病首用辛凉以解表，次用苦寒以

清里，终用甘寒以救液，此治温热本症初、中、末之三法也。然有兼症、夹症、复症、遗症及妇人、小儿种种之不同，不得不多备方法以施治，庶免医家道少之患。兹特分列八法，详言以发明之。

## 一、发表法

凡能发汗、发㾦、发疹、发斑、发丹、发瘰、发瘄、发痘等方，皆谓之发表法。温热病，首贵透解其伏邪，而伏邪初发，必有着落，方着落在皮肉肌腠时，非发表则邪无出路，故发表法为治温热病之一大法也。其大要不专在乎发汗，而在乎开其郁闭，宣其气血。郁闭在表，辛凉芳淡以发之；郁闭在半表半里，苦辛和解以发之。阳亢者饮水以济其液，阴虚者生津以润其燥，气滞者宣其气机，血凝者通其络瘀。庶几有㾦者则发㾦，有疹斑者则发疹斑，有瘄者则发瘄，有痘者则发痘，必察其表无一毫阻滞，始为发表法之完善。此温热病发表之法，大不同于风寒也。谨述发表验方，胪举于下。

（甲）温热发汗，虽宜辛凉开达，而初起欲其发越，必须注重辛散，佐以轻清，庶免凉遏之弊。方伏邪传变出表时，轻者亦可得表药而汗散，重者虽大剂麻葛羌防亦无汗，但须清其络热，宜其气机，以治温热；或开其湿郁，达其膜原，以治湿温。必待伏邪尽发，表里全彻，然后或战汗或狂汗而解。亦有不用表药，而自汗淋漓，邪终不解者，盖自汗缘里热郁蒸而出，乃邪汗，非正汗也，仍宜开达其伏邪为要。风温风热，如邵氏热郁汤（邵步青《四时病机》方），栀豉芩葛汤（陆九芝《不谢方》）之类；湿温湿热，如连朴饮（王孟英《霍乱论》方），新定达原饮（樊开周先师验方）之类，随症酌用可也。至其发汗诸方，辛凉轻剂如葱豉加葛根汤（王焘《外台》方），葛根葱白汤（《和剂局方》），刘氏桔梗汤（《河间六书》方），加味栀豉汤（樊先师验方）之类；辛凉重剂，如麻杏石甘汤（仲景《伤寒论》方），千金清肺汤、千金葳蕤汤（孙思邈《千金》方），葛根橘皮汤（《外台》方），知母解肌汤、知母干葛汤（朱肱《活人书》方），荷杏石甘汤（《叶天士医案》方），加减三黄石膏汤（《顾松园医镜》方），增损三黄石膏汤（杨玉衡《寒温条辨》方），葱豉白虎汤（赵晴初《医案》方）之类。此皆辛以散风，凉以泄热，为治温热内发，风寒外搏之要方。其间有风寒搏束过甚，而温热伏邪不能外达者，则葱豉加葛根麻黄汤（《外台》方），苏羌饮（刘草窗《广嗣全书》方）之类，亦可暂用以疏散。亦有风寒遏伏太甚，而湿热伏邪不克外溃者，则藿香正气散（《和剂局方》），九味羌活汤（张洁古方）之类，正可暂用以开达，初不必嫌其辛温化燥也。其芳淡轻剂，如葱豉汤调天水散（《河间六书》方），茵陈五苓散（《金匮要略》方），藿朴夏苓汤（石芾南《医原》方）、藿朴二陈汤（樊师验方）之类；芳淡重剂，如六神通解散（《局方》），茵陈胃苓汤（万密斋《幼科发挥》方），加味五苓散、加味二陈汤（石氏《医原》方）之类。此皆芳香辟秽，辛淡化湿，为治湿温湿热湿重挟秽之初方。若湿开热透，热重于湿者，则宜苦辛开泄，治在上中二焦，不在发表之例。外此，又有不求汗而自汗解者四。如里热闭甚，用三黄泻心汤（长沙《伤寒论》方），许氏大黄汤（《外台》方），大柴胡合大承气汤（《河间六书》方）之类，以疏通其里结。一不已而再，再不已而三，直待里邪逐尽，表里通彻，多有战汗而解者，此其一。又如里热燥甚，病者思得凉水，久而不得，忽得痛饮，饮盏落枕而汗大出即解者，此其二。又如平素气虚，屡用汗药而不得汗，后加人参于解表药中，如参苏饮、人参败毒散（《局方》）之类，覆杯即汗者，此其三。又如阴虚及夺血液枯之人，用纯表药全然无汗，后用润燥生津药于轻解方中，如七味葱白汤（《外台》方），加减葳蕤汤（一名加减葱豉汤。《张氏医通》方）之类，而汗出如水者，此其四。谨摘诸汗症如下：

发热，恶寒，无汗，头项痛，背痛，肩背痛，腰痛，膝胫痛，周身肢节痛。

（乙）温热发瘖，每见于夏秋湿温伏暑之症，春冬风温兼湿症亦间有之。初由湿郁皮腠，汗出不彻之故，白如水晶色者多，但当轻宣肺气，开泄卫分，如五叶芦根汤（薛生白《湿热条辨》方）最稳而灵；若久延而伤及气液，白如枯骨样者多凶，急用甘润药以滋气液，如麦门冬汤（《金匮要略》方），清燥救肺汤（喻嘉言新方）之类，挽回万一。切忌苦燥温升，耗气液而速其毙，谨摘发瘖症如下：

色白点细，形如肌粟，摸之触手而微痒，抓破微有水，状如水晶珠而明润者吉，热势壮则外见，热势缓则隐伏，出无定期，甚至连发三五次，若干白如枯骨色者大凶，脉必微弱，或细数，神倦气怯，黏汗自出。

（丙）温热发疹，红点高起，与瘖瘰一类，系孙络中血热之病，惟瘖多发于小儿，瘰疹不拘男妇大小皆有。每见于春夏之间，发于风温风热者十之七八，温毒暑热者十之二三，然亦必夹斑带疹，疹虽宜见而不宜多见。身热二三日而发者轻，四五日而发者重，斑疹杂出者尤重。治虽宜疏风散热为先，亦当辨其风与热孰轻孰重，风重而热郁者，辛散佐以清透，防风解毒汤（王晋三《古方选注》方）最当；

热重而风轻者，清透佐以辛散，加减银翘散（石氏《医原》方），加减普济消毒饮（鞠通《温病条辨》方）二方为妙。若温毒夹斑带疹，色赤如丹，甚或紫红，胃经血热上蒸心包也，急宜缪氏竹叶石膏汤（《古方选注》方），甚则犀角大青汤（邵步青《温毒病论》方），肃清胃热，凉透血络，使斑疹发透，则温毒自解。若因循失治，则血热之毒逆传心包肝络，而变神昏痉厥之危证矣。此时急救之法，惟有用拔萃犀角地黄汤（《温毒病论》方），或犀连承气汤（吕震《伤寒寻源》方）凉血攻毒，急下存阴而已。谨摘发疹证列下：

琐碎小粒，高出于肤，怕风咳嗽，咽阻喉痛，胸闷心烦或气喘，壮热无汗。以上风温发疹之候。

舌绛如朱，夹斑带疹，疹色紫红或深红，紧束有根，环口燥裂，大渴引饮，心神烦躁，便秘溺涩。以上温毒发疹之候。

（丁）温热发斑，或布于胸腹，或现于四肢，平而成片，与丹一类，发于温毒病最多，其次大热病亦恒见之。系经络血热之毒，窜入肌表而外越，经血热则色红，热毒重则色深红，热毒尤重则色娇红，艳如胭脂，统名红斑；络血热则色紫，名曰紫斑；络血热而毒瘀则色黑，名曰黑斑；甚则色青如蓝，名曰蓝斑；更有云头隐隐，伏而不现于皮肤者，曰伏斑；内发于肠胃咽膈之间，肌肤间不得而见者，曰内斑；至若隐隐而微，胸腹略见数点而色淡红者，曰阴斑；甚或淡红似白者，曰白斑，统名虚斑，多发于湿热大病后，凉泻太过，经脉血涸，元气虚寒之候。故凡见斑，首要辨明其形色，如斑一出，松浮洒于皮面，起发稀朗，红如朱点纸，黑如墨涂肤，此毒之松活外现者，虽紫黑成片可生；若形干而滞，或枯而晦，稠密成片，紧束有根，如履透针，如矢贯的，此毒之有根锢结者，纵不紫黑青亦死。凡斑皆胃家血热，色红而鲜润者顺，色紫而晦滞者凶，紫黑蓝而枯晦者死，以其胃烂也。故红斑九生一死，紫斑五死五生，黑斑九死一生，若杂蓝斑黑烂者必死。治法：红斑主凉血透热，轻剂如五味解毒饮加紫草、连翘（周澹然《温证指归》方），犀地桑丹汤（吴坤安《感症宝筏》方）之类；重剂如加味犀羚白虎汤（樊师验方），加减犀羚二鲜汤（廉臣验方）之类。紫斑主凉血解毒，如犀角大青汤（邵氏《温毒病论》方），小剂清瘟败毒饮（余师愚《疫疹一得》方），增损双解散（杨玉衡《寒温条辨》方）之类。黑斑、蓝斑主凉血攻毒，如拔萃犀角地黄汤加金汁、元明粉（《温毒病论》方），十全苦寒救补汤（梁玉瑜《舌鉴辨正》方），加味凉膈散、增损三黄石膏汤加锦纹（《寒温条辨》方）之类。伏斑、内斑，主宣气凉血，解毒透斑，如元参升麻合黑膏（王肯堂《证治类方》），犀角大青汤加紫草、皂角刺，甚则清瘟败毒饮加紫草、升麻、紫雪之类。阴斑、白斑，主温补血气，如复脉汤（长沙《伤寒论》方），人参养荣汤（《证治类方》）之类；甚则主扶阳暖血，如参附养荣汤（吴又可《温疫论》方），归芪建中汤（《叶氏医案》方）之类。总之，凡见发斑，不可专以斑治，须察脉之浮沉，病之虚实，而分别用药可也。谨摘发斑症如下：

面红目赤，汗出津津，口燥大渴，热盛胸闷，发斑纯红、深红、胭脂红不等，若唇口焦燥，舌紫或黄，胸膈烦闷，呕恶不纳，热壮神昏，便秘溺赤，遍体紫斑者重，若神昏谵语，或不语如尸厥，口开吹气，臭秽喷人，或咯血鼻衄，足冷耳聋，舌苔焦黑起瓣，或见黑晕，遍体黑斑或蓝斑如翠者死。以上温毒及大热病，发汗不出，或虽汗不解，发斑轻重之候。

表无大热，脉似沉缓，神识不清，或郑声作笑，舌甚灰黑，或黄苔而中心黑晕。以上伏斑之候。

口燥目赤，手足指冷，烦躁气急，不欲见火，恶闻人声，耳热面赤，或寒噤喷嚏，昏不知人，谵语带笑，六脉似躁非躁，舌紫苔黄，或黄腻带灰。以上内斑之候。

斑点隐隐而微，色现淡红，甚或㿠白，手足逆冷，似麻非麻，神识乍清乍昧，舌苔淡红或紫，舌形胖嫩圆大，或舌苔白滑，或黑苔胖滑。以上虚斑之候。

（戊）温热发丹，多见于小儿，俗名赤游丹是也，与红斑一类。丹与斑皆出于肤，平而成片，皆里热血毒之症。治法惟大剂凉血解毒乃克胜任，参用发斑诸方可也。至辨法，凡有丹斑痧疹者，脘必闷。四者之齐与不齐，以脘闷之解与未解为辨；且热必壮，四者之解与不解，以汗出之透与未透为辨。

（己）温热发痧，由于风温者则为时痧，亦名风痧，俗称红斑痧，病虽传染而症轻；由于温毒者则为疫痧，亦名喉痧，俗称烂喉痧，病多传染而症重。风痧初起，必须疏达，如荆防败毒散（雷少逸《时病论》方），连翘败毒散二方（《伤寒指掌》方），均加青松针一两，煎汤代水，投无不效。即或宜兼清散，总以散字为重，防风解毒汤加青松针最效，切忌骤用寒凉。喉痧初起，自须轻散解毒，如加减普济消毒饮（《温病条辨》方），代赈普济散（《鞠通医案》方）二方最当。迨表分之痧毒发透，内蕴之伏火方张，势轻者清化，如陈氏清肺饮、夺命饮、犀羚二鲜汤（陈继宣《疫痧草》方），三方酌用；势重者寒泻，如陈氏四虎饮（《疫痧草》方），拔萃犀角地黄汤加金汁、元明粉（《温毒病论》方），二方酌用，方能泻火泄热，热一尽而病自愈。若仍执辛散之方，则火得风而愈炽，炎势燎原，杀人最暴。谨摘发痧症列下：

头痛怕风，身热恶寒，痧现无汗，一身筋骨大痛，咽阻喉痛而不腐，胸痞心烦，舌苔白腻。以上风痧之候。

始恶寒，后但壮热烦渴，痧密肌红，宛如锦纹，咽喉疼肿，或但痛不肿不红，甚则白腐喉烂，胸痞咽阻不能食，挟湿则舌苔滑腻，或渴甚而苔仍白滑，或黄滑而腻，或黄燥，内陷则舌赤或鲜绛，神昏谵语，灼热无汗，痧隐成片，或厥或痉，口秽喷人，音哑气急，鼻煽呃逆者凶。以上皆喉痧初、中、末之候。

（庚）温热发痧，与痧一类，吴地曰痧子，浙江曰瘄子，恒发于小儿，年长亦间有之。由风温而发者则为常瘄，宜散风解热为先，加味翘荷汤、防风解毒汤二方最良，使瘄毒发透即愈。由温毒而发者则为时瘄，与治温毒发疹发痧例同，从痧疹中对症选方可也。惟闷瘄一症最险，宜急急开肺透瘄，清热解毒，如新加麻杏石甘汤（《感症宝筏》方[1]），千金苇茎合陈氏清肺饮加瓜霜紫雪（《疫痧草》方），速使瘄毒外达，方有生机。气液两亏者，陈氏清肺饮合黑膏加西洋参、毛燕，清补而提透之。谨述发瘄症列下：

身热烦闷，咳嗽鼻塞，面目有水红光，咽痛气急，指尖时冷，瘄出周身，匀朗色鲜润，形高突，颗粒分明，一二日见点者轻，三五日见点者稍重，既出后一日三潮，潮则热盛烦躁，逾时方退，三日九潮，瘄已齐透，然后徐徐回退。以上常瘄顺症之候。

瘄发易隐易回，热壮无汗，喘咳胸闷，咽痛喉哑，齿燥龈烂，神昏欲寐，或

兼腹胀赤痢，甚或瘄虽外达，艳红紫滞，目封眦赤，狂躁闷乱，便秘腹痛，或便泄无度者凶，更或见点细碎平塌，瘄色灰滞淡白，模糊一片，既出不潮，忽然隐默喘急昏闷者死。以上时瘄逆险之候。

（辛）温热发痘，因风温而发者，多顺症；因温毒而发者，多逆症险症。其病多发于小儿，壮年亦偶有之。顺症多不必用药，即有必须用药者，亦必先观形察色，辨别其气血虚实为首要。如体肥白而嫩，声音微细，目少精神，痘形多凹而色淡红者，气弱血虚也，宜急急补托，以催其起胀灌浆，如补中益气汤重用归芪（李东垣《内外伤辨惑论》方），加白雄鸡冠血最良；其次参苏饮加生芪、川芎、龙眼肉亦可酌用，必察其浆充痘起，庶易于结痂收功。又如体苍瘦而坚实，声音粗壮，目有精彩，痘有斑晕而色紫黑者，气实血滞也，宜宣气活血，解肌透毒为先，如荆防败毒散（雷少逸《时病论》方），重用大黑豆、杜赤小豆、绿豆各一两（名稀痘三豆汤，越人扁鹊方），煎汤代水最效；或聂氏清解散（聂久吾《痘门方旨》方）亦佳。迨痘已发齐，脓浆灌足，自宜活血清毒，如聂氏清毒活血汤（《痘门方旨》方），伍氏凉血解毒汤（叶天士《幼科要略》方）二方酌用可也。若逆症多陷，紫陷以清毒活血汤重加犀角、猪尾血为主；黑陷以费氏必胜汤（费建中《救偏琐言》方）加瓜霜紫雪丹为主；险症多闷痘症，紫闷最急，症多毒盛火闭，首用瓜霜紫雪丹钱许，大剂芳透，继用局方妙香丸三五粒，峻剂开达，次用费氏必胜汤，大剂清凉攻毒，外以针刺少商、曲池、委中三穴，以泄血毒，庶可十救一二。但闷多夹症，夹食为食闭，

---

[1] 方：原脱，据书局本补。

夹痰为痰闭，夹瘀为血闭，因夹而闭，因闭而闷者甚多，急进飞马金丹（沈樾亭《验方传信》方），使上吐下泻，开通气道血路，得夹邪一解，然后察其病势之轻重，对症发药。势轻者但须活血解毒，如聂氏清毒活血汤、伍氏凉血解毒汤、小剂清瘟败毒饮之类；势重者必须凉血攻毒，如清凉攻毒散（王晋三《古方选注》方），费氏必胜汤、清火解毒汤（《救偏琐言》方）之类。惟温毒挟虫而闷者，宜先与椒梅丸诱入虫口，继以紫草承气汤（《张氏医通》方）下之。更有真元大虚而闷者，宜急以参归鹿茸汤（《痘门方旨》方）、参芪茸升汤（《张氏医通》方）二方挽救之，然温热病中百不一见。若闷而缓者，名曰轻性闷痘。火毒内壅，聂氏清解散凉透之；风冷外束，聂氏苏解散疏达之。谨述发痘症列下：

一二日初出如粟痘，色淡红而润，口鼻年寿间先发两三点；二三日根窠圆混，长发饱满；四五日大圆光泽，大小不一；五六日红活鲜明；六七日光洁饱满；七八日神全色润；八九日浆足根化而无他症；十一二日浆足而敛；十三四日浆老结痂；十四五日痂落瘢明。以上天花痘顺症之候。

鼻煤衄血，咽痛声哑，烦躁癫狂，弄舌黑刺，唇裂肌燥，目胞红肿，消渴饮冷，口秽喷人，泪热出血，暴泻如注，溺膏溲血，痘则洒墨涂朱，逬裂泡涌。以上逆险症之候。

痘稠密，晕红紫，顶陷下，甚则晕脚干枯，中有黑脐而陷，气粗身热，神昏躁乱，甚或血厥如尸，闷乱搐搦。以上紫陷、黑陷之候。

身热三日，痘欲出不出，痘影红紫，声亮气粗，手足心热，惊搐烦躁，或声重鼻塞流涕。以上轻性闷痘之候。

一发热即报点如丹，身热如烙，痘渐干焦紫黑，烦躁闷乱，唇焦口臭，或唇口肿满。以上重性闷痘，毒盛火闭之候。

初发时便大热神昏，腹痛谵语，舌刺如芒，气粗便闭，狂叫闷乱。以上闷痘夹食之候。

发热时便头项不举，痰嗽气急，目闭神昏，眩晕颠仆，闷乱搐搦。以上闷痘夹痰之候。

一发热见点即谵语神昏，喘胀衄血，烦闷躁扰，胸痹作痛，舌色紫暗。以上闷痘夹瘀之候。

一发热即烦闷呕吐，舌下常流清水，或时沉默喜唾，或时躁扰不宁，或腹痛狐疑，或频频叫喊，舌下筋青，或下唇有黑白细点。以上闷痘夹虫之候。

身热二三日，痘欲出未出，一见点细白如痦，身无大热，气怯无力，目闭无神，面唇反鲜泽娇艳光彩倍常。以上重性闷痘，真元亏极之候。

**二、攻里法**

凡能降气、蠲痰、导滞、逐水、通瘀、退黄、下胀、追虫等方，皆谓之攻里法。攻法者，解其在里之结邪也。结邪为病，所关甚大。病之为痞为满，为喘为肿，为闷为闭，为痛为胀，直无一不涉于结。如《内经》所云：结阴者便血，结阳者肿，一阴一阳结谓之喉痹，二阳结谓之消，三阳结谓之隔。与夫《伤寒论》中，小结胸在心下，按之则痛；大结胸心下痛，按之石硬，心中结痛，心下支结；少腹急结，热结在里，热结膀胱，热入血室，其血必结，及食结胸、水结胸、血结胸、寒实结胸，热实结胸者，不一而足。故里病总以解结为治，结一解而病无不去。岂但大便闭结、大肠胶闭、协热下利、热结旁流四者之邪结在里而必须攻以解结哉？试述攻里之方，历陈如下：

温热结邪，总属伏火，自宜以苦寒泻火为正治。三黄泻心汤（《伤寒论》方）为主，许氏大黄汤（《外台》方）尤效。但必辨其为毒火宜急下，如紫草承气汤、清凉攻毒散（《古方选注》方），费氏必胜汤、清火解毒汤（《救偏琐言》方），陈氏四虎饮（《疫痧草》方），十全苦寒救补汤（《舌鉴辨正》方），拔萃犀角地黄汤加金汁、元明粉（《温毒病论》方）之类，对症酌用；风火宜疏下，如局方凉膈散、加味凉膈散（《寒温条辨》方），清心汤（《丹溪心法》方）之类；湿火宜缓下，如茵陈蒿汤（《金匮》方），加味小陷胸汤（《医原》方），小陷胸汤合朴黄丸（程国①彭《医学心悟》方），三黄枳术丸（东垣《脾胃论》方），神芎导水丸之类；燥火宜润下，如千金生地黄汤（孙思邈《千金要方》），养荣承气汤（吴又可《温疫论》方）、当归承气汤、四顺饮子（《河间六书》方）东垣润肠丸、五仁丸（尤在泾《金匮翼》方），雪羹加味煎（樊师验方）之类；痰火宜降下，如小陷胸合加减半夏泻心汤（《医原》方），承气陷胸汤（《温病条辨》方），漏芦橘皮汤（《外台》方），牛黄散（《河间六书》方）加雪羹（《古方选注》方），加味皂角丸（《金匮翼》方），凉膈散加葶苈子、甘遂、白芥子、姜汁、竹沥（《医通》方）之类；食积化火宜清下，如枳实导滞汤（聂氏验方），枳实导滞丸（《脾胃论》方），朴黄丸（《医学心悟》方），陆氏润字丸（陆养愚《三世医验》方）之类；瘀血化火宜通下，如桃仁承气汤、下瘀血汤（张仲景方），加味大柴胡汤（叶天士《温病论》方），吴氏桃仁承气汤（《温疫论》方），代抵当丸（《寒温条辨》方），无极丸（李时珍《本草纲目》方），回生至宝丹（华氏妇科验方），桃仁承气合逍遥散加味之类；水火互结宜导下，如大陷胸汤（《伤寒论》方），控涎丹（《和剂局方》）之类；水火互结而又夹虫者，宜导下兼杀虫，如加味控涎丹（丹波廉夫《观聚方要补》方），雄黄解毒丸（《喉科秘旨》方）之类。此外体虚及久病，或屡汗屡清后，下症虽具而不任峻攻，如气虚失下者，宜润下兼补气，如黄芪汤（《金匮翼》方），补中益气汤加元明粉、白蜜（高鼓峰《己任编》方）之类；血虚失下者，宜润下兼益血，如玉烛散（《金鉴·妇科心法》方），益血润肠丸（《金匮翼》方）之类；气血两亏而又不得不下者，宜气血双补兼以攻下，邪正合治，陶氏黄龙汤（《温疫论》方）主之，三一承气汤加人参（《医通》方）亦主之；阳虚失下者，宜温润法以代下，苁蓉润肠丸（《金匮翼》方）最当，半硫丸（《和剂局方》）亦可暂用；阴虚失下者，宜滋润法以代下，苁蜜地黄汤（《验方新编》方）最稳，千金生地黄煎（《千金要方》）亦效。

次必辨其三焦部位，结邪在胸中及肺，法宜肺肠合治，急降其气以下之。如枇杷叶饮子（《外台》方）重加栝蒌皮三钱，畅肺宽胸，川贝母八钱至一两，解结降气，投无不效；其次苏子降气加枳杏汤；重则六磨饮子（《金匮翼》方）、叶氏菀杏汤（紫菀八钱，光杏仁三钱，栝蒌仁五钱，广郁金三钱，小枳实钱半，苦桔梗一钱）之类，效亦甚捷。结邪在胸中及心，法宜心胃并治，凉通其血以下之。如千金生地黄汤、千金清心汤、拔萃犀角地黄汤（《温毒病论》方），犀连承气汤（《伤寒寻源》方），或加紫雪，或加牛黄丸之类；结邪在胸膈，宜开胸膈以

---

① 国：原作"天"，据书局本改。

下之，轻则加味小陷胸汤，重则承气陷胸汤；结邪在胸胁连及右胁肝胆者，宜达其膜以下之，如大柴胡汤（《伤寒论》方），大柴胡合三一承气汤（《河间六书》方），千金泻肝汤（《千金要方》）之类，或通其络以下之，如四顺饮子、又可桃仁承气汤、费氏清火解毒汤之类；结邪在胸脘连及左胁脾部者，宜疏其气以下之，如千金清脾饮、枳实导滞丸、三黄枳术丸之类；结邪在脐上胃脘者，宜和其中以下之，如调胃承气汤（《伤寒论》方），三一承气汤（《河间六书》方）之类；结邪在当脐及脐下小肠者，宜宽其肠以下之，如小承气汤（《伤寒论》方），小承气汤加黄连（《感症宝筏》方）之类；结邪在胸膈大腹，三焦俱结，痞满燥实坚悉具者，宜急攻三焦以下之，如大承气汤（《伤寒论》方）、陷胸承气汤、陈氏四虎饮、十全苦寒救补汤之类；结邪在小腹连及两腰肾部者，宜急清其肾以下之，如千金清肾汤、栀豉加鼠矢大黄汤（《千金要方》），加味八正散（《河间六书》方）之类，此皆攻里诸方法之大要也。外治如蜜煎导法、猪胆导法、灌肠法，亦足补助汤饮丸散之不逮，至其攻里法之轻重缓急，总以见症为主，详列如下：

发热汗多，鼻如烟煤，舌干，舌卷，舌短，舌黑焦燥，舌生芒刺，齿燥牙宣，胸腹满痛，谵语发狂，甚或昏厥，身冷呃逆，大便秘结，小便短涩，甚或不通，手足发痉。以上温热症急下之候。

头胀痛，烦躁，谵语，多言，善忘，舌黄苔燥，协热下利，或热结旁流，小便短赤。以上温热症当下之候。

潮热口渴，齿燥，腋下汗，胸腹热盛，舌黄苔糙，大肠胶闭，矢气臭，小便黄赤。以上温热症缓下之候。

以上诸症，缓下者不下，则必渐重而为当下症；当下者缓下，则必加重而为急下症；急下者失下，则虽下之多不通。而结热自下逆上，胀满直至心下，上透膈膜，至胸满如石，咽喉锯响，目直视反白，或睛盲瞳散，耳聋，九窍不通，虽有神丹，亦莫能救矣。

大热无汗，目赤头眩，面红唇焦，口疮唇裂，舌苔黄燥，大小便秘，甚则鼻衄吐血，手足发痉，发斑发狂，神昏谵语。以上温热症风火内盛之候。

咳逆无痰，即有痰亦黏而难出，鼻孔干，甚或咽痛喉哑，耳鸣如聋，胸膈烦闷。以上温热症燥火熏肺之候。

痰多咳嗽，喉有水鸡声，鼻孔扇胀，气出入多热，胸膈痞满，喘胀闷乱，舌苔芒刺，便秘，甚则胸腹坚如铁石，胀闷而死。以上温热症痰火壅肺之候（即凉膈散加味症）。

发热自汗，胸痞腹满，按之灼手，大肠胶闭，矢气极臭，或下黄黑稠黏，少而不爽，小便黄赤短涩，舌苔黄腻而糙。以上湿火挟食、蕴结胃肠之候。

面目俱赤，渴喜凉饮，胸腹热甚，坚满拒按，大便闭结，小便赤涩，神昏肢厥，甚则通体皆厥，舌苔老黄，或焦黑起芒刺，或焦苔黑瓣底，口开吹气，秽浊喷人，甚或浑身发臭，昏厥如尸，舌卷囊缩，或口噤齿龄，手足挛急，卧不着席。以上毒火内灼上中下三焦之候。

口干不渴，从心下至小腹，硬满而痛不可按，揉之漉漉有声，胸腹热盛，但头汗出，肌表微热，大便热结旁流，少而不畅，或协热下利，虽利而重滞难出，小便不利，甚或癃闭，舌苔黄腻而厚。以上温热症水火互结之候（即蓄水夹结粪症）。

口干舌燥，漱水不欲咽，胸中痹痛，少腹硬满，甚或胀疼，身体重滞，腹背拘束不遂，发躁如狂，谵语善忘，小便自利，粪虽硬，大便反易而色黑，或大便但下血水，见粪者生，不见者死，舌色紫暗而润。以上温热症蓄血化火之候。

总按，以上温热里症，以夹痰杂食为最多，蓄水蓄血次之，以毒火燥火为最急而险，风火次之，湿火又次之。

### 三、和解法

凡属表里双解，温凉并用，苦辛分消，补泻兼施，平其复遗，调其气血等方，皆谓之和解法。和法者，双方并治，分解其兼症、夹症之复方，及调理复症、遗症之小方、缓方也。温热伏邪，初起自内出外，每多因新感风寒暑湿而发。惟温病之发，因风寒者居多；热病之发，兼暑湿者为甚。兼风兼暑，其性阳，其气轻扬，伏邪反因而易溃；兼寒兼湿，其性阴，其气抑遏，伏邪每滞而难达。故一宜表里双解，一宜温凉并用。其病每多夹并而传变，如夹食、夹痰、夹水、夹瘀之类，与伏邪互并，结于胸胁脘腹之膜络中，致伏邪因之郁结不得透发，不透发安能外解。凡用双解法不效，即当察其所夹为何物，而于双解法中，加入消食、消痰、消水、消瘀等药，效始能捷，病始能去，故治宜苦辛分消。更有气血两虚，阴阳并亏，如吴又可所谓四损四不足者，复受温热伏邪，往往有正气内溃而邪入愈深者，亦有阴气先伤而阳气独发者，《内经》所云病温虚甚死，即此类也，故治宜补泻兼施。且有病人不讲卫生，病家不知看护，每见劳复、食复、自复、怒复者。亦有余邪未净，或由失于调理，或由故犯禁忌，而见遗症迭出者，故治宜平其复遗，调其气血，为温热病中期、末期之善后要法。凡此和解之法，虽名为和，实寓有汗下温清，消化补益之意，此皆和解法之精微神妙，变化无穷者也。试历述其方略。

（甲）表里双解，约法有三：一为解肌清里，如白虎加桂枝汤（《伤寒论》方），知母解肌汤、葛根橘皮汤、三黄石膏汤（《外台》方），石膏大青汤（《千金》方），加减三黄石膏汤（《顾氏医镜》方），增损三黄石膏汤（《寒温条辨》方），新加麻杏石甘汤（《感症宝筏》方），栀豉芩葛汤（陆氏《不谢方》）之类；一为发汗利溺，如六神通解散（《局方》），凉膈去硝黄合天水散、六一葱豉汤（《河间六书》方），五叶芦根汤（《湿热条辨》方），燃照汤（王氏《霍乱论》方），藿朴夏苓汤（《医原》方），新定达原饮（樊氏验方）之类；一为发表攻里，如删繁香豉汤、许氏大黄汤、备急黑奴丸（《外台》方），凉膈散（《局方》），防风通圣散、双解散（刘河间方），加减防风通圣散（《顾氏医镜》方），增损双解散、加味凉膈散（《寒温条辨》方）之类。轻重不一，缓急攸殊，临时对症酌用可也。以余所验，凡治温热病初起，不问兼风兼寒，脉浮脉紧，恶风恶寒，而外热势盛，法当偏重于表者，通用双解散加葱豉，或凉膈散去硝黄加葱豉，以和解内外之热邪，使表里齐解，奏功最捷。若汗后不恶寒但恶热，自汗谵语，不大便，咽干腹满，而内热势盛，法当偏重于里者，急用许氏大黄汤，下而和解之，或用局方凉膈散、加味凉膈散，大剂以退其热，毋使热盛危剧，亦妙。汗下后，余热未尽，烦不得眠，口干渴而身微热者，小品茅根汤（《外台》方）合益元散，清利以和解之，甚则用加味导赤散（王孟英方），其功尤捷。

（乙）温凉并用之谓和者，以寒非温不散，湿非温不化，而热则非凉不清，火则非凉不泻也。古今名医，如宋《和剂局方》主用六神通解散，金刘河间主用防风通圣散，前清张路玉主用凉膈合天水散，尤在泾主用大黄饮子，其方皆发表攻里，宣上导下，气血兼顾，面面周到，使风寒湿热从表里三焦一齐通解，诚为和解之捷法。然此惟体实证实，杂感风寒暑湿者适宜，若但病湿温湿热，当从三焦分治。上焦宜芳淡开泄，如五叶芦根汤、加味二陈汤、加味五苓散、藿朴二陈汤、藿朴夏苓汤之类；中焦宜苦降辛通，如枳实栀豉汤、白虎加苍术汤（仲景《伤寒论》方），黄连温胆汤（《观聚方要补》方），藿香左金汤、连朴饮（《霍乱论》方）之类；下焦宜苦寒淡渗，如茵陈五苓散（《金匮要略》方），龙胆泻肝汤（《局方》），加味八珍散（刘河间方），清热渗湿汤（《医门法律》方），宣清导浊汤（《叶天士医案》方）之类。惟素禀阴虚而挟湿热者，膏粱辈每多患此，治法与寻常湿热迥殊。若用风药胜湿，虚火易于僭上；淡渗利水，阴津易于脱亡；专于燥湿，必致真阴耗竭；纯用滋阴，反助痰湿上壅。务使润燥合宜，刚柔协济，轻清和解，始克渐渐奏功。如元米煎（用炒香江西术钱半，第二次米泔水泡术，约六旬钟，去术煎饮。薛生白方），参麦冬瓜汤（北沙参五钱，原麦冬钱半，黄草川斛三钱，炒香枇杷叶三钱，鲜冬瓜皮子各一两，煎汤代水）、加味导赤散（王孟英方），加减甘露饮之类，养阴逐湿，两擅其长。樊师喜用童便四草汤（鲜茅草根、鲜车前草各一两，鲜三白草三钱，鲜荸荠草二钱，莹白童便一杯，广郁金磨汁四匙，和匀，作两次分冲），亦稳而灵。

（丙）苦辛分消，亦谓之和解者，因温热结邪在里，非苦辛开泄，不足以解其里结；非分消其夹邪，不足以解其伏邪也。其间却有轻重缓急之分，夹邪重而病势急者，当先进飞马金丹（沈樾亭《验方传信》方），吐泻兼施，以去其夹邪，然后再治温热本病；夹邪轻而病势缓者，当察其所夹何邪，参用消药以和解，如枳实栀豉汤合陆氏润字丸、小陷胸汤合朴黄丸之分消痰食，加味小陷胸汤、加减半夏泻心汤、加味连茹橘半汤、加味枳实栀豉合小陷胸汤之分消痰火，昌阳泻心汤、小陷胸合加减半夏泻心汤之分消湿热痰火，漏芦橘皮汤、加味小陷胸汤合控涎丹之分消痰水，加减小柴胡汤、增损小柴胡汤、四逆散合白薇汤之分消瘀热，对症酌用，历验不爽。他如沉香百消曲，善能消食消痰，消水消瘀，其功甚捷，随症均可佐使。惟病后液枯气逆，肝火上冲者，膏粱辈最多此症，最难消解，治以五汁四磨饮（西瓜汁、甘蔗汁、雅梨汁、鲜生地汁、金汁各一瓢，广郁金、广木香、上沉香、乌药各磨汁一茶匙，冲入开水一半，和匀即饮。薛生白方）最妙。以诸汁滋胃液，辛香散逆气，凡治阴虚气滞者，均可仿此用药以和解之。

（丁）补泻兼施者，因其人平素体虚，或宿有内伤，复感温热伏邪，不得不邪正并治，标本兼顾，于是乎有补泻合用之法，有先泻后补之法，有寓泻于补之法。如参苏饮、人参败毒散、仓廪汤（喻氏《医门法律》方）之类，益气与发表并用；七味葱白汤、小品茅根汤（《外台》方），加减葳蕤汤之类，滋阴与解肌并用；人参白虎汤、竹叶石膏汤、加减竹叶石膏汤（廉臣验方）之类，益气与清热并用；黄连阿胶汤（仲景方），千金生地黄煎、犀角地黄汤（《千金要方》）之类，滋阴与泻火并用；水解散（《外台》方），陶氏黄龙汤（《温疫论》方）之类，补正与逐邪并用；补中益气汤、调中益气汤（补中益气汤加片芩、神曲）之类，益气与透邪并用；三黄积术丸、枳实导滞丸（东垣方）之类，益气与消导并用；黄芪汤，益气与润肠并用；益血润肠丸，养血与润下并用；养荣承气汤，养血与通便并用；猪苓汤（仲景方）、加味导赤散，滋阴与利溺并用；陶氏逍遥汤，清补阴气与通逐败精并用；导赤合加味虎杖散、猪苓汤合猳鼠矢散，滋阴利溺与通逐败精并用。此皆补泻合用之法也。

又如本病阴虚火旺，复感风温、风热，则风助火势而劫阴愈剧，急宜辛凉散风以治标，葱豉汤加童便最稳；重则荷杏石甘汤以速祛其邪，次用五汁四磨饮、千金生地黄煎之类，滋阴降火以治本。若复感暑湿、湿热，则湿火交煎而阴气愈伤，急宜养阴逐湿以治标，猪苓汤、加味导赤散二方最稳；重则童便四草汤亦可酌用，次用参麦冬瓜汤、加减甘露饮之类，滋阴清里以善后。又如本病阳虚气滞，复感湿温、湿热，则中气愈郁而湿遏热伏，急宜芳淡泄湿，加味二陈汤最当，其次加味五苓散，亦可参用以透邪，次用香砂理苓汤（即香砂理中汤合五苓散），疏中益气，辛淡化湿以治本，茵陈胃苓汤，法亦标本兼顾。此皆先泻后补之法也。

若内伤肺痨，病当中期之候，一遇风温与湿热，则外感与内伤交灼，标邪与本病纠结，风则引其喘，湿则助其痰，热则增咳而动血。若不细加诊察，每认本病变重，仍与蛮补，如以芪、术滞其气，胶、地腻其血，甚至白芍、五味敛其邪。势急者，譬如双斧伐枯树，立刻倾折；势缓者，亦如猺鼠入牛角，愈深入而难出矣。此时急救之法，虽宜补虚治本为主，亦必兼轻理标症。如葛氏保和汤（《十药神书》方）之用薄荷、紫苏，养阴清肺汤（耐修子《白喉抉微》方）之用薄荷、桔梗之类，皆能轻解风温；又如加减甘露饮（樊师验方）之用茵陈、芩、枳，沙参麦冬汤（王孟英验方）之重用冬瓜皮、子之类，皆能清理湿热。此皆寓泻于补之法也。

总之，内伤兼外感，其病虚中夹实，实中夹虚，调治固要轻灵，亦必先明本体之气虚、血虚，或气血并虚；精虚、神虚，或精神并虚。继必辨其为房劳伤、思郁伤、医药伤、饮食伤，然后参详感邪之轻重，急则先治标以去邪，邪去正自安，缓则但治本以养正，正足邪乃去。

（戊）平其复遗、调其气血者，因伏邪之大势已去而余邪未解，即用小方、缓方，平治复症、遗症以和解之。戴北山所谓平其亢厉是也。或用发表攻里消化，而小其剂料，参以调养；或用清凉补益，而变其汤方，易以膏散丸丹者皆是。方法甚多，已详载总论复症、遗症篇，兹不赘。惟怒复而夙有饮痛，胸胀脘闷，诸法不效。一瓢用千金五香汤（千金霜一钱煎汤，磨上沉香、广木香、母丁香、白檀香、紫降香各一匙服）迭泻水饮而瘥。余历验不爽，故特表彰之。至其见症，表里三焦，寒热杂发，湿火互结，食痰水瘀，内外夹发，气虚血郁，血虚气滞，变症多端，未能一一曲尽，聊陈大要如下：

寒热往来，盗汗，口苦，喜呕，咽干，头眩，舌苔白厚，微兼淡黄，烦渴，胸胁满痛，耳聋，小便黄，呕吐下利，而心下痛，口干舌强而恶寒，大小便闭而寒热，胸膈痞满而悸，二便自利而舌苔黏腻，形体虚怯而舌苔滑厚。

以上宜和解之症，引此数端，余可类推，方法大备，总以对症发药为要。

## 四、开透法

凡能芳香开窍，辛凉透络，强壮心机，兴奋神经等方，皆谓之开透法，惟一则去实透邪，一则补虚提陷为异耳。此为治温热伏邪，内陷神昏，蒙闭厥脱等危症之要法，急救非此不可。此等危症，虽由于心、肺、包络及胃、肝、内肾、冲、督等之结邪，而无不关于脑与脑系（脑系，西医曰脑筋，东医曰神经）。盖以脑为元神之府，心为藏神之脏。心之神明，所得乎脑而虚灵不昧，开智识而省人事，具众理而应万机，但为邪热所蒸，痰湿所迷，瘀热所蔽，血毒所攻，则心灵有时而昏，甚至昏狂、昏颠、昏蒙、昏闭、昏痉、昏厥，而全不省人事矣。厥而不返，亦必内闭而外脱矣。何则？人之神在心，而心之灵以气，苟脑气衰弱，肺气虚脱，则心脏必麻痹而死。故东、西医生理学，以心、肺、脑为人身三大要经，洵精确不磨也。治宜先其所因，解其所结，补其所虚，提其所陷，以复心主之神明。此开透法之所以出死入生，而为最紧要、最珍贵之良法也。试为胪举其方略。

（甲）开窍透络者，叶天士所谓清络热必兼芳香，开里窍以清神识是也。里窍即神所出入之清窍，属心与脑。因神以心为宅，以囟为门（《六书精蕴》说），而其所出入之窍，得以外见者惟目，因心脉上连目系，而目系上通于脑。故瞳神散大者，心神虚散；目不了了者，脑被火烁；目眶陷下者，脑气虚脱；目瞪直视者，脑髓无气；瞳神停而不轮，舌强不语者，脑与心神气俱脱，故昏厥如尸。王清任《医林改错》曰：脑髓中一时无气，不但无灵机，必死一时。洵足发明厥闭之精义也。络者，络脉（即西医所云回血管），有阴络、阳络之分。阳络即胃之大络，阴络即肺、脾、心包、肝、肾、冲、督之内络也。内络之间，尤多孙络（即西医所云微丝血管），介于脉络之间，为交通经络之细血管。其在脏腑者，则以心包络与肝、冲为最多。以心包主血亦主脉，横通四布；肝主藏血，亦主四合回管，上通脑

而后贯督；冲为血海，导气而上，导血而下，丽于胃而通于胞中者也。观此，则邪热内陷入络，不仅心包一症，即药之清透络热者，亦各有所主不同，然总以犀、羚、西黄、龙脑、蟾酥、玳瑁、西瓜硝等为最有效用，而麝香尤为开窍透络，壮脑提神之主药。故凡治邪热内陷，里络壅闭，堵其神气出入之窍而神识昏迷者，不问蒙闭痉厥，首推瓜霜紫雪（方省庵方）、犀珀至宝丹（廉臣验方）二方为前锋；安宫牛黄丸（鞠通《条辨》方）、新定牛黄清心丸（王孟英方）、局方紫雪（《医通》更定方）次之；牛黄膏（《河间六书》方）、厥症返魂丹（《准绳类方》）又次之；而以局方妙香丸、局方来复丹为后劲。

总之，热陷神昏，必先辨其陷入之浅深，别其轻重以定方。如热初蒸及心包经，心烦多言，间有糊涂语，其邪虽陷，尚浅而轻，但须丹溪清心汤去硝黄，以泄卫透营可也。迨陷入心包，妄言妄见，疑鬼疑神，其邪陷渐深而重，先以茶竹灯芯汤（细芽茶五分，卷心竹叶三十片，灯芯两小帚）调下万氏牛黄丸一颗至二颗，每多奏效。若服后犹不清醒，反昏厥不语，全不省人事者，则邪热直陷心脏，极深而重，急用新定牛黄清心丸或安宫牛黄丸，甚或瓜霜紫雪丹调入石氏犀地汤剂中以开透之，犹可十全一二。或用加减服蛮煎（祝春渠《歌方集论》方）调入厥症返魂丹四五丸，亦可幸全十中之一，如或不应，必至内闭外脱而毙。此热陷浅深之次第，用药轻重之方法也。然昏沉虽系热深，却有夹痰浊、夹湿秽、夹胃实、夹血结、夹毒攻、夹冲逆之分，而无不关系于神经。其分布于心、肺、胃三经者，即第十对迷走神经，主心肺胃之知觉运动。凡

结邪在此神经，其人智①觉即昏迷。即肝、肾、冲、督，亦有交感神经反射之作用。

由是推之，肺主气，气闭而神昏迷者，由于痰浊迷漫神经也，故曰痰迷，亦曰痰厥。治宜先用卧龙丹（西黄、金箔各四分，梅冰、荆芥、闹羊花各二钱，麝香、辰砂各五分，猪牙皂角钱半，细辛一钱，灯芯灰二钱五分，共研细末）嗜鼻取嚏，以通肺窍；次用导痰开关散（过玉书《治疗汇要》方），开水调服一钱，以吐稠痰；若痰虽吐而神犹不醒，急用犀角三汁饮（犀角汁五匙，生萝卜汁半碗，梨汁三瓢，雪水三煎沸，和入三汁即服）调入炼雄丹（明雄黄一分，牙硝六分，研细同入铜勺内，微火熔化拨匀，俟如水时，急滤清者于碗内，俟其将凝，即印成锭）三厘或五厘，徐徐冷灌，一日三服，每见有吐出清痰黏涎数碗而神识全清；终以枇杷叶饮子（《外台》方）调入岩制川贝（顾松园方）一二方，去余痰以肃清肺气，或用二陈汤善其后。此治痰厥重症之方法也。若势轻者，加味导痰汤（《感症宝筏》方）亦效。

其夹湿秽而神昏迷者，由于湿热郁蒸过极，迷蒙神经也，故曰湿蒙，治以芳香辟秽，辛淡开闭，藿朴夏苓汤去蔻、朴，加细辛三分，白芥子八分，芦根一两，滑石五钱，煎汤代水，乘热即饮，蒙闭即开，屡验不爽。甚则调入太乙紫金丹一丸，投无不效。若热势稍重者，宜以清凉透热，芳烈宣窍，清芳透邪汤（鲜石菖蒲叶钱半，泽兰叶二钱，薄荷叶八分，青蒿脑钱半，鲜茅根四十支，水芦根一两）调解毒万病丹一锭（即紫金锭加雄黄、琥珀各五钱）（徐泂溪验方）亦屡投辄验，樊师每用藿朴二陈汤亦屡验。或去本方中紫金片，磨冲苏合香丸一颗，尤效。

若夹胃实而神昏迷者，多属胃热蒸脑，脑筋起炎，神即昏蒙，头摇目瞪矣，延及脊脑筋亦发炎，则手足发痉，甚则角弓反张矣。盖胃为五脏六腑之海，其清气上注于目，其悍气上冲于头，循咽喉，上走空窍，循眼系，入络脑。脑为元神之府，所以胃热蒸脑，无不发现神经诸病也。此为温热病最多之候，方法已详载攻里篇，兹不赘。

其夹血结而神昏迷者，蓄血迷乱神经也。蓄血在上焦者，属心包络。症必脉细肢厥，胸痹痛厥，故曰血结胸，法宜横开旁达，加味桂枝红花汤（叶氏《温病论》方）、四逆散合白薇汤（廉臣验方）二方最效；甚则调入厥症返魂丹五粒，屡验。蓄血在中焦者属脾络，症必脘痛串胁，脉涩肢厥，胀痛在左胁者居多，故名脾胀，和血逐邪汤（鳖血柴胡、荆芥穗、制香附、嫩苏梗、秦艽各钱半，川朴、枳壳各一钱，抚芎八分，益母草、泽兰各三钱，绛通一钱，生姜皮二分。沈月光验方）甚效；五枝松针汤（紫苏旁枝钱半，川桂枝五分，樟树嫩枝、桃树嫩枝各五寸，酒炒嫩桑枝二尺，青松针八钱，煎汤代水。廉臣验方）亦验；重则加鳖甲煎丸（张仲景方）四五钱，或加宽膨散（叶氏验方）一钱，奏功最捷。蓄血在下焦者属肝络冲脉，症必左脉弦涩，手足厥冷，大便溏黑，小便自利，神昏如狂，治宜宣气解结，透络通瘀，叶氏加减小柴胡汤（天士《论温二十则》方）、舒氏增损小柴胡汤（驰远《伤寒集注》方）、四逆散合白薇汤，三方酌用；延久必变肝胀血蛊，治宜开郁通络，如新加绛覆汤（徐氏《医学举要》方）、开郁通络饮（薛瘦吟《医赘》方）、开郁正元散（《金鉴·

---

① 智：书局本作"知"。

妇科心法》方）、当归活血汤（《医通》方）、代抵当丸（《寒温条辨》方）、无极丸（《本草纲目》方）、回生至宝丹（华氏妇科验方）、桃仁承气合逍遥散加味（王馥原验方）之类，临时对症选用可也。

若夹毒攻而神昏迷者，血毒攻心也，名曰血闭，其症有三：一为温毒烁血，血毒攻心，法宜峻下，已详前攻里篇。一为产后结瘀，血毒攻心，回生至宝丹最灵，黑神丸（洄溪验方）最稳而效。一为溺毒入血，血毒攻心，甚或血毒上脑，其症极危，急宜通窍开闭，利溺逐毒，导赤泻心汤（陶节庵《伤寒六书》方）调入犀珀至宝丹，或导赤散合加味虎杖散（廉臣验方）调入局方来复丹二三钱，尚可幸全一二。此皆治实症之开透法也。若夹冲逆而神昏痉厥者，症属阴虚火亢，法宜镇摄，不在此例。

（乙）强心提神法，为温热病已经汗下清透后，内伤气血精神，而其人由倦而渐昏，由昏而渐沉，乃大虚将脱之危症，急宜强壮心机，兴奋神经，不得不于开透法中筹一特开生面之峻补提陷法，庶几九死者尚可一生，此与普通调补法迥殊。其法有四：

一为强壮心脑，如参归鹿茸汤（聂久吾方）冲入葡萄酒（东西医用以壮脑提神近已盛行）一瓢，人参养荣汤（《和剂局方》）冲入鹿茸酒一瓢，补中益气汤加鹿茸血片三分（程祖植《医学新报》方）之类，能治脑气衰弱，心神虚散者，惟此三方最力大而效速，为急救大虚昏沉之峻剂。

二为急救阴阳，如陶氏回阳急救汤（黑附块、安边桂、川姜各五分，别直参、湖广术、辰茯神各一钱，姜半夏、炒橘白各七分，炙甘草五分，五味子三分，

麝香三厘，冲）最妙。凡治温热病凉泻太过，克伐元阳而阳虚神散者多效。此为节庵老名医得意之方，妙在参、附、桂与麝香同用。世俗皆知麝香为散气通窍之药，而不知其实为壮脑补神之要药，阅过丁氏《实验化学新本草》及曹氏《麝香辨》者皆深悉之，惜吾医界多茫茫耳。次如冯氏全真一气汤（别直参二钱，提麦冬五钱，北五味三分，大熟地五七钱至一两，江西术三钱，淡附片一钱，酒蒸怀牛膝二钱）亦佳。凡治湿热症劫伤太甚，阴损及阳而神沉不语者颇验。此为楚瞻锦囊中得意之方，功在于一派滋养阴液之中，得参附气化，俾上能散津于肺，下能输精于肾，且附子得牛膝引火下行，不为食气之壮火，而为生气之少火，大有云腾致雨之妙，故救阴最速。陶冯二方虽同为急救阴阳之良剂，而一则注重阳气，一则注重阴气，临症用方时务宜注意。

三为复脉振神，如复脉汤冲入参桂养荣酒一瓢，奏功最速；其次千金生脉散煎汤冲鹿茸酒一瓢亦灵。二方之效，效在酒能提神，刺激血液之循环，以强壮心机而复经脉之运行，庶几脉无息止而神亦因之清醒矣。

四为开闭固脱，其症有二：一内闭而外脱。内闭者，络闭；外脱者，气脱。叶天士云：平时心虚有痰，外热一陷，里络就闭，人即昏厥发痉，若不急开其闭，或开闭不得其法，必致心气与肺气不相顺接，而其人肤冷汗出，躁扰不卧，脉细而急疾，便为气脱之症矣。此时急救之法，急宜开其内闭，固其外脱，如叶氏加减复脉汤去苡仁、枇杷叶，加绵芪[①]皮钱半，北五味廿粒，调入牛黄清心丸，甚则陶氏回阳急救汤，调入叶氏神犀丹，尚可幸全

---

① 芪：此字原脱，据书局本补。

十中之一二。一外闭而内脱。外闭者，邪束阳郁之谓也；内脱者，阳盛阴涸之谓也。多由温热病兼风、兼寒之候，不先祛风散寒以解表，早用苦寒直降，致表不解而邪陷入内。此时仍以轻扬发表者解其外而外不闭，如邵氏热郁汤、五叶芦根汤之类；以撤热存阴者救其内而内不脱，如竹叶石膏汤、加减竹叶石膏汤之类，皆可酌用以奏功。一方并治，如外台三黄石膏汤、杨氏增损三黄石膏汤之类。若胸腹胀满，痛而拒按，大便不通者，急宜下之，法详攻里篇。此皆补虚提陷之法也，与开透法虽迥异，而用意则同。惟治外闭内脱，则不在此例。谨述宜于开透及提陷诸症如下：

心神不安，睡多梦语，醒时自清，甚则心神渐烦而多言，然所言皆日用常行之事，无糊涂语，夜间或有一二谵语，然犹清白语居多，舌红苔黏，小便黄赤，里热重而表热反轻，胸闷不舒。以上邪热初蒸心经之候。

神昏谵语，言多妄见妄闻，甚至疑鬼疑神，人所未见未闻，然对而呼之犹省人语，舌色绛而尚有黏腻似苔非苔，望之若干，手扪之尚有津液，两目大小眦赤，唇红耳聋，心中热痛，拒按而软，四肢厥冷，指甲青紫，大便溏黑极臭，或下鲜血，小便黄赤涩痛。以上邪陷心包、热深厥深之候。

神昏不语，不省人事，如痴如醉，形若尸厥，面有笑容，目瞪直视，舌硬或卷短，舌苔红中有黑点，黑中有红点，身冷肢厥，胸中独热，按之灼手，神气虽醒似睡，时作鼾睡声，齿龈结瓣，紫如干漆。以上邪热深入心脏之候。

按：此等见证，虽脏气将绝之候，若囊不缩，面不青，息不高，喉颡不直，鼻不扇，耳不焦，不鱼目，不鸦口，尚有一线生机，大剂急救，频频灌服，药能下咽至胃者，犹可幸全十中之一，如目珠不轮，瞳神散大，舌色淡灰无神，遗溺自汗者，必死不治。

终日神昏嗜睡，似寐非寐，或烦躁狂言，或错语呻吟，或独语如见鬼，或喉中有水鸡声，不语如尸厥，口吐黏涎，胸虽满痛，按之则软，鼻扇气急，舌绛而润，扪之黏腻，或舌虽欲伸出口而抵齿难骤伸者，甚或闷乱撺掼，状如惊痫。以上热陷痰迷之候。

胸膈痞满，心烦懊侬，两眼欲闭，神昏谵语，舌苔白滑甚或黄腻，小便短涩黄热，大便溏而不爽，面色油腻，口气秽浊，耳聋干呕。以上热陷湿蒙之候。

神昏如醉，呼之即觉，与之言亦知人事，若任其自睡而心放，即神昏谵语，甚或昏厥不语，身重胸痛，四肢厥逆，粪虽硬而大便反易，色紫黑，小便自利，舌色紫暗而浊。以上热陷血厥之候。

神昏如狂，或如惊痫，喜笑怒骂，见人欲啮，舌紫而暗，口噤难开，或手足发痉。以上邪热结瘀，血毒攻心之候。

头痛而晕，视力朦胧，耳鸣耳聋，恶心呕吐，呼气带有溺臭，间或猝发癫痫状，甚或神昏痉厥，不省人事，循衣摸床撮空，舌苔起腐，间有黑点。以上溺毒入血，血毒上脑之候。

神由倦而渐昏，由昏而渐沉，或郑声错语，或独语如见鬼，声颤无力，语不接续，如痴如迷，喜向里睡，似寐非寐，似瘖非瘖，呼之不应，四肢厥冷，面色苍白，眼珠现青白色，冷汗自出，气少息促，二便清利，循衣摸床撮空，舌色淡晦少神，或阔大胖嫩，或淡红圆厚。以上汗下清消后，大虚将脱之候。

按：诊治以上诸症，不论其脉，速用强壮心脑，急救阴阳，复脉振神等方，对症发药，庶可幸全一二，稍缓则不及救矣，医家、病家，幸毋迟疑贻误。

神昏谵语，甚则昏厥发痉，不语如尸，或妄笑如痴，目闭舌强，欲伸而不得伸，气短息促，扬手踯足，躁不得卧，手足厥逆，冷汗自出，在男子则囊缩，在妇人则乳缩，舌苔焦紫起刺，或色绛而胖嫩。以上邪陷正虚、内闭外脱之候。

目眦赤，或眼白现红丝，鼻孔干，唇红燥，耳聋心烦，渴喜凉饮，舌苔黄黑而燥，起刺如锋，小便黄赤涩痛，大便黄黑稠黏，或溏泻而极臭，或下鲜血，下时肛门热痛，胸至少腹热甚，按之灼手，一身肌表反不发热，虽热亦微，恶寒无汗，反欲拥被向火，甚则四肢厥冷，指甲青紫。以上热深阳郁，外闭内脱之候。

**五、清凉法**

温热郁于气分为伏热，郁于血分为伏火，通称伏邪。热与火未有不当清凉者也，当其伏邪外溃在表，法宜辛凉开达，使热从表泄，则发表法亦清凉法也；伏邪内结在里，法宜苦寒通降，使火从下泄，则攻里法亦清凉法也；伏邪在半表半里，法宜双方和解，使热从表泄，火从里泄，则和解法亦清凉法也。若在表已得汗而热不退，在里已下而热不解，在半表里已和解而热犹不净，或本来有热无结，则惟以清凉直折，以整肃其火而已。故清凉法可济发表攻里和解之不逮，四者之用，可合而亦可分。温热病当清凉者十之六七，则清凉法不可不细讲也。

凡用清凉方法，必先辨其为伏热、为伏火。热属气分，为虚而无形（俗称浮游火）。如盛夏酷暑炎蒸，虽挥汗淋漓，一遇凉风而即解。故人身之热，气清即退。至其清热之法，首用辛凉，继用轻清者，所以清肃气分之浮热也；终用甘寒者，所以清滋气分之燥热也。火属血分，

为实而有物（俗称实火）。其所附丽者，非痰即滞，非滞即瘀，非瘀即虫，但清其火，不去其物，何以奏效？必视其附丽者为何物，而于清火诸方加入消痰、滞、瘀、积、虫等药，效始能捷。如燔柴炙炭，势若燎原，虽沃以水，犹有沸腾之恐慌，必撤去柴炭而火始熄。故凡清火之法，虽以苦寒直降为大宗，而历代医方，往往有清火兼消痰法，清火兼导滞法，清火兼通瘀法，清火兼杀虫法者，皆所以清化火之所附丽者也。若无所附丽之伏火，但为血郁所化者，自以清其络热，宣其气机为第一要义。而有时苦寒复甘寒法者，甘苦化阴，以存胃肠之津液，使苦寒不致化燥；苦寒复酸寒法者，酸苦泄肝，善通孙络之积血（《会报》云：酸味能通微丝血管之积血），使络热转出气分而解；苦寒复咸寒法者，咸苦达下，一则清利内肾之溺毒，一则清镇冲气之上逆，一则清通外肾之败精也。

总而言之，凡温热病宜于辛凉开达者，早用苦寒直降，即为误遏，冰伏其邪而内陷；宜于苦寒直降者，但用轻清甘寒，只能清热，不能退火。虽然，火散则为热，热聚则为火，火与热只在聚散之间。故清热与泻火，可分而亦可合，但其先后缓急之间，所用方法，界限必须厘清耳。试为胪举其方略：

（子）辛凉开达，其法有二：一为宣气达卫，使伏邪从气分而化，卫分而解。兼风者，透风于热外，刘氏桔梗汤、加味栀豉汤二方最灵而稳；挟湿者，渗湿于热下，五叶芦根汤、藿朴夏苓汤二方亦轻而灵，俾风湿不与热相搏，从或汗或瘰而外解，则伏热势孤，自易整肃。一为透营泄卫，使伏邪从营分而透，转气分而解。毒盛者清营解毒，加减银翘散（《医原》方）最妙，羚地清营汤（《验方传信》

方）、犀角大青汤、凉血解毒汤、犀地桑丹汤（樊师验方）四方亦可选用；挟秽者透营辟秽，清芳透邪汤（《徐洄溪医案》方）、加味翘荷汤磨冲太乙紫金丹二方最灵。即一起舌绛咽干，甚有脉伏肢冷之假象，亦不外此二方加减。次与五味消毒饮加紫金片，清解余秽，俾毒与秽从疹斑而解，或从战汗而解。间有邪盛正虚，不能一战而解者，法宜益胃透邪，七味葱白汤加西洋参、鲜茅根，服后停一二日，再战汗而解。但战汗出后，肺气空虚，其人虽倦卧不语，肤冷一昼夜，却非脱症，待气还自温暖如常矣。余方详载发表篇，参看可也。

（丑）轻清化气，王孟英所谓展气化以轻清，如栀、芩、蒌、苇等味是也。又谓伏气温病，自里出表，先从血分而后达气分。初起多舌润无苔，但诊其脉，软而微弦，或弦而微数，口未渴而心烦恶热，夜甚无寐，或斑点隐隐，即宜投以清解营热之药，迫伏邪从气分而化，苔始渐布，然后再清其气分可也。然其气分之所以不清者，湿热居多，痰热次之，病之为肿为喘，为痞为闷，为懊恼，为咳嗽，为呃逆，为四肢倦懒，为小便黄赤，为便溏小爽，皆由于此。总以轻清化气为首要。

其清气分湿热，如叶氏新加栀豉汤（光杏仁十粒，生苡仁三钱，飞滑石钱半，白通草一钱，浙苓皮三钱，淡香豉钱半，焦栀皮一钱，鲜枇杷叶三钱）、加减芦根饮（活水芦根一两，光杏仁、冬瓜子、生苡仁、鲜枇杷叶各三钱，白蔻仁三分，冲。以上皆天士验方）、芦根通橘汤（活水芦根一两，川通草一钱，广橘皮一钱，鲜枇杷叶五钱，生姜皮五分，淡竹茹钱半。此《外台》偶方）、六花苇茎汤（旋覆花三钱，滁菊花钱半，川朴花八分，豆蔻花、佛手花各五分，代代花二

分，苇茎一钱，生苡仁、冬瓜子各四钱。廉臣验方）之类。

其轻清气分痰热，如陈氏清肺饮（《疫痧草》方）、蒌杏橘贝汤（栝蒌皮钱半，光杏仁三钱，蜜炙橘红一钱，川贝母三钱，桔梗一钱，鲜枇杷叶三钱，冬瓜子三钱，冬桑叶钱半。叶天士验方）、新加桑菊饮（廉臣验方）、枇杷叶饮子（《外台》方）加岩制川贝（《顾氏医镜》方）之类。此皆能清化肺气，通调水道，下输膀胱，俾气分伏热，上能从咯痰而出，下能从小便而出。吴芰山[①]曰：凡气中有热者，当用清凉薄剂。吴鞠通曰：治上焦如羽，非轻不举。王孟英曰：用药极轻清、极平淡者，取效更捷。皆属此类。

（寅）甘寒救液，其法有二：一为清养气液，如金匮麦门冬汤、千金麦冬汤、清燥救肺汤（喻嘉言验方）、叶氏养胃汤、沙参杏仁汤（南沙参、甜杏仁、川贝各三钱，鲜枇杷叶四钱，雅梨汁、青蔗浆各一瓢，冲）、润肺雪梨膏（以上皆叶天士验方）、参燕麦冬汤（吉林参一钱，龙芽燕八分，麦冬三钱，奎冰四钱。《江笔花医镜》方）之类。一为清养血液，如千金生地黄煎、清燥养荣汤（吴氏《温疫论》方）、叶氏竹叶地黄汤、叶氏加减复脉汤（皆天士验方）、顾氏八汁饮（甘蔗汁、藕汁、梨汁、芦根汁、西瓜汁、鲜生地汁、鲜茅根汁各一酒杯，鲜荷叶汁三匙，晓澜验方）之类。此皆温热大病后，劫伤气津血液，善后调养之良方。总之温热诸病，未经汗下和解而化燥者，火盛则燥也，当用苦寒清火为主。已经汗下和解而化燥者，液涸则燥也，当以甘寒滋燥为主。此其大要也。

---

① 吴芰山：吴球，字芰山。明代医家，著有《诸证辨疑录》行于世。

（卯）苦寒直降，即叶天士所谓苦寒直清里热也。黄芩汤（《伤寒论》方）、栀子黄芩汤（《河间六书》方）二方最轻；黄连解毒汤（《外台》方）较重；准绳三黄石膏汤（《内科准绳类方》）尤重。当察伏火之浅深轻重，对证选用。凡温热病之宜于苦寒者，切忌早用甘寒。盖因苦寒为清，甘寒为滋。自时医以鲜地、鲜斛、元参、麦冬等之清滋法，认作清泄法，于是热益壮，神益昏，其弊由甘寒清滋之药，得大热煎熬，其膏液即化为胶涎，结于脘中，反致伏火不得从里而清泄，从此为闭为厥，为痉为癫，甚则为内闭外脱，变症蜂起者，多由于此。

（辰）清火兼消痰者，因伏火熏蒸津液，液郁为痰，故兼用化痰药以分消之，法宜苦辛开泄。如小陷胸汤、黄芩加半夏生姜汤（皆《伤寒论》方），石膏大青汤（《千金》方），黄连温胆汤（《观聚方要补》方），连朴饮、昌阳泻心汤（王氏《霍乱论》方），加味小陷胸汤、加减半夏泻心汤、加味连茹橘半汤（皆《医原》方）之类，皆可选用。其法与苦寒清泄有别，清泄是直降，一意整肃伏火，开泄是横疏，兼能清化痰浊，分际最宜斟酌。叶天士所谓舌白不燥，或黄白相兼，或灰白不渴，慎不可乱投苦泄，虽有脘中痞痛，宜从苦辛开泄是也。

（巳）清火兼导滞者，因温热病最多夹食一症也。王孟英曰：凡治温热病必察胸脘。如拒按者，即舌绛神昏亦宜开化，其方如枳实导滞汤、三黄枳术丸、枳实导滞丸、陆氏润字丸之类，皆可酌用。栀朴枳实汤（仲景方）冲生萝卜汁，方亦灵稳。

（午）清火兼通瘀者，因伏火郁蒸血液，血被煎熬而成瘀，或其人素有瘀伤，不得不兼通瘀法以分消之。如黄连解毒合犀角地黄汤、加减小柴胡汤、增损小柴胡汤、四逆散合白薇汤之分消瘀热，皆可对证酌用。此即叶天士所谓宿血在胸膈中，舌色必紫而暗，扪之潮湿，当加散血之品于清火法中，如琥珀、丹参、桃仁、丹皮等。否则瘀血与伏火相搏，阻遏正气，遂变如狂发狂之症也。

（未）清火兼杀虫者，因伏火在胃，胃热如沸，蛔动不安，因而脘痛烦躁昏乱欲死者，名曰蛔厥。但清其胃，略兼杀虫之药，蛔厥自愈。清中安蛔汤（姜汁炒川连二钱，黄柏钱半，枳实二钱，乌梅三个，川椒三十粒。《伤寒广要》方）、犀角黄连汤（犀角一钱，小川连钱半，青木香五分，乌梅三个。《外台》方）二方最效。惟有下症者，宜用三黄泻心汤加青木香、枣儿槟榔、胡连等攻下之。

（申）清络宣气者，所以清其血热，灵其气机，使无形者令其转旋，有形者令其流畅也。盖因温热伏邪，内舍于营，盘踞络中，其血必郁而热，其气亦钝而不灵。凡春夏温病晚发，秋冬伏暑晚发，邪伏深沉者，类多如此。此即王孟英所谓邪伏深沉，不能一齐外出，虽治之得法，而苔退舌淡之后，逾一二日，舌复干绛，苔复黄燥，正如抽蕉剥茧，层出不穷，不比外感温暑，由卫及气，自营而血也，且每见有变为痈肿者。徐洄溪云：凡伏邪留于隧络，深则入于脏腑骨髓之中，无从发泄，往往上为发颐肺痈，中为肝痈痞积，下为肠痈便毒，发于皮肉则为瘰疬疮疡，留于关节则为痛痹拘挛，注于足胫则为鹤膝足痿，此等证候，皆络瘀为之也。精气旺则不发，至血气偶虚，或有所感触，虽数年之久，亦有复发者，其病俱属有形。煎丸之力，太轻则不能攻邪，太重则反伤其正；当用外治之法，以透毒散瘀；内服丸散，以消其痰火，化其毒涎，或从咯吐而出，或从二便而出；而以轻清宣透芳香通灵之煎剂，以托其未透之伏邪。内外之症皆然，医者均所当知也。

观此二则，辨论络中结邪之病理，发明殆尽，但其间用药最难。此等络瘀之伏火，非芩、连所能清，非参、芪所能托，惟有用轻清灵通之剂，渐渐拨醒其气机，宣通其络瘀，庶邪气去而正气不与之俱去，若一涉呆钝，则非火闭即气脱，非气脱即液涸矣。选药制方，可不慎之又慎钦！

以余所验，清宣肺络，首推清宣瘀热汤（活水芦笋、鲜枇杷叶各一两，旋覆花三钱，包煎，真新绛一钱，青葱管二寸，广郁金磨汁四匙，冲。常熟《曹仁伯医案》验方）最灵；其次六花绛覆汤（滁菊花二钱，新银花钱半，藏红花三分，豆蔻花、佛手花各五分，旋覆花三钱，真新绛一钱，青葱管三寸，冲）、五皮绛覆汤（白蔻皮六分，陈香橼皮五分，雅梨皮三钱，丹皮钱半，紫荆皮钱半，旋覆花三钱，新绛一钱，青葱管三寸，冲。以上皆廉臣验方）方亦轻稳；惟胸痹气急痰多者，宜用蒌薤绛覆汤（栝蒌皮二钱，干薤白三枚，桂枝二分，仙半夏钱半，浙苓三钱，旋覆花五钱，新绛钱半，青葱管五寸，春砂壳七分。《徐守愚医案》验方）。

清宣包络，首推石氏犀地汤、加减服蛮煎二方，其次晋三犀角地黄汤（犀角汁四匙，鲜生地汁二瓢，同冲，青连翘三钱，生甘草八分。王氏《古方选注》方）、加味清宫汤（元参心二钱，连翘心一钱，竹叶卷心二钱，莲子心五分，犀角汁四匙，竹沥、梨汁各一瓢，鲜石菖蒲汁五匙，和匀同冲。吴氏《温病条辨》方），方亦清灵。

清宣肝络，首推二仁绛覆汤（桃仁九粒，柏子仁钱半，归须钱半，新绛一钱，旋覆花三钱，青葱管三寸，冲。天士验方）、新加绛覆汤二方为主；气滞挟湿者，四七绛覆汤（仙露夏钱半，川朴花八分，紫苏旁枝一钱，赤苓三钱，白前二钱，旋覆花三钱，新绛一钱，青葱管五寸，冲。《徐守愚医案》验方）化湿宣络；血虚气郁者，首推四物绛覆汤（细生地三钱，归须一钱，赤芍钱半，抚芎五分，新绛一钱，旋覆花三钱，青葱管三寸，冲），其次鱼胶绛覆汤（墨鱼骨三钱，真阿胶二钱，真新绛钱半，旋覆花三钱，青葱管三寸）养血濡络，或用活血通络汤（归须三钱，川芎钱半，酒炒白芍一钱，秦艽钱半，冬桑叶三钱，鸡血藤胶一钱，广橘络二钱。雷少逸《时病论》方）荣筋舒络；络伤血溢者，羚地清营汤清络止血（以上各方均沈樾亭《验方传信》方），孙氏五胆墨（熊胆汁、牛胆汁、猪胆汁、青鱼胆汁各一分，羊胆汁二分，当门子五厘，陈京墨研粉六钱，和捣成锭，每重三分，金箔为衣。孙文垣《历验秘方》）尤为神妙，又次，四汁绛覆汤（鲜生地汁一瓢，生藕汁两瓢，童便五瓢，陈京墨汁五匙，同冲，真新绛八分，旋覆花三钱，葱须二分。廉臣验方）亦灵而稳；络瘀化胀者，三虫二甲汤（羌螂虫一对，青糖一钱拌炒䗪虫五只，酒炒九香虫三只，生鳖甲五钱，炒川甲一钱，桃仁钱半，蜜炙延胡钱半，归须二钱，五灵脂钱半，净楂肉三钱。叶天士验方）、开郁通络饮二方最灵；络燥发痉者，犀羚镇痉汤（陆定圃验方）、羚麻白虎汤（邵味清验方）、犀羚白虎汤（王孟英验方）三方最效，轻则新加桑菊饮亦验，若阳邪亢极，厥深热深之候，其人昏厥四逆，自利酱粪，虽急当清络宣气，救逆存阴，如羚地清营汤、犀地桑丹汤、四汁紫金锭（西瓜汁、芦根汁、生萝卜汁各五瓢，甘蔗汁一杯，紫金锭五分磨汁，冲。徐洄溪验方）之类，方虽神效，然须防热去寒起，每见服后，神识虽清而虚烦自利，手足仍冷，口燥渴饮者，即转机而用既济汤（吉林参五分，原麦冬钱半，生甘草五分，仙露夏一钱，淡附片五分，鲜竹叶甘片，荷叶包生粳米三钱。宋王硕《易简方》），其应如神。须知阳极似阴，其人根气必虚也。甚则有用当归四逆汤（仲景方）调入犀珀至宝丹（廉臣验方），或用五枝绛覆汤（川桂枝五分，西河柳嫩枝三钱，紫苏旁枝钱半，嫩桑枝二尺，桃树嫩枝一尺，真新绛钱半，旋覆花三钱，青葱管五寸。沈云臣验方）调入局方来复丹，皆能通阴回阳，而令神清厥回者。然一经肢温阳回，即当易辙，不可过剂，以耗其精液，此为根气下虚者而设。若根气不虚，但因火郁络中而四逆瘈疭者，治宜仲景四逆散（川柴胡八分，小枳实钱半，赤芍钱半，生甘草五分）加双钩藤、天仙藤、络石藤各三钱，嫩桑枝二尺，桔梗一钱，发越肝络之伏风，使转出气分而解。又如肢冷、甲青、唇黑、便秘者，当参厥应下之一法，治宜仲景大柴胡合绛覆汤，通泄肝络之伏邪，转出肠络而解，亦为正宗治法。惟肝络血郁，延累包络，手足厥阴同病，神昏肢冷，血厥如尸者，宜用通窍活血汤（赤芍、川芎各一钱，桃仁三钱，藏红花五分，青葱管五寸，鲜姜汁二滴，红枣二枚，当门子五厘。王勋臣《医林改错》方），调入珠黄散一服（珠粉、西黄、辰砂各二分，川贝末六分。周澹然《温证指归》方），服后每见有咯出紫血及黏涎而神清厥回者。

清宣脑络，瓜霜紫雪丹、济生羚犀汤（羚角一钱，犀角八分，生石膏四钱，生甘草六分，旋覆花三钱，紫菀、前胡各钱半，细辛三分。《严氏济生方》）二方最灵，其次，犀羚镇痉汤亦有殊功。此皆清络宣气之精要者也，余详开透法中夹血结一节。

（酉）苦寒复甘寒法者，陈修园谓之苦甘化阴法，吴鞠通谓之甘苦合化阴气法。因伏火烁津耗液，或其人素禀液虚，虽治当苦寒清火，亦必参以甘寒生津，此为清气血两燔之正法。轻则如白虎加生地黄汤（王孟英方）、清燥养荣汤（吴又可方）、加减白虎汤（廉臣验方）之类；重则如千金生地黄煎、准绳三黄石膏汤、白虎合黄连解毒汤（《准绳类方》）之类。若汗出，或疹斑出后，热仍不解者，胃津亡也，当以甘寒为主，略参苦泄以坚阴，如白虎加人参汤（仲景方）、人参化斑汤（《准绳类方》）、加味芦根饮子（廉臣验方）之类，皆可酌用。新定五汁饮（鲜生地汁、鲜金钗汁各三瓢，鲜芦根汁、雅梨汁、甘蔗汁各二瓢，重汤炖温服。廉臣验方）尤为灵效，此为甘寒参苦寒法。总之苦寒复甘寒者，注重在清降实火；甘寒参苦寒者，注重在清滋虚热。先后虚实之间，临症制方，不可不细辨也。

（戌）苦寒复酸寒法[①]者，苦以清胃，酸以泄肝也。如黄芩汤（仲景方）之芩、芍并用，犀角黄连汤（《外台》方）之连、梅并用，清中安蛔汤（汪琥《伤寒论注》方）之连、柏、乌梅并用，清毒活血汤（聂久吾方）之芩、连、木通与赤芍、山楂并用，连梅安胃汤（川连六分，川楝子一钱，生白芍钱半，乌梅肉三分，归须八分，赖橘红五分，炒川椒一分。叶天士验方）之黄连、川楝与乌梅、白芍并用，皆《内经》所谓酸苦泄热也。若胃阴已亏者，宜用吴氏连梅汤（小川

---

① 法：原脱，据体例补。

连一钱，乌梅肉一钱，连心麦冬三钱，细生地三钱，阿胶二钱。鞠通验方）酸苦复甘寒法；若胃阳已虚者，宜用王氏安胃汤（米炒潞党参钱半，淡干姜八分，小川连五分，乌梅肉五分，炒枳实八分，炒川椒二分。晋三新制验方）酸苦复辛甘法；他如张氏猪脏丸（《景岳全书》方）、加味脏连丸（廉臣验方），一则槐米与醋同煮，一则槐连与醋同煮，则为苦以坚肠、酸以泄肝法；脏连六味丸则为酸苦泄热、酸甘化阴法；人参乌梅汤（西洋参钱半，乌梅肉三分，木瓜八分，炙甘草五分，淮山药三钱，带心石莲子一钱。吴氏《温病条辨》方）则为酸甘化阴、微苦泄热法。总之同一酸苦泄热，而立法各有不同，功用各擅其长，临时对症选用可也。

（亥）苦寒复咸寒法者，取其咸苦达下也。其法有四：一清利内肾溺毒。如陈氏夺命饮、犀羚二鲜汤（皆《疫痧草》方）效力最大，小便饮子（童子小便、鲜生地汁、生藕汁各一杯，生川柏浸汁两瓢。庞安常《伤寒总病论》方）、红白散（辰砂一钱，人中白、元明粉各五分，开水泡去渣服。龚居中《寿世仙丹》方）、导赤散冲四汁饮（细木通钱半，生甘梢八分，淡竹叶二钱，开水一碗，煎成冲入，鲜生地汁、生藕汁、鲜茅根汁、童便各一杯。廉臣验方）、童便四草汤，四方亦屡奏捷效。

一清镇冲气上逆。资液救焚汤（《医门法律》方）、平阳清里汤（梁氏《舌鉴辨正》方）、加减犀羚二鲜汤（廉臣验方），三方最有效力；黄连阿胶汤（仲景方）冲入童便一杯，三甲白薇汤（生鳖甲、生打左牡蛎、生龟甲心各六钱，东白薇五钱，西洋参钱半，归须一钱，生甘梢八分，金银器各一具煎汤代水。廉臣验方）二方亦极灵验。

一清通外肾败精。首推千金栀豉加石膏鼠矢汤、陶氏逍遥汤（陶节庵《伤寒全生集》方）二方；其次导赤散合加味虎杖散、猪苓汤合鼹鼠矢散（皆廉臣验方）皆可酌用。若子宫蓄有败精，每与血浊互结，其症小腹胀痛，牵引腰腹，攻刺难忍，二便不通，不能坐卧，立哭呻吟，宜急治之，缓则自下胀上，十死不救，急用鼠麝通精丸（雄鼠粉、王不留行各一两，炒黑丑、五灵脂、炒川甲、桃仁各五钱，杜牛膝汁粉三钱，麝香三分，研匀令细，生韭汁泛丸，如麻子大，每服一钱。廉臣验方）一钱或钱半，煎牵牛楝实汤（炒黑丑三钱，盐水炒川楝子钱半，炒穿甲一钱，小茴香三分。李濒湖验方）送下，往往一服而减，三服而平。

一清滋任脉阴精。丹溪大补阴丸最妙，滋肾益阴煎（炙龟板、大熟地各四钱，川柏八分，知母二钱，生甘梢八分，春砂仁六分。《金鉴·妇科心法》方）亦灵。他如滋肾六味汤（知母钱半，川柏六分，熟地三钱，山萸肉八分，丹皮、泽泻、赤苓各钱半，淮药四钱，炙龟板三钱，蒙自桂二分，童便一杯，冲）、救阴滋任汤（大黑豆三钱，熟地二钱，麦冬、冬桑叶、丹皮、山药、南沙参各钱半，猪脊髓一条，青盐二分。皆廉臣验方）亦多奏效。

以上一十二节，皆述清凉法之条目。至于热之浅者在营卫，以石膏、黄芩为主，柴、葛为辅；热之深者在胸膈，以花粉、知母、蒌仁、栀子、豆豉为主，热在肠胃者，当用下法，不用清法，或下法兼清亦可；热入心包者，黄连、犀角、羚羊角为主；热直入心脏，则难救矣！用牛黄犹可十中救一，须用至钱许，少则无济，非若小儿惊风诸方，每用分许，即可有效，如戴北山原书云云者，此但言其大要耳。今将当清凉诸症，详列于下：

身热汗自出，不恶寒反恶热，身重，头面项红肿，周身红肿，眼白黄，目珠胀，鼻孔干，唇燥，烦躁，轻发疹㾦，重发丹斑，舌苔白而底绛，或两边白苔而中红，或身热反减，恶热反甚，咳嗽有痰，上气喘急，口渴或呕，四畔舌色紫绛中见粉白苔。以上热在营卫之候。

咽干喉痛，胸胁满痛，甚或胸前红肿按之热甚，小便色黄，舌苔厚白而糙，或黄腻而燥，或见朱点，或有裂纹，或黄白相兼，或灰白。以上热在胸膈，气分抑郁之候。

谵语发狂，或沉昏嗜睡，或烦扰不寐，四肢厥逆，指甲青紫，大便溏黑极臭，小便赤涩或痛，舌绛无苔，或舌上略有黏苔。以上热陷心包及心，血分灼烁之候（余详开透法诸症中）。

晕厥不语，两手发痉，状如惊痫，时瘛疭，头独摇，甚或遗尿直视，筋惕肉瞤，循衣摸床撮空，舌苔起腐，间有黑点，或起黑晕黑瓣。以上邪热攻脑、或溺毒上脑之候。

便血，便脓血，谵语多言，腹满痛，唇裂，齿燥，舌苔黄燥。以上热在胃肠之候（余详攻里法诸症中）。

日轻夜重，朝凉暮热，面少华色，口干消渴，气上冲心，心中痛热，饥不欲食，食则吐蛔，四肢厥逆，烦躁不寐，小便涩痛，甚或癃闭，腰酸足冷，大便或秘或溏，甚或泻水，舌绛无苔，干黏带涩，或紫中兼有黑点。以上热陷肝肾之候。

朝凉暮热，冲任脉动，少腹里急，阴中拘挛，甚或舌卷囊缩，小便涩痛，男则遗精腰痛，女则带下如注，舌色焦紫起刺如杨梅，或舌紫无苔而有点，或舌红无苔而胶干，或舌红中有白糜点。以上热陷冲任之候。

## 六、温燥法

温热为伏火症，本不当用温燥，然初起客寒包火，搏束过甚，致伏邪不能外达，不得不暂用温散法，如刘氏苏羌饮、局方芎苏散之类。亦有湿遏热伏，抑郁太甚，致伏邪不能外出，不得不暂用辛燥法，如藿香正气散、九味羌活汤之类。一经寒散热越，湿开热透，即当转用他法，以速清其伏邪。此在表兼寒兼湿之当用温燥法也。更有初起夹水气症，在表时不宜纯用辛凉发散，若纯用辛凉，则表必不解而转见沉困；有里症不可遽用苦寒，若早用苦寒，则里热内陷，必转加昏蒙。此水气郁遏伏邪，阳气受困，宜于发表清里药中加温燥之品以祛水气，如藿香、厚朴、半夏、苍术、草果、豆蔻、广皮、赤苓等品，皆可对症酌用。迨水气去，郁遏开，然后议攻议凉，则无不效者矣。又有夹冷食伤胃，往往有脉沉肢冷者，若胸膈痞满，舌苔白厚，益为食填膈上之明证，即当用温化燥削，如加味平胃散（戴北山验方）、沉香百消曲（道藏方）、绛矾丸（《张氏医通》方）之类；甚则用吐法以宣之，如椒盐汤、生萝卜汁等，使膈开而阳气宣达，然后伏邪外溃，或当解表，或当清里，自无误治矣。此在里夹水夹食之当用温燥法也。此等兼症夹症，每用温燥药见功者，遂相讼清热泻火之非，归咎于冰伏凉遏之弊，不知温热乃其本气，兼夹乃其间气也，岂可拘执兼症夹症之用温燥法见功，遂并其温热本症之当用清凉而一概抹煞也耶？更有并无兼症夹症，而邪深入里，失于攻下，而热深厥深，反欲拥被向火，凛凛恶寒，身冷肢厥，而二三处独见火症，如目大小眦赤，舌苔黄黑燥，小便黄赤涩痛，大便稀黄极臭，或下利鲜血，此皆热深阳郁之象，当以温燥通郁为主，佐以辛凉透热，如新定达原饮、加减藿朴夏苓汤之类，使里气通而郁阳发，反大热而烦渴，即转机而用清用下，以收全功者甚多。至若本系温热伏邪，因其人平素阳虚，或年已衰老，医用发表攻里太过，至汗出不止，呕利俱作，四肢微厥，脉微恶寒者，不得不暂用温燥扶阳，如胃苓汤合半硫丸之温运脾阳，术附汤合半硫丸（皆吴氏《温病条辨》方）之温固命阳，但须知虽属阳虚，却从热症来而阴必亏，半硫、桂附，亦不可过用，当佐以护阴药为妙，如归芪建中汤、参附养荣汤之类，皆可酌用。总之此症温补略缓及温补不到必死，或过用温补，阳虽回而阴竭亦死，此处不可不斟酌至当也。又如湿温、湿热方伏于膜原，未经传变之时，胸膈必多痰滞，有见其烦躁而过用知、膏、芩、连者，有因其作渴而遽用生地、麦冬者；有病者自认火症而恣啖冷水、西瓜、梨、荸太早者，皆能抑郁阳气，壅闭伏火，火遏于中、下二焦，停痰滞于上焦，每见恶寒胸痞，甚则烦躁昏谵，宜先以宣导痰滞为主，如加味二陈汤、藿朴二陈汤、吴氏导痰汤、三子导痰汤之类，痰滞通则伏火之症发现，随其传变以施凉解攻利之剂，乃有效也。以上温补、温化二法特救药误食误，非治温热正病耳。

总之温热诸症中，惟湿温一症，其病情半阴半阳，其病原水火互结，其病状反复变迁，不可穷极，在上焦如伤寒，在下焦如内伤，在中焦或如外感，或如内伤，至其变症则有湿痹、水气、咳嗽、痰饮、黄汗、黄疸、肿胀、疟疾、痢疾、淋症、带症、便血、疝气、痔疮、痈脓等症，其间宜清凉芳烈者固多，宜温化燥渗者亦不少，方法已详温热即是伏火篇。若夫病后调理，凡属湿温、湿热，当以扶阳为法，温健胃阳如香砂理中汤、六君子汤之类；温升脾阳如补中益气汤、参胡三白汤之

类。然亦有病后化燥，有当用甘凉濡润者，或有用酸甘化阴者，全在临症者活法机变也。谨述宜温燥诸症，条列于下：

头痛身热，恶寒无汗，甚或肩背腰痛，或膝胫痛，口虽不渴，间有烦躁口苦，便溏不爽，小便黄热，舌苔滑白，或两边白中淡黄。以上温热兼寒，新凉外束之候。

凛凛恶寒，甚或足冷，头目胀痛昏重，如裹如蒙，身痛不能屈伸，身重不能转侧，肢节肌肉疼而且烦，腿足痛而且酸，沉困嗜睡，胸膈痞满，渴不引饮，或竟不渴，午后先寒后热，状若湿疟，舌苔白腻，或白滑而厚，或白苔带灰兼黏腻浮滑，或白带黑点而黏腻，或兼黑纹而黏腻，甚或舌苔满布，厚如积粉，板贴不松。以上温热兼湿，湿遏热伏之候。

胸脘满痛，按之则软，略加揉按，漉漉有声，甚则肠下抽痛，干呕短气，或腰重足肿，下利溺少，甚或沉困昏愦，舌苔滑白，间有转黄转黑而胖滑，或满舌黄黑，半边夹一二条白色，或舌尖舌本俱黄，中间夹一段白色。以上温热夹水，停积胸脘之候。

恶食吞酸，嗳气腹满，欲吐不吐，呕逆痞闷，甚或脉沉肢冷，舌苔白厚，微兼淡黄。以上温热夹冷食，填塞膈脘之候。

气少息促，声颤无力，语不接续，喜向里睡，汗出恶寒，呕利俱作，四肢微厥，甚或两足冷甚，舌色淡红圆厚，或淡晦少神，或舌青胖嫩。以上温热夹虚，凉泻太过之候。

头目昏眩，胸膈痞闷，按之不痛，口吐涎沫，懊憹烦躁，甚或神昏如迷，舌苔白滑、黄滑不等。以上温热夹痰，凉遏太过之候。

**七、消化法**

消者，去其壅也；化者，导其滞也。

凡人气血所以壅滞者，必有所因。先其所因而坚者削之，此即消化之法也。虽然，凡用消化方药，必须按其部分，而君臣佐使，驾驭有方，使不得移，则病处当之，不致诛伐无过。不明乎此而妄用克削，则病处未消而元气已伤，其害不可胜言。况其所以积滞者，有食积、痰积、水积、瘀积、虫积之不同，种种见症，不一而足，务在明辨症候，按法而消化之。以余所验，温热伏邪，临时每多夹食、夹痰、夹水、夹瘀、夹虫之故，必为消化，乃得其平。

（甲）消食诸方，如加味平胃散、沉香百消曲、绛矾丸之类，皆可酌用。而以枳实导滞汤，枳实栀豉汤加竹、沥萝卜汁二方，奏功尤速。

（乙）消痰诸方，如加味二陈汤、藿朴二陈汤、加减导痰汤、加味小陷胸汤、加减半夏泻心汤、雪羹加生萝卜汁、星香导痰丸之类，皆可选用。而以节斋化痰丸（淡天冬、青子芩、栝蒌霜、青海粉、赖橘红各一两，苦桔梗、制香附、青连翘各五钱，上青黛、风化硝各三钱，研细加姜汁蜜丸。王节斋《名医杂著》方）、岩制川贝二方，效用最繁。若痰塞咽喉，可用导痰开关散、雄黄解毒丸等吐之。

痰壅胸膈，则以降痰奔马汤（雪梨汁一杯，生姜汁四滴，蜂蜜半杯，薄荷细末一钱，和匀器盛，重汤煮一时之久，任意与食。降痰如奔马，善治痰气壅塞故名。陈飞霞《幼幼集成》方）调下珍珠滚痰丸（半夏五十粒，巴豆三十粒去壳，同半夏煮，待半夏熟烂，取出巴豆，止用半夏烘干为细末，米糊为丸如菜子大，朱砂为衣，晒干，用萝卜汁吞服七丸，大人倍。吴庚生按：此方治痰极有效，癫痫痰厥及喉闭之属有痰者均可用。赵恕轩《串雅内编》方），服之立效。

痰迷清窍，当以昌阳泻心汤、沈氏六神汤二方，随症加减，症轻加万氏牛黄丸及珠黄散等，症重加牛黄清心丸、新定牛黄清心丸、安宫牛黄丸、集成太极丸（天竺黄、杜胆星各五钱，酒炒生锦纹二钱，直僵蚕三钱，麝香、梅冰各二分，蜜丸如芡实大，朱砂为衣，小儿每服一丸，大人五丸。陈氏《幼幼集成》方）等宣化之。

痰积胃肠，宜以五仁橘皮汤（光杏仁四钱，生苡仁、栝蒌仁各五钱，蔻仁八分拌捣郁李净仁三钱，蜜炙赖橘红钱半。廉臣验方）、加味小陷胸汤为主，酌加节斋化痰丸，或集成金粟丹（九制杜胆星、明天麻、明乳香各二两、炒竹节、白附子、净全蝎、代赭石、直僵蚕各一两，赤金箔五十张，真麝香二分，梅花冰片三分，蜜丸皂角子大，贴以金箔，每用一丸，姜汤化服。此方比抱龙、金液、保命、至宝、定命等方，功倍十百，善治咳嗽上气，喘急不定，嗽声不转，眼翻手搐，昏沉不醒等症，一服即全，因九制胆星，虽真牛黄莫能及此，惟虚寒之痰，无根之气，绝脱之证不可用。陈氏《幼幼集成》方）等①消逐之。症势极重者，必用张氏新加凉膈散合礞石滚痰丸（青子芩、酒蒸大黄各八两，火硝煅礞石一两，上沉香五钱，水丸，量大小用之。王汝言《养生主论》方），消化而峻逐之。

痰滞经络，宜以竹沥五汁饮（淡竹沥一杯，生姜汁一匙，生萝卜汁、鲜桑枝汁、生雅梨汁各三羹瓢，荆沥、陈酒各一瓢，和匀，重汤煮一时之久，温服。廉臣验方）为主，轻加指迷茯苓丸（浙茯苓二两，半夏一两，生研澄粉，炒枳实半

---

① 等：原在"集成金粟丹"后，据书局本移此。

两，风化硝二钱半，姜汁和丸如桐子大，每服三十丸。徐洄溪《兰台轨范》通治方)，重加圣济大活络丹(白花蛇、乌梢蛇、威灵仙、两头尖如无可用竹节白附子代之、草乌、煨天麻、净全蝎、制首乌、炙龟板、麻黄、贯仲、炙甘草、羌活、官桂、藿香、乌药、川连、熟地、酒蒸大黄、广木香、沉香，以上各二两，细辛、赤芍、净没药、公丁香、明乳香、白僵蚕、姜制南星、青皮、骨碎补、白豆蔻、安息香酒熬、黑附块、炒黄芩、浙茯苓、制香附、元参、白术，以上各一两，防风二两半，葛根、炙虎胫骨、当归各一两半，血竭七钱，炙地龙、犀角、麝香、松脂各五钱，牛黄、片脑各一钱半，人参三两，共五十味为末，蜜丸如桂圆核大，金箔为衣，陈酒送下。徐洄溪《兰台轨范》通治方云：顽痰恶风，热毒瘀血，入于经络，非此方不能透达，凡治肢体大症必备之药也。汪谢城《方甲》云：近人所制人参再造丸，一名回生再造丸，即此方减去草乌、贯众、黄芩、香附、骨碎补、麝香、没药、乳香八味，加入黄芪、琥珀、白芷、桑寄生、川芎、厚朴、天竺黄、草果、红花、穿山甲、姜黄、草薢十二味，治证并同)，宣化而消散之。

(丙) 消水诸方，分消上焦之积水，葶苈橘皮汤、叶氏加减芦根饮、叶氏新加栀豉汤三方酌用；分消中焦之积水，宜以茵陈胃苓汤、藿朴胃苓汤二方为主，或加三因控涎丹，或加神芎导水丸，随其轻重而选用之；分消下焦之积水，茵陈五苓散、加味八珍散二方为主，势重者，或用加味控涎丹，或合大陷胸汤，使积水从二便而逐去之，舟车神祐丸(炒黑丑四两，酒炒锦纹二两，煨甘遂、煨大戟、醋炒芫花、炒青皮、广橘红各一两，广木香五分，轻粉一钱，水法丸。刘河间方)，尤

能捷效。

(丁) 消瘀诸方，轻剂如沉香百消曲、香壳散(《医通》方)、失笑散(五灵脂、生蒲黄各一两，研末，每服二钱至三钱。武氏《济阴纲目》方)、七厘散(真血竭一两，粉口儿茶二钱四分，明乳香、净没药、杜红花各钱半，飞辰砂一钱二分，冰、麝各一分二厘，研细，每服七厘。《增广新编验方》)、九分散(明乳香、净没药各一两，麻黄、烧酒浸马前子各五钱，研细，每服九分。《新编验方》)之类；重剂如飞马金丹、无极丸、郁金丸(广郁金、海南子、明乳香、净没药、飞雄黄、朱砂、巴霜各四钱，合研极匀细，米醋飞面糊为丸，如绿豆大，大人每服九十一丸，小儿五丸三丸，孕妇忌服，服时宜先备冷粥，见所下既多而不止者，即饮一二杯止之。见沈樾亭《验方传信》)、局方聚宝丹(广木香、上沉香、春砂仁各三钱，麝香八分，炒延胡、明乳香、净没药各三钱，血竭钱半，共研细末，糯米粉糊丸弹子大，朱砂为衣。《顾松园医镜》方)之类，皆可随症佐入于清解剂中，屡投辄效。尤以童便、陈酒、生藕汁、活虫浆等四味效用最多，随症均可加入，确为普通消瘀之良药。

至于专门消瘀，当分部位。消一身经络之瘀，羌防行痹汤(羌活、防风各一钱，威灵仙、全当归各三钱，川断、秦艽各二钱，明乳香、净没药、杜红花各五分，先用嫩桑枝三两，青松针一两，煎汤代水。头痛，加白菊花一钱，川芎六分；背痛，加片姜黄八分；肩背痛，加桔梗钱半；腰膝脚痛，加淮牛膝、川草薢各三钱；筋络拘挛，加络石藤、煅羊胫骨各三钱，红肿疼痛，加鲜生地五钱，酒炒青子芩钱半。《顾氏医镜》方)、身痛逐瘀汤(羌活、秦艽、川芎、杜红花、制香附各

一钱，全当归三钱，五灵脂、淮牛膝、酒炒地龙各二钱，原桃仁、净没药各钱半，炙甘草一钱。王清任《医林改错》方）二方最灵。

消上焦血府之瘀，血府逐瘀汤（生枳壳二钱，苦桔梗钱半，炙甘草一钱，川芎八分，全当归、鲜生地各三钱，原桃仁、赤芍各钱半，鳖血柴胡、淮牛膝各钱半，藏红花三分。《医林改错》方）、加味桂枝红花汤二方最验。

消中焦、膈下之瘀，膈下逐瘀汤（当归、原桃仁各三钱，五灵脂、赤芍、丹皮、乌药各二钱，制香附、炒枳壳各钱半，蜜炙延胡、川芎、炙甘草各一钱，藏红花五分。《医林改错》方），鞠通桃仁承气汤，拔萃犀角地黄汤加琥珀、五灵脂、䗪虫、蒲黄等，奏功皆捷。

消下焦、少腹之瘀，少腹逐瘀汤（当归尾、生蒲黄各三钱，五灵脂、赤芍、净没药各二钱，蜜炙延胡、川芎、官桂各一钱，酒炒小茴香七粒，黑炮姜二分。《医林改错》方）、叶氏加减小柴胡汤、舒氏增损小柴胡汤、沈氏和血逐邪汤，四方选用。

消一身窍隧之瘀，通窍活血汤、犀珀至宝丹、苏合香丸等，皆可酌用。

消一身络脉之瘀，已详清凉法中清络宣气一节，用方者参看可也，兹不赘。

（戊）消虫积诸方，当分安蛔、杀虫二法。安蛔，如犀角黄连汤、清中安蛔汤、连梅安胃汤、沈氏椒梅饮（炒川椒一分，乌梅五枚，干姜二分，小川连一钱，川楝子三钱，水煎，槟榔一钱磨汁冲。沈氏《验方传信》方）等选用，如因凉泻太过，确有虚寒现症者，宜用晋三安胃汤，甚则仲景乌梅丸（乌梅三百个，人参六两，当归四两，黄连一斤，黄柏、细辛、桂枝各六两，干姜十两，蜀椒四两，淡附片八两，共十味，研细末，以醋浸乌梅一宿，去核蒸之五升米下，饭熟捣成泥，和药令相得，纳臼中，与蜜杵二千下，圆如桐子大，先食饮，服十丸，日三服，稍加至二十丸，禁生冷、滑物、臭食等。《伤寒论》方）。

杀虫，轻则槟黄丸（枣儿槟榔一两，雄精、制绿矾各五钱，为末，饭糊丸如小米大，空心服一钱至三钱，量人虚实用之），重则下虫万应丸（醋制雷丸、枣儿槟榔、炒黑丑、酒炒锦纹、广木香各一两，上沉香五钱，共研细末，皂荚、苦楝根各四两，煎水泛丸，绿豆大，每服一钱至三钱，五更时砂糖汤送下。以上皆《顾氏医镜》方）、程氏化虫丸（芜荑、白雷丸各五钱，枣儿槟榔二钱半，雄黄钱半，广木香、白术、陈皮各三钱，炒神曲四钱，酒炒锦纹五钱，以百部二两熬膏糊丸，如桐子大，每服钱半，米饮下。《医学心悟》方）、山西青金丹（煅透使君子五十个，香墨枣大一块，金银箔各五张，轻粉二钱，先研使君子墨令细，次箔，次粉，再加麝香少许，合研匀细，稀糊为丸，如桐子大，阴干，每服一丸至三丸，薄荷汤磨下。山西一家制售此药，治小儿惊痫、积滞、风痫之疾，日得数十万钱，传已数世矣），皆可酌用。使君子蛋（轻粉五厘，使君子二枚，葱白半寸，合研细，击鸡蛋小孔一个，入药封好蒸熟，日吃二枚。以上二方见沈氏《验方传信》），尤为灵妙。余如沉香百消曲、更衣丸、椒梅丸、加味控涎丹等，皆有杀虫消积之功。总而言之，不拘食积、痰积、水积、瘀积、虫积，乔氏阴阳攻积丸（吴茱萸、炮干姜、官桂、炒川乌、姜汁炒川连、姜半夏、浙茯苓、炒延胡、人参各一两，上沉香、真琥珀各五钱，巴豆霜一钱，为末，皂角四两煎汁糊丸，绿豆大，每服八分，加至钱半，淡姜汤下。见李士材《医宗必读》乔三余方）、秘方化滞丸（小川连、姜半夏各三钱，三棱、莪术、广木香各二钱，巴霜、陈皮、丁香各一钱，蜜丸，每服五分至八分。唐容川《血证论》方）二方最有效力，随症均可佐入。谨述宜消化诸症，条列于下：

食积在上，胸膈饱闷，嗳腐吞酸；食积在中，腹满硬痛拒按；食积在下，绕脐硬痛拒按。以上皆食滞胃肠之候。

头目晕眩，耳鸣颊赤，眼皮及眼下有烟雾灰黑色，烦满膈热，口干思水，吞酸嘈杂，二便滞赤，甚则神昏如迷，口吐涎沫，气喘息粗。以上皆痰滞胸脘之候。

干呕吐涎，或咳或噎，或短气，心下虽满痛，按之则软，揉之作水声，甚或腰重足肿，下利溺少，面目两手肿而且亮。以上皆水停三焦之候。

胸腹胁肋结痛，痛有定处而不移，转侧若刀锥之刺，遇夜则甚，甚则神思如狂，面色暗黑，或吐紫血，或便如黑漆。以上皆瘀积三焦之候。

脘腹痛有休止，面白唇红，或唇之上下有白斑点，或口吐白沫，饥时更甚，饱食则安。以上皆虫积脘腹之候。

## 八、补益法

《内经》云：精气夺则虚。虚者补之。《难经》云：损其肺者益其气，损其心者调其营卫，损其脾者调其饮食，适其寒温，损其肝者缓其中，损其肾者益其精。此用补益法之原理也。温热为伏火症，本不当用补益法，然《内经》谓冬不藏精，春必病温。病温虚甚死，当实其阴以补其不足。此即后贤治四不足与四损者复病温热，创立先补后泻，先泻后补，补泻兼施之法之导师也。况温热诸症，每有屡经汗下，清解不退者，必待补益而始痊，此由本体素虚，或因素有内伤，或为

病药所残，自当消息其气血阴阳，以施补益之法。温热虽伤阴分血液者居多，然亦有凉药太过而伤阳气者，则补血补阴，补气补阳，又当酌其轻重，不可偏废。凡屡经汗下清和，而烦热更甚者，当补阴血以济阳，所谓寒之不寒，责其无水者是也。屡汗下清和，热退而昏倦痞利不止者，当补阳气以培元，所谓祛邪必先扶正，正足邪自去也。试述清补、温补、调补、平补、峻补、食补诸方法以发明之。

（甲）清补，即清滋法。张景岳所谓阴虚者宜补而兼清，二冬、地、芍之类是也。陆九芝所谓甘寒为滋，生地、石斛以养胃阴是也。如金匮麦门冬汤、千金麦冬汤、千金生地黄煎、叶氏养胃汤、竹叶地黄汤、吴氏五汁饮（雪梨汁、荸荠汁、芦根汁、麦冬汁、藕汁，临时斟酌多少，和匀凉服，不甚喜凉者，重汤炖温服。《温病条辨》方）之类，为温热病后，清滋津液之良方。惟徐洄溪谓大病后必有留热，治宜清养，独推仲景竹叶石膏汤为善后要方。

虽然，清滋之法亦当分辨。如肺胃之阴则津液也，惟清润之品可以生之，如参燕麦冬汤、清燥救肺汤、养阴清肺汤、加减甘露饮、润肺雪梨膏、景岳四阴煎（细生地三钱，麦冬、白芍、苏百合、北沙参各二钱，浙茯苓钱半，生甘草一钱。《景岳新方》）、三参冬燕汤（太子参、西洋参各一钱，北沙参四钱，麦冬二钱，光燕条八分，青蔗浆一酒杯，建兰叶三片。樊师验方）、程氏月华丸（天麦冬、生熟地、山药、百部、北沙参、川贝、阿胶、茯苓、獭肝、广三七各五钱，冬桑叶二两煎膏，将阿胶化入膏内，和药，稍加炼蜜为丸，如弹子大，每服一丸，嚼化，日三服。程氏《医学心悟》方）、八仙玉液（藕汁二杯，梨汁、芦根汁、蔗汁、人

乳、童便各一杯，先将生鸡子白三枚，白茅根四十支，煎取浓汁二杯，和入前六汁，重汤炖温服。《顾氏医镜》方）之类，皆可随症选用。

心肝脾肾之阴则血液也，清补心阴，如清燥养荣汤、叶氏加减复脉汤、王氏小复脉汤（原麦冬五钱，甘杞子三钱，炙甘草一钱，鲜刮淡竹茹三钱，南枣两枚。《王孟英新验方》）等选用。

清补脾阴，如补阴益气煎（潞党参一钱，归身二钱，淮山药、熟地炭各三钱，新会皮一钱，炙甘草八分，升麻二分，柴胡三分。《景岳新方》）、参燕异功煎（潞党参一钱，光燕条八分，生晒术五分，浙茯苓一钱，炙甘草、新会白各八分。见何书田《医学妙谛》）、参粉甘芍汤（西党参钱半，南花粉三钱，炙甘草八分，炒白芍钱半。唐容川《血证论》方）之类；而慎柔养真汤（西党参、生晒术、嫩绵芪、甜石莲各钱半，淮山药、生白芍、提麦冬各三钱，炙甘草六分，北五味二分。《慎柔五书》方）煎去头煎，止服二三煎，取甘淡以养脾，深得清滋脾阴之秘法。

清补肝阴，如吴氏小定风珠（《温病条辨》方），加减四物汤、四物绛覆汤、阿胶鸡子黄汤（均见沈樾亭《验方传信》）、地骨皮饮（地骨皮五钱，粉丹皮、细生地、生白芍各三钱，归身钱半，川芎五分。见陈修园《时方歌括》）、酒沥汤（焦山栀、粉丹皮、归身各钱半，生白芍三钱，鳖血柴胡八分，辰茯神三钱，生晒术五分，苏薄荷三分，陈酒一匙，淡竹沥一瓢，和匀同冲。《张氏医通》妇科方）等选用；而魏氏一贯煎（细生地三钱，归身、麦冬各钱半，北沙参四钱，甘杞子一钱，川楝子钱半，口苦燥者加酒炒川连六分。见魏玉璜《续名医类案》），柔剂

和肝，善治胸脘胁痛，吞酸吐苦，疝气瘕聚，一切肝病，尤为清滋肝阴之良方。

清补内肾之阴，如甘露饮（宋《和剂局方》），知柏地黄汤（戴氏《广温疫论》），顾氏保阴煎（见《松园医镜》），新加六味汤（见周小颠《三指禅》）等选用。脑督外肾之阴，则精髓也。盖以脑为髓海，督为脊髓，外肾主藏精，非黏腻之物不能填之。

清补脑肾之阴，如六味加犀角汤（见陆定圃《冷庐医话》），桑麻六味汤（见何书田《医学妙谛》），救阴滋任汤、清滋脊髓汤（熟地炭、炙龟板各四钱，盐水炒川柏八分，知母钱半，猪脊髓一条，甲鱼头一枚，煎成，冲甜酱油半瓢。均何廉臣验方）等选用。总之，清补之法必须清而不凉，滋而不腻，时时兼顾脾胃，庶足为病后滋阴之善法。

（乙）温补之法，张景岳所谓补而兼暖，桂、附、干姜之属是也。然亦有辨，一胃中之阳，后天所生者也；一肾中之阳，先天所基者也。胃中之阳喜升浮，虚则反陷于下，再行清降，则生气遏抑不伸。肾中之阳贵降纳，亏则恒浮于上，若行升发，则真气消亡立至。此阳虚之治有不同也。

温补胃阳，首推理中汤（别直参钱半，湖广术钱半，炒干姜八分，炙甘草八分）、黄芪建中汤（皆仲景方）二方为主；次如养中煎（潞党参三钱，浙茯苓二钱，炒扁豆二钱，炒黄干姜、炒山药各一钱，炙甘草八分）、五君子煎（西党参三钱，江西术、浙茯苓各二钱，炒干姜、炙甘草各一钱）、圣术煎（冬白术五钱，炒干姜、蒙自桂各一钱，炒广皮八分）、苓术二陈煎（浙茯苓三钱，炒冬术、姜半夏各二钱，炒广皮、炒干姜各一钱，泽泻钱半，炙甘草八分。以上皆景岳方），

归芪建中汤（《叶天士医案》方）之类，皆可对症选用。

温补肾阳，约分二法：一为刚剂回阳，其方如四逆汤（厚附块三钱，干姜二钱，炙甘草钱半）、通脉四逆汤（即前方加葱白五枚）、白通汤（葱白四枚，干姜二钱，黑附块三钱）、白通加猪胆汁汤（即前方加猪胆汁一匙，童便一杯冲。以上皆仲景方），四味回阳饮（别直参、炒干姜、黑附块各二钱，炙甘草钱半。《景岳新方》）、附姜归桂汤（黑附块、炒干姜、全当归各钱半，安边桂一钱，净白蜜一瓢，陈酒一瓢，加水同煎。喻嘉言经验方）之类；一为柔剂养阳，其方如六味回阳饮（西党参、大熟地各五钱，黑炮姜三分，淡附片一钱，白归身三钱，炙甘草一钱）、理阴煎（大熟地五钱，白归身三钱，炒黄干姜一钱，炙甘草八分，蒙自桂五分）、镇阴煎（大熟地二两，淮牛膝二钱，炙甘草一钱，泽泻钱半，淡附片八分，蒙自桂五分）、胃关煎（熟地五钱，炒山药、炒扁豆、炒冬术各二钱，吴茱萸、炒干姜各五分，炙甘草一钱）、四味散（米炒西党参五钱，淡附片、炒干姜各一钱，炙甘草一钱，乌梅炭五分，共为细末，每服一二钱，温汤调下。以上皆景岳方），全真一气汤（《冯氏锦囊》方），附姜归桂参甘汤（淡附片、黑炮姜、全当归、官桂各钱半，西党参、炙甘草各二钱，鲜生姜两片，大红枣两枚，净白蜜一瓢，加水同煎。喻嘉言验方），参茸养阳汤（《叶天士医案》方）、加味都气饮（《感症宝筏》方）之类，而金匮肾气丸（即附桂六味丸方）尤为温补肾阳之祖方。

他如温补肺阳，参芪保元汤（别直参钱半，炙绵芪二钱，官桂八分，炙甘草六分。魏桂岩验方）为主；其次参姜饮（老东参三钱，黑泡姜、炙甘草各五分。《景岳新方》）、观音应梦散（吉林参一钱，胡桃肉一枚，蜜煨生姜两片。《江笔花医镜》方），亦可对症酌用。

温补心阳，首推人参养荣汤（见《时方歌括》），其次参附养荣汤（别直参、淡干姜各一钱，淡附片八分，白归身、熟地炭各二钱，酒炒白芍钱半。吴又可《温热论》方）亦佳。

温补脾阳，首推补中益气汤（李东垣《脾胃论》方）、六君子汤（《和剂局方》）二方为主，寿脾煎（别直参一钱，炒冬术二钱，炒干姜八分，淮山药二钱，炒湘莲三十粒，炒枣仁钱半，归身二钱，远志肉五分，炙甘草五分。《景岳新方》）方亦纯粹。

温补肝阳，首推当归四逆汤（仲景方），其次暖肝煎（当归、甘杞子、赤苓各二钱，小茴香、官桂、乌药、沉香各五分），其次五物煎（全当归、熟地炭各三钱，酒炒白芍二钱，川芎一钱，蒙自桂五分。以上皆景岳方），方亦精当。

温补督阳，首推龟鹿二仙胶（鹿角、龟板各十斤，甘杞子二十两，西党参十五两，龙眼肉五两，如法熬胶，初服酒化一钱五分，渐服三钱。《张氏医通》方）、参茸聚精丸（线鱼胶一斤，沙苑子五两，西党参十两，鹿茸片五钱，每服八九十丸，温酒下。张路玉妇科方），二方最有效力。此皆温补方法之大要者也。

（丙）调补之法，为虚而不受峻补者设，由温热病后，气液虽亏，夹有气郁，或夹痰涎，或夹瘀血，或夹食滞，或夹湿浊，或夹败精，必兼用对症疗法以调理之。古谓病有三虚一实者，先治其实，后治其虚是也。此为虚症夹实，其症大约有三：

一者湿热盘踞中焦，先以小分清饮

（真川朴、炒枳壳各五分，赤苓、生苡仁各三钱，猪苓、泽泻各钱半。《景岳新方》）、吴氏四苓汤（新会皮钱半，茯苓三钱，猪苓、泽泻各钱半。吴又可《温疫[①]论》方）等，调脾胃而宣其湿热，继则察其气虚者，香砂理中汤（《和剂局方》）小其剂而调补之，液虚者，吴氏五汁饮，清润法以调补之。

二者肝木横穿土位，当分乘脾犯胃二种。乘脾则腹必胀满，大便或溏或不爽，用药宜远柔用刚，四七绛覆汤最妙，其次逍遥二陈汤（枳壳五分拌炒仙居术八分，仙半夏、浙茯苓各钱半，炒橘白、归须、赤芍各一钱，川柴胡五分，苏薄荷四分，炙甘草二分，代代花十朵冲。廉臣验方）亦效。犯胃则恶心干呕，脘痞胁胀，甚或吐酸嘈杂，胃痛不食，用药则忌刚喜柔，二仁绛覆汤合左金丸最效，其次连梅安胃汤亦妙。若脾阳已虚，气滞失运者，则以治中汤（丽参须八分，焦冬术一钱，炒黄干姜五分，炙甘草三分，炒橘白八分，醋炒小青皮三分。《和剂局方》）、六味异功煎（即五君子煎加广皮一钱。《景岳新方》）调补脾阳以疏肝。若胃液已亏，肝风内扰者，则以阿胶鸡子黄汤、桑丹泄肝汤（冬桑叶二钱，醋炒丹皮钱半，石决明六钱，茯神木三钱，生白芍四钱，东白薇三钱，大麦冬二钱，鲜石斛三钱，木瓜八分，童便一钟冲。廉臣验方）等，调补胃阴以柔肝。

三者前医误用呆腻，闭塞胃气，致胃虽虚而不受补，法当先和胃气。和胃二陈煎（炒黄干姜一钱，春砂仁五分，姜半夏、炒广皮、浙茯苓各钱半，炙甘草五分）最稳，其次大和中饮（炒橘白一钱，炒枳实八分，春砂仁五分，炒山楂二钱，炒麦芽一钱，真川朴五分，泽泻钱半。以上皆《景岳新方》）亦可酌用。虽然，和胃有阴阳之别，寒热之分。胃阳受伤，和以橘、半、姜、砂之类，固属正当治法；若胃阴受伤，则甘凉养胃，如金匮麦门冬汤、叶氏养胃汤、吴氏五汁饮之类，略加代代花、佛手花、豆蔻花、建兰叶、炒香枇杷叶等品，方合调补胃阴之正法。至于调气解郁，莫如制香附、广郁金、炒川贝；除痰控涎，莫如戈制半夏、赖橘红、控涎丹；祛瘀活血，莫如五灵脂、生蒲黄、原桃仁、藏红花；消食导滞，莫如楂曲、平胃散、枳实导滞丸；利湿泄浊，莫如滑石、二苓、冬葵子、榆白皮、佩兰叶、晚蚕砂；通逐败精，莫如杜牛膝、裈裆灰、两头尖、韭菜白，皆可对症选用。此皆调补方法之纲要者也。

（丁）平补之法，不寒不热，刚柔并济，最为普通补益之良剂。补气，如四君子汤（西党参、炒冬术各钱半，浙茯苓三钱，炙甘草六分）；补血，如四物汤（全当归钱半，大生地三钱，生白芍钱半，川芎六分。以上皆《和剂局方》）；补液，如麦门冬汤（仲景方）；气血双补，如八珍汤（即四君子汤合四物汤。《和剂局方》），五福饮（西党参、熟地炭各三钱，炒白术、白归身各钱半，炙甘草八分。《景岳新方》），双和饮（生白芍二钱，炙黄芪钱半，炙甘草、官桂、川芎各七分，归身、熟地各一钱，生姜两片，大枣两枚。《医学金针》方））之类[②]；气液双补，如参麦饮（孙氏《千金方》），参麦茯神汤（薛生白验方），参燕异功煎（吉林参一钱，光燕条一钱，湖广术八分，浙茯苓钱半，新会白八分，炙甘草五分。何书田验方）之类；补精，如新加

① 疫：原作"热"，据书局本改。
② 之类：原在"景岳新方"下，据书局本移于此。

六味汤（周小颠《三指禅》方）、张氏左归饮（《景岳新方》）、顾氏保阴煎（《松园医镜》方）、聚精丸（黄鱼胶一斤，沙苑子五两，为末蜜丸）、四味鹿茸丸（鹿茸、北五味、归身各一两，熟地二两，为末，酒和丸。以上皆《张氏医通》方）、龟头六味丸（龟头十个，熟地八两，山萸肉、山药各四两，茯苓、泽泻、丹皮各三两，蜜丸。《徐有堂医案》方）、五子六味丸（菟丝子、甘杞子、沙苑子各二两，五味子、车前子各一两，合六味丸一料为丸。汪朴斋《产科心法》方）、九龙丹（枸杞子、金樱子、莲须、莲肉、芡实、山萸肉、白归身、熟地、茯苓各三两，为末，酒糊丸）、崔进萃仙丸（沙苑子八两，山萸肉、芡实、莲须、甘杞子各四两，菟丝子、覆盆子、川断各二两，金樱膏二两，同白蜜为丸，每服三钱。以上皆《张氏医通》方）之类；补神，如十味补心汤（辰茯神八钱，炒枣仁、归身各二钱，西党参、熟地炭、浙茯苓各三钱，麦冬二钱，远志一钱，制香附三钱，龙眼肉五朵。张心在经验方）、茯神汤（辰茯神四钱，炒枣仁、生地、归身、西党参各二钱，浙茯苓、远志、石菖蒲、湘莲各一钱，炙甘草五分。陈修园《医学实在易》方）、安神养血汤（吴又可《温疫论》方）、心肾交泰汤（陆定圃《冷庐医话》方）、朱砂安神丸（李东垣《脾胃论》方）、天王补心丹（酸枣仁、归身各一两，生地黄四两，柏子仁、麦冬、天门冬各一两，远志五钱，五味子一两，浙茯苓、人参、丹参、元参、桔梗各五钱，炼蜜丸，每两分作十丸，金箔为衣，每服一丸，灯芯汤化下，食远临卧服，或作小丸亦可。邓天王锡[①]志公和尚方）之类。此皆用平和之药，调补气血津液精神之方法也。

（戊）峻补之法，盖因极虚之人，垂危之病，非大剂汤液不能挽回。程钟龄所谓尝用参附煎膏，日服数两，而救阳微将脱之症，参麦煎膏，服至数两，而救津液将枯之症，随时处治，往往有功是也。亦即陈心典所谓虚极之候，非无情草木所能补，如肉削之极，必须诸髓及羊肉胶之类；阴中之阴虚极，必须龟胶、人乳粉、牡蛎、秋石、麋茸之类；阴中之阳虚极，必须鹿角胶、鹿茸、海狗肾之类是也。

至其峻补之方，气血双补，如参归鹿茸汤（聂久吾经验方）、十全大补汤（党参、白术、茯苓各三钱，炙甘草一钱，归身、熟地各三钱，生白芍二钱，川芎钱半，黄芪五钱，肉桂五分。《和剂局方》）、大补元煎（党参少则一二钱，多则一二两，山药炒二钱，熟地少则二三钱，多则二三两，杜仲二钱，当归二三钱，山萸肉一钱，枸杞二三钱，炙甘草一二钱。《景岳新方》）、坎炁汤（制净坎炁一支，吉林参一钱，甘杞子三钱，熟地八钱，人乳一钟冲。《临证指南集》方）之类。

阴阳并补，如右归饮（熟地二三钱，或加至一二两，山药炒二钱，山萸肉、炙草、甘杞子各一钱，杜仲二钱，肉桂一钱，制附子二钱。《景岳新方》）、鹿茸汤（别直参钱半，鹿茸三分，淡附片一钱，当归、菟丝子、杜仲各三钱，小茴香五分）、肉苁蓉汤（淡苁蓉三钱，淡附子、党参、炮干姜、当归各二钱，炒白芍三钱）、复亨丹（倭硫黄十分，鹿茸、云苓、淡苁蓉各八分，杞子、归身、小茴、草薢各六分，安南桂、吉林参各四分，川椒炭三分，炙龟板十分，益母膏为丸，每服二钱。以上皆《温病条辨》方）之类。

---

① 锡：赏赐。

气血阴阳统补，如燮理十全膏（党参、黄芪各三两，白术六两，熟地八两，归身、白芍、川芎各二两，炙甘草一两，上八味熬膏，将成，入鹿角胶四两，龟板胶三两收之，每服五钱至一两，开水冲下。薛生白《膏丸档子》方）、全鹿丸（法用中鹿一只，宰好，将肚杂洗净，同鹿肉加酒煮熟，将肉横切，焙干为末，取皮同杂，仍入原汤煮膏，和药末、肉末、炙酥膏末，同党参、白术、茯苓、炙甘草、当归、川芎、生地、熟地、黄芪、天冬、麦冬、杞子、杜仲、牛膝、山药、芡实、菟丝子、五味子、锁阳、肉苁蓉、破故纸、巴戟肉、胡芦巴、川续断、覆盆子、楮实子、秋石、陈皮各一斤，川椒、小茴香、沉香、青盐各半斤，法须精制诸药为末，候鹿胶成就，和捣为丸，梧桐子大，焙干，用生绢作小袋五十条，每袋约盛①一斤，悬直透风处，用尽一袋，又取一袋，阴湿天须用火烘一二次为妙，每服八九十丸，空心临卧姜汤、盐汤送下，冬月酒下。能补诸虚百损，五劳七伤，功效不能尽述，惟肥厚痰多之人，内蕴湿热者忌服。《景岳古方》）、香茸八味丸（熟地八两，山萸肉、山药各四两，茯苓、泽泻、丹皮各三两，沉香一两，鹿茸一具，蜜丸，每服五七十丸。《张氏医通》方）之类。

气血精髓统补，如十珍补髓丹（猪脊髓、羊脊髓各一条，甲鱼一枚，乌骨鸡一只，四味制净，去骨存肉，用酒一大碗，于瓦罐内煮熟揞细，再入后药，大山药五条，莲肉半斤，京枣一百枚，霜柿一个，四味修制净，用井花水一大瓶于沙瓷内煮熟揞细，与前熟肉一处用慢火熬之，却下②黄明胶四两，真黄蜡三两，上二味逐渐下，与前八味和一处捣成膏子，和入老东参、茅术、川朴、广皮、知母、黄柏各一两，白术两半，茯苓二两，炙甘草五钱，共十两研末，加蜜为丸，每服百丸。葛可久《十药神书》方）、乌骨鸡丸（乌骨白丝毛鸡一只，男雌女雄，取嫩长者，溺倒泡去毛，竹刀剖胁出肫肝，去秽，留内金，并去肠垢，仍入腹内，北五味一两碎，熟地四两，如血热加生地黄二两，上二味入鸡腹内，用陈酒酒酿、童便各二碗，水数杯，于砂锅中旋煮旋添，糜烂汁尽，捣烂焙干，骨用酥炙，共为细末，绵黄芪去皮蜜酒同炙，真於术各三两，白茯苓、白归身、炒白芍各二两，上五味预为粗末，同鸡肉捣烂焙干，共为细末，入人参三两，虚甚加至六两，牡丹皮二两，川芎一两，上三味各为细末，和前药中，另用干山药末六两打糊，众手丸成，晒干瓷瓶收贮，每服三钱，开水送下。《张氏医通》方）、加味虎潜丸（黄柏、知母、熟地各三两，龟板四两，白芍、当归、牛膝各二两，虎胫骨、锁阳、陈皮、人参、黄芪、杜仲、菟丝子、茯苓、破故纸、山药、枸杞各一两半，以猪脊髓蒸熟，同炼蜜为丸，如桐子大，每服五六十丸，淡盐汤送下。《时方歌括》方）之类。

滋养血液，如集灵膏（缪仲淳《广笔记》方）、白凤膏（蓬头白鸭一只，宰好，去毛及肠杂，用生熟地、天麦冬、全青蒿、地骨皮、女贞子各四两，冬虫夏草二两，共入鸭腹中，酒水各半，煮取浓汁，和入鳖甲膏四两，真阿胶二两，冰糖一斤收膏，每服一两，开水冲下。《顾松园医镜》方）、滋营养液膏（玉竹、熟地各一斤，女贞子、旱莲草、冬桑叶、白池菊、黑芝麻、归身、白芍、大黑豆、南烛

---

①　盛：原作"乘"，据文义改。
②　大山药……却下：此51字原脱，据《十药神书》补。

子、辰茯神、橘红各四两，沙苑子、炙甘草各二两，以上十六味，煎成浓汁，和入真阿胶、炼白蜜各三两收膏，每服八钱，开水冲服。薛生白《膏丸档子》方）、龙眼代参膏（龙眼肉六两，西洋参一两，冰糖七两收膏，每服一两，开水冲下，如欲催生，加淮牛膝一两，酒煎一碗，冲入代参膏一瓢。王孟英经验方）之类。

填补精髓，如坤髓膏（牛髓粉八两，原支山药八两，炼白蜜四两，冰糖十两收膏，每服半瓢，开水冲下。《顾氏医镜》方），填精两仪膏（牛髓粉、猪脊髓、羊脊髓、麋角胶、萸肉、芡实、湖莲、山药、茯神各四两，五味子、金樱子各三两，党参、熟地各八两，冰糖一斤收膏，每服六钱，开水冲下。叶天士验方）、专翁大生膏（龟胶、鳖甲胶各四两，真阿胶八两，党参、熟地各一斤，白芍、麦冬各八两，沙苑子、杞子、茯苓、湖莲、芡实、牡蛎、天冬、桑寄生各四两，乌骨鸡一只，制法照乌骨鸡丸，十番参、南洋鲍鱼各六两，羊腰子四对，鸡子黄五个，鹿茸一具，猪脊髓四条，冰糖一斤，收膏，每服六钱，如欲炼丸，以茯苓、白芍、湖莲、芡实等末为丸，每服二钱，渐加至三钱。吴氏《温病条辨》方），鹿峻固本丸（鹿峻即鹿精，其法用初生牡鹿三五只，苑囿驯养，每日以人参煎汤，同一切料草，任其饮食，久之，以硫黄细末和入，从少至多，燥则渐减，周而复始，大约三年之内，一旦毛脱筋露，气胜阳极，别以牝鹿隔囿诱之，欲交不得，或泄精于外，或令其一交，即设法取其精，置瓷器内，香黏如饧，是峻也，配合天麦冬、生熟地各八两，别直参四两，以此峻加炼蜜三分之一，同和丸，每服二三钱，空心淡盐汤送下）、异类有情丸（鹿角霜、炙龟板各三两六钱，鹿茸、虎胫骨各二两四钱，研

极细，炼白蜜入雄猪脊髓九条，同杵为丸，每服五七八十丸，空心淡盐汤下。以上均《韩氏医通》方），长春广嗣丸（生地八钱，萸肉、杞子、菟丝子、淮牛膝、杜仲、山药、党参、麦冬、天冬、北五味、柏子仁、归身、补骨脂、巴戟肉、淡苁蓉、莲须、覆盆子、沙苑子各二两，鹿角胶、龟胶、虎骨胶、黄鱼胶各一两六钱，猪脊髓四条，黄牛肉一斤，海狗肾四条，京河车一具，雄晚蚕蛾去足翅一两，以上将各药先研净末，入诸髓胶为丸，桐子大，空心淡盐汤下四钱）、顾氏回生丸（地黄十三两，砂仁制、山萸肉晒、甘杞子晒、菟丝子制、牛膝酒蒸晒、淮山药蒸、浙茯苓人乳拌蒸晒至加倍重、生白芍酒炒、莲肉去心炒、提麦冬、天门冬共去心炒、北五味蜜水拌蒸焙、酸枣仁炒、桂圆肉炙、莲须、黑元参蒸、女贞子、地骨皮酒蒸，以上各四两，龟甲胶、鳖甲胶各八两俱地黄汁溶化，鳔胶、煅牡蛎粉拌炒八两，猪脊髓三十条去筋膜杵烂入蜜熬，黄牛肉去油十斤熬膏，紫河车四具至十具泔水洗净隔汤煮，杵烂干药拌晒干。共二十味，诸胶髓为丸，如桐子大，空心淡盐汤、圆眼汤送下，每服三五钱，不可间断。以上皆《松园医镜》方），青囊斑龙丸（鹿角胶一两，龟胶、鹿角霜、柏子仁、补骨脂各二两，菟丝子、浙茯苓各四两，蜜丸，每服三钱，淡盐汤下）、斑龙二至百补丸（鹿角、黄精、杞子、熟地、菟丝子、金樱子、天门冬、麦冬、淮牛膝、楮实子、龙眼肉各四两，熬成膏，加入炼蜜，调入鹿角霜、党参、黄芪、知母、萸肉、五味子各一两，芡实、浙茯苓、淮山药各四两，共研细末，杵合为丸，每服三钱，淡盐汤下）、河车大造丸（京河车一具，龟板胶、两仪膏各一两，和入天、麦冬各一两，牛膝、杜仲各二

两，黄柏三钱，共研细末，杵合为丸，每服三钱，淡盐汤下。以上皆《临证指南集方》），补天大造丸（人参二两，黄芪蜜炙，白术陈土蒸，各三两，当归酒蒸，枣仁去壳炒，远志去心，甘草水泡炒，白芍酒炒，山药乳蒸，茯苓乳蒸，各一两五钱，枸杞子酒蒸，大熟地九蒸晒，各四两，京河车一具甘草水洗，鹿角一斤熬膏，龟板八两与鹿角同熬膏，以龟、鹿胶和药，加炼蜜为丸，每服四钱，早晨下。程钟龄《医学心悟》方）之类。

育阴潜阳，如三甲复脉汤、大定风珠（吴鞠通《温病条辨》方）、龟牡八味丸（龟胶一两，牡蛎粉二两，熟地八两，萸肉、淮药各三两，茯苓四两，胡连二两，真秋石一两，研末蜜丸，每服三钱，淡盐汤下。《叶天士医案》方）之类。

滋任纳冲，如贞元饮（景岳方），铅石镇冲汤（熟地八钱，归身、杞子、淮牛膝各三钱，盐水炒胡桃肉两枚，坎炁一条，先用青铅、紫石英各一两，煎二百余滚，澄取清汤煎药）、六味四磨饮（熟地八钱，淮药、茯苓各四钱，山萸肉、泽泻、丹皮各钱半，沉香、乌药、槟榔、枳实各磨汁一匙冲。以上皆俞东扶《古今医案按》方），加味震灵丹（禹粮石、赤石脂、紫石英、代赭石各四两，上四味作小块，入净锅中，盐泥封固候干，用炭十斤煅，炭尽为度，入地出火气，必得二昼夜，研细末，乳香二两，没药二两，朱砂水飞一两，五灵脂二两，熟地六两，甘杞子四两，龟胶二两，坎炁四具，共研细末，先将胶烊化，杵合为丸，如弹子大，沉香汁汤化下。《顾氏医镜》方）之类。此皆峻补方法之确有大效者也。

（己）食补之法，程钟龄谓药补不如食补。凡病邪未尽，元气虽虚，而不任重补，则从容和缓以补之，相其机宜，循序渐进，脉症相安，渐为减药，谷肉果菜，食养尽之，以底于平康。顾松园曰：百合麦冬汤清肺止咳，真柿霜消痰解热，人乳为补血神品，童便乃降火仙丹，雪梨生食能清火，蒸熟则滋阴，苡仁汤肺热脾虚服之有益，淡莲子汤、芡实粥遗精泄泻最属相宜，扁豆红枣汤专补脾胃，龙眼肉汤兼养心脾，鳇鲟鳔、线鱼胶（同猪蹄、燕窝、海参，或鸡鸭荤中煮烂饮汁更佳）填精益髓，凤头白鸭、乌骨白鸡补阴除热，猪肺蘸白及末，保肺止血。以上诸物，随宜恒食，此食补方法之大要也。

虽然，食物有寒有热，犹人脏腑有阴有阳。脏阳而不得性寒之物以为之协，则脏性益阳矣；脏阴而不得性热之物以为之济，则脏性益阴矣。脏有阴阳兼见之症，而不用不寒不热之物以为调剂，则脏性益互杂而不平矣。食之入口，等于药之治病，合则于人脏腑有益而可却病卫生，不合则于人脏腑有损而即增病促死，此食治所以见重于方书而与药物并传也。惟食物之种不下数百，姑节日用常食之物以为辨别。

如谷食之有面、曲、蚕豆、豆油、酒、醋，是性之至温者也；若芦稷、稻米、粳米、陈仓米、黑豆、黄豆、白豆、豌豆、豇豆，则稍平矣；又若粟米、黍稷、荞麦、绿豆、豆腐、豆豉、豆酱，则性寒矣。此谷食之分其寒热也。

又如瓜菜之有姜、蒜、葱、韭、芹菜、胡荽、白芥、胡萝卜，是性温者也；若山药、蕹菜、匏瓠、南瓜，性稍平；又若苋菜、油菜、菠菜、莼菜、白苣、莴苣、黄瓜、甜瓜、丝瓜、冬瓜、西瓜、酱瓜、诸笋、芋芳、茄子，是性寒者也。此瓜菜之分其寒热也。

至于果品，如龙眼、荔枝、大枣、饴糖、砂糖、白糖、莲子、葡萄、蜂蜜、胡桃、杨梅、木瓜、橄榄、青桃、李子、栗子，温性也；榧实、黄精、枇杷、青梅、花生，平性也；梨子、菱角、莲藕、橘瓢、乌芋、百合、甘蔗、白果、柿干、柿霜，寒性也。但生李性温，则多生痰而助温；生桃性燥，则多助热而生毒。此果品之分其寒热也。

至于禽兽之物，如鸡肉、鸭肉、山雉、鹧鸪、犬肉、羊肉、牛肉、鹿肉、鹿筋、猫肉，是至温矣；燕窝、斑鸠、雁肉、鹳肉、凫肉、竹鸡、猪肉，是至平矣；兔肉、麋肉、麋筋，是至寒矣。但山雉、鸡肉、鹧鸪性虽温，而不免有发风壅毒之害；猪肉性虽平，而不免有多食动痰之虞。此禽兽之分其寒热也。

他如鱼鳖龟介虫类，其在鲫鱼、鲢鱼、鲥鱼、海虾、鳝鱼，皆温性也；鲤鱼、鲨鱼、鲍鱼、鱿鱼、银鱼、乌贼，皆平性也；鳢鱼、鳗鱼、田蛙、螃蟹、鳖肉、龟肉、田螺、蛤蜊肉，皆寒性也。但虾肉性燥，不免动风助火之变；鳖蟹性寒有毒，不免动气破血之虞。此鱼鳖介虫之分其寒热也。

再于诸味之中，又细分其气辛而荤，则性助火散气；味重而甘，则性助温生痰；体柔而滑，则性通肠利便；质硬而坚，则食之不化，烹炼不熟，则服之气壅。必审其于人之病症虚实是否相符，则于养生之道始得，且胜于药多多矣。以上皆补益方法之纲要者也，谨述当补益诸症如下：

面色痿白，言语轻微，四肢无力，少气薄力，动则气高而喘，或痞满痰多，或饮食难化作酸，或头晕自汗，大便泄泻，或咳嗽气促，舌苔白嫩，或淡红而润。以上皆气虚当补之候。

面白唇淡，头晕目眩，睡卧不安，五心烦热作渴，神志不宁，津液枯竭，健忘怔忡，肠燥便艰，口干舌燥，或口舌生疮，舌苔嫩红而干，或绛底浮白，或舌绛而燥。以上皆血虚当补之候。

身体枯瘦，耳聋目眩，或视物不明，神倦多睡，腰膝痿软，骨节酸痛，遗精梦泄，足后跟痛，咯痰味咸，甚或盗汗失血，痰带血丝，咳嗽气喘，甚或虚火上浮，目赤颧红，大渴烦躁，舌绛无苔，或舌黑燥而无刺，服清凉药渴不止，身热愈甚，或烦热加重，服攻下药舌苔愈长，或芒刺燥裂愈甚，用利水药小便愈不通，用疏散药周身骨节酸痛不可移动。以上皆阴虚当补之候。

多冷汗，汗出身冷经日不回，饮食少思，脐腹胀痛，小便清而多，大便利清谷，水泛为痰，状如白沫，呕吐痞满，用清降开导药愈甚，自利用清下药愈甚，甚或四肢厥冷，腹痛面赤，舌淡红而胖嫩，或微白而圆厚。以上皆阳虚当补之候。

# 温热验案

**一、温热本症医案**载《伤寒论广要》，元·罗太无先生治验

劳役受热，饮食失节，损伤脾胃，时发烦躁而渴，又食冷物过度，遂病身体困倦，头痛四肢逆冷，呕吐而心下痞。医者不审，见其四肢逆冷，呕吐心下痞，乃用桂末三钱匕，热酒调服，仍以绵衣裹之，作阴毒伤寒治之。汗遂大出，汗后即添口干舌涩，眼白睛红，项强硬，肢体不柔和，小便淋赤，大便秘涩，循衣摸床，如发狂状，问之则言语错乱，视其舌则赤而欲裂，朝轻暮剧，凡七八日。家人辈视为危殆，不望生全。予诊其脉六七至，知其热症明矣，遂用大承气汤苦辛大寒之剂，服之利下三行，折其锐势，翌日以黄连解毒汤大苦寒之剂，使徐徐服之，以去余

热，三日后，病十分中减之五六，更与白虎加人参汤泻热补气，前症皆退，戒以慎起居，节饮食，月余平复。

**又案**① （载《三世医验》，明陆养愚先生治验）

史洞庭尊正四月间患头痛发热。予诊其脉，洪数见于气口，用清解药二剂，大约柴、葛、栀、芩之类，未服。而病者之兄唐承尊延一医来，用大青龙汤二剂，病家止服一剂，夜间遍身如烧，口渴咽干，已有谵语矣。明日唐复延其诊，人谓非伤寒，乃痛风也，用羌独活、何首乌、牛膝等二剂，乃登高而歌，弃衣而走，骂詈不避亲疏。史家复延予，予至，闻欲裸而出，令数妇人持之。予谓洞庭曰：此阳症也，扰动之益剧，宜婉言谕之。果如予言而止。因先用糖水法灌之，其势便缓，随以白虎加元明粉、芩、连、蒌仁、犀角，数帖而骂詈始止。然犹或妄言。知大便久不去也，以润字丸三钱投之。夜出燥屎一二十枚，而谵语犹未全止。复进前汤，又以丸药二钱投之。出燥屎数枚，溏便少许。又三日，方思粥饮。以清气养荣汤（归身、白芍、川芎、茯苓、木香、豆蔻、陈皮、川连）调理之。

吴煦野公子，年二十三岁，精神极旺，三月清明节馆中归家，夜大醉遂有房事，五更小解，忽脐下作痛，肠中雷鸣，小便不利，明日遂发寒热头痛。延医诊脉，自告以酒后犯远归之戒。医者疑是阴症伤寒，以理中汤两剂令一日夜尽服之。第二日呕逆大作，烦躁口渴，饮食不进，昼夜不卧。延予诊治，已第三日矣，其脉左弦右洪，寸关有力，尺部尚和，面赤戴阳。予不知其服理中之故，出撮柴葛解肌汤（柴胡、葛根、赤芍、甘草、黄芩、知母、川贝、生地、丹皮、石膏、淡竹叶）二剂。煦野及亲友见之大骇，因备

述远归阴虚，投理中不减，正拟倍加参附。予曰：脉症俱阳，纵有房事，阴未尝虚，若再用参附，恐仙人亦难拯救。予令今夜必服此二剂，庶不传里。病者自抱心虚，止服一剂，明早诊视，症尚不剧，脉仍洪大，并两尺亦大。予曰：热邪已入腑矣，日晡必剧，以白虎汤二剂投之，病者尚犹豫未决。予曰：今日怕石膏，明日大黄。延挨煎就未服，而烦渴躁热大作，且有谵语。煦野公骇之。予曰：此势所必然，连进二服，热略不减。于是群然议用大黄。予曰：今日大黄又用不得。仍以前方二剂与之，至五更始得少睡，早间诊视，两尺沉实，舌苔已厚，改用小陷胸汤送润字丸一钱，至晚又进一钱，夜半出燥屎数十枚，热减泄止，大势始定。此后枳实黄连服至数十剂，少用滋补，即痞隔饮食不能进，调治将二月，方得全愈。

**又案** （载《张氏医通》，清张路玉先生治验）

徐君育，素禀阴虚多火，且有脾约便血证，十月间患冬温，发热咽痛。里医用麻黄杏仁半夏枳橘之属。遂喘逆倚息不得卧，声飒如哑，头面赤热，手足逆冷，右手寸关虚大微数，此热伤手太阴气分也。与葳蕤、甘草等药不应，为制猪肤汤一瓯，令隔汤顿热，不时挑服，三日声清，终剂而痛如失。

又治郑墨林室，素有便红，怀妊七月，正肺气养胎时而患冬温，咳嗽咽痛如刺，下血如崩，脉较平时反觉小弱而数，此热伤手太阴血分也。与黄连阿胶汤二剂，血止后，去黄连加葳蕤、桔梗、人中黄，四剂而安。

**又案** （清吴鞠通先生治验）

脉不浮而细数，大渴引饮，大汗，里

---

① 案：原脱，据文例补。下同。

不足之热病也。用玉女煎法，知母四钱，生石膏一两，桑叶三钱，麦冬、细生地各五钱，粳米一撮，甘草三钱。复诊，昨用玉女煎法，诸症俱减，平素有消渴病，用玉女煎，大便稀溏加牡蛎，一面护阴，一面收下。牡蛎一两，生石膏五钱，炒知母二钱，麦冬、大生地各五钱，炙甘草三钱，粳米一撮，终与益胃汤调理而愈。

**又案**（清王孟英先生治验）

姚某，年未三旬，烟瘾甚大，适伊母病温而殁，劳瘁悲哀之际，复病温邪，胁痛筋掣，气逆痰多，热壮神昏，茎缩自汗，医皆束手。所亲徐丽生嘱其速孟英诊之。脉见芤数，舌绛无津，有阴虚阳越，热炽液枯之险。况初发即尔，其根蒂之不坚可知。与犀、羚、元参、知母，壮水熄风；苁蓉、楝实、鼠矢、石英，潜阳镇逆；沙参、麦冬、石斛、葳蕤，益气充津；花粉、栀子、银花、丝瓜络，蠲痰清热，一剂知，四剂安，随以大剂养阴而愈。

朱敦书令爱病温。医投温散。服二剂，遍身麻瘰，月事适来，医进小柴胡汤，遂狂妄莫制，乞援于孟英。脉至洪滑弦数，目赤苔黄，大渴不寐，是瘰因温邪而发，所以起病至今，时时大汗，何必再攻其表？汛行为热迫于营，胡反以姜枣温之，参柴升之？宜其燎原而不可遏也。与大剂犀角、元参、生地、石膏、知母、花粉、银花、竹叶、贝母、白薇，以清卫凉营。服后即眠，久而未醒，或疑为昏沉也，屡为呼唤，病者惊寤，即令家人启箧易服，穿鞋梳发，告别父母，云欲往花神庙归位，人莫能拦，举家痛哭，急迓孟英复视脉象。嘱其家静守勿哭，仍以前方加重，和以竹沥、童便，灌下即安，继用养阴清热而愈。

毕方来室，患痰嗽碍眠，医与补摄，

而至涕泪全无，耳闭不饥，二便涩滞，干嗽无痰，气逆自汗。孟英切脉，右寸沉滑，左手细数而弦，乃高年阴亏，温邪在肺，未经清化，率为补药所锢，宜开其痹而通其胃，与蒌、薤、紫菀、兜铃、杏、贝、冬瓜子、甘、桔、旋、茹之剂而安。

许少卿室，故医陈启东先生之从女也。夏初病温，何新之十进清解，病不略减，因邀诊于孟英。脉至弦洪豁大，左手为尤，大渴大汗，能食妄言，面赤足冷，彻夜不瞑。孟英曰：证虽属温，而真阴素亏，久伤思虑，心阳外越，内风鸱张，幸遇明手，未投温散，尚可无恐。与龙、牡、犀、珠、龟板、鳖甲、贝母、竹沥、竹叶、辰砂、小麦、元参、丹参、生地、麦冬为大剂投之，外以烧铁淬醋，令吸其气，蛎粉扑止其汗，捣生附子贴于涌泉穴。甫服一剂，所亲荐胡某往视，大斥王议为非，而主透疹之法。病家惑之，即煎胡药进焉，病者神气昏瞀，忽见世父启东扼其喉，使药不能下咽。且嘱云：宜服王先生药。少卿闻之大骇，专服王药，渐以向愈，而阴不易复，频灌甘柔滋镇，月余始能起榻。季夏汛行，惟情志不怡，易生惊恐，与麦、参、熟地、石英、茯神、龙眼、甘、麦、大枣、三甲等药善其后。

姚令舆室，素患喘嗽，复病春温。医知其本元久亏，投以温补，痉厥神昏，耳聋谵语，面赤舌绛，痰喘不眠，医皆束手矣。延孟英诊之，脉犹弦滑，曰：证虽危险，生机未绝，遽尔轻弃，毋乃太忍，与犀角、羚羊、元参、沙参、知母、花粉、石膏，以清热熄风，救阴生液；佐苁蓉、石英、鳖甲、金铃、旋覆、贝母、竹沥，以潜阳镇逆，通络蠲痰。三剂而平。继去犀、羚、石膏，加生地黄，服旬日而愈。

余侄森伯，患发热面赤，渴而微汗。孟英视之曰：春温也，乘其初犯，邪尚在肺，是以右寸之脉洪大，宜令其下行由腑而出，则即可霍然。投知母、花粉、冬瓜子、桑叶、枇杷叶、黄芩、苇茎、栀子等药，果大便连泻极热之水二次，而脉静身凉，知饥啜粥，遂痊。

王皱石广文令弟，患春温，始则谵语发狂，连服清解大剂，遂昏沉不语，肢冷如冰，目闭不开，遗溺不饮。孟英诊其脉，弦大而缓滑，黄腻之苔满布，秽气直喷。投承气汤加银花、石斛、黄芩、竹茹、元参、石菖蒲，下胶黑矢甚多，而神稍清，略进汤饮。次日去硝黄，加海蜇、莱菔、黄连、石膏，服二剂而战解肢和，苔退进粥，不劳余力而愈。

褚芹香女校书，患月愆寒热。医以为损，辄投温补，驯致腹胀不饥，带淋便闭，溲涩而痛。孟英诊脉弦劲而数，乃热伏厥阴，误治而肺亦壅塞也。与清肃开上之剂，吞当归龙荟丸两服，寒热不作而知饥，旬日诸恙悉安。

张养之，己亥九月间，患恶寒头痛，自饵温散，不效，邀孟英诊之。脉极沉重，按至骨则弦滑隐然，卧曲房密帐之中，炉火重裘，尚觉不足以御寒，且涎沫仍吐，毫不作渴，胸腹无胀闷之苦，咳嗽无暂辍之时，惟大解坚燥，小溲不多，口气极重耳。乃谓曰：此积热深锢，气机郁而不达，非大苦寒以泻之不可也。重用硝、黄、犀角，冀顽邪蕴毒得以通泄下行，则周身之气机自然流布矣。养之伏枕恭听，大为感悟，如法服之。越二日，大便下如胶漆，秽恶之气达于户外，而畏寒即以递减，糜粥日以加增，旬日后粪色始正，百日后康健胜常。

段春木之室烂喉，内外科治之束手。姚雪蕉孝廉荐孟英视之。骨瘦如柴，肌热如烙，韧痰阻于咽喉，不能咯吐，须以纸帛搅而曳之，患处红肿白腐，龈舌皆糜，

米饮不沾，月事非期而至，按其脉，左细数，右弦滑。曰：此阴亏之体，伏火之病，失于清降，扰及于营，先以犀角地黄汤，清营分而调妄行之血，续与白虎汤加西洋参等，肃气道而泻燎原之火，外用锡类散，扫痰腐而消恶毒，继投甘润药，蠲余热而充津液，日以向安，月余而起。

廉按：温热病，最怕发热不退及痉厥昏蒙，更有无端而发晕及神清而忽间以狂言者，往往变生不测。遇此等证最能惑人，不比阳证阴脉、阳缩舌卷、撮空见鬼者，易烛其危也。要诀在辨明虚实，辨得真方可下手。以余临证实验，温热实症，阳明胃肠病居多；温热虚症，少阴心肾病居多。前哲俞东扶颇有发明，试节述其说曰：今之所谓伤寒者，大概皆温热病耳。惟伤寒则足经为主，温热则手经病多，如风温之咳嗽鼻鼾，热病之神昏谵语，或溏泻黏垢，皆手太阴肺、手厥阴心包络、手阳明大肠现证，甚者喉肿肢瘈，昏蒙如醉，躁扰不宁，齿焦舌燥，发斑发颐等证，其邪分布充斥，无复六经可考，故不以六经法治耳。就予生平所验，初时兼挟表邪者最多，仍宜发散，如防、葛、豉、薄、牛蒡、杏仁、滑石、连翘等，以得汗为病轻，无汗为病重。如有斑，则参入蝉蜕、桔梗、芦根、西河柳之类；如有痰，则参入土贝、天虫、栝蒌、橘红之类；如现阳明证，则白虎、承气；少阳证，则小柴胡去参、半，加花粉、知母；少阴证，则黄连阿胶汤、猪苓汤、猪肤汤，俱宗仲景六经成法有效。但温热病之三阴证多死，不比伤寒。盖冬不藏精者，东垣所谓肾水内竭，孰为滋养也。惟大剂养阴，佐以清热，或可救之。养阴如二地、二冬、阿胶、丹皮、元参、人乳、蔗浆梨汁；清热如三黄、石膏、犀角、大青、知母、芦根、茅根、金汁、雪水、西瓜、银花露、

丝瓜汁，随其对症者选用。

## 二、温热兼症医案

**风温验案**（见《张氏医通》，清张路玉先生治验）

黄以宽，风温十余日，壮热神昏，语言难出，自利溏黑，舌苔黑燥，唇焦鼻煤，先前误用发散消导药数剂，烦渴弥甚。张石顽曰：此本伏热郁发，更遇于风，遂成风温。风温脉气本浮，以热邪久伏少阴，从火化发出太阳，即是两感，变患最速。今幸年壮质强，已逾三日、六日之期，证虽危殆，良由风药性升，鼓激周身元气皆化为火，伤耗真阴，少阴之脉不能内藏，所以反浮。考诸南阳先师，原无治法，而少阴例中，则有救热存阴，承气下之一证，可借此以迅扫久伏之邪。审其鼻息不鼾，知肾水之上源未绝，无虑其直视失溲也。时歙医胡晨敷在坐，同议凉膈散加人中黄、生地黄，服后下溏粪三次，舌苔未润，烦渴不减，此杯水不能救车薪之火也。更与大剂凉膈，大黄加至二两，兼黄连、犀角，三下方能热除，于是专用生津止渴，多服而愈。

**又案**（清王孟英先生治验）

程燮庭乃朗芷香，今春病温，而精关不固，旬日后，陡然茎缩寒颤，自问不支，人谓为虚疟，欲投参附。孟英曰：非疟也，平日体丰，多厚味酿痰，是以苔腻不渴，善噫易吐，而吸受风温，即以痰湿为山险，乘其阴亏阳扰，流入厥阴甚易，岂容再投温补，以劫液锢邪而速其痉厥耶？伊家以六代单传，父母深忧之，坚求良治。孟英曰：予虽洞识其症，而病情鳌轕[1]，纵有妙剂，难许速功，治法稍乖，亦防延损，倘信吾言，当邀顾听泉会诊，既可匡予之不逮，即以杜人之妄议。程深然之。于是王、顾熟筹妥治，午后，进整肃肺胃方以解客邪，蠲痰渴而斡枢机；早晨，投凉肾舒肝法以靖浮越，搜隧络而守关键，病果递减。奈善生嗔怒，易招外感，不甘淡泊，反复多次，每复必茎缩寒颤，甚至齿缝见紫血瓣，指甲有微红色，溺短而[2]浑黑极臭。孟英曰：幸上焦已清，中枢已运，亟宜填肾阴，清肝热。以西洋参、二冬、二地、苁蓉、花粉、知、柏、连、楝、斛、芍、石英、牡蛎、龟板、鳖甲、阿胶、鸡子黄之类，相迭为方，大剂连服二十余帖，各恙渐退，继以此药熬膏晨服，午用缪氏资生丸方，各品不炒，皆生晒研末，竹沥为丸，枇杷叶汤送下，服至入秋，始得康健。

王氏七旬有三，风温伤肺，头晕目瞑，舌缩无津，身痛肢厥，口干不饮，昏昧鼻鼾，语言难出，寸脉大。症属痰热阻窍，先清气分热邪，杏仁、象贝、羚角、花粉、嫩桑叶、竹茹、山栀，一服症减肢和。但舌心黑而尖绛，乃心胃火燔，惧其入营劫液，用鲜生地、犀角汁、元参、丹皮、麦冬、阿胶、蔗浆、梨汁，三服，舌润神苏，身凉脉静，但大便未通，不嗜粥饮，乃灼热伤阴，津液未复，继与调养胃阴，兼佐醒脾，旬日霍然。

廉按：温为伏气，风是新感。风温一症，即叶天士所谓新邪引动伏邪是也。法当辛凉清解。轻剂如刘氏桔梗汤、防风解毒汤；重剂如缪氏竹叶石膏汤、叶氏荷杏石甘汤，皆有特效。切忌辛温消散，劫铄津液，骤变则为痉厥，缓变则为肺痨，临症者切宜慎重。

**冷温验案**（清张路玉先生治验）

陆中行室，年二十余，腊月中旬患咳嗽，挨过半月，病热稍减，新正五日，复咳倍前，自汗体倦，咽喉干痛，至元夕，

---

① 鳌轕（jiāogé 交阁）：错杂。

② 而：原作"有"，据文义改。

忽微恶寒发热，明日转为腹痛自利，手足逆冷，咽痛异常，又三日则咳唾脓血。张诊其脉，轻取微数，寻之则仍不数，寸口似动而软，尺部略重则无，审其脉症，寒热难分，颇似仲景厥阴例中麻黄升麻汤证。盖始本冬温，所伤原不为重，故咳至半月渐减，乃勉力支持岁事，过于劳役，伤其脾肺之气，故咳复甚于前，至望夜忽憎寒发热，来日遂自利厥逆者，当是病中体苏，复感寒邪之故。热邪既伤于内，寒邪复加于外，寒闭热邪，不得外散，势必内奔而为自利，致邪传少阴、厥阴，而为咽喉不利唾脓血也。虽伤寒大下后与伤热后自利不同，而寒热错杂则一，遂与麻黄升麻汤一剂，肢体微汗，手足温暖，自利即止。明日诊之，脉亦向和，嗣后与异功、生脉合服，数剂而安。

**又案**（清雷少逸先生治验）

城东章某，得春温时病。前医不识，遂谓伤寒，辄用荆、防、羌、独等药，一剂得汗，身热退清，次剂罔灵，复热如火，大渴饮冷，其势如狂。更医治之，谓为火证，竟以三黄解毒为君，不但热势不平，更变神昏瘛疭，急来商治于予。诊其脉弦滑有力，视其舌黄燥无津。予曰：此春温病也。初起本宜发汗，解其在表之寒，所以热从汗解，惜乎继服原方，过汗遂化为燥，又加苦寒遏其邪热，以致诸变丛生。当从邪入心包，肝风内动治之。急以祛热宣窍法（去心连翘三钱，犀角一钱，川贝三钱去心，鲜石菖蒲一钱，加牛黄至宝丹一颗，去蜡壳化冲）加羚角、钩藤，一剂瘛疭稍定，神识亦清。惟津液未回，唇舌尚燥，原方去至宝、菖蒲，加入沙参、鲜地，三剂诸恙咸安。

**又案**（清朱心农先生治验）

人身之气，冬令伏藏，易于化火，当时晴亢过久，人病咳喘，俗谓客寒包火是也。身热，舌白，胁痛，咳痰胶厚，逾闷逾烦，汗出不解，先宜开泄（麻黄六分，杏仁三钱，生甘草五分，石膏三钱，研细，生桑皮二钱，苦桔梗一钱，川贝母钱半，枇杷叶二钱，炒）。二剂喘热已减，去麻、甘、膏，加蒌皮二钱，泡淡黄芩五分，马兜铃一钱而愈。

寒遏伏热，肺为邪侵，气不通利，肺痹喘咳上逆，一身气化不行，防变肺胀，急宜轻开清降（苏叶五分，杏仁二钱，栝蒌皮钱半，广郁金磨汁一匙，生苡仁二钱，桔梗一钱，枇杷叶钱半，白通草一钱）。三服已效，惟咳逆不止，仍属肺气失降，原方去苡仁、苏叶，加紫菀钱半，川贝三钱，二剂即愈。

廉按：温热伏邪，因新寒触动而发者，俗称冷温。发于春者为春温，发于冬者为冬温，俗称客寒包火，皆属此症。初起多头身皆痛，寒热无汗，咳嗽口渴，舌苔浮白，脉息举之有余，或弦或紧，寻之或滑或数，先宜辛温解表法（防风、杏仁、桔梗各钱半，广皮一钱，淡豆豉三钱，加葱白两枚煎）。倘或舌苔化燥，或黄或焦，是温热已烁于胃，即用凉解里热法（鲜芦根五钱，大豆卷三钱，天花粉二钱，生石膏四钱，生甘草六分）；如舌绛齿燥，谵语神昏，是温热深踞阳明营分，即宜清热解毒法（西洋参、大麦冬、鲜生地各三钱，元参钱半，金银花、青连翘各二钱，加绿豆三钱煎服），以保其津液；如有手足瘛疭，脉来弦数，是为热极生风，即宜却热熄风法（大麦冬五钱，鲜生地四钱，甘菊花二钱，羚羊角二钱，钩藤勾五钱，先将羚羊角煎一炷香代水，再入诸药煎服）；如或昏愦不知人，不语如尸厥，此温邪窜入心包，即宜祛热宣窍法（见前）。冷温变幻，不一而足，务在临机应变。此皆前哲雷少逸经验法也。

**湿温验案**（清叶天士先生治验）

湿温秽浊之气，胶结于三焦，故脉搏濡滞，苔灰边白，气喘脘结，周身痛难转侧，小溲窒涩而痛，老年精气已衰，恐有内闭外脱之变，先与辛淡开泄（鲜石菖蒲、厚朴、茯苓皮、橘红、白蔻仁、光杏仁、冲服苏合香丸一颗）。次诊，湿开热透，气喘身痛俱减，惟热壅脘结，溺仍涩痛，湿复阻气，郁而成病，须知热自湿中而来，徒进清热无功，仍以宣通气分（白蔻仁、大腹皮、茯苓皮、滑石、通草、猪苓、黄芩）。三诊，脘结溺痛已痊，惟吞酸形寒，乏阳营运，以致寒热不饥。盖以湿属阴晦，必伤阳气，法当转旋脾胃，与苓姜术桂汤加味（浙茯苓、淡干姜、生於术、川桂枝、半贝丸、生苡仁、炒橘白、荷叶拌炒谷芽）。四诊，寒热瘥，食不化，中州阳失健运，当以温药和之（益智仁、炒谷芽、炒广皮、炙甘草、浙茯苓、檀香汁、半夏曲、炒荷叶）。此湿重于温之疗法。

湿温长夏最多，其湿蒸之气，多由口鼻而入，上焦先病，渐布中下，河间所谓三焦病也。治与风寒食积迥异。仲景云：湿家不可发汗，汗之则痉。湿本阴邪，其中人也则伤阳，汗则阳易泄越，而邪留不解，湿蒸热郁，发现为黄，熏蒸气隧之间，正如罨曲之比。斯时病全在气分，连翘赤小豆汤（连翘、赤小豆、光杏仁、梓白皮、生姜、甘草、红枣）可以奏效。今经一月，邪弥三焦，自耳前后左肿及右，痈疡大发。夫痈者，壅也。不惟气滞，血亦阻塞，蒸而为脓，谷食不思，陡然肉消殆尽，胃气索然矣。商治之法，补则助壅，清则垂脱，前辈成法，一无可遵。因思湿热秽浊，结于头面清窍，议轻可去实之法，选芳香气味，使胃无所苦，或者壅遏得宣，少进浆粥，便是进步。

《经》云：从上病者治其上。《灵枢》云：上焦如雾，非轻扬芳香之气，何以开之（青菊叶、荷叶边、金银花、象贝、绿豆皮、马兜铃、连翘、射干，临服冲金汁一小杯）。次诊，痈肿痛连背部，此属郁伤气血，经脉流行失司，已经月余不痊，恐有流注溃脓之忧，法当内外兼治，治在少阳、阳明（焦山栀、粉丹皮、夏枯草、双钩藤、制香附、广郁金、薄荷梗、鲜菊叶，另用紫金锭磨汁、涂敷疮边）。三诊，痈溃流脓，身热渐减，以辛凉法兼理气血可愈（银花、连翘、元参、丹皮、生甘草、青菊叶，犀角解毒丸磨冲）。四诊，痈虽愈，而胃虚少纳，不饥口燥，音低气馁，此胃中阴气受伤也，当与清养（麦冬、北沙参、生玉竹、生扁豆、冬桑叶、生甘草，临服入青蔗浆一杯）。此温重于湿之疗法。

年已二旬，夏月咳嗽，时带血出，常发寒热，饮食减，身渐瘦，口不渴，行动时或仆地，有日轻，有日重，牙宣龈肿，晨起则血胶厚于齿龈上，脉细带数。群以弱证治，二地、二冬等滋阴药，遍尝不效。此湿温久郁，似乎虚痨也。用芦根、滑石、杏仁、苡仁、通草、钩藤、白豆蔻。嘱云：服二十帖全愈矣。若不满二十帖，后当疟也。其人服十帖已霍然，即停药。十月中果发疟，仍服前药而疟愈。

酒客中虚，内伏湿温，口鼻又吸秽浊之气。初病头胀，胸痞，身痛，微汗不解。湿温在膜原内蒸，邪从中道斜行，兼以鼻受秽湿，皆蕴结于气分，治以芳香，邪气得开。奈不分气血，偏以消导、清热、攻下，致邪混血分成痰，陷入膻中，神昏谵妄，内闭脏络，外反肢冷大汗，势已危笃。勉以芳透胞络，庶神气稍清，冀其回生（至宝丹四颗，金汁一杯，石菖蒲汁一匙，研细和匀，重汤温服）。次诊，凡湿温秽浊，填塞内窍，神识昏迷，胀闷欲绝者，须以芳香宣窍，深入脏络，以开锢闭之邪。前投至宝丹开透法，初则神气稍清，继即闭目不语，昏厥如尸，病情危笃若此。勉以紫雪丹五分，微温开水调服，百中图一而已。三诊，瘟疹遍发，心胸前后尤多，咯出黏涎数口，神清厥回。惟头摇发痉，火升烦躁，病已牵动肝阳，陡动肝风，必有风火痰涎之滋扰。治法虽当清营，然必熄其风火，蠲其痰涎，庶险者平，危者安矣。若但用滋阴柔肝之法，姑息养奸，必无澄清之一日，质之晋三先生，以为何如（犀角尖、羚角片、鲜生地、粉丹皮、东白薇、元参心、鲜竹沥、鲜石菖蒲汁、金汁二两，万氏牛黄丸两颗）。四诊，诸证轻减，惟熏灼胃脘，逆冲为呕，舌络被熏，则绛赤如火，消渴便阻，犹剩事耳。似此犹属晕厥根萌，当加慎静养为宜。凡治此等症，必兼熄风消痰，方有出路。一味滋补，中病而不能去病，不可不知也。与黄连阿胶汤（川连、阿胶、鲜生地、生白芍、鸡子黄、川贝、滁菊花、淡竹沥、童便冲）加减，调理以善其后。此湿温内陷，危症挽救之疗法。

湿遏温邪内迫，经水不应期而至，淋淋不断，二便不通，唇舌俱白，不喜冷饮，神呆恍惚，言语支离，诊脉细小欲绝。当芒种、夏至，阳极泄越，阴未来复，神魂不摄，是谓亡阳昏谵，最属危脱之象。拟用仲景救逆法，以拯其危（人参、淡附子、川桂枝、化龙骨、煅牡蛎、炒蜀漆、清炙草、南枣）。次诊，任阴未固，冲阳内扰，上则咽燥喉痛，下则遗溺带红，阳虽初回，阴气欲尽，难进温热之补，当以收摄真阴，急固根蒂，与参麦散合贞元饮（人参、麦冬、北五味、熟地炭、白归身、清炙草）。三诊，夜寐不安，心神烦躁，睡时谵语盗汗，阴阳尚未交合，防有厥脱变幻，急急镇固阴气，以冀复元（人参、辰茯神、真阿胶、淮小麦、化龙骨、煅牡蛎）。四诊，诸症俱瘥，惟胃弱微呕，此阳明气液两虚也。宜养胃以调本（人参、麦冬、生玉竹、清炙草、南枣、生粳米）。

据述产育频多，产后两年，经水至今未来，此为病根，已属下元阴亏。长夏初患泄泻，必天雨地湿，潮雾秽浊，气由口鼻吸受，原非发散消攻可去。只因体质甚薄，致湿浊蔓延，充布三焦。上则咳痰不饥，下则二便涩少，非表有风寒，故无寒热见证。然气分壅塞，津化浊痰，入夜渴饮，胃汁消乏，求助于水，是本亏标实之病。夫肺位最高，与大肠相表里，清肃不行，小便不利矣（芦根、苡仁、通草、茯苓、桑叶、西瓜翠衣，冲入白蔻末）。再诊，前议虚不受补，皆因夏令伏邪，着于气分。夫肺主一身之气，既因气阻，清肃不行，诸经不能流畅，三焦悉被其蒙。前言攻邪不效，盖湿热由吸而受，与风寒感冒不同，乃氤氲虚空，聚则为殃耳。故取淡渗无味，气薄之品，仅通其上，勿动中下，俾虚无伤，伏气可去，稍佐辛香，非燥也，仿辟秽之义（经霜桑叶、鲜枇杷叶、茯苓、蔻仁、苡仁、芦根）。此湿温犯肺之轻症疗法。

**又案**（清王孟英先生治验）

黄纯光，年七十八岁，患湿温至旬余，脉形歇代，呃忒连朝。诸医望而畏之。孟英诊曰：脉虽歇而弦搏有根，是得乎天者厚。虽属高年，犹为实象。参以病深声哕，原非小故。而二便窒涩，苔腻而灰，似腑气未宣，痰湿热阻其气化流行之道也。清宣展布，尚可图焉，何新之龀其议？因以旋覆花、淡竹茹、焦山栀、川楝子、枇杷叶、光杏仁、吴茱萸、小川连、紫菀、蒌仁、陈海蜇、大地栗等为剂，片通草一两煎汤煮药，投匕即减。数服而大吐胶痰，连次更衣，遂安粥食。惟动则嗽逆，渐露下虚之象。予西洋参、龟板、牡蛎、苁蓉、石斛、牛膝、冬虫夏草、石英、茯苓、当归等药而各恙递安，继加砂仁、熟地而起。

　　翁嘉顺之妇弟吴某，劳伤之后，发热身黄，自以为脱力也。孟英察脉软数，是湿温重证。故初起即黄，亟与清解，大便渐溏，小溲甚赤，湿热已得下行，其热即减。因家住茅家埠，吝惜舆金，遂迩辍药。七八日后复热，谵语昏聋，抽疼遗溺，再恳孟英视之，湿热之邪扰营矣！投元参、犀角、菖蒲、连翘、竹茹、竹叶、银花、石膏，泄卫清营之法，佐牛黄丸、紫雪丹而瘳。臀皮已塌，亟令贴羊皮金，不致成疮而愈。

　　**又案**（清周雪樵先生治验）

　　去年七月内人患湿温，初亦不以为意，而内人素性不肯服药，仆亦听之。至五六日，病情忽重，其状恶寒发热，热高一百零三度，头痛胸痞，渴甚而不能饮，数日不食，亦不大便，苔白腻如粉而厚，与以饮食，绝不知味，口出秽气，数尺外即闻之，神思迷糊，语无伦次，大有垂危之势。仆乃自制化浊汤，以厚朴为君，佐以藿香、黄芩、前胡、腹皮、佩兰、枳壳、香豉、栀仁等，而加玉枢丹以降之。一剂后，热竟全退，神思亦清。但苔腻如故，大便不行，仍不能进食。乃以轻泻叶通其大便，兼以平胃散法调理之。至五六日后，食始知味，又二三日乃能起。

　　朱雅南先生之二哲嗣达哉，去年秋，兄弟夫妇同就学于沪。其来也途次感冒，复饥饱不节，至寓而病湿温。头晕发热，胸痞作恶，吐出痰饮甚多。初以涤饮剂治之，热益重，至一百零四度许，周身瘫痪，口出秽气，苔腻如粉，神识迷蒙。其兄甚焦急，仆仍用化浊汤治之，而重加苏梗。一剂后，得大汗甚彻，热竟全退，神识亦清。但大便已六七日不行，秽气苔色仍如故，用前方加减，入制大黄三钱下之，一剂不知，再加大黄二钱，又二剂乃得大便，秽气顿已，食亦渐进。仆曰：病已去矣，但以饮食善调之自愈，不必服药矣。

　　今年四月初，同乡汪太史渊若之次子廉卿，年四岁，亦病湿温，但尚不能自言其苦，屡屡惊厥。有一次厥去一点钟许，家人意为死而哭，幸复苏，数夕不得眠，邀仆治之。见其色惨白，其头倒，其神思倦怠，喉间咯咯有声，脉滑数。知有痰极多，按其腹满而软。曰：数日不食，不应有此，殆有食积。以表候其腋下，得一百零二度。曰：口中之度，必零三度许也。其汗则黏腻非常，泣而无泪，渴且嗜饮。然卧时覆被，不知自去之也，知必有表邪。又每以手自按其头，知头必有痛胀等事。口中亦有秽气，数武[1]外即可嗅而知之，因知亦为化浊汤之症。亦以此方与之，而改苏梗为苏子；用玉枢丹四分，未服药之前尚惊厥，请推拿者推之始已。服药数分钟后，忽呕出胶痰两大堆，约一小钟许，黏厚成块，又数点钟后，得大便一次，极臭而多，其色黑，此夕即能安卧。明日复诊，则热退神清，病竟全去，以搜捕余邪法治之。曰：一剂后可不药矣，次日竟下地行走如常。

　　**廉按**：湿热与湿温似同实异。湿热者，先受湿，后化热，其来也渐；湿温者，先伏温，后受湿，其来也暴。湿热轻而湿温重，初起时，最要辨明孰轻孰重。

---

　　[1] 数武：数尺。古人以六尺为步，半步（三尺）为武。

如湿重于温者，当以吴氏三仁汤、周氏化浊汤二方为主。即雪樵君云：湿温之病，多在胃肠，舌苔滑白厚腻者，重用川朴为君，口有秽气者，玉枢丹亦要药，其说甚是。如温重于湿者，当以加减藿朴夏苓汤、清芳透邪汤二方为主。湿与温并重，当以新定达原饮、枳实栀豉合小陷胸汤加减，或藿香佐金汤亦佳。此治湿温初起之方法也。其他变症甚多，论中方法毕备，对症酌用可也。今所选之案虽少，而大致粗备，亦足为后学导夫先路矣。

又按：验方妙用论中，添加百八十四方，以上统计五百十一方。

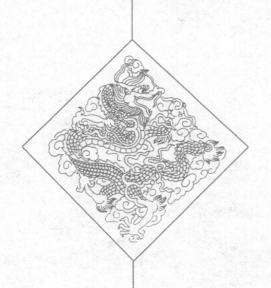

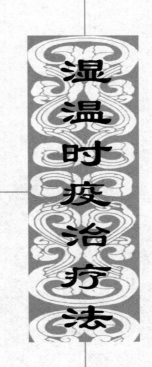

湿温时疫治疗法

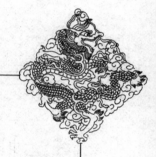

# 内容提要

　　《湿温时疫治疗法》一卷，何廉臣编。

　　1912年春夏之交，发生湿温时疫，蔓延各乡，伤人最速。何廉臣召集绍兴医学会会员共同研究，据当时调查所得及会员临证经验，定名为"湿温时疫"，公开研究所得，编为四章。第一章病名之定义，第二章病因之原理，第三章病状及疗法，第四章卫生及预防。此书兼论痧气、霍乱、疟疾、泄泻、黄疸、痢疾、水痘、肿胀等，末附成方135张。

# 序

中医重气化，西医重形质。形质为有形之医学，气化为无形之医学。无形之医学，其学深；有形之医学，其学浅。此中医之优于西医者，固已彰明较著矣。而学医者往往弃中学西，是何异却步而求前焉。尤有拓拾①形质之说，欲以压倒中医者，真荒唐绝伦。虽然知形质不知气化者，固不足以言医；而知气化不知形质者，亦不足以言医。二者实如鸟之有翼，车之有轮，大有相辅而不可相离之势。第以彻悟气化，自然洞明形质；若徒知形质，未必窥见气化，此则鄙人所敢断言。故学医者宜讲求气化为唯一之方针，庶不致误人者还以自误。然鄙人之为是言者，非凭空结撰，实有所见而云然。

民国元年，春夏之交，时疫流行，本会特派鄙人赴杭调查。五月二十二日出发，渡江晋省，初至全浙报馆，继至警察署，咸谓杭城今年雁于疫者约死万人。奔走五六天，历数十医家，言春温为患者多数。惟王香严先生热心研究，细谈病原，言杭城疫症均发自劳动界，症属湿温疫邪，伏气为病，良由冬伤寒水之脏，兼之劳疫外扰，惊恐内因，至春夏之交，湿热行令而发。见症始则恶寒发热，胸痞，肢痠，腰痛，头晕且痛，呕恶便泄，病在少阴、阳明，重则阳明经表热未解，少阴经里气先溃，致神昏谵语，舌焦卷短，种种危殆恶症毕具。若初起用宣化清解透邪，由外而出，或发疹瘩，或微汗而解，不致内陷昏蒙，倘医者不知里虚受邪，妄用刚燥，致动内风，变为危殆之症。当经同人等讨论急要治疗法，指明是症开始，必仿普济解疫丹或银翘散等类，从气分宣化云云。调查毕即回绍开会，本会同人特撰《医学卫生湿温时疫治疗法》，编就病名、病因、病状、卫生四章，急性、慢性时疫二种，选录应验一百三十五方，俱从理气宣化，并不拘于形质，而屡试屡验，堪为医家指南针、病家救命符也。爰笔数言，编诸弁首，辞之工拙，所不计也。是为序。

民国二年暮春瀛峤胡震序

---

454　　①　拓拾：言人云亦云，随声附和。拓，拓印。

# 湿温时疫治疗法目录

（本会各职员公同研究稿）

今年春夏之交，吾绍发生一种时疫，蔓延各乡，迄今未熄。绍兴各报揭载之后，本会历经开会公同研究，思所以预防而扑灭之，俾尽本会之义务。兹据调查之报告，各会员临症之实验，金云此种时疫确系湿温，并非疠疫，亦非大疫。绍地滨海居湿，实为年年之风土病，苟能治疗得法，十中可活八九。现经博采众议，引据经典，凡本病之差别、变化、逐症之治疗方法，以及卫生预防，罔不审慎周详，竭诚公布，以贡一得之愚，且一隅三反[1]，夏秋之时病，半含在内，医师视之可得临症之一助。惟念病机千变，随症消息全赖明达者自己体会，所谓示人以规矩，不能示人以巧妙者焉。今将研究所得编为四章，条列如下，愿阅者随时赐教，以匡不逮，本会幸甚。

第一章　病名之定义
第二章　病因之原理
第三章　病状及疗法
第四章　卫生及预防

# 第一章　病名之定义

## 第一节　病名

西医名曰小肠坏热病，东医名曰肠窒扶斯[2]（译即小肠发炎烂溃之谓），中医名曰湿温时疫。

## 第二节　定义

《内经》曰：热病者，皆伤寒之类也。《难经》曰：伤寒有五，有中风，有伤寒，有湿温，有热病，有温病。后汉张仲景撰用《内经》《难经》而作《伤寒论》，其自序曰：余宗族素多，向余二百。建安纪年以来，犹未十稔，其死亡者，三分有二，伤寒十居其七。由是观之，则伤寒为外感病之大症。但推求古医书，皆以伤寒为外感病之总名，故凡中风、湿温、热病、温病，后人通称曰类伤寒。其实，伤寒自伤寒，湿温自湿温，界限分明，不容混淆。昔喻嘉言谓湿温一症，原藏疫疠在内。今据本会各会员之经验，大抵无传染性者，谓之湿温时病；有传染性者，则为湿温时疫。浏览泰西[3]、日本各医籍译本，所云"小肠坏热病"、"肠窒扶斯"，其病状悉与吾国湿温时疫同，而译本仍称曰"伤寒"。可见习新医学者于吾国医书未尝研究，从可知矣。

# 第二章　病因之原理

## 第一节　病因

西历千八百八十年，亥勃氏[4]及古弗氏[5]发明细菌学后，乃知各种传染病多本于肉眼不可见之细菌及原虫所起。本病之发病，素实缘亥勃氏、格氏[6]所精密研究之窒扶斯杆菌，其状为末端钝圆之小杆，此菌发育常为二枚或数枚互相重叠，其末梢有无色圆形之部位，在新鲜标本及悬滴中呈极活泼固有之运动。盖菌体之侧部及末端具有鞭毛八枚或十二枚，故得营其运动者。西医又用累富氏[7]之染色法以显微镜窥之，则知菌体之形状。吾国向无显微

---

① 一隅三反：言融会贯通。
② 窒扶斯：伤寒的日语译名。
③ 泰西：泛指西方国家。
④ 亥勃氏：厄波斯的旧译，德国细菌学家。
⑤ 古弗氏：科赫的旧译，德国细菌学家。
⑥ 格氏：噶夫克的旧译，德国细菌学家。
⑦ 累富氏：吕夫勒的旧译，德国细菌学家。

镜，故不能确指细菌之状态。然古人于各种传染病多知为霉气之秽毒，盖已发觉细菌之朕兆者矣。据此以观病因之来，虽中外之说不同，而公认为有一种之发病素，其理则一也。

### 第二节　传染

发病素之传播也，中外公认为不洁之井水、河水以及粪溺秽浊之所致。考吾国古医书，言之凿凿，实亦不可少者。其言传染病之发生也，则由于水土郁蒸，或发于河井沟渠，或发于山川原陆。第其所以发生时疫者，或由于腐烂之草木，或由于污水之潜热，或由于埃壒①粪溺之秽浊，或由于死狗死猫之臭毒。故在东南热地，地气卑湿，一到首夏迄于初秋之时，光热吸引，遂使一切不正之杂气，升降流行于上下之间。凡在气交之中，无男、无女、无老、无幼、无少、无壮，不能不共相传染，疫病之所以盛行一时者，实由于此。其传染也，始则风为之媒介，或水为之媒介，继则病人之口气、汗气、粪溺之气及其衣服器具，在在皆可以传播者也。

# 第三章　病状及疗法

## 第一节　西医之诊断疗法

泰西之"小肠坏热病"，日本之"肠窒扶斯"，其病状悉与吾国湿温时疫同，后文当详言之。惟西医疗法极为简单，所言病历之经过，亦不能如中医之详细美备。盖西医专重剖解，唯知本病固有之解剖的变化，为窒扶斯杆菌盘踞于小肠淋巴滤胞②，因而淋巴细胞骤形肥大变为髓状肿胀，渐趋于回肠瓣面，侵及大肠而成肠溃疡，甚至脾脏肿大，心脏筋肉带缓，右侧部扩张，心脏筋纤维变化，肝脏细胞、

屈细尿管之上皮细胞、胃肠及唾腺之腺细胞亦成浑浊性肿胀及脂肪变性，此等病理解剖可谓精微之至，中医多难能也。庸讵知西医之偏执解剖，遂使印定眼目，而疗法反不能达完全之目的。即如本病之窒扶斯杆菌，因知繁植肠部，仅用甘汞③下之，以冀排泄其肠内之毒质，减轻其热候之下降，并用实芰答利斯④叶浸，以利其尿，硫酸以退其热，或用撒里矢尔酸⑤注射皮下，以杀菌防腐，为唯一之妙法。近有试用血清疗法者，究之治法之幼稚，尚不能得十分之把握。噫！窒扶斯杆菌虽盘踞于肠间，而不知浸淫各脏皆起变化，岂可不一一顾及之耶？故内科学之诊断疗法，西医固执呆板，转不若中医临机活变者也。人谓西医善治外症，中医善治内症，洵不诬哉。

## 第二节　中医之诊断疗法

湿温症之现状不一，故变症亦极复杂。本病之最紧要者，当分为急性时疫、慢性时疫之二种，试详述如下。

### 一、急性时疫

急性时疫纯是血分温毒病，虽其初感受之气有因寒、因湿之不同，而寒郁之久，悉从火化，湿郁之极，必兼燥化，前哲叶天士、徐灵胎两医师尝言之，此即《素问》"重阴必阳"之精理也。其邪伏于血络，《内经》所谓"内舍于营"是也。然有肝络郁而相火劫液，液结化燥者；有心络郁而君火烁血，血热生风者。现症既异，治亦不同，兹当分别如下。

---

① 埃壒：肮脏。
② 滤胞：滤泡。
③ 甘汞：氯化亚汞，有毒，可作泻剂。
④ 实芰答利斯：洋地黄的音译。
⑤ 撒里矢尔酸：水杨酸的音译。

大凡肝络郁而相火劫液，液结化燥者，多发自少阳胆经，首犯胃经血分。

舌色：必鲜红起刺，或鲜红而舌根强硬，或纯红而有小黑点，或纯红而有深红星，间有红点如虫碎状者，或纯红而苔黏有裂纹如人字、川字、爻字不等，或裂如直槽者。

脉息：强滑而盛躁，或右大而左弦数。

脸色：必面赤如朱，眼白均现红丝。

症状：必壮热而渴，不恶寒反恶热，目眩耳聋，口苦干呕，胸腹热甚，按之灼手，热汗时出，神多烦躁，甚至如醉如狂，扰乱惊窜，或发疹发斑，小便短数热，大便燥结。

治法：宜清解胆火之郁，救胃液之燥，以预防肝经风动。先用犀地桑丹汤清营透络，俾伏邪从斑疹而解，或从战汗而解。若斑疹及战汗出后伏火犹炽，则用拔萃犀角地黄汤急下之，使伏火从大便而解。亦有火毒内结，清透之而斑疹不显，反从下后而斑疹始发，或有透发不应，只用清火解毒，如犀羚白虎汤加金汁、白颈蚯蚓、甘萝根汁，斑疹反大透，而伏火始解，解后用千金生地黄煎清余火而复胃液。若虚羸少气，气逆欲吐，用竹叶石膏汤去竹叶，加鲜竹茹、鲜茅根、清蔗浆，配姜汁数滴，和胃气而复清津。

又如心络郁而君火烁血，血热生风者，多发自厥阴肝经，最易上蒸脑筋。

舌色：焦紫起刺如杨梅，或舌苔两旁有红紫点，或舌红无苔而胶干，或泛涨而似胶非胶，或无液而干黏带涩。

脉息：多弦紧抟数。

神色：多昏沉蒙闭，或如醉如痴，尸厥不语。

症状：必热深厥深，手足反冷，咽干舌燥，头颈动摇，口噤齿龂，腿脚挛急，时发瘛疭，甚或睾丸上升，宗筋下注，少腹里急，阴中拘挛。或肠燥有似板硬，按之痛甚，弯曲难伸。冲任脉失营养，当脐上下左右按之坚硬，动跃震手，虚里穴及心房亦必动跃异常。

治法：宜急救血液之燥，熄风火之亢，以预防阴竭阳越。急用犀羚镇痉汤或滋液救焚汤，重加瓜霜紫雪丹，先清其神而熄风，继用龙胆泻肝汤或平阳清里汤，咸苦寒降以泻火，终用阿胶鸡子黄汤，滋阴液以镇肝阳。

以上所述之急性时疫伤人最速，治失其时，或治不得法，凡一二三日即殒命者，多属此类，幸而今年夏季尚居少数耳。至其暴亡之理由，上海神州医药总会同社友余伯陶君发明最精，试节述其言曰：凡疫症传染之易，死亡之速，在愚夫愚妇，皆谓有邪祟凭乎其间，实则非真有所谓疫鬼也，即古人傩[①]以逐疫，亦不过藉以镇人心顺民情耳！然其一触即殒者，皆缘人之呼吸出入机关，司其职者唯口与鼻。口鼻二部最与脑经直接，盖鼻之气通于脑，口之气通于胃，亦通于脑。疫邪中人，顷刻震撼全脑，脑中血管爆裂，而其人已无生理矣！此其所以传染也易，此其所以死亡也速。此论发明急性的热症时疫，可谓理精词卓。其他阴性霍乱，如俗称瘪螺痧、吊脚痧之类，几次暴吐暴泻，其命即殒者，皆由脾胃阳竭，肺气虚脱，心脏麻痹使然耳。

**二、慢性时疫**

慢性时疫纯是气分湿秽病。据湿温本症而论，当须分别湿多、热多，兼寒、兼风之界限，现症与治法判分两歧，试详述如下。

---

① 傩（nuó 挪）：古时腊月驱除疫鬼的仪式。

湿多者，湿重于热也，其病发自太阴肺脾，多兼风寒。

舌色：苔必白腻，或白滑而厚，或白苔带灰兼黏腻浮滑，或白带黑点而黏腻，或兼黑纹而黏腻，或舌苔满布，厚如积粉，板贴不松。

脉息：模糊不清，或沉细似伏，断续不匀。

神色：多沉困嗜睡。

症状：必凛凛恶寒，甚而足冷，头目胀痛，昏重如裹如蒙，身痛不能屈伸，身重不能转侧，肢节肌肉疼而且烦，腿足痛而且酸，胸膈痞满，渴不引饮，或竟不渴，午后寒热，状若阴虚，小便短涩黄热，大便溏而不爽，甚或水泻。

治法：以轻开肺气为主。肺主一身之气，肺气化则脾湿自化，即有兼邪，亦与之俱化。宜用藿朴夏苓汤，疏中解表，使风寒从皮腠而排泄；芳淡渗利，使湿邪从内肾、膀胱而排泄；汗利兼行，自然湿开热透，表里双解矣。虽然湿热自内而出，恒结于中焦而成痞满，必有痰食错杂其间，前方中痰郁加星香导痰丸，食滞加沉香百消曲，或生萝卜汁和生姜汁少许最妙，既开浊秽之郁闭，亦消痰食之停留，随症均可加入。若兼神烦而昏蒙者，此由湿热郁蒸过极，内蒙清窍，前方去蔻仁、厚朴，加细辛二三分，白芥子钱许，鲜石菖蒲根叶钱半，辛润行水，豁痰开蒙；再加水芦二三两，灯芯钱许，轻清甘淡，泄热导湿，蒙闭即开。若兼大便不利者，此由湿阻气滞，或夹痰涎，前方去藿、朴、豆豉，加蔻仁拌捣栝蒌仁、苏子拌捣郁李净仁等品，此皆味辛质滑，流利气机，气机一开，大便自解，即汗亦自出矣。

热多者，热重于湿也，其病多发于阳明胃肠，虽或外兼风邪，总属热结在里，表里俱热，此时气分邪热郁遏灼津，尚未凝结血分。

舌色：苔必黄腻，舌之边尖红紫欠津，或底白罩黄，浑浊不清，或纯紫少白，或黄糙起刺，或苔白底绛，黄中带黑，浮滑黏腻，或白苔渐黄而灰黑，伏邪重甚者，苔亦厚而且满，板黏不松。

脉息：数滞不调。

面色：或如油腻，或如烟熏。

症状：必心烦口渴，渴不引饮，甚则耳聋干呕，口秽喷人，胸腹热满，按之灼手，甚或按之作痛。

治法：宜先用枳实栀豉合刘氏桔梗汤，再加茵陈、贯仲之清芬解毒，内通外达，表里两彻，使伏邪从汗利而双解。渐欲化燥，渴甚脉大，气粗逆者，重加石膏、知母、芦根汁等，清肺气而滋化源。其次用清芳辟疫汤，辛凉芳烈，轻清甘淡，泄热化湿，下行从膀胱而解，外达从白㾦而解，或斑疹齐发而解。即或有邪传心经，神昏谵烦，亦须辨明舌苔。如舌苔黄腻，仍属气分湿热，内蒙包络清窍，宜用昌阳泻心汤加竹沥和姜汁少许，辛润以达之，苦寒以降之，清淡以泄之，使湿热浊邪无地自容，其闭自开。极重者，再加太乙紫金丹。如昏蒙而厥者，可用厥症返魂丹。如舌色紫干，或纯绛，或圆硬，或黑苔，神昏谵语，或笑或痉，甚则晕厥，闭目不语，此由湿温化火，窜经入络，内陷心脏，陡动肝风也。治宜大剂犀地清神汤，重加瓜霜、紫雪清心透络，泻肝熄风，或用加减神犀汤合犀珀至宝丹清营解毒，通血宣窍，急救得法，尚可十全三四。

然以本会员等所经验，凡昏蒙痉厥多属胃热蒸脑，脑筋起炎，神即昏蒙，头摇目瞪矣。延及脊脑筋亦发炎，则手足发痉，甚则角弓反张矣。盖胃为五脏六腑之海，其清气上注于目，其悍气上冲于头，循咽喉上走空窍，循眼系入络脑。脑为元神之府，所以胃热蒸脑，无不发现神经诸病也。

治宜辨明舌苔，如黄燥、黑燥而有质地，此胃肠实火，浊热壅闭，清窍因之亦闭，宜犀连承气汤急下之，以决壅闭。阴虚者加鲜生地、元参、活水芦根、鲜冬瓜子等轻清滑利之品，滋燥养阴足矣。若阴柔滋腻药多，虽用大黄亦恐不解，是滋阴转致伤阴也。

如舌苔黄厚而滑，脉息沉数，中脘按之微痛不硬，大便不解，此黏腻湿热与有形渣滓相抟，按之不硬，多败浆色溏粪，宜用小陷胸汤合朴黄丸或枳实导滞丸等缓化而行，重者合神芎导水丸或陆氏润字丸等磨荡而行。设使大剂攻下，走而不守，则必宿垢不行，反行稀水，徒伤正气，变成坏症。若舌苔黄如沉香色，或黄黑而燥，脉沉实而小，甚者沉微似伏，或四肢发厥，或渴喜热饮，脘腹按痛，痞满燥实坚悉具。痞满者，湿热气结，燥实坚为燥矢，甚则上蒸心脑，下烁肝肾，烦躁谵语，舌卷囊缩。宜犀连承气汤急下之，阴伤者加鲜生地、元参、知母、川柏之类足矣。盖速下其邪，即所以存津液也。

若舌色黑润，少腹按痛，大便色黑如漆，反觉易行，其人喜笑如狂，小便色黑自利，是胃肠蓄血，累及膀胱，宜桃仁承气汤急下之，或合犀角鲜地黄汤以凉血逐瘀。发黄，小便不利，腹满者，茵陈蒿汤缓下之。其间有气虚甚而邪实宜下者，参黄汤；阴亏甚而邪实宜下者，《千金》生地黄汤去芒硝，或养荣承气汤缓下之；即极虚不任下者，宜用雪羹加鲜生地汁、鲜冬瓜汁，元参、栝蒌仁、蜂蜜等汁稍加姜汁之类，咸滑以去着，辛润以清燥。慎勿当下不下，徒用滋腻，俾邪无出路，转致伤阴，亦勿迟回顾虑，致令失下，失则邪愈盛正愈衰，后即欲下而不可得矣。

以上皆慢性时疫初期、中期之疗法也，至于末期之传变，不一而足，或由失治，或由误治，全在临症施治者，辨明脏腑现症，气血虚实，对症发药，庶可收良好之效果。

### 第三节　湿温之化症

湿温本病一切现症及治法，前文已详言之。惟其化症不一，最宜注重。如湿温化痧气、湿温化霍乱、湿温化疟疾、湿温化泄泻、湿温化黄疸、湿温化痢疾、湿温化水痘、湿温化肿胀，变幻多端，辨认须的，庶无误药之弊。本会既抱人道主义，索性和盘托出，俾资医师之研究，今将所化各症治疗方法分列如下。

**甲、湿温化痧气**

湿温化痧气，当分为急痧症、慢痧症二种。

急痧症：初起即胸膈紧闷，四肢麻木，躁扰昏乱，大叫腹痛，青筋外露，斑点隐隐，继即闭目不语，昏厥如尸，手足反冷，脘腹灼热，脉多沉伏，舌多灰苔，或黄腻带紫。此由湿秽阻滞气机，温毒内陷清窍，症势最急最险。法宜内外兼治，外治如用飞龙夺命丹嗜鼻以取嚏，刺两手少商穴以开肺气，真薄荷油搽碗盖口，即刮后颈背脊至尾闾止，连刮数十余次，以现紫色点为度，观音急救散速点两眼角以解痧毒。内治宜芳香宣窍，清芬化浊，清快露一两和人行军散三分或瓜霜紫雪三四分，取效最捷。若兼食积，必胸脘高突，不可抑按，欲吐不得，欲泻不能，当先进飞马金丹三五粒，使上吐下泻以开达之，此种急痧稍一失治或缓治，其人即毙。

慢痧症：初起乍寒乍热，继则纯热无寒或背微寒，头重晕痛，四肢倦怠，甚或麻木，肌肉烦疼，胸脘痞满，恶心欲呕，心膈闷乱，甚则神识如蒙，右脉濡滞或弦滞，舌苔白腻如粉，口黏不渴。治法宜芳香化浊，藿香正气散去术、草，加红灵丹一二分最效。若舌苔黄腻，心烦口渴者，湿秽化火，偏于热重也，周氏化浊汤去川朴，加鲜竹叶、青连翘、青蒿露清化之。若苔兼厚腻，腹满便秘者，浊滞黏涎胶结于内也，前方去玉枢丹，加控涎丹通逐之，轻则枳实导滞丸缓下之，下后则以吴氏四苓汤加茵陈、贯仲，芳淡苦泄，肃清余热，以善其后。

**乙、湿温化霍乱**

湿温化霍乱，往往猝然而起，症有湿霍乱、热霍乱、寒霍乱、干霍乱之分别。此等险急之症，尤宜辨清界限，详述如下。

偏于湿重者为湿霍乱，症必上吐下泻，胸痞腹痛，口腻不渴，小便短少，脉多弦滞或沉而缓，舌苔白滑。治宜辛淡泄湿，芳香化浊，藿朴胃苓汤加紫金丹最妙，王氏蚕矢汤、燃照汤等亦效。

偏于热重者为热霍乱，上吐黄水，或呕酸水，暴注下逼，泻出稠黏，心烦口渴，胸闷腹疼，溺赤短热，脉多弦急，舌苔黄腻或黄多白少。治宜苦辛通降，清凉芳烈，藿香左金汤、连朴饮二方奏功皆捷。惟霍乱一症，不拘湿重、热重，夹食者多，方中均可加山楂炭、六和曲、佛手片、焦鸡金之类。

若湿重而外中阴寒，内伤生冷者，则为寒霍乱，如俗称瘪螺痧、吊脚痧，多属此类。其症吐泻清水，多生腥气，胸膈坚满，脘腹痛甚，手冷至臂，足冷至股，溺短或秘，甚则几次吐泻即眼眶内陷，腡纹皱瘪，两足筋吊，冷汗自出，脉多沉微欲绝，或沉细似伏，舌苔皖白无神，症势最急最凶。法宜内外并治，标本兼顾。外治如回阳急救散调葱汁，按入脐中，再贴暖脐膏一张，艾灸二三十壮，白芥子末二三钱，烧酒调糊，罨于胸膈之间，樟脑精酒调烧糟，以洋绒布蘸药搽擦手足。内治初起用椒附白通汤合半硫丸、冲霍乱定中酒，通脉回阳，立止吐泻，最为力大而效速，或用新加附子理中汤合来复丹，或用加减附子理中汤合纯阳正气丸，务在一日之内，速令阴散阳回，六脉渐起，手足渐和；次用附姜归桂汤，于回阳之中兼顾营气，或用参芪建中合二陈汤，调脾胃，和营卫，庶免热药偏胜之弊，过刚则折之虞；又次用附姜归桂参甘汤，气血双补，刚柔并济。若阳已回，身温色活，手足不冷，吐泻渐除，则用辛温平补汤，平调脏腑营卫，俾不致有药偏之害。若诸症尽除而气液两亏，心神不安者，则用麦门冬汤合半夏秫米汤或参麦茯神汤，养液安神以调理之。然其间竟有寒散湿开，阳回肢温之后，而胃肠伏热发现，口大渴，心大烦，气上逆，右脉转洪大者，往往用人参白虎汤、竹叶石膏汤加鲜石斛、鲜生地及西瓜汁，而热势始减，诸病渐瘥。各会员历经实验，始信重阴必阳之经旨，为精确不磨也。

若湿遏热伏，又夹酸冷油甜，猝成干霍乱者，其人欲吐不得吐，欲泻不得泻，眩冒烦躁，肠中绞痛，甚则肢厥转筋，脉多弦坚细数，或沉弦似伏，舌苔灰白，或黄腻带灰，俗称绞肠痧者，即此症也。治法以涌吐为首要，速进飞马金丹三五粒，俟吐后或泻后，则用周氏化浊汤冲生萝卜汁，以消化之，继用香砂二陈汤，以平调之。

**丙、湿温化疟症**

偏于湿重者为湿疟，症必寒重热轻，脉必弦滞，余如湿温本症之湿重者大同小异，治以清脾饮、加减达原饮，温脾化湿，以和解之。偏于热重者为温疟，症必热重寒轻，脉多弦数，或右脉洪盛，余如湿温本症之热重者同，治以桂枝白虎汤或柴胡白虎汤，清胃泄热，以凉解之。

惟疟久不止，必入肝络，朝凉暮热，热自阴来，口燥不渴，两胁酸痛，神多虚烦，甚或惊惕，或极疲倦，或多盗汗，脉多右浮大无力，左弦数无力，甚则细劲，舌色焦紫起刺，或舌紫而无苔有点，或舌紫而罩白苔，此肝络血热，因而肝气失调也。治法惟青蒿鳖甲煎合新绛旋覆花汤，秦艽鳖甲汤加桑叶、丹皮、银胡最效，加味逍遥散合半贝丸亦验。若已化三阴疟，俗称四日两头，则属寒湿伤脾，脾阳内郁，久则多成疟母，乃脾胀也。治法以疟疾五神丹为最验，外贴阿魏消痞膏以缓消之，次以丁蔻理中丸一钱五分和鳖甲煎丸一钱五分，每服三钱，用向日葵叶七片，生姜一钱，大红枣四枚，煎汤送下，约三星期即效，屡验不爽。

**丁、湿温化泄泻**

湿胜者为湿泻，《内经》所谓"湿胜则濡泄"也。其症腹中微痛，大便稀溏，小便淡黄，口腻不渴，胸痞肢懈，身重神疲，脉右缓滞，舌苔滑白而腻，治法以藿朴胃苓汤为主。兼风者名飧泄，左关脉弦，必兼肠鸣腹痛，原方加炒白芍、川芎；兼寒者名洞泄，脉右软迟，泻如鸭粪，腹中绵痛，溺色青白，原方加炮姜、吴茱萸；热胜者为热泄，《内经》所谓"暴注下迫，皆属于热"是也，泻出如射，粪多稠黏，气极臭秽，肛门热痛难忍，肠鸣腹痛，痛一阵，泻一阵，涩滞不畅，里急后重，俨如痢疾，小便赤涩，口渴喜凉，脉数苔黄，治法以藿香左金汤为主。

夹食者，脉右关沉滑，症必咽酸嗳臭，恶闻食气，腹痛甚而不泻，得泻则腹痛随松，原方加净楂肉、六和曲、焦鸡

金。甚则热结旁流，治以小承气汤加黄连下其积热，则泻自止。

夹痰者，右脉弦滑，必兼头晕恶心，气虽上逆，而咯痰不出，或时泻，或时不泻，泻出白如胶潺①，原方加星香导痰丸或节斋化痰丸，祛其痰热，则泻亦止。

**戊、湿温化黄疸**

脾湿胜者为阴黄，色如熏黄而晦，胸腹痞满，口腻不渴，小便不利，身冷而痛，脉右缓滞，舌苔滑白，或兼灰黑。治以温脾化湿，茵陈五苓散加除疸丸主之，茵陈胃苓汤亦主之。若渐次化热，脉转弦滑，舌苔黄腻，口干而不多饮者，藿香左金汤加绛矾丸主之。

胃热胜者为阳黄，色如橘黄而明，身目如金，遍身无汗，但头汗出，渴欲饮水，二便俱秘，脉右浮滑而数，舌苔黄腻而糙。治以清胃解毒，茵陈蒿汤缓下之，下后以栀子柏皮汤、三丰伐木丸清化之。

惟湿热入肝，肝火逼胆，胆汁入血，血蓄发黄，名曰胆黄，面目、指甲一身尽黄，兼露青筋，小便自利而清，粪色反白，脉左弦涩，右弦滑，舌色紫暗，苔现黄腻。治以通络逐瘀，代抵当汤重加竹茹、茵陈主之，轻则叶氏绛覆汤合当归龙荟丸缓通之，或加除疸丸，奏功亦速。

**己、湿温化痢疾**

痢之为病，见于夏秋居多，他时则间有之。本三焦肠胃之疾，其初虽或兼风寒，或兼暑燥而发，而总由于湿热积滞郁伏肠中，酝酿而成。凡人患痢疾时，其肠中之黏膜必有红肿之处，其处生出之脓液，即白痢也；若血管烂破，有血液流出，即赤痢也；脓血兼下，即赤白痢也；若青黄赤白黑杂下，即五色痢也。诊断治疗之法，必先别其有表邪、无表邪，为湿

---

① 胶潺（chán 馋）：黏液。

重、为热重，夹虚、夹实，伤气、伤血之故，而治要得矣。乃或谓先泻后痢，自脾传肾为逆候，而杂药乱投者，讵知痢疾鲜有不先泻而后痢者，治如其法，生者甚多，何逆之谓。或谓通则不痛，专以攻下为事者；或兼未详询胸腹有无胀痛拒按，但见下痢频数，而惟事止涩者；或一见痢疾，专从里治，置表分寒热无汗不理，致内陷而增重者；或执赤为热，白为寒，不审其证之真寒真热而妄施温凉者；或在痢言痢，不究其人血气偏虚之故，惟以槟、朴、丑、军，攻逐为事者，皆一偏之成见，未可与言治法也。本会各职员等临症实验，凡赤痢、赤白痢、五色痢等，起病之初属于实热性质者，则由病原菌所酿成之病毒充满于肠内，宜先之以通利剂扫荡腹内之郁毒，而后以调理剂作后疗法，乃为至当之顺序。若不先扫荡病毒，而惟下痢之是恐，先防遏之，则死于腹满、热盛、苦闷之下，是即由逆治致逆症者也，此时之逆症与实症相一致。又如白痢、赤白痢、五色痢等属于气血两虚者，多起于胃肠运化不足，非起于肠内聚积病毒者，宜乎虚冷者温化之，虚热者清润之，以调和胃肠气液，为至当之治法。若谓不扫除腹内之病毒，则病根不尽，宜投下剂以廓清之，则其痢益急，莫知所止，每死于肉脱、厥冷、困惫之下；此即由误治致急症者也，此时之急症与虚症相一致。虚实二因，最关病人之生命，为医者切宜慎重，庶免草率误人之弊。兹将赤痢、白痢、赤白痢、五色痢等四种证治分列如下。

赤痢，初起每兼暑燥之气而陡发。其症身热口渴，脐腹大痛，如刺如割，里急后重，下利频并，或肠垢带血，或纯下鲜血，日夜数十度，或百余次，面赤唇红，或兼吐酸，或兼呕苦，胸腹如焚，按之灼手，甚或冲任脉动，胯缝结核肿大，小溲赤涩，或点滴而痛，六脉洪数，或左兼弦劲，舌苔黄燥如刺，或红刺如杨梅状。此由血分温毒与积滞相并，内攻肠胃，劫夺血液下趋，即《内经》所谓肠澼下血，身热者死是也，症势最急最险。若以痢势太频，妄用提涩，或但用凉敛，必至肠胃腐烂而死，即以楂、曲、槟、朴、香、连、芩、芍、银花炭等普通治痢之法以治此种毒痢，亦必胃肠液涸而死。急救之法，初用加味三黄汤，或拔萃犀角地黄汤，日夜连进二三剂，纯服头煎，以先下其毒；次用鲜生地二三两，鲜茅根一二两，金汁一二两以代大黄，重用甘苦咸寒之品以滋液救焚，养阴解毒，连进一二剂后，如尚有积热未净者，则用五汁饮清润滑降以调理之；终用三参冬燕汤滋养气液，以复其元。以上为重性赤痢而设，若轻性赤痢症，虽腹痛，里急后重，下痢频并，而但下肠垢如红酱者，治以加味白头翁汤，重用西瓜翠衣、白茅根、鲜贯仲等，已足奏功；或先服更衣丸一二次，排除其肠内之温毒热积，继服加味白头翁汤，奏效尤捷，终用黄连阿胶汤加鲜铁皮石斛、鲜稻穗、鲜茉莉花等，以善其后。

白痢，初起每兼生冷油腻而夹发。其症胸腹滞闷，腹绵痛而后坠，或但后重偏甚，忽思饮，饮亦不多，忽思食，食亦乏味，小便热涩，痢下色白或如豆汁，舌苔腻浊白滑或黄，《内经》所谓肠澼下白沫是也。治宜胃苓汤加沉香百消曲，首先温化其湿食，待湿开热透，食化苔松，即用枳实导滞汤下其积滞，一经积去痛减，可用香砂二陈汤，加荷叶拌炒谷芽，调理脾胃以善后，或用七味白术散亦效。

赤白痢者，《内经》所谓肠澼便脓血是也。先辨其白多红少，或红多白少。白多者，虽属大肠，而内关脾脏，每有因过食瓜果，痼冷在肠。其症胸腹胀痛，肠鸣下痢，痛一阵，痢一阵，下痢后仍后重不畅，苔白且呕，脉多弦滞。治宜藿朴胃苓汤加公丁香、紫金片，温化冷滞以止痛。若下痢频进，腹痛拒按，舌滑而厚者，宜先服备急丸五七粒，速攻其积，积去而痢自减，继以醉乡玉屑调理之。赤多者，虽属小肠，而内关肝脏，每多因瘀血与食滞互结，横截气机，致气上下升降不利。其症脘腹剧痛，下痢紫黑血丝，甚或夹有瘀血块，舌色紫暗，脉多弦涩，甚或弦劲。速用加味桃仁承气汤，去其瘀积。轻则四汁饮送五仁丸，亦足见功；继用人参芍药汤加驻车丸，酸甘化阴，酸苦泄肝。待痛止痢减，即用四炭阿胶汤，清余热，滋任阴，以善其后。

若赤白痢初起，见头痛怕冷，身热无汗者，均属有表，当从汗解。如口舌不燥渴，胸腹不闷痛，舌或无苔，或淡白且滑，为湿温兼风而发。宜喻氏仓廪汤，日夜连进二三服，水煎热服取汗，汗透而痢便减。若见心烦燥渴，面色腻滞，唇舌红赤，小便赤热，苔上黄燥或滑者，为湿温兼暑所化，宜藿朴夏苓汤加青蒿、薄荷、连翘、滑石、六神曲等，连进三四服，得汗透而痢亦自止。此表分阴阳之两大法也。此而一误，为呕为呃，不寐不食，神昏耳聋而危矣。（俗称伤寒带痢疾，皆属此类）。

五色痢者，即青黄赤白黑杂下也，青者胆汁，黄者粪，赤者血，白者脓，黑者宿垢，最重难治，仲景所谓五液注下，脐筑痛，命将难全是也。症虽有虚有实，毕竟虚多而实少。实症属毒火，昼夜一二百次，不能起床，但饮水而不进食，其痛甚厉，肛门如火烙，扬手掷足，躁扰无奈，脉弦劲紧急，不为指挠，舌色纯红，甚或焦黑。其势如焚，救焚须在顷刻，若二三日外，肠胃朽腐矣。急宜重用三黄甘草汤，或拔萃犀角地黄汤，昼夜连进，循环急灌，服至脉势和柔，知病可愈，但用急法，不用急药，改以犀角五汁饮，急救津液；终用三参冬燕汤，滋养阴气以善后。虚症属阴亏，张石顽所谓痢下五色，脓血稠黏，滑泄无度，多属阴虚是也。不拘次数多寡，便见腰膝痠软，耳鸣心悸，咽干目弦，不寐多烦。或次数虽多，而胸腹不甚痛，或每痢后而烦困更增，掣痛反甚，饮食不思。速用猪肤汤合黄连阿胶汤，加茄楠香汁，甘咸救阴，苦味坚肠。若虚坐努责，按腹不痛，一日数十度，小腹腰臀抽掣痠软，不耐坐立，寝食俱废者，阴虚欲垂脱之候也，急宜增损复脉汤提补酸涩以止之，迟则无济。幸而挽救得转，可用参燕麦冬汤，滋养气液，以善其后。若痢止后，犹有积滞未净，郁在下焦，小腹结痛，心烦口燥，夜甚不寐，宜用加味雪羹煎，标本兼顾，肃清余积。

总而言之，孕妇及体虚人，不论赤痢、白痢、赤白痢等最为难治。惟归连石斛汤加佛手花、代代花、鲜茉莉花等最稳而灵，取其既能润肠祛积，开胃运气，又不伤胎碍虚也，临症时从此方加减，庶免贻人口舌之讥。

**庚、湿温化水痘**

水痘者，小如蚕豆，大如豌豆，表皮隆起而为水泡，中多凹陷，始初为透明浆液状，继则变为不透明乳液状，且带脓性，常混有多数之圆形细胞，惟色淡浆稀，故曰水痘，皆由湿温兼风郁于肌表而发。约有黄赤二种，色黄而含有气水者，曰黄痘（东医名"含气性水痘"）；色赤而含有血液者，曰赤痘（东医名"出血性水痘"）。亦有夹疹而出者，有夹正痘而出者，若先水痘收功后，而后发疹或正痘，其疹及痘必轻。此症多发于小儿，大人亦偶有之。将发时，身俱发热，皮肤如灼或苦痒，最初发现于颜面，渐次及于躯干、四肢，三五日后，水痘干燥，成为灰色，或类褐色之痂皮，至七日则不留瘢痕而剥落，然亦有留皮肤瘢痕者，因患者搔破水疱之际，真皮受损伤所致，其见点、起发、灌浆、结痂，速则止于五六日之间，缓则约历二周至三周。辨法：虽同一水痘，同为皮薄色娇，而黄色水痘一出如豆壳水疱，赤色水痘一出有红点水疱，皆从水泡、脓疱而结痂，然总不似正痘之根窠圆净紧束也。治法：黄色水痘当用五叶芦根汤透解之，继与加味五皮饮，解其皮肤之余湿；赤色水痘当用加味翘荷汤清解之，继用防风解毒汤，清其皮肤之余热。终则统用三豆甘草汤以善后。

### 辛、湿温化肿胀

湿温所以化肿胀者，或因本病延久而发，或因宿病夹症而发。有但肿而不胀者，有但胀而不肿者，有肿而兼胀者，有肿胀而兼气喘者。辨其症：肿在外属水，胀在内属气。肿分阳水、阴水，胀分气实、气虚。因湿热浊滞致水肿者为阳水，因肺脾肾虚致水溢者为阴水。浊气在上为实胀，中气不运为虚胀。辨其位：肿在头面四肢，胀在胸腹脏腑。试举其大要而条治之。

阳水肿者，热蒸湿浮，袭入皮肤也。肿由面目先起，自上而下，皮肤如灌气状，以指按之，随手而起，大便不爽，小便黄热，时或赤涩，甚则气粗而喘，皆由气郁不舒所致。治在肺而发散之，《内经》所谓开鬼门是也。轻则香苏五皮饮，重则麻杏三皮饮，使湿热从微汗而泄，汗透则肿自消，继以茵陈胃苓汤健运脾胃以善后。

阴水肿者，湿重热轻，郁结脉络也。肿自两足先起，由下而上，皮肤如裹水状，以指按之窅①而不起，大便溏滑，溺短浑浊，时或点滴，甚则气短而喘，皆由水停不行所致。治在肾而渗利之，《内经》所谓洁净府是也。轻则椒目五苓散，重则麻附五皮饮，使水湿从溺道而泄，溺畅则肿自消，继以香砂春泽汤温补脾肾以善后。若面目一身俱黄，黄而且肿者，名曰黄肿。必先观其色之明暗，如黄色鲜明，溺色老黄且涩者，此热重于湿也。治宜茵陈蒿汤送下神芎导水丸，速泻其黄以退肿，继以吴氏二金汤调理之。如色黄昏暗，溺色淡黄不利者，此湿重于热也。治宜茵陈胃苓汤送下三丰伐木丸，急去其黄以消肿，继以茵陈五苓散调治之。惟其间肿而且胀者，首推胃苓五皮汤，最稳而灵；肿而且喘者，五子五皮饮，亦多奏效。

气实胀者，或因食积，或因痞块，先有物在胃肠中，而后胀形于外也，按之则坚，腹胀不减。先宜消导以化之，早服程氏和中丸，晚服叶氏宽膨散，效者甚多。如或不效，必是久病入络，络郁则胀也。当先辨其湿滞在络者，开郁通络饮、调下宽膨散主之。瘀积在络者，香壳散煎汤、调下代抵当丸主之，甚则间服巢氏阴阳攻积丸，不拘湿积、瘀积、虫积，皆能奏效，此即《内经》去菀陈莝之稳法也。切不可大剂峻攻，医者虽取效一时，病者虽暂快数日，往往一二旬间，胀反愈坚，中气伤残而毙。草医包治胀病，每结恶果者，多由于此。

气虚胀者，多因病后不讲卫生，不知禁忌，一复再复，脾胃久伤而化胀，此虚气在于统腹膜之中，徐洄溪所谓胀俱在肠外三焦膈膜之间是也。其外虽胀，其中无物，按之则濡，扣之有声，抑之不痛，时胀时减，切不可攻，攻之即死。宜用温补

---

① 窅（yǎo 咬）：深陷貌。

兼辛通法，早服程氏白术丸，补其虚以化滞，夜服局方禹余粮丸，暖水脏以通阳，耐心静养，缓缓奏功；继以半硫理中丸温补脾阳以宽之，济生肾气丸温通肾阳以消之，此即《内经》宣布五阳之正法也。外治惟针法最能取效，若病家急于求效，医家急于建功，每见速死则有之，而病之能痊，一无反复者，则百不见一二也，医家病家切宜慎重。

以上湿温化症，但举其大要而言，其余变症甚多，未能一一曲尽，阅者谅之。

编撰者敬告

# 第四章　卫生及预防

## 第一节　已病之卫生

吾绍近今治病，一病之安危，惟责之医家一人，一医之良否，专系乎煎方一剂。其药宜多煎、宜少煎、宜先入、宜后入、宜多水、宜少水，非所知也。药品之道地与否，制炼之合法与否，亦非所辨也。此外寝处不合法，寒暖不适宜，饮食不知节，病情不知察，更无论矣。似此，则医家之功一，而病家之过十，纵有卢扁，能愈病乎？况重大危险之病机，早晚不同，顷刻传变，而惟恃一日一至之医，一日一服之方，治变幻不测之病，庸有倖乎？余故曰：已病之卫生为病家必要之智识，亦为病家应尽之义务。故凡良医之能愈病，必先在开化病家，使病家诸人看护周到，有助医之力，不掣医之肘，夫而后病之误治也，始可以归罪于医。兹择其最紧要最易实行者，条列如下。

一、衣被宜洁净也。清洁为各病所不可缺之要件，若患时疫病而不洁，则其病屡犯于危殆，且能致害于病者之家族及医师，故病者须日日更换衣服，卧床被褥尤

须清洁，一切旧衣被等，凡可蒸发之物，必须安置空屋，锁闭箱中。又如被覆过暖亦能致病加重，重病即死者，以热郁于内而气不宣达也。竟有闷毙许久，而旁人但知其熟睡者，迨呼之不应，揭其盖覆，始知其人已死，莫不曰死于急痧，近年来闻见颇多。

二、饮食宜节制也。湿温时疫，本属胃肠伏邪，早已失其消化力，最宜忍饥耐饿，平卧安静。不但油腻腥发，曲糵炙煿熏灼脏腑者，固宜禁绝，即瓜果生冷，凡能冰伏脾胃者，亦宜禁不入口。最妙以萝卜汤、陈干菜汤疏导其胃肠，渴则饮清快露和开水少许，或但饮细芽茶，输运其津液，病势轻减后，可略进流动性之滋养品，如薄粥、薄藕粉及开水冲熟之鸡蛋等，每日之次数宜多，每次之食量宜少，不过以之略充饥肠而已。病将就痊时，凡各种未熟之果实、油类及一切之固形物而不易消化者，均不宜入口。前哲庞安常先生云：凡病新瘥，只宜先进白稀粥，次进浓者，又次进糜粥，亦须少少与之，不得早吃肉食，他如酒肴、甘脆、肥鲜、生冷等物，皆不可犯。王孟英先生曰：瘥后必小便清，舌苔净，始可吃粥饭、鱼台鲞之类，油腻、酒醴、甜食、新鲜补滞诸物，必解过坚矢新粪，始可徐徐而进，切勿欲速，以致转病。此皆阅历有得之名言欤。

三、卧房宜宽绰，窗户宜开爽也。二者皆注意室内之空气，常使新鲜，最为病理卫生之首要。王孟英先生曰：人烟稠密之区，疫疠时行者，以地气既热，秽气亦盛也。故住房不论大小，必要开爽通气，扫除洁净，庶清风徐来，疫气自然消散。反是，则热气、浊气益为疫气树帜矣。凡时疫流行，罹此者，每多被褐茹藿之子、荆户蓬室之人，皆由于此。

四、侍人宜勿杂，灯火宜少燃也。吾

绍病家习惯，凡病时疫，最怕鬼祟，不但夜间红烛高烧，即日中，于病室床内，亦必以多燃灯火为阳光，而满屋皆侍病之人，骈肩并足，交头接耳，七口八啐，汗露交流，岂知人气最热，灯火最毒，浊气多而清气少，即使无病者久居此室，亦必头目昏晕，胸膈气闷，况在患时疫之人乎？口鼻之所吸受，肺胃之所浸淫，往往轻者重，重者即死，皆此等恶习惯，阶之厉也。凡疫皆然，亦凡病皆然，正不独湿温时疫一种耳。

五、择医宜精，任医宜专也。王孟英先生曰：选医难于选将。选得矣，或徒有虚名而无实学，或饱学而非通才，或通才而无卓识，或见到而无胆略，或有胆而少周详，皆不足以愈大证也。然则如何而可服其药耶？但观其临证时审问精详，心思周到，辨证确切，方案明通，言词直爽近情，举止落落大方者，虽向未谋面之人，亦一见而知为良医矣，其药可服也。周雪樵先生曰：病者之安危，即为医家之荣辱。苟始终信任之，医家之于病人自有密切之关系，若朝暮易医，则各骋意见，各施治法，势必温凉杂投，筑室道谋，无一人任其咎而后已。而最为偾事者，则病家之略知医药者也，愈病不足，掣肘有余，最为良医之阻力。凡于方药之有力量者，必不敢服，曰恐其误治也；于方药之能速效者，又不敢服，曰嫌其霸道也；及得至平易之方，则安然服之，病而不效，则又归其咎于医，曰今固无良医也。有如是之病家，而后投其所好，乃有今日之所谓名医。故医师之良者，不但不沾染病家之习气，尤贵开通病家之智识。

六、购药宜谨，察药宜慎也。徐洄溪先生曰：当时药不市卖，皆医者自取而备之，迨其后有不常用之品，后人欲得而用之，寻求采访，或误以他物充之，或以别种代之，又肆中未备，以近似者欺人取利，此药遂失其真矣。药失其真，药性必殊，即审病极真，处方极当，奈其药非当时之药，则效亦不可必矣。今之医者，惟知定方，其药则惟病家取之肆中，所以真假莫辨，虽有神医，不能以假药治真病也。陆定圃先生曰：药之伪者不必论，即寻常药品，肆中人粗心，往往以他物挽混，必亲自检视，方免舛误。有桐乡陈李氏子，夏月霍乱，延医定方，有制半夏二钱，适药肆人少，而购药者众，误以制附子与之，服后腹即大痛发狂，口中流血而卒。李归咎于医，医谓药不误，必有他故，索视药渣，则附子在焉，遂控药肆于官，馈以金乃已。此皆不辨药品而致误也，可不傲且惧乎。

## 第二节　未病之预防

疾病之预防法，《内经》摄生一章语皆精卓，但程度太高，难于履行，兹择其浅近而易于从事者，节录上海医学研究所通告如下：

1. 房屋务祈洒扫，勿被尘污。四壁宜用石灰刷新，或兼用除秽药水浇洒，以杜湿毒之患。

2. 垃圾为秽气所乘，不宜任意倾倒，宜倒在桶内，候清道夫挑除，挑后勿再作践。大街小巷，时常清洁，可免一切疫疠。

3. 晨起须将窗户洞开，以出炭气而入养气，夜则不然。卧不息灯，与贪凉露宿，均宜切戒。

4. 罐坛瓶钵一切器皿，积储宿水，最易生蚊，如内地已设自来水，宜将此项摒弃勿用。天井阴沟，须时常冲洗，勿任闭塞，若将火油灌入阴沟，以免秽湿，斯为更妙。

5. 停棺于家，最能遗患。设死者系

患传染之症，其害更不堪设想，故丧家宜将棺柩速葬为要。

6. 蚊蝇最能传病，故食物必须遮盖，以免蚊蝇散毒。碗盏用时，须先洗净，卧宿须垂帐子，勿使蚊虫吮血致生传染之病。

7. 各种生冷之物，俱有微生物含其中，故食物必须煮透煮熟，各物亦勿越宿再食，且勿与未煮之物置在一室，庶微生物不致侵入。水未煮过，慎勿入口，嗬嘣水①、冰冻水皆与人有害，瓜果亦易致病，均宜少食。

8. 吐痰于地，最为秽德，且宜传病，宜向磁盂或阴沟吐之，方可无患。

9. 有汗之衣亟宜洗濯，慎勿于汗干后，再穿身上，致滋疾病。

10. 登山凭眺，涉野环观，用深呼吸法吸收新鲜之空气，最为预防时疫之要法。（新增）

11. 时疫盛行之际，室中宜焚点辟瘟集祥香，以辟除其秽恶不正之气，入病人室，宜嗽圆图皮蛋一枚，能饮者，佐以高粱酒少许，男妇老幼俱宜佩太乙辟瘟丹一颗，以绛帛囊之，当心悬挂，不可近亵。（新增）

12. 无论老少强弱之人，虚实寒热之症，常以炒香枇杷叶泡汤代茗，肃清肺气，可杜一切痧秽时邪。尤必慎起居，节饮食，薄滋味，谨嗜欲。夏令当茹素三五旬，其一切腥膻发物俱宜远戒，房劳亦宜撙节。（新增）

13. 食井中每交夏令，宜入白矾雄精之整块者，解水毒而辟蛇虺也。水缸内宜浸鲜石菖蒲根及降香。

## 选录急性时疫方

**犀地桑丹汤**　见吴坤安先生《感症宝筏》，照原方略有加减。

白犀角八分　鲜生地八钱　冬桑叶三钱　粉丹皮二钱　生山栀三钱　青连翘三钱　老紫草三钱　青子芩钱半　青蒿脑钱半　元参心二钱　池菊花三钱　白知母三钱

先用活水芦根二两，鲜茅根二两，嫩桑枝一两，鲜竹叶五十片，煎汤代水。

按：犀角之功，取其透络热，清脑炎。凡温热邪陷血分，神昏发痉，斑点隐隐者，确有捷效。但原支犀角，只有一条统黑，或两条统黑，余皆灰白之色。因中医向有白入气分，黑入血分之说，故方中每写定黑犀角。岂知同一犀角，白色最多，黑色最少，以致黑色者价增一倍，白色者往往染成黑色，欺人渔利。其实此说不必拘泥，庶几家况平常者，尚可购服。

**拔萃犀角地黄汤**　见邵步青先生《温毒病论》。

白犀角一钱　鲜生地两半　生锦纹三钱　小川连一钱　青子芩二钱

**犀羚白虎汤**　见王孟英先生医案。

白犀角一钱　羚角片钱半　生石膏八钱　白知母四钱　生甘草八分　陈仓米三钱，荷叶包　双钩藤钱半　滁菊花二钱

先将犀羚二味，用水四碗，煎成二碗，代水煎药。

**千金生地黄煎**　见《千金要方》。

生玉竹三钱　天花粉三钱　地骨皮三钱　辰茯神三钱　生石膏四钱　白知母三钱　鲜生地汁　麦冬汁各二瓢，冲　鲜竹沥一瓢　生姜汁四滴，同冲　净白蜜半钱

**竹叶石膏汤**　见仲景方。

西洋参一钱　生石膏三钱　生甘草八分　原麦冬钱半　仙露夏一钱　鲜竹叶三十片

**犀羚镇痉汤**　见陆定圃先生《冷庐医话》。

白犀角八分　羚羊角钱半　鲜生地八钱

---

① 嗬嘣水：又称"荷兰水"，即汽水。

青连翘三钱　元参心二钱　新银花二钱　滁菊花三钱　甘中黄一钱　生甘梢六分　莲子心二分

**滋液救焚汤**　见喻嘉言先生《医门法律》。

白犀角一钱　鲜生地一两　玄精石一钱　原麦冬二钱　西洋参钱半　大麻仁三钱　生甘草三分　真阿胶一钱　柏子仁二钱　紫石英三钱　西牛黄一分，调服

**瓜霜紫雪丹**　见方省庵先生喉科。

白犀角　羚羊角　青木香　上沉香各五钱　寒水石　石膏　灵磁石　飞滑石各五两　元参　升麻各一两六钱　飞朱砂五钱　生甘草八钱　公丁香二钱　麝香一钱二分　金箔一两　西瓜硝八钱　冰片三钱

制法照《局方》紫雪。

**龙胆泻肝汤**　见宋神宗《和剂局方》。

龙胆草八分　生山栀钱半　青子芩二钱　银胡一钱　鲜生地五钱　车前子钱半　生甘梢八分　归须八分　建泽泻钱半　细木通八分

**平阳清里汤**　见梁特岩先生《舌鉴辨正》。

生石膏六钱　生甘草六分　青子芩钱半　白知母三钱　小川连八分　生川柏六分

先用白犀角六分，羚角一钱，煎汤代水。

**阿胶鸡子黄汤**　见沈樾亭先生《验方传信》。

真阿胶钱半　左牡蛎五钱　大生地四钱　生白芍三钱　女贞子三钱　黄甘菊二钱　鸡子黄一枚　童便一盅

## 选录慢性时疫方

**藿朴夏苓汤**　见石芾南先生《医原》。

杜藿香钱半至二钱　真川朴八分至一钱　姜半夏二钱至三钱　光杏仁二钱至三钱　白蔻仁八分，冲　生米仁四钱至六钱　带皮苓三钱至四钱　猪苓钱半至二钱　建泽泻钱半至二钱

先用丝通草三钱或五钱，煎汤代水。

附加减法：兼风者，汗出恶风；兼寒者，恶寒无汗。前法酌加苏梗、桔梗、豆豉、葱白、生姜之类。邪在经络，一身掣痛，酌加桂枝、酒炒防己、秦艽之类，以开毛窍经络之壅。兼暑者，面赤、口渴、心烦，前法去蔻仁、半夏、厚朴，酌加青蒿脑、鲜荷叶，清香辟秽；连翘、山栀、滑石，轻清微苦淡渗，以解暑湿热之结。

**星香导痰丸**　见朱丹溪先生《心法》。

制南星三两　生香附三两，皂角水浸一周，时晒　法半夏三两　广橘红五两

姜汁糊丸，按丹溪翁自言，此家传秘方，治痰嗽无火累验。

**沉香百消曲**　见德轩①《普济方》。

上沉香一两　五灵脂　制香附各一斤炒香黑白丑各二两

按原书云：此方秘于道藏，善能消水、消食、消痞、消痰、消气、消滞、消瘀、消痢、消蛊、消膈，并痰迷心窍等症，修合济人，费小功大，药到病除，无不即愈。

**枳桔栀豉汤**　本会各职员经验方。

生枳壳一钱至钱半　焦山栀二钱至三钱　苏薄荷八分至一钱　苦桔梗一钱至钱半　淡豆豉二钱至三钱　青连翘二钱至三钱　青子芩一钱至钱半　生甘草四分至六分　西茵陈二钱至三钱　贯仲二钱至三钱　鲜竹叶三十片

按：此方从长沙枳实栀豉汤，合河间桔梗汤加茵陈、贯仲二味，治湿温时疫之热重于湿兼受风邪而发者，屡投辄效。

**清芳辟疫汤**　见徐洄溪先生医案。

----

① 德轩：清代人，辑有《普济应验良方》。

活水芦根二两　鲜茅根一两　鲜薄荷钱半　鲜青蒿三钱　泽兰叶三钱　鲜石菖蒲叶钱半　解毒万病丹一粒，温水磨冲

按：此方清芬辟秽，凉血解毒，乃湿温时疫湿从燥化、温从火化之良剂。凡治身热神昏，闷乱烦躁，甚或呕吐厥僵，其形如尸等症，投之辄效。盖火邪逆上，诸窍皆闭，非此等清凉芳烈之药不能即令通达，本会各职员历经治验，故敢新定其名曰清芳辟疫汤。

**解毒万病丹**　见徐灵胎先生《兰台轨范》。

雄黄精五钱　山慈姑二两　川文蛤二两　千金霜二两　红芽大戟二两　麝香三钱　飞辰砂五钱

上七味各研细末，和匀，以糯米粥为剂，每料分作四十粒。按：四十粒太重，可分作八十粒。

按：洄溪先生曰：此秘药中之第一方也，用药之奇，不可思议，专治一切药毒、菰子①、鼠莽②、恶菌、疫死牛马、河豚等毒，及时行瘟疫，山岚瘴疟，缠喉风痹，黄疸，赤眼，疮疖热毒上攻，或自缢溺水，打扑伤损，痈疽发背，鱼脐疮肿，百虫蛇犬所伤，男子、妇人癫邪狂走，鬼胎鬼气，并宜服之。

由是观之，此丹确为杀菌之第一要剂。其方下明注曰：恶菌疫死，则凡属疫症之由于恶菌者，医者可推广其用矣。惟中医通称曰恶菌，西医则通名曰毒菌，因其微细之极，又名曰细菌，且因善能腐败物质，又名霉菌。习新医学者辄诋中医之不知毒菌，则其于中国医书未尝博览，已可概见。但取中医学说之可非难者一二端指摘之，以概全体而弃我所长。新学之士习闻其说，遂以中医为一无可取，致使新旧之见，势同冰炭，两者益不相容。然如斯互相抵触之弊，将谁受之？受其弊者非他，吾国之人民而已。窃愿中西之二大医术日渐融和，共图医道之大进步，则本会各职员实深厚望焉。

**昌阳泻心汤**　见王孟英先生《重订霍乱论》。

鲜石菖蒲钱半　青子芩　仙露夏各一钱　小川连六分　紫苏叶三分　真川朴八分　鲜竹茹三钱　淡竹沥一羹瓢，冲　生姜汁四滴，冲

先用炒香枇杷叶一两，活水芦根二两，煎汤代水，其枇杷叶必须先刷毛净，剪去大筋，然后略炒微黄色为度。

按：菖蒲一名昌阳，辛香不燥，善能扫涤浊邪，昌发清阳之气，合诸药以为剂，共奏蠲痰泄热，展气通津之绩。凡治湿热秽浊之邪内蒙清窍，已历试不爽矣。

**太乙紫金丹**　同前。

山慈姑　川文蛤各二两　红芽大戟　白檀香　安息香　苏合香油各一两五钱　千金霜一两　明雄黄　琥珀各五钱　梅冰　当门子各三钱

以上十一味各研极细，再合研匀，浓糯米饮杵丸绿豆大，外以金箔为衣，每钱许，凉开水下。专治霍乱痧胀，岚瘴中恶，水土不服，喉风中毒，蛇犬虫伤，五绝暴厥，癫狂痫疰，鬼胎魔魅及暑湿瘟疫之邪，弥漫熏蒸，神明昏乱危急诸证。

按：薛一瓢先生曰：此方比苏合丸而无热，较至宝丹而不凉，兼玉枢丹之解毒，备二方之开闭，洵为济生之仙品，立八百功之上药也。由是推之，此丹合前解毒万病丹二方，真中医杀菌解毒之灵丹，

---

① 菰子：毒菌。《五杂俎·物部二》："菌蕈之属多生深山穷谷中，蛇虺之气熏蒸，易中其毒。"

② 鼠莽：毒草名。即鼠莽草。人用以毒鼠，故名。

不论时疫、大疫、疠疫，凡见方下详注各症，均可酌用，以奏捷效。

**厥症返魂丹**　见王肯堂先生《类方准绳》。

真麝香　生玳瑁　雄黄精　白芥子飞辰砂各二钱五分

上药同研如粉，于磁器中熔安息香和丸，如绿豆大，每服五丸，小儿只服一丸。

按：昏厥一症，最为急候，轻则渐苏，重则即死。因怒而得者为气厥，因瘀而得者为血厥，因痰而得者为痰厥，因食而得者为食厥，因酒而得者为酒厥，因痉而得者为痉厥，因痛而得者为痛厥，因惊而得者为惊厥，卒中而得者为暴厥，其状如尸者为尸厥，其症皆忽然昏晕，默然不语，不省人事。均以此丹随症加入汤引急救之，历试辄验。

**犀地清神汤**　见石芾南先生《医原》。

白犀角八分至一钱　鲜生地六钱至一两新银花二钱至三钱　青连翘二钱至三钱　广郁金三钱，磨汁冲　鲜石菖蒲钱半，后入　梨汁竹沥各一羹瓢，冲　生姜汁二滴，冲

先用活水芦根二两、灯芯三十支，煎汤代水，煎成，冲入犀角汁、郁金汁、梨汁、竹沥、姜汁等，乘热即服。

按：湿热浊邪，化燥伤阴，内陷心宫，神昏谵妄，舌赤无苔，此时用药最要空灵。神昏为内闭之象，闭则宜开；心宫乃虚灵之所，虚则忌实。此方四味用汁，地黄用鲜者，取其滑利，少加姜汁，凉药热饮，取其流通，此即阴阳开阖之理也。余氏春山曰：热为湿郁，不能外达下行，每见恶寒足冷。若拘伤寒恶寒之说，投以温散，其寒反甚。但用芦根、灯草，甘淡通阳利窍，滚煎热服，下咽即觉热从外达，津津汗出而解，屡验不爽。故此方合

前诸药以为剂，甘润救阴，清凉芳透，既无苦寒冰伏之虞，又乏阴柔浊腻之弊，如此制方，确有精义，本会各职员屡用辄效，特表彰之。

**加减神犀汤合犀珀至宝丹方**　医学会正会长何廉臣君经验方。

犀角尖八分　鲜生地二两拌捣淡豆豉三钱　银花二钱　连翘三钱　粉丹皮钱半元参心　老紫草各三钱　大青叶二钱　金汁一两，冲

犀珀至宝丹一颗，去壳研细，先用药汤调服，犀角仍磨汁冲。

**犀珀至宝丹**　同前。

白犀角五钱　羚羊角五钱　琥珀三钱麝香一钱　蟾酥五分　原桃仁三钱　藏红花二钱　血竭三钱　辰砂五钱　郁金三钱　石菖蒲三钱　穿山甲二钱　杜赤豆五钱　桂枝尖二钱　连翘心三钱

以猪心血为丸，金箔为衣，每丸计重五分，大人每服一丸，小儿每服半丸，婴儿每服半丸之半丸。

按：此丹专治一切时邪内陷血分，瘀塞心房，不省人事，昏厥如尸，目瞪口呆，四肢厥冷等症。又治妇人热结血室及产后瘀血冲心，小儿痘疹内陷，急惊暴厥，中风中恶等症。用之得当，奏功极速，历验如神。

**犀连承气汤**　见吕槎村先生《伤寒穷源》。

白犀角一钱　小川连一钱　生锦纹二钱小枳实钱半　元明粉三钱　真川朴五分

**小陷胸汤合朴黄丸**　小陷胸汤见张仲景先生《伤寒论》。

栝蒌仁六钱　仙露夏三钱　小川连八分朴黄丸三钱

上药煎成，绢筛滤清服。

**朴黄丸**　见程钟龄先生《医学心悟》。

真川朴　广陈皮各十二两　制锦纹一斤四两　广木香四两

上用荷叶水泛为丸，如绿豆大，每服三钱，开水送下，小儿二钱。

**枳实导滞丸**　见李东垣先生《脾胃论》。

小枳实　六神曲各五钱　制锦纹一两　小川连三钱　青子芩　生晒术各三钱　浙茯苓三钱　建泽泻二钱。

**神芎导水丸**　见刘完素先生《河间六书》。

生锦纹　青子芩各二两　炒黑丑　飞滑石各四两　小川连　川芎　苏薄荷各五钱

共为细末，滴水为丸，如小豆大。温水下十丸至十五丸，每服加十丸，日三服，冷水下亦得。

按：此丸泻湿热，消酒食，清头目，利咽喉，能令胃肠结滞宣通，气和而愈，屡用辄效。

**陆氏润字丸**　见陆养愚先生《三世医验》。

酒炒锦纹一两　制半夏　前胡　山楂肉　天花粉　白术　广陈皮　枳实　槟榔各一钱二分五厘

每药须晒干为末，姜汁打神曲为丸，如梧子大，每服二三钱。

按：此丸善治湿热食积，胸满不食，腹痛便闭及夏秋赤白痢等症，最稳最灵。

**桃仁承气汤**　见仲景方。

原桃仁三钱　生锦纹二钱　元明粉钱半　川桂枝三分　生甘草六分

按：此汤乃仲景原方。吴又可去桂枝、甘草二味，加当归、赤芍、丹皮各二钱，亦名桃仁承气汤。吴鞠通去元明粉、桂枝、甘草三味，加细生地六钱，丹皮四钱，泽兰二钱，人中白二钱，名加减桃仁承气汤，同一治蓄血症，凉血通瘀之功较原方尤胜。

**犀角鲜生地黄汤**　见孙真人《千金要方》。

白犀角一钱　鲜生地一两　粉丹皮三钱　赤芍二钱

**茵陈蒿汤**　见仲景方。

西茵陈五钱　焦山栀四钱　生锦纹二钱

**参黄汤**　见石芾南先生《医原》。

别直参钱半　生锦纹钱半

**千金生地黄汤**　见《千金要方》。

鲜生地二两　生锦纹一钱　生甘草八分　芒硝一钱　大红枣四枚

**养荣承气汤**　见吴又可先生《温疫论》。

鲜生地一两　油当归三钱　生白芍二钱　白知母三钱　生锦纹一钱　小枳实钱半　真川朴五分

**雪羹**　见王晋三先生《古方选注》。

漂淡陈海蜇四两　大荸荠六个

**飞龙夺命丹**　见王孟英先生《重订霍乱论》。

飞辰砂二两　明雄黄　灯芯炭各一两　人中白八钱　飞青黛　明矾各五钱　梅冰　麻黄各四钱　真珠　牙皂　当门子　蓬砂各三钱　西牛黄二钱　杜蟾酥　火硝各钱半　飞真金三百页

上十六味各研极细，合研匀，磁瓶紧收，毋令泄气，以少许吹鼻取嚏，重者再用凉开水调服一分，小儿减半。

按：王孟英先生自按云：此丹芳香辟秽，化毒祛邪，宣气通营，全体大用，真有斩关夺隘之功，而具起死回生之力也。

**观音救急丹**　见甬东王松堂先生《经验各科秘方辑要》。

真朱砂　雄黄精各六两　毕拨二钱　梅冰二钱半　明矾一两　月石二两　牙硝四两，后下　当门子二钱五分　真佛金二百张

上药研末，用磁瓶收贮，每装一分，黄蜡封口，切勿泄气。如遇有急痧等症，

急用此丹先点两眼角，再取半分放入脐内，以膏药贴之甚验。若遇重症，可将余丹放舌上，阴阳水送服，无不立效。

按：王松堂自云：此丹功力甚大，即死一时，还可回生，孕妇忌服，小儿减半。

**行军散**　见王孟英先生《重订霍乱论》。

西牛黄　当门子　真珠　梅冰　蓬砂各一钱　明雄黄飞净，八钱　火硝三分　飞真金二十页

上药研极细如粉，再合研匀，磁瓶密收，以蜡封之，每三四分凉开水调下。

**飞马金丹**　见沈樾亭先生《验方传信》。

巴豆霜　广木香　赖橘红各三钱　五灵脂　广郁金生打　上雄黄　制锦纹各一两　飞辰砂五钱　明乳香　净没药　山慈姑　百草霜各二钱

各秤另研净末分两，再合研一时许令匀，米醋法丸，金箔为衣，如绿豆大，隔纸晒干，紧贮磁器，置高燥处。二十岁以上者每服十二丸，禀强者加三丸，老幼随减，三两岁者七丸或五丸，七八十岁者九丸，温开水送下，半日或一二时许，非吐必泻。孕妇遇急症，七丸为度。

**藿香正气散**　见王孟英先生《重订霍乱论》。

藿香三两　川朴　陈皮　桔梗　白术　半夏各二两　大腹皮　白芷　浙茯苓　苏叶各三两　炙甘草一两

十一味为末，每三钱，姜三片，枣三枚，煎服。

**红灵丹**　同前。

朱砂　牙硝各一两　飞雄黄　蓬砂各六钱　煅礞石四钱　梅冰　当门子各三钱　飞真金五十页

每一分凉开水送下，小儿减半。

**周氏化浊汤**　见周雪樵先生《中国医学报》。

真川朴钱半　杜藿梗一钱　青子芩钱半　前胡一钱　佩兰叶一钱　大腹皮一钱　小枳实一钱　淡香豉钱半　焦山栀钱半　紫金片二分，开水烊冲

**控涎丹**　见陈无择先生《三因方》。

白芥子　甘遂　大戟各一两

研末，姜汁糊丸，每服十丸，重则服三十丸，淡姜汤送下。

**吴氏四苓汤**　见吴又可先生《温疫论》。

带皮苓四钱　猪苓二钱　泽泻　广皮各钱半

**藿朴胃苓汤**　樊开周先生经验方。

杜藿梗三钱　真川朴一钱　杜苍术八分　炒广皮钱半　炙甘草五分　生晒术钱半　浙茯苓三钱　猪苓钱半　建泽泻钱半　官桂五分

**王氏蚕矢汤**　见王孟英先生《重订霍乱论》。

晚蚕砂五钱　生苡仁四钱　大豆卷四钱　丝通草一钱　陈木瓜三钱　仙露夏一钱　焦山栀钱半　青子芩一钱　吴茱萸三分拌炒川连二钱

地浆或阴阳水煎，稍凉徐服。

**燃照汤**　同前。

飞滑石四钱　真川朴一钱　焦山栀二钱　青子芩钱半　制半夏一钱　淡香豉三钱　省头草钱半

水煎去滓，研冲白蔻仁八分，温服。

**藿香左金汤**　同前。

杜藿香三钱　吴茱萸二分　小川连六分　新会皮二钱　姜半夏钱半　炒枳壳钱半　炒车前钱半　赤苓三钱　细木通一钱　建泽泻二钱　猪苓钱半　六一散四钱，包煎

先用鲜刮淡竹茹五钱，炒香鲜枇杷叶一两，井水河水各一碗，煎至一碗，分两

次服，服后毋多饮茶，多饮茶则连药吐出，不得药力矣，切宜忍耐。

**连朴饮** 同前。

小川连一钱 真川朴二钱 石菖蒲一钱 淡香豉三钱 制半夏一钱 焦山栀三钱

活水芦根二两煎汤代水。

**回阳急救散** 同前。

吴茱萸一两八钱 母丁香一两二钱 上桂心八钱 硫黄五钱 当门子四钱

五味共研极细，磁瓶密收，每二三分安脐中，以膏药封之，一时即愈，孕妇忌贴。

按：此方药虽猛峻，而仅取其气由脐入腹，自能温通脏腑以逐寒邪，不致伤阴，诚为善策。惟口渴苔黄，下利极热者，显为阳证，虽见肢冷脉伏，亦勿妄用此散，更张其焰也。

**椒附白通汤合半硫丸** 见吴鞠通先生《温病条辨》。

川椒二钱炒黑 生附子三钱炒黑 淡干姜二钱 葱白三枚 猪胆汁半烧酒杯，去渣后调入

**半硫丸** 同前。

倭硫黄 姜半夏各一两

为细末，蒸饼为丸，梧子大，每服一二钱，开水下。

**霍乱定中酒** 见沪上各报。

樟冰 丁香 木香 大茴香各三钱 罂粟膏三钱 广陈皮二钱 滴烧酒一斤

按：此方专治霍乱、瘪螺痧、吊脚痧、绞肠痧、胸郁、腹痛、痢疾等症，用此酒半茶匙，饮之即愈，极其灵验。

**新加附子理中汤** 见王清任先生《医林改错》。

潞党参八钱 淡附片四钱 淡干姜四钱 炒白术四钱 炙甘草三钱 原桃仁二钱 杜红花二钱

按：吐泻一见转筋，身冷汗多，非此方不可。莫畏病人大渴饮冷不敢用。

**来复丹** 见宋《和剂局方》。

玄精石 倭硫黄 牙硝各一两 赖橘红 小青皮 五灵脂各二钱

上药为末醋糊丸，每服二钱，或三十丸，空心醋汤下。

**加减附子理中汤** 见吴鞠通先生《温病条辨》。

黑附块 老东参各钱半 生茅术三钱 真川朴二钱 广皮钱半

**纯阳正气丸** 见《绍兴医学报》。

杜藿香 紫苏叶 生茅术 生於术 白茯苓 姜半夏 广皮 上官桂 公丁香 青木香各一两 紫降香五钱

上药共研细末，水泛为丸，如粟米大，外加红灵丹一两为衣，开水送服，每服五分，小儿减半，症重者酌加，孕妇忌服。

**附姜归桂汤** 见喻嘉言先生《医门法律》。

黑附块 炮干姜 全当归 安边桂各一钱半

上用水二大盏，煎至一盏，入蜜一蛤蜊壳，温服。

**参芪建中合二陈汤** 何廉臣经验方。

潞党参 绵芪各钱半 川桂枝五分 生白芍钱半 炙甘草八分 姜半夏钱半 炒广皮一钱 浙茯苓三钱 饴糖三钱 鲜生姜八分 大红枣四枚

用水两碗，煎成一碗，去渣温服。

**附姜归桂参甘汤** 见喻嘉言先生《医门法律》。

黑附块 炮干姜 全当归 安边桂各一钱半 潞党参 炙甘草各二钱 鲜生姜二片 大红枣二枚

用水两大盏，煎至一盏，入蜜三蛤蜊壳，温服。

**辛温平补汤** 同前。

黑附块　炮干姜各五分　全当归一钱
安边桂五分　潞党参　炙甘草　蜜炙绵芪
土炒白术　酒炒白芍各二钱　五味子十二粒
煨姜三片　大红枣二枚

用水二大盏，煎至一盏，加蜜五蛤蜊
壳，温服。

**麦门冬汤合半夏秫米汤**　何廉臣经
验方。

原麦冬三钱　潞党参钱半　姜半夏二钱
北秫米四钱　炙甘草六分　大红枣两枚

**参麦茯神汤**　见薛生白先生《湿热
条辨》。

西洋参钱半　原麦冬二钱　辰茯神三钱
鲜石斛三钱　甜石莲钱半　生谷芽钱半　生
甘草六分　宣木瓜八分

**人参白虎汤**　仲景方。

潞党参钱半　生石膏六钱　白知母三钱
生甘草六分　生粳米三钱，荷叶包煎

**香砂二陈汤**　见宋《和剂局方》。

广木香八分　春砂仁八分　姜半夏钱半
广陈皮钱半　浙茯苓三钱　炙甘草六分

**桂枝白虎汤**　仲景方。

川桂枝六分　生石膏六钱　白知母三钱
生甘草六分　生粳米三钱，荷叶包煎

**清脾饮**　见张路玉先生《医通》。

川柴胡钱半　青子芩钱半　姜半夏一钱
真川朴八分　草果仁五分　生於术八分　小
青皮七分　炙甘草六分　鲜生姜两片　大红
枣两枚

**加减达原饮**　见雷少逸先生《时病
论》。

草果仁五分　槟榔钱半　真川朴八分
炒白芍钱半　炙甘草五分　生川柏五分　焦
山栀二钱　浙茯苓三钱

**柴胡白虎汤**　见丹波廉夫先生《伤
寒广要》。

川柴胡八分　生石膏六钱　白知母三钱
生甘草六分　生粳米三钱，荷叶包煎　青子芩

二钱　仙露夏钱半

**青蒿鳖甲煎**　见吴鞠通先生《温病
条辨》。

青蒿脑二钱　生鳖甲五钱　细生地四钱
白知母二钱　粉丹皮三钱

**新绛旋覆花汤**　仲景方。

真新绛一钱　旋覆花三钱　葱头十四枚

**秦艽鳖甲汤**　见《张氏医通》。

左秦艽钱半　生鳖甲四钱　全当归钱半
白知母钱半　川柴胡八分　地骨皮四钱　青
蒿脑钱半　乌梅肉三分

**加味逍遥散**　见《薛立斋先生医
案》。

白归身　酒炒白芍各钱半　土炒白术
浙茯苓各一钱　川柴胡　炙甘草各五分　焦
山栀　丹皮各钱半　苏薄荷三分，冲

**半贝丸**　见徐氏《卫生丛录》。

生半夏八钱　京川贝一两二钱，去心

共研细末，炒至微黄，候冷，生姜汁
捣匀炼丸，装入瓷瓶，弗令泄气。每服一
分五厘，开水半酒杯，于疟未来时，先一
时辰服，迟服则不效。重者下次再服一分
五厘，无不愈。愈后戒食发物及鸡蛋、南
瓜等三个月，永不再发。

**疟疾五神丹**　何廉臣经验方。

姜半夏八钱　京川贝一两二钱，去心　青
皮八钱　全青蒿一两　金鸡勒二钱

共研细末，淡姜水和丸，如绿豆大，
朱砂为衣，每服一钱。

按：钱塘赵恕轩《本草纲目拾遗》
云：金鸡勒细枝中空，俨如去骨远志，味
苦性热，能达营卫，行气血，用以治疟，
一服即愈。此方从仪征杨赓起军门家传秘
方，参酌而出，经验多人，历试不爽，妙
在并无后患，功在金鸡纳霜丸之上，用敢
公布。

**丁蔻理中丸**　见广东陈利《济药局
方》。

炒冬术二两 潞党参 炙甘草 干姜各一两 公丁香三钱 白豆蔻二钱

共研细末，水泛为丸，每服钱半至三钱，开水送下。

**鳖甲煎丸** 见仲景方。

鳖甲十一分 赤硝十二分 炒蜣螂 柴胡各六分 炒䗪虫 丹皮 芍药各五分 炙蜂房四分 炒鼠妇 阿胶 大黄 乌扇 紫葳花 桂枝 干姜 黄芩 川朴 石韦各三分 桃仁 瞿麦各二分 葶苈 半夏 人参各一分

上二十三味为末，取煅灶下灰一斗，清酒一斛五斗浸灰，候酒尽，一半着鳖甲于中，煮令泛烂如胶漆，绞取汁，内诸药煎为丸，如梧子大，空心服七十丸，日二服。

**小承气加黄连汤** 见吴坤安先生《感症宝筏》。

生锦纹钱半 小枳实一钱 真川朴八分 小川连八分

**节斋化痰丸** 见王节斋先生《名医杂著》。

淡天冬 炒黄芩 瓜蒌霜 海粉 广橘红各一两 苦桔梗 制香附 青连翘各五钱 上青黛 风化硝各三钱

研细，炼蜜入姜汁丸，白汤送下。

**茵陈五苓散** 仲景方。

带皮苓四钱 猪苓 泽泻各二钱 生晒术一钱 官桂五分

先用西茵陈五钱，煎汤代水。

**除疸丸** 见何廉臣《重订广温热论》。

倭硫黄三两 净青矾一两

以上两味，水泛为丸，姜半夏粉一两为衣，每服一钱或钱半，一日两次。

**茵陈胃苓汤** 见万密斋先生《幼科发挥》。

杜苍术一钱 真川朴一钱 炒广皮钱半

浙茯苓三钱 生晒术钱半 川桂枝五分 建泽泻钱半 猪苓钱半 炙甘草五分

先用西茵陈八钱，煎汤代水。

**绛矾丸** 见《张氏医通》。

皂矾五钱，面裹烧红 杜苍术五钱 真川朴八钱 广皮六钱 炒焦甘草三钱

煮红枣肉为小丸，姜半夏粉一两为衣，每服钱半或二钱，一日两次，淡姜汤送下。

**栀子柏皮汤** 仲景方。

焦山栀五钱 生甘梢一钱 生川柏二钱

**三丰伐木丸** 见王晋三先生《古方选注》。

制苍术一斤 黄酒曲二两，同苍术炒赤色皂矾半斤，醋拌晒干，入阳城罐火煅

醋糊丸，梧子大，每服三四十丸，好酒米汤任下。

按：《张三丰仙传方》云：此乃上清金蓬头祖师所传，治黄肿如土色，其效如神。李时珍云：绛矾丸不及此方之妙。

**代抵当汤** 见杨栗山先生《寒温条辨》。

醋炒锦纹二钱 原桃仁 炒川甲 醋烧莪术 元明粉 当归尾 细生地各一钱安边桂三分

**叶氏绛覆汤** 见叶天士先生医案。

真新绛钱半 旋覆花三钱 青葱管五寸桃仁 归须各钱半 柏子仁三钱

**当归龙荟丸** 见陈修园先生《时方歌括》。

全当归 龙胆草 焦山栀 小川连生川柏 青子芩各一两 生锦纹 上青黛芦荟各五钱 木香二钱半 麝香五分

上药炒神曲糊丸，姜汤下，每服二十丸。

**加味三黄汤** 即三黄甘草汤。见沈樾亭先生《验方传信》。

生锦纹五钱 小川连 青子芩 生甘

草各二钱 冲白蜜一两

**五汁饮** 同前。

生萝卜汁二杯 生姜汁半酒杯 白蜜 陈细茶汁 生藕汁各一酒杯

和匀，重汤炖，温饮之。无萝卜时，以莱菔子五钱，清水擂浸一二时许，绞汁用。

**三参冬燕汤** 樊开周先生验方。

太子参 西洋参各一钱 北沙参四钱 提麦冬二钱 光燕条八分 青蔗浆一酒杯 建兰叶三片

**加味白头翁汤** 见《良方集腋》。

白头翁三钱 小川连八分 青子芩二钱 生川柏六分 北秦皮五分 生白芍三钱 益元散四钱，荷叶包煎

**更衣丸** 见陈修园先生《时方歌括》。

飞辰砂五钱 芦荟七钱

滴酒和丸，每服二钱。

**黄连阿胶汤** 仲景方。

小川连四分 真阿胶八分 青子芩六分 生白芍钱半 鸡子黄一枚，先放罐底，切不可碎

**胃苓汤** 即茵陈胃苓汤去茵陈，见《张氏医通》。

**枳实导滞汤** 见《张氏医通》。

小枳实钱半 制川朴一钱 酒洗生锦纹八分 仙露夏钱半 净楂肉三钱 青连翘钱半 小川连四分 海南子钱半 老紫草三钱 细木通八分 炙甘草五分

**七味白术散** 见祝春渠先生《歌方集论》。

生晒术 潞党参各钱半 浙茯苓三钱 炙甘草六分 煨木香八分 杜藿香一钱 煨葛根钱半

**备急丸** 见孙真人《千金方》。

生锦纹一两 巴豆霜一钱 干姜八钱

蜜丸，朱砂为衣小豆大，每服二三丸，多则五七丸。

**醉乡玉屑** 见徐春甫先生《医统》。

杜苍术 真川朴各八分 炒广皮一钱 炙甘草六分 焦鸡金两张 母丁香三分 春砂仁六分，冲

**加味桃仁承气汤** 见吴菱山先生医案验方。

原桃仁三钱 醋炒锦纹一钱 元明粉钱半 生甘草八分 安边桂三分 蜜炙延胡钱半 马鞭草三钱

**四汁饮** 即前五汁饮去细茶汁。

**五仁丸** 见尤在泾先生《金匮翼》。

柏子仁半两 郁李净仁 松子仁 原桃仁 甜杏仁各一两 炒广皮四两

先将五仁另研如膏，入陈皮末研匀，炼蜜丸梧子大，每服五十丸，空心米饮下。

**人参芍药汤** 樊开周先生验方。

太子参一钱 生白芍三钱 炙甘草五分 甜石莲钱半 乌梅炭三分 酒炒苦参子二分 荔枝壳三颗 荠菜干钱半

**千金驻车丸** 见孙真人《千金方》。

真阿胶三两 炒川连 当归各两半 黑炮姜一两

醋煮阿胶为丸，梧子大，每服四五十丸，米饮送下。

**四炭阿胶汤** 见雷少逸先生医案。

银花炭 条芩炭 白芍炭各钱半 生地炭三钱 真阿胶钱半 炒黄淮药三钱 广陈皮 甜石莲各钱半

**仓廪汤** 见喻嘉言先生《医门法律》。

西潞党钱半 浙茯苓三钱 柴胡 前胡各八分 桔梗一钱 炙甘草六分 炒枳壳钱半 羌活 独活各五分 川芎六分 鲜生姜两片 陈仓米四钱，荷叶包煎

**犀角五汁饮** 何廉臣经验方。

犀角汁一瓢 鲜生地汁四瓢 金汁一两 梨汁三瓢 甘蔗汁二瓢

用重汤炖温，频频灌服。

**猪肤汤合黄连阿胶汤及茄楠香汁方**
姚滋轩君验方。

小川连六分　真阿胶钱半　生白芍三钱
青子芩钱半　鸡子黄一枚，先放罐底　茄楠香
汁二匙，冲

先用净猪肤、净白蜜各一两，炒米粉
四钱，煎汤代水。

**增损复脉汤**　见沈樾亭先生《验方
传信》。

高丽参钱半　提麦冬三钱　大生地三钱
炙甘草一钱　生白芍三钱　真阿胶钱半　山
萸肉八分　北五味三分　乌贼骨三钱　净白
蜡三钱

**参燕麦冬汤**　见江笔花先生《医
镜》。

米炒西洋参钱半　光燕条一钱　提麦
冬三钱　奎冰糖四钱

**加味雪羹煎**　见沈樾亭先生《验方
传信》。

淡海蜇四两　大荸荠二两　真阿胶二钱，
另炖烊冲　山楂炭三钱　陈细茶三钱

**归连石斛汤**　同前。

油当归五钱　小川连七分　鲜石斛三钱
炒枳壳一钱　鲜荷叶一角拌炒长须生谷芽
四钱

**五叶芦根汤**　见薛生白先生《湿热
条辨》。

藿香叶　佩兰叶　薄荷叶　鲜荷叶各
一钱

先用去毛枇杷叶一两，鲜冬瓜皮、活
水芦根各二两，煎汤代水。

**加味五皮饮**　见陈修园先生《时方
妙用》。

广陈皮钱半　茯苓皮三钱　五加皮三钱
大腹皮三钱　生姜皮一钱　光杏仁钱半　紫
苏旁枝钱半　防风一钱

**加味翘荷汤**　见吴鞠通先生《温病

条辨》。

青连翘　苏薄荷　炒牛蒡　苦桔梗
焦栀皮　老紫草各钱半　绿豆皮二钱　生甘
草六分　蝉衣十只　苇茎一钱

**防风解毒汤**　见王晋三先生《古方
选注》。

防风　荆芥穗　苦桔梗　淡竹叶　知
母　通草各八分　枳壳七分　生石膏　青连
翘　炒牛蒡各一钱　苏薄荷七分　生甘草
三分

**三豆甘草汤**　见张路玉先生《医
通》。

大黑豆　杜赤小豆各五钱　绿豆一两
生甘草一钱

**香苏五皮饮**　见陈修园先生《时方
妙用》。

制香附　紫苏叶　广皮各钱半　浙苓
皮　大腹皮　五加皮　桑白皮各三钱　炙
甘草五分　鲜生姜两片　葱白两枚

**麻杏三皮饮**　见叶天士先生医案。

蜜炙麻黄一钱　光杏仁三钱　浙苓皮四
钱　新会皮钱半　炒牛蒡子钱半　前胡钱半
紫菀八钱　生姜皮一钱

**椒目五苓散**　同前。

川椒目五分　生晒术钱半　浙茯苓三钱
猪苓二钱　建泽泻二钱　官桂五分

先用海金沙五钱，煎汤代水。

**麻附五皮饮**　见周雪樵先生《中国
医学报》。

麻黄一钱　淡附片八分　新会皮钱半
浙苓皮四钱　生桑皮　大腹皮　五加皮各
三钱

**香砂春泽汤**　见丹波廉夫先生《观
聚方要补》。

广木香　带壳春砂各八分　老东参钱半
江西术二钱　猪苓　建泽泻各钱半　浙茯苓
三钱　安边桂五分

**吴氏二金汤**　见吴鞠通先生《温病

条辨》。

焦鸡金三钱　海金沙五钱　丝川朴二钱　大腹皮三钱　猪苓二钱　白通草二钱

**胃苓五皮汤**　见万密斋先生《幼科发挥》。

杜苍术八分　真川朴一钱　生晒术一钱　浙茯苓三钱　建泽泻钱半　猪苓钱半　草果仁三分　安边桂三分　炙甘草五分　新会皮钱半　桑白皮　五加皮　大腹皮各三钱　生姜皮一钱

**五子五皮饮**　见王孟英先生《温热经纬》。

光杏仁三钱　葶苈子　莱菔子　苏子各钱半　白芥子八分　新会皮钱半　生桑皮　大腹皮　五加皮　浙苓皮各三钱

**程氏和中丸**　见程钟龄先生《医学心悟》。

炒白术四两　炒扁豆三两　浙茯苓两半　炒枳实二两　炒广皮三两　焦六曲　炒麦芽　焦山楂　制香附各二两　春砂仁两半　姜半夏　苏丹参各二两　五谷虫三两,酒拌炒焦黄色　鲜荷叶一枚

煎水叠为丸,每日上午、下午开水下二钱。

**叶氏宽膨散**　见叶天士先生医案。

活癞虾蟆十只,将腹皮剖开,用五灵脂、砂仁末各半分量,垫满腹中,用酒捣黄泥包裹,炭火上煅燥,研极细末,每服一钱,一日三次,绿萼梅五分泡汤送下。

**开郁通络饮**　见薛瘦吟先生《医赘》。

香团皮钱半　广郁金三钱　炒延胡钱半　远志肉八分　真新绛钱半　陈木瓜钱半　蜣螂虫二钱　丝通草一钱　佛手片五分

先用丝瓜络一枚,路路通十个,生苡仁八钱,煎汤代水。

**香壳散**　见张路玉先生《医通》。

制香附三钱　炒枳壳二钱　藏红花五分

归尾三钱　炒青皮一钱　新会皮一钱　台乌药一钱　赤芍一钱　醋炒莪术一钱　炙甘草五分

上药共研为散,每用五钱,水煎去渣,冲童便半盏,空心温服,若症势极重,加白薇五钱,炒延胡钱半,炒川甲一钱,用原桃仁五钱,青糖五钱,陈酒一瓢,加水四碗,煎成两碗,代水煎药。

**代抵当丸**　同前。

酒炒锦纹四两　原桃仁三十枚　炒川甲醋炒莪术　元明粉　归尾　细生地各一两　安边桂三钱

共研末,蜜丸,每服三钱。

**乔氏阴阳攻积丸**　见李士材先生《医宗必读》。

吴茱萸　炮干姜　安边桂　炒川乌姜炒川连　姜半夏　浙茯苓　延胡索　潞党参各一两　上沉香　真琥珀各五钱　巴豆霜一钱

上为末,皂角四两煎汁糊丸,绿豆大,白蜡为衣。每服八分,加至一钱五分,姜汤下,与脾胃药间服。

按:此方乔三余先生所定,虽有参、苓益气,然药多峻猛,妙用全在与脾胃药间服。予曾效用此方,每令病人早服香砂六君子丸三钱,夕服阴阳攻积丸八分,或服攻积丸一日,香砂六君丸二三日,随人强弱而施。初服辄应,胀势向衰,即令停服,专用程氏白术丸调补脾胃。

**程氏白术丸**　见程钟龄先生《医学心悟》。

江西术　浙茯苓　广陈皮各二两　春砂仁　六神曲各一两五钱　五谷虫四两

用荷叶、陈苍米煎水,叠为丸,每服三钱,开水送下。

**局方禹余粮丸**　见宋《和剂局方》。

蛇含石　禹余粮各三两　真针砂五两　羌活　川芎　广木香　淮牛膝　浙茯苓

安边桂　白豆蔻　大茴香　蓬莪术　淡附片　炮干姜　小青皮　京三棱　白蒺藜　全当归各五钱

上为末，入前药拌匀，以汤浸蒸饼，滤去水，和药再杵为丸，梧子大，食前温酒、白汤任下三十九至五十九。

按：此丸不动脏腑而能去病，但最忌盐，一毫不可入口，否则发疾愈甚，若阴虚内热而为膜胀者忌服。

**半硫理中丸**　何廉臣经验方。

半硫丸一钱　理中丸二钱

和匀，开水送服二钱。

**济生肾气丸**　见严济生先生方。

浙茯苓三两　熟地四两　淮山药　山萸肉　粉丹皮　建泽泻　安边桂各一两　淡附片五钱　淮牛膝　车前子各一两

按：此方本金匮肾气丸中诸药各减过半，惟桂、苓二味仍照原方，更加牛膝、车前为宣布五阳、开发阴邪之专药，但方中牛膝滑精，精气不固者勿用。

以上验方，统计一百三十五剂，皆古今名医治验之良方，而为本会各职员屡投辄效者，爰敢公布，惟其间猛烈之品，重大之剂，务必辨症详明，认病精确，始可对症选用，切勿草率从事，致贻卤莽灭裂之讥，慎旃慎旃。

主稿者：何廉臣　陈樾乔
审查者：蔡镜清　高纯生　胡东皋
　　　　包越瑚　胡瀛峤　杨质安
　　　　杜同甲　杨厚栽　汪竹安
　　　　骆保安　陈心田　高德僧
　　　　钱少堂　钱少楠　徐仙槎
　　　　曹炳章　骆国安　骆靖安
　　　　潘文藻　茹和生　王子珍
　　　　李守初　钮养安　严绍岐
抄录兼校勘者：何幼廉　何筱廉

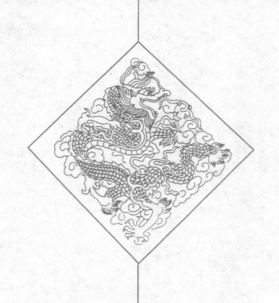

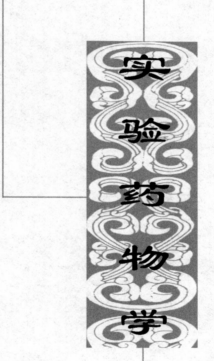

实验药物学

# 内容提要

《实验药物学》，九卷，何廉臣编。

全书收载药物 373 种，分发散、涌吐、清凉、和解、开透、通利、攻泻、温热、消化九章。每剂之下又分若干小类，如发散剂又分温散风寒、凉散风热、燥散风湿、解散风毒、升散郁火五类；和解剂又分和解表里、和解三焦二类；攻泻剂又分攻气泻水、攻血泻瘀、攻食泻火、攻秘泻虫四类。每药简述其属性分类、性味归经、功效主治，并引录文献，结合临床心得，说明药物的实际应用。本书以中医传统药物学理论为主导，旁参西医实验研究成果，并以临床经验佐证，对临床工作者具有良好的参考、指导作用。

# 原　起

　　民国十二年之夏，徐君幼耕携其钞本何廉臣先生所编之《实验药物学》来归，同人阅而善之，争相借钞，日不暇给。遂思集资付梓，广惠同好，即于　月　日召集本级同人商议办法。结果推徐君幼耕主其事，以寿君能模副之，择同人中之工楷书者任抄缮之役，同人分雠校①之劳，日夕从事，捋当一切，期于寒假前出版，并命张豪志其颠末，以为缘起云。

浙江中医专门学校第四班级友会

---

　　① 雠（chóu 仇）校：校勘。

# 序

药物一科，至繁至赜，本草诸经，古今名家注释非不详尽，然皆以金石动植分类，未有如是书之便于检查者。吾越名医何廉臣先生，学问之博，经验之宏，著作之富，及门之盛，吾虽未识荆州，久已仰若山斗。今秋吾校学生抄得大著，欲付手民，取决于余，余极赞成。刷印既就，问序于余，余因思何君教泽，不限门墙，普及后进，其嘉惠医林。诚非浅鲜也，故不敢以不文辞。爰书数言，以志感佩云。

中华民国十二年十二月浙江中医专门学校校长懒园傅崇黻①叙

---

① 黻（fú 伏）：古代礼服上绣的青黑相间的花纹。

485

# 实验药物学目录

# 卷一 发散剂计七十品

发者，发汗。有大汗、微汗之殊，亦有辛温、辛凉、辛燥、辛润之异。但其作用只有二：

一为行气发汗剂，其药皆能轻宣肺气，激动汗腺之神经，感动皮肤，放松毛窍，令发汗较平时更多，以减身内之热度。洄溪老人曰：六淫之邪，暑、燥、火固属乎热，即风、寒、湿亦变为热，故外感总以散热为首要。所以先明此法，非但风寒、风湿、风水、皮水等症，初起无汗恶寒，头痛身热，面肿肤胀，一身肿疼时，非服行气发汗药不为功。即风温、风热、冒暑及温热症，初起身虽发热而皮干、汗少，或热郁无汗，但背恶寒时，亦可酌用一二味轻清发汗药，如木贼、橘红或葱白、豆豉等品，服之亦能解散其热。惟当温热症盛发时，其人不恶寒反恶热，身灼热，口大渴者，不宜遽服发汗剂，恐反助其热，以耗气津而燥血液，顿令病势增重。余则如皮肤病、肺病或肠病或水胀病等，亦有数种病以发汗为要法。

其药首推麻黄、薄荷，其次葱白、木贼，而杏仁、橘红不过为四味之臣药，藉其佐君以奏功。试为比较其药力：麻黄茎细丛生，中空直上，质轻味薄，纯得天轻扬之气，故专主气分，入胃后即上行入肺，开达周身上下之皮毛，故《本经》主中风伤寒，元素主卫分风热，而为行气发汗之首要。薄荷细草丛生，不止一茎，味辛气香，质亦轻扬，既能四散皮毛，又能升散颠顶，故《本经》主贼风伤寒，

金鳖主风热上壅。但薄荷升散在味，故力稍逊；麻黄升散，纯在于气，故力更峻。葱白茎直中空，气胜于味，主出汗通阳，虽与麻黄之义同，然麻黄茎细，既象皮肤之毛空[①]，又象肺之细气管，善能轻扬肺气，故《纲目》主肺风痰嗽、冷哮寒喘；葱管茎粗，既象鼻孔，故能通鼻塞，又象肺之大气管，故又能通肺窍，疏达皮毛，故《本经》主中风、面目肿、伤寒寒热，然其味虽辛，究不及薄荷之辛窜芳香，故其力较逊。木贼草茎丛直上，中空有节，形似麻黄，其茎较粗，质轻性温，味甘淡微苦，故李时珍曰：与麻黄同形同性，故亦能解肌发汗。但麻黄味微性急力猛，故《本经》主风寒湿痹，（《本经》讹作温痹，今从《逢原》改正）。木贼草味淡苦性和力缓，故《纲目》主升散风湿火郁。总而言之，麻黄、薄荷为重性发汗药，葱白、木贼为轻性发汗药，而其轻可去实则一也。故麻黄，《本经》主发表出汗，除邪热气；薄荷，《本经》主发汗下气；葱白，《本经》主出汗除邪；木贼，《丹溪》主发汗至易。

二为行血发汗剂，其药皆能强心机，催促血液之循环，解肌开腠，疏达皮毛，放出血中之炭气、轻气及养气，如饮热酒及沸水，然皆能令其体温暖，血行加速，而辄易发汗行血，发汗药义本类此。如因

---

① 毛空（kǒng 孔）：毛孔。空，通"孔"。

外感寒风而血积内脏，服之则血散而行于表层；又如内脏初生炎症，服之则引病外出。惟温热病及伏暑症，其血中必有伏火，切勿遽服。此等药品，温血助火，误服每致火旺生风，痉厥立至。故徐洄溪谓：风温病（先伏温而后受风）误服桂枝、生姜必吐血，甚则失音。真阅历之言也。

其药首推桂枝、生姜，其次苏叶、荆芥。试为之药力比较。桂枝性主四达，故能横行肩臂，气亦轻扬，故能调和营卫，且味辛而色紫，故能直入血分，解肌、散肉中血脉之风寒。观张长沙麻黄汤发皮毛，桂枝汤解肌肉，便知一主气分、一主血分之别，故长沙黄芪五物汤治血痹，当归四逆汤治肢厥，皆主取桂枝温通血脉，而为直入心肝血分，通营达卫之要药。生姜味辛温，善能散寒除湿，活血通气，温中出汗，止呕开痰。较之桂枝同一辛温暖血，能令其血行加速，易于解肌发汗。然桂枝色紫，而气尤芳烈，催促血行之速力，如饮热酒然。生姜肉色微白，其筋淡红，其气清烈，催促血行之速力如饮沸水然，虽能升散，而与桂枝之纯升横散者不同，故其力较逊。张长沙桂枝汤，但配为桂枝之佐药，性虽峻猛，不妨服食。紫苏叶味辛气香，色紫入血，故能解肌发表，和血温中，疏散血分之风寒，然枝叶披离，故主散之性多而主升之性少。较之桂枝辛香四达，窜经透络，其力较逊，不过取其活血通气之功耳，故陈修园称为血中之气药。荆芥穗色同紫苏，性似薄荷，故能通利血脉，发散皮毛，然质比薄荷略沉，味亦较淡而薄，但入血分而解肌肉，疏散血中之恶风、贼风，殆取其和血行气，入肝搜风之效欤。但此等药品若配以轻清上浮药，轻者如葱白、木贼，重则如升麻、葛根，其力尤峻。故和田先生曰：

凡发汗剂得阳浮药，其效益深。旨者言乎！总而言之，桂枝、生姜为大温发汗药，苏叶、荆芥为微温发汗药，而其辛以散之则一也。故桂枝，《本经》主出汗止呕唾；生姜，《本经》主温中出汗；苏叶，《别录》主除寒下气，《纲目》主解肌散风；荆芥，苏颂主暴伤寒、能发汗，时珍主散风热、利咽喉。

以上药虽八味，重则麻黄、桂枝，略轻则薄荷、苏叶，稍重则葱白、生姜，最轻则木贼、荆芥，配以杏仁、橘红，或合炙甘草，或合大枣，已足尽辛甘化阳，发散风寒之能事。虽然，神而明之，存乎其人。

试举麻黄一味，略言其要。张长沙麻黄汤、麻杏石甘汤、麻杏苡甘汤，三方同一麻黄为君药，臣以杏仁，使以炙甘草亦同。一则配桂枝为正佐，而为正伤寒之重方；一则配石膏为反佐，即为客寒之良方；一则配苡仁亦为正治，即为风寒湿痹之轻方。宛如《周易》一爻变则全卦皆变者，此全在配合之妙用也。配合愈妙则治效愈大，而透彻病根愈速，然配合不当，反受大害。

故知单味药之性用，不知药物互相之关系者，尚不能称为全用药力者也。但初学骤涉其涯，焉能识此？故将各药之含有散性作用者约分五类：一为温散风寒药，得十三品；二为凉散风热药，得二十一品；三为燥散风湿药，得二十四品；四为解散风毒药，得十品；五为升散郁火药，得六品。每类各撰小论，举其要略。每类各药，首列味性气质，次详主治症候，又次归经，又次归某经下，必详如何之作用二句，此数字或括是药全性，或专及是药最重之用，又次用量及配合，又次前哲发明，终以禁忌。俾学者熟悉一药即得一药之作用，及其利弊之轻重，庶不致空费心力，徒耗目力，即临症制方，亦不致疑混。兹特首揭大意，为之说明，后均仿此。

## 论温散风寒药计十三品

《内经》云：至下之地，春气常在。又云：春主风，风为百病之长。由是推之，东南地居卑下，凡外感病，当以风邪为最多。感之于人，风重于寒者，则为伤风，俗名冷伤风，或名重伤风，其症头痛身热，自汗恶风，咳嗽白痰是也；寒重于风者，即为伤寒，俗名大伤寒，其症头痛发热，恶寒无汗，甚或身痛是也；风与寒并重者，即为风寒，通称四时感冒，其症寒热头痛，汗出不多，或竟无汗，或咳嗽，或体酸，或呕逆是也。四时皆有，然冬三月乃寒水司天，较三时之风为独冷，故前哲以冬感风寒即病者为正伤寒，其余三时，但称感冒风寒而已，非谓春必病温，夏必病暑，秋必病燥而无风寒之症也。

至于治法，总以宣上发表为首要，其药轻则如杏仁、橘红、木贼、葱白、生姜之类；重则如辛夷、苏叶、藁本、独活之类，俾其汗出即解，此为祛风散寒，普通发汗之要药。惟麻黄、桂枝，必其人体气强壮，皮腠致密者，始可暂用，以取速效，若香薷乃夏令发汗正药，先受暑后感寒者，初治为必需之品。威灵仙乃痛风要药，凡周身痛、历节痛，均可佐入以奏功。医者苟能辨症清楚，用药自不致泥于时令矣，然必深悉其药之性用，庶能随症立方，不致误人，谨撰温散风寒药十三品，发明于后。

## 温散风寒药

**苦杏仁** 果木类。泡去皮尖勿研，双仁者勿用。

味苦微辛，性温质滑。散上焦之风寒，除肺管之痰喘，止胸中气逆而嗽，润大肠气闭不通，炒香消狗肉如神，生用解锡毒有效。

按：苦杏仁入肺、胃、大肠三经，为宣肺下气，润燥滑肠之药。宣肺泡用，润肠炒研，轻用钱半至二钱，重用三钱至四钱。配苏叶、橘红、桔梗、姜夏治风寒痰嗽；合白蔻、苡仁、川朴、滑石治湿温寒热；配桑叶、连翘、枯芩、蔻仁皮治伏暑肺疟；合枳实、焦栀、姜夏、生川柏治湿热黄疸。

东西医亦谓有祛痰镇嗽作用，常制杏仁水治干嗽及咳嗽频发者，多与镇静脑筋药相配。因其内含油质，又作润剂治咳嗽、便闭类病。观此则杏仁化痰止嗽，宣肺润肠，中外一致矣。凡风寒、风温、风湿等而有痰嗽者均可佐用，但有小毒，而耗气、热盛、咳血者忌，性温开肺，阴虚劳嗽者尤忌，若双仁者有大毒，能杀人，切勿入药。

东垣论杏仁与紫菀均属宣肺、除郁、开溺，而一主于肺经之血，一主于肺经之气；杏仁与桃仁同治便秘，而一治脉浮、气喘、便秘，于昼而见，一治脉沉、发狂、便秘，于夜而见。冯楚瞻论杏仁与栝蒌均属除痰，而一从腠理中发散以祛，故表虚者最忌，一从肠胃中清利以除，故里虚者最忌。

**广橘红** 果木类。此药市肆近有四种：一、赖橘红，又名化橘红，广东化州赖家园所产，味甚辛，气甚香，最良。二、广橘红即广橘皮去白，广东新会县所产，气味亦甚清芬，尚良；三、福橘红，亦假称化橘红，皮厚，色青，味苦辛，气亦浊，最劣；四、衢橘红，浙江衢州产，味极苦辛，气又浊，亦劣，用蜜炙略减其辛味。

味辛带苦，性温，质轻。开肺发汗，颇有轻扬之妙；消痰止嗽，尚无峻猛之嫌。久嗽气虚亦当禁用。

按：广橘红即广皮去白，故通称广皮红，专行肺经皮肤，为发表除寒，宣气豁痰之药。轻用四分至五分，重用六分至八分，配生姜治胃逆、呕呃、肢厥；合枳实治胸痹、气塞而短；配桔梗治肺郁不舒；合姜夏治胃寒停饮。但味辛、性温，长于发散，气虚痰嗽者忌，阴虚燥咳者尤忌。

**木贼草**　隰草①类。发汗去节，烘过退翳，不必去节。

味甘微苦，性温，质轻。去节者善发汗，能散寒包火郁，湿遏热伏；留节者去目疾，专治迎风流泪，翳膜遮睛。然惟冒寒者能微汗，暴翳者能退消。若久翳血虚，即非所宜；暴怒赤肿，亦勿妄用。

按：木贼草入肺、肠二经，为发汗退翳，宣肺宽肠之药。发汗六分至八分，退翳宽肠用一钱至钱半。配葱白、豆豉治四时感冒；合生姜、芽茶治普通常疟；配青皮、槟榔、姜夏、苍术除湿疟痰多；合桑叶、茶菊、蝉衣、决明退风热目翳。

李氏时珍谓：与麻黄同形同性，亦能发汗者，以其体轻空，其用宣散也。丹溪翁曰：去节烘过，发汗至易，诚为经验之言。李士材《本草徵要》但主退翳止泪之功，未免昧于性用矣。况除发汗、退翳外，《嘉祐》兼治肠风久痢；《纲目》兼治脱肛，亦因其有轻扬升散之作用耳。若以其色青，能益肝胆，恐未必然，即目翳亦由肺经风郁，上入目系，目系郁结则目白起翳，故用轻扬肺风之木贼草以退之，以目白属肺，所主也。然不可久用，久用多令人目肿。

**鲜葱白**　菜类。去青用白，亦有连须同用者名葱茎白。

味辛中空，性平微温。达表发汗，能除寒热，伤寒，利气通阳，善止奔豚腹痛，专开气毒喉痹，亦可通乳安胎。

按：葱白入肺、胃二经，为发表和里，宣气通阳之药。生用辛散，热用甘温，外实中空，肺药也。肺主气，外应皮毛，其合阳明，故所治之症多属肺胃经病，皆取其通气发散之功。轻用二枚至三枚，重用四枚至五枚，必须切碎。配豆豉、生姜治春冬冷温；合白蜜、陈酒涂皮肤痈肿；配附子、干姜治中风肢厥脉微；合香附、苏梗治妊妇伤冷腹痛。配粳米煮粥，治时病头痛；合陈醋冲汤，治伤寒劳复。炒热捣涂治小儿盘肠；杵汁顿服治女子乳痈。葱心插入，阴器立通。男子溺闭、妇人转胞，即刺戟耳鼻亦能苏；自缢垂死、中恶将亡，诚为便贱之良药。但同蜜食则杀人；同枣食令人病；同鸡矢、犬肉食令人动血；即服地黄、常山之人亦忌同食。他如葱叶专散血气；葱须专行经络；葱花专治胃痛如神；葱子专主补中明目；若蟠葱专主冷热疝气；胡葱专主消桂为水，疗肿解毒。

**鲜生姜**　菜类。

味辛烈，性温散。生用发表散风，寒化痰涎，专治伤寒头痛、咳逆上气；蜜煨温中止呕吐，消胀满，兼除肺风痰嗽，鼻塞涕流。

按：生姜入肺、胃二经，为达表发汗，除痰止呕之药。轻用六分至八分，重用一钱至钱半。煎汤配大枣能行津液，和营卫；杵汁合竹沥则走经络，除热痰；配白蜜熬熟治痰凝久嗽；合童便和灌，除风毒、暑秽。惟风温咳嗽者忌，阴虚劳嗽者尤忌，误用必咳血失音。

―――――――――――――

① 隰（xí 习）草：靠近水边低湿之处所生长的草。

**辛夷仁**　香木类。一名木笔花，俗名望春花。剥去毛瓣用，忌火焙。

味辛，气烈，性温，质轻。宣肺达脑，专治鼻塞涕出，头风脑痛，温胃解肌，能除体热憎寒，面肿齿疼。

按：辛夷仁入肺、胃二经，为上行颠顶，内宣肺胃之药。轻用三分至五分，重则六分至八分。配苍耳、白芷、薄荷专治鼻渊流涕；合川芎、菊花、芽茶善止头风脑痛。除治上受风寒，头眩脑痛外，凡鼻渊、鼻鼽、鼻齆及痘后鼻疮，并研末，入麝香稍许，葱白蘸入数次，屡效如神。洄溪老人云：其性专于向上，故能升达清气，又得春最先，故能疏达肝气，芳香清烈，长于驱风，凡头目之疾，药不能尽达者，此为之引也。但辛香走窜，头脑痛属血虚火炽者忌，齿痛属胃火者尤忌，即气虚人上受风温，鼻塞流浊涕者亦忌。

**香薷**　芳草类。俗写香茹。江西白花者良。去根用叶，晒干用，忌火烘。

气味辛香，性但微温。先升后降，解表下气，主治霍乱腹疼，兼消通身水肿，煅灰能住鼻衄，泡茶可止冷呕。

按：香薷入肺、胃、脾三经，为散寒利湿，宣气发汗之药。轻用八分至一钱，重用钱半至二钱。配薄荷散暑发汗；合白术利尿消肿。配杏仁、川朴、扁豆花治寒郁暑闭；合银花、连翘、荷叶边治冒暑起痧。

卢之颐谓香薷治暑，世未究其所以然。盖暑气流行曰暑淫，肺金受邪曰金郁。经云：金郁则泄之，解表利小水是也。香薷大能上输肺气，通调水道，下输膀胱，故为夏令暑湿之正药，然其功力不仅著于逆暑而成病，观《易简》主四时伤寒不正之气，《日华》主呕逆冷气，则亦可治寒气矣。故孟英谓：香薷多用于先受暑邪，乘凉饮冷致阳为阴寒所遏，遂病

发热恶寒，头痛烦渴，或吐或泻，或霍乱者宜用。以此发越阳气，散寒利水，解表和中。故有夏月之用香薷，犹冬月用麻黄之说。但总为寒湿外袭，表寒里热而设，不可用以治不挟寒湿，表里皆热之中暑也。即《内经》云：暑当与汗出勿止。亦指暑邪为寒湿郁遏而言。缪仲淳曰：香薷辛散温通，故能解寒郁之暑邪气。一言破的，但宜微冷而饮热，服多令人泻甚，或连药吐出。

**紫苏叶**　芳草类。忌鲤鱼。或单用，或连梗用。

色紫气香，味辛性温。解肌发表，善散风寒，和血温中，专除冷痛，既止霍乱转筋，又治心腹气胀。

按：紫苏叶入肺、肝、胃三经，为发汗散寒，行气和血之药。轻用六分至八分，重用一钱至钱半。配广皮治感寒气上。合黄连治受孕恶阻；配藿香、乌药则宽中泄满。合香附、橘红则发汗解肌。配川芎、当归则行血和营，能调中止痛；合木瓜、厚朴则散湿解暑，治霍乱、脚气。

卢之颐曰：叶则偏于宣通，详其色香、气味、体性，诚为推陈致新之宣剂、轻剂也。故气下者可使之宣发，气上者可使之宣摄。杨时泰曰：紫苏茎叶始尝味辛，后有甘，而辛胜于甘，故能通心、利肺、益胃。上中下咸赖之，如中焦之病霍乱，上焦之病胸膈不宽，下焦大小便之不通，脚气之壅阏[1]，苟用之而主辅得宜，又何宣发、宣摄之不奏功乎哉？惟表弱气虚者忌，火升作呕者亦忌，阴虚发热者尤忌。

**麻黄**　隰草类。发汗，取茎去根节，煮十余沸，竹片掠去浮沫；治咳，带节蜜炙；若止汗，取根节。

---

①　壅阏（è 厄）：阻塞。

味性微麻而温。体质中空而浮。外达皮毛，主治伤寒、头痛；上宣肺经，专疗咳逆上气；下输膀胱，能通水肿、尿闭；中通络脉，亦破积聚癥坚。

按：麻黄为肺经专药，兼入内肾、膀胱二经，为发表出汗，宣肺通肾之药。轻用三分至五分，重用八分至一钱。配桂枝散营分寒邪；合石膏泄卫分风热。配川贝、冰糖止肺经伏寒久嗽；合附子、细辛治肾经发热脉沉。配归须、小茴、鼠矢善破癥坚。合紫菀、泽泻、二苓极通尿闭。总之，麻黄轻扬上达，气味最清，故能透出皮肤、毛孔之外，又能深入积痰、凝血之中，凡药力所不到之处，此能无微不至，较之气雄力厚者，其力更大。惟诸虚有汗，肺虚痰嗽，气虚发喘，阴虚火灼咳嗽者均忌。

**川桂枝**　香木类。即肉桂树嫩枝极细者为柳桂，桂枝尖最辛香，桂枝木气味较淡。

辛香四达，性极温通。善调营卫，专治中风自汗；横行肩臂，能散上肢凝寒。阳维之寒热可除，阴结之奔豚亦散。

按：桂枝为心经专药，兼入膀胱、阳维二经，为温经通脉，行血发汗之药。轻用三分至五分，重用八分至一钱。配桑枝、络石善治手足痛风；合松节、秦艽能舒骨节拘挛；配通草、细辛能温肝经肢厥；合滑石、甘草极通膀胱溺道。桂枝本能解肌发汗，不过较之麻黄，性略轻缓耳。至于有汗能止者，非桂枝能止汗也，以其与生白芍辛酸同用，调和营卫，使邪从汗出而汗自止耳。然惟脉浮缓，苔白滑始为恰合，若风温咳嗽者忌，误服必吐血，他如阴虚之体及历经失血者均忌。

**藁本**　芳草类。香而燥者良，臭而润者勿用。

味辛而苦，性温而雄。外治督脉为病，腰脊冷痛，上治大寒犯脑，痛连齿颊；下治妇人疝瘕，阴肿寒疼。

按：藁本入督脉、膀胱二经，为温经散寒，驱风燥湿之药。轻用五分至八分，重用一钱至钱半。配木香治雾露清邪中于上焦；合白芷治冷风作泄伏于胃经。但性温气雄，头痛挟内热、春夏温病、热病头痛、口渴及产后血虚火炎头痛均忌。

**独活**　山草类。益州产为独活，气色细黄；西羌产为羌活，色紫气雄。去皮或焙用。

味辛带苦，性温气细。风寒所击，百节拘挛，头目晕眩，非此不除；阴湿为痹，男子奔豚，妇人疝瘕，得此则消。

按：独活入肾经，为温经散寒，搜风去湿之药。轻用六分至八分，重用一钱至钱半。配细辛治肾经头痛；合藁本治督脉脊强；配黑豆、陈酒定产后风痉；合小茴、鼠矢消妇人瘕聚。王好古曰：二活本非异种，后人因羌活气雄，独活气细，故雄者治足太阳风湿相搏，头痛、百节痛、一身尽痛者非此不除；细者治足少阴伏风，头痛，两足湿痹，不能动止者非此不治。但风药善耗血气，血虚而遍身痛及阴虚下体痿弱者均忌，血虚头痛目眩者尤忌。

**威灵仙**　蔓草类。俗名铁脚威灵仙。

味苦微辛，性温而猛。通经络而治痛风，去冷滞而行痰水，膝冷腰疼最效，宿脓恶血皆除。

按：威灵仙通行十二经络，故能宣疏五脏，为痛风之要药。轻用五分至六分，重用八分至一钱，极重钱半。朱丹溪曰：其性好走，上下皆宜，亦可横走，朝服暮效。汪䜣庵曰：此能除中风、头风、痛风、顽痹、黄疸、浮肿、二便俱闭、风湿痰气、一切冷痛，不但如本草所载也，但性极快利，积疴方效，否则泄真气。张路玉曰：痘疹毒壅于上，不能下达，腰下胫膝起灌迟者，用为下引，立效。其性利下，病人壮实者，诚有殊功。气虚者服之，必虚泄而成痼疾。由是而类推之，威者言其猛烈，灵者言其效验，但性温而燥，走而不守。凡病非风痹及阳盛火升，血虚有热，表虚有汗，痉疟口渴身热者均忌。

## 论凉散风热药

风无定体，不但四时为异，四方亦不同也。即以一季而论，冷暖不齐①风寒、风热，顷刻变迁，感之于人，施治有别。张长沙桂枝证，风寒病也，发汗、身灼热者，风温病也。然昔人往往知有风寒，而不知有风热。岂知风热即风温也，四时皆有，冬春为甚，夏令则多暑风。前哲惟叶香岩先生，独窍②其微，谓风温首必犯肺，先卫后营，由气入血。治法初用辛凉，继用甘寒，忧忧独造，淘千古开群蒙也。继其后者，吴坤安、陈平伯、吴鞠通、王孟英、雷少逸诸君，亦皆善用其法。

至其为病，初起势轻者不恶风，重则畏风，必头痛身热，咳嗽微渴，脉右浮数，或浮滑，舌苔薄白者居多。其药如荆芥、薄荷、蝉退、僵蚕、香豉、牛蒡、蔓荆子等为首药，辛凉开肺，以达卫分，先使其微汗而解。

失治必咳嗽自汗，口渴烦闷，脉又加数，苔转微黄，肺热既未肃清，而风从火化，邪已转入胃经。其药如桑叶、滁菊、银花、雨前茶、青菊叶、浮萍等，清泄肺胃，或发疹瘩，或仍微汗，使邪从肌表外达而解。

再失治，必身灼热，心烦闷，头胀痛，目白红甚，或咽阻喉痛，或齿疼，一身四肢或酸痛，或拘挛，脉左数而微弦，苔虽微黄，而舌边略现紫光者，上则风壅阳络，中则热传肝经。其药轻则如巡骨风、苦丁茶、秦艽、络石、谷精草、决明子、青葙子、鲜竹叶等，轻宣络热，清泄风火，使乍入阴分之邪热，转出气分而解。

此皆凉散风热之轻清药，其间或佐苦杏仁、广皮红等，宣肺消痰；或佐瓜蒌皮、川贝母，润肺活痰；或佐焦栀皮、连翘壳、枯芩等，微苦清火，随症均可酌用。即夏月暑风症，亦可用此等药酌用治之，或加香薷、青蒿，或加六月雪、荷叶边、西瓜翠衣、丝瓜皮、荷花露等可也。若势重者，此等药救济不及，当于清凉剂及开透剂中，对症选用，兹不赘。谨选凉散风热药二十一品，发明于后。

## 凉散风热药计二十一品

**荆芥**　芳草类。一名假苏。去风茎穗同用，或独用穗，以穗在巅，善升发也；治血须炒黑用。反驴肉、无鳞鱼及蟹与河豚。

味辛香，气微温。轻宣风热，清头目而利咽喉；辛散血瘀，解疮毒以消痈肿。用穗则上行外达，晕眩筋急最宜；炒黑则止血和营，吐血、崩中皆效。

按：荆芥为肝经专药，兼入胃、冲二经，为散风解热，行血疏肝之药。轻用一钱至钱半，重用二钱至三钱。合防风、白芷，散风最效；合银花、连翘，透疹亦灵。昔华元化治产后中风，口噤发痉及血晕不醒，用荆芥三钱，微焙为末，豆淋酒

---

① 冷暖不齐：此下原衍"两畅判"3字，据文义删。

② 窍：洞察。

或童便调服，大效。贾似道用荆芥略炒为末，酒服二钱，治中风口噤，四肢抽搐，或角弓反张，云前后用之甚验，皆是搜经、中风、热络、血瘀之功。惟表虚自汗，血虚寒热，阴虚火炎，面赤因而头痛目眩者均忌。

**苏薄荷**　方草类。一名龙脑薄荷，又名鸡苏。苏产最良，气甚香烈，他处产晒干则气味较淡，惟鲜者蒸露，气亦芳烈。

辛能散，故治痰嗽失音；凉能清，善止脑风头痛。消瘰疹瘰疬，利耳目咽喉。煎汤含漱去舌苔语涩，捣汁涂布解猫咬蛇伤。既能解热散风，亦能消食下气。

按：苏薄荷入肺、肝二经，为去风发汗，宣肺疏肝之药。轻用三分至五分，重用六分至八分，冲服尤良。配竹叶、连翘，消上焦暑热；合滑石、通草，疏肌腠湿滞。但芳烈透脑，辛香伐气，发泄太过，凡气虚人多服则动消渴病，若阴虚发热，咳嗽自汗者尤忌。

**霜桑叶**　灌木类。采过二次者力薄，无用，入药须止；采过头叶者，则二叶力全，至大雪后犹青于枝上，或黄枯于枝上，皆可用，若经雪压更妙。雪晴之日即采下，线穿悬户阴干，其色渐黑，风吹作铁器声，故一名铁扇子。

味淡微苦，性亦微寒。色青入肝，息内风以除头痛；气清肃肺，除热咳而退眼红。消皮热之瘾疹，除风温之寒热。住肝热妄行之胎漏，止肺热下移之肠风。

按：霜桑叶入肺、肝二经，为去风泄热，肃肺清肝之药。轻用一钱至钱半，重用二钱至三钱。吴鞠通曰：桑得箕星之精，箕好风，风气通于肝。故桑叶善平肝风，且芳香有细毛，横纹最多，故亦走肺络而宣通肺气。配菊花、苏薄荷专治风温。合竹茹、丝瓜络能清胎热；配甜杏仁、川贝母清燥救肺；合焦山栀、粉丹皮

泄热凉肝。时行感症，由于风温暑热者服之更妙；胎前诸病，由于肝热风盛者尤为要药。他如煎汤洗风眼下泪；研末米饮调服，能止盗汗；煎汁代茶，能止消渴，尤其功用之浅显者也。惟胃虚停饮，感寒咳嗽者勿用。

**甘菊花**　隰草类。有黄白二种，黄者味甘，白者味苦，惟滁菊花、白茶菊味甘淡而微苦，滁菊花气味尤良，白茶菊次之。野生者名苦薏，味极苦，服之伤人脑。

味兼甘苦，性禀和平。治头风，平脑痛，养目血，退翳膜，清肺气而热自除，泄肝火而风自息。

按：甘菊花为肝经专药，兼肺、胃二经，为驱风泄热，清肺平肝之药。轻用一钱至钱半，重用二钱至三钱。黄甘菊味纯甘，甘润补阴，故善养目血；白滁菊气清芳，芳烈透脑，故专治头风。甘菊配杞子养阴明目，滁菊合芽茶平脑止疼。徐洄溪曰：凡芳香之物，皆能治头目肌表之疾。但香则无不辛燥者，惟菊花得天地秋金清肃之气，气清而不燥烈，故治头目风火之症尤良。

**蜜银花**　蔓草类。一名忍冬花，通称金银花。蜜州产最良，土银花晒干则气味淡薄，惟蒸露气亦清香。

味甘性凉，气亦芳香。解热消痈，止痢宽膨。清络中风火血热，解温疫秽恶浊邪。息肝胆浮越风阳，治痉厥癫痫诸症。解轻粉毒，颇有殊功；洗痘疮陷，亦多奏效。

按：蜜银花入肺、肠二经，为疏风泄热，解毒去脓之药。轻用一钱至钱半，重用二钱至三钱。李时珍曰：忍冬藤叶与花，功用皆同。昔人称其治风除胀，解痢逐尸为要药（逐尸者如治飞尸、伏尸、遁尸、风尸、尸疰等症），而后世不复知

用，但称其消肿散毒，治疮而已。配连翘、牛蒡子治肺经温病；合地丁、野菊花消疔疮肿毒，故张氏路玉推为阳痈溃后之圣药；陈氏藏器主治热毒血痢之良药，惟气虚脓清，食少便泻者忌，湿重热轻，胸脘痞满者亦忌。

**蔓荆子**　灌木类。去蒂下白膜，酒浸一日，晒干用。

味苦辛，性微寒。气升而散，故除头痛脑鸣，睛疼泪出。体轻而浮，故散筋骨寒热，湿痹拘挛，既能坚齿，又去白虫。

按：蔓荆子入肝、胃、膀胱三经，为疏风散湿，凉血泄热之品。轻用一钱至钱半，重用二钱。徐之才谓其善散阳明风热，李时珍亦主头面风热之症，惟头目痛不因风邪，而由血虚有火者忌，瞳神散大者尤忌。

**蝉蜕**　虫类。一名蝉衣，又名蝉壳，俗名蝉退，沸汤洗净，去足翅，晒干。

味甘咸，性微寒。体轻而扬，故能快癍疹之毒壅，宣皮肤之风热；气升而散，故能除目昏之障翳，治疔肿之毒疮。止小儿惊痫夜啼，开大人失音哑病。既可催生，又消阴肿。

按：蝉蜕入肺、肝二经，为散风泄热，发疹开音之药[①]。轻用三分至四分，重用六分至八分。杨玉衡《本草类辨》云：蝉吸风饮露，气极轻虚。故王海藏主治一切风热之症，但脱者，退也，脱然无恙也，岂独能疗惊痫，开失音，止夜啼，发痘疹，杀疳虫，为小儿要药已哉？又岂独退翳膜侵睛，祛胬肉满眵，为眼科要药已哉？因其吸饮风露而不食，故能治风热不食之病。因其但有小便，故能治小便淋癃短赤之病。轻清灵透为治温病之圣药。

寇宗奭曰：蝉性善退，胎前禁用。然余屡用于孕妇温病，未见动胎。李时珍以蝉蜕主治头风眩晕，皮肤壮热，癍疹作

痒。余谓总是热毒攻冲，故用之大验。又治癫病狂乱，瘛疭心悸。余谓风热生惊，惊则瘛疭，去其风热，则肝气和，心神安，惊搐自定，叫啼自息。又云：去壮热，治肠鸣。余谓肺移热于大肠，则肠鸣幽幽，蝉蜕能清散肺热，肺热去则大肠之热自去而声亦无矣。配蜂蜜治胃热吐食；合竹衣开肺热失音。配僵蚕、生军、广姜黄清表里三焦大热。合钩藤、朱砂、杜胆星定小儿天吊噤风。若治婴孩夜啼，当去前截用后截，服之即止，若用前截，即复啼。如治惊痫寒热，当用蝉腹，取其利窍通声，去风豁痰，较蜕更捷。惟痘疹虚寒症，及肺痨失音均忌。

**白僵蚕**　虫类。即蚕之因风而僵者，色白为良，入药惟取直者为雄。米泔浸一日，待涎浮水上，焙去丝及黑口，或酒微炒。

味辛咸，性平和。化风痰，消瘰疬，拔疔毒，灭瘢痕。治中风失音，去皮肤风痒。止女子崩中赤白，定小儿惊痫夜啼。能消咽肿喉痹，亦祛头风齿痛。

按：白僵蚕入肺、肝、子宫三经，为驱风化痰，解热止痛之药。轻用一钱至钱半，重用二钱至三钱。李时珍曰：蚕性喜燥，为祛风胜湿，主治温病兼风之症，故散风痰头痛，风热齿疼，咽喉痹疼，皮肤癍疹，丹毒风痒，一切风热肿毒。灵胎谓：风邪中人，有气无形，穿经透络，愈久愈深，僵蚕感风而僵，而反能治风者，因蚕本食桑之虫，桑能治风养血，故其性相近，气亦相感，和入诸药，使为向导，则药力至于病所，而邪与药相从，药性渐发，邪或从毛出，或从二便出，不能复留矣。此即从治之法也，即其善治喉痹者，亦取其清化之气，从治相火，散浊逆结滞

————————————

① 药：原作"油"，据文义及体例改。

之痰也，凡病因风热痰浊互结为患者，无不可用以奏功，杨玉衡推为时行温病之圣药。每合蝉蜕，加入于升降、双解、凉膈、神解等散，及三黄、石膏、六一、顺气、大柴胡诸汤中，殆亦历经实验欤。惜市肆多藏于石灰瓮中，未免燥烈，用时必须酒洗，或酒微炒，以解燥性，立方时注意可也。

**淡豆豉**　谷类。一名淡香豉。用黑豆淘净，伏天水浸一宿，蒸熟，摊干，蒿覆三日，候黄色取晒，下瓮筑实，桑叶厚盖，泥封七日，取出又晒，酒拌入瓮，如此七次，再蒸晒干。江右制者良。入发散药，陈者为胜；入涌吐药，新者优。

味苦性寒，形腐气浊。解肌发汗，头疼与寒热同除；下气消烦，满闷与温疟①并妙。疫气、瘴气恰合，痢疾、疟疾咸宜。

按：淡豆豉入肺、胃二经，为除烦解表，下气清中之药。轻用二钱至三钱，重用四钱至五钱。配葱白治温病兼寒；合栀子止心烦不寐。配食盐则涌吐；合陈酒则散风。配薤白则治痢；合大蒜则止血。配人中黄、山栀、芽茶治温热疫症；合生玉竹、桔梗、甘草治风热燥呛。生用发汗，炒熟止汗者，殆亦麻黄根节之义欤，惟伤寒传入阴经与直中三阴者皆忌。

**牛蒡子**　隰草类。《本经》名恶实，一名鼠粘子，又名大力子。陈酒微炒。

味苦而辛，性冷而滑。上宣肺气，散风热而清咽喉，外达皮毛，发痘疹而消痈肿，既除筋骨烦热，又通血热便闭。

按：牛蒡子入肺、胃、三焦三经，为散风泄热，解毒发疹之药。轻用一钱至钱半，重用二钱至三钱。李东垣曰：效能有四：一治风湿瘾疹；二疗咽喉风热；三散诸肿疮疡之毒；四利凝滞腰膝之气。配雄鸡冠血、胡荽子发痘陷不起；合活水芦笋、连翘壳消瘰毒内壅。生研外敷，治痈疡毒盛，即出疮头；酒炒单服，祛皮肤热风，能②瘰毒。张氏路玉推为疮疡、痘疹之仙药，洵不诬也。惟疮家气虚色白，大便泄泻者忌；痈疽已溃，血虚气陷便滑者尤忌。

**紫背浮萍**　水草类。浮水面，小而背紫者是。大而色青名大青萍，俗名光光铲。总以紫背者良。

味辛性寒，体轻气浮。发汗类于麻黄，主治暴热身痒，恶疾疬风；下水捷于通草，善除消渴酒毒，风湿脚气。

按：浮萍入肺、胃、肾、膀胱四经，为驱风泄热，通尿利水之药。轻用五分至六分，重用八分至一钱。配苦杏仁、石膏、甘草治风湿烦渴；合五加皮、赤苓、猪苓治水肿尿闭。研末蜜丸，名去风丹，约重五分，豆淋酒下三丸，善治大风、癞风、瘫风、缓风及三十六种风，皆验。然惟大实大热者，始为恰合，若风病气虚者忌，表虚自汗者尤忌。

**雨前茶**　山木类。产杭之龙井者佳，莲心第一，旗枪次之，土人于谷雨前采撮成茗，故名。三年陈者入药，新者有火气。

味甘苦微涩，性凉而气芳。寒而不烈，善能清脑提神醒睡，明目清喉尤擅，特功消而不峻，兼能导滞下气，宿食、脘痞、噫嗳亦有专效。

按：雨前茶入脑、肺、胃、肠四经，为肃清风热，上中下三焦之药。轻用八分至一钱，重用钱半至二钱。配川芎、藁本、紫苏治风寒头痛；合天麻、菊花、桑叶治郁热头风。配麻黄、杏仁、石膏、甘草治客寒包火，无汗而喘；合半夏、橘

---

① 疟：此字原脱，据文义改。
② 能：此下疑脱"消"字。

红、薄荷、前胡治风邪犯肺，痰多气壅；配硼砂、川贝、梅冰蜜丸，清利咽喉。合粳米、白糖、荆沥煎膏，除痰止嗽。配胡桃肉、川芎、胡椒除三阴疟；合陈年糕、莉茉花、冰糖止五色痢。配葛花、青果善能醒醉；合枳壳、桔梗亦可消痞。配生姜治疟痢最便；合白矾定癫痫尤良。但胃气虚寒，中虚停饮，夜卧少寐，久泻伤脾均当忌用。

**青菊叶** 芳草类。滁州白菊叶最良，海宁城头菊叶亦妙，吾绍家园开黄白花者亦可用。或专用叶，或连茎并用。

味苦性寒，气清质润。去头风而明目，宣肺热以清喉。鲜者生捣，罨疔疮疖毒尤良；煎汤洗擦，治蛇咬梅疮亦效。

按：青菊叶入脑、肺、胃、肝四经，为宣气祛风，凉血解毒之药。轻用钱半至二钱，重用三钱至五钱，极重八钱至一两。配桑叶、芽茶、荷叶边治温病头风；合银花、川芎、苦丁茶治风热头痛。配万年青根同捣鲜汁，立吐风痰，善开喉痹；合天灯笼草煎汤搽洗，消天疱疮，兼散暑节。若风寒头痛，阴疽内陷最忌。

**巡骨风** 山草类。其形极似兔耳草，入药用锦兜包。

味甘淡，性凉润。气质轻清，形类兔耳，故能立止肺血，叶多筋脉，功同桑叶，故能善泄肝风。

按：巡骨风入肺、肝二经，为祛风泄热，肃肺清肝之药。轻用二钱至三钱，重用四钱至五钱，唐容川《本草问答》但云：巡骨风叶大而有芒角，故主散风。察其叶稍卷，如兔耳形，上面淡绿，下面微白，横纹最多，绿边黄毛茸茸，故清肺气而走肝络。配淡竹茹、血见愁善止肺热吐血；合霜桑叶、滁菊花能平肝热生风。为凉散风热中一种轻清平和之良药。

**苦丁茶** 山木类。一名角刺茶，俗名老鼠刺叶根，名十大功劳。徽州最多，吾绍各山皆有。

味甘苦，气清香。既散头风，尤能绝孕。

按：苦丁茶入肝、任二经，为驱风泄热，活血通络之药。轻用一钱至钱半，重用二钱至三钱。配青菊叶、荷叶边治脑热头风；合鹅管灰、百草霜能终身无孕。徽州士人二三月采茶时，兼采十大功劳叶，和匀同炒，焙成茶货，与尼庵转售富家妇女。云：妇女服之，终身不孕，为断产第一妙药。若配以血管鹅毛灰，用此茶五钱，加酒煎汤，调下一钱，绝孕如神，然不轻用，恐伤天和。以其角有刺，极通任脉故也。凡孕妇最忌。

**左秦艽** 山草类。长而黄白，左纹者良，拭去黄白毛，酒浸一宿，晒干用。

味苦微辛，性平质滑。祛风活络，定肢节之痠疼；养血舒筋，解通身之挛急。疗风无问久新，头风与肠风并效；祛湿不拘表里，黄疸与酒疸皆治。既可荣筋，并能养胎。

按：秦艽入肝、胃、大肠三经，为祛风、湿、热三痹必用之药。轻用八分至一钱，重用钱半至二钱。配川芎、当归入肝而舒其经络；合滑石、通草入胃以祛其湿热。配蝉蜕、僵蚕治风热之口噤牙痛；合生地、白芍除肠风之泻血腹疼。风除则润，故秦艽为风药中润剂；湿去则补，故秦艽为散药中补剂。惟味极苦，质亦滑，胃气虚寒，大便滑润者忌，气虚下陷，小便不禁者尤忌。

**络石藤** 蔓草类。《本经》名。《别录》名石龙藤，又石鳞、石蹉、石略、石明、石领、石县皆其别名，俗称络石藤。以粗布拭去毛，甘草水浸一夜，切用或酒炒。

味淡苦，性微寒。散风热，消痈肿，

坚筋骨，利关节，既滋口舌之干，又住腰髋之痛，煎汤固妙，浸酒尤宜。

按：络石藤入胃、肝、肾三经，为疏风通络，凉血退热之药。轻用二钱至三钱，重用四钱至五钱。配金锁匙、生甘节治喉肿不通，水浆不下；合真新绛、旋覆花治关节不利，筋络不舒。

李时珍曰：络石性质耐久，气味平和，神农列之上品。李当之称谓药中之君，其功主筋骨关节，风热痛肿，医家鲜知用者。沈芊绿曰：络石之功专于舒筋活络，凡病人筋骨拘挛，不易伸屈者，服[①]之无不获效，屡试屡验。由是观之，络石藤之性质功用，无不明矣。

**谷精草**　隰草类。取嫩秧，花如白星者良。田低而谷为水腐，得谷之余气，结成此草，故田中收谷后多有之。

味辛淡苦，性平体轻。辛能散结，善治风热头疼，风火齿痛；轻则上浮，专退痘后生翳，肝热起星。既开喉痹，亦治诸疮。

按：谷精草入肝、胃二经，为散风清热，明目退翳之药。轻用一钱至钱半，重用二钱至三钱。配羚羊角片、石决明、龙胆草治肝热起星；合木贼草、霜桑叶、滁菊花治痘后生翳；配薄荷、竹叶、石膏治风火牙痛；合薄荷、桔梗、甘草治风热喉痹。

李氏时珍赞其明目退翳，功在菊花之上。张氏路玉谓此草兔性喜食，故目疾家专用，与望月砂功用不殊，治目中诸痛而去星，尤为专药。

**决明子**　隰草类。状如马蹄，俗名马蹄决明，捣碎用。

味咸甘苦，性但微寒。驱风散热，专治泪出羞明，眼赤肿痛；明目清肝，能消青盲内障，翳膜遮睛。

按：决明子入肝经，为疏风散热，明目消翳之药。轻用一钱至钱半，重用二钱至三钱。配杞子、菊花养血息风；合生地、女贞滋阴明目。贴太阳穴治头疼；以水调末涂肿毒；贴眉心止鼻衄；作卧枕治头风。《本经》言：久服益精光，是指目疾人肝热内烁者而言，若肝血虚寒者亦不宜服。

**青葙子**　隰草类。一名草决明。

味纯苦，性微寒。泄热祛风，益脑髓而坚筋骨；凉肝明目，消赤障而退唇青。

按：青葙子入肝经，为善驱风热，凉泻肝之药。轻用一钱至钱半，重用二钱至三钱。《本经》主唇口青。《大明》主益脑髓，坚筋骨。甄权治肝脏热毒冲眼，赤障青盲。总不外肃清肝经风热而已。盖目者，肝之窍，唇目青，肝热之症。肝热平则风息[②]，风息则脑平。而筋强，以肝脉会于巅，而主筋故也。李氏时珍谓：与决明子、苋实同功。断为足厥阴药，良有以也。

**鲜竹叶**　苞木类。竹类甚多，惟节起双线，生长经年，大而味甘，壮嫩者为良。

味甘微苦，性寒质轻。肃肺化痰，善平咳逆上气；清心泄热。能治烦躁不眠。内息肝胆之风，外清温暑之热。泄火定惊可用，安神镇痉有功。

按：鲜竹叶入心、肺、胃三经，为散风泄热，化痰清神之药。轻用二十四片至三十片，重用四十片至五十片。配石膏、麦冬清肺胃虚热；合白薇、丹皮治血热心烦。汪讱庵曰：叶生竹上，故专除上焦风邪烦热，凉心清胃，消痰解渴。能治咳逆喘促，呕哕吐血，中风不语，小儿惊痫等

---

① 服：此字原脱，据清·沈金鳌《要药分剂》补。

② 息：此字原脱，据文义补。

症。卷心竹叶尤良。

# 论燥散风湿药

三江地气卑湿，风亦最多，春夏之交，久雨连绵，人病如伤寒者，恒多风湿之症。喻嘉言曰：风湿之中人也，风则上先受之，湿则下先受之，俱从太阳、膀胱经而入，风伤其卫，湿留关节，风邪从阳而亲上，湿邪从阴而亲下。风邪无形而居表，湿邪有形而居内，上下内外之间，互相搏击，故显微汗恶风，发热头痛，骨节烦疼，身重微肿，小便欠利等证。此固宜从汗解，第汗法与常法不同，贵徐不贵骤，骤则风去湿存，徐则风湿俱去也。喻氏论汗之法，"贵徐不贵骤"五字，诚为风湿之金针。

然必别其风胜湿胜，兼寒兼热为首要。风胜者为行痹，脉多浮缓，舌苔白滑，当以羌活、防风、鹿衔草、虎头蕉为君，佐以青风藤、苍耳子等去风胜湿，行经透络；湿胜者为着痹，脉多软迟，舌苔白腻，当以苍术、白芷、千年健、钻地风为君，佐虎头蕉、鹿衔草等燥湿去风，活血通络；寒胜者为痛痹，脉多弦紧，舌苔白滑而厚，当以制川乌、蛇床子为君，手臂痛甚者佐片姜黄，足股痛甚者佐五加皮，使以广姜黄温经散寒，搜风燥湿，其间尤以活血为要。佐归须、川芎，或佐泽泻、红花，或地龙、川甲，或佐桂枝、桑枝，对症配用可也。而威灵仙一品，尤为痛风要药，均可使以奏殊功。惟热胜者，多从风寒湿三气，郁久所化，症多肉痹、筋痹，脉多弦而微数，苔多微黄而腻，当以白藓皮、海桐皮、凤眼草、晚蚕砂、豨莶草为君，佐以巡骨风、络石藤等。芳淡渗湿，微苦泄热，微辛行经，轻清透络，此外，当于清凉及通利剂中，随症选药。

他如大头风、四肢风、历节风、鹤膝风、大脚风等症，亦皆有寒胜、热胜、湿胜之各殊，初起均宜汗解，寒胜者，宜温散；热胜者，宜凉散；当于风寒、风热药中，对症选用，湿胜者则于本类中酌加解毒；延久不愈，每多耗气伤血，损[1]筋害骨，当于补益剂中选用，兹不赘。谨选燥散风湿药二十品，发明于后。

## 燥散风湿药 计二十品

**羌活** 山草类。香而色紫者良。一名独摇草，形虚大，有白点如兔眼，节疏色黄者为独活，色紫节蜜[2]，气猛烈者为羌活。

味辛而苦，性温而雄。外达周身，上行头部。小无不入，大无不通。既散八风之邪，兼除百节之痛。刚痉、柔痉并效，寒痹、湿痹最宜。既除骨痛筋挛，又治头[3]旋目赤。

按：羌活入膀胱、肝、肾三经，为驱风胜湿，发表散寒之药。轻用六分至八分，重用一钱至钱半。配苏叶、葱、豉治伤寒挟湿；合独活、二胡治风痰兼寒；配川芎、白芷治风寒头痛；合防风、藁本治风湿脊强。

苏恭曰：疗风宜用独活，兼水宜用羌活，风能胜湿，故羌活治水湿，发汗散表，透关利节，感冒、风寒湿痹之仙药也。后之学者，执苏氏一言，遂以羌活代麻黄，岂能知麻黄中空，形如肺管，故能宣气开肺，善治风寒；羌活中实，形如骨节，故能走窜周身，善治风寒湿痹，其气

---

① 损：此字原脱，据文义补。

② 蜜：通"密"。宋·周辉《清波别志》卷中："今薄法制，宽蜜不同如是。"

③ 头：此字原脱，据文义补。

猛烈，辛窜发泄尤甚于麻黄，性温质燥，气雄善散，最耗气血，凡血虚头痛、内风发痉及遍身筋骨虚痛，略带寒热者，均所切忌。

**防风**　山草类。身半以上风邪用身，身半以下风邪用梢，切去叉头尾，头者令人烦喘，叉尾者发人痼疾，色白润者佳。

味甘辛，性温散。上行头目，故治头风眩痛，眼赤多泪；外达周身，故散四肢挛急，筋骨痠痛。生用解肌，煨熟实肠。

按：防风入肺、肝、胃、大肠四经，为祛风胜湿，搜肝泻肺之药。轻用八分至一钱，重用钱半至二钱。配荆芥、杏仁、橘红治肺实痰喘；合冬术、白芍、广皮治肠风痛泻。

李氏东垣称为风药中润剂，若补脾胃，非此引用不能行，故有黄芪得防风而力最大之说。张氏路玉谓：风病脊痛项强，不可回顾，腰似折，项似拔者正用。凡疮在胸膈以上者，亦当用之，为其能散结消痈也。即妇人风入胞门，崩中不止，血色清稀，左脉浮弦者，一味防风研末，面糊酒调丸服，最效。但风药多散，其性上行，凡时毒喉痧，温毒喉痹，气升作呕，火升发咳，阴虚盗汗，阳虚自汗及产后血虚发痉，婴儿泻后脾虚发搐均忌。

**吴风草**　隰草类。《本经》名薇衔，一名鹿衔草，言鹿有疾，衔此草即瘥。拭去毛用。

味苦性平，疏[①]祛湿。专治历节之疼，兼疗痿蹶之症，停惊痫之吐舌，消痈肿之鼠瘘，能散贼风，亦平悸气。

按：吴风草入心、肝、脾三经，为祛风除湿，逐水消酒之药。轻用一钱至钱半，重用二钱。配白术、泽泻专治酒风；合[②]银花、连翘善消痈肿。凡身热肢懈，恶风自汗，先受湿热，而后感风者，皆可用以奏功。《本经》列其药，《内经》有

其方，而医不知用，惜哉。

**虎头蕉**　山草类。出福建、台湾，五虎山者佳，一类有二种，形类芭蕉而小，苗高五六寸者，名虎头蕉；若高三四尺者，名美人蕉。

味苦性温，气香力猛。专治风寒湿痹，亦止冷、瘀、淋、带。

按：虎头蕉入肝、脾二经，为去风胜湿，散寒活血之药。轻用四分至六分，重用八分至一钱，极重钱半。但用气猛而有小毒，服后须避风，倘不谨慎，必发风疹，凡肝热血淋、肾热白带均忌。

**青风藤**　藤类。一名青藤。四时常青，土人采茎，用酒微炒。

味微苦，性温散。治风湿、流注、历节，除鹤膝、麻痹、瘙痒。

按：青风藤入肝、脾、三焦三经，为去风胜湿，通络止痛之药。轻用二钱至三钱，重用四钱至五钱，浸酒最佳，煎膏亦妙。若服后遍身痒不可当，急以梳梳之，风病即愈；如要痒止，即饮冷水一口，便解。但必须避风数日，以免后患。

**苍耳子**　隰草类。《本经》名菜耳实。去刺，酒拌蒸用，忌猪肉。

味苦甘，性温散。体轻而浮，质润而降，上通颠顶，故治头风脑痛；外达皮肤，故治通身周痹；下行足膝，故治腰重膝疼，既止鼻渊，又通鼻瘜。

按：苍耳子入肝、脾、肾三经，为驱风除湿，活血通瘀之药。轻用八分至一钱，重用钱半至二钱。配辛夷、薄荷治鼻渊；合菊花、芽茶治脑痛；配羌活、桂枝治四肢拘挛；合防风、白芷治一身瘙痒，但最忌猪肉及重犯风邪，犯则必遍身发出赤丹，病亦增甚。

--------

① 疏：此下疑脱"风"字。
② 合：原作"钱"，据文义及体例改。

**杜苍术** 山草类。《本经》名山蓟。产茅山者甘味重；产泗安者苦味重，气香；他山野生，中心有朱砂点最良；楚中大块，辛烈气燥者为下。用糯米泔浸，刮去皮，切片，同芝麻炒黄，去焦末或去皮，切片，蜜水拌，饭上蒸用。又曰：白露后以米泔水浸，置屋上晒露一月，谓之精术，尤佳。

味苦辛甘，性温质燥。开腠解肌，主治风寒湿痹，行气散郁，兼消痰癖饮囊，散大风痉痹，止阴湿霍乱，解痧秽臭毒，除山岚瘴气，暖胃温中，故能消谷嗜食，健脾逐水，善止滑泻肠风。

按：苍术入肺、胃、脾、大小肠五经，为祛风燥湿，宣气解郁之药。轻用五分至八分，重用一钱至钱半。配厚朴治中焦气滞痞满；合黄柏治下部湿热肿疼；配香附、川芎、神曲、焦栀总解诸郁；合石膏、知母、甘草、粳米专治湿温。然惟肥人多湿者相宜，瘦人多火者禁用，凡病属阴虚血少，咳嗽胶痰者忌；久泻久痢，冲任脉动者尤忌。

**白芷** 芳草类。一名都梁香。用酒微炒。

味辛性温，气香质润。善治头风目泪，齿痛鼻渊；兼除肌肤搔痒，眉棱骨痛。去瘀生新，能补胎漏滑落；败脓止痛，可除肠痈金疮。赤白带下皆宜，血秘阴肿亦效。

按：白芷入肺、胃、大小肠、子宫五经，为散风发汗，除湿解热之药。轻用八分至一钱，重用钱半至二钱。配辛夷、苍耳治风湿鼻渊；合胆矾、麝香掺蛇伤溃烂；配防风能解砒毒；合败浆能排痈脓。

李时珍曰：头、目、齿、眉诸病，肺、胃、大肠三经风热也；漏、带、痈、疽诸病，三经湿热也，白芷皆能治之，故为阳明风湿热主药。徐洄溪曰：白芷极

香，能驱风燥湿，其质又极滑润，能和利血脉而不枯耗，用之则有益而无害。但性温味微辛，呕吐因于热盛者亦忌，漏下赤白因于火旺者尤忌，痈疽溃后亦宜渐减。

**千年健** 蔓草类。出广西诸上郡。形如藤，长数尺。酒炒用。

味苦性温，气香质燥。浸酒服壮筋骨，年老最宜，酒磨汁治胃痛，中寒恰合。

按：千年健入胃、脾、肝、肾四经，为去风胜湿，行血舒筋之药。轻用六分至八分，重用一钱至钱半。但温燥香烈，筋骨痛由于血虚者忌，胃脘痛由于火旺者更忌。

**钻地风** 灌木类。即水梧桐。根茎中空，叶清香，酒微炒用。

味苦微辛，性温质燥。专治风寒湿痹，能除筋骨挛疼。

按：钻地风入肝、脾二经，为去风胜湿，温经散寒之药。轻用八分至一钱，重用钱半至二钱，但性质温燥，凡治新感风湿，亦必加入于养血活血药中始可暂用，若旧湿症，血液已亏者切忌。

**制川乌** 毒草类。乃附子之母，春生新附即采其母。李士材《本草微要》但云：春采者为乌头。故举世误认乌头为春时取附子之小者，往往以侧子代用，误人多矣。反半夏。制法：童便浸一日，去皮切作四片，童便及浓甘草汤同煮，汁尽为度，烘干。入去风药，同细辛、黑豆制；入活络药，同甘草泡制。

味辛而麻，性热有毒。引发散药，驱在表风邪；引温暖药，除在里寒湿；佐壮阳药，治足膝软瘫；佐通络药，消坚痞癥癖。主中恶风，半身不遂，肩髀痛不可当，能温散冷瘀，四肢麻痹，阴疽日久不溃。他如溃久疮寒，歹肉不敛者，宜少加以通血脉。寒凝涎壅，四肢厥冷者可重

用，以吐风痰。

按：制川乌入脑、胃、肝、肾四经，为平脑止痛，活络去风之药。轻用二分至三分，重用四分至五分。配麻黄、黄芪、炙草治寒湿历节，拘疼不可屈伸；合桂枝、白芍、生姜治寒疝阴缩，肢冷腹疼难忍。用尖为末，清茶调服，吐癫痫风痰；单味煎汤，白蜜调和，治寒疝脐痛。配全蝎、生姜治小儿慢惊搐搦，涎壅厥逆；合白烧陈酒治男妇脑气筋疼，寒湿痛风。此药生用有麻醉毒，制用有兴奋性，故轻服则能令血行，稍重服则能令神经安静，能通行十二经络。功同附子而稍缓，善能直达病所，但性热力猛，凡血虚生热，阴虚火旺者最忌，虽有风湿而湿已化热者亦忌。

**蛇床子**　芳草类。拔去壳取仁，酒微炒即不辣。雷公用百部酒煎浓汁，浸一宿，晒干，生地汁拌蒸半日，晒干用尤良。

味苦而辛，性温质燥。暖肾气以散寒，主男子阳痿湿痒；壮命阳以燥湿，除女子阴痒肿疼。缩小便，善治虚寒白带；除痹气，兼疗阴汗湿癣。

按：蛇床子入脾、肾、命门三经，兼入任脉、奇经，为疏风去湿，补火壮阳之药。轻用八分至一钱，重用钱半至二钱。配阿硫黄、菟丝子，蜜丸酒下，治男子阳痿囊湿；合生白矾、生川椒，煎汤频洗，治妇人阴痒生虫。配轻粉同研，用大枫子油调搽，治风湿疮疥；合白矾煎汤，用小便水节注射，治寒湿带下。配硫黄少许，和匀如枣，绵裹纳之，治子宫虚寒；合升麻研末，酒蜜调和，涂布托之，治气陷脱肛。作汤洗，俗名大风，身痒难当。绢袋熨收，治产后阴脱下堕。但性质温燥，凡命门火炽，及下部有热，阳茎易举者切忌；若肾家有火，虽有湿，亦宜慎用。

**片姜黄**　芳草类。有二种，川产者色黄质嫩，有须，折之中空有眼，切之分为两片者为片子姜黄；广产者质粗形扁如干姜，名广姜黄。

味苦而辛，性温而烈。下气最速，破血立通，专治风寒湿痹，能除手臂挛疼，疗产后败血攻心，消腹中凝寒气胀。

按：片姜黄入脾、肝二经，为破血行气，通络止痛之药。轻用六分至八分，重用一钱至钱半。配乳香、没药、钩藤治小儿腹痛便青，状若惊风；合桂枝、桑枝、络石治男妇冷风湿痹，手臂穿痛。配肉桂、枳壳善止肋疼；合官桂、陈酒能除心痛。察其气味，治疗介乎郁金、三棱、莪术之间，与延胡索功尤相近。但郁金苦寒入心，专泻心包、肝、脾；延胡索能行气中血滞，专治一身上下诸痛；片姜黄虽入肝、脾，专治手臂之痛，而性气尤烈于延胡。辛散苦泄，凡血虚臂痛、腹痛，而非瘀血凝滞，气逆上壅作胀者均忌。

**五加皮**　灌木类。茎青节白，骨硬皮黄，根黑气香，五叶者佳，酒炒用。

味辛而苦，性温气香。入肝行血，疗筋节之拘挛；入肾益精，治骨软之痿躄。除男子阴痿囊湿，止女子阴痒虫生。脚痛最宜，疝家心选。

按：五加皮入肝、肾二经，为祛风胜湿，壮筋健骨之药。轻用钱半至二钱，重用三钱至四钱。配浙苓皮、生姜皮、新会皮、苍术皮治皮水，一身尽肿；合青风藤、络石藤、鸡血藤、天仙藤治中风，四肢拘挛。配养血药，浸酒最妙，能治一切风痹及小儿脚弱不能行。惟下部无风寒湿邪而有火，及肝肾虚而有火者皆忌。

**广姜黄**　芳草类。酒炒用。

味苦而辛，性温而猛。散气达郁，破血通经，力较片子姜黄尤为性猛，气浊。

按：广姜黄入肝、脾二经，为破血行

气，辟邪清疫之药。轻用二分至三分，重用五分至八分。杨玉衡曰：广姜黄辛苦为毒，蛮人生唡，喜其祛邪辟恶，行气散郁，能入肝、脾二经，建功辟疫。故余用以为升降、双解、凉膈散等之佐，但损真气，气虚者亦宜慎用。惟张逢原云：仅可染色，不入汤药。今药肆混市误人，徒有耗气之患，而无治疗之功，故此药颜料、杂货店备之，而近今药肆不备者，殆因石顽老人之一言欤。

**白藓皮**　山草类。一名白羊藓。酒微炒用。

味苦微咸，性寒质燥。内除湿热，专治湿痹筋挛，热结淋沥；外散风邪，兼疗婴儿惊痫，女子阴疼，能消黄疸，亦祛头风。

按：白藓皮入胃、脾、肝三经，为湿热兼风，活络舒筋之药。轻用一钱至钱半，重用二钱至三钱。配茵陈、栀子、川柏治湿热阳黄；合蚱蝉、牛黄、钩藤治痰热风痫。皆取其善祛风湿、热痰之功也。世医只施之于疮科，殆执李氏《本草徵要》"化湿热毒疮"之一言欤。但下部虚寒之人虽有湿症勿用。

**海桐皮**　乔木类。一名刺桐。炒用。此药皮白，坚韧，可作绳索，入水不烂。

味苦兼辛，性平质韧。能行经络，直达病处。善除风湿之害，专止腰膝之疼。可涂疥癣疳蜃[1]，亦治虫痛牙风。

按：海桐皮入肝、胃、肾三经，为驱风逐湿，行血杀虫之药。轻用一钱至钱半，重用二钱至三钱。煎汤漱虫牙风痛；磨汁涂疳蚀疥癣。配五加皮、白藓皮、杜红花浸酒，治风蹶腰膝，痛不可忍；合木贼草、青葙子、滁菊花浸水，洗目赤起翳，泪流不止。此药专祛风湿，随症配入可也，若无风湿者勿用。

**凤眼草**　山草类。此草苗如薄荷叶，微圆，长五六寸，谷雨后生苗，立夏后枝桠间复生二叶，节节皆有，秋后二叶中心白色，各起蕊一粒，状如凤眼，故名。至小暑后，色见红黄，渐抽长如须，约一二寸，紫黄色，亦可入药。其草自苗至老叶皆有淡红晕。

瓣虽味淡，蕊却兼苦，体极轻，性微凉。轻薄上浮，故能去风明目，苦淡泄热，尤擅活血通经。

按：凤眼草入肺、肝二经，兼入任脉、奇经，为行血活络，风湿热痹之药。干者轻用二钱至三钱，鲜者重用八钱至一两。配杜红花、青糖治妇人停经发热；合藏红花、陈酒治室女干血成痨。配鲜生姜、大红枣治三阴疸[2]疟；合虎头蕉、青松针治一切风痹。配春砂仁、川黄柏治肝热下陷之遗精；合扁豆花、南芡实治湿热下流之白浊。其花上细粉配入癣药，止痒杀虫。细检此草形色、性质，治风热流泪，目红多眵，必擅奇功，而眼科专家多不知用，惜哉。

**晚蚕砂**　虫类。即晚蚕所出之粪，早蚕者不堪入药，以饲时火烘，故有毒。酒微炒用，绢包煎。

味辛兼甘，性温气浊。专除风湿，善治皮肉顽痹，肢节不遂，兼消瘀血，可除烂弦风眼，腹满肠鸣。

按：晚蚕砂入脾、胃、肠三经，为祛风除湿，活血通瘀之药。轻用二钱至三钱，重用四钱至五钱。配猪苓、赤苓、皂角子治湿温久羁，腹满便秘；合桑枝、菊花、五加皮治风缓不随，湿痹脚气。焙熟用麻油浸透，涂虫生烂弦；炒末和麻油调敷，又治蛇串疮（食乌梢蛇浑身变黑，渐生鳞甲）。

---

① 蜃（nì溺）：虫食病。

② 疸（shān山）：只热不寒的疟疾。

吴鞠通曰：凡肉体未有死而不腐者，蚕则僵而不腐，得清气之纯粹者也，故其粪不臭，不变色，得蚕之纯清，虽走浊道而清气独全，既能下走大肠之浊部，又能化浊湿而使之归清。用晚者，本年再生之蚕，取其生化最速，但内含血质，性善通瘀，胎前最忌。

**豨莶草**　隰草类。去粗皮，留枝叶花实入甑中，层层洒酒，与蜜九蒸九晒用。

味苦兼辛，性寒气浊。专治四肢麻痹，骨节冷疼，兼疗热䘌烦满，腿膝无力。

按：豨莶草入胃、肝、肾三经，为湿热兼风，宣络活血之药。轻用八分至一钱，重用钱半至二钱。九蒸九晒，则去风痹；生者捣服，能吐风痰。配甘草、地黄、陈酒煎膏，可透骨搜风；合荆芥、防风、络石藤熬汤，能舒筋活络。但痹痛由脾肾两虚，阴血不足，不由风湿而得者忌。汪氏《备要》云甚益元气，不稽之言也。

## 论解散风毒药

凡《神农本经》《黄帝内经》所云大风、恶风、贼风、疠风，《病源》《外台》所云蛊风、毒风，后世所云癞风、麻风、顽风、紫云风、白癜风等症，其中无不含有毒质，凡有毒质，无不含有恶菌细虫。急则猝中身倒，不省人事，牙关紧闭，不语如尸，或口吐涎沫；缓则㖞僻不遂，肌肤不仁，或皮中淫淫跃跃，若画若刺，一身尽痛，或肢体弛缓，骨节懈怠，腰脚缓弱，或眼疼脚纵，中指疼连肘边牵，心里闷，肋胀少气，喘气欲绝，不能食，或发脱眉落，鼻坏唇蚀，两胁皮坚如甲，遍体生疮腐烂。

故选一般去风活络，以毒攻毒之药，植物如白附子、草乌头、大枫子、樟脑；动物如白花蛇、蛇蜕、全蝎、蜈蚣、穿山甲、露蜂房等。酌其用量，合麻黄、大黄、当归、红花等品，表里双解，三焦并治，穿经透络，无处不到。浸酒制备，以待急用，亦属辅助医家、便利病家之要剂，既可内服，又便外搽。想潮州冯了性酒，谅亦不外此法。昔洄溪老人曾以蜈蚣头、蝎尾、朴硝、硼砂、冰麝等药搽其内，又以大黄、牙皂、乌头、桂心等药涂其外，愈一恶风之症，虽属外治，已见一斑。《内经》云：毒药攻邪。又云：大毒治病，十去其六，常毒治病，十去其七，小毒治病，十去其八。《书经》云：若药不瞑眩，药即毒药也。东洞先生云：万病一毒，以毒攻毒。可见药之作用，在乎毒，无毒则不能攻邪。吾国良医，有用此等毒烈之药愈大病者，与近今西法适合。后人因学术不精，识见不到，群尚和平，力求轻稳，遂致古人毒药治病，十去五六，病衰即已之经旨，湮没不传。噫，此吾国医学之所以退化，而今不逮古也。兹选解散风毒药十品，发明于后。

## 解散风毒药计十品

**白附子**　毒草类。一名竹节白附子。根如草乌之小者，长寸许，绉纹有节，与附子相似，故名，实非附子类也。炮用或姜酒同炒。

味辛微甘，性温小毒。去贼风冷气，除血痹寒疼。专豁毒涎，故治中风不语；善消阴湿，故除虫疥风疮。面上游风最效，阴中湿痒亦除。

按：白附子入肺、胃、脾三经，为去风燥湿，豁痰攻毒之药，轻用三分至五分，重用六分至八分。配僵蚕、全蝎治阴风湿猝中脾络，口眼㖞斜；合姜汁、荆沥

治冷风气直入廉泉，涎流不语。作脂消面
皯①瘢疵；煎汤洗阴痒虫蚀。研末敷阴囊
湿痒；磨醋擦身背汗斑。能引药势上行，
故善除风痰毒涎，但其性燥血耗气，凡类
中风症，虽有痰壅亦忌，小儿慢惊勿服。

**草乌头**　毒草类。一名毒公吴；俗名
僧鞋菊；有两歧，相合如乌之喙者，名乌
喙，又名两头尖、鸳鸯菊。去皮脐，甘草
汤浸一宿，姜汁炒透，外治生用。

味辛大毒，性热而猛。专治恶风，善
除寒湿，破积聚寒热，消胸脘寒痰，堕胎
最捷，止痛亦灵。

按：草乌头入肺、胃、脾三经，为搜
风胜湿，去痰攻毒之药。轻用五厘至一
分，重用分半至二分。配远志、生姜平肺
寒咳逆上气；合小茴、鼠矢消腹冷疝癖气
块。配南星、川乌利关节而开顽痰；合乳
香、没药通经络以除冷痰。性急善走，直
达病所，以毒攻毒，大胜川乌。但其性至
毒，尝之，始则喉舌觉刺而木，继则肿而
热。除顽痰、顽风、顽疮外，切勿轻投。
惟外治极灵，生用一钱合樟脑五钱，烧酒
一斤，浸三日后滤去滓，作外搽药，善能
止痛消痰，凡脑气筋疼，胃风疼，及一切
痛风，频搽甚验。如牙痛，以棉花蘸搽酒
入牙穴，其痛即止；又如牙关紧闭，风痰
上壅，搽耳下及喉结两处，其痰即降。

**大枫子**　灌木类。又名大风子，时珍
云能治大风，故名。去壳取仁用，榨油
最良。

味辛性热，质滑有毒。专治麻风疥
癞，亦除梅疮风癣。

按：大风子入胃、大、小肠三经，为
驱风辟恶，攻毒杀虫之药。时珍曰：大风
油有杀虫劫病之功，然不可多服用之，外
涂其功亦不可没也。东医猪子氏实验云：
大风子油含有多量之游离酸，入肠内能使
脂肪易于吸收乳化，加重曹②溶液数滴而

振荡之，辄成乳剂。为一种强壮药，其性
能兴奋身体之代谢机能，以增加对于病因
之抵抗力。虽不能视为癞风之特效药，然
往往能使轻快，亦不可没之事实也。用量
内服每日四滴至十滴，外搽用油二分六
厘，配华摄林（即范氏林）二钱六分，
调相混合。由是观之，丹溪翁《本草衍
义》所云伤血失明之说，恐亦未必尽然，
惟吾国用于外涂者多治风癣疥癞、杨梅顽
疮，有特效。

**樟脑**　香木类。一名樟冰，又名韶
脑。由樟木蒸汁，煎炼结成，再用文火升
过，能乱冰片。

味辛性温，气烈有毒。善通关窍，能
除风痛龋齿，寒湿脚滞，极利气机，善治
中恶霍乱，触秽腹疼，既奏兴奋刺戟防腐
之攻，又擅辟蠹杀疥除癣之用。

按：樟脑入脑、胃、肠三经，为去风
胜湿，攻毒杀虫之药。轻用一厘七毫，重
用三厘四毫，极重五厘。张氏《本经逢
原》云：去湿杀虫，此物所长，烧烟熏
衣，能除虿虱。治脚气肿痛，或以樟脑置
两股，用杉木桶盛汤濯之，或樟脑、川乌
等分，醋丸弹子大，每置一丸于足心，踏
之下，以微火烘之，衣被围覆，汗出如涎
即效。

由此观之，吾国内服者甚少，然亦间
可内服者，如用樟脑一分配净没药二分，
明乳香三分，研匀，芽茶调服三厘，治痧
秽腹痛如神；又用樟脑一分，浓烧酒九分
化匀为度，加白糖、牛奶和服，每服一分
七厘至三分四厘止，治小便热痛或闭，淋
浊溺痛，泄泻霍乱，风湿骨痛，酒醉过
度，及妇女妄言笑病均效，即鼻嗅此酒，
神昏作闷亦妙。其药性大半从脑筋显出，

---

①　皯（gǎn 感）：面色枯焦黝黑。
②　重曹：碳酸氢钠的俗称。

故轻服能平脑安身，令人舒畅；稍重服能令脉动如刀，令人出汗；若过服则坏人，始则作闷、作吐，继则谵语神昏至沉睡而死，务宜慎用。至解此药之毒，须先服吐剂，后服行气药及咖啡、茶。

**白花蛇** 龙蛇类。产蕲州者良，黑质白花，胁有念四方胜纹，尾上有珠，眼光如生者最佳，产他处者多两目俱闭，一开一闭者劣。去头尾及皮骨，单取肉，酒炒松，或酥炙用。

味咸兼甘，性温有毒。内达脏腑，外彻皮肤。主治手足瘫痪，肢节软疼；兼疗口眼㖞斜，筋脉挛急。厉风与恶疮并效，顽癣与慢惊同诊。

按：白花蛇入肺、肝、肾三经，为透骨搜风，截惊定搐之药。轻用二分至三分，重用四分至五分，酒浸最佳，为丸亦可，功用虽多，总不外性窜急走，以毒攻毒耳。乌梢蛇大略相同，但无毒而力薄。若阴虚血少，内热生风者切忌。

**蛇蜕** 龙蛇类。酒炒用。

味咸兼甘，性平小毒。惊痫与蛇痫并效，专治弄舌摇头，手足瘛疭；羊癫与猪癫皆良，兼疗恶疮蛊毒，语言蹇涩。能催难产，亦去目翳。

按：蛇蜕入肝、胃二经，为辟恶驱风，窜经透络之药。轻用二分至三分，重用四分至六分。张氏路玉赞其效用有三：一能辟恶，取其性灵也，故能治邪辟鬼魅，蛊疟诸疾；二能驱风，取其性窜也，故治惊痫癜驳，偏正头风，喉舌诸疾；三能杀虫，故治恶疮痔漏，疥癣诸疾，会意以从其类也。若小儿惊痫癫疾，非由外感风毒，而由心肝血虚，内热生风者忌。

**全蠍** 虫类。省写全蝎。全用去足，滚醋泡去咸，炒干用，或专用尾，名蝎梢，力尤紧，形紧小者良。忌蜗牛，中其毒者用蜗牛捣敷即愈。

味辛而甘，性温有毒。善逐恶风，专治半身不遂，口眼㖞斜，深透阴络，兼疗四肢发痉，语言蹇涩。

按：全蝎入肝、脾二经，为驱风攻毒，通络舒筋之药。轻用一分至二分，重用三分至五分。配白附、僵蚕研末酒服，治大人口㖞目斜；合麝香、蜂蜜熬膏冲汤，治小儿胎惊风搐。汪机曰：破伤风以全蝎、防风为主。

龚信曰：诸风眩掉，搐搦疟疾，寒热耳聋，多属肝风。蝎乃治风要药，俱宜加用。吴鞠通曰：色青属木，善窜而疏上，其性阴，兼通阴络，疏脾郁之久病，在络者最良。然其性慓悍，不宜独用、多用，凡肝热生风，状类中风诸症者切忌，小儿慢脾风，由于久泻脾虚者尤忌。

**蜈蚣** 虫类。一名天公。取赤足黑头者，火炙去头足、尾甲，将荷叶裹煨，或酒炙用。畏蜘蛛、蜒蚰、鸡粪、食盐。

味辛微咸，性温有毒。善消虫毒，专治蛇瘴，既去三虫，尤除瘴疟，堕胎最灵，脐风亦妙。

按：蜈蚣入肝、胃二经，为截风散结，攻毒消瘴之药。轻用一分至二分，重用三分至四分。配朱砂、轻粉、乳汁为丸，治小儿急惊，手足发痉；合辛夷、麝香研末吹鼻，治婴儿天吊，口噤反张。配白芷善治瘰疬（即蛇瘴，其症项大，肿痛连喉）；合梅冰敷痔疮痛。总取以毒攻毒之功，故《本经》主啖诸蛇、虫、鱼毒；《千金》主治射工[①]毒疮。张氏路玉虽谓去毒之功无出其右，然必毒风炽盛，药病相当，始可暂用。

① 射工：传说中的毒虫名。晋·张华《博物志》卷三："江南山溪中有射工虫，甲虫之类也，长一二寸，口中有弩形，以气射人影，随所着处发疮，不治则杀人。"

**穿山甲**　龙蛇类。古名陵鲤甲。凡用或炮，或烧，或酥炙，或童便炙，或油煎，或土炒，或蛤粉炒，各随本方，切勿生用。

味咸性寒，质坚善窜。通经达络，逐痰搜风。疗蚁瘘极灵，截疟疾至妙。治肿毒未成即消，已成即溃；埋痛痹在上则升，在下则降。既能下乳，又可发痘。

按：穿山甲入肝、胃、大肠三经，为去风攻毒，穿经透络之药。轻用三分至五分，重用六分至八分。配刺猬皮、白蔻仁研末汤下，治肠痔流脓；合广木香、自然铜消乳痈赤肿。总以病在某处，即用某处之甲，此为要诀。惟尾脚力更胜，但破气败血，其力峻猛，虚人切忌。即痛疽已消亦忌，痘疮由元气不足，不能起发者更忌。

**露蜂房**　虫类。即黄蜂之巢，露天树上者为胜。

味甘微咸，性平小毒。主惊痫瘈疭，治寒热癫痫，拔疔疮附骨之根，止风虫牙齿之痛，起阳痿而止遗尿，洗乳痈而涂肠痔，既消蜂毒，亦去风肿。

按：露蜂房入胃经，为去风攻毒，涤垢杀虫之药。轻用二分至三分，重用四分至五分。研末涂瘰疬成瘘，亦可敷小儿虫蚀，配蛇蜕、乱发烧灰酒服，治附骨阴疽；合蟾酥、陈酒、绵花浸塞牙，止风虫齿痛。凡外科、齿科及他病用之者，皆取其以毒攻毒之功耳，若病属气血两虚，无外邪者，与痈疽溃后，元气已乏者均忌。

# 论升散郁火药

《内经》云：火郁则发之。其火之所以郁者，阳为阴遏也。前哲东垣之善用升、葛及芎、辛辈以升阳散火者，所以治阳为阴遏之一病也。或寒湿久淹，阳气下陷入肾阴；或过食生冷，抑遏阳气于脾络。阳不得舒，则宜升阳，阳升则郁火自散，从里达表，或从汗出，或从疹出。东垣之法，诚是也。而汪切庵于升阳散火汤，存其肌热、表热、热如火燎等症，乃表里纯热，阳盛烁阴之候，此则宜凉、宜泻之实火，岂是宜升散之火。又存其骨髓中热，扪之烙手等症，乃血液两亏，阴虚阳亢之候，此则宜潜宜滋之虚火，又岂是宜升宜散之火。于是李东垣之升阳散火，其法遂不敢遵用矣。

岂知郁火之症皆由邪束阳郁，病在中下二焦。

或客寒包火，表症头痛身热，恶寒无汗，甚则身痛肢厥；里症亦渴喜热饮，烦躁尚轻，小便微黄而热，脉多浮弦、浮大，甚则浮紧，苔多白薄而滑，淡黄而润。

或湿遏热伏，表症头重胀痛，凛凛恶寒，甚则足冷身重而痛，不能转侧，午后寒热类疟；里症则脘虽满痛，按之则软，略加揉按，漉漉有声，甚或肠筋抽痛，腰重足软，下利溺少，脉多缓滞，甚则迟弦，苔色白润，间有转黄、转黑者，亦必仍有滑苔，或满舌黄黑，半边夹一二条白色，或舌本俱黄，中间夹假白色。

或冷食遏热，热郁不扬，恶食吞酸，嗳气腹满，欲吐不吐，胸痞而痛，脉多弦滞，甚则脉沉肢冷，苔白厚而兼淡黄。

此皆火郁不扬之症候，自宜疏达向外，仍用表分上焦而排泄，故聂久吾谓应从升散时，切不可遏其欲出不出之势，以致内攻告变，诚哉是言。然其药亦有分辨，如葛根升达胃中之气，升麻升达脾中之气，白头翁升达肠中之气，川芎升达肝中之气，细辛升达肾中之气，抚芎升达三焦之气，非谓同一升散郁火，而可一概用也。其间或佐辛凉，如薄荷、牛蒡、葱白、豆豉等药；或佐辛温，如蔻仁、橘红、杏仁、苏叶等药；或佐苦辛，如川朴、草果、羌活、独活等药；或佐芳淡，如藿梗、佩兰、苡仁、赤苓等药；或佐温化，如麦芽、神曲、山楂、卜子等药，皆当对症配合。兹选升散郁火药六品，发明于后。

## 升散郁火药 计六品

**葛根** 蔓草类。散邪生用，止泻煨用，或蒸熟。

味甘微辛，性平微凉。善散郁火，解肌表而开腠理，生用主中风头痛，温病大热，既止消渴，亦能堕胎；轻升清阳，鼓胃气而解酒毒，蒸熟住肠风飧泄，止酒湿血痢，既散风痹，亦治金疮。

按：葛根入胃、大、小肠三经，为解肌达表，升阳散火之药。轻用八分至一钱，重用钱半至二钱。

前哲李东垣曰：葛根其气轻浮，鼓舞胃气上行，生津液又解肌热，治脾胃虚弱泄泻之圣药也。王氏秉衡则谓：葛根，风药也。风药皆燥，古人言其生津止渴者，生乃升字之讹也。以风药性主上行，能升下陷之清阳，清阳上升则阴气随之而起，津液腾达，渴自止矣。设非清阳下陷而炎津液之渴，服此药则火藉风威，燎原莫遏。即非阴虚火炎之症，凡胃津不足而渴者，亦当忌之。故其曾孙孟英引张司农《治暑全书·序》云：柴胡劫肝阴，葛根竭胃汁。二语推为开千古之群蒙。

然阳明中风头痛，势如刀劈者，配葱白亦奏奇功；小儿痘疹未发，外寒束缚者，合升麻亦多速效。惟未入阳明，不可早用，恐反引邪入内；已见红点，不可更服，恐表虚反增斑烂。

**升麻** 山草类。赵氏《纲目拾遗》云色绿者佳，故名绿升麻，非另一种也。黄氏《纲目求真》云：里白外黑紧实者，名兔脸升麻，；细削皮青绿色者，名鸡骨升麻。用去须芦，入散剂生用，入补剂蜜水炒，忌火焙。

味甘微苦，性平质轻。散肌腠风邪，升脾中阳气。解蛊毒，辟疫瘴。发火郁之癍疹，除时毒之寒热。醋炒止女子崩中带下，蜜炙升下痢后重脱肛。

按：升麻入脾、胃、大、小肠四经，为疏风解肌，升阳散郁之药。轻用三分至四分，重用六分至八分，极重一钱。配葱白散肌腠风温；合石膏治胃热头痛。配白术缓带脉之缩急；合防风散脾经之风痹。配人参、石莲肉善能开胃进食；合葛根、木贼草擅能达郁散火。惟上盛下虚，吐血衄血，咳嗽多痰，阴虚火动，气逆呕吐，怔忡癫狂诸症均忌，麻疹喉痧尤忌，误用多危。

**白头翁** 山草类。一名野丈人。苗长叶白者力优，生柴胡中短小者力薄，近根处有白茸。酒微炒。

味淡苦，性微寒，气清芳，质轻松，轻扬胃气，升达大肠。主治温疟之身热，能止赤痢之腹疼。既消项瘿，亦除齿痛。

按：白头翁入胃、大、小肠三经，为去风散热，凉血达郁之药。轻用钱半至二钱，重用二钱半至三钱。配川连、黄柏、北秦皮止肝经热毒下痢；合橘核、枸橘、川楝子治男子热疝偏坠。前哲皆谓其味纯苦，而有苦能坚骨，寒能凉骨之说，但余亲尝其味，淡而微苦，气质轻清，为升散胃肠郁火之良药。若诋其苦寒降泄，论白头翁汤则可，论白头翁一味，则未免昧其性味功用矣。惟泻由虚寒，完谷不化者忌，久痢阳虚，但下稀淡血水者亦忌。

**川芎** 芳草类。《本经》《别录》均名芎䓖，叶名蘼芜。蜀产者味辛而甘，为上；他处产者气味辛烈，为下。

味辛而甘，性温而散。入胃走肝，上行头目，故主头风脑痛，泪出多涕；入冲走任，下达子宫，故治胞衣不下，血闭经停。既散面上游风，亦疗半身不遂。

按：川芎入脑、胃、肝、冲、任五经，为行气搜风，活血解郁之药。轻用五分至六分，重用八分至一钱。配荆芥、苏叶治风寒头痛；合滁菊、芽茶治风温脑疼。配当归催生最稳；合香附解郁如神。为升散肝冲郁火之良药。故丹溪翁谓：郁在中焦，须川芎开提其气以升之，气升则郁自达。故川芎总解诸郁，为通达气血阴阳之使，但性究辛窜升散，未免耗气伤血。李氏时珍谓：单服、久服令人暴亡，良有以也。凡骨蒸盗汗，阴虚火旺，咳嗽吐逆，冲任伏热及胎前气虚血热均忌。

**北细辛** 山草类。北产者良，南产者名土细辛，气味较淡。凡用切去头，拣去双叶。

味辛而细，性温而升。入胃走肾，通精气而利水道，少阴头痛，缺此无功；由肾走督，去风湿而散拘挛，督病脊强，得此最妙。既治肾寒肺咳，亦除喉痹鼻齆。

按：北细辛入胃、督、肾三经，为疏风解热，散寒利水之药。轻用二分至三分，重用四分至五分。配麻黄、附子散水气以去肾寒；合干姜、五味化停饮以止肺咳；配独活、藁本专消风冷之脊强；合芦根、灯芯善达湿阻之郁火。但香虽细而一茎直上，惟性究升燥发散，凡内热火升，上盛下虚①，气虚有汗，血虚头痛，阴虚嗽逆，任热遗精均所切忌。

**抚芎** 山草类。产江左抚州，中心有孔者是。

味辛烈，性温升。中心有孔，直达三焦，开气郁而宽胸利膈，消痞止疼；气极芳透，善通经络，散血结而开腠达膜，排脓消肿。

按：抚芎入三焦经，为通络达膜，散郁解结之药。轻用三分至四分，重用五分至六分。赵氏《纲目拾遗》：芎劳有数种，蜀产者曰川芎，秦产者曰西芎，江西为抚芎。《纲目》取川芎列名，而西芎、抚芎仅于注中一见，亦不分其功用。

殊不知西芎与川芎性不甚远，俱为血中理气之药，第西产不及川产者力厚而功大；至抚芎则性专开郁上升，迥然不同。故石顽老人于川芎下另立抚芎一条，推为总解诸郁，直达三焦。恕轩述其言如此，然较之川芎，尤为辛烈升散，惟湿阻气滞，寒闭血凝，郁在中下焦腹膜者，始可暂用以开达，如结在上焦胸膈膜亦惟冷饮凝结者适合，不但下焦阴虚火旺为切忌，即中焦血郁化火者亦忌，若上焦心肺热郁，宜于辛凉横闭者此药尤为切忌。

---

① 虚：此字原脱，据文义补。

# 卷二　涌吐剂统计二十品

## 涌吐痰涎药计六品

**莱菔汁**　菜类。取其味极辣者佳。

味辛微甘，性温气升。既清燥火之内郁，开失音而止消渴；亦除痰食之停留，解火毒而治下痢。

按：莱菔汁入肺、胃、肠三经，为吐痰消食，泄热开音之药。轻用两瓢，重用四瓢。配皂荚浆治喉痹肿痛；合净白蜜治噤口下痢。配生姜汁治失音不语；合清童便治沙石诸淋。

李时珍曰：莱菔汁升气作噫。昔张杲《医说》云：饶民李某，病鼻衄，甚危，医以萝卜自然汁和无灰酒饮之，即止，盖血随气运也。张路玉曰：生莱菔汁善吐风痰，用之立效，治火伤垂死，灌之即苏，偏头风痛，捣汁滴鼻孔，左痛滴左，右痛滴右，左右俱痛两鼻皆滴，滴后卧，少顷日滴一次，永不复发。丹方取以治痢，随色之红白，用赤者砂糖调服，白者糖膏霜调服，然惟初痢如宜，若久痢胃虚畏食者切忌。

**常山**　毒草类。一名恒山苗，名蜀漆，其功相类。生用则吐，醋炒则不吐。

味苦而辛，性温有毒。善吐胸中痰涎，亦消项下瘰瘤。涤饮最灵，截疟必效。

按：常山入肺、胃、肝三经，为吐痰截疟，行水散寒之药。轻用一钱至钱半，重用二钱至三钱。配生甘草则吐痰；合生大黄则下气。配乌梅炭、炒川甲则治肝疟；合淮小麦、鲜竹叶则治心疟。配草果仁、坚槟榔则治脾疟；合化龙骨、淡附片则治肾疟。

雷敩曰：春夏用茎叶，名蜀漆；秋冬用根，名常山。杨士瀛曰：疟家多畜痰涎黄水，或停潴心下，或结澼胁间，乃生寒热，法当吐痰逐水，常山岂容不用？水在上焦则常山能吐之；水在胁下则常山能破其澼；而下之须佐以行血药品，功收十全。如有纯阳发疟，或蕴热内实之症，投以常山，大便点滴而下，似痢不痢者，复用生大黄为佐，泄利数行，然后获愈。李时珍曰：常山、蜀漆有劫痰截疟之功，须在发散表邪及提出阳分之后。用之得宜，神效立见，用失其法，真气亦伤。高士宗曰：今人治疟，不用常山，以常山为截疟药，截之早恐成臌胀。岂知常山乃治疟之要药，三阳经浅之疟，不必用也，若太阴脾土虚寒而为脾寒之疟，及间二日发而为三阴之疟，必须温补之剂佐以常山，方能从阴出阳，散寒止疟，使邪气自内而出外。若邪已提出阳分，而反用攻利之剂，岂不妄伤正气乎？张路玉曰：常山生用多用，则上行必吐，如酒浸炒透，则气少缓，稍用钱许亦不致吐，若醋炒透，决不致吐。但损真气、元气，虚寒者切忌。

**甜瓜蒂**　果类。即苦丁香，俗名田瓜蒂。以团而短瓜、团瓜最良。

味苦而腥，性寒小毒。能吐膈上痰涎，胃中宿食；兼去鼻中瘜肉，风热头疼。

廉按：甜瓜蒂入肺、脾、胃三经，为涌吐痰食，下泄湿热之药。轻用十四个，重用三十个。配轻粉为末，治风涎暴作；合枣肉和丸，治水蛊气逆；配赤小豆、淡香豉煎汤，吐风痰宿食[①]；合当门子、细辛为散，消鼻瘜黄疸。

李东垣曰：《难经》云：上部有脉，下部无脉，其人当吐不吐者，死。此饮食内伤，填塞胸中，食生太阴生发之气伏于下，宜瓜蒂散，吐去上焦有形之物，则气通而愈，若尺脉绝者，忌用。朱丹溪曰：瓜蒂性急，能损胃气，胃弱者宜以他药代之，病后、产后尤宜深戒。李时珍曰：瓜蒂乃阳明除湿热之药，故能引去胸脘痰涎，头目湿气，皮肤水气，黄疸湿热诸症，凡胃弱人及病后、产后用吐药皆宜加慎，何独瓜蒂为然？

**炒食盐**　卤石类。

味咸性寒，气清质润。生用去胸中痰癖，兼能擦齿止痛，洗目去风；炒用止胸猝痛，亦治鼻渊涕臭，咽阻喉疼。

廉按：炒食盐入肺、胃、心、肾四经，为吐痰止痛，醒酒解毒之药。作吐剂每服半两至一两，作泻剂每服三钱至四钱，止暴吐血每服一钱至二钱，改血质用每服二钱至三钱。配中恶[②]治中恶心痛，胸中痰饮；合米醋治中蛊吐血，气淋脐痛。李时珍曰：盐为百病之主，百病无不用之。故服补肾药用盐汤者，咸归肾，引药气入本脏也；补心药用炒者，虚则补其母，脾乃心之子也；治积聚结核用之者，咸能软坚也；诸痈疽眼目，及血病用之者，咸走血也；诸风热病用之者，寒胜热也；大小便用之者，咸能润下也；骨病、齿病用之者，肾主骨，咸入骨也；吐药用之者，咸能引水聚也；诸蛊及虫伤用之者，取其解毒也，惟喘嗽、水肿、消渴者

均忌。

**万年青根**　山草类。俗名冬不凋草。叶短尾圆者真。

味苦性寒，质滑气熏。捣汁治咽喉急闭，立吐风痰，煎汤洗湿热脚气，天疱疮毒，叶止吐血，子可催生。

按：万年青根入肺、脾、胃三经，为涌吐顽痰，清解火毒之药。轻用一钟，重用两钟。配五倍子煎汤，洗痔疡脱肛；合陈绍酒热冲，治阴囊肿大。嫩叶配红枣煎饮，能止吐血；捣汁合银花调搽，治汤泡火伤。《嵩崖杂记》云：用万年青根削尖，蘸朱砂塞鼻孔内，左塞右，右塞左，两边齐塞，取清水鼻涕下，治头风如神。

**蜒蚰梅**　果类。用蜗牛八两拌青梅四十个，入磁瓶内，松香封口，再用卤浸尤妙。

味酸而咸，性寒质滑。善治喉风，立吐毒涎。

按：蜒蚰梅入肺、胃二经，为吐痰清喉，解毒降火之药。每用一枚含漱，底头流去痰涎，喉关即开；配明矾三两，桔梗、防风各二两，牙皂角三十条，为末拌入，治中风痰厥，擦牙关不开；合青钱二十个，姜夏、紫苏、川朴各一两，淡竹沥三碗煎汤浸透，治痰厥头痛，及梅核隔气。马惜子曰：蜗牛八两，青梅四十个，去核，同捣如泥，入磁瓶内，松香封口，埋土中半年，即化为水。凡遇喉风、喉闭，用水半酒杯含于口内，头仰令水入喉，即开，极效。以予所验，即不用其水，但以蜒蚰梅入喉，嚼咽津液，亦能立吐风痰，肃清喉毒。

---

① 食：此字原脱，据文义补。

② 中恶：此二字有误，存疑。

# 涌吐毒物药 计六品

**胆矾**　石类。一名石胆。

味酸而辛，性寒小毒。吐风痰而平气逆，清胆火而治喉痹。兼消鼻瘜，亦可杀虫。

按：胆矾入肺、胃、胆三经，为涌吐风痰，清敛咳逆之药。轻用分半，重用三分。配黑枣煅研，搽齿鼻诸疳；合鸡子清调涂，消疯犬咬毒。周蜜曰：治咽口齿疮毒，殊有奇功。有患喉痹欲死者，鸭嘴胆矾末调灌之，大吐胶痰数升即瘥。此法百试百效。李时珍曰：胆矾收敛上行，能涌风热痰涎，发散风木相火，又能杀虫，故治咽喉口齿疮毒，确有奇效。

**白矾**　卤石类。即明矾煅枯者，名枯矾。

味酸而涩，性寒小毒。内服吐痰追涎，专治喉痹齿痛，中风失音；外治燥湿解毒，兼疗阴蚀恶疮，目痛鼻衄。

按：白矾入肺、脾、胃三经，为涌吐痰涎，燥渗湿毒之药。轻用分半，重用三分。配白蜜调下，治胸中痰癖；合牙皂为末，开膈上痰厥。李迅《痈疽方》云：凡人病痈疽发背，不问老少，皆宜服黄矾，凡服至一两以上，无不作效，最止疼痛，不动脏腑，活人不可胜数。用明亮白矾一两，生研，以好黄蜡七钱溶化，和丸梧子大，每服十丸，渐加二十丸，开水送下。如未破则内消，已破则便合。如服金石发疮者，引以白矾末一二匙，温酒调下，亦三五服见效。有人遍身生疮，状如蛇头，服此亦效。此药不惟止痛生肌，能防腐气内攻，护膜止泻，托里化脓之功甚大。李时珍曰：矾石之用有四，吐利风热之痰涎，取其酸苦涌泄也；治失血脱肛，阴挺疮疡，取其酸涩而收也；治痰饮泄痢，崩带风眼，取其收而燥湿也；治喉痹、痈疽，中蛊、蛇虫伤螫，取其解毒也。

**白藜芦**　毒草类。有青白二种，青者性过烈，吐后必困倦不堪，白者稍缓。

味苦而辛，性凉有毒。善吐风痰，喉痹与蛊毒并治；专杀诸蛊，疥癣与恶疮皆效。

按：藜芦入肺、胃、肠三经，为吐痰解毒，杀虫导滞之药。轻服一厘，重服二厘。配制南星为丸，治中风不语；合麝香吹鼻，治诸风头痛。

李时珍曰：吐药不一，常山吐疟痰，瓜蒂吐热痰，乌附尖吐湿痰，莱菔子吐气痰，藜芦则吐风痰也。泰西医治作用云：白藜芦为平脑药，平脉，又为惹胃毒药，研末服之则吐泻。前时用为引水泻药，又用以治痛风，今用此药杀皮肤毛发内之虫，间用之为取嚏药。其用法将此药一二厘合于少粉或白芷粉，嗅之，其功用能去火除烦，与青藜芦同。如服之吐不止者，饮葱汤即止。惟药性过烈，苟非实痰壅闭，慎勿轻试。

**生桐油**　乔木类。一名桐子油，即罂子桐子油。

味甘微辛，性寒小毒。善吐风痰，专开喉痹。外涂疥癣虫疮，亦解鼠咬蛇毒。

按：生桐油入喉咙、皮肤，为吐痰解毒，消肿杀虫之药。轻用二匙，重用半瓢。配黄丹、雄黄调匀，傅酒皶[1]赤鼻；合羊脂、虾肉杵烂，涂冻疮皲裂。李时珍曰：桐子油专吐风痰喉痹，以水和油，扫入喉中探吐，或以子研末，吹入喉中取吐。又点灯烧铜箸头，烙风热烂眼亦妙。张路玉曰：桐子其形如罂，不入食品，专供作油。如误食而吐者，得酒即解。

---

① 酒皶（zhā 渣）：鼻部慢性皮肤病。

**梧桐泪**　香木类。即梧桐树脂。虫食其树而汁出下流者为梧桐泪，其脂入土石间，其状如块而得卤气者为梧桐咸，尤佳。

味咸而苦，性寒而烈。专吐膈上之热痰，善治咽喉火痛；兼杀贼风之虫毒，得治瘰疬龋疳。亦疗牛马急黄，灌之立愈。

按：梧桐泪入肺、肝、胃三经，为吐痰解毒，杀虫消火之药。轻用五分，重用一钱。配黄丹研末，掺走马牙疳；合地骨皮煎汤，漱牙宣脓臭。苏颂曰：梧桐泪古方稀用，今治口齿家为最要药。李时珍曰：梧桐泪入地受卤气，故性寒，能除热，其味咸，能入骨软坚。咽喉热痛，水磨扫之取涎，立瘥。张元素曰：谓瘰疬非此不能除，亦咸以软坚之意也。

**生金鱼**　鱼类。一名朱砂鱼。

味苦微咸，性凉小毒。善吐黏涎，专解卤毒。

按：生金鱼入脾、胃二经，为追涎解毒，消臌退黄之药。轻用一二尾，重用三尾。赵恕轩曰：《慈航活人书》云：用红色金鱼三尾，长甘蔗汁二碗，同捣烂绞汁服，治疯癫、石臌，水臌、黄疸等症。吐出痰涎立愈。

# 卷三　清凉剂统计七十品

## 轻清气热药计十一品

**栝蒌皮**　蔓草类。即王瓜皮。

味淡性凉，气清质轻。畅肺宽胸，润燥活痰。

按：栝蒌皮专入肺经，为轻清泄热，宣畅气机之药。轻用一钱至钱半，重用二钱至三钱。配苦桔梗、生甘草、安南子清咽利喉；合川贝母、淡竹沥、生姜汁宣肺涤痰。查栝蒌皮入汤剂，得自吴门《叶天士先生医案·厥》，后载于雷少逸《药赋新编》，吾绍始自樊开周先师，推为疏畅肺气，轻宣上焦之良药。惟痰饮色白清稀者忌用。

**马兜铃**　蔓草类。产河东淮桂等处带壳而嫩者曰马兜铃，去净子，焙用；浙产去壳而老者，曰杜兜铃。

马兜铃味苦微辛，性寒质轻，清肺宣气，涤痰定喘，惟味厚而善能作呕；杜兜铃味淡微苦，气轻质浮，既清肺热，亦降气逆，且味薄而不致作呕。

按：马兜铃专入肺经，为宣气泄热，涤痰清音之药。轻用八分，重用一钱，若杜者可用一钱至钱半。配炙甘草平肺气喘急；合绿升麻吐蛇伤蛊毒。

李时珍曰：兜铃体清而虚，熟则悬而开，有肺之象，故能入肺。性寒味苦微辛，寒能清热，苦能降气。钱乙补肺阿胶散用之，非藉其补，取其清热降气也。根名青木香，治鬼疰积聚，诸毒热肿及疔肿

复发。张路玉曰：诸家言兜铃性寒，专于劫痰定喘，不知其苦中带辛，寒中带散，是以肺热痰喘，声音不清者宜之，婴儿麻疹内陷，喘满声瘖者亦宜。

以余所验，马兜铃用姜水炒则不呕，治肺热气喘，咳逆连连不止者颇效。杜兜铃治肺气抑郁，痰热尚轻者适宜，若热重则不及马兜铃之力胜。若肺虚寒嗽及寒痰作喘者均忌。

**黄芩**　山草类。体虚中空者为枯芩，色青坚细者为条芩，又名子芩。酒炒用。

枯芩清肺质轻，中空上达以凉泄肌表，故能止嗽化痰，并治目赤疔痈；条芩坚肠色青，体实下行而凉泄肝胆，故能除湿止痢，兼可安胎利水。

按：黄芩入肺、大肠、肝、胆四经，为宣肺泄热，燥湿清火之药。轻用一钱，重用钱半，极重二钱。枯芩配桑皮专泻肺火；合茅根善止鼻衄；配元参清金保肺；合杷叶平气降痰。条芩配柴胡入少阳以退寒热；合白芍清阳明而治血痢；配厚朴、川连止湿热之腹痛；合胆草、猪胆泻肝胆之实火。

李东垣曰：枯芩能泻肺火利气消痰，兼清肌表之热；子芩泻大肠火，坚阴退阳，又利膀胱之水。张元素曰：黄芩之用有九：一，泻肺热；二，清上焦皮肤风热；三，去诸热；四，利胸中气；五，消痰膈；六，除脾经诸湿；七，夏暑用之；八，妇人产后坚阴退阳；九，安胎。朱丹溪曰：黄芩降痰降火之力也。张路玉曰：

枯芩性升，酒炒主膈上诸热，然惟躯壳热者宜之，若阴虚伏热，虚阳发露者均忌。条芩性降，泻肝、胆、大肠火，兼行冲脉，止血热妄行，古方一味子芩丸，治妇人血热经水暴下不止者，最效。若血虚发热，肾虚挟寒，及妊娠胎寒堕，脉迟小弱者均忌。

**淡竹叶** 隰草类。系草本，与鲜竹叶绝然不同，根名碎骨子草，医称竹叶麦冬。

味甘淡，性凉利。专去心烦，善通小便。根能堕胎催生，孕妇忌用。

按：淡竹叶入心、肾、膀胱三经，为清心利尿，渗湿降热之药。轻用八分至一钱，重用钱半至二钱。配车前草治小便不通；合甘草梢引心热下降。张路玉曰：性专淡渗下降。吴遵程曰：有走无守，孕妇禁用。以余所验，凡心火刑金，劳嗽咳血，用竹叶麦冬四两，白米饭草一斤，入上白蜜二两，煎稠熬膏，善能润燥补肺，和中益胃，历验辄效。

**鲜荷叶** 水果类。嫩小者曰荷钱，贴水生藕，荷出水生花者曰芰荷，蒂名荷鼻。

味苦带涩，性平质轻。鲜者升清，用边善解暑邪；干者消肿，炒香能宣胃气。兼治胞衣不下，亦除血胀腹疼。蒂尤上升，气亦清轻，举清阳之下陷，发痘疮之倒靥，兼可安胎又止血痢。荷叶上露，伏天收取，宽中解暑，明目滋阴。荷梗消暑利溺，疏气通中。荷花止血消瘀，清暑肃肺。花露治喘咳不已，痰中兼血。

按：鲜荷叶入肺、肝、胃三经，为升清散暑，利水退肿之药。轻用一钱至钱半，重用二钱至三钱。配白僵蚕、胡荽子治痘疮倒靥；合炒蒲黄、条芩炭止崩中下血。配白蜜、砂糖治下痢赤白；合苍术、升麻治雷头风痛。

张兆嘉曰：荷叶气香色青，形仰象震，故能入肝，肝为藏血之脏，故有散血升清之功，又能治水气浮肿等症，以其生于水而性不沾水故也。戴元礼云：服荷令人瘦劣，非可常服。石顽老人亦云：观丹士缩银法，用荷叶同煅，则银质顿轻，故其性消烁可知。

**绿豆皮及汁粉** 谷类。

味甘性凉，气清质轻。皮解热毒，善退目翳，去浮风，润皮肤；汁解丹毒，能止泄痢，除消渴，利小便。粉治痈疽湿烂，痘不结痂；芽解酒湿热毒，清利三焦。

按：绿豆入心、肺、胃三经，为清热解毒，止渴润皮之药。皮用一钱至钱半；汁用半碗至一碗。绿豆配赤小豆、大黑豆专解痘毒；合冬瓜子、淡附子善退水肿。皮配白菊花、谷精草、干柿饼、米泔水治痘瘼目翳；合新会皮、冬瓜皮、浙苓皮、生姜皮治风水皮肿。粉配飞滑石、海蛤粉和匀，扑暑热痱疮；合地榆，新汲水调敷，治打扑损伤。张路玉曰：绿豆甘凉解毒，能明目，解附子、砒石诸毒。张兆嘉曰：绿豆味甘性寒，行水之功虽同赤豆，而清热解毒尤胜，且能厚肠胃，非如赤豆之令人消瘦也。惟缪氏《经疏》曰：脾胃虚寒滑泄者切忌。

**丝瓜** 瓜类。皮、叶、藤俱可用，老者名丝瓜络。

味甘性凉，气清质滑。皮润皮肤，解热消肿；络通经络，凉血安胎。叶解疮痈疔肿；藤止脑漏杀虫。

按：丝瓜入肺、胃、肝三经，为清热解毒，通络消营之药。皮用五钱至一两；络用三钱至五钱；叶用三片至五片；藤用一尺至二尺。络配冬桑叶、淡竹花清热安胎；合苏梗通、广橘络通络下乳。叶配鸡子壳烧灰，治睾丸偏坠；合韭菜根作饼，贴刀伤出血；配扁豆叶、鲜桑叶清风解暑；合蒲公英、蜜银花消毒止渴。藤配川椒、灯芯煎汤含漱，止牙宣露痛；合银花、连翘同煅研末，止鼻渊脑痛。李时珍曰：丝瓜老者，筋络贯串，房隔联属，故能通人脉络脏腑而祛风解毒，消肿化痰，去痛杀虫，及治诸血病。元时杭州名医宋会之方，治水虫腹胀甚效，用老丝瓜去皮一枚，剪碎，巴豆十四粒同炒，待豆黄去豆，以瓜同陈仓米再炒熟，去瓜络，研米为末，糊丸如梧子大，每服百丸，汤下。王孟英曰：胎前血虚有火者，余以竹茹、桑叶、丝瓜络为君[①]，随证而辅以他药，极有效。盖三物皆养血清热而息内风也。

**枇杷叶**　果类。用火略炙，拭去毛，剪去大筋，胃病姜汁炒，肺病蜜炙。

味苦性凉，气清质劲。下气除烦，善止呕呃；消痰定喘，兼解痘疮。静而能宣，凡风温、温热、暑燥诸邪，在肺者皆能保柔金而肃治节；香而不燥，凡湿温、疫疠、秽浊之邪，在胃者亦可澄浊气而廓中州。露能清肺宁嗽，和胃解渴；花止鼻渊头风，清涕时流。

按：枇杷叶入肺、胃二经，为宣肺降气，平肝解热之药。轻用五钱，重用一两。配茅根治温病发哕；合细芽茶治伤暑衄血。配人参、丁香、鲜生姜治翻胃虚呕；合芦根、竹叶、建兰叶治肺热痰嗽。

寇宗奭曰：枇杷叶治肺热嗽，甚有效。一妇女患肺热久嗽，身如火炙，肌瘦将成肺痨，以枇杷叶、木通、款冬花、紫菀、杏仁、桑白皮各等分，大黄减半，为末，蜜丸樱桃大，食后夜卧各含化一丸，未终剂而愈。李时珍曰：枇杷叶治肺胃病，取其下气之功耳，气下则火降痰顺，而逆者不逆，呕者不呕，渴者不渴，咳者不咳矣。张路玉曰：枇杷味甘色黄，为脾家果，然必极熟乃有止渴下气，清润五脏

之功，若带生味酸，力能助肝伐脾，食之令人中满泄泻。其叶气味俱薄，故入肺、胃二经，治夏月伤暑呃逆最良。近世治痨嗽无不用之，盖取其和胃下气，气下则火降痰消，胃和则嗽定呕止。惟胃寒呕吐及风寒咳嗽均忌。

**鲜菩提子根**　草类。即念佛珠根。

味甘性凉，气清质润。形同米仁之根，专消肺痈之毒，善利小便，兼去黄疸。

按：菩提子根入肺、肾、膀胱三经，为泄热利水，清肺消痈之药，轻用五钱至八钱，重用一两至二两。配生苡仁、光桃仁、冬瓜子、水芦根专治肺痈；合焦山栀、绵茵陈、焦鸡金、海金沙善消疸肿。李时珍曰：薏苡有二种：一种粘牙者，尖而壳薄，即薏苡也，其米白如糯米，可作粥饭及磨面食，亦可酿酒；一种圆而壳厚，坚硬者，即菩提子也，其米少即粳糯也，但可穿作念珠。以余所验，菩提子根细如灯芯，体薄中空，节节通灵，嚼之味甘而润，善走肺细气管及清金水两脏，故能上治肺痈，下通尿闭，用以代薏苡根，屡有捷效。惟肺虚寒嗽，及痰饮咳喘均忌。

**解晕草**　草类。即广东万年青，其根下小如麦冬，入药用。

味甘性凉，气清质润。解咽喉之火毒，治痰热之急惊。

按：解晕草根、子入肺、肝、胃三经，为清咽利喉，润肺养胃之药。轻用二钱，重用三钱。配头梅冰捣汁，定小儿热痉；合鲜石斛代茶，润肺胃液燥。海宁周世任曰：此草根下子大冷子宫，凡妇欲断产，取子百粒，捣汁服水，永不再孕矣。

---

① 君：此字原脱，据《女科辑要·养胎门》王孟英按补。

赵恕轩曰：此草色泽翠润，茎叶劲直如箭，时俗孕妇临蓐，连盆移至产室，云能解产厄及血晕。

**鲜凤尾草** 草类。一名金星凤尾草，生竹林中井旁者佳，一名鸡脚凤尾草。

味苦淡，性大凉。专治热毒下痢，亦清风火喉症；善消发背疬痈①，兼解丹毒血溢。

按：鲜凤尾草入肺、胃、大小肠四经，为清热泻火，凉血解毒之药。轻用三钱，重用五钱。配生莱菔、鲜青果善治喉炎；合土旱莲、净青糖专止赤痢。

赵恕轩述：《家宝方》治喉癣、喉风，用凤尾草捣汁，加米醋数匙和匀，用竹筷裹新绵花蘸汁，点②患处，稠痰随箸而出。陆定圃曰：凤尾草性至凉，治点痢。余曾治一小儿，患五色痢，口渴发热，用万密斋《保命歌括》凤尾草一方，凤尾一大握，陈仓米一撮，带皮鲜生姜三片，连须葱白三根，用水三大碗煎一碗，去渣，入烧酒小半盏，净白蜜三茶匙，调匀，乘热服一小盏，移时再服，一日服尽为度，一服即愈。此方主赤白痢，五色痢亦可治，其效如神，然性太凉，虚寒者忌。

# 轻清血热药 计十九品

**白薇** 山草类。

味苦微咸，性凉质润。纳冲滋任，善定血厥肝风；利水益阴，兼治热淋遗尿。产虚烦呕并效，风温灼热皆疗。

按：白薇入肝、胃二经，兼入冲、任，为轻清虚火，专降血热之药。轻用一钱至钱半，重用二钱至三钱。配青蒿脑治温疟伏暑；合生白芍治遗尿血淋。配百部、川贝母、款冬花治肺实鼻塞；合当归、西洋参、清炙草治妇人血厥。

张兆嘉曰：咸苦入胃，芳香走冲，故能清解血热，温病热传营分，下午为盛者最宜。沈芹绿曰：白薇为阳明冲任要药，能除血癖。曾治一妇人，左胁下向有癖积，产后身热烦呕，予用白薇为君，加芎、归、地，二帖身凉病退，晚觉腹痛，坠下如临盆状，少顷遂下一物，如茶杯大，坚不能破，色红紫而间有白点，胁下遂觉空快。张路玉曰：白薇治妇人遗尿，不拘胎前产后，有白薇芍药汤，取其有补阴之功，而兼行肺经以清膀胱之上源，殊非虚寒不禁者比也。古方多治妇人者，以《别录》有疗伤中淋露之功也。惟胃虚少食泄泻，及喘咳多汗，阳气外泄者均忌。

**银胡** 山草类。一名银柴胡，与软柴胡迥然不同。

味甘淡，性微寒。入胃而解肌热，男妇痨嗽相宜；入肾以退骨蒸，童子疳羸亦效。

按：银胡入胃、肝、肾三经，为轻清凉血，专解虚热之药。轻用一钱至钱半，重用二钱至三钱。配西洋参、蜜煨生姜、大红枣治肺痨发热；合地骨皮、蜜炙川柏、生龟板治肾热骨蒸。

李时珍述庞元英《谈薮》曰：张知阁久病劳疟，热时如火，年余骨立。孙林一诊，即断为劳疟，热从髓出，非银胡不可，只须一服即愈。张路玉曰：银胡行足阳明、少阴，性味与石斛不甚相远，不独清热，兼能凉血。《和剂局方》治上下诸热，龙脑鸡苏丸中用之，凡入虚劳方中，惟银州者为宜。张兆嘉曰：银柴胡出银州，质坚而色淡白，味甘微润，无解表之性。从来注本草者皆言其能治小儿疳热，大人痨热，皆取其入肝凉血也，乃别是一

① 疬痈（chuàn 串）：痰核。
② 点：原作"热"，据《宁德县志》改。

种，与川柴胡条达木郁，疏畅气血，兼散表邪者迥异。

**地骨皮**　灌木类。即枸杞根皮。甘草汤浸一宿，焙干用。

味苦而淡，性寒质润。降肺火而停喘，退肾热以除蒸。治骨槽风，止牙龈血。苗叶味薄微苦，气清质轻，善能降火及清头目。

按：地骨皮入肺、肾、三焦三经，为清肺滋肾，凉血退热之药。轻用二钱至三钱，重用五钱至八钱，极重一两。配银胡、麦冬治阴虚痨热；合杜仲、草薢治肾虚腰痛。配生桑皮、生甘草、生粳米降肺中伏火；合青蒿脑、清炙草、生姜皮除烦热骨蒸。配大生地、甘菊花、炒糯米浸酒，去肝肾虚热；合粉丹皮、东白薇、生白芍煎汤，去胞中血热。

李时珍曰：枸杞之滋益不独子，而根亦不止于退热。世人但知用黄芩、黄连等苦寒以治上、中焦之实火，用黄柏、知母等苦寒以治下焦之燥火，谓之补阴降火，久服致伤元气，而不知地骨皮甘寒平补，使精气充而邪火自退之妙。予尝以青蒿佐地骨皮退热，屡有殊功。沈芊绿曰：枸杞，《本经》《别录》并未分别子、皮、苗、叶，甄权、大明以后遂分别之。但《本经》《别录》虽总言枸杞之功，而就其所言细释之，如《本经》主五内邪气，热中消渴，周痹风湿，《别录》言下胸胁气，客热头痛，应指皮与苗叶言之，所谓寒能除热者是也；《本经》久服坚筋骨，耐寒暑，《别录》言补内伤大劳，嘘吸强弱，利大小肠，应指子言之，所谓甘平能补者是也。东垣云：地骨皮泻肾火，治有汗之骨蒸；丹皮泻包络火，治无汗之骨蒸，是以四物汤加二皮，治妇人阴虚骨蒸，良有以也。朱二允云：凡阴虚外感，风气散而未尽，潮热往来，柴、葛所不能治者，用此兼走表里之药，消其浮游之邪热，服之多愈。

合前哲名论以观之，地骨皮之作用甚广，世医概执为退虚热骨蒸之品，亦未尽其妙用矣。惟吴鞠通曰：木本之入下最深者，莫如地骨皮，故独异众根而得仙杖之名，禀少阴水阴之气，专主骨皮之劳热，即同桑白皮治热病后与小儿痘后，外感已尽，真气不得归元，咳嗽上气，身虚热者，甚良。若兼一毫外感，即不可用。如风寒、风温正盛之时，而用桑皮、地骨皮，或于别方中加桑皮，或加地骨皮，则引邪入肝肾之阴，而咳嗽永不愈矣。愚见小儿久嗽不愈，多因服桑白皮、地骨皮所误，盖陷伏之邪，无复使上出之法也。汪氏《备要》曰：肠滑者忌枸杞子，中寒者忌地骨皮。掘新者同小蓟煎浓汁，浸下疳甚效。

**血见愁**　蔓草类。《纲目》名地锦，又名血风草。

味甘性凉，气清质润。上住咳血、吐血，下止血痢、血崩。除阴疝，利小便。兼治金刃扑损，亦主痈肿恶疮。

按：血见愁入胃、肝、心、肾四经，为清营止血，散瘀利尿之药。轻用二钱至三钱，重用四钱至五钱，极重一两。配土旱莲、银花炭、贯仲炭治赤痢血淋；合全当归、明乳香、净没药治痈肿背疮。陈藏器曰：血见愁甘平无毒，主金疮，止血长肌，断鼻中衄血接傅，取叶煮汁服散瘀血及卒下血，皆效。

**生藕**　水类。

味甘而涩，性平质润。生食治霍乱虚渴，涤热消瘀；蒸熟能开胃厚肠，养阴和血。藕节性涩，能解毒而止血；藕梢性通，下瘀血而除烦。

按：莲藕入心、肝、脾、胃、肠五经，为生寒熟温，去瘀生新之药。生者捣汁轻用一杯，重用二杯；蒸熟轻用一两，重用二两。藕汁配梨汁治上焦痰热；合姜汁治中焦吐利；配生地汁、清童便治温热烦渴；合葡萄汁、地黄汁治小便热淋。藕节配鲜荷蒂、净白蜜治伤暑吐血；合潞党参、大冰糖治大便下血；配川芎、辛夷为末，治鼻渊脑流；合莲花须、金樱膏糊丸，治遗精白浊。李时珍曰：白花藕大而孔扁者，生食味甘，煮食不美；红花及野藕生食涩，煮蒸则佳。

夫藕生于卑污而洁白自若，质柔而穿坚，居下而有节，孔窍玲珑，丝纶内隐，生于嫩蒻而发为茎叶花实，又复生芽以续生生之脉，四时可食，令人心欢，可谓灵根矣。故其所主皆心、脾血分之疾，与莲之功不同。若藕节善止咳血、唾血、血淋、溺血、下血、血痢、血崩。

一男子病血淋痛胀将死，予以藕汁调发灰，每服二钱，三日即血止痛除。昔宋孝宗患痢，众医不效。高宗偶见一小药肆，召而问之，其人问得病之由，乃食河蟹所致，遂诊脉曰：此冷痢也，用新采藕节捣烂，热酒调下，数服即愈。以藕节粉能消瘀血，解热开胃而解蟹毒故也。张路玉曰：藕出污泥而无浊气沾染，其根通达诸窍，联绵诸络，尤为交媾黄宫，通调津液之上品。入心脾血分，冷而不泻，涩而不滞，产后血闭及血淋、尿血宜之。新产生冷皆忌，独生藕不禁，为其能止热渴，破留血也。捣浸澄粉，服食治虚损失血，吐利下血，又血痢，口噤不能食，频服则结粪自下，胃气自开，便能进食，但市者皆豆、麦、菱粉伪充，不可混用。藕节之味大涩，能止骤脱诸血，产后血闷，隔水炖热，和童便饮之，三日血止痛除，以其性专散血而无伤耗真元之患也。张兆嘉曰：生藕甘凉入胃，清烦热，止呕渴，大能开胃，其性善消瘀血，蒸熟则白变为

紫，凉变为温，其消瘀涤热之功一变而补阴养脏之药，亦如地黄之生熟异用也。

**贯仲** 山草类。正名贯众。

味苦性寒，兼有小毒。入血清营，专治时行温疫，散瘀解毒，能化痘毒瘢疹，善止崩中，又疗鼻衄。

按：贯仲入肝、胃、肠三经，为杀虫解毒，凉血软坚之药。轻用钱半至二钱，重用三钱至四钱。配土旱莲、槐米炭治血痢赤带；合珠儿参、白茅根治鼻衄吐血。配升麻、赤芍、鲜竹叶、生甘草煎汤急服，治痘瘢不快；合硼砂、巴霜、生甘蜜丸含咽，治鸡鱼骨鲠。张兆嘉曰：贯仲多生山阴近水处，一根能贯众枝，故名。皮黑肉赤，其根丛生。虽苦寒而能散热，有小毒而能解毒。凡遇时疫盛行，痘疹窃发，皆以此浸水缸中解之。察其形性，为肝胃血分之药，故《本经》主治腹中邪热诸毒，杀三虫等语，皆取寒能胜热，以毒攻毒之意，其所以语治血病者，亦血因热结，用此寒散之力也。以余所验，鲜贯仲治疫时疟泻而有传染性者，切效；贯仲炭治血崩、血痢、血痔及脏毒下血，用于血热亦有专长。惟虚寒无热者忌。

**山茶花** 灌木类。花有数种，宝珠产者花簇如珠，最胜，故名宝珠茶花。

味苦涩，性凉降。专止鼻衄吐血，能断久痢肠风；兼治崩带血癜，亦消痈肿跌扑。

按：宝珠茶花入肺、肾、胃、肠、子宫五经，为凉血消瘀，宁络清营之药。轻用八分至一钱，重用钱半至二钱，极重三钱。配青糖、藕节治鼻衄血痢；合姜汁、陈酒治肠风下血。配藏红花、白及、红枣、白蜜治吐血咳嗽；合炒槐米、木耳、豆腐、食盐治痔疮出血。

张路玉曰：山茶花色红味苦，生用则能破宿生新，童便炒黑则能止血，故吐

血、衄血、下血为要药，其功不减于郁金，真血家之良药也。宋春晖云：曾见有人患乳头开花欲坠，疼痛异常，有教以用宝珠茶花焙研为末，用麻油调搽，立愈。亦可调涂汤火灼伤。

**密蒙花**　灌木类。酒润焙。

味甘性凉，气清质润。泄热疏风，善治痘疳攻眼；清营退翳，专治眦泪羞明。

按：密蒙花专入肝经，为养营和血，散结搜风之药。轻用一钱至钱半，重用二钱至三钱。配冬桑叶、池菊花消目中赤脉；合木贼草、石决明退目肿生翳。

张兆嘉曰：密蒙花其色紫，故入肝，甘寒无毒，故能润肝燥，养肝血。因其凡花皆散，故能散肝家之风热。风热得去，肝血得养，故一切目疾皆可除也。沈芊绿曰：《本草》详载密蒙花主治百病，要皆肝虚有热所致。盖目者肝之窍也，目得血而能视，肝血虚则为青盲肤翳，肝热甚则为眵泪赤肿、赤脉及小儿痘疮余毒、疳气攻眼等病。密蒙花甘能补血，则血分充；寒能凉血，则血热除，诸证宁有不愈者乎？故为眼科要药。

**蕤仁**　灌木类。去壳汤浸，去皮尖，水煮过，研细，纸包压去油用。

味甘微凉，质润而滑。生治嗜卧，熟治不眠。专退翳膜青筋，善止眦伤泪出；兼除腹中结气，亦破心下结痰。

按：蕤仁入肝、胃二经，为明目退翳，凉血涤痰之药。轻用钱半，重用三钱。配生枣仁能醒睡；合炒枣仁能安眠。配硼砂、麝香研匀，去翳最妙；合防风、黄连收膏，点眼多效。

李士材曰：蕤仁外能散风，内能清热，肝气和则目疾愈，痰痞皆热邪为祟，故宜并主。若目病不缘风热，而因寒虚者勿用。张路玉曰：蕤仁甘润，能治诸风热之邪，心腹邪热结气，不独治目疾也。眼

风痒，或生翳，或赤眦，黄连、蕤仁去皮研膏，等分，以干枣去核，填入煎水，点眼甚验。

**黑木耳**　菜类。《本经》名五木耳，今仅有黑者。凉血生用，止血焙用。

味甘性凉，质润而滑。专治痔疮潓肿，亦止漏下崩中。

按：黑木耳入肝、肾、大肠三经，为清营止血，润燥滑肠之药。轻用钱半至二钱，重用三钱至五钱。配木贼草治眼流冷泪；合血余炭治崩中漏下。配鹿角胶，炒为末，治久病血痢；合生豆腐，汤煎代水，治肠风下血。

李时珍引《生生篇》云：柳蛾补胃，木耳衰精。言老柳之蛾能补胃理气，木耳乃朽木所生，得阴之气，故有衰精冷肾之害也。邹润安曰：朽木之气上结为诸菌，其液上结为木耳，犹栦松①之气下沦为茯苓，其脂下沦为琥珀也。琥珀利水消瘀，其性下通，则木耳止漏除癥，其性上升。要而言之：结为木耳者，木之液也；致液为耳者，木之气也。不结于别时，而独生于盛夏多雨者，天地间生气收藏发越，由微致著，无一息暂停。即使枯木朽株，偶剩精英，不致徒伤泯没，乃复随气赋形，因色达用。其入于人身，有感斯通，故虽枯木之余气不盛，不能致液，液不灵不能变色，皆以时令之发越，雨露之濡润，媾合以成形，溯源以成色。特市肆所售恐非采自桑者，即不皆采自桑，亦有益气不饥之功。

**仙鹤草**　山草类。

味苦性凉，气香质轻。寒以清营，专于止血；芳能透络，亦可散瘀。

按：仙鹤草入心、肝、胃、肠四经，

———

① 栦（niè 聂）松：松树经砍伐后所留下的根桩。

为轻清血热，缓散络瘀之药。轻用钱半至二钱，重用三钱。配鲜竹茹、血见愁治咳血吐血；合银花炭、地榆炭治肠风痔血。查此草产杭垣狮子山最佳，乃后贤新发明之草药，色青而紫，味苦带涩，气亦芳香，止血而不致凝瘀，散瘀而不伤新血，为治血热而瘀之良药，故治一切血症，颇擅利用。惟血虚无瘀者忌。

**桑耳** 木类。软者名桑糯、桑蛾；硬者名桑黄、桑蕈。其功性则一，桑蕈尤良。

味甘性凉，气清质润。黑者止崩中带下，赤者治经闭血凝。兼疗鼻衄肠风，亦除胃疼腹痛。

按：桑耳入肺、肝、胃、肠四经，为凉肝止血，平胃停痛之药。轻用八分至一钱，重用钱半至二钱。配鲜葱白、淡豆豉作羹，治肠风痔血；合榆白皮、冬葵子煎汤，治血淋尿痛。配巴豆霜、大红枣为丸，治留饮宿食；合木贼草、绿升麻为末，治泻血脱肛。

张路玉曰：桑耳凉润，善祛子脏中风热，不但主漏下血液，并可治寒热积聚。《本经》专取黑者达肾，赤者达肝，补中寓泻，泻中寓补之机具见，言外其黄熟陈白者，止久泄，益气，金色者治癖饮积聚及肠风泻血、衄血、五痔下血、血痹虚劳、咽喉痹痛，一切血证咸宜用之。他如槐耳治五痔脱肛，柳耳治反胃吐痰，柘耳治肺痈咳吐脓血，皆效。嘉善陈企唐云：其亲翁某，弱冠时患咯血证，屡治无效，年必发数次，一日往乡间，宿农家，晚餐出素菜一盂，味甚甘美，不辨为何物，异而问诸主人，答曰：此蕈也，生于桑上者，故味愈他蕈，惟不易得耳。翁啖之尽而旧疾竟数年不发，心窃奇之，莫知何故，后问某名医，云：若得桑树上蕈，用治一切血证，无不应，但世不恒有，故其

效不彰。翁始恍然，悟己病之所以不药而愈者，乃桑蕈之力也。于是传告亲友，凡患各种血症者，概令觅桑蕈治之，亦无不奇验。其服法以桑蕈一味，不拘多少，煎汤饮之，嫩者可以佐馔。金诵闻曰：考李氏《本草纲目》桑耳条下其所主治者，血症为多，如《肘后方》治鼻衄，《千金方》治崩中漏下，《圣惠方》治脱肛泻血及血淋疼痛诸症。

**板蓝根** 隰草类。即靛青根，一作马蓝根。

味甘淡，清凉。辟温凉血，解毒杀虫。专治咽痛喉疮，兼祛大头面肿。

按：板蓝根入肺、肝、胃三经，为清热消毒，辟疫杀虫之药。轻用二钱至三钱，重用四钱至五钱。配青连翘、银花、牛蒡子治咽喉肿痛；合生甘草、鸡冠血、陈酒治痘疹不快。

张兆嘉曰：板蓝根即靛青根，一云马蓝根。其功用性味与叶相同，能入肝胃血分，不过解毒、清热、辟疫、杀虫四者而已，但叶主散，根主降，此又同中之异耳。查板蓝根入汤剂，始于李东垣普济消毒饮，专治大头瘟及虾蟆瘟。吴鞠通为之加减，但用连翘二两，薄荷三钱，马勃四钱，牛蒡子六钱，荆芥穗三钱，僵蚕五钱，元参二两，银花二两，板蓝根五钱，苦桔梗二两，生甘草五钱，共为粗末，每服六钱，重者八钱，鲜芦根汤煎，去渣服，约二时一服，重者一时许一服，治温毒咽痛喉肿，耳前耳后肿，颊肿面正赤，或喉不痛但外肿，甚则耳聋，甚效。惟《洗冤录详议》云：治蛇毒莫妙于此，先令患者口嚼，即以嚼细之滓，敷患处。此物出自闽广，花有斑点，叶有花纹，根形似兰根而较细，蛇遇此物即化为脓。今药肆所售之板蓝根，形细色白，淡而无味，屡试罔效，恐是别根伪托，可用鲜大青

代之。

**夏枯草** 隰草类。去草，专用花。

味苦而淡，性凉质轻。独走厥阴，善解肝经郁火；功擅散结，专治两目珠疼。鼠瘘瘰疬最灵，脚肿湿痹亦效。

按：夏枯草入肝胆二经，为散郁解热，清胆疏肝之药。轻用钱半至二钱，重用三钱至四钱。配制香附、细芽茶治肝虚睛疼；合地榆炭、煅牡蛎治带下血崩。配荆芥穗、童便煎汤，治产后血晕；合天葵子、海藻并嚼，消男妇瘰疬。

朱丹溪曰：本草言夏枯草治瘰疬，散结气，有补养肝经血脉之功，而不言退寒热。虚者不使，若实者以行散之药佐之。楼全善曰：此草治目珠疼至夜甚者，神效；或用苦寒药点之反甚者，亦神效。盖目珠连目系，属肝经，夜间及点苦药反甚者，以夜与寒皆阴故也。夏枯草禀纯阳之气，补肝经血脉，故治此如神，以阳治阴也。薛立斋《外科经验方》云：夏枯草能生血及解热，为治瘰疬之圣药，不问已溃、未溃，或日久成漏，用夏枯草六两，水二钟，煎七分，食远温服，虚甚者熬膏服，及涂患处，兼十全大补汤加香附、贝母、远志尤善。张路玉曰：夏枯草辛能散结，苦能除热，故善散瘰结瘿气，又能解内热，缓肝火，并治痘余毒及肝热目赤有效，久服亦防伤胃，以善走厥阴，助肝木之气耳。陆定圃述西汉居士方案云：手尝治一人患不睡，心肾兼补之药遍服不效，诊其脉知为阴阳违和，二气不交，以半夏二钱，夏枯草三钱，浓煎服之，即得安睡，仍投补心等药而愈。盖半夏得阴而生，枯草得至阳而长，是阴阳配合之妙也。王秉衡曰：夏枯草微辛而甘，故散结之中兼有和阳养阴之功，失血后不寐者服之即寐，其性可见矣。陈久者其味尤甘，入药为胜。

**紫地丁** 隰草类。有紫花、白花二种。

味苦微辛，性寒质轻。通营凉血，专治疗肿恶疮；泻火解毒，兼疗喉痹背疽。

按：紫地丁入肝、脾、心包三经，为清营破血，消毒退肿之药。轻用钱半至二钱，重用三钱至四钱。配绵茵陈治黄疸内热；合苍耳叶治痈疽恶疮。配蒺藜为末，麻油和涂，消瘰疬疔疮；合白药子捣汁，开水冲服，吐喉痹黏涎。

孙天仁《集效方》云：紫花地丁草三伏时收，以白面和成，盐醋浸一宿，贴痈疽发背，及无名肿毒，其效如神。张路玉曰：紫花地丁有二种，花紫者茎白，花白者茎紫，可随疗肿之色而用。但性寒不利于阴疽，若漫肿无头，不赤不肿者禁用。沈金鳌曰：此花《纲目》止疗外科症，但考古人每用治黄疸喉痹，取其泻湿除热之功也，大方家不可轻弃。张兆嘉曰：此与黄花地丁性味、主治相同，惟此能入手足厥阴血分行瘀活血为略异，故紫花地丁治疗疮毒痈为胜。

**蒲公英** 菜类。即黄花地丁，俗名奶汁草。

味甘带苦，性寒质滑。解热毒，散滞气。专消乳痈结核，亦散热毒疔肿。

按：蒲公英入胃、肾二经，为凉血解毒，散结滑窍之药。轻用三钱至五钱，重用六钱至一两。配忍冬藤、陈酒和服，消乳癖[①]痈肿；合紫地丁、青萍煎汤，治疳疮疔毒。朱丹溪曰：蒲公英化热毒，消肿核颇有奇功。李时珍曰：古方有擦牙、乌发须，还少丹甚言其功，盖取其能通肾也，故东垣谓肾经必用之药。然性最和平，略与土茯苓相同，其功又能动胆汁，作煮水膏等服之均效。治胃不消化，大便

---

① 癖：此字原脱，据文义补。

秘，肝积血，肝寒生胀膨症，须佐泻药同服，疟疾须发过后服之。

**益母草** 隰草类。苗、茎、根皆可用。子名茺蔚子，微炒香，蒸熟，烈日爆燥，杵去壳用。

味辛苦，性微寒。除水气，消恶毒，善治瘾疹疗肿，乳痈游丹，通包络，去肝瘀，专疗子死腹中，产后血晕。花能外散兼表，去风活血；子则行中带补，明目益精。

按：益母草及子入肝、心包二经，为去瘀生新，解毒利水之药。轻用钱半至二钱，重用三钱至四钱。配杜红花治胎死腹中；合光桃仁治产后血闭。朱丹溪曰：茺蔚子活血行气，有补阴之功，故名益母。凡胎前产后所恃者，血气也，胎前无滞，产后无虚，以其行中有补也。薛仲昂曰：益母草为产后圣药，余每用三两浓煎，去滓，加芎、归各钱半，陈酒、童便各一盏，则腹痛血晕之患免，且大有补益，真治产之总司也。李时珍曰：茎叶味辛微苦，花味苦甘，根味甘，子味甘微辛，并无毒，故茎实等均可同用。若治肝经血分风热，明目益精，调女人经脉，则单用子良；若治肿毒疮疡，消水行血，妇人胎产诸病，则宜并用为良。盖其根茎花叶专于行，子则行中有补。李东垣言：瞳子散大者忌，为其辛温走散，行血甚捷故也。张路玉曰：益母草功专行血。凡崩漏血，由于脾胃不实，大肠不固者勿用，为其下行也。王秉衡曰：凡湿热之邪，入于血分，或血热、血瘀皆可治。张兆嘉曰：消瘀化水是其所长，故无肝血瘀滞者禁用。

**苏丹参** 山草类。酒炒用，行血宜全用，入心宜去梢用。畏盐水，反藜芦。

味淡苦，性微寒。通心包络，凉血止烦，能治温热狂闷，头痛目赤；走肝肾经，消瘀散结，可疗骨节疼痛，肢痪足软。调月经而落死胎是其独擅，止崩带而破癥瘕亦属偏长。

按：苏丹参入心包络、心、肝、肾四经，为去瘀生新，通营清血之药。轻用钱半至二钱，重用三钱至四钱。配归身、生地、白芍、川芎煎汤，治妇人月经不调；合白芷、赤芍、陈酒、猪油熬膏，涂妇人乳痈不消。萧炳曰：丹参治风软脚，可逐奔马，曾用多效。李时珍曰：丹参能破宿血，生新血，安生服，落死服，止崩带，调经脉，功与四物汤相类。

张路玉曰：丹参气平而降，心与包络血分药也，长于行血。妊娠无故勿服，大便不实忌用。王秉衡曰：丹参降而行血，血热而滞者宜之。虽为调经及产后要药，设经行早期，或血枯经闭，及血少不能养，服而不安，与产后血已畅行者皆切忌。他若温热之邪尚在气分，不在血分中，用之反能引邪内陷，尤为切忌。

**元参** 山草类。一名黑参。蒸过晒干用，勿犯铜铁，根生青白，干即紫黑有腥气。

味苦微咸，性凉质润。解癍毒，利咽喉。消腹中血瘕坚癥，散颈下结核痈肿。能润大肠燥结，亦通小便血滞，除胸中氤氲之气，降无根浮游之火。兼疗风热头疼，亦止温邪烦渴。

按：元参专入肾经，兼入肺、肠二经，为壮水制火，增液润肠之药。轻用三钱至五钱，重用六钱至一两。配升麻、生甘草治发癍咽痛；合麦冬、细生地治液枯肠燥。

张元素曰：元参乃机枢之剂，管领诸气上下，清肃而不浊，风药中多用之。故《活人书》治伤寒阳毒，汗下后毒不散，及心烦懊侬，燥不得眠，心神颠倒欲绝者，俱用元参。以此论之，治胸中氤氲之气，无根之火，当以元参为圣剂也。李时珍曰：肾水受伤，真阴失守，孤阳无根，而发火病，均宜壮水制火，元参与地黄同功。张路玉曰：元参治阴虚火亢，咽喉肿痛之专药。《本经》治腹中寒热积聚，女子产乳余疾，并可清有形热滞，故消瘰疬结核，目赤肿痛。又云：补肾气，令人明目，不特治暴赤肿痛，总皆散结清火之验。惟质滑而腻，气味亦浊，滞脾凝胃，胃弱便溏者切忌，中有湿热者尤忌。

# 大凉气热药 计七品

**知母** 山草类。清火生用，欲上行酒炒，欲下行盐水炒。

味苦带甘，性寒质润。清阳明独胜之热，善能润肺活痰，除烦止渴；泻肾经有余之火，取其滋液润肠，利水消肿。兼可安胎，亦止子烦。

按：知母入肺、肾、胃、肠四经，为泻火利水，清热润燥之药。轻用钱半至二钱，重用三钱至四钱。配生石膏、生甘草、生糯米治胃家燥热；合西洋参、炒枣仁、鲜竹叶治胎热虚烦。配生川柏、紫猺桂、白蜜为丸，治肾热尻闭。合川贝母、巴豆霜、姜汁为丸，治肺痹痰嗽。

李东垣曰：知母之用有四：一泻有余之肾火，二疗有汗之骨蒸，三止虚劳之烦热，四滋化源之阴气。凡病小便闭塞而渴者，热在上焦气分，肺热不能下输膀胱，宜用味薄淡渗之药，以泻火清肺而滋水之化源。若热在下焦血分而不渴者，乃真水不足，膀胱干涸，乃无阴则阳无以化，治当用黄柏、知母，大苦寒之药以补肾与膀胱，使阴气行而阳自化，水便自通。李时珍曰：知母下则润肾燥以滋阴，上则清肺热以除烦，乃二经气分药也。黄柏则是肾经血分药，故二者必相须而行。张兆嘉曰：知母气味俱厚，故能入足少阴肾经，

清有余之相火，以其色白味甘，故又能清肺火，除胃热。然阴寒润滑之品过用则有妨脾胃，必须肺胃肾三经火盛阴亏之症，或中热消渴者乃可用之，不可但知其滋阴之功而忘其损阳之害也。凡胃虚不嗜食，脾弱食不化及肾虚溏泄均忌。

**花粉** 蔓草类。即栝蒌根，以水澄取清粉。

味苦微甘，性寒质润。降膈上热痰，止心中烦渴；除时病狂热，去酒疸湿黄。生津增液，善治口燥舌干；解毒排脓，兼消乳痈痔漏。

按：天花粉入肺、脾、胃、肠四经，为泽枯润燥，行水消痰之品。轻用钱半至二钱，重用三钱至四钱。配西洋参治虚热咳嗽；合淡竹沥治伤暑烦渴。配明乳香治妇人乳痈；合生甘梢治小儿囊肿。配滑石、赤豆为末，搽天疱湿疮；合蝉衣、羊肝蒸熟，消痘后目翳。李时珍曰：花粉止渴生津，润枯降火，却不伤胃，昔人只言其苦寒，尚未深辨其味甘微酸苦耳。

张路玉曰：花粉《本经》有安中补虚，续绝伤之称，以其有清胃祛热之功，火去则中气安，津液复则血气和，而绝伤续矣。但其性寒降，凡胃虚吐逆，阴虚痨嗽，误用反伤胃气，久必泄泻喘咳，病根愈固矣。凡痰饮色白清稀，脾胃虚寒泄泻者均忌。王秉衡曰：栝蒌实一名天瓜，故其根名天瓜根，后世讹"瓜"为"花"，然相传已久，不可改矣。性凉味甘，故能善化燥痰。仲圣明言：渴者去半夏加栝蒌根，是半夏化湿痰，花粉去燥痰之的据也。后人顺口读过，不悟其意，而以贝母与半夏为对待，殊不切贴。张兆嘉曰：天花粉入肺胃血分，专清上焦邪热，下降一切黄疸肿毒，皆从郁热水血互结而来，其能利水道，消瘀血，故主治如上。玉露霜即鲜天花粉，以澄出之粉晒干，味甘而

淡，主治则同。

**石膏**　石类。清胃热，生研；利湿热，煅用。

味淡性寒，气清质重。泄胃热以润燥，善治中暑潮热，自汗大渴；降肺火以定喘，能镇冲气上逆，头痛牙疼。

按：石膏入肺、胃、三焦三经，为清热退火，润燥降气之药。轻用四钱至六钱，重用八钱至一两。配寒水石、西洋参治痰热喘嗽；合川芎、细芽茶治头风涕泪。配小川连、生甘草治伤暑发狂；合荆芥穗、北细辛治胃火牙疼。配杜苍术、白知母、清炙草、陈仓米治湿温汗多，妄言烦渴；合鲜竹叶、毛西参、麦冬、仙半夏治伤寒解后，气虚欲吐。

张元素曰：石膏气味俱薄，体重而降，乃阳明经大寒之药，善治本经头风牙痛，止消渴、中暑潮热。然能寒胃，令人不食，非腹有极热者不宜轻用。更血虚发热，象白虎证及脾胃虚劳，形体羸瘦，初得之时，与此症同，医不识而误用之，不可救药也。李时珍曰：石膏纹理细密，故名细理石，其性大寒如水，故名寒水石，与凝水石同名异物。古方所用寒水石，是凝水石；唐宋以来，诸方所用寒水石，即今之石膏也。近人又以长石、方解石为寒水石，不可不辨之。

薛生白曰：石膏配知母、甘草、粳米为白虎汤，仲景用以清阳明无形之燥热也。胃汁枯涸者加人参以生津，名白虎加人参汤；身中素有痹气者加桂枝以通络，名桂枝白虎汤，而其实意在清胃热也。是以后人治暑热伤气，身热而渴者亦用白虎加人参汤；热渴泄，肢节烦疼者亦用白虎加桂枝汤。胸痞身重兼见，则于白虎汤中加入苍术，以理太阴之湿；寒热往来兼集，则于白虎汤中加入柴胡，以散少阳之邪。凡此皆热甚阳明，他证兼见，故白虎

清热，而复各随证以加减。

苟非热病汗泄，脉洪大者，白虎便不可投，辨症察脉，最宜详审。余师愚曰：余读本草，言石膏性寒，大清胃热。味淡气薄，能解肌热；体沉性降，能泄实热。恍然大悟，非石膏不足以治热疫。遇有其症，重用石膏直入胃经，使其敷布于十二经，退其淫热；佐以黄连、犀角、黄芩泄心肺火于上焦，丹皮及栀子、赤芍泄肝经之火，连翘、元参解浮游之火，生地、知母抑阳扶阴，泄其亢甚之火而救欲绝之水，桔梗、竹叶载药上行；使以甘草和胃。此大寒能解毒之剂，投之无不得心应手，三十年来颇堪自信。

徐洄溪曰：热盛自汗，虽手足逆冷，非石膏不治。庸医辄以为亡阳，骤用参、附。岂知亡阳之症有二：下焦之阳虚，飞越于外而欲上脱，则用参、附等药以回之；上焦之阳盛，逼阴于外而欲上泻，则用石膏以收之。同一亡阳而治法迥殊，细审之自明，否则生死立判。陆九芝曰：或谓病至神昏，每多狂言妄语，甚则如见鬼状，苟非犀角之通灵，何以除病而得安？

余曰：《本经》于石膏下有"除邪鬼"三字，后人不解，此药何以能除邪鬼，故而删去。岂知石膏能清阳明经热，热清则邪鬼亦除。盖石膏除邪鬼是热在胃家者也，且专关于气，无涉于血，与犀角之除邪鬼热在血辄迥异。

张兆嘉曰：石膏质重味甘之物，相传解肌之说，皆因表有风寒，里有郁热，故正气被郁，不得透达于表，解郁热则表里自通，大青龙之制，亦犹是耳。岂质重、性寒、味甘之品而能解肌发汗哉？惟熊鸣旭曰：石膏为盐类利尿药，能令血中毒质由尿管引之外出，又能使肠内粪质增其稀度，与知母解热剂合用，再加粳米、甘草以和缓之，则血液一清，血压一平，诸症

亦自消矣。若脉洪大而无烦渴等症者，此方切忌。观此则东垣云：立夏前多服白虎汤，令人小便不禁。此由降令太过，阳明津液不能上输于肺，肺之清气亦不复下降。故而薛瘦吟曰：热已离表，汗之既迟；热未入腑，下之太早。故用白虎直清阳明，使热邪从小便而出，所谓气化则能出矣。当与五苓同参，五苓化寒水之气，白虎化燥金之气也。与熊说不谋而合，足见石膏之清镇降气，使热从小便外泄，功效彰彰矣。惟食积发热，热盛烦渴者切忌。

**雪水** 水类。冬令腊月取者佳，《纲目》名腊雪。

味甘性寒，气清质润。熬药温服，解毒润燥；煎茶煮粥，清热止渴。专治天行温疫，小儿热痫狂啼；并疗酒热黄疸，大人丹石发动。

按：雪水入肺、胃、肠三经，为清燥解热，消毒杀虫之药，既可煎药，亦可代茶。寇宗奭曰：腊雪水，大寒之水也，故治火毒诸病。李时珍曰：宜煎伤暑火喝之药，抹痱亦良。张兆嘉曰：雪得天地阴凝之气，较霜为盛，其色白，其质轻，故亦能入肺，其大寒之性可清脏腑一切毒火丹石诸疮。然须腊雪为佳，冬至后第三戌为腊，最能杀虫。故凡腊中有雪，则明年菜麦田禾皆无虫蝗之患。以余所验，腊雪水不但解丹石毒有效，亦解烧酒毒，甚验。但必取地上净雪，藏诸清洁坛中，其气清凉而沁，若用瓦檐流落者，每有烟火之气，故石顽谓腊雪气膻，助阳摄火，良有以也。

**秋露水** 水类。清晨取者佳。

味甘性凉，气清质润。禀肃杀之气，润上焦之燥。宜煎润肺杀虫之药，可调疗疥癣虫癫之散。他如百草上露能止消渴；花叶上露善消暑热；韭叶上露去白癜风而除噎膈；柏叶、菖蒲上露善能明目而醒胃气。惟灵霄花上露能损人目。

按：秋露水入肺、胃二经，为清暑润燥，退热杀虫之药。既可煎药，亦能代茶。赵恕轩曰：露本阴液，夜则地气上升，降而为露，其性随时而变。《居易录》有碧玉露浆方，于中秋前用五倍子新青布一二疋，扯作十余段，当五更时，于百草头上，或荷叶、稻苗上者尤佳。先去诸草上蛛网后，以各布系杆如旗，以展取露水，爰将此水绞在桶中，展湿即绞，视青布色淡，即另换之，一见阳光则将此露用磁瓶洗净盛贮，数日自清，晚间用男乳一杯，约两半，白蜜、人参各如男乳之多，总入一宫碗，纸封密藏，次日五更，开水二大碗，将宫碗之露水等隔水炖热，睡醒时缓缓温服之。甘所以杀虫，露去诸经之火，参补气，蜜润肺，治一切虚损劳症有奇功。可知露本养阴扶阳，又得荷叶之清气，故能奏功如此。

陆定圃曰：噎膈之症，当由肝过于升，肺不能降，血之随气而升者，留积不去，历久遂成有形之物。汤液入胃，已过病所，必不能去有形之物，故不效。其专治此症之药，必其性专入咽喉而力能化瘀解结者也。昔金谿一书贾患此，向余乞方，余思韭上露善治噤口痢，或可旁通其意，遂煎千金苇茎汤加入韭露一半，时时小啜之，数日竟愈。张兆嘉曰：露在夏末秋初，阴气之液也，能滋养万物，悦泽容颜，其解暑者，以白露降则炎暑退也。故凡治疟药煎成，露一宿者亦是解退伏暑之意。至于百花上露，虽有润肺之功，然花有优劣，用者宜慎。

**冷水** 冷水类。

性皆寒，味各异，烹茶、煎药功用亦殊。急流水迅于通便；逆流水最宜吐痰；百沸水气胜性散，善能发汗；百劳水激浊扬清，可除陈积；黄齑水涌痰吐食；阴阳水定乱调中；新汲水去热除烦；地浆水清暑解毒；阿井水下膈消痰；山泉水洗肠清胃。

按：水虽入胃，能通行十二经，既可煎服，亦可冷饮。张路玉曰：古人饮药，必择水火，故凡汤液多用新汲井华水，取天真之气浮于水面也，宜文火煎成，候温暖缓服之。《金匮》云：凡煮药饮汁以解毒者，虽云救急，不可热饮，诸毒病得热更甚，宜冷饮之。此言治热解毒及辛热药味，当确遵此例。一切调补药即宜温服，苦寒祛火药则宜热饮，热因寒用之法也。仲景煎实脾药，作甘澜水扬之万遍，取其流利不助肾邪也；勺扬百遍名百劳水，取其激扬以除陈积也。成无己曰：仲景治伤寒瘀热在里身黄，麻黄连翘赤小豆汤，煎用潦水，取其味薄不助湿热也。以新汲水煎沸如麻，名麻沸汤，取其轻浮以散结热也；以水空煎候熟极煮药，名清浆水，取其下趋，不至上涌也。服涌吐药用齑水，取其味浊，引食上窜以吐诸痰饮宿食，酸苦涌泄为阴也；煎汤涤邪秽药用东流水，煎利水药用急流水，取性走也；煎水逆呕吐药用逆流水，取其上涌痰涎也；煎阳盛阴虚，目不得瞑药用千里流水，取其性之疾泻也；煎中暑神昏药及食枫树菌笑不止用地浆水，取救垂绝之阴也；煎中暑亡汗药及霍乱泄利不止用酸浆水，取收欲脱之阳也。英美学说云：以冷水疗治各症，功效亦大如以冷水浴身，始觉凉，后觉热，可知其能引气血。又如枪伤、刀伤等症，以温布敷之，则可免积血发炎。又如扭伤骨铰，宜用冷水浸三点钟，并以温布敷之，可散血止痛。又如肠内热痛，宜用布带蘸冷水缠之，外加干布拥护。

若以冷水疗治大热症有三法：一以冷水淋身；二以冷水抹身，此法随时可用；三以衾蘸冷水覆盖全身，外加衣被护卫，此法须于发热时用之，令冷气渐透入脏腑，历三点钟并饮冷水少许，庶能散血退热。以上数法均宜频换冷水，则见效自易。其功用又能平脉，凡患热症皆可饮之。外用能止血、消炎、退热。

辨江河、井泉、雨雪之水有五法：第一煮试，取清水置净器煮熟，倾入白瓷器中，候澄清，下有沙土，此水质浊也；水之良者无滓。又水良者煮物易熟。第二日试，清水置白瓷器中，向日下，令日光正射水，视日光中若有尘埃絪缊如游水者，此水质不净也；水良则澄清澈底。第三味试，水，元行①也。元行无味，无味者真水。凡味皆从外合之，故试水以淡为主，味佳者次之，味恶者下。第四称试，有各种水，欲辨优劣，以一器配而衡之，轻者为上。第五纸试，用纸或绢帛之类，色莹白者，以水蘸而干之，无痕迹者为上。

冰　水类。

味甘性寒，气清质重。消暑毒，解烦渴；去酒热，灭瘢痕。

按：冰可外治，亦可内服，为清暑解毒、醒醋除烦之药。英美学说云：以冰水疗各症，功用甚大。如人周身发热，以布蘸冰水敷之，可略散甚热。及头脑积血作痛，身上诸热肿痛，敷之均能散血、止痛、消肿，第须久敷频换。又如妇人月经过多，宜用冰一盘，以板横搭令坐其上，使冷气透入而经水即能自止。以上各症，均宜冰水疗治。其功又能平脉，治咽喉类病，呕吐不止，外用止血消炎；治脑类病，装象皮袋用，或猪尿泡亦可。惟脏腑发炎则不宜用。

---

① 元行：《尚书·洪范》中将水作为五行中的首行。

## 大凉血热药 计三十三品

**黄连**　山草类。产川中者中空色正黄，截开分瓣者为上，云南水连次之，日本、吴楚为下。治心脏火，生用；治肝胆实火，猪胆汁炒；治肝胆虚火，醋炒褐色；治上焦，酒炒；中焦，姜汁炒；下焦，盐水炒；气分郁结肝火，煎吴茱萸汤炒；血分块中伏火，同干漆末炒；食积火，同黄土拌炒。解附子、巴豆、轻粉毒，忌猪肉。

味苦性寒，气薄质燥。泻火清肝，专除目痛眦伤，胸中烦闷，调胃厚肠，善治腹疼赤痢，膈间痞满，兼去心窍恶血，子宫肿痛，亦止口干鼻鼍，吐苦呕酸。

按：黄连入心、肝、胆、脾、胃、大肠六经，为清火燥湿，凉血杀虫之药。轻用三分至六分，重用八分至一钱。配淡竹茹、姜半夏、广皮专治热呕；合白头翁、北秦皮、黄柏善治赤痢；配吴茱萸、生白芍治湿痢腹痛；合防风、青子芩治积热下处；配陈阿胶、炒干姜、乌梅炭治阴虚久痢；合滁菊花、鲜大青、鸡子白治目痛暴赤。

张元素曰：黄连之用有五：一泻心火，二去中焦湿热，三诸疮必用，四去赤眼暴发，五止中部见血。韩飞霞曰：火分之病，黄连为主，不但泻心火，亦善治目疾，配以人乳浸蒸，或点或服均效。生用为君，佐以官桂少许，煎百沸入蜜，空心服之，能使心肾交于顷刻；若入五苓、滑石大治梦遗；以黄土、姜汁、酒、蜜四炒为君，以四君子为臣，白芍药酒煮为佐，广木香为使，治小儿五疳；以茱萸炒，加木香等分，生大黄倍之，水丸，治五痢。此皆得制方之法也。刘河间曰：诸苦寒药多泻，惟黄连、黄柏性冷而质燥，能降火去湿，故止泻痢以为之君。寇宗奭曰：今人但见肠虚泻痢，微似有血，便用黄连，不顾寒热多少，惟欲尽剂，遂致危困。若初病气实热多，血痢服之即止，不必尽剂，虚而冷者慎勿轻用。李时珍曰：香连丸用黄连、木香；水火散用黄连、干姜；左金丸用黄连、吴茱萸、姜黄散用黄连、生姜；口疮方用黄连、细辛。皆一冷一热，寒因热用，热因寒用，阴阳相济，最得制方之妙。徐洄溪曰：凡药能去湿者，必增热；能除热，必不能去湿。惟黄连能以苦燥湿，以寒除热，一举两得，莫神于此。故《本经》主目痛、眦伤、泪出。明目，除湿热在上之病；肠澼、腹痛、下痢，除湿热在中之病；妇人阴中肿痛，除湿热在下之病。王孟英曰：川连不但治湿热，乃苦以降胃火之上冲，得半夏之辛开，以通格拒搏结之气，用治呕哕，其效如神。又与苏叶同用，以治胎前恶阻甚妙。东西医治作用，黄连为收敛及苦味健胃药，与龙胆草同，如胃不消化，不思食，虚弱黄疸，寒热泻痢等症，用此药皆能疗治。惟张路玉谓：黄连泻实火，凡阴虚烦热，脾虚泄泻，五更肾泄，妇人产后血虚烦热，小儿痘疹气虚作泻，及行浆后泄泻者皆忌。

以余所验，黄连虽善治湿热，惟舌苔黄腻者，或配栝蒌、半夏，或配干姜、枳实，取其苦降辛通，以奏功效，若舌苔白滑，湿重热郁者切忌。即丹溪翁治热痢配人参为噤口之要药，惟湿热阻滞胃口，病在中期，气虚血热者相宜。

**胡黄连**　山草类。一名胡连。忌猪肉，犯之令人漏精。

味苦性寒，气羶质燥。专除孕妇胎蒸，小儿疳热，兼治大人劳复，男子黄疸。

按：胡黄连入胃、肝、胆、肾四经，

为清骨退蒸，泄湿除热之药。轻用三分至四分，重用六分至八分。配乌梅治小儿血痢；合鸡肝治小儿疳眼；配干姜治果子积；合猪胰治梅疮毒；配鲜生地、鲜茅根、猪胆皮煎汤，治鼻衄吐血；合小川连、芦荟、麝香为丸，治肥热疳瘦；配青蒿脑、地骨皮、银胡治男妇骨蒸；合焦山栀、乌梅炭、生姜治伤寒劳复。

钱仲阳曰：凡小儿疳热肚胀，潮热发焦者，此热势已极，但不可用大黄、黄芩伤胃之药，致生他症。只以胡黄连五钱，五灵脂一钱为末，雄猪胆汁丸绿豆大，米饮下一二十丸。张路玉曰：胡黄连苦寒而降，大伐脏腑骨髓邪热，治霉疮，用胡黄连、当归、甘草、猪胰水，酒煎，服二剂辄效，以其直达下焦，善搜淫火之毒也。张兆嘉曰：胡黄连从胡地来，其性与川连相似，而苦寒无川连之盛。古人虽称其入肝胆二经，然苦寒之品，断无不及于心脾者。观其治小儿疳热、大人劳复、黄疸等病，非脾之湿热而何故？用药不可执泥也。大抵川连与胡连亦如柴胡与银胡，故银胡、胡连二物，每每并用。胡黄连其根外黄中黑，与川连之纯黄不同，故此入肝胆之功较川连为尤胜也。缪氏《经疏》曰：凡阴血太虚，真精耗竭，胃气脾阴俱弱者，虽见如上症，亦忌，即用亦须佐以健脾安胃药。

**鲜生地**　隰草类。雷公曰：采得即用者为生地黄。

味甘性寒，气清质润。凉而能散，解络热而利水道；润而不腻，止胎漏而住血崩。鼻衄吐血皆灵，血厥心闷亦效。

按：鲜生地入心、胃、肝、肾四经，为清火凉血，润燥散瘀之药。轻用四钱至五钱，重用八钱至一两，极重二两。配细木通、生甘梢、淡竹叶泻小肠血热；合犀角汁、赤芍、丹皮清心营火炽；配石膏、知母、生甘草、粳米清心胃火灼；合童便、白蜜、陈酒、姜汁治吐血便血。

张元素曰：生地黄大寒凉血，血热者须用；熟则微温，补肾血衰者须用。王硕曰：男子多阴虚宜熟地；女子多血热宜生地。王海藏曰：钱仲阳泻丙火，生地与木通同用以导赤也，诸经血热与他药相随，亦能治之，溺血便血皆同。张路玉曰：生地黄性禀至阴，功专散血，入手足少阴、厥阴，兼行足太阴、手太阳。《别录》治妇人崩中血不止，及产后血上薄心，胎动下血，鼻衄吐血，皆捣汁饮之，以其能散血、消瘀、解烦也。其治跌扑损伤，面目青肿，以生地黄捣烂罨之即消，此即《本经》治伤中血痹，折跌筋伤等症之义。

昔人治心痛以鲜地黄汁作冷淘，食之取吐，不吐则利出长虫如辟宫①而安，此即《本经》除寒热积聚之验。因思《千金》灵飞散中，生地黄即不可得鲜者，咸取干者应用，乃知《本经》末后续出"生者尤良"一语，见古圣之苦心，无所不用其极也。但生与干功用不同，徐之才《别录》云：生地黄乃新掘之鲜者，为散血之专药。观《本经》主治，皆指鲜者而言。故凡伤中日久，积聚内形，寒热外显，并宜鲜者作汤统领他药，共襄破宿生新之功，设混用干者，则瘀伤愈结，安望其有髓充肉长之绩乎？

余尝综览诸方，凡药之未经火者，性皆引散；已经炙焙，性皆守中，不独地黄为然也。张兆嘉曰：生地未经蒸晒，即今之所谓鲜生地，色黄味甘性寒，入心胃，散血清热。凡热邪内干营分，胃阴告竭者

---

① 辟宫：守宫。《汉书·东方朔传》："置守宫盂下射之，皆不能中。"师古曰："守宫。虫名也，今俗呼为辟宫。"

颇属相宜，惟胸膈多痰，气机不畅者均忌。

**剪草** 蔓草类。叶似茗而细，色黑，根名曰药。蜜炙用。

味苦性寒，气降质润。凉血清热，善治痨瘵咳血，及血妄行；解毒杀虫，兼除疥癣风瘙，主诸恶疮。

按：剪草入肺、心、肝三经，为清营止血，消痈除虫之药。轻用三分至五分，重用六分至八分。配细辛、藁本、薄荷漱风虫牙痛；合丹皮、天冬、麦冬止上部失血。

许学士《本事方》云：剪草治痨瘵吐血，肺损及血妄行，名神传膏，其法每一斤洗净，晒为末，入生蜜二斤，和为膏，以器盛之，不得犯铁器，九蒸九晒，日一蒸晒。病人五更起，面东坐，不得语言，以匙抄药，如粥服之，每服四两，服已良久，以稀粟米饮压之。药只冷服，米饮亦勿太热，或吐或下皆不妨。如久病肺损，咯血，只二服，愈。寻常咳嗽，血妄行，每服一匙，可也。若小小血妄行，一啜而愈矣。此药绝妙若此，而世失传，惜哉。

李时珍述《和剂局方》有滑肌散治风邪客于肌中，浑身瘙痒，致生疮疥，及脾肺风毒攻冲生疮，干湿日久不瘥，用剪草七两，不见火轻粉一钱，为末掺之，干者，麻油调搽。沈芊绿曰：茜草、剪草均为治血要药，但茜草止血又能行血，故既止吐衄崩尿，又能消瘀通经，是惟能行，故能止也；剪草但止血而不行血，故吐、咯、损肺及妄行者皆治。虽二药之性皆凉，而用实不同若此。缪氏《经疏》云：剪草大苦大寒之药，虽治血热妄行神效，若脾肾俱虚，胃口薄弱，见食欲吐，及不思食泄泻者勿遽投之，法当先理脾胃，俟能进食，而后施治乃可。

**土旱莲** 隰草类。《纲目》名鲤肠草，一名龙齿（草名），俗名滴落鸟。鲜者佳。

味甘带涩，性凉质滑。专通小肠，故主血痢。兼肾水，能乌须发。

按：土旱莲入胃、大、小肠、肝、肾五经，为凉血滑肠，排脓止血之药。轻用三钱至五钱，重用六钱至一两。配车前草治小便尿血；合青糖治小肠赤痢；配生姜、白蜜熬膏，能生发乌须；合炒槐米、陈酒煎汤，治肠风痔漏。张路玉曰：旱莲草肾经血分药也，《唐本草》治灸疮发洪，血不可止者，傅之立已；汁涂眉发，生速而繁，皆益肾凉血之验，故乌须发方用之，单用熬膏，治大便下血甚效，但脾胃虚，大便易泻者勿服。张兆嘉曰：旱莲草甘酸而寒，折之中有汁出，其色黑，故入肾，能凉血补阴，敛营止血，然沉寒之性，阳虚便滑者仍宜禁之。

**鲜大青** 隰草类。茎叶俱用。

味咸微苦，性寒质润。专治肠毒癍疹，凉解肌表；善退时行温热，直清心营。口疮喉痹皆灵，毒痢黄疸并效。

按：鲜大青入心、肝、胃三经，为解散热毒，清凉血分之药。轻用二钱至三钱，重用四钱至五钱。配牛蒡子治男妇喉痹；合小川连治小儿口疮。配陈阿胶、淡豆豉、赤石脂、生甘草治热病下痢；合犀角、生山栀、淡豆豉、牛蒡子治温疫发癍。李时珍曰：大青能解心胃热毒，不特治伤寒也。

朱肱《活人书》治伤寒，发赤烦癍痛，有犀角大青汤、大青四物汤。故李象先《指掌赋》云：阳毒则狂、癍、烦乱，以大青、升麻可回困笃。张路玉曰：大青性禀至阴，其味苦咸，故能入肝。《本经》取治蛊疰诸毒，专于清解温热诸毒也，阳毒发癍、咽痛必用之药。而茎叶性味不异，主治皆同。《日华子》治天行热狂，疗肿风疮；朱肱治发癍咽痛，皆取其叶以治温热毒盛，发癍之药非正伤寒药也。盖大青泻肝胆之实火，正以去心胃之邪热，所以为小儿疳热丹毒之要药。张兆嘉曰：大青咸苦大寒，色青，专入心、肝、胃三经血分，治时行温热、癍疹、丹毒等病，皆因大热入胃，扰乱营血所致，散血分邪热是其所长。若脾胃虚寒者均忌。

**小青叶**　隰草类。

味淡苦，性清凉。煎汤治血痢腹痛，生捣傅痛肿疮疖，兼解蛇毒，亦杀异虫。

按：小青叶入肝、胃二经，为清热凉血，解毒杀虫之药。轻用一钱至钱半，重用二钱至三钱。配香白芷、陈酒调服，治蛇虺螫伤；合鲜青蒿、砂糖捣汁，治中暑发昏。张路玉曰：小青捣敷肿疖甚效，善解狼毒、射罔、斑蝥、砒石等毒。《千金》以蓝叶捣汁，治腹中鳖瘕；夏子由《奇疾方》用板蓝汁治腹内应声虫；陈实功以蓝同贝母捣敷人面疮，取其苦寒以散蕴结之热毒也。

**上青黛**　隰草类。浮者为青黛，俗名靛青花；沉者即蓝淀，乃蓝与石灰作成者。市肆每以干淀充之，便有石灰，宜水飞，淘净石灰，名上青黛。

味咸微苦，性寒质燥。消毒杀虫，解小儿惊痫疳热；清火止血，治男妇噎膈赤痢。

按：青黛入肝、胃、肠三经，为除热解毒，凉血杀虫之药。轻用二分，重用三分至五分。配甜杏仁、牡蛎粉、真柿霜、血见愁治肺热咯血；合细生地、生白芍、归身、川芎治产后发狂。配海蛤粉、淡竹沥治肺火痰嗽；合飞滑石、生甘草治肝热尿闭。

寇宗奭曰：青黛乃蓝为之者，一妇人患脐下腹上，下连二阴，偏生湿疮，状如马瓜疮，他处并无痒而痛，大小便涩，出黄汁，食亦减，身面微肿。问其人嗜酒，喜食鱼蟹发风等物，急以马齿苋四两杵烂，入青黛一两，再研匀，涂之即时热减，痛痒皆去。此盖中下焦蓄风热毒气也，若不出当发肠痈、内痔。

张路玉曰：青黛乃蓝淀浮沫，揽澄掠出，收干，泻肝胆，散郁火，治温毒发癍及产后热痢下重。《千金》蓝青丸用之天行寒热头痛，水研服之，与蓝同类，而止血、拔毒、杀虫之功，似胜于蓝。又治噎膈之疾，取其化虫之力也。和溺白垢、冰片吹口疳最效。

张兆嘉曰：青黛即靛青之沫，和石灰粉为之，无灰者绝少，其功与靛叶相近，虽色青入肝，而轻浮咸寒之性，功用概可想见，故清火解毒，杀虫治疮即可为青黛赞之。青黛本专入肝，治血分郁火，以其轻浮上达，故又能入肺胃，降瘀热，治温疫癍疹，咽喉口舌等疾。如阴虚之火及大便不实，脾胃虚寒者均忌。

**甘蔗根**　隰草类。一名芭蕉根，俗名甘萝根。杵汁用。以竹筒插入皮中，取出原汁，曰蔗油。

味甘带涩，性寒质滑。治温疫狂热，治湿热黄疸；解消渴烦闷，去血淋涩痛。捣傅肿痛最效，汁涂痈毒亦灵。

按：甘蔗根入胃、肾、小肠三经，为泻火利尿，凉血解毒之药。轻用二瓢，重用四瓢。配土旱莲、车前菜治血淋尿痛；合苏薄荷、北细辛漱风虫牙痛。配生藕汁、生姜汁治产后血胀；合人中黄、金汁治天行热狂。油配薄荷汁涂布囟门，定急惊发痉；合淡竹沥炖温和服，治头痛烦渴；叶配大青汁、姜汁涂肿毒初发；合生麻油、轻粉搽歧毒初起。张路玉曰：甘蔗汁和酒服，疗痈肿，并以滓涂肿处良。小儿游风，卧蕉叶上即愈。《别录》治痈疽结热，《肘后》治发背肿毒，《圣惠》治血淋涩痛，苏颂治风痫欲倒，饮之取吐效。惟阴疽不赤肿者禁用。

**龙胆草**　山草类。或酒炒，或盐水炒，或甘草汤浸一宿用。

味苦而涩，性寒而降。专退骨间寒热，善平实热惊痫。杀虫消瘅，总泻下焦之湿火；通淋明目，皆清肝胆之阳邪。兼去肠中小虫，亦除冲任伏热。

按：龙胆草入胃、胆、肝、肾四经，为泻火解毒，除湿杀虫之药。轻用二分至三分，重用五分至八分。配鸡子白、净白蜜治温热发狂；合焦山栀、猪胆汁治酒谷成疸。配大茴香、广皮浸酒，治病后热毒太底①；合大黄末，翻硇为丸，治身弱胃不消化。

张元素曰：龙胆之用有四：一除下部风湿，二去中下焦湿热，三止脐下至足肿痛，四除寒热脚气。下行之功与防己同，酒浸则能上行、外行。以柴胡为主，龙胆为使，治目疾必用之药。

李时珍曰：相火寄在肝胆，有泻无补，故龙胆益肝胆之气，正以其能泻肝胆之邪热也。但大苦大寒过服，恐伤胃气，反助邪热，亦犹久服黄连，反从火化之义。

张路玉曰：龙胆草苦寒沉降，凡胃气虚，人服之必呕；脾气虚，人服之必泻。虽有湿热，慎勿轻用。凡用勿空腹服，令人小便不禁。

张兆嘉曰：龙胆草味苦如胆汁，直泻下焦，专清肝阳一切有余之邪火。苟因虚而致病者，决不可用。如下虚者误服，每致遗不禁。胃虚者过服，每致伤阳败胃，慎之。

惟东西医治作用龙胆草为苦性补品，如胃不消化，并病方退，而欲补其精神，

惟此为有名之药。间有人用以治依时而作之疟，并用为驱虫药与他种苦性药相同，用水泡、酒泡均可。

**黄柏**　乔木类。或酒炒，或蜜炙，或盐水炒，根名檀桓。

味苦而清，性寒而降。专除男子黄疸肠痔，湿火泻痢；兼治女子阴伤蚀疮，漏下赤白。泻肝火而平冲逆，蛔厥心痛最灵；坚肾阴而利膀胱，痿躄骨蒸亦效。

按：黄柏入肝、肠内、肾、膀胱四经，为清肝坚骨，泻火利尿之药。轻用三分至四分，重用五分至八分。配白蜜涂口舌生疮；合苍术治两足皆痿。配童便蒸晒，糯米炼丸，治遗精白浊；合酒醋炒透，净白蜜为丸，治脏毒痔漏。配槟榔为末，猪油调敷，治口鼻痔疮；合蒲公英捣汁，鸡子青调涂，治痈疽乳发；配焦山栀、西茵陈治身黄发热；合知母、官桂治肾炎尿闭。

张元素曰：黄柏之用有六：一泻膀胱实火，二利小便结热，三除下焦湿肿，四止痢疾先见血，五除脐中痛，六补肾不足，壮骨髓。凡肾水、膀胱不足，诸痿厥，腰无力，于黄芪汤中加用，使两足膝中气力涌出，痿厥便去，为瘫痪必用之药。蜜炒研末治口疮如神，故《雷公炮炙论》云：口疮舌折立愈。黄酥谓以酥炙黄柏含之也。

李东垣曰：黄柏配苍术乃治痿要药，凡下焦湿热肿痛，并膀胱火邪，小便不利及黄涩者并宜，黄柏、知母为君，茯苓、泽泻为佐。昔人病小便不通，腹坚如石，脚腿裂水，双睛凸出，遍服治满利小便药，无效。此膏粱积热，损伤肾水，致膀胱不化，火气上逆而为呕哕，遂以滋肾丸主之，方用黄柏、知母，入桂为引导，服

---

①　热毒太底：此句疑有误，待考。

少时，前阴如火烧，溺即涌出，顾盼肿消。《金匮》治误食自死六畜中毒，用黄柏屑捣，服方寸匕解之，不特治膏粱积热，盖苦以解毒，寒以泄热也。

李时珍曰：黄柏性寒而沉，生用则降实火，熟用则不伤胃，酒制则治上，蜜制则治中，盐制则治下。昔洁古、东垣、丹溪皆以知柏为滋阴降火要药。近时虚损及纵欲求嗣之人，用补阴药往往以此二味为君，然必少壮气盛能食者为宜，若中气虚而邪火炽者，久服则降令太过，脾胃受伤，真阳暗损，精气不暖，致生他病。

张路玉曰：黄柏苦燥，为治三阴湿热之专药，其根治心腹百病，魂魄不安，皆火气内充之候。一种小而实，如酸石榴者，名小柏，性亦不甚相远，《千金翼》阿伽佗丸用之。大抵苦寒之性利于实热，不利虚热，凡脾虚少食，或泻，或呕，或好热恶寒，或肾虚五更泄泻，小腹冷痛，阳虚发热，瘀血停止，产后血虚发热，痈疽肿后发热，阴虚小便不利，痘后脾虚小便不利，血虚烦躁不眠等症皆忌。

惟王秉衡谓：黄柏特擅坚肾之功，经言：肾欲坚，急食苦以坚之。凡下部之不坚者多矣，如茎痿遗浊，带漏痿躄，便血泻利等证，今人不察病情，但从虚寒治之，而不知大半属于虚热也。盖下焦多湿，始因阴虚火盛而湿渐化热，继则湿热阻其气化及耗精液，遂成不坚之病，皆黄柏之专司也，去其蚀阴之病，正是保全生气，谁谓苦寒无益于生气哉？盖黄柏治下焦湿热诸症，正与蛇床子治下焦寒湿诸症相对待，或竟是谓为毒药，痛戒勿用，岂非议药勿议病之陋习乎？

**苦参**　山草类。止血醋炒，凉血酒炒，坚阴盐水炒。若照雷公炮制，用糯米、浓泔浸一宿，其腥秽气并浮在水面上，须重重淘过，即盖之，从巳至甲取，晒，切用尤良。

味苦而劣，性寒而降。除疥杀虫，消疽逐水，止渴醒酒，明目固齿。坚肾阴而梦遗精滑皆治，清血热而赤痢肠红并效。

廉按：苦参入胃、肠、肾三经，为凉血清火，燥湿杀虫之药。轻用二分至三分，重用四分至五分，极重一钱。配苏薄荷、白蜜治热病发狂；合土旱莲、元参治肠热便红。配炒白术、牡蛎粉、猪脂炼丸治梦遗食减，除赤白带下；合鲜地汁、莱菔汁、枯矾和匀滴鼻疮脓腥，敷汤火灼伤。

朱丹溪曰：苦参能清补阴气，久服每致腰重者，因其气降而不升也，其治大风有功，况风热细疹乎？李时珍曰：子午乃少阴君火对化，故苦参、黄柏之苦寒皆能补肾，盖取其苦燥湿，寒除热也。热生风，湿生虫，故又能祛风杀虫。惟肾水弱而相火胜者用之相宜，若火衰精冷，真元不足，及年高之人切不可用。

张路玉曰：苦参直入心肾，内有湿热者，足以当之，故始得有补阴祛邪之方，清热明目之功。湿热既去而又服，必致苦寒伤肾，腰重脚弱。

张兆嘉曰：苦参直入肾脏血分，降性太过，非下焦湿火炽盛者不宜用，最宜于洗方、丸方中为佳，若煎方不可少用。惟日医作寒苦健胃剂，与《别录》平胃气，令人嗜食之说相合。

**山豆根**　蔓草类。或生用，或酒炒，或蜜炙。

味苦而劣，性寒而降。善解药毒，专杀小虫。龈肿齿痛皆治，喉痛喉风最效。兼除喘满热嗽，腹痛赤痢；亦除人马急黄，五痔诸疮。

按：山豆根入心、肺、大肠三经，为泻火解毒，消肿杀虫之药。轻用二分至三分，重用四分至五分。配陈醋含漱，吐喉痛黏涎；合麻油调涂，治头风热痛。配炒黑丑治赤白下痢；合煨甘遂治水蛊腹大。

张路玉曰：山豆根大苦大寒，故能治咽喉诸疾。苏颂言：含之咽汁，解咽喉肿痛极效，或水浸含漱，或煎汤细呷，又解痘疹热毒及喉痹，药皆验。盖喉症多属火气上逆，故用苦寒以降之。

时珍谓：腹胀喘满，研末汤服；血气腹胀，酒服三钱；卒患热厥心痛，醋磨汁服。总赖苦寒以散之，但脾胃虚寒作泻者禁用，胃虚善呕者亦忌。

**白药子** 蔓草类。叶名剪草。入汤，蜜炙，磨汁，生用。

味苦微辛，性寒而降。散火消痰，解毒降瘀。专消咽肿喉痹，亦止热嗽吐血。

按：白药子入肺、胃二经，为专消肿毒，清降血热之药。轻用二分至三分，重用四分至五分。配防风、黑丑拌炒为末，治风热痰壅；合冰片、薄荷炼丸含咽，止咽喉肿痛。

陈藏器曰：陈家白药，性味苦寒，无毒，主解诸毒药；甘家白药，其汁饮之如蜜，功用与陈家相似。二物性冷与霍乱下痢人相反。张路玉曰：白药子辛凉解毒，故能治金疮出血太多、发热，用以凉血清热，则痛自止，脉自生，惟胃虚善呕者忌。

**黄药子** 蔓草类。蘷州出谓之黄药子；施州出谓之赤药子；秦州出谓之红药子。外涂、含咽，生用磨汁；入汤剂须蜜酒炒透。

味大苦，性寒降。凉血泻火，解毒消瘿。主治恶疮喉痹，兼消蛇犬咬毒。

按：黄药子入心、肺、胃三经，为大清血热，专解痈毒之药。轻用一分至二分，重用三分至四分。配陈酒浸汁，消项下瘿气；合红花煎汤，定产后血晕。配鲜茅根、生蒲黄煎汤，治鼻衄咯血；合苦白

矾、飞滑石同研，搽天疱水疮。《大明》曰：黄药子专治马心肺热病。苏颂曰：《千金》治瘿疾，以黄药子半斤，无灰酒一升浸药，固济瓶口，糖火煨香，瓶口有津而止。时饮一杯，不令绝，三五日即消，勿饮，不尔，令人项细也。以余所验，味较白者尤苦而劣，用醋矾汁含咽，善吐黏涎以开喉痹，与土牛膝汁同功，汤剂中宜少用、轻用为安。

**地榆** 山草类。止血酒炒，凉血生用。

味苦微酸，性寒而降。凉血清营，善治血崩赤痢；消酒除渴，亦除吐衄肠风。月经不止最灵，瘀热作疼亦效。

按：地榆入胃、大肠、肝、肾四经，为清血治热，止带治崩之药。轻用二钱至三钱，重用四钱至五钱。配陈醋止男子吐血，妇人经漏；合苍术治久病肠风，小儿疳痢。配酒炒条芩治诸疮痛痒；合炒椿白皮治久痢赤白。

寇宗奭曰：地榆性沉寒，入下焦，若热、血痢则可用，若虚寒人及水泻白痢不可轻使。

李时珍曰：地榆治下焦热，大小便血症止血。上截切片炒用，其梢则能行血，不可不知。取汁酿酒治风痹补脑，捣汁涂虎犬蛇虫伤。

张路玉曰：地榆体沉而降，善入下焦理血。若气虚下陷而崩带及久痢脓血，瘀晦不鲜者切禁。惟性能伤胃，误服多致口噤不食。烧灰香油调傅火汤，因其能行血中之火毒。

张兆嘉曰：地榆入肝凉血是其本功，痔漏等症虽由于大肠，然皆出于血分中之湿热，地榆能清血中之热，热清则痢自止。地榆非疏风药，不过血热则生风，血凉则风熄耳。至其治崩者，亦由血为热逼而妄行所致，当炙黑用之，如因脾虚肝郁

而不由于热者禁用。

**侧柏叶** 香木类。止血炒焦,凉血生用。

味甘苦而性寒,气芳香而质燥。凉血消瘀,吐衄肠风皆效;除风胜湿,历节疼疼亦灵。既用除崩止痢,又能生肌杀虫。炙髻冻疮,汁乌须发。

按:侧柏叶入肺、肝、肾、大肠、子宫五经,为救阴清血,凉肝坚肾之药。轻用二钱至三钱,重用四钱至五钱。配黑炮姜、陈阿胶、清童便治吐血不止;合茯神木、嫩桑枝、青松针治历节风痛。

张路玉曰:侧柏叶性寒而燥,大能伐胃亡血,虚家不宜擅服,过用每减食作泻,瘀积不散。他如柏节坚劲,用以煮汁、酿酒,去风痹历节风;烧取其油,疗恶疮疥癣;柏脂治身面疣,同松脂,研匀涂之数日自落;根白皮以腊猪脂调涂火灼、热油、汤疮,能凉血,生毛发。张兆嘉曰:柏属木,皆向阳,此独西指,盖禀西方之气而有贞德者也。入药取叶扁而侧生者良,凉血燥湿是其本功。故凡一切吐血、衄血、血痢、血崩、肠风、脏毒等症,血中有湿热、瘀结者,皆可用之。

**生梓白皮** 木类。《大明》曰:梓有数种,惟楸梓皮入药佳,余皆不堪。取其根皮,去外黑皮用。

味苦性寒,气芳质燥。解热毒,去三虫。疗温病复感寒邪,变为胃哕[①];洗小儿壮热生疮,一切疥癣。

按:生梓白皮入肺、胃、脾三经,为利湿泄热,凉血消瘀之药。轻用五钱,至重八钱。配麻黄、连翘、光杏仁、赤小豆、炙甘草、生姜、红枣治伤寒,瘀热身黄;合川椒、生绿豆、葱皮、西瓜皮、东瓜皮、刨花盐卤洗小儿壮热疮疥。陈修园曰:无此可用绵茵陈代之。若脾湿除黄不宜用。

**李根白皮** 果木类。取东行者,刮去皱皮,炙黄用。

味苦微咸,性寒气降。止奔豚,解心烦。治妇人赤白带多,除小儿血热丹毒,尤疗赤痢,兼除齿疼。

按:李根白皮入脾、胃、肝三经,为止渴除烦,养血镇冲之药。轻用五钱,重用八钱。配当归、川芎、白芍、生甘、半夏、黄芩、生姜、葛根治肝火,奔豚冲胸,寒热腹痛;合银花、连翘、地丁、野菊、桔梗、生甘、射干、山豆根治小儿暴丹毒,咽喉猝闭。

张路玉曰:《药性论》云入药用苦李根皮;而仲景治奔豚气,贲豚丸用甘李白根皮。时珍疑二种。不知仲景言李,《药性》论根,但辨紫者入厥阴血分,黄者入阳明气分。《别录》治消渴奔豚,《大明》治赤白痢下,《千金》烧存性傅小儿丹毒,甄权治消渴脚气,孟诜治妇人赤白带下,皆取苦咸降气也。若肾寒水热奔豚者切忌。

**寒水石** 石类。即古之方解石,若古之寒水石即凝水石,产卤地,入水即化,药肆无。研细用。

味淡微咸,性寒质重。味与凝水石大异,功用与硬石膏相同。肃肺清胃,善能解渴除烦;凉血降气,亦治伏暑留热。兼祛蛊毒,又退黄疸。

按:寒水石入肺、胃、大肠、肾四经,为天凉气热,更清血分之药。轻用钱半至二钱,重用三钱至四钱。配白知母、生甘草、陈仓米治大汗烦渴;合生石膏、飞滑石、青蒿子治伏暑热灼。苏颂曰:此物大体与石膏相似,疗热不减石膏,似可通用,但主头风则不及,解肌发汗亦不如。此味微咸,入肾走血,除热之功较方

---

① 哕(yè 页):干呕。

解、石膏等石尤胜，禁与石膏同。

**人中黄**　人类。造法用大竹截断两头，留节，削去外皮，旁钻一孔，用甘草细末，入满于中塞实，冬至日纳粪池中，至立春后取去，悬风处晒干用。或用煎，空筒入粪池取汁亦可。

味甘而咸，性寒质润。专解天行狂热，善治温毒发癍。痘疮黑陷最灵，中毒恶菌亦效。

按：人中黄入胃、大小肠三经，为大解火毒，凉泻血热之药。轻用一钱至钱半，重用二钱至三钱。配犀角汁治大热狂渴；合清童便治蒸骨热痨。《斗门》曰：人有奔走发狂，热病似癫，如见鬼神，久不得汗及不知人事，乃阳明蕴热也，非此不除。张路玉曰：人中黄有二种：一用老竹筒浸取汁者名粪清汁，性速而能下泄；二用甘草制者名甘中黄，性缓而能解毒。张兆嘉曰：无论一切内外诸症，凡有热毒者，皆可用之。惟缪希雍曰：伤寒瘟疫非阳明实热，痘疮非大热，因血郁而紫黑干陷到靥者均忌。

**人中白**　人类。一名尿白垢。瓦煅过用。

味咸性凉，气浊质滑。消瘀降热，专治咽喉口齿诸疮；凉膈泻心，善止口鼻肌肤出血，兼疗痔蜃，亦杀痨虫。

按：人中白入肺、肝、肾、膀胱四经，为除热降火，消瘀止血之药。轻用二分至三分，重用四分至五分。配丝绵茧煅研，治大衄不止；合人中黄为末，治痘疮黑陷。

朱丹溪曰：人中白能泻肝、三焦及膀胱诸火从小便出，盖膀胱乃其故道也。李时珍曰：人中白降相火，消瘀血，盖咸能润下走血也。张兆嘉曰：人中白即尿缸中澄结在下之白垢也，味咸性寒，消瘀降火，仍从过道而泄，惟药肆多以伪充，莫

如尿浸石膏为良。

**金汁**　人类。腊月取粪置坛中埋土内，越三年取出如水者是。一名粪清。冲服，忌煎。

味咸微苦，性寒质润。主治热狂时疫，大解诸般恶毒。兼消食积，善降火。

按：金汁入胃、肠、肝、心四经，为专解火毒，大凉血热之药。轻用一两，重用二两。配生锦纹、元明粉、生甘草治大热发狂；合青蒿脑、地骨皮、清童便治骨蒸痨极。

张路玉曰：金汁得土气最久，大解热毒，故温热时行，昏狂势剧者，灌咽即减。周时小儿毒邪不散，服一二合胜化毒丹，能解胎毒，灭痘疹，神效。张兆嘉曰：金汁咸苦甘寒，无毒，除一切热，降一切火，解一切毒，无论误食各种毒物，皆可用之。禁忌与人中黄同。

**童便**　人类。童子者佳，不可见火，见则腥臊难服。

味咸性寒，气清质润。善治阴虚久嗽，咳血火蒸；专定血闷热狂，失音气逆。退骨热而清里，痨瘵堪医；导络瘀以下行，吐红立愈。

按：童便入心、肺、脾、胃、肾、膀胱六经，为滋阴降火，止血消瘀之药。轻用一碗，重用二碗。配生甘草治肺痿久嗽；合炼白蜜治骨蒸痨热。配梨汁治热病咽痛；合姜汁治吐血鼻红。褚彦道曰：童便降火甚速，降血甚神，为疗厥逆头痛之圣药，失血症饮之百无一死，服寒凉药百无一生。寇宗奭曰：童便为除痨热骨蒸，咳嗽吐血及妇人产后血晕闷绝之圣药。

吴球《诸症辨疑》云：诸虚吐血、咯血，须用童便温服以滋阴降火，消瘀血，止诸血。成无己曰：伤寒少阴症，下利不止，厥逆无脉，干呕欲饮水者，加童便、猪胆汁咸苦寒物于通阳姜附药中，其

气从下，可无格拒之患。

朱丹溪曰：童便降火甚速，凡阴虚火动，热蒸如燎，服药无益者非此不除。张路玉曰：童便性纯咸寒降泄，凡产后血晕，温服一杯，压下败血而苏，然多服、久服，损胃滑肠，故食少便溏者忌。能助呕势，胃虚作呕者亦忌。张兆嘉曰：童便先入肺部，引热下行，从膀胱而去，以此物得人之气化，故能于清降之中又有助元之力，凡阴虚有火者皆宜，惟血症由于阳虚者恐咸寒伐阳，禁用。

**青盐**　卤石类。《本经》名戎盐。

味咸微甘，性寒质润；功归血分，治达肾家。清火凉血，吐血与尿血并治；明目固齿，目痛同齿痛皆效。解斑蝥芫花之毒，消腹癥肾积之痛。

按：青盐入心、肾二经，为专除血热，补助水脏之药。轻用一分，重用二分。配赤苓、白术治小便不通；合木耳、豆腐治肠红不止。寇宗奭曰：青盐之功，专平血热。张路玉曰：戎盐禀至阴之气，生涯澨之阴，功专走血入肾，观《本经》主治，皆是热淫于内，治以咸寒之旨也。张兆嘉曰：青盐出于土中，性味虽同食盐而略带甘味，能益肾而不助水邪，故主治较胜。

**西瓜汁**　果类。附皮红。皮名西瓜翠衣。

味甘性咸，气清质润。止渴除烦，解暑清热。善治酒毒血痢，兼疗口疮喉痹。泻心火如神，利小便最效。皮甘凉而仁微温，一治食瓜过伤，烧灰涂口唇生疮；一治善噫瓜气，炒熟能开豁痰涎。

按：西瓜汁入心、肺、脾、胃、肾五经，为清暑泄热，利尿解毒之药。轻用二瓢，重用四瓢。配生地汁、甘蔗汁、郁金汁、香附汁治津枯浊壅，胆火上冲。皮合鲜竹叶、水芦根、冬瓜子、枇杷叶、建兰叶治暑重湿清，胃气不舒。

汪颖曰：西瓜性寒解热，有天生白虎汤之号。李时珍曰：西瓜、甜瓜皆属生冷，有伤脾助湿之害。张路玉曰：西瓜能引心包之热从小肠、膀胱下泄，善治阳明中暍及热病大渴，凡春夏温热病者服之良，入药非大热、大汗、渴烦者不可用。惟皮善解皮肤间热，凉性较减。

**熊胆汁**　兽类。试法：取少许研，滴水中，挂下如绵，直至水底，不散者真。

味苦性寒，清气质润。泻肝火而明目，耳疳鼻蚀皆灸；清胆热以除疳，赤痢暑痉并效。去翳障最妙，涂痔漏如神。

按：熊胆汁入包络、心、胃、肝、脾、大肠六经，为泻火退热，消疳杀虫之药。轻用二滴，重用四滴。配头梅冰去目翳鼻蚀，年久痔漏；合猪胆汁治肠风痔漏，风虫牙痛。李时珍曰：熊胆汁苦入心，寒胜热，故能凉心、平肝、杀虫，为惊痫疰忤，翳障疳痔，虫牙蛔痛之剂。张兆嘉曰：熊胆汁之去目翳，止牙疼，与夫耳疳鼻蚀等症皆外用为功，取其苦寒凉润之力耳。

**猪胆汁**　兽类。附胆皮。

味大苦，性凉润。清肝胆之实火，润大肠之燥结。兼治小儿疳痢，亦定男妇癫痫。胆皮味苦较减，功用相同。

按：猪胆汁入心、肝、胆、大肠四经，为泻火润燥，清胆滑肠之药。汁轻用二滴，重用四滴；皮轻用二分，重用五分。汁配附子、炒干姜、葱白、童便治阴盛格阳；皮合郁李仁、炒枣仁、竹茹、川连治胆热不眠。张路玉曰：猪胆汁取其泻肝、胆、心之火。张仲景曰：白通汤用为向导，盖寒能胜热，滑能润燥，苦能入心也。

**羊胆汁**　兽类。

味苦性寒，气羶质润；专清肝胆，亦

滑大肠。善治青盲目暗。能通疳积便闭。

按：羊胆汁入肝、胆、大肠三经，为清胆润肠，凉肝明目之药。轻用三滴，重用四滴。张路玉曰：凡人胆汁充则目明，减则目暗。古方碧云膏：腊月取羯羊胆，以蜜拌盛，悬檐下，待霜出取藏，默眼神效。

**牛胆汁**　兽类。腊月黄牛胆最良。

味极苦，性大寒。善除心腹热渴及口舌焦燥，能止小肠赤痢兼治痔泻。善益目精，尤退黄肿。

按：牛胆汁入肝、胆、大小肠四经，为镇肝明目，除黄杀虫之药。轻用一滴，重用二滴。陈飞霞曰：余制金粟丹，用九制牛胆南星二两，姜炒天麻二两，炒白附一两，炒全蝎一两，明乳香五钱，代赭石一两，僵蚕一两，金箔五十张，麝香二分，梅冰三分，共为细末，炼蜜为丸，贴以金箔，每用一丸，姜汤化服，专能疏风化痰，清火降气，并治咳逆上气，喘息不定，音声不转，眼翻手搐。凡诸家截风定搐之方，无如此怪。惟虚寒之痰，无根之气，绝脱之症忌用，以其降令重也。

**蚺蛇胆**　蛇类。小者为佳。狭长通黑，皮膜极薄，舐之甜苦，摩以注水即沉而不散。

味苦微甘，性寒小毒。治目肿痛，止血热痢。善消五痔，又定人痫。

按：蚺蛇胆入肝、胆、大小肠四经，为明目去翳，凉血杀虫之药。轻用一滴，重用二滴。配净白蜜调和，点男妇目翳；合通草汤研化，治小儿疳痢。李时珍曰：蚺禀己土之气，胆受甲乙风木，故苦中有甘，入厥阴、太阴二经，能明目凉血，除疳杀虫也。

**青鱼胆**　鳞类。腊月收取，阴干。

味苦性寒，气腥质润。内服吐喉痹毒涎及鱼骨外鲠，治涂目赤肿痛，兼疗恶疮。

按：青鱼胆入肺、胃、肝、胆四经，为泻火吐痰，退肿止痛之药。轻用四滴，重用八滴。张路玉曰：东方色青，入通于肝，开窍于目。胆有点目治鲠之功，以水磨点喉痹、痔疮，功同熊胆。

**鲤鱼胆**　鳞类。腊月收取，阴干者良。

味苦性寒，气清质润。滴耳治聋，点眼退翳。外涂小儿热肿，善治目赤燥疼。

按：鲤鱼胆入肝、胆、小肠三经，为泻火润肠，明目止痛之药。轻用二滴，重用四滴。配雄鸡胆研末，雀卵为丸，治大人阴痿；合大青叶和匀，蚯蚓泥调涂，治小儿咽肿。邹润安曰：鲤得水之精，能资火之照，而其胆之精气本通于目，故为善治目病，因水不滋而火遂炽者甚效。

# 卷四　和解剂统计十品

## 和解表里药计六品

**柴胡**　山草类。古写茈胡。外感生用；有汗、咳者蜜水炒；内伤升气酒炒；下降用梢。东南各省用古城产。

味淡微苦，性平质轻。入经达气，入络和血。升不上乎巅顶，散止及于腠理。轻清胆火之内郁，故治寒热往来，肋痛耳聋；疏透肝阳之下陷，故治经水不调，热入血室。

按：柴胡入肝、胆、三焦三经，为解表和里，疏郁升阳之药。轻用五分至八分，重用一钱至钱半。配枳壳、白芍、甘草治四肢热厥，合黄芩、半夏、青皮治肝胆邪疟；配前胡、枳壳、桔梗治胸膈痞闷；合石膏、知母、炙草治胆胃热结。配条芩、枳壳、竹茹、半夏、广皮、赤苓、生甘草治湿热类疟；合东参、黄芪、白术、炙草、当归、陈皮、升麻治气虚下陷。

成无己曰：柴胡为物，固非芩、连之寒，亦非麻、葛之发热，其性微寒而能豁壅郁，故于清解少阳适合，但其力稍缓，故佐以黄芩。寇宗奭曰：柴胡，《本经》并无一字治痨。然有一种郁痨，如《经验方》中治痨热，青蒿煎之用柴胡正合，热退急止，若无郁热，得此愈甚。李时珍曰：痨有五：痨在肝胆郁热，寒热往来者，则柴胡疏肝清胆必用之药；痨在脾胃有热，或阳气下陷者，则柴胡为升清退热

必用之药；惟痨在肺肾者不可用。王秉衡曰：柴胡为正伤寒要药，不可以概治温热诸感；为少阳疟主药，不可以概治他经寒热；为妇科要药，不可以概治阴虚阳越之体，用者审之。朱维伟曰：柴胡升提颇猛，火郁不泄，少用以发之使散，固未尝不可透泄少阴、厥阴之郁热，然是举之使上，非平之使下也。

以余所验，柴胡气味清轻，在半表能开腠理以达邪；在半里能疏胆气以散火；在中能散肠胃之结气。惟病在太阳皮毛及肺病初起者，早用则引贼入门，轻则耳聋肋痛，重则神昏谵语；病在少阴心肾者，复用则反劫其阴，轻则干呕呃逆，重则液枯动风。即专以柴胡为治疟主药，亦惟营阴充裕，或温热暑湿之邪本不甚重，兼感风寒表邪，初传少阳经者，始可见功。张凤逵曰：柴胡最劫肝阴，叶亦信而引之。故云凡虚人气升呕吐及阴虚火炽炎上均忌，疟非少阳经者勿入。

**小青皮**　果类。作四界者曰莲花青皮，细如豆者为蔻青皮。醋炒用。

味苦而辛，性温气烈。长于疏滞，亦能发汗。破肝经之结气，除小腹之疝疼。善消乳肿，兼治疟母。

按：青皮入肝、胆二经，为疏里达表，消痞削坚之药。轻用三分至五分，重用六分至八分，极重一钱。配白檀香、炙食盐治胸脘气滞；合姜半夏、川贝、柴胡治肝脾痰疟。配栝蒌仁、生石膏、甘草节、蒲公英、银花、没药、皂角、青橘叶

消乳房结核；合小茴香、炒橘核、炙延胡、川楝子、山楂核、焦山栀、乌药、生甘梢治下焦疝气。

王好古曰：陈皮治高，青皮治低，与枳壳治胸膈，枳实治胃肠同意。朱震亨曰：青皮乃肝胆二经之气分药，故人多怒，有滞气，胁下有郁积及小腹疝痛用之，以疏通二经之气也，若炒黑则入血分。李时珍曰：青皮乃橘之未黄而色青者，薄而光，其气芬烈，炒之以醋。所谓肝欲散，急食辛以散之，以酸泄之，以苦降之也。陈皮浮而升，入脾肺气分；青皮沉而降，入肝胆气分。一体二用，物理自然也。小儿消积多用青皮，最能发汗，有汗者不可用。以余所验，青皮与柴胡皆为和解三焦肝气之驶药，俱能达膜以发汗。惟柴胡疏上焦肝气，青皮平下焦肝气。肝气郁而不达者，利于柴胡；肝气横而上升者，利于青皮。若中气虚弱者忌，孕妇气虚下陷者尤忌。

**杜藿梗**　芳草类。即藿香之茎身，广产者良，但叶甚少。土人每以排草叶伪充，最难辨别。须于茎上刮去色绿未经霉坏者方效。但今药肆广藿梗每有蒸遏浊气，不如浙江土产者气味纯正，故予喜用杜藿梗。

味淡微辛，性平微温。宣气和中，疏滞辟秽。止霍乱而平呕逆，调脾胃而醒气机。

按：杜藿梗入脾、胃二经，为疏中快气，化水辟瘴之药，轻用二钱，重用三钱。配厚朴、广皮、防己、大豆卷、茯苓皮治湿郁中焦；合苍术、赤苓、谷芽、橘红、六和曲治湿滞胃钝。配枳壳、焦栀、黄芩、前胡、川朴、大腹皮、佩兰叶、淡豆豉、紫金片治湿温夹秽；合滑石、通草、川朴、广皮、猪苓、伏苓皮、白蔻仁、大腹皮、冬瓜子治暑湿白痢。

《寿世医窍》曰：湿阻脾困，藿香梗之气香体空，能运动而调达之。佐白术则补而不泻，佐苍术则燥而不枯。同香薷散暑甚速，合茯苓利水最捷。不寒不热，脾家良药。唐容川曰：藿梗之利，既居上下之交而气味和平，则不升不降，一主于和，所以专和脾胃之气也。以予所验，藿香梗味淡气芬，芳能宣肺气以辟秽，淡能渗湿以和中，为和解上中二焦之良药。惟胃热化燥，阴虚火旺，中无留湿者均忌。

**薄荷梗**　芳草类。即南薄荷之茎身。味淡微辛，性平气缓。轻宣肺气，略解表邪；清利咽喉，缓通关节。药力虽薄，虚体相宜。

按：薄荷梗入肺、肝二经，为疏风泄热，利气和肝之药。轻用一钱，重用二钱。配紫苏梗、广皮红、栝蒌皮、牛蒡子、苦桔梗治感冒风热；合竹茹、冬桑叶、丝瓜络、广橘络、佛手干治气阻肝络。

唐容川曰：凡药之茎身在根梢之间，居不升不降之界，自主于和，然亦有偏于升、偏于降者，亦视气味之轻重以定之也。则薄荷梗味虽微辛而淡，不比其叶之升散而气质轻扬，轻则气浮而走皮毛以宣肺气，扬则气升而上头目以散风热。用梗而不用叶者，取其微辛力薄，故治虚体感冒皆可，随症酌用，无所避忌。

**新会皮**　果类。产粤东新会，陈久者良，一名广皮。阴虚干咳，蜜水制用；妇人乳房痈癖，醋拌炒用。

味辛微甘，性温气芳。快膈调中，燥湿止泻。止嗽定呕，颇有中和之妙；清痰利气，劫无峻烈之厌。

按：新会皮入肺、脾、胃三经，为宣上疏中，和气调胃之药。轻用一钱至钱半，重用二钱至三钱。配广藿香治霍乱吐泻；合生姜治反胃吐食；配麝香治妇人乳

痛；合甘草治产后乳吹；配枳壳治痰膈气
胀；合竹茹治气逆呃噫；配鲜生姜、广木
香治脾寒胀满；合食盐、白蜜治胃中停
滞。配姜半夏、浙茯苓、清炙草治肺胃痰
饮；合赤苓、猪苓、泽泻治脾肾湿热。张
洁古曰：陈皮、枳壳利其气而痰自下，同
杏仁治大肠气秘，同桃仁治大肠血秘，皆
取其通义也。

李东垣曰：广橘皮气薄味厚，可升可
降，为脾肺二经气分药，留白则补脾胃，
去白则理肺气。其体轻浮，一能导胸中寒
邪，二破滞气，三益脾胃。加青皮减半用
之，善去滞气，推陈致新。但多用、久
服，亦能损元气也。

李时珍曰：广橘皮苦能泄能燥，辛能
散，温能和。其治百病，总是取其理气燥
湿之功，同补药能补，同泻药能泻，同升
药则升，同降药则降，随配合而为之补泻
升降也。合观众说，则新会皮为和解肺脾
胃之良药，惟中气虚，气不归元者忌与耗
气药同用，胃虚有火呕吐者忌与温热香燥
药同用，阴虚咳嗽有痰者忌与半夏、南星
等同用。

**阴阳水**　水类。即新汲水与百沸水和
匀，一名生熟汤。又井水与天雨水同用，
煎百沸，亦名阴阳水。

味淡微咸，性平气清。善能洗涤胃
肠，专治霍乱吐利。

按：阴阳水入大小肠、胃三经，为升
清降浊，调阴和阳之药。轻用二碗，重用
四碗。陈藏器曰：凡痰疟及宿食毒恶之
物，肿胀而作干霍乱者，即以食盐、阴阳
水中进一二升，令吐尽痰食即愈。李时珍
曰：上焦主纳，中焦主化，下焦主出，三
焦通利，阴阳调和，升降周流则脏腑畅
达，一失其道，二气淆乱，浊阴不降，清
阳不升，故发为霍乱吐利之病。饮此汤辄
定者，分其阴阳，使得其平也。故凡呕吐

不能纳食及药，危甚者饮数口即定。汪讱
庵曰：霍乱有寒热二种，猝然患此，脉候
未审，慎勿轻投偏寒、偏热之药，曾见有
霍乱服姜汤而立毙者，惟饮阴阳水为最
稳。王孟英曰：汲井泉以上升，天雨水而
下降，故汲者于新而降者宜热也，以之煎
疟疾药，盖取分解寒热之邪而和其阴
阳也。

## 和解三焦药 计四品

**制香附**　芳草类。入血分补虚，童便
浸炒；调气，盐浸炒；行经络，酒浸炒；
消积聚，醋浸炒；气血不调，胸膈不利则
四者兼制；肥盛多痰，姜汁浸炒；止崩漏
血，童便制，炒黑；走表药中则生用之。

味苦微辛，性平气芳。生用上行胸
膈，外达皮毛；熟用下走肝肾，外彻腰
足。利三焦而解六郁，引血药以至气分。
止崩带而调月候，消痞满而除腹痛。

按：香附入肺、肝、三焦三经，为调
气开郁，和血疏滞之药。轻用钱半至二
钱，重用三钱至四钱。配参、术则益气；
合归、地则调血。配沉香、木香则升降诸
气；合苍术、川芎则解诸郁。配山栀、小
川连则降火清热；合小茴、补骨脂则引气
归元。配紫苏、葱白、豆豉则散寒解表；
合枳壳、厚朴、半夏则决壅消胀。配茯
苓、广皮、炙草则交心肾；合青皮、三
棱、莪术则消磨结块。配艾叶、沉香、紫
石英则暖子宫而种子；合潞参、黄芪、炙
草则疏滞而补虚。李时珍曰：制香附炒黑
止血，童便浸炒入血分而补虚，盐水浸炒
入血分而润燥，青盐炒补肾虚，酒浸炒行
经络，醋浸炒消积聚，姜汁炒化痰饮。乃
气病之总司，妇科之主帅也。大抵妇人多
郁，气行则解，故服之尤效。非宜于妇
人，不宜于男子也。沈芊绿曰：香附乃妇

人仙药，总治诸郁，虽通行十二经八脉，气分实则入血中快气，能引血药至气分而生血，为肝、三焦气分主药。惟李中梓曰：此治标之剂，气实血未大虚者宜之，不然恐损气而伤血，愈致其疾矣。故缪氏《经疏》曰：月事先期，血热也，法当凉血，禁用此药，误犯则愈先期矣。

**全青蒿** 隰草类。《本经》名草蒿，茎紫者良。

味苦性寒，气芳质轻。茎与叶清芬透络，善解湿热，故疗热黄而除久疟；子则苦寒直降，专清伏暑，故治痨热而除骨蒸。兼能杀虫，亦消尸疰。

按：全青蒿入肝、胆、三焦三经，为清暑透络，除热清蒸之药。轻用一钱至钱半，重用二钱至三钱。配桂心、陈酒治疟痰寒热；合细辛、石膏治牙风肿痛。配党参、麦冬、陈仓米治虚劳盗汗；合杏仁、胆汁、童便治骨蒸烦热。配生鳖甲、桑叶、丹皮、知母、花粉治伏暑夜疟；合地骨皮、川朴、知母、乌梅、童便治肝肾伏热。

张路玉曰：青蒿有二种：一发于早春，叶青如绵茵陈，专泻内丁之火，能利水道，与绵茵陈之性不甚远；一盛于夏秋，微黄如地肤子，其茎紫，专司甲乙之令，为少阳、厥阴血分之药。有杀虫之功，善治骨蒸痨热而不伤伐骨节中阳和之气者，以其得春升之令最早也。此与角蒿之性大都相类。其子又能明目，善清肝肾之虚热，但性偏苦寒，脾弱虚寒泄泻者勿服。王秉衡曰：青蒿专解湿热而气芳香，故为湿温疫疠妙药，又清肝胆血分之伏热，故为女子淋带，小儿痫痉疳蠠之神剂，惟味甚苦，胃气虚弱者须回护也。吴鞠通曰：青蒿芳香透络，从少阳领邪外出，虽较柴胡力软而气禀清芬，逐秽开络之功则较柴胡有独胜。

就予所知，吾绍通行黄蒿，味纯苦而气芬，叶主上散而子主下降，故全青蒿为和解肝、胆、三焦之良药；杭省通行青蒿，味淡微苦，而清香之气远不及黄蒿，故与绵茵陈之用相同，但能清渗湿热而乏透络散邪之力也。

**桔梗** 山草类。味甘者为荠苨，苦者为桔梗，咬之臭清者为木梗，不堪入药。

味辛微苦，性平质轻。开宣肺气，通鼻塞而利咽喉；表散风寒，快胸膈而疗头目。腹满与肠鸣皆效，干咳同白痢并治。其芦生研末，白汤调服，吐膈上风热实痰。

按：桔梗入肺、心、肾、肠四经，为开发和解，疏利三焦之药。轻用八分至一钱，重用钱半至二钱。配枳壳治胸膈痞满；合甘草治咽喉痹阻。配银花、连翘治肺痈唾脓；合川贝、巴霜（即三白散）治膈上痰闭。配荆芥、防风、连翘、生甘治时毒喉痛；合桑叶、茶菊、木贼、谷精治肝风眼黑。

朱丹溪曰：干咳由痰火郁在肺中，宜桔梗开之；痢疾腹痛由肺气郁在大肠，亦宜此以开之，后用痢药。

张隐庵曰：桔梗治少阳之胁痛，上焦之胸痹，中焦之肠鸣，下焦之腹满。又惊则气上，恐则气下，悸则动中，是桔梗为气分之药，皆可治也。

张元素不参经义，谓为舟楫之药，载诸药而不沉。今人熟念在口，终身不忘。若以元素杜撰之言为是，则《本经》几可废矣。

徐洄溪曰：桔梗升提，凡嗽症、血症，非降纳不可，此品却与相反用之，无不受害。故桔梗同清火疏痰之药犹无大害，若与辛燥等药无不气逆痰升，涎潮血涌，余目睹甚多。

绮石曰：桔梗禀至清之气，具升浮之

性，兼微苦之味。气清故能清金，性升故能载陷，微苦故能降火。且其质不燥不滞，无偏胜之弊。世之医者每畏其开提发散，而于补中不敢轻用、多用，没其善而掩其功，可惜也。

王秉衡曰：桔梗开肺气之结，宣心气之郁。肺气开则腑气通，故亦治腹痛下痢。昔人谓其升中有降是也。然毕竟升药，病属上焦实证，而下焦无病者固宜，若下焦阴虚而浮，火易动者即忌，或病虽在上，而来源于下者亦忌。总惟邪痹于肺，气郁于心，结在阳分者始可用之，如咽喉痰水等症，惟风寒邪闭者宜之，不但

阴虚内伤为禁，即火毒上升之宜清降者，亦为禁药。

**鲜荷梗**　果类。

味苦微涩，性平质轻。色青入胆，上止吐衄，下止崩痢；中空通气，兼能利尿，亦消浮肿。

按：鲜荷梗入胃、肝、胆、膀胱四经，为升清降浊，疏通三焦之药。轻用五寸，重用八寸。配蒲黄治吐血不止；合贼草治脱肛不收。李东垣曰：荷梗生于水土之下，污秽之中，其色青，其中空，疏达小肠、胆气以补助胃中升发之清气，凡阴虚于下，肝气上升者亦忌。

# 卷五　开透剂 统计三十六品

## 芳香开窍药 计七品

**鲜石菖蒲**　水草类。石生，细而节密者佳。根叶并用，微炒香或搓熟生冲，勿犯铁器。

味辛性温，气芳质清。开心孔，通九窍；明耳目，出声音。风寒湿痹宜求，咳逆上气莫缺。治噤口痢，屡用辄效；止小便利，亦有殊功。清解药用之，赖以驱痰积之停留；滋养药用之，藉以宣心思之郁结。

按：石菖蒲入心、胃二经，为开发心阳，温健胃气之药。轻用八分至一钱，重用则钱半至二钱。配犀角、连翘、鲜生地，治热邪入络神昏；合人参、茯苓、石莲肉，治痢疾噤口不食。

洄溪老人云：菖蒲能于水石中横行四达，辛烈芳香，则其气之盛可知，故入于人身亦能不为湿滞痰涎所阻。王秉衡曰：石菖蒲舒心气、畅心神、怡心情、益心智妙药也，而世俗有散心之说，不知创自何人，审是，则周文王嗜此，何以多男而寿考耶？但性温助阳，凡阳亢阴虚鳏寡失合者均忌。

**连翘心**　隰草类。

味辛性平，气香质滑。开包络气壅，除心家客热，兼通小便，亦利五淋。

按：连翘心入心与心包络二经，为辛通心窍，芳香化浊之药。轻用三分至五分，重用八分至一钱。配灯芯、莲子心、竹叶卷心，开络闭而清心神；合藕节、生草梢、红甘蔗梢，止淋痛而利尿道。汪颖曰：连翘状似人心，两片合成，其胡仁甚香，乃心与包络气分主药也。故叶香岩先生但用其心，以心能入心，取其芳香化秽浊而利心窍也。但香气甚烈，心气虚而神不守舍者，最忌。

**胡荽子**　菜类。一名原荽，又名香荽子、胡菜，略炒用。

味辛性温，气香质燥。内通心窍，外达四肢。发寒郁之痘疹，消冷滞之谷食。兼解肉毒，亦杀鱼腥。

按：胡荽子入心经，兼入肺、脾、胃三经，为芳香辟秽，辛通里窍之药。轻用六分至八分，重用一钱至钱半。炒研配砂糖、生姜，治赤白痢疾；煎汤用麸皮、乳香，熏痔漏脱肛。但辛香发散，气虚人不宜食；痘疹出不快，非风寒外袭，秽恶触犯不宜食；一切补药及药中有白术、丹皮均忌。

**薄荷霜**　芳草类。一名薄荷脑，又名薄荷饼，制作尖锭，则为薄荷锭。

味辛而香，性凉而散。宽胸开膈，消闷止疼。兴奋心脏之机能，活泼神经之作用。亢进知觉，唤醒昏迷。

按：薄荷霜入心、肺、脑三经，为芳香辟秽，辛凉开窍之药。轻用一厘，重用二厘。配连翘心、辛夷仁为末，治痧秽中恶；合净樟脑、熟猪油调膏，搽脑病腰疼。西医云：薄荷脑之功用，外治最灵。如搽患处，能治各种脑气筋疼；用酒化，以棉花蘸塞牙痛穴内，善治牙痛。但香散太烈，最伤脑气，切勿多用、久用，气虚者尤忌。

**苏合香** 香木类。出天竺、昆仑诸国，由诸香汁合成。其质如黏胶者为苏合油，色微绿如雉斑者良，微黄者次之，紫赤者又次之。以簪挑起径尺不断如丝，渐屈起如钩者为上，以少许擦手心，香透手背者真。忌经火。

味辛性温，气香质润。逐邪辟恶，开窍通神。能消山岚恶瘴，善开痰凝气厥。兼解虫毒，亦去三虫。

按：苏合香入心、脑、肺、胃四经，为开透关窍，兴奋气机之药。轻用五滴，重用八滴。配犀角、麝香，治大人疯癫、小儿痉痫；合香附、沉檀，治痧秽霍乱、中恶绞痛。配米粉、轻粉，等分蜜丸，治水肿特效；合樟脑、蛇床、猪油调膏，擦疥癣甚验。

沈括《笔谈》云：黄文正公气羸多病，宋真宗面赐药酒一瓶，令空心服之，可以和气血，辟外邪。公饮之，大觉安健，次日称谢。上曰：此苏合香酒也。每酒一斗入苏合香丸一两，同煮极透，能调和五脏，却腹中诸疾，每冒寒夙兴，则饮一杯而安。自此臣庶之家皆仿为之，从此盛行于世。但辛烈气窜，阴虚火旺者忌，气虚痰多者亦忌。

**麝脐香** 兽类。麝见人捕而剔其香，为生者最佳，当门子亦妙，散香最劣。因价昂多有作伪者。华人云：或搀辛夷仁末，或搀荔枝核末以伪之。西人云：内杂鼻烟血块、铅、铁、碱等，图增分两。欲辨真伪，须于炭火上，有油滚出而成焦黑者真，若假则化白灰而为木类也。

味颇苦辣，气极芳香；性温而烈，质润有油。内透骨髓，外彻皮毛；开窍通经，穿筋入络。兴奋神经之机能，增多原夫之分泌。定痉痫而理客忤，杀虫蛊而去风痰。辟恶逐秽，催生堕胎。能蚀溃疮之脓，善消瓜果之积。

按：麝脐香通行十二经及奇经八脉，为开关利窍，走窜飞扬之药。轻用一厘至二厘，重用三厘至五厘，极重一分。配青油和灌，治中风不省；合乳汁调服，治中恶客忤。配肉桂末，饭和为丸，治诸果成积，伤脾作胀；合枳椇子，煎汤送下，治饮酒过多，消渴不止。配桂心末，温酒调服，治死胎不下；合雄黄末，羊肝裹吞，治误中虫毒。配香油，绵裹塞牙，治牙虫作痛；合炒盐，包熨患处，治偏正头痛。

李时珍发明麝香曰：严济生谓：中风病必先用麝香，盖因麝香走窜，能通诸窍之不利，开经络之壅遏。若诸风、诸气、诸血、诸痛、惊痫、癥瘕诸病，经络闭塞，孔窍不利者，用为引导，以开之、通之，最效。但不可过耳。

曹锡畴《麝香辨》云：一、麝香堕胎，妇女咸知，孕妇不独不敢服，且不敢嗅。故凡膏丹丸散内有麝香，则云孕妇忌服。麝香下胎之说，已几百年于兹矣。岂知《神农本草经》原文二十八字并无"孕妇忌服"之四字。至《名医别录》始见有"堕胎"二字，诸家仍之，遂为堕胎作俑，然其采《日华本草》一条，则又云：纳子宫，暖水脏，止冷带下。如此则补胎圣药也，何得指为堕胎乎？

更将西书互参，如孔继良译撰之《西药略释》，言其功用为壮脑安神（显然补药），言其主治，凡腹痛抽筋（治霍乱极佳），作闷作呕及干咳症，服此最妙，兼治妇人周身不安，气虚血弱，头昏目眩（疔疮门合雄黄、朱砂治眼花），心跳肚痛（犯胎药能如是乎），胃不消化，月经不调等症（据此不伤胎且能种子）。其服法每用一分至三分，日三四次。洪士提反之，《万国药方》言其功用能解转筋行血，言其主治为病人虚弱、心悸、久噯气。

由此观之，所谓下胎者何在？每见用以下私胎者，服至一钱八分，仍无影响，尚且常见重用此药，一而再，再而三，犹屹然不动。

二、麝香治中风症，古方用者甚多，甚有治中风不语，用至二钱，此等胆识，真驾乎西医之上。自东垣学说出，用者日少，试述其说而辨正之。东垣云：风在骨髓者宜用，若在肌肉，用之则引入骨。

按：中风本属脑病，脑居骨内，何用引为？麝香乃壮脑之药，以之治中风病，开关通窍，固正攻邪，甚为合拍。反谓引邪入骨，如油入面，遂使良药见疑，沉疴莫起，深可惜也。

三、麝香止呕，法见张子和《儒门事亲》。子和喜用吐法，间有吐不止者，则用此以止之，惟时医鲜用，故少见多怪。余初用时，不独病家不肯服，而药肆间人服剂亦不肯卖，止得引古证今，详为开导，并将通用方之重用麝香者示之，始得释然。而近年则司空见惯，甚至妇人、女子亦能用之，此无他，以其效验之速也。

西医用皮肤针将吗啡射入皮内以止呕，不经脏腑，间道入血，颇为直捷，然仍不如麝香之有把握。余经用数年，不验者极少，其有服至两次者。故一切内外等症，凡有呕吐者，无不效。其服法：用正川麝香一分，清茶吞下，约十五分钟久，即行服药，定必止呕，切勿以汤药同服，反为不应。甚者须用滚水同研，俟麝香溶化，即行与服；或加烧酒数滴，研匀，滚水冲服；或用麝香酒亦佳，此酒须平时预备，如将麝香一钱，浸烧酒三钱，每酒一分计有麝香三分之力，用时加水冲服，此西医制法也，颇便利，余喜用之。

曹氏此辨可谓发前人所未发者矣，于是而麝香之功用乃大白于天下。

**龙脑香**　香草类。一名冰片，又名片脑。白如冰，作梅花片者良。头梅为上，二梅次之，三梅又次之。

味辛苦，性微温。气极芳香，质亦轻松。开通关窍，芳透郁火。疗喉痹，平脑痛；消鼻瘜，除齿痛。催妇人产难，起小儿痘陷。善消风而化湿，使耳聪而目明。

按：龙脑香入脑、肺、肝三经，为宣窍开闭，穿经透络之药。轻用一厘至二厘，重用三厘至五厘。研末点目翳舌出最灵，烧烟熏鼻塞脑疼亦效。配灯芯灰、黄柏灰、枯白矾研细，吹风热喉痹；合制南星、乌梅炭、硼砂末擦齿，开中风牙噤。李时珍曰：古方眼科、小儿科皆言龙脑辛凉，能入心经，故治目病惊风，痘疮倒靥者多用之。其实目病、惊病、痘病皆火病也，火郁则发之。龙脑辛香发散，使壅塞通利，则经络条达，而惊风自平，疮毒自出。但辛散太烈，凡中风非由外来风邪而由气血虚，小儿吐泻后成慢脾风，亦属虚寒，非若急惊、实热，均忌。目昏暗，由肝肾虚，不宜入点药。

东医诸子氏等试验云：龙脑有镇静或麻痹之效，然因是而生之害亦不少。试投龙脑于温血动物，则反射机能减退，心脏及血管亦渐渐麻痹，因是而血压大为沉降，至于死亡。故以龙脑之有害也，宁废弃之，况其价亦不廉乎！然以余所验，轻用、暂用，实有奇功，而亦无大害。

## 幽香开窍药　计四品

**牛黄**　兽类。产西戎者为西黄，产广东者名广黄。试真假法：揩摩透甲，其体轻气香，置舌上，先苦后甘，清凉透心者为真。喝迫而得者名生神黄，圆滑，外有血丝，嫩黄层多者为上。杀后取之者，其形虽圆，下面必扁者，次之。在角中者名角黄，心中剥得者名心黄，胆中得之者名胆黄，则又次之。

味苦性凉，体轻气香。平肝阳，泄心火，镇热盛之狂痉；通里窍，透包络，清痰迷之神昏。

按：牛黄入心与包络、肝、胃四经，为幽香开窍，轻清透络之药。轻用五厘至一分，重用二分至三分，极重八分。配朱砂、黄连、郁金、菖蒲，治热陷神昏；合犀角、羚角、玳瑁、金汁，治风动痉厥。配竹沥、梨汁、麝香，治大人中风不语；合黄连、生甘、白蜜，治婴儿胎热风痉。

王晋三曰：凡温邪内陷包络，舌绛神昏者，必借牛黄幽香物性，内透包络，立展神明，非他药所可及。戴北山曰：热入心包者，神识虽昏，多清少然[1]，神清时犹省人语，宜以黄连、犀角、羚羊角为君。热直入心脏，则昏沉而厥，全不省人事矣，最为难救，重用牛黄，犹可十中救一，须用至钱许，少则无济。非若小儿惊风诸方，每用分许即可有效。

徐洄溪曰：牛之精气不能运于周身则成黄，牛肉本能健脾化痰，而黄之功用尤速。且黄多结于心下，故又能入心与包络，以驱热涤痰而益其精气也。

唐容川曰：牛黄系牛之病，多生肝胆中，或生心膈间，或生角中，能自行吐出。盖火发于肝胆而走于膈膜，以达周身，故牛黄生无定处，皆是其膈膜中火所生也。因火生痰结而为黄，是盖牛之痰积也。以牛之痰积治人之痰积，为同气相求，以敌诱敌之妙剂。其黄由火而生，故成为火味而苦；色黄气香，故用以退泻人身中之火气；幽香善走，故透达经络脏腑而无所不到；其去痰者，火降则痰顺也。

**安息香**　香木类。出西戎及南海波斯国。树中脂也，如胶如饴。今安南、三佛齐诸番皆有之。如饴者曰安息香，紫、黄、黑相和如玛瑙，研之色白为上；粗黑中夹砂石、树皮者为次，乃渣滓结成也；质屑末不成块者为下，恐有他香夹杂也。烧之集鼠者为真，修制最忌经火。

西医云：安息香产海南波斯及暹罗国邻近诸岛。入药者有二种，一则成块如松香；一则颗粒粘连，内含一色略白，凝结一圈者，其色棕黑，均堪取用。第药肆中所售者，类多混杂，宜择用之。若研细作散，嗅之即能令人喷嚏。

味先甜而后辣，气清芬而性平。香而不燥，窜而不烈。止猝然心痛、呕逆，疗中恶气逆、痰迷。辟秽除邪，服之令人气畅；开关通窍，烧之令人神清。

按：安息香入心、肺、脑三经，为行气化痰，宣窍清神之药。轻用一分至二分，重用三分至五分。配炒黑丑、杜牛膝，下妇人鬼胎；合杜藿香梗、母丁香，止小儿肚痛。石顽老人云：安息香治妇人为邪祟所凭，夜与鬼交，烧烟熏丹田穴永断，故传尸痨瘵咸用之。其苏合香丸、至宝丹用之，各有转日回天之功，洵非寻常方药可比也。东西医治作用曰：安息香为行气药、化痰药、止血药，如年老人，久患咳症可以酒化。

安息香用法：将安息香气吹入口内，令其渐透进肺部。其一法，则用炭火一炉，以安息香放入炉内，俟其发烟上腾，令咳者纳其烟入口；又一法，则用沸水一罂[2]，以安息香放入其中，则此香发气上升，亦令咳者吸入口内。以上各种疗治之法，凡患咳症均能疗治。至外治恶疮，或

---

① 少然：短暂貌。

② 罂（yīng 英）：小口大腹的瓶。

用安息香酒及甘油调匀涂之，或用酒开搽之均可。

**连翘**　隰草类。根名连轺。《逢原》云：如无根，以实代之。

味苦辛，性凉散；气清芬，质轻浮。泻心家客热，散诸经血积。排脓止痛，通窍聪耳。善消鼠瘰痈肿，能除恶疮瘿瘤。兼通月经，亦利小便。

按：连翘入心与包络二经，兼入胃、小肠二经，为苦泻心火，芳透络热之药。轻用钱半至二钱，重用三钱至四钱。配银花、牛蒡、荆芥穗、淡豆豉，治风温发热；合香薷、厚朴、银花、扁豆花，治冒暑无汗。配薄荷、蝉衣、苇茎、焦栀皮、绿豆皮，治风热时郁；合地丁、天葵、野菊、鲜银花、蒲公英，治温毒天花。张元素曰：连翘之用有三。一泻心经客热，二去上焦诸热，三为疮家圣药。故张路玉曰：十二经疮药中不可无此。但性味苦寒，仅可以治热肿痈疽。溃后脓清色淡，及胃弱食少者，均忌。

**广郁金**　芳草类。市肆所售广郁金即川郁金，体圆尾锐，外皮糙白粗皱，折开质坚色黄，嗅之微香不烈；川郁金即温州所产之郁金，质坚色黑，香气尤微。

味甘带苦，性平微香。凉心开郁，平肝止疼。治妇人倒经鼻红，定女子宿血心痛。

按：广郁金入心与包络、肝、胃四经，为降气解郁，凉血散瘀之药。轻用钱半至二钱，重用三钱至五钱。配白矾、朱砂治妇人失心风痫；合姜汁、童便治产后败血冲心。配升麻，胆矾，善解蛊毒；合降香、香附，最平肝气。

缪仲淳曰：郁金本属血分之气药，其治诸血症者，正谓血之上行皆属内热火炎。此药能降气，气降即火降，而其性又入血分，故能降下火气，使血不妄行也。

张路玉曰：广郁金幽香不烈，先升后降，入心及包络，治吐血、衄血、唾血、血腥、血淋、尿血及妇人经脉逆行，皆破宿生新之功。凡病属真阴虚极，阴火宿血上溢，而非心热气逆，肝火动血者均忌。陈修园曰：女科谓妇人之病多起于郁，郁金能解诸郁，为妇科之良药，而不知此药《神农本草经》不载，而《唐本》有之。

《唐本》云：郁金味苦寒，主血积下气，生肌下血，破恶血、血淋、尿血、金疮。原方只有此二十三字，并无"解郁"二字，不见经传，切不可惑此邪说。若经水不调，因实而闭者，不妨以此决之，若因虚而闭者，是其寇仇。且病起于郁者，即《内经》所谓二阳之病发心脾，大有深旨，若错认此药为解郁而频用之，十不救一。至于怀孕，最忌攻破，此药更不可以沾唇，即在产后，非热结停瘀者，亦不可轻用。若外邪未尽者，以此擅攻其内，则邪气乘虚而内陷；若气血两虚者，以此重虚其虚，则气血无根而暴脱，此女科习用郁金之害人也。

## 轻清透络药　计十九品

**皂角刺**　乔木类。一名天丁。去尖用，否则脱入须发。

味淡微辛，性平质轻。善开泄而上行，极锋锐以达病。痘疹气滞，不能起顶灌脓者最效；大风恶疾，甚至鼻崩眉落者亦验。善散痈疡，专解蛊毒；兼治妒乳①，亦下胎衣。

按：皂角刺入肺、胃二经，兼入子宫，为搜拔风毒，锋利透络之药。轻用二分至三分，重用五分至八分，若烧灰为

---

① 妒乳：病证名。指两乳涨硬疼痛或乳头生疮的病证。出《肘后备急方》卷五。

末，可用三钱，煮粥服有用之八钱者。烧灰配蛤粉、青皮同研，酒送，治妇人乳痈；合朴硝、冰片少许，掺舌，消小儿重舌。配胡桃肉、炒槐米为末，米饮调下，止肠风下血；合补骨脂、冬葵子同研，无灰酒服，通小便淋闭。

杨士瀛曰：皂角刺能引诸药性上行，治上焦病最妙。朱丹溪曰：能引至痈疽溃处，甚验。李时珍曰：皂荚刺治风杀虫，功与角同，但其锐利直达病所为异耳。吴坤安曰：凡斑不得透，毒不得解，疹点隐隐不能外达者，必加皂角刺数分以透之。但性善开泄，透表过锐，肿疡服之即消，溃疡服之难敛。凡痘疹、痈疽，气虚者慎勿误用。即痘疮血滞，不能起顶灌脓，又需陵鲤，亦非角刺所宜。

**山栀子**　灌木类。清上、中焦热生用，治下焦热病及止血炒黑用。内热用子，表热用皮。

味苦性寒，体轻质浮。清宣心肺之郁热，善治胸中懊憹，烦不得眠；凉泻三焦之湿火，能疏脐下血滞，小便不利。面赤酒皶最效，血淋黄疸并疗。

按：山栀子入心、肺、胃三经，为清宣郁火，凉透上焦之药。轻用钱半至二钱，重用三钱至四钱。配片芩，善清肺热；合豆豉，凉解胸闷。配连翘、竹叶，除心中烦闷；合黄柏、茵陈，消五种阳黄。配厚朴、枳实，治胸闷膈热；合生藕、茅根，治赤痢血淋。

徐洄溪曰：栀子体轻虚，走上而不走下，故入心肺；色正黄，故入胃。胃家蕴热蒸心，此能除之。又胃主肌肉，肌肉有近筋骨者，有近皮毛者，栀子形开似肺，肺主皮毛，故专治肌肉热毒之见于皮毛者也。但苦寒泻火，凡脾胃虚弱，血虚发热，心肺无邪，小便闭由膀胱气虚者，均忌。

**紫草**　山草类。广西产色深紫而脆者良，嫩苗尤良。酒洗用。若淡紫质坚者，曰紫梗，不入药。

味苦甘咸，性凉质滑。凉而不凝，滑以利窍。内通络脉，外达皮毛。透血热之痘疹，解火壅之疮毒。

按：紫草专入肝经，兼入心包络，为凉血宣发，泄热解毒之药。轻用一钱至钱半，重用二钱至三钱。配栝蒌仁煎汤，通肠痈便闭；合腰黄熬汁，点痘毒黑疔。配广皮红、葱白，消解痘毒；合鲜大青叶、连翘，宣发瘄疹。

李时珍曰：紫草味甘咸而性寒，入心包络及肝经血分，其功专于凉血活血，利大小肠。故痘疹欲出未出，血热毒盛，大便闭涩者宜用之。已出而紫黑，便闭者亦可用。若已出而红活及白陷，大便利者切忌。故杨士瀛曰：紫草治痘，能导大便，使发出亦轻，得木香、白术佐之，尤为有益。又曾世荣《活幼新书》云：紫草性寒，小儿脾气实者犹可用，脾气虚者反能作泻。古方惟用茸，取其初得阳气，以发痘疹，今人不达此理，一概用之，非矣。唐容川曰：痘科所用紫草，即紫草之嫩苗也。今人于前四朝凉血利窍，则用紫草；若痘局布齐后，即用紫草茸，以血热未清，于凉血中兼寓升散之义也。今肆中所用色紫，而形如松膏者，乃系洋内树脂，与紫草茸迥异，医俱不察而用之，不可不急为之辨。

**牡丹皮**　芳草类。酒洗净，曝干勿见火。

味辛微苦，性平微寒。气香而窜，故治无汗之骨蒸；色赤入血，故清络中之伏热。风噤与风痹可散，头痛与腰痛皆效。既平寒热癥瘕，亦除癥坚瘀血。胎前慎用，产后最良。

按：牡丹皮入心经，兼入肝、肾、心

包三经，为清透伏火，宣散血热之药。轻用一钱至钱半，重用二钱至三钱。配桑叶、竹茹，清胆热而散肝火；合山栀、连翘，透包络以泻心热。配地骨皮及四物，治血虚之骨蒸；合东白薇入六味，泻包中之伏火。

张路玉曰：丹皮味辛气窜，能开发陷伏之邪外散，惟自汗多者勿用，为能走泄津液也；痘疹初起勿用，为其专散血，不无根脚散阔之虑。又凡妇人血崩及过期不净属于寒者，禁用。王秉衡曰：丹皮气香味辛，为血中气药，专行血破瘀，故能堕胎消癖。所谓能止血者，瘀去则新血自安，非丹皮真能止血也。血虚而外感风寒，可用以发汗，若无瘀而血热妄行及血虚而无外感者，皆不可用。惟入于养阴剂中，则阴药藉以宣行而不滞，并可收其凉血之功，故阴虚人热入血分而患赤痢者，最为妙品。然气香而浊，极易作呕，胃弱者服之即吐，诸家本草未言及，用者审之。

**新绛** 藏器类。丝线用红花膏染透，古时用茜草膏染成，煎之，丝线淡黄者真。

味先觉甘淡，后乃微酸苦。性即平和，质亦柔润。煎汤，通肝经而透络脉，使瘀热转出气分；烧灰，敛血海而止崩漏，达血郁以治痛经。兼除男子消渴，又通产后淋沥。

按：新绛专入肝经，为通络和血，达郁解凝之药。轻用八分至一钱，重用钱半至二钱。配旋覆花、青葱管治肝经血著；合当归须、东白薇，治气冲血厥。配桃仁、松子仁、柏子仁、栝蒌仁，舒肝络而润肝燥；合芦笋、枇杷叶、旋覆花、郁金汁，宣肺络而透肺热。配四物、旋覆、青葱管，治血虚络郁；合四七、苏子、白前，治络滞痰湿。配墨鱼骨、真阿胶、旋覆花、青葱管，养血濡经；合鸡血藤、广橘络、淡竹茹、鲜茅根，清络止血。

王晋三曰：新绛乃红蓝花染成，并得乌梅、黄柏之监制，则通血脉之中，仍有收摄之妙。余因其义，采用新绛和血，葱管利气，再复以理气血之品，配合成方，移治郁结伤中、胸胁疼痛等症，屡有殊功。

赵晴初曰：新绛为通肝络之要药。余每用二三钱为君，臣以旋覆花、墨鱼骨、茜草根、蜜炙延胡、酒炒川楝子等，使以青葱管，或佐紫金片二三分，或佐红灵丹一二分，治妇人临经痛极而厥，及寡妇、室女肝郁胃痛，历验不爽。

昔吾乡章氏虚谷治伏暑深入肝络，血瘀气闭，亦以新绛为君，加旋覆花、青葱管、归须、桃仁、紫苏旁枝、青蒿脑、鲜茅根等反佐，来复丹一二钱，历试辄验。惟在气分者不必用。

**绛通草** 蔓草类。通草用红花膏染成，煎之，色淡黄者真。若煎成药汤鲜红者，则用洋红水伪造。

味淡微苦，性平质轻。宣肺机而通气上达，疏肝络而引热下行。既可催生，又能下乳。胎前宜禁，产后最良。

按：绛通草入肺、肝、肾三经，为通经透络，行血利窍之药。轻用八分至一钱，重用钱半至二钱。配栝蒌仁、蒲公英、小青皮，善下乳汁；合紫降香、广郁金、明乳香，能止瘀痛。配当归、泽兰、茜根，通血瘀经闭；合川甲、没药、神曲，治跌打内伤。总之此药合红花、通草之作用，凡湿热入于血分，络痹气滞，此药能上宣肺气，下利阴窍，中通络脉，善治耳聋、乳痈、水肿、五淋及胎死腹中，产后血晕等症，皆有殊功。惟气血两虚及胎前均忌。

**真琥珀** 广木类。系松香入地年久变成，内含数种松香类。色黄而明莹者名蜡珀；色若松香，红而且黄者名明珀；有香者名香珀；出高丽、日本国者，色深红，有蜂、蚁、松枝者，尤好。

味淡无臭，性平而和。先上行而清肺安心，后下降而通肾利尿。兼消瘀血，亦破结癥。肾茎作痛最灵，产妇血枕亦效。

按：真琥珀入肺、心、肝、肾四经，为安神定魂，通络散瘀之药。轻用二分至三分，重用四分至五分，极重八分。配玳瑁、朱砂，镇心安神；合钩藤、全蝎，平惊定痫；配大黄、鳖甲为散，治妇人腹内恶血瘀结作胀；合沉香、麝香为丸，治小便不通，腹大如鼓。配葱白、海金沙，治小便转胞，沙石诸淋；合三棱、延胡索，治儿枕作痛，血积诸症。

唐容川曰：琥珀乃松脂入地所化，其汁外凝，其阳内敛。擦之使热，得阳气外发而其体黏；停擦使冷，则阳气内返而其性收吸。故遇芥则能粘吸也。人身之魂，阳也，而藏于肝血阴分之中，与琥珀之阳气敛藏于阴魄之中，更无以异，是以琥珀有安魂定魄之功。

西洋化学谓：磁石、琥珀内有电气。其能吸引者，皆是电气发力能收引之也。有阴电，有阳电。凡物中含有阳电者，遇有阴电之物，即吸；若阴电与遇阴电之物，即相推，阳电与遇阳电之物，亦相推，其论甚悉。

琥珀能拾荆芥而不能吸铁，磁石能吸铁而不能拾荆芥，以所含之电气不同也。然西人单以气论，犹不如中国兼以质论，则其理尤为显然。磁石之质类铁，故以类相从而吸铁；琥珀之质能粘，故以质为用而拾荆芥。药性者，所贵体用兼论也。东西医治作用曰：琥珀之功用能行气，解转筋，渗津液，利小便，治经脉不调及羊癫风、牙关紧闭、抽风等症。然依《和汉药考》，多用为通经及利尿药，但淡渗而燥。凡阴虚内热，火炎水涸，因而小便不利者，勿服。服之愈损其阴，反致燥结之苦。

**淡竹茹** 苞木类。取竹茹法：选大青竹，磁盘刮去外膜，取第二层如麻缕者，除去屑末用之。

味性甘凉，气质清轻。善透胆络，专清胃脘。虚烦呕逆最良，吐血崩中并效。即清五志之火，亦去秽浊之邪。调气养营，可塞血窦，胎前产后，无所不宜。

按：淡竹茹入胆、胃二经，为清中通络，止呕除烦之药。轻用二钱至三钱，重用五钱至八钱。配仙半夏、川连、广皮，治胃热痰呕；合辰茯神、枳壳、黄芩，治胆热不眠。配枇杷叶、芦根、生姜，治温病呕呃；合西洋参、茯苓、炙草，治产后烦热。醋浸含漱，治齿血不止；陈酒煎服，治妇人胎动。配滁菊花、双钩藤，治风湿发痉；合霜桑叶、丝瓜络，治胎热不安。

张隐庵曰：竹茹，竹之脉络也。人身脉络不和，则吐逆而为热甚，有或寒或热者，若皮毛之血不循行于脉络，则上吐血而下崩中矣。凡此诸病，竹茹皆能治之，乃以竹之脉络而通人之脉络也。但性寒而滑，凡胃寒呕吐，感寒夹食作呕均忌。

**白茅根** 山草类。俗名地甘蔗。去皮用。

味性甘香，气质轻清。先上行而清肺定喘，后下降而通瘀利尿。凉透络中之伏火，血闭寒热最良；甘养胃腑之清津，劳伤虚羸亦效。既止吐衄诸血，又通瘀热五淋。

按：白茅根入心、肾、胃、肠四经，为凉透伏热，轻通血瘀之药。轻用三钱至五钱，重用一两至二两。配枇杷叶，治肺热气喘，温病呃逆；合芦根，治风湿发疹，食入即呕。配西茵陈，治五种黄疸；合生藕梢，治五种热淋。徐洄溪曰：白茅根交春透发，能引阳气达于四肢，又能养血清火，为清轻血热之良药。惟因寒发哕、中寒呕吐、湿痰停饮、发热，均忌。

**广橘络**　果本类。一名橘瓤上丝。酒微炒。广产者良，衢产者次之。

味淡微辛，性平质轻。宣气疏滞，舒络活血。力虽甚薄，体弱相宜。

按：广橘络入肝、肺二经，为宣畅肺气，轻通络脉之药。轻用八分至一钱，重用钱半至二钱。李时珍曰：引《大明》曰：治口渴吐酒，炒热煎汤饮，甚效。金御乘曰：橘络专能舒经络滞气，予屡用以治卫气逆于肺之脉胀，甚有效。但力究薄弱，不过取为佐使药而已。故洄溪老人云：橘内筋、荷叶边、枇杷核、山楂核、扁豆壳，皆古方书所弃，今编取之以示异。惟性极和平，服之亦无大害。

**青松叶**　香木类。一名青松针，俗名鲜松毛。

味苦微辛，性平气芳。善驱络脉之风，历节风痛最效；能燥血中之湿，阴囊湿痒可除。毛发脱者能重生，红癍痧亦有特效。

按：青松针入肝、脾二经，为通络活血，驱风燥湿之药。轻用五钱至八钱，重用一两至二两。配麻黄、陈酒，治大风恶疮；合荆芥、白芷，治中风口㖞。配食盐，酒煎含漱，消风牙肿痛；合樟脑，酒浸外搽，退风湿脚气。

昔王肯堂谓：肾阴虚，肝阳旺，因而男子遗精、女子带下者，当以清芬之品清肝，不可以苦寒之药伤胃。当以青松叶、生侧柏叶为君，佐以生地、玉竹、天冬、藕节、女贞子、旱莲草等煎膏，久服颇效。王孟英名曰清芬耐岁膏。观此则青松叶于去血中风湿外，又善清泄肝阳之作用

矣。过玉书曰：青松毛主解毒，能散血中之风，指疗用之作引，取其象形也。惟热盛火旺，易于寒泻者不必用，用亦无效。

**灯芯**　隰草类。

味淡性凉，质轻中空。宣肺气，清肺热；通心窍，降心火。煎汤通五淋，除水肿；烧灰吹喉痹，止夜啼。

按：灯芯入心、肺、小肠三经，为宣气利窍，清热行水之药。轻用三分至五分，重用六分至一钱。研末，配二苓、滑、泽、参、膏和丸，治小儿百病；烧灰，合轻粉、麝香，共研细末，搽男女阴疳。缪仲淳曰：其质轻通，其性寒，味甘淡，故能通利小肠，热气下行，从小便出。小肠为心之腑，故亦除心经热。惟其性专通利，虚脱人不宜用，气虚小便不禁者尤忌。

**竹叶卷心**　苞木类。

味甘性寒，体轻气薄。卷而质嫩，锐而中空。善通心窍，极清心火。除新久风邪之烦热，平喘咳气逆之上冲。开瘟疫之迷闷，定热壮之惊悸。

按：竹叶卷心入心、肺二经，为轻通心窍，凉透包络之药。轻用五分至一钱，重用钱半至二钱。配淮小麦、生石膏，治时行发黄；合广橘红、枇杷叶，治上气发热。汪讱庵曰：叶生竹上，故专除上焦发热，宣肺消痰，凉心解渴，故能治咳逆喘促，呕哕吐血，中风不语，小儿惊痫等症。惟风寒湿痰切忌。

**莲子心**　水果类。《纲目》名莲薏。即莲中之青心。

味苦微咸而涩，性寒气清而通。凉血热而解口渴，清心火以安心神。

按：莲子心专入心经，为清心驱热，凉血解毒之药。轻用七支至十四支，重用二十支至三十支。配糯米拌炒为末，治劳心吐血；合辰砂拌干研细，治心热遗精。

生研末米饮服，治产后血热而渴；生冲灯芯汤下，治温病心烦不寐。

吴鞠通曰：膻中为心之宫城。此药但用心者，凡心有生生不已之意。心能入心，即以清秽浊之品，便补心中生生不已之生气，救性命于微芒也。莲心甘苦咸，倒生根，由心走肾，能使心火下通于肾，又回环上升，能使肾水上潮于心，故为清宫之使。

**水芦根**　隰草类。芦与苇为二物，细不及指者为苇，其干较大者为芦根，须逆水生者良，其笋尖尤良，去须、节用。

味性甘凉，气质轻清。上宣肺络，透热郁之疹瘰；中清胃气，止热伤之噫哕；下输膀胱，止内热之泻痢。即消时疾烦闷，亦解犬马肉毒。

按：水芦根入肺、胃、肾三经，为清热止呕，解毒利尿之药。轻用八钱至一两，重用二两至三两。配芦根，治翻胃上气；合童便，治呕哕不止。配橘红、生姜，治霍乱肿胀；合连翘、薄荷，治疹瘰不透。配厚朴，益胃加餐；合麦冬，清烦消闷。配橄榄，解河豚毒；合紫苏，解鱼蟹毒。配竹茹、生姜、粳米，治干呕不食；合橘皮、通草、陈米，治呃呕尿闭。配藿香叶、枇杷叶、佩兰叶、薄荷叶、淡竹叶，治湿热脘闷；合麦门冬、浙茯苓、地骨皮、新会皮、生姜皮，治骨蒸肺痿。

邹润安曰：形如肺管，甘凉清肺。且有节之物生于水中，能不为津液闷隔而生患害者，尤能使之通利。余春山曰：阳为湿郁，不能外达下行，每见恶寒足冷。若拘伤寒、恶寒之说，投以温散，其寒反甚。但重用芦根，配以灯草，轻清甘淡，通阳利窍，滚煎热服，下咽即觉热从外达，津津汗出而解，屡验不爽。石芾南曰：芦根中空，节节通灵。凉而能透，淡而能渗，泄热化湿，两擅其长。配细辛、

白芥子、牛蒡子、苦杏仁等，既能开表，又能通里，治湿热郁蒸过极，内蒙清窍，神烦而昏，俗名湿蒙，得此芳淡开透，蒙闭即开，屡试辄验。惟舌苔白滑而腻，寒湿甚重者忌，因寒而霍乱呕吐者亦忌。

**薏苡根**　谷类。如无，以鲜菩提子根代之，功用相同。

味淡微苦，性凉质轻。行类麻黄，功胜苇茎。治肺痈，初起可消，已溃可敛；杀蛔虫，胃痛能止，腹满能除。既消黄疸，又善堕胎。

按：薏苡根入肺、胃、小肠三经，为宣肺泄热，排毒化脓之药。轻用五钱至八钱，重用二两至三两。配苇茎、桃仁、冬瓜子，专治肺痈；合芦根、茅根、枇杷叶，极清肺火。配雷丸、槟榔、使君子，能下三虫；合乌梅、胡连、炒川椒，善止胃痛。张路玉曰：去薏苡根一味，捣汁热饮三合，连饮五六次，不拘肺痈之已溃未溃，服之最捷。

**野菰根**　俗称野茭白根。生在河堰水中，形状与水芦根无异。

味辛甘凉，气质轻清。行同笋，开肌表而透疹瘰；力胜苇茎，肃肺脏而解脓排毒。兼利小便，亦止热呕。

按：野茭白根入肺、胃、肾三经，为透发疹瘰，清宣肺肾之药。轻用六钱至八钱，重用二两至三两。配淡竹茹、枇杷叶、新会皮，治胃热呕逆；合菩提根、冬瓜子、干苇茎，清肺痈脓毒。此物生于水中，横行四达，体轻中空，且系有节之物，节节通灵，状如芦笋，故入于人身，亦能不为湿滞、痰涎、脓毒所阻，走络达窍而宣通之，与活水芦笋形色、味性、功用皆同。

**紫苏旁枝**　芳草类。即紫苏两旁之嫩枝，非苏梗也。

味甘微辛，性平气芬。宣通脉络，疏

利机关。畅肝经血中之气，宣肺经气中之血。既擅和中，又能安胎。

按：紫苏旁枝入肺、胃、肝三经，为宣中透络，以枝达肢之药。轻用八分至一钱，重用钱半至二钱。配桂枝、桑枝，治四肢麻痹；合橘络、络石，治一身络郁。陈修园曰：紫苏两旁小枝，通十二经关窍脉络，观此则紫苏旁枝性主四散，能疏两胁之积气。枝多横行，能达四肢之郁血，而为十二经脉报使，十六络脉之向导，皆取其横行四达之象也。佐温、佐凉，无所不宜；胎前、产后，亦无所忌。

**大麦须** 谷类。一名大麦芒，又名大麦秸。

味淡性平，气清质轻。上宣肺络，宣气宽胸；下输膀胱，退黄利尿。

按：大麦须入肺、膀胱二经，为轻清透络，甘淡利尿之药。轻用三钱至五钱，重用一两至二两。配赤茯苓、白术、赤小豆，善治水肿；合茵陈、栀子、生锦纹，专消黄疸。惟行锐而利，其性善窜，气虚者亦宜慎用。

## 大凉透络药 计六品

**犀角** 兽类。镑①成，以热手掌摸之，香者为真，臭者假。忌油盐、乌附。按：苏颂以黑者胜，角尖尤胜，岂知原支只有一条黑色，其余皆白。故市肆每多染黑以伪之，其实色白者，亦未始无功。

味苦酸咸，性寒质坚。善透脑络，直入心脏。通里窍以清神，狂言妄语髦髵②热闷皆效；凉血热而解毒，烦毒入心风毒攻脑最灵。止血如神，杀虫亦验。既可定惊明目，又能消痈化脓。

按：犀角专入心、脑二经，兼入胃经，为通窍透热，凉血解毒之药。轻用三分至五分，重用六分至八分，极重一钱。

配牛黄、麝香、玳瑁、琥珀、朱砂，治热盛昏谵；合鲜地、丹皮、赤芍、黄连、大黄，治中风不语。研末，配竹沥、姜汁服，治风热惊痫；合地榆、生地蜜丸，治下痢鲜血。

唐容川曰：朱南阳有"如无犀角，以升麻代之"之说，以其同于一透也。岂知犀角乃清透之品，升麻乃生透之味，一重于清，一重于升，其性不同，其用自异。若夫风寒壅遏，疹点未透者，斯为升麻之任；而温邪为病，丹瘰隐现者，又系犀角之司。如以升麻为代，其肺气热者，必致喉痛，甚增喘逆；营分热者，必致吐血，轻亦衄宣。其误若此，岂可代乎？又角生于首，故用为透剂，充以下降之品，亦不可不辨。

陆九芝曰：犀角入药之始，始于《小品》芍药地黄汤，主清化瘀血，他若《外台秘要》历载犀角方，无一不涉及恶血。不独《经疏》主治悉属吐衄下血，即如汪切庵之《医方集解》，尚能历叙吐衄及畜血诸症，则汪尚能知病涉于血，方用犀角。凡属三焦大热，诸见恶血及阳毒发癍，色紫黯者，犀角之所司也。历观热入血室之病，一用犀角，邪即外达，岂不以其能深入至幽至隐者，以拔之使出乎？若夫热专在气，不涉于血，而误投犀角，送邪入里，转陷转深，永不得出，病无不死。夫以已陷之邪，犀角既能拔出，则未陷之邪，犀角既能送入，其势必然。况其性走散，比诸角尤甚，能消胎气，孕妇忌食。痘疮气虚无大热，伤寒阴虚发躁，脉沉细，足冷，渴而饮不多，且复吐出者，均忌。

---

① 镑：将药物削成薄片的一种炮制方法。
② 髦髵（màosào 冒臊）：烦闷。

**羚羊角**　兽类。古名麢[①]羊角。山羊、山驴、羚羊，三种相似，而羚羊有神，夜宿防患，以角挂树，不着地。但角弯中深锐紧小，有挂痕者真，疏慢无痕者伪。镑片用，若入丸散中，须胸前煨热，令脆，研如粉，否则粘人肠胃。

味咸性寒，体轻质坚。平脑定风，凉肝舒筋。具益气起阴之力，有安神镇痉之功。辟蛊毒不祥，验恶血注下。孕妇子痫必用，小儿急惊最灵。

按：羚羊角入脑、心、肝三经，为凉肝清脑，熄风镇痉之药。轻用五分至八分，重用一钱至钱半，极重用二钱。煎汤配童便和食，治一切风热攻脑；烧末合陈酒送服，治产后恶血冲心。配犀角汁、鲜生地，治热毒血痢；合鲜竹沥、双钩藤，治中风筋挛。配石决明、滁菊花，治肝风头痛；合小枳实、赤芍药，治产热烦闷。

李时珍曰：羚羊入肝经甚捷。肝开窍于目，发病则目暗障翳，而羚羊角能平之。肝在合为筋，发病则小儿惊痫、妇人子痫、大人中风搐搦及筋脉挛急，历节掣痛，而羚羊角能舒之。魂者，肝之神，发病则惊骇不宁，狂越僻谬，魇寐卒死，而羚羊能安之。血者，肝之脏，病则瘀滞下注，疝痛毒利，疮肿瘰疬，产后血冲，而羚羊角能散之。相火寄于肝胆，在气为怒，病则烦懑气逆，噎塞不通，寒热及伏热，而羚羊能降之。羚之性灵，而筋骨之精在角，故又能辟邪恶而解诸毒，碎佛牙而烧烟走蛇虺也。

张路玉曰：诸角皆能入肝，散血解毒，而犀角为之首推。以其专食百草之毒，兼走阳明，力能祛之外出也。故痘疮之血，热毒盛者必需。若痘毒在肝经气分，而正面稠密不能起发者，又须羚羊以分解其势，使恶血流于他处，此非犀角之所能也。人但知羚羊能消目翳，定惊痫，而散痘疮恶血之功，岂知羚羊角治青盲目暗，与羚羊不殊。特羚羊角[②]专消磨翳障，羚羊角能补救瞳人，而辟除邪魅虫毒，亦相彷佛，惜未之闻，惟消乳癖丹方用之。

陆九芝曰：热入心包，既入血室，非石膏、大黄所能了事者，则在肝之病必用羚羊，亦犹人心之病必用犀角也。惟血虚无热，气虚无汗者均忌。

**玳瑁**　介类。即瑇瑁。入药生者良。

味甘微咸，性寒质坚。解毒清热之功同于犀角，镇心安神之力等于珍珠。清烦热而疗心风，止惊痫而泄肝火。热结狂言最效，痘疮黑陷尤灵。既消痈疡，亦解蛊毒。

按：玳瑁入心、肝二经，为宣通脉络，凉解血热之药。轻用五分至八分，重用一钱至钱半。磨汁服既解蛊毒；生佩之亦辟蛊毒。配犀角汁，善解痘毒；合紫草苗，亦起痘陷。配羚羊角、石燕、薄荷，治迎风月泪；合辰砂、琥珀、珠粉，治心热虚烦。李时珍曰：玳瑁遗精名撒八儿，出西海中，蛟吞入吐出，年深结成者。其假，如金伪作者，乃犀角粪也。窃谓此物贵重，如此必有专功，附录以俟博识。但以余所验，生玳瑁极难得，故其功究不如犀角之速效，但性亦寒，凡气血虚寒，痘疮排陷者，均忌。

**猪尾血**　兽类。即猪尾尖之处剖刮而出者也，取雄猪尾血者佳。

味甘微咸，性凉质润。凡血皆热，惟此泄热清营；猪尾善动，尤能活血通络。癍毒红滞必用，痘疮黑陷最宜。

按：猪尾血入心、肾、肝三经，为活血宣络，清营通瘀之药。轻用一酒盏，重

---

① 麢（líng 灵）：同"羚"。

② 角：此字疑衍。

用二酒盏。配鸡冠血、蚯蚓血、金汁、紫雪，治痘疫根紫顶陷；合犀角汁、鲜大青、地丁、冰片，治疗毒内陷走黄。

黄宫绣曰：猪通身皆窒，食饱即卧，其活只在一尾，而尾尖则又活中之至活者也。故费建中治痘，凡遇毒盛而见干红晦滞、紫艳干燥之象，轻则用桃仁、地丁、红花、赤芍，重则用猪尾尖血，取一盏二盏，入药同投，兼佐冰片，开泄腠理，通达内外，诚发千古未发之奇法也。惟因虚而燥、因寒而凝者忌。

聂久吾曰：疫痘以解毒为要，古方用人牙、金石、脑麝悍猛之药，以劫散毒气，而损伤血气殆甚，予不敢用。惟毒入心经，狂躁不知人事者，用猪尾血一钱，冰片一分，温酒调下，明猪尾膏，尚可间用。

**蚯蚓血**　虫类。以白颈蚯蚓陈酒捣取汁用，干地龙亦可代。

味咸微甘，性凉善窜。通经络而活血，解湿热而利溺。痘顶紫陷，瘟疫发狂必用；热病癫痫，咳血黄疸亦灵。专杀蛇瘕、三虫，善治大腹、脚气。

按：蚯蚓血入胃、肝、肾三经，为凉血解毒，通经活络之药。轻用一瓢，重用二瓢。配葱白汁，善治暴聋；合童便，专除热毒。配荸荠汁、陈甜酒，治痘疮紫陷；合鸡冠血、猪尾血，治痘顶黑陷。

朱松坪曰：地龙善窜，活血通经，能引诸药直破恶毒所聚之处。活者捣汁尤

良。但其性大寒；能除有余邪热。故伤寒非阳明实热狂躁者忌；温病无壮热及脾胃素弱者忌；黄疸缘大劳，腹胀属脾肾虚，尸疰因阴虚成痨瘵者均忌。复有小毒，中其毒者以盐水解之。

**西瓜硝**　卤石类。一名琼瑶雪。冬月取厚皮大西瓜，剖盖去瓤，入火硝装满，以棕线结络，挂阴处约十余日，瓜皮有霜透出，用帚拭取。惟火硝须预先备，四月间取火硝十斤，用缸盛之，入泉水斗许，俟硝镕化后，澄去泥沙，将硝水入瓦盆内，加牙皂四两，皂荚刺八两，浸半月捞出，将硝烈日晒干。

味甘咸，性大寒；质轻浮，气凉沁。穿经透络，宣肺清心。烂喉丹痧最效，中暑昏厥如神。

按：西瓜硝入心、肺、胃三经，为散火解毒，透络通脏之药。轻用一分，重用二分。配人中白、明雄黄、头梅冰片研末并吹，治时疫白喉、风火喉、蛾喉、喉癣、喉疳等证；合行军散、鲜竹叶、细牙茶泡汤送下，治中热急痧、烂喉痧闭、暑厥、温毒、疔毒等证。

祝补斋曰：方省庵喉科紫雪丹无二硝，以西瓜硝八钱为君，加冰片三钱，治咽痛喉风、重腭痰核、舌疔紫疱等症，其效如神。汪曰桢曰：西瓜硝为咽喉要药，并治唇舌齿目等症，配合得法，投无不效。过玉书曰：西瓜硝名银粉雪，功并紫雪，须用磁瓶固藏，否则化水。

# 卷六 通利剂统计四十七品

## 通气利尿药计十二品

**通草** 蔓草类。原名通脱木。

味淡体轻,色白性凉。清宣肺气,善治耳聋、鼻塞、失音;淡渗阴窍,故能利尿、通淋、退肿。既可明目去热,亦擅下乳催生。

按:通草入肺、胃、膀胱三经,为宣肺通气,泄热利尿之药。轻用一钱至钱半,重用二钱至三钱。配王不留行、鲜猪蹄,治乳郁不通;合川桂枝、尖细辛,治冷积膀胱。配淡竹茹、广橘皮、生姜、水芦根、枇杷叶,治胃热呕呃;合光杏仁、生苡仁、滑石、浙苓皮、焦栀皮,治气分湿热。

李时珍曰:通草味淡气寒,故入太阴肺经,行热下降而利小便;入阳明胃经,通气上达而下乳汁。然余所验,清肺利尿,兹通草固有确效,而通气下乳尚不及苏梗、木通。惟善利阴窍,孕妇亦忌。

**生苡仁** 谷类。入利水湿药生用,入理脾肺药姜汁拌炒。

味甘淡,性微寒。上清肺热,故治虚咳劳嗽、肺痿肺痈;中理脾湿,故治筋急拘挛、水肿脚气。兼利小便,亦治热淋。

按:生苡仁入肺、肝、脾、胃、大肠五经,为清肺健脾,行水利尿之药。轻用三钱至四钱,重用六钱至八钱。配郁李仁,治水肿气喘;合陈仓米,治湿痹拘挛。配麻黄、光杏仁、炙甘草,治风湿身疼;合桔梗、生甘节、金银花,治肺痈咯血。

寇宗奭曰:《本经》言苡仁主筋急拘挛。但拘挛有两种,《素问》注中大筋受热则缩而短,故可用苡仁。惟力和缓,须加倍乃效。若《素问》言因寒则筋急者,则虽多用无益。李时珍曰:苡仁,阳明药也,故能健脾益胃。虚则补其母,故肺痿肺痈用之。筋骨之病以治阳明为本,故筋挛湿痹亦用之。又能利水除湿,故泄痢水肿用之。东医学说云:苡仁之成分为含窒素、脂肪、含水炭素、灰分物,乃汉医于瘰疬,肺疾①多用之,谓有特效云。其实对肺结核无纤毫之效果,不过一种营养品而已。故中东合观,并无堕胎之说,则虽陈氏《妇人良方》及《胎前药忌歌》有堕胎之文,均是谬言。

**茯苓皮** 寓木类。

味甘淡,性微凉。开腠理,通水道。治湿热溺赤,消水肿肤胀。

按:茯苓皮入肺、脾、膀胱三经,为达膜行皮,利水消肿之药。轻用二钱至三钱,重用四钱至五钱。配新会皮、桑白皮、生姜皮、五加皮,治一身水肿;合生苡仁、大腹皮、猪苓、丝通草,治三焦湿滞。

双梧主人云:茯苓本利水之药,其皮为甚。昔人谓利小便如奔马,盖极言其利

---

① 肺疾(jīe 接):即"肺疟"。见《素问·刺疟篇》。

也。痘犯脾湿不靥者，以之利湿，其功最捷。以余所验，茯苓皮合皮膜同用，虽主以皮行皮之作用，实有开腠达膜之功，且能上行入肺，泻去肺中湿热以清其源，而后能下输膀胱以利湿热也。惟其皮能泄利津液，膜能燥渗经络，凡小便不禁，阴虚遗精者，均忌。

**桑白皮**　灌木类。蜜炙用。

味甘淡，性微寒。泻肺热之有余，定喘止嗽；疏小肠之气滞，逐水宽胀。善能下气调中，亦可消痰退肿。

按：桑白皮入肺、小肠二经，为清肺降气，利水消肿之药。轻用二钱至三钱，重用四钱至五钱。配糯米为末，治咳嗽吐血；合马粪灰，涂金刃疮伤。配地骨皮、生甘草、生粳米，治肺热咳嗽；合款冬花、炙百部、苏合，治肺火咳血。

李东垣曰：肺中有水则生痰作嗽，除水正所以泻肺火，实则泻其子也，火退气宁，则补益在其中矣。李时珍曰：桑白皮利于通小水、清肺热，故肺中有水气及肺火有余者宜之。吴鞠通曰：桑白皮治热病后与小儿痘后，外感已尽，真气不得归元，咳嗽上气，身虚热者甚良。若兼一毫外感，即不可用。如风寒、风温正盛之时，而即用桑皮，如油入面，锢结不解。何则？桑根之性下达而坚结，由肺下走肝肾，内伤肺气，藉以清热保肺，用之不妨。外感则引邪入肝肾之阴，而咳嗽永不愈矣。

**冬瓜子 皮**　菜类。

味甘淡，性微凉。去头面热，除胸膈满。大解热毒，能治肠痈；善利小便，故可通砂淋。清胃止渴，醒脾进餐。

按：冬瓜皮入脾、胃、大小肠、膀胱五经，为利尿泄热，清暑走湿之药。轻用三钱至五钱，重用六钱至八钱，鲜者一两。配桃花、橘皮，能悦泽面容；合黄连、麦冬，治消渴不止。配糯米粉、海蛤粉，治白浊白带；合蒌仁、桃仁，治肠痈肠燥。

王秉衡曰：冬瓜凉而润肺，甘能凉胃，极清暑湿，止烦渴，利二便，消胀满，治暑湿霍乱泻利皆有殊功。子润肺化浊痰；皮解风热消浮肿。蔬圃中如品也。

**茵陈**　隰草类。有二种，一种叶细如青蒿者，名绵茵陈，又名西茵陈；一种生子如铃者，名山茵陈，又名铃茵陈。

味苦气芬，性凉质轻。专清湿热，善治黄疸。利小便，通关节。头痛眼疼并效，瘴疟气瘕亦治。

按：绵茵陈入脾、胃、膀胱三经，为清热利尿，除湿去疸之药。轻用钱半至二钱，重用三钱至五钱。配白藓皮，治热病发黄；合车前子，治眼热赤肿。配焦栀、黄柏，治阳黄色明；合干姜、附子，治阴黄色晦。配白术、桂枝、猪苓、赤苓、泽泻，治尿闭发黄；合枳实、厚朴、焦栀、黄柏、大黄，治便闭阳黄。

邹润安曰：外复有热，但头汗出，小便不利，始为茵陈的治。其所以能治此者，以其新叶因陈干而生清芬，可以解郁热，苦寒可以泄停湿。盖陈干本能降热利水，复加以叶之如丝如缕，梃然于暑湿蒸近之时，先草木而生，后草木而死，不必能发散，而清芬扬溢，气畅不敛，则新感者遂不得不解矣。王秉衡曰：茵陈乃蒿属，昔人多种以为蔬，《本经》所载主风湿寒热，热结黄疸，湿伏阳黄所主之病，皆指绵茵陈而言。其叶细于青蒿，干之作淡青白色，今人呼为羊毛茵陈是也。其性专利水，故为黄疸湿热之要药。惟铃茵陈其味辛苦有小毒，专于杀虫，治口齿疮尤妙。

**葶苈子**　隰草类。药肆所备皆伪。惟吾绍乡间所种，俗名过江绿豆者真。

味甘苦，性大寒。专治肺痈，通利水道。除胸中痰饮，平上气喘咳。风热瘡痒悉治，面目浮肿亦效。

按：葶苈子入肺、胃、大肠、膀胱四经，为下气行水，泄热除痰之药。轻用八分至一钱，重用钱半至二钱。配大枣，泻肺消痈；合桑皮，退肿泄满。配知母、贝母、砂仁、大枣，治痰火咳嗽；合白芥子、萝卜子、苏子、冬瓜子，治肺痹气喘。

李东垣曰：葶苈苦寒，气味俱厚，不减大黄，能泄肺中之闭，又泄大肠，利小便。但大降气，只可与辛咸同用，以导肿气。王海藏曰：甜者性缓，虽泄肺而不伤胃；苦者性急，泄肺而易伤胃，故必以大枣辅之。然肺停水气，愦满急迫者，非此不能除，但水去则止，不可过剂。凡肿满由脾虚不能制水，小便不通由膀胱虚无以气化者，均忌。

**石韦** 石草类。去黄毛及梗，蜜炙用。

味淡微苦，性平微寒。清肺气，通膀胱。善治癃闭，亦去膏淋。

按：石韦入肺、膀胱二经，为清肺行气，利尿通淋之药。轻用一钱至钱半，重用二钱至三钱。配滑石，治小便淋痛；合车前，治孕妇转脬[①]。配桑白皮、地骨皮、生甘草，治肺热咳嗽；合贯仲炭、地榆炭、清童便，治血热崩漏。黄宫绣曰：石韦蔓延石上，其叶与皮功专清肺行水，凡水道不行，化源不清，以致水益闭，用此味淡性凉，淡则气行金肃，凉则热除水利。是以劳力伤津，伏有热邪，而见小便不通及患发背等症，均治，俾肺肃而水亦通，淋除而毒去矣。

**葫芦壳** 菜类。一名匏瓠。有甜、苦二种。

味淡而苦，性凉质轻。善疗小便不通，专治四肢浮肿，兼利石淋，亦吐蛔虫。

按：葫芦壳入肺、胃、小肠、膀胱四经，为利水降气，退肿通淋之药。轻用二钱至三钱，重用四钱至五钱。配苦杏仁，治肢瘦腹肿；合炒蝼蛄，治尿闭腹胀。配蜜佗僧、冰片同研，搽痔疮肿痛；合苦丁茶、麝香为末，点鼻中息肉。

黄宫绣曰：匏瓠之种类，形有长短大小，味有甜苦平寒及有利、有害之别。利者，能降肺气，利水道，治淋闭黄疸，面目浮肿之症；入心与肾，除烦热消渴之症。烧灰存性研末，以擦腋下瘿瘤之症，为暑时必用之品。此言其利也。扁鹊曰：患虚胀者忌食，食则患永不瘥。苦者尤伤胃气，故今人治黄疸水气、小便不通，或浸烧饭上蒸，或拌青糖，煅存性，必暴病、利病，庶可劫之。若病胃虚，服多吐利，慎之。

**金雀花** 花类。一名黄雀花，俗名扫把枝，即菩荨花。

味淡微苦，性平质轻。专利小便，能治水膨；兼发痘疮，亦消结毒。

按：金雀花入肺、肝、膀胱三经，为宣肺疏肝，行水利尿之药。轻用六分至八分，重用一钱至钱半。配芫花、玉簪花，治水胀尿闭；合青橘叶、绿萼梅，治气郁腹满。配银花、连翘、青皮、蒲公英，治乳痈初起；合桃仁、红花、乳香、没药，治跌扑损伤。

赵恕轩曰：丁未年，余馆奉化刘明府署，时明府幼孙患痘不起发，医用金雀花，询其故，云：此药大能透发痘疮，以其得先春之气，故能解毒攻邪，且能和血

---

① 转脬（pāo抛）：病名。又作"转胞"。症状为脐下急痛，小便不通。见《诸病源候论·小便病诸候》。脬，膀胱。

疏风，兼治乳痈。西医学说云：金雀花为利小便药，如食其小服，能利小水；食其大服，则作呕吐，大水泻。然此药专用以利小便，未有作吐剂者，其功用为消水臌，利小便之上品，服之屡效。

**三白草**　隰草类。

味甘微辛，性寒小毒。专治水肿脚气，兼消胸痞膈痰。

按：三白草入肺、胃、肠、膀胱四经，为利水退肿，泄热消痰之药。轻用钱半至二钱，重用三钱至四钱。配紫花地丁，捣烂涂布，消疔退肿；合生常山，绞汁热服，吐痰除疟。何氏秀山曰：三白草色白微香，气亦清轻，故能上宣肺气，下输膀胱，治汤水化肿，湿热脚气是其兼长。但性寒而有小毒，凡脾虚化肿者忌，风寒化疟者亦忌。

**椒目**　味类。即川椒子，杵碎用。

味辛微苦，性平质轻。利小便，善治膀胱胀急；纳肾急，能疗耳卒鸣聋。兼止气喘，亦消腹胀。

按：椒目入脾、肾、膀胱三经，为快脾行水，纳肾降气之药。轻用二分至三分，重用五分至八分。配巴霜、黑枣为丸吞服，治留饮腹痛；合菖蒲、黄蜡为梃纳耳，治肾虚耳鸣；配白术、官桂、赤苓、猪苓、泽泻，治水气肿满；合香附、苍术、川芎、焦栀、蛤粉，治腹痛带多。李时珍曰：椒目下达，能行渗道，不行谷道，所以能下水、燥湿、定喘、消虫也。

# 通血利尿药计十二品

**赤苓**　寓木类。色白者为白茯苓，色赤者为赤茯苓。

味淡而渗，性平而和。泻心导赤，利窍行水，兼破结气，亦伐肾邪。

按：赤茯苓入心、小肠、膀胱三经，为专除湿热，利水偏长之药。轻用钱半至二钱，重用三钱至四钱。配广皮、猪苓、泽泻，治湿盛热郁；合椒目、泽兰、绛通，治血肿尿涩。王好古曰：赤苓入心、脾、小肠气分，虽利小便而不走气，与车前子相似。惟小便不禁，虚寒精滑者，均忌。

**车前子**　隰草类。入汤剂炒用；入丸散，酒浸一夜，蒸熟、研烂作饼焙用（附叶）。

味甘微咸，性寒质滑。导小肠邪热，专止暑湿泻利；通膀胱气癃，善治男女淋沥。益精明目，滑窍催生。

按：车前子入肝、肾、小肠、膀胱四经，为行水泄热，利窍通淋之药。轻用二钱至三钱，重用五钱至八钱。配甘草节煎汤，治孕妇热淋；合生粳米煮粥，治老人虚淋。配熟地、菟丝子为丸，治肾虚目暗；合生地、原麦冬研末，治久患内障。

张路玉曰：车前子虽专主清热利窍，但利小便而不走气，与茯苓同功。若《别录》云：强阴益精者，盖因男女阴中有二窍，一窍通精，一窍通水，二者不兼开。水窍得气化乃出；精窍得火动乃泄。车前专通气化，行水道，疏利膀胱湿热，不致扰动真火，而精气宁谧矣。故凡泻利暴下、小便不利而痛者，用此为末，米饮服二钱，利水道，分清浊而谷脏止矣。又治目疾，水轮不清，取其降火而不伤肾也。惟阳气下陷，肾气虚乏者忌。其叶捣汁温服，疗火盛泄精，甚验。若虚滑精气不固者，亦忌。

**绛通草**　隰草类。用红花膏染成，若洋红染者，勿用。

味淡微辛，性平质轻。上达心包而清宣肺气，下输肝络而淡渗膀胱。善通血脉关节，能消痈肿积聚。腹中瘀痛最灵，孕妇胎前悉忌。

按：绛通草入肺、心、肝、肾、膀胱、子宫六经，为消肿止痛，活血破瘀之药。轻用八分至一钱，重用钱半至二钱。配紫荆皮、赤小豆，善消血肿；合当归尾、泽兰叶，极止瘀痛。总之，绛通一味，为后人所制之品，合有通草、红花之功用。凡抑郁伤肝，病久入络者，较之新绛，奏功尤捷。配合于产后生化汤中最妙。惟孕妇胎前切忌。

**防己** 蔓草类。相传有汉防己、木防己二种。汉防己是根，木防己是苗。今药肆只备汉者，酒炒或盐水炒。

味苦微辛，性寒气悍。专去下焦之湿，善消血分之热。水肿脚气最效，尿闭便结亦灵。

按：防己入小肠、内肾、膀胱三经，为利湿去热，凉血消肿之药。轻用一钱至钱半，重用二钱至三钱。配黄芪、桂枝、茯苓、甘草，治皮水跗肿；合白术、炙草、生姜、大枣，治风水恶风。配防风、冬葵子，治小便淋涩；合藿香、白芷，治霍乱吐利。李东垣曰：防己为消血分湿热之要药，兼亦能泻大便。凡下部肿痛、脚气，非此不可，但臭而可恶，下咽则心烦减食。如饮食劳伤，阴虚内热，以防己泄大便则亡其血，其不可用一也；大渴引饮及久病津液不行、上焦湿热等症，防己乃下焦湿热药，其不可用二也；外感邪传入肺经，气分湿热而小便赤热，此上焦气分病，其不可用三也。大抵上焦湿热皆禁，即下焦湿热，又当审其二便不通利者方可用之。凡胃虚、阴虚、自汗、盗汗、口苦、舌干、肾虚小便不利及产后血虚，虽有下焦湿热，均忌。

**川楝子** 乔木类。即金铃子，酒炒或盐水炒。

味苦性寒，兼有小毒。专利小便水道，善止下部腹疼。兼疗热狂躁闷，亦治诸疝虫痔。

按：川楝子入心包、肝、小肠、膀胱四经，为泄肝通肠，止痛利尿之药。轻用八分至一钱，重用钱半至二钱。配延胡索，治热厥心痛；合吴茱萸，治肾囊冷肿。配小茴香，治肾消膏淋；合炒槐米，治脏毒下血。

庞安常曰：能入肝舒筋，导小肠、膀胱之热，因引心包相火下行，故心腹痛及疝气为要药。张路玉曰：昔人以川楝为疝气腹痛、杀虫利水专药，然多有用之不效者，不知川楝所主，乃囊肿茎强作痛，湿热之疝，非痛引入腹，厥逆呕涎之寒疝所宜，皆言迥出前辈，然犹未达至治之奥。夫疝瘕皆由寒束热邪，每多掣引作痛，必川楝子之苦寒，兼茴香之辛热，以解错综之邪。更须察其痛之从下而上引者，随手辄应，设痛之从上而下注者，法当辛温散结，苦寒良非所宜，诸痛皆而不独疝瘕为然。根杀三虫，专治蛊毒。若脾胃虚寒者，均忌。

**赤小豆** 谷类。即赤豆之小而圆长，色紫暗者，俗名野赤豆，又名杜赤小豆。亦可研末、发芽用。

味甘微酸，性平质燥。利水杀虫，排脓消痈。行津液而止渴，凉血热而清烦。除痢疾止吐逆，通乳汁下胞衣。

按：赤小豆入心、肾、小肠三经，为行水散血，燥湿除虫之药。轻用二钱至三钱，重用四钱至六钱。配茅根，治水蛊腹大；合当归，治肠痈便红。配苏梗通治乳汁不通；合杜牛膝治胞衣不下。

李时珍曰：赤小豆小而色赤，心之谷也。其性下行，引津液通小便，能入阴分，治有形之病，故能消胀除肿，治下痢肠澼，解酒止吐，除寒热痈肿，排脓散血，通乳汁而下胞衣，兼治产难，皆病之有形者。久服则降令太过，津血渗泄，所谓令人肌瘦身重也。其吹鼻瓜蒂散及辟瘟用之，亦所以通气除湿散热耳。又按：《朱氏集验方》云：宋仁宗在东宫时，患疰腮，命道士赞宁治之，用赤小豆七粒为末，傅之而愈。有僧发背如烂瓜，邻家乳婢用此治之如神。此药治一切痈疽疮疥及赤肿，不拘善恶，但水调涂之，无不愈者。但其性黏，干则难揭，入苎根末即不黏，此法尤佳。

**冬葵子**　隰草类。即向日葵子。种类最多，蜀中独胜。

味甘性寒，质滑气降。润利二便，疏泄败精。消水退肿，下乳滑胎。花治带下，赤白咸宜。

按：冬葵子入胃、大、小肠、外肾、子宫五经，为润燥滑窍，利尿通淋之药。轻用二钱至三钱，重用四钱至五钱，配滑石、琥珀、川草薢、杜牛膝，治败精阻窍；合川芎、归尾、淮牛膝、榆白皮，治难产不下。配春砂仁为末，治乳房胀痛；合鲜茅根煎汤，治小便淋症。张子和曰：冬葵子之功，利窍通乳，消肿滑胎是其专长。张元素曰：蜀葵子花赤者治赤带；白者治白带；赤者治血燥，白者治气燥，皆取其寒润滑利之功也。张路玉曰：被狗啮者食之，疮水不瘥。

**蒲黄粉**　水草类。即蒲草花上黄粉。行血生用，止血炒黑。

味甘而淡，性平而凉。生用质滑，故能行血消瘀，止痛利尿；炒黑兼涩，故能止血住崩，固带涩精。

按：蒲黄粉入心包、肝、肾三经，为凉血活血，散结除热之药。轻用一钱至钱半，重用二钱。配上青黛、鲜生地，治肺热衄血；合鲜地龙、炒广皮，能临产催生。炒黑配银花炭、地榆炭，止便血血痢；合陈阿胶、大生地，治口耳大衄。李言闻曰：手足厥阴血分药也，故能治血、治痛。生则能行，炒则能止。与五灵脂同用，治一切心腹痛甚效。张石顽曰：蒲黄配五灵脂名失笑散，虽能消瘀肿、去瘀积、去产妇儿枕痛，然胃气虚者入口必吐，下咽则利，以五灵脂味浊恶也。配干姜末同研掺舌上虽能治舌胀满口，然舌根胀痛亦有属阴虚火旺者，误用则转伤津液，每致燥涩愈甚，不可不审。凡一切劳伤发热、阴虚内热无瘀血者，均忌。

**土茯苓**　蔓草类。大如鸭子，连缀而生，俗名冷饭团。有赤白二种，白者良。

味淡微苦，性平微凉。主治杨梅恶疮，兼疗瘰疬疱肿。解轻粉之毒，去形秽之邪。

按：土茯苓入脾、胃、肝、肾四经，为渗湿解毒，缓肝舒筋之药。轻用四钱，重用五钱。配苡仁、银花、防风、木通、白薢皮、皂荚子、党参、当归，治杨梅结毒；合海藻、海带、昆布、桔梗、海螵蛸、天葵子、连翘、川贝，治瘰疬坚核。查杨梅毒疮，从交媾不洁之妇人而起，与行秽湿热之邪互结而成，以凉解血毒为首要。土茯苓即仙遗粮，性虽冷淡而渗利不过，去湿热以利筋骨、利小便以止泄泻是其专长。他如患脓疥而血气旺者，煎汤代茶亦妙。若治杨梅疮毒，其力甚薄，仅可为解血毒药之佐使耳。且其性与茶相反，故用此必须忌茶。但淡渗伤阴，肝肾阴亏者忌。

**鸡矢白**　原禽类。先将白雄鸡饲以煮干大麦，俟解出干粪，看有白点，以酒洗晒干用。

味微咸而带涩，性微寒而质滑。利大小便，治腹鼓胀。破石淋，消癥瘕。善止肝热转筋，兼疗中风失音。

按：鸡矢白入肝、胃、大、小肠、肾五经，为泄热解毒，导滞消胀之药。轻用一分，重用两分。配黑豆，陈酒浸服，治男妇风痹；合蝉衣，煎汤调下，治小儿惊啼。配大黄、桃仁为末，姜汤送服，治单腹鼓胀；合赤豆、秫米为散，茵陈汤下，治面目黄疸。

李时珍曰：鼓胀生于湿热，亦积滞成者，鸡矢白能下气消积，通利二便，故治鼓胀有殊功。王晋三曰：水气鼓胀，用鸡矢白者，鸡无前阴，溺屎同窍。用有二法：一佐以桃仁、大黄，微利水湿，从大便而出；二佐以陈酒，使其气达于皮毛，行于脉络，下通水道，使水湿从小便而出。二便通利，腹胀潜消。凡脾肾虚寒而化水肿者忌。

**葶苈草**　隰草类。

味甘微寒，质滑而降。清络中之湿热，功类茅根；通尿管之血淋，用同藕节。虽长利尿，亦可通瘀。

按：葶苈草入内肾、膀胱二经，为凉血行水，通尿治淋之药。轻用一尺，重用二尺。配生甘梢、琥珀末，治小便淋痛；合绛通草、鲜茅根，治尿管瘀塞。查此草色青中空，味淡性凉，寓有鲜茅根之凉血通窍，麦窍草之利尿消肿。世人以贱，忽之而不用，惜哉。惟肾气不化，因而溺闭者，用之无效。若妊妇胎气不固，虽如子淋、子肿，亦宜慎用。

**蝼蛄**　虫类。俗名土狗。去翅足炒用。

味咸性寒，气臭微毒。通便而二阴皆利，善治石淋；逐水而十肿俱平，又能解毒。捣贴痒燥颇效，消化骨鲠亦灵。

按：蝼蛄入胃、大、小肠、肾四经，为行水消肿，利便通淋之药。轻用二枚，重用六枚。配紫菀、白前、姜夏、炒商陆，治水肿气喘；合大戟、芫花、煨甘遂、大红枣，治腹大水肿。配冰片、麝香捣遍脐中，治小便不通；合当归、川芎煎汤引下，治胞衣不下。

黄宫绣曰：蝼蛄性甚奇特，将此分为上下左右四截。若以上截治肿，即见上消；下截治肿，即见下消；左截治肿，即见左消；右截治肿，即见右消。又将自腰而上以治，则能拔水上行，使二便皆涩；自腰而下以治，则能使便立下。妇人难产亦照此法。小儿脐风，配甘草等分研傅，即平。然究其治效，总因性善攻穴，其性急迫，故能治此取效也。惟朱震亨曰：蝼蛄治水甚效，但其性急，虚人戒之。

## 通利淋浊药 计十七品

**木通**　蔓草类。古名通草。

味苦而劣，性凉而降。上通肺经、包络，下通小肠、膀胱。善治五淋，能宣九窍，耳聋鼻息、喉痹咽痛皆效，下乳催生、通经、堕胎亦灵[1]。

按：木通入肺、包络、小肠、肾、膀胱五经，为通淋降火，退热除烦之药。轻用五分至八分，重用一钱至钱半。配鲜生地、生甘梢、淡竹叶，治心热尿赤；合川草薢、焦山栀、琥珀末，治热淋尿痛。李东垣曰：木通下行，泄小肠火，利小便与琥珀同，无他叶可比。

朱丹溪曰：君火宜木通，相火宜泽泻。利水虽同，所用各别。又凡利小便者，多不利大便，以小水愈通，则大便愈燥也。木通入大肠，兼通大便。淋沥不通者，下焦火也，心与小肠为表里，心移热于小肠，故淋闭，木通能通心火，故治之。杨仁斋曰：人遍身胸腹隐热、疼痛、拘急、足冷，皆是伏热伤血。血属于心，宜木通以通心窍，则经络流行。赵晴初曰：《重庆堂随笔》谓木通味苦，故泄心

---

[1]　下乳催生通经堕胎亦灵：原作"亦下乳催生通经堕灵胎"，据文义改。

火由小肠出。诸本草皆云甘淡，或言微辛，岂诸君未经口尝，且刍荛①亦未询乎？按：木通，古名通草，今之通草，古名通脱木。云木通味甘淡，或通草之传误，未可知其实。今之木通，味极苦且劣，世谓黄连是苦口药，不知黄连之味苦而清，木通之味苦而浊，且性极迅利，不宜多用。沈杏南曰：曾见一小儿误服重剂木通汤，小便遂不禁，继之以白膏如精状，叫号惨痛而死，死后尿窍端有精珠数粒。用木通者审之！凡胃虚肾冷及伤寒大便结燥、表虚多汗者忌；精滑自遗及阳虚气弱，内无湿热者均忌；妊娠尤忌。

**猪苓**　寓木类。即枫树苓削去皮用。

味淡而苦，性平而降。泄膀胱湿热，除小便急痛。主水胀腹满，治带下脚气。专疗子淋胎肿，又能解毒杀虫。

按：猪苓入肾、膀胱二经，为渗湿泄滞，利窍通淋之药。轻用钱半至二钱，重用三钱至五钱。配茯苓、泽泻、滑石、阿胶，治湿热呕渴；合桂枝、白术、茯苓、泽泻，治肾闭肿满。配鸡矢白，治小儿尿闭不通；合金雀花，治孕妇身肿淋痛。张石顽曰：猪苓入肾与膀胱血分，性善疏利经府，世人但知为利水专药，不知其有治疟虫蛀之功。即清利小便，无如此决非泽泻比，故不入补剂，久服必损肾气，昏人目。凡阴虚水涸，虽小便不利，亦忌。

**泽泻**　水草类。利小便，生用；入煎剂，盐水拌或酒浸。

味淡微咸，性寒质滑。通小便淋沥，逐膀胱湿热；去胕中留垢，消心下水痞。兼治耳鸣脚气，亦止呕吐泻痢。

按：泽泻入肾、膀胱二经，为渗湿利窍，泻火通淋之药。轻用钱半至二钱，重用三钱至四钱。配白术、茯苓，治水饮肿胀眩冒；合鹿衔、生术，治酒风身热汗出。张石顽曰：泽泻性专利窍，故素多湿

热之久服，耳目聪明。亦不可过用，若水道过利，则肾气虚。故扁鹊云：多服病人眼。今人治泄精多不敢用，盖有肾与膀胱虚寒而失闭藏之令，得泽泻降之而精愈滑矣。当知肾虚精滑，虚阳上乘，面目时赤者戒之。若湿热上盛而目肿，相火妄动而遗泄，得泽泻清之，则目肿退而精自藏矣，何禁之有？王秉衡曰：泽泻有聪耳明目之功，人皆疑之。《理虚元鉴》谓：究其命名之义善，泽者，泽其不足之水；泻者，泻其有余之火。不可视为消阴损肾之品也。然以余所验，泽泻究为利窍滑精之药，《别录》谓补虚损者误，扁鹊谓害眼者确。故病人无湿、肾虚滑精者，均忌。

**滑石**　石类。水飞净用。

味淡性寒，气轻质滑。荡胃中积热，通九窍津液。善逐凝血，偏主石淋。退身热而除渴，分水道而实大肠。水肿脚气并治，泄辟癃闭皆效。兼能催生，亦疗乳痈。

按：滑石入肺、胃、内肾、膀胱四经，为清暑燥湿，利窍通淋之药。轻用二钱至三钱，重用四钱至五钱。配鲜葱白、淡豆豉、鲜生姜、生甘草，治暑湿兼寒；合光杏仁、生苡仁、白蔻仁、薄川朴，治湿温中满。配朱砂、麝香、冰片、灯草，治大热狂乱；合香薷、藿香、丁香，治伏暑吐泻。配鲜葱白、川椒目，捣贴脐下，治孕妇子淋；合煅石膏、枯白矾，研末搽之，治脚趾缝烂。张元素曰：滑石气寒味甘，治前阴窍涩不利，其质沉重，能泄上气令下行，故曰滑则利窍，不与诸淡渗药同。李时珍曰：滑石利窍，不独小便也，上能利毛腠之窍，下能利精尿之窍。盖甘淡之味，先入于胃，渗走经络，游溢精

---

① 刍（chú 除）荛：割草打柴的人。语出《诗经·大雅·板》。

气，上输于肺，下输膀胱。肺主皮毛，为水之上源，膀胱司津液气化则能出。故滑石上能发表，下利水道，为泄热燥湿之药。发表是荡上中之热，利水道是荡中下之热；发表是燥上中之湿，利水道是燥中下之湿。热散则三焦宁而表里和，湿去则阑门通而阴阳利。刘河间用益元散通治上下表里诸病，盖是此意，但未发明耳。凡元气下陷，小便清利及精滑者忌；久病阴虚内热及燥热烦渴，以致小水短少赤涩，虽有泄泻，均忌；孕妇胎前尤忌。

**大麻仁**　谷类。俗名火麻仁。微炒用。

味甘性平，质滑而降。利小便，疗热淋。润脾滑肠，催生通乳。

按：大麻仁入脾、胃、大肠三经，为润燥滑窍，利尿通淋之药。轻用钱半至二钱，重用三钱至四钱。配食盐、粳米煮粥，治便闭淋痛；合赤小豆、生绿豆煎汤，治血痢脚肿。配小枳实、薄荷、川朴、生大黄、光杏仁、白芍药为丸，治脾约便难；合松子仁、柏子仁、甜杏仁、净白蜜、榆白皮煎服，治液枯肠燥。张路玉曰：麻仁滋润，初服能令微泄，久服能令肥健，有补中益气之功，脏腑燥结者宜之，老人血虚、产后便闭者，尤宜。凡男子精滑、妇人带多及湿滞便难，均忌。

**白茅根**　山草类。一名地筋，即茅草根。

味甘性寒，气清质润。利小便，下五淋，能消水肿黄疸；清络瘀，止吐衄，善除血闭寒热。专平热呃，兼解酒毒。虽通经闭，亦治崩中。茅针溃痈，茅花止血。

按：白茅根入胃、肠、心、肾、子宫五经，为清火止血，利尿通淋之药。轻用二十支至三十支，重用四十支至五十支。配枇杷叶，治肺热气喘；合生葛根，治温病热哕。配水芦根，治反胃上气；合赤小豆，治水肿尿闭。配西洋参，治鼻衄不止；合白木耳，治肺痨咳血。配车前草，治小便热淋；合生藕节，治小便出血。配茵陈、焦栀，治五种黄疸；合藕汁、童便，治一切热瘀。李时珍曰：白茅根甘能除伏热，利小便，能止诸血、哕逆、喘急、消渴、黄疸、水肿，乃良物也。世人因微而忽之，惟争苦寒之剂，致伤冲和之气，乌足以知此哉？张石顽曰：白茅根与百脉根相类，善能止咳去热及痘疮干紫不起。《本经》主治伤劳虚羸者，以甘寒能止虚热而无伤犯胃气之虚也。言补中益气，胃热除而中气复，是指客邪入伤中州，渐成虚羸而言，非劳伤本病所致所宜。若茅针甘温，色白轻虚，力能上升入肺，散热止衄。屋上败茅，研傅癍疮湿烂，取其收湿之力也。徐洄溪曰：茅根交春透发，能引肠气达于四肢，又能养血清火，为热深厥亦深，便血肢冷之良药。凡因寒发哕，中寒呕吐，湿痰停饮发热，均忌。

**瞿麦**　蔓草类。家种者曰洛阳子，颇似麦，故名。竹沥浸一伏时，晒干用。

味苦微辛，性寒而降。通心经，利小肠。决痈肿，拔肉刺。破胎堕子，明目去翳。专主五淋，亦通经闭。

按：瞿麦入心、肾、小肠、膀胱四经，为利水破血通淋之药。轻用一钱至钱半，重用二钱至三钱。配花粉、赤苓、山药、淡附片，治小便不利；合栀子、炙草、灯芯、鲜葱白，治下焦结热。配生锦纹、车前子、焦山栀、六一散、萹蓄、灯芯，善治热淋；合牛膝、冬葵子、飞滑石、真琥珀、鲜茅根、小蓟，专治热淋。沈芊绿曰：瞿麦降心火，利尿窍，善逐膀胱结热，为治淋必须之药。但性猛利，善下逐，凡肾气虚、小肠无大热、胎前产后、一切虚人患小便不利及水肿蛊胀，脾虚者，均忌。

**生甘梢** 山草类。

味甘性平，质润而降。清胸中之积热，达肾茎而止痛。

按：生甘梢入胃、肾、冲三经，为清热润燥，缓急止痛之药。轻用五分至六分，重用八分至一钱。配延胡索、川楝子、制香附，治胸中痛热；合鲜生地、细木通、淡竹叶、治肾茎肿痛。李言闻曰：直达下焦，须用草梢，盖取其甘淡以止痛，清热以化毒，而又缓冲脉之逆、带脉之急。惟呕家、酒家亦忌。

**榆白皮** 乔木类。有赤白二种，赤为榆，白为枌。去粗皮取白用，俗名刨花，非白皮。

味甘性平，质滑而降。通二便，利五淋。走水道以行津液，渗湿热而消痈肿。既得滑胎，又能催生。

按：榆白皮入大、小肠、内肾、膀胱、子宫五经，为渗湿泄热，滑窍通淋之药。轻用钱半至二钱，重用三钱至五钱。配光杏仁、麻黄、射干，止齁平喘；合冬葵子、车前子、滑石，滑胎催生。李时珍曰：榆皮、榆叶性皆滑利下降，故治二便不通、五淋肿满、喘咳不眠、经带①胎产诸病。取其利窍渗湿热，消留着有形之物，气盛而壅者宜之。若胃寒而虚者，久服渗利，恐泄真气；以及脾虚便溏、孕妇胎前均忌。

**地肤子** 湿草类。一名落帚子。

味苦而淡，性寒而降。利小便，通五淋。兼消疝瘕，亦治丹肿。

按：地肤子入肾、膀胱二经，为利水泄热，退肿通淋之药。轻用二钱，重用三钱。配生甘梢，治阴虚湿热；合白蔹，治男妇带浊。配白术、桂心为末，治狐疝阴癞；合地榆、黄芩煎汤，治赤痢血多。王旭高曰：小便不禁或频数，古方多以为寒，而用温涩，不知属热者多。盖膀胱火邪妄动，水不得宁，故不禁或频数。法当补血泻火以治本，宜用地肤子为君，以除膀胱虚热、利水通淋；略佐收涩，如山萸、五味之类以治标。观此，则地肤子之功用为治肾与膀胱、清血虚湿热、利水通淋之良药。故李时珍曰：此物能益阴气，通小便。无阴则阳无以化，亦李东垣治小便不通，用黄柏、知母滋肾之意。但黄柏味纯苦，地肤子味苦兼甘，虽其力稍逊，若小便因热而频数或不禁，用地肤子苦以入阴，寒以胜热，使湿热尽从小便而出，较之知、柏犹稳。惟老年阳虚及中气下陷，因而小便不禁或频数者，均忌。

**海金沙** 隰草类。市肆每以沙土杂入，次淘净，取浮者晒干，拈之不粘指者真。

味甘淡，性寒降。利小肠湿热，治五淋茎痛。善消肿满，兼解血毒。

按：海金沙入小肠、膀胱二经，为利湿泄热，消肿通淋之药。轻用二钱，重用三钱。配飞滑石、生甘梢，治热淋急痛；合生晒术、炒黑丑，治脾湿肿满。配生山栀、马牙硝、硼砂，治伤寒热狂；合杜牛膝、真琥珀、茅根，治血淋痛涩。张子和曰：海金沙治伤寒热狂者，退大热，利小便，釜底抽薪之义也。李时珍曰：海金沙，小肠、膀胱血分药也，热在二经血分者宜之。小便不利及诸淋，由于肾亏阴不足者，均忌。

**萹蓄** 隰草类。一名扁竹。

味苦微淡，性凉而降。利小便，治热淋。杀虫安蛔，退黄消疳。兼疗女子阴蚀，亦除小儿魃病②。

---

① 带：原作"脉"，据文义改。
② 魃（chī 吃）病：泛指神智错乱的疾病。

按：萹蓄入肠、胃、肾、子宫、膀胱五经，为渗湿泄热，通淋杀虫之药。轻用二钱，重用三钱。配飞滑石、生甘梢，治热淋涩痛；合绵茵陈、焦山栀，治黄疸湿热。张石顽曰：萹蓄《本经》主治浸淫、疥瘙、疽痔，皆湿热之病，三虫亦湿热所生也。凡肾气下陷而成劳淋、虚淋者，均忌。

**荜澄茄** 味类。与胡椒一类两种，向阳生者为胡椒，向阴生者为荜澄茄。

味辛性温，气香质油。下气消食，疏中宽肠。治霍乱吐泻，止呕吐呃逆。通尿道而泄浊，温子宫而止带。

按：荜澄茄入脾、胃、肾、子宫、膀胱五经，为利气解结，通尿利浊之药。轻用三分，重用五分。配白豆蔻，治噎食不纳；合高良姜，治伤寒呃逆。泰西医治作用曰：荜澄茄为行气药，在溺管内发其功力，东方多为暖胃药。此药能限制膀胱溺管放如种流质，故流白浊等病（凡初患白浊有痛，须先服泻药，并以湿布敷之，俟其略安，可用此研末服之）宜用此药，寻常能治愈。惟应在生炎初退后服之，因其能惹溺管之路，令外肾胀大。其功用又能化痰，治白带、咽喉类症。但阴虚血分有热、发热咳嗽者忌。

**苎麻根** 隰草类。有人种、野出两种。种者曰黄麻根，野者苎麻根。

味甘性寒，气清质润。清滋瘀热，通利血淋。主治小儿赤丹，善止孕妇胎漏。热渴心烦皆效，蛇伤虫咬亦治。

按：苎麻根入肝、肾、子宫三经，为凉血润燥，解热散瘀之药。轻用三钱，重用五钱。配鲜竹叶，治漏胎下血；合白茅根，治小便热淋。朱丹溪曰：苎麻根大能补阴而行滞血，方家恶其贱而勿用，惜哉！李仲南曰：诸伤瘀血不散，野苎麻根捣傅；如瘀在腹，顺流水打汁服即通，血

皆化水。秋冬用干叶亦可。凡病人胃弱泄泻及诸病不由血热者，均忌。

**萱草根** 隰草类。俗名鹿葱根，与麦冬相似。

味甘性凉，气清质润。下水气，治砂淋。兼疗酒疸身黄，亦止乳痈肿痛。

按：萱草根入胃、肝、肾、膀胱四经，为利水泄热，消肿通淋之药。轻用十枚，重用二十枚。配胡芦巴壳，治通身水肿；合芭蕉根，治小便不通。配土旱莲，治大便后血；合生绿豆，解食丹药毒。配诸儿参、鲜茅根，治大热衄血；合蒲公英、陈绍酒，治乳吹肿痛。朱丹溪曰：萱属水性，下走阴分，一名宜男，宁无微意也。观此则其根确有清火欲，解诸毒之功矣。惟气虚劳淋亦忌。

**芭蕉根** 隰草类。《纲目》名甘蕉。

味甘带涩，性寒而润。利小便，专治黄疸赤淋；清燥火，善止烦闷消渴。捣汁治产后血胀，杵烂傅热结痈肿。

按：芭蕉根入脾、肾、膀胱三经，为解热化湿，利水通淋之药。轻用五钱，重用一两。配土旱莲，治血涩淋痛；合西瓜皮，治热盛消渴。以余所验，芭蕉根与白茅根同为治血淋之良药，惟茅根味甘而清，蕉根味甘而涩，性又大寒，服时宜和陈绍酒一小瓢，庶免水伏之弊。惟外治颇有捷效，如取其汁涂汤火伤及疮口不合；同陈酒捣烂，涂发背肿毒，皆妙。若阴疽不赤肿痛者忌。

**瓦松** 苔草类。《纲目》名昨叶荷花草，一名天草，即屋上无根草。

味淡微酸，性平微凉。专治小便砂淋，亦止大肠血痢。兼疗口中干痛，又涂诸疮不敛。

按：瓦松入脾、肾、膀胱三经，为行经活络，凉血通淋之药。轻用二钱，重用四钱。配生麻油涂，能染乌髭须；合生柏

叶捣傅，治汤火灼伤。配雄黄研贴，治疯狗咬伤；合食盐涂，治唇裂生疮。李时珍曰：按《庚辛玉册》云：瓦松，阴草，生屋瓦上、深山石缝中，茎如漆圆锐，叶背有白毛，有大毒。烧灰淋汁，沐发即落；误入目，令人瞽。捣汁能结草砂，伏雌、雄、砂、汞、白矾。其说与《唐本草》无毒及生眉发之说相反。然以余所验，殊不尽然。

## 通逐败精药 计六品

**杜牛膝**　隰草类。即天名精草，一名地菘，俗名臭花娘草。

味淡而苦，气腥而烈。性大寒，质热滑。善除淫秽，专通败精。捣汁服，立吐风痰；杵烂涂，能解蛇咬。

按：杜牛膝入肺、肾、子宫三经，为通逐精败，涌吐风痰之药。轻用二钱至三钱，重用四钱至五钱。配两头尖、川楝子、韭白、小茴、归尾煎汤，治败精阻窍；合清宁丸、炒白丑、桃仁、琥珀、麝香为丸，治瘀血为淋。

李时珍曰：天名精并根苗而言，地菘言其苗叶，鹤虱言其子，惟根名杜牛膝。其功只是吐痰止血，杀虫解毒，故擂汁服之能止痰疟，漱之止牙疼，按之傅蛇咬，亦治猪瘟。张石顽曰：杜牛膝煎服，除淫秽邪毒从小便泄出；若咽喉肿塞，痰涎壅滞，捣汁，鹅翎扫入，去痰立效。过玉书曰：杜牛膝为治喉圣药，善能消肿散血，止痛化痰，无论何种喉症，用之皆效，以甚能去风痰毒涎也。用法：取根叶捣汁一碗，重汤炖温，不时漱毕，即低头流去毒涎，再漱再流，须耐心十余次，毒涎方尽。丁福保云：取新捣杜牛膝碗许，冲和炖温服之，治乳蛾、喉痹等症，得汗或大吐而愈。如遇痰声辘辘，喉间肿塞，取鲜

杜牛膝醋研如酱，用羊毛笔蘸之，在喉间连探二三次，即痰出胀消而愈，其妙如神。又治喉腐吹药，用其汁晒干为末一两，薄荷末五分，青黛末五分，冰片末五分，研匀吹之，极妙。合观各家所说，杜牛膝之功用，上能治喉痹风痰，下能通败精瘀腐，惟能除小虫，与桃仁杀小虫之功相类，尤为其所独擅。然力能堕胎，孕妇胎前均忌，老年虚淋亦忌，阴虚精滑尤忌。

**韭白**　菜类。韭之茎名韭白，根名韭黄，花名韭菁。

味辛气臭，性温质滑。利窍而疏泄败精，通络而温化瘀血。善治胃寒脘痛，亦开风痰失音。煎汤洗肠痔脱肛，捣汁熏产后血晕。

按：韭白入胃、肾、子宫三经，为通阳泄浊，利窍滑精之药。轻用一钱，重用二钱。配鼹鼠矢，治伤寒劳后、阴阳易病；合生姜汁，治产后呕水、赤白带下。配桔梗、乳香、没药，治怒郁血瘀，胃口作痛；合滑石、槐米、白薇，治热伏精室，肾茎刺痛。李时珍曰：韭白生则辛而散血，熟则甘而补中，入足厥阴经，乃肝之菜也。昔有贫叟，病噎膈，食入即吐，胸中刺痛，或令取韭汁，入咸梅、卤汁少许，细呷，得入渐加，忽吐稠痰数升而愈。此亦张仲景治胸痹用薤白，皆取其辛温能散胃脘痰饮恶血之义也。王晋三曰：阴易是妇人病温后，毒移男子而成，宜以薤白为君，滑利通阳，疾于下行，佐以鼠类之阴霾，引入至阴之处，通阴舒阳，效如桴鼓。凡肝阳犯胃，脘中热痛者忌；男妇阴虚火旺，因而梦遗、滑精、白带、白淫者，均忌。

**槐实**　乔木类。一名槐角子，俗名槐米。乃槐[①]花未开时采取者，酒炒用。

---

① 槐：原作"根"，据文义改。

味纯苦，性凉降。专通任脉结瘀，善治子脏急痛。兼疗热闷难产，亦除湿痒阴疮。肠血与痔血并治，肝风与脑风皆效。

按：槐实入脑、肝、精室、子宫四经，为凉血清火，利窍通阴之药。轻用八分，重用钱半。配陈绍酒，治杨梅毒疮；合棕灰，治热盛血崩。配地榆、当归、防风、枳壳、条芩为丸，治内痔便血；合竹茹、花粉、白薇、川柏、青盐煎汤，治热入血室。

王秉衡曰：槐实味苦色黄，清肝胆而凉血。凡清肝凉血之品，类可安胎，独槐实既不能安胎而反堕胎者，何也？则《本经》主"子脏急痛"一言，已括其义矣。子脏即子宫，属任脉，为受精之所。急痛者，因交合不节所致。槐实专通任脉，直达子宫，能涤射入之精而泄淫欲之火，故孕妇用之，其胎即堕。推之霉疮便毒，利西泰谓发于横骨上，亦秽入于任脉之病。《景岳全书》有一味槐蕊之方，不知传自何人，余服其妙。凡病人脾虚便溏、阴虚血热而非实热者，均忌。

**川萆薢** 蔓草类。产中州，大块色白而松脆者为萆薢，若色黄赤者为菝葜也。一种小块质坚韧者为土萆薢，不堪入药。忌茗、酸。

味苦而淡，性平而散。强骨节，除腰脊疼；治白浊，止茎中痛。兼疗阴痿失溺，亦去痔漏外疮。

按：萆薢入肝、胃、内、外肾四经，为去风渗湿，利溺分清之药。轻用二钱至三钱，重用四钱至五钱。配石菖蒲、益智仁、乌药，治下焦虚寒，白浊频数；合贯仲炭、炒槐米、茅根，治肠风痔漏，下血如注。配冬葵子、飞滑石、杜牛膝、真琥珀，治败精阻窍；合仙灵脾、生川柏、生甘梢、冬青子，治肾热阳痿。

李时珍曰：萆薢之功长于去风湿，所以能治痒痹、遗浊、恶疮诸病之属风湿者。萆薢、菝葜、土苓三物，形虽不同，而功不相远。张石顽曰：萆薢，昔称其摄精之功，或称逐水之效。但雷斅《炮炙论》序云：囊皱漩多，夜煎竹木。竹木，即萆薢也。漩多白浊，皆是湿气下流。萆薢能治阳明之湿而固下焦，故能去浊分清，何两说之相悬耶？不知胃气健旺，则湿浊去而肾无邪湿之忧，肾脏自能收摄也。杨氏萆薢分清饮专主浊病，正得此意。又主阴痿失溺，老人五缓者，总取行阳之力以利关节，助健运也。若阴虚精滑及元气下陷，不能摄精，小便频数，大便引急，误用，病必转剧，以其性散不利于阴也。

以余所验，浊必有精，尿则有淋无浊，凡小便频数，白浊如膏，茎中痛不可忍者，往往欲火郁遏，败精瘀腐而成，故白浊多延成下疳重候，与寻常湿热成淋不同。萆薢乃疏泄败精之品，与杜牛膝功用相类，但力效薄，故必重用，又以元明粉化水拌炒始有效力。若肾虚腰痛，阴虚火炽，亦忌。

**裈裆灰** 器服类。即近阴处之裤裆烧灰。

味苦而浊，性温质滑。阴阳易为专长，治女劳复亦可。

按：裈裆灰专入精室、外肾、子宫，为利窍泄浊，导阴通阳之药。轻用一钱，重用二钱。配五苓散，治阴阳易；合六味汤，治女劳复。合苏合丸同研，开水调服，治中恶昏厥；合黑肾丸作散，牛膝汤送，治胞衣不下。

李时珍曰：按张仲景云，阴阳易，身体重，气少，少腹里急或引阴中拘急，热上冲胸，头重不欲举，眼中生花，膝胫拘急者，裈裆散主之。取中裈近阴处烧灰，水服方寸匕，日三服，小便即利，阴头微肿则愈。男用女、女用男。成无己解云：此导阴气也，童女者尤良。王孟英曰：阴阳二易，余谓之热入精室症。第阴易较重于阳易，以女人疫热之气本从阴户出也。古人用裈裆之义最精，取其能引热邪仍由原路出，故须剪本人所交接之人为最佳。余如竹茹、花粉、韭白、滑石、白薇、槐米、楝实、绿石、甘草梢、土茯苓等药，并走精室，皆可随症采用。

**猵鼠矢**　兽类。一名牡鼠矢，俗名两头尖。酒炒用。

味淡微咸，性温气浊。善治男子阴易，能通女子停经。兼疗乳痈，亦消疳积。

按：猵鼠矢入肝、肾、子宫三经，为逐瘀泄浊，利窍通阴之药。轻用十粒，重用二十粒。配红枣、麝香为末，治妇人乳吹；合牛膝、陈酒煎汤，治室女经闭。配枳壳、葱白、豆豉、焦栀，治伤寒劳复；合韭白、小茴、归须、川楝、山甲，治败精阻窍。

李时珍曰：牡鼠矢入足厥阴经，故所治皆肝经血分之病。但有小毒，食中误食，令人目黄成疸。叶天士曰：酒炒牡鼠矢用以透冲脉之气，引冲脉之血下行，瘀者能和，闭者能通，为经闭之要药。凡经久不止，脐下结痛，乃血以下脐过血海，至冲任会合之处，结闭不行，血瘀子宫，宜海螵蛸、茜草等通之，紫石英、当归等润之，以此屎为向导，投无不效。即经久不至，渐成干血痨症，亦宜牡鼠矢为君，佐当归、丹参以通之，紫石英以润之，久服始效。惟孕妇胎前宜忌，胃虚善呕亦忌。

# 卷七 攻泻剂统计二十九品

## 攻气泻水药计十一品

**大腹皮** 果木类。用黑豆煎汤洗去毒，净晒干用；或酒洗后再绿豆汤洗过。其肉粗者耗气，宜摘去之。

味略辛，性微温。散无形之滞气，凡脘腹痞满，胎气胀闷皆宜；逐有形之积水，故皮肤浮肿，脚气上壅最效。其皮皆筋丝似络，其子与槟榔同功。

按：大腹皮入胃、脾二经，为下气行水，疏中通络之药。轻用一钱至钱半，重用二钱至三钱。配紫苏、香附，能治子悬；合竹茹、广皮，善平恶阻。配麻黄、杏仁、苍术皮、生姜皮，消皮肤水肿；合橘红、苏子、海桐皮、五加皮，导脚气壅滞。沈金鳌曰：大腹皮下气，亦与槟榔同，不独子也。但槟榔破气最捷，其性为烈；大腹皮下气稍迟，其性较缓。病涉虚弱者忌，脾虚化胀者尤忌。

**郁李仁** 灌木类。即棠棣，一名雀李。汤浸去皮及双仁者，研如膏，勿去油。忌牛马肉及诸酪。查药肆现有两种：一名郁李仁，壳多而仁少，不适用，用其无效；一名郁李净仁，质润而滑，入药当用净仁。

味甘微苦，性平质滑。润达幽门，善通关格；滑利水道，能消肿胀。大肠气滞最灵，膀胱急疼也效。

按：郁李净仁入脾、胃、大小肠四经，为泄气行水，活血润燥之药。轻用钱

半至二钱，重用三钱至四钱。配生苡仁、生粳米煮粥，消男妇脚气浮肿；合生锦纹、滑石末和丸，消小儿二便闭结。配炒枣仁、猪胆皮、小川连、焦山栀、淡竹茹、冬桑叶，治胆热肝横，目瞑则惊悸梦惕；合光杏仁、桃仁泥、松子、柏子仁、新会皮，治脾约肠痹，液结则燥涩不通。

李时珍述《宋史·钱乙传》云：乳妇因悸而病。既愈而目张不得瞑，煎郁李仁，酒饮之使醉，即愈。所以然者，目系内连肝胆，惊则气结胆横不下。郁李仁能去结，随酒入胆，结去胆下则目瞑矣。此盖得肯綮之妙者也。陈承曰：郁李仁性专下降，善导大肠燥结，利周身水气。然下后多令人津液亏损，燥结愈甚，乃治标救急之药。津液不足者忌，年老液枯肠燥者忌。惟西医云：郁李仁、根、皮、果均可入药，其作用为补身平脑药，如病后欠补①，尚有微热者服之最宜。又如痨症、瘰疬等兼热症者均宜服。其功用又能开胃解疟，治积滞、饭不消化。第治疟较金鸡纳霜则大逊。

**皂荚子** 乔木类。一名皂角子。煅存性用，或用青糖水炒透。

味咸带辛，性温质滑。上治膈痰吞酸，下导大肠湿滞。能消瘰疬，可涂疮癣。

按：皂荚子入肺、胃、大肠三经，为消痰涤涎，解毒滑肠之药。轻用四分至八

---

① 补：此下原衍"有"字，据文义删。

分，重用一钱至钱半。配枳壳为丸，治里急后重；合炒槐米作散，治肠风下血。配天葵子，消年久瘰疬；合野菊花，傅一切疔肿。查皂角子内含碱类，放其味咸而涩，质最滑利。余尝用以解酸质之毒，历试辄效。惟服后其质放散而有泻性，故又能导肠中垢腻秽恶，配锦纹二三分，奏功尤捷，以力能洗涤垢腻，洁净脏腑故也。但其质甚滑而性又消导，时珍谓治大肠虚闭，殊谬。

**圆肥皂子** 乔木类。一名圆皂。须去硬壳黄膜，但取其仁，炒研用之。

味咸而涩，性温质滑。涤顽痰，除垢腻。善治大肠风闭，专消头面霉疮。

按：圆皂仁入肺、胃、大肠三经，为涤垢除涎，解毒滑肠之药。轻用三枚，重用六枚。配天葵子、川贝母、天花粉、牛蒡子、青连翘、元参、甘草为丸，善消瘰疬；合猪胰子、皂角刺、土茯苓、白僵蚕、白鲜皮、银花、蝉退煎汤，专消霉疮。其功不减皂角。惟胃液已虚者忌，肾气内伤者尤忌。

**牵牛子** 蔓草类。有黑白二种，故？二丑，色白者名白丑，色黑者名黑丑。酒炒用。

味辛甘，有小毒；性温烈，气甚香。白者利肺，治上焦痰饮，除气分湿热，兼通大肠风秘；黑者泻肾，逐下部败精，消脚气肿满，兼导脾经湿滞。既能落胎，又能杀虫。

按：牵牛子入脾、胃、肺、肾四经，为泻气行水，决壅导滞之药。轻用八分至一钱，重用钱半至二钱，配莱菔子、白蔻末为丸，消宿食积气；合花槟榔、紫苏子作散，治水肿虫积。配生军、轻粉、花槟榔，治马脾风症；合姜汁、陈米、小茴香，治诸水饮病。李东垣曰：牵牛乃泻气之药，味辛兼甘，性温有毒，久嚼猛烈雄

壮。乃《名医续注》云味性苦寒，所谓苦寒安在哉？李时珍云：牵牛自宋以后，北人常用取快，及刘守真、张子和出，又倡为通用下药。盖牵牛治水气在脾，喘满肿胀，下焦郁遏，腰背胀重及大肠风秘、气秘，卓有殊功。但病在血分及脾胃虚弱而痞满者，切不可取快一时，及常服暗伤元气也。黑牵牛能达命门，走精髓，人所不知，惟东垣知之，故治下焦虚阳。天真丹用牵牛以盐水炒黑入，佐沉香、杜仲、破故纸、官桂诸药，深得补泻兼施之妙，方见《医学发明》。又东垣未尽弃牵牛不用，但贵施之得良效。用法大约以四分至五分为丸一回内服之，服后经数时发下痢，其际虽有腹痛，然痛常不剧。西医云：牵牛子能大泻、水泻，每用五分至八分，研末服之。李东垣曰：凡用牵牛，少则动大便，多则泄下如水。其说不谋而合，中外一辙。

**甘遂** 毒草类。反甘草。面裹煨熟用。

味苦微辛，性寒有毒。水结胸非此不除，面目浮肿亦效；饮留胃得此则消，满腹湿胀最灵。验水如神，损真极速。

按：煨甘遂入肺、胃、大、小肠、内肾五经，为逐水蠲饮，破积攻坚之药，轻用三分至五分，重用八分至一钱。配炒黑丑，消水肿腹满；合大戟，治水虫喘胀。配炒白丑、炒车前、官桂，逐水如神；合姜半夏、炒白芍、炙草，蠲饮效。配苍术、川朴、广皮、淡附片、大枣，治肾寒尿秘、小水胀急；合猪苓、赤苓、泽泻、飞滑石、阿胶，治肝郁停饮、小便转脬。

李时珍曰：肾主水，凝则为痰饮，溢则为肿胀。甘遂能泄肾经湿气，治痰之本也。不可过服，中病则止。张仲景治心下留饮，与甘草同用，去其相反而立甘草汤，其肿便去。又王璆《百一选方》云：

脚气上攻，结成肿核及一切肿毒，用甘遂末水调傅肿处，即浓煎甘草汁服，其肿即散。二物相反而感应如此。

**大戟** 毒草类。反甘草。入药惟用正根，误服旁株，令人冷泻。枣煎则不损脾，乘软去骨用。

味苦微辛，性寒有毒。发汗消痈，通便利尿。疏通血瘀，故下恶血癖块，通经堕胎；驱逐水蛊，故消腹水满急，蠲饮退肿。

按：大戟入胃、肠、肾、子宫四经，为逐水消瘀，通肠利肾之药。轻用八分至一钱，重用钱半至二钱。配干姜为散，治水肿喘息；和大枣煎汤，治水蛊腹大。配姜半夏、紫菀、白前，治肺水喘满；合煨甘遂、芫花、黑枣，治支饮痛呕。

李时珍曰：痰涎之为物，随气升降，无处不到。入于心则迷窍而癫痫，妄言妄见；入于肺则塞窍而为咳唾稠黏，喘急背冷；入于肝则留伏蓄聚而成胁痛干呕，寒热往来；入于经络则麻痹疼痛；入于筋骨则颈项、胸背、腰胁、手足牵引隐痛。陈无择《三因方》并控涎丹主之，殊有奇效，此乃治痰之本。盖水与湿得气与火则凝滞而为寒、为饮、为涎、为涕、为癖。大戟能泄脏腑之水湿，甘遂能行经隧之水湿，白芥子能散皮里膜外之痰气，惟善用者能收奇功也。张路玉曰：若脾胃肝肾虚寒，阴火泛溢，犯之立毙，不可不审。

**芫花** 毒草类。陈者良。水浸一宿，晒干，醋炒以去其毒。反甘草。

味辛微苦，性温有毒。消胸中痰水，故治咳逆上气，咽肿喉鸣；泄脘腹胀满，故治四肢挛急，引癖胁痛。根疗疥疮，兼可毒鱼。

按：芫花入肺、胃、脾三经，为蠲饮行水，开上疏中之药。轻用三分至五分，重用八分至一钱。配枳壳为丸，治水蛊腹满；合椒目研末，治酒疸尿黄。配延胡索、制香附为末，治诸般气痛；合炒大黄、桃仁泥作散，治瘀血经闭。李时珍曰：饮有五，皆由内啜水浆，外受湿气，郁蓄而为留饮，流于肺则为支饮，令人喘咳寒热，吐沫背寒；或为悬饮，令人咳唾，痛引缺盆两胁；流于心下则为伏饮，令人胸满呕吐，寒热眩晕；流于肠胃则为痰饮，令人腹鸣吐水，胸胁支满，或作泄泻，忽肥忽瘦；流于经络则为溢饮，令人沉重注痛，或作水泄跗肿。芫花与大戟、甘遂之性，逐水泄湿，能直达水饮窠囊隐僻之处，但可徐徐用之，取效甚捷，不可过剂，泄人真元。

**巴豆** 乔木类。去壳及心，炒紫黑，或烧存性，或研烂，各随方制。若纸包压去油取霜、最妙。西医取油曰巴豆油，最烈。

味辛质滑，性热有毒。攻坚积，破痰癖，直可斩关夺门；荡五脏，涤六腑，几于煎肠刮胃。逐寒水，消冷滞，一攻殆尽；杀虫鱼，除蛊疰，倾倒无遗。善去恶肉，立能烂胎。

按：巴豆霜入胃、大小肠三经，为扫荡寒积，攻逐阴水之药。轻用三厘至五厘，重用八厘至一分。配蛤粉、黄柏、川贝，开寒饮积胸。李时珍曰：巴豆峻用则有戡乱劫病之功，微用亦有抚绥调中之妙。王海藏言其可以通肠，可以止泻，此发千古之秘也。一老妇年六十余，病溏泄已五年，食油物生冷，犯之则痛，服调脾、升提、止涩诸药，入腹则泄反甚。延余诊之，脉沉而滑，此乃脾胃久伤、冷积凝滞所致。王太仆所谓大寒凝内，久则溏泻，愈而复发，绵历年岁者，法当以热下之，则寒去利止。遂用蜡匮巴豆丸药五十丸与服，二日大便不通，亦大利，其泄遂愈。自是每用治泻痢冷积诸病，皆不泻而痢愈者近百人，全在配合得宜，药病相耳。苟用所不当，则犯轻用损阴之戒矣。

李东垣曰：巴豆不去膜则伤胃，不去心则作呕；以沉香水浸则能升能降，与大黄同用则泻火反缓，其性相畏也。王海藏曰：若急治，为水谷道路之剂，去皮、心、膜、油生用；若缓治，为消坚磨积之剂，炒去烟，令紫黑用。张路玉曰：巴豆、大黄同为攻下之剂，但大黄性寒，腑病多热者宜之；巴豆性热，脏病多寒者宜之。其壳烧灰存性，能止泻痢，亦劫病之效也。惟力能堕胎，孕妇忌用。东医秘田氏曰：余尝用巴豆剂，知其妙不可言，可以吐泻，可以引赤，可以发泡，药力迅速奔放，为极剧之扫荡药。以余所验，与桔梗、杏仁相配，则为峻吐剂；与大黄、轻粉同用，则为峻下剂；与雄黄、轻粉相配，则为杀菌剂。惟初用时必先试服一定量，以验其生理的作用。药物学中尝述巴豆不适于水肿、炎性诸病，然其催胃肠之剧性炎症，诱导脑神经疼痛，夺脓疡肿胀之势，其效果实，他药所不及也。

**千金子**　毒草类。正名续随子。去壳，取色白者，以纸包，压去油，取霜。用续随，去油务尽，否则误人。去油法：木床用楎榨后，更纸隔重压，换纸多次，乃净。

味辛有毒，性温质滑。利大小肠，下恶滞物。痰饮积聚最效，水气胀满亦灵。可涂疥癣，又除蛊毒。

按：千金霜入胃、大、小肠三经，为破气下水，荡胃涤肠之药。轻用一分，重用二分至三分。配荆芥研末，治水气肿胀；合轻粉为丸，消涎积癥块。李时珍曰：续随子与大戟、泽漆、甘遂茎叶相似，主疗亦相似，其功皆长于利水，惟在用之得法，亦皆要药也。然下水最速，有毒损人，不可过多。张路玉曰：服后泻多，以醋同粥食即止。若脾虚便滑之人误服必死。惟外治①黑子疣赘，用续随子捣烂，时涂之自落；或以煮绵系瘤根，时时紧之，渐脱。惟俞惺庵云：嘉善一人，胸胀脘闷，诸治不效，薛一瓢用千金霜煎汤，磨沉香、木香、檀香、降香、丁香，服一月泻尽水饮而痊。可谓善用千金霜矣。

**白商陆**　毒草类。铜刀刮去皮，水浸一宿，或醋炒，或黑豆拌蒸，用其赤者。但可贴肿，服之伤人，令人见鬼。用生水服，杀人。

味辛酸苦，性寒有毒。力能下行利水，功同大戟甘遂。水肿腹满最灵，虫胀喉痹亦效。内服堕胎，外敷恶疮。

按：白商陆入脾、胃、大、小肠四经，为泻脾通肠，逐水消肿之药。轻用三分至五分，重用八分至一钱。配赤小豆煎汤，治湿气脚软；合白粳米煮粥，治水肿腹满。配制香附、大蒜，治湿滞水肿，气满承疮；合煨甘遂、大戟，治产后腹大，喘不得卧；配酸醋炒涂喉外，治喉闭不通；合麝香捣贴脐中，治肿满溺秘。李时珍曰：商陆与遂、戟异性同功，脾胃虚弱者切忌。古赞云：其味酸辛，其形类人，疗水贴肿，其效如神。斯言尽之矣。张路玉曰：仲景治大病后腰以下肿，牡蛎泽泻散主之，以其病后积水，故用急追以散之也。然水肿因脾虚者，若误用之，一时虽效，未几再发，决不可救。

# 攻血泻瘀药 计九品

**桃仁**　果木类。行血，连皮尖生用；润燥，去皮尖炒用。俱研碎，同干漆炒，大破宿血。双仁者有毒，勿用。

---

① 治：此字原脱，据文义补。

味苦而甘，性平质润。行血通经，化瘀除瘕。润大肠之血燥，破血室之热瘀。肝疟与血痢并效，鬼疰及尸虫皆杀。兼止上气咳逆，亦消心下痞坚。

按：桃仁入肝、心包二经，为破血润燥，去瘀生新之药。轻用一钱至钱半，重用二钱至三钱。配香附，治胸满气喘；合广皮，通大肠血闭。配延胡，治猝然生痛；合藕汁，去产后血瘀。配水蛭、虻虫、大黄，治蓄血如狂，小腹满痛；合红花、归尾、赤芍，治月经瘀滞，腰腹胀疼。配当归、川芎、炮姜、炙草，治产后血病，去瘀生新；合旋覆、新绛、归须、葱管，治肝脏结血，活血通经。

李东垣曰：桃仁功有四，一治热入血室，二泄腹中滞血，三治皮肤血热燥痒，四行皮肤凝滞之血。唐容川曰：桃花，红属血分，仁在核中，又像人心，味苦有生气，是正入心中，能行血，能生血，不仅治肝脏结瘀也，实为一切血瘀、血闭之专药，与别种破血药不同。谭其濂曰：徐灵胎谓小虫为败血所生之虫，桃仁能杀之。凡妇人产后寒热，其血中多微生物，余进以生化汤加红花，或加人参，数服而愈，百不爽一。桃仁之能去血中微生物，其神妙真不可思议也。惟缪仲淳《经疏》曰：桃仁散而不守，泻而无补，过用或不当，能使血下不止，损伤真阴。故凡经闭由于血枯，产后腹痛由于血虚，大便闭涩由于血液不足者，均忌。

**五灵脂** 禽类。即吾地寒号虫矢。又名鹖鴠①。研细，飞去砂石，晒干。生用破血，炒用和血。

气腥秽，味苦酸。性虽寒，质却润。生用血闭能通，炒用经多能止。善治男妇瘀痛，兼疗小儿肝疳。

按：五灵脂入肝、胃、肠、子宫四经，为入肝通络，行血止痛之药。轻用一钱至钱半，重用二钱至三钱。配生蒲黄，治血气刺痛；合制草乌，治中风麻痹。配香附、桃仁泥，治产后腹满；合胡连、猪胆汁，治五疳潮热。配乳香、没药、制川乌，治手足冷；合楂炭、槟榔、广木香，消胃脘食瘀。

李时珍曰：五灵脂，肝经药也。专治血病，散血而止诸痛。治惊痫，除疟痢，消积化痰，疗疳杀虫，及血痹血眼诸症，皆肝病也。配蒲黄名失笑散，不独治妇人心痛、血痛，凡男妇老幼一切心腹、胁肋、少腹痛，疝气，并胎前产后血气作痛及血崩经溢，百药不效者，俱能奏功，屡用屡效，真近世神方也。石顽老人云：五灵脂状如凝脂，其性入肝，散血最速，但味极羶恶，大伤胃气。《纲目》言其甘温，恐非正论。虽有治目翳脘瘀之功，若脾胃虚者亦不能胜其气。藜藿体尚可应用，终非膏粱体所宜，故缪氏《经疏》曰：血虚腹痛，血虚经闭，产后去血过多发晕，心虚有火作痛，血虚无瘀滞者，均忌。

**刘寄奴** 隰草类。去叶用子。以布拭去薄壳，酒蒸，晒干用。

味虽苦，性微温。破血通经，除癥下胀。过服反令人痢，外治止金疮血。

按：刘寄奴专入肝经，为活血通瘀，下气止痛之药。轻用一钱至钱半，重用二钱至三钱。为末，陈绍酒煎服，治血气胀满；研细，糯米浆调敷，治汤火灼伤。配乌梅炭、陈茶叶，治大便下血；合骨碎补、延胡索，治折伤瘀血。缪仲淳曰：昔人为金疮要药，又治产后余疾，下血止痛者，正以其下血迅速也。惟病人气血虚，脾胃弱，易作泄者忌。《卫生易简方》亦曰：此破血之仙药也。不可过多，令人

---

① 鹖鴠（jièdàn 借旦）：寒号虫。

吐利。

**夜明砂**　禽类。即蝙蝠屎，一名天鼠屎。淘净，焙用。其砂即蚊虫眼。

味咸，性寒。善破积血，能下死胎；目盲障翳必用，肝疳瘀积最灵。

按：夜明砂入肝、大小肠三经，为破血通瘀，清肝明目之药。轻用八分至一钱，重用钱半至二钱。配石决明、猪肝煎服，治鸡盲眼；合朱砂、麝香为丸，治久疟症。配当归、蝉蜕、木贼、羊肝为丸，善消内障；合官桂、乳香、没药、砂糖调敷，专退脓肿。

李时珍曰：夜明砂及蝙蝠皆肝经血分药也，能活血消积，故所治目翳盲障、疟魃①、疳惊、淋带、瘰疬、痈肿，皆厥阴之病也。查张长沙抵当汤每用水蛭、虻虫治血积症，取其吸人血故耳。夜明因食蚊虫而化，蚊虫亦食人血，其砂即蚊虫之眼，故能专入肝络，活血消瘀，为治目盲障翳，痈肿积聚之良药。后人遇血积症，不敢用抵当汤者，畏水蛭、虻虫之破血太峻耳。如以夜明砂及五灵脂二物代之，功用相同，较为稳惬。但究为破血之品，血虚经闭者亦忌，胎前产后无瘀者尤忌。

**水蛭**　虫类。即蚂蟥，一名蛭身。体紧小而有金黄点者佳。凡用水蛭，晒干，猪油熬令黑，研极细。倘炙不透，虽为末，经年得水犹活，入腹尚能复生。凡用须预先熬黑，以少许置水中，七日内不活者，方可用之。

味咸而苦，性平有毒。逐恶血，通月经；破血癥，堕胎孕。内服治干血痨，砂末调吞多效；外治疗痈毒症，竹筒吮咂有功。

按：水蛭入肝、子宫二经，为破血通瘀，攻积化癥之药。轻用一支，重用二支。配虻虫、没药、麝香为末，以四物汤调服，治产后血晕，血下痛止；合桃仁、

大黄、黑丑作散，用砂糖酒送下，治跌打损伤，瘀尽则愈。成无己曰：咸走血，苦胜血，用水蛭以除蓄血，乃肝经血分药，故能去肝经聚血。徐灵胎曰：水蛭最喜食人之血，而性又迟缓善入。迟缓则生血不伤，善入则坚积易破。借其力以攻积久之瘀，自有利而无害也。

**虻虫**　虫类。即唼牛血蝇，俗名牛猛。去翅足，酒炒用。

味苦微威，性寒有毒。攻血遍行经络，善破坚痞癥瘕；堕胎只在晨昏，速通子宫阴络。

按：虻虫入肝、子宫二经，为破血通经，攻积消癥之药。轻用二只，重用三四只。配丹皮，为末酒服，消扑堕瘀血；合芒硝，煎汤调下，治病笃去胎。张路玉曰：虻虫食血而止血，因其性而为用，肝经血分药也。《本经》治癥瘕寒热，是因癥瘕而发寒热，与蜣螂治腹胀寒热不殊。仲景抵当汤丸水蛭、虻虫并用，世皆畏其险峻，然治血瘀经闭，用四物加虻虫作丸服甚良，以破瘀而不伤血也。但其性有毒，故能堕胎。柯韵伯曰：水蛭水物，阴于食血；虻虫飞物，猛于食血。观此破血化癥之功，虻虫较水蛭尤峻。

**白桃花**　果木类。如无白色者，红桃花亦可代用。

味苦微酸，性平质轻。下三虫，杀尸疰。消水血互结之肿满，通痰饮积滞之便闭。兼破石淋，亦治疯狂。

按：白桃花入肺、肝、肠三经，为利痰化滞，涤饮通瘀之药。轻用五分至八分，重用一钱至钱半。配冬葵子、滑石、槟榔，治产后瘀秘；合五加皮、木瓜、牛膝，治脚气肿痛。李时珍曰：桃花性走泄

---

①　魃（qí 齐）：小儿病名。症见寒热如疟。

下降，利大肠甚快，用以治气实人病水饮、肿浊、积滞、大小便闭塞者，则有功无害。若久服即耗人阴血，损元气，岂能如《本草》令人好颜色也？又苏鹗《杜阳杂编》载范纯佑女，丧夫发狂，闭之室中，夜断窗棂，登桃树上食桃花几尽，及旦家人接下，自是遂愈。此亦惊怒伤肝，痰夹败血，遂致发狂，偶得桃花利痰饮、散滞血之功。与张仲景治积热发狂用承气汤、蓄血发狂用桃仁承气汤之义相同。

**芦荟** 香木类。一名象胆，西医名哑啰。只宜为丸吞服，不可入汤药同煎。

味苦而涩，性寒质滑。凉肝明目，清热杀虫。导小肠之火闭，通肝瘀之停经。善治五疳三虫，兼定急惊热痫；解巴豆毒，搽湿热癣。

按：芦荟入肝、小肠、子宫三经，为涤热杀虫，消瘀通经之药。轻用三分至五分，重用八分至一钱。配朱砂为丸，通大便火闭；合使君子研，治小儿肝疳。

吴鞠通曰：因怒郁而肝火上亢，大便不通者，则用芦荟为君，佐胡连、龙胆之极苦，泻火以通小肠，盖小肠火腑，非苦不通。张石顽曰：芦荟入肝经及冲脉，功专杀虫清热。治冲脉为病，逆气里急及经事不调，腹中结块上冲与小儿疳热积滞，非此不除，同甘草为末，治头项顽癣甚效。但大苦大寒，且气甚秽恶，仅可施之藜藿。若胃虚少食者，入口便大吐逆，每致夺食泄泻而成羸瘦怯弱者多矣。东医学说：芦荟者下泄、通经、健胃之药也。服少量能增加食物，催进消化，为健胃药。用为下剂则于六时至十二时后奏效，于脑充血、肺充血等适用之，又于慢性便闭最适用之。亦为通经药，于月经闭止、痔血闭止，以小剂量铁粉与之最效。若用大量则起呕气呕吐，腹痛下痢，直肠、子宫、肾之充血。因是患子宫出血、痔出血、尿溺频数、流产、春情亢进等症亦有之。且能使胆汁、肠液、乳汁之分必增加，肠之蠕动亢进，甚有发炎性者。

**干漆** 乔木类。今人多用漆渣伪充，必凝结如砖者佳。炒令烟尽为度，否则损人肠胃。

味苦辛咸，性温有毒。去蛔虫，通经闭。削年深坚牢之积，破日久凝结之淤。

按：干漆入肝、子宫二经，为通经消肿，破血杀虫之药。轻用一分，重用二分。配川甲同煅，善去恶血；合黄连拌炒，最通淤热。配白芜、青芜为末，治小儿虫病；合淮牛漆、生地为丸，通女子经闭。配麦芽煅红为散，治产后身痛清肿；合米醋煎汤熏鼻，治产后恶血攻心。

李时珍曰：漆性毒而杀虫，降而行血，其功只在二者而已。张路玉曰：干漆无积血者切忌。以其伤营血、损胃气，故胃虚人服之，往往作呕。观产后血晕，以旧器烧烟熏之即醒，盖亦取下血之义而破经络中血滞也。妇人血虚经闭为之且禁。若畏漆者，嚼椒涂口鼻，免生漆疮。误中其毒，以生蟹捣汁或紫苏解之。观此则《本草》"主绝伤、补中、续筋骨、填髓脑、安五脏"等语，恐是传讹，学者切勿遵经。即丹溪"急飞补，积滞去后，补性内行"之说，亦勿妄信。

## 攻食泻火药 计四品

**元明粉** 卤石类。取白朴硝入盆煎炼，在下层者曰朴硝，最粗而浊；在上层者曰芒硝，其质稍清。取芒硝同莱菔子汁、生甘草煎过，曰元明粉，较为清洁；取元明粉以莱菔汁、生甘草再三煎炼，减去咸质，悬当风处吹去水气，轻白如粉，曰风化硝，最为精粹。此以制法别其名也。取白硝入莱菔汁同煎，倾入盆中，经宿结成为冰，谓之盆硝；齐卫之硝上生锋芒，谓之芒硝；川晋之硝上生六棱，谓之牙硝。此以形状别其名也。今专取元明粉、风化硝两种。

味辛甘咸，性寒质滑。消膈上热痰，清胃中燥火；涤肠中宿垢，化膀胱石淋。性较芒硝稍缓，力亦善能堕胎。外搽能消瘰疬，兼敷漆疮。

按：元明粉入肺、胃、肠三经，为导滞泻火，润燥软坚之药。轻用八分至一钱，重用钱半至二钱。配朱砂，治热盛发狂；合吴萸，消物过饱。配冰片，洗风眼赤烂，退翳明目；合硼砂，搽小儿鹅口，重舌口疮；配童便，治妇人难产，死胎不下；合白蜜，荡胃中实热，肠中燥结。

李时珍曰：元明粉遇有胃肠实热积滞，少年气壮者，量与服之，殊有速效。缪氏《经疏》曰：凡病不由邪热闭结及血枯经涸，以致大肠燥结；阴虚精乏以致大热骨蒸；火炎于上以致头痛、目昏、口渴、耳聋、咽痛、吐血、衄血、咳嗽痰壅等症，均忌。东医学说曰：元明粉为凉血泻剂，利小便药，为主要之盐类下剂。凡慢性便秘，因心、肝、肾病而发之，水肿、脑充血、急性浆液膜炎之宜于下泄者，皆用之。又于慢性胃加答儿①、胃溃疡亦用之，能代洋朴硝以疗治各症。洋朴硝，一作舍利盐，通称泻盐，为西国最通行之品。若中国无此药，则可以元明粉代之。惟不可过服，服之过限，则为惹胃之毒药。以其性寒冷，功力较峻，故而外用能去眼内云翳，须研细末点之；又能洗去外皮臭恶之物。合中西学说而观之，元明粉咸寒直降，治胃肠燥实，火结便秘者确有特效。惟吾绍地居卑湿，湿热症最多，即有湿热食滞而宜攻下者，宁用枳实、大黄苦辛通降，不必用元明粉，恐伤下焦真

阴，劫损元气，以致直肠洞泄也。

**大黄**　毒草类。《本经》名黄良，一名将军。产川中者，色如锦文而润者良。若峻用攻下，生用；邪气在上必用酒浸，上引而驱热下行；破淤血，韭汁；治虚劳吐血，内有淤积，韭汁拌，炒黑用之；大肠风闭燥结，皂荚、绿矾酒制；又尿桶中浸过，能散淤血，兼行渗道。妊娠产后，慎勿轻用。实热内结，势不可缓，酒蒸用之。凡服大黄下药，须与谷气相远，得谷气则不行矣。

味苦气香，性寒质润。通利水谷，荡涤胃肠是其特效；下淤通经，破癥除利乃其兼长。

按：大黄入脾、胃、大、小肠、肝五经，为大泻实火，峻逐积滞之药。轻用二分至四分，重用五分至八分，极重钱半至三四钱。配黄连、黄芩，泻心止血，治热盛痞满；合枳实、黑丑，消食化气，治一切壅滞。配巴豆霜、干姜为丸，治脘腹胀满，痛如刀刺；合五倍子、黄柏为末，治痈疽焮热，疮毒初起。配当归、槟榔，治赤痢初起；合青蒿、童便，治骨蒸积热。配枳实、厚朴，泻小肠实火；合元明粉、甘草，降胃中积热。配人参，治气虚便秘；合芽茶，治脑热头晕。

张路玉曰：大黄之功专于行淤血、导血闭、通瘀滞、破癥瘕、消实热、泻痞满、润燥结、敷肿毒，总赖推陈致新之功。《本经》与元素皆谓其去留饮宿食者，以宿食留滞胃中，久而发热，故用苦寒化热，宿食乘势而下。后世不察，以为大黄概能消食，谬矣！盖胃性喜温恶湿，温之则宿食融化，寒之则坚滞不消。若食在上脘，虽经发热，只须枳实、黄连以消痞热，宿食自通。若误用大黄，推荡不

① 胃加答儿：胃炎的音译。

下，反致结滞不消，为害不浅。若病本阳邪，或兼停食，而攻伐太过，正气消乏，实结不解，拟欲攻之，而正气不能行其药力，则加入人参于桃仁承气中，以助硝、黄之势，如陶氏黄龙之制，乃先辈之成则也。盖大黄、芒硝泻肠胃之燥热，牵牛、甘遂泻肠胃之湿热，巴豆、硫黄泻肠胃之寒结，各有定例。至于老人血枯便闭，气虚便难，脾虚腹胀少食；妇人血枯经闭，阴虚寒热，脾虚痞积；肾虚动气及阴疸色白不起等症，均忌。周雪樵曰：大黄功用以为补剂，开胃轻泻，微收敛而主治积滞便秘、泄泻久痢、婴儿霍乱者。《万国药方》说也以为能清热，去积滞，通秘结，助消化者。《西药略释》说也谓食物不消化，或胃中有醋可与镁养相和服；痛风与水银丸相和服。虽泄泻不致腹痛，既泻之后略能令大便不通，故患泄泻者服之可作收敛药。又食物不消化可服大黄丸，饭前服之，令食物易消，惟孕妇及炎症不宜服者。《儒门医学》之说也谓可为泻药轻补剂与收敛药，令肠胃显其逐下粪之力，所有之粪不甚稀，已泻之后则有收敛性，故用此药治泄泻最佳。因先放出肠内之质，而后有补性也。

**泻叶** 芳草类。旧作辛拿，又名新拿，日本名旃那，俗名泻叶。

味苦而淡，性凉质滑。感动小肠，较蓖麻油速而且猛；兼治臌胀，比煨甘遂稳而且良。

按：泻叶入大、小肠二经，为凉血积热，润滑二肠之药。轻用八厘至一分，为消化药；重用三分至五分，为缓下药；极重钱半至二钱，为大泻药。配元明粉、小茴香，善退臌胀；合小枳实、新会皮，缓下大便。

日本铃木辛太郎曰：泻叶为佳良之下剂，于通便后再秘结，且无剧烈之暴泻。

惟有肠炎症者忌。丁氏福保《药物学大成》曰：泻叶之泻下效力颇为确实，且无肠充血及肠炎、过度下泄等之副作用，故凡可促肠排泻之诸病，皆可应用。其他配入于泻下药用之者亦多。又或为泻下灌肠剂，其功虽主感动小肠，然亦亢进大肠之蠕动剂。惟肠管之刺戟，较诸他种泻下药，则一时虽为微弱，而于肠管有炎症之际则颇增剧。又用大量，作用于子宫，每致出血，甚至有致流产者，故有此症时亦忌。以余所验，重用泻叶钱半至二钱者，兼有发恶心及呕吐，甚则大作腹痛，必配以藿香、香附等芳香药，庶免作此弊。

**蓖麻油** 毒草类。去尽蓖麻子皮仁，以净核入铁锅，用微火炒之，此铁锅须按以手觉不甚炙痛。炒毕，以螺丝柱柜绞榨而去其汁，再将油入水和煎。此渣滓杂物即油，浮沫拨去而成净油时，油中有一层白物，隔在油水交界间，恍如衣沫一层，提油时务须将衣提去，勿令混于油中，由是再相油隔净，稍和以水同熬，其水熬至化汽散尽方为纯净。若用蓖麻子，先以盐汤煮半日，去皮用之，虽有剧毒，亦化无毒，可代油。

味甘而恶，性冷质滑。滑肠①通便，去积治痢。气虽不佳，泻则甚缓。

按：蓖麻油入大、小肠二经，为滑肠去着，甘润导滞之药。大人每服三钱至四钱，重用六钱；小儿每服一钱至二钱，重用三钱。配甜酱油，和胃润肠；合松节油，去积杀虫。配鸦片油、薄荷油，治脘腹痛甚；合春砂仁、冰糖茶，治热痢初起。

西医学说云：蓖麻油为轻泻药，治肠炎积滞。凡应用泻药而不可惹其肠者，用此药宜，故此油为轻性、稳妥、微利药。

---

① 肠：上字原脱，据文义补。

又如痢症初起，因肠内有不消化之杂质，结粪在内，塞阻疞痛，欲下不下，服此以利之，则自然轻松。况常服此油，可由渐减轻，与别药之由渐加多者异也。又可作射水用，蓖麻油一两，糖水二两，共调和，再加温水十两，作一次射之，治大便干燥。欲药力速，则加洋肥皂助之更妙。滑利之药，惟此油最为上品，亦惟此油最为通行。若中国所制之蓖麻油则不纯净，故不入服剂。噫！蓖麻子产自吾国，因药界不谙制法，致中医不敢妄用，让西国利权独擅，良可浩叹！

惟朱丹溪曰：蓖麻属阴，其性善能追脓取毒，亦外科要药，能去有形之滞物，故取胎产胞衣、剩骨胶血者用之。李时珍曰：蓖麻仁甘辛有小毒，气味颇近巴豆，亦能利人，故下水气。其性善走，能开通诸窍经络，故治偏风[1]、失音口噤、口目㖞斜、头风七窍诸病，不止于出有形之物而已。盖蓖麻油能使病气外出，故诸膏多用之。一人病偏风，手足不举，余用此油同羊脂、麝香、川甲等药煎作摩膏，日摩数次，一月余见复，兼服搜风化痰、养血之剂，三月而愈。一人病手臂一块肿痛，亦用蓖麻捣膏贴之，一夜愈。一人病气郁，偏头痛，用此同乳香、食盐捣，贴太阳穴[2]，一夜痛止。一妇产后子肠不收，捣仁贴其丹田，一夜痛止。此药外用累奏奇效，但内服不宜轻率耳。前哲亦曾发明，惜后人不知研究，故不能进取也。

# 攻积泻虫药 计五品

**槟榔** 果木类。形大者有两种：一名山槟榔，即海南子；一名猪槟榔，即大腹子。形小者，一名鸡心槟榔，一名枣儿槟榔。以枣儿、鸡心为最胜，海南次之，大腹又次之。

味辛而涩，性温质重。杀虫治痢，下气消胀；止疟疗疝，攻食破积。善除水肿脚气，亦能醒酒辟障。

按：槟榔入胃、大、小肠三经，为攻积杀虫，镇冲堕气之药。轻用八分至一钱，重用钱半至二钱。配广皮，治呕痰吐水；合枳实，治胸痞腹满。配生姜汁、童便，治脚气冲心；合使君子、黑枣，治虫积在肠。

李时珍曰：槟榔之功有四；一曰醒能使醉，盖食之则熏然颊赤，若饮酒然。二曰醉能使醒，盖酒后嚼之则宽气下痰，余醒顿解。三曰饥能使饱。四曰饱能使饥，盖空腹食之，则充然气盛如饱；饱后食之，则饮食快然易消。又且赋性疏通而不甚泄气，禀味严正而更有余甘，故有是功。张石顽曰：槟榔泄胸中至高之气，使之下行，性如铁石之沉重，能堕诸药至于下极。故治冲脉为病，逆气里急，及治诸气壅、腹胀、后重如神。胸腹虫食积滞作痛，同木香为必用之药。若气虚下陷人及膈上有稠痰结气者得之，其痞满、昏塞愈甚。凡泻后、疟后、虚痢切忌。东医学说云：槟榔子乃驱除涤虫之药，其作用与石榴根皮之成分相似，每用一钱至钱半，专治腹风蛔虫，而最惹近视人之注目者，由其缩瞳作用，于眼科用之，以一百瓦水磨汁，一滴点于眼中，则五分时后起，持续一时瞳孔之缩小。

**硫黄** 石类。倭硫黄最佳，天生黄亦佳，土硫黄只可外用，不堪内服。

味酸气烈，性温质润。壮命阳，坚筋骨，阴气渐消；除头秃，杀毒虫，湿疮尽扫。风冷便秘君半夏而立通，虚寒泻痢佐

---

① 风：此字原脱，今据文义补。
② 贴太阳穴：原作"协太阳月"，据文义改。

腊矾而速止。能化金银铜铁，善治阴蚀疽痔。

按：硫黄入胃、肠、脾、肾、命门五经，为壮阳轻泻，燥湿杀虫之药。轻用三分，重用六分。配艾叶，治阴症伤寒；合钟乳，治风毒脚气。配水银研末，治反胃噎膈，小儿吐泻；合猪油调敷，治女子阴疮，顽癣湿疥。李时珍曰：硫黄秉纯阳之精，赋大热之性，能补命门真火不足，且其性虽热，而疏理大肠，又与燥涩者不同。盖亦救危妙药也。丁福保云：吾国古医均以硫黄为有毒且大热，用为壮阳药，皆因内含信石所致，若纯硫黄则无毒，且不大热。故西药房售出者，已将信石杂质分析，外治可作燥湿杀虫药，内服可作湿润二肠之品，非若吾国之混杂有毒，仅可施于阴寒沉毒及暖命门之火而已。

**轻粉**　金石类。即水银粉，一名腻粉。用轻粉再升成粉，曰粉霜，一名白灵砂。东医名甘汞，西医名加路米单缘汞。中国由盐矾升炼而成。

味淡微咸，质重而滑。下痰涎，除肠积。退胀消肿，治疳杀虫。暂服有功，连则有毒。

按：轻粉入肺、胃、肝、肠四经，为除涎驱霉，通肠利尿之药。轻用一分，重用分半。配白糖和匀，治大小便闭；合杏仁同研，擦梅疮恶癣。李时珍曰：轻粉乃至阴毒物，因火煅丹砂而出，加以盐矾炼而为轻粉，加以硫黄升而为银朱。轻飞灵变，化纯阴为燥烈，其性走而不守，善劫痰涎、消积滞，故水肿风痰、湿热毒疮被劫，涎从齿龈而出，邪郁为之暂开，而痰因之亦愈。若服或不得法，则毒气被蒸，窜入经络筋骨，莫之能出。痰涎既去，血液耗亡，筋失所养，营卫不从，变为筋挛骨痛，发为痈疽疳漏，或手足皲裂，虫癣顽痹，经年累月，遂成废痼，用者宜审。

**蜣螂**　虫类。去足，火炙用。别名推车客。

味咸，性寒。镇惊痫，定瘛疭。治小便转胞，通大肠闭塞。大人下痢脱肛并效，小儿疳蚀重舌皆灵。兼疗痔瘘，亦能堕胎。

按：蜣螂入肝、胃、肠三经，为攻积杀虫，清肝通肠之药。轻用二只，重用四只。配巴豆、陈皮、肝末，治胸膈痰闭；合木鳖子、冰片研匀，掺大肠脱肛。配蝎尾煎汤，治小儿惊风；合蝼蛄作散，治小便血淋。李时珍曰：蜣螂乃手足阳明、足厥阴之药，故所主皆三经之病。《总微论》言：古方治小儿惊痫，蜣螂为第一，而后医未见用之，盖不知此义耳。《寿世医窍》云：伤寒瘟疫日久失下，肠中津液为邪火燔烁，便结坚燥如石，攻以硝磺，从旁化臭水而出，燥矢仍不能下，必于承气汤中加焙焦蜣螂一对，顷刻即下，物理之自然也。

**鸦胆子**　山草类。一名苦参子，又名苦榛子。其仁多油，生食令人吐。作霜，捶去油，入药佳。

味苦而涩，性寒质滑。生用吐痰追涎，喉痹与喉风皆效；酒炒止血涤痰，热痢与久痢并治。治痔如神，杀虫亦效。

按：鸦胆子入肺、胃、大小肠四经，为涌吐痰涎，滑降积滞之药。轻用七粒，重用十四粒至三十粒。配海蛤粉、枯白矾、小川连、飞辰砂为丸，专治久痢；合人参芦、桔梗芦、皂角灰、青木香为末，立吐痰涎。吴渭泉曰：鸦胆子大如豌豆，去壳用仁，味极苦，能治久泻热痢，屡试屡效。须忌食鸭百日，否则必发，当信。用七粒以龙眼肉包裹，开水送下，半日腹痛异常，连泻十余阵，下泻垢甚多，越日，腹痛稍减，仍进七粒，又次日，再投七粒，痢大减，改用五粒，连服四日，多获痊愈。

京师盛行此药，且善治便血。曾晤舒益焉太守云：素患肠红，任长沙府时，有友人传治便血偏方，令先服凉血疏风药数帖，继用鸦胆子七粒，以圆肉裹之，滚汤下，两服可愈。惟包之不紧入胃，必吐出苦水如胆汁，然无害，以米饮汤饮之即止。

按：鸦胆子《本草纲目》暨本草诸书俱未载，其味苦而涩，性寒，出产四川，湖南、贵州亦出。治热痢、久痢见效，如初痢、寒痢似非所宜。兹特记之，以为好学者续增《本草》之备云。而赵恕轩曰：凡痢之初起，实热、实积易知而易治，惟虚人冷积至痢，医多不以为意。盖实热之症，外症有身热烦燥、唇焦口渴、肚痛窘迫、里急后重、舌上黄苔、六脉洪数。症候即急，治者亦急，轻则疏利之，重则寒下之，积去即愈。至于虚人冷积致痢，外无烦热燥扰，内无腹肚急痛，有赤白相兼，无里急后重，大便流利，小便清长。此由阴性迟缓，所以外症不急。遇此不可姑息，但以集成三仙丹下之以去其积。倘不急下，必致养顽贻患，其积日久，渐次下坠，竟至大肠下口、直肠上口交界之处，有小曲折隐匿于此，为肠积最深之处，药所不到之地。症则乍轻乍重，或愈或发，便则乍红乍白、或硬或溏，总无一定，任是神丹，分毫无济。盖积在大肠曲折之中，诸物至此，性力已过，尽成

秕糠，安能去此沉匿之积？所以冷痢有至三五年、十数年不愈者，由此故也。

古方用巴豆为丸下之者，第恐久病久虚，未敢轻用。今以至捷至稳鸦胆子一味治之。此物出闽省云贵，虽诸家本草未收，而药肆皆有，其形似益智而小，外壳苍褐色，内白，肉有油，其味至苦，用小铁锤轻敲去壳，其肉大如米，碎者不用，专取全仁用之。三五岁儿二十余粒，十余岁者三十多粒，大人则四十九粒，取天圆肉包之；小儿一包三粒，大人一包七粒，空腹吞下，以饭压之，使其下行，更藉此天圆包裹，可以直至大肠之下也。此药并不①峻厉，复不肚痛，俟大便行时有白冻如鱼脑者，即冷积也。如白冻未见，过一二日再进一服，或微加数粒，此后不须再服。服时忌荤、酒三日，戒鸭肉一月，从此除根，永不再发。倘此日腹中虚痛，用白芍、甘草各三钱纸包，水湿，火内煨熟，取起捣烂，煎汤服之，立止，凡冷痢、久痢，百方无验者，一服即愈，故定其名曰久泻至圣丹。又《医宗汇编》用白石榴烧灰一钱，真鸦片切片二钱，鸦胆子去壳纸包压去油三两，人参三分，枯矾二分，海南沉香三分，共为细末，调粥为丸，重五六厘，晒干，磁瓶收贮。红痢用蜜一匙，滚水调下；红白相兼，阴阳水送下；肚胀，滚水汤下；水泻，米汤开水送下。忌油腻腥酸一月，治无不效。不敢隐秘，以公诸世。

---

① 不：此字原脱，据文义补。

# 卷八　温热剂 统计二十六品

## 温健中气药 计九品

**益智仁**　芳草类。去壳，盐水炒。

味辛带苦，气香性温。暖胃健脾，调中进食；平呕止痛，开郁宣滞。善摄涎唾，兼缩小便。补肾虚之滑沥，止阴冷之崩带。

按：益智仁入脾、胃、肾三经，为补土益火，行阳退阴之药。轻用六分至八分，重用一钱至钱半。配乌药、淮药为丸，治小便频数；合茯苓、白术研末，治肾虚尿滑。配砂仁、食盐为散，治胎漏下血；合党参、白术煎汤，治脾虚唾涎。

王海藏曰：益智本脾药，主君、相二火。在集香丸则入肺，在四君子汤则入脾，在大凤髓丹则入肾，三脏互有子母相关之义，当于补中兼用之，勿多用。日本学说云：益智仁，汉医用为健脾消化药，有一种芳香，是由挥发油而来。在药局方上仅供制剂之用，如于复方丁几类中，为芳香性附加物而已。若血燥有火、湿热暴注及因热而遗浊，色黄干结者，不可误用；又如呕吐由热而不由寒，气逆由怒而不由虚，小便余沥由水涸精亏内热而不由肾气虚寒，泄泻由湿火暴注而不由气虚滑肠，均忌。

**草豆蔻**　芳草类。面裹煨热，去面用。《备要》曰：闽产名草豆蔻，如龙眼而微长，皮黄白，薄而棱峭，仁如缩砂，辛香气和；滇广所产名草果，如诃子，皮黑厚而棱密，子粗而辛臭，虽是一物，微有不同。忌犯铁。

味辛微甘，气香性温。下气温中，止心腹之寒痛；宽胸利膈，除痰饮之冷呕。兼治恶阴，亦消酒毒。

按：草豆蔻入脾、胃二经，为驱寒除湿，消痰行气之药。轻用三分至四分，重用五分至六分。配高良姜、生姜汁，治胃寒呕逆；合鲜生姜、大黑枣，治脾寒湿疟。配木瓜、大腹皮，治胸腹胀满；合乳香、炒椿皮，治赤白带下。

寇宗奭曰：调散冷气甚速。虚弱不能饮食者，宜与木瓜、乌梅、砂仁、益智、神曲、麦芽、甘草、生姜同用。朱丹溪曰：草豆蔻性温，能散滞气，消膈上痰。若明知身受寒邪，口食寒物，胃脘作痛者，可温散，用之如鼓应桴。或湿痰郁结成病者亦效。若热郁者不可用，恐结温成热也，必用栀子之剂。李时珍曰：草豆蔻，辛热浮散，能入太阴、阳明，除寒燥湿、开郁化食之力而已。南地卑下，山岚烟瘴，饮啖酸咸，脾胃常多寒湿郁滞之病，故食料必用，与之相宜。然过多亦能助脾热，伤肺损目。西医学说云：草豆蔻能开胃祛风，佐泻剂同服，能免腹痛。若疟不由于瘴，心胃痛由火不由寒，泻痢胀满，或小水不利由暑气湿热者，均忌。阴虚血燥者，尤忌。

**肉豆蔻**　芳草类。一名肉果。糯米裹煨熟用，勿犯铁。

味辛微苦，气香性温。下气行痰，消

食蠲饮。暖脾胃而导寒滞，实大肠以止泻痢。

按：肉豆蔻，入脾、胃、大肠三经，为温胃健脾，固肠止泻之药。轻用五分至六分，重用八分至一钱。配鲜生姜，治霍乱吐泻；合陈仓米，治脾泄气利。配明乳香、陈仓米，治老人虚泻；合煨木香、干姜炭，治小儿寒泄。

朱丹溪曰：肉豆蔻，温中健脾。《日华子》称其下气，以脾得补而善运化，气自下矣，非若陈皮、香附之驶泄。张路玉曰：肉豆蔻，入手、足阳明，宽膨胀，固大肠，为小儿伤乳、吐逆、泄泻之要药。二神丸合补骨脂治肾虚，盖取补脾以治肾邪也。盖脾土性喜芳香，故肉果与脾胃最宜。其能下气者，脾胃得补则健运，非若厚朴、枳实之峻削也。如大肠素有火热及中暑、热泄暴注、肠风下血、胃火齿痛及湿热积滞方盛、滞下初起，均忌。

**大麦**　杂类。一名年麦。

味咸微甘，性温质滑。除热止渴，益胃调中；下气宽胸，补虚止泻。

按：大麦入脾、胃二经。为补中化谷，消积进食之药。轻用钱半至二钱，重用三钱至四钱。配甘遂作饼，消膜外水气；合麻油调糊，擦火汤灼伤。李时珍曰：大麦作饼食，香而有益，煮粥甚滑，磨面作酱甚甘美。惟寇宗奭曰：暴食稍似脚弱，下气故也。熟则大益人，带生则冷，能损人。

**川厚朴**　乔木类。即榛树皮。姜汁炙或浸炒用。

味苦而辛，性温质燥。消痰下气，平胃健中。除实满而宽膨，调胸腹而止痛。善治风寒喘咳，兼疗湿食痞胀。

按：川厚朴入脾、胃二经，为泻实散满，温胃健脾之药。轻用六分至八分，重用一钱至钱半，极重二钱至三钱。配干

姜，治中满洞泄；合赤苓，治尿浑白浊。配桂心、生姜、枳实，治霍乱腹痛；合苍术、广皮、炙草，治湿食肚胀。

王好古曰：《别录》言温中益气，消痰下气，果泄气乎，益气乎？盖与枳实、大黄同用，则泻实满，所谓消痰下气是也；与橘皮、苍术同用，则除湿满，所谓温中益气是也。与解利药同用，则治伤寒头痛；与泻利药同用，则厚肠胃。大抵味苦性温，用其苦则泻，用其温则补也。惟气虚者忌，阴虚火旺者，尤忌。

**高良姜**　芳草类。黄土炒。

味辛辣，性大温。暖脾胃，宽噎膈，破冷癖，除瘴疟。下气平清涎之呕，散寒止心腹之疼。

按：高良姜入脾、胃二经，为温中除寒，行气消水之药。轻用二分至三分，重用五分至六分。配大枣，治霍乱呕甚；合粳米，治吐泻腹痛。配五灵脂作散，治心痹冷痛；合炮姜煎汤，治脾虚寒疟，

杨士瀛曰：噫逆胃寒者，高良姜为要药，人参、茯苓佐之，为能温脾，解散胃中风邪也。李时珍曰：凡男女心口一点痛者，及胃脘有滞或有虫也，多因怒及受寒而起，遂致终身。俗言心气痛者，非也。用良姜以酒洗七次，焙研，各记收之。因寒得，用姜末二钱，附末一钱；因怒得，用附末二钱，姜末一钱；寒怒兼有，各钱半。以米饮，加入生姜汁一匙，盐一捻，服之立止。韩飞霞《医通》亦称其功。若胃火作呕，伤暑霍乱，火热注泻，心虚作痛，均忌。

**胡椒**　味部。

味甚辛，性大热。温中下气，入肺胃以除寒；开膈宽胸，消风痰以宣滞。善治阴症霍乱，亦消冷气上冲。

按：胡椒入胃、大肠二经，为除寒快膈，纯阳助火之药。轻用一分，重用二

分。配芒硝，治大小便闭；合绿豆，治赤白下痢。配乳香、没药，治心下大痛；合麝香、陈酒，治伤寒呃逆。

张兆嘉曰：胡椒能宣能散，开豁胸中寒痰冷气，虽辛热燥散之品，而又极能下气，故食之即觉胸膈开爽；又能治上焦浮热、口齿诸病。至于发疮助火之说，亦在用之当与不当耳。杀一切鱼肉龟蕈毒，故食料多用之。若血分有热、阴虚发热、咳嗽吐血、咽干口渴、热气暴冲、目昏口臭、齿浮鼻衄、肠风脏毒、痔漏泄澼等症，如误服即令诸病当时则剧，切忌。

**干姜**　菜类。嫩者曰白姜，炮黑曰炮姜。

味甚辛，性大热。温中出汗，逐风湿痹；泄满宽胸，平咳逆气。通四肢关节，去脏腑阴寒。肠澼下痢并治，肾着腰痛亦效。炮黑则味苦性和，入营补虚温血。

按：干姜入心、肺、脾、胃、肾、大肠六经，为散结除寒，回肠通脉之药。轻用五分至六分，重用八分至一钱。配清炙草，治头晕吐逆；合高良姜，治新痢冷痛。

张元素曰：干姜有四大功，一通心助肠，二去脏腑沉寒痼冷，三发诸经之寒气，四治感寒腹痛。干姜本辛，炮之稍苦，故止而不移，所以能治里寒，非若附子行而不止也。李东垣曰：干姜，生辛炮苦，阳也。生则逐寒邪而发表，炮则除胃冷而守中。多用则耗散元气，过辛则壮火食气也。须配生甘草缓之，以散里寒。又同五味则温肺，同人参则温胃。朱丹溪曰：干姜入肺中，利肺气，入肾中，燥下湿，入肝经，引血药生血，同补药，亦能引血药入气分生血。故血虚发热、产后大热者用之。若止唾血、痢血，须炒黑用。有血脱色白夭而脉濡者，大寒也，宜此辛温以益血，大热以温经。李时珍曰：干姜

能引血药入血、气药入气，又能去恶养新，有阳生阴长之意。凡吐血、衄血、下血，有阴无阳者宜之，乃热因热用，从治之法也。张兆嘉曰：干姜即生姜之宿根，辛热性燥，不如生者之散表，而热燥过之；炮则辛少苦多，燥散之性已减，温守之力独优。惟阴虚内热，咳嗽吐血，表虚有热，自汗盗汗，脏毒下血，因热呕恶，大热胀痛，均忌。

**吴茱萸**　味部。拣去闭口者，拣净，以滚汤炮七次，去其浊气。

味辛而苦，性温气香。暖中下气，善治痰饮头痛、积水吞酸；疏肝和胃，能止吐泻腹痛、霍乱转筋。兼开关格中满，亦疗脚气疝瘕。

按：吴茱萸入肝经，兼入脾、胃、肾三经，为除寒化湿，行气开郁之药。轻用一分至二分，重用三分至五分。配小川连，治肝火痰晕；合生姜汁，治脚气冲心。配潞党参、生姜、大枣煎汤，治头痛呕涎、胸满吐水；合百草霜、黄连、白芍为丸，治肠风水泄、赤白痢下。张元素曰：吴茱萸之用有三：一去胸中逆气满塞，二止心腹感寒疠痛，三消宿酒。李东垣曰：浊阴不降，厥气上逆，咽膈不通，食则令人口开目瞪，阴寒隔塞，气不得上下，此病不已，令人寒中腹满，膨胀下痢，宜以吴茱萸之苦热泄其逆气，用之如神，但多用则伤元气。李时珍曰：吴茱萸能散能温，能燥能坚，故所治之症皆取其散寒温中、燥湿解郁之功而已。若咽喉、口舌生疮，用此末醋调贴两足心，移夜便愈。其性虽热，亦能引热下行。若谓其上行不下者，非也。张路玉曰：椒性善下，萸性善上，故服吴茱萸者，有冲膈冲眼、脱发咽痛、动火发疮之害。而治暴注下重、呕逆吐酸、肝脾火郁之症，亦必兼苦寒以降之，如左金丸治肝火痰晕嘈杂最

效。张兆嘉曰：吴茱萸本为肝之本药而兼入脾胃者，以脾喜香燥、胃喜降下也。其性下气最速，极能宣散郁结，故治肝气郁滞，寒浊下踞，以致腹痛疝瘕等疾，以及中下寒涩滞浊均宜。惟阴虚有热者忌。

## 温和血分药 计十品

**桂心** 香木类。即肉桂去内外粗皮，但存中心深紫，切之油润者是。

味甘而辛，性温质润。除心腹之痼冷，三虫九痛皆瘥；消络脉之凝疼，五痨七伤多验。利关节而续筋骨，宽拘挛而破瘕癥；去鼻瘜而宣脚痹，通月经而下胞衣。兼治噎膈痞胀，善托痈疽痘毒。

按：桂心入心、心包络二经，为补阳活血，通络消瘀之药。轻用一分，重用三分。配陈酒治九种心痛，合川椒治三虫腹胀。配麝香、童便能下死胎，合黄连、吴萸能止久痢。

李时珍曰：《圣惠方》谓桂心入心引血，化汗化脓。盖少阴君火、厥阴相火与命门同气者也。《别录》云：桂通血脉是矣。但能通子宫而破血，故又云堕胎。庞安时乃云：炒黑则不损胎。张路玉曰：既去外层苦燥之性，独取中心甘润之味，专温营分之里药。故凡九种心痛、腹内冷痛、破痃癖等病，与经络躯壳之病无预，非若肉桂之兼通经络、和营卫、坚筋骨，有寒湿风痹等治也。沈芊绿曰：肉桂、桂心，特一独去粗皮，一并内外皮为异故。缪氏但列肉桂、桂枝，不分桂心，明以二者为一也。海藏则列桂肉、心、枝三项，明以枝入足太阳，心入手少阴血分，肉入足少阴、厥阴血分，各有归经。厥后著本草，李士材、汪讱庵、张石顽辈皆宗其说。庶用桂者知桂心、肉桂经络主治毕竟有异，惟阴虚火旺及一切血症而不虚寒者

均忌。

**官桂** 香木类。一名写观草，一名菌桂，又名筒桂。皮薄色黄，少脂油。

味辛甘，性温和。养精神，和颜色。利关节，治痛风；止呕酸，除奔豚，轻疏上焦之气胀，缓消下焦之血瘀。无牡桂之气雄，为诸药之先导。

按：官桂入胃、肝、心、脑四经，为行气活血，温经通脉之药。轻用二分至三分，重用五分至六分。配葱汁、云母蒸化为水，能面生光华；合龟脑、陈酱煎取清汤，能步履轻健。

李时珍曰：筒桂主治与桂心、牡桂迥然不同。昔人所服食者，盖此类耳。张路玉曰：筒桂辛而不热，薄而能宣，为诸药通使，凡开提之药，补益之药，无不宜之。久服和颜色者，以质性轻和，无肉桂、牡桂等雄烈之气，力胜真阴之比。《别录》治心痛、胁痛、胁风，温经通脉，止烦出汗，皆薄则宣通之义。《纲目》乃以《别录》、元素之言皆混列牡桂之下。盖牡桂是桂之大者，功用与肉桂相类，专行气中血滞，筒桂则专行胸胁，为胀满之要药。凡中焦寒邪闭拒，胃气不通，呕吐酸水，寒痰水痢，奔豚死血，风寒痛痹，三焦结滞，并宜筒桂。盖味厚则泄，薄则通也。若血虚火旺者忌。

**杜红花** 隰草类。酒炒用。

味甘而苦，性温质润。消肿止痛，活血行瘀。产后血晕急需，胎死腹中必用。善通经闭，亦解痘疗。

按：杜红花入心、肝二经，为多用破血，少用养血之药。轻用二分至三分，重用五分至八分。配桔梗，治喉痹气壅；合血竭，治噎膈拒食。配杜牛膝、陈酒，治热病胎死，胞衣不下；合原桃仁、童便，治妇人经闭，产后血晕。

汪颖曰：鲜血宜止，瘀血宜行，瘀行

则血活。每见有热结于中，暴吐紫黑血者，吐出为好，如未尽，加桃仁、红花行之。李时珍曰：血生于心包，藏于肝，属于冲任。红花汁与之相类，故能行男子血脉，女子经水。昔明医陆氏治产后血闷，以红花十斤煮汤，盛桶置于横格之下，异妇寝其上，熏之，汤冷再加，半日乃苏。但破瘀活血是其所长，若血晕解，留滞行即止，过用能使血行不止而毙，慎之。

**藏红花**　隰草类。出西藏，与李氏《纲目》"红花"有别。试法：将一朵入滚水，色如血，可冲四次者真。

味甘微苦，性平质润。轻散气郁之结痞，能止凝瘀之吐血。

按：藏红花入心、肝二经，为少用养血，多用活络之药。轻用一分，重用三分。配栝蒌仁、生甘草，治肝郁胁痛；合淡竹茹、金箔，治胆惊心悸。

王士瑶曰：不论虚实，何经所吐之血，只须用藏红花。将无灰酒一盏，花一朵，入酒内，隔汤熟出汁服，入口即血止，屡试皆效。但不宜多用，过用恐患破血之弊。

**泽兰**　芳草类。酒洗用。

味辛苦带甘，气香性微温。除风逐湿，利关节而行经络；行水通瘀，破宿血而消癥瘕。兼养血气，能治女人痨瘦；亦长肌肉，可疗男子面黄。

按：泽兰入肝、脾二经，为散郁舒络，行血消水之药。轻用一钱至二钱，重用二钱半至三钱。配防风，治产后水肿；合白芷，治肺痹鼻塞。配归身、白芍、炙甘草，治血虚经闭；合川芎、当归、童便，治产后瘀痛。

李时珍曰：泽兰与兰叶似同实异。泽兰走血分，故能治水肿，涂痈毒，破瘀血，消癥瘕，而为妇人要药；兰叶走气道，故能利水道，除痰癖，杀蛊辟恶，而为消渴良药。张兆嘉曰：泽兰生兰旁，其叶如兰而香，温而带甘，故不伤正气。妇人多用之，治血化为水之症，尤为入彀。治风者，亦血行风自灭耳。佩兰与泽兰功用相似，而辛香之气过之，故能解郁散结，杀虫毒，除陈腐，濯垢腻，辟邪气。至于行水消瘀之效，二物相仿。但泽兰治水之性为优，佩兰理气之功为胜。凡血虚枯燥而无宿瘀者忌。

**乌贼骨**　鱼类。一名海螵蛸，又名墨鱼骨。

味咸而涩，性温质燥。止带下而通经，除阴蚀之肿痛。腹疼环脐最效，虫疳下痢并治。点眼则去翳磨星，贴疮可燥脓收水。

按：乌鱼骨入肝、肾、子宫三经，为柔肝通络，止滑软坚之药。轻用钱半至二钱，重用三钱至四钱。配鲜生地、赤苓，治小便血淋；合脏连丸、贼草，治内痔便血。配茜草、雀卵、鲍鱼，治血枯经闭，合牡蛎、猪肝、米泔，治肝眼流泪；配五灵脂、羊肝，治赤白目翳；合制香附、泽兰，治肝胃气痛。

朱丹溪曰：经闭有有余不足之症，有余者血滞，不足者肝伤。乌贼所治是肝伤血闭，不足之病。李时珍曰：此厥阴血分药也，味咸走血。故血枯、血瘕、经闭、崩带、下痢、疳疾，厥阴本病也；寒热、疟疾、聋瘿、少腹痛、阴痛，厥阴经病也；目翳流泪，厥阴窍病也。厥阴属肝，肝主血，故诸血病皆治。张兆嘉曰：乌贼骨虽肝经血分药，而质燥味涩，故能治女人崩带淋浊，一切下部虫疳淫泆之疾。《内经》虽云治血枯，然观其经文全旨，毕竟非肝部之血枯，是肝经之湿浊，故又能点目翳，燥脓疮。若血病热盛者忌。

**伏龙肝**　土部。即灶心黄土。

味辛而苦，性温质燥。住崩带，涂痈

肿。既可催生下胞，又除肠风溺血。消蛊称善，止呕最良。

按：伏龙肝入胃、肝、子宫三经，为调中止血，燥湿消肿之药。轻用一钱至钱半，重用二钱至三钱。配陈阿胶、炒蚕砂，消冷瘀漏血；合陈棕炭、梁上尘，治赤白带下。

张路玉曰：伏龙肝治失血过多，中气亦损，取其微温，调和血脉也；消痈肿毒气者，辛散软坚也。《日华子》主催生者，取其温中而镇重下坠也；其胎漏不止，产后下利，宜煮水澄清，去滓代水者，取温土脏和营也。《千金方》治中风口噤，狂不识人，并用搅水澄服；又久利不止，横生逆产，胞衣不下，皆调涂脐，效。《外台》治一切痈肿，和蒜泥贴，干再易之。张兆嘉曰：伏龙肝须对釜脐①下经火久燥而形成者，具土之质，得火之性，化柔为刚，味兼辛苦，其功专入脾胃，有扶阳退阴，散结除邪之意，凡诸血病由脾胃阳虚不能统摄者，皆可用之。《金匮》黄土汤即此意。惟阴虚吐血者忌，痈肿肿盛者亦忌独用。

**赤砂糖**　果类。蔗浆煎成。

味甘色赤，性温质润。滋养心脾，调和肝脾。缓消宿瘀，能解酒毒。

按：赤砂糖入胃、肠、肝、脾四经，为温胃和脾，缓肝消瘀之药。轻用二钱至三钱，重用四钱至五钱。配姜汁，治上气吐逆；合乌梅，治下痢噤口。孟诜曰：赤砂糖性温不冷，多食令人心痛，生长虫，消肌肉，损齿，发疳䘌。李时珍曰：赤砂糖性温，殊于甘蔗浆，故不宜多食。今人每用为调和，徒取其适口，而不知阴受其害也。但性能和脾缓肝，故治脾胃及泻肝药用为先导。《本草》言其性寒，苏颂谓其冷利，皆昧此理。张路玉曰：今人好吸烟草，受其毒者，用此煎汤解之。但性助

湿热，勿过用。熬焦，治产妇败血冲心，及虚羸老弱血痢不可攻者，最效。惟中满切忌。

**艾叶**　隰草类。或生用，或醋炒用，或炒焦用。

味辛而苦，性热气香。芳透肝脾，止血痢而疗崩带；温通奇脉，补命门以暖子宫。兼息肠风，亦安胎气。可灸疮疽，能熏虫耳。

按：艾叶入肝、脾、肾三经，为利气暖血，燥湿散寒之药。轻用三分，重用五分。配阿胶、炮姜，治妇人崩中；合茯苓、乌梅，治男子盗汗。李时珍曰：艾叶生则微苦太辛，熟则微辛太苦，可取太阳真火，可回垂绝元阳。服之则走三阴而逐一切寒湿，转肃杀之气为融和；灸之则透诸经而治百种病邪，起沉疴之人为康泰，其功亦大矣。苏恭言其生寒，苏颂言其有毒，一则见其能止诸血，一则见其逆气上冲，遂谓其性寒有毒，误矣！若素有虚寒痼冷、妇人湿郁、久漏之人，以艾和归、附诸药恰合。若妄意求嗣，服艾不辍，助以辛热，药性久偏，致使火烁，是自取之咎，于艾何尤。艾附丸治心腹诸痛，调妇人病颇效；胶艾汤治虚痢及妊娠产后下血奇效。张兆嘉曰：艾叶生温熟热，生者能散，熟者能守。故生则理血气，解散风寒湿邪；或炒黑或揉熟则温暖下焦，治妇人崩带、瘕疝、胎产等证，属于寒湿者皆可用之。纯阳之性，故可杀虫辟恶，其灸疮疽者，藉芳香辛热，宣通气血耳。惟阴虚火旺，血燥生热及宿有失血病者，均忌。

**绍酒**　谷类。附：烧酒。糟新者有毒，陈者无毒。味甜者曰无灰酒，方可入药。

味甘辛，性大热。通血脉而破结，行

---

① 釜脐：锅底。

经脉以御寒。宣心气以忘忧，助胆经以发怒。少饮则和络运气，壮神消愁；过饮则损胃耗液，生痰动火。善行药势，亦解毒邪。烧酒则性犹热烈，气甚雄刚，善能行血提神，助气通脉。少啜则奏功最捷，过多则中毒而亡。

按：绍酒、烧酒入脑、肺、心、肝、胆、胃、肠七经，为助火解毒，行气通血之药。用量随人而定，宁少无多。配五加皮、当归、牛膝、地榆，治风湿痿痹；合党参、淮药、萸肉、天麻，治虚风眩晕。配甘菊花、熟地、当归、枸杞，治头风目眩，合山药、天冬、地骨皮、侧柏叶，治筋骨痿软。

李时珍曰：酒后食芥及辣物缓人筋骨，酒后食茶伤肾脏。又酒得咸而解者，水制火也，亦酒性上而咸润下也。又畏枳椇、葛花、赤豆、绿豆者，寒胜热也。张路玉曰：酒类多种，酝酿各异，味亦悬殊。甘者性醇，苦者性烈，然必陈久为胜。其色红者，能通血脉，养脾胃；色白者则升清气，益肺胃。至于扶肝气，悦颜色，行药势，辟寒气，而助火邪，资痰湿之性则一。惟豆淋酒，以黑豆炒焦，红酒淋之，破血去风，治男子中风口㖞，阴毒腹痛，及小便尿血，产后一切诸症。烧酒与火同性，治阴寒腹痛最捷。糟性最助湿热，可罨扑损，行瘀止痛。张兆嘉曰：酒具毒烈之性，有升散之能。少饮固可行经络，御风寒，壮神活血；过饮则耗气血，助痰湿。烧酒大辛大热，用以散寒开郁，颇有捷效，虽无助湿生痰之害，而毒烈之性，较绍酒尤盛。

## 热壮元阳药 计七品

**川附子**　毒草类。轻症用淡附片，重症用黑附块。顶细脐正者为上，顶粗有节多鼠乳者次之，伤缺偏绉者为下。有两歧者名乌喙，生用，去皮脐，略煨熟，用甘草、童便制，近取其大者为胜，用盐过多，虽一两五六钱，制熟不及七八钱，且容易腐烂。若欲久藏，一味甘草浓煎汁，煮汁尽止。入阳虚补剂，用黄连、甘草制。

味辛带麻，性热有毒。生用则善行捷走，能回脾肾元阳；制熟则质燥气刚，善逐下中寒湿。通督脉而舒脊强，达四肢而暖膝冷。温胃气而通寒隔，壮命门而补火虚。救阴疝引痛欲死，敛痈疽久溃不收。既破癥坚积聚，又除痿癖拘挛。兼治小儿慢惊，尤堕妇人胎孕。他如乌头即附子之母，性猛祛风；天雄乃乌附之长，形单无附，均皆有毒，各有分名。

按：川附子入脾、胃、肾、膀胱、命门、三焦六经，为回阳退阴，斩关夺隘之药。轻用三分至五分，重用八分至钱半。配干姜、葱白，治少阴症阳微脉绝；合麻黄、细辛，治少阴病发热脉沉。配桂枝、炙甘草、生姜、黑枣，治风温身疼；合茯苓、白术、白芍、生姜，治阴寒腹疼。配延胡、木香，治寒疝腹痛；合泽泻、灯芯，治小便虚闭。

虞抟曰：附子禀雄壮之质，能引补气药行十二经，以追散亡之元阳；引补血药行血分，以滋养不足之真阴；引发散药开腠理，以驱逐在表之风寒；引温暖药达下焦，以祛除在里之冷湿。吴绶曰：附子为阴症要药，凡伤寒直中三阴，及中寒夹阴，身虽大热而脉沉细者，或厥冷腹痛，甚则唇青囊缩者，急须生附子峻温之。若待阴极阳竭而始用，已迟矣。李时珍曰：按王氏《究原方》云：附子性重滞，温脾逐寒；川乌头性轻疏，温脾去风。故寒极当用附子，风疾当用川乌。然治中风，不可先用风药及川乌，须先用气药，后用乌附。凡乌附并宜冷服者，热因寒用也。盖阴寒在下，虚阳在上，治之以寒，则阴益甚而病增，治之以热，则拒格而不纳。热药冷饮下咽之后，冷性既消，热性便发而病随愈。

昔张仲景治寒疝内结用蜜煎乌头，《近效方》治喉痹用蜜炙附子含之咽汁。朱丹溪治疝气用乌头、栀子，并热因寒用也。李东垣治冯翰林侄阴盛格阳，伤寒面目赤，烦渴引饮，脉来七八至，但按之则散，用姜附汤加人参，服之得汗而愈，此则神圣之妙也。张路玉曰：川乌子色黑皮薄，肉理紧细，惟味辛而不烈，久而愈辣，峻补命门真火也。苟佐以白术则为除寒湿之圣药，然宜并用生者，方得开通经络。若气虚热甚，宜少用熟附以引参、芪之力；肥人多湿，亦宜少加乌附行经。苟得配合之妙，能起死回生于反掌。赵嗣真云：生附配干姜，补中有发；熟附配麻黄，发中有补。宜生宜熟，不出此妙用也。若伤寒发热，头痛皆除，热传三阴，而见厥逆脉沉，此厥深热深之候，症必发热头痛七八日或十余日后，而见厥冷脉沉，此为阳厥，大便必不泻而闭，及温疫热伏厥逆与阴虚内热，火郁于内而恶寒者，误用必旋踵告变矣。中其毒者用生莱菔汁、黄连汁解之，重则用犀角、生甘草解之。《别录》云：坠胎为百药长，孕妇忌用。

**紫猺桂**　香木类。去粗皮用。凡桂皆忌葱，勿见火。色深紫而甘胜于辛，其形狭长半卷而松厚者良。若坚厚味淡者曰板桂，不入汤药。近世舶上人每以丁皮混充，宜辨。

味辛甘，性大热。通阳跷督脉，固命门元阳。益火消阴，温中纳气。坚筋骨而强肾茎，通血脉而平慢惊。奔豚、疝瘕俱效，痼冷、厥痛并治。宣导百药，善坠胞胎。

按：紫猺桂入心、肝、脾、肾、阴跷、督脉、命门、子宫八经，为通阴补火，暖血行气之药。轻用一分至二分，重用三分至五分。配人参、麦冬、炙草，调中益气；合生地、紫石英、柴胡，止吐平逆。配川连、姜半夏、北秫米，交心肾而治不寐；合紫苏、宣木瓜、左金丸，止痂泻而除久痢。

李时珍《述医余录》云：赤眼肿痛，脾虚不能饮食，肝脉盛，脾脉弱，用凉药治肝则脾愈虚，用热药助脾则肝愈盛，但于温脾药中倍加肉桂，杀肝益脾，一治而两得之。传曰：木得桂而枯是也。但性辛散，能通子宫而破血。故《别录》云坠胎。庞安时乃云：炒黑则不损胎。张路玉曰：肉桂调经消癥，破瘀坠胎，内托阴疽。溃痈久而不敛，及虚阳上乘，面赤戴阳，吐血衄血，而脉瞥瞥虚大无力者，皆不可少。有胎息虚寒下坠，服黄芩、白术辈不应，小腹愈痛愈坠，脉来弦细或浮革者，非参芪、十全大补温之不效。昔人以亡血虚家禁用，而时珍以之治阴盛失血，非妙达阴阳者不知此。周雪樵云：肉桂功用，《西药大成》以为补胃药，而少有收敛性，《万国药方》言能开胃暖胃，收敛而祛风，《儒门医学》则暖胃外，兼言能补火。故此药西中各家均多发明，惟补脑二字尚嫌疏略。中医谓肾分水、火二经，即脑之寒热症也。如热症莫妙乎生地，寒症莫妙乎肉桂，故西人命桂为补火药。盖脑气虚则肺中吸收之体积少，吸气少则养气亦缺，而周身之热度减矣。今脑得桂之温补，则肺机强而吸气多矣，故《西药略释》入之调补门，着其能补脑也。中医于此每与附子同用，附子之中数二钱，肉桂之中数五分，以附子为主气而肉桂为主血。然积滞、吐酸、气膨，皆中医之所谓气症也，而肉桂治之，则以为血分之药，内寒外寒，病在营分者皆治，殆未可信。所异者，桂有收敛性，与附子之辛窜不同，入血之说所由来也。

**补骨脂**　芳草类。俗名破故纸。盐酒浸，焙干用，与胡麻同炒良。忌芸薹、羊肉诸肉。

味辛性温，气香质燥。兴阳事，固精气；止肾泻，愈腰疼。善治阴冷精流，兼平虚寒咳逆。

按：补骨脂入脾、肾、命门三经，为补火壮阳，燥湿止泄之药。轻用一钱至钱半，重用二钱至三钱。配杜仲、胡桃肉，治肾虚腰疼；合青盐、韭菜子，治精滑肾漏。配菟丝子、胡桃肉、乳香、末药、沉香蜜丸，治下元虚败；合巴戟肉、沙苑子、熟地、萸肉、莲须，治肾虚遗精。

李时珍述白飞霞云：补骨脂属火，收敛神明，能使心包之火与命门之火相通，故元阳坚固，骨髓充实，涩以治脱也。胡桃属火，润燥养血，血属阴恶燥，故油以润之，助补骨脂有木火相生之妙，故《局方》青娥丸用之。孙真人言补肾不若补脾；许学士言补脾不若补肾。肾气虚弱则阳气衰劣不能熏蒸脾胃，脾胃气寒，令人胸膈痞塞，不进饮食，迟于运化，或腹胁虚胀，或呕吐痰涎，或肠鸣泄泻。譬如釜底无火，则终日不热，何能消化？《济生》二神丸治脾胃虚寒泄泻，用补骨脂补肾，肉豆蔻补脾，加吴茱萸以平肝，加木香以顺气。若精伤溺赤涩痛者，去木香易五味子。腰膝酸痛，肾冷精流者，用之屡效。惟阴虚有火，梦泄溺血，大便闭结者忌。

**大茴香**　菜类。又名八角子。酒炒良，或盐水炒。

气香质燥，味辛性温。调中止呕，善平寒湿霍乱；暖下补火，专除腹痛阴疝。

按：大茴香入胃、肾、膀胱三经，为热壮命阳，温散寒湿之药。轻用一分至二分，重用三分至五分。配鲜生姜，开胃进食；合川楝子，温肾利水。配小茴、乳香，治小肠气坠；合青盐、葱白，止膀胱疝痛。

李时珍曰：自番舶来八瓣者，名八角茴香。炒黄用，得酒良。得盐则入肾，发肾邪，故治阴疝最效。张路玉曰：茴香善开胃进食，专治膀胱疝气及肾气冲胁如刀刺痛，喘息不便者，生捣，热酒绞服，以其辛香不窜，善降阴之气也。日本学说云：茴香最为世人称赏之催乳药，又能催进食欲，促诸分泌之性能，使气管黏液易分泌及易咯出，且有驱逐肠内瓦斯之作用，故为健胃驱风剂，于嗳气、疝痛等用之；又或为驱痰剂，与他药相配而用。缪氏《经疏》曰：胃肾多火，阳道数举，得阳则呕者，均忌。

**胡芦巴**　隰草类。即胡萝卜子。酒炒，或盐水炒。

味苦而辛，性热而降。壮元阳，治肾冷。腹泄痞胀多效，寒湿疝痕亦灵。

按：胡芦巴入肝、肾、命门三经，为引火归原，壮阳除湿之药，轻用五分至八分，重用一钱至钱半。配小茴、桃仁治冷气疝痕，合补骨脂、木瓜治寒湿脚气。

张路玉曰：胡芦巴，命门药也。元阳不足，冷气潜伏不得归原者宜之。小肠奔豚偏坠，及小腹有形如卵上下走痛不可忍者，用胡芦巴；肾气不归，上热下寒，厥逆呕吐者用黑锡丹，皆与金铃子一寒一热同用，其导火归原之功可知。若相火炽盛，阴血亏少者忌。

**阳起石**　石类。《本经》名白石，即云母根。色白，揉之如绵，不脆者真，否则即为煅过。烧酒淬七次，杵细，水和用。

气升味咸，性温质燥。壮命阳而起阴痿，暖子宫而止崩漏。阴痒茎寒皆效，冷癥寒瘕亦灵。

按：阳起石入命门、外肾、子宫三经，为逐寒补火，宣瘀起阳之药。不入汤剂，只能丸服。配钟乳粉、淡附子为丸，治命门虚寒，精滑带下；合蛇床子、桑螵蛸为末，治下部虚冷，阴痿阴冷。

黄宫绣曰：阳起石产处，虽大雪遍境，此山独无。禀纯阳之气以生，功虽类于硫黄，但硫黄大热，号为火精，此则其力稍逊，而于阳之不起者克①起，故名。禀性纯阳，阴虚火旺者忌。但英美学说云：此石内含镁铝铁养玻酸等质，别无功用，不可作药。《本草纲目》谓其能补肾气，至精乏腰痛，膝冷湿痹，经水不定，子宫久冷等症，均能疗治，其说不确。

**川仙茅**　山草类。忌犯铁器。酒浸，焙干用，或米泔浸三宿，晒燥。川产者少，伪充者多。

味辛性温，质燥有毒。补命门，壮阳道；助筋骨，暖腰足。开胃消食，强记通神。善除癗冷，亦治寒疼。

按：仙茅入心包、肝、肾、命门四经，为壮筋健骨，助火强阳之药。轻用五分至八分，重用一钱至钱半。配阿胶、元参、焦鸡金定喘下气，补心益肾；合生地、杞子、小茴益精明目，壮筋健骨。

李时珍述许真君云：仙茅甘能养肉，辛能养肺，苦能养气，咸能养骨，滑能养肤，酸能养筋，宜和苦酒服之，必效。煎惟命阳不足者相宜。范成大《虞衡志》云：广西英州多仙茅，若羊食之，举体悉化为筋，不复有血肉，食之补人，名曰乳羊。张路玉曰：仙茅惟阳衰精冷，下元痿弱，老人失溺无子，男子素禀虚寒者宜之。若相火炽盛者切忌。张兆嘉曰：仙茅虽温补助阳，其力颇雄，用以搜除下焦风痹癗冷则可，欲补阳添精则不可，况热毒能助下焦淫火，伤阴涸液，致发痈疽、消渴、强中之患，与桂、附之补火益下虽同，但一得其正，一得其偏耳。

---

① 克：能够。

# 卷九　消化剂统计七十三品

## 消痰温化药计十品

**半夏**　毒草类。汤浸用。皂荚、白矾煮熟，姜汁拌，焙干用。或用皂荚、白矾、姜汁、竹沥四制尤妙。咽痛，醋炒用；小儿惊痰发搐及胆虚不得眠，猪胆炒；入脾胃丸剂为细末，姜汁拌和，盒作曲，候陈炒用。

味辛性温，体滑质燥。止呕吐而消痰饮，胸胀咳逆并治；和中焦而通阴阳，脘满胃翻皆效。兼疗眉棱骨痛，尤除痰厥头疼。

按：半夏入肺、脾、胃、大肠四经，为除湿化痰，开郁下气之药。轻用钱半至二钱，重用三钱至五钱。配北秫米，治胃逆不寐；合鲜生姜，治中寒吐涎。配制南星、生姜、青盐，能消痰开胃；合浙苓、广皮、炙草，可蠲饮和胃。配明天麻、制南星、寒水石、腰黄、小麦作曲，治风痰头晕；合冬白术、小枳实、六神曲、姜汁、面粉糊丸，治湿痰中满。配栝蒌仁、小枳实、小川连、苦桔梗、生姜汁，治痰壅热闷；合青子芩、淡干姜、小川连、淡竹茹、杷枇叶，治干呕热呃。

赵继宗曰：半夏燥烈，若风痰、湿痰、寒痰、食痰则宜，苟劳嗽、失血、诸痰用之，反能燥血液而加病。汪机曰：俗以半夏性燥，代以贝母，不知贝母乃肺药、半夏乃脾胃药。咳嗽吐痰、虚劳吐血、痰中见血、诸郁、咽痛喉痹、肺痈肺痿、痈疽、妇人乳难，皆宜贝母为向导，禁用半夏。若涎者，脾之液。脾胃湿热则涎化为痰，久则痰火上攻，昏愦口噤，偏废僵仆不语，生死旦夕，非半夏、南星不可，代以贝母，翘首立毙。

李时珍曰：脾无留湿不生痰，故脾为生痰之源，肺为贮痰之器。半夏能主痰饮及腹胀者，为其体滑味辛，性温润而且散，故能行湿而通大便，利窍而泄小便。张洁古谓半夏、南星治其痰而咳嗽自愈。朱丹溪谓二陈汤能使大便润而小便长。成聊摄谓半夏辛而散，行水气而润肾燥。又《和剂局方》用半硫丸治老人虚秘，皆取其滑润也。世俗皆以南星、半夏为性燥，误矣。湿去则土燥，痰涎不生，非二物之性燥也。惟阴虚劳损，则非湿热之邪，用此利窍行水之药，是重竭其精液矣，故禁。

张路玉曰：半夏为胃冷呕哕之要药。《本经》治伤寒寒热，取其辛温散结也；治心下坚，胸胀，取其攻坚消痞也；治咳逆头眩，取其涤痰散邪也；治咽肿喉痛，取其分解阴火也；治肠鸣下气止汗，取其利水开痰也。同苍术、茯苓治湿痰，同栝蒌、黄芩治热痰，同南星、前胡治风痰，同芥子、姜汁治寒痰。又半夏得栝蒌实、黄连名小陷胸汤，治伤寒小结胸；得鸡子清、苦酒名苦酒汤，治少阴咽痛生疮，语声不出；得生姜名小半夏汤，治支饮作呕；得人参、白蜜名大半夏汤，治呕吐反胃；得麻黄蜜丸名半夏麻黄丸，治心下悸松；得茯苓、甘草，以醋煮半夏共为末，姜汁面糊丸，名消暑丸，治口渴[①]引饮，脾胃不和，此皆半夏之妙用。

赵恕轩曰：仙半夏制法俗称仙人所传，故名。化痰如神，若将半夏七八粒研入痰碗内，即化为清水。其法用大半夏一斤，石灰一斤，滚水七八碗，入盆搅凉，澄清去渣，再入半夏搅之，日晒夜露七日足，捞出晒干，用井水洗净，尝之无麻味为度。复用白矾八两，皮硝一斤，滚水七八碗，二物共入盆内搅凉，仍入半夏浸七日，日晒夜露足，取出，清水洗四次，泡三日，每日换水三次，取出控干，于是用甘草、苏薄荷各四两，丁香五钱，白蔻末三钱，沉香一钱，枳实、木香、川芎、肉桂各三钱，陈皮、枳壳、五味、小青皮、砂仁各五钱，十四味共切片，滚水十五碗晾凉，将半夏同药入盆内泡二七日足，日晒夜露搅之，将药取出，与半夏同白布包住，放在热炕，用器扣住。三炷香时药与半夏分胎待干收用。能清痰开郁，行气理脾，有痰火者服之，一日大便出似鱼胶，一夜尽除痰根，永不生也。

龚云林曰：仙半夏治壮人、老人有余之痰症，颇效。虚人痰火忌服。其十种半夏曲：一、生姜曲：姜汁浸造，治浅近诸痰。二、矾曲：矾水煮透，兼姜和造，最能治清水痰。三、皂角曲：煮皂角汁炼膏，和半夏末为曲，或加南星及麝香少许，治风痰，开经络。四、竹沥曲：用白芥子等分，或三分之一竹沥和成，略加曲和，治皮里膜外结核隐显之痰。五、麻油曲：麻油浸半夏昼夜，炒干为末，曲和造成，油以润燥，治虚咳内热之痰。六、牛胆曲：腊月黄牛胆汁略加热，蜜和造，治癫病风痰。七、开郁曲：用芒硝十分之三同曲制透为末，煎大黄膏和成，治中风卒厥，伤寒便闭由于痰者。九、海蛤曲：海粉、雄黄居半夏之半，炼蜜和造，治积痰沉痼。十、露天曲：用黄牛煎汁炼膏，名露天胶，将胶和半夏末为曲，治沉疴痼痰。以上诸曲并照造曲法，草盦七日，待生黄衣，悬挂风处，愈久愈佳。日本学说云：半夏为镇呕药。西医亦知其效验。惟堕胎之说，始于陶氏《别录》，继之者均各为戒。如《便产须知歌》云：半夏、南星兼通草，《胎前药忌歌》云：半夏、南星、通草同云云。惟薛立斋云：半夏、南星治恶阻因于痰饮者，配参、术同用，历试无妨。张飞畴曰：孕妇体肥痰盛、呕逆眩晕者，非二陈豁之不安。王孟英云：半夏制透者不忌。

**制南星** 隰草类。用姜汁制透者，曰姜制南星，专治风痰；用牛胆制透者，曰杜胆星，善治风火痰；九制者，曰九制胆星，尤良。

味辛微苦，性温质燥。下气除痰，散血破结。利胸膈，消痈肿。姜制者善治中风麻痹，身强口噤；胆制者专主急惊痉痫，喉痹舌疮。兼去疝瘕，亦涂疥癣。

按：制南星入肺、脾、胃、肝、胆五经，为去风燥湿，豁痰杀虫之药。姜南星轻用六分至八分，重用一钱至钱半。杜胆星轻用三分至五分，重用六分至八分。九制者轻用一分至二分，重用三分至四分。生南星配生半夏、头梅冰为末，嗜鼻取嚏，治中风口噤；合乌梅肉、生姜汁捣烂，擦齿吐涎，治猝惊痰闭。姜制南星配琥珀、朱砂、生姜汁、菖蒲汁，治痰迷心窍；合橘红、天麻、姜半夏、杭茶菊，治痰厥头晕。杜胆星配苏薄荷、辰砂、麝香、冰片、白蜜为丸，治小儿风痰痉厥；合旋覆花、赖橘红、仙半夏、石菖蒲、辰茯神煎汤，治妇人产后痰迷。

---

① 口渴：原作"茯苓"，据文义改。

李时珍曰：南星味辛而麻，故能治风散血；气温而燥，故能胜湿除痰；性紧而毒，故能攻积拔肿而治口喝舌糜。张路玉曰：天南星之名始自《开宝》，即《本经》之虎掌也。以叶取象，则名虎掌；根类取名，故曰南星。为开涤风痰之专药。《本经》治心腹寒热结气，即《开宝》之下气利胸膈也；《本经》治积聚伏梁，即《开宝》之破坚积也；《本经》治筋痿拘缓，即《开宝》之治中风除麻痹也；《本经》之利水道，即《开宝》之散血堕胎也。夫水由血不归经所化，蕴积于经而为湿热，则风从内发，津液凝聚为肿胀，为麻痹，为晕眩颠仆，为口噤身强，为筋脉拘缓，为口喝眼斜，各随身之所偏而留着不散，内为积聚，外为痈肿，上为心痛，下为堕胎，种种变端，皆湿热所致。盖缘一物二名，后世各执一例，是不能无两歧之说。按南星、半夏皆治痰药也，然南星专走经络，故中风麻痹以为向导，半夏专走肠胃，故呕逆泄泻以为向导。张兆嘉曰：姜南星性燥而紧，猛于半夏，善能散血堕胎，孕妇忌用。惟王孟英曰胆汁制透者不忌。

**旋覆花** 隰草类。一名金沸草，又名滴滴金，用绢包煎。

味咸微甘，性温质润。散结气，通血脉。消肺郁之胶痰，噫气胸痞最效；除肝着之寒热，留饮胁满极灵。利大肠而退水肿，宣中焦而止呕逆。

按：旋覆花入肺、肝、大肠三经，为下气消痰，定喘止嗽之药。轻用钱半至二钱，重用三钱至四钱。配真新绛、青葱管煎汤，治妇人肝着胎漏；合天麻苗、软防风调油，涂小儿眉癣眼睫。配代赭石、姜半夏、潞党参、清炙草、鲜生姜、大红枣，治心下痞坚，噫气不除；合柏子仁、原桃仁、松子仁、归须、泽兰、绛通，治郁结伤中，胸胁串痛。

朱丹溪曰：旋覆花，寇宗奭言其行痰水去头目风，亦走散之药，病人涉虚者不宜多服；滑利大肠，便溏者亦忌服。张路玉曰：旋覆花升而能降，肺与大肠药也。功在开结行水，祛痞软坚，故肺中伏饮寒嗽宜之，但性专温散，故阴虚劳嗽，风热燥咳不可误用，用之嗽必愈甚。王秉衡曰：旋覆花今人但用以降，而《本经》云补中下气，何也？盖升降之权在于中气，气之不应升而升为之逆，反逆使顺为之下。但其能反逆为顺者，则赖中枢之旋转，能使中枢旋转，讵非补中之功乎？观其色可知矣。余谓旋者，转旋中气之能；覆者，气下为顺之象。命名之义以此。徐灵胎曰：凡草木之味，咸者绝少；咸皆治下，而能治上者尤少。惟旋覆花咸能治上，为上中二焦之药。咸能软坚，凡上中二焦凝滞坚结之疾皆能除之。又凡寒热之疾，无不因郁遏而成，其花体轻气芳，故能发散寒热。王孟英曰：近阅邹氏《疏证》引《群芳谱》言旋覆花梢头露滴入土中，即生新根，可见其生机之旋相升降矣。世人谓其泻气，不敢施于体虚，岂不悖哉？张兆嘉曰：此花六月开细黄花，气香如菊，中有白毛，宜绢包用。能利大肠，软坚痰，散结降气，搜肝泻肺，由胃及肠，其功皆在咸润而已。汪切庵曰：根能续筋。筋断，汁滴伤处，渣敷半月，筋续。

**莱菔缨子** 菜类。缨即经霜莱菔菜。子吐痰生用；降痰炒用；消食下气，春砂仁拌炒用。

味辛微甘，性平气烈。生用则能升能散，善吐胸膈风痰；炒熟则可降可消，专平喘嗽气实。兼调下痢后重，亦除大腹痛胀。缨治秋后暑痢，专解胃肠浊邪。

按：莱菔子入肺、脾、胃、大、小肠

五经，为下气除痰，消食除胀之药。轻用八分至一钱，重用钱半至二钱。缨用三钱至四钱，重用五钱至六钱。配白芥子、炒苏子，治痰壅齁喘[1]；合皂角炭、双钩藤，治中风口噤。配生姜汁、麝香同捣嗜鼻，治年久头风牙痛；合明乳香、延胡索炒研入腹，治小儿盘肠气痛。

朱丹溪曰：莱菔子治痰，有推墙倒壁之功。李时珍曰：莱菔子长于利气，生能升，则吐风痰，散风寒，发疮疹；熟能降，则定痰喘咳嗽，调下痢后重，止内痛，皆是利气之效。王永嘉曰：黄履见一味莱菔子通小便说诧以为奇，盖不知此物下气最速，服之即通者，病由气闭也。张兆嘉曰：莱菔子辛甘温，入肺胃，专于治痰，一切喘嗽因痰者，皆可用之，能消面积。观其在上在下，用生用炒，或吐或消，无不灵效。根叶主治相同。张路玉曰：丹方取苗叶阴干，治痢赤者，砂糖调服；白者，糖霜调服。然惟初痢为宜，若久痢胃虚，畏食者不宜。汪讱庵曰：夏食莱菔菜，秋不患痢。冬月以其菜摊屋上，任霜雪雨打，至春收之，煎汤治痢。僧心禅曰：经霜莱菔菜空松如缨，故名。盖莱菔性能清暑消积，又加雪雨日晒，寒暑交蒸，受天之清气，以解肠胃之浊邪，无论赤痢、白痢，俱极效验。缪氏《经疏》曰：莱菔子虚弱人大忌，煎汤解误服人参。

**白芥子**　菜类。有黑白二种，黑尤气味猛烈。

味辛性温，气香而烈。发汗散气，利膈暖中。除胸胁冷痰，平咳嗽上气。翻胃多唾最效，肢疼脚气并治。

按：白芥子入肺、胃二经，为散寒豁痰，除肿止痛之药。轻用三分至四分，重用五分至六分。配生白术、红枣肉为丸，治胸胁痰饮；合生南星、陈米醋调涂，消肿毒初起。配黑芥子、大戟、甘遂、胡椒、桂心为丸，名黑芥丸，治冷痰痞满；合黑芥子、大戟、甘遂、芒硝、朱砂糊丸，名白芥丸，治热痰烦晕。

朱丹溪曰：痰在胁下及皮里膜外，非白芥子未能达。古方控涎丹用白芥子正此义。韩飞霞曰：凡老人苦于痰气喘嗽，胸满懒食，余处三子养亲汤，随试随验。盖白芥子主痰，下气宽中；紫苏子主气，定喘止嗽；莱菔子主食，开痞降气。各微炒研破，看所主为君，每剂不过二三钱，用袋盛煎，勿大过，过则味苦辣。若大便素实，入蜜一匙，冬月加姜一片尤良。李时珍曰：白芥子辛能入肺，温能散表，故有利气豁痰，温中开胃，散痛消肿，除秽辟恶之功。张路玉曰：白芥子虽日用常品，然多食则昏目动火，泄气伤精。肺经有热，虚火亢者切忌。缪仲淳曰：能搜剔内外痰结及胸膈寒痰，冷涎壅塞者，然肺经有热及阴虚火炎，咳嗽生痰者忌。

**瓦楞子**　介类。《别录》名魁蛤壳，《纲目》名瓦垄子。煅研细用。即蚶子壳。

味咸带涩，性平而降。专化痰积，善消血块。内治胃痛多灵，外敷牙疳亦效。

按：瓦楞子入脾、肺、肝三经，为软坚散积，化痰消瘀之药。轻用二钱至三钱，重用四钱至五钱。配米泔，醋为丸，治一切血瘀癥癖；合蚶肉，烧灰搽小儿走马牙疳。

吴瑞曰：瓦楞子消痰，其功最大，凡痰膈病用之如神。李时珍曰：瓦楞子咸走血而软坚，故能消血块，散痰积。张路玉曰：蚶肉仅供食品，虽有温中健胃之功，方药曾未之及。其壳煅灰能治积年胃脘瘀痛之功，与鳖甲、䗪血同为消疟母之味；

---

① 齁（hōu）喘：哮喘病。

独用醋丸，则消胃脘积痰。观制蚶饼者，以蚶壳灰泡汤，搜糯米粉则发松异常，软坚之力可知。张兆嘉曰：瓦楞子形似蛤，其壳如瓦屋之楞，软坚痰，消瘀血，凡胸胃痛由于老痰、死血在内者，皆效。沈思诚曰：瓦楞子配蔻末同研，善治嗜烟脾约，水气欲出无路，糟粕欲下难从，酿成酸辣苦水，积于小肠、胃脘之间，气上腾则脘痛，溢则涌吐，屡奏捷效。方用白蔻十粒，瓦楞子一两，因蔻能温胃醒脾，瓦楞能化痰与疥。二药性属平和，偏害之患，似居小数，见效之速，理所宜然。

**象贝母** 山草类。一名浙贝，向出笕桥，今出象山。土人于出新时，每将滑质淘净后，于石灰中燥之。市肆漂去灰质，切片用。

微苦微咸，性温质燥。化湿除痰，散结解毒。内灭胃中酸汁，外涂皮肤恶疮。按：象贝母入肺、脾、胃三经，为化湿祛痰，灭酸防腐之药。轻用八分至一钱，重用钱半至二钱。配厚朴，能化痰降气；合胡椒，治冷泪目昏。配白芷为末酒调，涂红痛肿痛；合月石同研蜜涂，治鹅口白烂。

张路玉曰：象贝母味微苦，治疝瘕喉痹，乳难金疮一切痈疡。同青黛，治人面患疮；同连翘，治项上结核；同苦参、当归，治妊娠小便难，皆取其开郁散结，化痰解毒之功也。叶闇斋云：宁波象山所出贝母亦分两瓣，苦而不甜，顶平不尖，不能如川贝之象荷花蕊也。但二贝性各不同，象贝解毒利痰，开宣肺气，凡肺风有痰者宜之，若虚燥咳嗽，则以川贝为宜。以余所验，象贝虽漂浮而仍含炭气，质甚燥烈，凡风寒、风湿初起，嗽痰稀白者相宜，若风热燥咳者忌，阴虚火咳者尤忌。

**远志** 山草类。去心，甘草汤一宿，焙用。叶名小草。

味辛而甘，性温质润。宣肺气而除邪，专平咳逆；利九窍而聪耳，兼治失音。能通肾气以壮阳，亦畅心机而益智。按：远志入肺、心、肾三经，为宣肺利窍，通肾达心之药。轻用六分至八分，重用一钱至钱半。配辰茯神、益智仁，糊丸酒下，治不寐尿浊；合辛夷仁、香白芷，为末吹鼻，治脑风头痛。

陈氏《三因方》云：远志酒治一切痈疽发背，疔毒恶喉侵人，有死血阴毒在中则不痛，傅之即痛；有忧怒等气积怒攻则痛不可忍，傅之即不痛；或蕴热在内，热逼人手不可近，傅之即清凉；或气虚冷溃而不敛，傅之即敛。此本韩大夫宅用以救人，极验。若七情内郁，不问虚实寒热，治之皆愈。方用远志，不拘多少，米泔浸洗，槌去心为末，每服三钱，温酒一盏，调澄少顷，饮其清汁，以滓傅患处。张路玉曰：远志性禀纯阳，善通诸窍。

沈金鳌曰：前贤皆以远志为心家药，独王海藏以为肾家气分药。李时珍亦云：入肾经，非心药，其功专于强志益精，治善忘，以精与志皆肾经所藏。肾精不足，则志气衰，不能上达于心，故迷惑善忘。

二说是已。故肾精充，始有以上达于心，心气先充，乃有以下注。由此，精志虽藏于肾，而心实有关。即前贤以远志为心药，论其原也；二家为肾药，据其功也。张兆嘉曰：远志能通肾气，上达于心，故能益智疗忘。然毕见宣泄之功，无补益之力，故一切痈疽外症，若因七情内郁，气血不调者，外敷内服并治。

**青礞石** 石类。色青入肝为胜，色黄兼入脾次之。大硝煅过，杵细，水飞用。

味咸性平，质重力猛。平咳嗽喘急，化痰积胶黏；善消男妇食癥，能定小儿惊痫。按：青礞石入肝、胃、肠三经，为消痰镇惊，降气定喘之药。轻用八分至一钱，重用钱半至二钱。配生姜汁、白蜜，治急惊痰塞咽喉；合赤石脂、木香，治久积成块下痢。配制军、黄芩、沉香为丸，治顽痰怪症；合巴霜、硇砂、三棱做丸，治食癥腹痛。

汤衡曰：礞石乃治痰急惊之圣药。吐痰在木上，以石末掺之，痰即随木而下，其沉坠之性可知。然只可救急，气弱脾虚者不宜多服。张路玉曰：青礞石，厥阴之药。其性下行，治风木克脾，气滞生痰，壅塞膈上，变生风热诸病，故宜此药重坠以下泄之，使木平气下而痰积通利，诸症自除。如脾胃虚寒，食少便溏，误用则泄利不止。缪氏《经疏》曰：凡积滞癥结，脾胃壮实者可用，虚寒者忌；小儿惊痰积食，湿热初起者可用，虚寒久病者忌。张兆嘉曰：礞石善化老痰癖积，沉降下行，同火硝煅炼者，取疏利之性，则礞石之性更为慓悍耳，独入肝家，治惊痫痰涎，胶黏不化，不外咸能软坚，重以镇邪耳。

**大蒜头** 菜类。小者名蒜，大者名葫。烧酒洗三次，捣烂用。

味辛性热，气薰质滑。利气散寒，化痰温胃。内治霍乱，外敷疔肿。虽有解暑治蛊之功，难免耗目损阴之害。叶解诸毒烦痛，小儿丹疹。

按：蒜头入肺、胃、肠三经，为解痰开胃，辟恶解毒之药。轻用二枚，重用四枚。配阴阳水捣汁，治干霍乱症；合陈米醋炼丸，截各种寒疟。

苏颂曰：古方多用小蒜治中冷霍乱，煮汁饮之。寇宗奭曰：华佗用蒜齑，即此蒜也。张路玉曰：葫之与蒜，功用仿佛，并入肺胃，气味薰烈，能通五脏，达诸窍，去寒湿，辟邪恶，消痈肿，化癥积肉食，主溪毒下气，治蛊传、蛇虺、沙虱、疮，皆其功也。张兆嘉曰：大蒜辛热臭烈

之气盛于葱韭，故为五荤之首，有小毒，虽极臭而又能解臭，故凡一切腥臭之物得此即解。入脾胃，解恶气，散寒邪，化肉积，除癥瘕，但刚猛之性，耗散为多，少食虽能开胃进食，过用毕竟损神伐性。

## 消痰清化药 计十六品

**川贝母** 山草类。对劈去心用；或拌糯米炒黄，去米用。

味淡微苦，性平质滑。消痰止嗽，降上气而开喉痹；润肺清心，熄风痉而止烦热。兼除小便淋沥，亦治人面怪疮。

按：川贝母入心、肺二经，为散结解毒，泄热活痰之药。轻用二钱至三钱，重用四钱至五钱。配川朴，化痰降气；合姜汁，开郁宽胸。配冰糖研末，治孕妇子核；合炙草为丸，治小儿晬①嗽。配半夏、姜汁糊丸，能截痰疟，合知母、猪蹄煎汤，可通乳汁。配牡蛎、元参、海藻，消男妇瘰疬，合苦参、当归、白蜜，治妊娠尿难。

甄权云：川贝母主胸胁逆气，时疾黄疸，研末点目去翳。以七枚作末酒服，治产难及胞衣不出皆效。苏恭曰：川贝母能散心胸郁结之气，故《诗》云"言采其虻②"是也，作诗者本以不得志而言，今治心中气不快，多愁郁者殊有功，信矣。汪机曰：虚劳咳嗽，吐血咯血，肺痿肺痈，痈疽及诸郁火症，皆宜此为向导。至于脾胃湿热，涎化为痰，则以半夏为正治。盖川贝润肺家燥痰，痰因郁结者宜之；半夏燥脾胃湿痰，痰因湿滞者宜之。二者天渊，何可代用？

---

① 晬（zuì 最）：婴儿周岁。

② 言采其虻：采集贝母。语出《诗经·鄘风·载驰》。

张路玉曰：川贝乃心肺经药，肺受心包火乘，因而生痰，或为邪热所干，喘嗽烦闷，非此莫治。《本经》主伤寒烦热，淋沥邪气，疝瘕喉痹，乳难金疮，风痉，总取解散郁结之邪也。苏颂曰：川贝治恶疮，唐人记其事云：江左有商人，左膊上疮如人面，一名医教其遍读金石草木之类，悉无所苦。至川贝，其疮乃聚眉闭目。商人遂以小苇塞其口灌之，数日成痂遂愈。然不知何疾也。《本经》主金疮，此岂金疮之类欤？石芾南曰：川贝微辛微苦，微润微凉，得土金之气，禀清肃之令。微辛能通，微苦能降，而且色白形圆，象类心肺，所以主解郁结之疾。后人谓其清热润肺，善治火痰、燥痰者，皆散结之功也。缪氏《经疏》云：寒痰、湿痰咳嗽，在胃，恶心欲吐；在脾胃，寒热头眩及痰厥头痛，中恶呕吐，胃寒作泄，法宜辛温燥热药，如星、夏、苓、术之类者，均忌。

**白前** 山草类。

味淡微苦，性平微寒。降气消痰，善治咳嗽实喘；清金除热，能治胸胁烦闷。兼疗奔豚，亦定息贲。

按：白前入肺经，为泻肺下气，降痰定喘之药。轻用一钱至钱半，重用二钱至三钱。配桔梗、生桑皮、炙甘草，治久嗽唾血；合大戟、姜半夏、炙紫菀，治饮咳上气。

寇宗奭曰：白前能保定肺气，治嗽多用，以温相佐使尤佳。李时珍曰：白前长于下气，肺气壅实而有痰者宜之。若虚而气逆者忌用。张路玉曰：白前较白薇稍温，较细辛稍平，专搜肺窍中风水，非若白薇之咸寒；专泄肺胃之燥热，亦不似细辛之辛窜，能治肾肝之沉寒也。张兆嘉曰：白前其根形似北沙参，色白性寒，故功用亦相似，专入肺家，长于降气下气，

非肺痰壅实者不相宜，不如北沙参之养阴清热，略有补性耳。

**前胡** 山草类。

味苦微辛，性寒而降。除痰下气，善治胸胁中痞；解表散风，能平咳嗽喘息。既平头痛，亦可安胎。

按：前胡入肺、脾、胃三经，为解散风热，清降痰气之药。轻用一钱至钱半，重用二钱。配白蜜，治小儿夜啼；合桔梗，治男妇胸痞。

李时珍曰：前胡性降，与柴胡纯阳上升不同，故其功长于下气。气下则火降痰亦降，故为痰气要药。缪仲淳曰：前胡能散有余之邪热实痰，不可施之于气虚血少之病。张路玉曰：前胡专治气实风痰喘嗽痞膈诸病，凡阴虚火动之风痰及不因外感而有痰者禁用。

**栝蒌实** 蔓草类。即王瓜子，捣烂用。

味甘性寒，气清质滑。荡热涤痰，润燥开结。生用则清肺润肠，可疗肺痿咳血；炒用治下痢赤白，兼止肠风便红。既开结胸，亦防胎动。

按：栝蒌实入肺、胃、肠三经，为降气活痰，止嗽定喘之药。轻用二钱至三钱，重至四钱至五钱。配牛蒡子、滁菊花，治痰热头风；合鲜生地、小川连，治肠壁下血。配姜半夏、小川连、小枳实、苦桔梗，治痰热结胸；合光杏仁、原桃仁、春砂仁、郁李仁，治大便燥结。

王秉衡曰：王瓜即孟夏所生是也，非蔬园之黄瓜。赵晴初曰：栝蒌为开胸膈热郁之圣药，其性濡润，谓之荡肠则可，若代大黄作下药则不可。马元仪《印机草》中栝蒌同干姜用，从苦辛开降法化为辛润开解法，作开后学用药之活法。张路玉曰：栝蒌实甘寒润燥，为治嗽、消痰、止渴之要药，以能洗涤胸膈中垢腻郁热耳。

仲景用栝蒌实治胸痹引心背痛，喘唾喘息及结胸满痛等病，取其甘寒不犯胃气，能降上焦之火，使痰气下降也。但脾胃虚弱及呕吐自利者禁用。其根名土瓜根，与栝蒌不甚相远，但不能安胎，补虚，续绝伤，调和经脉诸血也。《金匮》治妇人经水不调，带下，少腹满，一月再见者，土瓜根散主之，深得《本经》主瘀血月闭之旨。方用土瓜根、芍药、桂心、䗪虫等分为末，酒服方寸匕，日三服。南阳治阳明经热，大便不通，削之为导以下湿热，惜乎世鲜知用。邹润安曰：栝蒌实之治，大旨在火与痰结于阳位，不纯虚，亦不纯实者，皆能裹之而下。故一佐连、夏之逐饮泄热，一佐薤酒之滑利通阳，皆能裹无形攒聚有形，使之滑润而下也。

**淡竹沥**　竹类。取竹沥法：以青竹断二尺许，劈开，火炙两头，盛取用之。如欲多取，以坛埋土中，湿泥糊好，量坛口大小，用篾箍二道，竖入坛口，多着炭火于竹顶上炙之。

味甘性寒，气清质滑。生津活痰，疗风热而定风痉；通经达络，治类中而舒偏枯。失音不语最灵，痰癫阳狂亦效。兼治消渴，亦止烦闷。

按：淡竹沥入肝、肺、心、胃四经，为清风涤热，通络消痰之药。轻用二瓢，重用四瓢。配姜汁、荆沥，治中风口噤；合知母、茯神，治孕妇子烦。配雅梨汁、陈酱汁、人乳，治舌强不语；合菖蒲汁、莱菔汁、童便，治痰热迷心。

雷敩曰：久渴心烦，宜投竹沥。朱丹溪曰：竹沥味性甘缓，能除阴虚之有大热者，寒而能补，胎前不损子，产后不碍虚。凡中风不语，养血清痰，风痰、虚痰在胸膈，使人癫狂，痰在经络四肢及皮里膜外，非此不达不行。但能食者用荆沥，不能食者用竹沥。李时珍曰：竹沥性寒而滑，因风火燥热而有痰者宜之。缪仲淳曰：凡中风多因阴虚火旺，煎熬津液，结而为痰，壅塞气道，不得升降，热极生风，以致卒然僵仆，或偏痹不仁。竹沥能遍走经络，搜剔一切痰结，且甘寒能益阴除热，痰与热祛，则气道通利，经络流转，中风之症自除矣。张路玉曰：竹沥善治经脉拘挛。详《本经》疗筋急，专取竹沥之润以濡之也。《千金》治四肢不收，则兼附、桂、羚羊之雄以振之也，一以舒急，一以收缓，妙用不可思议。或言竹沥性寒，仅可施之热痰，不知入于桂附剂中，未尝不开发湿痰寒饮也。惟胃虚肠滑及气阻便闭者误用，每致呃逆不止，滑泻不食而毙。王秉衡曰：竹沥，其液也，故能补血而养经络，达四肢而起废疾。凡病人久不理发，结而难梳者，用竹沥少加麻油和匀，润之即通。故一切忧思郁结之病无不治之。世人但用以开痰结，陋矣。凡寒痰、湿痰及饮食生痰，感寒挟食作吐，均忌。

**海浮石**　石类。煅过，水飞用，故名淡石粉。

味咸性寒，体轻质燥。降火清金，化老痰而止咳；软坚下气，消结块而通淋。兼能磨翳开光，亦除结核疝气。

按：海浮石入肺、肝、肾三经，为除热消痰，降气定喘之药。轻用八分至一钱，重用钱半至二钱。配上沉香、净白蜜，止嗽定喘；合生甘草梢、白茅根，消瘀通淋。配蛤粉、蝉衣、鲫鱼胆，治消渴引饮；合木香、麦冬、赤茯苓，治小肠疝气。

李时珍曰：海浮石乃水沫结成，色白体轻。其质玲珑，肺之象也；气味咸寒，润下之功也。故入肺除上焦之热，止咳嗽而软坚，上清其源，故又治诸淋。按俞琰《席上腐谈》云：肝属木，当浮而反沉；肺属金，当沉而反浮。何也？肝实而肺虚也。故石入水则沉，而南海有浮水之石；木入水则浮，而南海有沉水之木。虚实之反如此。张路玉曰：海浮石咸能软坚，化痰消块，虽其所长，然惟实症宜之，虚者误投，患亦最速，以其性专克削肺胃之气也。余亦历验不爽。凡治老痰久咳者，必须配以清润滑利之品，如川贝、栝蒌、竹沥等，庶不致燥削肺津胃液矣。

**海蛤粉** 介类。即白蛤蜊壳。浆水煮透，煅粉。

味咸性寒，质重而滑。润燥化痰，定喘嗽而止呕逆；清金导水，利小便而退浮肿。善消结核积块，能止遗精带浊。兼能开胃，亦可行瘀。

按：海蛤粉入胃、肺、肝、肾四经，为清热消痰，软坚润下之药。轻用钱半至二钱，重用三钱至四钱。配净白蜜，治血痢内热；合槐米炭，治鼻衄不止。配桂枝、红花、赤芍、清炙草、飞滑石、原桃仁，治血结胸痛；合海藻、海带、昆布、海螵蛸、荔枝壳、老荸荠，能消核散肿。

朱丹溪曰：海蛤粉咸能软坚，主热痰、结痰、老痰、顽痰、疝气、白浊、带下皆效。同香附末、姜汁调服，善治胃痛。张路玉曰：咸寒之物皆能清热开胃止渴，故海蛤粉能清肺热，滋肾燥，降痰清火，止咳定喘，散瘿瘤，消坚癖均宜。单方治乳痈，每用三钱，入皂角刺末半钱，温酒调服。治肺痈，一味童便煅研，甘草汤日三进，屡验。然须冬时取栝蒌实和穰子同捣，仍入壳中，悬风处阴干，以供临用，否则难效。张兆嘉曰：海蛤粉软坚痰，消宿血，清热利水，皆取咸寒润下之意，至于润肺开胃之功，亦以热清痰降，肺胃自受益耳。大抵与瓦楞子同功。煅粉用能燥湿痰，与煅牡蛎之用亦相似。

以余所验，凡药含有蛤蜊质者，如牡蛎、海螵蛸、瓦楞子，悉能解酸，凡砂淋癃闭由尿酸而致，泻痢由胃酸而致，脚气筋痛由腹酸而致，及胃不消化，吞酸吐酸，服之均效。但其性寒削，故缪氏《经疏》曰：虽善消痰积血块，然脾胃虚寒者宜少用。

**天竺黄** 竹类。有新老二种。老式者真，新式者偏。

味甘性寒，质重而降。清热豁痰，镇心明目。治男妇中风痰闭，定小儿客忤急痫。能止血而疗金疮，除发热而制毒药。风火转筋多效，失音昏迷亦灵。

按：天竺黄入心、肺二经，为熄风除热，镇惊化痰之药。轻用钱半至二钱，重用三钱至四钱。配雄黄、白丑糊丸，治小儿急惊热痉；合竹沥、姜汁调服，治大人中风痰闭。

寇宗奭曰：天竺黄凉心经，去风热，作小儿药尤宜，和缓故也。李时珍曰：天竺黄出于大竹之津气结成，其气味功用与竹沥同，而无寒滑之害。张路玉曰：天竺黄出天竺国，故名天竺黄。为小儿惊痫风热，痰涌失音，治痰清热之要药。惟今药肆多烧骨及葛粉杂入伪充，不可不辨。张兆嘉曰：竺黄甘凉，上入心肺，清热豁痰，其性味功用与竹沥相似，而此不能搜经络皮膜之痰，亦少滑润之性，惟镇心定惊为独胜，故小儿惊痫方中多用之。治风者亦犹竹沥之意耳。

**梨皮汁** 果类。雅梨、鹅梨最佳，秋白梨次之。

味甘微酸，性寒质润。消痰快膈，治肠胃内扰之风消；止酒解酲，清心肺上焦之烦热。火咳急惊多效，中风不语亦灵。皮清肺热，能止燥咳。

按：梨汁入心、肺、肝、胃四经，为除痰降火，润燥解毒之药。轻用二瓢，重用四瓢，皮用三钱至五钱。配白蜜，治消渴饮水；合姜汁，治喑风失音。配粳米取汁煮粥，治小儿风热；合饴糖切片蒸熟，治男妇热咳。

孟诜曰：治猝得消渴症，用梨一枚，刺五十孔，纳椒一粒，面裹炭火煨熟，停冷去椒食之。又方，去核①纳酥、蜜，面裹烧熟，冷食。凡治嗽，须喘急定时冷食之，若热饮反伤肺，令嗽更剧。李时珍曰：《别录》著梨止言其害，不著其功。陶隐居言梨不入药，盖古人论病，多主风寒，用药皆是桂附。岂不知梨有治风热，润肺凉心，消痰降火，解毒之功。今人痰病、火病十居六七，梨之有益不少，但不宜多食耳。张路玉曰：梨之功甚多。今有一人患消中善饥，诸治罔效，因烦渴不已，恣啖梨不辍，不药而瘳。一妇郁抑成痨，咳嗽吐血，右侧不能贴席者半年，或令以梨汁炖热服盏许，即吐稠痰，结块半盂，便能右卧，如是再服乃愈。然须审大便实者方宜，元气虚寒误用，每致寒中。王秉衡曰：凡丹石、烟火、煤火、酒毒、一切热药为患者，啖之立解。温热燥病及阴虚火炽，津液燔涸者，饮汁立效。张兆嘉曰：梨入肺胃，清烦热，能利大肠，治热咳燥咳，除胸中热痰。但生用能清热，熟用能养阴，亦如地黄之生熟异用耳。惟缪氏《经疏》曰：凡肺寒咳嗽，脾泄腹痛，冷积寒痰痰饮，产后痘后，胃冷呕吐及西北真中风等均忌。

**青海粉**　水草类。色青者佳，红色次之，黄色最劣。附发菜，即龙须菜。

味甘微咸，性凉质滑。清肝胆之结热，化胶黏之火痰。善消瘿瘤，能愈瘰疬。兼止赤痢，亦除疳积。发菜软坚散结之用虽同，凉肺消痰之功殊逊。

按：青海粉入肺、肝、胆三经，为清热除痰，软坚解结之药。轻用一钱至钱半，重用二钱至三钱。配上青黛、刺蒺藜、使君子、谷精珠、小青草、山羊肝拌蒸，治疳积坏眼；合风化硝、瓜蒌霜、广橘红、青子芩、淡天冬、制香附为丸，消火结顽痰。

赵恕轩曰：海粉生岭南，状如蛞蝓，大如臂，所茹海菜，于海滨浅水吐丝，是为海粉。解时或红或绿，随海采之色而成，若晒不得法则黄，亦有五色者。或曰此物名海珠母，如黑鱼大三四寸。海人冬养于家，春种之濒湖，田中遍插竹枝，其母上竹枝吐出，是为海粉，乘湿展舒之始不成结，以点羹汤最佳。善治赤痢顽痰。蒋士吉曰：湿痰寒痰，痰饮痰涎，治以二陈。若久而不治，两寸坚滑，名曰老痰；根深蒂固，致肺胃二脉伏结，名曰结痰；胶黏坚固，消吐不爽，名曰顽痰；随火上升，为狂为癫，名曰火痰，急服节斋化痰丸（栝蒌霜、黄芩、青黛、风化硝、海粉、连翘、桔梗、天冬、醋炒香附、广橘红，上为末，姜汁糊丸）以消化之，每服三四钱，奏效甚捷，皆取海粉与风化硝善消胶痰之功也。王孟英曰：发菜本名龙须菜，与海粉相似而功逊之。

**硼砂**　石类。制过者名月石，原名蓬砂。甘草汤制，微火炒松用。

味甘而咸，性凉体轻。消痰止嗽，清胸膈而开喉痹；软坚解积，去垢腻而破癥结。骨鲠翳障皆效，噎膈翻胃亦灵。

按：硼砂入肺、胃、肝三经，为生津去痰，泄热涤垢之药。轻用一分至二分，重用三分至四分。配白梅干捣丸，治咽肿喉痛；合上梅冰研末，吹喉痹牙疳。

苏颂曰：医家用硼砂治咽喉最为要药。寇宗奭曰：初觉喉中肿痛，含化咽津则不成痹，膈上热痰，亦宜含咽。洪迈曰：咸能软坚，凡骨鲠百计不效者，含咽

---

① 核：此字原脱，据《食疗本草》补。

一块，便脱然而化。李时珍曰：色白质轻，故能去胸膈上焦之热，其治噎膈积聚，骨鲠结核，恶肉阴溃者，取其软物也；其治痰热，眼目障翳者，取其去垢也。《日华》言其苦辛温，误矣。缪氏《经疏》曰：硼砂克削为用，消散为能，宜攻有余，难施不足，此暂用之药，非久服之剂。沈金鳌曰：芽儿雪口，以硼砂一味，研末吹之，即效。张兆嘉曰：硼砂由卤液煎炼而成，极能荡涤上焦痰火，一切郁热垢腻善能溶化。凡五金之属，必须用此以熔之。英美学说云：西藏有数湖，于湖边产硼砂，能凝结成块，谓生硼砂；如加热则放水发肿成松定质，谓之煅硼砂；加热至红则熔如玻璃，谓之玻璃硼砂；如火烘去其所含之水，遂变为枯硼砂。其味始则略甜，继则略咸而苦。微有收敛之性。能洗去皮肤上污秽，又能利小便调经。如妇人临盆服之，能令子宫发力；又如小儿口烂，并生白点，宜此药外搽、内服。盖内服能解热及令子宫收缩，外搽能治皮肤类病。

**真柿霜** 果类。白即干柿生霜者。法用大柿去皮捻扁，日晒夜露①至干，纳瓮中，待生白霜取用。

味甘性凉，体轻质滑。生津止渴，化痰宁嗽。清上焦心肺燥热，治咽喉口舌疮疼。

按：真柿霜入心、肺、胃三经，为清心润肺，化痰止嗽之药。轻用五分至八分，重用一钱至钱半。配月石含咽，治痰嗽带血；合柿蒂煅研，傅臁胫烂疮。

李时珍曰：柿乃脾肺血分之药，味甘气平，性涩能收，故有健脾涩肠，治嗽止血之功。真正柿霜乃其精液，入肺病上焦药尤佳。张路玉曰：干柿白霜专清肺胃之热，在元气未漓②，可胜寒润者，用之固宜。但虚劳、烦嗽、喘乏得此，郁闭虚

阳，病根日固，与埋薪灰燥何异？王孟英曰：柿霜甘凉轻清，治吐血咯血，劳嗽上消，咽喉口舌诸病甚良。若肺经无火及风寒作嗽者，均忌。

**黄荆沥** 乔木类。《别录》名牡荆。取法：用新采茎梗截尺半，架于两砖上，中间烧火炙之，两头管器承取，热服。又法：截三四寸长，束于瓶内，仍以一瓶合住，固外以糠火煨烧，其汁沥入下瓶中亦妙。

味甘微苦，性平质滑。消风热开经络，能止头晕目眩；导痰涎行血气，善治失音热惊。兼除热痢，亦解心闷。

按：黄荆沥入心、肺、肠三经，为消风解热，生津除痰之药。轻用二瓢，重用四瓢。配冰片，治喉痹红肿；合白蜜，治赤白下痢。

李时珍曰：荆沥气平味甘，化痰去风为妙药，故孙思邈《千金翼》曰：凡患风人多热，常宜以竹沥、荆沥、姜汁合五合，和匀热服，以瘥为度。陶弘景亦云：牡荆汁治心风为第一。《延年别录》云：热多用竹沥，寒多用荆沥。朱丹溪曰：二汁同功，并以姜汁助送则不凝滞，但气虚不能食者用竹沥，气实能食者用荆沥。张路玉曰：荆为治风逐湿，祛痰解热之药。子除骨间寒热，下气，治心痛及妇人白带；炒熟酒煎服，治小肠疝气；浸酒，治耳聋；叶治霍乱转筋，下部湿蜃，脚气肿满，以荆茎入坛中，烧烟熏涌泉穴及痛处，汗出则愈；捣烂盦蛇伤；根主头痛，心、肢体诸风，解肌发汗；茎治火灼疮烂，煎水漱风牙痛。盖竹沥与荆沥功用虽同，惟一则性平一则性凉为异耳。

**风化硝** 石类。药肆但将元明粉晒，

---

① 露：此字原脱，据《本草纲目》补。

② 漓：衰退。

取清白如霜者收用。然必须取元明粉漂三，以莱菔汁炼去咸味，悬当风处吹去水气，轻白如粉，始谓之风化硝。

味咸微甘，质轻而润。清上焦心肺风热，除小儿惊热膈痰。外涂头面燉疼，上点眼睑赤肿。

按：风化硝入心、肺二经，为轻泄浮火，凉润燥痰之药。轻用三分至四分，重用五分至六分。配竹沥，除小儿惊痰；合人乳，涂眼睑红肿。

李时珍曰：风化硝乃芒硝、牙硝去气味而甘缓轻软者也，故治上焦心肺痰热而不致泄利。张路玉曰：风化硝甘缓轻浮，治经络之痰湿，但重着而非酸痛者用之有效。指迷茯苓丸治痰湿流于肩背之阳位，而隐隐作痛最为合剂，然惟体肥气实者为宜。

**甜硝** 石类。冬月严冻时用皮硝、莱菔各十斤切片，甘草半斤，加水共煮，去渣起入净缸中，露冻一夜，次日取上面白硝如雪，去底盐碱，将白硝加莱菔数斤再煮，再冻再取，白硝去底，如此七煮七冻，得白硝无苦咸味，然后入净坛中盖口，以木炭煅三四时辰，冷定收用。

味甘微辛，性凉质轻。善消上焦痰火，兼治腹中积滞。既可润肠，又能利尿。

按：甜硝入肺、胃、肠、肾四经，为消痰降火，去积导滞之药。轻用二分，重用三分。开水冲服立能取效，惜现今药肆尚未制备。

**淡竹盐** 盐类。用食盐装清淡竹内，黄泥固外，煨煅七次，以咸味淡、质滑为度。

味咸微甘，性凉质滑。清降上焦之痰火，凉润肠胃之燥热。

按：淡竹盐入肺、胃、肠三经，为清热消痰，润燥软坚之药。轻用八分至一钱，重用钱半。配梨汁、白蜜、姜汁，降痰最捷；合韭汁、童便、硼砂，通膈最效。以余所验者，此药冷而不滞，消而不削，为治火痰胶黏之要药。惟寒饮咳嗽者，均忌。

## 消食温化药计十一品

**谷芽** 谷类。《纲目》名稻蘖。生用开胃，炒用健脾，或鲜荷叶拌炒，或鲜石菖蒲拌炒最妙。

味甘淡，性温升。生用开胃宽胸，下气除热；炒熟健脾止泄，调气和中。

按：谷芽入脾、胃二经，为疏中消食，健胃快脾之药。轻用钱半至二钱，重用三钱至四钱，极重一两。配白术、砂仁、炙草、生姜、炒盐，能起脾进食；合藿梗、厚朴、苍术、广皮、茯苓，治湿滞便泄。

缪仲淳曰：谷芽具生化之性，故能调理脾胃，脾胃和则中自温，气自下，热自除也。张兆嘉曰：谷芽虽主消导，而消导之中却具启脾开胃，进食和中，非若麦芽之专于克消而尚能破瘀导浊也。

**麦芽** 谷类。炒香用。

味甘咸，性温升。温中开胃，除烦消痰。止霍乱，破癥结。宽脘腹胀满，化乳食停留。亦可通瘀，孕妇忌服。

按：麦芽入肝、脾、胃三经，为助胃快脾，疏肝消癥之药。轻用一钱至钱半，重用二钱至三钱。配神曲、广皮、炒白术，快膈进食；合山楂、神曲、瓦楞子，破结化癥。配炒川椒、炒干姜、春砂仁，治谷劳嗜卧，合白蔻仁、乌梅炭、宣木瓜，治肝乘脾泄。

朱丹溪曰：麦芽能行上焦滞气，除腹内寒鸣，多服则能消肾。凡产妇无子食乳，乳不消，令人发热恶寒，用大麦芽二两炒为末，每服五钱，白汤下，甚良。李时珍曰：麦芽、谷芽皆能消导米面诸果食积。观造饴者用之，可以类推矣。但有积者能消化，无积而久服则消人元气，若同苓、术诸药则无害。张路玉曰：麦芽得春升之气最早，故为五谷之长。察其性之优劣，则南北地土不同。北麦性温，食之益气添力；南麦性热，食之助湿生痰。王好古曰：麦蘖、神曲二药，胃气虚人宜服之。赵养葵曰：此不稽之言也。沈金鳌曰：麦芽升胃而资健运，功与谷芽相似，而消食之力更紧，补益则不如谷芽也。但能堕胎，孕妇忌服。陈修园曰：麦芽、谷芽、大豆卷性皆相近，而麦则春长夏成，尤得木火之气，凡怫郁致成膨胀等症，用炒麦芽最妙。人但知其消导而不知其疏，是犹称骥以力也。

**大豆卷**　谷类。即黑豆浸水中生芽者。

味甘淡，性温升。芽能透发，故宣湿痹，舒筋挛而除膝痛；气亦宣疏，故除积热，消胀满而导水邪。生嚼涂阴痒汗出，末调傅击伤青肿。

按：大豆卷入脾、肝、胃、肾四经，为除陈去积，化湿消水之药。轻用钱半至二钱，重用三钱至四钱。配炒麻仁，治脾弱不食；合苍耳子，治风湿周痹。

孟诜曰：豆黄润肌肤，益颜色，能食，肥健人。以炼猪脂和丸，每服百丸，神验功方也。肥人勿服。刘河间曰：大豆黄卷主五脏留滞，胃中结聚，故能治邪在血脉之中，水痹不通，上下周身，名曰周痹。只用一味炒研，每汤下五分，日三服。

邹润安曰：大豆黄卷主湿痹者，生气为湿所闭，不能宣达也。夫湿痹而筋挛膝痛，则为下部病矣。湿痹于下者宜升，禀金水之气者宜降，故必以饱火土之气者，升而散发之，湿不闭则筋舒痛除，此稻蘖之善使痰湿。食滞下行者，正相对照耳。舒筋之物有木瓜、薏仁、牛膝，何以兹独取此？夫木瓜治转筋，非治筋挛；牛膝治筋挛，能降不能升。既治筋挛，又欲其膝间之湿升而从小便、从汗以解，舍此其谁？

王孟英曰：黑大豆甘平补脾肾，行水调营祛风邪，善解诸毒，但性滞壅气，小儿不宜多食，服厚朴者忌之。水浸为蘖，治湿痹挛疼，消水病胀满，非表散药也。

张兆嘉曰：大豆黄卷性味功用与黑大豆同，然其浸水生芽则有生发之气，故亦能解表。黑豆本入肾，肾者主水，再以水浸生芽，宜乎治上下表里水湿之邪无遗蕴矣。至于宣风解毒，乃豆之本性，舒筋者，亦因水湿所困耳。

然周香林曰：大豆黄卷古人罕用，本草详其性曰：破妇人恶血，除胃中积。即《金匮》虚劳门薯蓣丸于气血并补方中佐之，后之方解者有宣发肾气之论，亦未谓发表也。近来误作表药，何欤？盖吴人喜用轻方，而昔之治病俱于医家取药。有云马云仪先生预用麻黄汤浸豆发芽，凡遇应用麻黄者，方开豆卷，俾病家无所疑惧，渠得药投病除。后医不明细底意，认豆卷与豆豉相类，公然射影，作为表剂。但药肆中豆卷岂亦有麻黄汤浸发者乎？即格致之，理论之，豆得水发芽，或能些微宣湿，亦不能为通用表药也。

以余调查而得，上海豆卷近有两种，一种十味辛散药汤浸发芽，名大豆卷，作表散药用；一种用清水浸罨发芽，名清水豆卷，作化湿疏中药用。现在吾绍亦有两种，一种用麻黄汤浸发芽，从苏州来；一种用清水浸发芽，本地水乡皆出。故用此药，故必须先讯明药肆，庶可对症发药。

**佛手片花**　果类。《纲目》名枸橼，一名香橼。子陈久者良，根叶功用略同。

味辛酸苦，性温气香。下气止呕，消食住痛。善治痰壅咳逆，亦能辟恶解醒。花尤气芬味淡，更能舒膈宽中。

按：佛手片入肺、脾、肝三经，为豁痰宣肺，疏肝快脾之药。轻用五分至八分，重用一钱至钱半。配焦六曲、陈茶叶，健脾止泄；合淡竹茹、炒广皮，和胃住呕。

张路玉曰：柑橼《纲目》作枸橼，字形相似之误。柑橼乃佛手、香橼，两种性味相类，故《纲目》混论不分。盖柑者，佛手也。专破滞气，今人治痢下重，取陈者用之，但痢久气虚非其所宜。吴遵程曰：佛手柑性虽中和，单用、多用亦损正气，须与参、术并行，乃有相成之益耳。张兆嘉曰：佛手柑功专理气快脾，惟肝脾气滞者宜之，阴血不足者亦嫌其燥耳。

**六神曲**　谷类。叶氏《水云录》云：五月五日或六月六日，或三伏日，用白面百斤，青蒿自然汁三升，赤小豆末、杏仁泥各三升，苍耳自然汁、野蓼自然汁各三升，配白虎、青龙、朱雀、玄武、勾陈、螣蛇六神，用汁和面，豆、杏仁作饼，麻叶或楮叶包罨如酱黄法，待生黄衣，晒干之。张路玉曰：近时造神曲法，夏日用白面五斤，入青蒿、苍耳、野蓼自然汁各一碗，杏仁泥四两，赤小豆二两，煮研拌面作曲，风干陈久者良。

味辛甘苦，性温气香。调中开胃，启膈除烦。配六药以和成，合五色而具备。专消水谷宿食，能平气逆痰壅。既破癥结，犹碍胎前。

按：六神曲入脾、胃二经，为消食导滞，下气温中之药。轻用一钱至钱半，重用二钱至三钱。配麦芽、炮姜、乌梅。能健胃嗜食；合枳壳、苍术、川朴，可快脾

泄满。配藿香、川朴、广皮、赤苓、杏仁、麦芽、茵陈、腹皮，治三焦湿郁，胸痞腹胀；合半夏、陈皮、香附、连翘、枳实、川连、山楂、苏梗，治脾胃湿滞，痰壅热郁。

李时珍曰：神曲生用能发其生气，熟用能敛其暴气，其功与酒曲同。闪挫腰痛者，煅过淬酒温服有效。妇人产后欲回乳者，炒研酒服二钱，日二即止，甚验。张兆嘉曰：神曲五味兼有，甘辛独多，消磨水谷是其本功，发表者以其郁蒸之气性能升发也。谷食去则脾胃和，自可健运如常。消导炒用，发表生用，各随其宜可也。惟缪氏《经疏》曰：脾阴虚，胃火盛者，均忌。

**陈红曲**　谷类。由粳米入曲母造成，福建制者良。蜜炙用，或酒炒，包煎。

味甘性温，气浊质燥。调中消食，活血和营。能除赤白下痢，兼治跌扑损伤。

按：红曲入脾、胃、大肠三经，为破血消食，通经导滞之药。轻用八分至一钱，重用钱半至二钱。配飞滑石、生甘草为丸，治湿热泄痢；合制香附、明乳香为末，治心腹疼痛。配炒白术、炙甘草，治小儿乳积作呕；合枯白矾、陈麻油调搽，治童子痘疮流水。

李时珍曰：人之水谷入于胃，受中焦湿热熏蒸，游溢精气，乃化为红，散布脏腑经络，是为营血，此造化自然之微妙也。造红曲者，以白米饭受湿热郁蒸，变而为红，即成真色，久亦不渝，此乃人窥造化之巧者也。故红曲有治脾胃营血之功，得同气相求之理。治女人血气痛及产后恶血不尽，擂酒饮之甚良。张路玉曰：红曲行血消食，凡女人经血阻滞，赤痢下重，宜加用之。若脾胃虚亏，肝冲无瘀者忌。

**山楂**　果类。《纲目》名山榉，一名

棠棣，俗名山里果。去瘀姜汁拌，炒黑；消滞生用；止泻炒黑。

微酸甘，性温降。专消肉食，善破血块。散结消胀，化痰解酒。能除泻痢，克化肥疳。兼发小儿痘疹，亦止产妇瘀痛。

按：山楂入肝、脾、胃三经，为破气消积，散瘀化痰之药。轻用钱半至二钱，重用三钱至四钱。配小茴香为丸，治男子偏坠疝气；合鹿角胶炒研，治老人脑痛腰疼。

朱丹溪曰：山楂大化饮食，善行结气。治妇人产后儿枕痛，恶露不尽，煎汁入砂糖，服之立效。若脾虚不能运化，不思饮食者服之，反能克脾胃生发之气。杨士瀛曰：自丹溪始著其功，而后遂为要药。核亦有力化食消积，善治癫疝。张兆嘉曰：山楂色赤性紧，入肝脾血分，故能治疝气等疾，痘疹方用之者，以活血则肌松易于透表也。总之山楂乃脾、胃、肝血分一种消导药耳。

**鸡内金** 禽类。《纲目》名膍胵[①]，里黄皮，一名鸡膍胵。勿洗，阴干炒焦用。

味甘微苦，性平质燥。消酒积，化宿滞。止泄精尿血，住带下崩中。小儿食疟最灵，男女肠风亦效。

按：鸡内金入肝、脾、大肠、膀胱四经，为消疳去积，除热止烦之药。轻用一张至二张，重用三张至四张。配黄鸡肠，炒研，治小儿遗尿；合炒葛花为末，治大人酒积。配人乳炙酥，治疟痢噤口；合头梅冰同研，吹喉闭乳蛾。

吴球曰：一切口疮用鸡内金烧灰，傅之立效。亦治谷道疮久不愈，烧灰研掺如神。沈金鳌曰：鸡肫即鸡之脾，乃消化水谷之物，使从小便而出。若小儿疳积病，乃肝脾二经受伤，以致积热为患，此能入肝而除肝热，入脾而消脾积，故后世以之

治疳病如神。张兆嘉曰：鸡内金，即鸡硬肝内之黄皮也。凡鸡所食之物皆在此消化，炙黑用之，为消磨水谷之物，且能治淋浊，止遗尿，以鸡无小便也。

**香橼皮** 果类。一名香圆皮，俗名香团皮，《纲目》名柚皮。陈久者良。

味辛甘苦，性平气香。消食化痰，善散愤懑之气；宽中快膈，亦耗脾肺之阴。叶治胃风头痛，露能逐滞消痰。

按：香橼皮入肺、脾、肝三经，为消食解醒，除痰辟臭之药。轻用五分至六分，重用八分至一钱。配生姜汁、白蜜、陈酒煮烂，治痰气咳嗽；合焦鸡金、砂仁、沉香为末，治肝郁膨胀。

张路玉曰：香橼善破痰水。大核桃肉二枚，陈皮、缩砂仁二钱，去膜，各煅存性为散，每用一钱，砂糖拌调，空腹顿服，腹水从脐出，屡验。王孟英曰：香橼种类甚繁，大小不一，大者为香橼，小者为香团，多食之弊更甚于柑。张兆嘉曰：香橼皮虽无橘皮之温，究属香燥之品，阴虚血燥者仍当禁用。

**金橘皮** 果类。俗名金蛋皮。黄岩所产，形大而圆，皮肉皆甘，而少核者胜。

味辛微甘，性温质润。化痰止咳，消食解醒。快膈宽中，下气辟秽。蒸露气香味淡，亦能导滞消痰。

按：金橘皮入肺、胃、肝三经，为理气和中，醒脾开胃之药。轻用三枚，重用五枚。皮配佛手花、代代花、玫瑰花、大冰糖，泡茶治肝胃气痛；露合银花露、荷花露、香橼露、枇杷叶，汤和治肺胃痰壅。

李时珍曰：金橘生则深绿色，熟则黄如金，其味酸甘而芳香可爱，糖造蜜煎皆佳，惟皮入药尤良。

---

① 膍胵（píchī 皮吃）：鸟类的胃。

**制青橘**　果类。一名巽喜橘。

味苦性温，气香质燥。暖中快膈，解郁疏肝。善治胃痛腹胀，专止呕酸吐水。

按：制青橘入肝、脾、胃三经，为温中住痛，下气止呕之药。轻用五分至六分，重用八分至一钱。佐温佐凉，随症酌加。

鲍氏《验方新编》云：制法：青橘子百个，香附一斤，郁金四两，先将橘子铺蒸笼内，蒂眼朝上，用新布垫底，再将郁金、香附研末，掺入于内。挨晚时盖好，蒸至极熟，每蒂眼上放生姜一薄片，姜上加艾绒一小团。将艾烧燃，烧过另换姜艾连烧三次，晒过一天，次晚再蒸，接连蒸晒九次，每蒸一次照前法连烧三次，无日则风吹亦可。制好用瓷器收贮，每服连橘带药共一钱，用水煎一服，可煎二三次。宜于冬天配制，以免腐坏。此方得自仙传，凡各项心胃气痛，服之止痛如神。有人照此方送药数十年，无不应手奏效。

## 消食清化药 计六品

**枳实**　灌木类。泻痰生用，消食麸炒，治痢蜜炙，去瘀炒黑。

味苦微辛，性寒气降。化滞消痰，平喘咳而消胀满；行瘀逐水，止赤痢而住便溏。

按：枳实入肝、脾、大肠三经，为破气行痰，滑窍散瘀之药。轻用八分至一钱，重用钱半至二钱。配白术，破肝脾坚积；合川连，消心胃热闷。配黄芪为末，治肠风下血；合皂角糊丸，治大便不通。配瓜蒌实、干薤白、厚朴、桂枝，止胸痹结痛；合栝蒌仁、姜半夏、川连、桔梗，治痰火结胸。

寇宗奭曰：枳实、枳壳，一物也，小则性酷而速，大则性浮而缓，故仲景《伤寒论》中承气汤用枳实破结攻实，若但决气壅，枳壳足矣。李东垣曰：枳实用蜜炙者，破水积，泄气热也。洁古用以去脾经积血，以脾无积血，心下不痞矣。王好古曰：枳实配白术能去湿，白术佐枳实能除痞，益气佐参、术、干姜，破气佐硝、磺、黑丑。此本草所以言益气，而洁古复言消痞也。李时珍曰：枳乃木名，实乃其子。生而未熟，皮厚而实者为枳实；老而已熟，皮薄而实者为枳壳。故枳实、枳壳皆能利气，气下则痰喘止，气行则痞胀消，气通则刺痛止，气快则后重除。故以枳实利胸膈，枳壳利肠胃。然仲景治胸痹痞满以枳实为要药，诸方治下血痔痢，大肠秘塞，里急后重，又以枳壳为通剂。则枳实不独治下，而壳亦不独治高也。张路玉曰：枳实性沉，能入肝、脾血分，消食积、痰气、瘀血，有冲墙倒壁之喻。若因气弱脾虚致停食痞满者，治当调补中气，误用则是抱薪救火矣。沈金鳌曰：胸痹痞满及心下坚大如盘，仲景均治以枳实。以仲景是后汉人，当时实与壳并未分晰。迨魏晋分用之后，始以枳实力猛宜治下，枳壳力缓宜治高，更为精当。然二者皆破气药，不得过用。吴鞠通曰：枳实坚实下沉，专走幽门，逐渣滓痰饮，使由小肠而出大肠；枳壳生穰轻虚上浮，专走贲门。方书谓误用枳壳伤胸中至高之气，今人以丹溪《本草衍义》中称枳实有推墙倒壁之功，避不敢用，反用枳壳误伤无过之地，而幽门之痰饮仍存，是何理解？且药肆中以枳实少，枳壳多，恒有伪充，不可不察。

**枳壳**　灌木类。即枳实之大者，或生或炒，各随本方。

味苦辛，性微寒。利膈宽胸，开痰滞而除咳嗽；下气逐水，消胀满而除肠风。专治里急后重，亦止霍乱吐泻。

按：枳壳入肺、胃二经，为散结逐滞，破气止痛之药。轻用八分至一钱，重用钱半至二钱。配苦桔梗，治胸膈痞满；合青木香，治寒热呃噫。配青子芩，治怀胎腹痛；合炒川连，治肠风下血。配苍术、干漆、小茴香、莱菔子，同炒为丸，治老幼腹痛胀；合荆芥、薄荷、炒豆豉、天竺黄，清水煎汤，治小儿痰惊。

朱南阳曰：治气痞宜先用桔梗枳壳汤，非用此治心下虚痞也，若误下气陷成痞，仍用此以开泄之，不惟不能消痞，反损胸中至高之气矣。张元素曰：枳壳破气泄肺，胜湿化痰，善走大肠，治禀素壮，气实刺痛者，颇效。王好古曰：枳壳主高，枳实主下，高者主气，下者主血。故枳壳主胸膈皮毛之病，实主心腹脾胃之病。李时珍曰：《杜壬方》载湖阳公主苦难产，有方士进瘦胎饮，方用枳壳四两，甘草二两为末，每服一钱，白汤调下。

自五月后一日一服至临产，不惟易生，且无胎中恶气。张洁古《活法机要》改以枳术丸日服，令胎瘦易生，谓之束胎丸。而寇宗奭《衍义》言胎壮则子易生，令服枳壳反致无力，其子亦气弱难养。所谓缩胎易产者，大不然也。窃思寇说较优。若胎前气盛壅滞，在八九月用枳壳、苏梗以顺气，使胎前无滞，则产后无虚也。惟气禀弱者，大非所宜。张路玉曰：枳壳性浮，善通肺胃气分，治喘咳、霍乱、水肿，有乘风破浪之势，故枳壳配柴胡为除寒热痞满之专药。凡夹食伤寒、感冒，与表药同用，皆无妨碍，惟禀素气怯者禁用。

**地骷髅**　菜类。刈①莱菔时偶遗未尽者，根入地，瘦而无肉，多筋如骷髅然，故名。非干莱菔也，即土中菜根。

味淡微苦，性凉质轻。通肺气而解毒，善治煤炭熏人；疏中焦以消块，专化食滞成痞。

按：地骷髅入肺、脾、胃三经，为宣气解毒、导滞消痞之药。轻用钱半至二钱，重用三钱至四钱。配陈木瓜，善消痞块；合大腹皮，能宽胀满。赵恕轩述《海昌方》云：用人中白火煅醋淬七次一两，神曲、白蒲子、地骷髅各五钱，砂仁二钱，以上俱炒，陈香圆一个，共为末，蜜丸桐子大，每服三五七钱，或灯草汤下，或酒下，治黄疸变为膨胀、气喘翻胃、胸膈饱闷、中脘疼痛，并小儿疳疾结热、噤口痢疾、结胸伤寒、伤力黄肿并脱力黄各症，均验。王孟英曰：骷髅治浑身浮肿及湿热腹胀多效。

**童桑枝**　灌木类，切寸洗，或酒炒香。

味苦性平，气清质润。祛风清热，达四肢而舒筋挛；消食化痰，宣肺气而平咳嗽。行经络，利关节。通小便而除脚气，定目眩而润口干。

按：童桑枝入肺、肝、脾、胃四经，为通络通肢、消滞利水之药。轻用一尺至二尺，重用三尺至四尺。配赤小豆煎汤，治身面水肿；合川桂枝熬膏，治一身酸痛。配川连泡汤，洗目赤肿痛；合石灰熬汁，点面上痣疵。苏颂曰：桑枝不冷不热，可以常服。《抱朴子》述仙经云：一切仙药不得桑煎不服。李时珍曰：煎药用桑者，取其能利关节、除风湿痹诸痛也。观《灵枢经》治寒痹内热用桂枝酒法，以桑炭炙布中熨痹处；治口僻用马膏法，以桑钩其口，及坐桑炭上，取此意也。又痈疽发背不起发，或瘀肉不腐溃，及阴疮、瘰疬、流注、脐疮、顽疮、恶疮久不愈者，用桑木灸法，未溃则拔毒止痛，已

---

① 刈：此字原脱，据《本草纲目拾遗·诸蔬部》补。

溃则补接阳气，亦取桑通关节、去风火、性畅达而出郁毒之意。其法以干桑木劈成细片，絷作小把，燃火吹息，灸患处，每吹灸片，时以瘀肉腐动为度，内服补托药，诚良方也。又按：赵濂《养疴漫笔》云：越州少年苦嗽，百药不效，用南向桑条一束，每条寸折，纳锅中，以水五碗煎至一碗，盛瓦器内，渴即饮之，服一月而愈，此亦桑枝变煎法耳。

**五谷虫** 虫类。《纲目》名中蛆。漂净炙黄用，或用青糖拌炒，或木香片拌炒。

味苦微咸，性寒气浊。为幼科之要药，消疳积之神丹。兼疗热病昏谵，亦止毒痢作吐。

按：五谷虫入脾、肠、胃三经，为去热消疳，泄浊解毒之药。轻用五分至八分，重用一钱至钱半。配石菖蒲炒拌为末，治热痢吐食；合真硇砂，研匀擦齿，能利骨散邪。配黄连、麝香、猪胆汁和丸，治小儿诸疳；合银花、连翘、干地龙煎汤，治大热谵妄。

宁原曰：五谷虫专能消积，以其健脾扶胃也。积消则饮食停滞之热毒亦清矣。李时珍曰：蛆，蝇之子也，凡物臭则生之。古法治酱生蛆，以制草乌切片投之。张子和治痈疽疮疡生蛆，以木香槟榔散末傅之。李楼治烂痘生蛆，以嫩柳叶铺卧引出之。高武用猪肉片引出之，以藜芦、贯仲、白敛为末，用真香油调傅之。张路玉曰：蛆出粪中，故治粪蛆。治小儿诸疳积滞，取消积而不伤正气也。一治用大虾蟆十数只，打死置坛内，取粪蛆不拘多少，河水渍养三五日，以食尽虾蟆为度，用麻布絷坛口倒悬活水中，令污秽净，取新瓦烧红，置蛆于上焙干，治小儿疳积，腹大脚弱，翳膜遮睛，每服一二钱，量儿大小服之，无不验者，勿以鄙而忽诸。

**大荸荠** 果类。《纲目》名乌芋，一名地栗，又名三棱。削去芽蒂用。

味甘微咸，性寒质滑。豁痰消食，疗疳清热；除黄退肿，治痢止崩。专解肺胃之丹毒，尤疏胸膈之郁邪。善达肠中，能行血分。澄粉点目去翳，开胃下食。

按：大荸荠入肺、胃、大肠三经，为泄热消滞，凉血解毒之药。轻用二枚至四枚，重用六枚至八枚。捣汁配豆腐浆和匀，治大便燥结，粪后便血；煅灰合香雪烧调服，治男子赤痢，妇人血崩。

李时珍曰：按王氏《博济方》治五积，冷气攻心变为五膈诸病，金锁丸中用黑三棱，取其消坚削积也。张路玉曰：荸荠善解丹石毒，痘疮干紫不能起发，同地龙捣烂，入白酒酿绞服即起。又治酒客肺胃湿热，声音不清及腹中热积痞积，三伏时以火酒浸晒，每日空腹细嚼七枚，积痞渐消，故有黑三棱之名。凡有冷气人勿食，多食令患脚气。虚劳咳嗽切禁，以其峻削肺气。兼耗营血，故孕妇血竭忌之。

## 消瘀温化药 计六品

**荆三棱** 芳草类。一名京三棱，醋炒用。

味苦微酸，性平质燥。利气止痛，通经坠胎，专破肝经积血；消癥化瘀，兼治产妇儿枕，攻坚磨积。

按：荆三棱入肝、脾二经，为散血行气，消积破块之药。轻用五分至六分，重用八分至一钱。配公丁香，酒炒为末，治恶心翻胃；合川锦纹，醋熬成膏，治胁下痃癖。

王好古曰：三棱色白，专破血中之气，肝经血分药也。李时珍曰：三棱破气散结，功近香附而力峻，故难久服。按戴元礼《证治要诀》云：有人病癥癖腹胀，用三棱、莪术酒煨煎服，下黑物如鱼而愈。惟洁古云：三棱能泻真气，气虚者忌。

**蓬莪术** 芳草类。《纲目》名莪茂，入肝经药，醋炒；入心脾药，面裹煨熟；入调经药，羊血或鸡血炒；通用，酒醋炒亦良。

味苦辛，性温烈。破气行瘀，善消痃癖；除痰散滞，专通月经，既疗妇人血积，亦止丈夫奔豚。

按：蓬莪术入肝经，为行气消积，破血通瘀之药。轻用五分至六分，重用八分至一钱。配广木香，醋炒为末，治心腹冷疼；合鲜葱白，陈酒煎服，治小肠疝气。

苏颂曰：蓬术为治积聚诸气之要药，与三棱同用最良，妇人药中亦多佐使。王好古曰：莪术色黑，专破气中之血，入气药发诸香，虽为泄剂，亦能益气，故孙尚药用治气短不能接续，及大小七香丸、集香丸，诸汤散多用此。又为肝经血分药。李时珍曰：郁金入心，专治血分之病；姜黄入脾，兼治血中之气；莪术入肝，专行气中之血，稍为不同。按王执中《资生经》云：执中久患心脾疼，服醒脾药反胀，用莪术面裹炮熟研末，以水与酒醋煎服，立愈，以其能破气中之血也。缪氏《经疏》云：凡气血两虚，脾胃素弱而无积滞者，均忌。

**刺蒺藜** 隰草类。今名白蒺藜。酒炒去刺用。

味苦微辛，性温质燥。宣肺气而宽胸，故疗身痒喉痹，头痛咳逆；通肝络而去风，故能行血破癥，催生堕胎。疬疡痈肿皆治，开翳除星并效。

按：刺蒺藜入肺、肝二经，为行瘀破滞，通络散风之药。轻用八分至一钱，重用钱半至二钱。配紫背浮萍，消通身浮肿；合蜜炙皂角，润大便风闭。配当归尾，通血瘀经闭；合怀牛膝，能催生下衣。

苏颂曰：古方用有刺者，治风明目最良。李时珍曰：古方补肾治风，皆用刺蒺藜，后世补肾，多用沙苑蒺藜，或以熬膏和药，恐一通一补，其功甚相远也。张路玉曰：白蒺藜性升而散，入肝肾经，为治风明目要药。目病为风木之邪，风盛则目病，风去则目明矣。《本经》专破恶血积聚，治喉痹乳难，以苦能泄，温能宣，辛能润也。其治痰消痈肿，搜肾脏风气，亦须刺者为破敌之先锋。叶天士云：刺蒺藜泄利锋芒之药，宣气疏肺，通络舒肝，是其擅长，与沙苑蒺藜、潼蒺藜性用迥殊。张兆嘉曰：白蒺藜状如菱形，三角有刺，色白甚小，布地而生，善行善破，专入肺肝，宣肺之滞，疏肝之瘀，故能治风痹目疾，乳难积聚等症。温苦辛散之品，以驱逐为用，无补益之功也。

**月季花** 蔓草类。一名月月花，酒炒用。

味甘淡，性温和。活血消肿，通络调经。

按：月季花入心、肝二经，为行血通经，退肿解毒之药。轻用二朵，重用四朵。

淡野翁《试验方》云：瘰疬未破，用月季花头二钱，沉香五钱，芫花一钱，炒碎入大鲫鱼腹中，就以鱼肠封固，酒水各一盏，煮熟食之即愈。鱼须安粪水内游，死者方效。此是家传方，活人多矣。张路玉曰：月季花为活血之良药，捣傅肿疡用之，痘疮触犯经水之气而伏陷者，用以入药即起，以其月之开放，不失经常度。虽云取义，亦活血之力也。

**紫檀** 香木类。新者色红，旧者色紫。酒炒用。

味咸性平，气香质燥。活血和营，善

能止痛；通瘀散结，亦可化癥。既去赤淋，尤消风毒。

按：紫檀入肝，为通营和血，消肿除痛之药。轻用五分至六分，重用八分至一钱。配白檀香，治肝胃气疼；和紫荆皮，消风毒猝肿。

李时珍曰：白檀香辛温，气分药也，故能理卫气而调脾肺、利胸膈；紫檀咸平，血分药也，故能和营气而消肿毒、治金疮。沈金鳌曰：紫檀能散产后恶露未尽，凝结为病，《本草》未曾载及。

**苏木** 香木类。《唐本草》名苏方木。酒炒用。

味甘微咸，性平气降。破血通瘀，消风散肿。除产后郁结胀闷，治妇人月候不调。止赤痢之腹疼，开中风之口噤。既可消乳止痛，亦能活血通经。

按：苏木入心、胃、肝、脾、肾五经，为散表行瘀，活血除痛之药。轻用八分至一钱，重用钱半至二钱。配人参治产后面黑气喘，合童便治娩后血冲头晕。

张元素曰：苏木发散表里风气，宜与防风同用，又能破死血，产后血肿胀满欲死者宜。李时珍曰：苏木乃三阴经血分药，少用则和血，多用则破血。张路玉曰：苏木降多升少，肝经血分药也。性能破血疏肝，若因恼怒，气阻经闭者，宜加用之。但能泄大便，临证宜审。张兆嘉曰：苏木专走血分，活血行血外，别无他用。虽味甘咸平，无毒之品，然血中无滞者，仍属不宜。

## 消瘀清化药计五品

**茜草** 蔓草类。《素问》名芦茹，俗名血见愁，又名过山龙。酒炒用。

味苦微咸，性寒质燥。活血通经，善治筋骨风痛；散瘀行滞，专消蓄血发黄。

产后血晕最灵，胎前血虚亦忌。

按：茜草入心、肝、肾、心包四经，为凉清营，通瘀血之药。轻用六分至八分，重用一钱至钱半。配黑大豆、炙甘草，治吐血燥渴；合乌贼骨、麻雀蛋，治血枯经闭。配生地、阿胶、侧柏叶、条芩炭、胎发灰，止老妇败血行经；合犀角、鲜生地、生白芍、炒丹皮、炙剪草，治壮男陡吐狂血。

李时珍曰：茜草色赤入营，味咸走血，手足厥阴血分药也，专于行血活血。俗方治女子经水不通，以一两煎酒服之，一日而通，甚效。缪仲淳曰：茜草《本经》主风痹黄疸。痹者，血病。行血软坚，痹自愈。惟疸有五，此其为治，盖指蓄血发黄而不专于湿热病也。病人虽见血症，若加泄泻，饮食不进者忌。张路玉曰：茜根味苦微辛，详《素问》四乌贼骨一芦茹丸治妇人脱血血枯，《千金翼》治内崩下血，皆取以散经中瘀积也。

**赤芍药** 芳草类。酒洗用。

味酸苦，性微寒。破坚结而除疝，宣血痹而止痛。善通经闭，亦止肠风。既退月红，尤消痈肿。

按：赤芍药入肝、大肠二经，为行血除痛，散瘀消瘕之药。轻用八分至一钱，重用二钱至三钱。配制香附，治血崩带下；合坚槟榔，治赤淋尿痛。

李时珍曰：赤芍散邪，能行血中之滞。《日华子》言赤补气，白治血，欠审矣。产后肝血已虚，不可更泻，故禁之。缪仲淳曰：赤芍名木芍药，专入肝经血分，主破血，利小便。凡一切血虚病及泄泻，产后恶露已行，少腹痛已止，痈疽已溃，均忌。

张路玉曰：赤芍药性专下行，故止痛不减当归。苏恭以为赤者利小便、下气，白者止痛和血，端不出《本经》主血痹，破坚积，止痛，利小便之旨。其主寒热疝瘕者，善行血中之滞也，故有瘀血留着作痛者宜之，非若白者酸寒收敛也。其治血痹、利小便之功，赤白皆得应用，要在配合之神，乃著奇绩耳。

张兆嘉曰：赤芍药色赤，形枯，不若白者之润泽坚结。其功专司行散，无补[1]益之功。凡痈疽疮疡，一切血热、血滞者，皆可用之。

**紫葳花** 蔓草。一名凌霄花。

味酸甘，性微凉。去血中伏火，治产后带下崩中，清血热生风，消妇人癥结血膈，虽能活络，亦可养胎。

按：紫葳花入心、肝、胃三经，为凉血[2]行瘀，熄风解热之药。轻用一钱至钱半，重用二钱至三钱。配槐米炭，治粪后下血；合童桑枝，治通身风痒。配生地、白芍、川芎、当归身、参三七，煎汤治妇人血崩；合芒硝、大黄、甘菊、大青羊脊髓，和丸治婴儿不乳。

李时珍曰：凌霄花及根甘酸而寒，茎叶节苦，手、足厥阴药也。行血分能去血中伏火，故主产乳崩漏诸疾及血热生风之症。张路玉曰：紫葳花《本经》主妇人崩中癥瘕，又治血闭寒热，赢瘦及养胎者，皆散恶血之力也。

**紫荆皮** 灌木类。

味苦性寒，质滑气降。破宿血，行滞气；利小肠，下五淋。专治络瘀串痛，兼通月经凝涩。

按：紫荆皮入肝、心包二经。为活血行气，解毒消肿之药。轻用一钱至钱半，重用二钱至三钱。配陈绍酒煎服，能治鹤膝风；合陈米醋和丸，止血瘀肿痛。

李时珍曰：紫荆皮入手、足厥阴血分，寒胜热，苦走骨，紫入营，故能活血消肿，利尿解毒。杨清叟《仙传方》有冲和膏，用紫荆皮炒一两，木蜡炒一两为

末，用葱汤调热傅。血得热则行，葱能散气，疮不甚热者，酒调之；痛甚而筋不伸者，加乳香一分。治一切痈疽发背，流注肿毒，冷热不明者，甚效。张路玉曰：紫荆，木之精也。故治伤寒赤膈黄耳及跌仆伤疮必用之药，皆活血消肿之功也。

**川槿皮** 灌木类。酒炒用。花名白槿花，一名朝开暮落花。蜜炙用。

味苦性凉，气降质滑。润燥活血，专治血痢肠风；除疥杀虫，亦可消肿止带。花治赤白痢尤灵，消疮肿痛亦效。兼除湿热，更止便红。

按：川槿皮入肝、脾、胃、肠四经，为润燥和营，凉血滑肠之药。轻用一钱至钱半，重用二钱至三钱；花轻用五分至六分，重用八分至一钱。配扁豆花，治赤白带下；合无花果，熏痔疮肿痛。花配石菖蒲，治下痢噤口；合陈仓米，治翻胃吐食。

李时珍曰：木槿花及皮能活血，川中来者甚重，并滑如葵花，故能润燥，色如紫荆，故能活血。张路玉曰：槿为癣科要药，川中所产质厚色红，世不易得。土槿亦可，但力薄耳。其治肠风下血，取其清热滑利也。治痢[3]后作渴，余热[4]在经，津液不足也。其花以千瓣白者为胜，阴干为末，治反胃吐食，陈糯米汤下二钱，日再服。红者治肠风血痢，白者治白带血痢，并焙入药。张兆嘉曰：川槿皮性极黏滑，味甘苦平，专入心脾血分，虽能治肠风血痢等证，然内服尚少，多以杀虫治癣为外治耳。陆定圃曰：白槿花秋间花开繁茂，治赤白痢甚效。其方以花五六朵置瓦

---

① 补：此字原脱，据《本草便读》补。
② 血：此字原脱，据文义补。
③ 痢：原作"产"，据《本经逢原》改。
④ 热：此字原脱，据《本经逢原》补。

上炙研，调白糖汤服之，皆愈。荷花池头陈某秋间下痢月余，诸药不效，已就危笃，亦以此方获效。采花晒干藏之，次年治痢亦效。

## 消核变质药 计五品

**海藻** 水草类。白酒洗去咸味，焙干用。

味咸微苦，性寒质滑。软坚利水，专散瘿瘤；消核止疼，能除癥瘕。五膈痰壅颇效，七疝卵肿亦灵。

按：海藻通十二经，为除热软坚，消核润下之药。轻用钱半至二钱，重用三钱至四钱。配陈酒浸透为散，专消颈疬；合黄连同炒研末，能散瘿瘤。配白僵蚕、白梅干为丸，消蛇盘瘰疬；合瓦楞子、青海粉煎汤，除膈上痰癖。

张洁古曰：凡瘿瘤马刀诸疮，坚而不溃者用之。经曰：咸能软坚。营卫不调，外为浮肿，随各经引药治之，肿无不消。李时珍曰：海藻咸能软坚润下，寒能泄热引水，故能消瘿瘤结核阴溃之坚聚，而除浮肿脚气，留饮痰气之湿热，使邪气自小便出也。缪氏《经疏》曰：脾虚有湿者忌。

**海带** 水草类。酒炒。

味咸性寒，质柔而滑。下水消瘿，功同海藻；催生利尿，力胜车前。

按：海带入肝、肾二经，为除热软坚，消核散瘿之药。轻用一钱至钱半，重用二钱至三钱。配煅牡蛎、川贝、元参，专消项疬；合冬葵子、车前、牛膝，善能催生。

刘禹锡曰：海带出东海水中石上，似海藻而粗，柔韧而长。今登州人干之以束器物。医家用以下水，胜于海藻、昆布。若脾肾有寒湿者忌，孕妇胎前尤忌。

**昆布** 水草。一名纶布。酒炒用。

味咸性寒，质软而滑。利水道，去面肿。善消项疬阴溃，兼治鼠瘘恶疮。

按：昆布入胃、肝、肾三经，为润下软坚，除热散结之药。轻用一钱至钱半，重用二钱至三钱。配海藻、白蜜为丸，消项下痒肿；合生姜、葱白煎汤，散膀胱结气。

李东垣曰：昆布咸能软坚，故瘿如石者，非此不除，与海藻同功。张路玉曰：昆布下气，久服瘦人。海岛人常食之，水土不同耳。沈金鳌曰：昆布消坚，诚为要品。

**天葵草** 隰草类。《纲目》名菟葵。

味甘淡，性寒利。通淋止痛，解毒涂疮。善治虎蛇之伤，兼消胸项之疬。

按：天葵草入胃、肝、肾三经，为软坚消毒，清热除淋之药。轻用二钱至三钱，重用四钱至五钱。配香附、白芷、川贝，善消项疬；合萆薢、瞿麦、萹蓄，专通五淋。

李时珍曰：菟葵即紫背天葵，同用其苗，嚼熟，以唾涂手，熟揩令遍。凡有蛇虫蝎虿咬伤者，此以手摩之即愈。

**天葵子** 隰草类。即紫背天葵根，俗名千年老鼠屎。

味甘而淡，性寒质滑。解毒软坚，专消瘰疬；退肿散结，善治疝痔。

按：天葵子入肝、肾二经，为除毒消肿，清热软坚之药。轻用二钱至三钱，重用四钱至五钱。配活鲫鱼、陈酒捣傅，专消疬痈；合小茴、荔枝核浸酒，善除疝痛。黄滨江傅天葵丸专治瘰疬：紫背天葵一两五钱，海藻、海带、昆布、贝母、桔梗各一两，海螵蛸五钱，共为细末，酒糊丸如梧子大，每服七十丸，食后温酒下。此方用桔梗开提诸气，贝母消毒化痰，海藻、昆布以软坚核，治瘰疬之圣药也。

# 消化虫积药计十一品

**使君子**　蔓草类。一名留求之。微煨去壳，勿用油黑者。

味甘性温，气香质润。功擅杀虫，力能消积。健脾胃而疗泻痢，除虚热而去疮癣。既治小儿五疳，亦止男妇白浊。

按：使君子入脾、胃二经，为消疳止泻，去积驱虫之药。轻用二枚至三枚，重用四枚至五枚。配洋芦荟为末，用米饮汤调服，治脾疳蛔痛；合木鳖仁炼丸，入鸡子内蒸熟，治胸痞腹块。

李时珍曰：凡杀虫药多是苦辛，惟使君子、榧子，甘而杀虫，亦异也。凡大人、小儿有虫痛，每月上旬清晨空腹食使君子仁数枚，或以壳煎汤咽下，次日虫皆死而出。或云：七生七煨，食之亦良。忌食热茶，犯之即泻。此物味甘性温，既能杀虫，又益脾胃，所以能敛虚热而止泻痢，为小儿诸病要药。

**榧子**　果类。《纲目》名榧实，俗名香榧。炒熟用。

味甘而涩，性温质润。去三虫蛊毒，治五痔恶疮。润肺止嗽，消谷滑肠。能助阳道，兼除白浊。

按：榧子入肺、肠、肾三经，为杀虫消食，滋肺润肠之药。轻用五枚至七枚，重用十枚至十四枚。配百部、白果、苏子煎汤，治虫蚀咳嗽；合芜荑、杏仁、肉桂为丸，治尸咽痛痹。

朱丹溪曰：榧子，肺家果也。火炒食之，香酥甘美，但多食则引火入肺，大肠受伤。宁原曰：榧子杀腹间大、小虫，小儿黄瘦有积者宜之。李梴曰：榧子之功，总不外润肺杀虫之类。张兆嘉曰：榧子味质润，如因虫蚀肺脏咳嗽，或虫蚀于肛，成痔漏诸症，皆可用之。

**雷丸**　苞木类。一名竹苓。皮黑肉白者良，赤黑者杀人。入药泡用。

味甘微苦，性寒质滑。除胃热而杀虫蛊，逐风毒而治癫痫。既可煎服，亦作摩膏。

按：雷丸入胃、肝、大肠三经，为清热杀虫，消积导滞之药。轻用一钱至钱半，重用二钱至三钱。配稀粥，下寸白虫；合矾粉，止小儿汗。

陈承曰：雷丸《本经》言利丈夫，不利女子，乃疏利男子元气，不疏利女子脏气，故久服令人阴痿也。

**芜荑**　香木类。去壳取仁，微炒用。

味辛性平，气膻质燥。消化肠虫积疳瘵，去子脏风热垢腻。兼除冷藏鳖瘕，可洗痔漏疮癣。

按：芜荑入肺、胃、肠三经，为散风除湿，消积杀虫之药。轻用八分至一钱，重用钱半至二钱。配尖槟榔为丸，善消虫积；合干漆灰为末，可定虫痫。

杨士瀛曰：嗜酒人血入于酒为酒鳖，多气人血入于气为气鳖，虚劳人败血杂痰为血鳖。如虫之行，上侵人咽，下蚀人肝，或附胁背，或引胸腹。惟用芜荑炒，兼暖胃理气，益气之药，乃可杀之。若徒用雷丸、锡灰之类，无益也。张路玉曰：芜荑辛散，能祛五内、皮肤、骨节湿热之病，近世但知其有去疳杀虫及肠风痔漏、恶疮疥癣之用，殊失《本经》之旨。《千金》治妇人经带崩淋之病，每同泽兰、厚朴、藁本、白芷、细辛、防风、柏子仁、石斛辈用之，取其去子脏中风热垢腻也。但气甚膻臭，味亦恶劣，脾胃虚弱者忌。

**阿魏**　香木类。验真伪法：置熟铜[①]器中一宿，沾处白如银色者为真。

---

① 铜：此字原脱，据《本经逢原》补。

味辛性温，气臭质黏。破癥除蛊，截疟解瘟。专杀小虫，善去秽气。

按：阿魏入脾、胃二经，为消积杀虫，辟秽解毒之药。轻用一分至二分，重用三分至四分。配苏合香、公丁香为末，治尸疰中恶；合五灵脂、狗胆汁为丸，消痞块噎膈。

李时珍曰：阿魏消内积，杀小虫，故能解毒辟邪，治疟痢疳痨，尸疰冷痛诸症。张路玉曰：阿魏消肉积杀虫，治癖积为主①药。同麝香、硫黄、苏合，贴一切块有效。然喜芳香而恶臭烈，凡脾胃虚人，虽有积滞不可轻投。

**雄黄** 石类。入香油熬化，或米醋入萝卜汁煮干用。生则有毒，伤人。

味苦辛，性温烈。杀虫治疥，辟秽除邪。化内聚痰涩之积，涂外伤蛇虺之灾。既消瘀血，亦去疳痨。

按：雄黄入肝、胃二经，为解毒驱虫，去瘀消涩之药。轻用五厘，重用一分。配朱砂为末，治小儿诸痫；合大蒜捣丸，治五尸诸病。配火硝炼丹，治痰闭神昏；合荆芥研细，治治风舌强。

《抱朴子》曰：带雄黄入山林，即不畏蛇。若蛇中人，以少许傅之，立愈。寇宗奭曰：雄黄焚之，蛇皆远去。张路玉曰：雄黄阳气之正，能破阴邪，杀百虫，辟百邪。故《本经》所主，皆阴邪蚀恶之病。胜五兵者，功倍五毒之药也。治惊痫痰涩及射工沙虱毒，与大蒜合捣涂之；同硝石煮服，立吐腹中毒虫。《外台秘要》雄黄傅箭毒。《摄生妙用》雄黄、硫黄、绿豆粉、人乳调傅酒皶鼻赤，不过三五次愈。皆取其解毒杀虫之功耳。

**雌黄** 石类。银花、生甘草煮透，研细。

味辛性平，质燥有毒。消恶疮诸毒，杀虫虱身痒。身面白驳皆治，痨嗽冷痰亦效。

按：雌黄入肺、肝、胃三经，为解毒杀虫，消痰辟恶之药。轻用一分，重用二分。配雄黄蜡丸，治停痰在胃；合甘草饭丸，治反胃吐食。

李时珍曰：雌黄、雄黄同产，但山阴、山阳受气不同分别。故服食家重雄黄，取其得纯阳之精也，雌黄则兼有阴气故耳。若夫治病，则二者之功亦仿佛，大要皆取其温中搜风，杀虫解毒祛邪②焉尔。张路玉曰：雌黄单治疮杀虫，而不能治惊痫痰疾。《本经》治恶疮头秃痂疥，与雄黄之治寒热鼠瘘迥不同。

**蟅虫** 虫类。《纲目》名飞廑。去翅足，取枣肉炒香用。

味咸性寒，气臭质滑。通血脉而下气，专消瘀血癥坚；破积聚以杀虫，能治疳痨腹大。

按：蟅虫入肝、胃、肠三经，为通血驱虫，消食和气之药。轻用一钱，重用五钱。配净糖，治积食疳痨；合蚱虫，消腹中癥痕。李时珍曰：徐之才云：立夏之先，蜚蠊先生，为人参、茯苓使，主腹中、七节，保神守中，则西南夷食之亦有谓也。

**蟾蜍** 虫类。捕取风干，泥固，煅存性用。俗名癞河马。

味辛而甘，性凉微毒。杀虫消滞，善治小儿疳痨；解毒疗痫，能除男妇疔疮。

按：蟾蜍入肺、胃、肠三经，为杀虫拔毒，去积消疳之药。轻用三分至五分，重用六分至八分。配皂角炭、蛤粉、麝香糊丸，治五疳八痢；合胡黄连、青黛、冰片油调，搽腮穿牙疳。

李时珍曰：蟾蜍，土之精也，上应月

① 主：此字原脱，据《本经逢原》补。
② 邪：此字原脱，据《本经逢原》补。

精而性灵异，穴土食虫，又伏山精、制蜈蚣，能入阳明经，退虚热引湿气，杀虫蠹而为疳病、痈疽、诸疮要药也。张路玉曰：蟾蜍能化万物之毒，故取以杀疳积，治鼠瘘、阴蚀、疽病，烧灰傅恶疮并效。又如发背疔肿初起，以活蟾蜍一只系定，放肿上半日，蟾必昏愦，即放水中以救其命，再换一只如前，蟾必踉跄，再易一只，其蟾如旧，则毒散矣。张兆嘉曰：蟾皮辛甘凉，有小毒。凡小儿疳积，脾肺湿热蕴结，此物能行湿气，除热邪，杀虫积，服之能使蕴蓄之邪发于外，自脾及肺之病乃愈耳。

**石榴根皮** 果类。酒炒黑用。如无根皮，石榴皮亦可代用。

味苦酸涩，性温质黏。功擅驱虫，亦能止痢。吐血漏精既效，血崩带下亦灵。

按：石榴根皮入大肠、内肾、子宫三经，为杀虫敛肺，固肾涩肠之药。轻用四分，重用七分。配陈米、冰糖煮粥，治寸白蛔虫；合生姜、芽茶煎汤，治寒热下痢。

李时珍曰：石榴根皮收敛，故入断下崩中之药。或云白石榴皮治白痢，赤石榴皮治赤痢，亦通。张路玉曰：榴味甘酸，多食伤肺损齿而生痰涎。其皮涩温，能治下痢滑脱。若久痢，用皮烧灰，人参汤下一钱，屡验。又曰：石榴入肺、肾、大肠血分，须炒黑用，功专固涩。凡虚寒久嗽与夫下血崩带等症，无一毫邪热者，皆可用之。

**楝根皮** 灌木类。拣白者，去粗皮晒干，蜜酒炒用。

味苦性寒，兼有微毒。利大肠而杀蛔虫，散游风而除热毒。醋和涂顽癣痒疥，煎汤洗风痔恶疮。

按：楝根皮入胃、肠二经，为泄火杀虫，去积解毒之药。轻用二分至三分，重用五分至一钱。配炒芜荑研末，入鸡蛋内煮熟，去小儿蛔虫；合麝香为丸，用米饮汤送下，治风虫消渴。

《大明》曰：雄者根赤，大毒，吐泻杀人，不可误服。雌者入服食，每一钱可入糯米五十粒同煎杀毒，若泻者以冷粥止之，不泻者以热葱粥发之。张路玉曰：苦楝根皮治蛊毒，煎汤服之即时吐出，又能杀虫治疟。张兆嘉曰：楝根白皮专杀虫积，洗服皆效。如煎服当去粗皮，以近泥有毒也。

## 消化酒毒药 计三品

**枳椇子** 果类。

味甘性平，质润而滑。止泄除烦，去头风而清膈热；润肠利尿，解酒毒以滋脏阴。枝叶煎膏，功同蜂蜜。

按：枳椇子入脾、胃、肾、大肠四经，为专解酒毒，助升津液之药。轻用二钱至三钱，重用四钱至五钱。配麝香，善消酒果；合橄榄，专解酒毒。

朱丹溪曰：一男子年三十余，因饮酒发热，又兼房劳虑乏，乃服补气血之药加葛根以解酒毒，微汗出反懈怠，热如故，乃气虚不禁葛根之散也。必须枳椇子解其毒，遂煎药中加用之，乃愈。张路玉曰：枳椇子，金钩树之子也。本草止言木能败酒，屋有此木，其内酿酒不佳，丹溪治酒病往往用其实。又能止渴除烦，去膈上热，润五脏，利大小便。多服发蛔，以其大甘助湿热之故。张兆嘉曰：枳椇子一名鸡距子，其形屈曲如鸡之距也，又名龙爪。小儿尝购食之。味甘性平，入脾胃生津液，解烦渴，专解酒毒。

**葛花** 蔓草类。

味辛微甘，性平质涩。专主消酒解肌，亦止肠风下血。

按：葛花入胃、肠二经，为专解酒毒，发泄肌表之药。轻用六分至八分，重用一钱至钱半。配枳椇子，止渴解酲；合银花炭，清肠止血。

张路玉曰：葛花大开肌肉，发泄伤津。李东垣曰：葛花解酲汤用之，必①兼人参。

**橄榄**　果类。一名青果。

味酸甘，性温平。下气醒咽，消食除烦；开胃生津，厚肠止泻。清咽喉而止渴，化痰浊而镇惊。下鱼骨鲠，解河豚毒。药制固妙，点茶亦佳。

按：橄榄入肺、胃、肠三经。为解酒消毒，涤浊化痰之药。轻用二枚，重用四枚。配生莱菔，煎汤代茶，治风火喉痛；合羊胫骨，煅研油调，搽耳足冻疮。

张路玉曰：橄榄先涩后甘，生津止渴，开胃消痰。醉饱后及寒痰结嗽宜之，热嗽不可误服。病人多食，令气上壅，以其性温而涩，聚火气于胃也。沈金鳌、丹溪翁谓橄榄性热，能致上壅，不可多食。然其热在于两头，若切去之，用中段便不热矣。

---

① 必：此字原脱，据文义补。

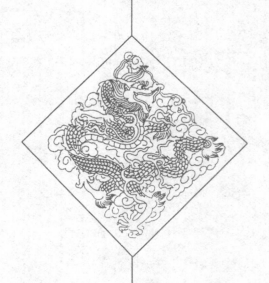

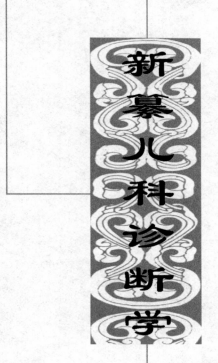

新暴儿科诊断学

# 内容提要

《新纂儿科诊断学》，何廉臣编，何筱廉、何幼廉参校。

全书共分八章，分别是第一章望诊纲要、第二章问诊纲要、第三章闻诊纲要、第四章按诊纲要、第五章检诊纲要、第六章切脉纲要、第七章总括六诊纲要、第八章辨证纲要。何氏在八纲辨证的基础上，结合小儿生理、病理特点，十分重视疾病转归预后，以防微杜渐，起死回生，其所总结的险、逆、绝、死之证候，描写真切，辨证细致，足见何氏当时在儿科病诊疗方面医技之高超。每段正文之下，则有何筱廉或何幼廉的参校，就正文内容进行详细阐发，使何氏在儿科诊断学上的学术思想得到更为深刻的展现。本书比较全面地展示了何氏中西汇通的医学思想和儿科诊断上的学术经验，可供儿科临床从业者参考验证。

# 绪 论

　　尝览大梁阎季忠序《小儿药证直诀》云：医之为艺诚难矣，而治小儿为尤难。自六岁以下，《黄帝》不详载其说，始有《颅囟经》以占寿夭生死之候，则小儿之病，虽黄帝犹难之，其难一也。脉法虽曰七八至为和平，九十至为有病，然小儿脉微难见，医为持脉，又多惊啼而不得其审，其难二也。脉既难凭，必资外证，而其骨气未成，形声未正，悲啼喜笑，变态不常，其难三也。问而知之，医之工也，而小儿多未能言，言亦未足取信，其难四也。脏腑柔弱，易虚易实，易寒易热，又所用多犀、珠、龙、麝，医苟不能明辨，何以已疾？其难五也。种种隐奥，其难固多，余尝致思于此，又目见庸医妄施方药，而杀之者十常四五，良可哀也。余谓治小儿固难，治乳子①为最难。盖以治病之难，难在识症；识症之难，难在诊断。爰将历代儿科名家诊断法，一一以证明之。宋儿科大家钱仲阳，首重面上证候，其次目内证候，又次小儿脉法，此钱氏注意望切两端，色脉合参之诊断术也。明婴科名家薛良武，注意三部五诊，三部者，面上形色、虎口指纹、寸口一指之脉；五诊者，上按额前，下按太冲，并前三部，此薛氏亦注重色脉合参，较钱氏明备之诊断术也。清婴科名家夏禹铸，注重以望为主，问继之，闻则次，切则无凭，间亦摹看指纹，了无征验，此夏氏独重面色苗窍，不信指纹之诊断术也。清儿科专家张筱衫，注重觇神气、审形色、诊面、察眼、察耳、察唇口、察齿、察鼻准、验舌苔、诊指纹、察手足、听声、按胸腹、询溲便、候脉等十五种要法，此张氏临病辨证，较前三家尤为详备之诊断术也。若西医小儿诊断法，分望诊、切脉、检温、头部诊法、口内诊法、胸部诊法、腹部诊法及既往症诊法、现症诊法，此西医与中医大同小异之诊断术也。合观中西诊法，诊断术之繁难如此，若畏其繁难而放弃之，则不能辨症，焉能治病？不能治病，焉能对症发药？故余不揣冒昧，于诊断术中西并参，敢以四十余年之经验，新纂而条分之。第一章曰望诊纲要，第二章曰问诊纲要，第三章曰闻诊纲要，第四章曰按诊纲要，第五章曰检诊纲要，第六章曰切脉纲要，第七章曰总括六诊纲要，第八章曰辨证纲要。约计三十五节，既分章节，更详条目。

---

① 乳子：婴儿。

各著四言韵语，虽义尚简括，已足赅儿科诊断之要，使初学者便于诵习，易于记悟，此余《新纂儿科诊断学》之苦心也。汉张仲景《金匮要略》曰：上工望而知之，中工问而知之，下工切脉而知之。褚彦道《遗书》曰：博涉知病，多诊识脉，屡用达药。气生氏《医则》曰：诊断为治疗之始，又为治疗之终。横司乌氏曰：善诊断者，善治病。明太祖谕徐达曰：更涉世故则智明，久历患难则虑周。吾侪临证诊断时最为然。有志研究儿科学者，尚期三复斯言。

# 新纂儿科诊断学目录

# 第一章　望诊纲要

凡看儿病，以望为先，观形察色，一览瞭然，部位苗窍，分辨始全。

[参] 清夏禹铸曰：凡小儿，病有百端，逃不出脏腑气血；症虽多怪，怪不去寒热虚实；病纵难知，瞒不过颜色苗窍；症即难辨，莫忽略青白红黄。面上之颜色苗窍，乃脏腑气血发出来的；颜色之红黄青白，乃寒热虚实献出来的。业医道者，能于此处做工夫细细详察，临症治病，必先以望面色审苗窍为主，治无不神。

## 第一节　观形当诊体格

观形之要，首辨体格，强弱中等，必先鉴别。凡儿寿夭，病势顺逆，临症诊断，容易判决。

[参] 西医谓望诊以诊体格为第一。体格之良否，大有关于病之发生以及日后病之可治不可治者也。医学上分体格为三种：曰强壮、曰虚弱、曰中等。强壮者，骨格强大，胸廓广阔，筋肉坚细而不粗松，皮肤滑润而有光泽，其抵抗疾病之力大，虽罹重病，易于治疗；薄弱者，骨格纤弱，胸廓狭小，筋肉瘦软，皮肤宽浮，其病虽幸一时治愈，然须防再发；中等者，介于上两体格之中间者也，其外貌有若柔弱，而其对于疾病之抵抗力，亦有强者，不可一概论之。医者或曰病虽重，体格尚强，不为大害；或曰病虽不可谓重大，因体格瘦弱之故，不可不注意者，皆据上三者而言也。万密斋云：小儿寿夭，须观形气。如形实气实者，此禀气有余，为寿相，无病易养；如形虚气虚者，此禀气不足，为夭相，多病难养。其歌括，一曰：头圆背厚腹如垂，目秀眉清鼻准齐。耳角分明口方正，骨坚肉实体丰肥。二

曰：腮妍发绀①形表端，二便调和里气安。脚健项肥囊紧小，肌肤温润更红鲜。三曰：性静神安状若愚，内含精采与人殊。乐然后笑不多哭，不露英华神气贮。以上三条，皆婴儿素体强壮之寿相也。平素无病，即偶患重病，治法适当，每转重而为轻，多顺少逆。四曰：颅解露缝眼露睛，鼻干唇缩口流津。发稀项软腓腨②小，满面纷纷青紫筋。五曰：形憔色悴表虚状，肚大筋浮里虚征。癣疥浸淫多叫哭，见人笑语弄精神。以上二条，皆婴儿素体薄弱之夭相也。平素多病，即偶患轻症，治法虽合，忽转轻而为重，多逆少顺。

## 第二节　察色当觇神气

察色之妙，全在察神，得神者昌，失神者亡。寒则神静，热则神妄，虚则神衰，实则神旺。色见皮外，气含皮中，内光外泽，气色相融。有色无气，不病命倾，有气无色，虽困不凶。

[参] 张筱衫曰：神气为一身之主。神清气爽，神完气足，主清吉；神夺气移，神疲气浊，主夭亡。喻嘉言曰：人之五官百骸，赅而存者，神居之耳。色者，神之旗也。神旺则色旺，神衰则色衰，神藏则色藏，神露则色露。故凡失眠之儿，神有饥色；丧亡之子，神有呆色。盖气索③则神失所养耳。若隐然含于皮肤之内者为气，显然彰于皮肤之表者为色。《内经》谓：气至色不至者生，色至气不至者死。以其有气无色，虽病不凶；有色无气，无病亦亡。

---

① 绀（gàn 干）：微带红的黑色。
② 腓腨（shuàn 涮）：小腿肚。
③ 索：尽。

## 第三节 望面部形色

欲察外形，首相其面，面分五色，脏真可辨。肝青心赤，脾脏色黄，肺白肾黑，五脏之常。

[参] 面在头之前部，眉目口鼻在焉。察形首相其面者，谓脏腑之精华，皆着于面，或荣或悴，先可占验也。宋《小儿卫生总微论》曰：经言五脏之色皆外容于面，故死生疾病系焉。其色不深不浅，应常光润者为和平。若色深浓者，其脏实；浅淡者，其脏虚。总之，小儿面部气色为十二经总见之处。气血充实，五色显明为新病，证多轻而易治；气血虚弱，五色晦浊为久病，证属重而难治。

### 甲 面现五色原理

心主发血，血热鲜红，血瘀黯红，血虚淡红。肝主回血，其色淡青，络热青紫，络瘀青黑，甚则黧黑。脾主统血，其性恶湿，浅黄湿热，深黄积热，黯黄瘀热，萎黄虚热。肺主宗气，吸养吐炭，多吸炭气，色必灰白（面无气色），少吸养气，色必㿠白（面无血色）。肾司泌尿，故主滤血，血含浊质，面多泛黑，黑而明润，症犹可治，黑带油光，病多不吉，黑而枯憔，肾阴涸竭，黑而晦黯，肾阳败极。

[参] 人体内脏，各含色素，亦犹各种植物花叶中所含色素，均因感受日光各呈其色彩也。《经》云：南方生热，其色赤。赤色，西人亦云热色。《经》云：北方生寒，其色黑。黑色，西人亦云冷色。再以五脏五色而精研之，肺主气，炭气呼出，养气吸入，气清且洁，是肺含白素也。心主血，回血退换，新血化生，血鲜且红，是心含赤素也。肝制胆汁，其色绿，是肝含青素也。肾生外膜，其色紫黯，是肾含黑素也。脾居油网之上，脂肪皆其所司，一黯则变为黄矣。《经》以五色命五脏，具有至理寓乎其中。慎毋谓经旨之凿分脏色，为一无理由也。试述经义以阐发之，《内经》曰：面有青黄赤白黑，以应五脏。生于心，如以缟（素帛也）裹朱；生于肺，如以缟裹红（红谓淡红）；生于肝，如以缟裹绀（青含赤色）；生于脾，如以缟裹栝蒌实（黄含赤色）；生于肾，如以缟裹紫（黑含赤色），此为无病之色。若病而色见，则以滋润而明亮者吉，枯槁而晦滞者凶。晦滞之色，上行者，病益甚，下行如云散者，病渐已。色散未聚，病亦未聚。女则色见右为逆，左为从，男子反此。

### 乙 面色断病总诀

先辨外感：风淫所胜，面青流涕；寒淫所胜，面白善嚏；暑淫所胜，面垢齿干；湿淫所胜，面黄色黯；燥淫所胜，嗌干面尘（面色灰败如尘垢也）；火淫所胜，面赤热盛。次论内伤：面色枯黯，新病可治；面脱色夭，久病不治。

总而言之，明显新病，晦浊久病，虽观表面，一望可凭。暴感外邪，不妨滞暗，久病内亏，反忌娇艳。红光润泽，少凶多吉，青黑黯惨，多凶少吉。洁白少神，虚脱宜防，干黄而憔，气液已亡。五色辨症，此为总诀，若欲精详，分辨宜晰。

[参] 清蒋仲芳云：《经》谓望其五色以知其病。故望色者，活人之首要也。《素问》以一色之中而分平、病、死三等。至《灵枢》又分明脏腑部分，及浮沉、浅深、夭泽、散抟等法，盖以其道之不容忽也。爰为略陈其要：夫五色有光，明亮是也；五色有体，润泽是也。光者，无形为阳，阳主气；体者，有象为阴，阴主血。气血俱亡，其色沉晦枯槁，《经》

所谓如草兹、枳实、炱①、衃血、枯骨五者是也；气血尚存，其色光明润泽，《经》所谓如翠羽、鸡冠、蟹腹、豕骨、乌羽五者是也。此五色虽为可生，终为一脏之色独亢，亢则害，病也，非平也。盖平人五脏既和，其一脏之色必待其旺而始荣于外。其荣于外也，禀胃气而出于皮毛之间。胃气色黄，皮毛色白，故云如缟裹，如缟裹者，朦胧光泽，虽有形影，犹未灿然。内因气血无乖，五脏无偏胜故也。苟或不然，五脏衰败，其见色也，昔之朦胧者，一变而为独亢，昔之光明者，一变而为沉浊，昔之润泽者，一变而为枯槁，甚至沉浊枯槁合而为夭，是光体俱无，阴阳气血俱绝，不死又何待哉？观此，则五色之中，首贵内含神气，故前哲于望诊之中，一则曰神色，再则曰气色。神色者，内含光彩；气色者，内蕴精华。此皆阐发表面青、黄、赤、白、黑之原理，内容血色素之精义也。无论儿之幼小，病之新久，色有神气则生，色无神气则死。此为望色断诊之总诀。

### 丙　面色察症要诀

面青者痛，其病在肝，面青肢冷，定是胎寒。面青发搐，多属胎痫，面青吐利，作慢脾②看。久咳面青，肝纵乘肺，久泻面青，肝横乘脾。面青浅淡，肝虚本色，面青深浓，肝风病色。面青口噤，脘腹冷痛，面青唇赤，风温瘟疢。太阳、承浆、风池、气池，各见色青，非惊则痉。青遮日角，惊厥最多，青掩印堂，惊泻沉疴。山根青紫，病多风热，环口青黑，症皆危急。囟赤印青，病机已重，囟印皆青，病势必凶。总而言之，青为厉色，面青目黄，面青目白，面青唇黑，多凶少吉。

[参] 青色属肝，主风主惊，主寒主痛。面唇皆青者，寒极也；青而脱色者，

惊恐也。青而黑者，多寒痛；青而白者，多虚风（以上皆寒症）。青而赤者，为肝火；青赤而晦滞者，为郁火（以上皆热症）。总之，青为残贼之色，暴露于面部，症既危急，命亦危险。

黄为脾色，病在胃肠，脾伤面黄，消化不良。面黄光润，痰饮湿热，面黄枯暗，寒湿食积。面黄而肥，胃有痰湿，面黄而瘠，胃有蕴热。面黄似橘，食伤吐泄，面黄若熏，阴疸脾湿。面黄色淡，胃气已弱，面黄色枯，胃液将涸。面黄而青，肝脾相克，面黄而黑，脾肾衰竭。面黄带白，中多疳积，面黄而浮，内藏癖积。面黄不润，多蟹爪纹，或多白点，皆属虫积。面黄而亮，目白③如金，及尿黄赤，定是胎黄。眼角鼻准，及其人中，忽现黄色，此为脐风。总而言之，面黄光泽，为有胃气，预后皆吉。

[参] 黄色属脾，主湿热食积。黄而明如橘子者，湿少热多也；黄而暗如烟熏者，湿多热少也。黄而暗淡者，则为寒湿；黄而枯癯者，则为积热。黄而色淡者，胃气已虚，脾阳不健也；黄而青黑者，脾为寒滞，肾水上泛也。惟黄色见于面目，既不枯槁，又不浮泽，为欲愈之候。总之，黄为中央之色，其虚实寒热之机，又当以饮食便尿消息④之。

赤色属心，面赤主热，其色嫩红，赤子本色。其色大红，是为胎热，浅赤表

---

① 炱（tái 台）：烟气凝积而成的黑灰。

② 慢脾：即慢脾风。《仁斋小儿方论》又名脾风、虚风。症见闭目摇头，面唇发青发黯，额上汗出，四肢厥冷，手足微搐，气弱神微，昏睡不语，舌短声哑，呕吐清水，指纹隐约。多因吐泄既久，脾虚气弱，肝失濡养所致。证属无阳纯阴的虚寒危象。

③ 目白：白睛。

④ 消息：斟酌。

热，深赤里热。面带红光，外感风热，面若涂朱，心火盛极。面赤䐃①坚，营血本充，面赤肉坚，素禀火重。微赤而鲜，气虚有火，干赤而枯，血虚多火。乍红乍白，胃肠虫积，又赤又青，惊风纵掣。面赤深浓，营分实热，面赤浅淡，血分虚热。艳红带白，泻痢戴阳，纯红带青，肝风上翔。总而言之，赤为火色，表里虚实，症多属热。

[参] 赤色属心主热。面色缘缘正赤者，阳气怫郁在表，汗不彻故也（此伤寒太阳经表热证）。面赤而潮热谵语者，胃实也（此伤寒阳明经实热证）。面赤如微酣，或两颧浅红娇嫩，游移不定（不尽面通红），乃阴证戴阳，必下利清谷，或小便清白或淡黄，脉沉细或浮数无力，按之欲散，虽或烦躁发热，欲坐卧泥水中（外热甚也），渴欲饮水，或咽喉痛，证似实热，而索水置前却不能饮，肌表虽大热而重按之则不热，或反觉冷，且两足必冷，必须细审（此伤寒直中寒证）。又有面赤烦躁，遍舌生疮生刺，舌敛缩如荔枝状，或痰涎涌盛喘急，小便频数，口干引饮，两唇焦裂，喉间如烟火上攻，两足心如烙，脉洪数无伦，按之无力，扪其身烙手，此心肾阴虚，火不归元所致，证最难辨，但病由内伤，其来以渐，是乃干柴烈火，不戟自焚，与上所列三证因各不同也。又有久病虚人，两颧至午后带赤者，此则阴虚火动之常证，虽未至如上症之烈，而其颧赤则同为内伤也（以上二证皆虚热）。若赤色出于两颧，状若妆朱，大如拇指者，病虽愈必死。热病无汗，颧赤亦死。颧以骨为主，骨属肾水，火盛灼水而上升也。总之，赤为火炎之色，只虑津枯血竭，决无虚寒之患，大抵火形人从未有肥盛多湿者，即有痰嗽亦燥气耳。

**白色属肺**，面白气虚，白而光泽，肺气有余。面色淡白，肺虚咳血，面色㿠白，肺虚气脱。白如冠玉，气色俱足，面若敷粉，气色皆夺。面白暸暸②，疳痨久泄，面白惨惨，元阳将绝。白而兼赤，气虚血热，白而兼青，气寒血结。面多白点，大肠虫积，面现白瘖，气分湿热。总而言之，白主气液，欲如豕膏，最忌枯骨。

[参] 色白属肺，白而淖泽③，肺胃之充也。肥白而按之绵软，气虚有痰也。白而消瘦，爪甲鲜赤，气虚有火也。白而夭然不泽，爪甲色淡，肺胃虚寒也。白而微青或臂多青络，气虚不能统血。若兼爪甲色青，则为阴寒之证矣。总之，白为气虚之象，纵有失血发热，皆为虚火，断无实热之理。

**黑色属肾**，主痛主寒，焦黑阳热，青黑阴寒。面黑肥泽，筋骨必强，面黑瘦削，阴火内戕。面色骤黑，病多中恶，乌痧胀④者，面亦黧黑。天庭黯黑，脑髓枯竭，承浆青黑，手足抽掣。总而言之，五色之中，青黑黯惨，真脏色现，凡病新久，皆属危险。

[参] 面黑光润，其貌魁伟，时人谓之黑相，多属下焦气旺，虽犯客寒，亦多蕴为邪热，绝少虚寒之候。惟面色黯惨，无论病之新久，皆属阳气不振。若面黑色夭，此谓脑髓死色。故《内经》谓，黑色若见于天庭，大如拇指，必不病而卒死。总之，黑为阴晦之色，加于头面之阳

---

① 䐃（jùn 俊）：肌肉的突起部分。

② 暸暸：苍白貌。

③ 淖（nào 闹）泽：《素问·经络论》："热多则淖泽，淖泽则黄赤"。王冰注："淖，湿也；泽，润液也。谓微湿润也。"

④ 乌痧胀：病名，即干霍乱，又称搅肠痧、斑痧。以突然腹中绞痛，吐泻不得为主要表现。

位，或面唇青黑，或五官忽起黑色，其病皆多凶少吉。

以上概言通面之色，面为足阳明胃经所主，凡五脏之气，皆裹于胃，则五脏之色，亦必由胃气所蒸，上荣于面，此《内经》所谓五色微诊，可以目察，能合色脉，可以万全。以阐儿科四时百病，五色生死之诊法也。

### 丁　面分五部总诀

察儿面色，宜分部位，左颊属肝，右颊属肺，心额肾颐，惟鼻主脾。

[参]《内经》曰：左右者，阴阳之道路也。阳从左升，阴从右降，故以左颊配肝，右颊配肺。额曰天庭，高主离阳心火。颐曰地角，低主坎阴肾水。上下分配，亦阳上阴下之义也。《内经》以鼻为面王，以其位居至中，内通呼吸，生死赖之。脾主中焦，故《经》主鼻准候脾。此钱氏遵《内经》分部，乃儿科简要之诊法也。惟《灵枢》谓庭（即天庭）以候首面，阙（即眉心）以候肺，阙上以候咽喉，下极（即山根）以候心，年寿（即鼻柱）以候肝，其左右以候胆，面王（即准头）以候脾，方上（即鼻坠）以候胃，人中以候膀胱子官，面中央（颧骨之下迎香之外）以候大肠，大肠之旁（颊之上也）以候肾，面王以上（两颧内鼻准旁）以候小肠。此较前五部诊法，尤为详明。精研儿科学者，临症时不可不参用也。

### 戊　面上五部热病

肝热病者，左颊先赤；心热病者，其颜先赤；脾热病者，其鼻先赤；肺热病者，右颊先赤；肾热病者，其颐先赤。病虽未发，见赤色者，皆属伏热，即刺而泄。

[参]此以上下左右中之部位，分属五脏，为察色辨症之法。故钱氏《直诀》云：左腮为肝，右腮为肺，额上为心，鼻为脾，颏为肾。赤者，热也。随证治之。按：额上曰颜，腮为面颊，颐下为颏。《直诀》与经旨，词虽异而义则同，总以遵经旨为有本。前清章虚谷注《内经·伏气温热篇》云：此详五脏热邪未发，而必先见于色之可辨也。左颊、颜、鼻、右颊、颐，是肝、心、脾、肺、肾脏之气，应于面之部位也。病虽未发，其色先见，可见邪本伏于血气之中，随气血流行而不觉，更可印证《难经》所云：温病之脉，行在诸经，不知何经之动也。故其发也，必随生气而动，动则先现色于面。良工望而知其邪动之处，乘其始动，即刺而泄之，使邪势杀而病自轻。即《难经》所云：随其经之所在而取之者，是为上工治未病也。用药之法，亦可类推矣。

此条家严悉本经文，编为韵语，与钱氏《直诀》先后一揆，足见小儿病多伏热，热盛动风，症多发搐。《伤寒论》所谓：风温之为病，剧则如惊痫，时时瘈疭是也。后世儿科，但知因惊发搐，混称曰惊风，杜撰许多惊名，乱推乱挑，误杀乳婴，不可胜数。皆由病因不明，诊断不精，不知伏热为病，误认为惊者，阶之厉也。叶天士云：小儿热病最多者，以体属纯阳，六气着人，气血皆化为热也。饮食不化，蕴蒸于里，亦从热化矣。旨哉言乎？

### 己　面诊五部形色要诀

额虽属心，上通前脑，神经攸关，诊毋轻藐。太阳日角，方广天庭，小囟印堂，皆属脑心。天庭色盛，脑气旺极，天庭色衰，脑髓虚竭；天庭色痿，有皱纹者，症必难治。日月角陷，已失色者，必死不治。青遮日角，囟陷者绝，黑掩太阳，额冷者脱。小囟先赤，后印堂青，心火生风，非惊则痉。小囟先青，后印堂赤，肝火冲心，必痉而厥。方广①光滑，病机多吉，方广昏暗，症势必剧。天庭晦黑，顺症须防，若病险逆，一见即亡。

[参]额者，发际下两眉上之部位也，属前头部，为前脑知觉神经之总机关也。故头为精明之府，精明在脑也，脑为髓之海。凡儿天禀充足，髓海有余者，头角丰隆，额绽色亮，病虽重，每可救疗；素禀虚怯，髓海不足者，面白颅解，发稀色夭，病虽轻，必多猝变。望其色，最喜红光，切忌青黑，若白若黄，又其次也。临症诊法，如蒋仲芳《验色歌诀》，一云：额间赤色心经热，烦躁惊悸不必说。青黑腹疼又惊风，瘛疭叫啼何时歇。微黄惊疳自古传，纯黑之时命已绝。二云：左右两额称太阳，太阳青时二次惊。青自太阳入耳死，红色见时主血淋。皆为实验心得之要诀。

颊下名腮，腮为面颊，左肝右肺，色呈两颊。左颊青赤，肝风心热，青紫似黑，腹疼惊厥。右颊深赤，风温肺热，青暗带黑，腹疼筋急。左颊鲜红，肝有风热，右颊鲜红，肺受火劫。两颊皆青，客忤猝惊，两颊均赤，火风发痉。

[参]颊在面旁，俗称嘴巴，其病之发现于色也。如蒋氏《歌诀》，一云：左颊青赤肝风热，项脊牵强病之诀。惊痉腹痛定黑青，细心推看心能决。二云：风邪发热右颊赤，咳嗽便闭并气急。青白恶心或咳嗽，青黑内吊腹疼极。三云：客忤之病两颊青，食痰喘急黄色亲。红主风热须凉散，两颊赤时伤寒寻。皆为临症实验之薪传。

鼻梁鼻准，皆在面中，内关脾胃，中气之宗。鼻梁色青，为寒为痛，鼻梁色赤，为热为风。鼻梁色黄，痰饮湿热，鼻梁色白，气虚亡血。鼻梁深赤，脾胃实热，鼻梁微赤，脾经虚热。鼻准红燥，暴

病脾热，鼻准惨黄，久病脾泄。年寿②赤光，多生脓血，山根青黑，须防惊厥。

[参]《灵枢》曰：明堂者，鼻也。明堂广大者寿，小者殆。若明堂虽小，与面部相称者，亦寿。和田东郭曰：诊大病，鼻梁亦为要诀，其病之现于鼻色也。如蒋氏《验色歌诀》，一云：脾胃热极鼻色赤，小便不通深黄色。鼻中干燥及气粗，衄血之症因而得。脾虚泄泻若何形，乳食不化鼻淡白。脾经受寒色白青，黑为死候君须识。二云：二次受惊山根青，山根黑黄死来侵。年寿平陷亦主夭，青色发热更生惊。黑主泻痢红主燥，微黄隐隐始为平。皆为临症实验之要诀。他如推拿专科周于藩曰：鼻上汗出如雨者，心胃病。鼻色鲜红者留饮，紫暗者时病。鼻色青主吐乳，又主腹中痛，肢冷者死。鼻痛者，为风火。鼻色黄黑而亮者，小腹两胁痛及蓄血。鼻尖青黄色者，为淋。若病人鼻尖山根明亮，目眦黄者，病欲愈。皆其历验之心得也。

颏上曰颐，颐下曰颏，人中承浆，皆其所赅。《内经》《直诀》，虽皆属肾，然与脾胃，形色并呈。肾热病者，颐多先赤，胃火盛者，颐亦肿赤。颏间深赤，肾膀热结，颏间微赤，肾膀湿热。脾冷滞颐，颐多青白，胃热吐虫，颐多青赤。人中黄者，伤乳吐逆，人中青者，下痢积热。承浆青者，食时被惊，承浆黑者，惊厥发痉。

[参]颐在口角之后，腮之下，属肾。颏在颔之下，结喉之上，两旁虚软无骨处也。（颔者含也，面部下端生须处，

---

① 方广：眉棱。《幼幼集成》："方广，眉棱也。"

② 年寿：鼻梁。《幼幼集成》"年寿，鼻梁也，为气之门户。"

与上腭相合，可以含物也。）人中者，鼻
准之下，口唇之上，在鼻与口中间之部位
也。承浆者，口唇之下，颏之上，居中之
部位也。颐与颏虽皆属肾，而与消化器有
密切之关系。故曰：颐，养也。谓下动上
静，咀嚼以养人也。所以滞颐属脾冷流
涎，发颐主胃火毒盛。其病色之发现也，
如蒋氏《验色歌诀》，一云：小便不通颏
间赤，肾与膀胱皆热结。两颐青时主吐
虫，古人望色从来的。二云：伤乳胃逆人
中黄，青主下痢乳食妨。嗳气酸腐食不
进，黑色虫痛定须防。三云：食时被惊承
浆青，黄主吐逆血痢因。黑色惊风须急
救，颏长肾足寿元形。皆为实地经验之要
诀。总之面部五色，黄、赤为阳，故为病
主风、主热。青、白、黑为阴，故为病主
寒、主痛。㿠白者，浅淡白色也，主失
血，否则心不生血，故其色不荣。微黑
者，浅淡黑色，肾病水寒也。萎黄者，浅
淡黄色，诸虚见症也。此为察色辨症之纲
要。清余梦塘曰：面色通红为心热，面色
全青为肝风，面色通黄为脾伤，面色㿠白
为肺脏虚寒，面色黧黑为肾脏馁败。其言
如此，似未免拘于五脏五色之说。按：面
为足阳明胃经所主，亦载《内经》，然则
通面之色，未尝不有关于胃经。又谓：髓
海不足者色夭，则脑亦于面有关。由是推
之，面色显明，新病而实者，多属于胃；
面色晦黯，久病而虚者，多属于脑。且小
儿质性不同，各如其面。金水之质，其人
肥白，多属气虚，面色每多惨淡；木火之
质，其人苍瘦，多属血虚，面色每多红
燥。此亦望面色之要义也。虽然，吾侪从
实地上经验，望色断症之法，有时可据，
亦有时不可据。尤必查明原因，详审苗
窍，细观指纹，静验见症，兼察声音，操
斯术也。以《治婴儿书》云：如保赤子，
心诚求之，庶可幼吾幼以及人之幼，而免

学医人废之讥矣。

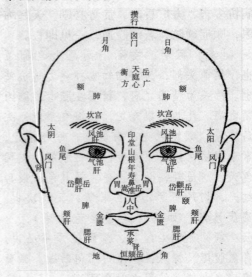

面图一

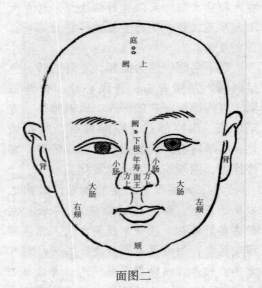

面图二

## 第四节 望苗窍形色

欲知肝病，先察目中，脾唇心舌，窍
自相通。肺有病时，须观鼻孔，两耳属
肾，五窍皆重。别有二阴，下窍之宗，察
色辨症，诀亦相同。

[参]《内经》谓，东方青色，入通
于肝，开窍于目，旺于春；南方赤色，入

通于心，开窍于耳，其华舌，旺于夏；中央黄色，入通于脾，开窍于口，旺于长夏及四季之末；西方白色，入通于肺，开窍于鼻，旺于秋；北方黑色，入通于肾，开窍于二阴，上通于耳，其旺冬。观此，以七窍辨内脏之症候，虽为儿科名医所阐发，其实皆折衷经旨。惟面上官能，亦皆关于脑神经。如耳为司听之官，由其中鼓膜受空气之振动，传达于听神经，而知外部之音响也。目为视官，其内部之构造，略如照相器械，有凸面之水晶体，以摄物影而达于瞳孔后之网脉，经视神经而传于大脑，乃生视觉。鼻为司嗅之官，外状为隆起之三角形，内部为筋肉及软硬二骨所成，其腔分三道，前通鼻之两孔，后连咽头，腔内有黏膜，密布嗅神经，用以识别香臭，而呼吸空气尤利赖之。口为进饮食发声音之官，位置于头部之下方，内含有味神经。凡人藉口以发言，故多以为言之代词。舌为司味之官，在口中为筋纤维所成，能自由运动，表面包以黏膜，神经血管布满其中，感觉最敏锐处也，亦以为发音之助。由是推之，凡病因之外感内伤，病机之寒热虚实，其五色之见于苗窍，虽皆由内脏血色素之发现，而其所以有知觉，所以能运动者，皆关于脑神经之作用。西医生理学云：脑心肺为人身三大要经，洵不诬也。前明万密斋云：肝之病见于目，心之病见于舌，脾之病见于唇，肺之病见于鼻，肾之病见于耳，各随其寒热虚实决之。前清夏禹铸曰：五脏不可望，惟望五脏之苗与窍，其色若异于平日，而苗窍之色与面色相符，则脏腑虚实，无有不验者矣。惟肾开窍于二阴，职司二便，合之则成为七窍。前清张筱衫曰：溲由前阴出，便由后阴出。寒自寒，热自热。以此区辨形色，则外感内伤之真寒假热，真热假寒，临症时自能立判矣。

## 甲 察两耳形色要诀

耳为肾窍，上通于脑，肺心肝胆，皆由斯道。耳轮红润，肾经充足，耳珠①青黑，肾阴枯涸。耳起青筋，风温瘈疭，耳发红肿，胆火暴聋。外染风毒，耳黄面热，上受风热，耳红面赤。耳尖青冷，主发痘疹，耳筋紫黑，多属凶症。耳前色黑，主疝主痛，耳前色青，为燥为风。耳萎失色，肾绝不治，耳枯色垢，肾败难治。

[参] 耳珠属肾，耳轮属脾，耳上轮属心，耳皮肉属肺，耳背玉楼②属肝，上中下分配五脏。《邵氏痘证大全》称为秘法，一则云：耳上属心，凡出痘时，宜色红而热，若色黑与白而冷，其筋纹如梅花品字样，或串字样，从耳皮上出者，皆逆也。二则云：耳下属肾，凡出痘时，其色宜红紫带冷，不宜淡黄壮热。如筋纹梅花品字样为顺，若如蚤咬芝麻之形者，为险逆难治之候。三则云：耳后耳里属肺。凡出痘时，其色宜淡白带温，不宜红紫壮热。如见茱萸形，或灯火烧烙之样，为逆。四则云：耳后耳外属肝，凡出痘时，其色宜青带温，不宜淡白冰冷。稀疏者吉，稠密者凶。五则云：耳后中间属脾，凡出痘时，宜苍黄温和，不宜青色壮热。稀疏如黄蜡色者吉，稠密如蚁色带青者凶。六则云：凡出痘耳后筋三条，而枝叶多色淡红者吉。系心经发痘，主头面稀少。七则云：凡出痘耳后筋紫赤色者，主肝经发痘，而急出者凶。八则云：凡出痘耳后筋苍黄色者，或筋头大而根转小，系脾经发痘，主头面胸腹必稀。九则云：凡出痘耳后筋淡而色白者，枝叶繁乱，系肺

---

① 耳珠：耳垂。
② 玉楼：道教用语，指肩。此指耳背软骨突起部。

经发痘，出如蚕种，主痒塌极凶之兆，三五日必亡。十则云：凡出痘耳筋色黑，枝叶多者，系肾经发痘，主黑陷伏毒，九朝十朝内必死。十一则云：凡发热耳筋出现紫黑赤白，皆凶。耳上凉者吉，耳下凉者凶。故凡看小儿潮热之际，以两耳辨其五色为验，便知生死轻重之分矣。其言如此，惟耳虽为肾窍，而五脏所结，系于耳者居多。症属外感，其形则或冷或热。病属内伤，其色则或暗或滞。善观两耳形色者，可察各症之寒热虚实。若徒取以辨痘证，则拘矣。蒋氏《验色主病歌诀》云：耳后微赤虚鸣证，本经受热宜知悉。耳轮干燥是骨蒸，口渴盗汗肝热盛。其明证也。

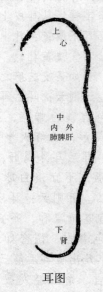

耳图

## 乙　察两目形色要诀

目为肝窍，系通于脑，五脏精华，上注斯道。白珠属肺，内关心脾，若见青色，肝风乘肺。目白而混，肺经实热，目白而淡，肺经虚热。目白鲜红，心经实热，目白淡红，心经虚热。目白深黄，脾经实热，目白微黄，脾经虚热。目白老黄，脾胃湿热，目白暗黄，脾胃瘀热。目白深青，肝经实热，目白淡青，肝经虚热。黑珠属肝，主眵主泪，黑光满轮，主寿易养，黑色昏朦，多夭难养。黑多白少，肝血充足，黑少白多，肝阴不足。肝气实者，眵多干坚，肝气虚者，眵淡胶黏。寒伤肝者，迎风泪流，热伤肝者，眵泪交流。哭而无泪，不哭泪出，目开不合，皆为肝绝。瞳人属肾，贵有精神。赤脉贯瞳，火烁肾阴，白膜遮睛，肾疳已成。目睛稍定，忽转动者，多属痰证。目瞪睛定，不转动者，皆属绝症。斜视转睛，肝风热痉，闭目露睛，慢脾虚痉。目睛不和，神昏热极，目睛不明，神散精竭。凡儿发搐，目睛斜视。属男孩者，左视无声。右视有声。属女婴者，右视无声，左视有声。瞳人缩小，脑髓枯结，瞳人放大，元神将脱。目睛正圆，病决不治，目睛直视，断难救治。眼角红丝，穿入白珠，心火冲肺，有实有虚。鲜红属实，淡红属虚。大眼角红，肿痛实热，小角淡红，微痛虚热。大角破烂，心经血热，小角破烂，肺伤风热。上胞属脾，肿则湿热，下胞属胃，青则风热。上下胞肿，脾胃风热，胞缩露睛，脾胃虚极。眼睑烂赤，多由风湿，风胜则痒，湿胜则烂。目上紫筋，目下青筋，二筋若现，必发惊痉。

[参]《内经》谓：五脏六腑之精华，皆上注于目。故眼科学五轮定法：白珠属肺，为气轮；黑珠属肝，为风轮；瞳人属肾，为水轮；大小眼眦属心，为血轮；上下眼胞属脾胃，为肉轮。惟目系则上入于脑，脑为髓海，髓之精为瞳子（即瞳神），为脑中元神出入之门户。按：目系即视神经，别有反动性，能感触光线，收缩瞳孔，约有四对：（一）动眼神经。出蝴蝶骨之裂孔，分布动眼筋，主宰眼球之运动，司眼睑牵动筋及瞳孔括约筋之运

动,亦曰运动神经,传神经中枢之命令于诸部者也。(二)滑车神经。亦出蝴蝶骨之裂孔,分布上斜眼筋,主宰眼球之运动,司眼球向外之运动。(三)三叉神经。区分三支:第一支,分布颜面眼球与鼻;第二支,分布上颚与齿髓;第三支,分布下颚与口壁。以司味觉,生成感觉运动二纤维。大者司角膜眼结膜之感觉,小者司瞳孔咀嚼筋之运动。(四)牵引神经。出颈动脉小孔,分布眼球之外直筋,即主宰眼球之运动。若麻木则眼球内斜视矣。两目之贵重如此,故《经》曰:视其目色,以知病之存亡也。若肝开窍于目者,因肝脉交巅络脑,与脑髓神经有密切关系者也。

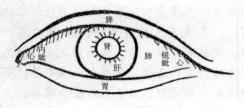

眼图

其为病也,蒋氏《验色主病歌诀》云:两眼黑睛黄主热,白睛黄时食积诀(主疳病及黄疸)。白睛青时主惊痉,黑睛红黄伤寒劫。凡目直视,目斜视,目连劄①,目淡青或赤,皆肝病犯脑之特征。目睛视物不转,或目合不开,或目开不合,或哭而无泪,或不哭而泪出,皆肝病连脑之绝证。总之目明能识人者易治,目昏不识人者难治。身体发热而眼羞明者,其病必重。瞳孔过小而且斜视者,其病最重。若目反上视,或目瞪不轮,或目睛正圆,或戴眼反折,或眼胞陷下者,皆必死不治也。婴儿颅囟未合,脑髓最灵,视神经最易感触,不论外感内伤,一动肝风,无不刺激神经,或为脑膜炎,或为脊髓脑膜炎,所以婴儿多痉与瘛疭之证也。此为望色审窍之第一要诀,研究儿科学者首宜识此。

**丙　察鼻孔形色要诀**

鼻孔属肺,吸收空气,窍虽司臭,呼吸尤利。流清涕者,风寒袭肺,流浊涕者,风热犯肺。鼻孔液干,秋燥伤肺,鼻孔气臭,内痈伤肺。鼻孔癖胀,肺热有风,鼻孔扇张,肺痰上壅。初病鼻扇,咳喘肺窒,久病鼻扇,喘汗肺绝。鼻涕常流,初病鼻渊,鼻涕浊秽,久病鼻渊。鼻孔燥黑,如烟煤者,阳毒热极。鼻孔黑润,出冷气者,阴毒冷极。

[参]鼻为司臭之窍,全在左右二孔。孔内有黏膜,有毫毛。凡物质之气,由空气传达于此,即能识别香臭,而呼吸尤利赖之。故《灵枢经》曰:肺气通于鼻,肺和则鼻能知香臭矣。其为病也,鼻伤风,则鼻塞喷嚏,鼻流清涕;鼻伤热,则鼻门干燥,甚或鼻衄,或燥破生疮。鼻鼾难言者风温,鼻鸣干燥者风热。鼻孔扇张,出气多,入气少者,无论外感内伤,症多不治。然有虚实新久之分,不可概言肺绝。若初病即鼻扇,多由邪热风火,挟痰壅塞肺气使然;若久病鼻扇喘汗者,则为肺绝不治。

**丁　察口唇齿形色要诀**

口为脾窍,实关于胃,其华在唇,齿络肠胃,为肾之余。诊法一揆,先看口唇。口中气热,从外生风,口中气温,从内生风。口鼻气粗,疾出疾入,邪气有余,外感实证。口鼻气微,徐出徐入,正气不足,内伤虚证。口干舌燥,胃心皆热,口燥咽痛,胃肾并热。口燥咬牙,热盛风痉,口嚜鼻扇,痰厥急惊。口吐黏涎,脾热实证,口流稀涎,脾冷虚证。口张大开,症属脾绝,口出鸦声,症属肺

---

① 劄(zhá 闸):眨眼。

绝。口如鱼嘴，口气直喷，皆属绝症。环口黧黑，口燥齿枯，皆为死症。口齿糜腐，则为口疳，口鼻生疮，则为肺疳。唇焦而红，少凶多吉，唇焦而黑，多凶少吉。唇干而焦，脾蕴燥热，唇淡而黄，脾积湿热。唇燥舌干，心脾热极，唇肿舌焦，脾胃热极。口唇红紫，血瘀虫啮，口唇淡白，营虚失血。唇红吐血，胃热盛极，唇白吐涎，脾冷虚极。唇赤如朱，心经血热，唇白如雪，脾阳将绝。唇茧舌裂，多属毒积，唇紫声哑，多属虫积。上唇有疮（唇有白点），虫食其脏，下唇有疮，虫食其肛。唇蹇而缩，不能盖齿，固属脾绝。唇卷而反，兼舌短者，亦属脾绝。唇口颤摇，不止者死，唇吻反青，气冷亦死。次观其齿。齿燥无津，胃实热极，齿焦而枯，胃液涸竭。咬牙龂齿，口筋牵掣，但咬不龂，牙关紧急。上齿龈燥，胃络热极，下齿龈燥，肠络热极。齿光如石，胃热甚剧，齿如枯骨，肾阴已竭。齿燥如糕，胃肾两竭，齿忽啮人，心肾气绝。热耗胃津，齿色必紫，紫如干漆，尚可挽回。热耗肾液，齿色必黄，黄如酱瓣，其症多危。齿缝流血，若牙痛者，胃火冲激。血出牙龈，若不痛者，肾火上逼。

[参] 口为司言食之窍，在面部下方。口窍之边曰唇，唇内有齿，齿内有舌。食物皆由此入内，以营养身体。故《内经》曰：口唇者，声音之扇。《难经》曰：口唇者，肌肉之本。《经》又谓脾胃之华在唇四白。四白者，唇之四际白肉也，与肺最相关系。盖呼气从口而出，吸气从鼻而入。故足太阴脾与手太阴肺，同为一经。然口主饮食，无不先通于胃，而口内廉泉、玉英二穴，由足少阴肾化气上行，以生津液，故《内经》谓津液之道。《经》又云，女子七岁肾气盛，齿更；三

七肾气平均，故真牙生而长极。男子八岁肾气实，齿更；三八真牙生；五八齿槁；八八则齿发去。若上齿龈为足阳明胃络，下齿龈为手阳明大肠络，亦载《内经》。故唇齿相依，为口出声调语，纳食咯痰之机关，而与肺、脾、肾、胃、肠，各有相维相系之处。虚实寒热从此分，死生亦从此决。其为病也，口甜，是肝热脾湿，胃有痰滞也。口咸，是肾水上泛，肾热也。口淡口臭，皆胃热也。口辛，肺热也。口苦，胆热也。口酸，肝热也。若口如鱼嘴尖起者，为鱼口，则啼不出声，或音如鸦声，皆脾败肺绝之候也。唇属脾，红紫血热也，淡白气虚也，青黑者肝乘脾，脾阳将绝也。亦关于胃。唇红而吐，胃热也；唇白而吐，胃虚也。唇色平常而吐，作伤胃论。凡儿病人中平满，为唇反。唇反者，肉先死，俱不治。齿为肾之余，龈为胃之络。前板齿燥，脉虚者，多中暑；下截齿燥，脉芤者，多便血。惟齿槁者，多属肾热。总之口唇齿三者，皆为消化器之重要部分，细察形色，于诊断上亦最有验。

## 第五节　验舌苔形色要诀

舌为心苗，膜接胃肠，脾肾肝脑，辨别宜详。舌尖属心，故主上焦，舌中脾胃，故主中焦，舌根属肾，故主下焦。舌上乳头，辨味之应，内含血管，密布神经。验舌之要，先观其舌，次察其苔，乃能确实。

[参] 舌在口腔之中，系赤色筋肉，纵长横狭，前尖后大，表面凸凹不平。其突高处，多成细点，在舌心者，形如蕈菌，点旁附有小物，形如花蕾。在舌根者，形如小豆，其数由八颗至十颗，常作人字形排列。舌之表面，皆有黏膜盖之，内应心脏，外司味觉。咸苦两味，舌心最

易感触；甘酸两味，舌边最易感触。其所以最易感触者，在于舌乳头及舌神经。舌乳头者，即舌上小粒突起之处，内含血管及与脑相连之味神经，以辨食味。共有三种：（一）丝状乳头，在舌旁及舌面，其上面有丝形突起之线；（二）蕈状乳头，散在丝状乳头之间，于舌尖为最多；（三）轮廓乳头，在舌根近旁，排列如人字形，较前数种为大，内藏味神经之末梢，曰味蕾。舌神经者，即分布于舌上之脑气筋也，上连于脑，有味神经及动舌神经之别，以司辨味及运动舌体之用。此言舌生理上之体用也。更论舌与内脏经脉气化之关系，及其病理。《内经》云：舌者，心之官也。心主言，在窍为舌，手少阴之别，系舌本，手少阴之筋，支者系舌本。心气通于舌，心和则舌能知五味矣。其为病也，心病，则舌卷短，颧赤。心脉搏坚而长，当病舌卷不能言，且其实则支膈，虚则不能言。《经》又云：足少阴循喉咙，挟舌本，至任脉廉泉穴而终。足少阴之脉，贯肾，系舌本。足之少阴，上系于舌，络于横骨，终于会厌。足少阴之标，在背腧与舌下两脉也。舌下两脉者，廉泉、玉英也。廉泉、玉英者，津液之道也。其为病也，舌纵则涎下，烦悗[1]。取足少阴肾所生病者，口热舌干，咽肿上气，嗌干及痛，烦心心痛。刺足少阴脉，重虚出血，为舌难以言。又云：足太阴之正，上至髀，合于阳明，与别俱行，上结于咽，贯舌中。足太阴之标在背腧与舌本也。脾足太阴之脉，上膈挟咽，连舌本，散舌下。其为病也，舌本强，或舌本痛，食则呕，胃脘痛，腹胀善噫，得后与气，则快然如衰，身体皆重。刺舌下中脉太过，血出不止，为瘖。又云：上焦出于胃上口，并咽以上，贯膈而布胸中，走腋，循太阴之分而行，还至阳明，上至舌下。

足阳明，其浊气出于胃，走唇舌而为味。又云：足厥阴气绝，则筋绝。厥阴者，肝脉也。肝者，筋之合也。筋者，聚于阴器，而脉络于舌本也。故脉不荣则筋急，筋急则引舌与卵。故唇青舌卷卵缩，则筋先死，庚笃辛死。厥阴终者，中热咽干，善尿心烦，则舌卷而卵上缩而终矣。他如足太阳之筋，其支者，别入结于舌本；手少阳之筋，其支者，当曲颊入系舌本，其病舌卷，亦载《内经》。至若舌苔，舌上所生之垢腻也。外感病在表时，往往无苔。迨渐入于里，与津液相搏，则舌上之垢腻渐多。有白苔舌、黄苔舌、黑苔舌、灰苔舌、霉酱黑苔舌、红色舌、紫色舌、青色舌八种。前清梁特严曰：舌居肺上，腠理与肠胃相连。腹中邪气，熏蒸酝酿，亲切显露，有病与否，昭然若揭，亦确然可恃。故凡辨舌，无苔则审舌之本色，有苔则凭舌之现色，参之望问闻切，以判表里寒热虚实之真假，虽不中不远矣。西医柯为良曰：凡舌上面有刺，刺中有脑蕊，能主尝味。亦有苔，用以察病，最为有益。西医合信氏曰：验舌苔形色干湿，可辨表里。合古今中外学说以参观之，验舌为诊断上之最要，中西一致。特西医察舌，不若中医之精且细耳。

凡验舌苔，婴孩小童，各宜区别，观察不同。婴儿之舌，本有乳苔，白滑而薄，是为常苔。一有感伤，形色随变，胎毒遗传，必先明辨。舌难转动，肿硬苔白，不能吮乳，此为木舌。舌色鲜红，下生小舌，位近舌根，此为重舌。舌根生疱，状若白珠，啼而不乳，俗称顶珠。舌生白屑，黏潺满口，吮乳不得，俗称鹅口。视此四症，婴儿所独，或由胎热，或因胎毒。

---

① 烦悗（mán 蛮）：言郁闷不畅。

[参] 凡小儿三四岁以下，患感症杂病，辨舌与少壮略同。惟产生至一二岁，其舌有特种疾患，不可不防之。美医嘉约翰云：小儿之病，舌上每有白衣。若初生小儿，舌上白膜裹住，或如石榴子，或遍舌根，哭不出声，若不刮去，其儿必哑，或发惊。若小儿舌根下，忽有筋一条，绊其舌尖，不能吮乳，或舌下总筋，上生白膜，连舌尖绊住，用银针磨尖，轻轻挑断之。若初生儿，舌上忽生黄疱出水，此为心脾之火。若小儿初生，舌上生白屑如米，剧者口鼻亦有之，此由胞胎中受谷气盛，所谓鹅口是也。凡小儿舌大肿硬，不能转动，此心火挟痰也，通称木舌。若舌肿满口，或胀出口外，难纳药者，所谓肿舌是也。此皆小儿所特有者也。

若验舌苔，多由胃浊。苔厚而多，胃有腐浊，苔薄而少，胃鲜腐浊。鲜红实热，淡红虚热，深红血热，暗红瘀热。淡白虚寒，滑白痰积，白腻湿滞，黄腻湿热。白腻而厚，胃肠冷积，黄厚而糙，胃肠热积。舌红而肿，胎热盛极，舌紫且黑，胎毒发泄。舌现白点，连唇亦生，或起梐纹，虫积特征。舌色红紫，疼痛异常，甚则红烂，舌疳凶状。

[参] 清刘吉人云：舌为胃之外候，以助输送食物，入食管胃脘之用。其舌体之组织，系由第五对脑筋达舌，其功用全赖此筋运动。舌下有青紫筋二条，乃下焦肾脉上达。有穴二，名曰金津、玉液，所以生津液以濡舌质拌化食物者也。舌之表面，乃多数极小乳头铺合而成。此乳头极小微点，以显微镜窥之，则时见形如芒刺，摸之棘手，或隐或现，或大或小，或平滑，或高起，随时随症，变易不定。中医以舌苔辨症者，苔即胃中食物腐化之浊气，堆于乳头之上。此明舌苔之所由生也。常人一日三餐，故苔日亦三变，谓之

活苔，无病之象也。其所以能变者，因饮食入胃时，将腐浊遏郁下降。故苔色一退，至饮食腐化浊气上蒸，苔色又生。胃中无腐浊，则苔薄而少；有腐浊，则苔厚而多，此其常理也。

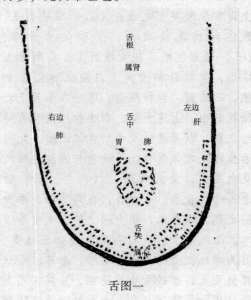

舌图一

若辨苔色之法，白而薄者，寒邪在表，或气郁不舒；白而厚者，中脘素寒，或湿痰不化。黄苔薄而滑者，表犹未罢，热未伤津；黄苔有质地而浊者，邪已结里。若黄浊愈甚，则入里愈深，热邪愈结。黑苔焦枯，为火炽水竭。久病舌起烟煤者，属胃虚液涸。又如苔色淡白者，多寒有水；及发纹满布者，多湿。其色黄厚者，多食滞；带灰及干砂刺点者，多伏热。色见黄白，间或焦黑者，气分化燥；舌色绛红，间或光亮者，血分受热。平日多黄苔，其人必胃热；多红色，其人必营虚。至于如水黑青色者，为虚寒；如咸腻厚者为温疫。此皆朱心农临症实验之看法。西医嘉约翰云：凡各种重病，舌皆有苔。伤风发热病第一层时，喉核生炎，舌上有一层白蜜色之苔；发热病第二层，舌有厚黄色或黑色之苔。若胃肠中有燥粪，

胆汁则逆流而下，其色即黄。苔色黑者，表明血中有炭气，为有毒也。血不清洁，生津不爽，并大便恶臭之时，舌有一层厚黑干苔，牙有黑垢。舌有紫色干苔，惹厌①之病将退，舌即渐变湿润。黄疸病，舌有胆汁色之苔。身虚泄血病，舌有湿苔。好饮酒，其舌上常有裂纹，则舌体多紫。此皆验舌苔之大要也。

## 第六节 察溲便形色要诀

前后二阴，为肾之窍，前为清窍，后为浊窍。溲出前阴，便出后阴，二便形色，可断病情。溲名水液，载在《内经》。澄澈清冷，皆属寒证，浑浊臊臭，皆属热证。溲如米泔，则为湿热，溲如苏木，则为血热。红黄色者，肝经实热，淡黄色者，肾经虚热。睡中遗尿，谓之尿床，溲凝如膏，尿白之状。尿长清利，肾气充极，尿短涩痛，膀胱热结。尿时点滴，尿管痛剧，砂淋之候，尿如米浆，混浊滑流，尿浊之候。便色老黄，则为实热，便色淡黄，则为虚热。便如桃浆，则为血热，便如胶漆，则为瘀热。大便腥臭，如败卵者，内伤乳积。大便酸臭，如坏醋者，内伤食积。大便急迫，肠鸣腹痛，为小肠热。大便灼痛，肛热如焚，为直肠热。

[参] 肾有内外之别。内肾俗称腰子，为分析血中废料，成尿液之器官。在腹腔之背，共二枚，对列于左右。形如蚕豆，色红褐，外旁凸出，内旁凹入。凹入处曰肾门。全体分肾皮、肾髓、肾盂、肾圆锥、谋氏囊、泌尿管各部。肾门间，有肾动脉及肾静脉各一。血液由肾动脉入肾中谋氏囊及泌尿管，滤取尿液，尿液入肾圆锥，经肾盂及输尿管，入膀胱。余血则从泌尿管出，而入肾静脉，复归心脏。膀胱俗称尿胞，为贮尿之囊，作卵圆形，颇有弹性。在腹腔下部，其底旁左右，各有输尿管一条，通于肾脏。前面下旁，又有排尿口，口有括约筋，与尿道连接。肾脏分泌之尿，经输尿管入于膀胱，贮蓄既满，则放开括约筋，从尿道泄出，故肾与膀胱为泌尿之器。观此，则《内经》所云肾与膀胱相表里，主水，为胃之关，关门不利，故聚水而从其类焉。膀胱者，州都之官，津液藏焉（津液即尿液），气化则能出矣者，则中西一致矣。大肠，即肠之下部，形如管，较小肠为粗短，上接小肠，下连肛门。分盲肠、结肠、直肠三部，盘曲于腹内，内面之黏膜无绒毛，不能如小肠之善吸养料，但能吸收水汁，使废物为粪块而出。故《内经》所云大肠者，传导之官，化物出焉者，亦新旧沟通矣。其为病也，如《内经》云：中气不足，溲便为之变。变也者，如中气不足以御寒，溲则澄澈清冷，甚则膀胱不约而遗尿；便则溏泻飧泄，甚则大小肠直倾而洞泄。中气不足以制热，溲则水液浑浊，甚则膀胱不利为癃；便则胶闭燥结，甚则大小肠胶结而为痢。此皆有形色之可辨也。若询之疑似，则令病家取至庭中，观其形，望其色，藉以审疑难大症。初不可嫌其秽亵，庶免讹传误听之弊，以此区别，则寒热虚实立判矣。

## 第七节 望指纹形色

幼科指纹，聚讼纷纷，推原其理，学本经文。

[参]《灵枢经》云：经脉者，常不可见也。其虚实也，以气口知之。脉之见者，皆络脉也。凡诊络脉，色青则寒且痛，赤则有热。胃中寒，鱼际络多青；胃中热，鱼际络红；其暴黑者，留久痹也；

---

① 惹厌：讨厌。

其有赤有黑有青者，寒热气也；其青短者，少气也。诊虎口指纹之说，盖本乎此。陈飞霞谓《内经》十二经络，始于手太阴，其支者从手腕后出食指之端，而交通荣卫于手太阳大肠之经，即此指纹是也。由是推之，以经解经，《内经》所谓其支者，即太渊脉之旁支，亦即与手臂脉并行之鱼际络也。陈氏谓此脉可诊，其迟数代促，与太渊脉毫无差异。此说不确。盖经是动脉，络是静脉，动脉有脉波可诊，静脉无脉波，焉有迟数代促之可辨乎？又谓指纹之法，起于宋人钱仲阳，尤属杜撰。检阅钱氏《小儿药证直诀》，无此语也。张景岳谓此纹为手阳明浮络。络则是矣，非手阳明也。《内经》明言：胃中寒，鱼际络青；胃中热，鱼际络红。其为足阳明之浮络也明矣。

就余所验，风寒初起，色多浮而淡青；郁而化热，轻则其色鲜红，重则其色紫黑；若胃热盛而动肝风者，往往其色青紫。位则自下而上，邪则自浅而深，症则自轻而重，皆由历验之成绩。原其辨指纹之法，起于宋人《水镜诀》，创立风气命三关。关即指节也。风气命三字，即虎口至次指上中下三节之代名词也。宋以后幼科诸书，均未推原其故。惟滑伯仁谓：纹见下节风关为轻，纹见中节气关为重，纹见上节命关为危，直透三关为大危。以络脉所现之短长，审病势之浅深，固属法程。夏禹铸以络脉之浮沉辨病状之表里，亦有理由。此皆言指纹之形也。若论纹色，但当以青紫分寒热，红黑判吉凶，淡滞定虚实，可为诊断之一助。他如幼科书有云：指上辨青纹，认是四足惊。虎口脉青色，是猪犬马惊。黑色因水扑，赤色火人惊。紫色多成泻，黄即是雷惊。又曰：青惊白是疳，黄即困脾端。青色大小曲，人惊并四足云云，则荒诞不经矣。石芾南

曰：儿病传变不常，即《内经》以色诊络之说，亦不可拘。惟手络不宜暴露，是为要诀。以过露为血燥生风候也。可谓阅历有得之名言矣。指纹之说，虽历代相传，但不过望色中之一种耳。兹编因为历代相传，未便删却。故家严特为增订，望学者勿过事株求可也。

**甲　辨指纹三关要诀**

二岁以前，病难诊脉，虎口三关，辨其纹色。初风中气，末为命关，男左女右，侧指而看。

［参］宋人《小儿卫生总微论方》载诸处纹状候，谓次指上凡三节，名曰三关。小儿分男左女右看之，且有八般筋脉纹状，以验其病，名曰八片锦。最下一节名为气关，有纹过者，病才觉重，诸病既生，则气不调顺，故名气关也。第二节名为风关，有纹过者，多发惊风，渐加困重，故名风关也。第三节名为命关，有纹过者，则病极而命危殆，故名命关也。按：上称三关，与今说①有互易处。然解释三关之名称，颇具义理，但风气命之说，相沿已久，改革甚难，故仍之。惟八片锦之形称，其说甚古，且颇新颖，兹录于下。

（一）**几**鱼刺形，主初惊。在气关，主壮热吐泻；在风关，主初惊才发；在命关，惊极难治。

歌曰：形如鱼刺是初惊，遍体如汤面色青。吐泻躁烦如此证，通肠和气便惺惺。

（二）**｜**垂针形，主泻痢。在气关，主伤冷吐泻；在风关，主泻转惊风；在命关，主转慢脾风极候。

---

①　今说：指清·陈复正《幼幼集成》卷一"指纹晰义"中所说的第一节（最下一节）为风关，第二节为气关，第三节为命关。

歌曰：形如悬针泻痢多，惊啼身热定违和。此病若变惊风慢，命关已度是沉疴。

（三）水水字形，主肺惊。在气关，主涎痰咳嗽虚积；在风关，主气喘呕涎；在命关，主肺败不治。

歌曰：形如水字肺家惊，虚积相传面色青。膈上有涎急须治，命关若过更无宁。

（四）乙乙字形，又曰中曲，主食惊。在气关，主食伤吐痢；在风关，主传变虚风（乙形属肝，肝刑于脾）；在命关，转慢脾风不治。

歌曰：形如乙曲病因肝，眼慢惊啼瘹疭偏。冷积为伤传变此，慢脾风已度三关。

（五）去蛇形，主内实外虚。来蛇形，主外实内虚。蛇中卷形，主内外俱虚。此数样皆曲虫，又曰曲蛇。在气关，主疳积；在风关，主疳劳带惊；在命关，不治。

歌曰：形如蛇曲病因深，脾积疳劳又带惊。未过二关宜早治，若过三关更莫论。

（六）长者弓形，短者环形，主疳积。在气关，主吐逆及疳热吃泥土；在风关，主疳极羸瘦；在命关，不治。

歌曰：形如环弓疳气黄，好食泥土是寻常。此病早求良医治，三关已到命飞扬。

（七）乱纹形，主虫痛。在气关，主气不和，有虫积食诸生物；在风关，主虫咬心腹痛；在命关，主病困极难治。

歌曰：纹乱纵横虫上寻，晓夜啼号不可禁。神佛求遍都无应，安虫祛积得康宁。

（八）珠形，死候。此候不拘三关上下见者，皆为死候。

歌曰：流珠死候不须医，便是沉疴莫疗之。三关若见都休望，安排后事更无疑。

按：王肯堂曰：古人指纹之说，虽各按形晰义，然余尝治之，亦有不专执其形色而投剂者。盖但有是症，即投是药，而亦多验。观此则辨指纹之形色，不必尽执旧说也。

**乙　辨指纹左右要诀**

凡看指纹，手络虽同，左肝右胃，亦要明通。肝络现者，血热生风；胃络现者，积热动风。

[参] 宋人《水镜诀》云：凡看婴孩，须明虎口，辨别三关，男左女右。明医万密斋述：汤氏云，男验左手，女验右手。盖取左手属阳，男以阳为主；右手属阴，女以阴为主。然男女一身，均具此阴阳，左右两手，亦当参验。左手之纹，病应心肝；右手之纹，病应肺脾。知此消息，又得变通之意矣。观此，《水镜诀》以男女分左右，汤氏驳之，又以心肝肺脾分左右，皆属臆度，似是而非。若分左肝右胃，虽为汪氏省之所独创，其说较为近理。姑就管见以说明之。心主经脉（即发血管），肝主络脉（即回血管）。凡经络交通，左右得以循环者，全赖肝主回血，上行于肺，由肺脉落左心房，逼血循行于手臂，其络脉与静脉并行不悖。故从左手虎口，发现于次指，指纹乃浮露于表面。胃为十二经络之海，左端与脾膜相连，脾主统血，为动脉宽间之地，且有一支大络，络脉从左过右，入右总回管，由总管横回于手臂。故从右边虎口，发现于次指，指纹乃浮露于表面。滑氏谓指纹宜藏，不宜暴露。石氏谓暴露为血燥生风。

故汪氏皆主热盛动风，左主血热，右主积热，论虽翻新，而分际极清。

### 丙　辨指纹浮沉要诀

外邪初受，指纹乍浮，病尚在表，不足为愁。邪热入里，指纹多沉，病势轻重，宜辨浅深。

[参] 清陈飞霞云：此纹与太渊脉相通。凡有外邪，太渊脉浮，此纹亦浮。盖邪在皮毛腠理之间，故指纹亦显露于外，谓之表症，速宜疏散，启其皮毛，开其腠理，使邪随汗而解。若往来寒热，热重寒轻，指纹半沉，尚在阳明胃经，治宜解肌。若外症身热不已，指纹极沉，已入阳明胃府，速宜攻下。庸手见其身热，犹以风药治之。盖病在内，治其外，不特病邪不解，适足燥其阴血而增困耳。

### 丁　辨指纹三关病势要诀

纹在初关，虽重无妨，中关已险，末关宜防，三关直透，症多夭亡。

[参] 清余梦塘曰：风轻气重命危之说，亦是板执之论。尝见纹不透关射甲，而其儿已死者；有纹已透关，而其病又渐愈者。但透关之纹，病必重耳。按：三关直透，亦有射甲透指必别。射甲者，命关之指纹向外；透指者，命关之指纹向内也。向内为顺，向外为逆，然亦不可拘。筱廉十余年前曾侍家严临诊，尝见有病儿指纹透关射甲，症已痉厥兼臻，便闭三日，气升痰壅，病势甚危，每用桃仁承气汤去桂，加羚角、猴枣、紫雪，一剂即便通痰降，痉止神清，竟得幸全者，数见不鲜。予故谓指纹之说，学者勿过事株求，良有以也。

### 戊　辨指纹弯向病状要诀

形如弯弓，内外有别。纹向内弯，外感风疾，纹向外弯，内伤饮食。纹入掌中，其腹痛剧，米粒了枝，并为不吉。势有向背，亦宜辨识。纹势向里，病犹为顺，纹势向外，证必为逆。

[参] 清陈飞霞云：指纹之两头，弯向中指，为内，为顺，症属外感风寒；指纹弯向大指，为外，为逆，症为内伤饮食。若掌心包络所主，纹入掌中，邪侵内脏，由中气虚寒也，故为腹疼。至于向背顺逆，陈氏已经说明，兹不赘。

以上五种辨法，皆为指纹形状之要诀。临症时亦所常见，寻绎其义，尚有理由。故家严悉仍其旧，略为重订。他如《金鉴》载三关指纹部位纹形歌：大小曲紫伤滞热，曲青人惊走兽占。赤色水火飞禽扑，黄色雷惊黑阴痫。长珠伤食流珠热，去蛇吐泻来蛇疳。弓里感冒外痰热，左斜伤风右伤寒。针形枪形生痰热，射指透甲命难全。纹见乙字为抽搐，二曲如钩伤冷传。三曲如虫伤硬物，水纹咳嗽吐泻环。积滞曲虫惊鱼骨，形似乱虫有蛔缠。脉纹形色相参合，医者留神仔细观。此十三种指纹，筱廉实地经验，不常见，且有验有不验，不必迷信也。

### 己　辨指纹各色要诀

小儿指纹，原是青络，浮络本青，何关病毒。隐隐红黄，亦为常络，鲜红深红，热窜血络，紫为热炽，黑乃血毒。

[参]《内经》谓风气通于肝。肝胆之络受风，指纹便见青色。色青而浮者，此伤风寒之候也；色青而沉者，此中阴寒之候也。故《灵枢经》曰：色青则寒且痛。青而兼紫，则为伤食。食积乃有形之物壅遏脾胃，气机不能宣化，每致食积化火，火旺则生风，上窜肺经则痰壅气升，刺激神经，痉瘛昏厥，世俗便称急惊风。儿科凿分为食惊痰惊，见形取名，种种讹传，不胜枚举，皆由未曾研究病理之故耳。故陈飞霞曰：病若抑郁日久，肺脾愈困，荣卫愈涩，则风痰食热，固结中焦，纹多青而兼黑，急宜攻下，庶有生机。误

认惊风，百①无一救。陈氏又云：黄为中和之气，红乃文明之色，红黄隐隐，焉有不安。若鲜红多由邪闭经络，经气郁，则络气亦郁。郁则邪从火化，指纹每见深红。若婴儿中气虚弱，荣卫不充者，纹必淡莹。淡而兼红，此脾胃气虚之应也。按：指纹色紫，络热之征固已。盖因络脉中血色素本属青紫，络血郁，则纹色见青；络血热，则纹色紫而兼青。若指纹色黑，皆属络瘀。故《灵枢经》云：鱼际暴黑者，留久痹也。盖因血流久痹者，其络中炭素满布也。其症有中寒、中恶之分。中秽恶，指纹则浮而紫黑，其色显明；中阴寒，指纹则沉而青黑，其色晦黯。此皆指纹分五色之原理也。石芾南云：滑氏谓红为伤寒之说，显背经旨。余梦塘曰：儿科书中，谓紫为风，红为伤寒，青为惊，及黑是人惊、黄是雷惊之类，则是惊风家之乱谈，颠倒错乱，全不可信者也。故家严参生理学说，新诠络血之色素，发明病理，将前哲原文，一一删改以增订之。

### 庚　辨指纹淡滞要诀

指纹淡淡，先天素怯，脾胃本虚，慎防攻削。关纹涩滞，邪气久留，或通或攻，临证推求。

[参] 陈飞霞云：小儿禀受阳虚者，指纹四时皆淡，虽病亦止淡红、淡青、淡紫而已。盖淡红虚寒，淡青虚风，淡紫虚热。此等之儿，根本不坚，无论新病久病，总归于虚，大忌攻伐。如因风热与饮食相搏，荣卫阻滞，升降不通，所以指纹推之转涩，全无活泼流利之象，急宜推荡。若三关纯黑，推之不动，则为死症，不治。

### 辛　辨色脉合参要诀

经脉络脉，《灵》《素》并阐，纹色脉象，亦要合参。纹色浮者，其脉多浮，纹色沉者，其脉多沉，纹色虚淡，脉亦多虚。随机证察，毋执一偏，草率一望，辄为病谝②。

[参] 余梦塘曰：手纹与太渊脉，气本相通，乳子病看手纹，尤准于诊脉。盖看脉者，先调气息，静验病情，迟数浮沉，细细探之，方能明白。小儿常怯生人，见面每多啼哭，呼吸先乱，神志仓忙，脉病与否，焉能审确？惟手纹有色可见，啼哭亦无变更，且诊脉者探其神也，观纹者察其色也。辨色原易于讨神，色如是，神定如之，断无不合之理。如伤风者，脉必浮，手纹色青，亦浮露于外。原是厥阴肝，在天为风，在地为木，其色青。儿若伤风，肝木必旺，故纹青为表症，为伤风候也。邪若入里，营卫阻滞，必蕴为热，脉或长，或洪滑，或弦数，属半表半里，手纹亦半浮半沉，其色中青而外带红，此外感热症也。若脾胃积滞，阻抑中焦，食积化火，火旺生风，风动冲肺，痰气上逆，脉必沉实而滑，手纹则亦沉，其色青紫而暗。脉洪大弦数有力，为实热，手纹则深红，或紫而鲜明。若虚热者，脉洪数无力，手纹则淡红而柔软。脉迟为虚寒，手纹则淡红一线，旁有白影（白影浮于淡红之上，须斜视乃见）。阴寒直中，脉沉而迟，手纹则沉而青黑（青紫者，旁有红艳；青黑者，旁带晦暗）。脉顽硬坚劲，为无胃气，为真脏脉，纹则粗硬如露青筋，推之血不流利，亦为无胃气。由此参之，手纹与脉，其气相通，其理故同，诊脉可也，看纹亦可也，苟得其诀以扼要，谁谓指纹之不验而不可信也哉？其说如此，然必外邪深入血分，则指络形色，变而发现。

---

① 百：《幼幼集成》作"十"。
② 谝（pián 骈）：欺骗。

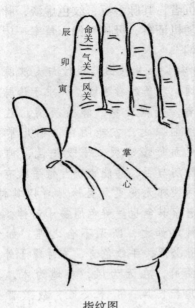

指纹图

但可以决病之浅深逆顺，症之寒热虚实，不能决病在何经何脏也。故先宜望面色，审苗窍，查问病源，庶有精确之诊断，而用药始能无误，业儿科者其注意之。

# 第二章　问诊纲要

未诊先问，最为有准，小儿有病，首贵详审，外感六淫，内伤乳食，有无胎毒，必先细诘。

[参] 病，藏于中者也；证，现于外者也。工于问者，非徒问其证，殆欲就其现证以审其病因耳。故《经》谓治病必求其本。本者，受病之原因也。小儿病因，或外感，或内伤，或遗传胎中病。凡初诊，大纲未定，最宜详审。病家不可讳疾试医，医者必须委曲细问。盖病有显性症，有隐性症，决无一诊而能悉知其隐微之病情也。问诊之法，虽证因错杂，但贵心有权衡，则可审其轻重真伪，而折衷于当矣。惟诊病虽需详问，仍当色脉合参，不可徇乳母或小儿之言，为其所惑。

## 第八节　问病因要诀

初起何因，前见何症，后变何症，详诘病情。约计十种，定为问诊，熟此要诀，乃可临证。

[参]《内经》谓一者因得之。又云：先其所因，伏其所主。查婴儿病因，有先天之因，如因父母禀受所生者，胎弱、胎毒是也。胎弱者，皆因父母精血之不足也；胎毒者，皆由父母欲火之有余也。后天之因有三：一如衣太厚则热，太薄则冷，冷热之伤，此外因也。二若乳多则饱，乳少则饥，饥饱之伤，此内因也。三若客忤中恶，坠仆所伤，此不内不外因也。若小儿至成童，外感、内伤大致与少壮相同，但因饮食自倍，肠胃乃伤者最多，故谚云：小儿病，多从食上起。若要小儿健，常带三分饥与寒。此皆临症探源之大要也，故凡初起何因，必先问明，为第一要诀。

## 第九节　问诊十法要诀

一问寒热，二问其汗，三问头身，四问胸间，五问饮食，六问睡眠，七问饥渴，八问溲便，九问旧病，十问遗传。

[参] 景岳《十问篇》云：一问寒热二问汗，三问头身四问便，五问饮食六问胸，七聋八渴俱当辨，九问旧病十问因，再兼服药参机变，见定虽然事不难，也须明哲毋招怨。虽为问法之要略，而王秉衡《重庆堂随笔》谓人皆服其周匝[1]，而犹未尽其善也云云。可见问法之未易得要也。家严十问，乃当时临症之问法，与景岳同。而不同者，专为儿科问诊之要纲也。

---

① 周匝：周到；周密。

### 甲　问寒热要诀

寒热往来，恶寒畏热，孰重孰轻，分际宜晰。

[参] 张景岳云：问寒热者，问内外之寒热，欲以辨其在表在里也。《经》谓人伤于寒，则病为热。故凡病身热脉紧，头疼体痛，拘急无汗，而且得于暂者，必外感表证也。若无表证而身热不解者，如非伏气，即属内伤。以问证、望色、脉合参，自得其真。虽然，伏气多属积热，内伤多属阴虚。寒者多虚，而实寒者间亦有之；热者多实，而虚热者最不可误。此寒热之在表在里，不可不辨也。王秉衡《驳其问寒热》云：首二条皆是伤寒。若发热不恶寒者，温病也。纵挟新感风寒而起，先有恶寒，迫一发热，则必不恶寒矣，此伏气温病也。外感风温暑热，首先犯肺，肺主皮毛，热则气张而失清肃之权，腠理反疏，则凛冽恶寒，然多口渴易汗，脉证与伤寒迥异。《经》云：气盛身寒，得之伤寒；气虚身热，得之伤暑。所谓身寒者，寒邪在表，虽身热而仍恶寒也。暑为阳邪，发热即恶热，亦有背微恶寒者。曰微，仍不甚恶寒也。况但在背，与周身恶寒迥别，可不细问哉？即内证发热，亦不可专属阴虚。香岩先生云：或食积，或瘀血，或痰凝，或气滞，皆能发热。必辨证明白，庶不误治。

### 乙　问汗要诀

查问其汗，有汗无汗，邪汗真汗，汗少汗多，汗起何处，汗止何所，汗味咸淡，详询若何？

[参] 张景岳云：问汗者，亦以察表里也。凡表邪盛者必无汗，而有汗者邪随汗去，已无表邪，此理之自然也。故有邪尽而汗者，身凉热退，此邪去也；有邪在经而汗在皮毛者，此非真汗也；有得汗后，邪虽稍减，而未得尽全者，犹有余邪，又不可因汗而必谓其无表邪也，须辨脉证而详察之。又如温暑等证，有因邪而作汗者，有虽汗而邪未去者，皆表证也。总之，表邪未除者，在外则连经，故头身或有疼痛；在内则连脏，故胸膈或生躁烦。在表在里，有证可凭；或紧或数，有脉可辨。须察其真假虚实、孰微孰甚而治之。他如阳虚而汗者，阴虚而汗者，火盛而汗者，过饮而汗者，此汗证之有表里阴阳，不可不细察也。

外感恶寒，身偎母怀，其寒不除，汗出乃解。内伤恶寒，一投母怀，其寒即轻，不汗亦解。外感时病，寒热往来，有定期者，则为疟症，无定期者，则为别症。恶寒无汗，身热不渴，风寒表症。恶热自汗，渴不恶寒，温热里症。恶寒蜷卧，四肢厥冷，身不发热，直中阴症。恶热平卧，手足虽冷，腹中灼热，伏气阴症。凡属外感，背热于腹，但手背热，手心不热。凡属内伤，腹热于背，但手心热，手背不热。日晡潮热，外感实症，子午潮热，内伤虚症。

[参] 发热无汗，邪在表也。内热便硬，邪在里也。若昼烦热而夜安静，是阳旺于阳分，其病在阳；若夜烦热而昼安静，是阳陷于阴分，其病在阴。喜冷恶热，皆属阳病；喜热恶冷，皆属阴病。此亦问症之要领也。

### 丙　问头身要诀

欲问头身，外内须别。属外感者，头疼身痛，常痛不止。属内伤者，头身虽痛，时痛时止。外感头痛，须辨六经。痛起脑后，甚则项强，太阳经症。痛在额前，或连目珠，阳明经症。痛在两角，或连胁疼，少阳经症。痛在巅顶，甚则肢冷，厥阴经症。太阴中湿，头痛鼻塞，腹满自利，肺脾同病。少阴中寒，头痛连脑，指甲色青，心肾同病。头仰视上，天钓①暴发。头倾视深，精神将夺。头痛如破，甚则发痉，风火相煽。头痛而晕，剧则昏厥，痰火上升。头痛怕风，恶寒无汗，身热脊强，为风寒症。头疼恶风，身热自汗，鼻鼾肢瘈，为风温症。伤寒身痛，项背反张，筋甚挛急。中湿身痛，体势沉重，不能转侧。似此勘问，病有正的，若看婴儿，须望形色。

[参]张景岳云：问其头，可察上下。问其身，可察表里。头痛者，邪居阳分。身痛者，邪在诸经。前后左右，阴阳可辨。有热无热，内外可分。如头痛属表者，多因于风，是其常也。然亦有热甚于上，阳亢不能下降而痛甚者。又如头痛属里者，多因于火，其常也。然亦有阴寒在上，阳虚不能上达而痛甚者。若阴虚头痛者，举发无时；阳虚头痛者，恶寒呕恶。若问头晕头重者，亦可因之以辨虚实。凡病中眩晕，多因清阳不升，上虚而然。如丹溪云：无痰不作晕，殊非真确之论，但当兼形气，分久暂以察之。

观《内经》曰：上虚则眩，上盛则热痛。其义可知。至于头重，尤为上虚。《经》曰：上气不足，脑为之不满，头为之苦倾。此之谓也。又凡身痛之甚者，亦当察其表里，以分寒热。其若感寒作痛者，或上或下，原无定所，随散而愈，此表邪也。若有定处，而别无表证，乃痛痹之属，邪气虽亦在经，此当以里证视之，但有寒热之异耳。若因火盛者，或肌肤灼热，或红肿不消，或内生烦渴，必有热证相应，治宜以清以寒。若并无热候，而疼痛不止，多属阴寒，以致血气凝滞而然。《经》曰：痛者，寒气多也。有寒，故痛也。必温其经，使血气流通，其邪自去矣。若久病虚剧，而忽加身痛之甚者，此阴虚之极，不能滋养筋骨而然。王秉衡

《驳辨问头身》云：第三条，阴虚头痛，叶氏云多属阳亢，未可峻补。第四条，阳虚头痛，百无一二之证。至于眩晕，不可于头重混同立论。头晕，因肝火挟痰者多；头重，则属湿者多。《经》云：邪之所在，皆为不足。上气不足，脑为之不满，耳为之苦鸣。是言邪乘虚客之，非竟言虚也。景岳于二证，皆主上虚。清阳不升，亦百中一二耳。王孟英云：头痛及项背脊腰脊臂腿诸疼，有内伤、外感之别。内伤多虚，亦属气不宣行；外感多实，总由客邪阻气。李晋恒别驾②谓督是一身之总气管。知此可悟其治法矣。就余所见，此就小儿至成童，有知识而能答问者，依此问法，可为诊断之一助。若初生婴儿，则无所庸其问矣。即问乳母，亦不能知其为头痛否？为身痛否？全在医者望诊与按诊。如见其婴儿啼哭时，两眉频蹙，非腹痛即头痛矣。按其头部发热，两太阳脉及耳前脉跃跃震手，尤为头痛之明证。若见其身偎母怀，忽啼忽哭，项强背反，手足乱动，皆属身痛之明证。虽然，头为精明之府，内含脑髓。凡属感邪外触，内热上蒸，无不关于脑神经。身为全体之总称，别于头部手足而言，凡身热体痛，项脊俱强，无不关于脊髓神经。婴儿体质柔脆，不胜外邪激刺。所以，婴孩多痉厥瘈疭之候也。不明生理，不知病理之儿科。一见即称曰惊风，伪撰许多惊名以欺世，于儿科外别创一惊科。酿成惊风世界者，皆此辈造之也噫！

---

①　天钓：病证名。惊风的一种，又名天吊惊风。临床以高热惊厥，头目仰视为特征。见万全《育婴家秘》。

②　别驾：官名。汉置，为州刺史的佐吏。隋唐改为长史。宋于诸州置通判，近似别驾之职，后世因沿称通判为别驾。

## 丁　问胸间要诀

查问胸膈，结胸痰气，或痛或闷，清晰病机。胸痛少气，水阻痰积，胸凭仰息，其病喘喝。胸膈胀满，有虚有实，胸膈秘结，或痛或塞。

[参] 张景岳云：胸在膈上，上连心肺，下通脏腑，其病极多，难以尽悉。而临证必当问者，为欲辨其有邪无邪也。凡胸膈胀满，则不可用补；而不胀不满，则不可用攻。此大法也。然痞与满不同，当分轻重。重者，胀塞中满，此实邪也，不得不攻。轻者，但不欲食，不知饥饱，似胀非胀，中空无物，乃痞气耳，非真满也。此或因邪陷胸中者有之，或因脾虚不运者有之，病者不知其辨，但见胃气不开，饮食不进，问之亦曰饱闷，而实非真有胀满，此在疑虚疑实之间。若不察其真确，未免补泻倒施，必多致误，则为害不小。倘势在危急，难容少缓，亦必先问其胸宽与否。若元气已虚，而胸膈又胀，是必虚不受补之证。若强进补剂，非惟无益，适足以招谤耳，此胸膈之不可不察也。王秉衡《驳辨问胸》云：叶氏谓胸膈胀满，固不可补。不知饥饱，似胀非胀，是浊气不清。但当理滞气，不宜骤用参、术，补住浊气而为胀。《经》云：浊气不降，则生膜胀。即宜补者，须分气血，虚而兼滞者，疏补宜兼。俗云虚不受补者，未知疏补兼行之法耳。愚谓：胸次如天，天空则生气流行不息，然虚痞可补之证，间亦有之。气虚者，宜温补；阴虚者，宜滋填。若痰涎凝聚，饮食停滞及温热疫证，邪踞膜原者，皆宜开泄为先，补药固忌。即凉润之品，亦在所禁。恐病人言之未确，医者必手按其胸腹，有无坚硬拒按，始可断其邪之聚散，最为诊要。更有内痈一证，尤当留意。

## 戊　问饮食要诀

病从口入，多由饮食，何物所伤，必先详诘。喜冷饮者，多内热症，喜热饮者，多里寒症。得食稍安，多属虚症，得食更甚，多属实症。冷饮能多，火盛实热，冷饮不多，津干虚热。大渴引饮，胃肠燥热，渴不引饮，脾胃湿热。胃气强者，病亦能食，胃气弱者，病不能食。好食苦者，则为心病；好食酸者，则为肝病；好食甘者，则为脾病；好食辛者，则为肺病；好食咸者，则为肾病。

[参] 张景岳云：问饮食者，一可察胃口之清浊，二可察脏腑之阴阳。病由外感而食不断者，知其邪未及脏，而恶食、不恶食者可知。病因内伤而食饮变常者，辨其味有喜恶，而爱冷、爱热者可知。素欲温热者，知阴脏之宜暖；素好寒冷者，知阳脏之可清。或口腹之失节，以致误伤，而一时之权变，可因以辨。故饮食之性情，所当详察，而药饵之宜否，可因以推也。故凡诸病得食稍安者，必是虚证；得食更甚者，或虚或实皆有之，当辨而治也。

王秉衡《驳辨问饮食》云得食稍安者，必是虚证，未尽然也。痰火证、虫证皆得食稍安，而痰火证更有初服温补极相安者。其中善消食属于火者，是实证矣。亦有火盛反不能食者，胃热不杀谷也。更有阴液久耗，胃阳陡越之阴中证，能食善饥，俨如消证，但脉必虚大，按之虚软无神，纵与大剂填阴，亦不救也。虽不多见，不可不知。至于热证喜饮，寒证恶饮，人皆知之。而热证夹湿夹痰者，亦不喜饮或喜沸饮，皆不可误指为寒也。喜饮而不多者，古人但以为阴虚，而不知亦有挟痰饮者。

## 己　问睡眠要诀

欲问睡眠，最宜查实。不食不眠，胃

多积食，嗜睡恶饮，脾多积湿。睡中咬牙，将病风热，睡中惊窜，将发抽搐。睡时忽咳，痰滞食积。睡时狂叫，猝惊胆怯。邪在阳分，朝热暮凉，夜可安眠。邪陷阴分，暮热朝凉，夜不安眠。阴虚恶阳；夜静昼烦，暮能宁睡。阳虚恶阴，旦安暮乱，夜难熟睡。

[参] 睡者，倦而闭目也；眠者，翕目而寐也。外感初起，多睡兼身重者，湿热阻滞于经脉也；内伤脾虚，有痰而多睡者，寒湿凝滞于中焦也。不论外感内伤，伏热烁阴，二便俱利而身痛多睡者，阴伤也。他如阳明之为病，卧不安者，胃不和也；少阴之为病，但欲寐者，邪陷心脏也。似睡非睡者，心神内亏也；神昏沉睡者，心窍内闭也。一问即可诊断其病情矣。即诊察小儿时，亦以其睡眠中为最便。

### 庚 问饥渴要诀

饥者甘食，食不暇择。饥而善食，胃火剧烈，若中消者，多由虫蚀。饥不欲食，肝阳郁极，如吐蛔者，须防发厥。脾疳虫积，腹饥难耐，恣食泥炭，胃气易馁。渴者甘饮，随症辨明。实热之渴，大渴引饮，湿热之渴，渴不引饮。虚热之渴，渴喜热饮，风火之渴，渴喜冷饮。口干消渴，肝胃热病，口燥不渴，脾胃湿病。先渴后呕，水停心下，脾胃不和。先呕后渴，火烁胃液，肝胃不和。症属虚寒，口多不渴，症属实热，口多燥渴。

[参] 饥，饿也，与饥通①。渴，欲饮也。饥者易为食，渴者易为饮，此生理之常也。若病，则有饥不欲食者，渴不引饮者。凡小儿胃中嘈杂，饥不能耐者，除感症外，其病有三：一因胃火中烧，二因虫饥求食，三因肝火挟痰。至若问渴，张景岳云：问渴与不渴，可以察里证之寒热，而虚实之辨，亦从此见。凡内热之

甚，则大渴喜冷，饮水不绝，而腹胀便结，脉实气壮者，此阳证也。若口虽渴而喜热不喜冷者，此非火证，中寒可知。既非火证，何以作渴？则水亏故耳。凡病人问其渴否，则曰口渴，问其欲汤水否？则曰不欲，盖其内无邪火，所以不欲汤水。真阴内亏，所以口无津液，此口干也，非口渴也，不可以干作渴治。若阳邪虽盛，而真阴又虚者，不可因其火盛喜冷，便云实热。盖其内水不足，欲得外水以济。水涸精亏，真阴枯也，必兼脉证细察之。王秉衡《驳辨问渴》云：喜热饮为中寒水亏。叶氏云：水亏则内热，岂有中寒之理？凡喜热饮者，皆郁滞不通畅，故得热则快，得冷则遏，并非水亏也。若水涸精亏者，宜滋阴，反用热药，是杀之也。其曾孙王孟英云：渴喜热饮，渴不多饮，温热证多有之，皆属痰饮阻遏气机耳。

### 辛 问溲便要诀

详询溲便，或通或塞，为燥为溏，为清为浊，青黄赤黑，辨明形色，虚实寒热，方能深悉。

[参] 张景岳云：二便为一身之门户，无论内伤外感，皆当察此，以辨其寒热虚实。盖前阴通膀胱之道，而其利与不利、热与不热，可察气化之强弱。凡患伤寒而小水利者，以太阳之气未剧，即吉兆也。后阴开大肠之门，而其通与不通、结与不结，可察阳明之实虚。且也大便通水谷之海，肠胃之门户也；小便通血气之海，冲任水道之门户也。二便皆主于肾，本为元气之关，必真见实邪，方可议通议下，否则最宜详慎，不可误攻。使非真实而妄逐之，导去元气，则邪之在表者，反

---

① 饥（jī）：庄稼歉收。《容斋四笔·小学不讲》："饥、饥二字，上谷不熟，下饿也，今多误用。"

乘虚而深陷；病因内困者，必由泄而愈亏。所以凡病不足，慎勿强通。最喜者，小便得气而自化，大便弥固者弥良。营卫既调，自将通达，即大便秘结旬余，何虑之有？若滑泄不守，乃非虚弱者所宜，当首先为之防也。

凡小便，人但见其黄，便谓是火，而不知人逢劳倦，小水即黄；焦思多虑，小水亦黄；泻痢不期，小水亦黄；酒湿伤阴，小水亦黄。使非有或淋或痛，热证相兼，不可因黄便谓之火。余见逼枯汁而毙人者多矣。《经》曰：中气不足，溲便为之变。义可知也。若小水清利者，知里邪之未甚，而病亦不在气分，以津液由于气化，气病则小水不利也。小水渐利，则气化可知，最为吉兆。若大便热结，而腹中坚满者，方属有余，通之可也。若新近得解，而不甚干结，或旬日不解，而全无胀意者，便非阳明实邪。观仲景曰：大便先硬后溏者，不可攻。可见后溏者虽有先硬，已非实热，矧夫纯溏而连日得后者，又可知也？若非真有坚燥痞满等证，则原非实邪，其不可攻也明矣。王秉衡《驳辨问溲便》云：中气不足，溲便为之变，不可因尿黄而谓之火，强逼枯汁以毙人。叶氏谓妄用通利，则逼枯汁。如养阴清热，何至逼枯汁。若《经》言变者，非云小溲黄赤也，统指二便异于常时也。小溲或不禁，或淋漓短少频数，或清而多；大便或滑泄，或燥结，皆异于平日之调和，故谓之变。况劳倦焦思，泻利酒积为湿火；若暑热下痢，小便淋痛乃邪火，当分别而治，不可云无火而用温补以误人。《经》言邪之所在，皆为不足，因不足而邪客之为病。后人脱却上文"邪之所在"句，竟言虚而用补，谬矣！

大便亦要调和，若愈固者，乃燥结也，当濡养为主。或固结在老年，防有噎

膈之患，不可云弥固弥良。愚谓：大便固结，必胸腹舒泰，饮食能安，圊不努挣者，始谓可喜。溏而频解，解而腹中始为快者，此《内经》所云得后与气，则快然而衰也。否则，非痰饮内阻，则气郁不宣。即泄泻在温热暑疫诸病，正是邪之去路，故不可一问溏泻，辄以为虚寒，而妄投温补止涩也。须问其解之热与不热，色之正与不正，必不觉其热，而稀溏色正者，始可断为中气不足也。更有痈疽痘疹将发，而吐泻先作者，前辈皆不说明，故详赘之。

**壬　问旧病要决**

小儿旧病，癖积最多，痫症哮病，皆属沉疴。凡成疳痨，多由虫积，凡成谷痨，多由食亦[1]。凡变妳痨，多由乳缺，似此六症，皆为夙疾。临症探源，必先究诘，痘疹经过，尤须问及。

[参] 旧者，故也，新之对。《内经》谓新病未已，故病复起者，近世所谓夹症是也。夹症者，或夹伏气、或夹内伤、或夹夙病，新旧夹发也。叶天士所谓兼别病累痊，须细体认也。故凡治儿病，寒者温之，热者清之，虚者补之，实者泻之，其常也。若遇有内伤夙病之人，适患外感、时病，不得用峻汗、峻攻之法，必参其人之形气盛衰，客邪微甚，本病之新久虚实，向来之宜寒宜热、宜燥宜润、宜降宜升、宜补宜泻，其间或挟痰、或挟瘀、或挟水、或挟火、或挟气、或挟食、或挟癖、或挟虫，务在审证详明，投剂果决，自然随手克应。故治外感夹内伤者，首必辨其虚中实、实中虚，最为要诀。临症时必先问其旧病

---

[1]　食亦：古病名。一名食㑊。其症多食而形体消瘦，多由肠胃和胆有燥热所致。见《素问·气厥论》。

者，观其现在，查其既往，防其将来，此断病要法也。

## 癸　问遗传要诀

凡胎中病，皆属遗传，孕时不谨，胎气熏染。推原其因，学说繁杂，提要查问，寒热虚实。恣食生冷，任卧贪凉，则为胎寒。好食煎炒，多烘火炉，则为胎热。一寒一热，其证不一。父强母弱，生女必怯，父弱母强，生男必弱。胎禀不足，皆为胎弱，胎火有余，则为胎毒，最剧烈者，遗传梅毒。

［参］《小儿卫生总微论》曰：儿自生下至一腊①，前后有病者为胎中病。多是未生之前，在母胎妊之时，母食毒物，胎有所感，至生下之后，毒气发而为病。又有母于娠妊之时，失于固养，气形勿充，疾疢因之。故《圣济经》言：病生于中者，与生俱生也。万密斋云：小儿自周岁有病者，皆为胎疾，其中惟胎毒为最多。如思虑之妄，火生于心；恚怒之发，火生于肝；悲哀之过，火生于肺；酒肉之餍，火生于脾；淫佚之纵，火起于肾。五欲之火，隐于母血之中，即是毒也。男女交媾，精气凝结，毒亦附焉，此胎毒之原也。观东垣红瘤之说、丹溪胎毒之论，则胎毒之繁可见矣。

如谓儿在母腹，饥则食母之血，渴则饮母之血，及其破胎而出，口有余血，拭之不净，咽下腹中，是谓胎毒。岂知口内之血，乃母临产恶露，渍入口中，未必是母腹中所衔之血也。既云咽下腹中，则入于大肠界，从大便出矣，安得留在命门，待时而发耶？丁仲祜云：遗传病，如偻麻质斯、癌肿、心脏瓣膜病、痛风等，时有遗传他人，或传易罹此等疾病之素因于他人者。故凡欲问遗传，则其人之父母、兄弟、祖父母、伯叔、伯母等，均必事无巨细，一一有以详加审问之。有父母虽无遗传之疾病，而其远祖尚能遗传之者。凡癫病、精神病，概为遗传，其问否，大有影响于其定治疗法与预后者也。

校以上十问，虽为家严诊断之心传，然诊断小儿之病患，与成人迥殊。小儿不能自述其病状，而遇非所素亲狎之人，又或示憎厌，或且啼泣，既不能自述其病状，则不能详悉检查其现症，是当追问既往症于其父母或看护者。且须详询父母健否，有无结核等之遗传病，妊娠中母体若何？小儿之血族生死若何？如有死亡者，则为何种病症，哺乳之关系若何？为生母耶？为乳母耶？为人工营养法耶？生后若干月，始发生乳齿，其后之经过良否？其它询问住居、姓名、年龄，生后曾否患麻疹、痘疮等，与成人同。日本汉医大家，如和田、东郭辈曰：小儿胎毒系先天，而世医不知之，或言分娩时误饮瘀血，为可笑。

凡诊其毒，先以指头按肋下，必有凝结，而因其缓急，可察毒之轻重。又面色晦白，或暗黑，或过光泽，皆属胎毒也。若受父母梅毒者，最为难治。患梅毒者，兼发痘疮，尤多危候。即龟胸、龟背，有梅毒而成亦多，芽儿衄血，且鼻塞者，亦属胎毒。他如狂、喘、痨三症，多属胎毒。毒攻心中者，曰狂；攻骨骴②者，曰痨；攻胸膈者，曰喘，其根同而枝叶异也。若狂愈而变痨者，必死。若哑者，系胎毒壅闭上部也。耳不聋者可治，耳聋者不治。若腋臭及聤耳有脓者，皆属胎毒。若幼时患哮喘者，一旦治愈，后有发癫痫或心风者，皆系先天遗毒，故为难治。若患痫治愈，后变哮喘者，又有幼小无事，

---

① 一腊：七日。

② 骴（yì 亦）：小骨；锁骨上窝。

少壮始患癫痫、狂心疯者，亦系先天遗毒，但因其人体气有迟速耳。吾门即名之曰胎病（胎病名出于《素问·奇病论》，可以征焉）。

# 第三章　闻诊纲要

中医听声，闻其五音，以别其病，病无遁情。

［参］声者，耳官之所感觉者也。凡人声管与肺气相激荡则成声，声成文者谓之音。如《礼·乐记》注单出曰声，杂比曰音是也。古以其清浊高下，分为宫、商、角、徵、羽五音。乐器用之为标准，医科用之为闻诊。如陈廷芝《难经辨疑》曰：五脏有声，而声有音。肝声呼，音应角，调而直，音声相应则无病，角乱则病在肝。心声笑，音应祉（别作徵），和而长，音声相应则无病，祉乱则病在心。脾声歌，音应宫，大而和，音声相应则无病，宫乱则病在脾。肺声哭，音应商，轻而劲，音声相应则无病，商乱则病在肺。肾声呻，音应羽，沉而深，音声相应则无病，羽乱则病在肾。观此，则医者果能静心察之，知表里、脏腑、寒热、虚实诸病之情态，庶无所遁矣。

既明望问，细听其声，痛实声浊，寒虚声轻，噪喊热甚，遽叫神惊，啼声不出，难望求生。

［参］《幼科金鉴》歌诀云：嗞煎不安心烦热，嘎声声重感寒风，有余声雄多壮厉，不足声短怯而轻。其注曰：嗞煎不安者，乃心经内热，故烦躁不宁也。嘎声，音哑也。声重，声浊也。此为外感风寒也。有余之症，其气实，故声雄大而壮厉。不足之症，其气虚，故声怯弱而轻短。按：风寒犯肺，声重音嘎者，实因肺气不宣，痰阻声管，音不清而其声似哑

也。《金鉴》原注尚欠明晰。

心系急者，多言笑声；肝系急者，多狂呼声；脾系急者，多歌唱声；肺系急者，多悲哭声；肾系急者，多呻吟声。似此五音，脏病相应，原其病理，交感神经。综而言之，声音臭味，载在《难经》，耳鼻并用，一一辨清，照此察病，病情分明。

［参］《内经》谓裹撷筋骨血气之精，而与脉并为系，上出于脑后，入于项中。观此，则古人所谓系者，即脑系也，近世所谓神经系是也。如心系急则笑，肺系急则哭等症，虽由脏性之各异其情，实皆五脏各有交感神经之作用也。《幼科金鉴》歌诀云：诊儿之法听五声，聆音察理始能明。五声相应五脏病，五声不和五脏情。心病声急多言笑，肺病声悲音不清。肝病声呼多狂叫，脾病声歌音颤轻。肾病声呻长且细，五音昭著症分明。其注曰：小儿之病，既观其色，又当细听其声。盖笑、呼、歌、悲、呻五声，内应心、肝、脾、肺、肾五脏也。五声不和，则知五脏有病之情矣。如心病则声急喜笑，肺病则声悲音浊，肝病则声狂叫多呼，脾病则声颤轻如歌，肾病则其声长细如呻吟。歌与诀虽属分明，然尚不知内脏之有交感神经之作用也。

## 第十节　闻声音要诀

寒则声静，热则声噪，虚则声低，实则声高。声战为寒，声壮为热，声塞为痰，声浊为湿。声重鼻塞，皆风寒症。声哑气逆，多风痰症。若声浊者，多痰火症。气衰声微，多属虚症。气盛声响，多属实症。腹中雷鸣，肠风飧泄。闻声即惊，肝虚胆怯。

［参］闻者，听病儿之声音呼吸也。闻诊法者，医生闻病儿自现其病状，据之

以与自己之学问经验互相比较，为诊断材料者也。若声音清朗如常者，形病气不病也。始病即气壅声浊者，邪干清道也。攒眉呻吟者，头痛也。摇头而语，以手扪腮者，齿颊痛也。噫气以手扶心者，中脘痛也。摇头而言者，胸腹痛也。呻吟不能转身，坐而下一脚者，腰痛也。呻吟不能行步者，腰脚痛也。暴哑者，风痰伏火，或怒喊哀号所致也。若久病形羸声哑者，为童子痨，喉中有肺花疮也。此皆闻诊之大要也。

## 第十一节　闻啼哭要诀

哭而无泪，多属燥症；哭而多泪，多属痛症。啼而不哭，多腹痛症；哭而不啼，多惊痉症。忽然惊啼，肝火冲心；骤然狂叫，胃热蒸心。

[参]小儿能言语，后而哭泣者，固必自鸣其心身之苦痛也。然其泣之原因，或为痛痒，或欲食物，大人尚易悟之。若至惟以啼泣为自鸣意志者之赤子（不能言者），则其泣声宛为言语之代表矣，为亲者可不注意之乎？即其泣也，未必如大人所思及之苦痛，又未必为饮母乳，或衣服之不适肤也，或腹痛，或发热也，均无一不为啼泣之因焉。育儿者，宜常侍小儿身侧，诊断其何以啼泣之故。若单哺以乳汁，欲止其啼泣者，是非直为无智之母，且为不慈爱之人矣。然苟检视小儿身上无有异常，而泣仍不止者，是必为腹痛发热之故。腹痛时之泣法，其声为オギャオギャ，其下肢常向腹部牵动。又虽其状如是，而或泣或止者，是腹痛有间断之证也。若腹痛如刺如切，泣声ギャギャ，宛若呼吸断绝，以手扶其腹部，则抵抗力甚强者，恐其为便秘也。

## 第十二节　闻呼吸要诀

呼吸困难，肺痰上塞；呼吸喘急，肺气上逆。猝中风热，喘鸣肩息；气不接续，语言吸吸。呼而音嘶，则为鸦声；呼无转音，则为直声。吸而微数，病在中焦；实者当下，虚者不治。上焦吸促，下焦吸远；呼吸动摇，此皆难治。

[参]呼者，嘘气外出也；吸者，引气内入也。呼则出，吸则入者，肺气一涨一缩之外候也。三岁以下之小儿，其呼吸专营于横隔膜（腹式），故浅而频数。一分时呼吸之数，于生后数月内，为三十五（睡眠时）至五十（醒觉时）。至二岁后，则为三十。六岁后，则为二十以下。其年龄次第增长，则呼吸数即次第减少。欲静听小儿之呼吸数，而审其安适与否，则当以呼吸数与脉搏两两比较。平时一呼吸运动间，其脉搏为三半至四，若呼吸困难之际，则此之关系亦变。一呼吸运动间，其脉搏仅二至三，其呼吸困难，因补助筋之皆动（鼻翼颈筋紧张）与胸廓下部（即沿横隔膜之附着部之处）之陷没而知。然横隔膜动作旺盛之时（例如啼泣时），呼吸实不困难，而其胸廓下部亦陷没者，此因软弱肋骨之强度，对于收缩之横隔膜，其抵抗力微弱故也。他如生后三月内之小儿，或佝偻病性之小儿，其肋骨俱软弱者，其胸廓下部亦俱陷没，此虽于安静呼吸之时，亦可辨之。

## 第十三节　闻咳声要诀

声哑而咳，寒水伤肺；声破而咳，痨热损肺。连声而嗽，则为顿咳；气呛无痰，则为干咳。饮咳稀痰，燥咳黏痰，火咳无痰，痨咳胶痰。痰声漉漉，多属肺绝；久病呛呃，多属胃绝。

[参]小儿严寒时，偶闻咳嗽声，干

燥轻小而痛者，急性喉头炎也。其吼声尤剧者，实扶的里亚①之喉证也。呼气短而吸气长者，为百日咳。咳嗽之声，宽而且湿，而身体有热者，恐为肺炎。常人虽仅知此，则闻儿之咳声コンコンヒコ者，已可约知其为百日咳，而闻女之咳声コホンコホヒヒ者，已可约知其为实扶的里亚矣。若小儿咳嗽兼呕吐者，病不足惧。咳嗽之声本大，继而其声忽无者，极危险之症候也。

## 第十四节　闻痫声要诀

声如羊叫，则为心痫；声如犬叫，则为肝痫；声如牛叫，则为脾痫；声如鸡叫，则为肺痫；声如猪叫，则为肾痫。此为五痫，仲阳所传，历代相衍。

[参] 痫者，脑神经病也。卒然倒仆，口吐涎沫，为羊豕之声，手足搐搦者是也，俗亦谓之羊痫风。钱氏《小儿直诀》云：五痫皆随脏治之，每脏各有一兽。如羊痫，目瞪，吐舌，羊叫，心也；犬痫，反折上窜，犬叫，肝也；牛痫，目直视，腹满，牛叫，脾也；鸡痫，惊跳，反折手纵，鸡叫，肺也；猪痫，如尸吐沫，猪叫，肾也。五痫重者死，病后甚者，亦死。按：痫发，作羊犬声者，乃声管为风痰梗塞，故特发异声，不必强以五畜按五脏也。《千金》引徐嗣伯《风眩论》谓痰热相感而动风，风火相乱则闷瞀，故谓之风眩，大人曰癫，小儿则为痫，其实则一云云。《巢氏病源》亦曰：十岁以上为癫，十岁以下为痫。是癫痫、癫狂之病，六朝以前，未尝不知病在于脑。唐宋以降，则不复知癫痫即顶巅之巅，遂有五痫五兽，分属五脏之说。观《病源》五癫，尚不以五脏立论。《外台·癫痫门》中亦无此说。则钱氏所谓五脏各有一兽云云，犹出唐人以后，殊不

足据。总之，痫为脑神经病，灼然无疑，又何必强以五脏妄为分别，且治法既同，尤可见分脏论症，穿凿附会，本无实在理由可言矣。此条歌诀悉宗钱氏，殆以历代相沿，取其通俗耳。

## 第十五节　闻语言要诀

谵语为实，狂言怒詈；郑声为虚，如梦如呓。寒病懒言，热病多语，言壮为实，言轻为虚。出言迟懒，先轻后重，内伤虚证；出言雄壮，先重后轻，外感邪盛。

[参] 语者，二人相对而谈也。言者，发声以表意思也。故发端曰言，答述曰语。凡小儿语言声音，不异于平时为吉，反者为凶，闻而知之者。寒主静则少语，热主烦则多语。虚则声细，实则声壮。他如言迟者，风也；语言蹇塞者，风痰也；声如从室中言者，中气之湿也；多言者，火之用事也；病未久而语声不续者，其人中气本虚也；言而微，终日乃复言者，正气夺也；衣被不敛，言语善恶，不避亲疏者，神明之乱也；诊时独言独语，不知首尾者，内伤心神也。此皆闻语言之大要也。若精而求之，则以五脏有五声，以合于五音者为常，变则病生。其义蕴载于《素问》《金匮》者居多，精研儿科学者，尤当悉心参考焉。

## 第十六节　闻臭味要诀

口喷臭秽，为牙疳证；咯痰腥臭，为肺痈证。大便酸臭，气难闻者，肠积热症；大便生腥，气清冷者，霍乱寒症。小便臭浊，为湿热症；小便味甜，为下消症。

---

① 实扶的里亚：亦作"实扶垤里亚"。白喉的日文译名。

[参] 清前哲王秉衡曰：闻字虽从耳，而四诊之闻，不专主于听声也。戴麟郊先生《广温疫论》辨证最细，谓疫证必有秽浊之气，鼻官精者，可以闻而知之也。愚谓闻字实有二义，虽非疫证，凡入病室，五官皆宜并用，问答可辨其口气。有痰须询其臭味；榻前虎子（即尿器）触鼻，可分其寒热；痈疡脓血，审气即知其重轻。余如鼾息、肠鸣、矢气之类，皆当以耳闻者。古人但主乎呼歌呻哭数字，固矣。家严特增《闻臭味要诀》，非但补儿科学所未备，实为闻诊推广其义也。

# 第四章　按诊纲要

一按囟额，二按胸腹，三按冲任，四按手足，五按冷热，此皆要诀，从详分按，较脉确凿。

[参] 按者，谓以手下抑，抑按皮肉也。周于蕃曰：按而留之者，以按之不动也。按字从手从安，以手探穴而安于其上也。以言手法，则以右手大指面直按之，或用大指背屈而按之，或两指对过合按之。其于颅囟手足，则以三指按之。于胸腹，则以掌心按之。宜轻宜重，以当时相机行之。

## 第十七节　按囟额要诀

轻捻儿头，摸其颅囟，不作声者，则无病情。大小囟门，按之充实，其儿必寿，可为预测。大囟空虚，按之不实，或低或凹，禀虚之质。小囟虚软，按之不坚，禀赋血弱，多病难健。欲探其病，三指按额，仿诊脉例，外候最切。儿头在左，举左手候；儿头在右，举右手候。食指近发，则为上部；名指近眉，则为下部。外感温风，三指俱热；表里俱寒，三指冷冽；上热下寒，食中指热；设若大惊，名中指热；设若停食，食指独热。

[参] 首骨曰颅，脑盖曰囟，小囟曰前囟门，大囟曰后囟门。前清熊运英曰：前囟门，乃禀母血而充；后囟门，乃受父精而实。若前、后囟门充实，其儿必寿。如父之精气不足，耽嗜酒色，令儿后囟空虚不实；如母之原禀不足，血弱病多，令儿之前囟虚软不坚，多生疾病。如父母气血俱不足，其儿必夭，其父母亦不能保其天年也。前囟，即道家所谓泥丸宫。后囟，即脑顶门中，名百会穴。前、后囟门俱不合，名曰解颅，皆因先天精气之不足耳。此条首按颅囟者，盖因乳子初生，与儿童诊察各别，先探其禀受之虚实也。若按额法，于额前眉端发际之间，以名、中、食三指，照诊脉式，按而候之，此《幼科心鉴》相传之法，殆因乳子脉不可凭，故以此法代切脉耳。前清推拿专家，如夏氏卓溪家传《探病秘诀》云：以吾三指按儿额，感受温风三指热，三指按兮三指冷，内伤饮食风寒袭。可见以望为主之夏鼎，亦常用按法，以诊察乳孩之病也。

## 第十八节　按胸腹要诀

按胸之法，自胸及膈，拒按与否，可断虚实。其症虚者，软而喜按；其症实者，坚而怕按。按之硬痛，则为结胸；不痛而突，则为鸡胸。次按虚里，与脉相应。虚里高者，寸口亦高；寸口结者，虚里亦结。孩脉难凭，惟揣虚里，确有可据，能知病理。按有二候，浅按便得，深按却无，气虚之候；轻按洪大，重按虚细，血虚之候。按腹之要，以脐为先，脘与满腹，尤要摩勘。脐名神阙，神气之穴。重按有力，其气应手，神气内守；按之虚陷，如指入灰，神气失守。若按三脘，抚之不滞，胃气平和，中无宿滞。凡满腹痛，喜暖手按，多属寒症；喜冷物按，多属热症；喜重按者，多属虚症；拒重按者，多属实症。

[参]《内经》谓：胸腹者，脏腑之郭也。考其部位层次，胸上属肺，胸膺之间属心，其下有一横膈，绕肋骨一周。膈下属胃，大腹与脐属脾，脐四周又属小肠，脐下两腰属肾。两肾之旁及脐下，又属大肠。膀胱亦当脐下，故脐下又属膀胱。血室乃肝所司，血室大于膀胱，故小腹两旁谓之少腹，乃血室之边际，属肝。少腹上连季胁，亦属肝。季胁上连肋骨，属胆。

胸与腹向分三停，上停名胸，在膈上，心、肺、包络居之，即上焦也。膈下为胃，横曲如袋。胃下为小肠，为大肠，两旁右为肝、胆，左为脾，是为中停，即中焦也。脐以下为下停，有膀胱，有冲、任，有直肠，男有外肾①，女有子宫，即下焦也。故胸腹为五脏六腑之官城，阴阳气血之发源。若欲知其脏腑何如，则莫如按胸腹，名曰腹诊。

腹诊之法，详见于《难经·四十九难》。杨玄操、丁德用注：此医家四诊之外，不可缺之事也。但历代医书，未见有详论者。张志聪《伤寒论集注》云：中胃按之而痛，世医便谓有食。夫胃为水谷之海，又为仓廪之官，胃果有食，按必不痛。试将饱食之人，按之痛否？惟邪气内结，正气不能从膈出入，按之则痛。又胃无谷神，藏气虚而外浮，按之亦痛。若不审邪正虚实，概谓有食，伤人必多。又按者轻虚平按，若按不得法，加以手力，未有不痛者。又患肿胀腹满之症者，视其腹之形色，按其腹之坚软。再或幼科童稚，未免伤于食者，故亦按之。此挽近②诊腹之一法也。乃近世专门儿科，独望、问、闻三诊，而不按胸腹，亦未免草率之甚

矣。凡按胸腹，医必先温其手，否则病儿受惊，腹壁变硬，不能达诊断之目的。尤宜按摩数次，或轻或重，或击或抑，以察胸腹之坚软，拒按与否，并察胸腹之冷热，灼手与否，以定其病之寒热虚实。又如轻手循抚，自胸上而脐下，知皮肤之润燥，可以辨寒热；中手寻扪，问其痛不痛，以察邪气之有无；重手推按，察其硬否，更问其痛否，以辨脏腑之虚实，沉积之何如。即诊脉中浮、中、沉之法也。虽然，胸腹部之脏器甚多，即其一器，有视诊、触诊、打诊③、听诊，及检查内容物等区别，故欲一一述之，非数十章不可。今试以最简单、最紧要之学说，略述一二于次。

（一）小儿胸廓诊法：胸廓为心、肺二神所居之官殿，其形状如何，急宜注意。年龄加长后，见其官殿，此处曲屈，彼处洼下，则难乎为治矣。然在幼稚之小儿，尚可急起而矫正之。其次胸廓臌大如桶，或如鼓身，名曰膨胸。呼吸时胸廓缩张甚少者，为肺气肿。反之锁骨上下凹入，肋骨根露出外方，肩胛骨张离若翼者，名曰缩胸。为肺痨质，有结核素因之人，乃若是也。又有一侧臌胀者，为一侧之气肿。或有一侧缩小者，为肋膜炎之病后也。

（二）腹部诊法：宜使小儿裸体仰卧，集合其两足于一处为要。然在暖室法不备之家，则易罹寒冒，不得已，任小儿着衣服，以手由股间伸入而检查之。若腹部膨胀且硬者，大约为便通不足，或胃扩张，或胃肠病等。若其胀法甚强，手所感之抵抗力非常大者，是或为鼓肠、腹水、

---

① 外肾：睾丸。
② 挽近：谓距今最近的时代。
③ 打诊：叩诊。

腹膜炎等。如果为鼓肠，则手抚之如压气枕也；如果为腹水，则当有液体之波动；如果为腹膜炎，则虽稍触之，其痛甚烈者也。其次为下腹之右方有大痛，手上觉有块物或瘤样者，是可断之为盲肠炎。又小儿啼泣不止，似其腹部甚痛，以手压之，则觉其痛渐缓者，概为胃痛、肠痛，较不足恐惧者也。但是等感觉，均非熟练之结果不能辨别之，读者幸勿为轻率之判断也。至若虚里，在左乳三寸下，脉之宗气也，即左心房尖与总脉管口衔接之处。以手按之，可察心机之强弱及其心房之麻痹。故按胸之后，必按虚里。按之微动而不应者，宗气内虚；按之跃动而应衣者，宗气外泄。按之应手，动而不紧，缓而不急者，宗气积于膻中也，是为常；按之弹手，洪大而搏，或绝而不应者，皆心胃气绝也，病不治。虚里无动脉者必死，即虚里搏动而高者，亦为恶候。魏柳州云：凡治小儿，不论诸证，宜先按虚里穴。若跳动甚者，不可攻伐，以其先天不足也。幼科能遵吾言，造福无涯。此千古未泄之秘也，珍之贵之。多纪茞庭曰：痘疹发热疑似者，诊虚里，其动亢盛及缺盆者，痘也；此动无者，他病也。余得此诀于小川柽斋，而验之果然。南阳曰：脉候有热，而腹候无热者，是表热，而其热易去也。按腹而热，如烧手掌者，是伏热，而其热不易去也。小儿暴热，其轻重难以脉辨，而诊腹可以决定矣。若心下动而其热烙手者，尤不可忽。玄佑曰：小儿蛔病，诊腹有三候。腹有凝结如筋而硬者，以指久按，其硬移他处，又就所移者按之，其硬又移他处，或大腹，或脐旁，或小腹，无定处，是一候也。右手轻轻按腹，为时稍久，潜心候之，有物如蚯蚓蠢动，隐然应手，甚至腹底微鸣，是二候也。高低凸凹，如畎亩状，熟按之起伏聚散，上下往来，浮沉出没，是三候也。合而观之，腹诊之重要如此。宜乎东洞吉益曰：腹为有生之本，百病之根，故诊病必按其腹。富士川氏曰：听诊、打诊等，诊断法未备之时，腹诊实为唯一之诊断法。和田启十郎云：此言以听、打二诊，与腹诊同一视之，稍有差误。其实听、打只于呼吸、血行二器病有效，余皆不见其用。独腹诊为诊定病之发于腹内诸器，影响于身体各部者之最大要法。而疾病中十之七八，悉由其腹部所生，故东洞先生之言，为不诬也。

## 第十九节　按冲任要诀

按冲任脉，分布细诊，左动属冲，右动属任。冲动病剧，里急气逆，上冲作咳，为厥为呃。任脉动跃，阳盛阴虚，男结七疝，女则瘕聚。久泻久痢，冲任动跃，其病皆危，医弗用药。

[参]《内经》谓冲脉、任脉皆起于胞中，上循背里，为经络之海。其浮而外者，循腹右上行，会于咽喉，别而络唇口。《伤寒论》谓之脐间动气。李志锐所谓饮食入胃，取汁变赤，由营卫上入于心，由心分布，其重浊之汁，入冲脉化血，精华之汁，入任脉化精。冲是一身之总血管，任是一身之总精管者是也。凡按诊脐间动脉者，密排右三指，或左三指，以按脐之上下左右。动而和缓有力，一息二至，绕脐充实者，肾气充也；一息五六至，冲任伏热也。按之虚冷，其动沉微者，命门不足也；按之热燥，其动细数，上支中脘者，阴虚气冲也；按之分散，一息一至者，为元气虚败；按之不动，而指如入灰中者，为冲任空竭之候，且可辨其假寒假热。按冲任脉动而热，热能灼手者，症虽寒战咬牙，肢厥下利，是为真热而假寒；若按腹两旁虽热，于冲任脉久按

之，无热而冷，症虽面红口渴，脉数舌赤，是为真寒而假热。总之冲任脉动，皆伏热伤阴，阴虚火动之证，平人则发病，病人则难治，惟素有肝热者，亦常有之，尚无大害。若素禀母体气郁，一病温热夹食，肠中必有积热。热盛则冲任脉动，动而低者热尚轻，动而高者热甚重，兼虚里脉亦动跃者必死。如能积热渐下，冲任脉动渐微，及下净而冲任脉不动者多生。若冲任脉动跃震手，见于久泻久痢者，乃下多亡阴之候，病终不治。

## 第二十节　按手足要诀

先按其手。指冷如冰，伤风兼寒；指梢头热，夹食伤寒。手如数物，势将抽掣；手撒不收，症多脱绝。掌中寒者，腹中亦寒；掌中热者，腹中亦热。手背热者，背上亦热，为新感证；手心热者，小腹亦热，为伏气证。指甲青者，心痛肝绝；指甲黑者，血瘀筋绝；若指甲白，久病虚极。次按其足。足心热者，多属热证；足胫冷者，多属寒证。仰睡脚伸，亦属热证；覆卧脚蜷，亦属寒证。足冷而晕，气虚脱证；足肿至跗，气虚寒证。按其手足，手热足冷，汗多妄言，为暑湿病，头疼发热，为夹阴病。

［参］手者，人体上肢之总名也。凡所以持物者多称手。足者，人体下肢之总名也。凡所以踢物者多称足。《难经》谓手三阴之脉，从手至胸中；手三阳之脉，从手至头；足三阴之脉，从足至胸；足三阳之脉，从足至头。观此，则手足之寒热，关系于经络之运行，血脉循环之所及也。夏禹铸曰：指爪属筋余，脾为之运。小儿指尖冷，主惊厥；中指独热者，属寒；中指独冷者，分男左女右，为痘痧发见之象。其或掌心冷，而十指或开或合者无治。周于藩曰：小儿拳四指已握，而大指加于四指上者，男顺女逆；小儿拳大指先屈入掌中，而四指加于大指上者，女顺男逆；小儿拳将大指插入食指叉而后握之，无论男女急慢惊风，均属险症。三岁内至十岁外，皆可以此决之。张筱衫曰：脾主四肢，四肢厥逆，有寒有热。三阴证四肢厥冷，人所习见者，寒厥也。厥，尽也。阳尽而阴生，故四肢冷也。若热厥较寒厥尤多。《经》云：热深厥亦深，热微厥亦微。同此厥逆，寒热攸分，生死立判，以之辨证，则手足尤为至要。

## 第二十一节　按冷热要诀

凡证冷热，按而得之，遍身俱热，外感无疑。肚热脚冷，伤食须知，脚热额冷，因惊致斯。耳足皆寒，头身发热，恐为痘疹，辨宜精切。

［参］似此诊法，一按便知，故不赘述。

腹与胸分三停。上停名胸，在膈上，心、肺、包络居之。心与包络，从着脊处油膜中，下通肝肾。肺有薄衣，连及胸内，前面之膜，为肺通中、下焦之路。肺系上连包络，后着脊，前连胸膈。肝体即在膈下。胃附肺系，透下膈，横曲如袋。胃下为小肠，为大肠，为肝胆，是为中停，皆生连油膜之上，即中焦也。脐以下为下停，有膀胱，有胞宫，有直肠，皆生连油膜上，即下焦也。后世不知焦从膲，因不知通身之膜，皆是三膲，故读经文者，少识精义。

西医曰：腹内统膜，一丽腹里，一包脏腑，一成筋以束脏腑。肝、胃、脾、小肠、大肠横回、直肠上截、子宫、蛋核，此被遮过。专包一脏曰包膜，兼包两脏曰连膜，折迭成筋以束脏腑曰筋膜。西医言膜如此其详，证以三焦之说，而精义始出。

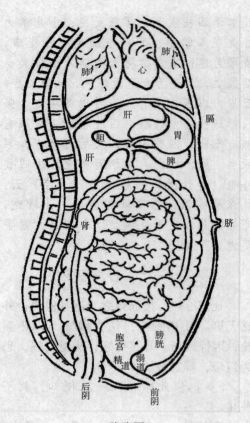

胸腹图

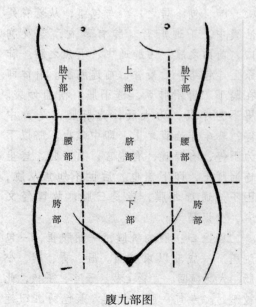

腹九部图

腹分九部,上一横当第九两胁骨,下

一横当两胯骨上廉,两直皆由胲①筋中处起,直上至离乳头少许止。上曰上部,中曰脐部,下曰下部。上左右曰胁下部,中左右曰腰部,下左右曰胯部。上部藏胃中并幽门、肝左叶、后叶、四合回管、肝脉、肝回管、胆管、腹短总脉、甜核总脉、总回管、总吸管、胁总回管。脐部藏大肠横回脂囊、小肠包膜、小肠上中下回。下部藏小肠、膀胱、子宫(孕时方有)。右胁下部藏肝右叶、胆囊、小肠上回、大肠上回、右肾上半、右肾上核。左胁下部藏胃大端、脾甜核端、大肠下回、左肾上半、左肾上核。右腰部藏大肠上回、右肾下半、小肠。左腰部藏大肠下回、左肾下半、小肠。右胯部藏大肠头、阑门、肾尿管、卵子脉回管。左胯部藏大肠弯回、肾尿管、卵子脉回管。

# 第五章 检诊纲要

一检口腔,二检温度,三检阴器,四检便路(即肛门),此时检查,慎毋粗鲁。

[参] 检,查验也。如检查、检察,即留意稽察之谓也。当检察儿病之际,务须将小儿位置稳妥,或抱或卧,俱可听便,且勿令其啼泣,以啼泣则有碍检查也。若儿年甫两三岁者,检查时,嘱旁人捉其两手,且捧住头颅,如此对窗坐下,方能检视。若在夜间,则用反射镜为宜。然医者必须五官并用,先检视小儿之体格、体质、容貌、肤色、眼球之若何;发疹之有无,呼吸次数之多少,肢节之运动及位置。次听其咳嗽与声音之奚若。又次

---

① 胲:腹下。

查问其曾出天花与否，曾患脓漏眼①与否，脐带剪断时曾有意外之疾患与否。又次闻其口气之臭味若何。此皆必不可少之检法也。

### 第二十二节　检口腔要诀

指探其口，儿不发声，从容咂指，多属轻症；如不咂指，即发啼声，或哭无泪，多属重症。若儿气急，痰涎塞口；或作鸦声，状若鱼口；或人中黑，黑色绕口，似此危症，皆属死候。重捺其唇，儿自张口，得以检视，察其咽喉。上颚起粒，状类乳头，脐风将发，锁肚②噤口。喉关起白，白屑满口，吮乳不得，是谓鹅口。

[参] 口腔、咽头之检查，为小儿诊断中必不可少者。初生儿之口内黏膜多充血，呈暗赤色，唾液之分泌殊少，故口腔干燥，舌带白苔。欲令乳儿张口，可以手指触其下唇等部，儿误以为乳头，往往张口。此时宜即以指探入，抵压舌根，而速检视各部。若儿因检查而啼泣，转得以视察口内。检查齿牙，亦为诊断病症之一助。如营养不良之小儿，其生齿多迟徐；遗传梅毒之小儿，其齿别有殊特之形，所谓忽珍巽氏（ホッチンソン）齿也。具此齿形者，其化骨恒不全，故齿色或褐，或暗黄，细狭短小，厥状似栓，齿缘多不平直，两隅间有巨大之洼凹，其内端更生一二小洼凹。又检查小儿口中之舌苔，亦为最要之见症。如舌肿至舌边仅留齿痕者，诸种口内炎皆属之。其尤肿胀肥大者，急性舌实质炎，其它肿疡，或舌内静脉血郁滞所起之重症也。舌缩小者，为肠窒扶斯，其它重症，急性热性病，且其舌常干燥，舌常震动者，为重症热性病，此肠窒扶斯及精神有异常之症也。舌色苍白者，为贫血之证；赤色者，为急性热性

病；赤中带黑如覆盆子状者，概为猩红热也；有舌苔者，未必为病人。大人之健全者，若饮酒吸烟过多，则亦有舌苔，若真为疾病者，消化不良时所起之舌苔也。蒋仲芳曰：小儿二三岁，身热惊悸，易医六七，俱无寸效。一日忽作鸦声，少顷，其音已哑，鱼口开张，予视之，欲哭状，惟眉头稍皱，终无音出，心甚怜之。细思其策，因以指探其口中，唇干舌燥。予曰：心热欲言而不能，果有之乎？即以黄连、黄芩、石膏、麦冬、山栀、元参、花粉、知母、甘草、薄荷、灯芯、竹叶等一大剂，煎成浓膏，频频与之。一昼夜而鸦声复出，又一日而音始全而愈。自此之后，此法活人无算。大便三四日不行者，加元明粉二三钱，尤验；惊悸者，加金器同煎。嗟乎！人遇哑惊风，俱弃之而不治。孰知唇干舌燥，终属阳症。此法甚验，故记之。连类观之，则检查口腔法之必要也明矣。

### 第二十三节　检温度要诀

检温之法，或以手按，或用器检，俱可听便。温度高者，多属实热；温度低者，多属虚热。温度极高，固属险极；温度极低，尤为急逆。

[参] 小儿并不啼泣，而颜貌不快者，必检察其发热与否。其法以手掌按小儿之额，或胸腹，或手足等处，试其体热如何。然大人之手，若时而极冷，时而过暖，则往往遗误。惟口唇之感觉，比手锐敏，与手互相比较，可以不生误谬，故可

---

① 脓漏眼：病名。即淋菌性结膜炎。发病急剧，胞睑及白睛高度红肿，眵多如脓，易引起黑睛溃损生翳的外障眼病，具传染性，是最凶猛和破坏性最大的急性眼病之一。

② 锁肚：小儿初生后二三日内大便不通。

谓小儿之天然检温器。但人之感觉，亦因练习而发达，不经验之人，虽用此器，犹未必可谓确实也。然则如之何而可？曰：手掌与口唇，均仅知其概要耳，欲精密检查者，固必用真检温器者也。其法与大人同，亦插于腋窝内，但小儿之天性，或欲取之，或恶厌之，或有时时啼泣，不便诊察者，宜从背后插入该器。为亲者以手防其脱出，给以玩具，或抱之使睡，勿使惊动为要。但检查小儿之体温，以手掌贴于前额、胸腹、四肢等部分，试其肌热为最简便。如须用检温器，则亦在腋窝为最普通。但勿令目睹，宜自背部暗地插入，且须用手维持，防其脱落。在未满一岁之小儿，则在直肠内检测亦可。小儿体虽易冷（例如儿患肺炎，其经过多无热），然因他故而热度升腾，常有至四十度以上者。惟儿发高热，非必定属险症。如因小儿霍乱，血行障害而假死、虚脱等而体温下降过甚者，乃险症也。凡普通小儿之体热，在三十六度七分与三十七度四分间，若检温器示四十度，则宜延医服药。升至四十四五度，下至三十三度五分，则将永辞人世矣。为亲者宜记之勿忘。若医者来检察时，亦以其睡眠中为最佳。若任小儿啼泣，而无理以手插入者，亦不可谓小儿科专门医也。抑插检温器之时间约十分，欲迅速测之者，可涂油于检温器，而以其尖入诸肛门内约五六分时。然须知其温度比腋窝中高半度也。

## 第二十四节　检阴器要诀

婴孩阴器，男则外凸，女则内凹，检验不忒。肝火下逼，形肿色赤，光亮如吹，水气内结。心火下移，外肾肿赤，玉门胀大，一检便悉。

［参］《内经》谓厥阴脉循阴器而络于肝。阴器者，男女之生殖器也。临症所能检视者，在男孩为阴茎，其根起自膀胱之尖端，附丽于耻骨之前侧，全体皆属海绵质，中有水道，尿液由此排泄焉。其次阴囊，所以容睾丸者，由皱襞体二部合成，中有膜以隔之，内分为左右二部，左部略较右部下垂。在女婴为阴唇，阴唇者，在女子之外阴部，有大阴唇、小阴唇之别，大阴唇为生殖器外口之两侧，小阴唇在大阴唇之内侧。故医者检视阴茎、阴囊、阴唇者，可以知诸种病症之若何也。

## 第二十五节　检便路要诀

直肠下口，名曰魄门，大便之路，通称肛门。湿热下逼，肛痒异常，气虚下陷，肛脱而长。湿火成毒，虫生蚀肛，蚀肛透内，婴孩必伤。

［参］隋巢元方曰：肺与大肠为表里。肛者，大肠之门。肺实热，则闭结不通；肺虚寒，则肠头出露。有因痢久，里急后重，努力肛开，为外风所吹；或伏暑作泻，肠滑不禁；或裹气怯弱，易于感冷，亦致大肠虚脱。陈藏器曰：小儿肛痒，或嗜甘肥，大肠湿热壅滞，或湿毒生虫而蚀肛门。若因病不食，虫无所养而食脏、食肛者，其齿龈无色，舌上尽白，四肢倦息。其上唇内有疮，吐血如粟，心中懊恢，此虫在上食脏；若下唇有疮，此虫在下食肛。若食肛透内者，不治。要诀但据其简单者而言。他如用显微镜检查粪便，因以知寄生虫之有无；以分析法检验小便，因以知蛋白质之多少，又皆必不可少者也。

# 第六章　切脉纲要

三岁以上，血脉循环（可诊来去至止之脉状），诊以一指，约为三关（小儿臂短，难以布其三指，以分三关也，只可以一指诊之)。六七为平，八九为数，数为风热，瘈疭应作。浮洪胃热，弦劲肝风；沉紧腹痛，迟弱虚中。人迎紧盛，伤寒之候；气口紧盛，伤食之咎。二至三至，九至十余，太过不及，险逆可虞。五岁以外，密下三指，十三岁后，少壮一致。

[参]《小儿卫生总微论方》曰：凡儿禀受，脏腑气血、荣卫形体，虽有生皆全。然于未语之前，变蒸之际，则血气未充，肤革未固，筋骨未坚，脉状未成。若有病也，难为诊切，又难访问。是以先贤言：婴小之病难治者，以无承据也。故立其观视形色之法焉。儿自生积五百七十六日，大小变蒸数毕，则气血荣，精神异，筋骨壮，脉理全，然后方可诊切，又能言问也。或谓小儿之脉，与壮老不同者，是不达诊治之大体也。虽然，多证识脉，非实地练习，临症时心心相传授者，不能了解其脉理。今试略述小儿之切脉法。生后未满一月之健康小儿，其脉一分时间，百二十乃至百四十搏，由是次第减少，二岁时约百搏，三岁至十岁间，约九十搏，十五岁以上，乃与成人无异，平均为七十三四搏。检小儿之脉，宜在睡眠中。盖小儿受纤微之刺戟，即如哺乳啼泣等，即增加脉数故也。夫脉之为物，概因热度之高低，而增减其搏数，普通热上升一度，脉约加增十搏（大人增八搏）。然若热甚高，而脉数仍少且缓，则其症为非常重大，详审因证以辨明之，恐其并发脑膜炎故也。反之，无热而脉搏突突加进者，恐为心脏瓣膜病，亦不可不注意之。若本为高热，而其后渐渐下降，甚至降至普通以下，脉搏多而细小，则可爱之小儿，当为心脏衰弱，或心脏麻痹而死矣。

小儿之脉，宜定至息，二至为殃，三至亦卒，五至为虚，四至损怯，六至平和，九十至剧。浮缓伤风，浮洪风热，浮紧伤寒，沉细乳积，沉紧腹痛，弦紧喘急，紧促痘疹，急惊弦疾，虚软慢脾，疟痢弦急，弦细为虫，便秘数实。

[参]《内经》谓壅遏营气，令无所避，是谓脉。脉，血管也。由心房跳动，分布周身，使血之流行，循环不穷者。发血者曰动脉，回血者曰静脉。中医切脉，名曰脉息。西医诊脉，名曰脉搏。凡人体中由心脏而来之血液，成为波流，因动脉管之弹力，使脉跳动也。惟小儿之脉，非比大人之烦琐，但察其强弱缓急，即可中繁。盖强弱可以察虚实，缓急可以见邪正，四者既明，无论何证，随病合脉，皆可适当。试述其要如下。

（一）审形象：小儿一岁后，可用一指转侧，辨其三部脉之弦缓浮沉。一息六七至者为平和，八九至为发热，五至为内寒。弦为风痫，沉缓为伤食，促急为虚惊，弦急为气不和，沉细为冷，浮为风，大小不匀为恶候，为惹祟，浮大数为热，伏为积聚，单细为疳痨。腹痛多喘呕而脉洪者，为有虫。沉而迟，潮热者，为胃寒。

（二）辨逆顺：（甲）惊搐之脉，浮数为顺，沉细为逆。（乙）夜啼之脉，微小为顺，洪大为逆。（丙）心腹痛之脉，沉细为顺，浮大为逆。（丁）伤寒之脉，洪弦为顺，沉细为逆，浮大为顺，微伏为逆。（戊）汗后之脉，沉细为顺，洪紧为逆。（己）温病之脉，洪大为顺，沉细为逆。（庚）咳嗽之脉，浮滑为顺，沉细为逆。（辛）霍乱之脉，浮洪为顺，迟微为逆。（壬）吐哯之脉，浮大为顺，沉细为逆。（癸）泄泻之脉，缓小为顺，浮大为逆。（子）下利之脉，沉细为顺，浮大为逆。（丑）诸渴之脉，洪细为顺，微细为逆。（寅）诸肿之脉，浮大为顺，沉细为逆。（卯）腹胀之脉，浮大为顺，虚小为逆。（辰）痰喘之脉，滑大为顺，沉细为逆。（巳）寒热之脉，紧数为顺，沉细为逆。（午）疳劳之脉，紧数为顺，沉细为逆。（未）虫痛之脉，紧滑为顺，浮大为逆。（申）失血之脉，沉细为顺，浮数为逆。（酉）中恶腹胀之脉，紧细为顺，浮大为逆。（戌）黄疸之脉，浮大为顺，沉细为逆。（亥）丹毒之脉，浮洪为顺，沉细为逆。

## 第二十六节 切头颈脉要诀

两额两颈，以及耳前，三部动脉，按切为先。浮动而强，外感邪气；沉动而弱，内伤正气。邪盛则实，正夺则虚，既明虚实，遑问其余。

[参] 凡全体搏动之处，皆可切脉，要诀先述在上三部者，法遵《内经》。《经》谓上部天，两额之动脉，天以候头角之气；上部地，两颈之动脉，地以候口齿之气；上部人，耳前之动脉，人以候耳目之气。三部者，各有天，各有地，各有人。三而成天，三而成地，三而成人。三而三之，合则为九。张景岳《类经》注云：额傍动脉，当颔厌之分，足少阳脉气所行也；两颈动脉，即地仓、大迎之分，足阳明脉气所行也；耳前动脉，即和髎之分，手少阳脉气所行也。故两额动脉以候头角，两颈动脉以候口角，耳前动脉以候耳目。上部、中部、下部，各有天地人，是为三部九候。按：此为全体上部脉之三部九候也。要诀首先切头颈脉者，盖因小儿之气，上盛于头。凡有外感，其症每先发现于头部也。先曾祖秀山公《读医随笔》云：两颈动脉，即人迎脉，经文误作两颊，恐系传讹，颊改作颈为适当。故家严新增要诀，两颊遂改为两颈。

## 第二十七节 切手臂脉要诀

初以中指，定关为则，次以两指，按寸与尺。寸部法天，主头脑分；关部法人，主胸腹分；尺部法地，主腰足分。凡此每部，有浮中沉，三三九候，别阳与阴。浮以候腑，沉以候脏，中候胃气，切记毋忘。人长脉长，人短脉短，性急脉急，性缓脉缓男子尺弱，女人尺盛，此皆为常，反之者病。每指之下，轻重消息，无徒孟浪，务求真得。复以三指，齐按消除，候其来往，接续何如。脉为血府，息属气机，脉不自动，气实使之，故曰脉者，气血之先。虚实寒热，脉随应焉。凡医诊脉，平心定气，气息平调，后乃下指。浮沉迟数，细大短长，大纲既得，逐部推详。

[参] 切手臂脉者，即《内经》所谓中部天，天以候肺手太阴也。张氏《类经》注云：掌后寸口动脉，经渠之次，肺经脉气所行也。然脉之为道，最为微渺，往往心中已了，指下难明。前清张心在先生，著《持脉大法》，取八脉为纲，皆以显然可见者为据。一曰浮，浮者，轻手着于皮肤之上而即见，为表病也；一曰沉。沉者，重手按于肌肉之下而始见，为里病也。浮沉二脉，以手之轻重得之，此其显而易见也。一曰迟，迟者，一息脉来二三至，或一息一至，为寒病也；一曰数，数者，一息脉来五六至，或一息七八至，为热病也。迟、数二脉，以息之至数辨之，又显而易见也。一曰细，细者，脉状细小如线，主诸虚之病也；一曰大，大者，脉状粗大如指，主诸实之病也。细、大二脉，以形象之阔窄分之，又为显而易见也。一曰短，短者，脉来短缩，上不及于寸，下不及于尺，为素裹之衰也；一曰长，长者，脉来迢长，上至鱼际，下至尺

泽，为素禀之盛也。长、短二脉，以部位之过与不及验之，又为显而易见也。又有互见之辨，浮而数，为表热；浮而迟，为表寒；沉而数，为里热；沉而迟，为里寒。又于表里寒热四者之中，审其为细，则属于虚；审其为大，则属于实。又须于表里寒热虚实六者之中，审其为短，知为素禀之衰，疗病须兼培其基址；审其为长，知为素禀之盛，攻邪必务绝其根株。此凭脉治病之秘法也。掌后高骨为关，关前为寸，关后为尺。凡诊脉，视掌后高骨下指，先关后寸尺，人短则指密排，人长则指疏排，为一定之法。

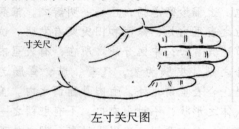

左寸关尺图

左寸，表小肠，里心，主上焦；左关，表胆，里肝，主中焦；左尺，表膀胱，里肾，主下焦。

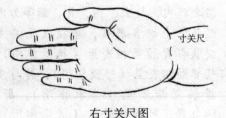

右寸关尺图

右寸，表大肠，里肺，主上焦；右关，表胃，里脾，主中焦；右尺，表心包，里命门，主下焦。

# 第七章　总括六诊纲要

形色苗窍，望而知之；声音呼吸，闻而知之；病源症候，问而知之；囟额胸腹，按而知之；口腔温度，检而知之；脉搏状态，切而知之。临症断病，六诊兼施。

[参]前清王孟英曰：急症险症，疑难杂症，往往脉候难凭，必须查病源，详审舌苔，按其胸腹，验其二便，汇参默察，则寒热虚实之真假，庶可得其真谛也。虽然，脉诊能知病势、血气运行之变态，与夫病之所在及全身受病之大要；按诊能知腹内病根聚积之所，察知他处之影响；检诊能知体温之寒热、气血之虚实。病有以脉变为主者，症有以腹状为本者，有验之于按诊而益明者，有征之于检诊而益确者。合之望、闻、问三诊，为六诊法，不可偏重，亦不可偏轻。儿科专家，能于此六种诊断学，精而求之，神而明之，临症治病，六诊兼施，则于儿科诊断术无间然矣。

# 第八章　辨证纲要

## 第二十八节　辨外感内伤要诀

病起外因，统名外感；病起内因，通称内伤。属外感者，有寒有热；属内伤者，有虚有实。寒热之候，伤风最多；虚实之候，乳食最多。

[参]清儿科大家叶香岩曰：婴儿肌肉柔脆，不耐风寒，脏腑气弱，乳汁难化，内外二因之病自多。然有非风寒竟致外感者，四时之伏气也；不停滞已属内伤者，遗传之胎病也。前清儿科名家蒋仲芳曰：近世庸工治病，皆不先辨其外感、内伤之因。予不揣愚陋，先将二因说明于后，使学者一目了然。（一）凡见婴儿身偎母怀，发热惊啼，头疼鼻塞，咳嗽声重者，皆属外感。怕风自汗者，伤风；恶寒无汗者，伤寒；夏令吐泻口渴、面垢齿燥

者，伤暑；身重神倦、便泄尿涩者，伤湿；秋深发热咳嗽、痰黏声哑者，伤燥；面赤唇焦，口燥舌干者，伤伏火之温热。

（二）凡见小儿嗳气呕酸，恶心恶食，发寒发热，乍吐乍泻，手心胸腹皆热，下泄臭屁，嗌煎不安者，皆属内伤乳食。以上二因为最多，故先提其要而述之。

## 第二十九节　辨寒热虚实要诀

一、面㿠白，二、眼珠青，三、肚虚胀，四、睡露睛，五、足胫冷，六、粪青白，寒症有七，吐泻无热，宜温宜补，切忌清泄。一、面腮红，二、眼白赤，三、渴不止，四、上气急，五、大便秘，六、尿黄色，热症有七，手足心热，忌温忌补，最宜清泄。皮寒，气少，饮食不入，泄利前后，脉细欲绝，此为五虚，皆宜补益；皮热，腹胀，神气闷瞀，前后不通，脉盛而数，此为五实，皆宜攻夺。

［参］蒋仲芳曰：外感内伤既明，尤必辨其寒热虚实。（一）凡见婴儿面白唇青，手足冷，口气冷，或泄利清白，无热不渴，腹痛悠悠无增减，或恶心呕吐，喜就暖处，脉来沉迟无力者，俱属寒症。（二）凡见婴儿发热，手足心热，面红唇干，舌燥口渴，口上生疮，口中热臭，大便秘，小便赤黄，或痢下黄赤，肛门焦痛，喜饮冷水，腹中热痛，喜就冷处，脉来洪数者，皆属热症。（三）凡见婴儿面㿠白无神，懒言气短，不欲乳食，腹膨不痛，二便如常，神倦喜卧，眼喜闭，睡露睛，手足无力，及久吐胃虚，久泻脱肛脾虚，自汗表虚，自利里虚，脉来微细无力，与夫行迟、发迟、齿迟、解颅、鹤膝，多由肾气未充，元阴不足者，俱属虚症。（四）凡见婴儿发热无汗者表实，腹热便秘者里实，心胸饱闷腹中膨胀，恶心嗳气，吐出酸水，手足有力，腹痛手不可

按，两脉洪实有力者，俱属实证。以上诸症，每病不必悉具，凡见二三，便作主张治之，若三症四症兼见者，须照本条斟酌尽善，自能中病也。

## 第三十节　辨表里外内要诀

寒热虚实，病机之纲，表里外内，病位之常。凡儿百病，各有特征，头项背腰，可察表证，面目九窍，可察里证，血脉睛舌，可察内证，辨明变化，以定标准。

［参］《周礼》曰：两之以九脏之动，参之以九窍之变。此即临证辨病位之标准也。上编诊断总括，已一一明辨之。惟病位之表里内外，东医和田氏颇有发明。试节述其言曰：中医分病之所在，有表里内外之别。皮肤为表，气管、肺、胃肠为里，合表里谓之外，血肉骨髓谓之内。盖人体之形状，不过上有口，下有肛门之一空洞，左右两侧，连以手足者，洞之外面曰表，内面曰里，实质曰内。表里[1]与外界相通，名之曰外，故如皮肤、气管、肺、胃、肠等为外位；实质不与外界相通，名之曰内，故血、肉、骨、髓等为内位。然身体上之各器官，非独立无关系者。皮肤与胃肠互相表里（排泄作用），肺与气管互相表里（呼吸作用），肺与皮肤、肾脏互相表里（排水作用），肝、胆、膵与胃、肠互相表里（消化作用），口与肛门互相表里（出纳作用），乳房与子宫互相表里（育儿作用）。诸器又各有表里之别也。故皮肤之排泄有障害者，胃肠起呕吐、下痢；皮肤之呼吸有障害者，肺、气管起咳嗽、咯痰；皮肤妨害蒸发者，肾脏利尿加多；鼻孔肿塞者，肺、气管喘息、咳嗽；十二指肠、输胆管发加答

---

① 里：此下原衍"不"字，据文义删。

儿者，成黄疸病；便秘过度者，呕吐；子宫郁血者，乳房结肿。其妙用盖笔舌不能尽也。然病毒之进行，始必侵及表位，继则侵入里位，攻及表里犹未治，则更陷入内位。迫病毒满于内外，即为九死一生之症。故医者之治病，必明病毒之所在处，尽力以攻表；表不治，则攻里；若表里均不治，不能禁其不内陷，则一发千钧，甚为危殆。夫病毒由表而里而内，身体之自然疗能常欲驱病毒于最易外逸之表位。若不能，则为险恶症状，不得其遁走之途，迫而为内陷症状。故内陷症，即血中饱受病毒（トキシン）所起之剧烈障害状态。故若有杀灭病原菌之确效方法，兼用他方消散霉菌之毒素，或强盛细胞之抗毒力，则为万全而无一失。而杀菌必知霉菌之所在，消散毒素，及强盛抗毒力，必知病位之关系。中西医所有杀菌方法，不过数种，其余皆在消散毒素，强盛抗毒力。故中医之病位说，不可不再三致意也。

## 第三十一节　辨机变形势要诀

先述病机，约二十条。诸风掉眩，皆属于肝；诸寒收引，皆属于肾；诸湿肿满，皆属于脾；诸气膹郁，皆属于肺（喻嘉言曰：此指燥病而言）；诸痛痒疮，皆属于心（此风寒湿燥火五条，分属五脏主证）。诸痿喘呕，皆属于上（谓上焦心肺之燥病）；诸厥固泄，皆属于下（谓下焦肝肾之寒病）。诸暴强直，皆属于风（足厥阴肝经风证）；水液清冷，皆属于寒（足少阴肾经寒证）；诸病有声，鼓之如鼓，皆属于热（手太阴肺经热证）；诸转反戾，水液浑浊，皆属于热（手太阳小肠经热证）；诸呕吐酸，暴注下迫，皆属于热（足少阳胆经热证）；诸胀腹大，皆属于热（足太阴脾经热证）；诸痉项强，皆属于湿（足太阳膀胱经湿证）；诸

涩枯涸，干劲皴揭①，皆属于燥（刘河间《原病式》增补）（肺胃肠三经燥证）；诸病胕肿，疼酸惊骇，皆属于火（手阳明大肠经火证）；诸禁鼓栗，如丧神守，皆属于火（手少阴心经火证）；诸逆冲上，皆属于火（手厥阴心包络经火证）；诸热瞀瘛，皆属于火（手少阳三焦经火证）；诸躁狂越，皆属于火（足阳明胃经火证）。

[参] 观《内经》病机十九条：前五条，各属五脏之病；次二条，兼赅上下之病；后十二条，分隶十二经证。其中除五脏上下外，其间属火者五，属热者四，此外惟风寒湿三气而已，独缺皆属于燥一条，故刘氏《原病式》增补之。谓在外则皮肤皴揭，在上则咽鼻生干，在中则水液衰少而烦渴，在下则肠胃枯涸，津不润而便难，在手足则痿弱无力，在脉则细涩而微，此皆血液为火热所伤，其言如此。其实，《生气通天论》谓：秋伤于燥，上逆而咳，发为痿厥。燥病之要，可一言而终。张戴人云：休治风兮休治燥，治得火时风燥了。斯治燥之要，亦一言而终也。由是观之，四时六淫病之多属于热证、火证者，证之经旨而益明矣。况在生气极旺、蓬蓬勃勃、体属纯阳之小儿乎？前清叶天士云：六气之邪，皆从火化。饮食停留，郁蒸变热，惊恐内迫，五志动极皆阳。故襁褓小儿，所患热病为最多，真儿科大家博历知病之言也。

次言病变，推原其因，迁延时日，杂药误投，变态百出。如有所夹，更多变症，或夹伏气，或夹内伤，别病累瘁，传变无常。

[参] 变症者，于本症外忽生别症也。临症实验以来，除病家失治，医家误

———————————
① 皴（cūn 村）揭：谓皮肤干裂掀起。

治者外，惟因伏邪为最多。前清张路玉云：邪热不尽，伏留脏腑经脉之间，致变他病不一。如邪火伏于脾，则变中满不食；伏于胃，移热于肠，则变休息痢；伏于心，移热于小肠，则变淋血尿痛，痛甚则小便不通，多不可治；伏于肝，则变囊痈阴肿；伏于肺，则变肺痈吐腥；伏于肾，则变羸瘦怯弱；伏于脾肾之间，则变瘫卧不起，久而成痿；伏于肝脾之分，邪正交攻，则变痃疟。至若太阳、少阳失汗，则毒结腮颊之间，变为发颐；阳明、少阳失下，则邪结于脏腑之内，变成痈肿。旨哉言乎！故治病之道有二：一曰逐机，二曰持长。逐机为见主症变化，随机应变之谓；持长为主症未变化前，常用一方以断病根之谓。汉医大家东洞翁谓：医生无定见者，常从患者之言及病变，而加减药方；有定见者，不从患者之言，虽发变症，而知其为药剂之反应，非定症有变化，决不妄易原方。

又次病形，《经》称病能，古名外候，今名症状。举其大端，既往症状，现在症状。现症之中，约计有五，自觉症状，他觉症状，直达症状，介达症状，指定症状。究其缘由，详其情状，辨其异同，审其变状。

[参] 徐洄溪曰：凡病之总者谓之病，而一病必有数症。如太阳伤风，是病也，其恶风身热，自汗头痛，是症也，合之而成其为太阳病，此乃太阳病之本症也。若太阳病，而又兼泄泻不寐，心烦痞闷，则又为太阳病之兼症矣。如疟病也，往来寒热，呕吐畏风，口苦，是症也，合之而成为疟，此乃疟之本症也。若疟而兼头痛胀满，咳逆便闭，则又为疟疾之兼症矣。若疟而下痢数十行，则又不得谓之兼症，谓之兼病。盖疟为一病，痢又为一病，而二病又各有本症，各有兼症，不可

胜举。以此类推，则病之与症，其分并何啻千万！不可不求其端而分其绪也。且有病同症异者，有症同病异者，有症与病相因者，有症与病不相因者，盖合之则曰病，分之则曰症。后之医者，病之总名亦不能知，安能于一病之中，辨明众症之渊源？即使病者身受其苦，备细言之，而彼实茫然，不知古人以何药为治，仍以泛常不切应命。并有用相反之药以益其疾者，此病者之所以无门可告也。江苏周威曰：症状者，生活现象之异常变化也。别为自觉症状及他觉症状二种。自觉症状，为病人自己所知觉者，例如头痛眩晕、疲劳饥渴等，然其感觉之轻重，因人而异。精神病及初生儿等，则大都不能有自觉症状。所谓他觉症状者，指由医师所检知者而言，如脉搏、呼吸、尿粪、血液、体柔等性质状态之变化是也。又有直达症状与介达症状之别。从罹病脏器直接发现之症状，曰直达症状，例如肺病之呼吸困难，心脏病之全身郁血，肾脏病之尿量减少、蛋白尿。介达云者，自罹病脏器间接发现之症状，例如肾脏病之全身水肿，肺病之全身郁血等是也。其它更有所谓指定症状者，即确实表示疾病性质之症状，例如Kpoup性肺炎之锈色痰，Addison氏病之皮肤黄铜色，肾脏炎之蛋白尿、圆柱等是也。

又次病势，约分六种。阴阳虚实，表里内外，主客本末，顺逆轻重，此六病端，有一不同，处方选药，切弗儱侗[1]。

[参] 日本汉医学家和田氏曰：病有形有势，势现于先而常变，形备于后而不变。势者，末也，影也；形者，本也，体也。例如肠窒扶斯有肠窒扶斯之定型，赤痢有赤痢之定型，是谓之形；病初起时隐

---

① 儱侗：同"笼统"。

隐，其盛也烈烈，其衰也微微，是谓之势。治病者，当依形以断病症，依势以决治法。故为医者，须先知病之形势。今也西医之论病形，既已不遗余力，而病势则不然。中医由症候配合多味之药，其论病形，虽不及西医周到，而论病势则过之。余闻现今治疗医学，所谓有特效者，仅不过数种病名而已，其它多数之疾病，仍不能不用对症疗法治之。而欲行对症疗法，非潜心考察病势不可。故病形取法于西洋，病势取法于中邦，则庶几得治术之大本矣。

## 第三十二节　辨儿病险症要诀

小儿险症，虽若可畏，太溪脉动，眼有神气，囟门如常，面爪不异，此犹可救，处方注意。

[参] 险症者，处于顺症、逆症之间者也。其病在可顺、可逆之分际，皆可谓之险症。试以胎毒一端，罕譬而喻之。毒气轻者固顺，然必儿之气血不虚，则始为顺也；重者固逆，亦必儿之气血虚，则是为逆也。毒微者，顺也，若儿之气血虚弱，虽顺恐化险也；毒甚者，逆也，若儿之气血不虚，虽逆能变顺也。此以儿之胎毒重轻，气血虚实，定病势之顺逆险也。此时若疗法适当，看护周到，虽险症亦可转顺；若疗法不当，看护不周，则其病险者变逆，逆者更逆，其结果必凶多吉少矣。

## 第三十三节　辨儿病逆症要诀

肢体俱冷，汗珠凝身，爪青面黯，眼直无神，啼声如鸦，鼻燥生尘，囟忽肿陷，喉响痰升，病形至此，皆为逆症，药虽对证，难望求生。

[参] 逆症较险症为更急，故逆症即急症，但有虚与实之分。有误治之急症者，多属虚症；有逆治之逆症者，多属实证。试征诸和田氏之言曰：凡病顺行者为常，急逆者为变，失常而疾行者曰急，失常而逆行者曰逆。凡急逆之变，虽有发于诸种疾病初期者，然多为治术不与自然病势相应所起之变症。例如疝痢、五更泻、二阳合病下痢等。起于胃肠运化不足，非起于肠内聚积病毒者，宜乎冷者温之，热者清之。以药剂巩固胃肠为至当之治法。然若谓不扫除腹内之病毒，则病根不尽，宜投下剂以廓清之，则其痢益急，莫知所止，死于肉脱厥冷困惫之下。此即由误治致急症者也，故名曰急。此时之急症，与虚症相一致。又如赤痢、疫痢、热毒下痢等，起病之初，病原菌所酿成之病毒，充满于肠内。宜先之以通利剂，扫荡腹内之郁毒，而后以调理剂作后疗法，乃为至当之顺序。若不先扫荡病毒，而惟下痢之是恐，先防遏之，则死于腹满、热盛、苦闷之下。是即由逆治致逆症者也，故名曰逆。此时之逆症，与实证相一致。要之急与逆虽分虚实，除急性传染病外，皆非普通发病之状态，多因误其治法所生之变症也。古贤所以设此变态以论病势者，欲医者不误治法，而其既因误治，有此等变态者，速为救变之策耳。明医张安世曰：顺、险、逆之三症，顺则无庸治，逆则治何益，惟险者在急治，而尚变通，其机不暇少缓。宜急攻则急攻，宜峻补则峻补，不可泥于轻可去实之一法，仍以疲药塞责，耽误婴童生命也。

## 第三十四节　辨五脏绝症要诀

吐泻变痢，血黑难当（心主血，心绝则血色变黑，虚燥而发渴），瘦难行坐，舌不缩藏（心主舌，绝则不能收）。脸如脂赤（痢久则面当无色，今面色反如脂者，心绝则虚阳上发也），不语口疮（心主舌，绝则不能语），心脏绝症，危急异常。

[参] 凡小儿病见败象，断其不治，通称绝症。如囟肿或陷，汗出不流，或如珠如油，舒舌出口，舌肿发惊，发直如麻，肤无血色，泻血黑黯。此心绝也，壬癸日死。

眼目时闭，浑似醉人，频频要睡，心烦多嗔（肝主目，绝则不能开，故涩而只要睡；又肝主筋，力绝则如醉人不能举也；又肝主怒，绝则多怒不止也），唇白胞肿，狂啼躁声，肝绝危症，难望回春。

[参] 唇口瞤动，啼哭无泪，或不哭泪下，眼深如陷，爪甲青黑，舌卷囊缩，肢搐目斜，手如抱头之状，此肝绝也，庚辛日死。

面黄虽好，只怕相残，肢厥畏寒，蛔上觅餐（脾主肢体，绝则体弱；又脾绝则肾逆乘之，故发憎寒；脾绝则胃热，故虫不安而上吐出），吮乳无力，盖齿为难（脾主唇，绝则不能收掩其齿，又不能吮乳），眶陷胞瘟（眼眶属脾，绝则倾陷），脾绝难挽。

[参] 人中平满，或现黑色，唇缩反张，焦枯燥裂，或见紫黑，或不盖齿，舌缩或卷，鼻孔开张，冷涎如油，撮口如囊，面如土色，四肢逆冷，吮乳不受，咽物喉鸣，泻粪赤黑，小便尿血，此脾绝也，甲乙日死。

肺候色白，怕见绝形，鼻青孔黑，腹胀胞倾（肺主鼻，绝则肝逆乘之而色青；又肺绝则无涕，故孔黑燥也；肺主眼胞，绝则陷之），项直气急，胸突声痦（肺主气，绝则喘急项直以引气也；气绝则胸中满凸，但有出气而无回气也），肺脏绝症，断难望生。

[参] 目直青鲜，气喘不续，食物噎嗽，痰涎塞口，喉中鸣响，鼻塞不通，鼻干黑燥，肺胀胃膈，头汗肢冷，此肺绝也，丙丁日死。

冷汗时出，尿多夜惊（肾绝则阴阳相离，故冷汗出而小便不禁。精者，神之舍，绝则精神离，故夜里多惊。肾属阴，夜亦属阴故也），遍身生疥，肢冷如冰（阳尽不能充暖故也），项倒头倾，面黑无神（肾绝则天柱骨倒，面目皆黑无精神），肾脏绝症，必殒其身。

[参] 面黑神昏，眼黑胞肿，目无光彩，耳轮青黄，焦枯疳瘦，牙齿脱落，发疏黄燥，皮肤枯黑，惊风咬乳，戛齿下气，黑色绕口，此肾绝也，戊己日死。

以上小儿五种绝症，家严从前哲乔岳《五脏绝症歌》，斟酌其间，编为要诀以增订之。

## 第三十五节 辨婴童死症要诀

眼上赤脉，下贯瞳人；囟门肿起，兼及作坑；鼻干黑燥，肚大青筋；目多直视，都不转睛；指甲黑色，忽作鸦鸣；虚舌出口，啮齿咬人；鱼口气急，啼不作声；蛔虫既出，必是死形。用药速急，十无一生。

[参] 此晋太医令王叔和《小儿死证歌》，近时儿科诸书均未载述，家严从《小儿总微论方》中采补以新增之。他如通真子《小儿死候歌》曰：囟陷唇干目直视，口中冷气卧如痴，身形强直手足软，掌冷头低尽莫医。总之，为小儿医者，先将《辨症纲要第八章》一一记诵而熟练之，临症时庶不为小儿病所欺矣。

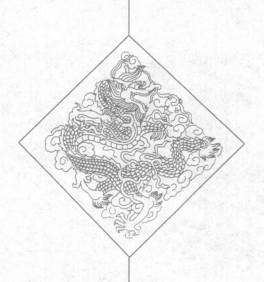

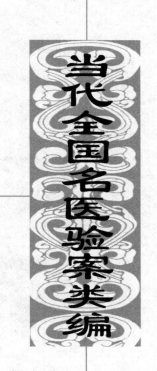

当代全国名医验案类编

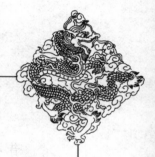

# 内容提要

　　《当代全国名医验案类编》，十四卷，何廉臣选编。

　　1924 年，时任《绍兴医药月报》副主编的何廉臣于该刊上刊登启事征求全国名医验案。各省来稿约有千种。何氏历时 3 年，从中选出 371 则验案，并加整理，编成《当代全国名医验案类编》，于 1927 年刊行。该书为何廉臣晚年选编的力作。

　　全书分初集、二集，初集为四时六淫病案，分风、寒、暑、湿、燥、火六卷；二集为传染病案，分温疫、喉痧、白喉、霍乱、痢疫、痘疫、瘄疫、鼠疫八卷。医案记录完整，包括患者性别、年龄、职业及所患疾病的病名、原因、症候、诊断、疗法、处方、效果等项。案后由何廉臣另加按语评述，对理解、掌握其病机和辨证治疗，有一定的启发。本书荟萃名医，案寓巧思良方，点评精彩允当，分类亦有特色，所收验案均为急性热病，是我国有较大影响的传染病医案专辑。

# 夏　序

昔司马迁为淳于作传，详记治验病案凡数十则，脉因症治，琐屑无遗，其殆后世医案之滥觞欤。盖以医虽小道，辄寄死生，不读书不足以明理，徒读书不足以成用，不读书不知规模，不临症不知变化。良以体质各异，病变不常，呆守成方，必多贻误。虽饱若孝先之腹笥①，亦徒成赵括之兵书耳。

案者，治病之实录、临症之南针也。书多空泛，率意而为。论虽奇不能必其有用，理虽足不要决其可行。案则事实具在，难于假借。读书不如读案，古人已有言之者。惟是世传医案多于牛毛，凡属名家，必有专刻，虽见仁见智，各有不同，然普通所不免者有数弊在。

研辞琢句，俪白俳黄，或则洋洒千言，或则寥落数字，但论词华，不言医理，举凡病理、病症、诊断、处方，均所不问，徒夸词藻之工，实乖医案之例，乃一二文学之士倡之于前，便佞之徒步之于后，相传辗转，风气遂成，此一弊也。

理无全胜，学有专长，但出一编，必求全品，徒夸博洽，不问精粗。其方之合否不顾也，其治之效否不顾也，以多为贵，以博为能，如灵胎所谓记帐簿子者，此二弊也。

上工全九，中工全八，症有不治，药无十全，乃好大喜功，侈言治验，或出门人之手为师讳过，或属自编之案为己掩瑕，伪造验方，妄言效案，一若有治必愈，无病不痊，大言炎炎，欺人欺世，后人得之，真赝难辨，此三弊也。

零缣断锦，剩玉残金，首尾不全，始末无考，虽珍散帛，终属残葩，病变之转移无寻，治疗之步骤莫考，其效其否，固不可知，其是其非，又焉能晓？此四弊也。

更或有案无方，但仰高深而莫测；更或有方无案，徒瞻方药而兴嗟。凡此诸端，悉为通病，各家名集，均所不免。此则好学之士所心忧，习医之流所犟憾者欤。

廉臣先生，越水名家，医林前辈，刻有《全国名医验案》之辑，将

---

① 腹笥：典出《后汉书·边韶传》："边为姓，孝为字，腹便便，五经笥。"后用以称腹中所记之书籍和学问。笥，书箱。

以补苴①前失，嘉惠后来，意至美也。不弃敝愚，书来乞序。仆滥竽海上，窃吹医林。阅人虽多，究未彻天人之奥；济世纵急，恨难销尘世之祲②。睹此瑶篇，叹为观止，反复寻玩，觉其取舍谨严，收罗宏博，评释精确，编制新奇，如掌观螺，如眉列岫，一洗古人之积弊，能垂后学为楷模，其用心之细，编制之精，诚为昔人所未梦见。而况一时俊彦尽入药笼，全国胜流都登简册，凡诸作者尽属名家，今人固不让于古人，一编竟可敌乎万卷，千丝成锦，百花成蜜，皇然巨制，蔚为大观。谈医者手此一编，其不亚于掌中珠、枕中秘乎。是为序。

古邗夏应堂

---

① 补苴（jū 居）：弥补。
② 祲（jìn 尽）：灾祸。

# 丁 序

　　医之有案，由来尚矣。自伊尹制汤液，仲景论伤寒，纲举目张，千古方案之楷模，粲然大备。降而愈下，文字日繁，号称名医者几无人不有医案。然或叙其初而遗其终，或备其方而略其效，语焉不详，识者病焉。

　　越邦何廉臣先生，国医手也，其治效之捷敏，固早彰彰在人耳目矣。顾乃欿①然不自足，征求全国名医验案，汇纂成编，出而问世。将以收集思广益之功，而符声应气求之义。用力至勤，用意甚盛，其有裨于医界者岂浅鲜哉？福保亦尝从事于医，在二十年前与先生颇有相知之雅，而当时之以医学相往还者，如李先生平书、蔡先生小香等，皆相继谢世，遗书俱未刊行，颇有身后寂寞之叹。今独观斯编之成，于欣慰之余，又不胜身世今昔之感矣。

　　方今世界，各国科学之进步，一日千里。即以医论，欧化东渐，几有夺我而代之之势，苟不急起直追，取固有之艺能发挥而光大之，将恐国粹沦亡，而我四万万人之生命胥寄托外族之手。言念及此，不寒而栗，自今以往，自当策厉驽钝，与先生同上医学竞争之战线，尤愿与全国名医共勉之，群策群力，以绍岐黄之统绪。中国医学庶有豸乎？请以是编为左券②也可。是为序。

民国十八年三月无锡丁福保识

---

① 欿（kǎn 坎）：不自满。
② 左券：古代契约分为左右两半，左半为债权人所执，用作索债的凭据，称为左券。

# 徐　序

　　尝闻选辑之难，甚于自著，观于医学一门而益信矣。吾国医书著者綦多，门类不必皆全，体例不必皆善，而发挥个性，靡不各有其特色。独至选本，则汇萃群言，折衷至当，非学识目光超过古人之上，不克胜任愉快。以《六科准绳》之博大，不及《张氏医通》之精确；以《名医类案》之名贵，不及《续名医类案》之审慎。选辑之难，盖如是矣。

　　曾见近日新出所谓某某医案者，所选燥病一门，竟有全用香燥、温燥者，以燥治燥，宁非误尽苍生？此由操选政者学识未至，而徒以是书为宣传之举也。医之经验丰富者，日诊数十百人，非必重大之症皆可一一著为治验也，必其治有特异之点，为古籍所未及详者，而其治法用药亦能别出心裁，戛戛独造，理法谨严，心思灵变者，始有立案之价值。盖所以立案昭示来许，可为后学法程，非自伐其能，藉是为宣传之资料而已。

　　大东主人所出《名医验案类编》一书，虽为近人治验，而首尾完具，较之昔贤，治验尤为切近，操选政者又属何廉臣前辈，年高德劭，旧学既夙有根柢，新学又熟知门径，以主选政，允无愧色，裨益后学，厥功甚伟。吾知此书一出，不胫而走，可以预卜。尚望得是书者，先于《内》《难》《伤寒》《金匮》，历代名家言生理、病理、诊断、治法、药性、方法，为深刻之研求，谙其正病正治至其中后变化，然后研究昔贤医案并参诸是书，以长阅历，以当实验。庶几有体有用，不致得鱼而忘筌，倒果而为因，则于大东主人、廉臣前辈之用心为不负矣。若决无根柢，不知先后，而欲借径于医案，以求速成，则不揣其本而齐其末，非不佞之所敢知，亦非昭示来许之苦心也。

民国十八年一月二十二日徐相任序

# 陆　序

　　编医书难，编医案尤难，编他人之医案，则难之尤难。夫案者，按也。按其脉，按其症，非有真知灼见，洞悉病源，断难贸然处方。

　　考之古籍医案之最古者，莫如《仓公传》之二十余案，马迁非医者而详叙脉症，无微不顾，无隐不彰，如"尺脉上鱼际，欲男子而不得"，其精微何如乎！后汉张仲景著《伤寒杂病论》十六卷，其详叙症脉，极细极微，迄今攻医者无不奉为圭臬。以虽非医案，而按脉按症，较之医案，实有过之无不及。

　　余于古人医案，最喜读徐洄溪、吴鞠通、王潜斋三书。盖此三书，皆三子所亲编，虽洄溪、鞠通、潜斋未必能尽愈诸病，而医案所载，皆治验心得之症，读之可以见前辈治病之手眼，足资借镜者也。

　　今上海大东书局有《全国名医验案类编》之辑，有案皆验，无方不灵。当风雨晦明之日，静坐斗室，手批是编，不啻聚群彦于一堂而得亲其謦欬①，洵可乐也。至采辑之严而不滥，分类之精而不琐，较之江氏《名医类案》、魏氏《续名医类案》实无愧色。夫编他人之医案而能精确如是，不难之尤难乎！因乐而为之序。

　　　　　　　　　　民国十有八年一月十五日青浦陆士谔序

---

① 謦欬（qǐngkài 请恺）：谈吐。

# 秦 序

秦子曰：医之价值，当求诸实验之结果。何以故？《说文》云：医，治病工也。既为治病工，则其责任但求能治病，治病结果之良窳[1]，即为其价值，初不必斤斤于门派之争也。

彼中医自诩为哲学医，西医自诩为科学医，以仆视之，哲学本身固不能治病，即科学本身亦奚能起疾？同一侥幸实验，而互以哲学、科学争修短，其价值果何据耶？仆初治文学，继而攻医，举各家学说读之，若有所得。又取西说阅之，胸襟豁然，偶为文章，自信可敌千人。迨十年来临诊之结果，觉古人之言，可信而不可信，昔之骄人者，且敛抑不自禁。盖学说、实验之别，不足为外人道。如此语曰：医不三世，不服其药。又曰：九折肱为良医。又曰：熟读王叔和，不如临诊多。洵有得之言哉。更征诸今日西医之攻讦中医，无所不至。而中医在社会，果未尝失去其固有之位置，抑且信仰者益加众，无他，中医实验之结果足以制胜西医也。故仆以为，实验结果即医学之价值，结果之完美即医学之进步。

医案者，结果之表现也；验案者，价值之真据也。尝本斯意，久欲以确切之文字介绍于世人，爰于去岁编印《清代名医医案精华》一书行世。乃今岁，大东书局主人持《当代名医验案类编》索序于余。观其绪论，使医者受实益，病家资启发，不禁喜其用心之不谋而合，更观其编次分四时、六淫、八大传染，又不禁叹其分析之新颖精密焉。仆局处江滨，愧无建树，对此奚仅兴天涯知己之感，实足为今之好高论而不务实际者当头棒喝，乃不辞而为之序。

中华民国十八年一月二十五日上海秦伯未书于新中医社

---

① 良窳（yǔ 雨）：优劣。

# 丁　序

　　医学之道，明理为先，其次辨证，其次用药，是三者，不可废其一也。世之有自诩以为医学渊博者，考其医理则明晰有余，而及其临证，则往往致误不浅者，何也？盖彼惟知株守故旧，而未曾微细揣摩于辨证用药之中也。夫求辨证用药之得当，岂易言哉？非有宏富之经验，精密之考察，则每每失误毫厘，铸成大错。所谓庸医杀人者，盖大多如此也。

　　大东书局主人有鉴于此，亟图挽救其弊，特请越中宿医何廉臣先生，荟萃多方，编集成帙。皆名医一生经验之所得，外感六淫、八大传染，无不咸备，精选细校，有美皆臻。非惟可以作学医者之津梁，即素鲜医学知识者，亦可藉以观米知山，为康健之指南。允宜人人手执一编，则人人悉登寿域，庶不负编此书者愿人长寿之初衷，而吾国东亚病夫之诮，亦庶几可以免夫。是为序。

中华民国十八年一月丁惠康序于上海肺病疗养院

# 郭　序

　　医有理，理莫精于《素问》；医有法，法莫备于仲景。顾《素问》详于养生而略于治病，不仅足为医家之模范已也。仲景之《伤寒杂病论》《金匮要略》，则穷原竟委，移步换形①，举凡病情之正、变、顺、逆，与夫误治之为险、为坏、为阴阳易，为劳复、食复，靡不曲折详尽，以求至当。盖《伤寒》《金匮》者，后世医案之权舆也②。

　　越中名医何君廉臣，沉浸古籍，固已着手皆春，驰声遐迩者矣。又痛近代粗工卤莽灭裂，草菅人命，乃类编《全国名医验案》，条分缕析，不厌求详，将寿之梨枣，以为一知半解者痛下针砭。寓书乞予序之。

　　慨自海通③以来，白人挟其物质之文明，陵跞④吾国，由政治经济之落后，而鄙夷且及学术。中医一道，遂为世所诟病。不知吾国医学，实远胜于欧美。姑以劳证一端言之，彼辈萃无量数之名医，迄未发明治劳之法与应其用之药品，我国二千年前之仲景，已立刚性以建中为主，柔性以白虎为主之治劳两大法，日月不磨，如算术家之有公式焉。自李东垣著《脾胃论》，以升、柴、芪、连为主，大吹特吹，自诩为升发东方震卦甲木之清气，究之以燥济燥，否结之弊百出。后世不察，奉为圭臬，而仲景之刚性治劳法止；自张景岳创八阵，以冬地胶腻填下为说，伊尹割烹⑤，易牙调味⑥，陈修园虽著论非之，后人喜其浓厚，谓可以滋阴而配火，助淡黏，碍消化，至死不悟，而仲景之柔性治劳法止。朱丹溪谓阳常有余，阴常不足，又谓产后以大补气血为主，虽有他证，以末治之，其谬与景岳等。拜金主义之庸工，以其言足以迎合富贵人之心理，视为金科玉律，终身吃着不尽。然与仲景治虚劳皆有桂枝，及以竹叶石膏治病后虚羸少气，以竹皮大丸治妇人乳中虚，安中益气等说大相背驰，不学无术，杀人如麻。中医之不振，谁之咎欤？

　　何君此编，以实事求是为依归，以条目详明为程式，原始要终，纤

---

① 移步换形：又作"移形换步"。言变化多端。
② 权舆：开端。
③ 海通：谓通航海外。
④ 陵跞（lì 力）：欺侮。跞，跨越。
⑤ 伊尹割烹：泛指烹饪。伊尹，商汤大臣。割烹，割切烹调。语出《孟子·万章上》。
⑥ 易牙调味：指善烹调者。易牙，春秋时齐桓公宠臣，长于调味。语出《左传·僖公十七年》。

悉罔遗，是真有合于《素问》、仲景之心法矣。复古道，昌医学，以战胜于世界，夫岂异人任哉！予故欢喜赞叹，不敢以芜陋辞，而为之序。

大中华民国十八年一月瑞安奇远郭弼拜序

# 绪　　论

　　尝览太史公作《方技传》，记述验案，名曰诊籍，后世通称医案，即近今东西医所谓诊断书也。窃思案者，断也，惟能断乃可称案；方者，法也，惟良法乃得流传。

　　前清徐灵胎先生曰：凡述医案，必择大症及疑难症人所不能治者数则，以立法度，以启心思，为后学之津梁。奈今之时医，于古书全不讲求，专奉叶氏《临证指南》为金科玉律，依样葫芦，误人太甚。殊不知《指南》一书，皆其门人抄撮，以彰美其师，究之有效与否，一无可证。故俞东扶先生云：《指南》全部，亦仅数年之医案，岂足赅叶氏之一生。自刊行以来，沾溉后学，被其惠者良多。而枵腹①之辈，又藉此书易于剿袭，每遇一症，即钞其词句之精华及药方之纤巧而平稳者以应世，而举一切医书束之高阁，简便则甚矣，而不知学之日益浅陋也。嗟乎，岂《指南》误人耶，抑人误《指南》耶？又批孙东宿治疟止腰痛案曰：此案病情反覆，孙公能随其病机，曲折以赴之，就所录者已有七次，治法惟始终汇载方中，知其间有效有不效，而终底于效，乃可垂为模范。苟逸其半而存其半，则不知病证之来源，未明结局之成败，何以评骘②其是非乎？因不禁慨然于《临证指南》矣。前清时医苟安简陋如斯，无怪乎中医之日渐退步，西医之日渐进化也。

　　今者欧化东渐，科学日益发达。以医为生命关系，而实兼生理、卫生、理化、博物等科，于是设医学校、医学会，发行医学报、医学杂志等，策群力以探讨，汇众虑以研几，务日蕲③新理之发明，佐古方之不逮，可谓盛已。虽然，霜钟不应④，而敝帚自珍，其非交通便利之区尚不足以普及，故往往有力学之士、专家之医，于疗病能洞见症结而施方卓有奇验者，徒以声气鲜通，致湮没而无闻。夫岂医学昌明之世所宜出此乎？况以我国幅员之大，广谷大川异制，民生其间者异俗，南北土性

---

　　① 枵（xiāo 宵）腹：言才学粗浅。

　　② 评骘（zhì 志）评定。

　　③ 蕲（qí 齐）：通"祈"。祈求。《庄子·养生主》："泽雉十步一啄，百步一饮，不蕲畜乎樊中。"郭象注："蕲，求也。"

　　④ 霜钟不应：霜降而钟未鸣。言努力振兴医学科学但并未得到显著成效。语出《山海经·中山经》"（丰山）有九钟焉，是知霜鸣。"郭璞注："霜降则钟鸣，故言知也。"

燥湿、民气强弱之不同，与医理皆息息相关，故一切病源、病状、诊断、疗法，决不能强使一致。苟非各出验案，以析异同、资比较，将无以指迷广见，而速医学之进步焉。此廉臣之所以有《当代全国名医验案类编》之辑也。

爰为新定医案程式，一病者，二病名，三原因，四症候，五诊断，六疗法，七处方，八效果。庶几分际清晰，事实详明，俾阅者一目瞭然。照此程式，由大东主人登报征求，各省来稿，约近千种。其中学验兼优，可为后学师范者固多；而闭门造车，欲求出门合辙者亦不鲜。爰为之一一浏览，悉心鉴别，随选随按，随按随录。选案既竣，题曰《当代全国名医验案类编》，约分二集，厘为十四卷。

初集名四时六淫病案，第一卷风淫病案，第二卷寒淫病案，第三卷暑淫病案，第四卷湿淫病案，第五卷燥淫病案，第六卷火淫病案即温热病案。二集名八大传染病案，第七卷温疫病案，第八卷喉痧病案，第九卷白喉病案，第十卷霍乱病案，第十一卷痢疫病案，第十二卷痘疫病案，第十三卷瘄疫病案，第十四卷鼠疫病案。此为时病疫病之大纲也。大纲之中，又分子目。例如风淫病案，凡本症、兼症、夹症、变症，名虽各异，而原因于风淫者，皆统括于其中，使阅者得其头绪，便于检查，其余均仿此例。

予合而观之，其案多潜心于经旨，参酌历代名医之治验，学有渊源以疗病，间有旁参新医学说以阐发古医学，故能起人所不能起之病，尤足增长见识，推广治疗。且每案由始至终，详悉载之，堪为后学之阶梯，立案之金针也。前清名医周澂之云：宋后医书，惟案好看，不似注释古书之多穿凿也。每家医案中，必各有一生最得力处，细心遍读，是能萃众家之所长矣。后之学者，苟能寻予所集，朝夕观摩，则于四时之六淫、各省之疫病，大致楚楚，了如指掌。较之叶氏《临证指南》有始鲜终，有终无始，究之治验与否无从征验，其获益之多寡，经验丰富者自知之，又何待老朽赘言哉。窃谓此书出，非但医家受其益，即病家获睹，有以启发，而不为庸工所误。海内苍生受惠无穷，而当代诸名医实地经验，仁民济世之诚心，同天壤不休矣。若老朽僭为选按，聊附骥尾云尔。

民国十六年正月越医老朽何廉臣识于蠡城卧龙山麓之宣化坊

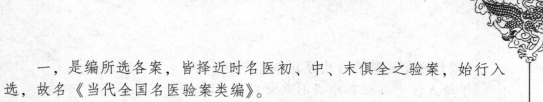

# 例　言

一，是编所选各案，皆择近时名医初、中、末俱全之验案，始行入选，故名《当代全国名医验案类编》。

一，一岁之中，时病多而杂病少。凡四时六淫，如风、寒、暑、湿、燥、火等，本症、兼症、夹症、变症，分际清晰，详悉无遗者，尚少专书。故是编首选六淫病案为初集。

一，六淫之中如风、寒、暑、湿、燥等五气，多从火化。种种传变之火症，散见各门者甚多，原不必另列一门。兹将温病、热病列入火淫病案中者，从沈氏尧封谓火之微者曰温，火之盛者曰热之意，使阅者知伏气温热之皆为伏火也。

一，六淫之外，如温疫、喉痧、白喉、霍乱、天痘、时痦、赤痢、鼠瘟等八项，有传染性，与六淫之为病殊致，故各国定为八大传染病。兹选全国八大传染病案为二集。

一，是编列二大纲，共分十四卷。外感六淫为六卷，八大传染病为八卷，每卷各为一种。编首有总目，各卷分有子目。纲举目张，一览瞭然。阅者幸勿以繁琐视之。

一，所选各案，俱可为后学法程。其有涉怪诞不经者，虽佳不录。末附拙见以相发明。

一，来稿中偶有繁文缛节，及辞意晦塞者，不揣谫陋，僭为删饰，以便观览。知我罪我，自知难免，诸祈谅之。

一，凡案中精当之语，皆用密圈，使阅者易于注意。其廉自撰之按语，概用句下点以别之。

一，是编文成仓卒，剩稿孔多，沧海遗珠之憾，师心自用之处，固所难免。投稿诸贤，幸曲谅之。

一，内伤杂症，来稿成案甚少，未足选为一集，容后征求完备，另选续出。

# 本书撰稿医生一览表

（以姓之笔画繁简为次序）

丁与人医生（江苏泰兴旧武营内）

丁甘仁医生（江苏上海白克路）

丁佑之医生（江苏南通东门北水关北首）

王子达医生（四川成都上北打金街）

王经邦医生（浙江天台城里栅门楼）

王理堂医生（江西九江西门外）

王景祥医生（浙江丽水县酱园街）

毛凤冈医生（江苏常州）

尹小闰医生（山东诸城）

尹榘山医生（山东历城西小王府）

叶鉴清医生（江苏上海）

叶馨庭医生（安徽黟县南屏）

过允文医生（江苏宜兴徐舍）

庄虞卿医生（浙江丽水第十一中学）

刘万年医生（山西太谷东关运兴店）

刘伦正医生（山东泰安颜张镇）

刘荣年医生（山东历城东流水）

刘蔚楚医生（江苏上海邢家桥路祥馀里）

许翔霄医生（江苏无锡浒泗桥）

孙少培医生（江苏江宁仓巷）

阳贯之医生（四川华阳松县南打金街）

严执中医生（江苏泰兴东门外殷家庄）

严绍岐医生（浙江绍兴昌安门外官塘桥）

严继春医生（浙江绍兴安昌瑞安桥）

李竹溪医生（安徽芜湖米市街）

李伦青医生（湖南衡阳）

李伯鸿医生（广东澄海汕头仁安里）

李柽平医生（山西阳曲）

杨孕灵医生（江苏泰县）

杨华亭医生（山东牟平养马岛杨家庄）

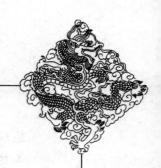

杨德馨医生（黑龙江龙江县育和堂药号）

杨燧熙医生（江苏丹徒西城内）

吴兴南医生（奉天辽阳城内戴二屯）

吴宗熙医生（广东澄海汕头永平马路）

何绍彭医生（江西永修）

何拯华医生（浙江绍兴城内宣化坊）

何益赞医生（浙江义乌）

汪竹安医生（浙江绍兴断河头）

沈奉江医生（江苏无锡）

张尧询医生（湖南兴化南门外柯家巷）

张际春医生（江苏泰兴北门外）

张锡纯医生（直隶盐山县西门内）

陈务斋医生（广西苍梧四方井街）

陈在山医生（奉天辽阳咸春堂）

陈艮山医生（江西南昌江西全省医药会）

陈作仁医生（江西南昌中大街四川会馆）

陈憩南医生（广东潮安金山脚）

范琴石医生（浙江金华清渠十字街）

易华堂医生（四川永川县北门）

罗瑞毅医生（浙江临海）

周小农医生（江苏无锡西门外棉花巷）

周禹锡医生（四川成都）

郑肖岩医生（福建闽侯）

郑沛江医生（浙江吴兴北门外潘公桥）

郑叔鱼医生（浙江丽水第十一中学）

郑惠中医生（浙江杭县）

郑震竺医生（广东澄海汕头和安街）

荣锡九医生（四川永川县五间铺太平砦）

胡剑华医生（江西浮梁景德镇毕家衖）

胡瑞林医生（安徽黟县五都横店）

柳贯元医生（江苏丹徒城内山巷）

钟翊乾医生（浙江瑞安鲍田）

施瑞麟医生（浙江兰溪东门外孝子牌坊）

姜德清医生（山东平度七里河）

洪巨卿医生（江苏上海虹口东西华德路仁德里）

袁桂生医生（江苏丹徒）

贾清琳医生（山东泰安东海子街）

顾振呼医生（江苏南汇傲雪村）

钱存济医生（安徽广德城内）

钱赤枫医生（江苏东台青庄）

钱苏斋医生（江苏吴县谢衙内）

徐伯川医生（浙江绍兴仓桥街）

高玉麟医生（黑龙江龙江县南门内退思堂）

高糺云医生（江西赣县生佛坛前）

黄仲权医生（江苏宿迁东门口）

黄衮甫医生（江苏金山吕巷镇河南街）

萧琢如医生（湖南湘乡水口山矿局）

萧惠俦医生（江西赣县洪成巷）

萧瑞器医生（湖南湘乡）

曹炳章医生（浙江绍兴和济药局）

梁右斋医生（江西玉山城内湖塘沿）

韩梅村医生（山东泰安乡满庄）

韩绪臣医生（江苏丹徒薛家庄）

程文松医生（江苏江宁上新螺蛳桥大街）

曾月根医生（广东五华周潭）

蔡济川医生（浙江兰溪）

熊鼎成医生（江苏清江樟树镇洋湖圩）

燕庆祥医生（江西永修官塘区）

魏长焱医生（江苏兴化东门外状元坊）

魏树森医生（江苏兴化后街）

# 当代全国名医验案类编目录

# 初集　四时六淫病案

# 第一卷　风淫病案

**冒风夹惊案（儿科）　周小农（住无锡）**

【病者】厚昆子，年四岁，忘其住址。

【病名】冒风夹惊。

【原因】素有暮汗，庚申二月十三日，寐醒即起，出外冒风，陡闻爆竹而惊。

【症候】一起即身热咳嗽，时发惊窜，咯痰不爽，状似欲痉而不痉。

【诊断】指纹紫，脉搏数，此伏气在于肝胆，猝因风邪而起。

【疗法】以荷、蒡、蝉、豉、前、桔、象贝等疏风开痰为君，桑、丹、藤、竹、栀、银等清泄肝胆以佐之。

【处方】苏薄荷五分　炒牛蒡六分　净蝉衣四分　淡香豉八分　前胡八分　苦桔梗四分　象贝五分　焦山栀八分　冬桑叶一钱　粉丹皮八分　双钩藤一钱　银花八分　鲜淡竹叶十片

【复诊】一剂即汗，身热虽减，痰嗽如前，急进三汁饮顺气降痰。

【次方】生莱菔汁　生雅梨汁各两大瓢　鲜薄荷汁四滴

重汤炖十余沸，温服。

【三诊】溏便五次，咳大减。转气逆，微呻多眠，喉有痰声，口渴喜饮，此热壅肺也，仍进清肺降痰。

【三方】甜葶苈五分　川象贝各五分　马兜铃八分　银花八分　净蝉衣四分　冬瓜子一钱　鲜茅根二钱　鲜芦根三钱　鲜竹叶十片

另用西月石三厘，制雄精一厘，川贝母四厘，生白矾二厘，研匀，药汤调下。

【四诊】服后吐痰三口，上午热减，下午热起，气逆殊甚，口渴汗黏，指纹紫青，防有肺胀之险，急进加减苇茎汤消息之。

【四方】活水芦根一两　冬瓜子一两　鲜枇杷叶一两，去毛筋净

【五诊】上午喘减，咳加，多汗，头额之热已轻，姑进辛凉宣达、降胃清热法。

【五方】银花八分　连翘一钱　蝉衣五分　前胡八分　焦山栀一钱　枳实八分　竹茹一钱　竺黄八分　知母一钱　马兜铃七分　净楂肉一钱

先用鲜枇杷叶五钱，鲜茅、芦根各五钱，鲜竹叶三十片，煎汤代水。

【六诊】昨日下午热势未作，小溲清者渐红，眠少，气逆大平，夜间口渴不作，清晨热势更衰，惟咳仍多。

【六方】前方去蝉衣、焦栀、知母，加光杏仁一钱，川贝钱半。

【七诊】热又较盛，咳气微促，颧赤唇干，小溲红，仍仿前法加减。

【七方】银花一钱　连翘一钱　蝉衣五分　前胡八分　栝蒌皮一钱　枳实八分　淡竹茹一钱　知母一钱　马兜铃一钱　焦山栀一钱　枯芩八分　冬瓜子钱半　象贝八分

先用鲜茅、芦根各五钱，煎汤代水。

【效果】二十日服后，大便一次，乃七日前积矢也。再服二煎，廿一晨吐痰甚多，其热全清而愈。

廉按：此即俗称急惊风之候。综观是症，明是蕴热夹痰，凌肺作胀，早用二方清润，反致邪不外达，迭次以清宣降胃涤痰而应，可见小儿痰症之不易肃清也。惟其不易肃清，所以先后之间，不容欲速，欲速则不达，有如是者，可为病家欲求速效者炯鉴。

**冒风夹食案（内科）　严绍岐（住绍兴昌安门外官塘桥）**

【病者】沈小江，年十九岁，住昌安门外恂兴。

【病名】冒风夹食。

【原因】感冒外风，恣食油腻转重。

【症候】初起微觉头痛，鼻塞喷嚏，略有咳嗽，不忌油腻，遂致咳痰不爽，胸闷气急。

【诊断】两寸滑搏，舌苔边白中黄，后根厚腻。脉症合参，此食积阻滞于胃，风痰壅闭于肺也。

【疗法】当用荷、蒡、前、桔为君，疏其风以宣肺，杏仁、橘红为臣，豁其痰以降气，佐莱菔子以消食，使春砂仁以和气也。

【处方】苏薄荷钱半　炒牛蒡钱半　前胡二钱　桔梗一钱　光杏仁三钱　广皮红一钱　莱菔子三钱拌炒春砂仁六分

【效果】连服两剂，诸症轻减，惟咳嗽痰多，黄白相兼，而且稠黏。原方去薄荷、牛蒡，加栝蒌仁四钱，马兜铃钱半，片黄芩一钱，连进三剂。病人小心忌口，遂得痊瘥。

廉按：冒风即鼻伤风也。病人每视为微疾，多不服药，不避风寒，不慎饮食，必至咳逆痰多，胸闷胃钝，或身发热，始就医而进药，我见以数千计。此案方药，看似寻常，然服者多效。再嘱其避风寒，戒酸冷，病可全瘥，否则每成肺病，慎旃慎旃。

**伤风案（内科）　何拯华（绍兴同善局）**

【病者】张悦来，年廿四岁，业商，住张家葑。

【病名】伤风。

【原因】脱衣易服，骤感冷风。

【症候】头痛发热，汗出恶风，两手微冷，鼻鸣干呕。

【诊断】脉浮缓而弱，舌白滑。浮属阳，故阳浮者热自发；弱属阴，故阴弱者汗自出。其鼻鸣干呕者，卫气不和，肺气因之不宣也。

【疗法】先发其汗，病自愈。初用桂枝汤，护营泄卫，加杏仁者，取其降气止呕也。继用肘后葱豉汤加蔻仁，通鼻窍以止其鸣，宣肺气以平其呕。

【处方】川桂枝八分　光杏仁三钱　清炙草五分　鲜生姜一钱　生白芍七分　大红枣二枚

服后，呷热稀粥一杯。

【接方】鲜葱白二枚　淡香豉二钱　鲜生姜五分　白蔻末四分，冲

【效果】进第一方后，周身絷絷微

汗，诸症悉除，惟鼻鸣干呕如前。接服第二方，鼻气通而不鸣，干呕亦止。嘱其不必再服他药，但忌腥发油腻等食物自愈。

廉按：同一伤风，有风伤卫者，有风伤肺者。伤卫较伤肺为轻，故但用调和营卫之桂枝汤，专驱卫分之冷风以疏解之。然惟风寒伤卫，脉浮缓，舌白滑者，始为惬合。若误用于风温袭卫，轻则鼻衄，重则咳血失音，好用汉方者注意之。

### 伤风兼恶阻案（妇科）　陈艮山（江西全省医学会）

【病者】江西省议员吴尧耕之女公子，年十九岁，住省城。

【病名】伤风兼恶阻。

【原因】体弱多痰，腊月行经后感冒风寒，咳嗽发热，因食贝母蒸梨，以致寒痰凝结胸中。延医调治，投以滋阴降痰之品。复患呕吐，饮食下咽，顷刻倾出。更换多方，暂止复吐，群医束手无策，而病者辗转床褥已越三月，骨瘦皮黄，奄奄一息。友人萧孟伯力荐余治，吴君乃延余往。

【症候】呕吐不止，饮食罕进，咯痰稀白，大便干燥。

【诊断】细按脉象滑数有力，两尺不断，此孕脉也。何以有此久病？盖因受孕不知，旋因伤风咳嗽，以为贝母蒸梨可以治咳，不知适以凝痰。而医者不察脉情，泛用治痰通用之轻剂以治之，痰不下而气反上逆，遂成呕吐。所幸腹中有孕，虽呕吐数月，尚无大碍，否则殆矣。

【疗法】用大半夏汤，先治其标以止呕。盖非半夏不能降胃气之逆，非人参不能补中气之虚，非白蜜不能润大肠之燥。开方后，吴曰：孕有征乎？余曰：安得无征！征之于脉，脉象显然；征之于病，若非有孕，君见有呕吐数月，少纳饮食而不毙者乎？吴固知医，见余执方不疑，欣然

曰：君可谓得此中三昧，余亦爱岐黄，略识一二，曩亦曾拟用半夏汤，群医非之而止。乃急以药进，至夜呕止酣睡。次早吴见余曰：非君独见，吾女几殆。乃立保胎和气之方，以善其后。

【处方】仙半夏三两　白蜜三两　人参两半

河水扬二百四十遍，煎服。

【又方】安胎。

净归身三钱　抚川芎八分　高丽参三钱　漂於术二钱　酒条芩钱半　真阿胶三钱　大熟地二钱　法半夏钱半　蜜甘草钱半　墨鱼一两，熬水去鱼为引

水煎服。

【效果】初方服一剂，呕吐即止，便亦略润，并无痰嗽。乃服次方四剂而胎安。嘱用饮食调养，而体健生子。

廉按：风寒咳嗽，必先辛散轻开，宣肺豁痰，使病从表入者仍从表出，则肺气自复清肃之常，而咳嗽自痊。乃病家误服贝母蒸梨，医又不究病源，误用滋阴清补，酿成实症似虚。幸而病人中气尚实，故大便干燥，阴精未损，故受孕恶阻，犹可用大半夏汤救误，一击而中，应手奏功。惟用量究嫌太重，尚可酌减。安胎一方，系遵丹溪方加减，引用墨鱼，颇觉新奇。

### 中风案（内科）　张锡纯（住盐山西门内，时寓天津）

【病者】谢君，年六十四岁，建筑工头，住沧州。

【病名】中风。

【原因】包修房屋失利，心中懊恼非常，旬日前即觉头疼，不以为意。一日晨起之工所，忽仆于地，状若昏厥，移时复苏，其左手足遂不能动，且觉头疼甚剧。医者投以清火通络之剂，兼法王勋臣补阳还五汤之意，加生黄芪数钱，服后更甚。

【症候】脑中疼如刀刺，须臾难忍，心中甚热。

【诊断】脉左部弦长，右洪长，皆重按有力。询其家人，谓其素性嗜酒，近因心中懊憹，益以酒浇愁，饥时恒以烧酒当饭。愚曰：此证乃脑充血之剧者。其左脉之弦长，懊憹所生之热也，右脉之洪长，积酒所生之热也，二热相并，挟脏腑气血上冲脑部，脑中之血管，若因其冲激过甚而破裂，其人即昏厥不复苏醒。今幸昏厥片时而苏醒，其血管当不至破裂。或其管中之血，隔血管渗出，或其血管少有罅隙，出血少许而复自止。其所出之血，着于司知觉神经则神昏，着于司运动神经则痿废。此症左身偏枯，当系脑中血管所出之血，伤其司左边运动之神经也。医者不知致病之由，竟投以治气虚偏枯之药，而此证此脉，岂能受黄芪之升补乎，所以服药后而头疼加剧也。

【疗法】降血平脑。以牛膝善引上部之血下行，为治脑充血证无上之妙品，屡经实验，故以为君，佐以龙、牡、二石、楝、芍、元参、胆草、炙甘、铁锈水等，潜镇清熄。

【处方】怀牛膝一两　生龙骨六钱，打　生牡蛎六钱，打　川楝子四钱　生杭芍六钱　生石膏一两，研细　代赭石六钱，生打　乌元参四钱　龙胆草三钱　生甘草二钱

【效果】服两剂，头疼全愈，脉亦和平，左手足已能自动。遂改用全当归、生杭芍、元参、天冬各五钱，生黄芪、乳香、没药各三钱，红花一钱，连服数剂，即扶杖能行走矣。方中用红花者，欲以化脑中之瘀血也。为此时脉已平和，头已不疼，可受黄芪之温补，故方中少用三钱，以补助其正气，即藉以助归、芍、乳、没以流通血脉，更可调元参、天冬之寒凉也。

廉按：吾国所谓中风者，即西医所谓脑猝中也。中风之为病，古医向分中经、中络、中腑、中脏四端。西医谓此由血冲脑经之病，分脑充血、脑积血、脑出血、脑筋麻痹，亦有四端。据其剖验所见，凡以是病死者，其脑中必有死血及积水，是血冲入脑，信而有征。顾血行于脉络之中，何故而上冲伤脑，竟致血管破裂？西医亦未明言其原理。近世鲁人张伯龙氏，据《素问·调经论》血之与气，并走于上，则为大厥，厥则暴死，气复反则生，不反则死一节，参用血冲脑经之说，谓脑有神经分布全体，以主宰一身之知觉运动，凡猝倒昏瞀、痰气上壅之中风，皆由肝火上亢，化风煽动，激其气血并走于上，直冲犯脑，震扰神经而为昏不识人、喎斜倾跌、肢体不遂、言语不清诸症，皆脑神经失其功用之病。苟能于乍病之时，急用潜阳镇逆之剂，抑降其气火之上浮，使气血不并走于上，则脑不受其激动，而神经之功用可复。其言如此，则既申明《素问》气血并走于上之真义，复能阐发血冲脑经之原因，则新发明之学理，仍与吾邦旧说隐隐合符，此即是案发挥中风即脑充血之原理也。所用方法，亦属潜镇泄降，与张伯龙潜阳镇逆，大致相同，惟重用牛膝至一两之多，则为实验之独见耳。

**中风闭症案（内科）　陈作仁（住南昌中大街四川会馆）**

【病者】廖大新，年五十二岁，九江人，居乡。

【病名】中风闭症。

【原因】其人火体身壮，春感外风，引动内风，风火相煽而发病。

【症候】初起头痛身热，自汗恶风，继即猝然昏倒，口眼喎斜，痰涌气粗，人事不知。

【诊断】左关脉浮弦数，右沉弦数，

重按来去有力，显系风火相煽，挟痰涎上壅清窍，陡变昏厥闭症，此即《内经》所谓血之与气并走于上，则为大厥也。其气复返则生，不返则内闭而外脱矣。

【疗法】先以熄风开痰，通其窍闭为首要。急用羚角、钩藤以熄风，至宝丹合厥症返魂丹以通窍，竹沥、姜汁以开痰。俟神苏后，仿缪仲淳法，再进桑叶、菊花、蒺藜、花粉，清热定风为君，石决明、蛤壳、栝蒌、川贝，降气豁痰为臣，佐竹沥以通络除痰，鲜石菖蒲汁以通气清窍。必须风静痰除，仿许学士珍珠母丸法，以珠母、龙齿，潜阳镇肝为君，枣、柏、茯神，清养摄纳为臣，佐以西参、地、芍，为滋养阴虚者设法，使以石斛、鸡金，为增液健胃以善后。

【处方】羚角片钱半，先煎　双钩藤六钱　淡竹沥两大瓢　生姜汁四小匙。和匀同冲

至宝丹一颗，厥症返魂丹二颗，研细，药汤调下。

【次方】冬桑叶二钱　滁菊花二钱　白蒺藜钱半　天花粉三钱　石决明一两　海蛤壳四钱。同打　栝蒌仁四钱，杵　川贝母三钱，去心　淡竹沥两大瓢　鲜石菖蒲汁一小匙。和匀同冲

【三方】珍珠母一两　青龙齿三钱，同打　炒枣仁钱半　柏子仁三钱　辰茯神三钱　西洋参钱半　细生地三钱　生白芍三钱　鲜石斛三钱　生鸡金二钱，打

【效果】初方连进三剂头煎，大吐痰涎，神识清醒。续进次方三剂，已无痰热上涌，口眼㖞斜亦除。连进三方四剂，胃动纳食，人能行动而痊矣。

廉按：中风之为病，有触外风引动内风者，亦有不挟外风而内风自动者。此案虽由邪风外袭，而实则阴虚火亢，内风易动，故一触即发。亦当从内风主治，急急熄风宣窍，顺气开痰，为第一要法。所列

三方，虚实兼到，层次井然，凌躐①急功者，可取法焉。

### 中风闭症案（内科）　高糺云（住赣州生佛坛前）

【病者】潘世杰，年四十九岁，商界，山东人。

【病名】中风闭症。

【原因】元气素弱，久患痰火郁积，适中外风，引动内风而猝发。

【症候】猝然昏倒，舌强不言，喉中痰塞，嚔嚔有声，四肢微瘛，不省人事。

【诊断】脉浮滑数，右寸尤甚，舌苔黄滑，此《内经》所谓风癔也。由内风挟痰闭塞清窍，故猝倒。足太阳脉贯舌本，散舌下，足少阴脉循喉咙，挟舌本，风邪猝中，而其脉不至舌本，故舌强不言，幸身软不直，尚可救疗。

【疗法】先用周少川牛黄清心丸，以二参竹沥汤送下，使清窍开而神气自爽，客邪去而脉自至舌本，口自能言。继用外台竹沥饮搜剔络痰，以清熄内风。

【处方】苏扎参二钱　西洋参钱半　生姜汁四滴　清童便一杯。和匀同冲　淡竹沥一两，同冲

调下牛黄清心丸两颗。

【接方】淡竹沥两大瓢　甜水梨汁两大瓢　生葛汁一瓢　生姜汁四滴

和匀，重汤炖温服。

【效果】一剂神识醒，去牛黄丸，再服二剂，各症减。三剂言语清亮。终用竹沥饮，善其后而愈。

廉按：此治虚火冲逆，热痰壅塞，猝致昏仆之方法。故同一昏愦颠仆，而病因不同，则用药当然各异也。《资生经》云：凡中风由心腹中多大热而作，所谓猝中外风者，特其激动内风之引线耳。前哲

---

① 躐（liè 猎）：超越。

缪仲淳、顾松园、叶香岩、王孟英辈，多用熄风清热，顺风开痰而效者，良有以焉。

## 中风闭症案（内科）　高糺云（住赣州生佛坛前）

【病者】严文元，年五十岁，商界，住南京。

【病名】中风闭症。

【原因】素因气虚多痰，适感冷风而猝发。

【症候】卒然痰涎壅塞，牙关紧闭，两手握固，屈而不伸，四肢厥冷。

【诊断】六脉沉弦而紧，舌苔滑白淡黑。脉症合参，确为中风挟寒，寒痰壅塞气机之闭症。

【疗法】先用冰片、麝香开窍宣气，皂角、附片温通开痰，以四味研末吹鼻，先通其闭。继宗薛氏用三生饮加参汁通阳益气，再入戈制半夏以驱痰涎。

【处方】吹药：麝香五厘，皂角四分，冰片七分，附片五分，研末吹鼻。

汤方：生南星一钱　生川乌一钱　苏扎参五钱，煎汁冲服　生附片一钱　鲜生姜三钱　广木香五分　戈制半夏五分

【效果】吹药一次即嚏，四肢随温，牙关得松。旋进汤药，一剂知，五剂已。后以广东参茸卫生丸调补而痊。

廉按：薛院判人参三生饮，施于中风挟寒，寒痰壅闭之危症，确系急救良法。若误用于积热酿痰，肝风冲逆，以致壅塞气道者，则反速其毙。故医者不必拘于西北多真中，东南多类中，及真中属实，类中属虚等说，以横于胸中。总须随症辨其虚实，析其寒热，而施治法也。

## 中风脱症案（内科）　梁右斋（住玉山湖塘沿）

【病者】姚家瑞妻徐氏，住驲①门前同裕纸坊。

【病名】中风脱症。

【原因】产后血虚，误于前医不问病之虚实，遽以产后普通方芎归汤，加疏风发散药治而剧。

【症候】产经十句钟，孩提包衣方全下，恶露过于常胎。头晕呕吐，憎寒壮热，舌苔粗腻，面色秒垢，头不能举，汗出不止。医投以芎归汤加发散一剂。未完，汗出如雨，大气欲脱，神识时愦。

【诊断】六脉浮大鼓指，重按空而无力，确系阴血骤虚，内风暗动，孤阳上越之危候。

【疗法】遵仲景桂枝加龙骨牡蛎汤增损。

【处方】川桂枝一钱　杭白芍五钱　炙甘草钱半　左牡蛎五钱，生打　龙骨三钱，生打　西潞党钱半　黑附片六分　明天麻钱半　红枣肉六枚　生姜二片

【二诊】二剂汗收热除。第三天买药，遇其同姓药店官，谓其生产未过三天，这医生方内都不用当归、川芎以去瘀血也，诚属怪医。如果纯粹服此补涩药，恐怕将来汝妻要被这药补到瘀血，就要肚胀而死。遂于方内加当归、川芎各钱半。煎服一头煎，霎时间前症完全复作，夜半又来特招。询问始知其故。噫，医药岂可儿戏乎。

【二方】前方加酸枣仁三钱，日进两剂。

【效果】半月后诸症悉除，进以血属补品廿天，躯干精神始完满。

廉按：中风脱症，十中难痊一二，况在产后，尤为迫不及救。乃用仲景桂枝加龙牡增损，调营和卫，回阳固脱，投之辄应，尚属侥幸成功，不得谓此方概可救中风脱症也。惟药肆中人，但知普通常法，

---

① 驲（rì日）：驿站。

不知特别变法，遽尔背加药品，此种恶风，医药界当开公会共同取谛，以免贻误病家。

### 中风偏枯案（内科）　高紃云（住赣州生佛坛前）

【病者】唐罗氏，年四十五岁，住安庆。

【病名】中风偏枯。

【原因】体质素弱，虚风时动，适劳倦受风而发。

【症候】猝然昏愦，醒后左半身不遂，皮肤不仁，筋骨酸痛。

【诊断】脉搏虚弱，左部尤甚。正如经云：虚邪客于身半，皆由气血偏虚。真气去，邪气独留着于所虚之半边，阻隔脉道，以致偏枯不仁。

【疗法】用八珍汤扶助气血，加虎骨、竹沥、钩藤、姜汁、天麻、桑寄生，镇其虚风，消其络痰。

【处方】西潞党二钱　漂於术钱半　云茯苓三钱　炙甘草一钱　当归二钱　酒白芍三钱　直熟地四钱　川芎一钱　淡竹沥两瓢,冲　钩藤钱半　生姜汁四滴,冲　明天麻二钱　桑寄生三钱　炙虎骨钱半

【效果】每日服一剂，至四十余剂，病始告痊。

廉按：《内经》谓虚邪之风，与其身形两虚相得，乃客其形。是确指虚人而后中于虚风也，然犹系因虚受风。故经又有真气去，邪气独留，发为偏枯之说。偏枯难疗，二语尽之。此案既属偏枯，八珍汤加味确系对症之良方。四十余剂而痊，洵不诬也。

### 中风偏枯案（内科）　曾月根（住五华周潭）

【病者】缪吉菴，年七十七岁，堪舆，住广东五华周潭。

【病名】中风偏枯。

【原因】素有哮喘，又兼老迈，元气亏损，风邪直中血脉。

【症候】半身不遂，右手足不能举动，麻木不仁，略吐痰涎。

【诊断】六脉俱缓，左关尤甚，缓非和缓，乃是怠缓。左关属肝，肝藏血，肝血少，脉无所养而缓。

【疗法】当用木瓜、萆薢除湿痹，天麻、防风驱风邪，僵蚕因风而僵反能治风，续断能续而又能补，五灵脂逐风湿之疼，威灵仙行络中之气，虎骨去胫骨之风，乌药疏逆上之气。又恐风邪凝着难散，故用黄芪、当归、白芍之补而有力者以行之，血行风自灭也。松节、牛膝领诸药上出下行，俾其左宜左有，各不相悖，大意以去风湿之实，而补正气之虚也。

【处方】宣木瓜五两　川草薢一两　白僵蚕一两　松节一两　黄芪一两　炒白芍一两　全当归一两　威灵仙一两　虎胫骨一两　乌药一两　淮牛膝一两　防风一两　天麻一两　续断一两　五灵脂一两

上十五味，用老酒浸一宿，取起蒸熟，晒干研末。仍用前浸之酒，调服五钱，渐加至一两。

【效果】连服一旬，手足已见微效，二旬手能举动，三旬足能步履，终用归芍六君子丸，气血双补，兼去宿痰而复元。

廉按：活络驱风，益气化湿，参以壮筋健骨，立方虚实兼到，配合颇费心机。虽然，神经之功用已失，肌体之偏废已成，痼疾难瘳，调复岂易。此等方法，亦有效有不效也。

### 中风半身不遂案（内科）　熊鼎成（住清江樟树镇洋湖圩）

【病者】杨生厚，年六十七岁，商人，住清江。

【病名】中风半身不遂。

【原因】素性嗜酒，晚年血气衰弱，

猝感外邪而发。

【症候】未病前二日，肝火已动，夜间神烦少寐。病发之日，午膳甫完，忽觉身体不支，猝然倒地。扶至床榻，左半身手足俱觉不仁，口眼㖞斜，肢节三日不能移动，动则痛楚不堪。每日仅食粥一杯，不饿亦不便。

【诊断】脉浮数而濡，左手微弦。脉症合参，病因嗜酒生湿，湿生热，热生风，风自内动，一触即发。今半身虽不仁，而神识清爽，外无寒热，先天素强，疗治尚早，加意调理，可望复原。久则血脉偏枯为难治。

【疗法】外以鳝鱼血涂口眼㖞斜处，牵之使正。内服汤剂，以熄风逐湿，活络清肝为主。手足活动后，改汤为膏，调理自痊。

【处方】羚羊角一钱，另煎，贫寒无力者不用亦可　滁菊花二钱　明天麻二钱　双钩藤四钱　杜苍术钱半　川黄柏三钱　五加皮四钱　当归尾二钱　川牛膝三钱　石南藤二钱　白颈蚯蚓二钱　炙甘草一钱　嫩桑枝五钱为引

如便秘者，酌加大黄、蕲蛇、蚯蚓研末，淡酒冲服一钱更妙。

【效果】服药二剂，口眼㖞斜处即正。四五剂后，手足渐能活动。半月后，以原方十剂，熬成药膏，加黑驴皮胶、龟胶各二两，每日开水冲服五六钱，月余调理而安。药膏内酌加冰糖则易服。

廉按：东南中风之病，此因最多。丹溪所言，正是阅历之谈。此案断语援引惬合，方亦切中病情。

**风温案（内科）　张锡纯（住盐山西门内）**

【病者】赵印龙，年近三旬，业农，住盐山城北许孝子庄。

【病名】风温。

【原因】孟秋下旬，农成忙甚，因劳力出汗甚多，复在树阴乘凉过度，遂得风温病。

【症候】胃热气逆，服药多呕吐。因此屡次延医，服药旬余无效。及愚诊视，见其周身壮热，心中亦甚觉热，舌苔黄厚，五六日间，饮食分毫不进，大便数日未行。问何不少进饮食，自言有时亦思饮食，然一切食物闻之，皆臭恶异常，强食之即呕吐，所以不能食也。

【诊断】其脉弦长有力，右部微有洪象，知其阳明府热已实，又挟冲气上冲，所以不能进食，服药亦多呕吐也。

【疗法】欲治此证，当以清胃之药为主，而以降冲之药辅之。则冲气不上冲，胃气亦必随之下降，而呕吐能止，即可以受药进食矣。

【处方】生石膏三两，细末　代赭石一两，细末　知母八钱　潞党参四钱　粳米三钱　甘草二钱

煎汤一大碗，分三次温服下。

此方乃白虎加人参汤，又加赭石也。为其胃府热实，故用白虎汤，为其呕吐已久，故加人参，为其冲胃上逆，故又加赭石。

【效果】服药尽一剂，呕吐即止。次日减去赭石，又服一剂，大便通下，热退强半。至第三日减去石膏一两，加元参六钱，服一剂，脉静身凉。而仍分毫不能饮食，憎其臭味如前。愚晓其家人曰："此病已愈，无须用药。所以仍不饮食者，其胃气不开也。夫开胃之物，莫如莱菔，可用鲜莱菔切丝，香油炒半熟，加以葱酱煮汤勿过熟，少调以绿豆粉，俾服之。"至作熟时，病人仍不肯服，迫令尝少许，始知香美，须臾服尽两碗，从此饮食复常。

廉按：热盛冲逆，用白虎汤加赭石，清热镇冲，方极稳健，惟潞党参宜易西洋

参。孟英谓西参与古时人参味苦微寒者相同，故案中人参白虎汤，每用洋参，良有以也。

### 风温案（内科）　过允文（住宜兴徐舍）

【病者】朱熙臣令郎，年十五岁，住宜兴竹巷。

【病名】风温。

【原因】感受温风，首先犯肺，早服滋养，邪热留恋。

【症候】咽喉肿痛发热，咳嗽音哑不扬，痰黏胸痞。

【诊断】脉右浮数，舌边尖红，苔白薄滑，症属风热伤肺，治宜辛平宣透。而乃误投滋腻，致邪胶固，久延恐成肺痿。

【疗法】达邪宣肺，清肃气机。故以牛蒡、蒌皮为君，佐以沙参、杷叶、杏、桔等品，以冀热退咳爽。

【处方】牛蒡子二钱　苦桔梗一钱　栝蒌皮三钱　北沙参三钱　光杏仁三钱　冬桑叶钱半　鲜竹茹三钱　枇杷叶五片，去毛

先用生萝卜四两，鲜青果两枚，煎汤代水。服三剂，热虽退，咳不止。

【又方】京川贝三钱　款冬花钱半　浙茯苓三钱　前胡二钱　冬瓜子三钱　栝蒌皮二钱　光杏仁三钱　枇杷叶三片，去毛　北沙参二钱

【效果】五剂咳止而痊。

廉按：药用轻清，方效叶案，此风湿轻症之治法。

### 风温暴泄案（内科）　钱苏斋（住苏州谢衙前）

【病者】华镜文室，年三十岁，住苏城皮市街。

【病名】风温暴泄。

【原因】产后弥月，新感风温，发热咳嗽，第三日经邻医徐某投桂枝汤，乃作暴泄，症势大剧。

【症候】泄泻，一昼夜十余次，津涸神昏，气促痰鸣，舌苔焦黄干燥，齿板面黵，目闭多眵，身灼热，渴饮无度。

【诊断】脉弦而駃，症本风温犯肺。不与清解，反投辛温，肺热下移于大肠，乃作暴泄，《内经》所谓暴注下迫，皆属于热也。况产后营液先伤，利多又足亡阴，当此一身津液倾泻无余，非甘寒急救其津液，不足以挽兹危局。若误认为脾病，与以温燥升补之药，必阴下竭而阳上厥矣。

【疗法】欲存阴必先止下利，欲止泻必先清肺热。因以白虎汤为君，专救肺热，佐以甘凉诸品，以救津液。不得谓泄泻之症，忌进寒凉也。

【处方】鲜霍斛二两　鲜沙参三钱　川贝母三钱　生甘草一钱　生石膏二两　鲜生地二两　鲜竹叶三钱　鲜芦根二两　肥知母三钱　麦冬肉三钱　竺黄片三钱

【又方】塘栖青皮甘蔗，榨清汁一大碗，频频服之。

【效果】用大剂甘寒，服竟日，而泻止津回，热解身凉，竟以大愈。后加西洋参、扁豆衣等，两日即痊。

廉按：风温误投桂枝汤，在上者，轻则失音，重则咳血；在下者，轻则泄泻，重则痉厥。此由鞠通之作俑[1]也，为其所欺以误人者，数见不鲜。今用大剂甘寒以救误，竟得大愈，全在医者之处方对症，用量适当耳，然而倖矣。

### 风温火逆案（内科）　荣锡九（住永川五间铺太平砦）

【病者】荣锡九，年四十八岁，时住川东永邑五间铺观音桥李宅内。

【病名】风温火逆。

---

[1]　作俑：言开不良先例。俑，用于殉葬的偶像。语出《孟子·梁惠王上》。

【原因】是年三月，春行夏令，温度太高，继以因公赴县，往来受热，故致此病。

【症候】四月一日回家，沉睡昏迷，不省人事。延族兄诊视，以锡九素病吐血，身体极弱，误认为阴寒，进以补中汤。身灼如火，是由火逆，病势一变。幸次日发衄，衄后稍苏。

【诊断】自诊脉浮数擘指。浮为风，数为热，身灼热，焦痛干燥，此风温症也。

【疗法】拟用银翘散加减。风温身灼，焦燥如火熏，非汗不解，焦燥阴伤，汗之反逆，只得养阴，听其自解。

【处方】蜜银花三钱　青连翘三钱　大力子三钱　苦桔梗二钱　薄荷三钱　淡竹叶三钱　生白芍三钱　生甘草八分

【效果】此方稳服一星期，胸腋头面稍得汗解，得汗处肌肉便活，以外焦灼如前。将前方去大力，加真川柴胡三钱，以为输转。又一星期，腰以上得汗，以下无汗。再一星期，汗至足胫，两足无汗，焦痛不敢履地。直服到四星期，全身皆得汗解，安好无恙矣。此症原误服补中汤，故缠绵不愈有如此久。然犹幸衄后人苏，颇能自主，不然病久不解，未有不东扯西挪，寒热杂投者，其为病不知胡底矣。

廉按：病本热厥，妄投补中，岂作中热气脱治耶？不然，何所见而率用提补耶？幸而命不该绝，鼻衄人苏，经治而愈，然亦险而幸矣。

**风温喘促案（儿科）　张锡纯（住盐山西门内时寓天津）**

【病者】郝姓幼子，年五岁，住天津小南关柴市旁。

【病名】风温喘促。

【原因】季春下旬，感冒风温，医治失宜，七八日间，喘逆大作。

【症候】面红身热，喘息极促，痰声漉漉，目似不瞬，危至极点。

【诊断】脉象浮滑，重按有力，启口视其舌苔，色白而润，问其二便，言大便两日未行，小便微黄，然甚通利，且视其身体胖壮，阴分犹足，知犹可治。

【疗法】欲治此症，当用《伤寒论》小青龙汤，然须重加凉药以辅之。

【处方】麻黄一钱　桂枝尖一钱　五味子一钱　清半夏二钱　川贝母二钱，去心　光杏仁二钱　生白芍三钱　干姜六分　细辛六分　生石膏一两，研细

煎汤一大茶钟，分两次温服下。

【说明】此方即小青龙汤加贝母、生石膏。《金匮》治肺胀作喘，原有小青龙加石膏汤，然所加石膏之分量甚少。今所以重用生石膏至一两者，为其面红身热，脉象有力，若不重用石膏，则麻桂姜辛之热即不能用矣。又《伤寒论》小青龙汤加减之例，喘者去麻黄加杏仁。今加杏仁而不去麻黄者，因重用生石膏，麻黄即可不去也。

【效果】将药服尽一剂，喘愈强半，痰犹壅盛，肌肤犹灼热，大便犹未通下。遂用生石膏、蒌仁各二两，代赭石一两，煎汤两茶钟，徐徐温服之。痰少便通而愈。

廉按：风温犯肺，肺胀喘促，小儿尤多，病最危险，儿科专家往往称马脾风者此也。此案断定为外寒束内热，仿《金匮》小青龙加石膏汤，再加川贝开豁清泄，接方用大剂二石、蒌仁等，清镇滑降而瘥。先开后降，步骤井然。惟五岁小儿，能受如此重量，可见北方风气刚强，体质苗实，不比南人之体质柔弱也。正惟能受重剂，故能奏速功。

### 风温时毒案（内科） 过允文（住宜兴徐舍）

【病者】周恒和妇，年五十二岁，住徐舍市。

【病名】风温时毒。

【原因】吸受风温，误服辛热。

【症候】头面赤肿，壮热便闭，谵语昏狂，口大渴，舌鲜红，溲赤而短。

【诊断】两脉洪数有力，已成阳明热盛之候。

【疗法】先用釜底抽薪法，后用清凉品以消热毒。

【处方】生川军五钱 元明粉三钱 生甘草一钱 济银花五钱 小枳实三钱 天花粉五钱 青连翘三钱 元参五钱

【次诊】服一剂，下大便二次，色黑而坚，后少溏薄，尚有昏谵。

【次方】生川军一钱 白池菊二钱 大青叶三钱 济银花五钱 冬桑叶二钱 天花粉五钱 生粉草一钱 活水芦根一两 生绿豆一两,煎汤代水 羌活八分 紫雪丹五分,开水先下

【三诊】服一剂热减，再剂肿全消。惟津亏热不退，不能眠，甘寒复苦寒法。

【三方】天麦冬各三钱 鲜生地五钱 小川连五分 鲜石斛三钱 济银花五钱 鲜竹叶三十片 大元参三钱 汉木通八分 生绿豆一两 丝瓜络三钱 辰砂染灯芯三十支

【效果】一剂热清得眠，三剂全愈。

廉按：识既老当，方亦清健，是得力于河间一派者。

### 风温发痉案（儿科） 陈作仁（住南昌中大街四川会馆）

【病者】刘小孩，年甫二岁，南昌人，住城内。

【病名】风温发痉。

【原因】时值春令阳升，适被温风袭肺，外风引动内风，遂发痉而状如惊痫。

【症候】初起热咳微喘，涕泪交流，显系风疹现象。前医妄投辛温风药，以致风助火势，陡变哭无涕泪，皮里隐隐见点，手足抽搐，目睛直视，角弓反张。

【诊断】面赤兼青，指纹沉紫。此由疹毒内郁，热盛生风，仲景所谓状如惊痫，时时瘛疭是也。故世俗通称急惊，其实似惊而非真惊耳，然亦险矣。

【疗法】急急救济，议以重剂清解法。重用银花、连翘，以清热解毒为君；以芥穗、薄荷、浮萍、桔梗，透疹宣表为臣；佐以桑、菊、钩藤，熄风镇痉；贝母、竹黄，利窍豁痰；使以甘草和诸药，解疹毒也。

【处方】净银花三钱 青连翘二钱 苦桔梗七分 川贝母一钱 荆芥穗一钱 紫背浮萍钱半 苏薄荷七分 冬桑叶一钱 双钩藤钱半 滁菊花钱半 天竹黄半钱 生甘草五分

【次诊】前方连进二剂，痉瘛已平，遍身已现红点。险象既除，谅无意外之虞。前方减去芥穗、钩藤，加杭白芍钱半，广陈皮八分，接进二剂。外用西河柳芽、鲜芫荽，共煎水，洗前后心、手足心，日洗二次。

【三诊】遍体疹点满布，烧热渐退，惟咳嗽口干，大便未通，此系热邪伤阴所致，再当养阴清肺，以为善后调理。

【三方】元参心二钱 杭麦冬二钱,去心 鲜石斛二钱 川贝母钱半 白芍钱半 广陈皮五分 北沙参二钱 生甘草三分

【效果】连进三剂，各证全愈。

廉按：风温发痉，多由于外风引动内风。风动发痉，状如惊痫，病势之常也。奈专科一见此症，每称急惊，则用挑法。因此偾事者，目见甚多。此案认为疹毒内郁，热盛生风，诊断颇有见地，用药层次井然，后学深可为法。

### 风温伏邪案（内科）　许翔霄（住无锡浒泗桥）

【病者】徐锡甫，年甫弱冠，纱厂机匠，住锡城。

【病名】风温伏邪。

【原因】冬稍受寒，伏而不发，至春感风，触动伏气而发病。

【症候】身热懊恼，咳嗽咽痛，微寒便泄，鼻衄耳聋，吐痰黄稠。

【诊断】脉形数大，重按带弦，舌红苔黄，断为肺胃痰热。盖气热则痰为火灼，色变黄稠，气燥则清窍不利，两耳失聪。咽通于胃，喉通于肺，今肺胃为风热渊薮，自然咽喉作痛。大肠与胃相联续，与肺相表里，热甚则下移于肠而便泄。兼证虽繁，仍不越乎风温之本因。

【疗法】清痰热以保肺，存津液以养胃。

【处方】泡射干六分　苦桔梗一钱　淡片芩钱半　黑山栀三钱　前胡一钱　青连翘三钱　细木通五分　六一散三钱，包煎

鲜石斛五钱，竹叶三十五片，白茅根一两去心，此三味煎汤代水。

【效果】服二剂后，咳爽痰活，热减泄止。后以清肺汤收功。

廉按：风温之为病，其因有二，一为新感，一为伏气。此症属太阴伏热，感风而发，故用肃肺养胃以奏效，继用清肺汤以收功，尚属伏气风温之轻症治法。

### 风温兼伏气化热案（内科）　张锡纯（住盐山西门内时寓天津）

【病者】前陕西督军陈百生将军，年四十六岁，寓天津英界广东路。

【病名】风温兼伏气化热。

【原因】因有事乘京奉车北上，时当仲夏，归途受风，致成温热病。

【症候】其得病之翌日，即延为诊视。起居如常，惟觉咽喉之间有热上冲，咳嗽吐痰，音微哑，周身似拘束酸软。

【诊断】脉象浮而微滑，右关重按甚实，舌苔白色，知此证虽感风成温，而其热气之上冲咽喉，实有伏气化热内动也。

【疗法】病在初起，热虽不剧，而伏气之发动，必继有大热在后，宜少用表药解肌，重用凉药清里，石膏在所必需也。然富贵之人，其身体倍自郑重，当此病之初起，而遽投以石膏重剂，彼将疑而不肯服矣，斯不得不先为开清解之剂也。

【处方】薄荷叶三钱　连翘三钱　蝉退二钱　知母六钱　元参六钱　天花粉六钱　生甘草二钱

煎汤服。

【效果】翌日复诊，言服药后，周身得微汗，而表里反大热，咳嗽音哑益甚。言之似甚恐惧。诊其脉洪大而实，左右皆然。愚曰：将军欲速愈乎？能听我用药，甚非难事。但重用生石膏四两，加粳米三钱，煎汤四茶钟，分四次徐徐温饮下，尽剂必愈。此事我能保险也。陈督闻之，欣然听从。遂命人向药房购整块生石膏（药房预轧细者恐混有煅石膏）一斤，自轧细，秤准四两，加粳米三钱，煮至米熟，取清汤四钟，先温服一钟，后两点钟服一次，果尽剂而愈。

廉按：温风为新感，叶天士所谓温邪上受，首先犯肺是也。伏气化热为伏热，张路玉所谓凡病伤寒而成温，发于夏至以后者，为热病是也。方用表里双解，周身得微汗，而诸症反益甚者，胃家燥热上蒸故也。故用重量生石膏，清燥解热。妙在将石膏同粳米煎汤乘热饮之，俾石膏寒凉之性，随热汤发散之力化为汗液，尽达于外，所以人欲发汗者，饮热茶不如饮热稀粥也。然必尽一斤而始愈，可见石膏为凉药中极纯良之品矣。

**风温夹食案（内科）　钱苏斋（住苏州谢衙前）**

【病者】吴吉人，年四十九岁，住苏城赛儿巷。

【病名】风温夹食。

【病因】素体瘦弱，食积易停，温邪由口鼻吸入肺胃，与痰滞胶结而发。

【症候】初起表热，一日即解。能食不大便，痰嗽气逆。病届五日，曾陡作胀闷，喘急欲绝，旋即平复。迄十一日晨，始行大便一次，登厕方毕，腹中疼①不止，冷汗如雨，气促脉微，昏谵痰嘶，面色晦黯，呼号欲绝。自晨迄晚，连易五医，俱言不治，或仅书生脉散方以固其正。余审其龈腭间有糜腐，与之语，神识尚清，中气未夺，按其腹并不拒，但言绕脐剧痛，矢气臭秽而极多，量其热度，止九十八度。

【诊断】脉甚细弱，而舌苔焦黄，垢腻厚浊，此温邪与痰滞交结，阻塞肠胃间，欲下而不得下，故有此剧烈之腹痛也。冷汗频流，此痛汗，非脱汗也。脉虽微细，身虽无热，其人阳气素弱，邪亦不甚，但积滞太多，非一下所能愈者。兹当舍脉从证，先与急下之剂。不可误认为正虚欲脱之症，致犯实实之戒，反致不救也。

【疗法】下法宜用汤。汤之言荡也。惟痰热宿滞，皆胶黏之物，淤积既久而又多，非一下即能荡涤无余者。观其满口糜腐，矢气迭转，胃将败而生机未绝，攻下之中又宜相度缓急，分数次以行之。

【处方】礞石滚痰丸七钱，包煎　焦六曲三钱　莱菔子三钱　广橘红一钱　海蛤粉四钱　陈胆星一钱　制半夏三钱　炒枳壳一钱　瓜蒌实六钱　光杏仁三钱　山楂炭三钱　芒硝一钱，冲

【又方】川连七分　楂炭三钱　枳实钱半　制半夏三钱　白杏仁三钱　乌药钱半　苏梗钱半　六曲三钱　槟榔钱半　全瓜蒌七钱　川郁金钱半　大腹绒钱半

【三方】枳实导滞丸七钱，包煎　广橘红一钱　制半夏三钱　莱菔子三钱　白杏仁三钱　苏子三钱　瓜蒌实五钱

【效果】服第一方，下宿垢甚多，腹痛缓，自觉未畅，矢气尚多。与第二方，又解一次，痛止痰平，但自言腹中宿垢尚多。再服第三方，又畅下宿垢甚多，糜腐去而舌苔脱去大半，下露淡红新肉。乃用石斛等养胃法，调理旬余而瘥。

廉按：风温夹食，食积化火酿痰，数见不鲜。此案诊断既明，方亦稳健可法。

**风温夹食案（内科）　胡剑华（住景德镇毕家衖）**

【病者】汪瑞庭，年三十八岁，大生米厂机师，住景德镇。

【病名】风温夹食。

【原因】夏历八月，酷热异常，初受风热而不觉。于八月十七日傍晚赴筵，嗜酒狂饮，多食油腻，夜深回家，觉渴甚，食生莱菔一枚。迨东方将白之时，自觉右胁疼痛，发热恶风矣。

【症候】头痛身热，自汗恶风，怕寒胁痛，先在右胁，继移左胁，背亦隐痛，渴嗜冷饮，咳剧心烦，痰浓而黏。

【诊断】脉数而尺肤热，舌中间靠右边一条黄腻而润，合参脉症，断为太阴风温而兼食滞。此《内经·刺热篇》所云：肺热病者，先淅然厥，起毫毛，恶风寒，舌上黄，身热，热争则喘咳，痛走胸膺背，不得太息，头痛不堪，汗出恶寒也。

【疗法】凡太阴风温，先宜轻宣清解，故用连翘、片芩、蝉蜕、豆豉为君；因其肺有热痰，复投栀子、牛蒡、杏仁，

---

① 疗（jiǎo 角）痛：腹中急痛。

清肺行痰为臣；兼有积滞，故用蔻仁、厚朴、陈皮、莱菔子，宽中行滞为佐；又有胁痛彻背，故以芍、甘、延胡，和血止痛为使。

【处方】净连翘钱半　淡豆豉二钱　牛蒡子二钱，炒　莱菔子八分，炒　甘草三分　淡黄芩钱半　焦栀子一钱　苦杏仁二钱　川厚朴八分　陈皮一钱　延胡索二钱　净蝉蜕一钱　白蔻仁六分，冲　生白芍四钱

【复方】净连翘钱半　苦桔梗一钱　焦栀子一钱　淡黄芩钱半　川贝二钱　苦杏仁三钱　白茅根五钱　生甘草三分　牛蒡子二钱，炒　银花二钱　栝蒌仁四钱，杵　蝉蜕壳七分　淡竹沥两瓢，冲

【效果】服初诊方四剂后，诸症皆减。惟咯痰甚难，非三四声不能吐出，其痰甚浓，色白带黄，每逢咳时，牵动左胁作痛。接复诊方三剂全愈。

廉按：清解消导，自是正治，方亦从叶法脱化。诊断引经证医，足见学有根柢。

### 风温夹湿案（内科）　郑沛江（住湖州潘公桥）

【病者】徐寡妇，年二十余岁，业农，住南通通兴镇西。

【病名】风温挟湿。

【原因】夫病瘵死，抑郁为怀，是其夙因。冬伤于寒，是其伏因。辛勤田野，加冒风雨，新感风湿，是其诱因。

【症候】初起体热，咳嗽胸闷，身痛头疼，便泻，口渴不甚引饮。早经前医，历投凉解疏化等剂。嗣黄安仁先生介绍予诊，病已月余，神倦瞀瘈，口燥咽干，大便不行，溲赤而涩，月汛二期不至，奄奄待毙。

【诊断】脉微欲绝，舌绛苔少。予断为真阴已亏，故脉微神倦。肝脉上巅，肝热，故头痛不减。舌绛者，胃阴将亡也；

苔少者，胃气犹存也。咽干口燥者，伏寒化火，阴虚火旺也。眼目昏花、暗中见鬼谓之瞀，肝筋被灼，筋不得伸谓之瘈。火炽于上则瞀（目乃火之户），风淫于筋则瘈（肝主筋）。经云：诸热瞀瘈，皆属于火。又曰：诸风掉眩，皆属于肝。详审病机，其为水亏木旺也无疑。至于大便不行，天癸逾期，又是血虚液涸之证；小便赤涩，乃肝旺而失疏泄之职。幸而胃动知饥，客邪已去十分之八九，此则尚有生机也。

【疗法】治以大队浓浊之阿胶、龟胶、鳖甲、生地，填阴补隙，壮水制火为君；臣以平肝之白芍、牡蛎；佐以杏仁、麻仁通幽泄火，五味敛阴；使以甘草，调养胃阴。犹恐不足，令药前吞生鸡卵一枚。

【处方】生白芍三钱　陈阿胶钱半，烊冲　龟胶钱半，烊冲　大生地三钱　炒麻仁三钱　五味子一钱　生牡蛎三钱　粉甘草二钱　连心麦冬三钱　炙鳖甲四钱　甜杏仁三钱，去皮，杵

【效果】两剂而脉起，瘈止神清，苔生，便溺畅利，饮食稍进。惟四肢无力，不能起床。渐次调补，逾两月而汛至，体健而愈。

廉按：辨证详明，处方精切，从吴氏三甲复脉汤加减，潜镇摄纳，为治内虚暗风之正法，是得力于《温病条辨》者。

### 风热案（内科）　梁右斋（住玉山湖塘沿）

【病者】刘源生之母陈氏，年五十一岁，住驲门前益大酒坊内。

【病名】风热。

【原因】风热客于会厌，咽痛音哑。医以养阴清肺，咽痛愈而胸闷，畏寒而恶食。易医以温表主之，遂变发热肢痛。又易医以桂、麻、姜、辛投之，又变淋漓，

气馁头晕。医又谓病变冬温,投以达原饮,遂变气促郑声(喊叫乱言为谵语,声细语重为郑声),耳鸣舌燥,诸医束手,告以不治。

【症候】汗流如雨,面若涂朱,举动气促,神昏耳鸣,交睫郑声,舌燥无津。

【诊断】脉微而数,按之有神,根气尚在,尤可挽回于末路。

【疗法】清淡平补,以生津养神为主。

【处方】西洋参八分　辰茯神三钱　夜交藤三钱　鲜石斛四钱　白芍三钱　柏子仁二钱　女贞子钱半　生甘草八分　乌芝麻五钱,炒

服五剂。

【复诊】汗收气平,神宁卧静,面红退,舌津生。以前方加鳖甲、龟板各四钱,野台参五分,熟地四钱,服三十余剂。

【效果】调养月余,身体方能复原。

廉按:杂药乱投,病随药变。幸其人根气尚坚,犹可挽回于末路,然亦徼幸之至矣。故病家择医,不可不慎之于始也。

**三阳风热症案(内科)　陈务斋(住梧州四方井街)**

【病者】吴兴,年三十岁左右,广西藤县,住梧州旅司令部,体壮,军政界。

【病名】三阳风热症。

【原因】接任旅长,躬亲督办,公务过繁,劳心太甚,昼夜不能安眠,心神焦躁,火热渐升。诱因出巡剿匪,适天气乍寒乍热,感受风邪。素因性直而刚,历任县宰,过于疲劳,往往肝气郁怒,久郁而火暴发。

【症候】起则头目疼痛,肢体困倦,肢表麻木挛急,骨节疼痛,寒热往来,目赤唇焦,渴饮呕逆,呻吟不息。继则全体大热,昼夜不休,鼻干口燥,气逆喘急,口苦耳聋,形容憔黑,谵语昏狂,危殆异常。

【诊断】左则浮洪弦数,右则浮滑数,六脉有力而实。脉症合参,风热症也。奈阅前医之方,以温散治风之药,愈服则风愈生,火愈盛,而病岂不危乎?今所幸者,脉尚未脱,谅能救治。

【疗法】汤剂用疏风羚犀钩藤汤。取莲心、玉竹、羚羊、磨犀,清心肝郁热,柔润熄风为君;钩藤、柴胡、蝉蜕、木瓜,解表和里,舒筋活络为臣;石膏、知母、胆草、粉葛,平阳明胃热,润燥生津为佐;木通、皂角,利水化痰,通关开窍为使。二服则燥热已减,谵语已除,人事醒而不昏,肢表不挛。惟头部仍痛,体中发热。诊脉浮洪已除,只见弦数。又用平阳退热汤,取其清心肝而平君相,疏表和里,清热解肌,生津平胃。连数服,热退体和,头痛已除,渴饮亦止。惟腹满大便燥结,十日不行,诊脉数而有力。又用大承气汤,推荡大肠,去郁热。连三服,得下十余次,腹中不满,略能进食。惟四肢重倦无力,步履困难。又用荣筋逐湿汤,取其活血荣筋,宣通筋络,清热去湿。连数服,则肢不倦,惟元气太弱,语言艰涩,诊脉已弱无力。又用参芪宁神汤,取其补气生津,清心宁神,运脾健胃,滋阴去湿。

【处方】疏风羚犀钩藤汤方

羚羊角钱半　磨犀尖二钱　钩藤勾五钱　生石膏五钱　莲子心五钱　川柴胡一钱　明玉竹三钱　生葛根一钱　川木瓜三钱　蝉蜕钱半　肥知母四钱　牙皂角一钱　龙胆草二钱　汉木通钱半

煎服。

【次方】平阳退热汤方

生石膏五钱　钗石斛三钱　知母四钱　胆草二钱　川草薢三钱　羚羊角一钱　莲子

心四钱　丝瓜络三钱　木通钱半　青蒿三钱

　　煎服。

　　【三方】大承气汤方

　　川厚朴三钱　川枳实四钱　生大黄四钱
元明粉三钱

　　煎服。

　　【四方】荣筋活络汤方

　　川木瓜三钱　桑寄生五钱　威灵仙二钱
川黄柏三钱　生土薏六钱　归身钱半　云茯
苓三钱　丝瓜络三钱　生牛膝三钱　防己二
钱　嫩桑枝六钱

　　煎服。

　　【五方】参芪宁神汤方

　　花旗参三钱　生白芍三钱　破麦冬四钱
淮山药三钱　开莲米四钱　薏苡五钱　酸枣
仁二钱　云茯神四钱　川杜仲二钱　正龟胶
一钱　炙黄芪二钱

　　煎服。

　　【效果】十日燥平渴止，谵语已除，
人事已醒，热退体和。二十日食量大进，
三十日元气已复，精神壮健。

　　廉按：此肝络伏热，因感外风，从阳
明而外溃，故一发即热盛风动，病势剧
烈，非犀羚白虎汤加减，不足以杀其势，
大承气汤不足以芟其根，善后二方，亦有
力量，故能效如桴鼓。惟方中柴、葛，劫
肝阴而伤胃汁，究宜慎用。

　　**风热咳血案（内科）　　韩绪臣（住
镇江薛家巷）**

　　【病者】李镜湖，年三十六岁，学
界，扬州人。

　　【病名】风热咳血。

　　【原因】初因感风，舍肺咳嗽，自以
为操劳过度，妄食滋补，风从热化，肺络
乃伤。

　　【症候】咳声不扬，颧红气促，右胁
隐痛，痰中夹血。

　　【诊断】脉浮而芤，左胜于右。盖肺
居高部，乃一身行气之司令脏也，处气交
之中，最有直接关系，六淫之侵，易于感
触。故伤于风者，上先受之。风舍肺腧则
咳，若能节饮食，慎起居，风散则咳自
已。妄食滋补，助痰遏风，风居肺络，久
而酿热，气道为痰所壅，则咳声不扬，风
热因郁难伸，则痰中夹血。气壮之人，肺
痈因此，气虚之辈，肺痿由来。右胁隐痛
者，乃气痹不宣也。所服之方，罔不从虚
论治，徒然塞气生痰，吾所不取也。

　　【疗法】轻清透达，理气活痰。君以
旋覆、杷叶、桑、菊，清肺络以开肺痹；
佐以橘皮络、川贝、郁金、莱菔子，开其
痰结；丝瓜络、金橘皮、新绛之属，清营
理郁，兼能化瘀。

　　【处方】旋覆花一钱，布包　枇杷叶三
钱，去毛　冬桑叶三钱　杭菊花钱半　橘皮
络各一钱半　川贝母三钱　广郁金钱半　莱
菔子钱半　丝瓜络三钱　金橘皮一钱　新绛
屑一钱

　　【效果】日服一剂，别无加减。约半
月，咳畅痰豁，血止气舒而愈。

　　廉按：清肺通络，顺气豁痰，不专止
血而血自止，为治咳血之巧法，学者宜注
意之。

　　**风热夹痰案（内科）　　梁右斋（住
玉山湖塘沿）**

　　【病者】朱永兴之幼子，二岁，住社
稷坛。

　　【病名】风热夹痰。

　　【原因】客腊①发现痰病，三月有余，
前医屡以搜风化痰，燥热温中，愈服愈
重，奄奄一息。

　　【症候】满面青筋杠起，遍身瘦如鸡
骨，喉间痰声漉漉，气喘汗出，十指黑筋

　　────────────

　　① 客腊：谓去年腊月。腊月，农历十二
月。

杠起，时有寒热，口渴，大便泄青色水粪，溺涩赤短，惟瞳神灵活。

【诊断】纹紫脉数，青筋杠起，大便泻青，此厥阴经风热为病。

【疗法】以辛凉清风，润燥豁痰。

【处方】冬桑叶八分　双钩藤钱半　丝瓜络钱半　栝蒌仁钱半　嫩桑枝一钱　白池菊一钱　淡竹茹钱半　川贝母八分　枇杷露旋覆露合成一两，分冲

【效果】一剂知，二剂痰热均减，至四剂病若失。

廉按：风热夹痰，最易激动肝风，上冲神经，陡变状如惊痫。似此辛凉熄风，清润涤痰，处方轻灵可喜，方中如再加羚角，尤为着力。

### 风热夹积案（儿科）　梁右斋（住玉山湖塘沿）

【病者】李卉仔之子，半岁，住小西门内陈氏祠堂。

【病名】风热夹积。

【原因】七月初旬，患积热，泻数次，粪如泡成蛋花。医治以藿香、苍术、桔梗、葛根等药，泻未止而增口渴。易医又以川朴、法半夏等温燥药治，至十四夜，脑陷肢冷而转重。

【症候】面青白，目上窜，口渴，舌苔微黄，神迷倦卧，气逆肢厥，溲长频频。

【诊断】气逆口渴溲长，肺有热也，面青肢厥，肝经风热甚炽也，幸指纹未射甲，虽危尚可挽救。

【疗法】顺气清肺，涤热平肝为主。

【处方】北沙参二钱　原麦冬一钱　海蛤粉一钱　片芩一钱　知母钱半　杭白芍钱半　生甘草六分　石决明三钱　全栝蒌一钱，杵

外针少商穴三呼。

【次诊】据述夜半十句钟，手足温而

神苏，惟气促便溏，形瘦神弱，急以提补平剂消息之。

【次方】东洋参六分　炒麦冬五分　生玉竹八分　抱木茯神一钱　杭白芍八分，炒　炒扁豆八分　炒糯米一撮

服五剂。

【效果】经两星期调补而痊。

案后发明：凡春末及夏秋之间，小儿患烧热泄泻，粪如泡成蛋花，或如菜绿色，泄出直射甚远，粪门焮红，指纹细淡红沉滞，腹痛呕哕，四肢逆冷，甚至目窜倦卧，气逆痰壅，均属太阴阳明燥病居多，或兼暑风。初起治法，宜清凉兼微辛、微苦之药；若热稍减，而舌苔淡薄，速宜清淡滋养之品，调补肺脾津液；若舌黄腻燥黑，急宜调胃承气汤下之以救津液为要。穆十数年来，试验准确，毫无疑义，兹录初起及善后大法于上，就有道而正之。

廉按：婴儿风热夹积，患者最多，病亦善变，全在医者随机策应，对症发药，未可以一定之成执而不化也。此案方法及案后发明，特其临症一得之见识耳。

### 风湿案（内科）　何拯华（绍兴同善局）

【病者】余瑞林，年三十七岁，业商，住绍兴城之咸欢河沿。

【病名】风湿。

【原因】素体阳虚，肥胖多湿。春夏之交，淫雨缠绵，适感冷风而发病。

【症候】头痛恶风，寒热身重，肌肉烦疼，肢冷溺涩。

【诊断】脉弦而迟，舌苔白腻兼黑，此风湿相搏之候。其湿胜于风者，盖阳虚则湿胜矣。

【疗法】汗、利兼行以和解之。用桂枝附子汤辛甘发散为君，五苓散辛淡渗泄为佐，仿仲景徐徐微汗例。以徐则风湿俱

去，骤则风去湿不去耳。

【处方】川桂枝一钱　云茯苓六钱　泗安苍术一钱　清炙甘草四分　淡附片八分福泽泻钱半　酒炒秦艽钱半　鲜生姜一钱　红枣二枚

【效果】一剂微微汗出而痛除，再剂肢温不恶风，寒热亦住。继用平胃散加木香、砂仁，温调中气而痊。

【廉按】春夏之交，淫雨缠绵，病如伤寒者，多风湿症。临症时当别其风胜湿胜，辨其阴虚阳虚，庶免颟顸误人之弊。病既阳虚湿胜，仲景徐徐微汗，真治风湿之金针。此案殆得长沙之薪传欤。

## 风湿案（内科）　严绍岐（住绍兴昌安官塘桥）

【病者】施小毛，年二十余岁，业商，住绍兴昌安门外侧水牌。

【病名】风湿。

【病因】素体阴虚多火，先冒春雨，继感温风而发病。

【症候】初起寒热头疼，关节串痛，继即遍身微肿，渴不引饮，便溏如酱，溺短赤热。

【诊断】脉右弦缓，左关尺微数，舌苔虽黄，黄而带腻，症虽风湿两感，而湿已从热化也。

【疗法】先用七味葱白汤，辛淡法以通络祛风，使风湿从微汗而解；次用木防己汤加减，辛凉淡法以利湿泄热，使已从热化之湿从小便排泄；三用五叶茅根汤，清芬甘凉，醒胃生津，以清余热。

【处方】青防风一钱　苏叶嫩枝钱半生姜皮一钱　淡香豉三钱　左秦艽钱半　络石藤三钱　鲜葱白四枚　嫩桑枝一两

【次方】木防己钱半　丝通草钱半　生苡仁四钱　青松针三钱　桂枝木七分拌飞滑石三钱，包煎　丝瓜络三钱　嫩桑枝一两

【三方】冬桑叶二钱　淡竹叶二钱　炒

黄鲜枇杷叶五钱，去毛抽筋　建兰叶三钱　生侧柏叶二钱　去皮鲜茅根一两

【效果】服一方两剂，微微汗出而恶寒除，头疼减。服次方两剂，而溺利热退，身痛微肿均瘥。服三方胃气大动而停药。

【廉按】同一风湿，有风寒挟湿者，有风温挟湿者，外因之感受不同，内因之体质亦异，而处方选药，当然各殊。此案三方，清灵熨帖，多从叶氏方法脱化而来。

## 风湿相搏案（内科）　施瑞麟（住兰溪东门外孝子牌坊）

【病者】章桂林，年廿二岁，住兰溪北乡前陈庄。

【病名】风湿相搏。

【原因】今岁八月下旬，受兵灾之战兢，人心惶恐，逃避于山林，冒风淋雨，夜卧于山林而成此症。

【症候】手脚缝肢节肿痛，不能转侧，卧于床褥月余，痛楚难忍，不呕不渴，饮食少进。

【诊断】脉浮而迟滞，舌苔白滑，脉症合参，此风湿相搏之症也。经云：风则痛，湿则肿。《伤寒论》云：风湿相搏，身体烦疼，不能自转侧，不呕不渴，脉浮虚而涩者，桂枝加附子汤主之。若其人大便坚，小便自利者，去桂枝加白术汤主之。余仿其法，先用小续命汤加灵仙、西藏红花之类，用酒冲服。连服三剂，未见获效。又用疏风通络活血之剂，诀云：治风先治血，血行风自灭。服三四剂，而身体稍能转动，痛亦稍止。

【疗法】用当归、生地、红花，活血养血为君；用海风藤、伸筋草、川续断、桂枝、五加皮，通其筋络为臣；用羌独活、西秦艽、桑寄生、钻地风、千年健，治风为佐；用白术、茯苓，利湿为使；加广木香以行其气，加酒以和其血。然行血

必须行气，经云：血居于先，气推于后，使血气流通而病自愈。

【处方】白当归四钱　大生地二钱　西藏红花八钱　海风藤钱半　伸筋草钱半　羌独活各钱半　千年健钱半　桑寄生钱半　钻地风钱半　生白术二钱　浙茯苓二钱　川桂枝八分　川续断钱半　西秦艽二钱　宣木瓜二钱　广木香八分

加好酒冲服，服八九剂。

【效果】旬余稍能运动，月余而能行步。至四十余日，其肿已消，其痛已止，而病愈矣。

廉按：活血驱风，舒筋通络，此等症用药，不过如是。

### 风湿夹痰案（内科）　袁桂生（住镇江京口）

【病者】邹允坤，年二十八岁，寓楚观军舰。

【病名】风湿夹痰。

【原因】因夏间冒雨追取舢板，感受风湿，遂病腹胀腿肿，下及两脚。初在上海某医院医治，服泻药不效，九月该舰来镇江，延予诊治。

【症候】发热胸闷，腹胀不舒，溲赤。

【诊断】脉象软滑，舌苔黄腻，盖湿热蕴伏，兼有痰滞。

【疗法】用半夏泻心汤、小柴胡汤、小陷胸汤合方，化痰滞以清湿热。

【处方】仙半夏三钱　小川连一钱　黄芩钱半　川柴胡一钱　栝蒌仁四钱，杵　淡干姜六分

【次诊】热退胸宽，惟遍身关节作痛，因于清利湿热方中，加散风药以治其痛。

【次方】赤茯苓三钱　焦山栀三钱　猪苓二钱　泽泻二钱　广皮红一钱　西茵陈三钱　羌活八分　秦艽钱半　川牛膝三钱　嫩桑枝两尺，切寸

【三诊】此药服后，次日忽大喘不止。速予往诊，视之果喘息不宁，精神①疲惫，不能起坐。诊其脉，两手俱细弱无神，舌色亦转光而无苔，面色黄淡。盖病退而元气大虚欲脱矣，议急急益气敛神以固脱。

【三方】潞党参三钱　西洋参三钱　大熟地四钱　枸杞子三钱　胡桃肉三钱　炙黄芪三钱　五味子五分　淡干姜八分　炙甘草五分

【四诊】明日其伴某君复来延诊，谓予曰：先生真神人也。昨药服后，喘息即止，而神气亦宁，安睡一夜。予遂偕往观之，果安静如平人，但起坐时仍觉喘促，因嘱以原方再服一剂。

【五诊】此药服后，喘则定矣，而腹忽胀大，如怀孕之妇人，大小便不通，乃资生丸方加减，改作煎剂。

【五方】潞党参三钱　炒白术三钱　云茯苓三钱　炙甘草六钱　广藿香一钱　生薏苡三钱　炒扁豆三钱　怀山药四钱　湘莲肉七颗　广橘红一钱　南芡实四钱　南山楂二钱　六神曲二钱　炒蔻仁一钱　炒麦芽钱半　桔梗一钱　福泽泻二钱　广木香八分　橙皮一钱

【效果】一服而胀松。接服五剂，胀全消，每餐能进饭一碗余，并能起立行走，但觉腿脚酸痛无力而已。其时江浙联军方攻南京，该舰奉调，急欲赴宁，乃于前方去山楂、神曲，加炒熟地炭、牛膝、杜仲等药，以与之而行。

【说明】大凡虚实复杂之病，其中必多转变，医家当随其机而应付之，曲折变化，一如其病，苟稍执滞，其不覆败者几希。虽然，此岂可与浅人道哉。

廉按：风湿夹痰，虚实杂糅，故以认

---

① 精神：原作"情神"，据文义改。

症为先，对症发药。或化痰滞以清湿热，或利湿热兼散风邪，或益气敛神以固脱，或调中益气以宽胀，皆因病以定方，不执方以治病。随机策应，故能默收敏效，未可以寻常风湿例视也。

### 风湿飧泄案（内科）　尹榘山（住济南西小王府）

【病者】徐鉴秋，年近五旬，业农商，嗜烟，住山东平阴县河北牛角店。

【病名】风湿飧泄。

【原因】素呼雅片，性稽懒，纵嗜欲，眠食无节。秋初夜间乘凉庭中，忽闻邻有盗警，狂奔村外，匿田禾中，因感风湿，患泄泻不止。

【症候】面黄瘦黧黑，飧泄数月，医治罔效。药甫入口，旋即泻出，夜稍闭目，则遗矢满床。因之四肢疲乏，腰膝酸痛，形衰气短，目花耳鸣，种种败象毕露。

【诊断】脉两寸虚大微数，两关浮弦而空，尺细弱无力。脉症合参，此飧泄日久，脾肾两虚之候也。前医不求病因，不论体质，始用克伐分利之药，继以温燥蛮补之剂。久之脾土愈衰，肾水亦竭。幸而两尺脉弱而不小，手足尚温，头面无虚汗之发，胃中尚容谷少许，《内经·论疾诊尺》篇云：飧泄脉小者，手足寒难已。兹据各现象观之，尚不难治。

【疗法】因用莲子、芡实、山药、人参甘淡之品，以补脾气为君，且莲子、芡实皆生水中，性涩不燥，补脾而不伤肾。更以补骨脂、菟丝子、巴戟、覆盆、五味等酸甘微辛者，化阴以补肾阳为臣；牛膝、木瓜、山萸肉，皆舒肝之品，可以为佐；再加升阳驱风药如升麻、柴胡、羌独活，均以为使；大剂浓煎，调赤石脂末，顿服。

【处方】莲子肉三钱　南芡实三钱　淮山药二钱，炒　人参钱半　补骨脂二钱　巴戟天二钱，去心　菟丝子二钱，制　五味子三十粒　覆盆子一钱　川牛膝一钱　宣木瓜钱半　山萸肉钱半　升麻五分　川柴胡一钱　羌独活各八分

外用赤石脂二钱，煅为末，调服。

【效果】服二三剂泄止，余症亦减，惟觉稍闷。后于原方内，去升、柴、羌独活、赤石脂，加陈皮一钱，广木香三分，服四五剂，旬日全愈。

廉按：飧泄原属于风，风木一盛，土必受戕，脾气因而下陷，升补之法，正宜用也，惟牛膝、羌、独宜删。

### 风湿脚气夹肾虚案（内科）　李伯鸿（住汕头仁安里）

【病者】黄谷生，年三十二岁，政报两界要人，住汕头。

【病名】风湿脚气夹肾虚。

【原因】身为齐人，一妻一妾。日则政务劳形，兼奔走各机关，以访查新闻；夜则撰稿劳心，加之花酒应酬，辄夜深始归，归则交欢于大小间，如双斧伐枯树。由是思伤脾，色伤肾，脾肾气虚，风湿因而乘虚入经络，下袭两足而发病。

【症候】两足肿痛，行履不能，日夜呻吟痛苦，食入即呕。卧病月余，职务催迫，更觉心闷气促。

【诊断】脉左尺滑而细数，右尺浮而涩弱。脉症合参，浮为风，滑为湿，风湿中于下肢，脉细数涩弱，肾气更亏于内，外形所以发为脚气症也。况事罢带疲入房，内外交困，心肾两劳，竭泽而渔，难供需索，精髓消铄，血不荣筋，足焉有不酸痛者哉。

【疗法】先以加减三痹汤，去风湿而止痛，继用加减六味以补肾。外治以野葛膏，更用龟桑胶，以荣血而淘汰花酒余积。

【处方】潞党参三钱　赤茯苓四钱　炙甘草二钱　制首乌六钱　鲜石斛六钱　鲜生地四钱　川杜仲二钱　川牛膝三钱　续断三钱　左秦艽二钱　川桂枝二钱　独活二钱　花槟榔三钱

【次方】山萸肉三钱　肉苁蓉三钱　巴戟天三钱　丹皮二钱　泽泻二钱　云茯苓四钱　大生地四钱　淮山药四钱　羌活三钱　鲜石斛六钱　制首乌四钱　川牛膝三钱　千年健三钱　走马胎①三钱

【三方】嫩桑枝一斤　生乌龟二只，重约一斤　宣木瓜四两　川牛膝一两

【效果】赠余匾曰：医贯中西。其跋云：丙戌秋，余患脚气，跬步不行，而身兼政界报界，不能久病不出。急延西医治，不效，复延中医治，又不效。床第呻吟月余，苦难言状。先生到诊，施以内外兼治术，是夕获安枕卧，越两旬而全愈云云。

廉按：探源叙症，明辨以晰，处方选药，精切又新，真治内伤肾虚、外感脚气之佳案也。

### 风寒洞泄案（内科）　萧惠俦（住赣线洪成巷）

【病者】钟曾氏，年五十七岁，体强，住赣县。

【病名】风寒洞泄。

【原因】平素体强，春间小受感冒，不耐药之。越旬余，病变溏泄，缠绵至于秋初。

【症候】气亏色白，瞑卧小安。匙水下咽，须臾泄去，泄时必欠而呕，呕而晕。

【诊断】脉沉细如蛛丝，或有或无。脉症合参，此为洞泄转变之症。然审其所因，则自肝邪始。盖所受感冒，正《内经》所云以春甲乙伤于风者为肝风。未经疏散，乘其不胜，袭入仓廪而为殃。故

经又云：久风入中，则为肠风飧泄。乃纠缠日久，中焦无汁变化，血日以衰，气无所附，中因不守而病变。医又以枳、朴等，触犯虚虚，累及肾气，致使幽阑洞辟，将肠胃素所积蓄，尽数掀空。兹所幸者，宁卧尚有时间，足征其禀赋丰厚，二气未肯遽离。不然年老久病之躯，一经呕泄，立即打破昆仑，尚何有救药之余地乎，因是断为可治。

【疗法】用参、术、苓、草，补虚提升为君。然肝主渗泄不敛戢，肝风病根终莫能去，因用萸、梅治肝以为臣。加入木瓜、五味、白芍等，收摄脾胃肾耗散之气以为佐，合和浓煎，调二石之末，以止下焦之脱而为使。一昼夜宜尽二剂，少少与之，频频卧服。盖病势已造其极，缓则难以图功，少则不至顿下，频则药力无间，卧则药可少留。

【处方】高丽参三钱　漂於术三钱　白茯苓三钱　炙甘草二钱　乌梅三枚　山萸萸二钱　宣木瓜二钱　五味子二钱　杭白芍二钱　赤石脂末三钱　禹余粮末三钱

【又方】生台党四钱　漂於术三钱　明附片三钱

【效果】次日即能出厅理事。就诊脉亦转，诸症悉退，饮食略进。遂定第二方，嘱其多服莫间。

廉按：久泻伤脾，自当以补摄为主，此案方法更见周到。

### 风痹案（内科）　杨华亭（住牟平养马岛杨家庄）

【病者】杨占亭，年五十八岁，山东牟平县养马岛之社长，住中原村。

【病名】风痹。

---

① 走马胎：药名。味辛苦，性温。祛风除湿，活血散瘀，止痛。治风湿骨痛、产后风瘫、半身不遂等。出《生草药性备要》。

【原因】前清武生，因挽弓两臂用力太过，曾受重伤，幸少年时血气方刚，调治而愈。至上年十月十二日，风雪在地，被石滑倒，当即起立，皮肉未伤，初尚未觉。

【症候】第二日晨起时，稍觉两臂微痛。至五六日，忽而肩背疼痛，忽而手足不能屈伸，忽而项强不得回顾。从此日重一日，百药无灵。

【诊断】本年四月六日，召予诊之。脉左右手寸关弦紧而实，兼而出寸，两尺稍缓，惟左手肝部弦紧带急。脉症合参，此为风痹。《内经·痹论》曰：痹之安生？曰：风寒湿三气杂至，合而为痹也。其风气胜者为行痹，寒气胜者为痛痹，湿气胜者为着痹。《寿夭刚柔论》曰：病在阳者，名曰风；病在阴者，名曰痹；阴阳俱病，名曰风痹。此风寒乘虚入所经络之中，当年老时，气血俱衰，气衰无以行血，血衰无以养筋，又兼少年用力太过，至老而发作也。诸医用药不灵，理由安在？《内经》云：五脏受病，以药疗之；经络受病，以针刺之。甚不误也。所幸者，脏腑未病，饮食如初。脉弦紧而实，弦则主风，紧则主寒，弦紧兼见，则为风寒无疑，实者，浮中沉三部皆见也。左手肝部弦紧而急，即《内经·脉诊篇》曰：经络皆实，是寸脉急而尺缓也。《金匮·血痹篇》云：左寸口关上小紧，宜针引阳气令脉和，紧去则愈。《圣济总录》风湿痹篇曰：风湿痹者，以风湿之气伤人经络而为痹也。西医云：凡人知觉运动，必赖脑脊两髓。若骨压、肉压、脓水压，或胞衣坏、髓液坏，或受寒湿，或积败血，则脑髓不安，致令脑气筋妄行其力，而风痹之症起矣。

【疗法】针灸并用。第一日，刺手太阳经肩外俞穴，针入六分；二刺天宗穴，针入五分；三刺臑俞穴，针入八分；四刺肩贞穴，针入五分；五刺腕骨穴，针入三分。左右手共十刺。后刺足少阳胆经风市穴，针入五分；二刺足阳明胃经阴市穴，针入三分；三刺足三里穴，针入五分。予用黄帝九针式内之毫针，以金作之刺针，手法用先泻后补之法，泻则泻其有余之风，补则补其气血之不足。入针时，医以右手大指退后右转，泻以老阴之八数，行三周，共二十四数；再行一飞三退之法，令病人呼气一口，再将大指前进左转，补以老阳之九数，行三周，共三九二十七数；再行一退三飞之法，令病人吸气之时，以右手出针，速将左手紧扪其穴，勿令气散血出。

第二日，肩背痛疼之处，已去十之三四，脉弦紧之象，稍微和缓，惟项强之症如初。即刺督脉经风府穴，针入三分；二刺足少阳胆经风池二穴，针入三分；后刺手十宣穴，各针一分。手法亦行先泻后补之法，以少阴六数泻之，行三周，一十八数。令病人呼气一口，再补以少阳之七数，行七周，共七七四十九数。令病人吸气一口，以右手出针，速将左手紧扪其穴。惟十宣穴无手法，以三棱针刺之，微出血。

第三四日，因风雨为针刺避忌之日。

第五日，脉弦紧之象已去十之五六，出寸之脉，亦不见矣。项强之症如失，肩臂亦能屈伸而不痛，两腿稍能行走。此日针手阳明经之肩髃穴，针入八分，二针曲池穴，入五分；三针合谷穴，入三分；四针手少阳中渚穴，入三分。手法与第二日同。予临行云：敝人不能久居家中为君诊治，因烟埠（即芝罘）有事。请君去烟，与君同寓，行孙真人阿是穴之法，何处痛以何处刺之，庶能速愈。况君久居家中，家事累心，久而久之，脏腑受病，则手续又难一层。伊闻言甚喜，定于明晨去烟。

第六日，早十时，坐靖安公司小火轮赴烟，同寓靖安公司内。下午同伊至澡塘沐浴。去池之时，伊枕其木枕休息，即觉项部微痛，少时回寓，坐未一刻，项强之症陡而来。此日天雨，针家避忌。伊痛不能忍，不得已，刺风府一穴、风池①二穴、大椎一穴，入五分；风门二穴，入五分。手法用龙虎龟凤四法疗之。手法行完，项强之痛已去。

第七八九日，未行刺法，见其症日退一日。医者不可每日行针，盖经络之气血，惯亦不灵矣。

第十日，晨起时，风雨交作，至下午天晴。伊忽受外感症。《内经》云：伤寒一日刺风府。先针风府穴，留三呼二；针风池二穴，留七呼三；针风门二穴，留七呼三。手法用泻法而不补。

第十一日，外感症愈，惟缺盆骨微痛，两膝寒冷。灸手少阳经天髎穴，左右各七壮；足少阳胆经肩井穴，左右灸五壮；足阳明胃经三里穴，左右各灸二七壮。

灸病手法：用樟木一片，厚三分，外口宽长一寸四五，内口圆直经三分。黄帝云：灸不三分，是谓徒冤。乃言成丁之年，艾球之大小也。艾叶以五月五日采者为佳，用时暴干，入臼捣细，筛去尘土，撮去艾叶中之硬梗，洁白如棉，俗名艾绒。灸几壮，先将艾绒团成几球。出汗之手，不可令团，因艾湿难燃。再以墨将穴点正，以樟木板放于穴上，外用绒布一块，内剪一孔，套于樟木板之外，预防艾火落于肉上。外用香油灯（即芝麻油）一盏，镊子一把，水碗一个。将艾球于灯火上燃之，看艾球焯与木板齐，病人必呼痛，急镊下放于水碗之内。再取一球，轮流灸之。莫妙病人忍受一刻之苦，待艾球

之火已灭，则一壮能有十壮之功效。灸完时过四五小时，灸处必起水泡。用金针刺破，将水挤出，用西药布贴之，外缚以合口膏。古人用竹内皮贴之，予初用此法，多有成疮之患。

【效果】二十天风痹之症已愈，至阴历五月八日回里。

廉按：论症援引详明，取穴确有薪传，非平日研究《甲乙经》及《针灸大成》者不办。此等验案，学者宜注意焉。

**风痹案（内科）　高玉麟**（住黑龙江南门内）

【病者】杜君，年五十余岁，钱庄总经理。

【病名】风痹。

【原因】体肥多湿，痰郁经络，致四肢痹而不仁。

【症候】左半身自头面至足跟，筋骨疼痛，皮肤不敢近衣被，耳鸣目糊，不食便阻。

【诊断】脉左关弦涩，右关缓结，脉证合参，此湿痰挟风而作也。夫湿生于脾，上结为痰气，流于脏腑，则湮郁气道，散于四肢，则阻闭经络，凝结既久，气血难通，偶感风邪，宜骸作废，此风痹之所由来也。

【疗法】内服自配回天再造丸，外用太乙神针药灸尺泽、风市两穴。

【处方】真方回天再造丸

真蕲蛇四两，去皮骨并头尾各三寸，酒浸，灸取净肉　两头尖二两，出乌鲁木齐，非鼠粪也，如无真者，以灸白附子代之　真山羊血五钱　北细辛一两　龟板一两，醋灸　乌药一两　黄芪二两，蜜灸　母丁香一两，去油　乳香一两，焙去油　麻黄二两　虎胫骨一两，醋灸　甘草二两　青皮一两　熟地二两　犀角八钱　没药

---

① 池：此字原脱，据文义补。

一两，焙，去油　赤芍一两　羌活一两　白芷二两　血竭八两，另研　全蝎二两半，去毒　防风二两　天麻二两　熟附子一两　当归二两　骨碎补一两，去皮　香附一两，去皮毛　元参二两，酒炒　制首乌二两　川大黄二两　威灵仙二两五钱　葛根二两五钱　沉香一两，不见火　白蔻仁二两　广藿香二两　冬白术一两，土炒　红曲八钱　草薢二两　西牛黄二钱五分　草蔻仁二两　小川连二两　茯苓二两　僵蚕二两　姜黄片二两　松香一两，煮　川芎二两　广三七一两　桑寄生两半　当门子五钱　桂心二钱　冰片二钱半　辰砂一两，飞净　天竺黄一两　地龙五钱，去土　穿山甲二两，前后四足各用五钱，油浸

　　上药必须道地，炮制必须如法。共研细末，择天月二德日，于净室内炼蜜和合，捣五千杵为丸，重一钱，金箔为衣，外用蜡皮包裹。

　　每日一丸，服时用四物汤煎送，即用当归三钱，赤芍二钱，生地钱半，川芎八分，朝东桑枝五钱，酒炒。如延累右半边亦痹者，前汤合四君子汤煎送前丸，即用潞党参三钱，生於术二钱，云茯苓三钱，炙甘草四分，朝东桑枝五钱，酒炒，青松针五钱。

　　太乙神针药方

　　艾绒三两　硫黄二钱　台麝　乳香　没药　松香　桂枝　杜仲　枳壳　皂角　细辛　川芎　独活　穿山甲　雄黄　白芷　全蝎各一钱

　　上为末，称准分量，和匀。预将火纸裁定，将药铺纸上，厚分许，层纸层药，凡三层，卷如大指粗细，杵令极坚，以桑皮纸糊六七层，再以鸡蛋清通刷外层，阴干，勿令泄气。

　　附用针法：

　　用生姜一大片，厚二分许，中穿数小孔，平放应针穴道上。用白面捏一小碗，如酒杯大，碗底亦穿数小孔。将神针药料折出，再加艾绒少许，捏作团，置于面碗内，点燃，平放于姜片之上。顷刻之间，药气即可透入。如觉甚热，将姜片略抬半刻，即再放下。看碗底药将燃尽，取起另换。每一次，换药三四回，便可收止。每日或一次，或二次不拘。

　　附穴：

　　尺泽穴（在肘中动脉处，即肘弯横纹当中，屈肘纹见。《金鉴》云：屈肘横纹筋骨罅中）

　　风市穴（端立，垂手于股外，中指尖到处）

　　【效果】外治用神针，一星期一次，内服丸药一颗，用药汤调下，约月余始瘥。

　　廉按：风痹久延，每成风缓，《圣济》谓风缓即瘫缓，其病因气血虚耗，风寒湿气痹着筋骨，肢体缓弱串疼。此案所用回天再造丸，与圣济大活络丹，药品大同小异，能治肢节痛痹及虚人痿躄，服此颇验，而尺部酸痛，痿软不仁，亦多神应，诚肢体大症必备之要方。惜配合需时，价值太昂，不如仍用大活络丹较为便利，以其市肆所备耳。太乙神针外治，虽亦有效，惟血虚生热者不可擅用。

**风湿成痹案（内科）　陈艮山（住南昌塘塍上大街）**

　　【病者】前清汀州府陈太守雨洲之媳李女士，进贤人，寓南昌。

　　【病名】风湿成痹。

　　【原因】素因性急善怒，时患小腹痛，溺艰涩，频下白物，经水忽断。中医治之，时愈时发。后随夫留学东洋，赴有名医院治疗，医云子宫有毒，必须剖洗方能见效，愈后三月，且能受孕。果如所言。分娩后旧病复发，再往该院请治，医云无法。再剖纵愈，而子宫亦伤，不能复孕，力劝回国。旋觉腹中有一硬块，时痛

时止，时作冷热，白带淋漓，面色黄瘦，饮食少进。他医目为大虚症，用八珍加龟胶。连进数剂，忽患周身浮肿，白带更甚，阴烧不退，群医束手。

【症候】一身浮肿麻痹，少腹痛，带下频频，日夜烧热，舌苔白滑淡灰。

【诊断】两脉沉迟，断为风寒湿三气合而成痹。求其病本，必病者染外国习气，喜食水果，爱空气，致受风湿于不觉耳。

【疗法】仿仲景治风湿例，君以苍术、泽泻燥湿，佐以麻、桂透表去风，引用姜皮，导至皮肤。一剂胸部稍舒，举动稍活。再用川萆薢、威灵仙、泽泻、川乌、天麻、秦艽、麻黄、桂枝、茯苓皮、大腹皮、冬瓜皮等药数剂。肿消食进，惟两脚肿胀未消，乃用鳅鱼炒蒜头食之。

【处方】苍术二钱　泽泻二钱　麻黄二钱　桂枝钱半　姜皮三钱为引

【又方】川萆薢四钱　威灵仙四钱　泽泻片三钱　制川乌二钱　明天麻二钱　秦艽二钱　麻黄二钱　桂枝二钱　茯苓皮二钱　大腹皮三钱　冬瓜皮三钱

水二碗，煎成一碗，温服。

【效果】服初方一剂，稍愈。再服次方，逐渐加减，十余日肿消热退，食亦渐加。食鳅鱼炒蒜头，两脚肿亦消尽。再教以早服人参养营丸三钱，夜服龟龄集三分。调理三月余，白带愈，经如期，旋受孕生子。可见外国医者不能复孕之言，亦有不足信者也。

廉按：断症老当，处方雄健，宜乎得奏全功。然非精研《伤寒论》及《金匮》确有心得者不办。

### 风水肿胀案（内科）　周小农（住无锡）

【病者】胡养泉之妾，忘其年龄、住址。

【病名】风水肿胀。

【原因】素嗜烟而肝旺，且有痰红。壬寅产后患此，实因早浴而起。

【症候】恶风无汗，头面独肿，四肢亦肿，腹微胀而溺少。

【诊断】脉浮濡，苔薄白滑。脉症合参，浮主风，濡主水，水渍膜腠，故发肿而微胀，风袭皮毛，故恶风而无汗，此仲景所谓风水肿也。

【疗法】以麻、杏开肺发表为君，五皮达膜消肿以佐之。

【处方】净麻黄五分　光杏仁三钱　新会皮钱半　浙苓皮四钱　生桑皮三钱　冬瓜皮三钱　生姜皮一钱　葱须二分

【覆诊】一剂即周身汗出溱溱，浮肿骤退。不事调理善后，反而不知节食，与女伴一品香西餐，芥辣、鸡香、冰酒，恣食无忌。越数日，肿复发，来诊有微词。从脉舌审知其情，切责之，其亦愧服，遂仿原方加减以调治之。

【次方】生桑皮三钱　浙苓皮三钱　新会皮钱半　大腹皮三钱　莱菔子二钱，炒　苏罗子二钱，杵　冬瓜子四钱　枳椇子四钱

【效果】连服三剂，小水畅解，肿遂渐退，胃动纳馨而痊。

廉按：五皮饮加麻黄、附子，为昔者吾友周雪樵君首创之良方。谓治水肿及风水肿，其人素无肝火者，投无不效，所载验案颇多，今此案五皮饮加麻杏，较周氏方尤为稳健，深得徐子才轻可去实之妙用（徐云：轻可去实，麻黄、葛根之属）。其妙处全在麻黄一味，非但开肺发汗，使水气从皮肤排泄，而其余力尤能通利水道，使水气从小便排泄。故日本医士独推麻黄为治水肿之特效药，洵不诬焉。

### 风疹案（内科）　何拯华（绍兴同善局）

【病者】雷陈氏，年三十四岁，住绍兴城内小坊口。

【病名】风疹。

【原因】风袭于表，热郁于络。

【症候】头痛身热，自汗恶风，咳嗽喉痛，面部颈项先见细点，色红带紫。

【诊断】脉浮而数，右寸独大，舌边尖红，苔薄白滑。浮为风，数为热，此风热郁于血络而发疹。疹属肺病，故右寸浮大，然尚在欲发未发之时。

【疗法】速用辛凉开达。以荷、蒡、蝉、蚕为君，能疏风以透疹，臣以银、翘、大青，清宣血热以解毒，佐以茅根、青箬，清通血络以泄热，使以鲜荷钱，亦取其轻清透热，热势一透，则疹自畅达，而风热亦乘机外泄矣。

【处方】苏薄荷钱半　净蝉衣一钱　蜜银花二钱　鲜大青四钱　牛蒡子钱半，杵　白僵蚕一钱　青连翘三钱　鲜荷钱一枚　先用鲜茅根二两，去衣　青箬叶五钱

煎汤代水。

【效果】进一剂，疹即外达，头痛恶风均止。二剂疹已透足，喉痛亦除，惟咳嗽黏痰。原方去蝉、蚕、银、薄，加栝蒌皮二钱、枇杷叶五钱，畅肺降气，川贝三钱、前胡钱半，化痰止嗽。连服三剂，痰嗽大减，嘱其用鸡子白两枚，开水泡汤，冲入真柿霜钱半，调理而痊。

廉按：风热发疹者轻，温毒发斑者重，斑属足阳明胃病，疹属手太阴肺病，吴鞠通混而未别，章虚谷已辟其谬。此案系肺病风疹，当然以辛凉开达、轻清透络为正治，方亦轻灵可喜。

### 风疹窜筋案（内科）　周小农（住无锡）

【病者】黄韵笙，忘其年，住鼎泰北，货业。

【病名】风疹窜筋。

【原因】素因遗泄，甲辰患风疹时病之后，足软无力，以商业事繁，煎方不便，来求长方。

【症候】春夏阳升之候，每患遗泄，神倦呵欠，足胫痿软乏力。

【诊断】脉大少和，苔薄白，脉症合参，良由阴液内耗，风疹余热，窜走筋络，以致两足痿软，然苟非精血不足，风阳何能人里耶，久延恐成痿躄。

【疗法】育阴荣筋为主，补气佐之。

【处方】大生地六两　沙苑子三两　菟丝子三两　覆盆子三两　制首乌六两　白归身三两　生白芍三两　熟玉竹四两　金毛狗脊三两　桑椹三两　潞党参三两　生绵芪三两　生於术二两　浙茯苓三两　川杜仲二两　千年健二两　生苡仁四两　广橘络三钱　虎骨胶一两　川断二两　线鱼胶一两　阿胶一两　鸡血藤一两

上药依法制煎膏，每服一两，朝夜开水化服。

【效果】服之颇验，药完足健，遗泄亦止。

廉按：风疹之为病，有传染性者，谓之疫疹；无传染性者，谓之时疹。其形色红而琐碎，似麻非麻，似疹非疹，世俗通称为红斑疹。初起用疏风发表，急透疹毒，从外排泄，往往一药即愈，何致余热内窜，流走筋络。此案窜筋之原，良由精血内耗，为其素因，故经谓：邪之所凑，其气必虚。虚则邪气半从外达，半从内窜。方主育阴荣筋，佐以补气，使正足邪自去之法，凡男妇肝肾不足，或遗精，或带下，腰足痿软无力者，亦可借以调补。惟橘络用于膏滋之中，效力甚微，不如易以广皮一两，健运脾胃，以助消化为稳妥。

### 风痉似惊案（儿科）　何拯华（绍兴同善局）

【病者】章山麓之子，年五岁，住道墟。

【病名】 风痉似惊。

【原因】 去年冬，气暖失藏，今春寒温间杂，小儿上受风温，先伤肺经而起。

【症候】 初起寒热自汗，咳逆气粗，继即肢牵目窜，烦躁神蒙，痰壅鼻煽，甚至口噤痉厥。

【诊断】 脉浮洪滑数，舌尖边红，苔滑微黄，脉症合参，即张仲景所谓风温之为病，剧则如惊痫，时时瘈疭，亦即徐嗣伯所谓痰热相搏而动风，风火相乱则闷瞀，病虽似惊而实非真惊也。

【疗法】 初用桑菊饮加减，辛凉开肺，驱风泄热；继用羚麻白虎汤，加生莱菔汁、雅梨汁，甘寒咸降，熄风镇痉，以涤热痰；善后用吴氏五汁饮加减，清余热以养胃阴。

【处方】 霜桑叶一钱 滁菊花一钱 双钩藤钱半 苏薄荷七分 光杏仁钱半 天竺黄八分 京川贝一钱，去心 茯神木二钱

【次方】 羚角片八分，先煎 明天麻八分 生石膏四钱，研细 知母二钱 生甘草四分 蜜炙蜣螂一对 生莱菔汁 雅梨汁各一瓢，分冲

【三方】 甘蔗汁一瓢 雅梨汁一瓢 生藕汁半瓢 生荸荠汁半瓢 鲜生地汁一瓢

加枇杷叶露一两，重汤炖滚十余沸，温服。

【效果】 初方一剂不应，改服次方，迭进两头煎，大便解后，热减神清。终进三方，连服二剂，热净胃动。嘱用甘蔗、雅梨煎汤，调理而痊。

廉按：风痉似惊，由温邪陷入，阴液内耗，陡动肝风，挟痰热上冲神经，以致或痉或厥，实非惊恐致病也。若于病未猖厥之前，先以辛凉开肺，继以甘寒化热，佐以润剂降痰，两候自能痉可。奈病家惶惧，辄云变惊，于是专科动则挑惊，乱推乱拿，药则动用冰麝香开，耗散心神，每

致不救，良可慨焉。此案于肝风大动，气血并上之时，开肺涤痰，清镇肝阳，使气火俱潜，则上升之血自降，肝风顿熄，神经即平，而诸症自除矣。

**偏头风案（内科）　熊鼎成（住樟树集善医院）**

【病者】 杨鹤鸣，年四十二岁，教员，住湖北。

【病名】 偏头风。

【原因】 向无习惯性头痛，因染梅毒，曾注射新洒尔沸散（即新六零六）。病愈后，偶以饮食不节，发生本病。

【症候】 未病前胃肠时患秘结，一日午席未终，头部左半边发生剧痛，牵及上下白牙亦痛，面呈苍白色，夜间痛楚尤甚，不能片刻安神，呻吟不已，症状险恶。

【诊断】 脉浮弦而急数，弦为风，数为热，风热相搏，故疼痛剧烈。梅毒亦能发生偏头痛，病者虽曾用注射剂疗治，必系余毒未清。又凡西药之有毒者，疗病虽得奇功，每发生副作用。病者头痛，以注射洒尔沸散后而发，此亦一重大原因。总之病名偏头风，脉又弦数可征，无论其病因如何，必主肝风火为殃无疑。肝属木，为风脏，位东方，故风病多发于左也。

【疗法】 天麻为头风圣药，寻常偏头痛，佐以白芷、川芎等味，治之立应。此症有上种种原因，加以胃肠秘结，益足以使头痛加剧，故虽用前药，而病仍不解。风火交煽，势将燎原莫制，非厉行平肝泻火，病必危殆。方宜加入蕲蛇、蚯蚓，强有力之追风药，并重用硝、黄，清其肠胃自愈。

【处方】 明天麻三钱 香白芷四钱 川芎三钱 蕲蛇钱半 白颈蚯蚓钱半 生锦纹三钱 芒硝三钱

【效果】 服药一剂，未十分钟，头痛

立止，二剂后全愈，并未再发。凡遇此症病轻慢性者，去大黄、芒硝，新病用此，药到病除，真神方也。若缠绵日久，风毒深入脑髓神经，非多服不为功，患此者宜豫为之加意焉。

廉按：发明病理，衷中参西，方亦极有力量，宜乎两剂奏功也。

**脑风头痛案（内科）　　王经邦（住天台栅门楼）**

【病者】郑姓，年五十二岁，业商，住象山石浦。

【病名】脑风头痛。

【原因】由于风邪入脑。

【症候】头连巅痛，经十阅月，百方无效。

【诊断】脉浮缓而大，脉症合参，断为脑风头痛。

【疗法】苍耳治头风为君，佐藁本以治顶痛。

【处方】苍耳子二钱　川藁本一钱

【效果】服一剂，明日发厥，正不胜邪。人谓升散药之咎，殊不知苏后其病遂失。

廉按：《经》谓：风气循风府而上，则为脑风。风从外入，令人振寒汗出头痛，治在风府。此案头连巅痛，确是脑风头痛，方用苍耳，能使清阳之气上升巅顶为君，藁本专治巅顶痛为佐。药虽简单，却合病机，宜其一击而中，病邪即退。

**头风害目案（内科）　　张锡纯（住盐山西门内）**

【病者】王君，年近五旬，高等检察厅科员，住奉天。

【病名】头风害目。

【原因】处境不顺，兼办稿件劳碌，渐觉头疼，日浸加剧。服药无效，遂入西人医院，治旬日，头疼未减，转添目疼。

【症候】越数日，两目生翳，视物不

明。自言脑疼彻目，目疼彻脑，且时觉眩晕，难堪之情，莫可名状。

【诊断】脉左部洪长有力。脉证合参，知系肝胆之火，挟气血上冲脑部，脑中血管因受冲激而膨胀，故作疼。目系连脑，脑中血管膨胀不已，故目疼生翳，且眩晕也。因晓之曰：此脑充血证也。深究病因，脑疼为目疼之根，而肝胆之火挟气血上冲，又为脑疼之根。

【疗法】当清火平气，引血下行。头疼愈，而目疼生翳及眩晕自不难调治矣。其目翳原系外障，须兼用外治之法。用磨翳药水一瓶，日点眼上五六次，自能徐徐将翳尽消。

【处方】怀牛膝一两　生杭芍六钱　生龙骨六钱，打　生牡蛎六钱，打　代赭石六钱，生打　乌元参四钱　川楝子四钱　龙胆草三钱　生甘草二钱

磨取铁锈，浓水煎药。

附：磨翳药水方

生炉甘石一两　蓬砂八钱　薄荷叶三钱　蝉蜕三钱，带全足，去翅土

上药四味，先将前二味药白捣细，再将薄荷、蝉蜕煎水一大钟，用其水和所捣药末入药钵内，研至极细。将浮水者随水飞出，连水别贮一器。待片时，将浮头清水仍入钵中，和所余药渣研细，仍随水飞出。如此不记次数，以飞净为度。若飞过者还不甚细，可再研再飞，以极细为度。制好，连水贮瓶中，勿令透气。用时将瓶中水药调匀，点眼上，日五六次。若目翳甚厚，已成肉螺者，加真藏硇砂二分另研，调和药水中。此方效力，全在甘石生用，然生用则质甚硬，又恐与眼不宜，故必如此研细水飞，然后可以之点眼。

【效果】服一剂，觉头目之疼顿减。又服两剂，其头疼目疼眩晕皆愈，视物亦较真。

廉按：头风害目，即西医所称之脑充血也。近世眼科专家，虽不知脑充血之病理，然知其为肝热生风，逼血与气并走于上，轻则为头目痛，重则为晕厥。其方用羚角、石决明、真珠母、生玳瑁、石蟹、桑叶、滁菊、谷精草等，潜镇清熄，亦颇有效。外用切法，以极细毫针十数支，扎成一把，于两太阳及脑后，轻轻刺切，先出黄水，继放瘀血。约两星期一切，辄多默收敏效。余见之屡矣。此案直断为脑充血，用降血下行之法，大致与眼科相同，而药价则便宜多多矣。经济困难者，不可不知有此法。惟重用牛膝一味，为降血导下之峻品，必先查问明白，男则有否遗精，女则有无血崩素因，如其有之，慎毋重用以招谤。后学宜注意之。

### 头风害目案（内科）　何拯华（绍兴同善局）

【病者】张谢氏，年三十六岁，住绍兴偏门外张家斗。

【病名】头风害目。

【原因】体素肝热，适感风温，头痛屡止屡发，酿变头风。医者不辨病源，误用头风套方，如荆、防、藁、芎等辛燥升散，遂巅痛而延累左目。

【症候】时而头巅疼，时而左目痛。左目痛轻则巅疼甚，巅疼甚则眼痛轻，互相消长，累月不愈。甚至肝热冲动水轮，当瞳人处忽变白色，忽微蓝色，忽而缩小，忽而昏朦。

【诊断】脉左浮弦搏数，右浮洪或散大，沉按细涩，舌边紫赤。脉症合参，病之本在于肝，肝之脉络于巅，肝之窍开于目，而其所以互相消长者，病之标则在于脑。脑有十二对神经，其肝热冲激于头巅神经则头巅疼，冲激于左目神经则左目痛也。其冲动水轮，当瞳人处而形色乍变者，以目系入脑，脑之精为瞳人，全赖玻璃体中之水晶样液以保护之，今被肝热冲激，深恐明角罩中之水晶样液被蒸冲而浑，则瞳人生翳迷朦，不能明辨三光五色矣。故世有一目失明而头风顿愈者，殆因脑中之血热，已从目窍排泄而出欤。

【疗法】首当潜镇清熄，故以羚角、石决、珠母等，具有灵动之性质，潜镇肝阳以熄内风为君。而羚角尤擅清肝明目，直达巅顶，善平脑热之长，入于咸平镇潜之中，奏功尤速。然诸痛皆属于心，心热则肝热，肝热则脑热，故又以童便、川连，咸苦达下以泻心，白芍、胆草，酸苦泄火以泻肝为臣。佐以酒炒生牛膝，取其上行入脑，下行纳冲，善引头目之血热从速下降。使以青葙子，随羚角直清脑热，能散瞳人处昏朦也。

【处方】石决明一两，生打　珍珠母一两，生打　小川连八分　龙胆草一钱　生白芍五钱　生淮牛膝五钱，酒炒　青葙子三钱　羚角尖一钱，磋研极细，药汤调下　清童便两钟，分冲

【次诊】前方连服四日，巅疼眼痛悉除，当瞳人处变象，亦减十之六七，舌边紫转红色，脉搏浮洪弦数均已大减。惟视物不甚清爽者，以目得血而能视，目血为肝热消耗，精光不足故也，法当滋肝血以益肾阴。

【次方】陈阿胶钱半，烊冲　生白芍四钱　大生地四钱　大熟地四钱　甘杞子钱半　黄甘菊二钱　沙苑子三钱，盐水炒　菟丝子三钱，盐水炒　谷精珠钱半　羊乌珠一对

【效果】次方连服十剂，肝血充而胃阴复，目自还光而明矣。

廉按：头风害目，惟妇女为最多。皆因血郁生热，血热生风，风动而逼血上脑，则脑充血。脑充血则神经被逼，着于头巅之知觉神经，则痛在头巅。着于眼部之知觉神经，则痛在眼。此新发明之病理

也。此案论病探源，一眼觑定肝脑，则骊珠在握，而选药处方，自然精切。初方妙在羚角。羚之灵在角，角之灵在脑，睡时必高挂其角于树杪。其性凉而味咸，故善平脑热，其色白而气腥，故能消肝肺血热瘀积。凡内障之脑脂下注，瞳神变色，外障之黑珠白珠，云翳遮厚等症，果能重用此药，奏效如神。其清肝明目，熄风镇痉，尤有特长。惜近时价值太昂，如欲代之，惟殺羊角一味，即俗称黑羚羊。性质功用，与羚角大同小异，价又便宜大半也。接方妙在谷精珠、羊睛两味。凡眼病诸症悉退，滋养日久而视物尚不清爽者，其因有二：一由灵窍不通，一由睛光不复。谷精珠善通灵窍，羊睛善能还光，所以十剂即能回复原状者，此也。

### 目风案（内科）　　何拯华（绍兴同善局）

【病者】凌长友，年三十六岁，住凌家岸头。

【病名】目风。

【原因】风热上受，首先犯目。

【症候】头痛恶风，身热自汗，目白眼睑红肿生眵，或痒微痛，迎风流泪，视物羞明。

【诊断】脉右浮数，左浮弦，舌边尖红，苔薄白。色脉合参，《内经》所谓风入系头，则为目风眼寒也。虽云眼寒，实则眼受风热也。新医学谓之沙眼。究其病理，泪液为风热所逼，则分泌泪液较速，故一迎风即流泪。其流出之泪液，被风燥热耗，则渐稠而或痒，生眵而微痛。目中风热既盛，则目睛之光线弱，不克抵抗外来阳光，故羞明。其脉浮弦而数者，浮弦属风，数为风热内逼而上盛也。

【疗法】先用硼酸水洗目，内服则以清风散火汤为主。盖以风气通于肝，肝开窍于目，故用桑、菊、荆、丹，辛凉散风

以泄热为君；风热盛则血瘀痛痒，故以归尾、赤芍、红花，破瘀开结为臣。然目白属肺，眼睑属脾胃，故佐以黄芩清上焦，焦栀清三焦，使肺脾胃之瘀热上从气道、下从水道排泄而去，则风热清而痛痒自除。使以夏枯花散郁结者，须知眼病多郁结，无论红肿痛痒，必以开郁散结为先也。

【处方】冬桑叶二钱　荆芥穗一钱　归尾钱半　片红花六分　焦山栀三钱　滁菊花二钱　粉丹皮钱半　赤芍钱半　酒炒片芩钱半　夏枯花钱半

【效果】连服四剂，诸症皆减，惟红痛未除。原方去芥穗、栀、芩，加酒炒生川军、酒洗龙胆草各钱半，送服三剂，痛痒亦止。目尚羞明，原方再去生军、胆草、归尾、赤芍，加细生地四钱，白归身一钱，生白芍三钱，盐水炒甘杞子一钱，生羊睛珠一对，俾目得血而能视。连进十剂，光线复原而愈。

廉案：《内经》谓：五脏六腑之精华，皆上注于目。目非自病，必因外感，或因内伤，以致脏腑有偏寒偏热，偏盛偏衰，影响于目而始病。故医必查明病因。因外感而病目者，治愈外感则病根除，而目病自愈，何用眼药为？因内伤者亦然。须知病因为治疗要诀，即为治万病之定例。病因既明，无论其病态多端，见之确，守之定，投药直攻，效如桴鼓。此案因风病目，当然以散风清目为首要。方亦面面顾到，轻稳灵通。惟此病愈后，切忌辛辣酒物，助痒延烂。试观眼病烂痒喜食辛辣者，未有不痒烂更甚也。

### 目风眼痒案（内科）　　何拯华（绍兴同善局）

【病者】孔春林，年念八岁，业农，住南门外谢墅邨。

【病名】目风眼痒。

【原因】素嗜辛辣酒物，适冲风冒雨，遂发目疾。

【症候】眼睑作痒，似烂非烂，头重怕风，四肢倦怠。

【诊断】脉左浮弦，右软滞，舌苔白腻。浮弦为风，风动则痒，软滞为湿，湿重则烂，苔白而腻，尤为风湿触目之明证也。

【疗法】内外并治。外用洗药。内用荆、防、蒺、蝉，疏风止痒为君，赤苓、蕤仁去湿收烂为臣。然眼痒必擦，烂亦必揩，揩擦则发电生热，故重用滁菊、谷精以清热散风为佐。其烂者必因风湿，风湿盛必有留瘀，故用红花为使以消散瘀血也。

【处方】荆芥穗钱半　青防风一钱　白蒺藜钱半　净蝉蜕八分　赤苓三钱　蕤仁霜一钱　滁菊花二钱　谷精珠一钱　片红花七分

【洗方】羌活钱半　防风钱半　蕤仁钱半　生桑皮三钱　净胆矾二分

如洗时有刺戟性，改用硼酸水，放入白矾少许，常在痒烂轻轻频抹亦妙。

【效果】三剂轻减，再进三剂而痊。

廉按：目风痒烂之症，其因虽多，总不外受风则眼痒，兼湿则眼睑烂。此案内外二方，虽皆清稳有效，若眼睑有泡点高起，或生椒粟疮等，必须用毫针轻轻刺破，方能立时止痒。惟病者须忌辛燥油腻，更避冲风冒雨，则其病庶可全愈。

**目风流泪案（内科）　何拯华（绍兴同善局）**

【病者】杨谢氏，年三十岁，住绍兴昌安门外杨江。

【病名】目风流泪。

【原因】内因肝经郁热，外因感冒温风。

【症候】初起头胀，微觉怕风，继即两目红肿，眵泪交流，流下面皮，自知烫灼。

【诊断】脉左浮弦兼数，舌边红，苔白薄。此迎风流泪之症。初但为风泪、热泪，久则变为虚泪，视物羞明也。

【疗法】先用洗目七星散以治外，继用散风止泪汤以治内。方用荆芥、蔓荆、菊花为君，以清散其风邪；草决、蕤仁、丹皮为臣，以泄热而止泪；然非归、芍、夏枯，无以养肝血而开郁热，故又以为佐；而使以炒车前者，取其利窍下渗，收吸泪管之作用耳。

【处方】荆芥穗八分　滁菊花二钱　蕤仁一钱　白归身一钱　夏枯草钱半　蔓荆子二钱　草决明三钱　丹皮钱半　生白芍二钱　炒车前钱半

【洗方】洗目七仙丹，为治风热流泪发痒之轻剂。

防风　蝉衣　银花　薄荷各一钱　散红花四分　净胆矾二分

煎汤，先熏后洗。

【效果】内外并治，三日减轻，五日两目复原而愈。

廉按：流泪之症有三：一为风泪，无故见风即流泪，不能自禁；二为热泪，眵泪交流，红肿热痛；三为虚泪，一交秋冬，常流冷泪。此案处方用药，但为风泪、热泪者设，若治冷泪则无效。

**风火眼疾案（内科）　王理堂（住九江西门外）**

【病者】桂兰英，妇人，年二十八岁，芜湖人，住九江张官巷。

【病名】风火眼疾。

【原因】感受风热，首先犯目。

【症候】左眼赤痛，流泪羞明，大便秘，小便赤。

【诊断】脉浮数，舌苔黄，此即含有传染性之时眼痛也。

【疗法】　先用桑菊红花汤，熏洗两目。内服以荆、蝉、桑、菊、密蒙、青葙，清风热为君。然赤痛由热郁血分，故以茺蔚、赤芍、明砂，行血止痛为臣，佐以酒浸生川军，使血热从下焦分消，谷精、蕤仁明目止泪，使以蒺藜通络以活血也。

【处方】　荆芥穗一钱二分　蝉衣八分，去翘足　霜桑叶一钱　白菊花钱半　密蒙花一钱　青葙子一钱二分　茺蔚子钱半　夜明砂二钱　谷精珠钱半　酒浸生川军八分　赤芍二钱　白蒺藜钱半　蕤仁五分，去油

水煎服。

【次诊】　连服三剂，眼白已渐退，惟眼珠尚有红丝，痛而羞明流泪。改用杞菊四物汤加味，凉血泄热以止痛。

【次方】　鲜生地三钱　生赤芍二钱五分　当归须钱半　抚川芎四分　白池菊三钱　北枸杞一钱　白蒺藜一钱八分　川红花八分四制香附五分，打　茺蔚子钱半　净蝉衣五分　淮木通六分

水煎服。

【三诊】　昨服方三剂，大效。白眼珠红丝退净，眼痛全愈。今将四物汤前方去赤芍换白芍，生地换熟地，归须换归身，加桑菊养血驱风以善后。

【三方】　大熟地四钱　杭白芍二钱五分　当归身三钱　抚川芎五分　冬桑叶八分　白菊花一钱五分

水煎服，二剂全愈。

【效果】　服初方，白眼珠红退，尚有红丝。服二方，红丝退净，眼痛除。服三方，眼明如常。

廉按：此治风火时眼，妙在生川军一味，则升散与泄降互用，为眼科表里双解之良法，虚症不宜。

## 目风生翳案（内科）　范琴若（住金华清渠十字街）

【病者】　江银仙，女，年十五岁，体瘦，住金华清渠。

【病名】　目风生翳。

【原因】　初由风热侵目，失治而内陷生翳。

【症候】　两目微红不痛，但见白翳侵睛，目多羞涩难开，视物不清。

【诊断】　脉浮弦涩，浮弦属风，涩属瘀热，此由风热盘踞目白。目白属肺，肺热络瘀而生翳也。

【疗法】　外用嗜鼻散，以宣肺窍。内服汤药，以白及、木贼、蝉退、蛇蜕去翳为君，归、地、荷、芎、枯芩，活血解热为臣，佐以桔、甘，宣肺气以达膜，使以砂仁、车前，运气化以泄余热也。

【处方】　白及二钱　木贼草钱半　净蝉蜕七个　蛇蜕五寸　归尾一钱　细生地三钱　苏薄荷八分　川芎七分　枯黄芩一钱，酒炒　苦桔梗一钱　甘草梢五分，生　砂仁三粒　车前子八钱

【效果】　初诊二剂，眼转红肿略痛。中用手术外治。末诊二剂，日渐翳去肿退，目光回复而痊。

廉按：此治风热生翳之方法，若实热与阴虚皆忌。风药助火劫阴，故医必查明原因，随症发药为首要。

## 喉风案（儿科）　孙少培（住南京仓巷）

【病者】　孙西海（即少培次子），年五岁，住南京仓巷。

【病名】　喉风。

【原因】　平素口腹不慎荤腥，痰滞俱重，阻遏气机，酿痰为咳，喉音顿失。

【症候】　咳有痰声，痰难唾出，始起起即觉音哑，至夜半转为音嘶，次晨视其喉，下关微有白点。

【诊断】喉风一症，与白喉相近，每当盛行之时，死亡载道。征诸喉科专书，虽载有各种喉风图考及治法，遇有是病发生时，尝依法施治，结果则收效甚少。次男西海患是病，日暮时，忽咳嗽，至夜半渐觉音嘶，痰声亦响，心疑为喉风。次晨起，急视其喉，蒂丁下垂，喉关微有白点，动则生喘，诚为喉风重症。乃邀中医濮凤笙君、西医欧阳晓堂君，共商治疗方法。濮君先至，诊脉诧曰：病人气息虽粗，精神甚爽，且行走如常，喉中微有白点，以症象论，何至六脉皆闭，断为喉风初期。六脉俱闭者，乃痰火壅遏，空窍闭塞。盖肺主一身之气，《脉经》云：气动脉应，阴阳之义。是病痰火上干，清肃之令不行，故六脉俱闭也。斯时用药，恐有缓不济急之虞。适欧阳君亦至，诊视以后，公决先用血清注射法，以开其闭。手术既毕，越一小时脉即回。濮君复审察一度曰：症虽险恶，所幸医治尚早。颊红唇绛者，肝胃伏火为虐。《内经》谓：一水不能胜二火。然阳盛者阴必虚，今按脉滑大而实，滑者，痰也；大者，虚也；实者，胃实也。书云下之则愈。惟斯时险象已过，用药宜遵《内经》补上治上，制以缓之义。爰共商治法，制方如下。

【疗法】汤液疗治，以糯米专于补肺，并清金化热之沙参为君，甜杏仁、川贝母止嗽化痰为臣，海浮石活痰定喘为佐，更用花粉止渴治喉痹，白蜜润燥通幽为使。

【处方】糯米一撮　南沙参三钱　甜杏仁二钱　海浮石二钱　川贝母三钱　花粉三钱

先以糯米煎汤代水煨药，加入白蜜三钱冲服。

【效果】照方一剂服完，喘即平。次日濮君来诊，则曰病已转危为安。惟咳嗽音哑，饮水作呛，肺虚显然。补肺之品，无有出糯米之右者。食粥作呛，何妨煮烂饭与之。以后逐日来诊，但审察其形状而已。逾半月喉音乃复。

廉按：喉风有实有虚，此治肺虚喉风之方法，故仿前哲钱仲阳阿胶补肺散意，方亦清稳。濮凤笙君，素以喉科名，品学兼优，人颇诚实。此案所述，决非谎语，后学不必以糯米黏腻，致生疑惑也。

### 缠喉风案（内科）　　燕庆祥（住永修官塘区）

【病者】姜孔印，年四十余岁，江西永修人。

【病名】缠喉风。

【原因】其人素好饮酒，奔走路途过多，感受秋燥而发。

【症候】喉忽红肿，项外亦然，汤水不能下咽，痰涎壅塞，声如拽锯。发后约四句钟时，呼吸几绝，忽又发狂，手舞足蹈，六七人不能揪住。

【诊断】虽因其狂不能诊脉，而症实见表面，一视便明。盖由肺胃积热，复感风燥，则明明为缠喉风。

【疗法】此为急症，不可缓图。即嘱其用多数人，将病者揪住。用针刺两手少商穴，随用温水两钟，桐油两匙，将鸡翎蘸油探入喉内，连探两次，涌出许多痰涎，病势稍平。

【处方】生石膏一钱，硼砂六分，牙硝三分，胆矾三分，元明粉二分，梅冰片二分，名白绛雪散。加牛蒡子八分，射干一钱，青黛六分，共研细末，用笔管吹入喉中三次，其肿已消一半。

【接方】牛蒡子一钱，青连翘二钱，煅石膏六分，川贝母二钱，元参三钱，苏薄荷一钱，金银花二钱，片芩一钱，名加减清咽利膈汤。外加紫雪丹五分，射干五分，药汤调下。

【效果】服二剂，病即全愈。

廉按：缠喉风一症，多属风痰缠喉，其来也速，其去也亦速，全在善治者，辨症确当，治法敏捷，方能默收捷效。此案尚属轻症，故但用一外吹，一内服，两方奏功。

**马脾风案（儿科）　张际春（住泰兴北城外）**

【病者】李伯埧子，年四岁，住泰兴王坴①。

【病名】马脾风。

【原因】赤痢延久，未节饮食，致痰滞内蕴，风寒犯肺。

【症候】先咳嗽数日，喘生倏忽，声嘎鼻煽，身热，面淡白。

【诊断】指纹隐伏，舌苔厚腻，病因风寒，而痰闭于肺。《经》曰：诸气膹郁，皆属于肺。肺合皮毛，为气之主。风寒既然外束，肺气焉得舒展，所以内蕴之痰，合邪而愈壅，气道愈塞，塞甚则危矣。

【疗法】急用葶苈之苦大泻肺气，大枣之甘以保胃气，麻黄辛开，杏仁苦降，甘草甘缓，使肺受之邪，无可逗留其中。陈皮、茯苓以利其气，萝卜汁、姜汁以豁其痰。惟恐药不瞑眩，不足以救危疴于顷刻，按《本草》牵牛子主治马脾风症，故加牵牛子之猛，助诸药之力，俾可从大便而下也。

【处方】水炙麻黄八分　葶苈子二钱，炒　广皮钱半　光杏仁三钱　姜汁三滴，冲服　黑白丑二钱，炒　赤茯苓三钱　炙甘草八分　萝卜汁一小匙，冲　大枣五枚

【效果】一剂大便下白黏如痰，痰喘、声嘎顿平，三四日后，痢亦随清。

廉按：万密斋曰：午属马，为少阴君火。心主热，脾主虚，心火乘肺，脾之痰升，故肺胀而暴喘，谓之马脾风。马脾风者，肺胀也。上气喘急，两胁扇动，鼻张闷乱，喘喝声嘎，痰涎壅塞，其证危急，宜急攻之。此案外因风寒，内因痰滞，故用麻黄汤去桂枝，开肺气以散风寒，用苈、枣、陈、苓、卜姜二汁，降肺气以豁痰滞，又佐以黑丑之气味猛烈，使痰浊从大便而下，较之但用牛黄夺命散，尤为周到。与万氏以葶苈丸去防己加大黄，除肺之热，合小陷胸汤，除肺之痰，一治风寒挟痰而暴喘，一治风热夹痰而暴喘，临危取胜，异曲同工。

**肺风痰喘案（儿科）　何拯华（绍兴同善局）**

【病者】王姓孩，年一岁零两月，住琶山。

【病名】肺风痰喘。

【原因】素因儿衣太厚，内有伏热，继因风伤肺而暴发。

【症候】身热面红，顿咳抱首，痰鸣气壅。忽然大喘，胸高鼻煽，右胁陷下。

【诊断】脉不足凭，看指纹青浮而滞，此《内经》所谓乳子中风热，喘鸣肩息。龚云林所云俗称马脾风也。小孩最多，病势最急而险。

【疗法】必先辛凉散其风，故以薄荷为君；辛润豁其痰，故以梨汁、姜汁为臣。然病势如此急烈，不得不用急救之药，故以保赤散为佐，庶能降痰如奔马。使以白蜜，不过缓保赤散之烈性而已。

【处方】薄荷霜一厘　雪梨汁一杯　生姜汁两滴　净白蜜一小匙

上药和匀，器盛，重汤炖一时许，调下保赤散三厘。

【效果】一剂即大吐痰而热退。二剂喘鸣已平，即能吮乳。原方去保赤散、薄

———————

① 坴："地"的俗字。《集韵》："地或作坴"。

荷霜，加鲜桑沥一小匙，疾竟全瘳。

廉按：小儿风热暴喘，较之各种疾喘，尤为难疗，俗称马脾风者，言其病势之危急也。儿科名医万氏密斋曰：午属马，为少阴君火。心生热，脾主虚，心火乘肺，脾之痰升，故肺胀而喘，谓之马脾风。马脾风者，肺胀也，上气喘急，两胁扇动，鼻张闷乱，喘鸣声嗄，痰涎壅塞，其症危恶，宜急攻之。若至胸高肩耸，汗出发润，则不可治矣。此案方用保赤散，善能通气开痰，先使痰从口吐出，继则从大便而出，适合急攻之法。调入于降痰四汁饮之中，以柔济刚，处方配合，颇有巧思，非杂凑成方者可比。

### 风嗽案（内科）　黄衮甫（住金山吕巷）

【病者】吴右，年三十四岁，雇工，住杨秀浜。

【病名】风嗽。

【原因】风水交袭，表里不宣所致。

【症候】咳嗽渐作，咯痰黏腻，气逆不舒，额上略有微汗。

【诊断】脉右浮弦，左迟，舌上白胎。辨证察脉，知属风水之咳嗽症也。夫肺主皮毛，皮毛者，肺之合也，风水由皮毛而侵及肺。风邪既不外解，水邪又不下渗，壅闭上焦，窒碍呼吸，动则始咳，咳极则喘。

【疗法】方用杏仁宣表，细辛、干姜、半夏化饮，五味子、茯苓、紫菀、款冬降气肃肺，治风水嗽之未化热者，非辛温之药，其孰能愈之。

【处方】苦杏仁三钱　淡干姜五分　白茯苓三钱　生白果十粒　北细辛三分　五味子五分　款冬花三钱　炙甘草三分　制半夏三钱　炙紫菀三钱

【效果】服药三剂而咳症全愈。

廉按：风寒外搏，水饮上冲，小青龙汤加减，却是对症良方。额上既有微汗，去麻黄加紫菀、茯苓，宣肺利水，调剂亦有斟酌。

### 风咳失音案（儿科）　孙少培（住南京仓巷）

【病者】丁贵之女，年四岁，住南京碑亭巷口。

【病名】风咳失音。

【原因】春病风温，病已小愈，越旬日忽咳嗽音哑，即就诊附近之某某医士处，误用温表，次日即大汗大喘。

【症候】面色青黯，头汗如注，咳喘音嘶，饮水作呛。目上视，不得眠，头倾肩抬，口鼻只有出气。

【诊断】脉两手俱不应指，病势甚危。其声哑者，由于肺热，热盛则熬液成痰，痰因火而生，火因痰而炽，痰火交结，最易障碍清窍，以致变症丛生，肺失清肃之权也。前哲费建中云：肺虚者，咽水呛喉。今仿其意，作虚脱症断。

【疗法】肺虚必先补其母，故用潞党参、淮山药补脾为君，阿胶、糯米补肺为臣，杏仁、兜铃清金润肺，麦冬、五味敛肺定喘为佐，炙甘草、鸡子白和中清音为使。

【处方】潞党参五钱　淮山药五钱，生打　陈阿胶三钱，烊冲　杜兜铃钱半　炙甘草八分　甜杏仁三钱　原麦冬二钱　五味子五分　鸡子白二枚　生糯米五钱

煎汤代水。

【效果】一日连服两剂头煎，次日复诊，喘平汗止，语言如常。惟咳唾黏痰，肺虚而燥，进甘咸润燥法。原方去党参、淮药、兜铃、五味等四味，加暹燕窝一钱，北沙参、川贝、水晶糖各三钱，迭进三剂。再邀诊脉，六脉软滑有神，目灼灼有光，嘱其不必服药，用光燕窝一钱，葡萄干念粒，真柿霜一钱，调养旬余而愈。

廉按：此因风咳，过用散削，肺气骤虚而变，看似危险，实则根本未漓①，故用参麦散合阿胶补肺散，大剂培元，挽回得及。若因病久元虚，见此现状，则肺痨末路，决难救济。此种方法，亦如水投石矣。

## 风哮案（儿科）　何拯华（绍兴同善局）

【病者】朱姓儿，年九岁，住朱家湾。

【病名】风哮。

【原因】素有奶哮，由风伤肺而发。

【症候】初起恶寒发热，面赤唇红，继则痰涎上壅，喉中齁齁②如水鸡声，或如拽锯，鼻煽口干，二便不利。

【诊断】脉右浮滑搏数，左浮弦，舌苔黄白相兼，脉症合参，此由于痰火内郁，风寒外束。《内经》所谓肺病者，喘咳逆气，身热不得卧，上为喘呼是也。

【疗法】非麻黄不足以开其肺窍，非石膏不足以清镇痰火，故以为君。然痰为有形之物，故又以橘、半、蒌、枳为臣，辛滑涤痰，化浓为薄，化薄为无。佐以杏仁，下气降痰，使以甘草调和诸药也。

【处方】麻黄五分　光杏仁钱半　生石膏四钱,研细　清炙草五分　广皮红一钱　姜半夏钱半　栝蒌仁四钱,杵　生枳壳一钱　生姜汁四滴　淡竹沥两瓢,分冲

【效果】一剂知，二剂诸症皆减。后用清金丹：莱菔子一两，拌炒猪牙皂五钱，研细，姜汁、竹沥打面粉，糊丸如绿豆大，每服十丸，朝晚各一次，用金橘脯一枚，剪碎，泡汤送下。调理旬日而痊。

廉按：小儿奶哮，往往由儿患伤风，乳母不知忌口，凡荤酒油腻、盐醋酸咸、姜椒辛辣、芥菜面食等，一概乱吃，以致乳汁不清，酝酿而成，成则颇难除根。此案汤丸二方，确切病情，宜乎投之辄效。惜近世畏麻黄石膏如虎，不肯放胆照服耳。

## 风疟案（内科）　何拯华（绍兴同善局）

【病者】韩瑞宝，年三十五岁，职业商，住东关镇。

【病名】风疟。

【原因】夏令受暑，潜伏膜原。至秋感凉风而发。

【症候】风袭于表，头疼自汗，淅淅恶风；暑伏于里，寒少热多；其状如疟，便溏溺热。

【疗法】脉右浮弦，左浮滞沉数，舌边尖红，苔白兼黄。脉症合参，《内经》所谓夏暑汗不出者，秋成风疟也。

【疗法】初用辛散开达，达原饮加减；继用和解表里，柴芩汤加减；终用养阴开胃，麦门冬汤加减。

【处方】荆芥穗钱半　草果仁五分　花槟榔一钱　焦山栀三钱　防风一钱　卷川朴一钱　木贼草一钱　淡香豉三钱

【次方】川柴胡一钱　生枳壳一钱　广皮红八分　青子芩钱半　苦桔梗一钱　仙露夏钱半　鲜生姜一钱　细芽茶一钱　阴阳水煎药。

【三方】原麦冬钱半　北沙参一钱　北秫米三钱,荷叶包煎　仙半夏一钱　鲜石斛二钱　鲜稻穗二支

【效果】服初方一剂，头痛除，恶风已，寒热分清。服次方二剂，寒热虽减而不止。原方送下半贝丸三分，一日两次，四服而疟住。终服第三方，连进三剂，胃气健而病愈。

廉按：凡疟疾之因，外感不外风、寒、暑、湿，内伤不外痰、食。此案虽名风疟，但暑为内因，风为外因，先解其外，后清其内，此用药一定之步骤。其得

①　漓：涣散。
②　齁齁：打鼾。

力在第二方，和解清透，效果昭然。

### 伏风阴疟案（内科）　庄虞卿（住丽水第十一中学校）

【病者】吕仲远，年逾三稔，体弱，住太平坊。

【病名】伏风阴疟。

【原因】平素体衰，因感风伏而不发，直至深秋，发为阴疟。

【症候】寒热往来，三日一发，汗多苔白，饮食少思。

【诊断】脉左寸虚大，右关弦缓，脉症合参，此由伏风而变三阴疟也。夫胃者，卫之源。脾者，营之本。饮食少思，脾胃之衰弱可知。正因脾胃累虚，营卫不和，而作寒热，正《内经》所谓秋成风疟也。

【疗法】只宜脾胃双补，不必治疟，俾营卫调而寒热自已。此从源本施治，上乘法也。用桂枝、黄芪护卫，归、芍养营，参、草补益脾胃，姜、枣调和营卫。

【处方】川桂枝一钱　生黄芪三钱　当归二钱　生白芍二钱　西潞党二钱　清炙草一钱　生姜一钱　大枣三枚

【效果】十日寒热势衰，继以补中益气汤善其后，两旬疟遂全愈。

廉按：阴疟之为病，阳分大虚必挟寒，阴分大虚必挟热。况汗多苔白，饮食少思，脾胃之虚寒，尤为显著。方用桂枝汤加参、芪、当归，营卫双调，确是对症疗治，自有奇功可据也。寒甚者，丁香、附子亦可加入。

### 风泄案（内科）　何拯华（绍兴同善局）

【病者】陈丽生，年三十岁，业商，居柯桥东官塘。

【病名】风泄。

【原因】暮春外感风邪，不服药而病愈。至首夏，顿病飧泄。

【症候】肠鸣腹痛，一痛即泻，泻多完谷，溺清而短。

【诊断】脉弦而缓，左强右弱，苔薄白滑。凭脉断症，即《内经》所谓春伤于风，夏生飧泄也。腹痛而泻出完谷者，肝横乘脾也。故经云：脾病者，虚则腹满肠鸣，飧泄食不化。

【疗法】初用刘氏术、芍、陈、防等，止其痛泻为君，佐川芎升散其伏风，炒麦芽消化其完谷。继用五味异功散，升补脾阳为君，佐以白芍、煨姜，酸苦泄肝。

【处方】炒於术二钱　陈广皮一钱　川芎一钱　煨防风一钱　生白芍钱半　生麦芽钱半　荷叶一钱，剪碎，拌炒

【次方】炒党参钱半　浙茯苓钱半　炒白芍二钱　煨姜五分　炒於术二钱　新会白一钱　清炙草六分

【效果】进第一方两剂，痛泻大减，惟肢懈无力，胃纳甚鲜。进第二方三剂，痛泻止而胃气健。终用饭焐莲子，每日嚼十四粒，调养七日而瘥。

廉按：风泄即肠风飧泄，《内经》所云久风为飧泄，此症甚多。医者往往误认为食积化泻，或误认为湿积所致，而不知伏风之为病，以致邪气留连，乃为洞泄。不可挽回者，数见不鲜。此案引经证医，探源用药，妙在刘草窗法①，确是飧泄专方，用多奏效。接方用钱氏异功散加味，惬合清气在下，则生飧泄之经旨。故为医者，不可不精究《内经》也。

### 风肿案（内科）　何拯华（绍兴同善局）

【病者】徐水生，年念五岁，业商，

① 刘草窗法：指《痛泻要方》中的抑木扶土法。刘薄，字元博，号草窗，明代江苏省长洲人，家世业医，著有《痛泻要方》。

住绍城西郭门头。

【病名】风肿。

【原因】素因水停于下，现因风袭于上而发病。

【症候】头痛恶风，面目浮肿，肿而且亮，两手微厥，足肿而冷，便溏溺短。

【诊断】脉浮缓沉迟，舌白滑兼淡灰。脉症合参，浮缓为风，风性阳，轻清上浮，故面目独肿；沉缓为水，水性阴，重浊下凝，故足肿且冷。朱丹溪曰：面肿属风，足肿属水，洵不诬也。

【疗法】麻附细辛汤合五皮饮主之，使风挟寒水之气，从皮里膜外排泄而出，则上下之肿，自然分消而去。然非温不能蒸水化气，泄气出汗，故用辛附之辛热，助麻黄以发风水之汗。若五皮饮，不过以皮达皮，取其消皮膜之积水而已。

【处方】麻黄一钱　北细辛六分　生桑皮四钱　冬瓜皮四钱　淡附片八分　新会皮钱半　浙苓皮四钱　五加皮三钱

【效果】连服二剂，周身津津汗出，头痛及面目肿皆除。原方去麻附，加丝瓜络四钱，用路路通十个，丝通草五钱，煎取清汤，化水煎药。迭进三剂，小便畅利，足肿全退而愈。

廉按：此从仲景、华佗之成方脱化而出，仿《内经》复方之法，凡治风挟寒水化肿，投无不效，其妙处全在麻黄一味。惟现在绅富病家，往往畏麻黄而不敢服。实则药在对症，对症即是稳当，非用通套疲药以塞责谓之稳当也。就余所验，凡发风寒之汗，麻黄只用四五分至六七分，即能出汗；发风水之汗，非一钱至钱半不能出，从未犯过汗亡阳之弊。奉劝病家，竟可放胆而服，不必畏忌。

**历节风案（妇科）　何拯华（绍兴同善局）**

【病者】何家福之妻，年四十六岁，住峡山。

【病名】历节风。

【原因】素因血气虚寒，现因风挟寒湿，直中血络，游历关节而成。

【症候】历节挛疼，痛不可忍，屈伸不得，难以转移，发作不热，昼静夜剧。

【诊断】脉左浮弦急，右沉弱，舌苔白腻。脉症合参，张仲景所谓沉即主骨，弱即主筋，浮则为风，风血相搏，即疼痛如掣，历节痛，不可屈伸是也。

【疗法】乌头桂枝汤加减。方以乌头含麻醉性，善能麻痹神经以止痛，故用之为君；臣以黄芪托里达表，通行三焦，麻黄开皮达腠，上行外通，使肢节留伏之寒湿一齐外出；佐以桂枝横行手臂，牛膝下行足膝，皆有活血除疼之作用；使以芍、甘、白蜜，酸收甘润以监制之。

【处方】制川乌八分　生黄芪钱半　净麻黄八分　川桂枝一钱　淮牛膝三钱，生生白芍钱半　清炙草八分

上药用水两碗，白蜜一匙，煎成一碗，温服。

【次诊】前方连服两剂，痛虽渐减，而屈伸不利如前，形气羸弱，颇难支持。脉仍沉弱，惟左手浮弦已减。法当通补兼施，八珍活络汤主之。

【次方】丽参须八分　浙茯苓三钱　全当归三钱　酒炒生地二钱　薄桂五分　生於术钱半　清炙草六分　羌独活各五分　酒炒赤芍钱半　川芎一钱，蜜炙　片红花六分　制川乌三分

酒水各一碗，煎服。

【效果】迭服四剂，挛痛已除，手足亦可屈伸，人能支持，步履可扶杖而行。遂嘱其服史丞相遇仙酒，一日两次，每服一小酒钟，旬余即痊。

廉按：《金匮要略》分历节病因有四：一因汗出入水中，二因风血相搏，三

因饮酒汗出当风，四因饮食味过酸咸。此案即风血相搏，为历节痛风之总因，男妇犯此者最多。《病源》《千金》《外台》均谓之历节风，以其痛循历节，故曰历节风，甚如虎咬，故又曰白虎历节风。初方用乌头桂枝汤，必辨明风挟寒湿，搏其血络，乃可引用。接方用八珍活络汤，亦必其人血气虚寒，始为相宜。故医者治病，必先求其受病之原因，及病者之体质，然后可对症发药，以免贻误。此为临证之第一要着。

### 历节痛风案（内科）　严绍岐（住绍兴昌安门外官塘桥）

【病者】张兆荣之妻，年四十一岁，住昌安门外杨港。

【病名】历节痛风。

【原因】素因血虚肝旺，暮春外感风热，与血相搏而暴发。

【症候】头痛身热，肢节挛疼，不能伸缩，心烦自汗，手指微冷，夜甚于昼。

【诊断】脉浮弦数，左甚于右，舌红苔白薄滑。脉症合参，此《巢源》所谓历节风之状，由风历关节，与血气相搏，交击历节，痛不可忍，屈伸不得是也。

【疗法】凡风搏血，络瘀筋痹，肢节挛痛者，当专以舒筋活络为主，故重用羚角为君；筋挛必因血不荣养，即以归、芍、川芎为臣。然恐羚角性凉，但能舒筋，不能开痹，少用桂枝之辛通肢节为反佐。而使以薄荷、牛蒡、连芽桑枝者，疏风散热以缓肢节之疼痛也。

【处方】碎羚角钱半，先煎　当归须一钱　生赤芍钱半　川芎八分　桂枝尖三分　苏薄荷七分　炒牛蒡一钱　连芽桑枝一两

【效果】连服三剂，外用冯了性酒没透绒洋布，以搽掺诸肢节痛处，汗出溱溱，身热痛大减，手足亦能屈伸，惟神烦肢麻，溺秘少寐。即将原方去归、芎、桂

枝，羚角改用八分，加淡竹茹三钱，鲜竹叶心三钱，辰砂染灯芯三十支，莲子心三十支。又进三剂，夜能安眠，溺通麻除。终用炒桑枝二两，马鞭竹一两，鲜茅根一两，天津红枣四枚，每日煎服，调理而痊。

廉按：历节痛风，因于寒者，辛温发散；因于热者，辛凉轻扬固已，但宜分辨痛状施治。如肢节挛痛，伸缩不利者，血虚液燥也，法宜滋血润燥，四物汤加首乌、木瓜、杞子、甘菊；肢节肿痛，遇阴雨更甚者，风湿入络也，法宜驱风活络，大羌活汤加小活络丹；肢节注痛，得捶摩而缓者，风湿在经也，法宜散风胜湿，灵仙除痛饮；肢节烦痛，肩背沉重者，湿热相搏也，法宜化湿泄热，当归拈痛散加减；肢节刺痛，痛着不移者，瘀血阻隧也，法宜消瘀活络，趁痛散加减；肢节热痛，夜间尤剧者，阴火灼筋也，法宜滋阴降火，四物汤合加味二妙丸；肢节木痛，身体重滞者，湿痰死血也，法宜豁痰活络，半夏苓术汤加小活络丹；肢节酸痛，短气脉沉者，留饮也，法宜蠲饮涤痰，半夏苓术汤加指迷茯苓丸；历节久痛者，邪毒停留也，法宜以毒攻毒，麝香丸与乳香停痛丸间服；历节麻痛者，气血凝滞也，法宜通气活血，千金防己汤加五灵散。

此案肢节挛痛，不能伸缩，与血虚液燥症虽相同，而病由风热搏血，则原因各异，故处方用药亦自不同。可见病因不一，一者，因得之。《内经》所以治病必求于本也。

### 赤游风案（内科）　李柽平（住山西阳曲）

【病者】幼童，年十五岁，忘其姓名住址。

【病名】赤游风。

【原因】偶感外邪，前医皆作痧症

治，用开药、表药不愈。

【症候】两臂两腿发瘄瘰而色红，浮肿焮热，痒而兼痛。

【诊断】脉现浮缓，遂断为赤游风，非痧也。由脾肺燥热而兼表虚，腠理不密，风邪袭入，怫郁日久，与热相搏，滞于血分，故色赤。

【疗法】针药并用。先针刺百会（在前顶后一寸五分，适当头之正中）及委中（当膝腘窝之正中）二穴，寻按爪弹，俾气散而风解。继以四物汤活血止痛散风，加荆、防、蝉、独、柴、薄、桑皮等散风解热。

【处方】细生地三钱　全当归二钱　赤芍一钱　川芎一钱　荆芥钱半　防风钱半　苏薄荷一钱　生桑皮一钱　蝉蜕一钱　川柴胡七分　独活七分

【效果】服一剂，病稍减轻，次日复刺一次，又进一剂，至三日而痊。总使气血调和，针功收效。西医之刺神经，中医之刺经穴，名虽殊而实则一也。

廉按：赤游风，惟小儿最多，皆由胎毒内郁，风热感触而发。其治法针刺与药物互用，自然奏功更速，手到病除。然针与药，共功相等，药之治病，一服不愈，必须再服，再服不尽，继以三服，针亦犹是。观此案而益信矣。

**鹤膝风案（内科）　熊鼎成（住樟树洋湖圩）**

【病者】金春霖，年三十六岁，商人，住清江。

【病名】鹤膝风。

【原因】病者前数月曾患有疑似之花柳症，治愈后，续因感受风湿，发生本病。

【症候】初起左膝盖疼痛，久之渐发红肿，上下肌肉消瘦，形同鹤膝。医遵林屋山人方，治以阳和汤，病益加剧。患部赤热焮肿，膝弯屈如弓，不能履地，夜间骨痛筋跳，鸡鸣后始能安枕，饮食尚佳，二便微热。

【诊断】鹤膝风方书论治，皆以风寒湿痹于膝，专主温补其气血，使肌肉滋荣，血气流行，其疾自愈。余证以历年疗病经验，似古法未能尽是。此症大都感受风寒湿三气居多，今细察病者，舌苔微黄，脉左右俱弦数，风热已属可征。患部又红肿疼痛，症非阴性，尤属显然。医不凭脉辨症，误以鹿胶、炮姜等温补之剂助桀为虐，宜其病益剧。幸调养合宜，胃气犹旺，阴被劫而未损，病虽误药，加意疗治，尚可复原。

【疗法】初诊：宜厉行驱风逐湿，兼凉血解毒为主，继取柔润熄风之义，用滋阴养血之品以善其后。

【处方】初诊方：驱风逐湿，凉血解毒。

五加皮四钱　杜苍术　川牛膝　川黄柏各三钱　真蕲蛇二钱　白颈蚯蚓二钱　生地三钱　归尾三钱　生甘草一钱　丝瓜络三钱　嫩桑枝一两

初服酌加大黄一二钱，服后去之。蕲蛇、蚯蚓研末，淡酒冲服更妙。

【又方】再诊方：滋阴养血，柔润熄风。

大熟地　当归各四钱　牡丹皮三钱　地骨皮三钱　五加皮三钱　川牛膝三钱　黑驴胶　龟胶　白颈蚯蚓各二钱　炙甘草一钱　嫩桑枝五钱

【效果】服初诊方三四剂后，即有奇效，膝不痛，筋不跳。十余剂后，红肿亦退，足渐能行。二十剂后，改服滋阴养血之剂，月余全愈。

【说明】此症余用中药治疗外，兼采西法，以法国法普唯耳坑厂狮牌（美卢白灵），于患部施行肌肉注射，隔日一次，收效尤速。金鼎山人自识。

廉按：此案不但风、湿、热三气，想必有慢性霉毒，潜伏于胫膝之中，而酿变类似鹤膝。案中发明，劈去常解，殊有新识。前后两方，步骤井然。妙在初服酌加大黄一二钱以逐霉毒，真温故知新之佳案也。

### 鹤膝风案（内科）　庄虞卿（住丽水第十一中学）

【病者】武桂章，年逾四稔，体弱，寓上真殿。

【病名】鹤膝风。

【原因】平素气血衰弱，风、寒、湿三气乘虚而痹于膝。

【症候】两膝肿大，上下股胫枯细，足膝疼痛，筋脉不舒。

【诊断】脉左尺浮缓，右尺迟弦，脉症合参，此鹤膝风症也。膝内隐痛，寒胜也；筋急而挛，风胜也；筋缓无力，湿胜也；风、寒、湿三气合痹于膝，故胫细而膝肿。但邪之所凑，其气必虚。治宜养其气血，俾肌肉渐荣，后治其膝可也。此与治左右偏枯之证大同。夫既偏枯矣，急溉其未枯者，得以通气而复荣，切不可急攻其痹，以致足痿不用。

【疗法】用当归、川芎、酒芍、西潞、生芪、炙草、生白术、茯苓以补其气血，细辛、独活、灵仙、防风、秦艽、桂枝以祛其风寒，防己、川断、苡仁、木瓜、淮牛膝、五加皮舒筋而渗湿，加海桐皮、片姜黄、海风藤宣络而止痛。

【处方】全当归二钱　川芎一钱　酒白芍二钱　生黄芪三钱　炙甘草八分　生於术钱半　云茯苓三钱　北细辛七分　威灵仙一钱　独活一钱　青防风钱半　左秦艽钱半　川桂枝一钱　生苡仁五钱　木瓜一钱　淮牛膝钱半　五加皮钱半　海桐皮钱半　片姜黄一钱　海风藤钱半

每日服二剂。

【效果】十日痛稍愈，足能伸缩，两旬膝肿退，四旬扶杖能行，两月步履如常矣。

廉按：鹤膝风初起，膝盖骨内作痛，如风气一样，因循日久，膝肿粗大，上下股胫枯细，形似鹤膝，总由足三阴亏损，风、寒、湿流注之为病也。此案发明因证，确实详明，方从大防风汤加减，看似药品太多，实则如韩信将兵，多多益善。四旬扶杖能行，两月步履如常，信然。

### 鹤膝风案（内科）　易华堂（住永川北门）

【病者】周奠章，年甫二旬，住永川茶店场。

【病名】鹤膝风。

【原因】远行汗出，跌入水中，风湿遂袭筋骨而不觉。

【症候】始则两足酸麻，继而足膝肿大，屈伸不能，兼之两手战掉，时而遗精，体亦羸瘦。疗治三年罔效，几成废人。

【诊断】左手脉沉弱，右手脉浮濡，脉症合参，此鹤膝风症也。由其汗出入水，汗为水所阻，聚而成湿，湿成则善流关节。关节者，骨之所凑，筋之所束，又招外风，人伤筋骨，风湿相搏，故脚膝肿大而成为鹤膝风。前医见病者手战遗精，误认为虚，徒用温补，势濒于危。岂知手战者，系风湿人于肝，肝主筋而筋不为我用；遗精者，系风湿人于肾，肾藏精而精不为我摄。溯其致病之由，要皆风湿阶之厉也，设非驱风去湿，其病终无已时。

【疗法】择用仲景桂枝芍药知母汤。桂枝、芍药、甘草调和营卫，麻黄、防风驱风通阳，白术补土去湿，知母利溺散肿，附子通阳开痹，重用生姜以通脉络。间服芍药甘草汤，补阴以柔筋。外用麻黄、松节、芥子包患处，开毛窍以去风湿。

【处方】川桂枝四钱　生白芍三钱　白知母四钱　白术四钱　附子四钱，先煮　麻黄二钱　防风四钱　炙甘草二钱　生姜五钱

【次方】生白芍六钱　清炙草三钱

【三方】麻黄一两　松节一两　芥子一两

研匀，用酒和调，布包患处。

【效果】服前方半日许，间服次方一剂，其脚稍伸。仍照前法再服半月，其脚能立。又服一月，渐渐能行。后守服半月，手不战，精不遗，两足行走如常，今已二十余年矣。

廉按：足胫渐细，足膝渐大，骨中酸痛，身渐瘦弱，此鹤膝风症也。其症有二：一本于水湿之入骨，重而难移，痛在一处而不迁；一本于风湿之入骨，轻而可走，其痛移来移去而无定。二者因证不同，治亦随之而各异。此案病因，系风湿内袭筋骨而成，法宗仲景，方亦对证，药既瞑眩，厥疾自瘥，真古方学派之佳案也。

### 膝眼风案（内科）　庄虞卿（住丽水第十一中学）

【病者】郑周坂人，年逾三稔，体强，住米湖。

【病名】膝眼风。

【原因】初受风湿而不觉，继服滋补而疾作。

【症候】膝盖上下，隐隐作痛，两膝胖肿，屈不能伸。

【诊断】脉左手浮紧，右手细缓，脉症合参，此膝眼风症也。其痛游走不定，风胜也；外见胖肿，湿胜也；屈不能伸，风湿袭于筋也。但风湿为痹，尽属外邪。经虽云：邪之所凑，其气必虚，然留而不去则成为实，治其驱风渗湿，勿投滋补，庶无留邪之患。

【疗法】治风先治血，用当归、川芎、酒芍以活其血，灵仙、秦艽、防风、独活以祛其风，生苡仁、木瓜、茯苓以渗其湿，淮牛膝、千年健以壮其筋骨。痛久必入络，加钩藤、海风藤以通其络。然风湿去后，血液必伤（原方去灵仙等），继以加减四物汤合新绛旋覆汤，养血舒络以善后。

【处方】全当归钱半　川芎一钱　酒白芍钱半　威灵仙一钱　防风一钱　左秦艽钱半　独活一钱　北细辛七分　生苡仁四钱　木瓜七分　浙茯苓三钱　牛膝钱半　千年健钱半　双钩藤钱半　海风藤钱半

每日服两剂。

【接方】酒洗当归钱半　细生地三钱　真新绛钱半　旋覆花钱半，包煎　清炙草七分　酒洗白芍三钱　青葱管三寸，冲　炒香桑枝三两，煎汤代水

【效果】十日肿痛稍愈，半月足能伸屈，月余已能步履，终用接方以收全功。

廉按：膝眼风者，在膝盖下左右两旁空陷中，隐隐疼痛是也。如风胜，其痛则走注不定，寒胜则痛如锥刺，湿胜则外见胖肿。屈不能伸者，其病在筋；伸不能屈者，其病在骨；动移不遂者，沉寒痼冷之候也。日久失治，即渐成鹤膝风。此症辨症处方，理明辞达，法美意良，可为后学标准，惟沉寒痼冷者不效。

### 风痢便脓案（内科）　何拯华（绍兴同善局）

【病者】金宝生，年二十六岁，业商，住绍兴府前。

【病名】风痢便脓。

【原因】初由春伤于风，至首夏恣食瓜果而病发。

【症候】先水泻，后便脓，腹痛在脐上下，漉漉有声，四肢微冷，小便清白。

【诊断】脉沉弦而软，舌苔白腻。予

诊毕询病人曰：腹中响声，从几时起？病人答曰：初起即有。予曰：痢无响声。病人谓：<u>粪有白脓，里急后重</u>。予云：<u>肠鸣者，风也。凡肠澼便脓，病虽在肠，而内关脾脏，皆由肝郁乘脾。此乃伏气所化之风痢也</u>。

【疗法】以小建中汤加减，<u>抑肝蠲痛</u>为君。以白术健脾为臣，佐防风以祛伏风，使以陈皮、白芷，行气败脓。

【处方】炒白芍五钱　清炙草八分　大红枣四枚　炒於术钱半　白芷一钱　川桂枝一钱　黑炮姜六分　新会皮一钱　煨防风一钱　炒饴糖三钱

【效果】服二剂，痛痢大减。原方加鲜荷叶一钱拌炒生谷芽三钱。再进二剂，痛痢止而胃健乃愈。

廉按：肠澼便脓，果由肠风及瓜果酿成，此案方法，确系历验不爽。故为医者，不可不研究汉方也。予日望之。

### 产后血虚风乘案（妇科）　胡瑞林（住黟县五都横店）

【病者】胡氏，年三十余岁，住陈间。

【病名】产后血虚风乘。

【原因】产后血虚风乘，瘀凝不去。

【症候】产后五六日，头痛，发热无汗，语言失常，心神昏愦，如见鬼状。

【诊断】诊脉浮细，舌无苔，此欲作风痉也。心主血，产后血去则脉管缩小，气管放松，而风得乘气管之松，居膜腠而不泻。其未至痉而强直挛曲者，邪未行于经络也。产妇瘀犹未净，风邪挟痰上迷心窍，故心神昏愦。肝主血而藏魂，心不生血，则肝亦不藏，而魂无所附。游于目，自见其魄，故如见鬼状。

【疗法】以豆淋酒浸荆芥，祛风为君；归、芎生血活血，茯神、枣仁宁心安神，远志、菖蒲开心利窍为臣；泽兰、丹皮、丹参破血和血为佐；寄生祛风，天竺黄豁痰为使；加入炙草以和诸药。

【处方】荆芥穗二钱，大豆炒热，用酒淋之，以酒炒　大川芎一钱　熟枣仁二钱　泽兰叶一钱　石菖蒲八分　全当归三钱　云茯神二钱　炙远志八分，去骨　桑寄生钱半　粉丹皮八分，酒炒　赤丹参钱半　炙甘草五分　天竺黄三分

【次方】去天竺黄、大川芎、泽兰叶、粉丹皮、荆芥穗。

【效果】二剂头痛发热止，神气清。再服次方，四剂平复。

廉按：此症血虚生风，必略受外邪所致，况兼瘀血未净，方用祛风化瘀，活血宁神，可谓标本兼顾。

# 第二卷　寒淫病案

**伤寒案（内科）　陈作仁（住南昌中大街四川会馆）**

【病者】周保善，四十一岁，江西新建人，住南昌城内。

【病名】伤寒。

【原因】初春积雪未消，晨起窗外闲步，偶感风寒，即伤太阳经。

【症候】发热头痛，遍体酸疼，项强恶寒，蒙被数层，战栗无汗，病势甚暴。

【诊断】左寸脉浮紧而数，右关尺两脉亦紧数，脉症合参，知系风寒两伤太阳之经症也。

【疗法】仿仲景麻桂各半汤主之。盖初伤风寒，法宜发表，故以麻黄为君，杏仁为臣，桂枝解肌为佐，甘草、姜、枣和胃为使。又恐麻黄过猛伤阴，故加白芍以敛阴。

【处方】净麻黄八分，先煎，去沫　桂枝尖一钱　光杏仁二钱，去皮尖　杭白芍二钱　生甘草一钱　鲜生姜三片　大红枣四枚

【效果】服此药时，令食热稀粥一碗以助药力。始进一剂，得汗热减，各证均已小愈，惟口干思饮，大便不通。寒已化热，改以仲景人参白虎汤加味以逐余邪。原方加白芍、陈皮、薄荷者，亦取行气和血兼凉散之意。

【又方】潞党参三钱　生石膏五钱，研细　肥知母二钱　生甘草钱半　白粳米一两，夏布包　杭白芍二钱　广陈皮一钱　苏薄荷六分

此方又接进二剂，七日内各证全愈。

廉按：风寒两伤太阳，用麻桂各半汤泄卫和营，固属长沙正法。即寒已化热，口干思饮，且大便秘，邪热已传阳明之候，白虎汤法亦属仲圣薪传。惟案中未曾叙明气虚，潞党参一味，未免用得太骤。

**阳虚伤寒案（内科）　袁桂生（住镇江京口）**

【病者】骆达三君，年约四十余岁，住本镇利记糖栈内。

【病名】阳虚伤寒。

【原因】素禀阳虚，新感外寒而发。

【症候】头痛恶寒，饮食无味。

【诊断】脉息小滑，舌苔滑白，病势方张，慎防变重。

【疗法】姑用葱豉二陈汤加荆芥、紫苏，疏散风寒以表达之。

【处方】鲜葱白四枚　淡豆豉三钱　荆芥穗钱半　紫苏叶钱半　姜半夏三钱　广橘皮一钱

【次诊】此药服后，忽喘息不能卧，头脑中觉热气上升，小腹左偏作痛，呕吐痰水，畏寒，手指厥冷，脉息沉弱。盖阳虚受寒之病，得发散而阳气益虚也。其头脑中觉热气上升者，脑力素衰，寒气逼龙雷之火上越也；其喘息不能卧者，肺肾两虚，不能纳气也；其腹痛呕吐痰水者，寒气内扰，气血不能通调也；其畏寒手指作冷者，虚寒病之本相也。乃与理中汤合六君子汤加味。

【次方】别直参一钱　炒白术二钱　黑

炮姜—钱　炙甘草八分　云茯苓三钱　姜半夏二钱　广橘皮—钱　上猺桂八分　东白芍三钱　五味子六分

【三诊】服后喘吐俱平，腹痛亦止，能进稀粥半碗，但仍觉畏寒手冷，益信为阳虚矣。

【三方】别直参—钱　炒白术二钱　黑炮姜—钱　炙甘草八分　姜半夏二钱

【四诊】午后复诊，则汗止安睡，手足俱转温矣。仍以前方，又进一剂。

【效果】自是遂能进粥，遂以六君子汤、资生丸等药，调养半月而痊。

廉按：伤寒当行发表者，必察其人本气阴阳无亏，方可径用。若真阳素亏，平日恶寒喜热，惯服辛温，大便溏滑者，此为阴脏，宜加附子、炮姜、黄芪、白术于发表药中，助阳御表，庶免虚阳外越之弊。此案汗剂虽轻，几致虚阳上越，变症蜂起，幸而改用温补，得力在理中汤一方，能用仲景之方以铲病根，获效所以神速，虽小有风波而终归平静。

**夏月伤寒案（内科）　周小农（住无锡）**

【病者】王子珊君，年三十余，住沪南。

【病名】夏月伤寒。

【原因】丙午夏杪，感冒新凉，就他医服栀、豉、香薷、滑、苏等剂，纤毫无汗，而形寒可披绒衫。

【症候】热不甚，口亦不渴，凛寒无汗。

【诊断】脉濡苔白，此伤寒，非伤暑也。

【疗法】但用外治。

【处方】用浮萍、薄荷、苍术、苏叶、葱、姜各五钱大剂，使其避风煎沸浴之，覆薄衾而卧。

【效果】遍身汗出，凛寒遂解。

廉按：此为体实者而设，若虚者熏足复衣，亦可取汗。

**伤寒失表案（内科）　陈作仁（住南昌中大街四川会馆）**

【病者】赵仰亭，四十二岁，江西南昌人，住进贤门外。

【病名】伤寒失表。

【原因】真伤寒证，迁延日久，寒化为热，津液受伤。

【症候】头痛项强，大热无汗，口渴引饮，小便短赤，大便旬日不通，异常烦躁。

【诊断】两关脉洪数鼓指，舌苔边白中黄。似此表症未除，里症又急，即仲景用大青龙汤之候也。

【疗法】仿长沙圣法两解之。用麻黄发表为君，杏仁助麻黄为臣，以桂枝、甘草、姜、枣解肌为佐，以石膏质重泄热，气腥达表为使。又恐麻黄过猛伤阴，故加白芍以敛阴津。

【处方】净麻黄八分，先煎，去沫　光杏仁三钱，去皮尖　桂枝尖—钱　生石膏—两，研细　生甘草钱半　杭白芍二钱　鲜生姜三小片　大红枣五枚

【次诊】连进二剂，得汗热减，病势已有转机，惟口渴烦躁未除，又仿仲景竹叶石膏汤加减续进。原方减去半夏者，为不呕也；加白芍、陈皮者，以行气活血，较原方稍灵活也。

【次方】淡竹叶三钱　生石膏六钱，研细　潞党参三钱　杭寸冬三钱　生甘草钱半　白粳米—两。以夏布包，同煎　杭白芍二钱　广陈皮八分　鲜生姜三片

【效果】又选进三剂，各证逐渐就痊。

廉按：伤寒失表，自以达表为首要。今仿大青龙法，轻用麻桂，重用石膏，发表清里，双方并进，始能发辛凉解热之

汗。服后得汗热减，病有转机固已。惟热伤津液，继用竹叶石膏汤法清热生津，颇为惬当，可谓深得仲景薪传矣。

### 阴症伤寒案（内科）　王经邦（住天台栅门楼）

【病者】刘铭彝，年二十八岁，天台县知县。

【病名】阴症伤寒。

【原因】腊月廿八日，去西乡白坭坦压回，即伤阴寒。

【症候】恶寒甚剧，战栗动摇，烘以烈火，顷刻不离，舌苔边白中黑而滑。

【诊断】脉沉而紧，沉紧为寒伤于里，《伤寒论》所谓无热恶寒者发于阴也。

【疗法】初服麻黄汤不应，继用附子理中汤加味，温下理中以祛寒。

【处方】高丽参一钱　炒冬术二钱　淡附片钱半　炒川姜一钱　炙甘草一钱

加葱白九枚，生姜二钱。

【效果】服一剂，即遍身大汗，寒邪悉退而愈。

廉按：阴症伤寒，多由于病者元阳素弱，不胜阴寒之侵逼，一伤寒即直入阴经，因其身不发热，故俗称阴证伤寒，其实是阴经伤寒也。麻黄汤专治寒伤阳经，宜其不效。辛而转机尚捷，改用附子理中加味，扶阳理中，辛温逐寒，一剂即汗出寒退。否则恐吐利厥逆，骤变虚脱之危候矣。

### 伤寒阴结案（内科）　刘荣年（住历城东流水）

【病者】刘景熹，年三十余，织布厂经理，住省城。

【病名】伤寒阴结。

【原因】冬月伤寒，误服寒泻药而成。

【症候】身体恶寒，腹胀满痛，不大便者二日。

【诊断】脉浮大而缓，显系伤风寒中症。医家不察，误为阳明府证，误用大黄、芒硝等药下之，殊不知有一分恶寒，即表症未罢，虽兼有里症，亦当先治其表，仲景之遗法具在。今因误用寒泻药，以致寒气凝结，上下不通，故不能大便，腹胀大而痛更甚也。幸尚在中年，体质强健，尚为易治。

【疗法】用桂枝汤去芍药加附子以温行之，则所服硝、黄得阳药运行，而反为我用也。

【处方】桂枝尖一钱　黑附子一钱　炙甘草五分　生姜一钱　大枣二个，去核

【效果】服药后，未及十分钟，即大泻两次，恶寒、腹胀痛均除而全。

廉按：桂枝附子汤本治风湿相搏之寒症，今借以治误用寒泻之阴结，虽为救药误而设，然投之辄效，足见仲景经方之妙用无穷也。

### 伤寒误遏案（内科）　李伯鸿（住汕头仁安里）

【病者】俞金宝，年三十余，政界，住汕头。

【病名】伤寒误遏。

【原因】旅行遇雨，感冒发热，中医误用白虎汤，以致表邪内陷，寒热如疟，西医误以金鸡纳霜止疟，而病遂剧。

【症候】啬啬恶寒，淅淅恶风，翕翕发热，鼻干，口渴，头痛，骨节痛，咳喘，烦躁，小便热赤。

【诊断】左寸浮紧，右尺洪实，脉症合参，乃太阳两伤风寒，邪从热化，内犯肺经也。

【疗法】张氏冲和汤加减。以羌活治太阳肢节痛为主，副以防风祛风寒，苍术去风湿，芷、芎除头痛，片芩清肺热，木通、赤苓导赤利水，甘草缓急，解表后，

则治肺热，而咳当止矣。

【处方】 羌活二钱 防风钱半 苍术一钱 黄芩钱半 白芷钱半 川芎一钱 木通钱半 赤苓六钱

【又方】 葶苈三钱 牵牛二钱 桑白皮四钱 地骨皮四钱 桔梗一钱 紫菀三钱 苏子钱半 宋公夏二钱 赤苓六钱 天津红四枚

【效果】 翌日汗出痛止，咳仍未除，服后治肺方三剂而愈。

廉按：洁古九味羌活汤，本治风寒湿郁而化热之正方，今因表邪正盛，反被凉遏误截，致邪内陷而化热，酌选此方加减，用得惬当。后方用钱氏葶苈丸、泻白散法加味，亦有力量，非疲药塞责者可比。

**伤寒热厥案（内科） 郑震竺（住汕头和安街）**

【病者】 陈永吉，年十八，赁汕头吉祥栈财副。

【病名】 伤寒热厥。

【原因】 初夏勤劳过度，伏热体酸，勉从苦力运动，意欲因出汗而免药，至晚遂发头痛。医用石膏、生地、麦冬之类，越三日而病剧。

【症候】 手足厥冷，不省人事，耳若无闻，头不着枕，面色及唇皆白，惟指甲红活。

【诊断】 脉左右俱伏，切诊已无可考，寒热从何分别，况症属危急，热药非可轻试。即嘱其兄取冷水一大杯，扶之令饮，一服而尽。遂知其口渴伏热，热深厥深，误服阴凝之品，遏热之所致也。

【疗法】 达郁通阳，泄热宣痹。方用柴胡疏其木郁，芍药通其阴结，甘草和其中气，枳实泄其痹塞，加木通宣其伏热，红花行血脉之瘀，黄芩清三焦之火，内解外达，血脉畅行，阳气舒畅而热厥自愈矣。

【处方】 川柴胡钱半 杭白芍四钱 粉甘草八分 炒枳实二钱 汉木通钱半 苏黄芩二钱 藏红花七分

【效果】 一剂知，二剂已，静养三日，而能如常作事矣。

廉按：寒厥用四逆汤，热厥用四逆散，研究伤寒论者皆知之，所难者辨症耳，一经药误，寿可立倾。前哲成无己、喻嘉言、陆定圃辈，多所发明，爰为节述其说。

成氏曰：凡厥，若始得之，手足便厥而不温者，是阴经受邪，阳气不足，可用四逆汤；若手足自热而至温，从四逆而至厥者，传经之邪也，四逆散主之。

喻氏曰：凡伤寒病初得发热，煎熬津液，鼻干口渴便秘，渐至发厥者，不问而知为热也。若阳症忽变阴厥者，万中无一，从古至今无一也。盖阴厥得之阴症，一起便直中真阴经，唇青面白，遍体冷汗，便利不渴，身倦多睡，醒则人事了了，与伤寒传经之热邪，转入转深，人事昏惑者，万万不同也。

陆氏曰：厥有阴阳二症，李士材谓阴厥脉沉弱，指甲青而冷；阳厥脉沉滑，指甲红而温。余谓阴症似阳，未可以脉沉弱、指甲青冷为凭。凡症见烦躁欲裸形，或欲坐卧泥水中，舌苔淡黄，口燥齿浮，面赤如微酣，或两颧浅红，游移不定，言语无力，纳少胸闷，渴欲饮水，或咽喉痛而索水，至前复不能饮，肌表虽大热而重按则不热，或反觉冷，或身热反欲得衣，且两足必冷，小便清白，下利清谷，脉沉细或浮数，按之欲散，亦有浮大满指，而按之则必无力，是宜温热之剂，药须凉服，从其类以求之也。似此辨别，至为精审，学者宜细观之。

### 伤寒戴阳症案（内科）　庄虞卿
（住丽水第十一中学）

【病者】戴刘氏，年逾五稔，形肥，住西园庙衖。

【病名】伤寒戴阳。

【原因】平时气逆痰多，近日复感暴寒。

【症候】初起发热恶寒，舌苔黑润，口虽渴而饮水不多，越三日气急痰鸣，头面嫩红，神昏不语，手足厥冷，大汗淋漓。

【诊断】脉两寸浮滑而细，两尺豁大而空，脉症合参，此伤寒戴阳症也。寒邪激动水饮，以致水饮泛滥，故痰声漉漉，阴霾四布；真阳飞越，故面赤汗流，手足如冰；舌黑口渴者，乃真阳式微，如釜底无薪，津液不能升腾之象。病势至此，一发千钧，急救之法，其惟挽正回阳乎。

【疗法】先用黑锡丹以镇其上脱之阳，复用参、附、芪、术、炙草以固其表里之衰，更加法夏、茯苓、生牡蛎，化痰收濇以为佐。俟其汗止阳回，手足温和，再加龟板、鳖甲、生芍、熟地之类以潜之，盖阳气以潜藏为贵，潜则弗亢，潜则可久，《易》道也。

【处方】黑锡丹五钱，炖，服五钱即止（此系古方，各药铺均有出售）。

【次方】西潞党三钱　附片二钱　炙黄芪三钱　生白术二钱　法夏二钱　清炙草一钱　茯苓三钱　生牡蛎五钱
每日二剂。

【三方】前方加龟板八钱，炙鳖甲五钱，生白芍二钱，熟地四钱。

【效果】黑锡丹服下，立刻痰平气顺，一日汗止能言，手足温和。惟神识未清，自言自笑，遍身搔痒，此心阳尚未复元之象，即于前方加炒枣仁二钱、红枣五枚。越三日诸症悉退，月余康健如常矣。

【廉按】伤寒戴阳，《伤寒论》所谓少阴病，手足厥逆，其人面色赤是也。惟戴阳之面赤，嫩红带白，与面色缘缘正赤者不同，为最危急之虚脱症。先重用黑锡丹，以镇上越之虚阳，固属急救之良法，继用参附、芪附、术附三方，合二陈去广皮加牡蛎，挽正回阳，蠲痰固脱，法亦细密周到，妙在终加龟、鳖、芍、地、枣仁、红枣潜镇摄纳，深得"阴平阳秘，精神乃治"之经旨，真精心结撰之佳案，吾无间然矣。

### 伤寒戴阳症案（内科）　张锡纯
（住盐山西门内）

【病者】王瑞亭，年四十余，京都贡士，住前门外西珠市口。

【病名】伤寒戴阳。

【原因】仲冬之时，感受风寒，两三日间，烦燥无汗，原是大青龙汤证，医者误投以桂枝汤，烦躁益甚。

【症候】表里俱觉发热，头微觉疼，舌苔白而微黄。

【诊断】脉象洪滑，两尺似不任重按，此乃伤寒成温，热入阳明之府，而犹微兼表症也。

【疗法】宜以大剂凉润之品，清其府中之热，而少加表散之药辅之。

【处方】生石膏三两，捣细，惟不可煅用，煅之则伤人　元参一两　青连翘三钱　粳米五钱

煎至米熟，取汤两茶杯，为其两尺脉象不实，嘱其分多次，徐徐温饮下，不欲其寒凉下侵，或致滑泻也。

【效果】孰意病家忽愚所嘱，竟将其药顿饮之。药力直趋下焦，上焦之燥热未除，下焦之泄泻转增。半日之间，连泻数次，多带冷沫，面色红似火炙，鼻孔黑似烟熏，关前脉大于从前一倍，数至七至，其精神骚扰不安，知其已成戴阳险证。急

用野台参一两煎汤，冲童便（须四岁以上童子）半茶钟，置药碗凉水盆中，候极冷，顿饮下。又急用元参、生地、知母各一两，煎汤一大碗备用。自服参后，屡诊其脉，过半点钟，脉象渐渐收敛，至数似又加数，遂急将备用之药熬极热，徐徐饮下，一次止饮一口，阅两点钟，将药服尽，周身微汗而愈。

廉按：伤寒戴阳，其人面赤烦躁，气息甚粗，脉象虽大，按之无力，又多寸盛尺虚，乃下焦虚寒，孤阳上越之危候。《伤寒论·少阴篇》用通脉四逆汤加减，收拾阳气归于下元，而加葱白透表以散外邪，如法用之，每多速愈。今因大青龙症误投桂枝，虽同一烦躁，而面不姣红，尚属类似戴阳。方用仙露汤救误而多转折者，张氏原著谓因病家不听所嘱，致服药有如此之失，幸而又愈，然亦险矣。审是，则凡药宜作数次服者，慎勿顿服也。盖愚自临症以来，无论内伤外感，凡遇险症，皆煎一大剂，分多次服下。此以小心行其放胆，乃万全之策，非孤注一掷也，其言甚是。

### 真寒假热症案（内科）　陈务斋（住梧州四方井街）

【病者】陈黎氏，年三十余岁，广西容县，住乡，体弱，业农。

【病名】真寒假热。

【原因】饮食不节，过食生冷，消化不良，肠胃蓄湿，凝寒积冷，正气衰弱。诱因夏月天气不和，水湿太盛，感受风寒，皮肤郁闭而病丛生。

【症候】肢体困倦，食量日减，体中恶寒发热，头目晕痛，口渴咽干，清涎涌逆。继则食量全缺，肢体困极，软而无力，口更大渴，清涎更涌，常见体中潮热，头目更痛，不能起立，胸膈满胀，腰痛腹痛，心神烦躁，小便微黄，唇焦而燥，舌苔胶黄。绝食一月，危在旦夕。

【诊断】脉左右浮数无力。以脉症合参，真寒假热症也。此症因过食生冷瓜果，消化不良，停留肠胃，蓄湿积寒，阻遏正气不畅，脾土不运，不能布津散精，以致气血两亏，脏腑皆弱，腠理不实，皮肤疏泄。适夏月乍寒乍热，暴风暴雨，气候不佳，感受风寒，皮肤闭塞，卫气不能外达，风动木摇，水寒土湿，湿气渐长，阳气渐消，肾水愈寒，肝木愈郁，抑遏清阳，遂致上焦热燥，浊阴不降，中下凝寒，至清涎泛溢，阴凝于内，阳越于外，则脉现浮数，体热唇焦，舌黄，烦躁渴饮，表面虽热，里实中寒。前医以风热症治之，则更现燥渴，又以阴虚治之，更见胀闷，反助其凝寒，伤其正气，则孤阴不生，独阳不长，中土已败，绝粒月余而症势危急万分。今所幸者，脉未散乱，谅能救治。

【疗法】汤剂用理中汤，壮阳降逆，取熟附、肉桂、法夏暖肾壮阳，升清降浊为君，干姜、白术理中扶土，温脾燥湿为臣，防、党、五味、白芍、归身活血养肝，助气生津为佐，砂仁、陈皮、茯苓利水化气，和胃醒脾为使。一服后，燥渴减，清涎略少。五服后，燥渴已除，咽喉不燥，清涎更少，体中略和。惟口中味淡，以肉桂汤作常茶饮之。但百物不思，惟欲食白古月，每日需两许，食之桂、古月与药汤，知甜不知辛辣，内寒已极，诊脉沉迟，每味加倍。再连五服后，略思饮食，即食白粥一小碗，立时胸中胀满，症复如前，诊脉浮数，又将方每味加倍。再连五服后，病脉皆退如前，又思饮食，用干姜煎汤，入炒焦白米煎粥食之，方能消化。又将方中附、姜、术每味倍至四两，再连五服后，食量已进，略能步履。误食李子数枚，即时胸膈胀满，而病复如前，又不思食，又将方中姜、附、术每味倍至八两，再连十余服后，始知辛辣，病症已退，食进气强。

【处方】壮阳降逆理中汤方

肉桂一钱　熟附五钱　干姜五钱　白术六钱，炒　半夏三钱　陈皮钱半　茯苓四钱　白芍三钱，炒　归身二钱　防党四钱，炒　五味二钱　砂仁二钱

煎服后，连日将各味倍重，姜、附、术每味倍至八两一服。

【效果】二十日清升浊降，渴止体和。三十日食量略进，元气略复。四十日食量大进，元气复旧。

【说明】起则燥渴，脉症皆热，服清凉而病更甚，燥渴不止。温中壮阳，服之竟不燥渴，且姜、附、桂、古月之性辛辣，其食不知辣而知甜，可洞见脏腑之真寒；而姜、附、桂每味服去十余斤始知辛辣，然后病除药止。愈后十余年，竟无一疾发生，常年健壮，可谓奇难之症矣。自古至今，真寒假热，真热假寒，二症不知误死者凡几。余诊治二十余年，已遇此二症数十人，皆奄奄一息，余定以真寒或真热，对症施方，皆能痊愈，特录真寒假热、真热假寒二症各一，以便研究。

廉按：前医认为风热阴虚，必用辛凉滋润之剂，致使寒凝湿聚，病自增重。方用附、桂、干姜以祛寒，苓、术、半夏以燥湿，所以见效。然非确有胆识者，不敢用此重量。

**太阴伤寒案（内科）　高玉麟（住黑龙江南门内）**

【病者】杨子荣，年逾四十，黑龙江人，业巫，住省城。

【病名】太阴伤寒。

【原因】赴城外戚家助忙，事繁食少，中虚受寒。

【症候】脘腹大痛，吐水不止，四肢厥逆，舌苔边白中灰滑。

【诊断】脉左手弦大，右关弦迟，脉症合参，断为太阴伤寒。《伤寒论》云：太阴之为病，腹满而吐，食不下，自利益甚，时腹自痛。适合杨君之病状矣。

【疗法】用附子理中汤加味。以附、姜、桂、椒、吴萸温寒降逆，人参、甘草补中益气，白术、云苓去湿燥土，庶冰熔土燠，中宫自无疼痛之虞矣。

【处方】黑附块一两　炒干姜六钱　紫桂三钱　炒川椒三钱　吴茱萸四钱　吉林参三钱　炙甘草五钱　云茯苓六钱　炒白术五钱

水煎服。

【效果】服药二剂，厥疾顿瘳。

廉按：寒伤太阴，必其人脾阳素弱，故邪即直入阴经。对症处方，附子理中加味固属正治，妙在姜、桂、椒、萸，善止寒吐冷痛，故能二剂而收功。

**太阴伤寒案（内科）　陈作仁（住南昌中大街四川会馆）**

【病者】朱陈氏，年四十六岁，祖籍安徽，生长南昌省城。

【病名】太阴伤寒。

【原因】时当夏令，异常炎热，贪凉饮冷，感受阴寒。

【症候】上吐下泻，腹痛异常，面青唇白，四肢逆冷，舌苔灰滑。

【诊断】六脉沉迟似伏，脉症合参，显系阴经伤寒，但怀孕六月，得此阴寒危证，殊难措手。

【疗法】此症非大剂附子理中，不及挽救，稍事迟延，恐误大事，岂能因六月之娠，而见危不救哉。兹特言明在先，急救其母为首要。遂重用黑附片、高丽参以升阳复脉为君，焦白术补土为臣，黑炮姜温中为佐，炙甘草和中为使，外加茯苓利水以分阴阳，木香、白芍行气和血，以助

药力。

【处方】黑附片四钱　高丽参三钱　焦白术三钱　黑炮姜三钱　炙甘草钱半　云茯苓四钱　杭白芍五钱　广木香八分

【效果】此方连进二剂，吐泻腹痛，均已轻减，脉象亦起，病势幸有转机。原方将附片、炮姜均减去半，加缩砂仁一钱，续进二剂，各证就全。

廉按：此诚孕妇之急症，非重剂理中，复有何药可以救急。惟附子为坠胎百药冠，现今药肆所备，只有漂淡附片，其中有效成分，有名无实，不如易以吴茱萸，善能止吐除痛，且于《胎前药忌歌》亦无切禁之条，较附子为稳健。

## 少阴伤寒案（内科）　王经邦（住天台栅门楼）

【病者】蒋尚宾妻，年六十二岁，住宁海东路蒋家。

【病名】少阴伤寒。

【原因】严冬之时，肾阳衰弱，不能御寒，致寒深入骨髓。

【症候】头痛腰疼，身发热，恶寒甚剧，虽厚衣重被，其寒不减，舌苔黑润。

【诊断】六脉沉细而紧，此古人名肾伤寒。《伤寒论》所谓热在皮肤寒在骨髓也。

【疗法】宜麻黄附子细辛汤，以温下散寒。

【处方】生麻黄一钱　淡附片一钱　北细辛七分

【效果】一剂汗出至足，诸症即愈。昔医圣仲景作此方以治少阴病始得之，反发热脉沉者。予屡治如前之脉症，非用此方不能瘳，故赘述之。

廉按：少阴伤寒，始得病即脉沉发热，略一蹉跎，势必至吐利厥逆，故乘其外有发热，一用麻黄治其外，一用附子治其内，然必佐细辛，从阴精中提出寒邪，

使寒在骨髓者直从外解，有是病竟用是药，非精研《伤寒论》者不办。

## 少阴伤寒案（内科）　曾月根（住五华周潭）

【病者】曾丽常，年三十四岁，广东独立旅第三团第四营军需长，住广东五华文兴薮。

【病名】少阴伤寒。

【原因】辛苦异常，日夜劳瘁，一经感寒，邪传少阴，即从火化。

【症候】一身手足壮热，不能语言，舌黑且燥。

【诊断】脉微细而数，论中微细为少阴病之提纲。数者，热也。凡操劳者病入少阴，从热化者多，从寒化者少，今一身手足壮热，所谓火旺生风，风淫末疾也。少阴肾脉夹喉咙，萦于舌底，其火一升，故舌强不能言。舌黑者，现出火极似水之色也。

【疗法】黄连阿胶汤主之。方用黄连、黄芩之大苦大寒以折之，白芍之苦，平以降之，又取鸡子黄定离中之气，阿胶填坎中之精，俾气血有情之物交媾其水火，则壮热退而能言，热退而舌不黑矣。

【处方】黄连四钱　阿胶三钱　黄芩一钱　白芍二钱　鸡子黄二枚

上四味先煮三味去滓，内阿胶烊化尽，后内鸡子黄，温服。

【效果】初服二剂，病势渐平，再服一剂，诸症皆退。惟两脚拘挛，后服白芍五钱，甘草三钱，二剂而瘥。以芍药、甘草含有人参气味，血得补则筋有所养，筋舒则拘挛自除。

廉按：少阴伤寒有传经、直中之分，直中者多从水化，浅则麻附细辛汤症，深则四逆汤症；传经者多从火化。今因津枯热炽，舌黑燥而不得语，急急以黄连阿胶汤泻南补北，确是对症处方。终用芍药、

甘草，苦甘化阴，养血舒筋，亦属长沙正法。

### 伤寒夹湿案（内科）　丁佑之（住南通东门）

【病者】方协恭，年五十三岁，皖人，住南通。

【病名】伤寒夹湿。

【原因】先伏湿邪，复伤于寒。

【症候】恶寒发热，遍身疼痛，腰肢不举，不能转动。

【诊断】脉象左浮右缓，浮乃伤寒之征，缓即蕴湿之候，脉证合参，此伤寒夹湿症也。

【疗法】治宜寒湿兼顾，寒阴互病，闭塞不宣，势将凝冱，非辛温大剂不能胜任，拟麻黄汤加味。

【处方】陈麻黄五分　川桂枝三钱　光杏仁三钱　宣木瓜二钱　薏苡仁三钱　丝瓜络三钱　福泽泻二钱　生甘草五分　生姜二片

【效果】初服微效，再服大效，三服全愈。

廉按：伤寒夹湿一证，江浙两省为最繁，通用五苓散加羌、防，为对证处方之常法。今用麻黄汤加味，辛散淡渗，方虽异而法则同。妙在桂枝与木瓜，辛酸并用，善能舒筋止痛，三服全愈，信然。惟薏苡仁一味，尚宜重用。

### 伤寒夹痰案（内科）　张锡纯（住盐山西门内）

【病者】毛姓，年三十余，药肆经理，住盐山城东北张马村。

【病名】伤寒夹痰。

【原因】其人素有痰饮，曾患痰症甚剧，愚为治愈。隔数月又得伤寒证，经他医治愈两次，皆因饮食过度反复，医者再投以药不效，迎愚诊视。

【症候】卧床眩晕不起，头微觉疼，面有火色，而畏食凉物，食梨一口，即觉凉甚，食石榴子一粒，心亦觉凉，视其舌苔淡而润，不觉燥渴。

【诊断】脉洪长有力，右部尤甚。问其大便，数日未行，知其阳明府热已实也。

【疗法】愚舍证从脉，欲投以大剂白虎汤，前医者在座，疑而问曰：此证心中不渴不热，且舌苔白润，畏食寒凉，无实火可知，以余视之，虽清解药亦不宜用，果何所据而用大剂白虎汤乎？答曰：其脉洪长有力，原系阳明实热之确征，投以白虎汤，洵为对证的方。其不觉渴与热，且舌苔淡白而润者，以其素有痰饮，湿胜故也；其畏食寒凉者，因胃中痰饮与外感之热互相胶漆，致胃府转从其化，与凉为敌。有如讲子平①者，推人造命，有弃命从煞之理也。病者之父，素晓医理，遂笃信愚言，促为疏方。

【处方】生石膏细末，四两　知母一两　清半夏　甘草各三钱　粳米四钱

俾煎汤一大碗，分三次温饮下。此方加半夏于白虎汤中者，因其素有痰饮也。

【效果】两日夜间，上方略有加减，共服药四大剂，计用生石膏斤许，霍然全愈，愚亦旋里。隔两日仓猝复来迎愚，言病人陡然反复，形状异常，有危在顷刻之虞。因思此证治愈甚的，何遽如此反复。及至，见其痰涎壅盛，连连咳吐不竭，精神恍惚，言语错乱，身体颤动，诊其脉象平和，微嫌胃气不甚畅舒。愚恍然会悟，因谓其家人曰：前者两次因饮食过度而病复，今则又因戒饮食过度而复也。其家人

---

① 子平：徐子平，名居易，北宋人。传闻他在五代末年与陈抟一起隐居华山，著有《徐氏珞琭子赋注》二卷。发明四注法推算人生八字，对后世术士影响很大。

果谓有鉴前失，每日所与饮食甚少。愚曰：此次勿须用药，饱食即可愈矣。时已届晚八点钟，至明饮食三次，每次仍撙节与之，病若失。

廉按：此症初起，用越婢加半夏汤，为对症处方之常法。今侧重脉象，放胆重用膏、知，舍症从脉，别具卓识，非学验兼优者不办。

**伤寒夹阴案（内科）　燕庆祥（住永修官塘区）**

【病者】姜孔进，年近四旬，住江西永修北乡官塘区。

【病名】伤寒夹阴。

【原因】其人平素好色，由冒寒邪，微热未除，入房耗精，更使寒邪乘虚直入前阴。

【症候】大寒不止，少腹极疼，腰痛而堕，睾丸缩小，冷汗遍身，膝胫拘急。

【诊断】两手尺脉非常沉细，按至骨乃有一毛之延，惟寸关稍和。以脉合症，此少阴伤寒兼夹阴也。《伤寒浅注》云：奇经冲、任、督三脉皆行少腹之前。前阴受伤，故少腹痛，阴中拘挛，热上冲胸，膝胫拘急。盖由伤寒微热未除，男女交媾，邪从前阴而入也。是既感寒邪，又复耗精，宜其腰痛冷汗，阴茎拘急也。固属危症，然求医太早，脉未尽绝，犹可于危中而得生全之路。

【疗法】用黑附、黑姜为君，回阳益火以祛寒，用妇人裤裆烧灰为臣，取其能引邪仍由原路而去，肉桂为佐，俾虚火仍归原位，使以艾叶、甘草，引寒邪达外也。

【处方】黑附钱半　黑姜一钱　肉桂八分　艾叶八分　甘草六分

以妇人裤裆烧灰，共水煎服。

【效果】服一剂，阴茎头上微肿，病即减半。连服二剂，病全愈。后更用附桂地黄汤加败龟板，服四剂，月余复旧矣。

廉按：此症似阴阳易而实非，非女劳复而却是，今用四逆汤合裤裆散加味，方较程钟龄用人参三白汤，马良伯用五苓散合㹠鼠矢汤尤为周到，所引陈修园说发明病理，语亦精凿，真苦心孤诣之佳案也。

**夹阴伤寒案（内科）　韩梅村（住泰安乡满庄）**

【病者】徐王氏，年四十，早寡，寄住泰安城里。

【病名】夹阴伤寒。

【原因】自由恋爱，姘识一男，缘久不遇，乍见即合。房劳后即食西瓜，又以马齿苋为饼，食毕又饮冷茶，至十点即病。

【症候】初发腹微痛，后遂疼不可支。其男摩之揣之，行至广肠而痛益亟，且拒按。

【诊断】诊时已夜一点，病者若疯状，身体不顾，遍地乱滚。见余至，以首叩地有声。执其手按脉，迟数无定，或三至一止，或五至七八至一止，皆弦劲有力，遂断为实寒之症，非峻攻温下不能急救。

【疗法】一说攻下，不惟病者投机，即其男亦首肯者再，曰非大黄二两不可。余曰：嘻，此等寒结，有复寒下之理乎。即热下而病在广肠，轻则不及病，重用之，上中焦无病之处，其能堪此乎。又诊其疼处，确在少腹之右端，状如西瓜之半，坚如石。乃喻之曰：勿急，余即返，为治方药，保尔无险。

【处方】巴豆霜二分　麝香一分　雄黄一钱五分　广郁金二钱

共捣为泥，入蜂蜡钱许，化合为丸。外又以广蜡三钱许包其外，取其不致骤化，及达病所而猛药始发，庶专于病处有益。

【效果】嘱分两次服之，每次如绿豆大者十五粒。病者求急效，一次而尽三十粒，红糖姜水送下，连饮数次，鸡鸣时已下三次如牛粪，而疼止，中气骤虚，即以十全大补汤峻补之，三剂而病遂失。

廉按：病因夹阴寒伤表，已为难治，寒伤里，更属难疗。今初用峻攻，继用大补，非经验宏富，胆识兼全者不办。妙在用和剂解毒雄黄丸加麝香，外用蜡匮，既能逐寒止痛，又不伤胃，直达病所。急而不烈，攻不嫌峻，为善用猛药之良法，较千金备急丸尤巧，然亦险矣。此案足为房劳后不忌生冷者当头棒喝。

## 风寒夹痰饮案（内科）　袁桂生（住镇江京口）

【病者】季姓妇，年约三旬，住本镇。

【病名】风寒夹痰饮。

【原因】乙巳二月，外感风寒，内蓄痰饮，搏结于中，不得下降，致成斯疾。

【症候】咳喘，倚息不得卧，恶寒发热，头疼身痛，胸闷不舒，心痛彻背。

【诊断】脉沉而滑，舌苔白腻，此风寒痰饮内外搏结，肺气不得下降而成肺胀也。

【疗法】用小青龙汤以驱风寒，合栝蒌薤白汤以蠲痰饮。

【处方】麻黄四分　桂枝四分　淡干姜五分　北细辛四分　生白芍钱半　五味子五分　甘草五分　栝蒌仁三钱，杵　干薤白三钱，白酒洗捣　姜半夏三钱

【次诊】服后得汗，而寒热喘息俱平，惟身痛咳嗽未已。易方以桂枝汤和营卫，加干姜、五味子各五分，细辛三分以治咳。

【效果】一剂效，二剂更瘥，因贫不复延诊，遂渐愈。

廉按：小青龙汤为治风寒外搏，痰饮内动之主方，临证善为加减，莫不随手而

愈，况合栝蒌、薤白辛滑涤痰，当然奏效更速。接方桂枝汤加味，修园治身痛咳嗽，凡夹痰饮者，辄用五味、姜、辛，推为神应之妙法。故仲景《伤寒论》《金匮要略》两书，不可不悉心研究也。

## 伤寒变痹案（内科）　曾月根（住五华周潭）

【病者】张幼文，年三十二岁，现任开平县长，住广东五华城北门外。

【病名】伤寒变痹。

【原因】贵胄之子，素因多湿，偶感风寒。

【症候】发热恶寒，一身手足尽痛，不能自转侧。

【诊断】脉浮大而紧，风为阳邪，故脉浮大主病进，紧主寒凝，脉症合参，风寒湿三气合而成痹。

【疗法】桂枝附子汤主之。方中桂、附辛热散寒，草、枣奠安中土，生姜利诸气，宣通十二经络，使风、寒、湿着于肌表而作痛者，一并廓清矣。

【处方】桂枝四钱　附子钱半　甘草二钱　大枣六枚　生姜三钱

【效果】一日二服，三日举动如常，继服平调之剂全愈。

廉按：伤寒变痹，必挟风湿。长沙《伤寒论》曰：伤寒八九日，风湿相搏，身体疼烦，不能自转侧，不呕不渴，脉虚浮而涩者，桂枝附子汤主之。今有是证，则用是药，确得仲景之心法。

## 伤寒兼伏热案（内科）　张锡纯（住盐山西门内）

【病者】马朴臣，年过五旬，业商，住奉天大西边门内。

【病名】伤寒兼伏热。

【原因】家本小康，因买卖阿国银币票，赔钱数万元，家计顿窘，懊悔不已，致生内热。仲冬因受风，咳嗽声哑，有痰

微喘，小便不利，周身漫肿。愚用越婢加半夏汤，再加凉润利水之药而愈。旬日之外，又重受外感。

【症候】表里大热，烦躁不安，脑中胀疼，大便间日一行，似干燥，舌苔白厚，中心微黄。

【诊断】脉极洪实，左右皆然，此乃阳明府实之证。凡阳明府实之脉，多偏见于右手，此脉左右皆洪实者，因其时常懊悔，心肝积有内热也。其脑中胀疼者，因心与肝胆之热，挟阳明之热上攻也。

【疗法】当用大剂寒润，微带表散，清其阳明胃府之热，兼以清其心肝之热。

【处方】生石膏四两，不可煅用，煅则伤人　知母一两　甘草四钱　粳米五钱　青连翘三钱

煎至米熟，取清汤三茶钟，分三次温饮下，病愈后停服。

【说明】此方即白虎汤加连翘也。白虎汤为伤寒病阳明府热之正药，加连翘者，取其色青入肝，气轻入心，又能引白虎之力，达于心肝以清热也。

【效果】一剂服完，其热稍退，翌日病复还原。连服五剂，生石膏加至八两，病仍如故，大便亦不滑泻。至第六剂，生石膏仍用八两，将汤药服后，又用生石膏细末二两，俾蘸梨片嚼服之，服至两半，其热全消，病遂愈。

廉按：和田东郭云：石膏非大剂则无效，故白虎汤、竹叶石膏汤，其它石膏诸方，其量过于平剂。世医不知此意，为小剂用之，譬如一杯水救一车薪火，宜乎无效也。吾国善用石膏者，除长沙汉方外，明有缪氏仲淳、清有顾氏松园、余氏师愚、王氏孟英，皆以善治温热名。凡治阳明实热之证，无不重用石膏以奏功。今用石膏由四两加至八两，看似骇然，然连服五六剂热仍如故，大便亦不滑泻，迨外加

石膏细末，用梨片蘸服又至两半，热始全消而病愈，可见石膏为凉药中纯良之品，世之畏石膏如虎者，可以放胆而不必怀疑矣。

## 伤寒挟伏热案（内科）　黄仲权（住宿迁东门口）

【病者】刘氏妇，年三十岁，夫业机房，住本街。

【病名】伤寒挟伏热。

【原因】房后大意，衣被单薄，遂伤寒如冷痧，虽请数人针之，皆未见效。

【症候】腹痛蜷卧，畏寒战栗，干呕不止，无热不渴，面青唇缩，手足厥冷过膝。

【诊断】脉息三至，按之无力而时止，遂断为房后伤寒，决非急痧，切勿再针。

【疗法】随立回阳急救汤加减。初服倾吐无余，又加姜汁冲服。

【处方】西党参三钱　土炒白术三钱　云茯苓三钱　炙甘草一钱　法半夏三钱　老广皮二钱　淡干姜钱半　五味子八分　上肉桂二钱　熟附片钱半　淡吴萸六分　生姜汁二匙，分冲

【次诊】服后腹痛虽止，而发热大作。脉息六至，口苦而渴，热象全现，谓此非热药过剂，实因病者先蓄内热，尚未发作，今寒从热化，脉数口渴，只得见证治证，转方用苦辛开透法。

【次方】淡枯芩二钱　黑山栀三钱　粉丹皮二钱　天花粉二钱　大连翘三钱　姜炒川连一钱　牛蒡子钱半　苏荷尖一钱

【效果】服后异常舒泰，依方加减，再二帖即收全功。

廉按：寒挟伏热，江浙两省为最多。此因房劳之后，三分外感，七分内伤，不得不急进温补，回阳固脱，迨阳回而伏热大作。幸而转机敏捷，速为清透，再二剂

即收全功。倖哉！否则皆诋热药太过，贻人以口舌矣。

## 伤寒兼泻案（内科）　燕广祥（住永修官塘区）

【病者】帅安民，年近二十，江西星子县人。

【病名】伤寒兼泻。

【原因】感冒寒邪，发为伤寒，时当七月，前医妄认伤寒为伤暑，误投以三物汤加黄连、石膏、大黄，一剂即大泄不止。

【症候】始焉四肢厥冷，腰疼，少腹痛，继则连连大泄，遍身尽冷，呼吸几似绝然。

【诊断】两手脉寸关全无，惟尺脉按至骨，尚有一毛之延。据其父母及妻所述从前之病情与服凉药后之态度，以脉合参，盖少阴伤寒也。《伤寒论》曰：少阴从水化而为寒。该医生反视为热症，投以凉泻之品。是既寒又益其寒，犹人已落井，而再投以石也。反致遍身厥冷而大泻，脉几欲绝者，不亦宜乎。今幸尺脉未绝，犹木之尚有本也，然亦危而险矣。

【疗法】茯苓、白术为君，补土制水以建中，黑附、黑姜为臣，回阳益火以逐寒，芍药为佐，敛阳和营以止腹痛，吴茱萸为使，以止下利。

【处方】黑附四钱　黑姜一钱。因本系寒症，又服凉药，恐辛热之品太轻无济　茯苓钱半　焦白术钱半　白芍八分　吴茱萸一钱

【效果】前方煎服一剂，人即苏而遍身俱热，脉亦稍见。又减却姜、附一半，再服。病愈后，服附桂地黄汤四剂，月余复原。

廉按：寒伤少阴，当以麻附细辛汤为正治。乃前医误认为伤暑，妄投凉泻，以致下利肢厥。方用真武汤加味，以救药误。虽属愜当，然焦白术尚嫌用量太轻，

吴茱萸亦当易以灶心黄土，庶能收补土制水之巨功。

## 寒痹案（内科）　杨华亭（住烟台老电报街靖安公司）

【病者】谢诚一，年三十八岁，山东福山县，住狮子匡，经商，芝罘鹿玉轩记副经理。

【病名】寒痹。

【原因】筋肉肥大，全身富脂肪，身重一百六十余磅，略为运动则呼吸困难。商战过劳，少年房事过度，精神窘迫，谈话之间即睡去。

【症候】于甲子年五月十三夜间，因热去衣，赤身乘凉于天井内，瞬息睡去，少时被友唤醒。至第二日晨起时，稍觉项强。第三日项强之症见重，右臂微痛，至理发处用按摩法，稍微见轻。于十六日晨七时，突患右肩背及手臂尽痛，呻吟之声不绝，痛汗如珠，右半身起卧不得自由。

【诊断】脉两手寸关浮而洪大，惟右则重按而滑，左则沉取而涩，两尺微弦。脉症合参，此为寒痹。《灵枢·邪客篇》所谓脉大以涩者为痛痹。《素问·痹论》：寒气胜者为痛痹也。其脉浮者属风，滑者属痰，洪大者属火，涩者属血瘀，外寒搏内热，经络凝滞，以致肩背手部疼痛。惟痛有定处，不似历节之走注流痛而肿，亦非半枯之无痛。

因客邪由外入者，必入经络之内，经络所藏者，无非气血，气血若被外寒所激，则脑气筋被气血所压，何处被压必有疼痛之症。此人肥胖太甚，阳虚则不能外固，忽被风寒乘虚而入，经云：邪入于阴则痹也。夫血既以邪入而血痹于外，阳亦以血痹而闭于中，此仲师以针为治痹之先着，而揭诸章之首，以示后世之人也。乃近世针灸失传，俱以用药疗之。须知此病当疼苦万状之时，非药所能即止，其疼苦

惟针则能手到疼止也。

【疗法】针药并用，先用刺法以止其疼，后服药以和之。刺手太阳经曲垣穴，针入五分；秉风穴，针入五分；天宗穴，针入五分；臑俞穴，针入八分；手太阴经尺泽穴，针入三分（此穴速出针，微血出）；手阳明经合谷穴，针入三分。少时睡去。

因用当归、川芎、桃仁、红花为君，以和血中之凝滞。经云：治风先治血，血行风自灭。用秦艽、羌活为臣，以去经络之风。用半夏、云苓为佐以去痰，用制香附、地龙为使以通之。

予临行云：此寒痹之症，非一二次所能治愈。初用针可止二三少时之疼，二次能止五六少时，至三四次可望全愈。下午一时，召予治之，问其肩背之痛已退，起卧自由，惟臂与手部其疼如前。再刺手少阳经天井穴，针入五分；支沟穴，针透间使穴；阳池穴，针入二分；中渚穴，针入二分，复又睡去。

第二日晨七时召予，问其臑臂之疼退尽，惟五指痛而且胀。即刺手阳明经阳溪穴，针入二分；手少阳经中渚穴，针入二分；液门穴，针入二分；大指少商穴、食指商阳穴、中指中冲穴、无名指关冲穴、小指少冲穴，各用细三棱针刺之微血出。将前方内加薏苡仁、防己以利湿。

【处方】全当归四钱　川芎一钱　桃仁三钱半　红花二钱　左秦艽二钱　川羌活一钱　半夏三钱　云苓三钱　香附三钱　干地龙一钱

第二日方内加薏苡仁六钱，汉防己二钱。

【效果】第三日肩背手臂之疼全愈，在家调养三日，仍回芝罘。

廉按：断症中西互参，多所阐发；疗法针药并用，确有真传。非率尔操觚者可比，真治痹症之佳案也。

寒痹案（内科）　阳贯之（住成都打金街）

【病者】邓少仪妻，年三十六岁，住石马巷街。

【病名】寒痹。

【原因】初感寒湿，历治不愈而成痹。

【症候】肩臂腰腿周身皆痛，日重一日，已经两月。

【诊断】脉左浮紧，右濡滞。浮为风，紧为寒，濡为湿，明明三气合而成痹，何前服三气对症之药皆不效，则仲景下瘀之法可以类推，勋臣痹症有瘀之说于斯益信。少仪以病久人弱，难堪峻剂为辞，乃为详辨其义。血痹如水也，水经风寒而凝结成冰，此时欲使冰之凝结者，复成为水之活泼，治风寒乎，治冰乎，知必治冰而后可。故服表药似对症而不及病所，徒虚其表，故不应。接服养血滋阴药，固是妇科妙品，而血为阴凝，愈滋愈瘀，故病加重。今以逐瘀为治，即治冰之意，幸勿囿于俗见以悔将来。

【疗法】用王氏身痛逐瘀汤，嘱服三剂。次日复诊，昨日之药已服一剂，反心烦甚。此因血瘀既久，骤用通逐，以药不无攻抉之势，故烦。若安然罔觉，是药不中病，接服毋间可也。若疑中病为犯逆，养痈成患，恐难措手于将来也。于是信心不疑，连服三帖，诸症悉退。

【处方】全当归三钱　细生地三钱　光桃仁四钱　杜红花二钱　生枳壳二钱　赤芍二钱　川柴胡一钱　生甘草一钱　苦桔梗钱半　川芎钱半　杜牛膝三钱，为引

【效果】凡九日，诊三次，略为加减，服药皆应，诸症悉退，行动如常。

廉按：寒则凝血，湿则滞血，血之脉络窒塞乃成痛痹，病势之常。王氏身痛逐

瘀汤确系经验之方，惟柴胡不如易桂枝，辛甘发散，以通经络，同牛膝尤有直达肩臂腰腿之长，则取效当更速矣。

**寒疟案（内科） 王经邦（住天台栅门楼）**

【病者】奚小除，年二十岁，业商，住天台东乡灵溪庄。

【病名】寒疟。

【原因】秋间先便溏，后发寒热，前医误作实热，妄用五泻心汤数剂，顿致邪闭不出。

【症候】目闭不语，状若尸厥，四肢发冷，约有四日。

【诊断】脉缓大，舌苔灰白，此内真寒而外假热。其先大便溏泄者，内有寒也。继即往来寒热者，表未解也。

【疗法】非温中散寒不可，宜再造散减芍药。

【处方】西党参一钱 生黄芪一钱 老川芎钱半 北细辛七分 青防风钱半 川羌活钱半 嫩桂枝一钱 淡附子二钱 炮干姜三钱 炙甘草八分

【效果】先服炮姜三钱，头额微汗。次用前方一剂，服后三时，大汗能言，再服一剂，分出疟疾而愈。

廉按：疟因于风寒者多，初起无汗，当用发散，如羌、苏、防、葛之类。若在深秋初冬，寒重无汗，口不渴，脉弦缓者，当用桂麻各半汤。此案因寒凉误遏，顿变阴厥，故用陶氏再造散，温中散寒，回阳醒厥，是为救误之重剂，非寒疟之正治法也。

**寒疟发厥案（内科） 过允文（住宜兴徐舍）**

【病者】路观澜君令媛，年十八岁，住宜兴东庙巷。

【病名】寒疟发厥。

【原因】干犯大寒，伏藏厥、少之经。

【症候】先寒后热，寒时气从少腹上攻则厥，面青肢冰，目上挺约一时半，厥回而热，多吐稀涎，微汗乃退。

【诊断】脉搏细弦，不为指挠，苔白舌淡，此系厥、少二经伏寒窃发，病势方张，不可藐视。

【疗法】寒者热之，桂、附之属；逆者平之，赭、复之品，以之为君，更佐姜、萸以祛陈寒，枳、朴以疏气机。

【处方】代赭石一两，生打 熟附片五分 干姜五分 肉桂五分 淡吴萸五分 旋覆花三钱，包煎 川厚朴钱半 枳实二钱 制半夏钱半

【接方】当归一钱 炒白芍钱半 北细辛五分 鲜生姜一钱 桂枝一钱 清炙草五分 汉木通八分 大红枣四枚

【效果】一剂病减，再剂厥止，继用当归四逆汤加减，疟除胃动而痊。

廉按：凡疟发厥者，多由内伏寒饮，苏后多吐稀涎，其明证也，此为高年所最忌。此案幸在青年，尚能镇逆温化而痊。两方皆有力量，非平时研究汉方，素有心得者不办。

**寒结腹痛症案（内科） 陈务斋（住梧州四方井街）**

【病者】谢可廷，年二十余岁，广东顺德县，住广西梧州市。商业，体壮。

【病名】寒结腹痛症。

【原因】患疟疾，愈后气血衰弱，屡屡不能复元。诱因过食生冷果实，停留不化，肠胃蓄湿，湿郁气滞，肝气抑遏。

【症候】四肢困倦，食量减少，腹中痞满，肠鸣疼痛，时痛时止，咽干口渴。继则腹中绞痛，历月余之久，昼夜而痛不止，食量全缺，口更燥渴，肌肉消瘦，腹中膨胀，气逆喘急，唇赤而焦，舌干而涩，全体大热，大便燥结，旬日不行。

【诊断】诊左右六脉，浮大而数，按则无力。验诊体温不足，听诊呈低音兼水

泡音。以脉症合参，定为寒结腹痛之症也。此由病后元气衰弱，过食生冷，停留肠胃，蓄湿积寒，土湿水寒，湿气愈长，阳气愈衰，肾水凝寒，肝木抑郁，肺金干燥，大肠津竭不行，浮火升提。前医用清热理气去湿之方，数十服，则痛甚燥甚。又一医谓表里俱实，用防风通圣散治之，仍痛仍燥而体热增加，大便更不行，至阴凝于内，阳越于外，成为危急。外象大热，内实凝寒，幸脉尚未散乱，谅能救治。

【疗法】汤剂用附子理中汤加吴萸、木香、白芍、川椒。取姜、附、吴萸、川椒温中达下为君，白术、甘草运脾和胃为臣，白芍、木香理气平肝为佐，人参生津助气为使。一服后腹痛已减，体热略退，燥渴亦减，诊脉略缓。又照方加半倍，连二服后，大便泻下稀量之水，兼有粪粒，形同羊屎，腹满已消，痛渴皆除，唇白舌白，诊脉沉迟。再将此方加三倍姜、附，数服则食进病除。

【处方】附子理中汤加减方：

熟附子五钱　贡白术五钱　干姜四钱　炙甘草二钱　苏丽参四钱　广木香钱半　吴茱萸二钱　川椒钱半　炒白芍三钱

煎服。

【效果】五日腹痛已除，胀痛亦消，燥渴已除，二十日食量已进，元气亦复。

廉按：寒湿伤脾，肾阳将竭，用附子理中，自是正法。

**寒痢案（内科）　高乿云（住广州生佛坛前）**

【病者】邓文辉，年六十六岁，商界，江西。

【病名】寒痢。

【原因】年将古稀，每到夏秋，素嗜生冷瓜果，渐致阴寒凝血而便赤痢。

【症候】下痢虽赤，而色反瘀晦稀淡，腹痛即坠，坠即欲便。

【诊断】左脉细涩，右缓而迟，舌淡红润，苔白薄，此由脾胃虚寒，气虚不能摄血，血为寒凝，浸入大肠，故下赤痢。《内经》所谓肾脉小搏沉，为肠澼下血是也。

【疗法】周慎斋先生曰：凡血色紫黯，当作冷痢治。今仿其法，用附子理中汤为君，使脾阳健而能统血，则血痢自止。臣以升麻黄芪，升其阳以益气，俾其清气得升则痛坠可除。佐以木香、陈皮之辛香，调气散结，使以当归之辛甘，调血和营，遵古人血脱益气，气为血帅之法。

【处方】附片一钱　炮姜八分　西党参一钱　炒於术二钱　陈皮一钱　木香一钱　升麻三分　生黄芪一钱　酒炒当归钱半　炙黑甘草一钱

【效果】每日服一剂，三剂赤痢减少，六剂各症皆痊。

廉按：张路玉曰：前哲论痢，并以白沫隶之虚寒，脓血隶之温热，河间、丹溪从而和之，后世咸以为痢皆属热，即东垣之长于内伤脾胃者，亦认定脓血为热。岂知血色鲜紫浓厚者，信乎属热；若瘀晦稀淡，或为玛瑙色者，为阳虚不能制阴而下，非温理其气，则血不清，理气如炉冶分金，最为捷法。凡遇瘀晦清血诸痢，每用甘草、干姜专理脾胃，肉桂、茯苓专伐肾邪，效如桴鼓。周慎斋曰：下痢血色如猪肝，如紫草，如苋菜汁者，非炮姜不治，理中汤去参，加肉桂、木香、肉果、乌梅，其效最速云云。此案用附子理中汤加味，殆得周、张二家之薪传欤。

**伤寒夹痢案（内科）　程文松（住南京上新螺蛳桥大街）**

【病者】魏光祖，年逾四十三，湖南木商，住二道桥。

【病名】伤寒夹痢。

【原因】内受湿热积滞，外感风寒而发。

【症候】恶寒发热，下痢腹痛。

【诊断】脉左右皆弦大，舌苔黄白相兼。夫弦则为风，大则病进，脉症合参，此即俗称伤寒带痢疾也。由外来寒邪入于足太阳膀胱，而传足少阳胆，引动胃肠湿热，由足太阴脾而伤足厥阴肝，以致寒热之中，发生下痢腹痛。《内经》以痢属肝热，痛亦主肝，是厥阴与太、少二阳之邪合而为病。况贵体生长湖南湘楚之间，其禀质非江苏吴地可比，医者未溯病家之禀质，地土有吴楚之分，仍一味用叶天士轻清之法，不敢用柴胡，所以未能应验也。

【疗法】仿张长沙达表和里之法，用柴胡、葛根、桂枝达表为君，臣以黄芩、黄连、当归、白芍、川芎达里和营，佐以枳、桔开肺，使以羌、独搜肝，乃喻嘉言逆流挽舟之法，合仲景葛根黄芩黄连之意。

【处方】川柴胡一钱　生白芍四钱　羌活五分　黄芩八分　独活五分　生葛根一钱　川芎八分　枳壳一钱　黄连四分　茯苓钱半　川桂枝一钱　油当归钱半　桔梗八分　甘草四分

【效果】两剂热退痢止，诸病如失。

廉按：痢疾见头痛怕冷，身热无汗者，均属有表，当从汗解。如口舌不燥渴，胸腹不闷痛，舌或无苔，或淡白且滑，宜活人败毒散，每服五钱，日夜连进三五服，水煎，热服取汗，汗透而痢便减。若见燥渴，唇舌红赤，舌上黄燥或滑，面色腻滞，心烦小便热赤者，为湿温暑湿之邪，宜胃苓汤去桂加香薷、薄荷、连翘、滑石、淡豆豉、六神曲等，连进三五服，得汗透而痢亦自止，此表分阴阳之两大法也。此而一误，为呕为呃，不寐不食，神昏耳聋而危矣。此案伤寒夹痢，方用活人败毒散加减，合仲景葛根芩连汤，仍不外喻氏仓廪汤之例，从逆流挽舟之法，足见学有根柢，处方合度。

**虚寒痢案（内科）　杨德馨（住黑龙江育和堂药号）**

【病者】高泰年，五十余岁，山东蓬莱县人。

【病名】虚寒痢。

【原因】先由寒郁食积化泻，继则由泻转痢，前医或用藿香正气散加减，或用行气兼苦寒药，皆无效而病势转剧。

【症候】胸满腹痛，饮食不欲咽，目虽赤，唇虽焦，而面色青白，昼夜下痢四十余次，神识昏沉，默默不语，病延二十余天，势已垂危。

【诊断】两寸关脉大而无力，两尺沉细，脉症合参，热在上，寒在下，乃阴盛逼阳，阳不潜藏，真阳失守之危候。皆因屡投寒凉，散削过伤脾肾所致也。

【疗法】又可有四损不可正治之法，勉用白通汤加薤白，引火归原为君，佐人尿、猪胆汁，清上焦之浮热，力图救济，尽人事以听天命。

【处方】干姜三钱　黑附块二钱　炙甘草一钱　薤白二钱　人尿半茶钟　猪胆汁两滴同冲

水煎凉服。

【次诊】一剂服后，一夜只泻五六次，仍照原方服一剂，一日夜泻四五次，又服一剂而泻止饮食能进，脉搏沉缓无力，是气血兼虚之象也，与人参健脾汤加减以双补之。

【次方】别直参三钱　生於术三钱　浙茯苓三钱　陈皮二钱　车前三钱　大熟地二钱　莲肉三钱　神曲三钱　焦楂三钱　甘草一钱

【效果】服人参健脾汤八剂，调养半月而痊。

廉按：凡病皆有寒热虚实，首要辨明，随症治之，不独痢症为然也。如痢属于气血两虚者，多起于胃肠运化不足，非起于肠内聚积病毒者，宜乎虚冷者温化之，虚热者清润之，以调和胃肠气液为正当之治法。若仍执湿热积滞之例，妄谓不扫除腹内之病毒则病根不尽，宜投荡涤药以廓清之，则其病益急，莫知所止，每死于肉脱厥冷，困惫之下，此即由误治致急症者也，此时之急症，与虚症相一致。今观此案非明证之彰彰者乎。方用白通加味，乃回阳固脱之法。龙、牡、石脂、禹粮等品，亦可酌加；人参健脾，气血双补，善其后以调养而已。

### 虚寒久痢案（内科）　丁与人（住泰兴旧武营西）

【病者】傅和卿之子，年三龄，住泰兴南门外东城脚。

【病名】虚寒久痢。

【原因】骨小肉脆，多食则胀，常欲随婢戏玩买瓜等品，生质不足为素因，内伤生冷食滞为原因。

【症候】下痢红白，延二十余日，面色晄白，热郁腹胀，四肢不温，大孔不合，痢下无度。

【诊断】查问经过情形，中医清热运化，既不得其窍要，元气已受蹂躏；西医灌肠攻下，胃气又被戕贼。西法中药，咸以痢无止法，目为成例，病状愈治愈重，中气日虚一日，是以脉沉微欲绝，舌薄无华，乃脾肾大虚之候，深恐虚风一动，脱竭堪虞。

【疗法】勉用参附汤，甘温大补元气，力图挽救。

【处方】别直参二钱，先煎　炮附片钱半　水一大碗煎至对折，分四服，日夜各二次。

【次诊】进参附汤，身热悉退，大孔亦合，痢下有节，阳气有鼓舞之意。无如①舌色边尖红燥，口渴思饮，饮水不多，非特阳气被伤，阴分亦且受损，但补其阳，有孤阳独发之虑，拟以阴药配之。

【次方】别直参钱半　炮附片五分　生白芍二钱　水炙甘草八分　炒银花三钱　乌梅肉一钱

【三诊】连进两剂，纳谷较多，痢下夹有薄粪，大肠得阳气以通，胃阳赖阴气以守，第腹痛未除，肠鸣漉漉。窃思水本无声，风荡则鸣，大肠为手阳明，胃为足阳明，均属中土，厥阴为风木之脏，木干土气，肠胃水湿荡之有声，加以白珠青色，木贼显然。拟以痛泻要方，扶土泻木，加鲜荷蒂以升清气，清升浊降，此经旨之微妙也。

【三方】鹅颈天生术二钱　炒白芍二钱　防风一钱　新会皮钱半　银花炭三钱　鲜荷蒂两个，酒盅口大

【效果】连服二剂，诸病悉退，谷食又增，继以调养脾胃，数剂后，喜跳动，精神比前尤足。

廉按：太阴主里，湿土用事，其脏性多阴少阳。过食生冷，伤脾阳而不能消积，积而不化，此寒痢之所由起也，医者不辨其致病之原因，而仍执清热攻荡之套方，再四投之，势必变症蜂起。尝见屡服黄连，虚阳逼外，而反发虚热、虚斑者；亦有虚寒内扰，忽发除中，反骤能食，而即毙者；有频用大黄开肠洞泄，甚至大孔如洞，或发呃吐蛔者；亦有大黄丸吞下，反胀闭不通，阴气上逆而变中满臌胀水肿者；凡此之类，未遑枚举。此案病逾两旬，手足不温，大孔不合，下利无度，中气下陷，穷必及肾，势所必然。挽救之法，参、附固所正用。此时关闸尽开，赤

---

① 无如：无奈。

石脂、禹余粮亦可加入。次方增芍、甘、银、梅，作甲己化土，酸甘敛阴之法，配合适度，妙在终用刘草窗法以收全功，随机应变，可谓活泼泼地矣。

### 寒湿阴黄症案（内科）　陈作仁（住南昌中大街四川会馆）

【病者】卢子敬，年四十八岁，湖北人，寓南昌城内。

【病名】寒湿阴黄。

【原因】时值暑热，喜饮冷水，又常于阴凉处当风而卧，以致湿邪不得由汗而出，困于脾家，蓄蕴日久，致成斯疾。

【症候】面目遍体黯黄如嫩绿，小便清白，大便溏泻，不热不渴，倦卧无神，常若离魂者。

【诊断】左右六脉沉迟而缓，来去无神，察其平素所好，参合脉症，知系寒湿阴黄症也。

【疗法】治宜温通，议以茵陈蒿加附子干姜汤主之。仍以茵陈蒿利湿为君，以附子、干姜回阳温中为臣，以薏苡仁扶土化湿为佐，以云茯苓利水除邪为使。

【处方】茵陈蒿八钱　黑附片三钱　川干姜二钱　炒薏苡仁四钱　云茯苓四钱

【效果】此方连进二剂，溏泻渐止，黄亦稍退，各症均有转机。仍照原方加焦於术三钱，杭白芍二钱，广陈皮钱半，六一散四钱包煎，又接进三剂，六日后各症全愈。

廉按：阴黄以茵陈四逆为主方，今去甘草而加苓、苡，亦独具匠心。

# 第三卷　暑淫病案

**伤暑腹痛案（妇科）　陈憩南（住潮安金山脚）**

【病者】银业东曾仰山之妻，年二十六岁，体素弱，澄海人，住汕头。

【病名】伤暑腹痛。

【原因】时当盛暑，登楼浇花，至晚头眩，天明无恙。越数日腹痛，适月事后期，医作经治，而不知其有暑邪也。

【症候】满床乱滚，时时发昏，四肢发厥，冷汗常流，家人惶骇，惊为不治。

【诊断】诊得六脉细涩，沉候数而鼓指有力。询家人曰：畏热乎？大便秘乎？小便数而无多乎？其夫从旁对曰：然。余曰：病系感暑不发，伏于肠胃，阻碍气机，因而作痛。脉症合观，其为暑，因误补而腹痛，可无疑矣。其夫曰：最先延吴医诊治，谓系停污，服胶艾四物汤加香附，不应；次加红花、桃仁，不应；继再加三棱、莪术，又不应。乃转请秦姓老医，谓是中气大虚，肝风内动，服黄芪建中汤，加入平肝驱风之药，服三剂而痛转甚。遂日夜叫呼，饮食俱废，发昏作厥，病遂日深。更医多人，毫无寸效。不得已，恳救于福音医院之洋医（怀医生、来医生），咸谓周身灰白，乃系血流入腹，非剖视不可。举家商酌，绝对不从。今先生曰伤暑，药必用凉，但内子虚甚，其能胜乎？余曰：语云急则治其标，西昌喻氏曰：议病勿议药，议药必误病。诚哉其言乎！且夫人惟体正虚，不能托邪外出，是以真面目不露，率尔操觚者乃致误耳。经

曰暑伤气，又曰肺主气，今肺被暑伤则气虚，气虚不能统血流行，是以脉见细涩，而外形肺虚之本色，周身灰白，西医所由误谓血流入腹也。如果见信，克日呈功。

【疗法】主用清热则暑邪自除，通气则腹痛可止，清热通气汤极效。午后三时，水煎取服，翌日再服。

【处方】清热通气汤

羚羊角一钱，先煎　金银花二钱　钩藤勾钱半　滑石粉三钱，包煎　小青皮一钱　全青蒿钱半　陈枳壳一钱　甘菊花钱半　川厚朴一钱　淡竹叶钱半　条黄芩二钱　杭白芍三钱

【效果】一剂能眠，二剂思食，适月事通，病良已。

廉按：伤暑腹痛，何至满床乱滚，实因诸医不明因症，漫用成方，误补致剧。此案诊断时，全在一番问答，始得查明其原因，对症发药，药既对症，自能应如桴鼓。故诊断精详，为医家第一之要务。

**中暑案（儿科）　梁右斋（住玉山湖塘沿）**

【病者】汪子仲女孙，两岁，住驿门前德茂布号。

【病名】中暑。

【原因】六月三十夜半，发热吐泻，四肢厥冷。医以藿香散合理中汤一剂，病遂大变。

【症候】厥逆神昏，面青眼窜，旋转反侧，手足撩乱，躁不能寐，啼不出音，乳入即吐，针不知痛，乳不知食，奄奄

一息。

【诊断】指纹沉暗散涣，舌紫苔黑，此中暑误作中寒治，火风大动，内陷心包，张仲景所谓一逆尚引日之危候也。

【疗法】宜辛凉开泄，故以三黄、羚角、紫雪为君，清熄火风，镇痉醒厥，益元、扁豆花为臣，清络热以消暑，佐以竹茹止吐，使以米仁止泻也。

【处方】紫雪丹二分，药汤调下　羚角片四分，先煎　淡竹茹钱半　生锦纹五分　古勇三分　淡条芩六分　生米仁一钱　蚕砂五分拌滑石三钱　扁豆花十朵

两剂即苏。

【次诊】口仍渴饮，大热泄泻，拟以泻黄散合人参白虎汤。

【接方】苏沙参钱半，用人参恐滞，故换之　知母钱半　生石膏二钱，研细　防风二分　藿香四分　陈皮三分　甘草四分　焦栀子五分

二剂全愈。

【效果】以滋养料与乳母吃，藉乳补助，一旬复原。

廉按：此中暑之霍乱症，前医因见其肢厥，遂认为中寒霍乱，误用香燥温补，药症相反，则变症之反应势必剧烈。幸而救误之法，用古方重剂加减，得庆生全。倖矣，险哉！故病家必以择医为首要，医家当以识症为先务也。

### 中暑案（妇科）　黄仲权（住宿迁东门口）

【病者】吴氏妇，年四十岁，夫业商，住宿迁洋河镇。

【病名】中暑。

【原因】妊娠六个月，平素阴亏，肝阳易动，中暑风后，两目忽然不见，本镇诸医，只知保胎，不知治病，病遂剧变。

【症候】双目如盲，寒热胸痞，继即肝风大动，手足抽搐，不省人事，咬牙嚼舌，面赤吐血。

【诊断】脉大无伦，时有促象，舌青。随即警告病家曰：胎已不保，系为邪火灼伤，只能专顾妊妇，但得病势转机，腐胎自落，不足虑也。

【疗法】先以毛珀四分，研入六一散四钱中，开水澄清调服，通灵入心，冲开恶血，保存元神。服后肝风即熄。随立标本兼顾之方，以挽救之。

【处方】磨犀角三分　磨羚羊五分　天竺黄三钱　益元散三钱，包煎　整寸冬三钱生杭芍三钱　元武版六钱　生鳖甲六钱　左牡蛎六钱，生打　阿胶珠二钱　鲜石斛四钱

【效果】因牙关时开时闭，灌药不易，只能零星时服。次日复诊，热退人省，两目能见，诸恙大减。于前方减犀、羚不用，加生地、元参、麻仁，再服三帖，朽胎已落，产妇无苦。后二日，忽吐鲜血三口，心中嘈辣，神魂摇摇，不能自主。询知因守俗例，产后必服砂糖胡椒水，以下恶血。随告病家，时际长夏，况在阴虚风动之体，厥脱堪虞，不俟终日，改服童便，去瘀生新，清热养阴。随开大定风珠与服，舌上吹以锡类散，接服多剂甘寒，二旬乃痊。

廉按：病因中暑，诸医不知去病以保孕，反因保孕以坏胎。凡专门产科，不通内科感症病理者，此误比比皆然。血热动风，腐毒上冲，陡发子痫，两目如盲，舌色转青，脉促，病势危险极矣。此时急下其腐胎为第一法，当用桃仁承气去桂，加羚角、淮牛膝直达子宫，以急攻之。但用血珀合益元通窍消暑，犹恐缓不济急，惟次方用大剂潜镇清化，标本兼顾，虽尚有效力，然必至三剂而朽胎始落，倖幸成功，病家亦已大受虚惊矣。此案可为专科而不通内科者炯戒。

中暑案（内科）　何拯华（绍兴同善局）

【病者】薛福生，年廿三岁，住绍兴昌安门外松林。

【病名】中暑。

【原因】夏至以后，奔走于长途赤日之中，前一日自觉头目眩晕，鼻孔灼热，次日即发剧烈之病状。

【症候】身热自汗，神识昏蒙，不省人事，牙关微紧，状若中风，但无口眼㖞斜等症。

【诊断】脉弦数，舌鲜红无苔，此暑热直中脑经，即东医所谓日射病也。前一日头晕目眩，即次日病发昏厥之端倪，前哲谓直中心包者非。

【疗法】直清脑热为首要。先以诸葛行军散嗜鼻取嚏，继以犀、地、紫雪为君，桑、丹、益元，引血热下行为臣，佐以银、翘，清神识以通灵，使以荷花露，消暑气以退热也。

【处方】犀角尖五分，磨汁，冲　鲜生地六钱　霜桑叶二钱　丹皮二钱　益元散三钱，鲜荷叶包，刺孔　济银花钱半　青连翘三钱，连心　荷花露一两，分冲　紫雪丹五分，药汤调下

【效果】一剂即神清，两剂霍然。

廉按：中暑为类中之一，多由猝中炎暑而得，急则忽然闷倒，缓则次日昏蒙，乃动而得之之阳症也。张洁古谓静而得为中暑，李东垣谓避暑乘凉得之者名曰中暑。余直断之曰：否，不然。此案决定为日射之直中脑经，理由较直中心包为充足。夏令以戴凉帽为必要，防其脑猝中耳。方用犀角地黄汤加减合紫雪，似此急救之古方，当然一剂知，二剂已。

中暑案（妇科）　何拯华（绍兴同善局）

【病者】王姓妇，年三十一岁，住南门外渔家舍。

【病名】中暑。

【原因】素因血虚肝热，外因猝中暑风，一起即头独摇，故世俗称为摇头痧。

【症候】手足麻木，甚则瘈疭，不能起立，立即晕倒。

【诊断】脉弦小数，舌红兼紫，脉症合参，此暑风直中肝经，张司农所谓邪入肝则麻木，甚则手足瘈疭也。

【疗法】治风先治血，故以鲜地、归身清营行血为君，木瓜泄肝舒筋，碧玉清肝消暑为臣，佐以蒺藜、荷梗祛风活络，使以连芽桑枝清络熄风也。

【处方】鲜生地六钱　白归身一钱　宣木瓜一钱　白蒺藜二钱　碧玉散三钱，荷叶包，刺细孔　鲜荷梗七寸　连芽桑枝二尺，切寸

【效果】一剂即麻木除，两剂瘈疭亦定，后以鲜莲子汤，调理三日而痊。

廉按：暑风直中肝经者，乃中脏腑之交感神经也，病症与暑中头脑筋，大致相同。法从张畹香前哲成方加减，却是清肝熄风之意，惟羚角清泄神经，决不可少。

伏暑案（内科）　叶鉴清（住上海）

【病者】马芹甫先生。

【病名】伏暑。

【原因】暑湿内伏，新凉外袭，伏邪乃乘机触发。

【症候】发热凛寒，得汗不畅，三日不解。头重作胀，胸脘作闷，口甜呕恶，渴不喜饮，寐少便闭，溺赤短少。

【诊断】舌苔黄腻根厚，脉右濡细数而不扬，左弦数。此暑湿郁伏肠胃，新凉乘袭肌腠，分布表里，病势方张之候也。

【疗法】表里双解。故用豆豉、苏梗、薄荷解散外邪，二陈化湿和胃，分治表里为君，厚朴、枳实宽中达下为臣，余药均芳香宣泄，化浊清暑，用以为佐使也。

【处方】淡豆豉三钱　带叶苏梗钱半

制川朴一钱　赤茯苓四钱　梗通草一钱　薄荷叶八分，后入　法半夏钱半　生枳实钱半　广陈皮钱半　佩兰叶钱半　广郁金钱半　鲜荷梗一尺，去刺

【次诊】昨夜得畅汗后，形凛已和，身热不壮，频转矢气而不大便，小溲短赤，胸痞头胀，口甜干腻，舌苔如昨。外感之新邪虽从汗解，内伏之暑湿正在鸱张，兼之大便四日未行，从中夹食夹滞，所以舌苔根厚，转矢气奇臭。脉右数而不扬，左弦数较大于右。慎防传变，当以疏通肠胃，下达大便为要着，宗达原饮、二陈汤加减治之。

【次方】大豆卷三钱　炒黄芩钱半　制半夏钱半　陈皮钱半　佩兰叶钱半　制川朴一钱　生枳实钱半　赤苓四钱　广郁金钱半　花槟榔钱半　瓜蒌仁四钱，打　鲜荷梗一尺，去刺

【三诊】前达膜原之结，化表里之邪，大便已通，溏而不爽，津津有汗，溲赤而短，热势暮分较甚，脘痞泛恶稍和，口甜，渴不喜饮，舌黄根苔稍化，杳不思食，少寐神烦。肠胃伏邪正盛，垢滞虽达，湿热仍蕴蒸不化。脉左大较平，右部较扬，数则右甚于左。病情淹缠，一定之理，治再分化，不生传变方妥。

【三方】大豆卷三钱　制半夏钱半　姜竹茹钱半　炒米仁四钱　淡黄芩钱半　赤茯苓四钱　生枳实钱半　环粟子三钱　建兰叶四片　制川朴一钱　陈皮钱半　通草一钱

【四诊】伏暑挟湿，湿热蕴酿，内恋肠胃，外蒸肌表。今新凉已从汗解，宿垢已由便通，何以身热不解，脘闷泛恶，口甜干腻，不饥少寐，便溏不爽，溺赤不多？良由湿热两邪合并，黏腻重浊，最难分化。舌苔黄腻，脉来右濡数，左弦数。是症既不能表，又不能下，惟有燥湿清热，疏通肠胃，静耐勿躁，方无他变。

【四方】姜川连七分　赤茯苓四钱　炒竹茹钱半　梗通草一钱　淡竹叶钱半　制川朴一钱　陈皮钱半　炒米仁四钱　环粟子三钱　建兰叶四片　法半夏钱半　生枳壳钱半

【五诊】表热较淡，夜寐稍安，大便溏行，溺赤略长，伏邪似有化机。口味转淡，渴喜热饮，湿为黏腻之邪，热乃无形之气，交相熏蒸，郁伏已久，无速化之法。脉右濡数，左弦数，脘闷泛恶等，亦减于昨。再以清化。

【五方】姜川连七分　法半夏钱半　陈皮钱半　生枳壳钱半　通草一钱　制川朴八分　焦山栀钱半　赤苓四钱　炒米仁四钱　淡竹茹叶各钱半

【六诊】病已八日，仍蒸热不解，脘宇痞闷，口淡干腻。所幸舌苔化薄，泛恶已平，湿热淹缠，本意中事。脉来左尚和平，右濡数。不饥不纳，胃病也，溺赤便溏，肠病也。再从肠胃治之。

【六方】淡黄芩钱半　法半夏钱半　生枳壳一钱　炒米仁四钱　淡竹叶钱半　飞滑石四钱，包煎　陈皮钱半　广郁金钱半　炒竹茹钱半　大腹绒三钱　猪赤苓各二钱　通草一钱

【七诊】热势下午较甚，湿为阴邪，旺于阴分，舌苔日化，大便今日未行，溺赤脘满，泛恶已平，口淡头重，能寐不酣，能饮不多，湿热邪浊，已有渐次退化之象，脉来右濡数，拟清热不遏，化湿不燥为治。

【七方】淡黄芩钱半　猪赤苓各二钱　生米仁三钱　陈皮钱半　淡竹叶钱半　清水豆卷三钱　生枳壳一钱　大腹皮三钱　炒竹茹钱半　茅根肉三扎，去衣

【八诊】种种病机，均随热势为进退，热缓则诸恙悉减，热盛则头眩、神烦、脘满等亦进。所喜者大便通利，邪浊得以下达，舌苔尚黄腻，口渴不多饮，脉

右濡数，左部亦现数象。湿热黏腻，惟有逐渐清化，不生他变，可保无虞。

【八方】清水豆卷三钱 猪赤苓各二钱 生熟米仁各三钱 生竹茹叶各钱半 茅根肉三扎，去衣 淡黄芩钱半 生枳壳一钱 陈皮钱半 通草一钱 通天草三钱

【九诊】今晨热势已退，午后又来，来势较轻，脘闷神烦头眩等，亦见平淡，小溲较长，夜寐较安，大便厚溏，渴喜热饮，皆湿化热退之佳兆也。脉右濡数，舌苔化薄。照此情形，交两候，或可热势解清，治再肃化。

【九方】清水豆卷三钱 赤茯苓四钱 炒米仁四钱 炒竹茹钱半 通草一钱 炒黄芩钱半 广郁金钱半 陈皮钱半 淡竹叶钱半 灯芯三扎

【十诊】热势又轻于昨，胃纳稍展，邪势日见退机。惟黏腻重浊之邪，一时不易肃清，口淡干腻，溺色深黄，舌苔亦黄，脉来濡数。病经十二日，无非湿热留恋肠胃二经，清以化热，淡以渗湿，佐以宣畅气机，治法大旨如此。

【十方】法半夏钱半 陈皮钱半 炒竹茹钱半 泽泻钱半 通天草三钱 赤茯苓四钱 炒米仁四钱 淡竹叶钱半 通草一钱 灯芯三扎

【十一诊】暮分肌热，至黎明得微汗而解，夜寐尚安，渴喜热饮，口味作淡，舌根薄黄，胃纳较展，舌苔淡黄，脉右尚濡数，邪势日退，治再清化。惟肠胃之病，饮食由口入胃达肠，最宜谨慎。

【十一方】法半夏钱半 陈皮一钱 淡竹叶钱半 通草一钱 泽泻钱半 赤茯苓四钱 生谷芽三钱 炒竹茹钱半 通天草三钱 灯芯三扎

【十二诊】热势已净，诸恙亦随之而退，夜寐颇安，胃纳渐展，脉象右软，左弦细，神倦懒言，邪虽退，正未复，静养

调理，以冀早日全愈。

【十二方】川石斛三钱 赤苓三钱 炒竹茹钱半 生谷芽三钱 灯芯三扎 宋半夏钱半 陈皮一钱 淡竹叶钱半 通草一钱 鲜稻叶七片

【十三诊】大便微溏，胃纳大展，夜寐亦酣，精神较振，溺色淡黄，口不渴饮，脉仍软弱，治再清养和胃。

【十三方】川石斛三钱 白茯苓三钱 穭豆衣三钱 炒竹茹钱半 鲜稻叶七片 宋半夏钱半 陈皮一钱 谷芽三钱 通草八分 红枣三枚

【效果】此方服三剂，后即停药，静养月余而痊。

廉按：伏暑挟湿，病势反较伏暑化火为缠绵，往往一层解后，停一二日再透一层，且每有后一层之邪更甚于前者，予曾数见不鲜矣。此案十三诊而始告全愈，可见伏邪之病势纠葛，药虽对症，断难速效也。

**伏暑案（内科）** 袁桂生（住镇江京口）

【病者】金峙生君令堂，年近五旬，住本镇。

【病名】伏暑。

【原因】夏令迭受暑气，为湿所遏，伏而不发，至深秋感受燥气而发病。

【症候】发热身痛，溲热胸闷。

【诊断】脉滑，舌苔白腻，此暑为湿遏，蕴伏不能外达之症也。

【疗法】开湿透热，以三仁汤加味。

【处方】光杏仁三钱 生苡仁四钱 白蔻仁六分，冲 全青蒿钱半 青连翘三钱 焦山栀三钱 佩兰叶钱半 嫩桑梗两尺，切寸

【次诊】接服两剂，热愈甚，口渴心烦，舌苔转燥，脉亦转数，此伏热蕴伏甚重也。治以清透伏暑为君，兼顾阴液。

【次方】淡黄芩三钱 瓜蒌皮三钱 地

骨皮三钱　全青蒿二钱　白知母四钱　鲜生地一两　青连翘三钱　银胡二钱　汉木通一钱　水芦根一两，去节　鲜茅根一两，去皮

另加雅梨汁一酒钟和服。

【三诊】一剂热少平，二剂后，病人忽战栗恶寒，震动床帐，盖欲作战汗。病家误会谓药之误，议延他医，幸其弟陶骏声君来告，速余往救。予谓此战汗也，病退之机，不可妄动。及予至其家，则战栗已止，身出大汗，而脉静身凉，神气亦甚安静，但觉疲倦而已。随用薄粥汤与饮，以扶胃气。

【三方】北沙参三钱　原麦冬三钱　苏百合二钱　生苡仁四钱　鲜石斛三钱　天花粉三钱　云茯苓三钱　清炙草五分

【效果】调养数日而痊。

廉按：暑为湿遏，初起邪在气分，即当分别湿多、热多。湿多者，治以轻开肺气为主，肺主一身之气，气化则湿自化，即有兼邪，亦与之俱化，湿气弥漫，本无形质，宜用体轻而味辛淡者治之，辛如杏仁、蔻仁、半夏、厚朴、藿梗；淡如苡仁、通草、茯苓、猪苓、泽泻之类。启上闸，开支河，导湿下行以为出路，湿去气通，布津于外，自然汗解。此案初用三仁汤加减，即是开湿郁之法。迨至湿开热透，当然以泄热为首要，所难者战汗一关耳。其人正气足，则战汗出而解，不足，虽作战而邪汗不出，非邪闭，即气脱矣。幸而战栗一止，身出大汗，而脉静身凉，可用清养胃阴法以善后。

**伏暑案（内科）　王经邦（住天台栅门楼）**

【病者】王士云妻，年四十三岁，住宁海东路王家。

【病名】伏暑。

【原因】暑邪内伏，至九月初旬遇风而发。

【症候】独热无汗，昼夜引饮（吃茶五六壶），唇焦齿槁，舌苔灰燥。

【诊断】脉实大，此脉症当兼解肌，方可除根。若有汗，仅用白虎汤，不可再加解肌。

【疗法】白虎汤参以解肌。

【处方】生石膏八钱　生知母三钱　生甘草八分　粉葛根一钱　桔梗二钱　苏薄荷二钱　净连翘三钱　淡竹叶三钱　天花粉三钱　蝉衣八分

【效果】一剂得效，三剂即痊。

廉按：此清透伏热之正法，辨症确，用药当，自然投之辄效。

**伏暑案（内科）　周小农（住无锡）**

【病者】陈姓，忘其年，住沪北珊家园。

【病名】伏暑。

【原因】当初发身热时，延本邑伤寒专科治，不知其暑邪内伏，反谓为夹阴，以其新婚，逆料其肉欲必不节耳。不应，改延予诊。

【症候】热起面赤，口渴喜冷，自汗便通，溺短赤涩。

【诊断】脉数苔黄，脉症均属暑热，且探足不冷，询阳未缩，非夹阴也。予遂晓之曰：时当秋暑正酷，窗棂密关，人眠棉褥之上，人多气蒸，闷甚不可耐，即此厚褥、扃牖已足增病，无疾之人，尚不可耐，遑问其他。即督令启旁窗，易关席。其家中先人之说，深以夹阴为虑。予又谆谆譬之曰：《内经》谓"治诸热病，以饮之寒水乃刺之，必寒衣之，居此寒处，身寒而止"云云，饮冷等固不可拘，秽热之衣宜换，闷热之处勿宜，否则必致轻者重，重者危矣。病家当时领会，听余言而履行之。

【疗法】清透伏暑为君，展其气机为佐。

【处方】青蒿脑钱半　青连翘三钱　银花钱半　焦山栀三钱　广郁金三钱，生打　片黄芩钱半　飞滑石四钱，包煎　川通草一钱　生苡仁三钱　白花一钱

先用活水芦根二两，鲜刮淡竹茹四钱煎汤代水。

【效果】二剂起伏渐轻，三剂即安。

廉按：此伏暑轻症之疗法，妙在开通病家，督令启窗易席，却是一服大清凉散，方亦轻灵清稳，得力于叶法。

**伏暑案（内科）　叶鉴清（住上海）**

【病者】顾左，年三十余，嘉定人，寓庆祥里亲戚处。

【病名】伏暑。

【原因】痰火体质，新凉引动伏暑。

【症候】病经五日，得畅汗后，形寒虽和，热势反灼，身重，渴喜凉饮，口甜腻，脘闷头重，便闭溺赤。

【诊断】脉滑大数，舌尖糙，中根灰腻垢厚，体丰痰多，向来湿热亦盛，挟伏邪垢滞，充斥阳明，已有化火之渐，病情险重，防昏陷变端。

【疗法】是病暑湿痰食并重，将欲化火，故用苍术白虎，两清湿热为君，再以枳实、槟榔、元明粉、蒌、贝、莱菔导滞化痰，峻通大便为臣，郁金开结，佩兰化浊为佐，通草轻扬，荷梗清暑为使。

【处方】泗安苍术三钱　肥知母三钱　花槟榔钱半　象贝母四钱　佩兰叶钱半　生石膏八钱，研细　元明粉钱半，同打　瓜蒌仁四钱　小枳实钱半　莱菔子三钱　广郁金钱半　鲜荷梗一尺　通草一钱

【次诊】大便连通，先结后溏，舌苔较化，脘闷灼热稍和，尚渴饮口甜，汗多头面，脉大较平，滑数依然，垢滞虽得下达，而肠胃之湿热痰火尚甚，仍防内传昏陷变端，治再清化。

【次方】生石膏八钱，研细　生枳实钱半

瓜蒌仁四钱　焦山栀三钱　淡黄芩钱半　广郁金钱半　佩兰叶钱半　生莱菔子三钱　生米仁五钱　象贝母四钱　陈皮钱半　生竹茹叶各钱半

【三诊】热势大衰，大便又行黏溏颇多，烦闷渴饮，身重头重等症，亦悉退三舍，脉来六部一律滑数，尚汗多头面，舌黄根微腻，口淡苦不甜，溺短色赤，伏邪痰火均从大便下达，最为美事，惟体丰痰盛，防其余邪复炽。

【三方】生石膏六钱，研细　焦山栀三钱　冬瓜子五钱　广郁金钱半　淡黄芩钱半　象贝母四钱　生米仁五钱　鲜竹茹叶各钱半　飞滑石四钱，包煎　活水芦根一两，去节　通草一钱　鲜地栗四枚，切

此方服一剂，病又轻减，因申地屋小天热，诸多不便，即回家请医调治，经月余又来寓门诊调理。

第二次第一诊：

伏暑大病之后，眠食均安。惟寐醒口气干苦，咳嗽痰多厚稠，大便不调，小溲淡黄，脉来濡滑，舌黄微腻，胃热熏蒸，肺不清肃，病后液虚，当清化，参以生津治之，宗千金苇茎汤加减。

【处方】活水芦根一两，去节　生米仁三钱　瓜蒌仁四钱　杏仁二钱，去皮　枇杷叶三片，去毛　冬瓜子四钱　原金斛三钱　川贝母二钱，去心　生竹茹钱半　白前钱半

【二诊】咳嗽已平，稠痰尚多，大便日行带溏，痰湿体本以溏便为相宜，脉来濡滑，安寐能食，寐醒仍有口气，一切黏腻浓厚酒肉等，务宜少食，俾不至生痰助火也。

【二方】嫩芦根一两　生米仁三钱　川贝二钱，去心　赤苓四钱　橘白一钱　冬瓜子四钱　原金斛三钱　蛤壳四钱，生打　生竹茹钱半　竹沥半夏钱半

【效果】此方服五剂全愈。

廉按：伏暑挟痰化火，病情纠葛，用药颇难。过用辛淡，则伤阴涸液；过于苦寒，则滞气伤中；若先回护其气液，又恐助浊增病。此案第一方，苍术白虎加减，大有力量，以后四方，亦清灵稳健，配合适度，自非老手不办。

## 伏暑案（内科）　黄仲权（住宿迁东门口）

【病者】范重华，年十七岁，高等小学学生，住本城。

【病名】伏暑。

【原因】于七月间，忽然头晕呕吐，小便涩痛，曾服他医利小便药而愈。九月再发，仍服前医之八正散加芒硝及散药至剧。又易数医，皆作痨治，病更甚，乃延余诊治。

【症候】发热咳嗽，痰中带血，耳聋便浊，每溺涩痛难忍，心烦头点，苦状莫名，饮食不进。

【诊断】脉象浮滑有似细数，窃思若系痨损，必然耳目聪明，各恙必缓，何至如此其急。前贤王潜斋云：鼻塞治心，耳聋治肺。溺痛便浊，皆伏暑之变象也，遂断为肺窍伏热。

【疗法】以清透肺经伏暑为君，佐以芳凉通窍，辛润消痰，用千金苇茎汤加味。

【处方】生薏仁六钱　冬瓜仁五钱　原桃仁三分　飞滑石三钱，包煎　鲜菖蒲一钱　天花粉三钱　川贝母二钱　扁豆衣三钱　厚朴花一钱　白通草钱半　鲜苇茎二十寸为引

【效果】服后各恙均减，转方以泻白散加石韦、冬葵子、瞿麦，再服三剂而愈。

廉按：伏暑，即伏热也。所伏之浅深不一，病状之发现各殊。此案暑伏肺经，误用清补，往往酿成肺痨，吴氏师朗所谓不虚而做成虚，非痨而做成痨也。今以千

金苇茎汤加味，轻清灵透，用得却好。惟朴花不如易鲜刮淡竹茹，清络热以除痰，又能止血，以监制桃仁，较为切当。

## 伏暑案（内科）　何拯华（绍兴同善局）

【病者】王珊卿，年三十四岁，住潞家庄。

【病名】伏暑。

【原因】夏季吸受暑气，为湿所遏，潜伏膜原，至秋后新凉逗引而发。

【症候】初起恶寒发热，午后夜间较重，状似疟疾而不分明，恶心胸闷，口干不喜饮，至晨得汗，身热始退，而胸腹之热不除。日日如是，已有一候。

【诊断】脉右缓滞，左浮滞沉数，舌苔白腻而厚。脉症合参，此膜原湿遏热伏，伏邪欲达而不能遽达也。

【疗法】仿达原饮加减，故用朴、果、槟榔，开湿郁以达原为君，栀、翘、蒿、薷，凉透伏暑为臣，然犹恐其遏而不宣，又以芦根、细辛为佐，助其清宣疏达，使以荷梗者，不过取其清芬消暑，通络利溺耳。

【处方】薄川朴一钱　草果仁八分　海南子钱半　焦山栀三钱　青连翘三钱　青蒿脑钱半　西香薷一钱　鲜荷梗五寸，切　活水芦笋二两　北细辛五分

先煎清汤代水。

【次诊】迭进两剂，达膜原而解外邪，外邪解而热不除，汗自出，不恶寒，反恶热，口转渴，便闭溺黄，苔转黄糙，脉右转浮洪，左转浮数，此伏暑发现，邪从阳明经腑而外溃也。法当表里双解，仿凉膈散加减。

【次方】焦山栀三钱　青连翘三钱　青子芩钱半　青蒿脑钱半　陆氏润字丸三钱拌滑石六钱，包煎　鲜竹叶卅片　灯芯五小帚

【三诊】胸腹痞满，按之软而作痛，

大便解而不多，或略多而仍觉不爽，溺赤涩或黄浊，此由浊热黏腻之伏邪，与肠中糟粕相搏，宜用加味小陷胸汤加陆氏润字丸，宽胸脘以缓通之。

【三方】瓜蒌仁五钱，杵　竹沥半夏二钱　小川连一钱　小枳实二钱　陆氏润字丸三钱拌滑石六钱，包煎

先用鲜冬瓜皮子四两，西瓜翠衣二两，煎汤代水。

【四诊】连进两剂，服一煎，大解一次，再服再解，不服不解，如此服四次，大解亦行四次，而伏邪解而不尽，热仍减而不退，惟舌红苔薄而无质地，脉转小数，乃邪少虚多，阴虚火亢之候。法当增液救阴，肃清余热，仿甘露饮加减。

【四方】鲜生地六钱　鲜石斛三钱　淡天冬钱半　原麦冬钱半　西洋参钱半　青蔗浆一瓢　雅梨汁两瓢　熟地露一两。三汁同冲

先用炒香枇杷叶一两，去毛筋净，鲜茅根二两，去皮，煎汤代水。

【效果】迭服三剂，得育阴垫托，从中、下焦血分复还气分，先一日出凉汗，继发白㾦而热始全除，胃气渐复而愈。

廉按：《素问》谓逆夏气则伤心，秋为痎疟，奉收者少，冬至重病。此即经论伏暑晚发之明文也。故病发于处暑以后者，名曰伏暑，症尚浅而易治。发于霜降后冬至前者，名曰伏暑晚发，病最深而难治。其伏邪往往因新邪引发，如叶香岩先生曰：伏暑内发，新凉外束，秋冬之交，确多是症，或因秋燥，或因冬温，触引而发者，数见不鲜。此案暑伏膜原，乃腹统膜空隙之处，必先明叶可九传之理由，而后能治伏暑，前后四方，于伏暑治法，已略见一斑矣。至若伏暑解期，以候为期，每五日为一候，非若伤寒、温邪之七日为期也。如第九日有凉汗，则第十日热解，第十四日有凉汗，则第十五日解，如无凉

汗，又须一候矣，以热解之先一日，必有凉汗。此余所历验不爽者也。

**伏暑案（内科）　袁桂生（住镇江京口）**

【病者】陈祝山君，年约三十岁，住本镇鸿泰糖栈内。

【病名】伏暑。

【原因】今年七月患伏暑病，延某医诊治，服药四五日不效。

【症候】壮热头疼，胸闷，咽喉作燥，口渴溲赤，大便七八日不通。

【诊断】脉数，舌绛，苔薄焦燥无津，盖暑热蕴伏，肠胃热结之病。

【疗法】当先通大便，以解肠胃之焚。

【处方】生锦纹二钱　元明粉三钱　生枳壳二钱　淡黄芩二钱　原麦冬二钱　天花粉二钱　生甘草五分

【次诊】此药服后，得大便两次，热全退，头痛亦轻，舌苔转白腻，脉缓不数，小便仍红，知饥欲食。乃易方以清润等品，以解余邪。

【次方】青连翘三钱　生苡仁三钱　佩兰叶一钱　川贝母二钱　北沙参三钱　天花粉三钱

【三诊】越两日，又复发热，口渴胸闷，是余邪欲出也。以小陷胸汤合小柴胡汤加减。

【三方】瓜蒌仁四钱，杵　小川连一钱　仙半夏钱半　淡黄芩钱半　青连翘三钱　全青蒿二钱　生甘草五分　川柴胡八分

【效果】接服两剂，得汗而安。

【说明】大凡应用硝黄之病，决非他药所能代，若畏而不用，必致缠延误事。但须辨认真切，用之有方，不可颟顸孟浪耳。

廉按：此热结胃肠，伏暑实证之治法。故初用调胃承气汤加味，直清阳明，仅得大便两次，伏热已退，退而不净，轻

用清润，重用苦辛通降，肃清余热而瘥，尚属伏暑之轻浅证。初、中两方，皆用汉方加减，可谓得力于《伤寒论》之古方学派者矣。

### 阳明伏暑案（内科）　钱苏斋（住苏州谢衙前）

【病者】杨缠业，年四十余，住苏城装驾桥巷。

【病名】阳明伏暑。

【原因】忍饥耐寒，操作勤劳，故暑邪内伏而不觉。至岁暮天寒，乃一发而不可遏，时小除夕，风雪严寒，天将薄暮，病起方三日也。

【症候】病者袒胸卧，床无帷帐，大渴恶热气粗，遍身汗如雨淋。

【诊断】脉洪大而数，舌薄黄无苔垢，此即仲景《伤寒论》之阳明热病也。但病在经而不在府，邪在气而不在营，风雪严寒中，见此大热大寒之症，其人阳气素盛，邪气向外而欲自解也。

【疗法】用竹叶石膏汤加减，以驱阳明经气分之暑邪。虽在天寒，药能对症，无庸顾虑也。

【处方】生石膏三两，研细　生甘草一钱　天花粉三钱　麦冬肉三钱　肥知母三钱　香粳米三钱　大竹叶三钱

【效果】二剂后，即热退身凉，稀粥调养，未再服药而竟愈。

廉按：阳明伏暑，较之潜伏阴经者易治。今用竹叶石膏汤加减，二剂后即热退身凉者，重用三两石膏之效力也。在医家敢用三两石膏者，不乏其人，而病家敢服三两石膏者，实为罕见。况在深冬之时，苏城之地乎？老朽不敏，窃窃怀疑而莫释焉。惟方系经方，药系良药，如果敢服，效可立见，心虽怀疑，仍选录以表彰之者。有一王良诡遇之巧法，莫妙于在夏令时用生石膏研细同鲜荷花蒸露，嘱各药肆预备待用，方中但写荷花露若干，代水煎药。此仿前哲马元仪暗用麻黄之成法耳。

### 肝经伏暑案（妇科）　何拯华（绍兴同善局）

【病者】金姓妇，年二十五岁，住平水镇。

【病名】肝经伏暑。

【原因】素因肝郁善怒，九月间伏暑感秋燥而发。

【症候】初起身热，咳嗽咯痰，黏而不爽，继即手足麻木，瘛疭神昏。

【诊断】脉右浮涩沉数，左弦小数，舌鲜红两边紫。脉症合参，张司农《治暑全书》所谓暑入肝经则麻木，余则谓暑冲心包，热极动风，则神昏瘛疭也。

【疗法】当先从肝心透出，使仍归肺，肺主皮毛，邪从皮毛而外达，故以羚角、鲜地、银、翘清营熄风为君，木瓜、蒺藜、益元散等舒筋清暑为臣，佐以紫雪芳透，使以鲜石菖蒲辛开，皆欲其伏邪外达之意耳。

【处方】羚角片一钱，先煎　鲜生地八钱　济银花二钱　青连翘三钱　陈木瓜一钱　刺蒺藜二钱　益元散三钱，鲜荷叶包　紫雪丹四分，药汤调下　鲜石菖蒲钱半，生冲

【次诊】连进两剂，瘛疭除，神志清，身反大热，咳痰韧黄，脉右浮滑搏数，舌红渐淡，翻起黄燥薄苔，此伏邪从肺胃外溃也。当用辛凉清燥，领邪外出法。

【次方】冬桑叶二钱　苏薄荷一钱　生石膏六钱，研细　淡竹沥两瓢，分冲　光杏仁三钱　牛蒡子二钱，杵　青蒿脑钱半　雅梨汁两瓢，分冲

先用野菰根二两，鲜枇杷叶一两，去毛筋净，煎汤代水。

【效果】两剂热退，咳痰亦减，终用吴氏五汁饮，调理而瘥。

廉按：伏暑晚发，病最缠绵难愈，发表则汗不易出，过清则肢冷呕恶，直攻则便易溏泻，辛散则唇齿燥烈，此用药之难也。其为病也，竟有先发痦，次发疹，又次发斑，而病始轻者。亦有疹斑并发，又必先便黑酱，次便红酱，终便淡黄粪，而热势始退者。王孟英所谓如剥蕉抽茧，层出不穷，真阅历精深之言也。此案病势虽猛，而方药对症，竟能速效者，以来势愈烈，去势愈捷，乃物极必反之理耳。

### 伏暑晚发案（内科）　李竹溪（住芜湖米市街）

【病者】　胡长卿，年十岁，住东寺街。

【病名】　伏暑晚发。

【原因】　夏伤于暑，潜伏阴分，复感新邪触发，已逾两候，初经老友胡君馥生治疗，方药清解不谬。

【症候】　汗出半身，热退复起，耳聋妄语，神志似明似昧，唇茧苔焦，齿燥龈血，口臭喷人，便闭溲赤，子午二时，躁扰不安，躁时自言心痛，需人按摩，过此渐安，安则不痛而寐，寐则惊惕。

【诊断】　两脉数大，此《己任编》所云：秋时晚发，感症似疟。即伏暑之症候也。第伏有浅深，邪有轻重，质有强弱之当别耳。此病年稚质薄，元阴未充，先天不足，伏邪深入重围，根深蒂固，所以汗难骤达，邪难骤退，已延两候，邪从火化，累及阴维，水虚火炎，胃成焦土，恐犯温病虚甚。死之危候，无怪胡君不肯独任其肩。兹幸脉尚不弱，尚可希冀邪溃。

【疗法】　新邪当先达表，伏邪当先清里，里清表自解也。此病此时，不独里有伏邪，已觉阴维见症，阴分已伤，法当甘润咸寒，急救阴维，育阴滋水，拟复脉加龟板、元参，以龟板能通任脉，止心痛，元参能制浮火上游，更佐至宝丹，清心透

邪，安神定魂。

【处方】　炙甘草一钱　干生地六钱　麦门冬三钱，连心　东阿胶三钱，另炖冲　杭白芍三钱　火麻仁二钱　龟板一两，生打　黑元参三钱

河水两盏，文武火煎七味，取一盏，烊胶一半服，渣再如法，服时调下至宝丹两颗。

【二诊】　夜分觉安，子时仍躁，心痛已减，龈血依然，转多红色，且焦苔未退，口气仍然熏人。转用玉女煎，去熟地之腻守，易生地之滋清，阴维已立，大便可通，仍倍加元参之柔润，既多矢气，可望更衣。

【二方】　生石膏六钱，研细　大生地三钱　大麦冬二钱　肥知母钱半　生牛膝二钱　黑元参五钱

河水煎服，渣再服。

【三诊】　业已更衣，龈血亦止，热仍不退，日间觉安，夜寐欠逸，躁减烦增，是邪欲溃而阴未复，中土松而心火炎，仍属阴虚阳胜之兆。因与阿胶鸡子黄汤泻南补北，加生草泻火，以驭苦寒，细地凉心，石斛养胃，冀其夜得安眠，始可无虞。

【三方】　小川连八分　泡黄芩六分　杭白芍三钱　东阿胶三钱，另炖　细生地四钱　金石斛二钱　生甘草七分　鸡子黄一杯，后内搅匀

河水先煎六物一盏，复渣再煎一盏，去渣，内砂罐中，先以胶冲入和匀，复内鸡子黄搅匀，先服一盏，余药隔水炖之，逾六小时再服。

【四诊】　昨夜安眠，热未全退，焦苔去而转黄，底仍焮红，脉左平静，右寸关仍搏指，乃上焦余邪未净，改以竹叶石膏汤，加细生地、金石斛，义取甘凉，可许来朝热退。

【四方】鲜竹叶二十片　生石膏五钱
仙半夏钱半　西洋参一钱　水炙草七分　拣
寸冬二钱　细生地四钱　金石斛三钱
　　米泔水煎服。

【五诊】昨服甘凉，正当三候，天明
津津汗出，热退，舌红亦淡，苔黄未净，
知其内热无多，且知饥啜粥，胃气渐开。
一意甘凉，前方再进，当此九仞之功，谨
当加意防护。另嘱日啜京腿清汤，藉血肉
有情之品，食养尽之，再为善后之策。

【效果】停药数日，十八潮热又作，
口苦，苔复黄厚，耳根发颐，焮硬红肿，
此因畏药停诊，失于善后，且连日进谷，
正气胜而余热自寻出路也。此时水仙难
觅，红肿之处，嘱以醋磨金果榄浓汁搽
之，方拟栀、豉合温胆，去生姜、橘皮，
用生草，加金银花、连翘、赤小豆，仿食
复法，兼清上焦而愈。

【六方】黑山栀一钱　炒香豉钱半　炒
竹茹二钱　云茯苓三钱　鲜半夏二钱　炒枳
实钱半　天花粉二钱　生甘草七分　金银花
三钱　青连翘二钱　赤小豆三钱，杵
　　河水煎服。

廉按：此系少阴伏暑，累及阴维，故
先实其阴以补不足，继泻其阳以退伏热，
仿长沙少阴篇中猪肤、复脉、黄连阿胶诸
方之例。前哲程郊倩辈，善用此法，前后
五方，亦均清稳。

**伏暑春发案（内科）　周小农（住
无锡）**

【病者】华伯范之室，忘其年，住
东亭。

【病名】伏暑春发。

【原因】己亥秋，伏暑内热，忽退忽
发，守不服药为中医之戒。至今二月，已
经半年，病势较重，始延予诊。

【症候】寒热如疟，午后则发，暮汗
气秽，饮食渐减。

【诊断】脉滑，舌腻厚掯，此由先前
未药，伏邪为痰湿阻滞，郁而留恋也。

【疗法】以蒿、柴、桂、膏、知、茹
等透邪搜络为君，二陈、芩、苡等化痰渗
湿以佐之。

【处方】青蒿脑钱半　川柴胡八分　川
桂枝六分　生石膏六钱，杵　竹沥半夏三钱
广橘皮一钱　广橘络八分　浙茯苓四钱　肥
知母三钱　鲜刮淡竹茹三钱
　　霜桑叶钱半，元米汤炒，研末，卧前
服。鳖甲煎丸九粒，清晨空心服。

【效果】三剂，寒热轻减，汗少。转
方去鳖甲煎丸，原方加半贝丸三钱包煎，
寒热循止，饮食调养而痊。

廉按：伏暑为病，古书未曾明言，至
深秋而发者，始见于叶氏《临证指南》。
霜未降者轻，霜既降者重，冬至尤重，然
竟有伏至来春始发者。由于秋暑过酷，冬
令仍温，收藏之令不行，中气因太泄而
伤，邪热因中虚而伏，其绵延淹滞，较
《指南》所论更甚。调治之法则尤难，非
参、芪所能托，非芩、连所能清，惟藉轻
清灵通之品，缓缓拨醒其气机，疏透其血
络，始可十救七八。若稍一呆钝或孟浪，
则非火闭，即气脱矣。此案是伏虚化疟，
挟有痰湿之治法，故用桂枝白虎合二陈汤
加减，参以轻量鳖甲煎丸、半贝丸等，则
显而易见矣。

**伏暑胎疟案（儿科）　何拯华（绍
兴同善局）**

【病者】罗士信之子，年三岁，住
岐山。

【病名】伏暑胎疟。

【原因】暑湿内伏，至秋感凉风
而发。

【症候】先寒后热，热重寒轻，一日
一发，自下午起至半夜，汗出热解，手心
脘腹，热不尽退，喉中有痰，一哭必呕，

呕即痰出，或眼上泛，或手足掣，一掣出汗，烧热即退，少顷复热。

【诊断】脉弦而数，舌苔黄白相兼，此暑为湿遏，伏于膜原，感秋凉而外溃，儿科书称胎疟者，以其出胎之后，第一次发疟也。

【疗法】仿严氏清脾饮加减，用柴胡、黄芩和解表里为君，然邪伏膜原，非草果不能达，非知母不能清，故以为臣，佐以半、贝，使以姜、茶，一则因无痰不成疟，一则助柴、芩之和解也。

【处方】川柴胡五分　青子芩五分　草果仁三分　知母八分　竹沥半夏五分　京川贝八分，去心　鲜生姜一小片　细芽茶一撮

【效果】服一剂，汗出津津，疟势即轻，二剂热亦大减，遂购云片糕，用朱砂写黄帝、颛顼之神位折叠之，勿使见字，令于发疟前二时食之，连服三片而疟除。继以荷花露炖水晶糖，两服而胃开，渐复原状。

廉按：胎疟之为病，古无此名，其说始于万氏儿科。前明万密斋曰：凡幼小及壮年初次患疟者，皆为胎疟。当审其因而治之，因于风寒者从风寒治，因于暑湿者从暑湿治，因于痰食者从痰食治。大旨先分寒热之多少，寒多热少者，先与香苏葱豉汤发其表，继与平胃散加草果、炒常山除其疟；热多寒少者，先与柴胡白虎汤解其热，继与白虎汤加常山、草果平其疟，此万氏治胎疟之方法也。此案处方，虽从严氏清脾饮加减，惟严方偏于燥湿，此方注意清热，同一和解，而方则一表一里，一寒一热，尤擅和解之长，宜乎一剂知，二剂即减。末用镇压之法，病轻而势衰者效，病重而初起者不效，切不可一概混用耳。

**伏暑兼孕案（妇科）　严绍岐（住绍兴昌安门外官塘桥）**

【病者】施双喜之妻，年三十四岁，住昌安门外测水牌。

【病名】伏暑兼孕。

【原因】孕九个月，霜降后伏暑晚发，前医或作伤寒症治，或作冬温症治。皆不应，而病反转剧，改延予诊。

【症候】黄昏寒热，似疟非疟，入口即吐，无物不呕。

【诊断】脉右浮大搏数，舌苔微黄薄腻，脉症合参，此胃热移肺，肺胃不和也。

【疗法】用川连清胃为君，苏叶宣肺为臣，皆用轻量泡服。轻清以救其肺胃，佐一味狗宝，镇降气逆以止呕，使以甜酱油数滴，取其咸能润下也。

【处方】小川连四分　苏叶三分

开水泡取清汁，冲入甜酱油一小匙，送服真狗宝二分。

【次诊】一剂轻减，再剂呕止，脉转虚数，舌红无苔。予即告辞，以极于上者必反于下，恐胎一堕，即为棘手。病家恳切求治，辞不获已，姑用安胎清暑法以消息之。

【次方】青子芩一钱　生白芍三钱　清炙草四分　淡竹茹三钱　丝瓜络三钱　西瓜翠衣一两　银花露一两，分冲　荷花露一两，分冲

【三诊】连服四剂，不足月而即产，产后幸而母子均安，惟脉细涩，按之反数，心摇摇如悬镜，恶露点滴全无。予思病将一月，血为伏热消耗，今欲强通其瘀，是向乞丐而逼其焦锅粑也。《内经》谓血主濡之。理当增液濡血，仿加本求利之法。

【三方】细生地五钱　乌元参四钱　朱麦冬三钱　苏丹参五钱　茺蔚子三钱　益母

膏一小瓢，分冲

【效果】二剂恶露虽行，寒热复作。予谓是极于下必反于上，乃伏暑从上焦外溃也。遂将原方去丹参、茺蔚、益母膏三味，加青蒿脑钱半，东白薇三钱，鲜茅根一两，益元散三钱（荷叶包，刺十余细孔），生藕肉二两去节，迭进三剂而痊。

廉按：胎前伏暑，凡专门产科，无不注重于保胎，然当辨保胎之法，或由元气之弱者宜补正，或由病气之侵者宜治病，善治其病，正所以保其胎。苟不知其所以然，而徒以俗尚保胎之药投之，若置伏暑而不顾，反致伏热愈盛，消烁胎元，其胎必堕，是保胎适足以堕胎矣。此案诊断，注意上下二焦，别有会心。用药处方，既能清解伏暑，又能安胎保孕，产后又不用强通瘀血之套方，皆有见地，足为胎前产后，挟有伏邪者树一标准。

**伏暑夹痰食瘀案（内科）　曹炳章（住绍城和济药局内）**

【病者】姚幼槎君之媳陈氏，住绍兴偏门外快阁。

【病名】伏暑夹痰食瘀。

【原因】初病时尚食肉品麦面，兼服补品，迫热重胃闭始停。继因热逼血室，经水适来，俄顷未净即止。前医皆遵热入血室例治，多罔效，遂至病势危殆。

【症候】一起即身灼热，胸痞便闭，小溲短涩，经来即止，耳聋目闭，神昏谵语，手足瘛疭。

【诊断】脉弦数搏指，舌底苔灰黑黄焦，浮铺苔上，且黏厚板实，舌尖深绛，边紫兼青。询其前由，阅其服方，参考现证，为其疏方。

【疗法】重用蚕砂、鼠粪，化浊道而通胞门之瘀塞，硝、黄、牙皂，以涤垢攻坚积，地鳖、桃仁，逐瘀通血络，鲜生地、大青叶、羚羊、钩藤，清血热而熄肝

风，鲜菖蒲、天竺黄，豁痰而开心窍。

【处方】晚蚕砂五钱　豚鼠矢三钱　芒硝三钱　生锦纹三钱　牙皂二钱　地鳖虫五只　原桃仁钱半　鲜生地一两　羚羊角钱半　钩藤四钱　鲜石菖蒲钱半，搓熟，生冲　天竺黄二钱，老式

【效果】服一剂，而大便下黑垢瘀块，成团成粒者甚多，瘛疭即定，神志略清。次晨复诊，脉势已平，而舌苔松腐，黑垢满堆，刮去瓢余，未减其半，且逾时又厚。继进桃仁承气汤加减，服至五剂，舌垢始净，身凉胃动，调理而痊。

【说明】此证因先病伏暑挟湿，继则挟食，再则阻经停瘀，湿蒸热灼，便闭溲涩，邪无去路，又值经来，邪热竟入血室，经水被热煎熬，以致凝瘀淤塞胞门。前医虽当热入血室治，然药性不能直入淤塞之胞门，故皆罔效。证因挟湿、挟食、挟瘀、挟痰，堆积至重重叠叠。余治以先通胞门淤塞，其血室内之热，亦可同时引导下出，舌苔因化反厚者，此因积秽过多，如抽蕉剥茧，层出不穷者是也。

廉按：询其前由，阅其服方，为临症时所首要，庶于因症及有无药误，了然于心，而后对症发药，药用当而通神。此案处方，味味着实，精切不浮，可为伏暑之夹症，定一模范。

**伏暑阴疟案（内科）　王景祥（住建德）**

【病者】胡炳火，弱冠之龄，住浙江建德城内石板井头。

【病名】伏暑阴疟。

【原因】素因体质羸瘦，性情懈怠，长夏暑湿内伏，深秋凉气外束，新感引动伏邪而发。

【症候】发热恶寒，先寒后热，热多寒少，发作有时，四日一度，发必在暮夜阴盛之际，每至平旦，交阳分始退。

【诊断】 脉象沉弦，参之以症，考《金匮》云：疟脉自弦，弦而且沉，则为阴疟也。

【疗法】 阴疟以提邪外出为要务，故用细辛合小柴胡法，从少阴提出少阳为君，然病因伏暑，故又佐桂枝白虎法，则和解剂中，含有透发之义也。

【处方】 嫩桂枝一钱　生石膏八钱，研细　肥知母四钱　炙甘草七分　北细辛五分　川柴胡一钱　淡枯芩八分　姜半夏二钱　鲜生姜三片　大红枣三枚

【效果】 服二剂，邪从汗解，疟变为间日一度，时间亦提早在日晡时分。遂将原方去细辛，加炒常山钱半，草果六分，二剂而愈。

廉按：阴疟虽属三阴，亦必先查问原因，辨明症之寒热虚实，而应以药之温凉补泻。如此案病因暑湿内伏，秋凉外束，故用药从阴达阳，仍对因症而处方。若谓阳经轻浅之方，治之无益，必以仲景治三阴之法为根蒂，虽属古方学派之高谈，实则刻舟求剑，无济于病也。

### 伏暑劳疟案（内科）　许翔霄（住无锡浒泗桥）

【病者】 邓灿鸿，年近弱冠，业纱号，住锡城。

【病名】 伏暑劳疟。

【原因】 素因饮食失节，脾胃受戕，现因夏季伏邪留恋，内伤兼外感而发。

【症候】 寒热有汗，止作无时，肢瘦力乏，遇小劳而即发，得微汗而即解，纳少神惫。

【诊断】 脉形濡弱，舌淡红，苔薄白。此由营虚卫弱，渐成劳疟之候也。

【疗法】 仿雷氏营卫双调法，加广皮以醒胃。

【处方】 川桂枝四分　炒白芍钱半　炒归身钱半　广皮一钱　炙甘草三分　西潞党三钱，土炒　炙锦芪二钱　生姜二片　大枣三枚

【效果】 连服三剂而疟止，后用归芍异功散，调养两旬而愈。

廉按：雷少逸氏营卫双调法，即叶案参芪桂枝汤，虽为治劳疟之正方，然必俟伏暑已清，如案中所叙遇小劳即发，得微汗即解，肢瘘力乏，纳少神疲者，方可引用。

### 伏暑疟坏病案（内科）　李竹溪（住苏湖米市街）

【病者】 王乐生，年十八岁，商学生，住始在东门，近未详。

【病名】 伏暑疟坏病。

【原因】 伏暑晚发化疟，来在阴分，三次后以金鸡勒霜截止，伏邪内郁，不得外泄。

【症候】 猝然晕仆，已经四日，据述间日有动静。静之日，则目张齿噤，舌蹇神呆，身不热。动之日，申酉时间，身乃壮热，热来则弃衣欲奔，手舞足蹈，见灯则似吴牛喘月[①]，莫可名状，逾三四小时，得小汗乃静，静则如前，口总不言。

【诊断】 脉来弦数，按之搏指。病势初来，有似卒中证，以日来情形脉象，又为卒中必无之理，前医猜痰猜中，莫衷一是。予独取该母口中之“动静”二字，偶得其机，兼参脉象，乃问该母病前可曾患疟否？答曰：然。问：愈否？答曰：疟来三次，急欲进店，自以西药止之，到店三日，即发见此病。予曰：是矣。乃告其母曰：此仍是疟也。不过邪伏少阴，重门深锁，少阳木火内横，少阴营液被劫，机枢不灵，以致口噤、舌强、神呆也。而目

---

① 吴牛喘月：吴地之牛畏热，误认月为日而气喘。语出应劭《风俗通义》。此言发热之盛，惧热之极。

独张者，目为火户，邪火尚欲自寻路出，故不问病之动静，目总炯炯而不闭，此疟之变象也，亦即木火披猖，不受禁锢之象也。足见阴分之疟，其势未杀，不宜早截之征。所幸退时尚有小汗，仍可开达，领邪外出。

【疗法】伏邪内乱，速宜透解，第邪势鸱张，或进或退，不得不从事养阴透邪。仿青蒿鳖甲汤加减，参以至宝丹，以通灵之品，藉松机枢。

【二方】青蒿梗三钱 生鳖甲五钱 细生地四钱 霜桑叶钱半 粉丹皮二钱 天花粉二钱 肥知母二钱，酒炒 生甘草七分

至宝丹一粒研细，用药汤调下。阴阳水各一盏，煎成一盏，午前一服，余渣子前服，煎如前法。

【二诊】服两帖，目合能言，舌能伸缩，苔色老黄而焦，津少。惟动日上灯之时，则大呼满房红人，满屋皆火，起欲外奔，总属阴不制阳，火从目泄而眩也。改以加减炙甘草汤，作乙癸同源之治。另加元参，制上游之浮火以制肾，川连泻亢上之丙火以坚肾，亦仿泻南补北之义。

【二方】炙甘草一钱 干生地六钱 连心麦冬三钱 陈阿胶三钱，烊冲 杭白芍三钱 生枣仁钱半 猪胆汁拌黑元参四钱 小川连六分，盐水炒

河水五杯，煎取两杯，顿服，渣再煎服。

【效果】一派养阴涤热，十日病全消灭，胃纳日强而愈。

廉按：少阴伏暑，半从阳分外溃而转疟，半从阴分而化火，此时急急开提透达，使阴分伏热全从阳分而出，病势方有转机。乃遍用味苦性涩之截药，例如关门杀贼，而主人翁未有不大受其害，自然变症蜂起，猝然可危。此案断症，别具新识，处方用药，却合成规，非平时素有研

究者不办。

**伏暑痢案（内科）　刘伦正（住泰安颜张镇）**

【病者】刘贯如，年四十八岁，山东泰安县人，东南乡黄道沟，现任河南蔡县知事。

【病名】伏暑痢。

【原因】酬应纷繁，夏令吸受暑气，迭次为饮食所遏，潜伏于肠胃膜原之间，至秋积热而变痢。

【症候】下痢红白，里急后重，脘腹灼热，滞痛难忍。

【诊断】六脉滑数有力，舌苔黄而厚腻。脉症合参，滑为食滞化热，数则伏暑化火，此《内经》所谓肠澼便脓血也。脓色白而血色红，故名曰赤白痢。其所以成赤白痢者，热伤气分则下白痢，热伤血分则下赤痢，热伤气血则赤白痢兼作矣。

【疗法】无积不成痢，故用莱菔、枳壳、楂肉消食积为君，归、芍、川军行血涤肠为臣，木香、槟榔开降滞气，使淤滞下行，黄芩、车前清利小便，使伏暑下泄，皆以为佐，使甘草配白芍，和腹中以止痛，又和诸药以缓急，仿洁古老人行血则便脓愈，调气则后重除之法也。

【处方】莱菔子四钱 花槟榔三钱 炒枳壳二钱 车前子三钱 净楂肉四钱 生甘草八分 生川军二钱，后入 青木香八分 油当归五钱 生白芍八钱 青子芩钱半

水煎服。

【效果】初服一剂则痛减，次日又一剂则痢亦减，继用生萝卜汁、生荸荠汁、净白蜜三物，重汤炖十余沸温服，调理三日，痢止胃动而痊。

廉按：此仿张氏芍药汤加减，虽为初痢之常法，然惟体实者相宜，不可一概混用也。

### 伏暑烟痢案（妇科）　　尹榘山（住济南西小王府）

【病者】直隶枣强县，清优贡，前任寿光县长李书田之妻，年逾四旬，住山东省城。

【病名】伏暑烟痢。

【原因】素嗜鸦片，性善怒，近五六年，夫君因无子，纳一妾，妒忌心生，郁怒更甚，时犯肝气，常有两胁、中脘、少腹作疼等症。民国十一年秋，感滞下症。

【症候】面白微黄，体格不甚瘦弱，大便时中气下陷，腰腹坠痛，里急后重。

【诊断】脉左手沉弦而紧，右手虚数，舌苔厚腻，黄白相兼，此内挟肝郁，兼受暑湿，感秋凉而发为肠澼也。按《内经》于肠澼一症，辨论生死脉象极详。巢氏《病源》则谓痢而赤白者，是热乘于血，血渗于肠内则赤；冷气入肠，搏肠间津液凝滞则白；冷热相交，故赤白相杂。或热甚而变脓血，冷甚而变青黑，皆由饮食不节，冷热不调，脾胃虚，故变易多。

时医惟王损庵一论，最得体要，曰：痢疾不外湿热二字，所受不外阳明一经。阳明为多气多血之府。湿，阴邪也，湿胜于热，则伤阳明气分而为白痢；热，阳邪也，热胜于湿，则伤阳明血分而为赤痢。湿热俱盛，则赤白俱见。后之论者，谓夏月畏热贪凉，过食生冷，至大火西流，新凉得气，则伏阴内动，应时而感为痢疾。此特论内伤外感之病因，或如是也。然病属肠胃，乃寒热相搏而成，胃有沉寒，肠有积热，寒气凝结则腹痛，热性急迫则泄泻，乃热欲走而寒复留之，寒既结而热复通之，其里急后重，腹作绞痛，皆血气阴阳不能调和之故。况素嗜鸦片之人，偶感此症，更为加剧。日以灯头火熏灼肠胃，津液已耗，大便本难，兹复乘以邪热，而灯火肝火，相助为虐，烈焰肆威，肠胃何堪。此苦楚，用轻剂则无效，用重剂则脾胃不堪，杯水车薪，有难乎为理者矣。众医束手，情难坐视，谨列治法于后。

【疗法】妇人重肝血，以杭芍、当归活血为君，芩、连清热为臣，更用苍术、姜炭之渗湿散寒为佐，神曲、槟榔之治后重，龙骨收散气，木香开滞气以为使，末用升麻者，提清气之下陷，引用米豆者，解寒热之积毒，亦以保胃气也。

【处方】生杭芍八钱　归尾五钱　酒条芩钱半　姜连一钱　茅苍术八分　龙骨五分　广木香五分　神曲钱半　尖槟榔一钱　升麻四分　炮姜炭八分　粳米一撮　黑豆一撮
米壳三钱，浸水煎服。

【效果】每日二剂，二日后痢有数，渐带粪。又三四日，气不下陷，后重亦除，每日仅三四行。继以理中汤加归、芍，引用陈仓米收功。

廉按：痢之一症，古名肠澼，又名滞下，以肠中先有积滞而后下也。自洋烟输入中国，凡吸洋烟而病痢者，名曰烟痢。病人先自胆怯，必求峻补速止，医者不知病理，每以漫补止涩而坏事。岂知吸烟之大便每多燥结，平日有五六日一更衣者，有十余日而始一行者，而其所食未必不与不吸烟者等，则其肠中之积垢，年深月久，可胜道哉。故必缓通润下而始安。但病家皆谓吸烟之体多虚，若再下之，难保其不暴脱。余直断之曰：医家病家之所误者，只在此句。盖积滞在内，脾不能为胃行其津液，胃有陈积未去，势必不能纳新，所以肌肉日削，外现之虚象百出，若得积垢一下，胃即能纳，脾即能运，何脱之有。惟病家见此虚象，一闻宜下，无不吐舌，此烟痢之所以难愈也。医者当委曲开导，得能转危为安，亦是救人之一端，切勿附和人意，漫补以杀人耳。此案宗张洁古芍药汤加减，妙在重用归、芍，润肠燥以破阴结，为治烟痢之主药，颇得李冠仙大归芍汤治痢之妙。

### 伏暑痢夹房劳案（内科） 严绍岐（住绍兴昌安门外官塘桥）

【病者】马山虎，年二十五岁，住百舍。

【病名】伏暑痢夹房劳。

【原因】素体阴虚，秋后伏暑挟食，酿变赤白痢。前胡姓医作脾痢治，用杏仁、广皮、川朴、枳壳、银花炭、香连丸、炒瓜蒌等服两剂，下积颇多，赤多白少，而小腹大痛。改延王姓医，谓转入肝经，当作肝痢治，用当归、白芍、子芩、炙甘草、酒延胡、川楝子、柏子仁、炒茴香，小腹痛减，而赤痢如前，解出甚难，来邀予诊，已八月终矣。

【症候】面现油光，喉痛口渴，少腹中有块顶起，喜人以两手按住，而赤痢乃下，肾囊缩入少腹。

【诊断】脉弦，左尺独大，舌根黑。予诊毕，谓其祖母曰：凭症参脉，防病中不谨，夹有房劳。其祖母即询孙媳云：此事究竟有否？生命攸关，须实告。其孙媳哭而不答，予遂晓之曰：伏热伤气，房劳伤精，精气夺则虚，虚则防脱，勿谓言之不预也。

【疗法】当以育阴潜阳为君，如熟地、归身、元参、淮药之类。然囊缩为入肝，肝不舒则囊亦不舒，故以吴茱萸温舒其肝为臣，佐以五味，从肝纳肾，使以肉桂，引火归源也。

【处方】大熟地八钱　炙龟板四钱　白归身二钱　淮山药四钱，生　盐水炒吴茱萸一钱　紫猺桂二分拌捣北五味三十粒

【效果】连进两剂，舌黑退而块隐，痢亦大减。继以霍石斛四钱煎汤，送黑地黄丸钱半，一日两次，以双调脾肾法，痢止胃动而痊。

廉按：先因伏暑伤阴，继因下多亡阴，终因房劳，直损真阴，症变舌黑囊缩，危险已极。方用大剂育阴潜阳，固属根治之正法，妙在用桂、萸、五味，温剂摄纳，导龙入海，此非时手所敢学步也。

### 伏暑子痢案（妇科） 何拯华（绍兴同善局）

【病者】詹姓妇，年三十一岁，住念亩头。

【病名】伏暑子痢。

【原因】妊娠已七个月，夏季吸收暑气，伏而不发，至仲秋食鸭，积热下郁肠中而化痢。

【症候】下痢，赤多白少，如酱色紫，腹中滞痛，里急后重，解出颇难，必转矢气，痢即随出，日夜二三十行。

【诊断】脉右弦滞，左弦小滑数，舌边紫赤，苔黄薄腻。脉症合参，此《产科心法》所谓子痢也，最防胎动而堕，饮食起居，亦宜谨慎，勿谓言之不豫焉。

【疗法】法当凉血安胎。以当归黄芩汤合香连为君，佐香砂以运气舒肝，虽不用治痢套方，正所以治孕身之痢也。

【处方】油当归二钱　生白芍三钱　青子芩钱半　清炙草五分　青木香六分　小川连七分　制香附钱半　带壳春砂五分，杵

【效果】二剂痢即轻减。原方加鲜荷叶一钱拌炒生谷芽三钱，再进二剂，痢止胃动而愈。

廉按：孕妇患痢，治之极难，古人有三审五禁之法。三审者，一审身之热否，二审胎之动否，三审腰之痛否。五禁者，一禁槟榔、厚朴破其气，气破胎下也；二禁制军破其血，血破胎下也；三禁滑石、通草通其窍，窍通胎下也；四禁芩、泽、车前利其水，过利必伤阴，胎亦难保也；五禁人参、升麻提塞其气，塞则下痢愈

滞，提则胎气上冲也。惟以调气凉血最为稳，张石顽所谓调气有三善，一使胃气有常，水谷输运；二使腹满腹痛，里急后重渐除；三使浊气开发，不致侵犯胎元也。其药以四制香附、带壳春砂最为良，其次白头翁、白桔梗、炒银花、炒香鲜荷叶，又次佛手片、鲜茉莉、玫瑰瓣、代代花之属，凉血莫妙于芩、芍、连、梅、蒿、柏等品。此案方法适合调气凉血之作用，既不碍胎，又能除痢，稳健切当，正治孕痢之良剂。

### 产后伏暑痢案（妇科）　黄仲权（住宿迁东门口）

【病者】阎氏妇，年二十四岁，夫业儒，住宿城。

【病名】产后伏暑痢。

【原因】夏月感受暑湿，至秋后娩时，恶露太多，膜原伏暑，又从下排泄而变痢。

【症候】痢下红白，里急后重，日夜四十余次，腹痛甚则发厥，口极苦而喜饮，按其胸腹灼手。

【诊断】脉息细数，细为阴虚，数则为热，此张仲景所谓热痢下重者，白头翁汤主之是也。然此症在产后，本妇又每日厥十余次，症已棘手，严装待毙，僵卧如尸。余遂晓之曰：病势危险极矣，然诊右脉尚有神，或可挽救，姑仿仲景经方以消息之。

【疗法】亟命脱去重棉，用湿布覆心部，干则易之。方用大剂白头翁汤加味，苦寒坚阴以清热为君，甘咸增液以润燥为臣，佐以酸苦泄肝，使以清芬透暑，力图挽回于万一。

【处方】白头翁四钱　北秦皮二钱　炒黄柏二钱　金银花六钱　川雅连一钱，盐炒　生炒杭芍各三钱　益元散三钱　陈阿胶一钱，烊冲　淡条芩二钱　鲜荷叶一张

【效果】次日复诊，痛厥已除，痢亦轻减。遂以甘凉濡润如鲜石斛、鲜生地、鲜藕肉、鲜莲子、甘蔗等味，连服五剂，幸收全功。然此症虽幸治愈，同业者谤声纷起，皆谓产后不当用凉药。噫，是何言欤！皆不读《金匮要略》之妇人方，故执俗见以发此诽议，甚矣。古医学之不讲久矣！

廉按：胎前伏暑，产后患阴虚下痢者颇多，此案仿《金匮》治产后下痢虚极，用白头翁加甘草阿胶汤合《伤寒论》黄芩汤增损之，以清解热毒，兼滋阴血而瘥。足见学有根柢，非精研仲景方者，不能有此胆识。

### 暑咳案（内科）　高纠云（住赣州生佛坛前）

【病者】魏国安，年二十二岁，工界，福建。

【病名】暑咳。

【原因】素嗜姜辛味，后因感冒暑气。

【症候】头身发热，咳嗽痰黏，气逆胸闷，两手厥冷。

【诊断】左关数涩，右寸浮数，余脉亦数，舌边尖红，此暑热犯肺也。夫肺为暑热所烁，而失清降之能，气反上逆，故咳。肺失清肃之职，故胸闷。其手厥冷者，热深厥亦深也。

【疗法】用牛蒡子、连翘、银花、贝母、兜铃清其肺热，杏仁、蒌皮、桔梗宣清肺气，桑叶、菊花平肝清热，防其升逆太过，桑白皮、枇杷叶以降其肺气。

【处方】牛蒡子钱半　济银花二钱　青连翘二钱　川贝母一钱　杜兜铃钱半　甜杏仁二钱　栝蒌皮二钱　桔梗一钱　冬桑叶二钱　滁菊花一钱　桑白皮钱半　鲜枇杷叶一两，去毛抽筋

【效果】二剂热退喘减。原方去杏、

桔，加陈阿胶钱半，鲜莲子十粒，三剂两手转温，咳嗽亦止。终用吴氏五汁饮，调理而痊。

廉按：暑气从鼻吸入，必先犯肺，因之作咳，故用轻清之药，专治上焦，方颇灵稳，惬合时宜。

**暑疟案（内科）　丁佑之（住南通东门）**

【病者】杨国梁，年四十五岁，清江人。

【病名】暑疟。

【原因】暑热内伏，被新凉外触而发。

【症候】先寒后热，每日一发，寒少热多，口渴心烦，汗多气粗。

【诊断】脉象洪数，右部尤甚，舌苔黄腻。此由暑热内蕴，阳明新感逗引而外溃也。

【疗法】治宜急清暑热，以顾津液，延恐津液干枯，变症百出，势已燎原，非辛凉重剂不能见效。拟桂枝白虎汤加味。

【处方】川桂枝三分　生石膏一两，研细　肥知母四钱　金银花三钱　大连翘三钱　天花粉三钱　生甘草五分　生粳米一撮

【效果】一剂知，二剂效，三剂愈。

廉按：桂枝白虎，为治暑疟之正方，叶氏谓此方二进必愈，洵不诬也。案中阐明治则，要言不烦。

**暑疟案（内科）　钱苏斋（住苏州谢衙前）**

【病者】王柏南，年二十岁，小学教员，住苏城狮林寺巷。

【病名】暑疟。

【原因】夏日受暑，伏于足太阴脾经，至秋深疟作，缠绵数月。

【症候】寒起四末，冷轻热重，渴饮有汗，食则腹胀，三日一发，神倦肢怠。

【诊断】脉弦，舌苔淡黄，断为暑湿脾疟，俗称三阴疟。初起邪尚不甚，而缠绵不愈者，皆数月来所服之方，无一中肯也。今以症因合参，既知病属伏暑，经属太阴，然后有正的，始能望其入彀，否则恐成疟臌矣。

【疗法】病属伏暑，故君以玉泉、蒿、知、扁、竹等直清其暑，但邪伏足太阴脾经，参以术、苓、草果、腹绒等为臣，佐以谷芽、秫米者，和胃气以快脾也。

【处方】漂淡白术皮二钱　草果仁五分　肥知母三钱　大腹绒二钱　玉泉散五钱，夏布包煎　茵陈蒿三钱　青蒿子三钱　炒谷芽三钱　扁豆衣三钱　大竹叶三钱　白茯苓三钱　北秫米三钱

【效果】连服三剂，疟虽减而不止，再服三剂，送下半贝丸截法而痊。

廉按：此案消暑为君，祛湿为佐，妙在知母清阳明独胜之暑热，草果化太阴潜伏之湿滞，故能中病而奏功。

**暑风刚痉案（内科）　王经邦（住天台栅门楼）**

【病者】蒋善桢妻，年三十余，住宁海东路岳井街。

【病名】暑风刚痉。

【原因】七月初旬，由于外冒暑风，内挟酒湿，更兼胎孕数月，又生腋下疽。

【症候】四肢拘挛，角弓反张，咽喉刺痛，言语不明。

【诊断】脉弦紧数，《金匮》所谓痉脉，按之紧如弦，直上直下是也。此与《素问》诸暴强直，皆属于风，诸痉项强，皆属于湿适相符合。

【疗法】以防风、天麻、钩藤祛风为君，海桐、白薇舒筋治厥为臣，佐川贝、桔梗、射干、甘草以治咽痛，黄芩、白术以保胎孕，合之为发散化痰，清热以消腋疽。

【处方】北防风一钱　明天麻钱半　双钩藤三钱　海桐皮二钱　东白薇钱半　川贝母二钱　北桔梗二钱　射干根二钱　淡黄芩二钱　台冬术二钱　生甘草一钱

【效果】一剂四肢舒展，二剂腋疽渐消，后以健脾保胎药数剂而全愈。

廉按：断症则学有根柢，选药则双方周到，成如容易却艰辛，堪以移赠斯案。

## 暑邪入营痉厥案（妇科）　周小农（住无锡西门外）

【病者】严横林车夫妻，年约三十岁，住仓浜草篷。

【病名】暑邪入营痉厥。

【原因】天暑，屋向西晒，感受热邪，床旁置行灶，其热尤盛。乃因经来不畅，自服红花煮酒，邪即入于营分，由冲波及藏血之肝经，痉厥陡作。

【症候】先腹痛呕吐血沫，两手搐搦，口噤目斜，不省人事，遗尿不知。

【诊断】脉沉弦劲伏，舌不得见。此暑热因酒引入冲脉，其血上冒，引动肝风而发痉厥也。

【疗法】清热息风，和营散瘀以急救之。

【处方】粉丹皮三钱　青蛤散五钱，包煎　石决明一两，生打　双钩勾五钱　丹参三钱　益元散五钱，鲜荷叶包　明天麻钱半　金银花三钱　生玳瑁钱半　鲜竹茹钱半　鳔胶三钱，蛤粉拌炒　茜草钱半　光桃仁三钱　童便一杯，冲

另用西血珀五分，上西黄三厘，羚羊尖七厘，参三七三分，研细如霜，开水化下。

【效果】嘱用乌梅揩齿，口开，灌药后口不开，横林用火刀凿去一齿，药方灌入，一剂而醒，诸症顿失。再剂经行数日，旋愈。

廉按：妇人痉厥，多由血热上冲。冲激知觉神经则发厥，冲激运动神经则发痉。方用清热息风，和营散瘀，的是正当疗法，宜其一剂神醒，再剂经行，血热下泄而瘳。

## 暑厥兼肺痹案（儿科）　周小农（住无锡西门外）

【病者】章根泉之女菊蓝，年二岁，住惠山。

【病名】暑厥兼肺痹。

【原因】暑邪挟风，以致乳痰内壅，其家因兵燹后拮据，不延医，酿变昏厥。

【症候】咳嗽身热，热甚昏闭不苏，目干无泪，不啼不乳已三日。

【诊断】脉伏，舌红，此暑热挟痰内闭也。

【疗法】清暑宣痹，开降肺气，以泄痰浊。

【处方】青连翘三钱　黑山栀三钱　薄荷尖一钱　银花三钱　益元散六钱，鲜荷叶包　光杏仁三钱　葶苈子五分　粉沙参三钱　豆豉三钱　鲜石斛八钱　鲜青蒿六钱　鲜石菖蒲六分　鲜竹叶三十片　紫雪丹四分，另冲

【外治方】取意引痰下行。

山栀仁十粒　生矾一钱　光桃仁十粒　蓖麻子仁七粒　回春丹一粒

研细，用干面、鸡子白、葱根捣和敷脐。

【效果】一剂药，连哺二日方毕，目方活动，有呻吟声，其父又化服琥珀抱龙丸一粒。又越数日，方出哭声，渐愈。

廉按：夏令受热，昏迷若惊，此为暑厥，即热气闭塞清窍所致，若乳子挟痰者多，故兼肺痹。法用清暑开肺，以泄痰浊，方固对症，即所服琥珀抱龙丸亦有捷效，一经痰开热泄，清窍通而哭声出，其病自瘳。

### 暑湿案（内科）　钟翊乾（住瑞安鲍田）

【病者】项氏，年逾不惑，住瑞安鲍川。

【病名】暑湿。

【原因】酷暑之日，头时痛，嗜食瓜果，犹强饭作劳。七八月间，忽起飓风，从此饮食减少，神疲乏力。

【症候】寒热往来，日作两次，头汗出，寒时欲饮，热反不渴，后目眩口苦作呕，神倦欲寐，热时谵语。

【诊断】脉弦濡微数。微数为暑，弦濡为湿。伏邪内蕴膜原，乘新凉而外发，故始则憎寒头痛如破也。《内经·疟论篇》曰：邪气内薄五脏，横连膜原，间日乃作。后贤薛生白亦云：邪阻膜原，寒热如疟。夫膜原乃隔膜之称，居表里之间，欲达不果，欲入不能，所以形寒壮热似疟状也。寒欲热饮，热反不渴者，良以邪欲内入，正气难支，得热饮以助阳御邪故也。身体疲倦者，湿阻气滞也。延及三候，寒热不已，日仍两作，症添口苦，目眩作呕，乃邪移少阳之见象。经云：少阳之为病，口苦，目眩，咽干也。

【疗法】初用茯苓、夏、朴理湿为君，藿梗、蔻仁芳香化浊为臣，滑、芩、连翘解暑为佐，使以竹茹、荷梗清络热以达膜原也。继用柴胡升阳达表为君，芩、茹退热和阴为臣，佐以芩、夏祛痰降逆，使以参、草辅正调中。

【处方】仙半夏二钱　浙茯苓三钱　川朴八分　杜藿梗钱半　竹茹二钱　白蔻仁二粒，研冲　青连翘三钱　飞滑石三钱，包煎　淡黄芩七分　荷梗一尺，切寸

【继方】川柴胡八分　淡黄芩七分　仙半夏二钱　浙茯苓钱半　西党参一钱　炙甘草六分

【效果】初方连服数剂，未见进退。继投柴胡一方，覆杯即已。

廉按：经谓夏伤于暑，秋必痎疟，此即暑湿化疟之原因。方用化湿清暑，双方兼顾，亦属正治之法。后用小柴胡汤加减，覆杯即已者，益见经方效用之神应，惟柴胡必须川产为妙。

### 暑湿案（内科）　袁桂生（住镇江京口）

【病者】马姓女，年二十岁，住本镇。

【病名】暑湿。

【原因】今年七月患暑病，初由幼科某君诊治，用青蒿、六一散、栝蒌、贝母等药三剂，又用大黄等药二剂，大便虽通，而病不退。幼科仍主张用大黄，病家不敢从，乃延予治。

【症候】午后发热，胸闷不舒，口燥溲热，胸膈间热较他处为甚。

【诊断】脉滑兼数，舌苔黄薄有裂痕。盖暑湿蕴伏肺经，病在上焦，攻下只通肠胃，与肺无涉也。

【疗法】宜轻清开化上焦，则病自愈。

【处方】光杏仁二钱　北沙参二钱　栝蒌皮二钱　桔梗一钱　川贝母二钱，去心　石菖蒲六分　佩兰叶一钱　青连翘三钱　淡黄芩二钱　原麦冬二钱　鲜石斛三钱　鲜枇杷叶一片，去毛筋净

【次诊】明日复诊，述昨药服后，夜间能睡，热退，胸闷亦除。但觉饥而欲食耳，遂以原方加减。

【次方】北沙参二钱　青连翘二钱　原麦冬二钱　佩兰叶一钱　甘草四分　鲜石斛三钱　天花粉二钱　丝瓜络三钱　鲜枇杷叶一片，去毛

【效果】接服两剂而安。

【说明】凡病在上焦，皆不可用重药，叶天士言之最详，此即《素问》所

谓其高者因而越之之义，盖不仅指吐法言也。

廉按：此暑湿未净之伏邪留在上焦，故胸膈间热较他处为甚。方用轻清开化以宣上，上焦既清，余热自解，方皆轻灵可喜。

### 暑湿挟痰案（内科）　袁桂生（住镇江京口）

【病者】潘锦文子，两岁，住本镇。

【病名】暑湿挟痰。

【原因】泻利数日，经幼科医治之无效，遂延予治。

【症候】手冷汗多，精神疲惫，时作嗳气。

【诊断】脉息软滑，舌苔薄腻。此暑湿痰滞之病，治不得法，而胃气受伤也。

【疗法】宜先固正气，用理中汤加味。

【处方】潞党参二钱　生於术二钱　淡干姜五分　清炙芪八分　广木香五分

【次诊】服后汗渐少，手转温。接服一剂，汗全止。但泄泻发热，口渴欲饮，入暮热甚，舌苔转为黄腻，遂易方以清暑利湿药消息之。

【次方】全青蒿二钱　淡黄芩一钱　苏佩兰一钱　桔梗一钱　生枳壳钱半　生苡仁三钱　飞滑石二钱，包煎　天花粉一钱　焦山栀三钱　赤茯苓三钱

【三诊】接服两剂，渴稍平，泄泻止。惟夜仍发热，舌苔厚腻而黄，舌尖红，目睛黄，小便清。盖湿热痰滞，蕴结上焦，病在上而不在下也，仍宜清轻开化。

【三方】旋覆花五分，包煎　石菖蒲三分　生苡仁三钱　桔梗八分　生枳壳钱半　青连翘二钱　赤茯苓二钱　西茵陈二钱　白茅根四钱　六一散三钱，包煎

【四诊】服后热较轻，舌苔亦退，二便通利，仍以前方增损之。

【四方】生苡仁三钱　生枳壳钱半　桔梗八分　西茵陈二钱　白茅根四钱　青连翘二钱　川贝母钱半，去心　焦山栀三钱　丝瓜络三钱　青蒿露一两，分冲　北沙参钱半　鲜枇杷叶两片，去毛筋净

【效果】接服两剂，热全退。遂改用沙参、麦冬、百合、花粉、茅根、扁豆、苡仁、茵陈、石斛等药，三日而安。

【说明】凡小儿之病，易虚易实。此病本由暑湿乳滞，蕴结上中二焦，致泄泻发热。徒以幼科医家不知此理，犯叶天士之戒，妄以山楂、神曲、黄芩、防风、葛根、枳实等消导升散之剂，致胃气受伤，故现汗多手冷。得理中汤而胃气回，冷汗止，然病究未去，故复转热渴，而舌上现黄厚苔。得轻清开化之药，则病去而热退，步骤井然，不可稍差铢黍。其舌苔转黄厚，与热渴大作者，实理中汤有以促成之。然非舌苔黄厚，既热且渴，则清化之品，亦胡可浪投，相违适相成也。又小儿之病，幼科多严禁乳食，不知乳食过饱固足增病，而过饥亦能伤胃。此病当热渴苔厚之时，则暂禁乳食。热轻苔退，及出冷汗之时，则渐与乳饮，但勿使其过饱耳。饮食起居，为看护病人之紧要关键，小儿为尤要焉。盖襁褓之儿，饥饱皆不能自言，医家病家，尤宜体贴周至也。

廉按：此案病理原因，说明发挥尽致。初方用理中加减，以救药误。次方肃清暑湿，三方消化痰滞，皆属对症发药，药随病变之方法。

### 暑湿挟痰案（内科）　周小农（住无锡）

【病者】王廷椿之室，忘其年龄、住址。

【病名】暑湿挟痰。

【原因】己亥五月中，身热无汗，自

服艾叶汤，后即延予诊。

【症候】下午发热，口渴喜凉，胸闷肢懈，溲红而混。

【诊断】脉数，苔厚而干，数则为暑，舌苔干厚，则为湿痰阻气，气不化津而干也。

【疗法】宗吴氏三仁汤加减，苦辛芳淡法以开泄之。

【处方】光杏仁三钱　生苡仁四钱　蔻末五分拌滑石六钱，包煎　黑山栀三钱　竹沥半夏二钱　淡竹叶二钱　大豆卷三钱　广郁金三钱，生打

先用活水芦根二两，川通草三钱，煎汤代水。

【次诊】热势起伏，胸闷殊甚，旋发疹㾦。略佐甘凉生津，即觉口腻恶心，改用泻心汤加减。

【次方】竹沥半夏三钱　青子芩钱半　小枳实钱半　小川连八分　光杏仁三钱　淡竹茹钱半

【三诊】口渴不欲热饮，反喜水果，一若病机偏于热重者然。谵语虽剧，苔揩腻白罩黄。稔知中有痰饮，转用温胆汤加减。

【三方】淡竹茹三钱　小枳实钱半　法半夏二钱　广皮红一钱　连皮苓四钱　广郁金三钱，生打　天竺黄二钱　鲜石菖蒲一钱，剪碎冲　淡竹叶两瓢，冲

先用淡海蜇二两，生萝卜二两，煎汤代水。

【效果】服两剂后，呕出痰涎盆许，热退神清而愈。

廉按：此暑为湿遏，中挟痰涎之治法。方皆从叶、吴两家脱化。阅其案后说明曰：其中渴喜饮凉之际，最难支持者，病人苦求其弟粪泉，欲觅西瓜解渴，虽死不怨也。设泥西法，热则执冰，胸前罨冰，能无偾事否？况温病暑湿挟痰水、挟

气、挟食均多，见识不清，断难已病，临证时不可不细审也。其言可谓阅历精深矣。

**暑湿挟痰案**（内科）　周小农（住无锡）

【病者】黄宜亭，忘其年，住虹口。

【病名】暑湿挟痰。

【原因】己酉秋，先食冷物而卧，形寒肢冷，服西药而寒战气升，目赤脘痛，转延中医。或与柴胡之剂，或用温中之药，病势益剧。

【症候】咽痛舌缩，自汗便闭，足厥而冷，脘中似有筋上撑则气逆。

【诊断】脉滞不甚数，苔黄。以症参脉，此气积痰湿遏伏暑热之症，病情夹杂，用药层次颇多，断不能如西法一例，罨冰取愈也。

【疗法】姑以通气清暑，开痰泄降法消息之。

【处方】射干一钱　通草一钱　广郁金三钱，生打　银花钱半　玉枢丹三粒，药汤调下　青蒿钱半　金铃子二钱　荷梗五寸　旋覆花二钱拌滑石四钱，包煎　苏噜子三钱，杵　大豆卷三钱　鲜石菖蒲一钱，剪碎冲

【次诊】稍觉气平，形寒略解，脘痛仍作，大便不通，脉舌如前。仿前法加减，参以外治熨法。

【次方】原方去玉枢丹，加更衣丸三钱，先服。外用莱菔子五钱，香附、薄荷、陈皮、生姜、食盐、麸皮各三钱，同炒布包，隔衣熨脘腹间。

【三诊】便黑粪一次，寒退足暖，安寐神卓。惟气逆未平，咽痛尤甚，是积去气通，而暑湿挟痰留恋也。治以清暑除痰，汤散并进。

【三方】青连翘三钱　焦山栀三钱　片黄芩钱半　知母三钱　淡竹茹三钱　汉木通一钱　旋覆花二钱，包煎　马兜铃钱半　紫菀

三钱 瓜蒌仁三钱，杵 淡竹沥两瓢，分冲

先用活水芦根二两，鲜淡竹叶四钱，煎汤代水。另用石菖蒲、广郁金各一钱，制月石五分，研末先服，开水送下。

【四诊】呕出痰涎甚多，咽痛顿愈。惟脉转数，苔转燥，口渴气升更剧，是痰湿去而伏暑从燥化也。当清暑之中，参以润燥。

【四方】青连翘三钱 知母四钱 青子芩钱半 花粉三钱拌飞滑石三钱，荷叶包煎 焦山栀二钱 绿豆衣三钱 鲜荷梗五寸

另用荷花露、银花露代茶。先用鲜茅根二两，西瓜翠衣一两，鲜石斛、竹茹各四钱，煎汤代水。

【五诊】渴喜冷饮，逾于常度，当时审谛，毫无别症，纯由暑热烦灼，竟可大剂清凉甘润。

【五方】生石膏一两，研细 肥知母五钱 台参叶一钱 花粉四钱拌滑石四钱，包煎 青连翘三钱 生甘草八分

先用活水芦根三两，鲜竹叶四钱，煎汤代水。

【效果】气逆口渴陡定。不数日脉静身凉而痊。

廉按：此暑为湿遏，夹痰挟气之治法，症情庞杂，用药精切对症，层次井然，非经验宏富者不办。看似寻常实奇突，成如容易却艰辛，可以移赠斯案矣。学者宜注意之。

### 暑湿疟案（内科） 张尧询（住新化南门外）

【病者】刘稻耕，年近六旬，前清同知，住新化莘溪白沙洲。

【病名】暑湿疟。

【原因】夏五月大水，宅临江，被水倾圮，因受暑湿，积久发疟，截太早，补太过，遂变危象。

【症候】形容枯槁，水浆不入，腹胀痛，兼红白痢，肾气亦痛，胸膈闭塞，喘逆而渴，咳白痰，喜热饮，肩背下唇均痛，甚则不能转侧，申酉时发热谵语。

【诊断】脉弦洪而滑，按之鼓指有力。合脉参症，断为暑湿疟。经曰：夏伤于暑，秋必痎疟。因夏遇凄怆之水，寒藏于腠理皮肤之中，秋伤于风，则疟病成矣。此时清暑去湿，疏通腠理自愈。乃病家图速，遽希堵截，以致疟邪内陷，腹胀痛则变红白痢。邪气横连膜原，则变胸膈闭塞。肝脉络阴器，病久则变肾气痛。阳盛阴虚，外内皆热，则变喘逆而渴。咳白痰，喜热饮，寒邪化热内陷也。病虽多变，皆由前医不探其源，骤用温补，不知邪愈补而愈陷，气愈补而愈滞，无怪形容枯槁，不能转侧，而变如此危象也。所幸肩背及唇俱痛，外邪尚能鼓动，犹为可治。

【疗法】表里双解，用柴、葛、羌活，以升举三阳下陷之邪为君，以芩、知、川柏，清上中下三焦蕴积之火为臣，以夏、苓降其痰逆为佐，桔梗、枳壳，升降诸气为使，又用生鳖甲蠕动之属，青蒿芳香之品，直达肝胆，搜邪外出，再用竹沥涤清痰热。

【处方】川柴胡钱半 粉葛根钱半 羌活一钱 青子芩三钱 白知母三钱 生川柏二钱 法半夏钱半 云茯苓三钱 苦桔梗一钱 生枳壳钱半 生鳖甲三钱 全青蒿一钱 淡竹沥一杯，冲

【效果】初服胸膈开，再服痢除胀消，肾气痛止。三服遍体汗解，身能转侧。去粉葛、羌活、鳖甲、青蒿四味，柴胡减半，加石膏三钱，小川连一钱，西牛黄一分，肩背唇痛除，谵语亦止。惟咳喘多痰，因过补脉实，再服大承气汤二剂，始陆续下黑白恶色黏臭等物，痰遂除而病愈。

廉按：临症不究病因，妄用温补，遂致变症蜂起，不独暑湿疟为然。此案救误之法，从王肯堂方脱化而来，虽由成方加减，而柴胡、羌活二味，亦与外内皆热相背，竟可删却。

**暑湿痢案（内科）　陈作仁（住南昌中大街四川会馆）**

【病者】钱海亭，年三十五岁，直隶人，寓南昌城内。

【病名】暑湿痢。

【原因】炎暑酷热，纳凉饮冷，停湿内郁，积久化热，伤于阳明血分，致有斯疾。

【症候】里急后重，欲便不便，滞下脓血，日数十次，发热畏寒，粒米不进，病势危急。

【诊断】右关脉沉滑而数，症与脉象合参，此即《内经》之肠澼便脓血也。

【疗法】非表里兼治，恐难奏效。议以仲景黄芩汤加味法。以黄芩、白芍加柴胡，清解营卫兼升阳为君，黄连、大黄清涤肠积为臣，木香、槟榔、厚朴理滞气为佐，山楂、陈仓米和胃为使。适有荷叶方盛，因加新荷叶，以助清解和胃之力也。

【处方】细条芩三钱，酒炒　杭白芍五钱　竹叶柴胡二钱　川黄连钱半，吴黄水炒　生锦纹三钱，酒洗　花槟榔钱半　广木香八分　川厚朴钱半　山楂炭三钱　陈仓米六钱，炒，新荷叶包煎

【效果】此方连进二剂，冷热已愈，痢亦减轻。仍照原方去柴胡、大黄、黄连，加当归身二钱，左金丸二钱，以药汤送下。接进二剂，至五日后，各症逐渐痊愈矣。

廉按：暑湿痢，初多噤口，由湿热郁滞胃脘，症必兼身热口渴，腹灼目黄面垢，舌苔黄浊，或兼寒热如疟，长沙黄芩汤加味却是正治，然其所用药品，仍不出

洁古芍药汤之范围。

**暑湿痢转休息案（内科）　程文松（住南京上新螺蛳桥大街）**

【病者】黄大成，年三十八岁，木业，住新河口。

【病名】暑湿痢转休息。

【原因】上年夏秋，多食瓜果，致秋后暑湿成痢。医经数手，反转时作时止，而成休息久痢。

【症候】赤痢时发时止，每逢夏月，大便鲜红，里急后重，时或不禁。

【诊断】脉来软而不数，此由久痢伤中，脾不统血，血郁小肠，所以每逢夏月，客邪即乘虚而入，遂便鲜血，里急后重。医者不溯成痢之原因，由于贪食瓜果，仍一味芩、连、归、芍，致使淹缠年余，不能痊愈也。

【疗法】欲通大肠之滞，必先开小肠之结，汤丸并进。用《寿世篇》内凤尾草法，用凤尾草清利小肠为君，陈仓米益气补中为臣，佐以煨生姜，使以连须葱白，皆所以消瓜果之陈积，然犹恐其无捷效，故又以叶天士醉乡玉屑丸，药汤送服。

【处方】鲜凤尾草四株，洗净　煨生姜三片　陈仓米二百粒　连须葱白三根

【又方】醉乡玉屑丸

生苍术一钱　川厚朴一钱　炒陈皮一钱　炙甘草五分　鸡内金钱半　砂仁壳五分　丁香柄四分

米糊丸每服三钱。

【效果】二日便红止，四日里急后重除，七日痢不作而痊。

廉按：恣食瓜果，致痢久不愈而成休息者，余亦数见不鲜，然在小儿为最多，年壮者少。醉乡玉屑确是对症之验方，见徐春甫《医统》，叶氏曾引用之以奏功，说见陆定圃《冷庐医话》，非叶氏自制验

方也。凤尾草方，载前明万密斋《保命歌括》，主治赤白痢，而五色痢实症亦验。总之医必查晰原因，对症发药，始能奏效，决不可用笼统之套方，贻误病人也。

### 产后暑湿痢案（产科）　陈在山（住辽阳咸春堂）

【病者】刘李氏，年三十三岁，孀居。奉天辽阳城内住，即刘玉振之儿妻也。

【病名】产后暑湿痢。

【原因】其夫殁后将六个月，忧郁成疾，身有妊娠之累。临产时更受暑气熏蒸，兼之素嗜饮冷水，脾湿久已化热，而产前曾患腹痛泄泻，至产后转泻为痢矣。

【症候】里急后重，下痢频频，红白相兼，思饮冷水，干呕恶食，小溲红涩，头汗不止，身热气促。

【诊断】脉现弦滑洪大，舌苔黄白相兼而腻。脉症合参，虽谓产后多虚，而症属有余。外邪夹内郁，酿此最危之重症。先哲云：痢不易治者有三，曰产后，疹后，烟后。惟产后为最甚，因用药诸多禁忌，医故难之。今以脉象病形，不避俗说，不拘成法，对症发药可也。

【疗法】治病不可执守成方，务在临症变通。古人傅青主以生化汤加减治产后痢，治血瘀之痢也。薛立斋用胶艾四物等汤治产后痢，治血虚之痢也。其方与暑湿毫不相涉，今受暑湿夹气郁，当以清暑利湿为主，兼开郁化滞之品，方用藿香、天水散（即益元散）、木通清暑解热，苓皮、薏苡、车前利湿快脾，白芍、牡蛎敛阴止汗，木香、厚朴行气开郁，甘草和中，黄连坚肠，竹茹解烦呕，焦楂消宿积，花粉除渴，扁豆止泻。

【处方】广藿香钱半　浙苓皮三钱　薏苡仁四钱　车前子四钱　天水散三钱，包煎　汉木通一钱　生白芍三钱　川厚朴二钱　鲜竹茹二钱　炙甘草八分　生牡蛎三钱，打　川黄连一钱

【次方】浙苓皮三钱　川厚朴二钱　生薏仁四钱　车前子四钱　生白芍三钱　鲜竹茹二钱　炙甘草八分　广木香八分　焦山楂三钱　生牡蛎三钱，打　天花粉三钱　炒扁豆三钱

【效果】服前方三剂，身热退，腹痛止，痢转为泻。再服第二方五剂，诸症皆效。前后共十余日而痊。

廉按：胎前伏邪，娩后陡发，其脉有不即露者，惟舌苔颇有可征，或厚白而腻，或黄腻黄燥，或有黑点，或微苔舌赤，或口渴，或胸闷，或溲热，或便赤，或热泻转痢，此皆温湿暑热之邪内蕴，世人不察，辄饮以生化汤之类，则轻者重而重者危。不遇明眼人，亦但知其产亡，而不知其死于何病，误于何药也，我见实多，每为惋惜。此案由暑湿伏邪，先泻后痢，治法注重伏邪，不拘于产后常痢，诊断独具卓识，方亦清稳平和。

### 暑湿疟痢案（儿科）　黄衮甫（住金山吕巷）

【病者】李孩，年五岁，住山塘镇。

【病名】暑湿疟痢。

【原因】初因暑湿化疟，继因饮食不慎，寒暖失调，由是邪渐深传，致成久痢。

【症候】所下或赤或白，或如脓，或如清谷，腹痛后重，寒热时作。

【诊断】脉左右弦细且紧，舌边白中黄。症脉并参，显系久痢。仲圣治久痢论方悉明于《厥阴篇》。厥阴居六经之末，病则寒热虚实交错，治则温凉酸甘合参。观仲景用乌梅丸以治久痢，则知厥阴之气化矣。

【疗法】方用乌梅、当归、黄连、黄

柏和其阴，安桂、附子益其阳，人参、扁豆、半夏安其胃，青蒿、葛根以宣其表。

【处方】乌梅炭三分　黄柏一钱　姜半夏钱半　煨葛根五分　全当归钱半　黑附块二分　潞党参二钱　青蒿脑一钱　炒黄连三分　青化桂一分　炒扁豆钱半

【效果】服药十剂而病愈。

廉按：疟痢并作，当分新久虚实，初起者可用发散，如局方双解饮子、喻氏仓廪汤等，使在腑之邪，提并于经而外解，最为神妙。此案仿仲景乌梅丸例，乃治邪陷厥阴而为阴疟久痢之方法，亦属对症发药之良剂。

### 暑湿化胀案（内科）　严绍岐（住绍兴昌安门外官塘桥）

【病者】潘四鸠，年三十八岁，住鲍渎。

【病名】暑湿化胀。

【原因】初因受暑挟湿，湿热未清，遽投生地、石斛滋养胃阴，以致湿热胶滞，渐变咳逆胀满，服过五子五皮饮，多剂不效。

【症候】先腹胀满，继则咳呕而痰多，胸闷口渴，溺短涩热，便溏不爽。

【诊断】脉右软滞，左沉弦数，舌苔黄腻，两边白滑。脉症合参，前哲所谓先胀后咳治在脾，先咳后胀治在肺也。

【疗法】古人虽有先治脾后治肺之说，以余实验，总须先治其上焦，越婢加半夏汤增损，而后治其下焦，桂苓甘露饮加减。

【处方】带节麻黄一钱　生石膏一两，研细　光杏仁四钱　竹沥半夏五钱　生桑皮五钱　苏子二钱　生姜皮一钱　煨香红枣二枚

【次方】川桂枝一钱　浙茯苓六钱　猪苓三钱　泽泻三钱　生於术一钱　卷川朴钱半　寒水石六钱，杵　飞滑石六钱，包煎

【效果】初方连进三剂，痰嗽气逆大减，胸闷口渴亦除。继服次方四剂，小溲畅利，腹胀顿消。惟痰尚未除，自觉胸膈气滞，终以香砂二陈汤（青木香、春砂仁各六分，竹沥半夏三钱，广皮钱半，浙茯苓四钱，清炙草四分，生打鸡金二钱，佛手片一钱），调理七日而愈。

廉按：凡治暑湿，先当辨暑重湿重。若暑重于湿者，湿从火化，火必就燥，则生地、石斛却为善后调养之要药。若湿重于暑，暑尚在湿之中，病从水化者多，其气机必滞，早用地斛清滋解热则不足，滞湿则有余，当然气郁化胀，湿热化痰，病势一定之进行也。此案治上治下，两方确切病机，效果自速。惟古法所谓桂苓者，先用紫猺桂钱半，泡浓汁渗入茯苓片一两五钱，晒干，然后对症酌用，分量配入煎剂为君，每剂如是，始有捷效焉。即如腹胀消后，必须忌口，荤油面食尤忌。若咸味虽可不必忌，然亦不可过咸耳。

### 伏邪阴疟案（内科）　陈作仁（住南昌中大街四川会馆）

【病者】方子清，年三十八岁，南昌人，住景德门外。

【病名】伏邪阴疟。

【原因】素因饮食不节，又因发疟之后，妄投截疟丸，以致邪入愈深，屡止屡发。

【症候】病延三年，三日一发，发时寒热相等，形体消瘦，面黄唇白。

【诊断】六脉沉细微弦兼滑。察其病因，参合脉症，知其邪陷阴经，根深蒂固，此即俗名三阴疟之候也。

【疗法】凡三阴疟须先将阴邪提至阳分，然后设法和解，始能除根。因用鳖甲首乌常山饮主之。盖首乌、鳖甲皆能养阴，常山可以由阴而达阳，故以之为君，柴胡、黄芩调营卫除寒热为臣，大当归养

血兼扶正气为佐，半夏、陈皮行气化痰，建曲扶脾以助消化，甘草、姜枣和中兼调和诸药，共成和解之功以为使。

【处方】 制首乌四钱 炙鳖甲三钱 炒常山二钱 川柴胡一钱 酒条芩一钱 大当归三钱 法半夏二钱 广陈皮钱半 炒建曲三钱 炙甘草一钱 生姜三片 大红枣五枚，剖破

【效果】 此方连进二剂，即提至一日一发，脉转浮滑，仍照原方加煨草果一钱，云茯苓三钱，又进二剂，疟疾已止。惟正气尚虚，又以八珍汤微加陈皮、半夏，仍以姜枣为引，接服数剂，此后永未再发矣。

廉按：三阴疟为缠绵难愈之痼疾，往往由早服截疟汤丸而成，必先查问其有无疟母，如无疟母，始可用鳖甲首乌常山饮。其方配合适当，君佐合度，妙在常山一味，归安莫枚士《常蜀截疟辨》云：无形之暑气，痹着膈间，蒸痰结固，既非表寒可汗，又非里实可下，必须气烈开提之药，如常山、蜀漆等品，直达病所，追逐其痰，使无形者失所恃而去。奈世俗佥谓其截疟酿变，然余目验苏州、吴江、震泽等处，其俗呼常山为甜茶，遇疟发辄采鲜者一大把煎服，皆轻者止，重者减，未闻有止后变生者。余踵其法亦然。夫截之为言，堵塞也，药之能堵截病由者，必其性涩而壅，足以遏住经络，斯留邪而酿变，非常、蜀开提之性所及也。为斯说者，盖观《外台》《圣济》各集汉魏以来千余年诸治疟名方几千首，而用常、蜀者十之八九，可了然矣。其说与此案发明常山之由阴达阳，大致相同，足见常山为治疟之要药也。

# 第四卷　湿淫病案

**冒湿案（内科）　毛凤冈（住常州）**

【病者】毛子培，年三十一岁，住漕桥。

【病名】冒湿。

【病因】初夏淫雨缠绵，晴后湿气上蒸，晨起冒雾而行，遂感其气而发病。

【症候】头重如裹，身热无汗，遍体不舒，四肢倦懈。

【诊断】脉右浮缓而软，左微弦而涩，舌苔薄白而滑，此湿气蒙于皮毛，而未传经入里，汪䏡庵所谓轻者为冒也。

【疗法】宣疏表湿为首要，故以苏、藿、苓皮为君，辛散芳淡以取微汗，兰、竹、青箬为臣，清芬淡泄以化湿，佐以桂枝木，微辛而淡，达其肢体，使以蔻壳，助茯苓以皮达皮也。

【处方】紫苏叶一钱　佩兰叶钱半　淡竹叶钱半　青箬叶钱半　白蔻壳八分　藿香叶钱半

先用浙苓皮八钱，桂枝木八分，煎汤代水。

【次诊】一剂而微微汗出，头重肢懈均除，二剂而身热退，遍体舒，惟胸中略痞，口淡胃钝，兼吐稀痰，溺亦短少，脉左弦象虽退，右尚缓滞，舌苔白转微黄，治以辛通淡渗，二陈合四苓汤加减。

【次方】姜半夏钱半　浙茯苓四钱　猪苓钱半　杜藿梗二钱　新会皮钱半　生苡仁四钱　泽泻钱半　炒谷芽二钱

【效果】连服三剂，胸宽胃健，小便畅利而愈。

廉按：前哲倪松亭曰：治湿之道非一，当细察表里上下，为用药之准的。如湿气在于皮肤者，宜用麻、桂、二术，以表其汗，譬如阴晦非雨不晴也；亦有用羌、防、白芷等风药以胜湿者，譬如清风荐爽，湿气自消也；水湿积于胃肠，肚腹肿胀者，宜用遂、戟、芫、丑之属，以攻其下，譬如水满沟渠，非导之不去也；寒湿在于肌肉筋骨之间，拘挛作痛，或麻痹不仁者，宜用姜、附、丁、桂之属以温其经，譬如太阳中天，则湿自干也；湿气在于脏腑之内，肌腠之外，微而不甚者，宜用术、苍、朴、夏之属，以健脾燥湿，譬如微湿以灰糁之，则湿自燥也；湿热在于小肠、膀胱，或肿或渴，或溺闭不通者，宜用二苓、车、泻之属，以渗利之，譬如水溢沟浍，非疏通其窦不达也。学者能于斯理玩熟，则治湿之法，必中鹄矣。此案治冒湿轻症，毋须麻、羌重剂，初方五叶、桂、苓，清稳新颖，接方二陈四苓，刚刚恰好。

**伤湿兼寒案（内科）　萧琢如（住湘乡水口山矿局）**

【病者】黄君，年三十余，住本乡南货店。

【病名】伤湿兼寒。

【原因】素因体肥多湿，现因受寒而发，医药杂投无效，改延予诊。

【症候】手足迟重，遍身痠痛，口中淡，不欲食，懒言语，终日危坐。

【诊断】脉右缓左紧，舌苔白腻，此

《金匮》所谓湿家身烦疼，可与麻黄加术汤也。

【疗法】遵经方以表达之，使寒湿悉从微汗而解。

【处方】带节麻黄八分 川桂枝七分 光杏仁钱半 炙甘草五分 杜苍术一钱

【效果】连投二剂，诸症悉平而愈。

廉按：此为湿之属表无汗者而设，盖麻黄得术，虽发汗而不为多汗，术得麻黄，行里湿而并可行表湿，止此一味加入，所谓方外之神方，法中之良法也，宜其一方即愈。

### 中湿夹痰案（内科） 何拯华（绍兴同善局）

【病者】施德培君，年廿六岁，业商，住昌安门外直乐施村。

【病名】中湿夹痰。

【原因】素有痰饮，适逢首夏乍晴乍雨，晴则炎蒸，雨则沉闷，适感其气而猝中。

【症候】初起头眩神倦，继即忽然昏倒，神识模糊，不省人事，痰响喉间，状类中风。

【诊断】脉右沉小而滑，左沉细涩，舌苔滑白，此即类中门中之湿中也。由湿浊与痰饮相搏，上蒙清窍，顿致痰潮壅塞。虽云湿中，实则痰中，气返则生，不返则危矣。

【疗法】宣窍开痰为首要，故以苏合香丸、远志、菖蒲为君，开其窍以解语，杏仁、瓜蒌为臣，下其气以降痰，佐以戈半夏消痰中之饮，使以皂角通上下之窍也。

【处方】远志肉钱半，去心 鲜石菖蒲一钱，搓熟，冲 戈半夏一钱 光杏仁三钱 皂角五分拌炒瓜蒌仁四钱 苏合香丸一颗研细，药汤调服

【次诊】一剂而咯痰出声，二剂而神

醒能语，惟神倦嗜卧，头目眩晕，脉右沉缓兼滑，左微弦，此湿困脾阳而痰作眩晕也，治以豁痰定晕，仿东垣半夏天麻白术汤加减。

【次方】竹沥半夏四钱 明天麻钱半 枳壳一钱拌炒生於术钱半 抱木茯神三钱 广皮红一钱 远志一钱 生薏苡仁四钱 白芥子五分拌捣瓜蒌仁四钱

【三诊】连投两剂，眩晕虽止，而气弱神疲，肢懈无力，咳痰不爽，脉右浮滑沉弱，舌苔仍白而滑，治以益气化痰，用六君子汤加竹沥、姜汁。

【三方】老东参一钱 浙茯苓三钱 姜半夏三钱 炒广皮一钱 生於术钱半 清炙草五分 淡竹沥两瓢 生姜汁半小匙，和匀同冲

【效果】连服四剂，诸症皆平，精神振作而瘥。

廉按：湿为阴邪，病发徐而不急，今忽状如中风者，由湿阻肺气，气郁则逆，挟素有之痰饮，堵塞其出入之清窍，故昏厥而不省人事。方用宣窍开痰，当然中肯，妙在苏合香丸之辛香开达，宣气通窍，故能奏速功，接方仿东垣法，三方用和剂局方，亦皆适当。

### 伏湿发痦案（内科） 沈奉江（住无锡）

【病者】王君，年十八岁，住锡山东大街。

【病名】伏湿发痦。

【原因】其母寡媚，只此一子，病寒热起伏，已历三候。病势转剧，特来延诊。

【症候】热久不解，骨瘦支离，心胸烦闷，遍体不舒。

【诊断】脉细数，苔薄腻，此伏湿未清，防有白痦郁于卫分也。

【疗法】当轻宣气分之湿，使气畅湿

开，邪达卫分而解。

【处方】薄荷叶八分　净蝉衣八分　牛蒡子钱半　佩兰叶二钱　广郁金二钱，生打　杜藿梗二钱　飞滑石三钱，包煎　猪苓一钱　佛手柑八分　鲜荷叶一钱

【次诊】连投两剂，始透白㾦，细粒密布，色如枯骨。前哲谓气液已竭，余以为久病初透而未足也。再宗前法，加鲜茅根、水芦根各二两，煎汤代水。

【效果】一剂而遍体透足，粒粒晶珠。二剂而热势大退，二、三日能食稀粥，调养旬日而瘥。

廉按：白㾦小粒如水晶色者，气液未竭也，其症多吉。若㾦发枯白如骨者，气液已竭也，其症多凶。此案舌苔薄腻，尚属湿郁卫分，汗出不彻势然，其㾦初出虽如枯骨，继加茅、芦二根，升津增液，续发粒粒晶珠，故能竟奏全功。

**伏湿腹痛案（内科）　陈憩南（住潮安金山脚）**

【病者】张俊卿，中学堂生，年二十一岁，澄海人，住汕头。

【病名】伏湿腹痛。

【原因】地近淫洼，暮春湿涨，婚后精气空虚，遂袭人而不觉。

【症候】每日亭午，即脐中切痛，抵晚渐剧，气急上逆，能坐不能卧，必呕吐至咸味出乃止。自春徂秋，百医莫效，困甚。

【诊断】脉两寸如平，右关缓细，尺弱，左关亦缓，尺涩。详察脉症，的系湿气伤肾，伏处于精室之中，所谓伏湿腹痛也。按肾之部位，在脊骨十四椎，左右各一枚，其功用，能将周身流入之血吸收其败浊之质，向膀胱而排泄。今为湿气所伤，则玛氏囊失职，致败浊之质仍向周身流去，是以面目黧黑也。精室处膀胱之后，直肠之前，与肾贯通，是以痛在脐中

也。冲脉寄居其间，湿伏于此，则冲亦病。书曰：冲脉为病，逆气里急。所以气急上逆，能坐不能卧也。病必午发者，因冲脉附丽于阳明，午为阳明气旺之时，欲借此以攻除其所伏，故激动之而发也。吐出咸味乃止者，以咸为肾之本味，吐出则伏邪亦泄，邪泄则衰，故痛止也。前医不知其有伏邪，徒取调气止痛，消导去积之套方，因循坐误，致令元气日亏，精血日耗，两尺脉之见弱且涩也。所幸病前半日，犹能食饮，胃气尚存，庶几易治。

【疗法】邪伏既久，邪正混为一家，助正化邪，乃合理法。主用四物汤补血活血为君，枸杞、北芪、杜仲、巴戟生精益气为臣，茯神、萆薢、琥珀、菖蒲分清导窍为佐，紫河车、鹿茸走精室壮肾阳为使。三剂逐日水煎，午前服。

【处方】大当归二钱　甘杞子二钱　正琥珀一钱，研冲　川杜仲三钱　酒川芎钱半　生黄芪三钱　川菖蒲一钱二分　巴戟天二钱　老熟地三钱　川茯神三钱　川萆薢钱半，盐水制　杭酒芍二钱　紫河车四钱　北鹿茸三钱，酒制

【效果】二剂后通腹皆痛，三剂忽大痛不可忍，旋泻下黑如墨者数次，翌日清晨复大泻一次，病竟如失，后不再发。

廉按：辨症详明，论理透彻，参以新学，更为精凿，病原分析极清，用药亦切实周到。

**湿流关节案（内科）　萧琢如（住湘乡水口山矿局）**

【病者】商客徐君，年四十余，住四川。

【病名】湿流关节。

【原因】端节前来镇收账，冒雨而行，鞋袜皆湿，湿从下受而发。杂治不愈，已十日矣。

【症候】两脚骨节疼痛，昼夜叫号，

跬步不能移，惟饮食大小便如常。

【诊断】脉右沉缓，左沉细涩，舌苔淡白，此即《金匮》所谓太阳病，关节疼痛而烦，脉沉而细者，此名中湿是也。

【疗法】通则不痛，以疏通关节为君，与自制七节汤加减。

【处方】生黄芪二钱半　全当归三钱　生白芍三钱　川芎三钱　桂枝节三钱　甘草节一钱　桑枝节如指大三个　杉枝节三个　松枝节三个　苏杆节三个　竹枝节三个　生淮牛膝二钱

【效果】一剂知，连服十剂，平复如初。

廉按：湿者，六淫之一也，亦如中风伤寒，自太阳始。但风寒之太阳病，病在肌表，湿之太阳病，病在关节。关者，机关之室，真气之所过也。节者，骨节之交，神气之所游行出入者也。今病湿，则神真之气为湿邪所伤，故关节疼痛而烦。湿为阴邪，故脉沉而细，湿不在外而在下，下流两脚关节，皆筋脉交纽之处。肝主筋而藏血，血被湿阻，阻遏气道，逼压神经，故尔剧痛，与湿脚气似同而实异，与历节风似异而实同，方用自制七节汤，以黄芪、当归、白芍、川芎为君，辅以桑枝、杉枝、松枝、桂枝、紫苏、竹枝皆用节，即甘草亦用节，取其以节入节，且黄芪、当归，桂枝、白芍、川芎、甘草，具黄芪五物、当归四逆两方之功，用紫苏节则尤能行气中血滞，辅以桑、杉、松各枝节，能使关节中停蓄之风湿，一扫而空。至竹枝节气味甘寒，恐有拒而不纳，以之为反佐，故于上症功效颇巨。本方去牛膝，治两手关节疼痛，猛不可当，亦多奏效，真独出心裁之良方也。

### 湿痹案（内科）　黄衮甫（住金山吕巷镇）

【病者】黄松林，年三十八岁，业农，住柳湾村。

【病名】湿痹。

【原因】初伤湿，继受寒，寒湿相搏，遂致麻痹。

【症候】左足胫疼痛，伸屈不利，步履维艰。

【诊断】脉左沉迟，右稍弦，证脉合参，断为着痹。《内经》论痹症，每与中风相合。然风则阳受之，而痹则阴受之。痹者，闭而不通之谓也。今寒湿客于下，下焦属阴，以阴遇阴，湿性腻，寒性迟，湿遇寒而凝结愈力，寒遇湿而壅闭不宣，不通则痛，通则不痛。

【疗法】方用麻黄、附子为君，黄芪、白术、白芍为臣，秦艽、伸筋草等为佐，使祛寒化湿之品，与通经活络互参。

【处方】带节麻黄三分　西芪皮钱半　左秦艽钱半　丝瓜络三钱　伸筋草三钱　淡附子六分　焦白芍钱半　炙甘草四分　生白术钱半　千年健钱半

【效果】服药四剂，痛势愈半，后西芪、白芍加倍，再四剂而病愈。

廉按：案语精湛，处方稳健，于痹症确有心得，非博历知病，屡用达药者不办。

### 湿痹肿喘案（内科）　周小农（住无锡）

【病者】史姓，忘其年名，住沪南。

【病名】湿痹肿喘。

【原因】先由湿郁化肿，继则由肿转咳喘，屡治不应，改延予诊。

【症候】面浮足肿，腹满有形，更加喘咳痰多。

【诊断】脉濡带涩，苔白，据脉症是湿痹不宣，其所以痹而不宣者，由于气窒络瘀也。

【疗法】仿前哲五子五皮饮加减，参以通络宣气。

【处方】莱菔子三钱　苏子二钱　葶苈子钱半　瓦楞子六钱，煅研　新绛二钱　旋覆花二钱　大腹皮三钱　橘皮络各一钱　连皮苓四钱　竹沥半夏三钱　代赭石四钱，打

先用冬瓜皮子各一两，葱须一钱，煎汤代水。

【效果】迭进两剂，陡吐狂血如紫黑块甚多，喘先定。继诊通络宣痹，绛覆汤合吴氏宣痹汤（新绛二钱，旋覆花二钱拌滑石四钱包煎，光杏仁、竹沥半夏、焦山栀、连翘、赤小豆皮各三钱，生苡仁、晚蚕砂各四钱，汉防己钱半，葱须八分），服二三剂后，肿亦退，腹宽面浮亦平，肿满因血阻窒有如此。故治肿满病，不但宜理气也。如此重症骤愈于数日之内，即病者亦意所不料。

廉按：此肿而且满，满而转喘之实症，治法方用顺气开痰，通络宣痹，面面顾到，煞费经营，其病之去路，全在陡吐狂血如紫黑块甚多，学者宜注意之。

**湿夹溢饮案（内科）　何拯华（绍兴同善局）**

【病者】王嘉谋，年三十八岁，业商，住称浦村。

【病名】湿夹溢饮。

【原因】素患溢饮，时逢首夏，霉湿盛行，顿致新旧夹发。

【症候】四肢倦懈，肌肉烦疼，脊背似胀，肘膝酸痛，恶寒无汗，小便短少。

【诊断】脉右浮滑沉滞，左弦小涩，舌苔白滑，此时令之霉湿，袭于皮腠之中，内伏之溢饮，流行于经络之间也。

【疗法】湿与饮互结于皮腠经络，其表湿固当微汗，而溢饮亦宜发汗，用麻黄汤合二术二陈汤加减。

【处方】净麻黄八分　光杏仁三钱　姜半夏三钱　浙茯苓四钱　威灵仙二钱　川桂枝一钱　杜苍术一钱　炒广皮钱半　生苡仁四钱　独活一钱

【次诊】连投二剂，遍身汗出津津，肢体舒畅，恶寒已除，肌肉烦疼亦减，惟肘膝关节尚觉酸痛，溺仍短少，脉右渐转流利，左尚弦涩，苔白微黄，此表湿虽解，而溢饮尚盘踞于四肢筋节之间也。当以萧氏七节汤加减，疏通关节，外治用洗澡法以蠲溢饮。

【次方】归须钱半　川芎一钱　桂枝节一钱　甘草节五分　桑枝节五个　杉枝节三个　松枝节三个　桃枝节三个　真绛通一钱　路路通七个

【洗方】紫苏叶五钱　防风五钱　樟树叶五钱　酒炒桑枝一两

煎汤一大盆，乘热洗浴。

【效果】内服汤方两剂，隔日洗澡一次，五日后关节痛除，溺亦畅利而瘳。

廉按：阴湿伤表，每多挟风，《金匮》云：法当汗出而解，但微微似欲汗出者，风湿俱去也。又云：饮水流行，归于四肢，当汗出而不汗出，身体重痛，谓之溢饮。病溢饮者，当发其汗，大青龙汤主之，小青龙汤亦主之。然则湿夹溢饮，皆当汗解也明矣。此案妙处，全在外浴热汤，内服发汗煎药，盖病从此入者，仍欲其从此出，治法从《金匮》脱化而来。

**湿疟案（妇科）　刘荣年（住济南东流水）**

【病者】赵媪，年五十余岁，住省城。

【病名】湿疟。

【原因】夏日恣饮冰水，秋间偶感风寒，致成疟疾。

【症候】先寒后热，寒多热少，寒则战栗不已，热则渴不喜饮，心中郁闷，呕吐清水不止。

【诊断】脉象沉细，舌苔白腻，脉症合参，此太阴湿疟也。医家不察其源，再

三用小柴胡汤治之，徒伤胃气，故愈吐愈渴，愈饮愈吐，而疟疾转剧。

【疗法】脾喜燥而恶湿，治宜理脾为主，脾健则疟疾自愈，故用茯苓、薏米健脾为君，佐以泽泻利湿，桂枝、芍药以调理寒热，藿梗、陈皮以芳香利气，半夏、贝母同用，止呕并以治疟，再加枳壳以解郁闷，又恐久呕不能纳药，乃用赭石重镇之药，生姜辛散之品，以为向导，令其于疟前服药，每服少许，顷刻再服，恐急服将药吐出。

【处方】连皮茯苓三钱　生薏米二钱　生泽泻二钱　桂枝尖一钱　生杭白芍二钱　杜藿梗二钱　广陈皮钱半　清半夏三钱　川贝母三钱，去心，对劈　生枳壳钱半　煅赭石钱半，研细　生姜一钱

【效果】服药后呕吐即止，寒热亦轻。次日原方去赭石，连服三剂，疟遂渐愈。

廉按：湿疟之为病，当辨湿重于热者，藿香正气散加减，热重于湿者，苍术白虎汤加减，其大要也。此案用藿朴二陈汤，参桂苓法加减，亦属湿重热轻之正法。惟案中斥前医屡用小柴胡汤，病反转剧，此由不辨因症，滥用成方之流弊。徐洄溪尚犯此，遑论其他。试援莫枚士说以证明之，莫曰：叶案治疟，不用柴胡，徐评非之。解之者曰：治伤寒少阳正疟用柴胡，治秋间寒热类疟不用柴胡。泉应之曰：否，不然。《素·疟论》以夏伤于暑为端，而余疟附焉，是秋间寒热之为正疟，经有明文。《病源》《千金》皆本经说，《外台》既列《病源》之论，而所集方不下千首，鲜用柴胡者，可见谓秋间之寒热，不用柴胡则是，而指为类则非。仲景于《少阳篇》，明言往来寒热，形如疟状，如疟二字，正类疟之谓，少阳症之为类疟，出于仲景亲口，今反指为正疟，何

耶？但诸医犹止误于论症，徐氏则并论治亦误，何以言之？伤寒邪从表入，其里无根，以柴胡提之则出；夏秋之病，新凉在外，而蕴暑在中，其里有根，若以柴胡提之，则外邪虽解，而内热即升，横流冲决，不可复制，往往有耳聋目赤，谵语神昏，汗漏体枯，延成不治者，不得不以徐说为淫辞之助也。

## 三阴湿疟案（内科）　洪巨卿（住上海虹口）

【病者】沈全林，年廿七岁，南翔人，业卖花，居沪上。

【病名】三阴湿疟。

【原因】夏月常浸在水中，嗜卧于树下，饮食生冷不节，后患疟于暮秋，至次年孟春未止，中西疟药，遍尝无效。

【症候】疟发薄暮时，四日必发两次，热微寒多，肢冷腹满，脘闷呕恶，面色萎黄，肌肉瘦削。

【诊断】脉左弦缓近迟，右弦短，舌苔白腻带微淡黄，脉症参之，此为牝疟。昔贤虽有邪伏心脏、肾脏之说，今见证属于脾，脾主四肢，故手足不温，脾胃伤生冷，留而不去，故为胀满呕逆，是三阴中之湿疟无疑，由于湿食互阻中焦脾络，邪舍三阴，不能与卫气并出，病深者故发作亦迟，当用东坡姜茶饮加味主之。

【疗法】用甜茶以助阴，干姜以助阳，寒热并调为君，常山逐老痰积饮，槟榔下食积痰结，升降阴阳为臣，丁香、干姜宣壅助阳，乌梅敛阴为佐，红枣入营，灯芯入卫为使，雄鸡毛直达皮毛为引，水酒各半煎，未发前三时服之，忌食鲜鱼发物。

【处方】炒常山三钱　槟榔三钱　甜茶三钱　淡干姜三钱　乌梅七个　公丁香七粒　红枣七个　灯芯七根　雄鸡毛七根

【效果】一服呕胀平，疟亦减，二服

肢温，三服全瘳。

廉按：三阴湿疟，山乡间务农之辈，患此最多。向传单方丸药，均系半、贝为君，佐以砒、硫、红枣肉为丸，如梧桐子大，每服一粒，多则二粒，用姜茶各二钱，泡汤送下服之，虽极神应，然究属极毒之品，未免冒险。不如此案方药，较为稳健无弊，奏功亦速，但不可用于三阴虚疟耳。

**湿泻案（内科）　叶鉴清（住上海）**

【病者】戴季陶君，年约三旬，湖州人，住法界渔阳里。

【病名】湿泻，即濡泻。

【原因】因受潮湿，脾胃两伤所致。

【症候】泄泻经年，腹中微痛，或竟不痛，胸痞胃困，有时泛恶，小溲赤短，神倦不振。

【诊断】脉来右部濡小，左尚和平，舌腻口淡，此湿胜脾胃，病名濡泄。《难经》所云湿多成五泄。

【疗法】际兹霉令，湿热用事，当从胃苓汤法治。方中茅术、厚朴芳香燥湿为君，麦芽、米仁健脾佐运，半夏、陈皮和胃宽胸为臣，腹绒、佩兰泄湿宣通为佐，余均淡渗利溲为使。昔贤云：利小便即是实大便也。服两剂当大效。

【处方】甜茅术一钱，米泔水浸　陈皮钱半　猪苓三钱　焦米仁四钱　大腹皮三钱　茯苓四钱　制川朴八分　姜半夏钱半　焦麦芽四钱　通草一钱　炒泽泻钱半

【次诊】泄泻虽止，大便尚形厚溏，脘闷泛恶较和，溺淡而长，胃纳亦展，此湿邪退舍，中阳渐振之佳兆也。口微作渴，舌腻化，边尖红，良由贤劳过度，心营素亏，刚燥不宜过剂，右脉较起，法再和中化湿。

【次方】法半夏钱半　陈皮钱半　焦麦芽四钱　焦米仁四钱　浙茯苓三钱　通草一

钱　大腹皮三钱　扁豆衣钱半，炒　佩兰叶钱半　炒泽泻钱半　大红枣三枚，炒

服三剂，精神爽健。

【三诊】胃纳已展，大便得实，舌苔化，尖亦淡，惟食后运化犹迟，时作嗳气，胃主纳食，脾主运化，脉来濡软有神，治再益气调中。

【三方】生於术钱半，炒　淮山药二钱，炒　云茯苓三钱　焦谷芽四钱　大腹皮三钱　小枳实一钱，炒　法半夏钱半　陈皮钱半　扁豆衣钱半，炒　佛手片一钱　红枣三枚

【效果】此方服五帖全愈。旋送匾对来谢，至今成为知己。

廉按：案亦人所能为，而层次井然，有条不紊，亦是可取。

**湿温案（内科）　叶鉴清（住上海）**

【病者】唐左，年廿四岁，苏州人，住新北门虹桥。

【病名】湿温。

【原因】内蕴湿滞，新感时令之温气而发。

【症候】始而形寒，近则无寒但热，热势早晨较淡，下午暮分则甚，甚则神昏谵语，胸痞呕恶，渴不喜饮，味甜胃困，频咯稠痰，耳聋自汗，溺赤便溏，晶瘩稠布，色尚润泽，湿温酿蒸肠胃，已逾两候，既未化火，亦未劫津。

【诊断】舌边尖淡红，根苔黄厚，脉右濡滑数，左弦数，寒热表一百零两度半[1]，邪势正在奋兴，且黏腻不易速化，故表有瘩汗之宣达，里有溲便之排泄，表里宣通，何以寒热胸痞谵语，并不见退？因湿热为黏腻之邪，其来也渐，其去也迟，再挟痰邪，交相酿蒸，舌苔黄厚，可见肠胃伏邪之盛，淹缠时日，在所不免，

---

[1] 一百零两度半：华氏温度，约等于摄氏39.2℃。

但求不至昏陷，幸甚。

【疗法】既不能表，又不能下，惟有宣泄清化，故用豆卷、黄芩清宣湿热为君，二陈去甘草之甜腻，加贝母取意半贝，合竹茹、枳壳，即温胆汤以枳实易枳壳，取其宽胸利气为臣，余如郁金、通草、佩兰、米仁，无非通气渗湿利小便为佐使也。

【处方】大豆卷三钱　法半夏钱半　新会皮一钱　生竹茹钱半　生米仁三钱　淡黄芩钱半　赤茯苓四钱　广郁金钱半，生打　生枳壳钱半　佩兰叶钱半　象贝母四钱　方通草一钱

【次诊】下午热甚，状若阴虚，湿温之的症也。热邪熏灼，故口渴，湿邪黏腻，故不喜多饮，湿闭清阳则胸痞，热邪阻胃则泛呕，浮溢于表，蒸热痦汗，扰及包络，神昏谵语，上蔽清窍，耳聋头重，下注二便，溺赤便溏，无形湿热，夹有形痰邪，交相蕴蒸，更难分化。脉右部濡滑，左弦数，热度一百零两度半，舌苔黄腻根厚，胃困口甜。病情淹缠，前案早已齿及，所虑者内传生变，不得不豫为防护，治再宣畅气机，清化湿热痰邪。

【次方】清水豆卷三钱　法半夏钱半　赤茯苓四钱　生竹茹二钱　净连翘三钱　淡黄芩钱半　象贝母四钱　广陈皮钱半　生枳壳钱半　梗通草一钱　建兰叶四片，洗

【三诊】热势较轻，大便溏，溲热赤，泛呕口甜较和，脘宇稍宽，神识亦清，脉来数象较静，右濡细，左弦细，是日热度一百零一度半，舌淡黄根腻，肠胃之湿热尚盛，恐郁蒸之寒热，正方兴未艾也，治再燥湿清热，双管齐下，能否不变昏陷，宗吴氏三仁汤加减法。

【三方】白杏仁三钱，勿研　生熟米仁各三钱　法半夏钱半　淡竹叶钱半　通草一钱　白蔻仁五分，略打，后下　制川朴八分　象贝

母四钱　陈皮钱半　建兰叶四片

【四诊】舌苔较化，热度一百零一度三分，便溏已止，热势入暮较甚，晶痦随汗出没，热甚时仍胸膈烦闷，略有谵语，头重耳聋，咯痰漾漾欲泛，口味转淡，渴不喜饮。湿温已十八日，蒙蔽清窍，流连肠胃，无速愈之法，用药偏燥，恐化火伤津，偏清又恐助湿遏邪，治再清化，病势不进，就是退机。

【四方】制川朴八分　法半夏钱半　陈皮钱半　冬桑叶钱半　生米仁四钱　淡黄芩钱半　赤茯苓四钱　象贝四钱　生竹茹叶各钱半　生枳壳钱半

【五诊】湿为黏腻之邪，热乃无形之气，热为湿遏，湿被热蒸，郁伏肠胃，酿成湿温，其为病也，必淹缠不休。今热势较淡，诸恙亦有减无增，惟胃困口淡，渴饮而不多，舌苔黄腻，中根又布灰滑，蕴伏之邪，层出不尽，脉数而不扬，热度一百零一度，三候之期，就在明日，恐热势未必能和解也，守原意出入之。

【五方】制川朴八分　法半夏钱半　陈皮钱半　枳壳钱半　梗通草一钱　淡黄芩钱半　象贝母四钱　生竹茹叶各钱半　生熟米仁各三钱　泽泻钱半

【六诊】今晨热势已退，至午后又凛寒发热，热势颇壮，舌苔灰转深黄，口淡渴喜热饮，溲热色赤，烦闷呕吐亦甚，所幸谵语不作，脉右滑数，左弦数，热度一百零三度，湿热深重，肠胃接近膜原，得能转疟则松。

【六方】淡黄芩钱半，酒炒　法半夏钱半　赤苓四钱　生竹茹叶各钱半　焦山栀二钱　清水豆卷三钱　象贝母四钱　陈皮钱半　炒枳实钱半　通草一钱

【七诊】昨夜得畅汗，热势解净，旋即安寐。今晨大便颇爽，胃纳亦展，惟午后寒热又来，烦闷呕吐渴饮等，随寒热接

踵而至。脉来数象，右部较甚，热度一百零三，舌苔深黄，湿从热化，转疟之象已著，前贤王孟英先生论黄连温胆汤治湿热疟疾最宜，今谨遵之。

【七方】上川连七分，酒炒　赤苓四钱　生竹茹叶各二钱　生甘草四分　生米仁四钱　制半夏钱半　陈皮一钱　生枳实钱半　象贝母四钱　通草一钱

阴阳水煎药，服一剂。

【八诊】寒热如疟，热重于寒，舌苔较化，耳聋渐亮，口淡干腻，晶㾦尚随汗外布，湿热黏腻，所以淹缠。脉来濡数，热度一百零二，治再和解。

【八方】香青蒿钱半　制半夏钱半　青陈皮各一钱　生枳实钱半　肥知母钱半　川黄连七分，酒炒　赤苓四钱　生竹茹二钱　象贝四钱　草果仁八分，同炒

阴阳水煎药，服二帖。

【九诊】疟势已轻，大便通畅，胃纳亦展，湿热逐渐退化，舌苔尚黄，脉来濡数，温度一百零三，治再用清宣泄。

【九方】香青蒿一钱　法半夏钱半　陈皮一钱　草果仁七分　生竹茹二钱　淡黄芩钱半　柔白薇一钱　赤苓四钱　肥知母钱半，同炒　象贝四钱

阴阳水煎药，服二剂。

【十诊】昨午后微有寒热，经一时余即汗解，口淡，舌根薄黄，邪势日退，正伤未复，脉数已和，来往濡软无力，谷食增旺，大便亦畅，治再和胃，以化余邪。

【十方】川石斛三钱　赤苓四钱　陈皮一钱　水炒竹茹钱半　通草一钱　法半夏钱半　川贝母二钱，去心　生谷芽四钱　饭汤炒米仁四钱　灯芯三扎

【十一诊】寒热已止，诸恙均安，惟神倦肢怠，脉来濡弱，邪虽退，正未复，性既畏药，不妨暂停，谨慎起居饮食，壮年不难复元，治再和养。

【十一方】原金斛三钱　宋半夏钱半　炒川贝二钱　水炒竹茹钱半　冬瓜子三钱　生谷芽四钱　白茯苓三钱　陈皮一钱　通草一钱　红枣三枚

【效果】服三剂全愈。

廉按：东南地气卑湿，天时温暖，真伤寒症极少，除风温症外，最多湿温之症。此案湿滞热郁，久蕴酿痰，痰湿热阻滞三焦，治以开上、疏中、导下分消法为正治，方亦宗此立法，看似常用药品，却非老手不办。

### 湿温案（内科）　王子达（住成都上北打金街）

【病者】陈华章，年二十二岁，人长而瘦，住省内西顺城街。

【病名】湿温。

【原因】素喜饮酒，去冬新婚，入春无雨燥甚，二月底偶感咳嗽，头晕口干，而不思饮食，耳鸣无精神。初延刘子初诊治，谓为风温，主以银翘散全方，加藁本、白芷，一剂未效。

【症候】前症悉在，而加身重，午后即热，天明微汗则退，热时口渴，心烦嗳气，合目则谵语数句，下利不爽，小便短赤，嘿嘿不语，舌苔灰白而腻，耳已聋。

【诊断】左手浮滑而大，重按则微，右寸独洪，关尺模糊不清，脉症并参，此温症夹湿，已入阳明。阳明为成温之薮，信然！

【疗法】速清阳明之热，透其伏火，消其顽痰，淡渗其湿，期其外达，虑其内陷，少迟则津液再伤，酿成昏不识人，种种危险，更难言矣。

【处方】苍术白虎汤加减。

生石膏五钱，研细　苍术一钱　粉葛根钱半　炒知母三钱　苦杏仁二钱　牛蒡子三钱　枯芩二钱　浙贝二钱　广皮二钱　茯苓三钱　酒黄连七分　粉草三分

一剂。

【次诊】昨夜稍安静，得汗热已少减，惟谵语不休，醒则明白，自言头痛晕重，心慌口腻。脉左寸微洪，与右寸相称，余滑涩兼见，模糊未退，舌心微黑边滑，面垢，苔黑赤，气粗若喘，清涕甚多。伊母忽言曰：血也，非涕，多而黑，快拿凉水止之。予在傍急阻曰：此退病之嘉兆，岂可止乎。彼时头汗亦多，伊岳私谓予曰：非变症乎，何汗血并来？予笑曰：汗与血一耳，何怪乎。数分钟后血少，而病人睡去。予曰：不可高声呼叫，听其睡觉。且请教曰：昨日弟列举各家，先生皆未许可，此病非温病乎，先生所主之苍术白虎汤，甚为佩服，然鄙人不能无疑耳。予曰：我何敢非古人而自作聪明，令坦去岁过酒，不过蕴有湿热耳，《内经》言冬不藏精，春必病温，其"精"字，指人身津液而言，并非指男女媾精之精字而言。又《内经》：汗者，精气也。出汗亦是出精乎，比如花天酒地之区，冬藏精者几人，则春来人人温，个个病矣，因此误解。张石顽之少阴夹阴论，叶氏之温邪上受，首先犯肺，逆传心包，引入阴症，吴氏更引太阳病，发热而渴，不恶寒者为温病，首列桂枝汤治温，尤为大误。

【三诊】病人言曰：刻睡去，梦四面火烧房子，将我围住，无路可逃，身烧热难受，大呼救命而醒。此时周身是汗，周身甚痒，头能抬而不晕矣。诊脉两寸已平而缓，模糊已退，滑脉尚有。予命举火照其前后心，见面部皆现红点，细如针沙，周身皆满，惟下臀甚少。予晓之曰：病之危险已过，恐内伏未净耳，臀上如有，则无虑矣。外风要忌，急用椿树皮、葱须煎汤熏洗，下部多洗为要，过三日无碍矣，姑以牛蒡子汤消息之。

【处方】牛蒡子钱半　牡丹皮钱半　地骨皮三钱　姜黄片一钱　浙贝一钱　广橘络八分　冬瓜仁三钱　大豆卷三钱　炒建曲三钱　广角参一钱

鲜生地八两取汁冲服。

【四诊】昨夜吐胶痰甚多而臭，已服药一剂已，姑仿《千金》法，照原方加苇茎、芦竹根各五钱，栀子、枯芩各三钱。

【效果】至第五日，则病人起坐矣，自言下部昨前疹子甚多，奇痒更甚，一身脱皮，臀上如小钱大之痂，还未脱尽，惟大解有四日，亦无苦，饮食每餐稀粥两碗，时刻觉饿，闻肉食甚香，微行动即气短心空，余亦无甚病苦。诊得六脉四至而缓，两尺尚欠和平，主以养阴润燥善其后。

西洋参七分　杭白芍三钱　秦当归二钱　鲜石斛四钱　角参二钱　薏苡仁二钱　建莲二钱　柏子仁三钱，不去油

粉草五分，苇茎三钱，为引，切戒醇酒厚味，二三剂后，即以饮食调养而健。

【说明】伊岳丈曹子芹，邑文生，喜读医书而未问世者，在彼主医。谓予曰：小婿之病，非冬伤于精而病温，即石顽所谓夹阴病乎？盖小婿去冬始完婚耳，向来秉赋本弱，又喜饮酒，此时之病形，谵语神昏，全是阴虚，右寸独大，非温邪上受，首先犯肺，逆传心包，似否宗叶氏、喻氏、吴鞠通之法，可乎？予因笑而谓曰：足下欲病愈乎？亦照各家之医书刻剑乎？曹知失言，改容请予救命。予又曰：足下疑弟用白虎之石膏，聊举以证之。《千金》温风之症，脉阴阳俱紧，汗出体重，其息必喘，其形状不仁，嘿嘿但欲寐一段，《千金》谓为温风，非仲圣之谓风温乎？《千金》石膏用三两。又《千金》所载腑脏温病，共有六方，皆用石膏，虽肾脏有温，亦以石膏为治，萎蕤汤之石

膏，亦治冬温。人患不识病症，不察病机，故少见多怪耳，可怜可叹！

廉按：温为伏气，湿从酒来，许学士苍术白虎汤加减，正合病机，其余方亦清稳。案后说明，历征石膏为清温要药，足见平时研究。

### 湿温案（内科）　过允文（住宜兴徐舍市）

【病者】徐燕仪夫人，年三十七岁，住宜兴洑溪村。

【病名】湿温。

【原因】湿浊内蕴，又感温邪，前医误认为孕，迭投滋腻，邪湿胶固，迄今五月不解。

【症候】寒热似疟，腹胀经停，胸痞泛恶，渴不多饮，便溏溲赤。

【诊断】苔白腻，脉弦滞，乃湿郁热遏之候。

【疗法】以蒌皮、紫菀开太阴之气，六一、通草通州都之官，覆花、半、枳宣上疏中，腹皮、二苓化气渗湿，炒蒺藜、左秦艽通络利枢。

【处方】猪茯苓各三钱　大腹皮钱半　白蒺藜三钱，炒，去刺　瓜蒌皮二钱　旋覆花钱半，包煎　白通草一钱　炙紫菀钱半　江枳壳钱半　制半夏钱半　左秦艽钱半　六一散三钱，荷叶包

三剂。

【次方】前方去腹皮、枳壳、六一散，加桂枝五分，枇杷叶五大片，刷去毛，赤芍钱半。

【三方】前方去桂枝、通草、赤芍，加象贝三钱，淡竹茹钱半，蔻仁五分后入。

【效果】前后共服十剂，寒热止，诸症退。惟经尚未行，与调经理气药三剂，经行病愈。

廉按：此治湿重热轻，苦辛开泄之

方，惟病既误投滋腻，仅用腹皮、枳壳，利气导滞，究嫌力薄，可再加川朴、山楂，则效用较速矣。

### 湿温兼寒案（内科）　何拯华（绍兴同善局）

【病者】徐福生，年三十四岁，业商，住谢墅。

【病名】湿温兼寒。

【原因】夏末秋初，湿温盛行，适感风寒而触发。

【症候】初起恶寒无汗，头痛身重，肢体烦疼，胸膈痞满，渴不欲饮，午后寒热，状若阴虚，便溏不爽，溺短而黄。

【诊断】脉右沉细而缓，左弦紧，舌苔白腻而厚，兼带灰滑，此由阴湿伤表，盘踞气分，酝酿成温，适为风寒搏束，伏邪欲达而不能遽达也。

【疗法】藿香正气散加减，疏中解表为君，先使风寒从皮腠而排泄，芳淡渗利为佐，续使湿邪从内肾膀胱而排泄，汗利兼行，自然湿开热透，表里双解矣。

【处方】紫苏叶钱半　杜苍术一钱　白芷钱半　广皮二钱　羌活一钱　藿香叶钱半　卷川朴钱半　防风钱半　浙苓皮四钱　通草钱半，切丝

【次诊】一剂而汗出津津，头身痛减，恶寒亦除。二剂而湿开热透，咯痰不爽，脉转滑搏，神识模糊，状若昏蒙，此由湿热郁蒸过极，挟痰而上蒙清窍，俗称湿蒙是也。急急导湿泄热，豁痰开蒙为要，辛芦白通汤主之。

【次方】光杏仁三钱　竹沥半夏三钱　白芥子七分　杜藿梗二钱　生苡仁三钱　鲜石菖蒲一钱，剪碎，冲　广皮红一钱　带皮苓三钱

先用水芦笋一两，北细辛五分，灯芯五分，煎汤代水。

【三诊】一剂而咯吐稠痰数口，湿蒙

即开，神志清醒，大便转闭，溺亦黄热，腹中胀满，口淡微苦，舌苔转黄，脉右滑数，此湿阻气滞，夹有痰食错杂其间也。治以味辛质滑，流行气机，气机一开，则大便自解，溺亦畅利，而湿热积滞，均从二便排泄矣。

【三方】白蔻仁三分拌捣瓜蒌仁五钱　炒蒌皮三钱　干薤白钱半，白酒洗捣　春砂仁三分拌捣郁李净仁三钱　小枳实钱半　扣青皮三颗，磨汁，冲

【四诊】连服两剂，大便陆续而通，先则黄白相兼，继则色如红酱，终则老黄，臭秽异常，腹胀顿除，小便渐利，惟口淡胃钝，精神疲倦，脉搏滑数转软，舌黄亦退，治以调中健胃，振其精神以善后。

【四方】赤苓二钱　猪苓钱半　泽泻钱半　广皮钱半　生苡仁四钱　黄草斛二钱　鲜荷叶一钱拌炒生谷芽三钱

【效果】二三剂后，胃气渐开，能饮稀粥，精神亦振，多言不倦。后用黄草川斛三钱，金橘脯两枚，煎汤代茶，调理及旬而愈。

廉按：湿兼寒热二者而成，或偏寒，或偏热，不得以阴邪二字括之。观天地之湿，发于夏月，是火蒸水而湿乃发，故湿之中人，有湿挟寒之证，有湿挟热之证，有寒闭于外，热郁于内之证。此案湿温兼寒，寒中有湿，湿中有热，较之上列三证，尤为纠缠难愈。案中前后四方，虽不出苦辛淡法，而佐温佐凉，恰如其分，可为此证之适当疗法。

**湿温夹痰案（内科）　周小农（住无锡）**

【病者】陈永芳之室，忘其年，住虹口。

【病名】湿温夹痰。

【原因】首夏身热有汗，口渴喜饮，前医泥其渴饮以为热病，用鲜石斛六钱，

石膏、鲜地等称是服之，恶心吐出，转延余诊。

【症候】身热面油，胸闷异常，渴喜冷物，溲红而短。

【诊断】脉糊细按则数，舌苔揩腻色白，予决湿重于温，中有痰浊停阻也。

【疗法】吴氏三仁汤加减，以杏仁、蔻仁、半夏、苡仁、滑石、通草等，苦辛开痰，芳淡化湿为君，芦根、知母，轻清泄热，透其伏温为臣，佐以玉枢，辛香疏气，宽胸泄浊，使以竹茹，清润通络，滑以去痰也。

【处方】光杏仁三钱　姜半夏三钱　蔻仁六分拌研滑石六钱，包煎　生苡仁四钱　川通草钱半　知母三钱　玉枢丹五粒，药汤调下

先用活水芦笋一两，鲜刮淡竹茹三钱，煎汤代水。

【次诊】连服两剂，胸闷顿减，热势起伏，有时厥冷，卧向阴僻，口说妄言，脉舌如前，仍用苦辛淡法以疏达之。

【次方】光杏仁三钱　苏叶嫩枝一钱　焦山栀三钱　广郁金三钱，生打　卷川朴一钱　竹沥半夏三钱　淡香豉三钱　青连翘三钱　飞滑石四钱，包煎　川通草钱半　野蔷薇花一钱　鲜石菖蒲一钱，剪碎，冲　生苡仁四钱　淡竹茹三钱

【三诊】肢末转暖，胸前遍发疹痦，胸闷大退，向之渴喜冷饮者，转喜热饮，稍温即拒，且涌吐冷涎，喜卧向日暖处，移榻时坐起即厥，目定口噤，四肢转冷，诊时齿震，言謇不清，种种变症，总属痰湿重使然，防变痰迷湿蒙，急进大剂涤痰，参以化湿。

【三方】姜半夏三钱　白僵蚕二钱　茯神三钱　淡姜渣八分　广橘红一钱　广郁金三钱，生打　远志一钱　制胆星一钱　生苡仁四钱　赤苓四钱　鲜石菖蒲一钱，剪碎，冲

白蔻末五分,冲

【四诊】一剂即痉定,冷涎略少,腹闷连得矢气。原方加礞石滚痰丸三钱包煎。

【效果】服后得便,病减大半,续与化痰理湿,热退而安。

廉按:湿温之为病,有湿遏热伏者,有湿重热轻者,有湿轻热重者,有湿热并重者,有湿热俱轻者,且有挟痰、挟水、挟食、挟气、挟瘀者。临证之时,首要辨明湿与温之孰轻孰重,有无兼挟,然后对症发药,随机策应,庶可用药当而确收成效焉。此案湿重热轻,挟有痰浊,湿为黏腻有形之邪,痰为有形之物,病势故多转变,选药处方,亦不得不随症治之,原因疗法转而为对症疗法也。

**湿温转虚案(内科)　袁桂生(住镇江京口)**

【病者】周君,年约四十岁,住本镇。

【病名】湿温转虚。

【原因】初患湿温病,由其戚某君,用三仁、枳桔及小陷胸加薤白等方,服十余剂,又以泻叶下之,神气遂大疲惫。

【症候】心悸不寐,面色黯淡,手指蠕动,两足软弱。

【诊断】右脉小弱,左脉虚数,舌燥无津,乃克削过甚,津液元气俱伤之候也。

【疗法】急用增液汤加味,生津气以养元神。

【处方】细生地一两　元参八钱　原麦冬六钱　左牡蛎四钱　西洋参钱半　鲜石斛三钱　柏子仁钱半　辰茯神四钱

【次诊】翌日复诊,汗出不止,舌燥而现黑色,略有薄苔,口干,病人自谓头重异常,盖元气大虚,前药嫌轻也,乃于前方加减,再进一剂。

【次方】细生地一两　元参八钱　原麦冬六钱　柏子仁钱半　辰茯神四钱　西洋参钱半　潞党参三钱　炙黄芪三钱　五味子五分　东白芍三钱

【三诊】次日天甫明,叩门延诊,则汗出愈多,寐则汗出益甚,手冷,神气疲惫,两脉虚细,心肾脉尤不足,势将欲脱矣。急急扶元敛汗,以固暴脱,外用止汗药粉,扑其周身。

【三方】别直参三钱　炙绵芪五钱　生白术四钱　直熟地五钱　酸枣仁五钱　五味子一钱　炙甘草一钱　浮小麦五钱　大红枣五枚　上猺桂八分　大熟地四钱　东白芍三钱　五味子六分①

【四诊】服后诸症悉退,病家自以为病愈,遂不服药。越数日后复恶寒头痛手冷,时或手足发热,精神疲倦,不思饮食,舌苔少而色白,小便黄,脉仍沉小,乃以理中汤合小建中汤加减。

【四方】别直参一钱　炒白术二钱　淡干姜一钱　炙甘草八分　鲜生姜三片　川桂枝八分　炒白芍三钱　姜半夏三钱　大红枣四枚

【五诊】服后诸症少退,但时觉虚火上升,则头痛大作,手足亦觉发热,而其身则殊不热,遂师李东垣法。

【五方】潞党参二钱　炒白术二钱　紫猺桂五分　升麻一钱　川柴胡一钱　川芎一钱　炙甘草八分　茯苓三钱　姜半夏钱半　鲜生姜三片　大红枣四枚

【效果】覆杯而头痛止,手足亦不发热,接服一剂而安。

【说明】凡老年之病,属虚者多,非偏于阳虚,即偏于阴虚,而亦有阴阳两虚者,医家于此,尤宜加意焉。

① 五味子六分:上方中熟地、五味子两味药重出,应是衍文。

廉按：莫枚士云：湿温有两，不可合一。《难经》湿温言脉不言症，《脉经》湿温言症不言脉，何也？盖在《难经》者既属伤寒，则必有头痛、发热等症，又以其脉阳濡弱也。推得先受温，而尺热口渴在其中，阴小急也；推得后受湿，而身疼拘急在其中，不言症而症可知已。其与《脉经》所言先受湿后受热者迥别。后受湿者，其湿浮于表，与寒同法而减等，小急者，紧之减象也，许叔微苍术白虎汤，苍术散湿，白虎治温最合。缘此湿温，重在温也。先受湿者，其湿沉于里，与凡湿病同法，故胫冷胸腹满，其脉当沉，可以白虎概治之乎？头目痛妄言，是湿甚于里，将与后受之热合化，故禁汗之虚表以甚里，苍术其可用乎？缘此湿温，虽属中暍，重在湿也，观其所重，两者悬殊。此案开泄下夺，感症皆平，正亦大伤，故病变甚属虚象，理合双补气液，兼顾阴阳，前后五方，补法渐次加重，幸而虚能受补，故得挽回于末路，此种末期疗法，不可以初病湿温例视也。

## 湿温坏症案（内科） 孙少培（住南京仓巷）

【病者】苏子昂，年三十岁，开设泰来茶庄，住南京南门大街。

【病名】湿温坏症。

【原因】素有茶癖，面白体瘦，早起咯痰极多，长夏之月患湿温，既已误表化燥，又因凉膈散误下，转为气虚湿甚。

【症候】午后发热恶寒，头痛汗多，药人即吐，索水不欲饮，饮亦不多，舌苔粗厚，胸闷发躁，彻夜不眠，十余日不大便。

【诊断】脉濡小而滑，断为湿重热轻，气虚多痰，症见恶寒，即经所谓阳虚生外寒也，口干舌燥者，乃阴不升阳不降也。

【疗法】用桂枝辛温通阳，厚朴散满平胃为君，更用燥湿健脾之苍术，降逆化痰之半夏为臣，生姜散寒止呕，甘草调中和药为佐，陈皮利气行痰，茯苓淡渗化湿为使。

【处方】川桂枝钱半　川厚朴钱半　泔炙苍术二钱　姜半夏二钱　鲜生姜一钱　炙甘草四分　广陈皮二钱　云茯苓三钱

【效果】服药后，胸中豁然通畅，汗出达于四末，夜半后外热亦退，咯痰极多，自鸡鸣安睡至日始醒。复诊改用六君子汤加佩兰服之，大解亦通，依法调理，渐次就愈。

廉按：湿温一症，首当辨其湿胜热胜。湿胜于热者，藿朴胃苓汤加减；热胜于湿者，苍术白虎汤增损，其大要也。此案虽误治坏症，然亦湿胜痰多，方用姜桂平陈汤，燥湿化痰，极有力量，接方用六君子汤加味，益气除痰，亦合病情。

## 湿热头痛案（内科） 王经邦（住天台栅门楼）

【病者】陈训臣，年六十余岁，前清庠生，住天台城内中学校后。

【病名】湿热头痛。

【原因】由于湿热上盛，暴风袭脑。

【症候】头重压下如山，痛不可忍。

【诊断】脉浮紧数，浮紧虽属冷风，而数为湿热上蒸之候。

【疗法】发汗透邪，用清空膏合川芎茶调散意。

【处方】北柴胡一钱　淡枯芩一钱　小川连七分　川羌活二钱　北防风一钱　小川芎二钱　生甘草七分

加雨前茶叶二钱。

【效果】煎服一剂，头痛如失，如脱重帽。

廉按：证属外风，与湿热相合，故方用清散，从表里两解之法。

### 湿热痢案（内科）　叶鉴清（住上海）

【病者】鲍棠伯先生，年五十余，浙江人，寓庆祥里。

【病名】湿热痢。

【原因】肠胃郁湿蕴热，又感寒积食致病。

【症候】形寒热甚，神志不清，脘闷，面红口干，上为呕吐，下为泄泻。

【诊断】脉来弦数而促，舌苔满布垢厚，温度一百零四度半，此伏热郁湿互阻肠胃，近因表感新凉，内夹食滞触发，伏邪来势险重，防其昏闭变端。

【疗法】表里俱病，肠胃邪滞充满，方中用薄荷、藿香，发散表邪，槟榔、枳实、莱菔子、神曲，消导里滞为君，半夏、陈皮和胃，楂炭消积为臣，郁金、通草宣泄，佩兰化浊为佐使，服一剂有效。

【处方】广藿香二钱　花槟榔钱半　莱菔子三钱　焦楂炭三钱　广郁金钱半，生打　薄荷叶一钱，后下　生枳实钱半　焦建曲三钱　佩兰叶钱半　川通草一钱　制半夏二钱　陈皮钱半

【次诊】寒热得汗稍减，便泄转为下痢，红白均有，腹痛后重，瀣瀣不爽。口渴烦躁，头胀脘闷，泛恶频作，胃纳杳思，伏邪食滞，交阻肠胃，表里同病，舌苔黄白垢厚，脉促虽和，弦数尚甚。温度一百零三度，邪势奋张，殊难即解，神识虽清，还防昏陷及噤口变端，治再分化。

【次方】广藿梗钱半　花槟榔钱半　青陈皮各一钱　焦麦芽四钱　制川朴一钱　生枳实钱半　赤苓四钱　焦楂炭三钱　煨木香八分　广郁金钱半，生打　制半夏钱半　莱菔子三钱

【三诊】热势大减，痢下红白转甚，腹痛瀣瀣不爽，泛恶口苦，渴不多饮，舌苔垢厚，汗多头面，表邪较化，里邪正盛，脉来弦数，温度一百零一度三。痢疾古称滞下，即湿热食滞，滞着肠胃，气道因之不通，不通则痛，治宜宣通，佐以润滑。

【三方】全当归五钱　莱菔子五钱　枳壳二钱　车前子四钱　青皮钱半　西赤芍三钱　花槟榔三钱　生甘草一钱　藿梗钱半　楂炭三钱

【四诊】痢下较爽，粪积杂有，腹痛寒热稍和，泛恶亦减，略饮浆粥，口干苦，不喜多饮。脉数虽静，两关弦劲，舌苔黄厚，新受之表邪食滞，渐有化机，蕴积之伏湿郁热，尚留肠胃，黏腻之邪，一时不易肃清，治再疏化。

【四方】全当归五钱　枳壳钱半　车前子四钱　藿梗钱半　焦楂炭三钱　花槟榔二钱　莱菔子四钱　青皮钱半　生甘草八分　扁豆花一钱　马齿苋三钱

【五诊】表热已解，下痢腹痛均减，积少粪多，日夜尚有十余次，小溲较利，泛恶已平，皆邪退气通之佳兆也，脉来左弦数，右濡细数，舌苔较化，再以清化肠胃湿热，宣通气机治之。

【五方】藿梗钱半　焦麦芽四钱　莱菔子三钱　赤苓四钱　通草一钱　大腹皮三钱　楂炭三钱　青陈皮各一钱　佩兰钱半　生熟米仁各三钱　扁豆花七钱　马齿苋三钱

【六诊】下痢日夜七八次，积少粪多，腹痛大减，肠腑腻邪渐化，邪化气自流通，胃纳日展，脉来左弦较和，尚当清化。

【六方】大腹绒三钱　扁豆衣钱半，炒　焦麦芽四钱　赤苓四钱　陈皮钱半　佩兰钱半　银花炭二钱　楂炭三钱　通草一钱　炒竹茹钱半　饭蒸荷叶一角

【七诊】下痢尚有四五次，临便腹微痛，积少粪多，脘宇已宽，渴喜热饮，知味能食，运化犹迟，脉来柔软，湿热渐

化，气机不健，治再和中，以彻余邪。

【七方】川石斛三钱 大腹绒三钱 焦谷芽四钱 陈皮一钱 炒红枣三枚 扁豆衣钱半，炒 饭蒸木香五分 炒夏曲钱半 通草一钱 饭蒸荷叶一角

【八诊】痢已止，便厚溏，腹不痛，日行二三次，小溲清长，知味能食，运化尚迟，脉来柔软，再以健脾和胃。

【八方】淮山药钱半，焙 焦谷芽四钱 大腹皮二钱 炒竹茹钱半 炒红枣三枚 扁豆衣钱半，炒 饭蒸木香五分 炒夏曲钱半 陈皮一钱 饭蒸荷叶一角

【九诊】大便两日未行，诸恙均和，胃纳已展，脉来柔软，饮食宜调匀，静养勿劳神，是病后调理无上妙法。

【九方】焙山药二钱 焦谷芽四钱 茯神三钱 陈皮一钱 大红枣三枚 扁豆衣钱半，炒 饭蒸木香五分 糯稻根须三钱 炒竹茹钱半 炒夏曲钱半

【十诊】大便干燥，向来肠液不充，近因痢后津伤气弱，宜健脾和胃中，参以润肠。

【十方】吉林须五分，另煎，冲 焦谷芽四钱 稽豆衣三钱 炒竹茹三钱 茯神三钱 淮山药三钱，生打 火麻仁三钱，炒 糯稻根须三钱 橘白一钱 红枣三枚

【效果】六剂全愈。

廉按：湿热积滞，酿成秋痢为最多，夏令亦间有之，此案处方用药虽属寻常，然皆和平切病之品，其宗旨先立于无过，后求有功，江浙之间，其道盛行者，大都如斯。

**湿热痢案（内科）　李竹溪（住芜湖米市街）**

【病者】崔汝槐，年四十二岁，广东人，芜湖利源长水客。

【病名】湿热痢。《内经》名为肠澼，后贤又名滞下。

【原因】体质气虚，入夏多食瓜果，湿久化热，正不运邪，蕴结肠胃。

【症候】痢下两旬，始则红白稠黏，继而转为黄积，腹痛下坠，饮食欠纳，形色索然，萎顿殊甚。问有几时？曾服药否？答已两旬，出方一帙。简阅一过，纯趋温补一派。收效如何？答云：红白已减，黄积复来，腹痛尤甚，且食减人疲。

【诊断】勘脉细滑，按之有力，脉症合参，气质虽惫，脉未动摇，仍主通之，勿以久痢之言所惑。况"通"之一字，原非专指攻下而言，际此黄积滞下，腹痛尤甚，仍系湿热酝酿于中，中气不足，调剂无方，虽有补剂，其于痰何！上焦痰既不行，下脘热亦不泄，邪反逗留，正愈不立，当先剿而后抚，毋投鼠以忌器。

【疗法】通则不痛，因君干姜、川连，一开一降，臣以茯苓、半夏，化湿祛痰，佐以甘草、扁豆衣、谷芽和曲，调和脾胃，导浊升清，使以滑石，通利水道，俾三焦之湿热，咸得长驱而直决也。

【处方】淡干姜五分 小雅连五分，吴萸水炒 云茯苓三钱 法半夏二钱 水炙黑草五分 白扁豆衣三钱，生 生谷芽三钱 六和曲三钱 西滑石三钱，包煎

河水煎服两剂。

【次诊】前方两服，黄积减半，苔转淡黄且薄，腹痛亦微，小溲赤而且痛，是邪已化而下寻出路之征，奈中气式微，邪难速走，改以连理汤加味，培中泄邪。

【次方】西潞参二钱，米炒 生於术一钱 干姜四分 水炙草四分 小川连五分，盐炒 云茯苓三钱 醋夏二钱 方通草一钱

河水煎，仍投两剂。

【三诊】勘得黄积已止，左少腹仍形痛胀，溲短苔化，是湿流就下，热蓄膀胱，气机未化，改开太阳。

【三方】猺桂心四分 云茯苓四钱 猪

苓二钱　生茅术一钱　建泽泻二钱　小川连五分，吴萸炒

开水一杯为引。河水煎滚，再下桂心，十余沸服。

【四诊】少腹痛躜，溲长，苔净，惟余薄白，膈上欠舒，自觉停痰，得谷嗳气，乃邪退而中枢升降仍未调也。改以治中，兼输升降。

【四方】西潞参三钱，米炒　焦白术一钱　云茯苓三钱　水炙草五分　广橘皮钱半　佩兰叶一钱　春砂仁四分　炒薏仁三钱　老生姜四分

河水一大盏，煎服。

【效果】四服纳谷渐强，胸次豁然矣。

廉按：湿热成痢，前哲谓伤气分则为白痢，又称脾痢；伤血分则为赤痢，又称肝痢。用药之法，白耐刚而赤耐柔。此案红白痢后转黄积，凡湿热痢如此者多，方则用刚远柔，以其多伤气分，故末诊用钱氏异功散加味，纯属扶中健脾矣。

### 湿热痢转休息案（内科）　严绍岐（住绍兴昌安门外官塘桥）

【病者】钱绍荣，年三十七岁，住恂兴。

【病名】湿热痢转休息。

【原因】仲秋伏暑化痢，屡易多医，虽皆不敢用大黄荡涤肠胃，然俱以枳、朴、蒌仁、麻仁等通套药治痢，痢虽减而湿热未清，遽用生地、霍斛滋养胃阴。从此时发时止，或止或发，遂酿变休息痢。延余诊时，正次年春分前一日。

【症候】下痢日四五行，或六七度，解出甚艰，必多转矢气，积随能出，色如稠痰，休时粪如笔管，溺如米泔，胃虽能食，自觉无味。

【诊断】脉弦滞且大，舌前半无苔，后根苔色灰腻。予断为湿热未净，伤及脾脏中气，中气伤则脾不能为胃行其津液，津液郁滞则不能下润于大肠，所以痢则解出甚艰，休时粪如笔管也，然与液枯肠燥者不同。

【疗法】当用党参、升麻为君，提补其中气，以宣畅大肠，五苓去桂加川连为臣，祛其湿热，香砂、陈皮为佐，疏利其气，使以绵茵陈，通其湿热久郁之陈积也。

【处方】升麻五分拌炒潞党参五钱　川连七分拌炒泗安苍术八分　赤苓四钱　猪苓二钱　泽泻二钱　青木香八分　带壳春砂八分　陈广皮钱半　绵茵陈三钱

【效果】连服三剂，下痢遂畅，大便色转老黄，原方加鲜荷叶一钱拌炒长须生谷芽一两，煎汤代水，又进三剂，痢止胃健，嗣以东垣调中益气汤加减，调理四剂而痊。

廉按：凡痢成休息者，半由病人贪食油腻，半由医者早投滋阴，以致湿热留连，滞而不去，其中又有在脾、在肝之区别。如其下痢多白，则湿热在脾，下痢多赤，则湿热在肝。盖白痢虽属大肠，而内关脾脏，赤痢虽属小肠，而内关肝脏，故用药白耐刚而赤耐柔也。

### 酒湿休息痢案（内科）　孙少培（住南京仓巷）

【病者】王得胜，年三十二岁，第六师二十一团三营十二连中士，住南京红花地。

【病名】酒湿休息痢。

【原因】平素嗜酒，劳力后感冒秋邪，不慎口腹，久不大解，服西药蓖麻油得解。表热虽退，大解日数十行，久之腹痛转痢，时作时止。

【症候】痢下腹固痛，不痢亦痛甚，畏寒口渴，心悸欲呕，目窠下微肿，纠缠三载不愈。

【诊断】审察症象，此为休息痢，惟病延三载，脾气未有不虚，虚则不能制水，目窠下微肿，《内经》谓水已成矣。腹痛者脾病也，《内经》谓脾喜温而恶寒，又谓寒则血凝泣，又谓寒气客于肠胃，厥逆上出，故痛而呕也。巢氏《病源》言：休息痢者，胃脘有停饮也。本年五六月间，淫雨阴寒，逾月不止，人病泄利者居多，推原其故，即《内经》所谓湿多成五泄是也。大泄之后，津液随之下行，故渴。渴则饮水多，水停心下，故悸。诊脉两关沉滑，两尺寸俱不应指，舌苔灰黑而厚，断为中焦食积痰饮所致。法当下去肠胃宿垢，惟病久中气已虚，攻下则正气愈虚，恐有顾此失彼之虞，因思古人有补下治下制以急之训，急则气味厚，故用大剂以荡涤之。

【疗法】汤丸并用，以温脾汤为法。潞党参性温补气，当归性温补血，用以为君，干姜除胃冷逐寒邪，黑附子补元阳散寒湿，用以为臣，甘草和诸药健脾胃，用以为佐，芒硝开积聚化停痰，大黄走而不守，用以为使。

【处方】潞党参五钱　当归三钱　熟附片三钱　干姜一钱　炙甘草一钱

以上五味，先用长流水浓煎两小时后，再加入芒硝二钱，锦纹大黄三钱微煎，见滚即行离火，温服一剂。

【效果】服药后约一小时，即觉腹中雷鸣，大泻如倾盆，少顷又泻，至五六次，势渐缓。复诊用理中汤为治，服三剂，昼不泻而夜间仍泻五六次。复以理中汤临卧时，送服四神丸五钱，至十日而愈。

廉按：休息痢多因兜涩太早，积热未尽，加以调摄失宜，不能节食戒欲，所以时止时作。为之医者，但须审其病之新久虚实，或气分受伤，或气血并伤，参酌而治，对症发药可也。此案胃肠中气受伤，陈积留而不去，故用许学士温脾汤例，通补兼施，迨陈积已净，然后用理中合四神丸，纯乎温补摄纳，以奏全功。

### 湿热痢兼痿案（内科）　陈憩南（住潮安金山脚）

【病者】布商蔡达仁君之第三子，年十五岁，住潮安城外。

【病名】湿热痢兼痿。

【原因】初夏偶感湿热，作红白痢。因医治错误，缠绵不愈，至仲冬两足痿废而成痿。

【症候】形销骨立，肚腹坚膨，其热如烙，舌绛红，满口臭气，令人难闻。所下腐秽极黏，日数十行，腹痛甚，粒饮不入，卧床叫苦。

【诊断】六脉皆沉细而数，时有弦象（湿热伤阴，肝胆气郁）。据症参脉，初系湿热伏于大小肠而病痢，久之逆传于肺，耗液损津，脾胃受困而病痿，此湿热痢兼痿也。然病何至斯极，想因谬作虚寒，而服参、芪、桂、附之属，以致五脏六腑受其燥烈之气，而营分尤甚焉。所幸童体无亏，下泉之水，足供挹注，不然，早已焦头烂额矣，安得一线之生存乎。其父曰：唯唯，但不识还可治否？余曰：治则可治，恐畏吾药之寒凉，而不敢服耳。其父曰：先生果有确见，虽砒信勿辞也。遂许之。

【疗法】连日与调胃承气汤合白头翁汤二剂，后剂加郁李净仁，以下肝胆之气，水煎，午前十时服。

【处方】净朴硝二钱　酒大黄二钱　川黄连钱半　生黄柏钱半　白头翁二钱　北秦皮钱半　粉甘草一钱

【次诊】连服三剂，陆续下去垢污甚多，腹膨即消，热亦大减，两寸稍浮，弦象去，六部仍细数。改用专清营分之热，最合通络清营汤三剂，逐日水煎，午前十时服。

【次方】通络清营汤（自制验方）

金银花二钱　淡竹叶钱半　大元参二钱　地骨皮二钱　钩藤勾钱半　杭白芍二钱　川郁金钱半　肥知母二钱　羚角片钱半，先煎　苏麦冬三钱　牡丹皮钱半　白茅根三钱，去皮

【三诊】内热全解，便行仅三次，带黏黄粪，腹痛除，脉转浮急，两关俱弦，此湿热外走，触动肝阳也。其父乍喜乍惊曰：数月之痢，先生以数剂药全之，何其神也。但小儿起立不能，恐仍成废人耳。余曰：无忧也，经曰：肺热叶焦，发为痿躄。又曰：阳明主润宗筋，束骨而利机关，故治痿独取阳明也。夫湿热之入，脾先受之。书曰：饮食入胃输于脾，脾气散精，上归于肺。今脾为湿热所困，不克输精于肺，所以肺热叶焦，而清肃之令不下行也。且太阴与阳明，原属表里，太阴受祸，阳明乏资，故无以束骨而利机关，宗筋因之纵弛而不任地也。由经言思之，令郎之病，得无是乎。子既知治痢已获效，余自信治痿必有功，法当清热利湿，抑木和中，甘露饮加减主之。二剂，日各一服。

【三方】甘露饮加减。

生熟地各三钱　金钗斛三钱　广青皮一钱　宣木瓜一钱　天麦冬各三钱　薏苡仁三钱　金银花二钱　绵茵陈钱半　杭白芍三钱　尖槟榔钱半　粉甘草八分　生枇杷肉钱半

【四诊】便行仍三次，纯黑色者，湿热化也。两足往来走痛者，血气初通，药力到也。脉来和缓，重按稍空，此由血气久亏，端资调养，理宜汤丸并进，方易奏功。拟用当归补血汤合生脉散加枸杞、茯神，早九时水煎服，午后三时用玉竹五钱，煎汤送下虎潜丸六钱，久服。

【四方】当归补血汤合生脉散加枸杞、茯神。

全当归三钱　苏麦冬三钱　五味子十四粒　北黄芪六钱　高丽参三钱　川茯神三钱　枸杞子三钱

【效果】饮食日增，肌肉渐充，三星期大便即如常，月余能步履矣。

廉按：痿躄一症，原因有六：一气虚痿，二血虚痿，三阴虚痿，四血瘀痿，五湿痰痿，六食积痿。设不细审致痿之因，未有不偾事者矣。此案因痢后成痿，宗《内经》治痿独取阳明者，以湿热伤及脾胃，脾不输精于肺，肺热叶焦而成痿，乃阴气两亏之痿症也。一二两方，专除痢以治标，三方侧重治痿，通补兼施，惟第四方汤丸并进，纯用气血双补，强壮筋骨以收全功，层次井然，非精研内伤杂症者不办。

## 湿热阳黄症案（内科）　陈作仁（住南昌中大街四川会馆）

【病者】万方鼎，年六十四岁，安徽人，就幕南昌。

【病名】湿热阳黄。

【原因】此人好饮酒，数斤不醉，适至六月湿暑当令，又饮酒过量，致有黄疸重症。

【症候】壮热不退，面目遍身色如老橘，口渴思饮，大小便秘，日渐沉重，卧床不起。

【诊断】六脉沉实而数，舌苔黄燥，察其致病之由，参以脉症，知系湿热阳黄重症也。

【疗法】阳黄症宜清解，因仿仲景茵陈蒿加大黄栀子汤主之。以茵陈蒿利湿清热为君，以大黄、厚朴通大便为臣，以栀子清心肾之热为佐，加木通利水道，使邪由前阴分走，不至停滞为使。

【处方】茵陈蒿一两　生锦纹三钱　真川朴钱半　炒黑山栀三钱　汉木通钱半

【效果】此方连进二剂，二便均通，黄亦稍退，脉象亦较前柔和。仍照原方减去木通，加云茯苓三钱，六一散四钱包煎，续进二剂。至四日黄症已退过半，但年高气弱，不宜过于攻伐，因照原方减去大黄，加薏苡仁四钱，又接服四剂，未十日而黄症逐渐全愈矣。

廉按：法遵汉方加味，用药颇见斟酌。

### 湿脚气案（内科）　叶鉴清（住上海）

【病者】汪姓，年二十余岁，徽州人，住新马路，当业。

【病名】湿脚气。

【原因】受寒湿致病。

【症候】两足浮肿，麻木酸胀，举步不便，大便溏，溲短赤，腹满脘痞，色㿠唇淡，味淡胃困。

【诊断】脉沉细涩，舌苔白腻，由寒湿滞着下焦，气血不得宣通，致成脚气，病势险恶，防骤然上冲变端。

【疗法】治宜温通，鸡鸣散加牛膝、车前、通草者，由寒湿之气，着于下焦而不去，故用生姜、吴萸以驱寒，橘红、槟榔以除湿，然驱寒除湿之药颇多，而数品皆以气胜，加以紫苏为血中之气药，辛香扑鼻，更助其气，气盛则行速，取着者行之之义也。又佐以木瓜之酸、桔梗之苦，经云酸苦涌泄为阴，俾寒湿之气，得大气之药，从微汗而解之，解之而不能尽者，更从大便以泄之，战则必胜之意也。

其服于鸡鸣时奈何？一取其腹空则药力专行，一取其阳盛则阳药得气也。其必冷服奈何？以湿为阴邪，冷汁亦为阴属，以阴从阴，混为一家，先诱之而后攻之也。再加牛膝、车前、通草，取其下行通溲，溲多湿自化也。二剂，赤豆汤代茶。

【处方】花槟榔钱半　紫苏叶一钱　酒炒木瓜钱半　生姜钱半　酒炒淮膝三钱　淡吴萸一钱　橘红钱半　苦桔梗七分　梗通草一钱　车前草四钱

鸡鸣时微温服。

【次诊】小溲较畅，大便亦通，湿邪既得下达，诸恙似见退舍。惟足肿入暮较甚，色㿠无华，舌苔白腻，口淡不渴，举步维艰，麻木酸软，有时气逆微咳，有时胸脘满闷，脉来细涩，胃纳不香。南方地卑土湿，又值霉令助虐，若能回府调理，取效必捷。治再温通，慎防上冲变端。

【次方】川桂枝一钱　淡吴萸一钱　紫苏叶一钱　酒炒木瓜钱半　酒炒淮膝三钱　木防己四钱　花槟榔钱半　广橘红钱半　鲜生姜四钱　车前草四钱　梗通草一钱　通天草三钱

【效果】此方服一帖后，即回徽州。十月上旬始至申，来寓就诊，开一调理方。据云到徽，病已愈大半，即将前方服八剂，肿势全退，胃纳如常，惟两足稍觉软弱，中秋后全愈，可知此病与水土大有关系也。

附录病后调理方案：

脉来右濡左弦，重按两尺尚有神，舌薄白，小溲微黄，大便通，胃纳健，脚气病后，先以和中化湿，续商补益。

法半夏钱半　橘皮络各一钱　炒山药二钱　炒竹茹钱半　丝瓜络钱半　云茯苓三钱　扁豆衣钱半，炒　焦谷芽四钱　炒泽泻钱半　红枣三个

此方服三剂后，接服调理长方：

潞党参三钱　淮山药三钱，炒　炙虎胫八分　淮牛膝三钱，盐炒　茯苓三钱　野於术钱半，饭蒸　制女贞三钱　酒炒木瓜钱半　橘皮络各一钱　草薢三钱　菟丝子三钱，炒　厚杜仲三钱，酒炒　炒夏曲钱半　大红枣五个

此方可服一二十剂。

廉按：脚气有因于寒湿者，有因于湿

热者，足胫肿而色黄白者为寒湿，足胫痛而色紫者为湿热。此案系寒湿脚气，鸡鸣散确系特效良方，然此症患在上海者，往往能令人死。若红肿如云，根自足起，上升入心，则呕血而死；若额、目与肾皆黑，则冲胸喘急而死。古人通称为脚气攻心。案中一再声明曰慎防上冲变端，诚阅历之言也。

### 湿脚气案（内科）　魏长焱（住兴化状元坊巷）

【病者】张得胜，年三十余岁，驻兴警备队兵士。

【病名】湿脚气。

【原因】因驻防住所，地卑湿重，致感受湿邪成病。昔东垣谓脚气一病，北方多感寒湿，南方多伤湿热。《千金方》又谓为风毒所中，系坐立湿地，风湿袭入经络皮肉，遂成脚气。吾兴邑四面环水，水湿素重，病者又久居湿地，故风寒湿三气，得以乘机内袭，致患湿脚气病者多。

【症候】初起两足软弱，步履不便，足胫浮肿，怯冷颇甚，两腿麻痹，上至少腹，已延月余。

【诊断】脉浮濡而迟，浮主于风，濡主于湿，迟主于寒，为风寒湿三气合病，而成脚气之的象，实与水土有关，此今日西医所以有易地疗养之说也。

【疗法】《外台》所立治脚气诸方，多从风寒湿三气合治，最为精详周到，今宗其法为治。用鸡鸣散加苍术、苓、泻以疏壅利湿，羌、防、姜、附以祛风散寒，一举而数善皆备，则其病未有不除者矣。

【处方】苏叶二钱　木瓜二钱　建泻钱半　附子钱半　吴萸一钱　橘皮钱半　苍术钱半　羌活钱半　槟榔二钱　赤苓三钱　防风钱半　干姜一钱

【效果】服二帖，足胫肿渐消，麻痹亦减，步履有力，更服三帖而瘳。

廉按：湿为脚气主因，或挟风寒，或挟暑湿，随时令而各有所因，医必按其各因之主要点，对证发药，效如桴鼓。此案虽属湿脚气，而阴寒甚重，故于鸡鸣散中加入姜、附，为治此症之的对良方。案中发明原因脉理，亦有见地。

### 脚气上冲案（内科）　高纠云（住广州生佛坛前）

【病者】陈乃猷，年三十八岁，乡农，江西人。

【病名】脚气上冲。

【原因】平素嗜浴水，坐湿地，而渐成此病。

【症候】足胫酸痛，麻痹不仁，行步艰难，四肢皆冷，忽然心胸闷乱，不识人事而昏厥。

【诊断】脉两寸虽浮，而两尺沉微欲绝，此脚气冲胸之危候，气返则生，不返则由厥而脱矣。

【疗法】急用术附汤加黑锡丹、牛膝、加皮、槟榔等，温镇冲纳为君，佐沉香、茴香平其冲逆，使麻痹得通，厥逆得平，始为化凶转吉。

【处方】泗安苍术钱半　黑附块一钱　生淮牛膝三钱　五加皮三钱　海南槟榔三钱　小茴香一钱　上沉香八分　黑锡丹一钱，包煎

【效果】一剂即神苏而厥止，去黑锡丹，再进三剂，手足转温，精神清爽。终用六艸丸（木瓜、牛膝、天麻、杞子、淡苁蓉、鹿角胶各一斤蜜丸），每服二钱，调理旬余除根。

廉按：此治阳为阴逼，脚气阴厥之捷效方法，若畏其药猛而不敢服，转瞬由厥转脱，不及挽救矣。凡病家遇此种剧烈危症，全在主方有人也。

### 脚气冲心案（内科）　李伯鸿（住汕头仁安里）

【病者】何评云，年五十八岁，汕头

科学图书馆长何炳光之父，住汕大德里街。

**【病名】** 脚气冲心。

**【原因】** 花酒恣饮，年老血气衰弱，不胜其湿，毒发而为脚气冲心。

**【症候】** 呼吸似无，心跳尚微，觉心下痰气高耸，昏厥不语。

**【诊断】** 棺衾置前，预备入殓，儿媳环哭，延余诊本以冀万一。按诊已无，只有打、听二诊，打其胸腹胀实有杂音，听其心久而有一跳，手足未尽冷，且其病先由脚痛起，胸有痰积，此症俗名百子痰打，书名脚气冲心。前医误脚气为流火，敷以药，所以痰气攻心而作假死形也。

**【疗法】** 先止其儿媳哭，以免喧扰。用二人扶起病者，运用人工呼吸法，以蒜艾灸其下患部，以野葛膏摩擦其上患部，俟痰气散，心脏能活动，呼吸能接续，急煎朴香槟汤灌之，下用足踏丸，以发其汗。继续服后方愈，后令服四斤丸，以断其再发。

**【处方】** 野葛三两　蛇含草三两　防风三两　草乌头二两　桔梗二两　茵芋叶二两　川椒一两　干姜二两　巴姜二两　升麻二两　细辛二两　雄黄二两　犀角二钱　鳖甲一两

共为粗末，酒四斤，浸四日，以猪脂五斤熬药，须慢火频搅，勿令焦黑，滴俟水成珠，以绢滤去渣滓，入樟脑二两，冰片二钱，麝香四分，磁瓶封固，待用，名野葛膏，以摩患部，为治脚气要术。

**【次方】** 脚踏丸方

生草乌三两　樟脑二两

醋糊为丸，如弹丸大，每置一丸于炉中，病者足踏之，衣被盖覆身上，以汗出如涎为效。

**【三方】** 朴香槟汤方

贡厚朴一两　广木香一两　花槟榔一两

**【四方】** 广木香二钱　花槟榔三钱　防己二钱　郁李仁三钱　桑白皮二钱　赤茯苓六钱　大腹皮二钱　紫苏二钱　广陈皮二钱　秦艽三钱

**【五方】** 祠半夏二钱　桑白皮二钱　槟榔二钱　旋覆花二钱　草乌二钱　射干二钱　赤茯苓四钱　黑牵牛六钱　前胡二钱　汉木通二钱　秦艽三钱

**【六方】** 黑牵牛四钱　花槟榔二钱　瓜蒌仁二钱　豨莶草三钱　春根藤三钱　石龙芮二钱　祠半夏二钱　赤茯苓四钱　干地龙二钱　葶苈三钱

**【七方】** 四斤丸方

川牛膝一斤　宣木瓜一斤　肉苁蓉一斤　明天麻一斤

酒四斤，浸一日，晒干为末，用浸过药之酒，熬膏为丸，如桐子大，每服三十丸。

**【效果】** 三星期愈，服四斤丸二服，迄今六十余，体健异常。棺木寄长生店，其子感余劳，谢余以活父恩深焉。

廉按：学识崭新，处方奇特，堪为脚气冲心症别开生面，独树一帜。

# 第五卷　燥淫病案

### 风燥伤卫案（内科）　郑惠中（住杭州）

【病者】陈汉山君，年二十四岁，住杭县定南乡。

【病名】风燥伤卫。

【原因】立冬前西风肃杀，燥气流行，感其胜气而发病。

【症候】头胀微痛，畏寒无汗，鼻塞咳嗽，气逆胸懑，身热唇燥，肌肤干槁。

【诊断】脉右浮滑，左弦涩，舌苔白薄，弦则为风，涩则为燥，滑则为痰。脉症相参，乃感秋凉之燥风，即徐洄溪所谓病有因风而燥者，宜兼治风是也。

【疗法】《内经》谓燥淫所胜，平以苦温，佐以酸辛。故以杏仁之微苦温润为君，生白芍之微酸，桂枝木之微辛为臣，时至秋燥，每多咳逆，故佐前、桔以宣肺，使蜜枣以润肺，肺气宣畅，则燥气自然外解矣。

【处方】光杏仁三钱　生白芍钱半　桂枝木八分　前胡二钱　苦桔梗一钱　蜜枣一枚，劈

【次诊】连进两剂，鼻塞通而头痛止，微汗出而寒热除，惟咳嗽胸懑依然，脉左虽柔，右仍浮滑，此燥邪不去，则肺不清，肺不清，则咳闷不止，治以疏肺消痰，仿程氏止嗽散加减。

【次方】甜杏仁三钱，去皮　蜜炙橘红一钱　紫菀三钱　蜜枣一枚，劈　炒蒌皮二钱　蜜炙百部钱半　苏子钱半　金橘脯两枚，切片

【效果】三剂后，咳嗽大减，胸懑亦除，寝食精神复旧。后以橘红、麦冬泡汤代茶，辛以通气，甘以润肺，忌口一旬，调理而痊。

廉按：沈氏目南，谓燥气属凉，谓之次寒，乃论秋燥之胜气也。胜气多由于冷风，方用桂枝杏仁汤加减，深合经旨。接方用止嗽散增损，亦属凉燥犯肺，气逆痰嗽之正方。

### 凉燥犯肺案（内科）　何拯华（绍兴同善局）

【病者】单增康，年三十六岁，业商，住单港。

【病名】凉燥犯肺。

【原因】秋深初凉，西风肃杀，适感风燥而发病。

【症候】初起头痛身热，恶寒无汗，鼻鸣而塞，状类风寒，惟唇燥嗌干，干咳连声，胸满气逆，两胁串疼，皮肤干痛。

【诊断】脉右浮涩，左弦紧，舌苔白薄而干，扪之戟手，此《内经》所谓大凉肃杀，华英改容，胸中不便，嗌塞而咳是也。

【疗法】遵经旨以苦温为君，佐以辛甘，香苏葱豉汤去香附，加杏仁、百部、紫菀、前胡、桔梗等，温润以开通上焦，上焦得通，则凉燥自解。

【处方】光杏仁三钱　苏叶梗钱半　新会皮钱半　紫菀三钱　前胡钱半　鲜葱白四枚　淡香豉三钱　炙百部钱半　桔梗一钱　炙草六分

【次诊】两剂后，周身津津微汗，寒

热已除，胁痛亦减。惟咳嗽不止，痰多气逆，胸前满闷，大便燥结，脉右浮滑，左手弦紧已除，舌苔转为滑白，此肺气之膹郁虽已开通，而胸腹之伏邪尚多闭遏也。治以辛滑通润，流利气机，气机一通，大便自解。用五仁橘皮汤加蒌、薤。

【次方】甜杏仁四钱，去皮，杵　柏子仁三钱，杵　生姜四分拌捣全瓜蒌五钱　松子仁三钱，去皮，杵　瓜蒌仁四钱，杵　干薤白二钱，捣　蜜炙橘红一钱

【效果】一剂而便通咳减，再剂而痰少气平，后用清金止嗽膏，日服两瓢，调养数日而痊。

附：清金止嗽膏方

藕汁　梨汁各四两　姜汁　葡萄汁　白蜜各三两　巴旦杏仁去皮　川贝去心。各二两

磁瓶内炭火熬膏，不时噙化。

廉按：春月地气动而湿胜，故春分以后，风湿、暑湿之证多；秋月天气肃而燥胜，故秋分以后，风燥、凉燥之证多。若天气晴暖，秋阳以曝，温燥之证，反多于凉燥。前哲沈氏目南谓《性理大全》，燥属次寒，感其气者，遵《内经》燥淫所胜，平以苦温，佐以辛甘之法，主用香苏散加味，此治秋伤凉燥之方法也。叶氏香岩谓秋燥一证，初起治肺为急，当以辛凉甘润之方，气燥自平而愈，如果有暴凉外束，只宜葱豉汤加杏仁、苏梗、前胡、桔梗之属。此案初方，悉从叶法加减，接方五仁橘皮汤加蒌、薤，方皆辛润滑降，稳健有效。惟初起虽属凉燥，继则渐从热化，故终用清金止嗽膏，以收全功。

**温燥伤肺案（内科）　何拯华（绍兴同善局）**

【病者】王敬贤，年三十五岁，业商，住南街柴场弄。

【病名】温燥伤肺。

【原因】秋深久晴无雨，天气温燥，遂感其气而发病。

【症候】初起头疼身热，干咳无痰，即略痰多稀而黏，气逆而喘，咽喉干痛，鼻干唇燥，胸膈胁疼，心烦口渴。

【诊断】脉右浮数，左弦涩，舌苔白薄而干，边尖俱红，此《内经》所谓燥化于天，热反胜之是也。

【疗法】遵经旨以辛凉为君，佐以苦甘，清燥救肺汤加减。

【处方】冬桑叶三钱　生石膏四钱，冰糖水炒　原麦冬钱半　瓜蒌仁四钱，杵　光杏仁二钱　南沙参钱半　生甘草七分　制月石二分　柿霜钱半，分冲

先用鲜枇杷叶一两去毛筋，雅梨皮一两，二味煎汤代水。

【次诊】连进辛凉甘润，肃清上焦，上焦虽渐清解，然犹口渴神烦，气逆欲呕，脉右浮大搏数者，此燥热由肺而顺传胃经也。治用竹叶石膏汤加减，甘寒清镇以肃降之。

【次方】生石膏六钱，杵　毛西参钱半　生甘草六分　甘蔗浆两瓢，冲　竹沥夏钱半　原麦冬钱半　鲜竹叶三片　雅梨汁两瓢，冲

先用野菰根二两，鲜茅根二两去皮鲜刮竹茹三钱，煎汤代水。

【三诊】烦渴已除，气平呕止，惟大便燥结，腹满似胀，小溲短涩，脉右浮数沉滞，此由气为燥郁，不能布津下输，故二便不调而秘涩，张石顽所谓燥淫于下必乘大肠也。治以增液润肠，五汁饮加减。

【三方】鲜生地汁两大瓢　雅梨汁两大瓢　生莱菔汁两大瓢　广郁金三支，磨汁约二小匙

用净白蜜一两，同四汁重汤炖温，以便通为度。

【四诊】一剂而频转矢气，二剂而畅解燥矢，先如羊粪，继而夹有稠痰，气平

咳止，胃纳渐增，脉转柔软，舌转淡红微干，用清燥养营汤，调理以善其后。

【四方】白归身一钱　生白芍三钱　肥知母三钱　蔗浆两瓢，冲　细生地三钱　生甘草五分　天花粉二钱　蜜枣两枚，劈

【效果】连投四剂，胃渐纳谷，神气复元而愈。

廉按：喻西昌谓《内经·生气通天论》：秋伤于燥，上逆而咳，发为痿厥。燥病之要，一言而终，即"诸气膹郁，皆属于肺""诸痿喘呕，皆属于上"二条，指燥病言明甚。至若左胠肋痛，不能转侧，嗌干面尘，身无膏泽，足外反热，腰痛筋挛惊骇，丈夫㿗疝，妇人少腹痛，目眜眦疮，则又燥病之本于肝而散见不一者也，而要皆秋伤于燥之征也。故治秋燥病，须分肺肝二脏，遵《内经》燥化于天，热反胜之之旨，一以甘寒为主，发明《内经》燥者润之之法，自制清燥汤，随症加减，此治秋伤温燥之方法也。此案前后四方，大旨以辛凉甘润为主，对症发药，药随症变，总不越叶氏上燥治气，下燥治血之范围。

**燥咳案（内科）　钱存济（住广德城内）**

【病者】陈周溪，年近四旬，身体强盛，广德屠宰税经理，住本城。

【病名】燥咳。

【原因】时值秋燥司令，先患房事，后宴会酒罢，当风而卧，醒则发咳。

【症候】干咳无痰，胸膺板闷，胃脘拒按，口干喜冷，日晡发热，夜不安寐。

【诊断】六脉强直有力，舌苔黄燥，合病因脉象断之，乃肺燥胃实也。先以清燥活痰药投之，不应，继以消导豁痰药治之，转剧。此由时值燥令，胃肠积热化燥，燥火横行，宜其无济也。

【疗法】大承气汤合调胃法，君以苦寒荡积之大黄，佐以咸寒润燥之芒硝，臣以苦辛开泄之朴实，少加甘草以缓硝、黄之峻为使。

【处方】川锦纹一两，酒洗　川卷朴三钱　炒枳实三钱　元明粉三钱　生甘草钱半

上药先煎，后纳元明粉，俟元明粉熔化，去滓顿服。

【效果】服一剂，下燥屎数十枚，其病霍然。改用清燥救肺汤二剂，以善其后。

廉按：燥之一证，有由风来者，则十九条内诸暴强直，皆属于风是也；有由湿来者，则十九条内诸痉项强，皆属于湿是也。风为阳邪，久必化燥，湿为阴邪，久亦化燥，并且寒亦化燥，热亦化燥，燥必由他病转属，非必有一起即燥之证。《内经》所以不言燥者，正令人于他证中求而得之，由是而证以经文，及《伤寒论》各病，则凡六经皆有燥证。嘉言所制清燥救肺汤一方，独指肺金而言，断不足以概之。若言六经之燥，则惟阳明一条，最为重候。盖手足阳明之胃大肠，正属燥金，为六气之一，而可独指肺金为燥哉？嘉言惟不识十九条之皆可以求燥证，故不知十九条之所以无燥证耳。至补出秋燥一层，自有卓见，不可没也。此案却合胃、大肠燥金为病，清燥消滞，其何济乎！断证既明，放胆用三一承气汤，苦温平燥，咸苦达下，攻其胃肠燥实，善后用清燥救肺，先重后轻，处方用药，步骤井然。

**燥咳案（内科）　柳贯先（住镇江城外山巷）**

【病者】郎君，年六十三岁，镇江丹徒县人，住本城内。

【病名】燥咳。

【原因】中年失偶，身长而瘦，木火体质，适感秋燥而发病。

【症候】干咳喉痒，胸胁刺痛，头胀

肌热，鼻流浊涕。

【诊断】舌红苔干，脉浮而数，乃温燥引动肝热冲肺也。

【疗法】润肺清肝，用桑叶、二母、蒌、芦为君，以清燥救肺，竹茹、瓜络、夏枯、苏子为臣，以清络平肝，佐以薄荷、梨皮之辛凉甘润，以疏风燥，使以生甘草，调胃和药。

【处方】霜桑叶二钱　紫苏子一钱　苏薄荷五分　生甘草五分　夏枯草二钱　瓜蒌皮二钱　肥知母钱半　川贝母三钱　淡竹茹三钱　水芦根一两　雅梨皮五钱　丝瓜络三钱

【效果】服二帖，即热退咳减。原方去薄荷、苏子，加鲜石斛三钱，青蔗浆两瓢，增液养胃而痊。嘱其日服藕粉，以调养而善后。

廉按：此外感温燥之咳，故专用清泄以肃肺，方亦轻灵可喜。

**孕妇燥咳案（妇科①）　何拯华（绍兴同善局）**

【病者】宋宝康之妻吴氏，年三十四岁，住本城南街。

【病名】孕妇燥咳。

【原因】妊已七月，适逢秋燥司令，首先犯肺而发。

【症候】初起背寒干咳，咳甚无痰，喉痒胁疼，甚至气逆音嘶，胎动不安，大便燥结。

【诊断】脉右浮滑搏指，左弦滑数，舌边尖红，苔薄白而干，此《内经》所谓秋伤于燥，上逆而咳。似子痦而实非子痦，子痦当在九月，今孕七月，乃由燥气犯肺，肺气郁而失音，所以经谓诸气膹郁，皆属于肺也。

【疗法】当从叶氏上燥治气，辛凉宣上。故用桑、菊、荷、蒡疏肺清燥为君，蒌、贝润肺活痰为臣，佐以鸡子白、雅梨皮开其音，使以嫩苏梗安其胎，庶几肺气舒畅，而痰松音扬，胎气自安矣。

【处方】冬桑叶二钱　薄荷叶八分　瓜蒌皮二钱　鸡子白一枚，后入　白池菊二钱　牛蒡子钱半　川贝母二钱　雅梨皮一两

【次诊】连进三剂，音清咳减，咯痰亦松。惟大便五日不通，脘腹胀满，口干喜饮，不能纳谷，脉仍搏数，舌边尖尚红，扣之仍干，法当内外兼治，外用蜜导煎以引之，内用五仁汤加减以通润之。

【次方】松子仁四钱，杵　炒麻仁三钱，杵　甜杏仁三钱，去皮　萝卜汁一瓢，煎汤代水　柏子仁三钱，杵　瓜子仁二钱　金橘脯二枚，切片

先用净白蜜一瓢，煎汤代水

【三诊】一剂而频转矢气，再剂而大便通畅，腹胀顿宽，咯痰虽松，而咳仍不止，左胁微痛。幸口燥已除，胃能消谷，脉数渐减，舌红渐淡，可进滋燥养营汤，冲润肺雪梨膏，保胎元以除咳。

【三方】白归身钱半　生白芍三钱　蜜炙百部钱半　蜜枣一枚，剪　细生地三钱　生甘草五分　蜜炙紫菀三钱　金橘脯一枚，切片

叶氏润肺雪膏一两分冲。

【效果】连服四剂，音扬咳止，胃健胎安而愈。

廉按：六气之中，惟燥气难明，盖燥有凉燥、温燥、上燥、下燥之分。凉燥者，燥之胜气也，治以温润，杏苏散主之。温燥者，燥之复气也，治以清润，清燥救肺汤主之。上燥治气，吴氏桑杏汤主之。下燥治血，滋燥养营汤主之。此案孕妇病燥，较男子燥症为难治，初中末三方，皆对症发药，层次井然，且无一犯胎之品，非率尔处方者可比。

---

① 妇科：原作"内科"，据文义改。

### 燥咳咯血案（妇科）　　何拯华（绍兴同善局）

【病者】王小毛之妻徐氏，年廿三岁，住琶山村。

【病名】燥咳咯血。

【原因】肝经素有郁火，秋分后，适被燥热上逼，顿致咳血。前医曾用三黄泻心汤冲京墨汁，送服参三七，两剂不应，特来邀诊。

【症候】初起喉痒干咳，气逆胸闷，两胁串疼，继即咯血鲜红，多至两碗，三日不止，头晕目闭，面赤足冷，息粗难卧，神烦少寐。

【诊断】脉左沉弦涩，右洪大搏数，舌嫩红微干，予断之曰：此由燥火伤肺。肺络伤则血上溢，病势甚危，最防气随血脱，幸而重按两尺脉尚有根，或可挽回。

【疗法】苦寒泻火不应，当易甘寒清燥，冀其宁络止血，和胃保肺，肺气肃降，则血自止。借用顾晓澜先生八汁饮意，以救济之。

【处方】甘蔗汁一酒杯　鲜芦根汁一酒杯　生莱菔汁半酒杯　生池藕汁一酒杯　雅梨汁一酒杯　鲜荷叶汁三匙　生白果汁二匙　陈京墨汁三匙

先用七汁和匀，重汤炖温，冲入京墨汁，不住口，缓缓灌之。

【次诊】昨进八汁，夜间得寐，血亦不来，神亦稍安。惟精神疲倦，懒于语言，状似奄奄一息，脉虽搏数渐减，右仍浮大，按之豁然而空，舌仍红嫩，此由血去过多，防有气随血脱之变。议以益气固脱为君，宁络佐之。

【次方】吉林参七分，秋石水拌，浸一时许　左牡蛎四钱，生打　北五味七粒，杵　雅梨汁一酒杯，冲　大麦冬钱半，辰砂染匀　花龙骨三钱，生打　甘蔗汁一酒杯，冲

【三诊】两剂服后，精神渐振，胃喜纳食，脉大渐敛，数象已除。惟咳痰不止，或带血丝，或夹血珠，尚防有肺损之患。再仿顾松园先生法，用八仙玉液以善其后。

【三方】生藕汁一酒杯　甘蔗汁一酒杯　清童便一酒杯　真柿霜钱半　雅梨汁一酒杯　芦根汁一酒杯　茅根汁一酒杯　鸡子白三枚，重汤炖温，频频服之

【效果】连服八日，咳痰已除，火平血宁，精神恢复而痊。

廉按：叶香岩先生云：咳血脉右大者，治在气分。今则内因肝火烁肺，外因燥热侵肺，是先由气分热炽，而后劫伤血管，血管破裂，所吐虽是血，其病实在气，故初方一派甘寒润降，气药居多，血药为佐，盖病由气分波及血分，治法自当重气而轻血也。《内经》云：热伤气。气分热灼之后，焉得不虚，人参在所必需。然恐肺热还伤肺，故用秋石以拌浸之，且有龙、牡、五味之收敛血管，麦冬、三汁之甘凉润降，则人参不患其升动矣。三方八仙玉液，为松园得意之方，谓痨损之咳择而用之，亦有特效。观此，则是案可为治虚燥咳血之概要矣。

### 燥咳头晕案（妇科）　　何拯华（绍兴同善局）

【病者】许姓妇，年三十余岁，住南池。

【病名】燥咳头晕。

【原因】素体血虚肝热，时逢秋燥，燥气逗引，陡发干呛而兼晕。

【症候】燥咳恶心，气逆头眩，鼻中气如火热，咽干神烦，夜寐盗汗，汗出即醒，醒则气咳，咳甚则晕。

【诊断】脉右寸浮涩，左关虚数而弦，细按两尺，尚有根气，舌干少津，此由时令之燥气，挟肝经之燥火，互相上蒸，冲肺则气逆干咳，冲脑则头晕目眩，

病势甚为可虑。幸而脉尚有根，两颧不红，声不嘶而音不哑，不致酿变痨瘵，耐心调养，尚可挽回。

【疗法】欲保肺藏之气液，当先清肺经之燥热，泻白散合清燥救肺汤加减。

【处方】生桑皮五钱　冬桑叶三钱　生石膏三钱　原麦冬一钱　生甘草五分　地骨皮五钱　甜杏仁三钱，杵　毛西参一钱　枇杷露一两，分冲　雅梨皮一两

【次诊】两剂后，鼻中气热已除，气逆干咳亦缓，惟夜寐仍有盗汗，神烦头晕依然，脉舌如前。姑用吴氏救逆汤，甘润存津，介潜镇摄。

【次方】陈阿胶钱半，烊冲　生白芍五钱　细生地三钱　化龙骨三钱，生打　原麦冬钱半　炙西草八分　炒麻仁二钱　左牡蛎五钱，生打

【三诊】三进甘润介潜，头晕已除，盗汗亦止。惟火升气咳，痰不易出，即强咯出一二口，稀沫稠黏，喉中有血腥气，右寸脉转浮数，左弦软虚数同前，舌两边润，中心仍干，正如绮石所谓肺有伏逆之燥火，膈有胶固之燥痰也。姑仿顾松园先生法，清金保肺汤以消息之。

【三方】桑白皮五钱　生甘草七分　野百合钱半　京川贝四钱，去心　地骨皮五钱　原麦冬一钱　款冬花三钱　生薏苡三钱

先用鲜枇杷叶一两，去毛筋净，鲜白茅根二两去皮，煎汤代水。

【四诊】连投清金润燥，降气化痰，咳虽减而不除，痰已松而易出，血幸不咯，神亦不烦，脉转滑数，舌变嫩红。病者云：恐久呛成痨，何不用人参以益肺气？愚谓：参固为益气正治之药，然今尚肺火炽盛，骤进人参，最防肺热还伤肺。故前投清金润燥之药，清肺热即所以救肺气，亦为益气之法也。仍守前方，加西洋参钱半，鲜石斛三钱。

【五诊】四剂后，余症均减，仅有早起咳痰。惟不食则嘈，得食则缓，食后咳呛全无。诊脉右关虚弱，左关沉细微数，此由胃阴肝血两亏，中虚无砥柱之权，仿仲圣诸虚不足，先建其中，去过辛过温之品，但用建中之法，而变建中之方，庶不致助肝阳以烁肺津矣。

【五方】淮山药三钱，生打　提麦冬钱半　炒白芍二钱　陈南枣二枚　青皮甘蔗两节　川石斛三钱　广皮白一钱　清炙草五分　饴糖三钱　鲜建兰叶三片，后入

【效果】六进建中方法，胃健咳止，精神复旧，后用人参固本丸（潞党参、生熟地各四两，天麦冬各二两，蜜丸如小桐子大，玫瑰花三朵，泡汤送下）调补一月而痊。

廉按：此即喻西昌所谓身中之燥与时令之燥互结不解，必缓调至燥金退气，而肺乃得宁，咳可全愈。案中前后五方，悉本前哲成方脱化而来，无一杜撰之方，殊堪嘉尚。

**燥咳似痨案（妇科）　何拯华（绍兴同善局）**

【病者】室女朱姓，年十五岁，住南门外朱家峇。

【病名】燥咳似痨。

【原因】内因肝郁经闭，外因时逢秋燥，遂病干咳不止。专门产科作郁痨治，服过逍遥散加减，已十余剂，病势增剧，来延予治。

【症候】面黄肌瘦，唇燥咽干，懒言神倦，便结溲赤，夜间潮热，逢寅卯时，燥咳无痰，胸胁串疼，至天将明，寐时盗汗出而身凉，经停三月，饮食渐减。

【诊断】脉右浮涩，左沉弦涩，按之尚有胃气，舌红兼紫。此由肝郁气窒，以致血瘀，瘀血化火，冲肺作咳，似痨嗽而尚非真痨也。

【疗法】姑先用解郁养营以消息之。

【处方】瓜蒌仁三钱，炒　干薤白钱半　焦山栀二钱　粉丹皮钱半　真新绛钱半　苏丹参三钱　京川贝三钱，去心　广郁金二钱，磨汁冲　地骨皮露一两，分冲

【次诊】连服三剂，二便通畅，饮食大增，潮热盗汗渐减，脉象亦渐流利，解郁养营，幸中病机。惟咳久不止，恐将成瘵，再照前方去蒌、薤，加归身一钱，鲜生地五钱，外用紫菀噙化丸三粒，以通降之。

【次定丸方】紫菀五钱　鲜枇杷叶五钱，去毛，炒香　生桑皮　甜杏仁各三钱，去皮　款冬花三钱　绛通钱半　醋炒生川军钱半

蜜丸，如樱桃核大，每夜噙化三丸。

【三诊】三剂后，潮热盗汗已止，干咳十减八九，面黄渐润，精神颇振，脉亦渐起而流利，舌紫亦退，转为红活。仍用前方，煎送当归龙荟丸钱半，仲景䗪虫丸钱半。

【四诊】连进四剂，诸恙俱痊，寝食精神复旧，惟少腹隐隐作痛，此经水将通之候，脉象流利，两尺尤滑，其明征也。改用寇氏泽兰汤合柏子仁丸加减。

【四方】泽兰叶三钱　生赤芍二钱　延胡索钱半，酒炒　生淮牛膝三钱　全当归三钱，酒洗　柏子仁三钱　陈艾叶二分　鸡血藤膏钱半，烊化冲　卷柏钱半　广郁金二钱，磨汁冲

【效果】连进四剂，经通脉和，寝食俱增而痊。

廉按：肝郁气窒以致血瘀者，必先疏畅其气，故首用蒌、薤以宣通上焦之气郁。郁久必从火化，内应乎肝，故继入当归龙荟丸，合仲景䗪虫丸，直泻肝经之郁火，以通其经。迨郁解火清，经水有流动之机，然后用温通消瘀，因其势而利导之。前后治法，层次井然，可为似瘵非瘵者进一解。

**燥咳动冲案（内科）　何拯华（住绍兴同善局）**

【病者】许君，年三十二岁，业商，住南门外。

【病名】燥咳动冲。

【原因】内因肾虚肝旺，外因秋燥司令，一感触而冲动作咳。前医连进清燥救肺汤加减（方中人参用太子参）约八剂，而终归无效，来延予诊。

【症候】初起咳逆无痰，喉痒咽干，夜热咳甚，动引百骸，继则脐旁冲脉，动跃震手，自觉气从脐下逆冲而上，连声顿咳，似喘非喘。

【诊断】脉左细涩，右反浮大，按之虚数，舌红胖嫩，此喻嘉言所谓时至秋燥，人多病咳，而阴虚津枯之体，受伤独猛。亦即王孟英所谓肺气失降，肾气失纳之冲咳也。

【疗法】首当潜阳镇冲，故以三甲、石英为君，其次育阴滋燥，故以胶、麦、地、芍为臣，佐以款冬，使以冰糖，为专治干咳而设。庶几潜镇摄纳，纳气归原，则气纳冲平，不专治咳而咳自止矣。

【处方】左牡蛎四钱，生打　龟甲心四钱，生打　生鳖甲四钱，打　生款冬三钱　陈阿胶钱半，烊冲　生白芍五钱　原麦冬二钱　奎冰糖三钱

先用大熟地八钱切丝，用秋冰三分，开水泡四汤碗，同紫石英一两，煎取清汤代水煎药。

【次诊】每日两煎，连投四剂，使水升而火降，故咽干喉痒均除，俾气纳而冲底，故顿咳连声大减。惟脉仍虚数，舌尚胖嫩，此伏燥之所以难滋，而阴虚之所以难复也。仍守原方，重加石斛，耐心调补，以静养之。

【次方】原方去石英，加鲜石斛五钱，同切丝大熟地，煎汤代水。

【三诊】连进六剂，冲动已平，夜热亦退，胃纳大增，精神颇振，晨起略有单声咳，脉虽虚而不数，舌虽红而不胖，病势幸有转机，药饵尚须调补，议以六味地黄汤加减，善其后以复原。

【三方】春砂仁二分拌捣大熟地五钱 野百合二钱 大蜜枣两枚，劈 山萸肉三钱 生淮山药三钱，打 原麦冬三钱 金橘脯两枚，切片

【效果】连服十剂，单声咳止，饮食精神恢复原状而痊。

廉按：燥咳动冲，梦隐谓之冲咳。凡水亏木旺者，一逢秋燥司令，每发此病，予恒数见不鲜，仿王氏治冲咳方（如牡蛎、龟板、鳖甲、紫石英、苁蓉、茯苓、熟地、归身、牛膝、冬虫夏草、胡桃肉等品，或用西洋参、熟地、苁蓉、二冬、茯苓、龟板、牡蛎、石英、玉竹、枇杷叶、橘皮等品），屡投辄验。此案从吴氏三甲复脉汤加减，大旨相同，竟奏全功。此叶、吴、王三家学派之所以盛行，到今不衰也。

**燥咳兼泻案（儿科）　萧琢如（住湘乡水口山矿局）**

【病者】刘君令郎，年六岁，住本乡。

【病名】燥咳兼泻。

【原因】时值夏历八月，先患寒热，医者杂治未愈，始来邀余过诊。

【症候】身热咳嗽，无痰口渴，兼以下利清谷，舌色红而苔白。

【诊断】脉浮大，此正喻嘉言所谓肺热无从宣泄，急奔大肠也。

【疗法】以清肺热而兼润大肠，即与泻白散加减。

【处方】黄芩一钱 地骨皮三钱 光杏仁钱半，勿研 陈阿胶一钱，烊冲 生甘草四分

【效果】一剂泻即少止，二剂而热渴俱除，再二剂而咳嗽全瘥矣。

廉按：肺与大肠相表里，肺热无处可宣，即奔大肠，此为顺传，每见食入则不待运化而直出，食不入则肠中之垢污亦随气奔而出，是以泻利无休也。此案悉遵喻法，以润肺之药兼润其肠，则源流俱清，连投四剂，身热咳嗽泄泻一齐俱止，可为治燥咳兼泻之特效新法。

**秋燥泄泻案（内科）　萧琢如（住湘乡水口山矿局）**

【病者】黄君，年三十岁，住本乡。

【病名】秋燥泄泻。

【原因】秋病燥泄，日数十度，身热微咳。以粗阅医书，初服消散药，不应，继进疏利，亦不应，易以温补升提，病势愈剧，特来延诊。

【症候】形容惨晦，焦急不堪，舌苔淡白而薄，杂露红点。

【诊断】脉浮而虚。余曰：此等症候，从前名家惟喻嘉言知之，有案可稽。若时医则无从问津，服药不对，宜其愈治愈乖也。

【疗法】仿喻治吴吉长乃室救误之方，病者犹疑信参半，乃命家人就邻舍取喻氏书，请为指示。余为检出受阅，并告以屡试屡验，切勿疑阻自误。

【处方】陈阿胶三钱，烊冲 生桑皮五钱 地骨皮五钱 苦桔梗钱半 青子芩二钱 生甘草一钱

【效果】连服七剂，平复如初。

廉按：肺为时令燥气所伤，初但身热微咳，消散疏利，劫伤肺气，已为非法，温补升提更谬，反使肺气闭锢，则肺中之燥热，无处可宣，势必下移于大肠，肠胃之津液，随泻而泄，故形容惨晦，焦急不堪。今以清金润燥之剂，洁流清源，上下兼治，不止泻而泻反自止。方从喻案脱化

而来，故前哲验案，不可不悉心研究也。

### 秋燥化痢案（内科）　何拯华（绍兴同善局）

【病者】赵君，年三十四岁，业商，住华舍。

【病名】秋燥化痢。

【原因】素禀阴亏，夏月炎蒸，液为暗耗，里气已燥，适逢秋燥司令，以燥感燥，下侵于腹，初则燥泻，继变燥痢。

【症候】下痢赤白，昼夜二十余次，肠中切痛，痛而后行，里急后重，艰涩不通，行后稍止，气机终觉不利，身体燠燥，口涩咽干。

【诊断】脉右沉弦细涩，左浮涩沉数，舌干红，苔薄白少津，此石芾南所谓肺燥直逼大肠而成肠澼，燥郁气机，则肠垢下而色白，燥伤血络，则血渗大肠而色红也。

【疗法】下燥治血，故重用地、芍、胶、黄，大剂养营滋燥为君，瓜蒌滑利气机为臣，佐以桔梗，开提肺气，宣其壅而举其陷，使以甘草，扶助白芍，缓其急以止其痛。

【处方】细生地六钱　生白芍一两　陈阿胶二钱，烊冲　瓜蒌仁五钱，炒香　白桔梗钱半　生甘草一钱　鸡子黄两枚

煎汤代水。

【次诊】下痢次数渐减，惟少腹切痛，心烦口燥，夜甚不寐，脉同前，舌稍润。防有糟粕结为燥粪，用加味雪羹煎，滋阴润燥，兼清余积。

【次方】陈阿胶三钱，烊冲　生白芍一两　生甘草一钱　净楂肉二钱　荸荠干五钱

先用淡海蜇四两，大地栗四枚，煎汤代水。

【三诊】连投两剂，果下燥粪六七枚，下痢十减六七，肠中切痛渐减。惟身体因病羸弱，自觉气虚下陷，小溲短赤且少，甚至点滴而来。脉象渐转流利，沉细数而不弦涩，舌红转润。当于滋阴清燥药中，特加潞党参以助其生机，取其性平而润，于燥痢尤相宜也。用天水涤肠汤加石斛、茅根。

【三方】淮山药六钱，生打　生白芍六钱　鲜石斛四钱　天水散三钱，荷叶包煎　潞党参三钱　白头翁三钱

先用鲜茅根二两，去皮，煎汤代水。

【四诊】腹痛已止，痢亦见愈，小溲畅利，胃气渐动，夜能安寐，脉尚微数。原方去白头翁、天水散，加细生地四钱，原麦冬二钱。

【效果】连投四剂，病愈十之八九，嘱其用北沙参四钱，光燕条一钱，奎冰糖三钱，每日一服，调养旬余而瘥。

廉按：舒驰远曰：痢之为病，其纲凡四：曰陷邪，曰秋燥，曰时毒，曰滑脱。四者痢门之大纲也。若秋燥化痢，肺气为燥气壅遏，陷入腹中，抟结作痛，故但清其燥，无所往而不得之矣。石芾南曰：习俗遇有肠澼，不辨燥湿，辄用败毒散升阳，芍药汤通里。其在风湿致痢，用败毒散升阳转气，逆流挽舟，自可获效。湿热致痢、用芍药汤酸苦泄热，苦辛通降，亦可获效。若是燥邪，治以辛燥、苦燥，必致伤及血液，剥尽肠膏而毙。此案前后三方，一以滋燥养营为主，随症加减，竟收全功，可为深得舒、石两家之心传矣。

### 秋燥呃逆案（内科）　袁桂生（住镇江京口）

【病者】李善门君，年四十余，住城内磨刀巷。

【病名】秋燥呃逆。

【原因】先是李君病，经某医屡用汗药，微有呃逆。嗣又改延某医诊治，断为湿温病，用大承气汤，云非下则呃逆不能止，病家信之。讵知承气汤服后，不惟呃

逆加甚，且不能坐不能言矣。

【症候】呃逆不止，声震床帐。

【诊断】按其脉尚有胃气，视其舌质，焦燥无津，此肺胃津液因误下而大伤也。

【疗法】甘凉轻降，非专为治呃也，不过以其津枯气弱，命在垂危，姑以此药救其津液耳。

【处方】北沙参三钱　原麦冬三钱　生玉竹三钱　鲜石斛三钱　干地黄三钱　川贝母钱半　清炙草一钱　湘莲肉十粒

【次诊】此药服后，安睡两小时，呃声顿止，特醒后则呃又作。予因戒其家人，今日之药服后，宜任其熟睡，不可频频呼唤，扰其元神，俟其自醒，则自然不呃矣。

【次方】北沙参三钱　原麦冬三钱　生玉竹三钱　鲜石斛三钱　淡竹茹二钱　干地黄三钱　川贝母钱半　清炙草一钱　湘莲肉十粒　枇杷叶五钱，炒香

【效果】第三日复诊，果如予言，呃全止，且能进粥矣。惟神气呆滞，状若痴愚，其家甚以为忧，且恐予药之误。予曰：无恐也，再过半月即不痴矣。因以六君子汤、养胃汤出入，培养胃气，接服数日而起。

【说明】据近世生理学家，谓呃逆由于横膈膜之痉挛。麦冬、地黄为补液制痉之圣药，故能止呃，特未见前人发明及此。而西医之治呃，又仅有吗啡麻醉之一法。然则李君之病，于医学界乃有绝大关系也。惟痰滞壅阻，人实证实之呃，则当先豁其痰，未可骤用此药也。

廉按：呃逆一症，有因热因寒，因痰因食，因瘀血，因大虚之不同，须以别症相参施治。如因胃中痰饮所阻，气逆而呃者，二陈汤加旋覆、代赭石治之；若因胃中饮食所阻，气逆而呃者，沉、砂、枳、橘、青皮、槟榔之属；若因胃中实热，失下而呃，大便不通，脉来有力者，当用承气汤下之；若因胃中热瘀而呃者，犀角地黄汤加降香、郁金、桃仁、羚羊角之属；如阴寒伤胃而呃，或冷气逆上者，丁香、柿蒂、沉、砂、吴茱萸之属，甚者加桂、附，挟虚者再加人参；若因吐下后，及久病产后，老人虚人，阴气大亏，阳气暴逆，自脐下直冲至胸嗌间而呃者，最凶之兆；在热病中，大概属实热者居多，或清或下，随宜用药。凡呃声轻者不治，经曰：病深者，其声哕是也。此案用生地、麦冬，推为治燥症呃逆之特效药，可谓新发明矣。然予鉴别其方药，初方一派甘润，呃暂止而复作，次方加竹茹、枇杷叶清降止呃，二剂后呃乃全止。由是观之，则胸膈膜因燥而痉挛，必甘润与清降并用，始奏全功也明矣。

**肺燥脾湿案（内科）　何拯华（绍兴同善局）**

【病者】罗守谦，年三十八岁，业商，住偏门外徐山村。

【病名】肺燥脾湿。

【原因】凉燥外搏，暑湿内伏，时至深秋而晚发。

【症候】一起即洒淅恶寒，寒已发热，鼻唇先干，咽喉燥痛，气逆干咳，肢懈身疼，胸胁串疼，脘腹灼热，便泄不爽，溺短赤热。

【诊断】脉右浮涩，关尺弦滞，舌苔粗如积粉，两边白滑，此喻嘉言所谓秋伤燥湿，乃肺燥脾湿之候，即俗称燥包湿，湿遏热伏是也。

【疗法】先与苦温发表，轻清化气，葱豉桔梗汤加减，辛润利肺以宣上，使上焦得宣，气化湿开。

【处方】光杏仁三钱　苦桔梗一钱　前胡钱半　紫菀三钱　鲜葱白四枚　牛蒡子钱

半，杵　苏薄荷一钱　炙西草五分　瓜蒌皮二钱　淡香豉三钱

【次诊】连进苦温辛润，开达气机，周身津津微汗，恶寒胸胁痛除。惟灼热口渴，心烦恶热，咳痰稠黏，便溏溺赤，脉转洪数，舌苔粗糙，此凉燥外解，湿开热透之候，法当芳透清化，吴氏三仁汤加减。

【次方】光杏仁三钱　牛蒡子钱半，杵　丝通草一钱　淡竹叶二钱　焦栀皮二钱　生苡仁三钱　青连翘三钱　香连丸一钱拌飞滑石五钱　瓜蒌皮二钱

先用活水芦笋二两，灯芯五分，北细辛二分，煎汤代水。

【三诊】两进芳透清化，胸背头项，红疹白㾦齐发，心烦恶热渐减。惟仍咳稠痰，口仍燥渴，腹尚灼热，大便反秘，溺仍赤涩，脉转沉数，舌赤苔黄而糙，此下焦湿热伏邪，依附糟粕而胶结也。治以苦辛通降，宣白承气汤加减，使伏邪从大便而解。

【三方】生石膏四钱，打　光杏仁四钱　小枳实钱半　鲜石菖蒲汁一小匙，冲　生川军二钱　瓜蒌仁五钱，杵　汉木通一钱　广郁金汁两小匙，冲

【四诊】一剂而大便先燥后溏，色如红酱，二剂而燥渴腹热均轻，舌苔黄糙大退，脉转软而小数，此伏邪渐从大便下泄也。下虽不净，姑复其阴，叶氏养胃汤加减，以消息之。

【四方】北沙参二钱　鲜生地汁两瓢，冲　鲜石斛钱半　原麦冬一钱　雅梨肉汁两瓢，冲　建兰叶三片，切寸，后入

【五诊】咳嗽大减，稠痰亦少，溺涩渐利，大便复秘，频转极臭矢气，腹热如前，脉仍小数，按之坚实，此浊热黏腻之伏邪尚多，与肠中糟粕相搏，必俟宿垢下至四五次，迭解色如红酱，极其臭秽之溏

粪，而伏邪始尽，姑用缓下法以追逐之。

【五方】野荸白根一两，童桑枝一两，煎汤送陆氏润字丸，每吞钱半，上下午及晚间各服一次。

【六诊】据述每服一次丸药，大便一次，色如红酱而秒，然不甚多，便至四次，色转酱黄，五次色转老黄，六次色转淡黄。腹热已除，胃亦思食，诊脉软而不数，舌转嫩红，扪之微干，此胃肠津液两亏也。与七鲜育阴汤以善后。

【六方】鲜生地五钱　鲜石斛四钱　鲜茅根一两　鲜枇杷叶五钱，炒香

四味煎汤，临服，冲入鲜稻穗露、蔗浆、梨汁各两瓢。

【效果】连进四剂，胃纳大增，津液精神复旧，后用燕窝冰糖汤，调理旬余而瘥。

廉按：秋日暮湿踞于内，新凉燥气加于外，燥湿兼至，最难界限清楚，稍不确当，其败坏不可胜言。盖燥有寒化、热化，先将暑、湿、燥分开，再将寒热辨明，自有准的。此案先用苦温发表，辛润宣上，以解凉燥外搏之新邪，俟凉燥外解，湿开热透，然后肃清其伏热，或用芳透清化，或用缓下清利，必俟伏邪去净，津液两亏，改用增液育阴以善后。先后六方，层次颇清，为治燥夹伏暑之正法。

**燥结案（内科）　何拯华（绍兴同善局）**

【病者】周茂莲君，年三十二岁，业商，住阮港。

【病名】燥结。

【原因】素有习惯性便闭，现受深秋风燥，其闭益甚。前医用五仁橘皮汤，不应，特来邀诊。

【症候】腹胀便结，旬余不通，胃气已钝，喜饮而不喜食。

【诊断】脉右沉滞，左弦涩，舌苔黄

腻带焦，此由气为燥郁，不能布津，下输于肠，肠乃燥结而痹也。

【疗法】内外兼治，外治先用蜜导煎以引之，葱熨法以运之，内治仿丹溪开肠痹法，用蒌、薤、桔梗开提上窍为君，使上焦燥郁通畅，肺气下降，胃气自随之以运行，且以元明精及白蜜润降下窍为臣，以枳实为佐使，速通幽门以宽其肠气，气机一通，大便自解，又何必峻下为能乎。

【处方】生姜四分拌捣 全瓜蒌六钱 干薤白二钱，白酒洗捣 苦桔梗钱半 小枳实钱半

元明精三钱，净白蜜一两，开水冲两汤碗，代水煎药。

【外治方】蜜导煎法。

用净白蜜煎成如膏子，一二时许，将皂荚、麝香、细辛为末，和蜜捻成条子，放入谷道中，其便即通。

【又方】葱白熨法。

大葱白四斤，切作细丝，干米醋多备待用。将葱白丝和醋炒至极热，分作两包，乘热熨脐上，凉则互换，不可间断。其凉者仍可加醋少许，再炒热，然炒葱时，醋之多少，须加斟酌，以炒成布包后不至有汤为度。熨至六点钟，其结自开。

【次诊】一剂而腹胀稍宽，频放矢气，再剂而下燥粪如羊屎者五六枚，肛门痛裂，焦苔虽退，黄糙依然，脉虽渐转流利，而肠中尚有余积，又以雪羹缓通以肃清之。

【次方】漂淡陈海蜇四两，大地栗六个，开水两碗，煎成一碗，乘热服之。

【效果】连服两日，大便如红酱者三次，余积已尽。后用鲜石斛三钱，松子仁三十粒，调养胃气，三日后胃能消谷而痊。

廉按：凡津液素亏者，胃肠本燥，大便每多秘结，适逢秋燥伤肺，气机不宣，则大便益不通矣。若用承气猛攻，往往水泻洞泄，中气愈伤，津液益干，而燥矢不下，每致液涸动风，险症丛生。今仿丹溪翁开肠痹法，使上焦舒畅，则下焦自通泰矣，又何劳峻下哉。

### 燥结案（内科）　　张锡纯（住天津）

【病者】刘敷陈君，年四十余，奉天清丈局科员。

【病名】燥结。

【原因】素有习惯性便闭，今因天气温燥而发病。

【症候】饮食行至下脘，复转而吐出，无论服何药亦如兹，且其处时时切疼，上下不通者已旬日。

【诊断】脉右浮涩沉实，涩主血郁而结，沉实主胃肠燥结，且舌苔黄厚而干，尤为阳明府实之现状。

【疗法】硝菔通结汤以润降之。

【处方】用朴硝六两，与鲜莱菔片同煮，至莱菔烂熟捞出，又添生片再煮，换至六七次。要用莱菔七八斤，将朴硝咸味，藉莱菔提之将尽。余浓汁四茶杯，每次温饮一杯，两点钟一次，以便通为度。

【效果】饮至三次，其结已开，大便通畅而痊。其女公子适患痢疾，俾饮其余，痢疾亦愈。

【说明】软坚通结，朴硝之所长也，然其味咸性寒，若遇燥结甚实者，少用之则无效，多用之则咸寒太过，损肺伤肾，其人素有劳疾，或下元虚寒者，尤非所宜，惟与莱菔同煎数次，则朴硝之咸味，尽被莱菔提出，莱菔之汁浆尽与朴硝融化。夫莱菔味甘，性微温，煨熟食之，善治劳嗽短气，其性能补益可知。取其汁与朴硝同用，其甘温也可化朴硝之咸寒，其补益也可缓朴硝之攻破，若脉虚不任通下，可加野台参之大力者，以为之扶持保护，然后师有节制，虽猛悍亦可用也。

按：用朴硝炼元明粉法，原用莱菔，然此法今人不讲久矣。至药坊所鬻者，乃风化硝，非元明粉也。今并载其法，以备参观。实心救人者，亦可照法炼之，以备施用。其法于冬至后，用洁净朴硝十斤，白莱菔五斤切片，同入锅中，用水一斗五升，煮至莱菔烂熟，将莱菔捞出。用竹筛一个，铺绵纸两层，架托于新缸之上，将硝水滤过。在庭露三日，其硝凝于缸边，将余水倾出晒干，将硝取出。用砂锅熬于炉上，融化后搅以铜铲，熬至将凝，用铲铲出，再装以瓷罐，未满者寸许，盖以瓦片。用钉三个，钉地作鼎足形，钉头高二寸，罐置其上。用砖在罐周遭砌作炉形，多留风眼，炉砖离罐三寸，将木炭火置于炉中，罐四围上下都被炭火壅培，以煅至硝红为度。次日取出，再用绵纸铺于静室地上，将硝碾细，用绢罗筛于纸上厚一分，将户牖皆遮蔽，勿透风，三日后取出，其硝洁白如粉，轻虚成片，其性最能降火化痰，清利脏腑，怪证服之可瘳，狂躁用之即愈，搜除百病，安敛心神。大人服二三钱，小儿服五分至一钱，用白汤或葱汤融化，空心服之。服药之日，不宜食他物，惟饮稀粥，服二三次后，自然精神爽健，脏腑调和，津液顿生，百病如失矣。惟久病泄泻者，服之不宜。

廉按：此大肠燥症也，先由胃积热生燥，继则大肠津液枯槁，肠中宿垢秘结，大府旬余不通，适阳明燥气加临，五液内燔，肺津无以滋润，不能润达肠府，传导之官，失其常度，遂致窒滞不宣，气不下通。方用硝菔通结汤，润燥通便，俾得热结下行，津液渐复，便自通畅，为大肠燥结症别创一便贱良方，惟用量太重，必北方风气刚强者，始为合度，若南方风气柔弱者，减十之九，方可效用。案后说明，颇有理由，制朴硝法绝妙。

### 燥结肠枯案（内科）　沈奉江（住无锡）

【病者】凌君企周，忘其年，住西门。

【病名】燥结肠枯。

【原因】素有烟癖，四旬未便，而饮食如故。

【症候】据述自服燕医生补丸，始三粒，继服六粒，后一日服至二十丸，竟不得便。

【诊断】脉右沉实，舌苔焦黄干厚，此肠胃干枯，燥结极矣。

【疗法】非大剂润下不能通，调胃承气合五仁汤主之。

【处方】生锦纹六钱　元明粉二钱　瓜蒌仁五钱，杵　松子仁三钱，杵　柏子仁三钱，杵　炒麻仁四钱，杵　光桃仁九粒，杵　清炙草八分

【次诊】迭进两煎，仍不效。改用泻叶三钱，煎汤以磨生大黄钱半，一日服三次。服后腹中攻撑，先下燥栗粪，又下干结鞭粪。余曰：此非一日所能尽也，须三五日，方能下清。

【效果】前方加减，连服三日，约有桶许，然后用参、术等调治，其便如常。

廉按：大便艰秘，多日不通，由于实积者，服燕补丸三粒至五粒，其便即通；由于燥结者，服麻仁脾约丸三钱至四钱，其便亦通；如皆不通，遍服他药无效者，尝重用蓖麻子油两许，便遂通下，其人并不觉瞑眩，为通肠结之要药。此案初方，重用大黄之荡涤胃肠，元明粉之润燥软坚，佐以五仁之滑以去着，润以养窍，而便仍不通者，以其皆无催促大肠蠕动之能力也。迨改用泻叶三钱，而大便始通，为其性能增进大肠之蠕动，又能增添胆汁（胆汁注于肠者多则大便易通），所以善通大便燥结，为缓下之品，实无猛烈之

性，不至伤人气分，故现今名医，每喜用泻叶以通便，而不敢重用硝黄招人畏忌者，良有以也。

### 寒燥阴结案（内科） 萧琢如（住湘乡水口山矿局）

【病者】从叔多昌，年四十余岁，住本乡。

【病名】寒燥阴结。

【原因】初患大便不利，医者每以滋润药服之，久之小便亦不利，肚腹饱胀渐上，胸膈亦痞满不舒，饮食不入，时时欲呕。前后服药已数月，疾益剧。最后有一医，谓当重用硝黄大下，连进三剂，大小便益闭塞不通，身体益困疲不支。余适自馆归，两家距离半里许，促往诊。

【症候】面色惨晦，形羸骨瘦，起居甚艰，舌苔厚而灰白。

【诊断】切脉沉迟而紧，呼余告曰：自得疾以来，医药屡更，而势转殆，吾其不起矣。即命家人将先后服方，逐一送阅毕。余曰：药均大错，幸而最后所服硝黄，未至腹痛泄泻，否则必无今日，然而危矣。多叔骇问曰：药乃如此错乎？当疾初起时，非但医以为火，余心中亦自以为火，有火服硝黄，正是对病下药，未泄泻者，窃疑药力未到耳。余笑曰：否否。此症药与病反，诸医无一知者，何怪老叔。迄今图之，病虽危险，尚有方救。但恐老叔不能坚信，摇于旁议，中道变更，反使余代他人受过，则不敢举方，以于事无济也。多叔曰：吾自分死矣，他医之方，试之殆遍，今尔为吾立方，不论何药，死亦甘休，断不致听他人异议，在他人亦从何置议。余唯唯。

【疗法】大剂破阴通阳，温散寒结，以急救之。

【处方】乌附一两五钱 北姜一两五钱 老生姜一两 粉甘草一两五钱

煎就冷服。

写方甫毕，多叔曰：如此猛烈热药，分量又极重，入口岂能下咽。余曰：入口不甚辣，后当自知，可无赘言。嘱其煎成冷服，每日当尽三剂，少必两剂，切勿疑畏自误。窃窥多叔犹有难色，即促速购药，余当在此守服，保无他虞。顷之药至，即嘱其子用大罐，多汲清水，一次煎好，去渣俟冷，分三次进服。

【次诊】前方究以疑畏，不敢频进，至夜仅服完一剂。次早呕少止，膈略舒，可进糜粥。是日服药始敢频进，尽两剂，其明日呕已止，胸膈顿宽，索糜粥，食如常人。余因语之曰：今日当不复疑余药矣。即应声曰：甚善甚善，当频服，求速愈。

【三诊】余因馆事未便久旷，病根深锢，恐难克日收效，又于原方外加半硫丸二两，每日侵晨用淡姜汤送下三钱，分三日服完而归。

【效果】归后第四日，天甫明，即遣人召。入门握余手曰：得毋骇乎，余乃示尔喜信耳。自相别之次日，见先日服药三剂，吞丸三钱，毫无热状。腹胀亦稍宽舒，食量加，体愈畅，除服汤三剂外，遂将丸药之半，分三次吞服，功效益著，其明日又如前汤丸并进，丸药完矣。今天未明，而腹中作响，似欲更衣者，即命小儿扶如厕，小便先至，大便随出，先硬后溏，稠黏不断，顷刻约半桶，病如失矣。所以急于告者，使尔放心。即留晨餐。

【说明】多叔早废书，性聪明，通达事理，席间问余，此症究何缘致之，前此许多医药，何以日剧，贤侄方为向来所未经见，何以如此神效，愿闻其详。余曰：兹理深奥，即粗知医者，尚难语此，既承下问，请浅浅取譬，即得大要。人身肠胃，犹人家之阴沟，胸膈犹堂室然。疾系内脏阳气式微，犹之天寒地冻也。试观冬月人家阴沟冰结，水道不通，求通之法，必俟赤日当空，自然冰释。此理妇孺咸知，医者反茫然罔觉。初以润药，是益之霜露，则阴沟冰结愈固，无怪二便不通，肚腹满胀也。继进硝黄，是重以霰雪，阴沟既不通，层累而上，势必漫延堂室，是即阴霾上逼，由肚腹而累及胸膈，遂至咽喉亦形闭塞，时而作呕也。今余以辛温大剂频服，使锢阴中复睹阳光，坚冰立泮，获效所以神速。多叔掀髯抚掌曰：然哉！然哉！遂为立通脉四逆加人参汤。善后而别。别后一月复见迎，笑曰：前此大病几死，微贤侄必无幸矣，可称神技。然而当日谤书，何啻三箧。余曰：侄固知之，幸吉人天佑，不辨自明矣。

廉按：大便闭结，食少脉微，谓之阴结，前哲多以半硫丸治之而愈。此案初方，大剂破阴通阳，虽为温散寒结，实则救硝黄寒泻之误，服尽两剂，呕止胸宽，而大便仍闭，后加半硫丸二两，每日姜汤送下三钱，丸药完而大便随出，则其阴结之所以得通者，全在温润大肠之硫黄也明矣。丁氏《化学实验新本草》云：硫黄用其大服，则可为泻药，寻常用之作轻泻药，又可与别种泻药相和多服。吾国古医书均以硫黄为有毒，且大热，用为壮阳药，皆因硫黄内含有信石所致。若已经化学分析之纯硫黄，则无毒，且不热，可为轻泻药。奉劝吾国药肆，欲制半硫丸以应用，务必购析出砒毒之纯硫黄，方可内服，否则恐遭不测，用硫黄者，其注意之。

**寒燥阴结案（妇科）　萧琢如（住湘乡水口山矿局）**

【病者】族侄孀媳陈氏，年近四十岁，住本乡。

【病名】寒燥阴结。

【原因】先患大便不利，医者予玉竹、麻仁、牛膝等药，驯至小溲艰涩，久之月事亦不通，身微热，已五阅月，更数医，率用滋润破气及行血之品。一日肩舆至余馆所迎诊。

【症候】大腹满胀，胸膈时痞时宽，饮食减少，困倦嗜卧。

【诊断】脉沉迟而涩，舌苔湿滑而暗。心念疾本阴寒，今因误药，由气分而累及血分，气血交病，药当气血并治，方能有济。继悟气为血帅，气行则血行，毋庸多惹葛藤，倘气治而血不和，转方调血，正自易易。

【疗法】单从气分斩关夺隘，疏方用大剂通脉四逆汤冷服，嘱其每日必服二剂，并用半硫丸二两，分作七日，每早食前淡姜汤送下，许以服完即愈而去。

【处方】黑附块八钱　川干姜五钱　炙甘草三钱　清童便两酒钟，冲

半硫丸方：半夏一两，汤洗七次，焙干为细末，硫黄一两，明净好者，研令极细，用柳木槌子杀过。

上以生姜自然汁同熬入干蒸饼末，搅和匀，入臼内杵数百下，丸如梧子大，每服十五丸至二十丸，无灰温酒，或生姜汤任下，妇人醋汤下，俱空心服。

【效果】嗣后不十日，遣丁来云，药完而疾愈，请善后方。即授通脉四逆加人参，令其守服十余剂。后余以他事至其家，云后方仅服十剂，即平复如常矣。族侄媳愈后，隔数日，即有邵阳周某妻，年才三十，病症大抵相同，但为日不多，药误亦少，势较轻，即上方减轻分量，授之而愈。厥后上症验案甚多，以无甚出入，不复赘云。

廉按：此案方法，与前案大同小异，惟用量较为轻减，其效力终在半硫。盖硫黄热而不燥，能疏利大肠，半夏辛下气，

温开郁，三焦通而大便自利矣。惟修制此九，必须用倭硫黄。吴鞠通曰：硫黄有三种，土黄、水黄、石黄也。入药必须用产于石者，土黄土纹，水黄直丝，色皆滞暗而臭。惟石硫黄方棱石纹，而有宝光不臭，仙家谓之黄矾，其形大势如矾。按：硫黄感日之精，聚土之液，相结而成，生于艮土者佳，艮土者，少土也。其色晶莹，其气清而毒小。生于坤土者恶，坤土者，老土也。秽浊之所归也，其色板滞，其气浊而毒不堪入药，只可作火药用。石黄产于外洋，来自舶上，所谓倭黄是也，入莱菔内煮六时则毒去。观此，倭硫黄即析出毒质之纯硫黄，俗称松花硫黄，即日医所谓金硫黄也。

**燥痉案（儿科）　张锡纯（住天津）**

【病者】烟卷公司司帐陈秀山之幼子，年三岁，住奉天小西边门外。

【病名】燥痉。

【原因】外感燥热而发。

【症候】周身壮热，四肢拘挛，有抽掣之状，渴嗜饮水，大便干燥。

【诊断】婴儿脉不足凭，当舍脉从症，知系燥热引动其肝经风火，上冲脑部，致脑气筋妄行，失其主宰之常也。

【疗法】直清阳明为主，佐以熄风舒筋。

【初方】生石膏一两　生甘草一钱　薄荷叶一钱　全蜈蚣二条　肥知母三钱　生粳米二钱　钩藤勾三钱

煎汤一钟，分两次温饮下。

【效果】一剂而抽掣止，拘挛舒。遂去蜈蚣，又服一剂，热亦退净而愈。

廉按：《内经》谓阳明之上，燥气治之。故凡燥热致痉，即《伤寒论》阳明热盛，习习风动之候。此案直清阳明为主，佐以熄风舒筋，却是正治。惟蜈蚣性温微毒，病家每不敢服，然据张氏《药学讲义》云：蜈蚣性有微毒，而转善解毒，凡一切疮疡诸毒，皆能消之，其性尤善搜风，内治肝风萌动，癫痫眩晕，抽掣瘛疭，小儿脐风；外治经络中风，口眼歪斜，手足麻木。用时宜带头足，去之则减力，且其性原无大毒，故不妨全用也。

**燥痉案（儿科）　张锡纯（住天津）**

【病者】那姓乳子，生月余，住奉天北陵旁。

【病名】燥痉。

【原因】闻邻家艾姓幼子前有抽风，经愚治愈，遂抱之来院求治。

【症候】周身壮热抽掣，两日之间，不食乳，不啼哭，奄奄一息。

【诊断】指纹不足凭，但凭现证，知系燥热动风，上激脑筋，卒发痉厥之危候也。

【疗法】辛凉复甘寒法，为其系婴孩，拟用前方将白虎汤减半，为其抽掣甚剧，薄荷叶、钩藤勾、蜈蚣全数仍旧，又加全蝎。

【处方】生石膏五钱，杵　肥知母钱半　生甘草五分　生粳米三十粒　薄荷叶一钱　钩藤勾三钱　全蜈蚣二钱　制全蝎三个

煎药一钟，不分次数，徐徐温灌之。

【效果】历十二小时，药灌已，而抽掣愈，食乳知啼哭矣。翌日又为疏散风、清热、镇肝之药，一剂全愈。隔两日，其同族又有三岁幼童，其病状与陈姓子相似，即治以陈姓子所服药，亦一剂而愈。

廉按：乳子燥热动风，每多发痉。此案辛凉复甘寒法，却为清热润燥，熄风镇痉之正治，惟全蝎与蜈蚣并用，病家多畏不敢服。然据张氏《药学讲义》云：蝎子色青味咸（本无咸味，因皆腌以盐水故咸），性微温，其腹有小黄点两行，数皆八，始可入药。夫青者木色，八者木数，原具厥阴风木之气化，故善入肝经，

搜风发汗，治痉痫抽掣，中风口眼歪斜，或周身麻痹，其性虽毒，转善解毒，消除一切疮疡，为蜈蚣之伍药，其力相得益彰也。

**燥痉昏厥案（产科）　沈奉江（住无锡）**

【病者】陈姓媳，年二十余，住北门贝巷。

【病名】燥痉昏厥。

【原因】怀妊足月，腹中素有伏热，因感秋令温燥，陡然病剧，午前特来邀诊。

【症候】头面四肢浮肿，两目陡然失明，继以痉厥，痰涎上涌，面色青惨，目珠直视，唇紫口噤，手足鼓动不止，神识昏糊。

【诊断】脉伏身冷，舌红兼紫，此热深厥深，燥热引动肝火，风自火生，挟痰刺激神经，恐其胎元不保。

【疗法】清热熄风，潜阳涤痰以急救之。

【处方】羚羊角四分　珍珠母二两，生打　滁菊花三钱　川贝母三钱，去心，劈　双钩藤三钱　石决明二两，生打　制胆星七分　淡竹沥四两

晚间再服猴枣一分，月石三分，郁金三分，羚羊角三分，共研细末，用竹沥二两调服。

【次诊】明晨复诊，风痉已定，神识时糊时清，牙关时开时闭，腹中大痛，恐其即产，而羚羊角凉肝之药不合，惟濂珠虽寒，书有下死胎胞衣之说，故可用之。

【次方】濂珠三分　川贝母三分　天竹黄三分　制胆星三分

共研细末，用双钩藤、淡竹茹各三钱，泡汤调服。

【三诊】服后神识已清，神倦嗜卧，呼吸有度，两脉起而不伏，腹痛亦止，惟

舌红唇燥，两颧转赤，显然阳明之燥热也。治以清润泄热，兼佐熄风。

【三方】小川连五分　青子芩钱半　川贝母三钱　水芦根七钱　黄杨脑七个　青连翘三钱　肥知母三钱　竹卷心三十支　鲜茅根七钱　双钩藤三钱

【四诊】明日复诊，腹中又痛，胎儿下堕，已经腐烂，而邪热未清，瘀不得下，改用通瘀以泄浊。

【四方】苏丹参二钱　川郁金二钱，打　当归尾钱半　桃仁泥二钱　泽兰叶二钱　炒川贝一钱　茺蔚子三钱　藏红花五分　西血珀五分，入煎，取气而不取味　清童便一小杯冲服

【五诊】明日又去诊视，瘀行不多，脉右数而左郁，舌苔深绛，面色仍红，微热不扬，咳不畅达，口渴咽干，用泄肺去瘀法。

【五方】枇杷叶五钱　茺蔚子二钱　广郁金三钱，打　炒蒌皮三钱　川贝母三钱　苏丹参三钱　桃仁泥二钱　炒牛蒡钱半　焦山楂二钱　制僵蚕钱半　光杏仁二钱

【六诊】服后咳止，瘀血盛下，大便干结，治以通瘀润肠。

【六方】苏丹参三钱　生川甲三钱　桃仁泥二钱　炒山楂二钱　泽兰叶三钱　广郁金三钱　广橘络一钱　炒麻仁三钱　全瓜蒌四钱，杵　益母草一两，煎汤代水

【效果】服二剂，诸恙皆平，能饮稀粥，调理数日而愈。

廉按：此由燥热动风，风火挟痰，刺戟脑筋，陡发神经病状，即产科书中之子痫症也。就予所验，凡临产发子痫者，势轻而缓，母子均可两全。若势急而重，胎儿固多抽坏，其胎多腐，即产母寿亦立倾。幸而对症发药，急救得法，胎虽不保，母得倖全，似此佳案，可谓后学师范。

### 燥痉昏厥案（儿科） 何拯华（绍兴同善局）

【病者】金阿生，年三岁，住绍城市门阁。

【病名】燥痉昏厥。

【原因】素因胎热，现因秋令久晴，新感燥热而发。

【症候】头痛身热，唇焦齿干，神烦惊啼，继则脊强肢瘈，气升痰壅，甚则昏厥。

【诊断】指纹青紫，直窜命关，舌干苔焦。此吴鞠通所谓燥气化火，消烁津液，亦能致痉也。

【疗法】首当清热熄风，故以翘、竹、桑、菊、钩藤为君，其次润燥舒筋，故以鲜地、元参为臣，木瓜为使。然痉厥兼臻，肝风挟痰，直冲神经，故佐以至宝丹之开窍清神，以定昏厥也。

【处方】青连翘一钱　冬桑叶一钱　双钩藤二钱　鲜生地钱半　鲜竹叶一钱　滁菊花一钱　宣木瓜七分　乌元参钱半

局方至宝丹一粒，研细，药汤调下。

【次诊】神气虽清，常欲烦躁，肢瘈虽静，尚多痰喘，时而鼻煽，时而惊啼，此皆燥火烁肺，肺气欲痹之危候。急宜五汁饮调猴枣以润降之。

【次方】生莱菔汁一瓢　荸荠汁半瓢　杏仁精十滴　鲜雅梨汁一瓢　淡竹沥一瓢　真猴枣一分

上用五汁饮，重汤炖温，调下猴枣，缓缓与服。

【三诊】痰喘已平，咳逆大减，惟昏昏欲睡，懒于语言，气怯神弱，身不转动，幸而指纹已隐，燥去津回。用樊氏五汁饮，甘润育阴，和中养胃，复其神气以善后。

【三方】鲜石斛二钱　鲜生地汁两瓢　鲜梨汁两瓢　青蔗浆两瓢　生藕汁一瓢　佛手花一分

先将鲜石斛煎百余沸，滤取清汁一杯，再将鲜生地等四汁，煎十余沸，冲入佛手花，乘热即服。

【效果】调养四日，诸症悉平，胃动纳谷而痊。

廉按：燥与火不同，火为实证，热盛阳亢，身热多汗，法宜苦寒，夺其实而泻其热；燥为虚证，阴亏失润，肌肤燥，法宜甘寒，养其阴而润其燥。此案燥热发痉，痉而兼厥，病势不可谓不急矣，幸而初次两方，清凉甘润，对症发药，药用当而通神，故能转危为安。

# 第六卷　火淫病案

温病案（内科）　袁桂生（住镇江京口）

【病者】史汉泉君，年约三十余岁，住本镇。

【病名】温病。

【原因】庚戌四月，吸受温热，病已多日，病家出前医之方示予，盖皆不出银翘散、三仁汤、增液汤之范围，病势日渐增剧。

【症候】昏沉不语，面垢目赤，鼻孔如烟煤，壮热烁手，汗濈濈然，手臂搐搦，溲赤。

【诊断】两手脉数疾，舌苔黑燥。问不能言几日矣，曰：昨犹谵语，今始不能言，然大声唤之，犹瞠目视人。问近日大便通否？曰：始病曾泄泻，今不大便已三日矣。予谓此热病未用清药，阳明热极，胃家实之病也，非下不可。

【疗法】与调胃承气汤合三黄石膏汤加味。

【处方】生锦纹三钱　元明粉三钱　炙甘草八分　瓜蒌仁四钱　焦山栀三钱　黑犀角一钱　淡黄芩二钱　小川连一钱　生川柏一钱　生石膏一两

【次诊】接服两剂，竟未得下，惟矢气极臭，溲色若血，神志较清，而身热舌黑如故。

【次方】瓜蒌仁六钱，杵　焦山栀三钱　淡黄芩二钱　小川连一钱　生川柏一钱　黑犀角一钱　生石膏一两，研细　炙甘草八分　鲜生地一两　雅梨汁一两　莱菔汁五钱，同冲

【三诊】热减神清，黑苔渐退，脉息亦较平，时吐黏痰，目睛转黄，遂改用小陷胸汤加芦根、菖蒲等芳香清冽之品，以分消膈中痰热。

【三方】瓜蒌仁四钱　小川连六分　仙露夏二钱　淡竹茹二钱　冬瓜仁四钱　全青蒿钱半　川贝母二钱，去心　石菖蒲钱半　汉木通一钱

鲜茅根一两，去衣，活水芦根二两，以上二味，煎汤代水。

【四诊】接服四剂，胸部颈项间遍出白㾦，如水晶珠，腹部腿畔亦发白㾦，于是身热全清，知饥进粥，但精神疲弱耳。

【四方】西洋参钱半　原麦冬二钱　鲜石斛三钱　生苡仁三钱　川贝母钱半，去心　淡竹茹二钱　鲜枇杷叶三片，去毛抽筋

【效果】调养数日，始解黑燥屎数次。当时两进大黄而不下者，盖其戚友中有知医者，潜将大黄减去一钱，每剂只用二钱，故但有解毒之功，而无攻下之力，而奏效亦较缓也。然究胜于粗工之烂用硝黄而偾事者矣。

廉按：此为温病实症，治法初用寒泻，继用清润，终用清养，选药处方，层次一丝不乱，药皆极有力量，似此佳案，堪为后学之师范。

温病案（内科）　袁桂生（住镇江京口）

【病者】袁尧宽君，忘其年，住本镇广安祥糖栈内。

【病名】温病。

【原因】庚戌四月患温病，初由章绶卿君诊治，服药数剂，病未大减。嗣章君往江北放赈，转荐予治。

【症候】壮热谵语，见人则笑，口渴溲赤，体胖多湿，每日只能进薄粥汤少许。

【诊断】脉息滑数，右部尤甚，舌苔黄薄，而干燥无津，盖温病也。热邪蕴伏日久，蓄之久而发之暴，故病情危重若是。

【疗法】当以解热为主，而佐以豁痰润燥，方用三黄石膏汤合小陷胸汤加减。

【处方】青子芩二钱　小川连一钱　生川柏一钱　生石膏一两，研细　焦栀子三钱　瓜蒌仁四钱，杵　细芽茶一撮　川贝母三钱　青连翘三钱　全青蒿二钱　梨头汁一两，冲

【次诊】接服二日，热未大退，至第三剂后，乃作战汗而解。但余热未清，复以前方去石膏、芩、连、瓜蒌等品。

【次方】焦栀子三钱　青连翘三钱　全青蒿二钱　川贝母三钱　细芽茶一撮　生川柏一钱　生苡仁三钱　天花粉三钱　北沙参三钱　飞滑石六钱，包煎　活水芦根二两　雅梨汁一两，冲

【效果】连服数剂，清化余邪，热清胃健而瘥。

【说明】凡温病之解，多从战汗，刘河间、吴又可发之于前，叶天士、王九峰畅之于后。证以予所经历，洵精确不易之学说也。盖前人于此，皆从经验中得来，惟必俟服药多剂始能奏功，而作汗之时，必先战栗，其状可骇，医家当此，何可无定识定力耶。

廉按：伏气温病，其邪始终在气分流连者，多从战汗而解，若在血分盘踞者，或从疹痦而解，或从疮疡而解。惟将欲战汗之时，其人或四肢厥冷，或爪甲青紫，脉象忽然双伏，或单伏，此时非但病家彷徨，即医家每为病所欺，无所措手矣。且汗解之后，胃气空虚，当肤冷一昼夜，待气还，自温暖如常矣。盖战汗而解，邪退正虚，阳从汗泄，故肤渐冷，未必即成脱证。此时宜令病者安舒静卧，以养阳气来复，旁人切勿惊惶，频频呼唤，扰其元神，使其烦躁。但诊其脉，若虚软和缓，虽倦卧不语，汗出肤冷，却非脱证；若脉急疾，躁扰不卧，肤冷汗出，便为气脱之证矣。故医必从几经阅历，乃有定见于平时，始有定识于俄顷。此案大剂清解，竟得热达腠开，邪从战汗而解，尚属温病之实症。若病久胃虚，不能送邪外达，必须补托，而伏邪始从战汗而出者，亦不可不知。昔王九峰治一人，年及中衰，体素羸弱，始得病，不恶寒，惟发热而渴，溲赤不寐。发表消导，汗不出，热不退，延至四十余日，形容枯削，肢体振掉，苔色灰黑，前后大解共三十次，酱黑色，逐次渐淡，至于黄，溲亦浑黄不赤，昼夜进数十粒薄粥四五次，夜来倏寐倏醒，力不能转侧，言不足以听，脉微数，按之不鼓。用扶阴敛气，辅正驱邪法，以生地、人参、麦冬、五味、当归、茯神、枣仁、远志、芦根为剂，服后竟得战汗。寒战逾时，厥回身热，汗出如浴，从朝至暮，寝汗不收，鼻息几无，真元几脱。王仍以前方连进二服，汗收证退，调理而安。

**温病案（内科）　　周小农（住无锡）**

【病者】陈席珍，年四十余，住无锡。

【病名】温病。

【原因】素体液亏无苔，花甲之年，倒账折阅①，郁气不舒，肝失调畅为内因，丙午夏病温为外因。

---

①　倒账折阅：言生意不顺。倒账，谓欠账不还。折阅，谓折价而售。

【症候】身热自汗，渴不恶寒，神烦恶热，时时懊憹。

【诊断】脉左小数，右洪搏数，舌红而绛，遂断为温邪郁火交蒸，最防热盛动风，骤变痉厥。

【疗法】用栀、翘、芦、竹、知、茹、郁、桔急疏清解为君，兼顾胃津，花粉、石斛以佐之。

【处方】黑山栀三钱　青连翘三钱　广郁金三钱，生打　桔梗一钱　淡竹茹三钱　天花粉三钱　肥知母四钱　鲜石斛三钱

先用活水芦根二两，鲜淡竹叶四钱，煎汤代水。

【复诊】病势不衰，陈素信乩方①，云：年周花甲，元阳大亏，若再投凉剂，必致生机骤绝。乩示附子理中汤，首味高丽参、炮姜、附子均重用，陈不敢服。至三候遍发黑紫斑，始大显温热明证，热恋阴伤，舌至绛紫而干。幸任君依德（后任上海警署总务长）同意，议大剂化斑，双清气营。

【复方】生石膏一两，研细　肥知母五钱　生甘草八分　生粳米三钱，荷叶包　元参五钱　犀角粉一钱，药汤调下

【效果】继以甘凉频投，如吴氏五汁饮之类，至四候热退净而愈，信乩方者，从此打消。然亦险矣。噫！治病最虞有人中伤，若假神妄评，更为阴刻也。

廉按：此治伏气温病之正法，凡温病有汗者，清热兼保胃津，当然之理，然犹病势不衰，必须大剂化斑清营，频投甘凉生津，至四候热退而愈。可见伏气温病，与新感风温，其病势之轻重，治法之难易，迥不相同，但用银翘、桑菊两方者，焉能济事，势必耽误而贻人夭殃也。噫！

**温病案（内科）　张锡纯（住盐山西门内）**

【病者】王义源之女，年十四五，住盐山城东牛留里。

【病名】温病。

【原因】仲春中旬，感受春温。医者诊治失宜，迁延十余日，病益增剧，医者诿为不治。

【症候】心下胀满甚剧，喘不能卧，自言心中干甚，似难支持，其舌苔白而微黄，小便赤少，大便从前滑泻，此时虽不滑泻，仍每日下行。

【诊断】脉搏一呼吸五至，左脉似弦而有力，右脉似大而有力，然皆不堪重按，知其温病之热，本不甚剧，因病久真阴亏损，致小便不利，所饮之水，停于肠胃则胀满，迫于心下则作喘，其心中干甚，亦真阴亏损之征也。

【疗法】当滋其真阴，利其小便，阴足则心不觉干，便利则胀消，而喘亦可定，至于些些温病之余热，亦不治自愈也。

【处方】鲜白茅根（去净皮与节间细根，剉碎）六两，用水三大碗煎一沸，俟半句钟，视其茅根，若不沉水底，再煎一沸，至茅根皆沉水底，其汤即成。去渣当茶，数次温饮之。

【效果】饮茅根汤两日，其病霍然全愈。盖白茅根凉润滋阴，又善治肾阴有热，小便不利，且具有发表之性，能透温病之热外出，一药而三善备，故单用之而能立建奇功也。然必剖取鲜者用之，且复如此煎法（过煎则性变），方能有效。

廉按：发明茅根功用，较徐洄溪尤为详明。方虽简单，药用周到，可谓温病善后之一种简效法。惟症既喘不得卧，拟仿外台法，再加鲜枇杷叶二两，轻降肺气何如？

---

① 乩（jī基）方：旧时求仙书符所得之医方。

## 温病晚发案（内科） 过允文（住宜兴徐舍）

【病者】潘伯石令郎，年十四岁，住宜兴南大街。

【病名】温病晚发。

【原因】素质阴亏，冬伤于寒，潜伏至春未发，夏初乃发。

【症候】壮热无汗，神昏谵语，便泄溺赤，舌干懊憹。

【诊断】脉浮数沉滑，沉滑为伏温将发，浮数乃邪已外溃，惟时已初交夏令，故断为伏温晚发。

【疗法】生津托邪，使邪透汗出为首要。

【处方】黑膏一两 前胡二钱 连翘三钱 天冬三钱 薄荷钱半，后入 知母三钱 元参五钱 赤芍一钱 银花五钱 东垣凉膈散三钱，开水先下

白茅根四两，去心，煎汤代水，服三剂，接服后方。

【二方】淡豆豉拌捣鲜生地二两 知母三钱 前胡二钱 生石膏一两，研细 元参五钱 鲜竹叶三十片 薄荷头二钱，同石膏同打 天冬五钱 银花五钱

鲜茅根四两，去心，煎汤代水。五剂便泄止而汗不出，接服后方。

【三方】冬桑叶二钱 川贝母三钱 川石斛三钱 前胡二钱 鲜枇杷叶五片，刷净 北沙参三钱 苏薄荷钱半 蔻仁五分。同打后入 豆豉五钱 旋覆花钱半，包煎

白茅根四两，去心，煎汤代水。

【效果】服三剂，得战汗而解。

廉按：前后三方，均属生津托邪法，于伏气温病，大致亦合，拟去凉膈散，再加活水芦笋之清透，则见效当更速矣。

## 温病发斑案（内科） 袁桂生（住镇江京口）

【病者】潘君，年约三十岁，住本镇德兴衣庄内。

【病名】温病发癍。

【原因】暮春伏气内发，新凉外束，然当时尚未现有热证。

【症候】发热恶寒，头疼身痛，胸闷不思饮食，握其手臂，其热烁手。

【诊断】脉右浮滑，左弦紧，舌边尖红，苔薄白滑，知其病重，非寻常之感冒也。

【疗法】姑以葱豉汤合二陈汤加蒡、翘、枳、桔等，先行疏解新邪。

【处方】鲜葱白三枚 淡香豉三钱 仙半夏钱半 广橘红一钱 生枳壳钱半 苦桔梗一钱 青连翘三钱 炒牛蒡二钱

【次诊】服后恶寒退，而心烦不得寐，胸闷作恶，脉滑舌燥，数日不大便，踌躇久之，乃毅然以大柴胡汤，重用大黄急下之。

【次方】川柴胡一钱 淡黄芩钱半 仙半夏二钱 小枳实二钱 生锦纹三钱 生白芍二钱 鲜生姜二片 大红枣二枚

【三诊】服后下稀粪水五六次，前证尽退，但不思食而已。越两日，复发热谵语，烦躁不宁，舌苔黄，脉滑，唇红，口内破裂，大便溏，复以小陷胸汤加大黄下之。

【三方】瓜蒌仁四钱，杵 小川连六分 仙半夏二钱 生锦纹三钱

【四诊】翌日复诊，则胸部、脊背、手臂等处，均发现斑疹，其色红赤。烦躁定，神识清，咳嗽多痰，舌苔黄燥，大便溏泻，脉不数。遂改用小陷胸汤去半夏，加贝母等平剂以治之。

【四方】瓜蒌仁四钱，杵 小川连六分 川贝母二钱，去心 白知母三钱

【五诊】接服两日，赤斑发现愈多，手足胸背均满布，而脊背中尤为稠密，其色红赤鲜明，言语时清时乱，目赤唇红，

兼有呃逆。仍以原方接服一剂，以觇进退。

【六诊】讵次日复诊，则神昏不能识人，谵语呃逆，舌苔黑燥，脉息滑数，头汗出时，或手动唇动，盖伏热尚重，病势正在凶猛之时。仍当清凉攻下，双方并进，庶足以杀其凶猛之势，幸病家坚信不疑，得以放手用药，乃以白虎、小承气、小陷胸三方合用，去厚朴，加梨汁以清降之。

【六方】生石膏一两，研细　肥知母四钱　生粳米一撮　生甘草五分　生锦纹三钱　小枳实二钱　瓜蒌仁四钱，杵　仙半夏二钱　小川连六分　雅梨汁一两，分冲

【效果】此药服后，神气转清，呃逆谵语亦渐定，遂以前方去大黄、石膏，接服三剂，病大退。乃以清凉和平之方，调理半月而瘳。

【说明】大凡温病之重者，多从癥解，而尤必借大黄之力，盖腑气通，则伏邪始能外发也。

廉按：伏温之邪，由春夏温热之气，蒸动而出，此其常也。亦有当春夏之间，感冒风寒，邪郁营卫而为寒热，因寒热而引动伏气，初起一二日，第见新感之象，意其一汗即解，乃得汗后，表证略减而里热转甚，昧者眩其病状，几若无可把握，不知此新邪引动伏邪之证，随时皆有，治之者，须审其伏邪与新感，孰轻孰重。若新感重者，先撤新邪，兼顾伏邪，伏邪重者，则专治伏邪，而新感自解。若中焦挟有形食积浊痰，则邪热蒸蕴，每每乘机入胃，热结于中，而为可攻之证。盖胃为五脏六腑之海，位居中焦，最善容纳，邪热入胃，则不复他传，故温热病热结胃腑，得攻下而解者，十居六七，陆九芝谓：温病热自内燔，其最重者，只有阳明经、腑两证，经证用白虎汤，腑证用承气汤，有

此两法，无不可治之温病矣。其意专重阳明，若温病决不涉及别经者，其言亦未免太偏。总之温病邪热蒸郁，入于阳明者居多，热在于经，犹属无形之热，其证烦渴多汗，狂谵脉洪，此白虎证也。若热结于府，则齿垢，唇焦，睛热，舌苔焦黄，神昏谵语，脉沉实，此承气证也。只要认证清楚，确系热在于胃，则白虎、承气，依法投之，可以取效反掌，切勿因疑生怯，反致因循贻误也。即温病发斑之际，用清营透络，解毒化斑，而斑仍不透，往往用攻下逐毒，府气一通，而斑始大透。伏邪从斑而解者，亦常见之。此案初用《肘后》葱豉汤加味，辛散发表，使新感先从外解，继即审定温病实症，迭用寒泻，直攻胃结，逐次发斑，而伏邪始得肃清，所用药品，皆用汉方以奏效，学古有获，确是佳案。

**温病发斑案（妇科）　严绍岐（住绍兴昌安门外官塘桥）**

【病者】王氏妇，年三十余，住昌安门外。

【病名】温病发斑。

【原因】素因血虚肝旺，适五月间病温，五日后始延予诊。

【症候】面红热盛，神昏烦燥，口虽干，不喜饮，间有呃逆。

【诊断】脉沉小数，舌鲜红无苔，予断为邪在血分，将发斑也。

【疗法】以犀、羚、生地、大青清营透斑为君，桑、丹、芦、竹、杷叶宣络达邪为臣，佐二蒂以止呃也。

【处方】犀角片五分，先煎　鲜生地八钱　冬桑叶二钱　鲜竹茹三钱　羚角片一钱，先煎　鲜大青五钱　丹皮钱半　真柿蒂三十个

先用鲜水芦根一两，青箬蒂十个，鲜枇杷叶一两，去毛抽筋，鲜竹叶心四钱四味，煎汤代水。

【效果】两剂斑出神清，呃除身凉。继以鲜石斛三钱，鲜生地五钱，甜梨肉一两，青甘蔗一两，佛手片一钱，金橘脯两枚，养胃阴而醒胃气，三服即胃动而痊。

廉按：血分病温斑未出，而神昏呃逆，病势已危，犀羚五鲜汤加味，虽属正治，然近今犀、羚价昂，贫者不易购服，可用生玳瑁三钱、草犀三钱以代犀角，羖羊角一钱（俗称黑羚羊）以代羚角，功用亦大致相同，请医者一试便知，当信迂叟之言，非妄谈以欺同道也。

## 肾虚温病案（内科）　张锡纯（住盐山西门内）

【病者】高姓，年二十五六岁，业农，住盐山城东北张马村。

【病名】肾虚温病。

【原因】仲夏初旬，麦秋将至，远出办事，又欲急回收麦，长途趋行烈日之中，辛苦殊甚，因得温病。其叔高鲁轩及其表叔毛仙阁皆医士，又皆善治温病，二人共治，旬日无效。盖因其劳力过甚，体虚不能托病外出也。

【症候】愚诊视时，其两目清白，竟无所见，两手循衣摸床，乱动不休，谵语无伦，分毫不省人事，其大便从前滑泻，此时虽不滑泻，每日仍溏便一两次。

【诊断】脉象浮而无力，右寸之浮尤甚，两尺按之即无，一分钟数至一百二十至，舌苔薄黄，中心干而微黑。细思此证，其两目清白无见者，肾阴将竭也，其两手乱动不休者，肝风已动也，病势至此，危险已至极点。幸喜脉浮为病还太阳，右寸浮尤甚，有将汗之势。其所以将汗而不汗者，人身之有汗，如天地之有雨，天地阴阳和而后雨，人身亦阴阳和而后汗，此证尺脉甚弱，阳升而阴不应，是以不能作汗也。

【疗法】此证若欲其出汗，不可分毫用发汗之药，当用大润之品，峻补其真阴，济阴以应其阳，必能自汗，汗解则病愈矣。

【处方】大怀熟地二两　生怀山药三钱　元参一两　甘枸杞一两　真阿胶四钱，烊冲　甘草三钱

煎汤一大碗，徐徐分数次，温饮下。

【效果】上方如法煎服，一日连进二剂，汗出统体而愈。

廉按：《内经》谓温病虚甚死，此症诚虚极矣。方用大剂滋补，一日两剂，通体汗出而愈，倬哉！亦奇哉！若骤疑其伪，张君为信用卓著之名医，著有《衷中参西录》三集行世，非闭门造车，出门合辙者比。若竟信其真，则阴竭动风，往往一厥即脱，迫不及救。即使因病致虚，虚属骤变，药虽对症，恐无如此速愈之理。惟方药极有力量，爰为选录，以待后来之实验。

## 产后温病案（妇科）　严绍岐（住绍兴昌安门外官塘桥）

【病者】张氏妇，年三十二岁，住鲍溇

【病名】产后温病。

【原因】时交暮春，产后三日，自服生化汤，腹痛除而恶露行，伏温遂乘机外溃。

【症候】一起即身灼热，汗自出，不恶寒，反恶热，咳嗽气逆，渴喜凉饮。

【诊断】脉右浮滑，左小数，舌红苔黄薄腻，据症参脉，此产后伏温，从血分转出气分也。前哲石顽老人虽云：凡遇胎前产后所患，不拘何病，总以胎产为本，以病为标。若产后当理血分，然亦当随机应变。余遂断之曰，此伏热症，虽在产后，亦当轻清透达为首要。

【疗法】以桑、杏、甘、桔轻宣其肺为君，茅根、青箬清透其伏热为臣，生

地、白薇凉其血为佐，赤芍、丹参通其血为使，遵《内经》急则治标之法。

【处方】冬桑叶二钱　白桔梗一钱　光杏仁三钱　青箬叶三钱，切寸　赤芍钱半　根生地四钱　生炙甘草各三分　东白薇三钱　苏丹参三钱　鲜茅根五钱，去皮

【效果】两剂即灼热咳逆大减，原方去桑、桔，加鲜斛、归身养胃和营，再进三剂，诸痾尽却，胃能纳谷而痊。

廉按：胎前宜凉，产后宜温，虽皆熟在人口，然亦一偏之见，总要查悉原因，辨明症候为第一。前哲徐洄溪曰：近人有胎前宜凉之说，颇为近理。至于产后则阴血尽脱，孤阳独立，脏腑如焚，经脉如沸，故仲景专以养血消瘀为主，而石膏、竹茹亦不禁用，余每遵之，无不立效。乃近人造为产后宜温之邪说，以姜、桂为主药。夫果阴阳俱脱，脉迟畏寒，血水淋漓，面青舌白，姜、桂亦有用时。乃血干火燥，纯现热症，亦用热药，则经枯脉绝，顷刻而毙，我见以百计。更有恶露未净，身热气塞，烦躁不寐，心烦腹痛，皆由败血为患，亦用姜、桂助其火而坚其瘀，重则即死，轻则变成蓐劳。造为此等邪说者，九死不足以蔽其辜。由此类推，凡胎前伏温，产后陡发，对症用药，虽犀角、石膏，亦不必忌，何况其次，如此案之轻清透达乎。但方虽清稳，尚属伏温轻症之疗法，与张氏寿甫之滋阴清胃汤（元参两半，当归三钱，生白芍四钱，生甘草钱半，鲜茅根二钱）异曲同工。

### 温病鼻衄案（内科）　王经邦（住天台栅门楼）

【病者】李忠荣，年三十余岁，业商，住宁海东路李家庄。

【病名】温病鼻衄。

【原因】由于阳明郁热，迫血妄行，而上冲于脑，脑通于鼻，故衄。

【症候】独热无寒，面赤沸红，衄如涌泉。

【诊断】温症如遇脉象洪大浮芤，必发鼻衄，先用解肌清热，可无后患。若用辛温燥湿等物，立时衄血。欲止其血，当用此方为妥，虽有余邪，不致贻害。切不可用参、芪、地、芍等补气、敛血、滋阴之药，其衄血虽止，恐余邪未清，至后变端百出，亲睹数人，致成不治，皆因余邪未清之故。

【疗法】青蒿、竹叶、连翘清其表热，黄连、黄芩、丹皮、山栀清其里热，荷叶凉血而消瘀，木通、茅根驱邪而达下。

【处方】青蒿脑二钱　淡竹叶钱半　青连翘钱半　小川连七分　黄芩一钱　粉丹皮二钱　焦山栀二钱　鲜荷叶一钱　汉木通一钱　茅根四十支

【效果】一服衄即止，不劳他药而痊。

廉按：温热逆升清窍而衄，其衄后热势必衰，故用清泄之法，亦与前症不同，是方加鲜生地五钱捣生锦纹五分，效更捷。

### 温病咳血案（内科）　何绍彭（住永修正街）

【病者】淦祖照，年二十余岁，耕种为业，住廖坊区。

【病名】温病咳血。

【原因】温邪劫伤肺络，咳血已经半月，后因初夏劳力，病乃愈甚。

【症候】不时咳血，甚则呕血，身热脘痞。

【诊断】舌边尖红，苔薄白，脉浮数微弦，此由邪伤肺络，肺气失于清肃，致阳络伤，血从上溢也。劳力病甚者，有所用力，则气血之行疾，而上涌愈甚也。及失血过多，则虚而生热，是以又有身热脘

痨之症也。

【疗法】以桑叶、白茅花、米仁畅肺分之气，百草霜、黑姜、紫菀理肺分之血，皆有宁络之功，生地、芝麻、西参、阿胶补络损以平虚热。

【处方】白茅花钱半　冬桑叶钱半　生米仁三钱　百草霜一钱　黑炮姜二分　鲜生地三钱　黑芝麻钱半　毛西参一钱两分　陈阿胶一钱二分　紫菀钱半

【效果】四剂热退血少，于前方去炮姜、桑叶，加生白芍，又六剂而血止。仍于方内去白茅花、百草霜，加霍斛、杞子各一钱，调理而痊。

廉按：咳血较吐血为难治，方用清肺宁络，参以濡血，亦属寻常疗法，妙在白茅花、百草霜二味，气清质轻，善止肺血，炮姜亦反佐得力，使诸药无阴凝之流弊也。

### 温病兼喉疼案（内科）　张锡纯（住天津）

【病者】前察哈尔道尹胡珍簠公，年五十四岁，原籍云南，寓天津英租界。

【病名】温病兼喉疼。

【原因】建筑楼房十余所，自初春开工，一切事务，皆自经管，费心劳神，暗生内热。又日饮牛乳两次作点心，亦能助热。内热上潮，遂觉咽喉不利，至仲秋又感受温病，其咽喉陡然作疼。

【症候】表里俱觉发热，咽喉疼痛，妨碍饮食，心中之热，时觉上冲，则咽喉之疼痛益甚，周身疲懒无力，大便干燥。

【诊断】脉象浮滑而长，右关尤重按有力，舌上白苔满布，此温病之热已入阳明，与内伤之热相并而为病也。

【疗法】此证原初得两日，表证未罢，因内有蕴热，所以阳明之府热已实，而脉象犹浮，舌苔犹白也。宜用重剂清其胃府之热，而少佐以解表之品，表解里清，喉疼亦当自愈。

【处方】生石膏细末四两，煎汤一大钟，乘热将西药阿斯必林三分弱，融化其中服之。因阿斯必林之原质，存于杨柳皮液之中，实为辛凉解肌之妙品也。服后若得微汗，诸病自退。

【效果】服药后约半点钟，肌肤似欲汗而未能透出，迟一点钟，觉心中之热不复上冲，咽喉疼痛轻减，时在下午一点钟。至晚间临睡时，仍照原方再服一剂，周身皆得透汗，安睡一夜，翌晨诸病若失矣。

廉按：温病兼喉疼，多属胃家燥热，上蒸咽喉，故重用善清咽喉之石膏，清凉解热，配以阿斯必林者，以其性最善发汗，又善透瘀疹，使伏热从表外达也。方法虽新，仍是清凉解热之旧例。

### 温病兼冲气上冲案（内科）　张锡纯（住天津）

【病者】郑伯恕，年五十二岁，奉天裕盛铭印书局经理。

【病名】温病兼冲气上冲。

【原因】其人素有痰饮，偶有拂意之事，肝火内动，其冲气即挟痰饮上涌，连连呕吐痰水。季春之时，因受感冒成温病，温热内传，触动冲气，又复上冲。

【症候】表里壮热，渴嗜饮水，痰水上泛，屡屡咳吐，呃逆哕气，连连不除，两胁作胀，大便三日未行。

【诊断】脉象左部弦长，右部洪滑而长，重按皆甚实，舌苔白厚，中心微黄，此温病之热已入阳明之府，又兼肝火挟冲气上冲也。

【疗法】当重用白虎汤以清阳明之热，而以降冲兼镇肝之品辅之。

【处方】生石膏三两，研细　生赭石一两，研细　生龙骨八钱　生牡蛎八钱　白知母八钱　生杭芍六钱　清半夏三钱　厚朴钱

半　甘草二钱

煎汤三茶钟，分三次温饮下。

【效果】将药三次服完后，热退气平，脉亦较前和平。其大便仍未通下，遂将石膏、龙骨、牡蛎各减半，再煎服一剂，大便通下全愈。

【说明】医家用石膏，未有与赭石并用者。即愚生平用石膏，亦未尝与赭石并用，恐其寒凉之性直侵下焦也。然遇有当用之病而用之，则病当之，非人当之。如此证，不重用石膏，则阳明之大热不除，不重用赭石，则上逆之冲气莫制，此所以并用之而无妨碍也。

廉按：冲属于胃，又隶于肝，凡有痰饮者，每兼肝郁，肝火内动，挟冲气上冲，势必连呕痰水，甚则呃逆噫气，若感温病，其势更甚。此案方用清降潜镇，确是对症发药，案后说明，理亦充足。

**春温案（内科）　严执中（住泰兴东门外殷家庄）**

【病者】张东楼之妹，年十九岁，住常州陈巷。

【病名】春温。

【原因】去岁暮略受寒邪，寒郁化热，至今春复新感风寒而发。前医令服解表药数帖，汗出而热不退。

【症候】初病头疼身痛，胸闷食少，口渴引饮，晚间热重，时或呢喃。一星期后，经行忽停，因而少腹疼痛，连夜谵语，咳嗽黏痰，用力而不得出，齿焦舌刺，索茶而不多饮，屈指已廿七日。

【诊断】六脉弦数，尺部细候则促，症属春温而邪入阴分，蓄血胞宫也，明矣。幸喜二九之年，真阴尚未消烁，如急救得法，犹可转危为安。

【疗法】治病必求于本，故重用黑元参、原麦冬、鲜生地、肥知母、粉丹皮，滋阴清热为主，川贝母、牛蒡子、广陈皮，理气豁痰为辅，又思蓄血下焦，大便燥结，扬汤止沸，莫若釜底抽薪，因用桃仁泥、广箱黄，前后通行合治，而丹皮佐桃仁，甘草佐大黄，意在一则防缓，一则恐急。余若芦根、茅根、银翘与川贝、牛蒡等，不过邪由外入者，仍使之由外而出，所以吴鞠通、叶天士、陈平伯、王孟英诸先生谓为温邪发表之要药也。

【处方】肥知母三钱　川贝母三钱　桃仁泥三钱　生甘草五分　净连翘三钱　黑元参五钱　粉丹皮三钱　广箱黄三钱　金银花三钱　广陈皮一钱　鲜生地五钱　原麦冬三钱　牛蒡子二钱

鲜芦根三钱，鲜茅根一两，去衣，二味先煎代水。

【效果】予方一出，当时诸医议论纷纷，谓死期将临，尚用大黄三钱，丛恿病家莫服。予见胶柱派反对，乃大声曰：倘病者服余方而死，余愿出大银百元，为之棺椁丧葬。于是病家使病者连服两煎，果月信复来，腥臭难闻，夜不谵语，日不糊涂，身热亦退，颇思饮食。延余复诊，苔腻黄已化，脉弦数已缓，惟咳嗽稠痰，比前尤多。予乃于前方去大黄、桃仁，加杏仁泥、全瓜蒌，连服四剂而愈。

廉按：病属冲任伏热，桃仁承气加减，正合病机，然非素有胆识者不敢担任。

**春温案（内科）　杨燧熙（住镇江西城内）**

【病者】陈济川，年五十五，镇江商人，住镇江西门城外。

【病名】春温。

【原因】幼年完婚太早，后伤酒色而患淋浊，服止涩药过早，毒逼于内，致腿缝生鱼口之症数月。显系内因阴虚，外因温邪而发。

【症候】头痛恶寒发热，浑身骨疼，

大便数日不行，小溲赤，口不渴，腹部拒按，唇齿干燥，咳嗽不爽，脘闷不舒。

【诊断】脉浮滑数，两关较大，舌苔淡黄，朱点甚多。脉症合参，断为温病，此《内经》所谓冬不藏精，春必病温也。

【疗法】先进桑菊饮加减以清热，继投调胃承气汤加味以下积。

【处方】霜桑叶三钱　苦桔梗二钱　净连翘二钱　炒黄芩钱半　杭白菊三钱　薄荷叶八分　瓜蒌皮三钱　京赤芍钱半　光杏仁二钱　生甘草五分　大贝母三钱　枇杷叶二钱，去毛筋净

【接方】金银花三钱　瓜蒌皮三钱　生甘草一钱　净连翘三钱　生箱黄二钱　黑山栀三钱　川石斛三钱　元明粉钱半，冲服　毛知母钱半　荸荠三枚

【效果】初剂热解，二剂便行，三剂即能起立，可吃稀糜饮少许。后以滋养法，调理二三剂而康健。

廉按：初用辛凉轻剂以宣上，继用苦寒重剂以攻里，此注重肺胃之治法，是得力于《温病条辨》者。

**春温案（内科）　陈作仁（住南昌中大街四川会馆）**

【病者】陈其义，三十六岁，南昌人，住城内。

【病名】春温。

【原因】失耦续弦，时当客冬，房事过劳，真阴亏损，又兼冬令严寒，经云：冬伤于寒，春必病温。又云：冬不藏精，春必病温。其斯之谓欤。

【症候】初起证似伤寒，惟热多寒少，常有汗出，汗后而热不稍减，且口渴引饮，此与伤寒病状，大不相同。

【诊断】两寸脉浮大而数，右寸脉尤洪，脉症合参，断为春温，乃热邪伤阴之候也。

【疗法】但春温症而恶寒，微兼表证，不能骤用纯阴之剂，宜仿仲景麻杏甘石汤主之，但麻黄春夏宜慎用。兹以薄荷代麻黄为君，杏仁宣表为臣，石膏质重泻火，气轻解肌为佐，甘草和中为使。但温必有毒，有浊气，加银翘芳香化浊，泄热解毒，以助石膏之清解。

【处方】苏薄荷一钱二分　叭哒杏仁三钱，去皮尖　生石膏八钱，杵　生甘草一钱　净银花三钱　青连翘三钱

【效果】此方连进二剂，各症均减过半，惟咳嗽热渴，尚未全愈，易以桑菊饮加减续进。

冬桑叶三钱　白菊花二钱　苦杏仁二钱去皮尖　桔梗钱半　贝母钱半　鲜芦根三钱　淡竹叶钱半　苏薄荷四分　生甘草一钱

此方又接进三剂，未七日而各症逐渐就全矣。

廉按：辨证清切，选药惬当，妙在初起即用荷、杏、石、甘加银翘，而为辛凉之重剂，较吴氏银翘散力量尤大，真得叶氏薪传也。

**春温发斑案（内科）　叶鉴清（住上海）**

【病者】杨左，年三十余，宁波人，住卡德路祥福里。

【病名】春温发斑。

【原因】邪陷入胃，化火劫津，致热蒸发斑。

【症候】温邪已逾一候，身不恶寒，蒸蒸发热，斑如锦纹，头面、胸背、四肢均有，色尚红活，大渴饮冷，头额汗多，烦躁气闷，其则神昏谵语，溺赤如血，便闭三日，舌干绛，根苔黑，唇焦，前板齿燥。

【诊断】脉来右洪数，左弦数，脉症合参，显是阳明热盛之候，上蒸包络，则时有谵语，熏蒸肌表，则灼热发斑。邪势方张，津液已伤，诚恐骤变痉厥，勿谓言

之不豫也。

【疗法】阳明经、腑气血皆热，故用膏、知、地、斛双清气血，生津救液为君，大青叶、生草化斑解毒为臣，竹叶清泄膈上之热，茅根清宣血分之热，元参专泻浮游之火，味咸色黑，且能养阴，以清心肾之热，合银翘清解为佐使。服一剂。

【处方】生石膏二两　鲜生地二两　生甘草一钱　大青叶三钱　大竹叶三钱　连翘四钱　肥知母四钱　鲜石斛八钱　润元参四钱　金银花四钱　茅根肉五扎，去心衣

【二诊】热灼较和，赤斑更多，昨夜谵语较少，寐亦稍安。醒后烦闷渴饮尚甚，舌根黑苔已化，干绛无津，唇焦便闭，溺赤茎痛，种种火盛劫津之象，未见少减。病已九日，右脉洪数，左脉弦数，仍防昏痉变端，再以大剂生津清热法治。

【二方】生石膏二两　鲜生地二两　生甘草一钱　大青叶三钱　净连翘四钱　肥知母三钱　鲜石斛三钱　肥元参四钱　天花粉四钱　金银花四钱　茅根肉五扎，去心衣　鲜竹叶三钱　磨冲黑犀角四分
另用鲜石斛三钱，炖汤代茶。

【三诊】热势渐减，赤斑渐淡，有汗津津，谵语已止，舌绛有液，脉来洪数稍静，烦闷渴饮尚甚，大便未行，小溲赤痛，邪恋阳明，慎防昏痉变端，守原法治。

【三方】生石膏一两五钱　鲜石斛八钱　京元参四钱　净连翘四钱　焦山栀三钱　鲜生地一两五钱　生草梢一钱　天花粉四钱　金银花四钱　竹叶心三钱　茅根肉五扎，去心　灯芯三扎　磨冲犀角三分
另炖鲜石斛代茶。

【四诊】斑渐回，热较退，燥气闷渴饮等亦有减无增，夜寐较安，谵语不作，脉右尚形浮数，左弦数，便畅不痛，色深黄，舌苔红润，胃纳渐展，病情已有转

机。治再生津清化，然必须加意谨慎，勿变为上。

【四方】生石膏一两　鲜石斛五钱　京元参三钱　净连翘三钱　大竹叶三钱　鲜生地一两　天花粉四钱　焦山栀三钱　金银花三钱　嫩芦根一两，去节　灯芯三扎
鲜石斛汤代茶。

【五诊】身热解而不彻，诸恙悉退，三部脉象，数而不大，舌苔红润，微有薄苔，烦闷已平，渴饮渐和，赤斑循序而回，小溲黄，邪势已退六七，不生他变，可保无虞。

【五方】鲜石斛四钱　净连翘三钱　绿豆皮四钱　鲜竹叶三钱　甘蔗皮五钱，塘西产　冬桑叶钱半　金银花三钱　嫩芦根一两，去节　生竹茹钱半　灯芯三扎

【六诊】斑虽回净，肌热犹未解清，易汗口干，舌红润，根生薄苔，脉象弦数，右甚于左。今日频转矢气，大便欲解而未行，大邪虽退，余烬尚存，治再清胃养津，参以润肠。

【六方】西洋参一钱　生扁豆衣钱半　火麻仁四钱，研　大竹叶三钱　绿豆衣四钱　鲜金斛四钱　净连翘三钱　瓜蒌仁四钱，研　嫩芦根八钱，去节　甘蔗皮五钱，塘西

【七诊】交两候热退身凉，脉来静软，大便亦行，干燥异常，温病后津虚肠燥，往往如此。

【七方】西洋参一钱　生扁豆衣钱半　净连翘三钱　火麻仁四钱，研　生谷芽三钱　鲜金斛三钱　稽豆衣三钱　嫩芦根八钱，去节　松子仁三钱，研　淡竹叶钱半

【八诊】胃纳颇旺，脉来濡而有神，溺长色淡，皆邪去正复之佳象也，前方既合，毋庸更章。

【八方】西洋参一钱　南沙参三钱　稽豆衣三钱　橘白一钱　淡竹叶钱半　川石斛三钱　扁豆衣钱半　生谷芽三钱　生竹茹钱

半　灯芯三扎

【九诊】大病之后，全持胃气健旺。今寝食均安，大便又行不时，津液来复，即脾家运化之力亦健，所以神采颇好，脉象有神，治再和养，惟怡情静摄，调匀饮食，较服药尤为紧要。

【九方】米炒洋参钱半　川石斛三钱　生谷芽三钱　水炒竹茹钱半　灯芯三扎　南沙参钱半　稆豆衣三钱　橘白一钱　抱木茯神三钱　红枣三枚

【效果】服四剂全愈。

廉按：肝胆为发温之源，阳明为成温之薮，诚以肝主回血，血中含有炭素，每从火化，故厥阴经最多伏火，每挟春温时气而暴发。其发也，阳明首当其冲，故身灼热而发斑，与新感风温病势，轻重悬殊。此案辨证有识，处方有胆，非学验兼优，确有把握者不办，惟方中再加羚角为尤妙。

### 春温误治案（内科）　陈作仁（住南昌中大街四川会馆）

【病者】杨春芳，年四十八岁，南昌人，住广润门外。

【病名】春温误治。

【原因】无子而新娶一妾，甚宠爱，未免房事过劳，时届春令，无以应生发之气，致发春温重症。误服辛温发表等剂，病日加重，延误旬日。

【症候】壮热不退，汗多口渴，大便旬余不通，舌苔黑生芒刺，病势危险已极。

【诊断】脉左右俱洪数鼓指，合参病势现象，察其前服各方，知系春温误药所致。证已至此，非大剂滋阴兼涤肠，不及挽救。

【疗法】议以增液承气法，重用元参、生地、麦冬为君，以滋水养阴，合大承气汤，以急下存津，此亦破釜沉舟之意也。

【处方】润元参六钱　鲜生地六钱　杭麦冬五钱，去心　生川军三钱　川厚朴二钱　炒枳实二钱　元明粉二钱，冲

【次诊】一剂，大便即通，热渴俱减，险象已除，遂改以复脉汤去姜、桂续进。

细生地六钱　杭麦冬五钱　杭白芍三钱　阿胶珠三钱　生甘草二钱　火麻仁三钱，去壳，捣

【效果】服二剂，疑渴均愈，惟胃阴不足，正气尚亏，又进益胃汤加减，以为善后调理。

北沙参四钱　润玉竹三钱　细生地四钱　杭麦冬三钱　抱木茯神三钱　粉甘草二钱　鲜青果四枚，剖破，若无青果时不用亦可

煎成后去渣，加上冰糖五钱，烊化，频频服之，服四剂而全愈。

廉按：春温误治，至舌黑而生芒刺，症势已险，方用增液承气法救误，确有巨功。惟续进减味复脉汤，稍嫌太骤，当先进益胃汤为合法，俟胃阴复而胃气健，然后用复脉法滋填收功，较为适当。

### 春温夹食案（内科）　钱存济（住广德城内）

【病者】张修臣子，年十二岁，住广德北乡。

【病名】春温夹食。

【原因】初因伤风发热，头痛自汗，不寒而渴，余投以麻杏甘石汤，加薄荷、银花，一剂即愈。后因误食鲫鱼半碗，其症复作，他医进以辛燥，病转剧。

【症候】目肿如桃，头痛如劈，烦燥谵语，大渴引饮，潮热自汗，小便短数，大便不通，胃胀拒按。

【诊断】脉象滑实，舌绛苔燥，合病因脉症参之，此胃实证也。夫外邪初解，胃气必虚，正宜清淡滋养，以生津液，乃

不戒于口，恣食荤腥，停滞于胃，复进辛燥，助阳耗液，食积得阳明燥化，致胃经所统属之地，皆结实不通。故目肿头痛者，阳明燥火上冲也。烦燥谵语者，胃热上蒸神经也。大渴引饮者，胃津竭而求救于水也。潮热者，阳明旺于申酉，实则得旺而剧也。自汗者，津液外泄也。小便短数者，津液下逼也。大便不通者，肠有燥屎也。病既内外皆实，自宜急下，以泻悍热之气，而救将绝之阴也。

【疗法】以大承气汤原方，先煎枳、朴，继纳大黄，次入芒硝，盖取生者气锐而先行，熟者气钝而和缓之义，欲使芒硝先化燥屎，大黄继通地道，而枳、朴除其积滞，皆所以通泄大肠而逐热也。

【处方】厚朴五钱　枳实四钱　大黄四钱　芒硝三钱

以水三碗，先煮枳、朴取二碗，去滓，纳大黄，煮取一碗，去滓，纳芒硝，溶化顿服。

【效果】服一剂，下燥屎数十枚，诸恙霍然，即占勿药，令以米饮调之，一周而愈。

廉按：案语多所发明，选方极为确切，非精研《伤寒论》，胆识兼全者不办。

**春温夹痰案（内科）　叶鉴清（住上海）**

【病者】席锡蕃先生令侄润身兄，年廿余岁，洞庭山人，住爱文义路。

【病名】春温夹痰。

【原因】新感风温，素蕴痰热。

【症候】但热不寒，有汗不解，咳嗽气逆，痰厚若胶，咯吐维艰，病已逾候。表分之风邪，虽从汗达，里分之痰热，正在熏蒸，蒸于胃，则脘闷渴饮，发热不已，熏于肺，则咳嗽痰厚，气急不平，便闭溺赤，烦躁少寐。

【诊断】脉来右寸关浮滑数，左弦数，舌尖边红，根中黄苔，津液已经受伤，最恐上痹肺气为痰厥，内陷包络为神迷，不可不豫防也。

【疗法】初方用鲜斛清胃生津，苏、葶、桑皮、白前，泻肺开降为君，芦根、米仁、冬瓜子，（即千金苇茎汤去桃仁），清肃肺胃为臣，余如杏仁利肺，蒌贝化痰，连翘清热，枇杷叶顺气，用为佐使，各尽其清肃上中两焦之功能也。

【处方】鲜石斛四钱　炙苏子三钱　象贝钱半　连翘四钱　生米仁四钱　水炙桑皮四钱　甜葶苈一钱　瓜蒌仁五钱　杏仁三钱　冬瓜子四钱　白前钱半　枇杷叶三片，去毛

嫩芦根二两，煎汤代水，服一剂。

【次诊】大便先清后溏，痰浊下达，气急较平，熏灼势缓，身热稍和，惟咳嗽尚甚，稠痰咯吐尚艰，烦闷渴饮，饮又不多，小溲短赤，赤而且浑。脉右数大于左，舌红苔黄腻，种种胃热上蒸，肺不清肃，痰与热熏灼，津与液受伤，热无形也，痰有质也，宜清无形之热，化有质之痰，清理肺胃，顺气生津，病已经旬，慎防昏喘变端。

【次方】霍石斛三钱，另煎　炙苏子钱半　象贝钱半　杏仁二钱，去尖　广郁金钱半，生打　生桑皮四钱　甜葶苈一钱　瓜蒌皮四钱　连翘四钱　枇杷叶三片，去毛　嫩芦根一两，去节　生米仁四钱　冬瓜子四钱

一剂。

【三诊】昨夜寐颇安，气分逐渐平降，惟咳嗽依然，咯痰尚利，身热较轻，烦闷亦减，大便又行，微带溏薄，病势日见退机，全赖痰从上出，热从下达。今日诊脉，右部浮大虽平，滑数尚甚，左尚弦数，舌苔化薄，当再清化肺胃痰热。

【三方】水炙桑皮三钱　杏仁二钱，去尖　象贝一钱　冬瓜子四钱　赤苓四钱　芦根一

两，去节　白前钱半　连翘四钱　瓜蒌皮三钱
生米仁四钱　通草一钱　枇杷叶三钱，去毛
　　　　一剂。

【四诊】身热乍盛乍衰，咳嗽或平或
作，所幸咯痰颇爽，气逆已和，肺气不至
有升无降，痰热亦不至有入无出。舌质既
淡，苔亦化薄，小溲较长，色尚深黄，脘
闷口渴均减，右脉仍形滑数。再拟清胃肃
降，顺气化痰，不加昏喘变端，可保
无虞。

【四方】嫩芦根一两，去节　生米仁四钱
杏仁二钱，去尖　川象贝各一钱　生竹茹钱半
冬瓜子四钱　桑叶皮各钱半　连翘三钱　瓜
蒌皮三钱　广郁金钱半，生打　枇杷叶三片，
去毛　通草一钱　鲜地栗三枚
　　　　一剂。

【五诊】身热大减，大便又行，脘闷
气逆等次第就轻，咳嗽亦不若前日之剧
作，咯痰较薄，肺气渐得清降，痰热日见
退化，溺色仍黄，脉来右部滑数，左尚和
平，舌苔薄黄，病势已松，再以清化。

【五方】嫩芦根一两，去节　生米仁三钱
川象贝各钱半　鲜竹茹三钱　赤苓四钱　冬
瓜子四钱　青连翘三钱　全瓜蒌四钱　生蛤
壳四钱，打　通草一钱　淡竹叶三钱　枇杷
叶三片，去毛
　　　　一剂。

【六诊】身热交两候退净，诸恙均
平，胃纳亦展，惟咳嗽未已，咯痰厚薄不
一，余热挟痰尚恋肺胃，清肃下降不能如
常，脉来数象已和，右濡滑，左小弦，舌
淡红，根苔薄黄，火邪已退，仍从肺胃
治之。

【六方】嫩芦根六钱，去节　生米仁三钱
川贝二钱　橘白一钱　生竹茹钱半　冬瓜子
四钱　川石斛三钱　蒌皮三钱　生扁豆衣钱
半　淡竹叶钱半
　　　　二剂。

【七诊】昨食粥稍多，脘中微闷，时
欲作嗳，大病小愈，胃虚消化力薄，所以
每每能食运迟。咳嗽有痰，肺邪亦未清肃，
舌根薄黄，溺色渐淡，大便三日未行，脉
右濡细带滑，治再清化，务宜调匀饮食，
安养怡情，当此九仞，幸加意留神为上。

【七方】宋公夏钱半　广郁金钱半　橘
皮一钱　炒扁豆衣钱半　冬瓜子三钱　川贝
母钱半　炒蒌皮三钱　炒竹茹钱半　旋覆花
钱半，包煎　通草一钱　枇杷叶三片，去毛
玫瑰花五分，后下
　　　　二剂。

【八诊】和胃清肺，顺气化痰，乃病
后清理之法。

【八方】川石斛三钱　宋公夏钱半　橘
白一钱　茯苓三钱　冬瓜子三钱　甜杏仁三
钱　川贝母钱半　炒竹茹钱半　炒蒌皮三钱
枇杷叶三片　灯芯三扎
　　　　三剂。

【九诊】便通溺长，胃纳亦展，惟稍
有咳嗽，晨起尚有稠痰，脉濡有神，胃府
湿热已化，肺家痰邪未清。

【九方】甜杏仁三钱　宋公夏钱半　川
石斛三钱　橘白一钱　冬瓜子三钱　茯苓三
钱　川贝钱半　蒌皮三钱　炒竹茹钱半　枇
杷叶三片，去毛
　　　　四剂。

【十诊】诸恙均平，咳嗽已和，舌苔
亦化，脉来柔软，邪虽去，正未复，治再
清养。

【十方】西洋参一钱　宋公夏钱半　甜
杏仁三钱　橘白一钱　茯苓三钱　川石斛三
钱　川贝母钱半　冬瓜子三钱　炒竹茹钱半
稽豆衣三钱　红枣三枚
　　　　四剂。

【十一诊】胃热已清，肺痰亦化，平
素食后时欲作嗳，胃气不和所致，脉来较
振，治再清养，饮食尤宜谨慎。

【十一方】 西洋参一钱　川贝钱半　杏仁二钱,去尖　旋覆花钱半,包煎　炒竹茹钱半　原金斛三钱,另煎　瓜蒌皮三钱,炒　橘白一钱　绿萼梅一钱　枇杷叶三片,去毛

【效果】 服六剂全愈。

廉按:新感风温,素蕴痰热,为春季最多之候。叙证详明,处方轻稳,先清化,后清养,治则井然。似此佳案,堪为后学法程。

**春温夹痰喘案(儿科)　叶鉴清(住上海)**

【病者】 陈女孩,年二岁,苏州人,住梅白格路人和里。

【病名】 春温夹痰喘。(俗名肺风痰喘,实则肺闭,西医名肺炎)。

【原因】 痰热内蕴,又感风温。

【症候】 壮热有汗,神志昏蒙,微咳喘急,喉有痰声漉漉,便溏溺少。

【诊断】 纹淡紫,舌苔厚白,脉来细数,已服过麻杏甘膏汤,无效,风痰热交结上焦,肺气将闭,襁褓肺弱,防涌塞骤变,勉拟轻清开泄,以尽医力。

【疗法】 肺位最高而司呼吸,喉为肺之外候,射干、牛蒡、甘、桔,利肺开喉为君,苏、葶、莱菔子,豁痰宣降为臣,更以杏仁、枳壳、前胡、郁金,宽胸宣郁为佐使也。病在上焦,药用轻清,仿徐之才轻可去实之义。

【处方】 炒牛蒡三钱　生甘草四分　广郁金钱半　莱菔子三钱　甜葶苈一钱　前胡钱半　泡射干八分　苦桔梗五分　白杏仁二钱　炙苏子钱半　生枳壳钱半

【次诊】 喘势较平,小溲稍长,热灼之势亦缓,咳嗽痰多,便溏甚黏,痰邪已由肺入胃肠而下行,脉细较扬,右部濡滑数,关纹隐而不显,痰热尚充斥肺胃,质小病重,防喘塞骤变,治再清宣。

【次方】 炒牛蒡三钱　生甘草四分　广郁金钱半　炙苏子钱半　泡射干八分　苦桔梗五分　白杏仁二钱,勿研　甜葶苈一钱　生枳壳一钱　嫩前胡钱半　白通草一钱　广橘白一钱

【三诊】 喘平,咳声亦松,肺气已得宣利,热退身凉,微微自汗,大便溏薄,溺多而黄,舌苔腻薄,脉象濡滑数,病情已入坦途,治再清肺,顺气化痰。

【三方】 熟牛蒡二钱　象贝三钱　炙苏子钱半　冬瓜子四钱　囫囵杏仁二钱,去皮尖　炒蒌皮三钱　连翘壳三钱　通草一钱　生枳壳一钱　前胡钱半　莱菔子三钱

【效果】 服二剂后,诸恙均和,惟尚咳嗽有痰,仍宜清肺化痰,又服二剂全愈。

廉按:邪闭在肺,势极危险,而对症发药,不旬日已全者,因小儿脏腑嫩薄,易入亦易出,所以效力神速也。

**春温夹痰热案(内科)　魏树森(住兴化后街)**

【病者】 高尔昌,年四十余,业商,住泰县。

【病名】 春温夹痰热。

【原因】 素因嗜食厚味,内积痰热,又外感时邪而起。

【症候】 头痛身热,胸脘痞闷,烦躁不安,舌苔黄,且渴,已延一候。

【诊断】 诊脉浮滑且数,浮脉主表,滑脉主痰,数脉主热。以脉合症,此春温夹痰热病也。方书论温病,有伏气、外感之分。此症因素嗜厚味,痰热内蕴,又值时令温暖,腠理开泄,外感时邪,肺先受病,故见头痛身热,胸脘痞闷,烦躁不安等症。前医进辛凉解表之剂,如荆芥、豆豉、薄荷、牛蒡、银、翘、甘、桔等味,服后胸烦如故,而表热亦未尽解。考《临症指南·温热门》结论云:此病夹有痰热者,用温胆汤。盖夹有痰热之人,痰

热熏蒸于外，亦足以致身热而有余，必须清其痰热，则身热胸烦始解，其理甚明。

【疗法】用蒌贝温胆汤加味，以清其痰热，兼宣通气分，则诸病自除。

【处方】瓜蒌霜钱半　瓜蒌皮三钱　法半夏钱半　粉丹皮钱半　小枳实钱半　川通草一钱　川贝母三钱　茯神茯苓各三钱　焦山栀三钱　淡竹茹钱半　六一散四钱　广橘红一钱　冬桑叶三钱　广郁金钱半　射干钱半

【效果】服两帖，身热胸烦尽解。更用清养胃阴之药，调理数日而瘳。

廉按：辨症既明，方亦清稳，是得力于叶法者。

### 春温晚发误治坏症案（内科）　李竹溪（住芜湖米市街）

【病者】张维翰，年三十七岁，浙江人，芜湖常关吏。

【病名】春温晚发，误治坏症。

【原因】冬伤于寒，潜伏营分，偶触新感而发。据述初起，寒热无汗头痛，医以麻黄、杏仁等暨开泄之品，服后逾时即汗，头晕舌干，服梨一枚，稍定更医，桂枝、温胆诸汤，毫无效果。

【症候】汗不能收，热不肯退，起坐憎寒，卧又汗泄，神疲气索，颧赤懒言，舌干绛，苔薄焦，齿板目合，寐则谵语郑声，循衣摸床，略触即醒，醒后仍能了了，咳嗽痰红，日倾三盏，左胁疼痛，一派阴液就亡，正气将残之象。

【诊断】左脉细数，右细滑无力，查问此病之初，正当谷雨，乃少阴君火司令，阳气大升之时，虽当时有寒热、无汗、头痛之新邪，法宜清解，微透其汗为先。前医麻黄分量尚轻，而开泄之品过多，脱营之体，力不能胜，以致变症蜂起，坏象丛生。及夫起坐憎寒，卧又汗泄，亦当仿白芍甘草汤法。更医又误以桂

枝、温胆等汤，肌不解而痰反多，且营络更沸，痰红胁痛频增。脉症如斯，危机显露，请先留命，慢言治病。

【疗法】先贤有云：存得一分阴，退得一分热。此时门户洞开，藩篱尽撤，首当育阴救本，仿集灵膏法，作滋苗灌根之策。本方加入二至，斡旋阴阳，牡蛎存阴止汗，阿胶补坎填离，鲜石斛得水石之精，清滋胃肾而益脾阴，梨汁、蔗浆，纯含天然真液，生津降火，功冠草木，人乳汁血液所成，借充营络而有殊功，日夜频进勿辍。

【处方】别直参一钱　生熟地各四钱　天麦冬三钱　连心一钱　女贞子二钱　旱莲草三钱　鲜石斛三钱　左牡蛎四钱　东阿胶三钱，同煎　甘蔗浆一杯，冲　雪梨汁一杯，冲　鲜人乳一杯，冲

河水煎成，另冲浆、汁、乳三味。

【二诊】夜分稍静，谵语郑声均减，而汗仍未收，津仍未复，苔黑略退，舌绛依然，红痰减半，胁痛犹存，是方不为无效，不过救阴较补阳本难，水到渠成，稳持勿变。仍于原方之中，参加生鳖甲三钱，生龟板三钱，五味子五分，以灵介潜滋肝肾，较草木事半而功倍，更借五味之力，滋肝肾而敛肺止汗，又精不足者补之以味，此品独有之矣。

【三诊】力挽颓波，诸恙均减，险象悉平，谅无枝节横生之患。惟是质虚，骤难复元，余烬仍嫌未熄。乃于原方去二至、鳖甲，专以养正涤邪，渐次转危为安。

【效果】三候热已退净，汗亦全收，而精神萎顿，起坐殊难，动则心悬欲脱，则参加至三钱，牡蛎、龟板用至一两。幸能饮食，嘱早晚以冰糖炖熟藕、熟梨作点心食。匝月始离床褥，讵料久卧之人，足力顿减，立则需人，嘱以靠椅铺褥坐

之，以足践地，如移步状。依法行之，日渐有力而复原状矣。

廉按：伏气春温，偶感新寒而晚发，折衷张长沙《伤寒论》者，每以麻杏甘膏汤为正治药。然就余实验，苟非其时、非其经、非其人之质足以当之，鲜不为害，未可拘执古方而轻试也。历见温热病，误服麻黄，或汗出不止而死，或咳血不止而死，或目赤唇焦、裸体不顾而死，或两颐暴肿溃烂而死，骤变坏症不治者多多矣。此案用集灵膏加味解救，幸而得生，然亦侥幸成功，不可尽信其一概得效也。

**春温兼寒案（内科）　袁桂生（住镇江京口）**

【病者】姚某子，年十五岁，在学校肄业，住本镇。

【病名】春温兼寒。

【原因】三月间由学校归家，自觉外寒夹内热而发。

【症候】恶寒欲睡，旋即发热，头痛身痛，谵语不能识人，口渴溲赤。

【诊断】脉滑数，苔白腻，此内热为外寒所束也。

【疗法】辛凉轻透，以连翘散合栀豉汤加减。

【处方】金银花三钱　青连翘三钱　焦山栀三钱　淡豆豉三钱　苏薄荷半钱　苏叶梗钱半　牛蒡子钱半　苦桔梗一钱　生甘草五分

先用活水芦根一两煎汤代水。

【次诊】下午四时复诊，神昏谵语如故，身热自汗，溅溅然不止，面赤口渴欲饮水，脉息滑而不数，舌苔薄腻，不黄不燥，因思《伤寒论》云：阳明病发热汗多者，急下之。而面赤神昏又皆当下之症，遂改用小承气汤加味。

【次方】生锦纹三钱　川厚朴五分　生

枳壳二钱　淡黄芩二钱　青连翘二钱　白知母二钱

【三诊】服后，解大便两次，神清安睡，汗止热解，自能起坐，知饥欲食。其家以为病愈，不复延诊，越三日复发热，有汗口渴，脉滑数，与白虎合小陷胸汤。

【三方】生石膏三钱，研细　白知母三钱　生粳米三钱　生甘草五分　瓜蒌仁四钱，杵　小川连四分　仙露夏二钱

【效果】服后热退神清，惟咳嗽痰中带血而已，复与泻白散加黄芩、知母、茅根等，二剂全愈。

廉按：冬时伏气，随春令温热之气而发，但所发之因不同：有感非时暴寒而发者，有饥饱劳役而发者，有房室不慎而发者。此案春温兼寒，俗名冷温，或称客寒包火，张路玉谓：怫郁之热，乘春温之气而发，虽有非时暴寒，止宜辛平之剂发散。初方用银翘散合栀豉汤加减，微发以解其新邪。迨新邪解后，而伏邪外达，见有下症，放胆用小承气加味，非熟读《伤寒论》者不办。第三方白虎合小陷胸汤，亦有力量。惟咳痰带血，肺经尚有伏热，故用二皮、芩、知以清肺经之伏火，佐以茅根，凉血宁络，甘草、粳米，调养胃气，刚刚恰好。

**秋温夹湿案（内科）　过允文（住宜兴徐舍）**

【病者】蒋一清之子，年三十二岁，住蛟爪圩。

【病名】秋温夹湿。

【原因】素有痰湿，又感秋凉，郁伏化热。

【症候】发热谵语，胸痞便溏，苔厚黄腻，渴不多饮。

【诊断】脉不宣扬，乃湿遏热郁之候。本当辛开苦泄，奈一误于香燥，再误于凉遏，香燥则热炽，凉遏则枢窒，故热

绵三月，谵语神昏，其胶固不解之情，皆药误有以致之也。

【疗法】辛以宣之，芳以开之，苦以泄之。

【处方】石菖蒲一钱　前胡二钱　苏薄荷钱半，后入　陈胆星钱半　广郁金钱半　象贝母三钱　玉枢丹五分，研冲　枳壳一钱　鲜枇杷叶五片，刷净　白蔻仁五分，后入　瓜蒌皮二钱

【效果】二剂，湿开热透，神清谵除，继用轻清淡渗法收功。

廉按：湿遏热郁，自以苦辛开泄为首要，方中既有玉枢丹，特长于芳透，则蔻仁可以去之。

## 冬温战汗案（内科）　张际春（住泰兴北城外）

【病者】徐天华，年二十六岁，业楹枋，住泰兴燕头。

【病名】冬温战汗。

【原因】冬旱气温，劳苦受之即发。

【症候】两候身热不解，头眩夜烦，便实溺黄，咳嗽少痰，大汗淋漓，形色若有脱象。

【诊断】早诊苔黄中绛，脉象滑数，系冬温自口鼻入肺，不得外解，则里急而顺传于胃也。肺为娇脏，胃为阳土，宜清宜降，谁知药服便行，忽然发战，大汗如雨，似有急不可缓之险象。病家疑余误汗致脱，即邀复诊，其脉似和，右部不静，此邪久羁气分，得清解之力，大便之后，邪与正争，以作战汗，非阴阳离决之脱汗，一战不清，恐至再战。今正气未至大虚，邪气未得清楚，吴氏鞠通所谓但当听其自然，勿事骚扰可耳。

【疗法】方取桑叶、杏仁、连翘、栀皮、薄荷以清肺，枳壳、瓜蒌皮以降胃，贝母、茯苓、薏苡、甘草以清肺胃热化之痰，又加枇杷叶清降之品为佐使。次日又

诊，汗后热不清，咳有黏痰，即以参叶养阴为主，茯苓、甘草、薏苡以和胃气，贝母、瓜蒌皮以去未清之痰，少佐连翘、栀皮、丹皮、荷叶络以清气分之余热，仍守先贤战汗后身复温，亦不可骤用补药，恐余邪未净复炽之训。

【处方】冬桑叶一钱　青连翘二钱　光杏仁二钱　山栀皮钱半　生枳壳钱半　苏薄荷一钱　象贝母三钱　瓜蒌皮三钱　云茯苓三钱　薏苡仁三钱　生甘草八分　枇杷叶二张，去毛

【又方】参叶二钱　云茯苓三钱　粉甘草五分　生薏苡三钱　瓜蒌皮钱半　川贝母一钱　连翘一钱　山栀皮一钱　粉丹皮一钱　荷叶络二钱

【效果】翌日汗止热减咳缓，食粥碗许，复一二诊，热净咳已而瘥。

廉按：邪与正争，战而汗出，病必解，战而不汗，病即加，其常也。今因便后而发战大汗，乃内热外溃之佳兆，既非脱汗，自不宜补，故仍用清肃余邪为治，方皆清稳。

## 温疟案（内科）　王经邦（住天台栅门楼）

【病者】陈逢年，年五十岁，商人，住天台城内东门。

【病名】温疟。

【原因】前医误作湿温症治。

【症候】日晡潮热无汗，渴喜冷饮，饮食不进，身尚恶风。

【诊断】脉象弦数，此因风发之伏气温疟也。

【疗法】宜柴、葛以解表热，知、芩以退里热，半夏以和阴阳，参、甘以扶元气，加葱白、竹叶，引里热以达表，仿柴葛解肌汤之意。

【处方】川柴胡一钱　生葛根一钱　肥知母三钱　淡黄芩钱半　生甘草八分　法半

夏二钱　海南参二钱　鲜竹叶三十片　鲜葱白三个

【效果】服一剂，骤然战栗，遍体大汗，不省人事，病家惊惶。余曰：此伏邪外达之象也，俗称发溅，正虚邪胜，不能相敌之故。即时神清能言，原方去柴、葛、葱白，加生石膏、水芦根，专清伏热，连服二剂而痊。

廉按：陶氏柴葛解肌汤加减，虽为伏温化疟之初方，然必因风发者，始堪暂用以发表。其柴胡一味，必须川产，乃有轻清疏达之妙用，否则易青蒿脑可也。

**温疟案（内科）　吴宗熙（住汕头永平马路）**

【病者】陈御花，年五十岁，业农，住澄海鮀浦乡。

【病名】温疟。

【原因】内有伏暑，外感秋凉，两邪相搏，遂变疟疾。

【症候】初感秋凉，发热恶寒，数日后忽变疟疾，先热后寒，热多寒少，逐日增剧，已延月余。入夜即发谵语，心神烦躁，口渴引饮，小便短少。

【诊断】脉左右手寸、关两部俱弦数，尺部反浮大，重按而虚，舌绛津干，此久疟伤阴之症也。《素问·疟论篇》曰：夏伤于暑，秋必痎疟。又曰：先热后寒，名为温疟。盖有凉风外袭，郁火内发，表里交争，故往来寒热，缠绵日久，正气已虚，其邪已由少阳延及厥阴矣。热迫心包，故谵语烦躁，热劫真阴，则舌绛津干，此时非大救津液，安能遏其燎原乎。

【疗法】喻嘉言曰：治温疟当知壮水以救阴，恐十数发而阴精尽，尽则真火自焚而死。此论甚中窾要，宜宗其意以治之。故用生地、元参、麦冬为君，以壮水救阴，地骨、知母、莲子心为臣，以退少

阴之热，羚角、鳖甲为佐，以泄厥阴之热，银胡、青蒿为使，以解少阳之标。

【处方】生地黄四钱　元参三钱　原麦冬四钱　地骨皮四钱　知母三钱　生鳖甲三钱　羚角一钱，先煎　银胡八分　莲子心一钱　青蒿八分

上药煎汤，早晚各服一剂。

【效果】服药二日而谵语平，三日而寒热止，始终以此方加减，再服三剂而愈矣。计共服药八剂，调治一星期而平复。

廉按：温疟有二：一得之冬中于风，寒气藏于骨髓之中，至春则阳气大发，邪气不能自出，因遇大暑，脑髓烁，肌肉消，腠理发泄，或有所用力，邪气与汗皆出，此病藏于肾，其气先从内出之于外也。如是者阴虚而阳盛，阳盛则热矣，衰则气复反入，入则阳虚，阳虚则寒矣。故先热而后寒，名曰温疟。二其脉如平，身无寒但热，骨节烦疼时呕，白虎加桂枝汤主之。此案即《内经》所论之温疟，方从孟英医案中脱化而来，确系实验疗法，非向壁虚造者比。

**温疟痰厥案（内科）　过允文（住宜兴徐舍）**

【病者】吴氏妇，年二十八岁，住圮亭桥。

【病名】温疟兼痰厥。

【原因】肺素有热，先伤于寒，后伤于风。

【症候】先微寒，后大热，寒时则厥，神昏肢冰，半时许吐痰数口，则厥回而热，大渴大汗，气促便赤。

【诊断】《金匮》论温疟与《内经》互异，然阴气伤为瘅疟，肺有热为温疟，乃是定论，不必拘于微寒与不寒也。此症先微寒，后大热，脉右洪，苔白薄者，温疟也。然来时则厥，吐痰则醒，明有宿痰内蕴，乘疟窃发，互相为患，故断为温疟

兼痰厥。

【疗法】桂枝白虎汤加减，以膏、知、芦根清透伏热为君，花粉、石菖蒲、玉枢丹豁痰开窍为臣，佐桂枝以辛散外寒，使甘草以调和诸药也。

【处方】川桂枝四分　天花粉三钱　鲜石菖一钱，剪碎生冲　活水芦根一两，去节　生石膏五钱，研细　肥知母三钱　玉枢丹二钟，磨汁研冲　生粉甘草五分

【效果】一剂知，二剂已。惟痰未尽除，用外台竹沥饮加减（淡竹沥两瓢，生姜汁二三滴，梨汁两瓢，加水略滚，温服），调理以善后，服三剂痰除胃动而愈。

廉按：温疟兼痰厥，在老年往往一厥不醒，内闭外脱而毙。此案幸在壮年，犹可辛寒泄热，豁痰开窍而苏，然亦险矣。药从汉方加减，切合病情，故能效如桴鼓，可见古方学派，不可不悉心研究也。

### 热病案（内科）　　阳贯之（住华阳县南打金街）

【病者】张心源，年二十四岁，古董铺，住会府东街。

【病名】热病。

【原因】夏月病热，医者不知辛凉解肌之法，妄用表散，使伏火上逼，鼻血长流不止，复用犀角、羚羊、黄连等药以清热，将阳邪引入少阴心经，变症尤恶，举家忙乱。又更医，投承气汤亦不效。

【症候】舌生芒刺，谵语不休，发热燥渴，白昼稍轻，晚间加剧。服承气汤数剂，大便亦不通。迁延十余日，仅存一息于床褥矣。

【诊断】察其脉两寸俱无，两关之脉，时而紧疾，时而迟细，有不可捉摸之状，此热邪陷入三阴者也。当善下之，庶可转危为安。

【疗法】病家曰：芒硝、大黄，已食

之多矣。余曰：阳邪传入阳分，则芒硝、大黄可以破其坚垒；阳邪陷入阴分，则芒硝不能为力。盖芒硝咸寒凝血，反使阴经之瘀热，不能转出阳分而下泄也，法当佐热药下之。凡病在阳分，以寒药下之；在阴分，以热药下之。借阳药为导引，直入阴分，非用阳药以去病也。通利之后，急与养阴退阳，扶脾助胃，不惟热药不可用，即稍带辛燥之药，亦不可用也。

【处方】生大黄五钱　小枳实三钱　鲜生地六钱　生甘草八分　黑附片五分

同煎极熟。

【效果】一剂而即通利，随用人参白虎汤出入加减，即能起床。迨舌苔退尽，始改用清补之药，四剂获愈。

廉按：热结阳明，用石膏、大黄以清降之，热陷少阴，用犀角、羚、地以清透之，此热病分经用药之大要也。若大黄与附子并用，仲景方亦曾载之，不读古医书者茫然耳，骤见之反诋为方药杂糅，甚矣，此事之难知也。此案颇有发明，学者宜注意之。

### 热病兼寒案（内科）　　张锡纯（住天津）

【病者】于君，年四十余，住邑北境于常庄。

【病名】热病兼寒。

【原因】伏热初起，为风寒所束，不得汗。医者治以苏子降气汤，兼散风清火之品，数剂病益进，改延予诊。

【症候】壮热无汗，胸中烦热，又兼喘促，口渴喜饮，头犹觉疼，周身犹有拘束之意。

【诊断】脉洪滑而浮，舌苔白滑微黄，此外寒束内热也。

【疗法】投以拙拟寒解汤，处方毕，或问此汤为发表之剂，而重用石膏、知母，微用连翘、蝉蜕，何以能得汗？答

曰：用此方者，特恐其诊脉不真，审证不确耳，果能真确，则服之覆杯可汗，勿庸虑此方之不效也。

【处方】 生石膏一两，捣细　肥知母八钱　青连翘钱半　蝉蜕钱半，去足土

【效果】 连服两剂后，须臾上半身即出汗，又须臾觉药力下行，其下焦及腿亦皆出汗，其病若失。

廉按：伏气热病，为时邪引动而发者，当看其兼挟之邪轻重如何。轻者可以兼治，重者即当在初起时，着意先撤新邪，俟新邪既解，再治伏邪，方不碍手，此须权其轻重缓急，以定其治法，不可豫设成见也。此案热病兼寒，方中重用石膏、知母以清胃府之热，而复少用连翘、蝉蜕之善达表者，引胃中化而欲散之热，仍还太阳作汗而解。斯乃调剂阴阳，听其自汗，非强发其汗也。虽非强发其汗，而覆杯之倾，须臾汗出而愈。审是则寒解汤不但宜于热病，即春温现此脉症者，投之亦必效也。

### 瘅热兼寒案（内科）　郑惠中（住杭县定南乡）

【病者】 何郑氏，年三十二岁，住杭县定南乡何家埠。

【病名】 瘅热兼寒。

【原因】 由伏热内发，新凉外搏所致。

【症候】 头痛背寒，身热无汗，口渴神烦，脘腹尤灼，便闭溺赤，两足独冷。

【诊断】 脉右洪数，左浮弦，舌赤，苔白兼黄。此外寒束内热，热由伏气，即《灵枢》所谓冬伤于寒，春生瘅热是也。

【疗法】 仿叶氏辛凉重剂，故用荷、杏、石、甘，发表解热为君，佐以栀、豉、蒡、翘之轻宣，芦笋、灯芯之凉透。

【处方】 薄荷叶一钱　生石膏六钱，研细　焦山栀三钱　炒牛蒡钱半　光杏仁三钱　生

甘草六分　淡香豉三钱　青连翘四钱

先用活水芦笋一两，灯芯五分，煎汤代水。

【次诊】 一剂而微微似汗，再剂而壮热大渴，大汗淋漓，神烦谵语，两足转温，频转矢气，脉右洪大搏数，左转数实，舌苔黄糙，此热结胃肠之实火症也。实则泻之，与白虎承气汤急下存津。

【次方】 生石膏一两，杵　生川军三钱　小枳实钱半　肥知母四钱　元明粉二钱，分冲　生西草七分

【三诊】 一剂而腹中努胀，欲便不便，二剂而大便通畅，热渴顿除，谵止神静，惟小溲赤热涩痛，黄苔退而舌干，干不喜饮，脉转小数，按之无力，此伏热去而津液已亏也，议保津以清余热。

【三方】 鲜生地五钱　天花粉二钱　济银花钱半　鲜茅根一两，去皮　鲜石斛四钱　毛西参一钱　青连翘二钱　鲜荷梗一尺，切寸

【效果】 连服三剂，溺利热净，胃纳稀粥。后用白茅根一两，鲜石斛三钱，煎汤代茶，调理旬日而瘳。

廉按：瘅热多发于暮春，正立夏阳气升发之时，伏气自内而出，发于阳明者多，膏、知放胆可用。若挟新寒搏束，亦当兼发其表，表邪先解，然后辨其为燥热则用膏、知，为实热则用硝、黄，一意肃清伏热，其病自愈。只要认证清楚，确系热在于胃，则白虎承气依法投之，可以取效反掌，切勿因疑生怯，反致因循贻误也。无如不明医理者，见方中有大黄一味，即谓之承气，即谓之攻积，因而疑忌多端，当用不用，坐此贻误者多矣。

### 热病化燥案（内科）　毛凤冈（住常州）

【病者】 王珊卿，年三十二岁，住漕桥。

【病名】 热病化燥。

【原因】立夏后多食米糕，食积化火，触动伏热而暴发。前医用消导药二剂，病势反剧。

【症候】身灼热，汗自出，不恶寒，反恶热，口渴引饮，谵语发狂，便闭溺涩，苔厚焦黑。

【诊断】脉洪数实而有力，脉症合参，此伏热化燥，《伤寒论》所谓阳明之为病，胃家实，表里皆热，热结在里是也。

【疗法】仿喻西昌硝黄甘膏汤急下存阴例，以救济之。

【处方】元明粉三钱，后冲　生川军四钱　生石膏一两，研细　生甘草五分

【次诊】一剂而略便燥矢，狂热渐减，再剂而燥便甚多，热退不渴，神疲嗜卧。醒后神志转清，舌红微干，脉虚数，改用吴氏五汁饮，养胃阴以善后。

【次方】甘蔗汁、雅梨汁、鲜芦根汁各两大瓢，生荸荠汁、生藕汁各一大瓢，重汤炖，温服。

【效果】连服三日，诸症皆平而瘥。

廉按：热病者，纯热无寒之伏气也。发于春者为瘅热，发于夏者为热病。热化火，火就燥，理当急下存阴。方用喻氏硝黄甘膏，药虽四味，泻火清燥，面面圆到，一去而中。此素有定见于中，乃不为临歧所眩。

### 伏热咳血案（内科）　陈作仁（住南昌大街四川会馆）

【病者】陈仁获，年五十五岁，河南人，寓南昌城内。

【病名】伏热咳血。

【原因】冬令严寒，晨起院中散步，寒气外迫，伏热内郁，烁肺咳嗽。延绵旬余，愈咳愈甚。一日吸卷烟，偶呛入肺，咳嗽尤甚，以致血随痰涌。

【症候】咳嗽日久，肺已受伤，又兼伏火内扰，逼血妄行，不得归经。一日呛咳太甚，血随肺气上涌，大吐倾盆，殊属危险。

【诊断】左右六脉，弦数鼓指。此人虽年逾五旬，而身体康强，察其致病原因，参合症象脉候，虽视之危险，尚不难于疗救也。

【疗法】非重剂滋水养肝，以平伏火不可。于是重用鲜生地、白芍以凉血清火为君，以麦冬、栀子、海石清金降痰为臣，以川贝母化痰解郁为佐，以茅根、藕节消瘀止血为使。

【处方】鲜生地一两　杭白芍五钱　杭麦冬五钱　黑山栀三钱　海浮石三钱　川贝母三钱，打碎　白茅根一两，去衣　藕节一两

【效果】此方连进二剂，大吐遂止。惟咳痰尚带血丝，仍照原方加瓜蒌仁三钱，杵，诃子肉三钱，煨，接服三剂。至六日后，不但吐血全愈，而咳嗽亦因之俱愈矣。

廉按：此治热伤肺络之清降方法，颇有力量。惟偶吸卷烟呛喉，以致咳呕狂血，可为喜吸纸烟者炯戒。

### 热冲头脑案（内科）　张锡纯（住天津）

【病者】尉之凤，年二十余，住安东。

【病名】热冲头脑。

【原因】时觉有热起自下焦，上冲脑部。

【症候】头巅有似肿胀，时作眩晕，心中亦时发热，大便干燥，小便黄涩，饮食照常，身体亦不软弱。

【诊断】脉象洪实，其脑部为热冲激，伏有外感热邪，下陷于奇经冲脉中，其热不从外发，随奇经之冲脉，由胃而上升巅顶也。

【疗法】因其身体不弱，俾日用生石膏细末四两，煮水当茶饮之，若觉凉时即

停服。

【次诊】据述服石膏六七斤，上冲之热见轻，而大便微溏。因停药不服。诊其脉仍然有力，问其心中仍然发热，大便自停药后，即不溏矣。为开白虎加人参汤，方中生石膏重用三两，以生淮山药代粳米。

【处方】生石膏三两，捣细　肥知母一两　野台参六钱　生山药六钱，生打　粉甘草三钱

【效果】连服六七剂，上冲之热大减，因出院还家，嘱其至家按原方服五六剂，病当除根矣。

廉按：《内经》谓：胃为十二经之海，其清气上注于目，其悍气上冲于头，循咽喉，上走空窍，循眼系，入络脑。此案热冲脑部，由胃挟冲脉伏热，上走空窍使然。初方重用石膏，清胃热以镇冲气。接方人参白虎汤加减，既降实火，又清虚热，功用较一味石膏，尤为周到，病当除根，信非虚语，凡能用仲景方法者，无不皆然。所惜者，病家不明医理，往往以对证之经方，疑而生畏，不敢信用，因循贻误，虽有良医，亦莫如之何也矣。

**热伏膈膜案（内科）　张锡纯（住天津）**

【病者】赵君，年四十许，住奉天小南关。

【病名】热伏膈膜。

【原因】伏气为病，不从外溃，转从上蒸。

【症候】始则发热懒食，继则咳嗽，吐痰腥臭，大便数日一行。

【诊断】脉象滑实，右脉尤甚，舌有黄苔，此由伏气伏于膈膜之下，逼近胃口，久而化热，不外发为热病，转上透膈膜，熏蒸肺脏，致成肺病者也。

【疗法】投以大剂白虎汤，以生山药代粳米，又加利痰解毒之品。

【处方】生石膏三两，捣细　肥知母一两　生山药六钱，杵　粉甘草三钱　清半夏六钱　瓜蒌仁八钱，杵　青竹茹四钱　青连翘三钱

【效果】三剂后，病愈强半，又即其方加减，服至十余剂全愈。

【说明】石膏之质，中含硫养，是以凉而能散，有透表解肌之力，外感有实热者，放胆用之，直胜金丹。其性，一善清头面之热，二善清咽喉之热，三善清瘟疹之热，四善清痰喘之热。《神农本经》谓其微寒，则性非大寒可知。且谓其宜于产乳，其性尤纯良可知。故用生石膏以退外感之实热，诚为有一无二之良药。其用量，石膏之质甚重，七八钱不过一大撮耳。以微寒之药，欲用一大撮扑灭寒温燎原之热，又何能有大效，是以愚用生石膏，以治外感实热，轻症亦必至两许，若实热炽盛，又恒重用至四五两，或七八两。或单用，或与他药同用，必煎汤三四茶杯，分四五次，徐徐温饮下，热退不必尽剂。如此多煎徐服者，欲以免病家之疑惧，且欲其药力常在上焦、中焦，而寒凉不至下侵致滑泻也。特是药房轧细之石膏，多系煅者，即方中明开生石膏，亦恒以煅者充之，因煅者为其所素备，且又自觉慎重也。故凡用生石膏者，宜买其整块明亮者，自监视轧细（凡石质之药不轧细则煎不透）方的。若购自药肆中，难辨其煅与不煅，迨将药煎成，石膏凝结药壶之底，倾之不出者，必系煅石膏，其药汤即断不可服。

廉按：伏邪化热，火必克金，则肺脏本为邪热所当犯之地，其或热壅于胃，上熏于膈，则热邪由胃而炎及于肺，更为病势所应有。近时烟草盛行，肺中津液，熏灼成痰，阻室肺隧，平日每多痰咳，更值伏热上蒸，痰得热而痰更胶黏，热附痰而热愈留恋，其为咳为喘，意中事也。肺络

不通，则胸胁刺痛，热郁日甚，则痰秽如脓，甚或咳红带血，无非热灼肺伤所致。此时苟伏邪已一律外透，则治之者只须清泄肺胃。夫病在肺，而何以治者必兼及胃？盖肺中之热，悉由胃府上熏，清肺而不先清胃，则热之来路不清，非釜底抽薪之道也。此案热伏膈膜，方用白虎汤加减，重用生石膏，诚见及于此耳。案后发明生石膏之性质功用，阅历精深，的是名论。

**孕妇热窜隧络案（妇科）　严继春**（住绍兴安昌瑞安桥）

【病者】徐氏妇，年三十一岁，住本镇徐家溇。

【病名】热窜隧络。

【原因】孕已五月，时值夏令，手足初觉麻木，继则剧痛。专科恐其胎阻，用四物汤加减以安胎，四剂不应，来延予诊。

【症候】腹热口干，四肢窜痛，不可屈伸，小溲短数。

【诊断】脉两尺弦滑，右关洪数，舌红苔黄。予断之曰：此伏热横窜隧络也。

【疗法】清宣络热以除痛，痛止则胎自安。

【处方】鲜竹茹三钱　焦山栀三钱　白知母三钱　大豆卷三钱　冬桑叶二钱　青子芩钱半　东白薇钱半　鲜荷梗五寸

先用丝瓜络一两，嫩桑枝一两，煎汤代水。

【效果】连服二剂，痛止胎安，不劳他药而痊。

廉按：伏热横窜隧络，病从旁枝而出，乘其势而宣通之，通则不痛，两剂而痊，信然。

**胃肠实热案（内科）　郑叔渔、庄虞卿**（住丽水第十一中学）

【病者】刘式聪乃室，年逾四稔，体强，住西乡石牛。

【病名】胃肠实热。

【原因】初患温热，又复生产，邪热乘虚而陷入阳明，遂成实热之症。

【症候】单热不寒，舌黑口渴，两耳无闻，腹痛胸满，大便旬余不解。

【诊断】脉左手沉数，右手沉实。脉症合参，此手足阳明实热症也。口渴舌黑，邪火内焚者，火极似水也。大便闭，耳无闻者，热蒸清窍也。夫胃气以下行为顺，今为邪热蕴结，失其下行之效用，遂致腹痛胸满。病已结热在里，非下夺决无生理，勿守丹溪产后以大补气血为主之诫，宜遵景岳产后有火，不得不清，有内伤停滞，不得不开通之训，俟下后病退，再服调补之剂。

【疗法】急则治标，仿仲景治产后实热例，用大承气汤以夺其邪。下后，即用归、芍、地以养其血，元、麦、生草以滋其液，治分标本先后，庶无实实虚虚之弊。

【处方】生锦纹三钱　芒硝钱半　川朴一钱　枳实一钱

水六杯，先煮枳、朴，后纳硝、黄，煮取三杯，分二次服，一剂知，即勿服。

【又方】当归身三钱　大生地四钱　生白芍三钱　元参钱半　破麦冬三钱　生甘草八分

【效果】一日大便利，耳能闻，舌黑退，胸腹舒，改服次方，旬余就痊。

廉按：辨症处方，殊有卓识，非精研《金匮》妇人方者不敢用。

**热郁腹痛症案（内科）　陈务斋**（住梧州四方井街）

【病者】封其光，年三十余岁，广西容县，住梧州市，军政界。

【病名】热郁腹痛症。

【原因】劳心过度，思虑抑郁。诱因

饮食不节，过饱过醉，食积停滞，消化不良。素因肠胃积郁，腹中臌胀，湿蓄气聚。

【症候】胸腹胀满，隐隐疼痛，食则呕吐。继则腹中绞痛，大小便不通，辗转反侧，眠睡不能，坐立更甚。历旬余之久，昼夜痛剧欲死，肢表厥冷，绝粒不食，肌肉消瘦，面唇指甲青白，精神已失，奄奄一息。

【诊断】诊左右六脉沉伏，验诊体温升腾，听诊中左呈高音，兼带水泡音。以脉参症，定为热郁腹痛症。由食积停滞，中气不畅。脾不运则胃逆，尤复过饱过醉，伤及脾胃，助湿生热，且烦劳抑郁，肝木不能下行疏泄，木横助火，连合君火升提，烁肺刑金。金不生水，水干木郁，脾土益受其克，消运之官能尽失，清阳不能上升，浊气糟粕不能降泄，以致二便不通，气聚热生，湿郁火动，肝气一陷，痛遂立发。前医谓湿寒之症，用附桂理中汤治之，致热伏心肝，血热凝瘀，则肝气更郁，而痛更剧。再以温中治之，则外象愈寒，脉愈沉细，再以温中理气治之，而热愈深，则脉伏肢厥，至成危而欲绝。

【疗法】急救汤剂，用大承气汤加减。方取生军、芒硝、桃仁，推荡大肠，去宿清热为君，白芍、黄芩、红花，平肝泻火，去旧生新为臣，厚朴、枳实、郁金，宽中下气而开郁结为佐，竹沥水、丝瓜络，通关化痰，疏通经络为使。一服后，痛则略减，惟大便仍不通。用手术洗涤大肠，始得立下燥粪数次，而痛立除，肢表不厥，面唇已新，能眠能睡，食量略思。诊脉左右弦数，又用清热逐湿化气汤，取厚朴、扁豆、苍术、川连、茯苓、延胡、郁金、木通、生军、白芍、青皮、土薏，理气开郁，运脾土湿，清热降火，通经利水。三服后，大小便如常，腹中舒畅，食量已进。诊脉已缓，惟元气已弱，又用补气运脾逐湿汤，取其补气生津，健脾和胃，利水渗湿，活络宁神。

【处方】大承气汤加减方

生军四钱　厚朴三钱　芒硝四钱　桃仁三钱　白芍三钱　黄芩四钱　红花二钱　郁金三钱　枳实三钱　丝瓜络五钱

煎后加竹沥水一钟和服。

【又方】清热逐湿化气汤方

厚朴二钱　扁豆四钱，炒　苍术一钱　黄连二钱　茯苓五钱　延胡二钱　郁金三钱　木通钱半　生军三钱　白芍三钱　青皮二钱　土薏六钱，炒

煎服。

【三方】补气运脾逐湿汤方

防党五钱　五味钱半　黄芪二钱　白术钱半　淮山药五钱　茯苓五钱　麦冬三钱　土薏五钱，炒　枣仁二钱　桑寄生三钱

煎服。

【效果】五日腹痛已除，肢表不厥，十日食量已进，二十日元气已复。

廉按：辨证既明，处方亦有条理。

**热伏肝冲案（妇科）　何拯华（绍兴同善局）**

【病者】许寿山君夫人，年三十四岁，住南池。

【病名】热伏肝冲。

【原因】内因肝郁络瘀，外因立夏后天气暴热，伏热自内而发。

【症候】一起即壮热自汗，渴不恶寒，两胁窜疼，少腹尤灼，气上冲心，心中痛热，饥不欲食，食即呕酸。

【诊断】脉左弦涩，右弦数，舌紫黯，此热伏于冲脉血室之中，而瘀留于肝膜孙络之间也。

【疗法】通络化瘀，理冲泄热，仿曹仁伯清宣瘀热汤加减。

【处方】真新绛二钱　广郁金三钱，原支

磨汁分冲　冬桑叶二钱　盐水炒丹皮钱半　旋覆花二钱拌左金丸一钱，包煎

先用活水芦笋一两，鲜茅根二两，鲜葱须二分，三味煎汤代水。

【次诊】两剂后，气冲、胁疼、自汗、呕酸渐止，而外凉内热，少腹尤炽，神呆少语，或妄见如狂。脉仍如前，舌转紫干，此由伏热与瘀互结，血得热而愈形胶固，热附血而愈觉缠绵。辗转筹思，惟有仿喻西昌进退法，进则前方加光桃仁二钱，醋炒生川军钱半；退则前方加白薇三钱，归须一钱，姑服各一剂，以消息之。

【三诊】先服进法一剂，即行大便一次，其色或黄或黑，或溏或结，神志转清，狂妄即止。次日续服退法一剂，神志渐昏，间发狂妄，脐旁冲脉，按之动跃而坚，脉舌尚无更变。再将进法原方，加酒炒生川军钱半，鲜生地汁二大瓢分冲。

【四诊】一剂后，腹中大痛，宿瘀畅行，其色紫黑如酱，大便后，自汗肢冷，晕厥一次。脉转沉弦而软，舌转淡紫而润，腹灼渐轻，冲动亦底。姑仿三甲复脉意，潜阳育阴之中，加人参以扶正气，珠粉以镇心神。

【四方】生鳖甲四钱，打　左牡蛎四钱，生打　细生地三钱　太子参一钱，秋石水炒　生龟甲四钱，打　陈阿胶一钱，烊冲　生白芍四钱　原麦冬二钱，辰砂染　清炙草八分　茄楠香二分，冲　清童便二瓢，冲　珍珠粉二分，药汤调服

【五诊】连投三剂，晕厥即止，冲亦不动。惟少腹灼热，减而不净，两胁似胀非胀，两腰似痠非痠，胃能渐进米汤，脉转弦软微数，舌色渐转嫩红，此血液虽已大亏，而冲脉尚有余热未清也。治以育阴养血为君，略佐活络清冲以调理之。

【五方】陈阿胶钱半，烊冲　当归身一钱　东白薇三钱　真新绛一钱　细生地四钱　生白芍四钱　紫葳花二钱　生橘络七分

先用鲜藕肉四两，小京枣四枚，煎汤代水。

【六诊】四剂，忽然宿瘀畅行二三次，少腹两旁，发现紫黑细疹，然后积瘀伏热，始得一律肃清。胃已日进稀粥，神气渐振，脉来虚小，舌亦红活，当于养阴之中，兼扶正气以善后。

【六方】大生地三钱　生白芍三钱　潞党参二钱，米炒　霍石斛一钱，白毛，先煎　白归身钱半　陈阿胶钱半，烊冲　北沙参三钱　广橘白络各五分　生藕肉四两　青皮甘蔗四节，切碎

【效果】连服八剂，胃健消谷，精神复原而愈。

廉按：瘀热留于肝冲血络之中，则孙络蚕丛[①]，在细微曲折之处，药力不易于疏通，而又不宜于猛剂攻消，只有通络化瘀、理冲泄热之法，缓缓图功。如曹仁伯清宣瘀热汤例，虽为中窾，然必仿喻氏进退法，相机而进，渐次递加，而瘀热始能畅解。益见肝络奇经之症，最为淹缠，治法虽合，难奏速效。第四五六三方，亦皆稳健适度。

## 热结膀胱案（内科）　萧琢如（住湘乡水口山矿局）

【病者】李君，年二十余岁，住湘乡。

【病名】热结膀胱。

【原因】先患外感热病，诸医杂治，证屡变，医者却走，其父不远数十里踵门求诊。

【症候】面色微黄，少腹满胀，身无寒热，坐片刻，即怒目注人，手拳紧握伸张，如欲击人状，有顷即止，嗣复如初。

【诊断】脉沉涩，舌苔黄暗，底面露鲜红色。诊毕，主人促疏方，并询病因。

---

① 蚕丛：古蜀国名。此言偏远迂回之处。

答曰：病已入血分，前医但知用气分药，宜其不效，《内经》云：血在上善忘，血在下如狂。此症即《伤寒论》热结膀胱，其人如狂也。

【疗法】当用桃仁承气汤，速通其瘀。

【处方】光桃仁三钱　生锦纹三钱，酒洗　元明粉二钱，分冲　紫猺桂五分　清炙草七分

【效果】一剂知，二剂已。嗣以逍遥散加丹、栀、生地，调理而安。

【说明】《伤寒论》云：太阳病不解，热结膀胱，其人如狂，血自下，下者愈。按热结膀胱，即热入血室之变文。以血室与膀胱相连也。其曰"其人如狂"者，即包括小柴胡证谵语、见鬼在内。又曰：外解已，但少腹急结者，桃仁承气汤主之。所谓"急结"，即兼有抵当汤症之硬满在内。病变不一，古文简略，读者当扼定病源，即其常以通其变，断不可死于句下，所谓知其要者，一言而终，不知其要，流散无穷也。

廉按：膀胱在小腹之间，近血海之所，膀胱有津液而无血，而与胞中之血海相连，热干之，阴不胜阳，则动胞中之血，血结为死魄，魄乱其魂，是以如狂也。此案方用桃仁承气汤，桃得阳春之生气，其仁微苦而涌泄，为行血之缓药。得大黄以推陈致新，得芒硝以清热消瘀，得甘草以主持于中，俾诸药遂其左宜右有之势。佐以肉桂者，辛能行气，气行而血乃行也。惟舒驰远谓膀胱蓄血，与大肠蓄血有别，血蓄膀胱者，少腹鞕满、小便自利，大肠蓄血者，屎虽鞕而大便反易，其色必黑。桃仁承气，为大肠蓄血者宜之。若太阳蓄血，乃为热结膀胱，其去路自应趋前阴而出，当用红花、小蓟、生地、归尾、万年霜之类，加入五苓散中，从小便以逐其邪，庶几有当。其言亦颇有理，后

之遇此证者，对证酌用可也。

### 热入血室案（妇科）　萧琢如（住湘乡水口山矿局）

【病者】黄氏妇，年三十余岁，住湘乡。

【病名】热入血室。

【原因】适月事来，因感寒中断，舁数十里至余馆求诊。

【症候】往来寒热，少腹及胁下，疼痛如被杖，手不可近。

【诊断】脉弦数，舌苔白而暗。即《伤寒论》热入血室。其血必结，故使如疟状也。

【疗法】与小柴胡加归、芍、桃仁、红花、荆芥炭，活血通瘀。

【处方】川柴胡钱半　青子芩一钱，酒炒　姜半夏钱半　清炙草六分　当归须二钱　赤芍一钱　光桃仁三钱　片红花一钱　荆芥炭一钱　鲜生姜一钱　大红枣两枚

【效果】连服两剂，大便下黑粪而瘥。

廉按：叶氏谓热邪陷入血室，与血相结，必少腹满痛，身体亦重，身之侧旁气痹，及胸背皆拘束不遂，轻者刺期门，重者小柴胡汤去甘药，加延胡、归尾、桃仁，挟寒加肉桂心，气滞者加香附、陈皮、枳壳等，去邪通络，正合其病。此案对症处方，虽从经方加减，而却与叶法大旨相同。

### 热入血室案（妇科）　萧琢如（住湘乡水口山矿局）

【病者】邓君之妻，年二十四岁，住湘乡。

【病名】热入血室。

【原因】小产后患伏热，杂治不痊。检阅前方，皆与症反，势已濒危，其夫仓皇乞诊。

【症候】身大热多汗，少腹硬痛，痛

处手不可近，溲便皆不通利。

【诊断】脉弦数，舌色红而苔白，此瘀血停蓄为患也。

【疗法】本宜桃仁承气汤，以病久人困，虑其难于胜受，乃变通用四物汤去地黄，加桃仁、红花、肉桂、醋炒大黄，以缓通之。

【处方】归尾钱半　赤芍三钱　川芎一钱　光桃仁二钱　片红花一钱　紫猺桂五分　醋炒生川军钱半

【效果】一剂下黑粪甚多，痛减七八，再剂而愈。

廉按：王孟英谓热入血室有三症：如经水适来，因热邪陷入而搏结不行者，此宜破其血结；若经水适断，而邪乘血舍之空虚以袭之者，宜养营以清热；其邪热传营，逼血妄行，致经未当期而至者，宜清热以安营。此案热入血室，由瘀热互结不行，自应活血通络，以破其结，方用四物汤加减，较之桃仁承气，虽为和缓而桃、红、桂、军等四味，通瘀亦颇着力，宜其投之辄效也。

### 热入血室变子宫炎案（妇科）　张锡纯（住天津）

【病者】张文襄公第十公子温卿之夫人，年三十余，住南皮。

【病名】热入血室，变子宫炎。

【原因】据述前因恒觉少腹切疼，英医谓系子宫炎症，用药数次无效。继乃谓此病如欲除根，须用手术剖割，将生炎之处，其腐烂者去净，然后敷药能愈。病人惧而辞之。后至奉又延东医治疗，用坐药兼内服药，稍愈。至壬戌夏令，病浸增剧，时时疼痛，间下脓血。至癸亥正初，延愚诊治。

【症候】疼处觉热，以凉手熨之稍愈，上焦亦时觉烦躁。

【诊断】脉弦而有力，尺脉尤甚。此系曾受外感，热入血室。医者不知，治以小柴胡汤加石膏，外感虽解，而血室之热未清，下陷子宫，阻塞气化，以致子宫生炎，浸至溃烂，脓血下注。

【疗法】用金银花、乳香、没药、甘草以解其毒，天花粉、知母、元参以清其热，复本小柴胡汤之义，少加柴胡提其下陷之热上出，诸药煎汤，送服三七细末二钱，以化腐生新。

【处方】银花三钱　乳香一钱　天花粉三钱　元参六钱　甘草钱半　没药一钱　肥知母四钱　川柴胡一钱　参三七二钱，研细，药汤送服

【次诊】疼似稍轻，其热仍不少退。因思此症原系外感稽留之热，非石膏不能解也，遂于原方中加生石膏一两，后渐加至二两。

【效果】连服三剂，热退强半，疼亦大减，遂去石膏，服数剂，渐将凉药减少，复少加健胃之品，共服药三十剂全愈。

廉按：子宫生炎，患处必红肿热痛，延久则溃烂，亦必兼下脓血。现今专科，多从淫毒症治，外用洗法，内用龙胆泻肝汤，重加土茯苓为主。此案悟到热入血室，血聚成炎，熏灼既久，浸至溃烂流脓，方用解毒清热，化腐生新，痛虽稍减，而外感稽留之热，仍不稍退，必加生石膏一二两，伏热大退，而痛亦大减，益见热入血室之原因，确有特征。

### 热病发狂案（妇科）　严继春（住绍兴安昌瑞安桥）

【病者】沈氏妇，年二十一岁，住蓬山。

【病名】热病发狂。

【原因】素因肝郁多痰，现因今年夏令，伏热内发，猝惊发狂。

【症候】初起壮热心跳，头晕目眩，

继即狂症陡发，或笑或骂，不避亲疏，甚则毁器登高。

【诊断】脉弦滑而数，舌红苔白，此丹溪所谓热生痰，痰生风，风阳内鼓，激动心神而为阳狂也。

【疗法】清伏热以安神，息风阳以涤痰。

【处方】生石膏一两，杵，先煎　白知母三钱　陈胆星一钱　老竺黄二钱　辰砂一钱拌碧玉散三钱，包煎　川楝子三钱　淡竹沥两瓢，冲

先用生铁落一两，滚痰丸四钱包煎，煎汤代水。

【次诊】一剂而脉之弦滑略减，苔色转黄，而狂莫可制。二剂而腹痛，大便色如红酱，兼有白色胶痰，而狂势顿平。惟气上冲心，心筑筑然动，肢冷自汗，眩晕欲厥。此痰热下泄，而风阳未平，前则入阳则狂，今则入阴欲厥也。治以潜镇清熄，平定风阳。

【次方】左牡蛎四钱，生打　青龙齿三钱，生打　桑麻丸四钱拌磁朱丸六钱，包煎　真珠母八钱，生打　生鳖甲四钱，打　小川连六分，盐水炒　川楝子钱半　宣木瓜钱半　淡竹茹三钱

先用鲜茅根、童桑枝各一两，灯芯五分，三味煎汤代水。

【三诊】厥虽止而脘中疼，肢微温而汗仍出，口苦便涩，小溲短黄，脉弦兼数，舌苔黄薄，此虽热微厥亦微，而肝阳上犯胃脘也。当以柔肝和胃治其本，润肠利溺治其标。

【三方】左牡蛎四钱，生打　生白芍三钱　蜜炙延胡钱半　冬桑叶二钱　乌贼骨三钱　清炙草五分　川楝子钱半　淡竹茹三钱

先用漂淡陈海蜇四两，大地栗四个，煎汤代水。

【效果】连进三剂，便润溺利，诸症皆平，后用黄草石斛三钱，淮小麦三钱，生藕肉四两，大红枣四枚，煎汤代茶，调养旬余而瘳。

廉按：发狂虽有阴阳虚实，经络脏腑新久之异，要皆必经心、肝两脏而发，以心藏神，主知识，肝藏魂，主云为[1]，未有神魂清醒，而昏狂迷妄至于此极者也。此案胃热蒸心，阳盛发狂，其主因也。而肝郁挟痰，其素因也。猝然受惊，其诱因也。初方用加减铁落饮，泻肝火以涤胶痰，接方用潜镇清熄，以定风阳，三方柔肝和胃，润肠利溺，标本兼顾，法皆中的，宜其所投辄效，诸症悉平。

**热病子痫案（妇科）　严继春（住绍兴安昌瑞安桥）**

【病者】胡陈氏，年三十四岁，住马迴桥。

【病名】热病痫厥。

【原因】孕已七月，腹中早有伏热，时时心烦，不为之医治。适因与夫反目，号哭半日，怒火上冲，陡发痫厥。

【症候】初则谵语不已，两手发痉，目窜上视，不省人事，约半时许，口吐涎沫，神志即醒。继则手足瘛疭，神昏发厥，问之不语。

【诊断】脉六部弦洪有力，舌红带紫，此陈良甫所谓子痫由心肝热盛鼓风，气升痰升，刺激脑筋，顿失知觉运动之常，所以痫而且厥也。似此脉症，胎防抽坏，姑以急救母命为首要。

【疗法】急急大泻心肝之火，故以连、芩、芍、胆为君，然火假风威，风助火势，故以羚、麻、桑、菊为臣，使火息风平，则脑筋自安，脑筋安而痫厥自止，佐以马宝、西黄，异类灵动之品，以开痰清神，使以竹茹，清肝络以舒筋也。

————————————

[1]　云为：言论行为。

【处方】小川连一钱　生白芍五钱　明天麻钱半　白池菊二钱　青子芩三钱　龙胆草一钱，盐水炒　冬桑叶二钱　淡竹茹三钱

先用羚角片八分，真马宝一分，西牛黄一分，煎汤调下。

【次诊】据述先进羚角煎，调马宝散二服，昏厥已醒，痫愈其半。继服汤药两煎，犹觉胎热上冲，时欲眩晕，脉寸大于关，关大于尺，均兼弦数，此肝风尚未尽息，挟痰火与胎热，同逆而上，即产科书所谓子悬症也。议以潜镇清熄，使肝阳潜而风息，风息则火降痰平，痰平则诸症悉除矣。

【次方】石决明八钱，生打　冬桑叶三钱　明天麻钱半　盐水炒川连七分　青龙齿三钱，打　白池菊二钱　辰茯神四钱　陈木瓜一钱

先用金银戒指各一枚，灯芯三小帚，煎汤代水。

【三诊】眩晕大减，胎上冲心亦轻，惟腹中自觉内热，胎动不安，便秘溺涩。幸而脉弦转柔，数象渐缓，舌红润，略现薄苔，此心肝火平而伏热未清也。议清伏热以安胎。

【三方】青子芩钱半　东白薇三钱　冬桑叶二钱　丝瓜络三钱，带子　生白芍三钱　生甘草五分　淡竹茹三钱　肥知母三钱

先用淡海蜇四两，大地栗四个，煎汤代水。

【四诊】一剂而胎动渐安，二剂而大便已通，色如红酱，溺虽利而尚热，脉两尺滑搏，此胎未抽坏可知。议养胃阴为君，兼清余热。

【四方】鲜石斛三钱　原麦冬钱半　冬桑叶二钱　青皮甘蔗四节，切碎　北沙参三钱　生白芍三钱　淡竹茹二钱　雅梨肉一两，一片

【效果】连服四剂，胃纳日增，精神渐复而瘥。

廉按：妊妇热病痫厥，较但病风痉者尤重。方用龙胆泻肝合黄连泻心加味，前哲陆肖愚曾用此法而效。妙在先用羚角汤，送服马宝西黄，较之陆氏方法，更为着力。惟就余所验，马宝虽为子痫之特效药，服后往往痫厥即除，隔二三日或四五日，胎亦随落。此案幸而保全，殆由孕妇素禀尚强，胎元亦足之故欤。

**伏热痉厥案（内科）　周小农（住无锡）**

【病者】殷寿根妻，年近而立，住上俞巷。先因其夫足蹩，情志抑郁，继因感受伏热而发病。

【病名】伏热痉厥。

【原因】首夏天时暴热，引动伏邪，挟素有之肝郁，一起即痉且厥。至明日，乡愚以为鬼所祟，先延巫禳，继请余诊。

【症候】先发大寒，覆厚被二副，热不外扬，而从内窜，两手瘛动，呻吟烦躁，大叫呼热，随即口噤，昏厥不省已一日夜矣。

【诊断】据初病时，脉躁疾异常，兹则肢痉强直，脉右数左伏，口噤，以竹箸挟齿，视苔白，知其气闭邪陷厥阴也。

【疗法】初以卧龙丹吹鼻，不嚏。继以逼迫瓶射薄荷精，并以大指掐右手背威灵穴，目睁，得嚏七八次，顿觉汗出遍体，苏来连声难过，口渴呼饮。再诊左脉已起，药拟清热解郁，化痰息风。

【处方】泡射干一钱　广郁金三钱，生打　淡豆豉三钱　黑山栀三钱　丹皮三钱　双钩勾五钱　珍珠母一两，生打　石决明八钱，生打　淡竹茹二钱　竺黄钱半　青连翘三钱　济银花三钱　滁菊花三钱　九节石菖蒲七分

先用茅根一两，薄荷一钱，先化服至宝丹一丸，后服汤药。

【效果】服药后，神清痉定，惟胸脘窒闷，续与清热调气即愈。

廉按：伏热而兼挟外感者，则以新邪

引动伏气为病。若伏热而兼内伤者，则因内伤而留滞伏热，不得爽达。治之不得其法，每有因此淹缠，致成坏症者。即如平时有气郁之病，则肝气不畅，络气郁滞，热邪窜入肝络，即有胸板胁刺咳逆等症。邪郁不达，久而化火，即蒙冒厥阴，而有昏痉之变。此案伏热痉厥，即邪窜厥阴之明证。盖足厥阴肝脉，上达巅顶。巅顶即神经中枢，伏热挟肝火刺激神经，故一起即痉且厥。法用逼迫瓶射薄荷精，大指掐右手背威灵穴，却为开闭醒厥之要诀。方用清热解郁，化痰熄风，固属正治，妙在至宝丹，用异类灵动之品，直清神经，故服后神清痉定，速奏肤功。此等内外并治，后学当注意之。

### 热病殒胎案（妇科）　严继春（住绍兴安昌瑞安桥）

【病者】范蔚卿君之侄媳陈氏，年三十余，住范家埭。

【病名】热病殒胎。

【原因】仲夏热自内发，身不甚热。晋城就产科钱某诊视，用四物汤去芎，加子芩、白术、苏梗、砂壳、阿胶、杜仲、川断等出入为方，专以补血安胎。旬日势已垂危，不克坐船，改延予诊。

【症候】面红齿燥，斜目弄舌，神志昏厥，口秽喷人，手足瘛疭，腹热如烙，舌伸出口，约有半寸，便秘溺无。

【诊断】脉两寸关洪数，两尺如无，舌青紫而燥，边尖鲜红如珠。予断之曰：此伏热盘踞腹中，内蒸殒胎，胎已早腐。欲保胎而胎反不保者，由不知清透伏热，徒以滋补助其热，热遏久灼，则胎自腐也。

【疗法】宜急下之，或可冀倖，若犹欲保胎，非但胎不可保，即孕妇生命亦可立倾。其家力恳堕胎方，遂以调胃承气合犀角地黄汤加味。

【处方】生川军四钱　元明粉三钱，后入　生赤芍三钱　毛西参三钱　黑犀角五分，磨冲　鲜生地八钱　粉丹皮三钱　生甘草一钱

先用生淮牛膝一两，益母草一两，灯芯五分，煎汤代水。

【次诊】连服两煎，胎落，果已臭烂，形色青紫。而神气即清，诸症大减，腹热亦轻，舌红而青亦退，尺脉已起，余亦小数，当通络瘀以清余热。

【次方】益母草五钱　苏丹参三钱　丹皮三钱　鲜生地三钱　童便一杯，冲　真西珀八分拌研飞滑石四钱，包煎　净楂肉三钱　鲜茅根八钱，去皮

【效果】三剂后，瘀行胃动，粥食日加。后以生藕肉四两，红枣四枚，煎汤代茶，调理旬余而瘳。

廉按：昝氏《产宝》谓：面赤舌青，则其子必死，面青舌赤，则其母必亡，若面舌俱见青色，口角两边流涎沫者，则子母二命俱不能保也。就余所验，亦不尽然。此案热病系实邪，误补则助热殒胎，必然之势。所云急下或可冀倖，语亦圆活。往往所见胎下之后，母命随之而殒者亦甚多，必腐胎下后，热退①神清，别无变症，方可许入坦途。虽然，凡一应殇胎、子死腹中者，须当急下，勿使上奔心胸，然必验其舌青面赤，肚腹胀大，腹冷如冰，口中有秽气出者，方可议下。然犹必审其人之虚实寒热，或宜寒下，或宜温下，或宜峻下，或宜轻下，随其宜而施之，方免贻误。

### 上热下寒案（内科）　萧琢如（住湘乡水口山矿局）

【病者】宁乡王生，年近二十，肄业长郡中学。

【病名】上热下寒。

---

① 退：此字原脱，据文义补。

【原因】得外感数月，屡变不愈。取视前所服方，皆时俗清利，搔不着痒之品。

【症候】胸满，上身热而汗出，腰以下恶风，时夏历六月，以被围绕。

【诊断】脉弦，舌苔淡黄，此上热下寒症。时医不能知之，余遵张仲景古方治之，不必疑阻，保无他虞。

【疗法】与附子泻心汤，清上温下。

【处方】黑附块一钱，煮取汁　生川军一钱　小川连六分　片黄芩六分

上三黄以麻沸汤渍之，须臾绞去滓，纳附子汁，分温再服。

【效果】阅二日复诊，云药完二剂，疾如失矣，为疏善后方而归。

廉按：《伤寒论·太阳篇下》：心下痞，而复恶寒汗出者，附子泻心汤主之。此案症虽与《伤寒论》所载同中有异，而其为上热下寒则一也，故借用附子泻心汤正合。妙在附子专煮，扶阳暖下，欲其熟而性重；三黄汤渍，开痞清上，欲其生而性轻也。

**真热假寒案（内科）　陈务斋（住梧州四方井街）**

【病者】何仲西，年三十岁，广东番禺县，住广西梧州，商业，体壮。

【病名】真热假寒。

【原因】不究卫生，过饱过醉，复食生果，以致消化不良，物质停留肠胃，蓄湿郁而生热。又因冷水洗浴，寒邪外束，火热内郁，正气不畅，血凝不运。

【症候】恶寒战栗，四肢厥冷，腹中胀满，大便不行。继则人事不省，面青唇白，目直口开，脉厥气微，全体俱厥，指甲青白，舌白微涩。

【诊断】诊既无脉，四肢厥直，体亦冻冷，胸间微暖，气息似绝，以手按口鼻，亦无气息动静，以鹅绒按鼻门，始见微动，断是假死。以手探其舌微涩，定是真热假寒之症。谅因醉饱太过，正气不运，消化不良，脾胃郁结，二便不通，蕴聚上逼入心，适遇冷水洗浴，外寒一束，血气顿停不运，则昏懵无知。前医谓中寒之症，以重剂附桂理中汤治之，过为燥逼，热邪攻心，关窍闭塞，而心之英灵尽丧，故为昏倒，肢体俱厥，气脉俱绝。外面所现寒凝，内则实热之症，当急急救治，缓则无效矣。

【疗法】汤剂用羚犀莲珀汤，取羚、犀、莲心、竹沥清心攻热，通窍化痰为君，生军、木通、元明粉推荡大肠而通小水为臣，白芍、黄芩、钗斛泻火平肝，润胃生津为佐，茯神、琥珀镇心宁神，而挽英灵为使。急煎频频灌下，待数时药尽后，四肢渐软，竟刻而脉始隐隐微微。再将方连二服频灌，次日则脉起而弦数，面唇红润，目已转睛，肢体不厥，小便已得点滴，略能言语，又用大承气汤加犀角、莲心、竹沥、茯神，取其清心宁神，通关化痰，推荡肠胃，泄其郁热。服后则精神略好，惟燥渴连连，诊脉仍数，又用平胃润燥汤，取其生津清热，降火利水。

【处方】羚犀莲珀汤方

羚羊角钱半　磨犀尖三钱　莲子心一钱　生大黄四钱　淮木通二钱　元明粉四钱　生白芍二钱　黄芩肉三钱　钗石斛三钱　云茯神四钱　血琥珀二钱，末，冲

煎后加竹沥一大碗冲和服。

【次方】大承气汤加犀莲竹沥茯神方

生大黄五钱　川厚朴二钱　川枳实三钱　元明粉四钱　磨犀尖三钱　莲心八钱　云茯神五钱

煎后加竹沥一小碗冲和服。

【三方】平胃润燥汤

钗石斛三钱　肥知母三钱　生石膏五钱　淡竹叶钱半　天花粉三钱　破麦冬四钱　生

地黄三钱　生白芍二钱　川厚朴二钱　云茯苓四钱

煎服。

【效果】三日人事已醒，肢体厥除，脉复能言，五日大小便如常，食量略进，十日元气已复。

廉按：此案之真热，实因前医用附桂理中所酿而致，故以犀、羚、莲、珀投之，遂能见效，后二方亦用之得法。

### 热泻案（内科）　张尧询（住新化南门外）

【病者】欧阳晏氏，年逾五旬，住新化县城向化街。

【病名】热泻。

【原因】体素虚寒，喜服温补。缘去秋朝香南岳，途中炎热，日饮冷水解渴。及归遂得泻病，迄今秋历岁有余矣。

【症候】每夜二鼓，腹痛即泻，泻后痛止，三四五鼓，每鼓辄痛，每痛辄泻，痛不喜按，每夜五六次，日三四次，口苦渴，咳多痰，小便短，卧不安，气息欲绝。

【诊断】脉细滑而数，按之鼓指。以脉参症，为热泻也。经曰：时感于寒则受病，微则为咳，甚者为泻、为痛。形寒寒饮则伤肺。夫寒饮即内伤寒，伤肺病微为咳，伤脾病甚为泻、为痛。以肺主咳嗽，脾主飧泻也。此指初受寒即病泻痛者，其为寒泻、寒痛可知。迨寒积久化为热湿，脾恶湿，传入大肠即泻，当脐而痛，其为热泻、热痛亦可知。乃医因年老体素虚寒，辄用温补，理虽近似，殊不知愈补愈泻，愈温愈热，为大谬也。若再误治，则阴将亡而命立倾矣。

【疗法】养阴止泻，因用白芍、甘草为君，救阴缓中而除痛，用阿胶、川贝、瓜蒌为臣，养血润燥而豁痰，用茯神、苡米、芡实为佐，去湿利水而补脾，用伏龙肝、灯草为使，涩肠和胃而清水道，然不补气无以生津，用洋参以长精神而辅正气，并用气血冲和之人乳冲服之。

【处方】东白芍五钱　甘草二钱　真阿胶二钱，烊冲　川贝母三钱　瓜蒌根三钱　南芡实三钱　薏苡三钱　辰茯神三钱　西洋参五分　伏龙肝一撮　灯草一撮　人乳冲服，二小瓢

【效果】二剂泻痛减，三剂心神安，咳痰亦少，调养半月，病遂如失。

廉按：热泻兼痛，乃肝阳乘脾之候。方用芍、草为君，遂《内经》酸泄甘缓之法，余药亦面面顾到，看似平常，实则颇费心机。

### 积热化泻案（儿科）　吴宗熙（住汕头永平马路）

【病者】郑友嘉，年十二岁，住汕头。

【病名】积热化泻。

【原因】初因伤暑发热，腹痛水泻。服济众水而泻止，热与痛更甚。继服香薷饮，病益增剧。改服白虎汤等药，亦不觉其效，病延七八天。

【症候】午后热甚，夜分谵语，舌苔黄厚焦燥，口渴引饮，脐腹绞痛。

【诊断】脉沉滑数，右手重按实而有力，此阳明实症，化为痛泻也。《伤寒论》曰：阳明病，谵语有潮热，反不能食者，肠中有燥屎五六枚也。盖胃有支络，上通于心，故热盛蒸心则为谵语，燥屎在大肠则腹痛，夜分潮热者，阳明旺于申酉之时也。初因伤暑自泻，邪有去路，乃其吉兆。反遽止之，留于肠胃，劫烁津液。苟非急下救阴，则燎原之势，安能遏乎。

【疗法】仿三一承气汤加减，经云：热淫于内，治以咸寒，火淫于内，治以苦寒。故君大黄之苦寒以泻热，臣芒硝之咸

寒以软坚，更佐甘草之和，以缓硝、黄直下之性，俾肠胃积热，皆得从容下行，复使以枳实行气宽中，直达幽门，俾积热速从大肠排泄也。

【处方】生大黄三钱　粉甘草钱半　芒硝四钱　枳实一钱

上药三味，先煎去滓，再纳芒硝，更上火微煎令沸，分二次温服。

【次诊】服后三小时，大便下坚粪数枚，再服余药，少顷秽粕杂下，腹痛顿止，是夜谵语不作。余热未净，改用甘寒退热法。

【次方】生石膏三钱　白知母二钱半　甘草五分　粳米一百粒　淡竹叶二钱　生芦根三钱　原麦冬三钱

煎汤，日服一剂。

【效果】三日而痊，稀粥淡养数天，平复如常。

廉按：积热化泻，夏令最多，必先通因通用，此为自然疗法。若反其道而行之，变症百出，病势之常也。此案辨症处方，颇有胆识，学者深可为则。

**伏热痢案（内科）　张锡纯（住天津）**

【病者】王剑秋，年四十，陆军团长，住奉天铁岭。

【病名】伏热痢。

【原因】己未春远戍郑州，北人居南，夏日不堪溽暑，至孟秋病痢还奉，先入东人所设南满医院，东人最畏斯病，处于隔离所中，医治旬日无效，遂来院求为诊治。

【症候】其病先泄泻旬日，继变痢疾，赤白稠黏，腹疼重坠，一日夜十五六次，且自觉腹凉，恒用热水囊熨之。

【诊断】脉弦有力，左部尤甚，知其下久阴虚，肝胆犹蕴有实热也。

【疗法】因晓之曰：此证原无寒，不必熨以热水囊，投以滋阴清肝之品，病当立愈。

【处方】怀山药一两，生　白头翁四钱　生白芍四钱　北秦皮三钱　生地榆三钱　生甘草二钱　旱三七三钱，细末　鸦胆子六十粒，去皮，拣成实者

药共八味，先用白糖水送服三七鸦胆子（此药须囫囵吞不可嚼破）各一半，即将余六味煎汤服。当日煎渣再服，亦先服所余之三七及鸦胆子。（此方载拙著《衷中参西录》，名通变白头翁方。后论所以通变经方之义甚详，宜参观。）

【效果】如法服药一剂，其痢即愈，又变为泻，日四五次。自言腹中凉甚，熨以热水囊则稍愈，急欲服温补之药。然其脉仍无寒象，乃为其再三恳求，心稍游移，少为开温补之品。服后仍变为痢，下坠腹疼如故，至斯，病者亦自知决非寒凉，遂又急服第一方一剂，痢又愈。继用调补脾胃，兼消食利水之品数剂，其泻亦愈。

廉按：厥阴热痢，丹溪谓之肝痢。此案用白头翁汤加减，清解热毒，兼滋阴血，确为稳健有效之良方。与《金匮》治产后下痢，虚极用白头翁加甘草阿胶汤，理法相同。

**热痢伤阴案（妇科）　何拯华（绍兴同善局）**

【病者】施天宝之妻，年三十五岁，住侧水牌。

【病名】热痢伤阴。

【原因】素因血虚肝旺，秋患热痢多日，所服皆枳、朴、楂、曲、木香、槟榔、蒌仁、导滞丸等，一派消导攻痢等药，病遂伤及肝肾而大变。

【症候】五色杂下，频频虚坐，呃逆不食，腹中空痛。

【诊断】脉两尺独大，余弦小数，舌

起雪花。脉症合参，此久痢伤及肝肾，张仲景所谓五液注下，脐中筑痛，命将难全也。

【疗法】当用熟地、归、芍、阿胶补其肝肾为君，牡蛎、龟甲降其冲逆为臣，佐以旋覆、刀豆除其呃，使以鲜斛、炙草调其胃，以胃为肾之关，仿张会卿胃关煎之意，力图挽救于什一。

【处方】春砂仁三分拌捣大熟地五钱　白归身钱半　生白芍三钱　陈阿胶钱半，烊冲　生打左牡蛎四钱　龟甲心四钱，生打　旋覆花钱半，绢包煎　刀豆子四钱，盐水煅　鲜石斛四钱　清炙粉甘草八分

【效果】连服四剂，呃逆止，雪花苔退，惟下痢虚坐不减，原方加鲜稻穗、炒香鲜荷叶、赤石脂、禹余粮，去旋覆、刀豆，再进四剂，虚痢已止，原方再加米炒潞党参钱半，小京枣四枚，迭进四剂，胃动复元而愈。

廉按：热痢伤阴，直至呃逆不食，舌苔雪花，病势危险，已达极点。方用大剂育阴潜阳，镇纳肝冲，虽属对症发药，然病势至此，不效者多，此如幸获全愈，已侥幸万分矣。惟为医者心存济世，志在救人，虽遇百难一活之症，亦当作万有一生之想，岂可见危而不受命哉。如果知难即退，在医者自为计则得矣，其如病人之生命何！

### 伏热五色痢案（内科）　　陈憩南（住潮安金山脚）

【病者】林兆臣，年三十六岁，面粉商，揭阳，住汕头。

【病名】伏热五色痢。

【原因】七月中旬，偕友登山涉水，满携香蕉、龙眼，借以充饥，归途遇雨，入夜即发热恶寒，天明病痢，辗转误治，致动五脏郁火。

【症候】四肢厥冷，身热腹痛，右脐旁跳动，一分钟约行二三次，青白黄红，臭秽令人欲呕，合目谵语，奄奄一息。

【诊断】六脉细数带弦，沉分有神。余谓病家曰：冤哉，此症也！书曰，大实有羸状，其是之谓乎。核原症内伤生冷，外感风寒，当时若照夹食伤寒例治之，愈矣。乃细阅前医诸方，类皆实实，妄企邀功；今畏虚虚，争先卸手。查近世治痢专书，列入死症者五条：一曰发热不休，亡阴也；二曰饮食不入，邪伤胃也；三曰发呕，毒上攻也；四曰状如豚肝，大小肠烂也；五曰下血如屋漏，脾气败也。今发热虽不休，而有时畏冷，饮食虽不入，然啖生梨尚能知味，至于呕则无之。粪杂五色，原非豚肝，更衣纵频，岂曰屋漏，倘能施医缓之妙术，犹可延晋景以尝新。

疗法：主热淫于内，治以咸寒之旨，先用犀角一钱，生磨开水冲，次用鲜金银花带叶一撮，荸荠十四粒，生萝卜一两，青皮梨留皮去心一个捣取汁，令少沸温服，继用汤药，专以清宣五脏郁火，清热宣郁汤主之。

【处方】清热宣郁汤自制验方

羚角片钱半，先煎　苏麦冬二钱　生石膏四钱，研细　元明粉钱半，冲　钩藤勾钱半　淡竹叶钱半　牡丹皮钱半　地骨皮四钱　白头翁三钱　金银花三钱　肥知母三钱　杭白芍三钱

【效果】一剂积秽尽下，神志稍清，再一剂诸羔大减，三剂能食。嗣养阴和胃，病遂霍然。

廉按：五色痢者，即青黄赤白黑杂下也。青者胆汁，黄者粪，赤者血，白者脓，黑者宿垢，最重难治。症虽有实有虚，毕竟虚多而实少，实症属毒火，虚症属阴亏。此案本属伏火与积热互结不解，由前医误治，以致毒火下逼而痢成五色。故纯用清透润降而瘥，究较阴亏症为易治。

# 二集　八大传染病案

# 第七卷　时行温疫病案

**温毒发斑案　曾月根（住五华周潭）**

【病者】张少卿，年二十二岁，粤省法政读书，住广东五华大田。

【病名】温毒发斑。

【原因】感染温毒时行而发。

【症候】面赤唇红，一身手足壮热，血毒外渍，神烦而躁，发出红斑。

【诊断】六脉洪大，右甚于左，舌鲜红，阳明血热无疑。血为阴，气为阳，阳盛则烁血，血热则发斑矣。

【疗法】凉血解毒，以泄络热，故以生地、犀角之大寒为君，以清君火，佐以芍药、丹皮之微寒，以平相火，火熄则斑黄阳毒皆净尽矣。

【处方】鲜生地一两　犀角尖二钱　赤芍药六钱　丹皮二钱五分

【效果】一服热清斑透，继用清养法调理而全。

廉按：温毒发斑，犀角地黄汤却是正治。故《千金》古方，平时不可不研究也。

**温疫发斑案　胡剑华（住景德镇毕家衕）**

【病者】孙云山，年三十一岁，福盛酱园柜员，住景德镇。

【病名】温疫发斑。

【病因】夏历八月，斑症流行，平素嗜酒，起居不慎，故易于传染。

【症候】面部浮肿，四肢酥麻，恶寒发热，脊强无汗，口喝嗜茶，腹内不安，荐骨①痛甚，斑发隐隐。

【诊断】舌根淡黄少津，脉浮而数。浮为外越之象，数主高热之征。脉症合参，断为阳明热郁发斑之候。

【疗法】斑宜外达，必汗先泄而斑随之出，故用麻杏甘石汤，鼓其外出。仍虑力薄，复加防风、独活，助其发汗排泄之力也。

【处方】净麻黄八分　防风一钱　生甘草六分　生石膏八钱　独活八分　苦杏仁二钱

【效果】服一剂，汗出而寒热退，二剂身痒斑出，三剂荐骨痛止，四剂全愈。

廉按：麻杏甘膏汤开表清里，却为透发斑疹之良剂。惟时当夏月，麻黄宜易香薷，李氏时珍所谓夏月之用香薷，犹冬月之用麻黄也。仿其法，勿执其药，是亦化而裁之之妙用钦。

---

① 荐骨：骶骨。

### 温疫内陷症案　陈务斋（住梧州四方井街）

【病者】陈梁氏，年二十五岁，广西容县，住乡，体壮，农业。

【病名】温疫内陷。

【原因】素因食物不节，消化不良，宿滞化热。诱因温疫流行，传染菌毒而发，又因药误而内陷。

【症候】初起恶寒发热，头痛项强，腰脊疼胀，肢倦口渴，由午至酉，起立即仆，不省人事，牙关紧闭，肢冷至肘，脘腹灼热，气粗喘急，唇缩而焦，齿黑而干，目赤面青，经昼夜不醒。

【诊断】左右脉伏，舌紫而苔罩白腻，体温达一百零四度，此吴又可所谓体厥脉厥也。由疫毒将发，新凉外束，伏邪欲达而不能遽达，遂致脉伏不见，热极而厥，厥深热亦深。故前医迭用辛散通关方法，竟一昼夜不效，病势甚凶，危在顷刻。惟脉伏多系实症，虽见昏厥，开达得法，或可挽救于什一。

【疗法】初用竹沥合童便，重加紫雪一钱，频频灌下，以豁痰宣窍，清热降火。服后神识略醒，再用刘氏双解散，去防、术、芎、归、芍等，加红花、中白、牙皂、磨犀，取荆、薄、麻黄速解肌表，以辛散外寒，犀角、翘、栀速透上焦，以清宣里热，硝、黄、芩、膏荡涤肠胃，以凉泻伏火。然病至内陷昏厥，必有有形之痰火瘀热，蒙闭心与脑神气出入之清窍，故用牙皂、桔梗以开痰，红花、中白以涤瘀。君臣佐既经配合，而使以益元散者，解热毒以调和诸药也。一服后，则肢表厥减，面唇略润，诊脉略见沉弦数。再二服后，人事略醒，牙关缓软，四肢厥除，惟手足麻挛，口甚燥渴，体中发热，心常惊悸，起卧无常，诊脉起而洪弦数。又用犀羚钩藤汤加人中白，取其直清心肝，泻火熄风，泄热通络，化痰利水。一服后，热退体和，肢表麻挛已除，惟咽干口渴，烦躁不眠，诊脉弦数略减。又用人参白虎合犀角地黄汤，双清气血两燔，润津燥以救阴液。

【处方】防风通圣散加减方

荆芥穗一钱　苏薄荷一钱　带节麻黄三分　生大黄四钱　生山栀三钱　犀角尖二钱，磨冲　净朴硝三钱，冲　益元散三钱，包煎　西红花二钱　人中白二钱　生石膏六钱，研细　青连翘四钱　青子芩三钱　小牙皂一钱　津桔梗一钱

【次方】犀羚钩藤汤加人中白方

犀角尖一钱，磨冲　羚羊角二钱，先煎　钩藤勾五钱　人中白三钱　牙皂角一钱　生石膏六钱　知母三钱　莲子心四钱　川木瓜三钱　龙胆草二钱　淮木通二钱

【三方】人参白虎合犀角地黄汤

西洋参三钱　生石膏三钱　肥知母四钱　粉甘草一钱　陈粳米六钱　黑犀角三钱　鲜生地四钱　生赤芍三钱　牡丹皮钱半

煎服。

【效果】五日牙关不闭，四肢厥除，人事已醒。十日热退体和，食量略进。二十日烦躁已除，食量大进，元气回复而痊。

廉按：凡疫病目赤面青，昏厥如尸，四肢逆冷，六脉沉伏者，此为闷疫。闷疫者，疫毒深伏于内而不能发越于外也，渐伏渐深，入脏而死，不俟终日也。至于急救之法，先刺少商、中冲、曲池、委中等穴，以宣泄其血毒，再灌以紫雪合玉枢丹，清透伏邪，使其外达，或可挽回。此案方法，大旨近是，惟少一刺法，则未免缺点矣。

### 温疫闭症案　丁佑之（住南通东门）

【病者】赵大兴，年四十二岁，商界，住县城。

【病名】温疫闭症。

【原因】疫毒内伏血分。

【症候】面色清淡，四肢逆冷，呕泻兼作，昏愦如迷。

【诊断】六脉细数沉伏，舌色紫赤，良由热伏于内而不发露于外，渐伏渐深，入脏即死，不俟终日，此温疫之最烈者。

【疗法】宜内外兼治，先刺曲池、委中，以泄营分之毒，再以紫雪清透伏邪，使其外越。

【处方】紫雪丹五分，新汲水调下。

【效果】一剂知，二剂效。如斯大症，不十日而瘥。后治多人，均应手而愈，虽不敢夸验案，然亦不敢自秘。

廉按：仿孟英治闷疫例，却是救急之捷法，妙在先用刺法放血，使疫毒从血分排泄，然后用紫雪，使穿经入脏之疫毒，从内达外而消解，故其效如神。

**温疫昏厥案　姜德清（住平度北七里河）**

【病者】官忠学，年五十岁，住平度城北花园。

【病名】温疫昏厥。

【原因】辛酉年八月染疫，前医迭次攻下而无效。

【症候】初起恶寒头痛，四肢痠疼，迭经误治，遂致舌胀满口，不能言语，昏不识人，呼之不应，小便自遗，便闭，旬余大小腹胀，按之板硬。

【诊断】六脉洪大，齿垢紫如干漆，脉症合参，此极重之温疫昏厥也。医者不明病源，发表数次，大耗其液，温补药多，更助其火，火炽液伤，上蒸心脑，下烁胃肠，病之所以酿成坏象也。

【疗法】汤丸并进，因重用生石膏直清阳明，使其敷布十二经，退其淫热为君；犀角、川连、黄芩、连翘泄心肺之火为臣；元参、生地、知母抑阳扶阴，泄其尤甚之火，而救欲绝之水为佐；丹皮、赤芍、栀子泄肝经之火为使。令其先用利便糖衣丸

五粒，接服蓖麻油一两，服后约一时许，大便自下，大小便俱软，速进汤药两剂头煎，调服安宫牛黄丸两颗。

【处方】生石膏八两，研细　真犀角四钱　小川连四钱　黄芩四钱　青连翘三钱　元参一两　鲜生地一两　知母八钱　丹皮三钱　赤芍三钱　焦栀子三钱　生绿豆二两　鲜竹叶五钱　煎汤代水。

安宫牛黄丸方

犀角末一两　小川连一两　黄芩一两　焦栀子一两　广郁金一两，生打　明雄黄一两　飞辰砂一两　珍珠五钱　台麝香二钱半　真梅片二钱半

共为细末，炼蜜为丸，赤金为衣，每丸重三分，金银花、薄荷煎水送。

【次诊】六脉和而略大，齿垢净尽，舌尚干，能言语，惟昏谵未净除，是余热未清。原方减其用量，再进两服，间用安宫牛黄丸一颗，药汤调服。

【次方】生石膏四两，研细　真犀角二钱　小川连二钱　黄芩二钱　青连翘三钱　元参六钱　鲜生地八钱　知母六钱　粉丹皮三钱　赤芍二钱　焦山栀三钱　生绿豆一两　鲜竹叶三钱　安宫牛黄丸一颗，研细，药汤调服

【三诊】六脉和平，舌苔退而微干，时有错语，仿增液汤意，令其连进两剂，间用万氏牛黄丸一颗，药汤调下。

【三方】仿增液汤意

生石膏二两，研细　细生地八钱　知母六钱　连心麦冬四钱　万氏牛黄丸一颗，研细，药汤调下

万氏牛黄丸方

西牛黄五分　小川连一两　黄芩二钱　广郁金四钱　生山栀六钱　飞辰砂三钱

共为细末，神曲糊丸。

【效果】八日即能起坐，旬余胃健而愈。

廉按：病则温疫昏厥，药则中西并进，

方则从余氏师愚、吴氏鞠通两家择用，清娇雄健，卓尔不群，真胆识兼全之验案也。

### 时疫温毒案　钟翊乾（住瑞安鲍田）

【病者】戴女，年十五岁，住清泰乡。

【病名】时疫温毒。

【原因】冬寒潜伏膜原，至首夏外感时毒而发。

【症候】身热口渴，两足酸痛，不能起立，神昏谵语，面青晦浊。

【诊断】脉沉细似伏，由病机遏不能达，故阳症而见阴脉，刘河间所谓畜热内甚，脉道不利，反致沉细欲绝也。

【疗法】泄热解毒，以两石、芩、连、山栀为君，银花、连翘为臣，但清凉无涤秽之功，故佐以玉枢丹芳香辟秽，陈金汁以浊泄浊，使以茹、络、冬藤疏通脉络。

【处方】生石膏五钱，研细　飞滑石四钱，包煎　焦山栀二钱　银花三钱　连翘三钱　淡黄芩钱半，酒炒　小川连四分，酒炒　淡竹茹三钱　丝瓜络三钱　金汁一两，冲　鲜忍冬藤四钱　玉枢丹五粒 研细，药汤调下

【效果】初方连服二剂，足痛瘥，谵语减。于原方减石膏、金汁，加番泻叶钱半，人中黄二钱，板蓝根二钱。服后便溏，色黑如酱，头面反肿，口不能开，咽微痛。又将番泻叶加足三钱，鲜大青叶五钱，鲜生地六钱，金果榄二钱，服后再解黑溏粪颇多，夹有燥矢，病遂愈。

廉按：断语引证确凿，处方清芬灵通，妙在玉枢丹善解温毒，惟人中黄一味，不如仍用金汁为是。

### 时疫温毒案　陈在山（住辽阳咸春堂）

【病者】郭麟阁之子，年二十三岁，住奉天牛庄城。

【病名】时疫温毒。

【原因】素多嗜欲，体瘦阴虚，外感时毒而发病。

【症候】咽喉骤然肿痛，气喘声哑，舌黄口渴，皮肤热，头项痛，心烦谵语，小水黄涩，大便燥结。

【诊断】脉沉细数，症与脉不相符者，由素嗜烟色之人，津亏血燥，龙雷之火动于内，温热之邪袭于外，内外交迫，表里不通，故脉现似阴非阴，理应舍脉从症，不必为脉理所泥也。

【疗法】重用鲜生地救阴凉血为君，花粉、石膏生津止渴为臣，犀角、薄荷、双花解毒退热为佐，枳壳、蒌仁通畅气分为使，加山豆根、牛蒡子清咽利膈，解毒散热，滑石、竹叶渗利水道，引热下行。

【处方】鲜生地八钱　生石膏一两　天花粉四钱　二宝花三钱　牛蒡子三钱　枳壳二钱　山豆根二钱　薄荷叶一钱　黑犀角一钱　栝蒌仁四钱　淡竹叶钱半

【又方】鲜生地五钱　生石膏六钱　天花粉二钱　二宝花二钱　生枳壳一钱　广犀角八分　滑石粉三钱，包煎　淡竹叶钱半　陈金汁二两，冲

【效果】服前方一帖，表热解而咽喉清，稍进饮食，惟内热未退。又服后方两帖，大便一次，热退身凉。终以养阴健胃法而愈。

廉按：温毒较温病尤重，自以清解血毒，宣畅气机为第一要义。方亦宗此立法，当然有效。诊断时舍脉从症，确有见地。盖温毒温热，不比内伤杂症，往往脉难全恃，必须详审舌苔，按其胸腹，诘其二便，汇而参之，庶可得其真谛也。

### 温毒发颐案　严绍岐（住绍兴昌安门外官塘桥）

【病者】张三义，年二十五岁，住塘湾。

【病名】温毒发颐。

【原因】暮春病温，感染时毒，病经五日由于失下。

【症候】耳下、两颐肿硬且痛，连面皆肿，喉赤肿疼，壮热口渴，便闭四日。

【诊断】脉数且大，按之浮沉俱盛，舌苔黄厚。脉症合参，此由温热时毒挟少阳相火，阳明燥火势如燎原而上攻，刘松峰《说疫》所谓疙瘩瘟也。

【疗法】内外并治，外敷三黄二香合水仙膏，内服普济消毒饮加减，使在上焦之温毒疏而逐之，在中焦之温毒攻而逐之，皆速为消解之意，恐缓则成脓而为害。

【处方】苏薄荷钱半　牛蒡子二钱，杵　济银花三钱　青连翘三钱　鲜大青五钱　粉重楼二钱　元参三钱　白芷一钱　生川军三钱，酒洗　陈金汁二两，分冲　漏芦钱半　鲜荷钱一枚

【外治方】三黄二香散

川黄连一两　川黄柏一两　生大黄一两　明乳香五钱　净没药五钱

上为极细末，初用细茶汁调敷，干则易之，继则用香油调敷。

水仙膏方

水仙花根不拘多少，剥去老赤皮与根须，入石臼捣如膏，敷肿处，中留一孔出热气，干则易之，以肌肤上生黍米大小黄疮为度。

【效果】连服两头煎不应。原方生川军改为五钱，又加元明精三钱，泻血两次，诸症大减，惟口渴引饮，小便不通。改用白虎汤去粳米（生石膏八钱，知母四钱，生甘细梢八分）加瓜蒌皮五钱，鲜车前草二两，鲜茅根二两，鲜荸荠草一两，小溲如注，而诸症遂解。

廉按：吾国所谓温毒发颐，即西医所谓耳下腺炎也。东垣普济消毒饮加减，确是的对之良方。直至三头煎，始大泻血而毒解，可见消解时毒，总以速清血毒为首要。西医迭次注射清血针，良有以也。

## 温毒喉痈案　袁桂生（住镇江京口）

【病者】张文卿君夫人，年三十岁，住本镇。

【病名】温毒喉痈。

【病因】吸受温毒，因循失治，或误治而致剧，于五月初十日，始来求诊。

【症候】咽喉两旁肿塞，汤水不能下咽，虽口津亦不能咽，胀塞非常，口有秽气，两旁既肿塞，而其下复溃烂，身热口渴。

【诊断】脉息滑数有力，舌苔白腻。盖温毒痰热，蓄积上焦，污血壅阻而成喉痈。治不得法，致肿势日盛，将成喉闭而死矣。

【疗法】救急之法，当先放血以开其闭，否则牙关拘急，口不能张，呼吸闭塞，神丹莫救矣。乃以刀喉刺内肿处，出紫黑血块甚多，盖皆毒血也。随以蓬莱雪吹之。

【处方】金银花三钱　紫花地丁三钱　淡黄芩三钱　川贝母三钱　栝蒌皮三钱　金果榄三钱　鲜生地八钱　干生地四钱　小川连八分　广橘皮一钱

另加雅梨汁一酒盅和服。

【次诊】下午复诊，喉内见黏有稠脓。乃以毛笔蘸水洗涤，洗出稠脓甚多，喉肿觉松。复于两臂曲池穴针刺出血，以分毒血上行之势。仍以原方再进一剂，明日大雨倾盆，未及来诊。

【三诊】第三日来复诊，则热全退，喉肿大消，能进薄粥两碗，舌苔亦退，又得大便，脉息亦转软滑矣。

【三方】金银花三钱　川贝母三钱　天花粉三钱　生苡仁三钱　浙茯苓三钱　佩兰叶一钱　干生地三钱　元参二钱　原麦冬二钱

【效果】接服两剂全愈。

【说明】凡喉痈肿势过甚者，皆由污血为患，急宜刀刺放血，万万不可姑息也。

廉按：喉风不吐痰，喉痈不放血，皆

非其治也。然其间有必须刺者，有不必刺者。沙耀宗《经验方治》云：咽喉痛肿者，紫艳未溃，或已溃而未深，而项外漫肿坚硬，痰气壅闭，汤水难容者，急用喉针，在喉之两旁高肿处，刺入分许二三下，咯去紫黑毒血，随时吹药，不致大溃。或用衣针，刺两手大指内侧爪甲根分许，即少商穴也，刺入分许，挤尽紫血，泄肺经热毒。然喉烂可进汤水，或色淡不艳，溃烂过深者，皆不必刺。脉细神昏，毒已内陷者，亦不必刺。此案内外兼治，竟收全功者，由开刀放血之效力也。

故专门喉科者，必先熟悉外治诸法，试为节述其要：

一要备撑嘴钳，凡牙关紧闭之时，若用金铁之器硬撬其口，必伤其齿。用乌梅、冰片搭擦之法，若又不开，则必用撑嘴钳，缓缓撑开其口，牙环宽而齿不受伤，最为灵妙。

二要备压舌片，凡看喉之际，将舌压住，则喉关内容之形色，一目了然。

三要备杏仁核弯刀，凡杏仁核肿大，势必涨塞喉关，药食难下，必用弯刀于杏仁核上，放出脓血，则喉关宽而药食可下，且无误伤蒂丁之弊，较中国喉枪喉刀，尤为便利。

四要备照喉镜，察看喉关之内容，能隐微毕显，以补助目力所不及。

五要备皮肤针，以便射入血清，急解喉痧之毒微生物，奏功最捷，此名血清疗法。据上海工部局报告，凡治喉痧初起，历试辄验。

六要提疤以泄毒，用异功散（斑蝥四钱，去翅足，糯米炒黄，去米不用，血竭、没药、乳香、全蝎、元参各六分，麝香、冰片各三分，共研细末）如蚕豆大，放膏药上，贴患处喉外两傍，一周时起疤，夏日贴二三时即能起疤，不必久贴。起疤后速即挑破，挤出黄水，倘紫色或深黄色，宜用药贴于疤之左右，仍照前挑看，以出淡黄水为度；再用大蒜头捣烂如蚕豆大，敷经渠穴（在大指下手腕处，寸口动脉陷中），男左女右，用蚬壳盖上扎住，数时起疤，挑破揩干以去毒气。

七要漱喉以去毒涎，取鲜土牛膝根叶，捣汁一碗，重汤炖温，不时漱喉，漱毕，即低头流去毒涎，再漱再流，须耐心流十余次，毒涎方净。此品为治喉圣药，善能消肿散血，止痛化痰，无论何种喉症，用之皆效，以其能去风痰毒涎也。凡喉症以去风痰毒涎为第一要义，倘红肿白腐，用紫金锭三钱，热水冲化，俟冷，含漱患处，吐出，再含再漱，此法不独能去喉腐，且能导吐风痰。

八要吹鼻以通气吐痰，凡喉痧，肺气无不窒塞，首用吹鼻一字散（猪牙皂七钱，雄黄二钱，生矾、藜芦各一钱，蝎尾七枚，共为细末）吹少许入鼻孔，即喷嚏出，而吐毒痰；若鼻塞喉闭，必用喉闭塞鼻枣（蟾酥七分，细辛四分，辰砂三分，麝香二分五厘，冰片二分五厘，猪牙皂四分，半夏三分，辛夷四分，巴豆四分，去油，牛黄二分，雄黄四分，研极细末，用红枣切破一头，去核，将药少许纳入枣内，用线扎封枣口），左痛塞右鼻，右痛塞左鼻，若小孩鼻小，枣不能塞，或用棉花包药扎塞亦可，但不能令药靠肉，以免肿疤之患。若喉闭势重者，用两枣将两鼻齐塞。治喉痧喉闭，气息不通，命在垂危者，有起死回生之功，较之用卧龙丹、紫金丹、开关各法，不能得嚏，百无一生者，不若此枣一塞，痰气渐松，人事转醒，洵多神效也。

九要吹喉以解毒去腐，退炎止痛，首用烂喉去腐药（用杜牛膝根叶汁之晒干净末一两，苏薄荷末五分，浣花青黛五分，

梅花冰片三分，共研匀，磁瓶密藏，不可
泄气受潮，如潮，但可晒干再研，不可火
烘）以流去毒涎，接吹锡类散（象牙屑
焙、珍珠粉各三分，飞青黛六分，梅花冰
片三厘，壁蟢窠二十枚，墙上者佳，西牛
黄、人指甲焙，男病用女，女病用男，分
别配合，各五厘，将各焙黄之药，置地上
出火气，研极细粉，密装于磁瓶内，勿使
泄气，专治烂喉时症，及乳蛾、牙疳、口
舌腐烂，凡属外淫为患，诸药不效者，吹
入患处，濒死可活）以去腐止烂；末用珠
黄散（珍珠粉六分，西牛黄三分，京川
贝、煅龙骨各四分，煅青果核三枚，共研
细末，磁瓶密藏）以清余毒而生肌。

十要刮后颈以散毒，于颈窝处搽真薄
荷油少许，用钱一文，如刮痧样，往下顺
刮，须千余刮，显出块点，用磁片锋刺破，
即以蜞口吮出恶血，无蜞时，则用小吸气
筒以吸出之，散毒最为神效。此治喉痧、
喉痹、喉痈、喉蛾，及各种风火喉症之第
一妙法也。

### 温毒牙疳案　杨孕灵（住泰县）

【病者】朱姓，年约二旬，业商，住
泰县娄庄。

【病名】温毒牙疳。

【原因】温病月余，热毒未净，杂进
食物厚味，挟热毒熏蒸脾胃而成。

【症候】牙龈肿痛，溃烂流血，色黑
味臭，齿摇身热。

【诊断】脉两手浮数，寸关尤甚，舌
苔厚腻而灰，此温毒病变之走马牙疳症也。
牙疳而名之走马，言患之迅速也。

【疗法】内服外搽漱口之药并用。内
服则用石膏、知母、石斛、山栀清热为君，
然不滋阴，无以清热，又用地黄、元参、
白芍、人中白为臣，少加银胡、桔梗、升
麻引经为佐，用鲜芦芽、竹叶为使。外搽
之药，乃以赤砒、大枣、人中白、冰片。

又漱口之方，用白芷、细辛、乌附尖、蒲
黄者，取其引热邪外达也。每日煎药两剂，
日夜搽药八九次，漱口均在搽药之前施之。

【处方】生石膏八钱，研细　鲜石斛三钱
知母四钱　生山栀三钱　人中白钱半　银胡二
钱　生杭芍三钱　苦桔梗六分　升麻五分　鲜
芦芽八寸　鲜淡竹叶二十片

【次方】香白芷一钱　北细辛一钱　乌
附尖一钱　生蒲黄二钱

此漱口方也。

【三方】赤砒霜一两　人中白二两　真
梅冰片一钱　大黑枣五十枚

制法：黑枣五十枚，去核，将赤砒一
两，匀为五十份，安放于枣内，以线扎之，
置炭火上煅炼，俟出尽白烟，成炭形为度。
取起为末，后入漂煅之人中白、真梅片，
共研为极细末，磁瓶收贮，以备外掺。掺
时用毛笔蘸药，轻轻拍在患处。

【效果】一二日腐脱臭少，三四日肉
红热清，旬日则齿固肉生矣。

廉按：温毒牙疳，虽挟积热而变，然
亦急症，治稍因循，则齿牙尽落。外治砒
枣散，确系对症验方。内服大剂清胃消疳，
方亦切病，可加胡连、贯仲，则杀虫蚀之
力量更足矣。

### 秋瘟痉厥案　姜德清（住平度北七里河）

【病者】张成文，年六十岁，住公
沙屯。

【病名】秋瘟痉厥。

【原因】癸亥年八月杪，天时火热，
秋瘟盛行，初染不为病，后至九月中旬而
发病。

【症候】初起恶寒头痛，周身拘挛，
项脊俱强，陡变痉厥，牙关紧闭。

【诊断】六脉沉细而数，舌紫赤，脉
症合参，此秋瘟痉厥症也。乘入阳明之络
则口紧，走入太阳之经则拘挛，外窜筋脉

则成痉，上蒸心包则为厥，《内经》所谓血之与气，并走于上，则为大厥也。

【疗法】先用手术，以灯照前后心、两胁及大小腹，有小红点隐隐，用毫针挑七八个，噤开能言，再挑七八个，周身活动知痛，大叫拒挑，继即神迷复厥。遂用汤丸并进，安宫牛黄丸通心包以清神，清瘟败毒饮加减透伏火以逐疫毒。

【处方】黑犀角三钱　小川连四钱　青子芩三钱　青连翘三钱　元参三钱　生石膏一两，研细　鲜生地一两　粉丹皮二钱　焦栀子三钱　赤芍二钱　鲜大青五钱　肥知母四钱　鲜竹叶四十片　鲜石菖蒲一钱，剪碎，搓热生冲　安宫牛黄丸两颗，分两次，药汤调下

【效果】一剂病轻，第二日又诊脉洪大，自言觉一气块流走不定，走胁胁痛，走腰腰痛，走至足指，痛不敢屈伸，走至肾囊，疼不可忍。余晓之曰：由当时挑的太少，致经络之热毒流注走痛。原方加石膏一倍，生川柏钱半，丝瓜络一枚，先煎代水。第三日抽惕若惊，筋属肝，由热毒流于肝经，不能外溃而出，筋络受其冲激，故发瘛疭，状如惊痫。又加石膏一两，龙胆草钱半，双钩藤六钱，日服二剂，诸症轻减，痉厥亦止。终用竹叶石膏汤，去人参、半夏，加西洋参、鲜石斛、梨汁等，肃清余热，以养胃阴。连进四剂，胃动而愈。

廉按：断症悉宗经旨，处方极合病机，是得力于余师愚《疫疹一得》者。惟用毫针挑其痧点，却是放血泄毒之外治良法。病至痉厥，疫毒已直窜脑与脊髓，刺激其神经而发。吴鞠通安宫牛黄丸，不如用紫雪合厥症返魂丹，清镇泄化，平其神经，以定痉厥，其效果尤为神速。

**时行冬瘟案　吴兴南（住辽阳城内戴二屯）**

【病者】刘姓女子，年二十岁，奉天省辽阳县人，住玉嘉沟。

【病名】时行冬瘟。

【原因】民国六年八月望后至二十三等日，天气似烟非烟，似雾非雾，昏迷岚瘴，日为之赤，昼为之瞑，别有一种炭素气。是女为人拾棉，早出暮归，感染斯疫，伏至冬初病作。

【症候】四肢痿软，头目昏眩，目眦如血，胸满气喘，神昏谵语，甚则抽搐，两目天吊，牙关紧闭。

【诊断】脉来洪大有力，人迎气口尤盛，呼吸之间，脉约八至，满舌浊苔，直断为时行冬瘟，不可误认作伤寒。

【疗法】先用双甲重按其少商两穴，抽搐顿止，以通关散通其肺窍，少时得嚏。次用芒针，量病人中指中节横纹为度，刺其左右两鼻孔，令血盈盂，又刺颊车、曲池，泻合谷，病者能言矣。次泻连泉、玉英、手之三里，并中冲、劳宫，心包络经得开，刺左期门，泻肝经邪热，刺右章门，劫肺窍温毒。又次用刮法，顺刮其两肋与两尺泽，如刮痧状，均令黑紫，两腿犹言紧急。又取承山、鱼腹、委中等穴刺之，病觉稍安。此急则治标之法。用药以解毒活血，新加羚羊角汤，方用羚羊角为君，性善解毒，直清肺肝，安神定魄，镇风定抽，双花重用解毒，红花、桃仁，专行破血，菊花为清洁之品，得秋肃之气，花开于顶，其香清馨，不杂浊味，能清头风，人共知之，能辟瘟毒，人鲜知焉，重用三钱，以清温解毒。根朴、榔片、枳壳，吴又可达原饮曾用之，其槟榔一名劫瘴丹，生于热带烟岚之地，治瘟疫生用，大得效力。土瓜根即天花粉，能荡平胸中实热，性擅解毒，尤专止渴。

【处方】羚羊角二钱，磨服　金银花五钱　南红花三钱　甘菊花三钱　土瓜根三钱　生桃仁二钱，去皮　钩藤勾三钱　坚榔片三钱

川根朴二钱　炒枳壳二钱　生甘草一钱　净连翘二钱

【效果】服二帖，诸症大减，惟尚有谵语。又与自配牛黄安宫丸二丸，服之神清。嗣用清养法调理月余而痊，然已发落甲脱，自己尝言重生也。

廉按：症既明辨，法宗清任，况解毒活血汤，本治热疫之良方，能对症而加减善用之，自然应手奏功。

### 大头瘟案　叶馨庭（住黟县南屏）

【病者】叶绍芹，年十二岁，住安徽黟县，肄业国民学校。

【病名】大头瘟。

【病因】冬令感寒，伏而不发，至春三月，地气上升，复感时行温毒，上攻头部而始，发即病势剧烈。

【症候】咳嗽气喘，口渴舌燥，壮热便结，神识昏迷，头痛难举，红肿一周，若戴箍焉，箍之内外，红肿成块，游走不定，红块之上，细泡无数。

【诊断】脉象浮数，风温热毒显然。今头痛难举，红肿一周，风热上迫也。红肿成块，游走不定，风之善行数变也。壮热不退，神识昏迷，风火内扰也。火乘所胜以侮所不胜，而肺金受烁，故咳嗽气喘，口渴舌燥，由是而来。

【疗法】因用羚角、钩藤以熄风，银花、甘草以解毒，连翘、贝母清心肺，菊花、白芷散头面，人中黄、黑山栀、酒炒生军以泻火，芦根、石斛以清胃，每日煎药两次。

【处方】羚羊角五分，锉末炖冲　鲜芦根三钱　金银花四钱　连翘心三钱　双钩藤五钱　鲜石斛三钱　生甘草节一钱　川贝母二钱，去心　黑山栀二钱　人中黄三钱　香白芷一钱　酒炒生军一钱　甘菊钱半

【效果】上方服三剂，风热渐解，头肿见消。减去羚角、钩藤、生军三味，加

冬桑叶三钱，紫马勃一钱，包，元参心二钱五分，再服四剂而痊。

廉按：大头瘟症，当以东垣普济消毒饮为正治，今仿其法而略为加减，宜乎应手奏功，若病势尤重者，砭法外治，亦当相助以求速效。

### 疙瘩瘟案　沈奉江（住无锡）

【病者】拙荆张氏，年五十余，住本宅。

【病名】疙瘩瘟。

【原因】素禀阴虚，每交冬令，喜用脚炉。春时易生温病，一日陡发疫症，困苦莫可言状，另延他医，惊而却走。

【症候】遍体奇痒，渐发无数之块，大者如盘，小者如碗不等，肿而微红，攻于头面则目红，攻于胸肺则气逆，神识模糊，搔痒不止，几欲挖去其肉，日夜不寐，呼号三日。

【诊断】脉洪弦搏数，舌紫赤，脉症合参，此疙瘩瘟也。由热毒蕴于营分，外发肌肤，防其毒陷心包，则大险重矣。

【疗法】急急清营解毒以透发之。

【处方】黑犀角一钱　鲜大青五钱　鲜生地一两　蜜银花三钱　青连翘三钱　黑山栀三钱　粉丹皮二钱　炒牛蒡二钱　人中黄钱半

先用生绿豆二两，鲜茅根二两，煎取清汤，代水煎药。

【效果】连服三四剂，而块渐小渐减，痒亦渐止，调理六七剂而愈。

廉按：疙瘩瘟者，遍身红肿，发块如瘤者是也。症由血毒外溃，故连投清血解毒而痊，无他巧妙。

### 软脚瘟案　严绍岐（住绍兴昌安门外官塘桥）

【病者】薛三二，年三十五岁，住松林。

【病名】软脚瘟。

【原因】素患湿热脚气，时愈时发，今春染时行温邪而发。

【症候】一起即两脚大痛，不能起立，立即足软欲仆，身发壮热。

【诊断】脉两关尺弦数，左甚于右，舌紫赤。脉症合参，此《松峰说疫》所谓软脚瘟也。总由肾水先亏，不能养肝，肝经血分之湿热，下注两足。余遂断之曰：此为险症，今因素患脚气，病在壮年，犹可挽回。

【疗法】以芩、芍、川楝直清肝热为君，二妙化湿滋水，以治脚软为臣，佐以延胡、小茴、淡竹根，清通其络以止痛，使以碧玉散，导其湿热从小便而泄也。

【处方】青子芩二钱　生赤芍五钱　川楝子三钱　酒炒延胡索钱半　二妙丸钱半拌碧玉散三钱，包煎　炒小茴香五分　淡竹根三钱

【效果】两剂，足痛轻减。原方加炒香桑枝二两，青松针一两，煎汤代水。再进两剂，足痛既除，温邪亦渐瘥。嗣以竹根、桑枝、松针、丝瓜络煎汤代茶，调理四日而痊。

廉按：喻氏嘉言：谓软脚瘟者，便清泄白，足重难移者是也。刘氏《松峰说疫》谓：病因湿瘟，宜苍术白虎汤。此案病名同，而因症不同，断非直钞苍术白虎汤可愈。辨症从肾水先亏，不能养肝，肝经血分湿热，下注两足而断，颇有见地，故另选对症之药以奏功。可见医者临症，必以探源审症为首要。

## 伤风时疫症案　陈务斋（住梧州四方井街）

【病者】陈典常，年二十九岁，广西容县，住乡，体壮，业农。

【病名】伤风时疫症，西医名急性肺炎病。

【原因】素因不究卫生，过食生冷果实，以致脾难运化，蓄湿生热。诱因风疫流行，菌毒由口鼻吸入，直接传染。

【症候】初起恶寒发热，头目俱痛，腰脊硬疼，四肢痛倦，咳嗽气喘，咽干口燥，痰涎胶黏，咯则困难，间或咯血。继则全体大热，昼夜不休，烦躁已极，痰涎上壅，咯更困难，声破而嗄，不能语言，神识乍省乍昏，面色紧黑，目白现赤血丝，唇赤黑肿，便结数日不行，溺短赤涩。

【诊断】左寸关尺沉伏，右寸浮大而促，关尺洪滑数有力，热度达一百零六度，舌卷苔黑燥，深红起刺。脉症合参，此伤风时疫之危症也。由天时不正，夏应热而反凉，秋应凉而反热，实非其时而有其气，疠疫为殃，长幼如是，互相传染。是年仲夏，雨水太盛，湿气最旺，仲秋丽日太炎，燥气最猛，疫气一触，即如爆发。检阅前医诸方，皆用风药，耗津助火，症殊危险，幸右关尺尚存不散，或可救治。

【疗法】先用羚犀杏石解毒汤，取杏仁、石膏、知母、桑皮、花粉、钗斛、竹沥润肺降逆，化痰生津为君，羚角、磨犀清心平肝，凉透伏火为臣，中白、银花、红花凉血败毒，去瘀生新为佐，芦笋、茅根清宣透解为使，连进三服，体热略退，形容略润，日则醒而不昏，夜仍谵语昏迷，诊脉数而有力。继用大承气汤，加黄柏、桃仁、红花、生地、石膏、莲心、花粉、麦冬等，取其荡涤胃肠，清其燥以救津。再进三服，始下燥粪数次，人事已醒，昼夜不昏，谵语已除，津液已复，舌苔黑退，转为粗涩。惟咳嗽声破尚不能除，脉数无力，又用百合固金汤，加石膏、知母、钗斛、洋参，取其润肺生津，活血助气，清肺平胃，滋阴降火，连进二十余服，咳嗽已减，声清不破，略能进食。诊脉微见燥涩，用补肺阿胶汤加生脉散，取其润燥生津，助气活血，补肺化痰，滋降虚火。

【处方】羚犀杏石解毒汤

羚羊角三钱，先煎　犀角尖二钱，磨冲　北杏仁五钱　生石膏二两，研细　肥知母六钱　鲜钗斛四钱　金银花四钱　生桑皮五钱　人中白四钱　天花粉五钱　西红花二钱

先用活水芦笋四两，鲜茅根三两，煎汤代水。煎成，加竹沥一杯，冲服。

【次方】大承气汤加减方

生大黄五钱　小枳实四钱　生石膏一两，研细　川黄柏五钱　芒硝三钱　天花粉六钱　西红花二钱　莲子心四钱　原桃仁三钱

煎服。

【三方】百合固金汤加减方

野百合二钱　大元参五钱　川贝母三钱，去心　大生地四钱　津桔梗一钱　破麦冬三钱　生白芍四钱　生石膏四钱，研细　肥知母三钱　粉甘草一钱　西洋参钱半　鲜钗斛三钱　白归身钱半

熟地露十两，枇杷露六两，代水煎药。

【四方】补肺阿胶汤加生脉散

贡阿胶三钱，烊冲　马兜铃钱半　炒牛蒡钱半　北杏仁四钱　粉甘草一钱　东西洋参各钱半　破麦冬三钱　北五味三分　陈糯米三钱

煎服。

【效果】五日热退体和，谵语已除，人事亦醒。直至三十日，咳嗽始减，声清不破，食量略进。四十日，咳嗽全除，食量大进，元气恢复而痊。

【说明】是年戊午秋末冬初，气候温燥，乡村市镇时疫大为流行，各家长幼互相传染者，十之八九，几至路无行人，医药不效，死亡甚众，惨不可忍。余是役诊治数千人，其症大略相同，药方俱照案内，按症之轻重，用药之加减，倘年老及幼孩，或标本不同，用量须详察，胎前产后，尤当酌量调治。经余手者，十愈七八，特录数症，就正有道。

廉按：疫必有毒，毒必有菌，菌毒吸自口鼻，由气管达于血管，将血气凝结，壅塞津门（即淋巴腺总汇管之口），津郁为痰，阻滞气机，故见种种肺病，内陷心包，以致心筋质炎，故见种种神经病。此案初方，使疫毒由血分转出气分，妙在犀羚合西藏红花，透解血毒，行散血瘀，膏、知、桑皮合芦、茅二根，清宣气热，使其速转出气分而解。第二方，使疫毒瘀积，由胃肠排泄而出。三方、四方，辛凉合甘寒法，清滋互用，为风燥热疫善后之正法。非素有经验，能负重任者不办。

### 妊娠兼风燥时疫症案　陈务斋（住梧州四方井街）

【病者】陈韦女士，年廿二岁，广西容县，住乡，学界，体瘦弱。

【病名】妊娠兼风燥时疫症。

【原因】素因受孕后，气血不充，神烦少睡。诱因秋后风燥时疫流行，菌毒飞扬，由口鼻吸受，直接传染。

【症候】初起头痛目眩，恶寒发热，咳嗽痰黏，肢倦神烦，口渴胃钝。继则气喘声嗄，咯痰甚艰，咳则咯咯有声，胸膈胀满，食则呕难下咽，肌肉脱落，形体枯瘦，不能起立，起则昏仆，神识乍醒乍昏，谵言妄语，唇缩齿枯，咽干口燥。

【诊断】六脉弦数微浮，数则七至有奇，舌苔枯黑而涩，边尖深赤起刺。脉症合参，此妊娠兼风燥时疫症也。余晓之曰：病势危险极矣，辗转思维，只有竭力以救母，不能兼顾其胎儿。若犹欲保胎，恐母命一亡，而胎儿之命亦随之俱亡，请君择于斯二者。病家遂谓照此病势，当然急救母命为首要，请竭力设法，放胆用药可也。予对之曰：脉虽浮数已极，幸未散乱，或能挽救，以图侥幸。

【疗法】先用凉膈散合犀角地黄汤去丹皮，加花粉、银花、人中白，取硝、黄、栀、芩荡涤肠胃，降火救阴为君，地、芍、

花粉凉血安胎，生津润燥为臣，犀角、连翘、竹叶、薄荷清心肝伏火，凉散风燥为佐，银胡、银花、人中白和解表里，散郁败毒为使。连进二服不应，直至五服后，始得泻数次黑燥结粪，而燥热略平，舌苔略润，谵语已除，人事亦醒。仍见燥渴不眠，食量不思，咳嗽如前，又用人参白虎合百合固金汤加减，取其润肺生津，平胃降逆，活血安胎，养阴滋水。连进十余服，则咳嗽已除，声清不嗄，燥渴已止，食量已进，睡眠已安，身体已和，舌黑苔已退，转现微白微涩。惟元气衰弱，声低气微，软而无力，诊脉微弱。又用四物汤合生脉散，加茯神、枣仁、於术、山药，取其补气生津，养阴活血，安胎宁神，运脾健胃。连进十余服则元气略强，食量大进，起居步履，稍能支持。惟肢体皮肤，微现浮肿，诊脉缓滑，又用四君子汤合五皮饮，取其补气运脾，去湿消肿也。

【处方】凉膈散合犀角地黄汤加减方

元明粉三钱，分冲　生大黄四钱　焦山栀三钱　青连翘三钱　青子芩三钱　薄荷叶钱半　鲜竹叶二钱　生白芍三钱　鲜生地一两　粉甘草一钱　犀角尖三钱，磨冲　银柴胡二钱　天花粉四钱　金银花三钱　人中白钱半

【次方】人参白虎合百合固金汤

西潞党三钱　生石膏四钱，研细　肥知母三钱　陈粳米五钱　粉甘草一钱　野百合二钱　鲜生地四钱　川贝母钱半　生白芍二钱　津桔梗二钱　原麦冬三钱　当归身钱半　大元参二钱

熟地露一斤，代水煎药。

【三方】四物汤合生脉散加减方

大熟地四钱　生白芍二钱　白归身三钱　川芎一钱　西潞党四钱　五味子钱半，破　麦冬三钱　云茯神二钱　酸枣仁二钱　贡於术三钱　淮山药五钱，生打

【四方】四君子汤合五皮饮

西潞党四钱　贡白术六钱　云茯苓四钱　粉甘草一钱　生桑皮五钱　五加皮四钱　大腹皮三钱　老陈皮二钱　生姜皮二钱

煎服。

【效果】五日，人事已醒。二十日，咳止燥平，食量已进。三十日，百病俱除，食量大进，元气已复。后一月，胎儿产下，母子俱全。

廉按：风燥酿疫，秋冬为甚。就余所见，去年深秋至冬，有发白喉时疫者，有发喉痧时疫者，有发疫痘疫瘄者，直至今春，疫势渐衰，其症虽变状万端，而原因总归于风燥热毒，气血两燔。医者不究病因，见喉治喉，见痘治痘，见瘄治瘄，辄用通套成方，以致枉死载途，良可悲也。此案注重伏火就燥，气血两燔，开首即用凉膈合犀角地黄加减，表里双解，三焦分消，投剂果决，自然效如桴鼓。然非有学识，有胆量，经验宏富者，不敢负此重任。

**妊娠燥疫症案　陈务斋（住梧州四方井街）**

【病者】梁陈氏，年二十六岁，广西容县，住乡，体壮，业农。

【病名】妊娠燥疫症。

【原因】素因性躁而暴，劳苦过度，受娠数月，适染燥热时疫而发病。

【症候】初起头目骨节皆疼，全体大热，昼夜不休，皮干无汗，咳嗽气逆，咽干口渴声嗄，谵语狂躁，神识昏迷，唇焦齿黑，舌黑而卷，叠起芒刺，不能言语，甚至皮枯甲错，状如蛇将脱壳，以手击之，全体皮肤响声咯咯。

【诊断】皮壳硬浮，不能诊脉，只得舍脉从症，查问病原，断为妊娠兼燥疫症。检阅前方，尚用耗散药以劫阴，血液垂涸，势难挽救，实因病家再三乞援，不得不勉图救济之法。

【疗法】先用犀角地黄汤，凉血清营

为君，合人参白虎汤，生津润燥为臣，子芩、莲心、银花凉血安胎，清热解毒为佐，使以竹沥，清肺燥以活络痰也。连进二服后，始能其声噫噫，舌苔略润。再进三服，能言能咳，声尚未清，舌始能伸，黑苔已退。五服后，人事已醒，言语亦清，思食薄粥。六七日间，全体皮壳脱落，大者尺许一片，小者数寸，形如蛇蜕，毫毛尽脱，全体焕然一新，粉白微红。然后始能切脉，诊左右细数而涩，咳嗽痰胶，咽干口燥，睡眠不安。次用人参白虎汤，加归、地、芍、薇、元参、柏子仁，以滋阴宁神，凉血养胎，清热降火，生津润燥。十余服后，精神略好，食渐进，咳嗽已除，咽喉不干，睡眠已安。惟元气未复，肌肉未长，诊脉微弱，终用参芪归术汤，以补气生津，养血安胎，补脾健胃，降火宁神以善后。

【处方】犀角地黄汤合人参白虎汤加减方

黑犀角二钱，磨汁　鲜生地一两　青连翘四钱　生白芍四钱　生甘草一钱　生石膏八钱，研细　白知母四钱　西洋参三钱　青子芩三钱　生粳米三钱　银花蕊三钱　生莲心三钱

煎后，加竹沥一盅，和服。

【次方】人参白虎汤加味方

生石膏五钱，研细　鲜生地六钱　肥知母四钱　东白薇三钱　生白芍五钱　乌元参四钱　西洋参钱半　大归身钱半　柏子仁三钱　生甘草七分

【三方】参芪术归汤

西洋参二钱　北黄芪钱半　天生术钱半　大归身二钱　大生地四钱　生白芍三钱　淮山药五钱，生打　酸枣仁钱半　破麦冬三钱　肥知母三钱　云茯神三钱　川黄柏一钱

【效果】五日能语言，人事醒，食量略进，皮肤壳脱。调养至三十日，食量大进，肌肉已长，元气亦复，人皆称奇，谓今古罕闻之症。愈后两月分娩，母子双全。

廉按：燥疫一症，前哲吴氏鞠通虽有发明，方载吴氏医案，然系寒燥阴毒。今此案娠妇兼患燥热时疫，殊属棘手重症，立法注重气血两燔，烁润津液，故用人参白虎清滋气分之燥热，犀角地黄清解血分之燥毒，双方兼顾，用得恰好，洵救燥疫之良剂。厥后两方，一则清滋气液，一则双补气血，亦为善后所必需，真精心结撰之佳案也。

# 第八卷　时疫喉痧病案

**疫喉痧案　丁甘仁（住上海）**

【病者】顾君，年十余岁，在上海南市，开设水果行。

【病名】疫喉痧。

【原因】从时疫传染而得，患已七天。

【症候】寒热无汗，咽喉肿痛，牙关拘紧，痧麻布而隐约，甚则梦语如谵。

【诊断】脉郁数不扬，舌苔薄腻而黄，余曰：此疫邪失表，将欲内陷之候也。

【疗法】非麻黄不足以发表，非石膏不足以清里，急进麻杏甘膏汤主之。

【处方】净麻黄四分　生石膏四钱，研细　光杏仁三钱　生甘草六分

【效果】连服两头煎，得畅汗，痧麻满布，热解神清，咽喉红肿亦退，数日而安。

廉按：疫喉痧一症，不外乎风寒温热瘟疠之气而已。其症初起，凛凛恶寒，身热不甚，并有壮热而仍兼憎寒者，斯时虽咽痛烦渴，先须解毒透痧为宜，即或宜兼清散，总以散字为重，所谓火郁则发之也。俾汗畅则邪达，邪达则痧透，痧透则喉烂自止，此即是案用麻杏甘膏汤之原理也。惟麻黄用于喉痧之理由，曹氏心怡阐发最详，其《喉痧正的》云：瘟疠之邪，郁之深而发之暴，不能自出于表，以至上窜咽喉。苟非洞开毛窍，何以泄其毒而杀其势，此开手所以必用麻黄也。用麻黄之法，有独用者，用炙入豆豉内者（吴人称过桥麻黄）。凡时令严寒，或症起数日，表邪郁极，当急与解散者，可独用，分量少只三分，多至五分，不过取其轻扬之性以达毛窍，非若西北正伤寒之需重汗也。或时令温暖，邪郁不甚者，可炙入豆豉内用之，分量亦少至三分，用豆豉三四钱，同水炙透，去麻黄，煎服，仿佛仲圣麻沸汤之法，然亦不可拘。若时令虽暖，而表邪甚急者，仍当专用为捷。若在暑月，可用桑白皮监之。或其人素有瘀血，或病中曾见衄血者，俱宜兼用桑白皮，此局方华盖散之遗制也。至于救逆诸法，则有麻黄与白膏同用者，如邪郁数日，已从火化，苔黄口渴者，以麻黄、豆豉、鲜石斛同用，舌尖微绛者尚可用。有与黑膏同用者，如误治在前，表邪未达，痧透不畅，而舌色绛赤者，麻黄可与豆豉、生地同用。手足瘛疭者，可参用羚羊角，并有与石膏同用者。如发于暑月，而复误治，痧火与暑邪交并，热甚生风，手足瘛疭，神识瞀乱，而邪仍未达，舌焦黑口渴者，不得已可试用之。即非暑月，但见以上诸证者，亦可参用。活法在人，是在临证者审体之。其言之详明如此。奈近世病家，辄畏麻黄、石膏而不敢服。医者迎合其意，随改用薄荷、蝉衣、牛蒡、银花、连翘、细辛、芦笋、玉枢丹等，或用葱白、豆豉、紫背浮萍、青蒿脑、紫草、丹皮、青箬叶、鲜茅根、太乙紫金丹等，皆轻清芳烈之品，仿徊溪治温疫之法，服之虽亦能发汗透痧，然总不及麻杏甘膏汤之速

效。曹氏心怡所谓喉痧一证，历来鲜善治者，以不敢用麻黄畅发其表也。丁君在沪，行道数十余年，医名甚盛，乃敢用数千余年历劫不磨之经方，可谓医林之铮铮者矣。

## 疫喉痧案　丁甘仁（住上海）

【病者】周童，年十四岁，住中法学堂后面。

【病名】疫喉痧。

【原因】今春天时不正，喉痧盛行，传染而患者八天。

【症候】痧虽布而未透足，热势不退，喉关肿腐，颈项左右肿硬疼痛，欲成痧毒，大便泄泻。

【诊断】脉滑数，舌苔黄。脉症合参，风毒欲达而不能遽达，已有内陷之象也。

【疗法】先进葛根芩连汤加味，以止便泄，继投败毒汤去牛蒡加元参，以消痧毒。

【处方】生葛根钱半　净蝉衣八分　青连翘三钱　苏薄荷钱半　片黄芩一钱，酒渍　小川连七分，酒洗　生甘草五分　炙僵蚕二钱

【接方】荆芥穗钱半　薄荷叶一钱　炙僵蚕三钱　板蓝根钱半　青连翘三钱　象贝母二钱　生蒲黄三钱，包煎　京赤芍三钱　益母草三钱　元参三钱　生甘草六分　生石膏四钱，研细

【效果】初方一剂，服后即得汗热减，泄泻即止。惟痧毒肿硬益甚，喉关肿腐不脱，汤饮难进。继投接方，并外敷药，痧毒即消，咽喉肿腐亦去，数日而安。

廉按：风毒喉痧，初起即当用荆防败毒汤加减，以表散开达、苦寒清滋等味，一味不可兼杂，使其痧从汗透，病毒自然不留。毒既外泄，喉疫当然轻减，直待痧回肿退，鼻有清涕，遍身作瘰蜕皮，方进凉血清解之味，靡不应手速效。此案亦同此意，稍嫌芩、连苦泄，用得太骤，致有肿硬甚益，汤饮难进之反应。幸而改进败毒，犹得挽回于中道，否则殆矣。故曹心怡《喉痧正的》谓凡遇风毒喉痧，先以得畅汗为第一要义，旨哉言乎。

## 疫喉痧案　叶鉴清（住上海）

【病者】钱左，年八岁，苏州人，寓唐家衖。

【病名】疫喉痧。

【原因】传染时疫致病。

【症候】喉痛红肿有腐，凛寒壮热，面赤肤红如锦纹，胸头手肢稍见点粒，杂有白色细点，烦闷大渴，时有谵语，便闭溺赤，头面有汗，阳明热甚，气血两燔。

【诊断】脉来洪数，右部尤甚，舌鲜绛，苔黏浊。热度一百零四度半，来势速而且险，此疫疠传染极重之喉痧也。幼稚质弱，抵抗力薄，防津涸陷闭骤变。

【疗法】宜以大剂清解，生津败毒，冀其转机，速请高明酌进为妥。喉痧是疫毒最危之候，余师愚有清瘟败毒饮，重用石膏，直入胃经，退其淫热，生地、石斛保其津液为君，羚羊角、丹皮、赤芍清泄气血之热，参以凉肝为臣，银、翘、甘中黄之解毒，兼元参之清喉养阴为佐，葛根、蝉衣、茅根转扬宣透为使也。

【处方】生石膏二两，研细　鲜石斛一两，先煎　牡丹皮三钱　甘中黄八分　净连翘五钱　鲜生地一两　羚羊片钱半，先煎　赤芍二钱　板蓝根四钱　金银花五钱　粉葛根一钱　润元参四钱　蝉衣一钱

茅根四两，去心衣，煎汤代水。另用茅根、芦根，煎汤代茶。

【次诊】红痧较透，壮热汗多，喉腐红痛，而有稠痰，渴思生冷，脘闷烦躁，间有谵语，舌绛苔黏浊，便闭，溺赤如血，脉数大，热度一百零四度二，此时疫

传染，直入阳明，气血均受燔灼，病仅三日，津液已经大伤，症势危险，变迁极速，与寻常感冒风痧不同。今拟生津凉胃，清解热毒。

【次方】生石膏二两，研细　鲜石斛一两　大青叶三钱　甘中黄八分　牡丹皮三钱　鲜生地一两　元参五钱　天花粉四钱　川贝四钱　黑山栀三钱　金银花五钱　净连翘五钱　茅根肉五扎，去心衣　磨冲犀角四分

【三诊】红痧稠布，神识尚清，仍壮热汗多，大渴大饮，喉痛红腐，舌干绛，苔垢厚。烦躁气闷，未见轻减，大便五日未行，溲赤茎痛热甚，为毒充斥阳明，津液灼伤殊甚，致肠腑宿垢，不得下行，频转矢气奇臭，即是明证。脉来六部一律数大，热度一百零四度半，病势正在险途，今日仍议清胃生津，通利大便。

【三方】生石膏二两，研细　鲜石斛一两　瓜蒌仁五钱　生草梢七分　黑山栀三钱　鲜生地一两　肥元参五钱　元明粉一钱，与瓜蒌仁同打　生大黄三钱　丹皮三钱　青连翘五钱　金银花五钱　磨冲犀角四分

【四诊】大便两次，先燥屎，后微溏，解后热势较和，烦躁气闷、渴饮亦稍缓，红痧稠密，喉腐已化，红痛略减，溺赤茎痛，脉来数大稍静，热度一百零三度，舌干绛，津伤热甚，稚年阴分不充，病虽小愈，不足恃也。治再清胃，生津，解毒。

【四方】生石膏一两半　鲜石斛八钱　生草梢七分　牡丹皮三钱　净连翘四钱　鲜生地八钱　元参四钱　细木通四分　焦山栀三钱　金银花四钱　大竹叶三钱　茅根肉五扎，去心衣

【五诊】红痧稍回，蒸热有汗，喉痛较和，而有稠痰，夜寐稍安，烦躁渴饮等亦较平，溺赤茎痛，脉大虽似稍敛，数象尚甚，舌质绛，苔已化，热度一百零二

度。阳明邪热有余，津液不足，慎防生变，治守原意。

【五方】生石膏一两，研细　鲜石斛七钱　天花粉四钱　净连翘四钱　竹叶心三十根　鲜生地八钱　川贝母三钱，去心　元参四钱　金银花四钱　灯芯三扎　生草梢七分　塘西甘蔗皮五钱

【六诊】红痧渐回，身痒，表热较淡，内热烦闷渴饮等亦较和，种种邪退之象。邪既退化，津液即可保全，舌绛稍淡而润，喉痛已和，溺赤茎利，脉来弦数，热度一百零一度半，邪疠虽退，蕴热尚盛，童年阴未充足，须加意谨慎，勿变方妥。今日仍议生津清化。

【六方】生石膏七钱，研细　元参三钱　生草梢五分　净连翘四钱　竹叶心三十根　鲜石斛七钱　天花粉四钱　绿豆衣五钱　金银花四钱　灯芯三扎　嫩芦根一两，去节　塘西甘蔗皮五钱

【七诊】热势大衰，红痧循序而回，诸恙悉见和平，脉来右弦数，左尚和平，舌红润，根薄，热度一百零一。邪势日退，津液日回，胃纳亦展，种种逢凶转吉，化险为夷，治再清养。

【七方】西洋参一钱　元参三钱　净连翘三钱　大竹叶三钱　灯芯三扎　鲜石斛四钱　嫩芦根八钱，去节　金银花三钱　绿豆衣四钱　甘蔗皮四钱，塘西

【八诊】痧回热减，惟寐醒后，嗌燥口干苦，须饮汤水，方能言语。喉痧乃疫毒之病，极伤津液，大便欲行而不解，肠燥有留热也。脉来右尚弦数，热度一百度。治守原法，参以润肠。

【八方】西洋参一钱　元参三钱　净连翘三钱　瓜蒌仁四钱　大竹叶三钱　鲜石斛四钱　大麻仁四钱，研　金银花三钱　松子仁三钱　嫩芦根八钱，去节

【九诊】大便仍欲解不行，后用洋蜜

锭纳谷道中，逾时始得下行，尚畅，即古人蜜导煎法，最稳妥效速。暮分尚形肌热口干，津液不复，余热未清，所幸粥饮渐加，夜寐顿安，热度一百度。静养调理，自可复元。

【九方】西洋参一钱　元参三钱　净连翘三钱　绿豆衣四钱　原金斛三钱　东白薇钱半　金银花三钱　嫩芦根八钱，去节　塘西甘蔗皮四钱

【十诊】表热已解，大便又行，溺黄，邪热已退，津液来复，脉至数象已和。病后调理，贵乎平淡。

【十方】西洋参一钱　稆豆衣三钱　绿豆衣三钱　淡竹叶钱半　甘蔗皮四钱　原金斛三钱　生谷芽三钱　嫩芦根四钱　灯芯三扎

【十一诊】诸恙皆和，脉来和软有神，安谷甜睡，再以平淡调理。

【十一方】西洋参一钱　川石斛三钱　稆豆衣三钱　淡竹叶钱半　橘白一钱　南沙参三钱　生谷芽三钱　绿豆衣三钱　灯芯三扎

【效果】服三剂全愈。

廉按：治喉痧之法，宜辛凉横开，以陈氏《疫痧草》《喉疫浅说》两书，最为善本，其次余氏《疫疹一得》。此案亦守是法，首尾十一方，随机应变，法稳方妥，可为后人效法，诚有功于世之佳案也。

### 温疫喉痧案　丁甘仁（住上海）

【病者】李氏，年四十余岁，南京人，住上海老北门内。

【病名】温疫喉痧。

【原因】由侍他人之喉痧，遂致传染。前数医谓此妇素体阴亏，仅用薄荷、元参、桑、丹、茅、芦根等，方药平淡而不效。

【症候】发热五六天，麻痧布而不匀，咽喉肿痛欲闭，牙关拘紧，喉中痰声漉漉，滴水难下，便闭数日。

【诊断】脉郁数不扬，舌不出关，苔薄腻黄。余断之曰：此温疫之邪，为外寒所束，痰热交阻膈中，壅塞肺胃之间，危在旦夕也。

【疗法】急投透痧解毒汤，加六神丸、凉膈散、竹沥、萝卜汁等，解其表邪，通其腑气，以挽救之。

【处方】荆芥穗钱半　粉葛根二钱，生炒　牛蒡二钱　嫩射干二钱　前胡钱半　净蝉衣八分　紫背浮萍三钱　青连翘二钱　淡香豉三钱　白僵蚕三钱　淡竹茹三钱　生甘草五分　桔梗一钱　六神丸七粒，先吞　凉膈散三钱，包煎　淡竹沥　萝卜汁各一瓢，冲

【效果】一日两剂，服后得汗与便。外以香菜煎水，揩其肌肤，以去外束之寒。次日痧布，喉关渐开，数日而愈。

廉按：风温时毒，酿成喉痧，近今发现为最多。此案疗法，表里双解，合解肌透痧，涤痰通肠等药，使疫毒半从汗出，半从便出，双方兼顾，面面周到。惟方中生甘草一味，凉膈散内已备，可删。症既喉肿欲闭，痰声漉漉，葛根太升，亦可减去。

### 温毒喉痧案　丁甘仁（住上海）

【病者】夏君，年二十余，扬州人，住美租界陈大弄。

【病名】温毒喉痧。

【原因】患时疫喉痧五天，丹痧虽已密布，独头面鼻部俱无，俗云白鼻痧，最为凶险。曾经服过疏解药数帖，病势转重。

【症候】壮热如焚，烦躁谵语，起坐狂妄，如见鬼状（病家以为有祟为患），咽喉内外关均已腐烂，滴水难咽，唇焦齿燥。

【诊断】脉实大而数，舌深红。余

曰：此疫邪化火，胃热熏蒸心包，逼乱神明，非鬼祟也。

【疗法】头面鼻部，痧虽不显，然非升、葛等但用升散可治，急投犀角地黄汤解血毒以清营，白虎汤泄胃热以生津，二方为君，佐以硝、黄之咸苦达下，釜底抽薪。

【处方】黑犀角六分，磨汁冲　鲜生地一两　赤芍二钱　丹皮二钱　风化硝三钱，分冲　生石膏一两，研细　白知母四钱　生甘草六分　生锦纹四钱

【效果】服后，过数时得大便，即能安睡。次日去硝、黄，照原方加金汁、竹油、珠黄散，服数剂，即热退神清，咽喉腐烂亦去。不数日而神爽矣。

廉按：同一喉痧，有时喉痧、疫喉痧之别。无传染性者为时喉痧，因于风温者最多，暑风及秋燥亦间有之，其症喉虽红肿且痛，而不腐烂，痧虽发而不兼痲。有传染性者为疫喉痧，因于风毒者多，因于温毒者亦不鲜，其症喉关腐烂，而不甚痛，一起即丹痧并发，丹则成片，痧则成粒。丁君自制解肌透痧汤，为治风毒喉痧之正方，凉营清气汤，为治温毒喉痧之主方，各有攸宜，慎毋混用。若不辨而误用，无不起剧烈之反应，而其寿立倾。临证之时，必先注意而慎重之。

### 温毒喉痧案　陈务斋（住梧州四方井街）

【病者】黄云之，年四十岁。

【病名】温毒喉痧。

【原因】素因嗜酒无量，并食辛热太过，以致肠胃积热，适秋感温燥厉气而发。

【症候】初起发热，丹痧并见，咳嗽音哑，喉头痒痛。继则目赤面青，大热昏狂。延旬日间，焦躁异常，更见昏迷，手常撕其喉腭，不能制止，鲜血常流，形枯体瘦，唇焦面黑，不能语言。

【诊断】左脉洪弦，右则浮大而数，舌苔黑燥，边尖深赤起刺。脉症合参，此喉痧危症也。查阅前医方法，太遵修园禁令，绝无清凉，纯用温散，耗津助火，则毒火升炎，胃腑热燥，津液将竭，厉邪与气血交混，达之不得，清之亦不易，势甚危急。今所幸者，脉尚有根未散，或可救治。

【疗法】先用卧龙丹嗜鼻通关，开窍通气。紫雪消解邪火，透毒清神。继用羚羊黑膏汤加减。取羚角、莲心、生地、元参、紫草清心平肝，凉血润燥为君，桑叶、蒺藜、麦冬、贝母润肺清热，降逆化痰为臣，生军、元明粉败毒荡下，釜底抽薪为佐，淡香豉、人中黄泄浊解毒为使。连进二服后，人事已醒，手不撕喉，血液已止，体热亦减。诊其左脉略静，右仍躁数，又用桑丹泻白散为汤加减，取其润肺降逆，平胃清热，凉血养阴，化痰败毒。连进十余服后，食量已进，喉中不痛。惟有微咳微燥，不能安眠，诊脉左则缓静，右关略数，又用石斛元参汤加减，取其润肺降逆，清热养胃。

【处方】卧龙丹方

西牛黄一分　麝香肉一分　梅冰片一分　蟾酥一分半　猪牙皂二分　羊踯躅三分，即闹羊花　北细辛二分　灯草灰一钱　金箔十张

共研末，飞过，瓶贮，用一分吹鼻，用五厘冲。后方服紫雪八分，用竹叶心五十支，灯芯五分，煎汤调下。

【又方】羚羊黑膏汤方

羚羊角二钱　淡豆豉钱半　鲜生地五钱　冬桑叶二钱　白蒺藜钱半　黑元参四钱　破麦冬三钱　老紫草钱半　莲子心四钱　杏仁三钱　生大黄三钱　元明粉钱半　川贝母二钱　人中黄钱半

【三方】桑丹泻白散为汤加减方

冬桑叶五钱　牡丹皮二钱　元参四钱
天花粉三钱　杏仁四钱　川贝母二钱　桑白
皮四钱　地骨皮四钱　甘草一钱　鲜生地三
钱　知母三钱　大黄三钱

【四方】石斛元参汤加减方

鲜石斛四钱　黑元参三钱　杏仁五钱
栝蒌仁三钱　鲜生地四钱　破麦冬三钱　生
甘草钱半

煎服。

【效果】五日人事已醒，喉痧亦减，
血止热退。十五日食量已进，喉症亦除。
二十日食进体健，元气已复。

廉按：此仿曹心怡《喉痧正的》之
方法，妙在先用卧龙丹开窍宣气，紫雪芳
透清神，惟人中黄不如用金汁，泄热逐
毒，较有肤功。

**温毒喉痧案　尹椠山（住济南西小王府）**

【病者】郑继功，年逾三旬，平阴县
自治员，住城北郑家庄。

【病名】瘟毒喉痧。

【原因】本年正月下旬赴诸城，路经
济南，与友人盘桓多日，家人专丁送信报
告云：阖家俱染瘟症，已殇一幼女矣。闻
耗变欢乐为忧伤，匆匆旋归，见家人皆
病，非常忧闷，不但殇女之悲也，因之己
亦感染。

【症候】初得时，喉疼咽干而呛，满
嗓色白腐烂，水难下咽，目赤唇焦，全身
现疹，危险已极。经医生张某用刀割三
次，病势益剧。

【诊断】六脉洪数，惟尺浮大有力，
舌白而尖绛，干燥少津液。予向家人曰：
此瘟毒喉痧也。乃阳明三焦郁火炽盛，上
干肺脏之病。其喉生肿疼者，皆挟热为
之。若风毒结于喉间，其热盛则肿塞不
通，而水浆不入，俗名狼掏脖，症势险而
速。按世医疗此症者，尽知忌发表，诚恐

用荆、防等品，因风吹火，酿成燎原之
势，因执定养阴清肺汤以为主方。不知此
症，若专系燥热在内，但现白喉，养阴药
独可重用；既兼痧疹，必有表邪。当痧疹
将现未现之际，经络贵乎透泄，而用地、
冬滋腻等品以填补之，反将瘟毒遏住，大
非所宜，当用竹叶石膏化毒汤为治。

【疗法】先服紫雪丹以救急，次服银
翘散以透解热毒，又次加减竹叶石膏汤。
而以生石膏直清胃热为君，金汁、银翘、
元参以解火毒为臣，竹叶、木通、人中白
等以泄小肠之积热为佐使，末用粉草，引
用苇根者，所以和中气而使邪热透出肌
表也。

【处方】生石膏四钱，研细　金银花二钱
净连翘二钱　大元参四钱　淡竹叶一钱　细
木通一钱　鲜生地五钱　甘中黄钱半　粉甘
草八分

鲜苇根二钱，鲜茅根一两，去衣，
煎汤代水。金汁二两，分冲。

【又方】生石膏三钱，研细　犀角一钱
金汁二两，冲　川贝母三钱，去心　细木通一
钱　竹叶一钱　粳米一大撮为引

【效果】调服丹散后，继服前汤药方
三剂，后汤药方三剂，病遂全愈。

廉按：喉痧与白喉，医者辄多误治。
今揭其异点于下，俾学者一览了然。

（一）喉痧由于风温时毒，或湿热秽
浊之毒。

（二）白喉由于风燥煤毒，或煎炒辛
热之毒，其异点一。

（三）喉痧初起，即憎寒壮热，或午
寒午热。

（四）白喉初起，即浑身发热，或身
反不热，其异点二。

（五）喉痧初起，即痧点隐约，甚或
密布，肌红且多，发于邪盛火旺之时，其
色鲜红而紫艳。

（六）白喉初起，并不发痧点，即或见痧点，亦多发于邪退毒轻之际，其色淡红而枯燥，其异点三。

（七）喉痧初起，喉红肿黏涎，继即色现深紫，或紫黑、黄腐、灰白不等。

（八）白喉初起，喉微痛，或不痛，有随发而白随现者，有至二三日而白始见者，有白腐假膜成片者，有白点白条白块不等者，甚至有满喉皆白者，其异点四。

（九）喉痧初起，皆毒盛火亢，初陷则耳前后肿，颊车不开，再陷则神昏谵语，痉厥立至，鼻煽音哑，肺阴告竭而毙。

（十）白喉初起，即毒烁阴虚，初溃则白块自落，鼻孔流血，再溃则两目直视，肢厥神倦，黏汗自出，肺气上脱而毙。其异点五。

而其所殊途同轨者，同为喉烂，同为疫毒，同为传染，同为毒盛血热，同为气液两伤，阴津枯涸耳。惟治疗之法，喉痧繁杂，白喉简单。喉痧之繁，繁在初治，初治之杂，杂在新邪。盖因喉痧一症，虽由疫毒内伏，其发也，往往伏邪因新邪引动而出，或因风寒，或因瘟毒，或因风热风燥，或因湿热秽浊，皆当查明原因，对症发药。此案系瘟毒喉痧，初用紫雪、银翘二方，芳透解毒于前，继以竹叶石膏汤加减，清凉透解为后盾，处方步骤井然，宜其应手奏效，堪为温毒喉痧之独树一帜。

### 风毒喉痧案　丁甘仁（住上海）

【病者】傅君，年廿余岁，住上海塘山路。

【病名】风毒喉痧。

【原因】传染而得，已有八天。前医之方，皆是养阴清肺汤等类。

【症候】壮热无汗，微有畏寒，痧麻隐约，布而不显，面色紫暗，咽喉肿腐，滴水难咽，烦躁泛恶，日夜不安。

【诊断】脉郁数不扬，舌苔黄腻。余曰：此喉痧误认白喉也。傅氏数房，仅此一子，老母少妻，哭泣求救。余对之曰：症虽凶险，正气未败，尚可挽回。

【疗法】随投透痧解毒汤，加枳实、竹茹，疏达开豁，兼刺少商出血，开闭泄火。

【处方】荆芥穗钱半　净蝉衣八分　粉葛根二钱　青连翘二钱　紫背浮萍三钱　炒牛蒡二钱　炙僵蚕三钱　淡香豉三钱　嫩射干一钱　轻马勃八分，包煎　小枳实钱半　鲜竹茹二钱　生甘草五分　前胡钱半

【效果】一日夜服两剂后，即得畅汗，麻痧渐布，面色转红，咽喉肿腐亦减。连进数剂，三四日即愈。喉痧之症，有汗则生，验之信然。

廉按：治病必先其所因。凡烂喉痧原因，都由瘟毒吸入肺胃，又遇暴寒折郁，内伏肠胃膜原，复触时令之厉风而发。其发也，蕴蒸之毒，弥漫三焦，幸而获治，则毒散而气化，不致牵连传染。不幸失治，则毒聚成疫，触之即病，以次递传，甚至累年不已，如近日沪绍情形，愈发愈盛，迄今未之或息也。陈氏所谓疫痧，余氏所谓疫疹，西医所谓猩红热者，信矣。其症重在痧子，不重咽喉。初起治法，必先急与开达，轻则如蝉衣、牛蒡，重则如麻黄、葱白之类。其次驱风，荆、薄在所必需，若已从火化者，桑菊、银翘，亦可参用。又次开肺，肺气开则皮毛亦开，自无壅滞不透之患。故前、桔、射干，亦为要药。又次解毒，玉枢丹、太乙紫金丹等，又当兼用。其他如杏仁、橘红之化痰，青箬、桎柳之循经速达，皆为此症辅佐之良品。此初起一二日之大概情形也。至于二三日间，外束之风寒已解，内蕴之毒火方张，凉泻攻毒，急急宜投。如犀

角、鲜地、川连、生军、风化硝、金汁等，尤为釜底抽薪之妙法，腑气通畅，痧火自熄，咽喉亦渐愈矣。若仍执辛散开透之方，则火势愈炽，肿势方增，腐亦滋蔓，必至滴水下咽，痛如刀割，炎势燎原，杀人最暴。遇有议用凉泻者，反以郁遏诽谤之，此偏于发散开达之为害亦钜也。总而言之，要惟于先后次第之间，随机权变，对症发药，斯为中其窾矣。此案但用解肌透痧汤即愈者，特其病势之轻浅者耳。

**春温喉痧案　袁桂生（住镇江京口）**

【病者】牛瑞堂先生令媳，筱川兄夫人，忘其年，住本镇。

【病名】春温喉痧。

【原因】今年二月患喉痧症，服药不效，筱川兄遂邀予诊。

【症候】痧出鲜红，咽喉右边破烂，色红而兼有白腐，并不大肿，颧红唇红，身热作恶，汤水不能下咽。

【诊断】脉数，舌前半红赤无苔，此阴液素亏，感受温热为病。

【疗法】先宜养阴清热解毒，外吹锡类散。

【处方】细生地三钱　原麦冬三钱　金银花三钱　紫花地丁三钱　川贝母三钱　白知母二钱　生甘草五分　青连翘三钱　西藏橄榄三枚

作煎剂。

【次诊】明日上午九时复诊，述昨药服后，夜间能安睡两小时，热减恶定。能进茶汤，仍用原方。

【三诊】下午十时复诊，诸恙无大进退，惟舌光红无津，片刻不饮茶，则燥硬不柔，身微热，不能寐。盖日间亲戚问病者多，言语劳神，以阴亏之病，骤然劳神，则津液益亏，脑力益衰，而虚火亦益炽，此所以舌本燥硬，而光赤无津，不能

寐也。非大剂养液安神之法，断难有济，乃以大剂增液汤为主。

【三方】干地黄八钱　原麦冬四钱　元参六钱　朱拌茯神四钱　百合三钱　鲜石斛三钱　炒枣仁四钱　甘草五分　莲子心四分

【四诊】第三日复诊，诸恙悉减，喉烂亦退。惟精神疲弱，夜间不能多寐，仍以原方减轻其剂，并加茅根、沙参、地骨皮等药。

【五诊】接服两剂，喉烂全平，身热亦退，痧亦脱皮。但不思饮食，舌淡无苔，脉息软小而兼有滑象。盖津液虽复，胃气尚虚，乃以四君子汤加味。

【五方】潞党参三钱　生於术钱半　云茯苓三钱　清炙草五分　干地黄三钱　炒熟地炭四钱　生谷芽二钱　炒扁豆三钱　湘莲七枚

【效果】调补旬日而痊。

廉按：喉痧有轻有重，轻则温邪仅在经络，疏而达之，则痧透而喉痛即解。重则疫火灼伤脏腑，虽用疏达，而痧出鲜红，喉烂起腐者，以阴液素亏，不耐疫火之熏蒸也。余曾数见不鲜矣。此案初方，即用养阴清热为君，参以解毒，继用大剂增液安神，终用益气滋阴，双补阴气以收全功，纯为阴虚者患春温喉痧而设。陈继宣谓喉痧阴虚者，灼热无汗，喉烂神昏，痧红成片，舌绛且光，阴液燥涸，其毙甚速，故其方不得不注重养阴清喉也。

**冬温喉痧案　叶馨庭（住黟县南屏）**

【病者】程崇和，年逾弱冠，住安徽黟县，业商。

【病名】冬温喉痧。

【原因】腠理不密，冬温上受，袭入肺胃。

【症候】咽喉上腭，白点满布，有胶黏痰，势将溃烂，饮食难下，呕吐口渴，身热便结，肌红发疹。

【诊断】脉象弦数，舌红苔黄燥。此冬令严寒，寒极生热，袭入肺胃，肺胃之火上冲即吐，熏咽成痰，阻碍咽喉，故肿腐疼痛焉。盖手太阴之脉，上从肺系，足阳明之脉上循喉咙故耳。

【疗法】喉痧一症，虽由肺胃之火上升，而诸经之热有以助之，故用犀角、石斛泻心胃火，牛蒡、浙贝、桔梗、万年青清肺利咽于上，山栀、元明粉推泻于下，生地、丹皮、川连清心肝，马勃、人中黄消热毒，牛黄化热痰。每日煎药两次，外治用冰硼散和紫雪丹，频吹喉内。

【处方】犀角尖八分，锉末　牛蒡子一钱　苦桔梗八分　焦山栀二钱　鲜生地二钱　鲜石斛三钱　浙贝母二钱　万年青二片　元明粉二钱　粉丹皮一钱　马勃一钱　人中黄二钱　真牛黄三分，末冲

【次方】冰硼散和紫雪丹，频吹喉内。

【效果】上方服二剂，喉痧见松，呕吐得止，身热已退，大便亦解。减去犀角、牛黄、丹皮、元明粉等味，加鲜芦根五钱，金银花二钱，甘草五分，再服三剂，则安然无恙矣。

廉按：夏春农曰：疫喉痧以三焦相火为发源，以肺胃二经为战场，以吸受疫厉之气为贼渠。其证初起，咽喉即腐，或左或右，或左右全腐，其色或白或黄，或红或紫，其痛或重或轻，或不痛。遍身热如火燎，皮肤红晕如斑，苔色或白或黄，或灰黑，或黏厚。脉象或浮数，或弦数，或洪大，或沉伏。呕吐气喘，神烦昏冒，自利溲赤，口干唇红，躁乱惊惕，或微恶寒，面垢肢凉，谵言撮搦。轻者犹可救疗，重者多不逾三日而死，何也？缘手少阳三焦经与手厥阴心包络经相为表里。三焦相火沸腾，直犯心包，故神糊不识人也。前贤谓温病首先犯肺，逆传心包。予

谓疫喉痧，三焦火炎直犯心包。同一危病，奈病来仓卒，成法无稽，以致治者聚讼纷纭。或谓先治其喉，禁用寒凉；或谓首重斑痧，当宜升托，然总难获效。不知疫厉之气，充斥三焦，猝然而发，咽喉一腐，遍身皮肤紫赤，如斑如痧，并无颗粒可分，世所谓烂喉痧是也。考前贤以伤寒胃热失下，合君相二火，尚为癍疹，何况疫喉痧本是君相二火为害乎？此疫喉痧之不宜升托也明矣。且予历验之于患疫喉痧者，疫痧一回，无不皮肤甲错，可见营血亢害已极。每见投风药升散过度者，或幸不致毙，然皮肤蒸热逼逼，总不易清，必须凉营清热救阴之品，日夜频进，大作汤液，直待营阴来复，而外热始清。是疫喉痧亦当以清透化毒，凉营泄热之法为正治。不必分治喉治痧之先后也，又明矣。此案内外方法，悉宗夏氏薪传，故能特收敏效。

**烂喉疫痧案　袁桂生（住镇江京口）**

【病者】金平卿君哲嗣，年八岁，住本镇。

【病名】烂喉疫痧。

【原因】体质素瘦，今年三月出痧，痧后又生疱疮。至六月初旬，又病喉痧，发热咽痛。初由西医蒋某治之，用冷水浸毛巾罨颈项，又用水浴法，及服安知必林，与盐剥水漱喉等法，均无效，病势益剧。其岳家童姓荐予治，时六月十五日也。

【症候】身热，咽喉两旁上下，皆溃烂腐秽，口渴溲黄。

【诊断】脉息软数，舌红无苔。盖阴液大亏，热邪燔灼于上焦也。热不难解，惟咽喉全部腐烂而阴液亏耗，断非实症可比。危险已极，幸神不昏，呼吸不促，不烦躁，尚可挽救。

【疗法】内服以加味增液汤为主，外

以吹喉锡类散频频吹之。先用淡盐汤漱喉，漱后吹药。金君自以寒暑针。置病人口中验热度，已有一百零五度之高。予谓寒暑针虽能验热度之高下，然不能分虚实，万不可泥以论病。若只准寒暑针所验之热度以定治法，则当用三黄、白虎。然就脉象舌色而论，则不独三黄、白虎不可误投，即西药中之退热剂亦非所宜。否则危亡立见，噬脐无及矣。金君韪之，遂以予方煎服焉。

【处方】鲜生地一两　原麦冬三钱　元参三钱　金银花三钱　肥知母一钱　鲜石斛三钱　天花粉二钱　黄芩一钱　青连翘三钱　生甘草六分

【次诊】十六日复诊，四肢不热，身热亦轻，舌色红艳而光，毫无苔垢，大便通利，溲色黄浊，言语多，口不渴，彻夜不寐，喉烂如故，脉息虚数。原方去黄芩、花粉、知母、鲜生地，加西洋参、枣仁、茯神、百合等品。

【次方】西洋参钱半　炒枣仁三钱　朱拌茯神三钱　原麦冬三钱　干地黄五钱　鲜石斛三钱　元参三钱　青连翘三钱　生甘草六分　金银花三钱

先用百合一枚，煎汤代水煎药。

【三诊】十七日复诊，舌上红色转淡，夜间能睡一二时，谵语亦减，咽喉上部腐烂较退，惟下部及隔帘等处，仍然腐烂，精神疲惫，脉息虚细无神，是气血大虚之候也。急宜培补，拟方以大补元煎合增液汤法，惟吹药仍用锡类散，日吹数次。

【三方】西洋参二钱　炒熟地炭四钱　干地黄四钱　怀山药三钱　元参二钱　鲜石斛二钱　朱染茯神四钱　麦门冬二钱　人中黄四分

【四诊】十八日复诊，夜寐甚安，谵语亦止，稍能进粥汤，喉烂减退大半，脉息仍细弱无神，仍用原方加味。

【四方】西洋参二钱　炒熟地四钱　干地黄四钱　朱茯神四钱　怀山药三钱　元参二钱　鲜石斛二钱　原麦冬二钱　人中黄四分　湘莲三钱　女贞子三钱

【五诊】十九日复诊，喉烂全退。用毛笔蘸水拭之，腐物随笔而出，全部皆现好肉，不比前数日之黏韧难拭矣。脉息亦较有神而现滑象，舌色仍淡无苔，小便清，能进薄粥，仍用原方加减。

【五方】西洋参二钱　炒熟地三钱　干地黄四钱　朱茯神四钱　元参二钱　湘莲三钱　原麦冬二钱　怀山药三钱　人中黄四分　女贞子三钱　扁豆三钱

【六诊】二十日复诊，饮食较多。乃以原方减轻其剂，接服两日，眠食俱安。但忽又发热，或轻或重，而热之时间又不一致。金君复以寒暑针验之，仍在一百零五度及零三四度之间，甚以为忧。予曰：无恐也，此气血未能复原，营卫未能调和，而邪热之内伏者，仍不免有余蕴耳。且现在喉烂全愈，眠食俱安，种种生机，与七日以前之危险现状，相去不啻天渊。乃以前方去熟地，酌加青蒿、佩兰、苡仁、地骨皮等药。接服两剂，遍身发出白瘖，如水晶，如粟米，而热遂退，饮食亦渐多。但仍不能起床行立，嘱以饮食培养，如鸡鸭汤粥饭之类，尽量食之，自是遂不服药。

【效果】越数日，为其祖母诊病。此儿尤未能起床，但饮食甚多，每日夜须食六七餐，至半月后，始稍能行动，一月后，始能出卧室，可以想见其病之危，体之虚矣。当其未能出卧室之时，亦间有发热便秘，面目浮肿诸现状，皆未以药治之。此为病后应有之现象，一俟气血精神，恢复原状，则自瘥矣。此病得瘥，固由病家始终坚信，旁无掣肘之人，而夏君子雨赞助之力，亦足多焉。予用熟地时，病家不敢服，虑其补也，赖夏君为之解说，盖夏与金固旧交，而亦精于医者也。

廉按：疫痧时气，吸从口鼻，并入肺经气分者则烂喉，并入胃经血分者则发痧。故烂喉者色多白，病在肺而属气；发痧者色多赤，病在胃而属血，其疫则一也。一发于咽喉之地，一达于肌表之间，在肺则曰烂喉，在胃则曰发痧，是以名烂喉痧。喉痧气血同病，内外异形，其病根不外热毒，热胜则肿，毒胜则烂，热非清凉不解，毒非芳香不除，清凉解毒，芳香逐秽，治疫要领，再视其气质之虚实何如，随证而变通之。此案为救误而设，纯仿阴虚烂喉例治，故以救阴为主，略参解毒，乃治烂喉疫痧之变法也。

### 烂喉痧案　刘荣年（住济南东流水）

【病者】许童，年十余岁，住省城。

【病名】烂喉痧。

【原因】外感风热时毒而成。

【症候】喉中肿烂白腐，顽涎甚多，浑身大热，兼有疹子，烦渴饮冷，昏迷不识人，大便闭结，小泄短赤。

【诊断】脉象浮洪，舌红苔黄腻。合参各症，确系烂喉痧。此缘外受风温入于阳明，上蒸于肺，故咽喉溃烂，兼有疹子，正是温热欲出不得所致。与白喉症之喉中干燥，五心烦热者，迥乎不同。医家泥于《白喉忌表抉微》一书，以白喉法治烂喉痧，专用滋阴之药，闭塞外邪，使不得出，故致神昏不识人。夫风寒温散，风温凉散，凡是外感，自无不用表散之理，喉痧乃温症最重之一端，非用大剂清解，何以驱此温邪也。

【疗法】内服汤药，外用吹药，葛根主身大热烦渴，用以为君，佐以薄荷、菊花以解其表，再用石膏以清其里，板蓝根、贝母、土牛膝以清理咽喉，鲜苇根以透发疹子，双花、丹皮、芍药以为之使。又因过服滋腻之药，再加栝蒌以治胸结，又恐喉间肿甚，不能下药，先用《圣惠方》地龙鸡子白法，以开喉闭，外吹锡类散，以治腐烂。

【处方】生葛根五钱　白菊花二钱　板蓝根三钱　土牛膝三钱　金银花二钱　苏薄荷二钱　生石膏三钱,捣　川贝母三钱　鲜苇根五钱　粉丹皮二钱　生白芍二钱　全栝蒌三钱　粉甘草一钱

用水六茶碗，单煮葛根成五茶碗，再纳诸药煮成三碗，分三次服。

【又方】《圣惠方》治喉闭法：用鲜地龙（一名蚯蚓，俗名曲蟮）一条（研烂），以鸡子白（即鸡蛋青去黄用）搅和，灌入即通。

【又方】锡类散，见尤在泾《金匮翼》、王孟英《温热经纬》二书，故不赘录。

【效果】服地龙后，喉肿渐消，饮水即不再呛。服药后，身热渐退，疹子渐消。吹锡类散后，白腐即随涎而出。次日即将原方减去葛根、菊花、薄荷，共服药三剂，即行全愈。

【说明】余愤时医以白喉法治烂喉痧，枉死者众，因将二症异点，细心分辨，征之历年经验，著《烂喉痧证治辨异》一书，分赠亲友，外埠同人有欲索阅者，可附邮票三分，即可寄赠。

廉按：辨证明晰，用药切当。惟此属普通治法，如现舌绛，咽喉红肿，肌红如锦，音哑口干，灼热神昏，亦须大剂滋营增液，清热解毒之法，不可执守成法为妥。

### 烂喉丹痧案　丁甘仁（住上海）

【病者】王君，年二十岁，本丹阳人，客居沪上。

【病名】烂喉丹痧。

【原因】新婚之后，阴液早伤，适因喉疫盛行，遂传染而甚重。

【症候】丹痧虽布，壮热不退，烦躁不寐，汤饮难咽。

【诊断】延余诊治，病已七天，切脉弦洪而数，舌鲜红起刺。余曰：此温疫之邪，化火入营，劫津伤阴，内风欲动，势将痰涌气喘，危在旦夕间矣。

【疗法】急投犀角地黄汤，清营解毒为君，竹叶石膏汤，清气达邪为臣，佐以金汁、珠黄散，清喉制腐，使以竹沥，清润涤痰。

【处方】磨犀粉五分　赤芍二钱　青竹叶三十片　金银花三钱　鲜生地八钱　丹皮二钱　生石膏八钱，研细　青连翘三钱　金汁二两，分冲　淡竹沥一两，分冲

珠黄散（珠黄、琥珀各七分，西黄五分，西瓜霜一钱）药汤调下。先用活水芦笋二两，同生石膏煎汤代水。

【效果】迭进二剂，诸症大减，调理数日而痊。

廉按：丁君案后自注云：行道数十年，诊治烂喉丹痧，不下万余人，方不外汗清下三法。其汗法约有四方：一为解肌透痧汤（荆芥穗钱半，净蝉衣八分，嫩射干一钱，生甘草五分，粉葛根二钱，炒牛蒡二钱，轻马勃八分，苦桔梗一钱，前胡钱半，连翘壳二钱，炙僵蚕三钱，淡豆豉三钱，鲜竹茹二钱，紫背浮萍三钱，如呕恶甚，舌白腻，加玉枢丹四分冲服），专治痧麻初起，恶寒发热，咽喉肿痛，妨碍咽饮，遍体酸痛，烦闷泛恶等症（痧麻见咳嗽为轻，无咳嗽为重）。二为加减麻杏甘膏汤（净麻黄四分，生石膏四钱，象贝母三钱，鲜竹叶三十张，光杏仁三钱，射干八分，炙僵蚕三钱，白萝卜汁一两，生甘草六分，连翘壳二钱，薄荷叶一钱，京元参钱半），专治痧麻不透，憎寒发热，喉咽肿痛，或内关白腐，或咳嗽气逆之重症。三为加减升麻葛根汤（川升麻五分，生甘草五分，连翘壳二钱，炙僵蚕三钱，粉葛根钱半，苦桔梗一钱，金银花三钱，鲜荷叶一角，薄荷叶八分，京赤芍二钱，净蝉衣八分，萝卜缨三钱），专治痧麻虽布，而头面鼻独无，身热泄泻，咽痛不腐之症。四为败毒汤（荆芥穗钱半，薄荷叶一钱，连翘壳三钱，生蒲黄三钱，生石膏四钱，炒牛蒡二钱，象贝母三钱，益母草三钱，生甘草六分，京赤芍三钱，炙僵蚕三钱，板蓝根钱半。如大便泄泻，去牛蒡、石膏，加葛根、黄芩、黄连），专治痧麻未曾透足，项颈结成痧毒，肿硬疼痛，身热无汗之症。其清法亦有四：一为加减黑膏汤（淡豆豉三钱，薄荷叶八分，连翘壳三钱，炙僵蚕三钱，鲜生地四钱，生石膏四钱，京赤芍二钱，净蝉衣八分，鲜石斛四钱，生甘草六分，象贝母三钱，浮萍草三钱，鲜竹叶三十张，茅芦根各一两），专治疫邪不达，消烁阴液，痧麻布而不透，发热无汗，咽喉肿红，嫩痛白腐，口渴烦躁，舌红绛起刺，或舌黑糙无津之重症。二为凉营清气汤（犀角尖五分磨冲，鲜石斛八钱，黑山栀二钱，牡丹皮二钱，鲜生地八钱，薄荷叶八分，川雅连五分，京赤芍二钱，京元参三钱，生石膏八钱，生甘草八分，连翘壳三钱，鲜竹叶三十张，茅芦根各一两，金汁一两冲服。如痰多，加竹沥一两冲服，珠黄散每日服二分），专治痧麻虽布，壮热烦躁，渴欲冷饮，甚则谵语妄言，咽喉肿痛腐烂，脉洪数，舌红绛，或黑糙无津之重症。三为加减滋阴清肺汤（鲜生地六钱，细木通八分，薄荷叶八分，金银花三钱，京元参三钱，川雅连五分，冬桑叶三十张，连翘壳三钱，鲜石斛四钱，甘中黄八分，川贝母三钱，鲜竹叶

三十张，活芦根一两去节。如便闭，加生川军三钱，开水泡，绞汁冲服），专治疫喉白喉，内外腐烂，身热苔黄，或舌质红绛，不可发表之症。四为加减竹叶石膏汤（青竹叶三十张，桑叶皮各钱半，金银花三钱，鲜苇茎一两去节，生石膏六钱，光杏仁三钱，连翘壳三钱，白萝卜汁一两，生甘草六分，象贝母三钱，冬瓜子四钱），专治痧麻之后有汗，身热不退，口干欲饮，或咽痛蒂坠，咳嗽痰多等症。其下法亦有四：或单用生川军汁苦寒直泻，或并用硝黄，盐苦达下，或兼用凉膈散，发表攻里，肃清三焦之邪热，或重用陈金汁，以浊泄浊，且有防腐止烂之效能。究其来历，大都从陈氏《疫痧草》、夏氏《疫喉浅说》、曹氏《喉痧正的》三书脱化而出，已扼喉痧症治之大要矣。

### 喉痧兼热入血室案　丁甘仁（住上海）

【病者】刘妇，年二十岁，住美界靶子路。

【病名】喉痧兼热入血室。

【原因】肝络伏热，感染喉痧，适值经行之际。前医以其壮热神糊，早投鲜生地、鲜石斛、芦茅根等，甘寒凉遏，而病转内陷。

【症候】初起痧麻虽布，麻色紫暗，发热烦躁，梦语如谵，咽喉肿腐，不能咽饮，继则腹中绞痛，少腹结块，大便溏泄，壮热即衰，痧点即隐，谵语撮空，牙关拘紧，痰多气粗。

【诊断】脉空数无神，亦不能视其舌色。余断之曰：此温疫之邪已陷入三阴，血凝毒滞，残阳欲绝，无药可救。

【效果】于是晚而殁。噫！前哲谓早投寒凉，百无一生，过用疏散，尚可挽回，益信然矣。

廉按：此因伏热内发，疫毒外激，遂致血热妄行，而经水适来。此时救济之法，当然以疏达透毒，活血通络为首要，遵《内经》火郁则发之例，乃反以阴凝清滋之鲜地、鲜斛，逼疫毒内陷三阴，势必血凝毒滞，内闭外脱，酿成必死之逆候，虽有卢扁，亦望而却走矣。此案可为擅用鲜地、鲜斛者炯戒。

### 烂喉丹毒案　姜德清（住平度北七里河）

【病者】乔升礼，年四十余，住东北乡乔家屯。

【病名】烂喉丹毒。

【原因】平素无病，因多食炙煿辛热，致肺胃热盛，骤感风热而病发。

【症候】身发灼热，神气怯弱，四肢沉重，胸膈板闷，不欲饮食，胸胁大小腹内夹核如杏核，大小长短不一，约十数个，按之不痛，咽喉微烂。

【诊断】六脉沉数，舌红苔黄。脉症合参，此烂喉丹毒也。其病之发原由于胃，胃居膈下，而胃之食管在膈上，与喉管相近，因而累及于肺。肺有毒则发痧，胃有毒则发斑，肺胃二经毒火炽则外露丹痧。此胃毒甚，故只见丹不见痧。

【疗法】外敷汤丸并进。令其先吞六神丸一次，再用清瘟败毒饮，以生石膏为君，重清胃热，犀角、川连、黄芩、连翘、元参，泄心肺之火为臣，丹皮、赤芍、栀子、生地、知母，凉血行瘀，泄肝经之火为佐，僵蚕、牛蒡子、丝瓜络，通十二经为使，外用鲜丝瓜捣敷。

【处方】牛蒡子三钱，杵　白僵蚕二钱　丝瓜络三钱　知母六钱　鲜生地八两，捣汁　焦栀子三钱　赤芍三钱　丹皮三钱　连翘三钱　元参八钱　黄芩三钱　小川连四钱　犀角一钱　生石膏二两

水煎，日服二次。外吹锡类散。

【效果】一诊稍轻，二诊大减，三诊

将原方加鲜石斛、鲜大青各三钱，去蒡、蚕、芩、连、石膏，六日全愈。

廉按：名虽烂喉丹毒，实系核疫之一种，与西医所称腺百斯笃相类。方用余师愚清瘟败毒饮，吹锡类散。内外并治，却有效力，方中再加调玉枢丹，芳透解毒，则效当更速矣。

### 喉痧变烂喉案　丁甘仁（住上海）

【病者】叶妇，年二十余岁，住上海澄衷学校。

【病名】喉痧变烂喉。

【原因】侍其夫喉痧而得此疾。前医恐其亦出痧麻，连进辛凉透解，未敢骤用滋阴清降，毫无应效，病反转重。

【症候】身热甚壮，咽喉腐烂，汤饮难进，烦闷口渴。继则发热更甚，躁扰不安，起坐如狂，甚至谵语妄言，咽喉间满腐，蒂丁去其大半，口唇焦燥。

【诊断】脉洪数有力，舌灰黄，此疫毒由口鼻直入肺胃，悉从火化，由气入营，伤津劫液，内风欲动，势将痉厥也。

【疗法】急投犀角地黄汤，凉营解毒为君，佐竹叶石膏汤，清燥救肺加减数味，合而为凉营清气之剂。

【处方】犀角尖五分磨汁，冲　鲜生地八钱　京赤芍二钱　粉丹皮二钱　川连五分　鲜石斛八钱　京元参三钱　生石膏八钱　焦山栀二钱　薄荷叶八分　青连翘三钱　生甘草八分　鲜竹叶三十片　陈金汁一两，冲

先用鲜茅根、芦根各一两，煎汤代水。每日服珠黄散二分。

【效果】一日夜连进四剂，即热退神清，咽喉腐烂亦退，三四日即愈。似此危险重症，得庆更生，亦可谓幸矣。可见有痧麻而喉不腐者有之，喉腐而不出痧麻者亦有之。

廉按：此因喉痧遗毒，以致血毒内溃，肺叶受灼，而喉乃白烂，凉营清气，治法适当。似此佳案，足为后学师范，惟犀角、石膏、金汁等三味，尚可酌加用量，力图速效。否则杯水车薪，药虽对症，尚恐不足以胜病。虽然，此际之调剂，全在医者诊断之精确，用药之胆识也。

# 第九卷　时疫白喉病案

**燥疫白喉案　丁甘仁（住上海）**

【病者】叶女，年十余岁，住上海白克路。

【病名】燥疫白喉。

【原因】素因阴虚肝热，现因染燥疫时气，与内蕴伏热相应为患，病已四天。

【症候】喉旁左右两关腐烂，蒂丁亦去其半，身热不壮，四日粒米不进。

【诊断】脉象濡数，舌质淡红，中后薄黄。余曰：此疫疠之邪熏蒸肺胃，而心肝之火内炽也。

【疗法】郑梅涧《重楼玉钥续集》云：白喉遇燥气流行而发，用药以养阴清肺为主。今仿其法而加减之。

【处方】鲜生地六钱　京元参三钱　冬桑叶三十张　金银花三钱　汉木通八分　鲜石斛四钱　甘中黄八分　川贝母三钱，去心　青连翘三钱　薄荷叶八分　川雅连五分　鲜竹叶三十片　活水芦根一两，去节

【效果】一剂即咽喉腐烂渐脱，反觉焮痛，此由腐烂虽去，新肉未生，故焮痛。仍用原方，加花粉三钱。因未大便，加生川军三钱，开水泡，绞汁冲服，得大便甚畅，胃热下行，白喉随愈。肺与大肠相表里，腑热下达，肺火亦从下降，病遂就痊。

廉按：郑氏养阴清肺汤，专为燥疫白喉而设，虽属正治，然就余所验，江浙患真白喉症少，染烂喉痧者多，若不明辨而误用，每致贻人天札。吾友杜君同甲，所以著《白喉抉微驳议》，叮咛以警告病家也。

**燥疫白喉案　袁桂生（住镇江京口）**

【病者】家嫂，年四十岁，住京口。

【病名】燥疫白喉。

【原因】今年九月间疫喉盛行，感染而陡患喉症。

【症候】初起时，仅咽喉两旁红肿，继起白点，发热恶寒，头疼。

【诊断】脉滑，舌苔淡黄而腻，此燥挟湿热，痰滞酝酿为患。

【疗法】辛凉甘润以泄热解毒，豁痰清喉，外治吹蓬莱雪。

【处方】苏薄荷四分　冬桑叶一钱　青连翘四钱　栝蒌皮三钱　金银花三钱　川贝母三钱，去心　鲜生地六钱　金果榄二钱，杵

【次诊】次日寒热退，而咽喉两旁则破烂，汤水难下，舌苔淡黄厚腻，右脉滑数，乃痰伏上焦也。仍以前方加减，再进一剂。

【次方】金银花三钱　青连翘四钱　川贝母三钱，去心　金果榄二钱，杵　鲜生地六钱　淡黄芩二钱　光杏仁三钱　冬瓜仁四钱　石菖蒲四分　丝瓜络四钱　汉木通一钱　雅梨汁一酒盅，和服

【三诊】第三日复诊，喉部溃烂未至蔓延，咽内常觉痰阻，舌苔黄腻，痰浊甚重，轻剂不能治也。

【三方】旋覆花二钱，包煎　川贝母四钱，去心　海浮石三钱　栝蒌仁三钱　半夏曲三钱　原麦冬三钱　鲜生地三钱　小川连五分　广橘皮钱半　雅梨汁一酒盅　莱菔汁

一酒盅，和服

并另用梨汁、莱菔汁与饮。

【四诊】痰渐活动，能稍稍咯出矣。然舌苔则满布黏腻，口黏而干，大便数日未通，右脉滑数。乃以原方去海浮石加滚痰丸三钱同煎，盖欲通其大便，使痰浊下降也。

【五诊】此药服后，夜间能睡一二时，知饥欲食，而病势遂大退矣。然并未大便，惟吐痰则甚多，舌苔尚腻，仍以前方去滚痰丸。服后，诸恙俱退。家嫂以药太苦，遂不服药。

【效果】但以薄粥调养，越日大便始通，而起居如常矣。

廉按：过玉书曰：白色喉蛾、白色喉痹、白色喉风、白色虚喉、白色喉痛、痨症白喉，以及喉疳之白腐、喉痧之白点，皆南方常有之症，均非北方之时疫白喉也。此案虽系燥疫白喉，然挟湿热痰滞，故初用辛凉甘润、解毒豁痰，继因痰浊甚重，注重开痰为君，佐以清润，终加滚痰丸消降痰火，尤为着力，故服后诸恙悉退而痊。惟生地、麦冬阴凝滞气，究与痰浊不相宜，当易竹沥、金汁为妥。

**燥疫白喉案　陈务斋（住梧州四方井街）**

【病者】梁德荣，年三十岁，体壮，商业。广东新会县，住广西梧州。

【病名】燥疫白喉。

【原因】素因过食酸滞，嗜酒无量，诱因秋天炎燥，是年白喉盛行，毒菌飞扬，由口鼻吸受，直接传染。

【症候】恶寒发热，头目眩痛，背胀腰刺，全体骨节疼痛，咽喉干涸，微现硬痛。继则体中大热，咽喉疼痛，势不可忍，喉头起白点白块微烂，外面微肿，口干而渴，头部更痛，声破不能言，目赤唇焦，气逆喘急，气热而臭，顽痰上涌，鼻流鲜血，神志烦闷，睡寤恍惚，神识昏迷，面色微黑。

【诊断】脉左洪弦，右浮数，体温一百零五度，此燥疫白喉症也。查阅前医方药，纯为表散治风之方，反使其毒分窜经络，火势愈猛，血涌于鼻，痰阻关窍，顿致心神昏愦，危在顷刻。今所幸者，左脉尚存根气，或可救治。

【疗法】先用仙方活命汤加减。取犀角、莲心、胆草、山栀清君相之火为君，石膏、知母、黄柏平阳明燥热为臣；生地、中白、银花、白芍、甘草凉血养阴，和中败毒为佐；元参、兜铃、蓝根、瓜蒌下气化痰，润肺降逆为使。连进三服，鼻血止，人事醒，体热亦退，面唇略润。继用养阴清肺汤加减，连进五服，白喉已退，咽润津复，略能言语，稍进薄粥。惟腹中满胀，大便不行，诊脉左则缓静，右关尺数有力。用白虎承气汤加减，推荡瘀热，二服后，泻下黑燥粪数次，眠安食进，诊脉已缓。终用生脉散合白虎汤，助气生津，清胃润燥。

【处方】仙方活命汤加减方

龙胆草三钱　马兜铃三钱　栝蒌仁五钱　元参三钱　川黄柏二钱　鲜生地八钱　板蓝根二钱　生石膏八钱　犀角尖二钱，磨冲　白芍三钱　生甘草一钱　焦山栀三钱　莲子心三钱　人中白三钱　白知母四钱　济银花三钱

煎服。

【次方】养阴清肺汤加减方

鲜生地六钱　麦冬四钱　白芍三钱　薄荷六分　元参三钱　丹皮二钱　川贝二钱　生甘草钱半　胆草三钱　生石膏五钱，研细　犀角三钱

煎服。

【三方】白虎承气汤加减方

芒硝三钱　生大黄四钱　生石膏四钱，

研细　瓜蒌仁三钱　知母四钱　鲜生地五钱
黑元参四钱

煎服。

【四方】生脉散合白虎汤方

生石膏四钱，研细　麦冬三钱　五味一钱
知母四钱　西洋参三钱　粳米五钱　甘草
钱半

【效果】五日人事已醒，热退体和，
白喉已减，鼻血亦止。十日喉症已除，略
能言语，食量略进。二十日病除食进，元
气已复。

廉按：此仿张善吾、郑梅涧辈治燥疫
白喉之法，耐修子《白喉抉微》一书，
皆用此等方药。全在临症者辨明真燥白
喉，始可仿用，否则贻误反多，学者宜注
意之。

**燥疫白喉案　庄虞卿（住丽水第十
一中学）**

【病者】项云禅令郎，年五岁，体
弱，住吉祥巷。

【病名】燥疫白喉。

【病因】素体阴虚，肝热内盛，至深
秋复感温燥而发喉症。

【病候】初起恶寒发热，满喉皆粉
白，音哑鼻塞，面青神倦，大便溏泻。

【诊断】脉浮无力，左关弦数，舌红
苔粉白，指纹青紫。脉症合参，此真白喉
症也。

【疗法】治之之法，惟有以厚重之药
镇其上层，如巨砖盖鼎，使焰不上腾。复
以清凉之药润其次层，如以湿棉御炮，使
火不内射，既镇且润，火毒自骎驯①而下
行。惟大便泄泻太甚，又宜兼顾脾气，庶
无滑脱之虞。方用生地、元参、丹皮、炒
芍以清其血分之热，川贝、麦冬、生草、
石膏以清其气分之火，加薄荷、银花、连
翘以消其肿而解其毒，粳米以补其脾而挽
其泻。白喉兼泻，《白喉论》原有加藿

香、砂仁之训，但香砂辛温，利于泻不利
于喉，兹易以粳米，较用香砂似觉平稳，
盖粳米甘凉，清热补脾两擅其长故也。外
以瓜霜散加牛黄频吹，以清毒而消肿。

【处方】细生地五钱　原麦冬三钱　炒
白芍二钱　生粳米一合　苏薄荷一钱　乌
元参四钱　湖丹皮二钱　生石膏三钱，研细
川贝母二钱　生甘草一钱

每日服两剂。

【又方】西瓜霜一钱　飞朱砂三分　梅
花片一分　人中白二分，煅　西牛黄二分
雄黄精三分

研细末，频吹喉内白点上。

【效果】二日神色明亮，白块束小。
五日泄泻亦减。七日白点退净，饮食如
常。十日声音稍亮。再以竹叶、石膏、北
沙参、破麦冬、生苡仁、生甘草、川贝母
治之，两旬诸恙悉退矣。

廉按：此法治真白喉证，感邪已轻，
内热尚重者用之。惟五岁小孩日服两剂，
分量尚嫌太重，在善用者斟酌之。

**燥疫白喉案　尹小闰（住诸城）**

【病者】李式平，忘其年，住本乡。

【病名】燥疫白喉。

【原因】素禀阴虚，染时行燥疫而
发。患此十余日，自知不起，流涕求救。

【症候】喉燥纯白，咳吐黏涎，鼻塞
颌肿，口干便秘。

【诊断】脉缓滑而大，舌苔白厚带灰
而糙，此伏火内盛，燥毒外引，酿成时疫
白喉也。

【疗法】用调胃承气汤以荡涤肠胃宿
垢实热，合养阴清肺汤以润燥活痰，佐以
郁李净仁破大肠气滞，使以枳壳直达
幽门。

【处方】生川军钱半，酒洗　元明粉二

① 骎驯：急速顺利貌。

钱,后入 生甘草一钱 北沙参四钱 原麦冬三钱 鲜生地五钱 粉丹皮三钱 京川贝三钱,去心 苏薄荷一钱 生白芍二钱 郁李净仁二钱 生枳壳一钱

【效果】迭进两剂头煎,便下如脓,自觉喉间黏涎,尽然而下,所患若失,而舌苔犹现灰色,再进一剂而退。继用前方去硝、黄、枳壳、郁李仁、薄荷等五味,加元参四钱,养阴清肺,壮水制火而痊。

【说明】此证始于天行,盛于传染。凡人鼻气通天,口气通地,温燥吸入,蕴结上中二焦,阻其脾胃升降之机。湿热郁蒸,津液不得四布,脘闷生涎,上蒸华盖。外则颌颐结肿,宛如时毒,内则盘踞咽喉,蒸成浊痰,邪无出路,愈结愈坚,而死亡随之矣。治当以邪从口鼻入者,仍驱之从浊窍出。其间有表症者,乃里气之滞也。邪留于胃,里气滞,表气因之不通。如目痛,眉棱骨痛,目眶痛,鼻干不眠,膝眼正面痛,此皆邪溢阳明之表,所谓里中之表也。如腹痛胀闷,四肢厥逆,或者溏粪下利,如烂柿,如败酱,如倭瓜藕泥,胶滞稠黏,至死不结,此则里中之里。法宜速用调胃承气,以元明粉易朴硝为之君,以酒军为臣,以甘草、枳实为佐使,急通其里,里愈而表自愈。至于脉缓滑而大者有之,缓洪沉缓抵骨者亦复不少,气道不利故也,若必俟洪数劲指,十不获一。十余年来,已验之人,历历不爽。如病人畏忌大黄,可用元明粉拌捣瓜蒌,每奏奇功。初下每如常粪,再下则变红,中杂黏液胶滞,后复得黄粪为邪尽。若红黑色为未愈,仍宜守方下之,不变黄不止,既变黄又不可不速止,此为秘诀。

廉按:时疫白喉之病原在菌,而所以失其抵抗病菌之能力,致令此菌集结于肺部喉关,阻碍人之呼吸生机者,皆由肺胃之津液,因熏灼而化生黏涎稠痰之过也。

就余所验,挟外感之风燥者,其势重,无外感之风燥者,其势轻,此案见其痰涎胶滞上中二焦,肺气因之失降,故用大黄、元明粉,遵《内经》上病取下之旨,因势利导,一鼓廓清,使毒有出路。仍参以养阴清肺者,盖为素禀阴虚,挟有燥热者而设。处方刚中寓柔,非确有胆识者不办。案后说明,亦有见地,洵阅历有得之言也。

**燥疫白喉案 何拯华(住绍兴同善局)**

【病者】周增福,年三十八岁,业商,住干溪。

【病名】燥疫白喉。

【原因】深秋吸受燥气,内伏肺络而不发,至初冬新感暴冷,与所伏之燥火,互相冲激,猝乘喉间清窍而发。

【症候】身痛发热,恶寒无汗,喉间初发白点,继发白块,咽燥无痰,咳则胸痛。

【诊断】脉左浮紧,右浮数,按之反涩,舌边尖红,苔罩白滑,此肺经伏燥内发,太阳新寒外束也。

【疗法】吴氏鞠通曰:燥气为病,轻则为燥,重则为寒,化气为湿,复气为火。故先用麻杏为君,宣肺气以达皮毛,迅散其外束之新寒。臣以甘石,石膏为治燥火主药,其气腥,能达表,其性凉,能清里,凡喉间一见白点白块,此味急不容缓;配以炙草之甘缓,一以监制麻黄,一以濡润喉关。切不可误于耐修子"忌表"二字,使外寒与内燥互相牵引也。佐以生莱菔汁,使以鲜枇杷叶者,借其辛润止咳,轻清肃肺耳。

【处方】麻黄五分 光杏仁三钱 生莱菔汁两瓢,后煎 生石膏五钱,研细 清炙草五分 鲜枇杷叶三大片,去毛筋

【效果】连服两剂头煎,津津微汗,

而身痛恶寒除。惟热势大盛，喉间发白未退，遂去麻黄，倍石膏，加西洋参二钱，元参四钱，冲鲜银花露、陈金汁各二两，又用活水芦笋、鲜白茅根各二两，先煎代水，连进三剂，白去八九，喉中但觉燥痛。又加鲜生地汁、雅梨汁、淡竹沥各两大瓢，迭服两剂，病遂全愈。

廉按：凡时疫白喉起于秋冬之间，遇有新寒外束者，放胆用麻杏甘石汤，颇有捷效。奈近时病家，畏麻黄、石膏如虎，以致医不敢用，坐失病机，良堪太息。今援吾友恽铁樵君以征明之，其言曰：小女毛头，才六岁，呼喉痛，视之一边有白腐，如花生仁大，其证状发热恶寒无汗，余于评白喉忌表时，即认定此种证状等于伤寒太阳病，惟此病传变，始终不离咽喉，且舌绛口渴，是温热症状，其脉类洪数，大都无汗，于初起时得汗，则喉痛立减，此表闭阳郁之症也。今不问其喉烂与否，仅解其表而清其热，在法当瘥。其时已夜三钟，不及买药，姑俟明日。乃晨六钟视之，喉间白腐，两边均有，其面积较三钟前增加一倍，病毒进行之迅速，良为可惊，即以麻杏石甘汤予服。而内子见报端广告，有某药房保喉药片，急足往购，每半钟含药一片。向午汗出，傍晚热退，喉间白腐面积缩小，作黄色，微带绿，其不腐处，则作殷红色，痛则大瘥，是夜得安寐，翌晨霍然。余深信麻杏石甘汤之中肯，而内子颂保喉药片之功德不置。讵女儿才瘥，十二岁之儿子复病，病状尽同。余已有把握，不复惊惶。然颇欲知保喉药片与麻杏石甘功效孰胜，因勿予药，专服保喉药片。越三钟视之，白腐仍增大，惟不如不服药片者之速，痛亦不甚剧，而壮热无汗，则略不瘥减。更进保喉药片，胸闷泛恶，不能受矣，内子惶急，促余予药。余曰：君谓药片佳，故余欲一观其成

绩也。内子怒余以目，谓此何等事，乃作隔岸观火态度。余乃令屏保喉片弗服，更两钟，喉痛觉增剧，乃予麻杏石甘汤，喉遂不痛，越宿霍然愈矣。嗣是每值此证，予麻杏石甘，无不效者。

**燥疫白喉案　何拯华（绍兴同善局）**

【病者】赵运发，年卅二岁，供职他省，住绍兴昌安门外富陵村。

【病名】燥疫白喉。

【原因】秋冬之交，久晴无雨，燥气流行，从口鼻吸入，潜伏化火，适感风而暴发。

【症候】初起头痛恶风，身热微寒，咽干无痰，喉间介介如梗，发白如粉皮样，或干咳，或不咳，或咽痛，或不痛。

【诊断】脉右寸浮数，按之微涩，舌苔薄白而糙，此肺病燥火本症也。其他肺热喉病少发白，而此独发白者，以实扶的里菌蟠踞喉头，乃生假膜，其色呆白，刮之亦甚坚韧也。

【疗法】先嘱其用白喉血清注射，内服喻氏清燥救肺汤加减，以色白微苦，性清质轻之西洋参，色白气腥，味淡性寒之生石膏为君者，此二味为清肺经燥火之特效药，臣以桑叶、薄荷、苦杏、甘草，取其辛凉而合苦甘也。悉遵燥淫于内，治以辛凉，佐以苦甘之经旨。然疫必有菌，菌必有毒，故佐以金汁、银花露之甘咸解毒，而使以白蛇蜕者，以蛇性喜清洁，一染秽气细菌即褪壳而换新皮，取其善退喉间之假膜也。

【处方】真西参二钱　苏薄荷钱半　光杏仁三钱　生甘草八分　白蛇蜕三寸　生石膏八钱，研细　霜桑叶二钱

银花露二两，陈金汁一两，匀同冲。

【效果】注射后，喉间假膜渐化，色转淡黄。继服汤药，一日二剂，诸症轻减。三日喉间白腐退净，色转嫩红，微咳

黏痰。原方去石膏、薄荷、杏仁、蛇蜕、金汁五味，加栝蒌仁四钱，京川贝、鲜石斛各三钱，雅梨汁、枇杷叶露各两瓢，速服四剂，咳止胃动而痊。

廉按：白喉之症甚多，其因不一。必喉间发白，生假膜或片者，乃为真时疫白喉也。互相传染，大人易治，小儿难疗者，以小儿在四五岁内，咽喉服药，处处不能如法，故治之较难也。此案探源辨症，按经处方，从喻氏救肺汤加减，不拘拘于养阴清肺，而应效反速者，注重于燥火二字耳。方中发明蛇蜕之生理作用及医治效用，语虽新颖，却有理由。

## 燥症红喉转白案 萧琢如（住湘乡水口山矿局）

【病者】李君楚栩女，年方十岁，住湘乡。

【病名】燥症红喉转白。

【原因】前医从风毒喉痧治，服发散药，米饮不入口，已数日矣。

【症候】身大热无汗，口渴心烦，夜不安枕，满喉发白。

【诊断】脉浮大而芤，舌无苔，鲜红多刺，幸有浮液，不甚干燥。余曰：此乃燥症误表，挽回甚难。

【疗法】为疏养阴清肺汤，取其润燥清喉，消痰制腐之作用，大剂频服，或可挽回。

【处方】鲜生地一两 元参八钱 原麦冬六钱 丹皮四钱 生白芍四钱 川贝母四钱 苏薄荷二钱半 生甘草二钱 银花三钱 连翘三钱

【效果】连服三剂，次日遍身露红斑，几无完肤。余曰：内邪外出，此生机也。仍守原方大剂加味，每日夜尽三剂，三日而平复，续以养阴方善后。闻愈后半月，发肤爪甲尽脱，燥症误表之为害，有如此者。

廉按：此血毒喉痧而转白烂者，前医见其红喉，身大热无汗，用发散透痧药，亦不得，竟谓其误表。改服大剂养阴清肺汤后，次日即遍身露红斑，几无完肤，显系烂喉丹痧之证状，惟口渴心烦，夜不安枕，此属胃热蒸心，由气分而转入营分。此案养阴清肺汤中，薄荷、丹皮、银花、连翘诸药辛凉宣通，与大队增液川贝、甘芍等一派凉润之药并用，既能散邪，尤能清热，所以服之辄觉捷效也。虽然两大喉疫，初起辨证甚难，一经误治，每致贻人夭殃。特将白喉与喉痧之鉴别，列表辨清，以告世之研究喉科者。

| 烂喉痧，日本名猩红热 | 时疫白喉，日本名实扶的里 |
| --- | --- |
| 本病不限地方，随处可以发生，通常以春夏之交为最多 | 多见于黄河以北诸省之天气寒冷地方，发生于冬令之时为多 |
| 病原菌为迷克氏溶血性链球菌 | 病原菌为一种白喉杆菌，可取喉间白膜在显微镜下检得之 |
| 能于咽头检出之，以反复恶寒或寒战起病，并有呕吐或空呕，过此即发四十度以上之高热与速脉，甚或谵语昏睡 | 以疲倦、胃口不开、头痛等症起病，既而吞咽困难，发三十九至四十度之热与速脉 |
| 本病之唯一主症，即为全身发疹。疹为弥漫性红斑，殆与皮肤同，其高低初起于颈胸背颜面，渐于全身，惟额唇颐鼻尖反苍白，决不出疹（高热昏睡疹稀或缺如者多死） | 发疹者甚少，即有之，亦甚稀疏，仅见于胸部，面色常苍白 |

续表

| | |
|---|---|
| 咽头红肿虽为本病常发之症，然不过为一种合并症而已，初起软口盖、扁桃腺体、咽头之黏膜皆红肿作痛（病重者痛反轻或无痛）。甚或生污秽白斑，迅速蔓延成褐色薄膜，此膜柔软易破易揩去，而决不蔓延至喉头气管咽喉，亦决不至有麻痹之事 | 咽喉红肿生膜，为本病之唯一主症，初起软口盖、扁桃腺、咽喉之黏膜均红肿，次则软口盖、扁桃腺之一部生白点或腺，迅速蔓延成灰黄色膜，此膜坚硬，不易刮破，不易揩去，强剥之则出血，不久即蔓延至喉头鼻腔气管，同时两侧扁桃腺肿大接触，现呼吸困难，甚或举口盖帆筋麻痹，而语带鼻音，食物易流至鼻腔 |
| 本病病时，全舌鲜红粗糙，若杨梅状 | 无此现象 |
| 经过中易合发骨节炎 | 无之 |
| 咽头疼痛极重，膜易揩去 | 呼吸困难，膜难剥离 |

### 风毒白喉案　李伦青（住衡阳）

【病者】沈筱岚孝廉，忘其年，住善化。

【病名】风毒白喉。

【原因】初由大舌边起白泡数颗，医用元、麦、赤芍、竹叶之类，连进三剂。一宵忽痰涎上涌，精神疲倦，恶寒发热，胸结，饮食不能下咽，延余往治。

【症候】喉内白块已满，色如霜雪，痰涎稠黏不断，胸膈痞满。

【诊断】脉两寸浮弦，右关沉紧，舌苔白滑，此风毒挟寒在表，未经宣发，误以寒凉迭进，变成坏症也。

【疗法】用荆防败毒散以驱表邪，吹坎宫回生丹以祛疫毒。

【处方】荆芥钱半　防风钱半　羌活一钱　独活一钱　制僵蚕一钱　柴胡一钱　前胡钱半　枳壳一钱　桔梗一钱　法半夏二钱　银花钱半　粉甘草一钱　鲜生姜三片

坎宫回生丹已见周案。

【次诊】次日白块退净，而胸膈为风痰阻隔，食入少顷即吐，不能直达中下二焦，证类关格。其家惧甚，复巫医杂投，百计罔效。余细察脉证，犹属风痰之毒阻隔，与喉无干，遂以拔毒及引龙归海之法，始两耳颈项稍发红疹，再用艾叶、皂角、白酒炒热，布包熨之，随熨随发，遍

体红疹无间。其家以为变证，惧之尤甚。余曰：此佳兆也。必欲提毒表出，始能开其阻隔。次日果胸膈豁然，欲食即进，随以人参败毒散再提表以托毒。

【次方】西洋参二钱　防风二钱，去芦　白芷二钱　浙贝二钱，去心　桔梗三钱　银花三钱　白僵蚕三钱，姜汁炒　鼠粘三钱　荆芥一钱　人中黄一钱　蝉蜕七只　皂角刺三针

平险如意散　治一切白喉内外俱肿急证。

赤小豆四钱　大黄四钱　芙蓉叶四钱　文蛤三钱　四季葱三根　鼠粘三钱　燕子窝泥五钱

共研细末，将四季葱杵汁，以陈茶水、白酒各半共调和，炒微热，敷颈项，拔毒外出，消肿止痛。

引龙归海散　治寒证白喉急证。

本制附片四钱　吴茱萸三钱

共研细末，白酒调作二饼，贴两足心涌泉穴。若天气寒，用火微烘。庶无根之火浮越于上，得此引之而自降，亦以类相来之法也。

【效果】以人参君主之药保元，鼠粘、僵蚕利咽，法夏、陈皮以消痰饮，银花、蝉蜕以清余毒，连进三剂，诸证悉除。后用六君、八宝以收全功。

廉按：此由喉痧误用凉遏而喉转白

烂，故用内外兼治，多方透表以排毒外出。可见凡治白烂喉，以查析原因、辨明症候为首要。爰将陆氏辨症法节录其要，以告当世之研究喉疫者。陆培初云：比年来白烂喉盛行，死亡相继，此非不治之症，皆由医家未能辨别病源，误药所致。症分三种：

一为外感实症，表受风温，病在肺。病状恶寒发热，白腐仅在外面，浮面多系白点，不至成块；舌质赤，舌苔薄润，身上或有疹或无疹。治宜辛凉解表，用前、劳、翘、贝、勃、蝉之属，外治用薄荷、真青黛、硼砂、马牙硝等研末吹之。

一为内伤虚症，阴亏燥热，病亦在肺。病状无寒热，白腐在里，如粉如石灰，发呆白色，初起成点成块，一二日即粘连成片，满布喉间；舌质红，舌苔或白或微黄或无，而必燥涩，毫无滑腻黏涎。治宜凉润清降，用养阴清肺汤之属，外治用金银花、生甘草、象牙屑、濂珠粉、指甲、灯芯灰等研末吹之。

一为内伤实症，湿热熏蒸，病在胃而袭于肺。病状无寒热，间亦有寒热者，必在午后，而热不扬，寒不甚，白腐处带黄明色，必黏沫满喉；舌质红，舌苔厚腻黄滑，重者口喷秽气。治宜化湿清热，如三仁汤之属，或滑石、通草、子芩、茯苓、苡仁、金果榄、山豆根等，外治亦用金果榄、山豆根加滑石、人中白等研末吹之。其辨别全在舌苔之为燥为润为腻，以及平素体质、大小二便详察之，三症互误，均能杀人。

### 风毒白喉案 李伦青（住衡阳）

【病者】陈汉仙茂才，忘其年，住长沙。

【病名】风毒白喉。

【原因】患烂白喉痛数日，医用清润解毒诸剂，而病愈剧，已二日余矣。其家视变症蜂起，仓皇惧甚，延余往治。

【症候】发热恶寒，痰涎上涌，声如曳锯，汤水不能下咽。视喉内淡红微肿，内关白点已陷，小便不通。

【诊断】两手脉弦而紧，舌胎白滑，此误以清凉凝闭风寒，阻滞经络，使病毒不得外泄，遂化生淡涎，上涌咽喉，恐骤变喉闭急证。

【疗法】即用坎宫回生丹合开关立效散，连吹二三次，立刻上下交通，饮食即进，随以柴胡饮提已陷之邪，二剂诸证悉除。后以加减六君子汤调理。

【处方】坎宫回生丹 已载周案。

开关立效散 治一切白喉，牙关紧闭，汤水难入等证。

真雄精一钱 北细辛一分 真牛黄一钱 生牙皂二分 真麝香四分 苏薄荷六分，去梗 大梅片五分

除片、麝、牛黄外，共研极细末，过绢筛，合片、麝、牛黄再研极细，磁瓶收贮，蜡封固瓶口，勿使泄气。临时以三四厘吹两腮内，或以少许吹鼻孔，立刻开窍。

柴胡饮

川柴胡二钱 羌活二钱 法半夏二钱 制僵蚕二钱 桔梗钱半 济银花钱半 净蝉衣七只 川厚朴五分 陈皮一钱 粉甘草一钱 鲜生姜三片

水煎服。

加减六君子汤

西潞党五钱 生白术三钱 东白芍三钱 云茯神三钱 法半夏二钱 白归身钱半 制僵蚕钱半 陈皮一钱 济银花一钱 清炙草一钱 煨姜三片

水煎服。

【效果】连服十剂而痊。

廉按：风毒白喉，有挟寒挟热之分。挟寒者，初起头痛恶寒，身疼发热，满喉淡红，微肿略痛，白腐多见于关外，或见

于关内，形色多明润而平，尚能饮食，二便通利，脉多浮细而紧，舌苔多白滑，此风邪尚在表之候也。治宜荆防败毒散加减，驱风解毒，开痰发表，使疫毒从汗排泄，则喉痛自愈。喉如腐烂，轻则用玉钥匙、品白金丸频吹，重则用坎宫回生丹。即使汗已出透，但有一毫恶寒胸闷或身尚作热，苦寒药仍不得夹杂，惟有轻清泄热，以尽余邪而已，必俟皮脱肤凉，胸闷全消，鼻见清涕，而或有里热未清，及阴虚津亏者，方可酌进甘寒之品，庶几无害。此案为风毒挟寒之白喉救误而设，尚非初起之正治法。若挟热者更非其治，惟用坎宫回生丹合开关立效散，连吹喉间，却属外治急救之要法。然就余所见白喉险证、坏证，牙关紧闭，痰涎上涌，有不能服药，亦无可吹药者，法宜先开关以扫其痰涎，甚则针刺各穴以出恶血，通经活络，使立时清醒，再行吹药服药，庶有挽回之希望。虽然白喉无论寒热证，如汗出似油者不治，失音动痰气喘者不治，目光直视者不治，用针无血者不治，吹药无涎者不治，吹药即刻痛止白落、过日复患者不治，满喉皆白、刮之紫肿带黑者不治。医者如遇此等证候，切勿轻与用药，纵人尽天回，其能侥幸于万一者，亦未可知，但总不如先事告明之为愈也。

### 风火白喉案　李伦青（住衡阳）

【病者】长沙李兰生夫人，忘其年。

【病名】风火白喉。

【原因】素因血虚肝旺，现因风热传染而发。

【症候】初患喉痛，发热恶寒，头疼心烦，口渴便涩，鼻出血丝，继见内关白块两条，肿痛异常，汤水难咽。

【诊断】脉左关浮数，右寸独大，舌苔边白中黄，此足厥阴风火上冲手太阴而成也。

【疗法】初用银翘败毒散，吹离宫回生丹，以除肿痛。次用八物甘桔汤，以退白烂。终用六味地黄汤加瓜蒌皮、鲜茅根，育阴柔肝以善后。

【处方】银花三钱　荆芥一钱　蝉蜕八分　牛蒡子二钱　西洋参一钱　连翘三钱　薄荷一钱　僵蚕钱半　甘中黄一钱　川贝母二钱

离宫回生丹　治热证白喉及乳蛾喉风等证，极效。

熊胆二钱　西洋参二钱　硼砂二钱　人中黄一钱　上青黛五分　黄连六分　山慈菇一钱　儿茶五分　真麝香三分　苏薄荷七分　大梅冰一钱　真牛黄一钱

除熊胆、牛黄、片、麝外，共研极细末，过绢筛，合牛黄、片、麝、熊胆（如湿润放银窝子内微火焙干），再乳精细，磁瓶收贮，蜡封固瓶口，勿使泄气。临时计每次以三厘，用喷药器吹入白处。含噙片时，使毒气随风涎吐出，便立刻回生。

八物甘桔汤

生花草二钱　银花钱半　制僵蚕一钱　霜桑叶三钱　苦桔梗一钱　麦冬钱半　牛蒡子一钱　陈金汁二两，分冲

六味地黄汤

大熟地四钱　淮山药三钱　粉丹皮钱半　瓜蒌皮钱半　山萸肉钱半　云茯苓二钱　福泽泻一钱　鲜茅根一两

【效果】初用败毒散及吹喉药，肿痛俱减。次用八物甘桔汤，白块退净，诸证悉除。终用六味地黄汤加味，调养而痊。

廉按：时疫白喉虽以白喉杆菌为原因，而其发病之诱因，或因燥热，或因风火，或因虚热，或因阴寒。医者临症之时，必先其所因，伏其所主，而用药始能奏效。此案系风火白喉，所用初中末三方，虽亦寻常，然足以破白喉忌表之偏见。故凡治时疫白喉，风寒外束则宜表，

郁燥化火则宜清，风火交煽，标本两急，则宜表清双解，且有全系寒郁、则宜用温剂，无非凭症用药。凡与症不对者，均所宜忌，何独忌表乎。熟玩之，自悟其谬。

**伏热白喉案　丁佑之（住南通东门）**

【病者】郭吉人，年三十八岁，扬州人。

【病名】伏热白喉。

【原因】热邪内蕴，上蒸喉白。

【症候】寒热喉痛，已有白腐，口渴神烦。

【诊断】脉象右寸浮数，苔黄，由热邪内伏肺经所致。

【疗法】清热解毒，生津保肺，肺经一清，喉部自愈，再吹锡类散。

【处方】黑犀角三分，先煎　生石膏五钱，研细　鲜生地四钱　天花粉二钱　原麦冬二钱　京川贝钱半，去心　淡子芩钱半　小川连五分　元参心三钱　苦桔梗五分　生甘草五分

【效果】三剂伏热肃清，喉腐退净，后用清养法调理而痊。

廉按：喉为肺气管之口，肺有伏热，日渐熏灼，喉炎起腐，病势进行之常。方用凉血解毒，清气化痰，以治喉腐之本，外吹锡类散，以治喉腐之标。三剂热清腐退，可为伏热白喉之适当疗法。

**阴寒白喉案　萧瑞器（住湘乡）**

【病者】周某，忘其年，住邵阳。

【病名】阴寒白喉。

【原因】素禀阳虚，传染阴毒而发。

【症候】喉间初现白点，继则白块满喉，饭粒可进，唯饮水及咽津则痛甚，身微热，四肢厥逆。

【诊断】脉沉缓无神，舌苔灰白而滑，如结痂状。此即《金匮》阴毒之为病，咽喉痛，五日可治，七日不可治也。

【疗法】非助阳不足以破阴，故用附

姜之辛热为君，佐以炙甘草者，甘平以解毒，使以童便，速驱喉毒从下而泄也。

【处方】蜜炙黑附块三钱　川干姜二钱，蜜炙　炙甘草一钱　童便二大瓢，冲

【效果】一剂知，二剂已。

【说明】家严瑞器公，自弱冠厌弃科举，究心医学，于《伤寒》《金匮》二书确有心得，里党咸称颂之。前清光绪癸未甲申间，吾乡数十百里内，多患阴寒白喉，他医率用表散或清滋，十不一治。家严独得其秘，每用通脉四逆汤奏效，甚者方中用生乌附八钱至一两，连服五六剂、七八剂而愈者，起死回生。同道中莫不骇为奇异，一遇上症，咸逊谢推荐。尝谆谆教伯章兄弟，故知之最悉。即当时经手治愈者，不下数十百人。伯章自行医以来，经验他种白喉极多，独于以上阴寒剧症，未曾一见，不审当日何以若此之多，而家严独能于仲景伤寒方中探骊得珠①，宜为同辈所叹服也。（男）伯章敬志。

廉按：阴寒白喉，患之者多属阳虚，虽少所见，然亦未尝无其症。前清归安名医包岩曰：白喉，混称也，其中有阴虚，有阳虚。阳虚白喉并不痛痒，并不寒热，饮食偶或不利，望之不红不肿，症属阳衰火息，非附、桂不能疗是也。但就余在光绪十一年间所见，其症有表里轻重之别。一为轻症，初起白见于关内或关外，色必明润而平，满喉淡红，微肿略痛，头痛恶寒发热，饮食如常，二便和，脉多沉紧而弦，舌苔白，此阴寒尚在表之候也，治宜荆防败毒散加减。一为重症，一起白见于关内，成点成块，或满喉俱白，色如凝膏，喉内淡红微肿，时痛时止，头项强痛，身重恶寒，发热咳嗽，结胸声低，痰

――――――――――――

① 探骊得珠：比喻学习能够抓住关键，获得真知。语出《庄子·列御寇》。

雍，不思饮食，目眩倦卧，手足逆冷，腹痛欲吐，脉多沉微欲绝，或沉缓无神，舌苔白滑而厚，此阴寒直入里之候也，治宜椒附白通汤加减，王氏桂姜汤亦可酌用（紫猺桂、黑炮姜、炙甘草各五分，共归碗内，取滚水冲入，仍将碗炖于滚水，掉药含口，慢慢咽下，颇效）。若症在疑似之间，先用生川附切片，涂白蜜，火炙透黑，取如细秬一粒，口含咽津，如咽喉痛减轻，然后再用汤药，较为稳健。此案初起，即用通脉四逆汤，非辨症精确，胆识兼全者不办。

**阴寒白喉案　李伦青（住衡阳）**

【病者】总戎周定安夫人，忘其年，住常宁。

【病名】阴寒白喉。

【原因】病已数日，杂症多端，尚不知为白喉，因不甚痛故也。一日偶言喉痛，始延余往治。

【症候】头痛项强，身重恶寒，咳嗽痰雍，肢冷腹痛，视内关白块两条，色如凝膏。

【诊断】脉沉细弦紧，舌苔白厚而滑。余曰：此阴寒白喉也，幸而未服凉剂，犹可以治。

【疗法】先用姜桂二陈汤，以破阴通阳，顺气开痰。继以壮阳温胃汤，散其寒凝，去其阴毒，外治吹坎宫回生丹。

【处方】生姜汁十滴，冲　姜半夏三钱　浙茯苓六钱　制僵蚕二钱　青化桂五分　炒广皮钱半　粉甘草一钱　春砂仁一钱

【接方】姜半夏三钱　制附片三钱　丽参条五钱　制僵蚕三钱　炒广皮一钱　黑炮姜一钱　粉甘草一钱　炒银花钱半

坎宫回生丹　治寒疫白喉，及乳蛾喉风等证。

真血竭一钱　大梅片四分　生附片一钱，炙焦　制牙皂二分　郁金一钱　真雄精二钱

真麝香六分　北细辛一分　飞月石一钱

上药除片、麝外，共研极细末，过绢筛，合片、麝再乳精细，磁瓶收贮，蜡封固瓶口，勿使泄气。临时计每次以三厘对掺艮宫除害丹一厘，用铜风鼓吹入白处，含噙片时，使毒气随风涎吐出，便立刻回生。

艮宫除害丹　专治一切白喉证。

真珍珠三钱，放水豆腐上蒸三尺香久　地虱婆放银窝内微火焙焦，二厘　真珀琥三钱　真玛瑙三钱，入砂罐内火锻七尺香久　手指甲瓦焙焦，五分　真麝香五分　真珊瑚三钱，入砂罐内火煅七尺香久　蚯蚓瓦焙枯，六分　大梅片六分　真辰砂三钱，水飞　蚕茧七只，烧灰存性　苏马勃三厘

共研极细末，过绢筛，再乳精细，磁瓶收贮，蜡封固瓶口，勿使泄气。辨寒热证，临时对用。

【效果】服初方二剂，白块减半，惟痰嗽肢冷不减，腹仍冷痛，继服接方三剂，诸证皆痊。

廉按：时疫白喉，虽属燥热证多，阴寒证少，其间寒热二证，判若冰炭，临症时若不详审，杀人易如反掌。且每见白喉之死，死于热证者少，死于寒证者多。大抵人知有热证，而不知有寒证，皆误于疫之一字也。即以疫论，岂皆染热疫，独不染寒疫乎，况其病多见于黄河以北诸省之天气寒冷地方，发生于冬令之时为多。兹特约选萧、李二家验案二则，以破世俗之迷信《白喉抉微》一书者。

**虚火白喉案　张锡纯（住天津）**

【病者】孙抟九，年二十岁，贵州人，肄业于奉天高等师范学校。

【病名】虚火白喉。

【原因】得白喉证，屡经医治，不外《忌表抉微》诸方加减，病日增重。医者透谓不治，始延愚为诊视。

【症候】喉关纯白，黏涎甚多，须臾满口，即得吐出。

【诊断】脉细弱而数，舌胖嫩淡红，知系脾肾两虚，肾虚气化不摄，则阴火上逆，痰水上泛，而脾土虚损，又不能制之，故其咽喉肿，疼黏涎若是之多也。

【疗法】投以六味地黄汤，滋补脾肾以清虚火，又加於术，少加苏子，制痰水上泛。

【处方】大熟地六钱　淮山药四钱，生打　山萸肉二钱　云茯苓三钱　粉丹皮钱半　福泽泻钱半　生於术钱半　苏子八分

【效果】连服十剂而痊。

廉按：此为脾肾双补之和剂，妙在加苏子一味，不但能治痰水上泛，且能降阴火上逆，十剂而痊，信然。张君平时最喜用熟地，尝用六味地黄丸作汤，加川芎、知母，以治如破之头疼；加胆草、青黛，以治非常之眩晕，加五味、枸杞、柏子仁以敛散大之瞳子。且信其煎汁数碗，浩荡饮之之说，用熟地四两，茯苓一两以止下焦不固之滑泻，用熟地四两，白芍一两以通阴虚不利之小便。又尝于一日之中，用熟地斤许，治外感大病之后，忽然喘逆，脉散乱欲脱之险证。且不独治内伤也，又尝用熟地、阿胶大滋真阴之类，治温病脉阳浮而阴不应，不能作汗，一日连服两剂，济阴以应其阳，使之自汗，可谓深悉熟地之医治作用矣。

## 虚火白喉案　袁桂生（住镇江京口）

【病者】刘子衡君令堂，年六十三岁，住本镇。

【病名】虚火白喉。

【原因】今年夏间，因孙儿病逝，悲哭太过，遂患喉症。延予治之，予视其发白如霜。

【症候】咽喉两旁，满布白腐，以毛笔蘸水拭之，则依然鲜红之好肉，并不溃烂，烦躁不宁，彻夜不寐。

【诊断】脉息虚软，舌红如朱，中间略有薄苔。盖劳神太过，虚火上升，心肾不能相交，水火不能既济之病也。而况守节四十年，持斋二十载，其精血之衰，脑力之耗，为何如耶。

【疗法】与增液汤加味

【处方】干地黄五钱　原麦冬三钱　元参三钱　朱拌茯神三钱　西洋参二钱　鲜石斛三钱　枣仁三钱　苏百合三钱

【效果】一服烦躁定，能安睡，接服四剂全愈。

廉按：白喉，普通病名也。悲哭太过，激动虚火，病因也。方用增液汤加味，滋阴清火，看似对症疗法，实则为原因疗法之一种，深得先其所因，伏其所主之经旨。

## 白喉并病案　何拯华（绍兴同善局）

【病者】张明仙，年念六岁，业商，住水沟营。

【病名】白喉并病。

【原因】白喉虽由肺经伏燥，今则挟君相火而发。

【症候】初起头痛身热，口干咽燥，喉旁发白，中间红肿而痛，甚则腮颈亦肿，咳逆痰多，胸闷心烦，不寐昏谵。

【诊断】脉右滑数，左关浮弦搏数，舌根微硬，中紫尖绛，此燥热合君相火并发，乃肺心胆三经并病。遂明告之曰：其来势之猛烈，寿可立倾，勿谓言之不预也。

【疗法】外内并治，先于喉间红肿处，用喉刀刺出恶血，以杀其势。继则三经药并用。故以叶氏犀角地黄汤加桑、丹为君，泻心胆以清营，白虎汤去草、米加蒌、贝为臣，涤热痰以清气，佐以大青、地丁、金汁凉解血毒，使以莱菔、青果，既清燥火之闭郁，亦开痰涩之停留也。

【处方】磨犀粉钱半，药汤调下　鲜生地

一两　银花三钱　青连翘四钱　鲜桑芽五钱　粉丹皮二钱　生石膏一两，研细　肥知母四钱　栝蒌仁五钱，杵　京川贝四钱，去心　鲜大青五钱　紫花地丁四钱　陈金汁二两，分冲

先用生莱菔四两，切片，鲜青果两枚（切去头尾，劈），煎汤代水。

【效果】一日连进两剂，一剂而诸症略减，再剂而痰火渐清。原方略减用量，去犀角、青果，加生玳瑁四钱、淡海蜇四两，同生莱菔先煎代水，又进两剂，便畅热退，神清谵除。改用吴氏五汁饮加减（鲜生地汁、甜梨汁、生藕汁、解晕草根汁、青蔗浆）调理以善其后。

廉按：凡燥疫白喉，其发白或点，或片，或块，色如鸡脂，或发热后数日始见，或一起即白喉满布，其来势虽各有轻重，而其为肺经燥毒则一。其间如有红肿者，或紫而痛甚者，挟有心经君火、胆经相火相助为虐也。若火毒盛极，喉间紫胀，甚则两颐项背俱肿者，乃三经并病，危在顷刻之喉痹急症也，往往朝发夕死，夕发朝死。急急刺出恶血，以泄其气，用杜牛膝汁漱喉，以涌吐其痰，然后用重剂急灌，庶可转危为安。此案确系燥火白喉之三经并病，治虽急救得法，药亦大剂频服，然就余所见，亦有效有不效。因此悟命数所定，即扁鹊、仓公复生，亦无益也。谚云：药医不死病，死病无药医。诚哉是言。

**白喉坏症案　何拯华（绍兴同善局）**

【病者】骆开明，年念五岁，住骆家葑。

【病名】白喉坏症。

【原因】病本燥疫白喉，前医误认为风毒喉痧，用荆防葛根汤，大剂透发而剧变。

【症候】初起身热自汗，咽燥无痰，喉间发白块。七八日后，忽白块自落，音哑气喘，痰声漉漉，势如潮涌。

【诊断】脉右浮大滑搏，左反细数，舌绛且干，此由燥火过盛，肺液将涸，反用大剂辛燥升散，遂致激动肝风，冲气挟龙雷之火，随肾水而上逆，壅聚于喉咙之间，悉化为痰。余遂晓之曰：病不可为，无药可救。奈病家再四哀求，不得不于百无一活之中，筹万有一生之策。

【疗法】潜镇摄纳为首要，先用羚角、西参、淡秋石煎汤，调下真猴枣以消息之。幸而药能下咽，痰气稍平。于是重用龟板、牡蛎、珍珠母、玳瑁等，得至静之精，介以潜阳为君，冬、地、西参，专保肺液，胶、芍、元参，兼导龙雷为臣，佐以金汁水，清咽润喉，载引诸药以下行，使以熟地露，滋肾救肺，增阴液而不泄，仍用猴枣，镇纳冲气，以坠上壅之热痰也。

【处方】羚角片一钱，先煎　西洋参一钱　淡秋石五分　真猴枣三分，药汤调下

【接方】珍珠母一两，生打　左牡蛎八钱，生打　提麦冬四钱　元参八钱　生白芍六钱　龟甲心六钱，生打　生玳瑁四钱，剪细　大生地一两　西洋参三钱　真陈阿胶二钱，烊冲　陈金汁二两，冲　猴枣三分，药汤化下　熟地露二十两，代水煎药

【效果】日服接方两剂，一剂而喘促稍安，再剂而痰声如失。原方酌减用量，去金汁、猴枣，加鲜石斛四钱，甘蔗浆、甜梨汁各两瓢同冲，连服四剂，声音清亮，胃纳稀饭，竟侥幸而得奏全功。

廉按：此为白喉极重之危候，妙在首先用具有性灵，善能熄风之羚角，而猴枣坠痰，尤为神应，其色青黑，与肝肾二脏相合，故能摄纳龙雷之火，故闭症之痰热上塞，得之足以泄降，即脱症之虚痰上壅，亦可藉以摄纳，并不虑其镇坠之猛，故一服后即痰气稍平。接方用大剂潜镇摄纳，又是必不可缓之要药，以平其逆涌之

势，镇其龙雷之动。一日迭进两剂，亦属急症急治之方策。似此危症，幸奏全功，堪为遇此疑难大症者，别开益智之棕，新增续命之汤也①。

**白喉兼泻案　萧琢如（住湘乡水口山矿局）**

【病者】舍弟萧璋如，住湘乡。

【病名】白喉兼泻。

【原因】秋杪感温燥而发。

【症候】身无寒热，口不渴，满喉发白，又兼泄泻，小便时清时浊。

【诊断】脉浮涩满指，舌苔淡白而薄，底面微露鲜红色。审由燥气所发，因兼泄泻，始尚犹豫。继乃恍然大悟曰：此肺移热于大肠，病邪自寻去路也。

【疗法】即疏喻氏清燥救肺汤，取其寒以制热，润而滋燥，为深秋燥热伤肺之主方。

【处方】霜桑叶三钱　北沙参三钱　原麦冬钱半　煅石膏二钱　生甘草七分　陈阿胶八分，烊冲　黑芝麻一钱，炒　甜杏仁一钱　枇杷叶露一两，冲

【效果】一剂知，再剂已。

廉按：喻氏宗缪仲淳甘凉滋润之法，制出此方，名曰清燥，实以滋水，即《易》所谓润万物者莫润乎水是也。名曰救肺，实以补胃，以胃液为肺津之母也。此案借治白喉兼泻，虽不脱养阴清肺之法，而其妙在煅石膏一味，石膏经煅，味淡微咸，西医推为盐类利尿药。尿利则肠中水分从小便排泄，不止泻而其泻自止。况煅过石质坚凝，又有坚肠之作用，萧君可谓善用成方矣。

**泻转白喉案　萧琢如（住湘乡水口山矿局）**

【病者】工人王某，年近三十，住湘乡。

【病名】泻转白喉。

【原因】初患秋燥泄泻，日数十行。医以表散温燥药进，泻略减，而咽喉痛，杂见白点。

【症候】身大热，汗出，遍体红斑，咳痰中带鲜血，口干不甚喜饮，小溲短赤而数。

【诊断】年未三十，两人掖而求诊。脉浮数而促，舌鲜红多刺，苔微黄。余曰：此乃秋燥症。泄泻者，肺热移于大肠，脏邪传腑，自寻出路，正是佳兆，乃反其道以行之，幸泻未全止，治节之权，尚存一线，而喉关见白而痛，咳嗽带血，则肺金受伤，已非浅鲜，及今图治，或可挽救。

【疗法】与大剂养阴清肺汤加石膏、知母，清胃燥以救肺，保肺液以制腐。

【处方】鲜生地一两　乌元参八钱　原麦冬六钱　生白芍四钱　丹皮四钱　川贝母四钱　苏薄荷钱半　生甘草二钱　生石膏六钱　知母四钱

【效果】连进三帖，症减大半，嗣就原方加减，又十余帖，始获全愈。

廉按：此因秋燥伤肺，肺移热于大肠，故作泻。若仿喻西昌秋燥泄泻例治，二三剂即可奏功。前医不知燥气病理，率用表散温燥，势必升腾燥热，则火焰愈炽，伤津劫血，以致喉痛白烂，咳痰带血，幸而不激动肝风，发为痉厥，又未至音哑气喘，肺炎叶腐，犹可用大剂养阴清肺汤加膏、知，以救药误，否则殆矣。就余所见，此系伏暑内发，秋燥外搏，因换药而转变白喉，非真时行之义膜白喉也。

---

①　"别开"句：谓启医者之智识，而救病者之性命。《资治通鉴·晋安帝义熙元年》："循遗刘裕益智棕，裕报以续命汤。"

# 第十卷　时疫霍乱病案

### 时疫霍乱案　张锡纯（住天津）

【病者】寇媪，年过六旬，住奉天小南关。

【病名】时疫霍乱。

【原因】孟秋下旬，偶染霍乱。经医数人，调治两日，病势垂危，医者辞不治。其子寇汝仁来院，恳求往为诊治。

【症候】其从前原吐泻交作，至此吐泻全无，奄奄一息，昏昏似睡，肢体甚凉，六脉全无。询之犹略能言语，惟觉心中发热难受。

【诊断】此证虽身凉脉闭，而心中自觉发热，仍当以热论。其所以身凉脉闭者，因霍乱之毒菌窜入心脏，致心脏行血之机关将停，血脉不达于周身，所以内虽蕴热，而仍身凉脉闭也。

【疗法】当用药消其菌毒，清其内热，并以助心房之跳动。证虽危险，仍可挽回。

【处方】镜面朱砂钱半　粉甘草细末一钱　冰片三分　薄荷冰二分

共研细，分作三次服。病急者，四十分钟服一次，病缓者，一点钟服一次，开水送下。

【效果】将末药服二次，心热与难受皆愈强半，而脉犹不出，身仍发凉，知其年过花甲，吐泻多次，未进饮食，其气血衰惫已极，所以不能鼓脉外出以温暖于周身也。遂又为疏方，用野台参一两以回阳，生怀山药一两以滋阴，净萸肉八钱以敛肝气之脱（此症吐泻之始，肝木助邪侮土，至吐泻之极而肝气转先脱），炙甘草三钱以和中气之漓，因其心犹发热，又加元参四钱以凉润之。煎汤一大钟，分两次温服下，脉出，周身亦热。惟自觉心中余火未清，知其阴分犹亏，而不能潜阳也。又用元参、沙参、生山药各六钱，俾煎汤服下，病遂全愈。

【说明】此证初服之药末，载在拙著《衷中参西录》，名急救回生丹。因己未孟秋霍乱盛行时，愚在奉天，拟得此方，登报广告，凡用此方者皆愈。时友人袁林普为直隶故城县尹，用此方施药二百六十剂，即全活二百六十人。复将此方遍寄直隶、山东各县署，又呈明省长，登于《北洋公报》。次年直隶南半又有霍乱证，复为寄去卫生防疫宝丹方（此方亦与前方同时拟者，方用粉甘草细末十两，细辛细末两半，白芷细末一两，冰片细末二钱，薄荷冰细末三钱，镜面朱砂三两。将前五味共和，泛水为丸，桐子大，阴干透，用朱砂为衣，勿令余剩，每服百丸，病重者可服一百三四十丸）。袁君按方施药六大料，自救愈千人。又将其传遍各处，呈明省长、警务处长，登之《北洋公报》。大抵前方治霍乱阳证最宜，后方则无论阴证、阳证，用之皆效。后见杭州所出《三三医书》第八种《时行伏阴刍言》载用此二方，并能治愈伏阴若干证，谓霍乱为至险之证，而千古治霍乱无必效之方，幸拙拟二方用之皆效。为救人计，故详悉附记于此。

廉按：张氏寿甫曰：霍乱之证，西人所谓虎列拉也。因空气中有时含有此毒，而地面积秽之处又酿有毒气，与之混合（观此证起点多在大埠不洁之处可知），随呼吸之气入肺，由肺传心包（即心肺相连之脂膜），由心包传三焦（上焦心下膈膜，中焦包脾连胃脂膜，下焦络肠包肾脂膜），为手厥阴、少阳脏腑之相传。然其毒入三焦，其人中气充盛，无隙可乘，犹伏而不动，有时或饮食过量，或因寒凉伤其脾胃，将有吐泻之势，毒即乘虚内袭，遂挥霍撩乱而吐泻交作矣。吐泻不已，其毒可由肠胃而入心（胃大络虚里、小肠乳糜管，皆与心相通，其证间有自心胞直传心者，多不及治），更由心而上窜于脑（心有四支血脉管通脑），致脑髓神经与心俱病，左心房输血之力与右心房收血之力为之顿减，是以周身血脉渐停，而通体皆凉也。故治此证者，当以解毒之药为主，以助心活血之药为佐，以调阴阳莫中土之药为使，爰拟急救回生丹一方。若霍乱吐泻已极，精神昏昏，气息奄奄，虚极将脱，危在目前，病势至此，其从前之因凉因热，皆不暇深究，惟急宜重用急救回阳汤固其阴阳之将离，是此汤虽为回阳之剂，实则交心肾、和阴阳之剂也。服此汤后，若身温脉出，觉发热有烦躁之意者，宜急滋其阴分，若元参、生芍药之类，加甘草以和之，煎一大剂，分数次温饮下，其言如此。发明霍乱之病理及其处方，可谓独出心裁，别开生面者矣。似此佳案，的是传作，宜其《衷中参西录》，山西医学校定为教授学生之讲本也。

### 时疫霍乱案　李竹溪（住芜湖米市街）

【病者】吴二，年逾三十，拨船头，住河南三街。

【病名】时疫霍乱。

【原因】湿热遏郁，兼贪凉欲冷而发。

【症候】中秋后三日夜半，突来吐泻，及至天明，已泻数十次矣。身虽冷，反烦渴，喜饮凉水，得水旋呕，溲闭面赤，目合汗泄。

【诊断】脉伏苔白，脉症合参，此湿热乱于肠胃也。其来也暴，其势亦危。际此水逆溲闭，脉伏心烦，渴饮汗泄，虽泻已多，邪犹未化，纵神疲目合，有主挽正回阳者。予力违其议，曰：此病此时，尚虑其阳未通，邪未化，如心烦溲闭渴饮等症，可温补乎？独主通阳化气，以免实实之咎。

【疗法】太阳不开，阳明不合，故三焦气化不宣，仲圣古法可师，五苓加黄连以坚肠。

【处方】大面桂心三分　生苍术钱半，米泔泡制　云苓三钱　猪苓二钱　建泽泻二钱　小川连五分

开水为引。阴阳水煎服，服后饮暖水一杯。

【次诊】一剂吐止泻减，而心仍烦，口仍渴，溲行不爽，苔色转黄，体仍未温，是阴可坚而阳犹未布，气不化液也。五苓加三石法，以清阳明伏热。

【次方】前方五苓加生石膏四钱，研细，滑石三钱，包煎，寒水石三钱，甘澜水煎服。

【三诊】烦渴已蠲，足先回温，泻止呃来，苔转黄滑，是中宫湿热，无力输送而蒸痰，反致胃气上逆，治以竹茹橘皮汤，合丁香、柿蒂，加蚕砂导浊。

【三方】姜汁炒竹茹二钱　橘皮钱半　潞党参钱半　法半夏钱半　水炙枇杷叶五钱　麦冬钱半，米炒　炙甘草五分　晚蚕砂三钱，包煎　公丁香一分　柿蒂三十枚

河水煎服。

【效果】终以调和脾胃，祛痰涤热而愈。

廉按：湿热夹瓜果生冷，寒热相搏，陡然乱于肠胃，成为霍乱吐泻，方用五苓散加黄连，苦辛通降，芳淡渗利，泻虽减而烦渴如前，继用桂苓甘露饮法，烦渴除而转呃，终用竹茹橘皮汤加减，而收全功。药随病变，医不执方，具见一片灵机，活泼泼地。

### 时疫霍乱案　李伯鸿（住汕头仁安里）

【病者】李明德，年五十二岁，工厂伙夫，住汕头。

【病名】时疫霍乱（吐而不泻，大寒似热症）。

【原因】以贫不能购温补食物，且年老所啖皆残羹冷饭，湿寒积而不化，欲吐则胃力不足，不能吐出食物，欲泻则肺胃力不能下达大肠，故只吐痰水而无物。

【症候】大汗如洗大汗如洗，全身冰冷，吐止痰水，药入即吐，病日余而大剧。

【诊断】夜深恳余往赠诊，念同姓谊往救之。到时病者遗嘱后事，已奄奄一息不能言矣。两手脉微欲绝，以听脉筒听其心脏尚活，而舌有苔垢，此凝寒似热。索阅日中所服方，果误为胃热，一派凉泻品。药入虽未几吐出，然胃气更因此大伤，肺之喘促愈甚，所以大剧。此凝寒霍乱，治之须慎也。

【疗法】热水温罨，运用人工呼吸二法，额鼻喉耳旁腹，均抹以香窜行气药油，约十分钟，汗止息续，能言语，以浓姜汁和熊胆液灌之，少瘥，继以理中汤加减治之。

【处方】生於术三钱　党参六钱　干姜五钱　炙甘草二钱　姜半夏二钱　贡川朴二钱

雄猪胆汁、童便各半，拌药炒干，用水碗半，煎至半碗，温服。

【效果】凝寒以胆、便，同气相投，理中开化其闭结，故药人不拒，二日即霍然愈，干事如常。

廉按：案中所叙，欲吐则胃力不足，不能吐出食物，欲泻则肺胃力不能下达大肠，故只吐痰水而无物，观此则干霍乱之属寒湿一种。方用理中加猪胆汁、童便炒透，逆治之中，参以从治，法从通脉四逆加人溺猪胆汁汤脱化而来。研究古医学术者，夫人而知之，妙在先用人工呼吸法唤醒神气，故能速效。处当今中西学术竞争之时代，为中医者，勤求古训，博采众方而外，不可不进取新医学术也。

### 时疫霍乱案　燕庆祥（住永修官塘区）

【病者】吴相水，年三十余岁，江西永修人。

【病名】时疫霍乱。

【原因】其人素系中寒，春伤于风，兼感山岚瘴气，故至六月热盛之时，发为呕泄霍乱。《大论》曰：岁土不及，民病飧泄。

【症候】身热微寒，渴不喜饮，少腹微疼，呕泄并行，手足拘挛。

【诊断】六脉沉伏，脉症合参，是土郁发为霍乱也。愚谓此等症候，须以风木为本，以阴寒为标，以少阳之火热为中见，而其所以然者，三阴至太阴，为阴之已极，故不从本而从中见。治者能平其木，以扶中土，未有不验者。且手足所以拘挛，是即转筋之名，然非木之克土而何？盖手足乃脾胃所司，土受木克，何怪乎手足拘挛。若兼制其肝木，则病虽危，亦可挽回。

【疗法】用藿香正气散加减，方以藿香为君，白术为臣，加吴茱萸以除阴寒而降肝逆，木瓜扶脾伐肝以舒筋。

【处方】藿香钱半　焦野术一钱三分　广皮八分　桔梗八分　大腹皮一钱　紫苏八分　川朴八分　香白芷一钱　仙半夏八分　茯苓三钱　吴茱萸一钱　木瓜钱半

【次诊】服两剂，呕泻全愈，热亦退，手足亦不拘挛，处善后方而归。

【效果】嘱其禁米七日，用香砂六君子汤，二剂即复原矣。

廉按：藿香正气散治风寒外感，食滞内停，或兼湿邪，或吸瘴气，或伤生冷，或不服水土等证，的是良方。若治霍乱转筋，亦惟湿蕴于中，寒袭其外者，方可酌用。此案加吴萸、木瓜，辛酸合用，疏肝气以舒筋，尚属稳健。若温暑伏热，发为霍乱转筋者，在所切禁。

### 时疫霍乱案　李伯鸿（住汕头仁安里）

【病者】花月娥，年十八岁，词女，住汕头。

【病名】时疫霍乱（腹痛泻而不吐，大热似寒症）。

【原因】平日嗜食油炸脍，每日必啖数枚，以致伏火内发，陡变霍乱。

【症候】腹痛暴泻，精神错乱，面白目昏。泻时有声，四肢筋抽酸痛，视物不见。

【诊断】两手脉沉伏而微，惟久之则有一跃弹指，按脉微乃腹痛所致，泻时肛门有声响，试以手按其腹，病者觉痛。脉微中有一跃弹指，而面白目昏，虽似虚寒，经云大热似寒，其为火郁无疑。前医施以附桂理中，所以不能治标也。然此伏火霍乱，未易辨矣。

【疗法】经云火郁则发之。遵是义先施以加味火郁汤，后以加减竹叶石膏汤、加减平胃汤。

【处方】柴胡二钱　防风二钱　葛根三钱　升麻七分　羌活二钱　白芍四钱　炙草二钱　生甘草二钱　葱白四株　苍术三钱

【次方】竹叶三钱　生石膏四钱，研细　六一散二钱，包煎　薄荷二钱　生白芍三钱　花粉三钱　赤茯苓一两　原麦冬二钱

【三方】苍术二钱　陈皮钱半　贡朴二钱　甘草一钱　木瓜二钱　乌梅二枚　山楂二钱　麦芽二钱

【效果】翌日火发，口渴痛减，面红唇焦。服竹叶石膏后，渴泻均止，惟胃未开，不思食。最后服加味平胃汤，食进而病痊。

廉按：此即西医所谓急性肠炎症也，似霍乱而实非霍乱，治法先发后清，秩序井然，非得力于东垣、仲景者不办。

### 时疫霍乱案　李伯鸿（住汕头仁安里）

【病者】李秉乾，年五十余岁，前清藩宪①，现潮梅镇使道尹顾问，住汕头。

【病名】时疫霍乱。

【原因】病者体硕大雄伟，生平无病，行年五十余，只在沪一病，连此二次而已。惟素具怪脉，遭病必重，在沪为其挚友治愈。此次在酒楼赴宴回，忽患霍乱，嘱家人且勿乱延医，急请李道尹时延之医生李伯鸿先生到诊便妥。余到诊时，病者已失知觉。

【症候】吐泻腹痛抽筋，大汗淋漓，面黄土色，失知觉，不能言语。

【诊断】病者素具怪脉，一至即止代，复如散沙，无病时亦如此。脉已难据，体温又因霍乱而难探，只按其外候，断为霍乱而已。

【疗法】下以热水温竂，上以还魂水醒脑，约十分钟，面色红活，手足能动，略知人事。即以止痛药止其痛，病者安卧

① 藩宪：总督。

睡去。随以后方服之，遂霍然愈。余常深夜应延，救急初到，举室惶然。临回，阖家欣然欢送，都是法也，事关济世活人，奚可秘而不传。

【处方】广郁金钱半，生打　杜藿香三钱　制苍术二钱　羌活二钱　木瓜三钱　六神曲三钱　台乌药二钱　生白芍三钱　贡朴二钱　益元散三钱，包煎

【效果】翌日全愈。感余救急之劳，谢余以厚礼。

廉按：案云奇症，方却寻常，而能竟奏捷效者，全在的对因症而已。案中语多夸大，未免习气太深。

### 霍乱转筋案　王经邦（住天台栅门楼）

【病者】苍石匠，年四十余岁，住温岭县。

【病名】霍乱转筋。

【原因】六月间，由于先食酒肉，后食瓜果，后半夜袒卧，猝中阴寒而发。

【症候】大泻大吐，两膝拘挛，汗出如注，手足冰冷，精神困倦，言謇语低。

【诊断】脉象沉细无神，由前医误用藿香正气散以治内伤霍乱，吐止而渴生，致症愈剧，将成阴阳两脱。

【疗法】急用生脉散以复脉，附子理中汤以回阳，枸杞以救阴，木瓜以舒筋。

【处方】海南参三钱　破麦冬三钱　五味子一钱　炮姜炭三钱　宣木瓜二钱　淡附片一钱　焦冬术二钱　枸杞子二钱　炙甘草八分

【效果】一剂脉复泻止，汗敛筋舒，继用清养善后而愈。

廉按：汗多虽曰亡阳，未必不亡其阴，下多虽曰亡阴，未必不亡其阳。此案急救阴阳以固其脱，方用生脉散合附子理中汤加杞子、木瓜，较之孙真人用附子理中汤加麦冬、茯苓，尤为周到。

### 霍乱转筋案　钱苏斋（住苏州谢衙前）

【病者】金宝三室，年五十岁，住苏城古市巷。

【病名】霍乱转筋。

【原因】既伤暑热，又食瓜果，夜卧当风，遂成寒热暑湿风火错乱之症。

【症候】形寒呕吐，暴泻洞泄，神昏壮热，目眶陷，腘瘈，肉脱口渴，两足筋隆起如绳，转动牵掣，膈膊有声，腹痛有汗，四肢厥冷。子病午剧，危象毕露。

【诊断】脉搏弦细，凭脉断症，此由瓜果生冷，露卧当风，遏其内伏之暑热，暑火入肝，激动厥阴风木，冲激阳明，使人身胃中之津液，肝藏之血液，顷刻劫夺无余。吐泻口渴，汗流壮热，胃津已亡也。眶陷腘瘈肉脱，血液已劫也。而腹痛转筋，脉弦肢振者，表里寒热错杂之邪未去，风火内旋，尚郁而未伸，蓄而未泄也。宜先用从治法，急去其邪，俾屈者伸而蓄者泄，然后再图其已亡之津液。

【疗法】先用辣蓼草、生姜、烧酒，煎汤置盆中，使病人两足浸入。再用粗麻绳蘸汤，使有力者将绳在转筋上牵搓之，左右上下不稍停息。再用内服汤剂以取速效。

【处方】姜炒川连七分　苏梗二钱　晚蚕砂三钱　陈皮一钱　乌药钱半　吴茱萸四分　石菖蒲三钱　生苡仁三钱　广郁金二钱　大腹绒钱半　杜藿香三钱　宣木瓜钱半　小枳实钱半　佩兰叶三钱

飞龙夺命丹，温开水先下二分。

【效果】用绳擦二小时，转筋渐定。服汤药，腹痛安，身热缓，吐泻止。改用芳香清暑药，大势俱定，乃加石斛、扁豆等养液，五日而起。

廉按：六气之邪，燥气发霍乱少，风邪发霍乱轻，若暑火挟湿邪，为热霍乱，

寒挟湿邪，为寒霍乱。霍乱多兼饮食过饱乃发，亦有触秽恶发者。此案暑湿伏于内，风寒中于外，又夹瓜果食滞，长夏初秋，霍乱转筋最多之原因。方用藿香左金汤加减，尚属稳当。妙在先服飞龙夺命丹，芳香辟秽，化毒祛邪，宣气通营。全体大用，真有斩关夺隘之功，而具起死回生之力也。

### 霍乱转筋案 杨德馨（住黑龙江育和堂）

【病者】李焕亭，年四十余岁，直隶省保定府人。

【病名】霍乱转筋。

【原因】由暑湿挟秽，扰乱肠胃所致。

【症候】上吐下泻，腹痛转筋，目陷肢厥，口渴溺无，音嘶汗多，烦躁不宁。

【诊断】六脉皆伏，脉症合参，乃时行霍乱之急病也。

【疗法】初仿王梦隐蚕矢汤加减，清暑利湿以和其中。服一剂泻止，汗止音清，脉息已起。惟溺闭呃逆，照原方去米仁、豆卷、条芩，加石菖蒲、川朴、芦根、滑石，小便利，口渴止，饮食进，惟脉微数，胸闷发呃，此是胃气不和，余热未清耳。后服驾轻汤，三剂全愈。

【处方】晚蚕砂五钱，包煎　生苡仁八钱　大豆卷三钱　陈木瓜三钱　条芩一钱　鲜竹茹三钱　法半夏二钱　丝通草钱半　红灵丹一分，冲　左金丸钱半拌滑石六钱，包煎　阴阳水煎，稍凉徐服。

【效果】连服驾轻汤两剂而痊。

生扁豆四钱　淡香豉四钱　鲜石斛三钱　鲜枇杷叶五钱，去毛抽筋　广橘红一钱　焦山栀一钱　陈木瓜一钱　鲜竹叶四钱

廉按：王孟英曰：丁酉八九月间，杭州盛行霍乱转筋之证。有沈氏妇者，夜深患此，继即音哑厥逆，比晓诊脉，弦细以涩，两尺如无，口极渴，而沾饮即吐不已，足腓坚硬如石，转时痛楚欲绝，乃暑湿内伏，阻塞气机，宣降无权，乱而上逆也。为仿《金匮》鸡矢白散例，而处蚕矢汤一方，令以阴阳水煎成，候凉徐服，此药入口竟不吐。外以烧酒令人用力摩擦其转戾坚硬之处，擦及时许，郁热散而筋结始软，再以盐卤浸之，遂不转戾，吐泻渐止。晡时复与前药半剂，夜得安寐，次日但觉困极耳，与致和汤数服而瘳。后治相类者多人，悉以是法出入获效。此案纯系梦隐方法，略为加减，竟奏全功，益见王氏蚕矢汤之确有成效也。

### 霍乱转筋案 庄虞卿（住丽水第十一中学）

【病者】余南，年逾三稔，第十一师范学校学生，住校。

【病名】霍乱转筋。

【原因】天气炎热，因热贪凉，饮冷过度，脾受湿侵。

【症候】吐泻转筋，苔黄口渴，手足厥冷，小便微黄。

【诊断】两手无脉，此系阴阳逆乱，清浊混淆，气机郁塞，脉息因之潜伏，非气血散上，神脱脉绝也。《灵枢·经脉篇》云：足太阴厥气上逆则霍乱。足太阴，脾土脏也，其应在湿，其性喜燥，镇中枢而主升清降浊之司，饮冷过多，湿盛于中，升降之机为之阻滞，则浊反厥逆于上，清反抑陷于下，而为霍乱转筋者，风木之变也。湿土为风木所克，湿热烁于筋则为转筋，苔黄口渴、小便黄者，为湿郁化热之象。张路玉云：霍乱有一毫口渴，即是伏热，种种燥热之药，误服即死。按张君此言，独具只眼，堪为治霍乱之金针。

【疗法】用茯苓、泽泻、猪苓、广皮为君，以祛其湿，焦栀、香豉为臣，以解

其郁热，佐苡仁、木瓜、木香以舒筋而调气，使以扁豆花消其暑，每日服三剂。外以好烧酒、辣蓼，令人用力摩擦其转筋之处。

【处方】茯苓四钱　泽泻三钱　猪苓二钱　广皮二钱　焦栀二钱半　香豉三钱　苡仁五钱　木瓜一钱　木香八分　扁豆花三十朵

【外治】烧酒六两　辣蓼一把

【效果】擦将一时许筋乃不转。一日吐泻止，三日诸恙退。继用调理，康健如常。

廉按：诊断颇有发明，处方亦尚稳健，此为湿热霍乱之正治法。

### 霍乱转筋案　钱存济（住广德城内）

【病者】苏春霆，年近六旬，身体强健，早年就馆，现解职赋闲，住广德城内。

【病名】霍乱转筋。

【原因】素性嗜酒，每饮必醉，兹因酒后食瓜，纳凉露宿，醒则腹痛下利，既而呕吐。

【症候】身热烦渴，欲卧冰中，气粗满闷，厥逆躁扰，两脚搐筋，腹痛下利，小便不通，呕吐清水有如菜汁，酸苦异常。

【诊断】六脉沉伏，微有弦意，舌亦无苔，合症参之，乃霍乱转筋也。《六元正纪大论》云：太阴所至为中满，霍乱吐下。又云：土郁发之，为呕吐霍乱。又云：不远热则热至，热至则身热，吐下霍乱。《经脉篇》云：足太阴厥气上逆则霍乱。此证由湿热内蕴，饮冷停食，猝伤暑邪，致升降机窒，清浊相干，乱于肠胃，而陡然霍乱转筋，正与《内经》之旨符合。盖吐利者，湿土之变也。转筋者，风木之变也。湿土为风木所克，则为霍乱转筋。证从热化，病甚沉重，所幸眼眶未陷，津未告竭，尚属可治。

【疗法】用霍、薷透表解秽，芩、连清热败毒，苓、术、滑、泽利湿宣郁，雪水、车前解烦清暑，厚朴推滞，木瓜舒筋，党参扶气，甘草和中，俾表邪透而暑邪清，郁土宣而中机建，肝平筋舒，湿利滞行，而吐利自止矣。

【处方】西香薷三钱　广藿香三钱　川雅连三钱　条黄芩二钱　泽泻二钱　生於术三钱　云茯苓六钱　西滑石八钱，包煎　卷川朴二钱　潞党参钱半　宣木瓜四钱　炙甘草一钱　鲜车前三株

以腊雪水煎服。

【效果】进一剂，身得微汗热减，烦平脉起。复诊去香薷、藿香，加花粉、白芍各三钱以生津液。再诊病愈泰半，原方分两减轻，又进一剂乃痊。遂止药，以糜粥调之，未及一周，却如常人矣。

廉按：霍乱，寒热相搏者多，虽知其为寒为热，亦须反佐以治，方中芩、连、滑石为君，佐以藿、朴、香薷，盖即此理。惟吐泻多，中气必伤，故参以四君子汤培其中气，法从黄连泻心汤脱化而出。

### 霍乱转筋案　梁右斋（住玉山湖塘沿）

【病者】刘腮狗仔，年四十六岁，住横路巷裁缝店。

【病名】霍乱转筋。

【原因】热中厥阴。

【症候】昨日夜半，忽然消渴（大渴大饮之谓），大吐大泻，足内股大筋揪痛不堪，不能转侧，足指揪疆，玉茎揪缩，茶水入口，即时自觉就走大便出，神识尚清，至晨全身大肉尽削，瘦如鸡骨。

【诊断】脉浮弦数，舌苔白腻，两边黄燥，脉症合参，系因热度过度，气机旋捷，故食不待化而即出。《内经》曰：肝主疏泄。肝经厥阴气化风木，热中其经，木挟热以侮土，则呕吐作而不能制水生

津，化血生肌，故大肉削矣。风挟热以劫水，则肾水亦暴亏矣，水亏则木失养，故筋转之症作矣。经又曰：肾为胃关。肾虚则无能司关，故饮食入即直出，玉茎亦因而致缩也。其症在可救的把握，惟神清脉浮。《伤寒》书曰：厥阴病，脉浮欲愈。

【疗法】仿孟英法治，注重泻热平肝舒筋。

【处方】生米仁三钱 晚蚕砂三钱，包煎 赤芍二钱 条芩钱半 鲜竹茹三钱 滑石粉钱半，包煎 生甘草一钱 连翘钱半 木瓜八分 康熙青钱四枚

【复诊】前症悉除，脉细气馁。以前方去滑石、连翘，加生地汁一瓢，北沙参三钱，生杭芍三钱，柏子仁二钱，四剂。病者曰：是病幸得先生上午即来，若延至下午，恐命不保。述其揪痛不堪的情况，自觉即时就要脱气。服药一剂，筋揪定，二剂吐泻止，昨日三剂遂起床，感谢不已。

【说明】此症即世俗所称吊脚痧，朝发夕死之症也，据西医解剖试验，则曰系微生虫及细菌。按吾方内并无杀虫杀菌的药，而见效又有如是之迅速，其理安在？或此药能助人身之白血球扑灭虫菌也，抑或解其热而虫菌自毙也，对于西医，又是一大疑问也。

【效果】以前方去连翘、滑石，加柏子仁二钱，生地汁一瓢，冲，苏沙参三钱，杭白芍三钱，四剂痊愈。

廉按：热中厥阴，由暑热直中厥阴，陡然乱于肠胃而为霍乱转筋者。正《内经》所谓诸转反戾，水液浑浊，诸呕吐酸，暴注下迫，皆属于热也。方用黄芩汤合天水散清肝消暑以坚肠为君，参以蚕砂、木瓜、竹茹、米仁等，皆为热霍乱转筋之要药，妙在康熙青钱，善制肝横以舒筋，法从《圣济总录》脱胎而来，非偏

用新药以欺人也。

**抽筋霍乱案　陈务斋（住梧州四方井街）**

【病者】潘卢氏，年三十八岁，广西容县，住县底墟，体壮。

【病名】抽筋霍乱（西医谓虎列拉，传染病）。

【原因】素因不究卫生，过食生冷物质，适夏月天气乍热，畏热食凉，感受风邪不觉，遂至口渴，过饮汤茶，消化不良，伤脾蓄湿。诱因产后血虚凝瘀，新陈不能代谢，月事不调，房劳纵欲，思虑抑郁，肝肾亏损。

【症候】骤然四肢麻木，体中战栗，腹痛胸满，上吐下泻，由辰至午，足筋挛缩，声音嘶哑，汗出如珠，目直口开气促。

【诊断】左右手脉沉微似绝，脉症合参，此虚脱之抽筋霍乱症也。其吐者胃气上逆，其泻者脾气下陷，其吐泻抽筋，自汗如浆者，阳越于外，阴盛于内也。中气将脱，危在顷刻。

【疗法】附桂理中汤加麝香、砂仁、法夏。取熟附、肉桂壮肾暖水，能收散失之阳为君，干姜、白术扶土理中温脾暖胃为臣，丽参、甘草补气生津，培元救脱为佐，法夏降逆止吐，砂仁、麝香兴奋神经为使，急煎频灌于口，甚难咽下，约数时服尽后，气复微微，又将前方再服。次日脉复能言，诊脉微弱，继用十全大补汤，取其补气壮阳，活血养阴，温脾和胃，化气生津。

【处方】附桂理中汤加减方

黑附块三钱 原干姜三钱 高丽参四钱 法半夏二钱 拣砂仁钱半 正肉桂五分 贡白术六钱 炙甘草二钱

煎成，临服冲麝香五厘，徐徐冷服。

【又方】十全补汤方

高丽参四钱　贡白术五钱　云茯苓三钱
归身四钱　熟地黄三钱　北黄芪四钱　炙甘
草钱半　熟附子三钱　川芎一钱　炒白芍
二钱

【效果】二日气复脉复，十日精神已
健，元气复旧。

廉按：此治阴寒霍乱，元气将脱之急
救正法，妙在用麝香兴奋神经，使参、
术、附、桂发力愈速，奏功愈峻，方从陶
氏回阳急救汤脱化而来。

**阴寒霍乱案　陈在山（住辽阳咸春堂）**

【病者】陈永芳，年二十五岁，住奉
天牛庄城。

【病名】阴寒霍乱。

【原因】秉气虚弱，身体羸瘦，曾患
呕血愈而未全，外受寒温之邪所袭。

【症候】初觉中满，小腹微痛，夜间
吐泻暴作，口燥不思饮，四肢厥逆，身寒
冷汗，唇青面白。

【诊断】脉来沉迟欲绝，纯阴之脉
也。按本岁己酉，阳明燥金司天，正在七
月中气，是四气司令，主客寒湿，天运为
太阳寒水，地运为太阴湿土，更夹伏暑余
邪，相延不尽，人在气交之中，感受蒸淫
之气为病，轻则时邪，重则霍乱。《六元
正纪大论》曰：阳明之政，多阳少阴，
是指司天之常，非指运气之变。今者寒水
加临湿土之上，乃运气之变也，知常知
变，医道近焉。此症脉象病形，皆属纯
阴。王孟英曰：霍乱之属寒者，他气之逆
也，逆则为阴，急用回阳助气之剂以救
之，庶可回春于再造。

【疗法】用大剂附子理中汤，方以人
参助气培元为君，白术健脾燥湿为臣，甘
草和中补土为佐，黑姜辛温散寒为使，加
附子扶阳破阴，以奏速功。

【处方】潞党参一两　炙甘草五钱　白

术二钱，土炒　干姜五钱，炒黑　淡附片五钱

【又方】潞党参五钱　苍术四钱，炒
陈皮三钱　生甘草三钱　川朴三钱　大红枣
七枚

【效果】服前方一剂，吐泻顿止，手
足渐温，面色微和。接服后方，白术易苍
术，减附子、黑姜，加陈皮、厚朴和胃，
二剂而痊。

廉按：阴寒霍乱，即西医所谓真性霍
乱也。当然回阳急救，强心机以补元气为
正治法。方用大剂附子理中，与西医用强
心针、盐水注射异曲同工。幸而呕血旧恙
未发，否则一波遂平，一波又起。寻绎其
方，干姜炒黑，附子用淡，亦曾顾虑及
此，大胆之中，仍寓小心也。

**阴寒霍乱案　顾振呼（住南汇傲雪村）**

【病者】蔡阿新，年近三旬，业农，
浦东籍。

【病名】阴寒霍乱。

【原因】夏日酒醉后，狂饮冷水，继
啖西瓜，露宿一夜，晨即霍乱大作。

【症候】腹痛水泻，色如米浆，呕吐
清水，饮即吐出，呃逆连声，四肢厥逆，
手指白胖，汗泄淋漓，旋即眶陷肌削，气
急失音，咽痛口渴，面赤戴阳，烦躁暴
至，有欲坐卧泥水之态。

【诊断】六脉沉微似伏，舌苔灰白滑
黏，此阴寒霍乱危证也。阴盛于下，格阳
于上，上热假，下寒真，中阳困顿，转旋
无权，阴阳否格，暴脱在迩。

【疗法】内外并治。速令醋打生附子
四枚，涂两足心涌泉穴，以引其上越之
阳。研化龙骨、生牡蛎粉各二两，遍扑周
身，以固其外散之阳。随进白通加人尿猪
胆汁法，参入麝香、肉桂、丁香、柿蒂诸
品，徐徐冷服，防其拒纳，以俟动静。

【处方】生附子三钱　炒党参三钱　肉

桂一钱 丁香一钱 淡干姜三钱 淡吴萸钱半 麝香五厘 柿蒂二十四枚 草果钱半 葱白三茎 清童便一杯 猪胆汁一匙,同冲

【效果】服药后,烦躁渐静,四肢转暖,汗呃止,咽痛缓,面赤亦退,余候依然。惟脉象初则续续渐出,未及半时倏又双伏,烦躁复作,此阴寒过厉,气竭阳微,遽难旋转回阳也。令将原方加别直参三钱,速煎冷灌。脐贴回阳膏一张(回阳膏用当门子五厘,母丁香、桂心、生附子各一分,硫黄三分五厘,研细,置膏贴脐,治阴寒霍乱,温通脾肾,有特效。药肆中多不备,急难凑手,殊为憾事。医者宜修合储瓶以备急需,庶免临渴凿井之苦),以温运脾肾,招纳浮阳后,脉渐续出,但虚细耳。诸恙均除,乃以前方去葱白、胆汁、童便、当门子、柿蒂,加戈制半夏一钱,赤苓三钱,减参、姜、桂、附之制,予二剂而愈。

廉按:阴寒霍乱,即西医所谓真性霍乱也。其症最怕汗多泻多,汗多则亡阳,泻多则亡阴,转瞬阴阳离决,精神乃绝。虽用白通加人尿猪胆汁法,往往不及救治者,因购药费时,煎药费时故耳。此案加入桂麝,奋兴神经,强心机以回阳,较汉方奏功尤速。附以各种外治,以助汤方之不逮。其最易建功者,脐贴回阳膏一张,立消阴寒以通阳。若再加姜复艾灸,较但用贴法尤胜。

### 寒湿霍乱案 李竹溪(住芜湖米市街)

【病者】张有才,年四十余岁,煤炭船主。

【病名】寒湿霍乱。

【原因】病由船居无定,且喜露卧,多嗜瓜汁,故湿从寒化,陡发霍乱。

【症候】一起即腹痛泄泻,继则呕吐清水,三五次后,已觉汗泄肢冷,冷过肘膝,眶陷形脱,螺瘪音哑,腿足转筋,神扬气促,躁扰不宁,其溲清冷。

【诊断】苔白脉大,按之脉细欲脱,此寒湿伤中,阳气欲亡之霍乱也。霍乱入手,先分寒热,勘此脉症,不独病属寒湿,且已中枢无权,有波撼岳阳、土奔岸败之势,岌岌殆哉。际此千钧一发,未可因循,姑拟一法,先服《局方》来复丹三钱,继以水药,至成败利钝,未敢逆料也。

【疗法】急当挽正回阳。以参附为君,姜桂为臣,佐以术草守中,茯苓淡渗,吴萸逐其中下阴寒,使以木瓜舒筋,蚕砂导浊。

【处方】别直参三钱 黑附块钱半 干姜钱半 猺桂心六分 宣木瓜钱半 焦白术三钱 炙甘草八分 云苓四钱 吴茱萸七分 晚蚕砂五钱,包煎

阴阳水煎,船居救急,可以甘澜水代之,先煎参、附二十余沸,次下诸药。

【接方】西潞参三钱,米炒 生苍术钱半 炙甘草五分 老生姜五分 熟附子四分 小雅连五分,姜炒

甘澜水煎如前法。

【次诊】昨以加味理中,呕虽平,泻未止而神倦,苔仍淡白,口微干,溲稍黄,是中阳未振,脾胃未和之咎。主以异功,加谷芽、和曲建立中州,以佐升降。

【次方】西潞参三钱,米炒 焦白术钱半 云茯苓三钱 炙甘草六分 炒广皮钱半 炒谷芽三钱 六和曲三钱,炒

河水煎服。

【策应】用滴醋三斤,置床前,烧铁器,俟红淬之,使病人鼻纳醋气,可免阳越。手足曲池、委中、劳宫诸穴,多以姜汁摩擦,则可回温。再以吴萸、木瓜各二两,煎水熏腿,另以火酒擦之,以筋不转而止。

【三诊】狂澜力挽，险象已平，手足温，筋不转，惟泻减而未除，脉象按之仍细，改以附子理中加茯苓、麦冬。

【三方】仿孙真人《千金方》法

【效果】两服前方，知饥纳谷而泻止矣。嘱以甘淡，调理而愈。

廉按：病贵认症，药难浪投，若非真寒，此等方法，慎勿轻用，一经误用，转见浑身青紫而毙矣。即不见青紫，往往眼白皆红，腹灼心烦，甚则神识昏蒙，或发呃逆而亡。予见甚多，故临证时必要审慎周详也。

### 风火霍乱案　李竹溪（住芜湖米市街）

【病者】姊氏汪，年三十四岁，住后家巷。

【病名】风火霍乱（俗称瘪螺痧，古名化铜疫）。

【原因】今年相火司天，风木在泉，又兼素禀肝强，天人相感，疫气乘之，遂发霍乱。

【症候】晨起头晕脘嘈，午饭后脘嘈尤甚，自嚼青铜钱百余枚，飞仆召予，至则见其心烦口渴，呕吐酸苦，追泻溲热，螺瘪眶陷，气竭音嘶。

【诊断】脉沉弦数似伏，而尚未全伏，此肝木挟风火披猖之象。金受火炽，则音嘶气竭，土被木削，则螺瘪眶陷，所幸肢未全冷，脉未全伏，其势虽危，可毋深虑。若嚼钱未尝无功，钱属金，金能制木，故除风火有专能。

【疗法】议左金降火以泄肝阳，合温胆开瘪以止呕吐，加黄芩去三焦郁热而止泻，滑石利水以分清浊，独取连梗荷叶一味取汁，为全方之主持。荷叶其色青，其象震，其气芳香，其味苦平，受雨露轻清之气，故功能清暑解疫，连梗取汁，又得通气下降而逐秽也。

【处方】吴茱萸四分，盐水泡　小川连六分，姜汁炒　姜炒竹茹　云茯苓三钱　醋制半夏二钱　生甘草六分　广橘皮一钱　枳壳炭一钱　淡黄芩一钱　西滑石三钱，包煎　连梗荷叶汁一匙，冲

阴阳水煎十余沸，温服，冲荷叶汁。

【二诊】一服呕平，溲长泻止，惟神倦多汗，口渴脘闷，胃犹觉嘈，改以清火益气法。君竹叶、石膏以清阳明，臣西瓜翠衣、鲜石斛、西洋参、生草清养胃气而暖肝横，佐法夏以通阴阳，使川通草以泄余邪。

【二方】淡竹叶一钱　生石膏四钱，研细　西瓜翠衣三钱　鲜石斛三钱　西洋参一钱　生甘草六分　仙半夏钱半　川通片一钱

甘澜水煎滚，加入西瓜翠，数沸饮之。

【效果】两剂诸恙均减，神略健，仍欠纳，以前方加入荷花露一两，谷芽露一两而兴。

廉按：风自火生，火随风转，乘入阳明则呕，贼及太阴则泻，是名霍乱。窜入筋中则挛急，是名霍乱转筋。总由湿热与风，淆乱清浊，升降失常之故。此案即属此症，方用藿香左金汤加减，妙在用鲜荷叶汁一味，清芬辟疫，疏泄火风，案中发明功用，确有理由，巧思正不可及。接方用竹叶石膏汤加减，亦属对症良方。

### 中热霍乱案　刘伦正（住泰安颜张镇）

【病者】刘兴顺，山东泰安县人，城东西埠前庄。

【病名】中热霍乱。

【原因】自幼业农，苦力生活，猝然中暑夹食，陡发霍乱。

【症候】手足冰冷，吐泻转筋，大渴喜饮，腹不疼痛，目反白眼，下泻臭秽。

【诊断】两手无脉，舌苔垢腻，边白

中黄，此中热霍乱也。口大渴不止，泻有臭味，热无疑也。若是寒症，胳臂里面外面俱冷，渴不欲欲，目眶塌陷，无反白眼之象，有抽筋无转筋之理，腹必大疼。虽寒热均能使腹疼痛，然热痛时疼时止，寒痛大疼不止。又热症手足冷，爪甲红色，寒症手足俱冷，爪甲不红，重则青黑色难治。此症寒有热，皆在夏令，必要辨症的确，始可对症发药也。

【疗法】用六合汤加桃、红、银花。方以银花、扁豆解暑毒，藿香清夏，赤苓消暑气为君，杏仁、川朴下气宽胸为臣，佐以桃仁、红花活血通络，木瓜舒筋平肝，使以甘草，调和诸药，西参略扶正气。

【处方】杜藿香二钱　卷川朴二钱　光杏仁三钱　清半夏三钱　陈木瓜二钱　西洋参一钱　生扁豆三钱　光桃仁钱半　红花钱半　赤苓三钱　济银花五钱　甘草一钱　荷花露一两，冲

【效果】初服一剂药不纳，病者合家恐慌，预备后事。余曰：再煎服第二剂，可保有效。遂连服两剂，六脉皆现，后用清理而愈。

廉按：中暑夹食，陡发霍乱转筋者，为热霍乱。方用六合汤加桃、红、银花，消暑化食，活血舒筋，大旨不差，惟转筋多因肝横乘脾，其肝火必内炽，当佐左金丸，既能泄肝以止转筋，又能上止吐而下止泻，加此则更周备矣。

**伏暑霍乱案　袁桂生（住镇江京口）**

【病者】程姓，年约二十余岁，住苏州阊门外营盘场。

【病名】伏暑霍乱。

【原因】素性畏热，最喜饮冷，适天气酷热，因事外出，途中吸受暑气，致暑热内伏，不得外达，遂酿变霍乱。

【症候】吐泻不已，烦躁畏热，身无寸缕，而犹畏热异常，欲卧冷地，四肢悉冷，胸腹部亦均不热，口渴欲食西瓜，小便短赤，头项微汗，脚腓痉挛。

【诊断】脉息寸关俱数，舌苔黄燥无津，此暑热内伏，热深厥深，内真热而外假寒之病也。

【疗法】以白虎汤合黄连香薷饮加减。

【处方】生石膏一两，研细　白知母四钱　生甘草五分　原麦冬二钱　小川连一钱　西香薷一钱　生扁豆三钱　生苡仁三钱　鲜石斛三钱

阴阳水煎。

【效果】一服吐止，再剂利亦止，而烦渴亦大定矣。惟肢体尚冷，嘱以稀粥与饮。安睡一夜，体温遂复常度。于是但以饮食调养，不劳他药而瘳。

廉按：伏暑霍乱，世俗称为热霍乱，夏秋之交为最多。孟英治法，每用竹叶石膏汤，地浆水煎，反佐姜汁、细辛，以治热深厥深之症，辄多奏效。此案大旨相同，而以香薷为反佐，则同中略异耳。

**干霍乱案　刘荣年（住济南东流水）**

【病者】王清臣，年五十余岁，住省城。

【病名】干霍乱。俗名为绞肠痧。

【原因】猝受时行痧秽而发。

【症候】欲吐不得吐，欲泻不得泻，腹中绞痛异常，手足厥逆。

【诊断】两手脉皆沉伏。脉症合参，此干霍乱也。因天地不正之气中人脏腑，上下不通，故吐泻不得，腹中绞痛，荣卫不行，故脉闭而伏，手足厥逆。非芳香宣窍之品，何以驱秽恶之气耶。

【疗法】汤丸并进。方用藿香快气和中，开胃止呕，为霍乱圣药，故用以为君，香附通行十二经络，故用以为臣，佐以檀香、沉香、木香宣通利气之药，再加

陈皮、积实、川朴以为使，又恐秽恶之气，盘踞中宫不易扫除，再用苏合香丸诸香窜之药，直达病所而驱疫气。

【处方】广藿香五钱　制香附三钱　白檀香二钱　上沉香钱半　广木香钱半　广陈皮二钱　生枳实钱半　上根朴钱半

药煎好后，去渣，研入苏合香丸二粒，温服。

【效果】服药一句钟后，即能安睡。醒后诸病皆去，手足温暖，脉象照常而愈。

廉按：暑秽之毒，扰乱肠胃而病干霍乱。故仿景岳十香丸法，辟秽通窍以奏功。

### 干霍乱案　庄虞卿（住丽水第十一中学）

【病者】马金玩乃室，年愈三稔，体强，住回回堂后。

【病名】干霍乱。

【原因】痰食停滞，胸闷不食，复受暑秽，倏忽病作。

【症候】心腹绞痛，欲吐不吐，欲泻不泻，面青舌强，足膝拘挛。

【诊断】左手脉涩，右关滑实，脉症合参，此干霍乱症也。既因停积而壅塞府气，复受秽浊而阻逆经气，则中州扰乱，胃脘气逆，此腹痛而不吐泻等症所由作也。面青舌强者，是邪已入营，营血凝而不流之象。骤发之病，勿虑其虚，非内外急救，鲜克有济。周时内饮食米汤，切勿下咽，免致胀逆莫救。

【疗法】内外兼治。以磁锋刺委中穴，深青色之筋出血，以泄其毒，复用盐汤探吐，以宣其滞。得吐后，再以栀子豉汤加香附、益母草、川朴、菖阳、法夏、茯苓、生草，调气行血，解毒安中，以善其后，日服二剂。

【处方】磁锋极尖锐者二枚，盐一撮，放刀上用火炙透，用阴阳水和服，以鹅羽探吐。

【又方】栀炭一钱五分　香豉三钱　制香附二钱　川朴一钱　菖阳八分　法夏一钱　茯苓三钱　益母草二钱　生草五分

【效果】磁锋砭后，手足遂舒。用盐汤探吐，当吐黄碧色之痰涎碗许，腹痛遂愈。三日胃能纳食，五日康健如常矣。

廉按：干霍乱病因不一，骤伤饮食者宜探吐，宿食为患者宜消导，气郁感邪者宜宣豁，暑火直侵者宜清解。前哲张三锡、郭右陶早有发明。张氏曰：干霍乱，俗名搅肠痧，急宜探吐，得吐则生，不吐则死，吐后方可理气和中，随证调治。郭氏曰：心胸胀闷，腹中疼痛，或如板硬，或如绳缚，或如筋吊，或如锥刺刀刲，虽痛极而不吐泻者，名干霍乱，乃邪已入营，宜以针刺出血，则毒有所泄，然后再审其因而药之。此案内外急救，深得两家之心传，宜其应手奏功也。

### 霍乱后转变热病案　叶鉴清（住上海）

【病者】何芳浩君，年约二十，海昌人，寓英大马路源长洋货号。

【病名】霍乱后转变热病。

【原因】饮食不洁，吸受秽邪，病起骤然。

【症候】三日前霍乱吐泻无度，腹痛转筋。今诸恙均平，而四肢厥冷，冷过胫臂，日夜烦躁不寐，环唇焦燥，渴思生冷，便闭溺少，形色浑赤。

【诊断】六脉全伏，此霍乱变症，一团邪火，结实阳明。前医主用附桂回阳，不知溺赤便闭，唇焦烦躁，乃肠胃之真热；脉伏肢冷，是邪滞壅遏，气血不通之假冷。《伤寒论》云：热深厥亦深。即此病也。且舌苔干糙中裂，边尖绛，根垢厚，邪实肠胃，尤为显著。病势已险，若陷入包络，燃及厥阴，即刻昏痉变端，就难援救。

【疗法】急以清泄润导，峻通大便，用凉膈散原方。

【处方】生大黄四钱　焦山栀四钱　淡黄芩二钱　薄荷叶八分　白蜜两匙，冲入　元明粉三钱　净连翘四钱　生甘草八分　鲜竹叶四钱

【次诊】进凉膈散后大便连通两次，初燥屎，继稍软，色均黑。稍能交睫，烦躁渴饮尚盛，四肢转温，脉道亦通，往来细数不扬，溺更浑赤，肠胃之郁邪犹夥，宿垢亦未清彻，面红目赤，舌苔干糙，根厚，尖边绛，病势未出险途，防变昏痉，治再清导，佐以生津。

【次方】生大黄三钱　鲜石斛五钱　天花粉四钱　净连翘四钱　元明粉二钱　肥知母二钱　黑山栀三钱　金银花四钱　生甘草八分　大竹叶三钱　鲜茅根一两，去心衣并节

【三诊】大便又行三次，前两次犹是黑硬，第三次始带溏浆，酱色奇臭。今日诊脉，脉数而扬，舌苔较化，质亦稍润，烦躁渴饮目赤，一派火象，均见退舍，稍欲稀粥汤，夜寐尚安适。火邪初退，津液灼伤殊甚，慎防昏痉滋变。

【三方】鲜石斛五钱　鲜生地五钱　净连翘四钱　大竹叶三钱　生甘草八分　天花粉四钱　焦山栀三钱　金银花四钱　莲子心八分　茅芦根去衣心、去节各一两

【四诊】夜寐较安，胃纳较展，四肢温热，头面有汗。今晨咯出厚痰颇多，无形之热酿蒸有形之痰，烦躁渴饮目赤等又见轻减，溺尚深黄，脉数右部较甚，舌苔黄尖，边仍绛，大病小愈，最易生变。治再生津清化，小心饮食，静养勿躁，亦为病中要事。

【四方】鲜石斛四钱　瓜蒌仁四钱　净连翘四钱　生竹茹二钱　生竹心卅根　冬瓜子四钱　黑山栀三钱　川贝母三钱，去心　金银花四钱　嫩芦根去节，一两　莲子心七分，冲　鲜荷梗尺许，去刺

【五诊】胃纳日展，大便又行颇爽，溺色淡，渴饮和，夜寐亦安，右脉尚形滑数。治再和胃生津，清化余邪。

【五方】南沙参三钱　川贝母二钱，去心　连翘三钱　嫩芦根去节，八钱　淡竹叶钱半　原金斛三钱　冬瓜子三钱　绿豆衣四钱　生竹茹钱半　鲜稻叶十片

【六诊】彻夜安寐，食欲亦佳，脉来右部已静，濡滑有神，邪热已化，津液渐复，再以清养善其后。

【六方】西洋参一钱　净连翘三钱　生竹茹钱半　淡竹叶钱半　鲜荷梗一尺，去刺　南沙参三钱　扁豆衣钱半，生　嫩芦根八钱，去节　橘白一钱　鲜稻叶十片

【效果】服三剂全愈。

廉按：霍乱吐泻，有阳性、阴性之分，且有虚脱、实闭之别，临证时诊断不精，辄致误治。至若霍乱后转热症，阳性霍乱，固多从火化；即阴性霍乱，服热药后，一经肢温脉出，亦从火化者多。中医所谓重阴必阳，物极必反者，即西医所谓反动力、反应性也。前哲陈修园辈谓霍乱服通脉四逆汤后，由阴转阳，可用竹叶石膏汤，急救津液，以清伏热，为霍乱善后之要图。此案暑秽夹食，当然都从火化，而转为阳明之实症，初用凉膈散清泻积热，尚非孟浪之峻剂，第二方犹用清导，此非确有卓识者不办。以后四方，由清化而转清养，层次井然，的是斫轮老手。

**霍乱暴脱案　张锡纯（住盐山西门内）**

【病者】刘氏妇，年近四旬，住盐山城北故县。

【病名】霍乱暴脱。

【原因】受孕五六月，时届孟秋，偶

染霍乱，吐泻约一日夜，霍乱稍愈，而胎忽滑下，神气顿散，心摇摇似不能支持。时愚在其邻村训蒙，遂急延为诊治。

【症候】迨愚至欲为诊视，则病势大革，殓服已备着于身，将舁诸床，病家辞以不必诊视。愚曰：此系暴脱之症，一息尚存，即可挽回。入视之，气息若有若无，大声呼之，亦不知应。

【诊断】脉象模糊，如水上浮麻，此证若系陈病，断无可救之理，惟因霍乱吐泻已极，又复流产，则证系暴脱，仍可用药挽救。

【疗法】暴脱之证，其所脱者元气也，然元气之脱，必由肝上升（所以人之将脱者，肝风先动），当用酸敛之药，直趋肝脏以收敛之，即所以杜塞元气上脱之路，再用补助气分之药辅之，势虽垂危，亦可挽救。

【处方】净萸肉二两　野台参八钱　生怀山药一两

方虽开就，而药肆相隔数里，取药迫不及待。幸其比邻刘玉珍是愚表兄，有愚所开药方，取药二剂未服，中有萸肉共六钱，遂急取来，暴火煎汤灌之。

【效果】药下须臾，气息稍大，呼之能应，遂又按方取药，煎汤两茶杯，此时已能自服药，遂作三次温服下，精神顿复。继俾用生怀山药细末，煮作茶汤，连服数日，以善其后。盖萸肉治脱之力实胜于人参，若单用人参治脱，恒有气高不返之弊（说见喻嘉言），若单用萸肉治脱，转能立见功效。惟重用萸肉，辅以人参，尤为稳善。

廉按：辨症立论，多阅历之言，谓萸肉固脱，胜于人参，亦却有至理。

# 第十一卷　时行痢疫病案

**急性疫痢案　陈务斋〔住梧州四方井街〕**

【病者】林衡，年五十余岁。

【病名】急性疫痢（传染病），西名赤痢。

【原因】素因不摄卫生，过食辛燥，脏腑郁热，肠胃发炎。诱因天气不佳，微菌飞扬，空气不洁，由口鼻吸受，直接传染。

【症候】骤然恶寒发热，头痛口渴，四肢烦疼，腹中绞痛，大便下赤白痢，前急后重，日夜达数十次。继则全体大热不休，噤口粥饭不能下咽，食量全缺，口渴连连饮水不能制止。排便之后，生剧烈之疼痛，肛门灼热。下痢则加多二倍，日夜达一百余次，排泄之物，绝无粪色，俱是赤多白少，赤者系稀量之血水，白者脂膏之类。肌肉消瘦，形体枯黑，唇焦而烈，齿黑而枯，面黑目赤，气逆喘急，热臭非常。昼夜不眠，势甚猛烈。

【诊断】诊左脉沉伏，右脉浮数已极，体温升腾达一百零四度，舌苔黑燥起刺。脉症合参，乃急性传染病之赤痢症也。查阅前医数方，或用驱风解毒之剂[1]，喻氏仓廪汤加减，以助其炎燥；或用清润之剂，仲景黄芩汤加味，而缓不济急，遂致酿成危急不治之症。余见一息尚存，岂能坐视，不得不立方援救。

【疗法】急用大承气汤加味，取生军、芒硝、桃仁、滑石，推荡大肠而除郁热为君。石膏、粉葛平阳明热燥，生津解肌为臣。黄柏、山栀、银花、生地、白芍，泻心肝伏火，凉血败毒为佐。厚朴、枳实下气宽中而除急重为使。一服后则平平，无加无减。将方每味再加倍，连二服后，则痛渴痢略减。将方每味再加二倍，连三服后，则泻稀量胶黄之粪数次，然后燥渴大减，急重已除，赤痢减少，日夜达数十次，食能下咽，略能睡眠。诊脉左右弦数，又用清热解毒厚肠汤，取生军、石膏、山栀、粉葛、黄连、银花、锦地罗、白芍、甘草、木香、地榆、归身、生地，去脏腑郁热，凉血败毒，平肝润燥，理气厚肠。连五服后，则燥渴更减，赤痢已除，惟泻黄白胶溇，日夜尚有十余次。食量略进。诊脉缓滑而弱，又用参归莲子汤，取其补气生津，活血润燥，运脾健胃，厚肠去湿。连数服后，则燥渴已平，而泻痢更减，惟腹尚有微痛。诊脉滑滞，又用急止痛泻丸，取其运脾理气，平肝厚肠，降逆去湿，利水导滞。

【处方】大承气汤加减方

生大黄六钱　川厚朴三钱　元明粉四钱　川枳实四钱　生石膏八钱，研细　生葛根一钱　滑石粉四钱，包煎　光桃仁三钱　生白芍八钱　川黄柏三钱　金银花三钱　鲜生地一两　焦山栀三钱

煎服后，将各味加倍，后再将各味加二倍。

【次方】清热败毒厚肠汤

---

① 毒之剂：此3字原脱，据下文补。

生大黄五钱　生石膏八钱，研细　焦山栀四钱　生葛根二钱　川黄连三钱　大归身钱半　生白芍八钱　金银花三钱　锦地罗三钱　广木香一钱　粉甘草一钱　地榆炭钱半　鲜生地八钱

煎服。

【三方】参归莲子汤

西洋参三钱　当归身二钱　生白芍三钱　开莲米四钱　淮山药五钱　云茯苓四钱　阿胶珠二钱　炒薏仁六钱　云楂肉三钱　南芡实五钱　闽泽泻二钱　粉甘草钱半

煎服。

【四方】急止痛泻丸

川黄连五钱　广木香三钱　延胡索三钱生白芍四钱　茅苍术一钱　云茯苓六钱　川郁金三钱　藿香梗二钱　制香附二钱　良姜片一钱　川厚朴二钱　粉甘草一钱　罂粟壳四钱　闽泽泻四钱

共为细末，蜜丸，每重一钱，用好浓茶送服二丸。

【效果】十日燥平渴止，痢减，急重除，食量略进。二十日痢止食进，元气已复。

【说明】是年乙卯，噤口痢疾由此而起，死亡者不少。所起症状无异，各人原因不同，而症有差异，施治不对症者，而症变乱复杂，多莫能救。是役余所治者，不下数百人，疗法亦不外如是，随症加减，亦无不愈。

廉按：此疫痢中之胃肠炎，其症最急而重。故凡赤痢、赤白痢、五色痢等起病之初，属于实热性质者，则由病原菌所酿成之病毒，充满于肠内，宜先之以通利剂扫荡腹内之郁毒，而后以调理剂作后疗法，乃为至当之顺序。若不先扫荡病毒，而惟下痢之是恐，先防遏之，则死于腹满热盛苦闷之下。是即由逆治致逆症者也。此时之逆症，与实症相一致。今观此案，可知其因症方药之所以然矣。

**急性疫痢案　陈务斋（住梧州四方井街）**

【病者】陈伟明女士，年十二岁，广西容县，住乡学界，体壮。

【病名】急性疫痢。

【原因】素因欲食不节，腻滞太过，消化不良，积蓄肠胃。诱因往探姻戚，适痢疾流行，微菌飞扬，空气不洁，防卫不慎，传染而来。

【症候】骤然腹中绞痛大作，大便屡次下痢，前急后重，日夜达百余次，排便之后，生剧烈之疼痛，肛门灼热，口渴，连连饮水不能制止，食物不能下咽。排泄之便，绝无粪色，俱是赤多白少，赤者稀量之血水，白者乃脂肪膏油之类。面色黑紧，唇焦齿枯，舌苔黄厚，边尖赤起刺，昼夜不能安眠，全体大热不休，瞬息不绝，势甚急逼，危在旦夕。

【诊断】左右六脉浮弦数极，一吸已动七星（见真人脉法）。脉症合参，传染病中之赤痢症也。查阅前医之方，多用耗散之药，耗其津，劫其血，损其气，则焦躁异常。肺胃气逆，津液枯竭，渴饮不止，肠胃炎热已极，则噤口不能食，至成危急不治之症。余于此症，略多经验，不得不力图救济。

【疗法】速用大承气汤。加桃仁、黄柏、银花、粉葛、石膏、生地，取推荡大肠，急下存津，凉血败毒，平胃清热。连服三剂后，急重已除，赤痢略减，燥渴略平，食量略进。诊脉浮数退去，转为滑弱，又用参归莲子汤，取其补气生津，活血润燥，运脾健胃，厚肠去湿。连服五剂后，食量更进，下痢更减，精神略好，元气稍复。诊脉微滑，又用急止痛泻丸，取其运脾理气，平肝厚肠，降逆去湿，利水导滞。

【处方】大承气汤加减

生大黄六钱　川厚朴三钱　金银花三钱
芒硝四钱　粉葛四钱　光杏仁三钱　川枳实
四钱　鲜生地八钱　生石膏八钱，研细　川黄
柏三钱

【次方】参归莲子汤

高丽参钱半　当归身二钱　生白芍三钱
开莲子四钱　淮山药五钱　云茯苓四钱　阿
胶珠二钱　炒薏苡六钱　云楂肉三钱　南芡
实五钱　闽泽泻二钱　粉甘草一钱

煎服。

【三方】急止痛泻丸

川黄连五钱　广木香三钱　延胡索三钱
生白芍四钱　茅苍术四钱　云茯苓六钱　川
郁金三钱　藿香梗二钱　制香附五钱　良姜
片二钱　川厚朴三钱　罂粟壳四钱　闽泽泻
四钱　粉甘草二钱

十四味，共为细末，炼蜜为丸，每重
一钱，辰砂为衣，每服一丸至二丸，用好
浓热茶送下。

【效果】五日痢减，急重除，米量略
进。十五日食量更进，燥渴已除。二十日
痢止痛除，食量大进，元气已复。后其家
人老少患此症者，十之八九，余俱用此方
法，十愈八九。而邻村传染此症者，则十
中死七八，绝鲜生活，可谓惨矣。

廉按：吾国所谓疫痢，《内经》谓之
奇恒痢，即德日医所谓赤痢也，为八大传
染病之一。据西医研究所得，实地经验，
其病毒非菌则虫，约有二种：一为菌毒赤
痢，一为变虫形赤痢。大旨以清热解毒、
防腐生肌等法为主治，兼用血清注射，及
灌肠法以佐之。此案遵《内经》通因通
用之法，即日本医衍德医之法。谓赤痢初
期，肠中毒热肿疼，当务去肠内之刺激，
流通粪便，以防病势之上进，为治赤痢疗
法第一义。故病有上进之象，当相机而投
以下剂，但下剂易增进患者之衰弱，不可

不谨慎用之。至滋肠及注肠，不但足以疏
通其积滞，且有缓解里急后重之效，是以
用之最宜。与陈案疗法，大致相同。然就
余所经验，传染性赤痢，亦有不宜用硝黄
荡涤者，只可清血解毒，滑以去着，如犀
角地黄汤合五仁汤加醋炒芫花，重用贯仲
二两，地浆水煎药，亦多奏效。医不执
药，随宜而施，神而明之，存乎其人耳。

**急性疫痢案　王经邦**（住天台栅门
楼）

【病者】车昌前，年二十七岁，业
商，住天台南乡花桃庄。

【病名】急性疫痢。

【原因】暑秽水毒，互积肠胃，均从
火化，酝酿成疫。

【症候】下痢纯红，腹痛，里急后
重，昼夜百余次，溺短赤涩。

【诊断】脉六部洪数搏指，按之有
神，舌红苔黄。脉症合参，此乃暑毒挟
秽，蕴蓄于内，若不急治，防骤有腐肠之
变端也。

【疗法】以贯仲、银花、玉枢丹解毒
痢为君。芩、连、柏清热为臣。荷叶、生
芍消暑敛血为佐。玉泉、竹叶凉解大渴为
使也。

【处方】青子芩三钱　川黄连二钱　生
川柏钱半　生白芍八钱　淡竹叶三钱　鲜荷
叶一钱　玉泉散二钱，鲜荷叶包　玉枢丹五粒，
研细，药汤调服

先用生贯仲一两，济银花八钱，煎
汤代水。

【效果】一剂病减大半，再剂大势已
平。原方略减用量，加鲜生地一两，鲜石
斛五钱，清养胃阴而痊。

廉按：此时疫赤痢也，俗称烂肠瘟。
前喻西昌治此症，重用生大黄四两，黄
连、甘草各二两，以猛药道直攻肠胃。此
案但以平剂清解疫毒，方亦稳健着力，切

合病情。贯仲、玉枢丹尤为解毒辟秽之要药。

### 急性疫痢案　何拯华（绍兴同善局）

【病者】王传荣，年念八岁，业农，住绍兴东关镇。

【病名】急性疫痢。

【原因】仲秋久晴无雨，天气燥热，疫痢流行，感染时气而陡发。

【症候】身热口渴，脐腹大痛，如刺如割，里急后重，下痢频并，或肠垢带血，或纯下鲜血，日夜数十度，或百余次，面赤唇红，吐酸呕苦，胸腹如焚，按之灼手，小溲赤涩，点滴而痛。

【诊断】脉右洪数，左弦劲，舌红刺如杨梅状，苔黄燥如刺，此由血分热毒，与积滞相并，内攻肠胃，劫夺血液下趋，即《内经》所谓肠澼下血，身热者死。亦即吴又可所谓下痢脓血，更加发热而渴，心腹痞满，呕而不食。此疫痢兼症，最为危急是也。

【疗法】若以痢势太频，妄用提涩，或但用凉敛，必至肠胃腐烂而毙。即以楂、曲、槟、朴、香、连、芩、芍、银花炭等，普通治痢之法，以治此种毒痢，亦必胃肠液涸而亡。唯有仿吴氏急症急攻之法，用槟芍顺气汤加减，日夜连服二三剂，纯服头煎以先下其疫毒。

【处方】花槟榔二钱　赤白芍各五钱　青子芩三钱　小枳实二钱　生甘草一钱　元明粉三钱拌炒生锦纹六钱

先用鲜贯仲一两，银花五钱，煎汤代水。

【次诊】次日复诊，赤痢次数已减其半，腹痛亦渐轻减，呕吐酸苦亦除。惟身仍热，胸腹依然灼手，黄苔虽退，舌转紫红起刺，扪之少津。脉左弦劲已减，转为沉数。此胃肠血液渐伤，而疫毒尚未肃清也。议以拔萃犀角地黄汤加玉枢丹，凉血

泻火，扑灭毒菌，以救济之。

【次方】犀角粉一钱　鲜生地四两，捣汁，冲　青子芩二钱　小川连一钱　生锦纹三钱，酒洗　生西草一钱　生白芍一两　玉枢丹五粒，研细，药汤调下

【三诊】痢虽十减七八，而腹中切痛，常常后重，所便之物，多如烂炙，且有腐败之臭，深恐肠中腐烂，病势尚在险途，幸而脉势稍柔，舌紫渐转红活。姑以解毒生化汤加鲜生地、金汁化腐生肌，滋阴消毒，以救肠中之溃烂。

【三方】金银花一两　生白芍八钱　生西草钱半　参三七二钱　鲜生地四两，捣汁，冲　陈金汁二两，冲　鸦胆子去皮，拣成实者四十九粒，用龙眼肉一颗包七粒，以七七之数为剂

【四诊】下痢次数仅五六次，赤色已淡，夹有脓毒黑垢，切痛后重已除，胃亦知饥思食，惟舌色淡红而干，乃阴液大亏之候。议以大剂增液救阴，以其来势暴烈，一身津液随之奔竭，待下痢止，然后生津养血，则枯槁一时难回。今脉势既减，则火邪俱退，不治痢而痢自止，岂可泥滞润之药而不急用乎。用增液汤合参燕麦冬汤，以善其后。

【四方】大生地六钱　元参四钱　提麦冬三钱　西洋参钱半　光暹燕一钱　奎冰糖三钱

【效果】连服四剂，下痢尽止，但遗些少白沫，胃已能进稀粥。后用四君子汤加麦冬、石斛，调理旬余，方能消谷而痊。

廉按：疫邪失下，其祸已不可胜言，若疫痢失下，其祸更可知矣。究其失下之由，每有一等不明事理，自命知医之病家，横拦竖遮，言火道寒，恐大黄下断中气，多方掣肘。殊不知疫痢兼症，下症已具，越怕下者越得急下，盖邪热多留一日，有一日之祸；早下一日，有一日之

福。然下之之法，亦有缓急轻重之殊，非谓以承气汤一概而论也。愚每见赤痢之人，其初起之日，即见面赤怫郁，舌苔黄糙，壮热口渴，脉息滑实而数，下痢里急，沿门阖境，率皆如此，此即疫痢相兼之症。愚每以喻氏仓廪汤、吴氏槟芍顺气汤，两方加减，罔不应手奏效。设遇有应下失下，日久痢不止，外见烦热口渴自汗，舌苔满布黄厚芒刺，腹痛拒按，胸满呕吐，不食，痢见败色，一日夜数十行，后重里急，面垢神惨，脉息或沉微欲无，乍见乍隐，或疾数鼓指，或坚大若革，按之反空，此皆疫痢兼症，应下失下之坏症也。邪热一毫未除，元神将脱，补之则邪毒愈甚，攻之则几微之气不胜其攻。攻不可，补不可，攻补不及，两无生理，良可慨焉！此案辨症处方，悉从吴又可治疫痢正法，所用之药凉血攻毒，灭菌制腐，又皆脱胎前哲成方而来，非私心自用者可比，且与赤痢菌痢疫之原因疗法，适相符合。

### 五色疫痢案　何拯华（绍兴同善局）

【病者】徐德生之妻胡氏，年三十五岁，住绍城市门阁。

【病名】五色疫痢。

【原因】内因肝热，外因久晴亢旱，秋令疫痢盛行，传染而发。

【症候】下痢五色，青黄赤白黑杂下，昼夜三四十次，胸腹如灼，其痛甚厉，按其脐旁，冲任脉动，胯缝结核肿大，肛门如火烙，扬手掷足，躁扰无奈，不能起床，但饮水而不进食。

【诊断】六脉弦劲紧急，不为指挠，舌色纯红，苔焦黑。脉症合参，即张仲景所谓五液注下，脐筑痛，命将难全是也。

【疗法】毒势如焚，救焚须在顷刻，若延二三日外，肠胃朽腐，不及救矣。急宜重用犀角五黄汤合金铃子散，苦甘化

阴，急下存津，以保胃肠之腐烂，昼夜连进三剂，纯服头煎，循环急灌，或可挽回于万一。

【处方】犀角粉一钱　鲜地黄四两，捣汁，冲　青子芩三钱　小川连钱半　生锦纹四钱　延胡索二钱，蜜炙　川楝子三钱，醋炒　生川柏钱半

先用鲜茅根三两（去衣），鲜贯仲一两，二味煎汤代水。

【次诊】下痢次数已减其半，青黑之色已除，惟赤如烂血，白如鱼脑，间下黄汁，胸腹虽热，痛势渐缓，小溲赤涩，舌仍鲜红，焦苔大退，脉虽弦急，劲势大减，病势较前渐缓，但用急法，不用急药，三黄白头翁汤加减。

【次方】青子芩二钱　小川连一钱　生川柏一钱　白头翁三钱　犀角粉八分　全当归二钱　干艾叶三分　生甘草八钱　左牡蛎四钱，生打　鲜石榴一钱

【三诊】前用三黄泻火逐疫，犀、草凉血解毒，白头翁疏气达郁，归、艾和血止痛，因其所下已多，佐牡蛎固脱敛津，鲜石榴酸甘收涩，连进二剂，幸而腹痛下痢大减，冲任脉动已低，胯缝结核收小，脉转弦软，舌红渐淡，扪之少津，显系毒火灿液，下多亡阴。法当甘苦咸寒，以滋液救焚，养阴解毒，犀角五汁饮合鸦胆子主之。

【三方】黑犀角五分，磨冲　鲜生地汁四瓢　雅梨汁三瓢　甘蔗汁两瓢

四汁用重汤炖温，临服冲入陈金汁二两。另用豆腐皮泡软，包鸦胆子七粒，吞服，五汁饮送下，以服至四十九粒为度。

【四诊】连进二剂，初下鲜红血丝，继下紫黑瘀块，终下白黏脓毒。约十余次后，下红黄酱粪四五次，腹痛已除，冲任脉动亦止，舌转嫩红而润，脉转柔软。此邪少虚多之候，用三参冬燕汤，滋养气

液，调理以善其后。

【四方】太子参—钱　西洋参—钱　北沙参四钱　提麦冬二钱　光暹燕八分　青蔗浆—酒盅　建兰叶三片

【效果】连服四剂，下痢尽止，胃动思食，能进稀粥，每日大便嫩黄。后用一味霍石斛汤，调养旬余而痊。

廉按：熊圣臣谓白色其来浅，浮近之脂膏也；赤者其来深，由脂膏而切肤络也。纯血者，阴络受伤，多由热毒以迫之，故随溢随下，此最深者也。红白相兼者，是则深浅皆及也。大都诸血鲜红者多热症，盖火性最急，迫速而下也。紫红紫白，色黯不鲜明者少热症，以阴凝血败，渐损而致然也。纯白清淡或如胶冻鼻涕者无热症，以脏寒气薄滑而致然也。余谓凡人患痢疾时，其肠中之黏膜必有红肿之处，其处生出之脓液，即白痢也。若血管烂破，有血液流出，即赤痢也。脓血兼下，即赤白痢也。若青黄赤白黑杂下，即五色痢也。其青者胆汁，黄者粪，赤者血，白者脓，黑者宿垢，最重难治。此案系五色疫痢之实症，属毒火蕴伏胃肠所致。初方以凉血解毒、急攻逐疫为主，仿喻氏疫在下焦者，决而逐之之法。次方千金三黄白头翁汤加减，于泻火逐疫之中，参以固脱敛津。三方犀角五汁饮，于滋液救焚之中，妙在佐鸦胆子一味，善治热性赤痢，最能清血分之热及肠中之热，为防腐生肌、凉血解毒之要药。四方用三参冬燕汤，清滋气液，为善后必不可少之方法。然就余所经验，除疫痢外，多属阴虚症，张石顽所谓痢下五色，脓血稠黏，滑泄无度，多属阴虚是也。不拘次数多寡，便见腰膝酸软，耳鸣心悸，咽干目眩，不寐多烦。或次数虽多，而胸腹不甚痛；或每痢后，而烦困更增，掣痛反甚，饮食不思。速用猪肤汤合黄连阿胶汤加茄楠香汁（小川连、陈阿胶、青子芩、生白芍、鸡子黄，先用猪肤、净白蜜各一两煎汤代水），甘咸救阴，苦味坚肠。若虚坐努责，按腹不痛，一日数十度，小腹腰膂抽掣酸软，不耐坐立，寝食俱废者，阴虚欲垂脱之候也。急宜增损复脉汤（高丽参、提麦冬、大生地、炙甘草、生白芍、真阿胶、山萸肉、北五味、乌贼骨、净白蜡），提补酸涩以止之，迟则无济。幸而挽救得转，可用参燕麦冬汤（米炒西洋参、光燕条、提麦冬、奎冰糖），滋养气液以善其后。若痢止后，犹有积滞未净，郁在下焦，小腹结痛，心烦口燥，夜甚不寐，宜用加味雪羹煎（淡海蜇、大荸荠、真阿胶另炖烊冲、山楂炭、陈细芽茶），标本兼顾，肃清余积，其间亦有用白头翁加阿胶甘草汤收功者。惟西医实验疗法，谓疫痢非虫即菌，一为赤痢菌赤痢，一为扁虫形赤痢，皆各用血清注射，以收成绩。若阴虚五色痢，终归无效。故举历验成法，附志于此。

**热毒赤痢案　张锡纯（住天津）**

【病者】怀姓，年三十余，官署中车夫，住奉天白塔寺旁。

【病名】热毒赤痢。

【原因】因吸鸦片消去差事，归家懊恼异常，致患痢疾。

【症候】初次所下之痢，赤白参半，继则纯下赤痢，继则变为腥臭，血水夹杂脂膜，或如烂炙，时时腹中切疼，心中烦躁，不能饮食。

【诊断】其脉弦而微数，一呼吸约五至，重按有力，知其因懊恼而生内热，其热下移肠中，酿为痢疾。调治失宜，痢久不愈，肠中脂膜为痢所侵，变为溃疡性而下注。再久之则肠烂而穿，药无所施矣。今幸未至其候，犹可挽回。

【疗法】常用治疮治痢之药，合并治

之，以清热解毒，化瘀生肌，自然就愈。

【处方】金银花一两　生白芍六钱　粉甘草三钱　旱三七三钱，细末　鸦胆子六十粒，去皮，拣成实者

共药五味，先将三七、鸦胆子用白糖水各送服一半，即将余三味煎汤服。当日煎渣再服，亦先服所余三七及鸦胆子。（此方载《衷中参西录》，名解毒生化丹。）

【效果】如法服药一剂，腹疼即止，脉亦和缓，所便者已见粪色，次数亦减。继投以通变白头翁汤（见前痢疾案中），服两剂全愈。

廉按：此由瘀热生毒，肠中最易溃烂。如所下多似烂炙，色臭皆腐，时时切痛后重，即其明证。治必化腐生肌，以救肠中之腐烂。此方妙在鸦胆子、野三七两味，张君实验说明曰：东西医治痢之药，其解毒清血之力，远不如鸭蛋子（即鸦胆子），其防腐生肌之力，远不如野三七。且于挟虚之痢，而不知辅以山药、人参，于挟热之痢，而不知重用石膏，宜其视赤痢为至险之症，而治之恒多不收全功也。其言如此，可为中医界略吐郁气矣。

**热毒赤痢案　庄虞卿（住丽水第十一中学）**

【病者】卢从之，年逾四稔，体弱，住泗洲楼。

【病名】热毒赤痢。

【原因】平时阴虚，目疾时作，夏受暑而不觉，至秋后乃发赤痢。

【症候】手足麻木，腹中绞痛，下痢纯赤，小便涩少。

【诊断】脉左关弦长，右手虚缓，脉症合参，此暑邪与积热下陷足厥阴肝。肝主筋，所以手足筋麻；肝主痛，所以腹痛；肝藏血，肝病而失其藏血之司，所以血痢时下，种种现象，莫非肝病。

【疗法】治宜滋养肝血，清解伏热，用阿胶、归、芍，以养其肝血，白头翁、川连、黄柏、黄芩、秦皮、丹皮，以清肝经之湿热，再加金银花、生甘草、滑石，以解暑而清热毒。每日服二剂。

【处方】陈阿胶钱半，烊冲　油当归钱半　生白芍三钱　青子芩一钱　小川连一钱　川黄柏一钱　北秦皮一钱　粉丹皮钱半　双宝花三钱　白头翁钱半　生甘草八分　飞滑石三钱，包煎

【效果】三日痢减，七日诸恙悉退，十日其病霍然矣。

廉按：此治厥阴热痢之正法，方用《金匮》白头翁加阿胶甘草汤为主，因其平日阴虚，再加归、芍养血和肝，芩、丹、滑、银肃清伏热，疗法固恰当周到，断语亦深切病机。

**伏热赤痢案　周小农（住无锡）**

【病者】严君，年五十九岁，住本镇。

【病名】伏热赤痢。

【原因】素因体实肝热，十月望略受感冒，触动伏热，陡发血痢。

【症候】背寒腹热，便痢后重，腹中疼痛，初下殷红挟积，翌日少腹痛，觉轰热，纯系鲜血，口渴少寐，小溲赤痛。

【诊断】脉左弦，右大无伦，舌红兼紫，此心营素亏，伏热内袭之血痢重症也。

【疗法】凉血坚肠，清透伏热为君，佐以导滞。

【处方】银花炭三钱　白头翁三钱　黄柏炭八分　生白芍三钱　益元散三袋，包煎　焦秫米三钱，荷叶包　山楂炭三钱　侧柏炭三钱　扁豆花廿朵　茉莉花十四朵，冲　槐花八分　香连丸一钱　萝卜汁一酒盅，送下

【次方】十八日犹有轰热迫注，小溲色红，血痢，日夜百余次，连宵失眠，脉

弦右大，又疏凉血，清伏热。

【次方】鲜生地六钱　白头翁三钱　槐花八分　金银花三钱　北秦皮一钱　粉丹皮钱半　赤白芍各三钱　金铃子钱半　黑山栀三钱　侧柏叶三袋　扁豆花廿朵　百草霜钱半　阿胶梅连丸二钱，包煎

【三诊】十九日服后，痢之红色较淡，肛口之热较轻，然痢下如漏，肛脱不收，阳不藏而欲升，指振自汗，溲赤少寐，乃伏热未清，阴虚阳升，气不收敛也。治以滋阴敛肠，泄热清气。

【三方】西洋参钱半　辰茯神四钱　白头翁三钱　北秦皮一钱　金铃子钱半　赤白芍各三钱　扁豆花廿朵　槐花六分　金银花三钱　真石连三钱，杵　鲜荷蒂三个　阿胶梅连丸二钱，包煎

【四诊】二十日服后，血痢虽减，而血少风翔，腹中有声，颧红火升，沉迷不欲言，姑守原方以消息之。

【五诊】廿一日指搐神烦已定，足亦温，寐少安，尻酸气滞，口气尚秽，与周仲尊商进养胃阴，清伏热。

【五方】西洋参钱半　东白芍三钱　油当归二钱　川石斛三钱　莱菔子三钱　花槟榔二钱　金银花三钱　扁豆花廿朵　地榆炭三钱　槐花二分

【六诊】廿二日原方加茯神、枣仁。至廿四日上午，气升颧红面赤又作，肛热作痛，按腹灼热，仍用十九日方意。

【七诊】廿八日一夜十余次，红少粪多，虚坐努责，肛脱寐遗，进摄脾固肾法。

【七方】生白芍三钱　白归身二钱，煅炭　兔丝饼二钱　川断二钱　真石连三钱，炒松　提麦冬二钱　山萸肉三钱　甘杞子三钱　扁豆花廿朵　煨木香八分　鲜荷蒂三个　并食猪肚汤、荠菜。

【八诊】廿九日下午，痢止，转泻黄沫，未化菜食，似为中寒食不消之象，是

前养血扶正，虚阳渐敛，脉转沉细，气虚见征。转与薛君文元酌用扶中益气，柔肝敛肠。

【八方】西潞党三钱　生於术二钱　益智仁三钱　炒扁豆三钱　煨木香八分　炙甘草五分　新会皮一钱　玫瑰花两朵，冲　生葛根一钱　甘杞子三钱　生白芍三钱　赤石脂三钱

【效果】脉渐振，便溏仅两次。最后潘君德孚拟运脾和肝小剂，如白芍、香橼皮、茯苓、大腹皮、焦谷芽、佛手花之类，胃旺便坚，日就康复而痊。

廉按：赤痢或称血痢，初起多属实热，瘀血积滞者，以桃仁承气汤去桂，加酒炒芩、连、金铃子散之类；虚热无滞者，宜白头翁汤合四物汤；若脾湿痢疾下血，宜苍术地榆汤。惟赤痢日久，肝伤不能藏血，血色鲜紫成块者，肝络伤则血下行，以逍遥散去术，加乌梅炭、白僵蚕、玫瑰瓣之类；若脾虚不能摄血，血色浅淡而黄者，此脾胃虚弱，中气下陷也，宜补中益气汤，加乌梅炭、春砂仁之类。至于时疫赤痢，亦有水毒郁于肠中，积化为蜮，乘人胃弱肠虚，或大孔痒，或从谷道溢出。痢出之虫，形细如线，此巢氏《病源》所谓蜮虫痢也，虽非扁虫形之赤痢，然亦赤痢属虫之一种，以黄连犀角散，加贯仲、陈石榴皮、海南子之类。此案以望六高年，血痢百余次，症已虚阳上升，肢振神糊，险象迭生，幸而多方救济，确中病机，由痢转泻而痊，可谓侥侥之至矣。

**暑毒赤痢案　钱苏斋（住苏州谢衙前）**

【病者】汪栽之，年四十，徽州人，寓苏城。

【病名】暑毒赤痢。

【原因】夏秋暑热，留于肠胃，得油

腻积滞，或瓜果生冷，酝酿遏抑而成，病未发而不自觉也。

【症候】发热一二日，口渴腹痛，由泻转痢，里急后重，滞滞不爽，滞下赤多白少，脓血相杂。

【诊断】初病发热，脉弦苔黄，必有暑热。下痢赤白脓血，肠中必有溃疡。赤白多而粪少，腹痛者，肠中疮溃脓血由渐而下，故必里急后重，极力努挣，其滞方下少许也。其病类多发于夏秋，乃大小肠内皮疮溃症也。

【疗法】须与排脓逐瘀之剂，非徒关乎食积也。予观仲景《金匮》治肠痈，用大黄牡丹汤，因得治痢之法。以凡属赤白下痢，皆系大小肠内皮生疮已溃之症，盖白而腻者为脓，赤而腻者为血，脓血齐下，其疮已溃可知，非排脓逐瘀，不足以去肠间之蕴毒。凡人皮肤生疮，以夏秋为多，痢亦犹是，故予治赤白痢，以大黄、丹皮、赤芍、楂炭，排脓逐瘀为主，以黄连、木香、槟榔、枳实，疏利泄降为佐。表热者加苏梗、藿香之类，湿重者加川朴、苍术之类；挟食者加莱菔、六曲之类；痛甚者加乌药、乳香之类，随宜酌用，其效颇速。予观昔人治痢验方，有用当归、枳壳二味者，治痢用血药，即此意也。

【处方】秋水丸三钱，绢包　山楂炭四钱　川连七分　小枳实钱半　佩兰叶三钱　丹皮炭三钱　牛膝炭三钱　煨木香钱半　大腹绒钱半　焦六曲三钱　赤芍炭三钱　苏梗钱半　槟榔钱半　赤茯苓三钱

方中秋水丸，或改用制大黄及大黄炭均可。俟脓血积滞畅下后，腹痛止，赤白净，然后改用实脾利水，生肌等药收功。

【次方】真於术三钱　制半夏三钱　浙茯苓三钱　怀山药三钱　稆豆衣三钱　广陈皮一钱　粉泽泻三钱　生甘草五分　扁豆衣

三钱　炒苡仁三钱　红枣肉一枚

【效果】前方一二剂得畅下，腹痛止，赤白净，续进后方二三剂而愈。治夏秋赤白痢，用此法其效颇速，并无久延不愈，或成休息痢者。

廉按：学说参诸西医，处方仍选中药，从《金匮》大黄牡丹汤治肠痈，借证肠澼之便脓血，灵机妙悟，独得新诠，为中医学别开生面，真仲景之功臣也。

**暑毒赤痢案　丁佑之（住南通东门）**

【病者】张惟慎，年二十五岁，住南通。

【病名】暑毒赤痢。

【原因】内有宿食，兼夹暑热。

【症候】里急后重，初起红白相兼，继则纯赤，滞下腹疼，苔黄溺赤，呕逆不食。

【诊断】脉象滑数，滑有宿食，数即热征，滑而兼数，暑热食积互蕴肠胃，闭塞不通，致成噤口赤痢。

【疗法】此时祛暑不及，消食不遑。惟有釜底抽薪一法，以冀秽毒下行，或可挽回。

【处方】生大黄三钱　川黄连一钱　枳实二钱　厚朴钱半　金银花三钱　鲜生地五钱　原麦冬三钱　元参三钱　连翘三钱　元明粉三钱，冲

【效果】一剂平，二剂微效，三剂大效，后调理半月而安。

廉按：暑毒赤痢，夏秋最多，釜底抽薪，却是去痢之捷法。方用大承气汤加银、翘、川连，已足攻其病毒，其中增液法似嫌用得太早。

**伏暑赤痢案　何拯华（绍兴同善局）**

【病者】徐国梁，年三十三岁，业商，住州山项里。

【病名】伏暑赤痢。

【原因】夏伤于暑，为食所遏，伏于

小肠脥膜之间，酝酿成积，至秋后而发病。

【症候】发热自汗，面垢呕恶，渴欲引饮，腹中攻痛，痢下纯红，稠黏气秽，里急后重，溺短赤涩。

【诊断】脉弦数，左甚于右，舌红苔黄，此王氏《准绳》所谓暑气成痢，痢血频逬者是也。

【疗法】以芩、芍、益元凉血导赤为君，青蒿、银花清透伏暑为臣，然既有积而成滞下，故又以净楂肉、萝卜缨消滞荡积为佐，而使以鲜茅根、西瓜翠衣者，助青蒿等以凉透伏热也。

【处方】青子芩钱半　益元散三钱，包煎　炒银花一钱　萝卜缨三钱　生白芍一两　青蒿脑二钱　净楂肉三钱

先用鲜茅根二两（去衣），西瓜翠衣二两，二味煎汤代水。

【次诊】身热已减，惟下痢仍红，右腰肋连肠中切痛，痛而后行，里急后重，便艰不爽，行后稍止，气机终觉不利，与白痢之痛缓酸坠而不里急艰涩，大便溏而多者有别，脉虽如前，舌则紫红起刺，此朱丹溪所谓赤属小肠而内关肝脏也。治以清肝导滞为君，消暑佐之。

【次方】当归二钱　生白芍八钱　蜜炙延胡钱半　川楝子二钱　荠菜干三钱　黄芩二钱　香连丸一钱拌益元散三钱，包煎　净楂肉三钱　玫瑰瓣三朵，冲

【三诊】痛缓痢减，便中夹有活蛔二支，此肝热下逼于肠，而蛔因热灼而出，幸而脉转弦软，舌紫转为红活，前方已中病机。姑于原方去益元散，加乌梅肉三分，枣儿槟榔肉二钱以安蛔，加左牡蛎、春砂仁、川黄草以调气和胃。

【效果】两剂后，赤痢已除，便转红黄，腹痛亦止。后用四物汤加经霜甘蔗，调养四剂而痊。

廉按：伏暑赤痢，伤及肝络者，丹溪翁谓之肝痢。每用当归黄芩汤合金铃子散、香连丸等，或加香附、砂仁舒肝，或加松柏子仁润肝，终以调肝法得愈。此案仿其成法，竟奏全功，是得力于丹溪学派者。

**赤痢转虚案　吴宗熙（住汕头永平马路）**

【病者】郑之光，年四十余岁，住汕头。

【病名】赤痢转虚。

【原因】素有烟癖，质本中寒，夏间偶食瓜果，冷气伤胃，忽患痢疾，红白杂下，久之纯下清血。

【症候】大便纯下清血，少杂稀粕，日六七行，病延月余，面目萎黄，两足浮肿无力，唇赤如朱。

【诊断】六脉俱沉细数，两尺尤弱，舌无苔，红绛多津，此久痢气血两虚之症也。《内经·通评虚实论》云：肠澼便血，身热则死，寒则生。肠澼下血沫，脉沉则生，脉浮则死。盖久病而身热脉浮，因正虚邪盛，故必死也；身寒脉沉，正衰邪亦衰，故可治也。据西医论痢疾一症，谓由大肠发炎生疡，久则其粪中必杂有肝瘭①肺瘭。此解与中医书由腑传脏之说同其理也。今此症已由大肠受伤，延及肝脾肾三经，均受其病，是以清血下陷，虚阳上升，上而寒极似火，唇舌绛红，外而虚极似实，面足浮肿，危象种种，将兆戴阳。彼医者徒知见积治积，见血治血，殊不知积虽去而正虚，血下多而气陷。夫气即肾中真阳之所生也，真阳既衰，脏腑益寒，肝有血而不能藏，脾有血而不能摄，而血安得不频下哉。今所幸者，胃气尚存，脉象沉缓，正邪俱虚，温补无碍，生机即在是耳。

————————

① 瘭（xiāo 消）：脓肿。《集韵》："瘭，肿欲溃也。"

【疗法】下焦滑脱，故君石脂、禹粮以涩之，脾虚不摄，故臣白术、炙草以补之，然气既下陷，非参、附无以振其式微之阳，血既受伤，非归、胶无以生其已亏之血，故用之为佐，但血去则阴火动，虚阳升，故用白芍，以清其虚热为使。此方仿《金匮》黄土汤之法，而加减其药味也。

【处方】赤石脂四钱，研细 禹余粮四钱，研细 白术三钱 炙甘草二钱 白芍二钱五分 东洋参钱半 制附子一钱 当归二钱半 陈阿胶二钱半，烊冲

上药煎汤，日服一剂。

【效果】五日而血止，原方去石脂、禹粮，加炙芪三钱，再服十余日，精神渐健，浮肿渐消，一月而复原矣。

廉按：古之肠澼下血，即今之所谓赤痢也。其症有实热，有虚热，有寒。此案系赤痢久病，从原因勘出虚寒，断语征引颇详，中西并参，方从《金匮》黄土汤加减，合赤石脂禹余粮汤，足为久患赤痢体气虚寒者，树一标准。

## 疫痢末期案 刘万年（住太谷东关运兴店）

【病者】姚其锐，年三十六岁，家小康，住山西太谷县城。

【病名】疫痢末期。

【原因】素有烟瘾，案牍烦劳，退后精神不支，当夏令痢疾盛行，忽染此病。

【症候】下痢脓血参半，小腹疼痛，里急后重。经医七八位，时见小效，总不能全愈。至冬月肚腹不痛，痢亦微少，按之小腹有块，如李如杏状，痢能便出，燥粪不下。延至正月初，形容羸瘦，饮食俱废。病者恐慌，更医数手，或下夺，或润肠，或滋补，全然无效。后用西医灌肠器导之，亦依然如故，群医束手，病者垂危，始延愚诊视。

【诊断】脉左右皆大而缓，西人谓痢为肠中生炎，此乃阳盛阴虚，伏火上炎，肺气失降，大便燥结所致。头不痛、口知味者，无外感之征也，口不干渴者，火在血分也。肺与大肠相表里，主制节周身之气。《素问·灵兰秘典论》曰：肺者，相传之宫，治节出焉。大肠者，传导之官，变化出焉。肺气不降，大肠无由传导，以致凝结而成燥粪。《素问·阴阳应象大论》曰：燥胜则干。由泻久亡阴，内水亏竭，譬如行舟无水，任凭推送，其何以行？

【疗法】仿吴氏增液润肠法，以元、地、二冬、阿胶、归、芍为君，大生津液，作增水行船之策，用钱氏泻白散加桑、杏为臣，使肺气肃降，推荡燥粪，佐以西参以助泻白散降肺气之力，使以桔梗，开肺气以宽大肠。若用硝黄峻下，以治阴虚燥痢，深恐大便水泻，而中气亦随脱矣。

【处方】大元参五钱 大生地四钱 原麦冬四钱 蜜炙桑皮三钱 地骨皮三钱 生甘草一钱 桔梗一钱 青子芩一钱 西洋参五钱，另炖 真阿胶五钱，化冲 酒杭芍二钱 白归身二钱 淡天冬二钱 炒杏仁钱半

水煎热服，阿胶另溶化分冲。

【效果】服药一剂，觉腹中似有行动之机。次日照原方加蜜炙枳壳钱半，生枇杷叶五钱去毛，服后约六点钟，忽然肛门矢气喧响如擂鼓状，燥粪随下如石如栗子大，用斧捣之，分毫不动。第三日服原方一剂，腹中燥粪始尽。至四日去黄芩加鲜石斛又服一剂，饮食能进，身体如常。后服叶氏益胃养阴法，平调而愈。

廉按：此疫痢将愈未愈，下多亡阴，液枯肠燥之治法。若用于初起，大非所宜。故临症之时，查明症候之初、中、末，亦诊断者所必要也。

# 第十二卷　时行痘疫病案

**疫痘顺证案　严继春（住绍兴安昌）**

【病者】朱天彪之郎，年九岁，住朱家坂。

【病名】疫痘顺证。

【原因】素禀气虚血热。曾种牛痘一次，又发水痘一度。三月杪天气暴热，天花盛行，遂感染而发痘，第二日即邀予诊。

【症候】初发身热，状类伤寒，虽覆单被，喜露头面，呕吐足冷，耳后隐现红丝。

【诊断】脉来浮数，舌红而润。予断之曰：此时行疫痘也。其父曰：不然，昔五岁时已出过痘，其迹尚在。予审视之曰：水痘瘢，非正痘瘢也。其父又坚执为夹食伤寒。予辨之曰：痘症发热，却与伤寒挟食相似。但伤寒发热，则形寒面红，手足微温；伤食发热，则面黄白，手足壮热。痘疮发热，男多面黄耳凉，女多面赤腮燥，其足俱冷。令郎身热面黄，耳后已现红丝，乃痘症，非夹食伤寒也。其父又曰：尝闻痘乃胎毒，儿科书曰，其发也，五脏各具见证，如发热呵欠，心也；项急顿闷，肝也；吐泻昏睡，脾也；咳嗽喷嚏，肺也；耳凉骫①凉足冷，肾也。今只呕吐足冷，恐非痘之确征。予曰：令郎脾胃素弱，痘疮乘虚，故发在脾，此痘科书所谓脾经之痘也。

【疗法】热方二日，姑以疏表药消息之，与葱豉汤加味。

【处方】鲜葱白四枚　淡香豉三钱　生姜皮八分　广皮八分

【次诊】第三日视之，皮下隐隐红点，而面上唇边已报痘矣，颗粒分明，部位正当，色红而活，顶平似陷，身不过热，肢亦不冷，脉舌如前。其父只有一子，深以为忧。予慰之曰：疫痘固多险症，但亦有辨。凡出痘者，以气血和平为主，尖圆坚实者，气也；红活明润者，血也；红活而平陷者，血至而气不足也；圆实而色白者，气至而血不足也；平塌灰白者，气血俱不足也；焮肿红绽者，气血俱有余也。令郎痘色红活而平顶陷者，血足而气不足故耳。但能渐次起发，尚属顺痘。且与参苏三豆饮加减，益其气以透托之，佐以解毒稀痘。

【次方】潞党参一钱　紫苏嫩枝一钱　荆芥穗一钱　桔梗八分　大黑豆二钱　杜赤小豆钱半　防风一钱　生甘草三分

先用绿豆芽一两，青箬尖三钱，煎汤代水。

【三诊】第四日症无进退，照前方加炒牛蒡钱半，又服一剂。第五日往诊，痘已渐次出齐，亦渐起胀，痘顶已起，痘脚红活，顶渐放白，肥润圆满。热退喜食，二便如常，脉数退而舌红润，势将灌浆。痘毒正化，法当益气和营，使易贯脓。

【三方】潞党参钱半　当归一钱　酒炒白芍钱半　小津枣三枚　生绵芪钱半　川芎六分　生炙甘草各二分　生糯米五十粒

【四诊】病家见势颇顺，前方连服三剂，浆足收靥，先如黄蜡，后如栗壳，状

---

① 骫（wěi 委）：骨弯曲处，即关节。

似螺形，不疾不徐，循次结痂。痂润身和。不料儿要蜜枣过药，迭嚼六枚，一句钟后，**忽然便泄两次，陡发晕厥，肢冷目闭**。急足邀诊，一家痛哭，手忙脚乱。予诊毕，戒之曰：**切勿扰乱，待其自苏**。若见晕厥，便将抱动，呼唤号哭，神气一散，由厥而脱，其不救者多矣。时有世弟傅医在侧，谓起病日，适犯太岁天符，故痂后尚有急变。予曰：运气之论，岐黄秘旨，乃但论其理，非谓起病日也。况主客之气，胜复之变，一岁之中，难以预料，岂可以是料吉凶耶？信如老世弟言，太乙天符日起病者多凶，然则太乙天符年有病者，皆不可治也？傅又曰：然则尚有余毒焉。予笑曰：钱氏《幼科真诀》云，痘后余毒有四：一者疥，二者痈，三者目赤，四者牙疳。亦未尝言有晕厥也。盖痘疮或出不尽，发不透，痂不齐，或空壳无水，或清水非脓，此则有余毒也。今此痘起发胖壮，脓水饱满，痂结将脱之际，而有此急变者，蜜枣滑肠连泻后，**大气下陷，势将骤脱之险候也**。故脉亦沉微似伏，急与保元汤合理中汤，扶元固脱，尚可挽回。其父从旁叹曰：**甚矣，饮食之不可不慎也，卫生常识之不可不明也**。抚膺而恫者久之。

【四方】别直参二钱　炒於术二钱　炒川姜一钱　升麻五分　清炙芪二钱　清炙草五分　煨肉果一钱　南枣二枚，炒香

【五诊】泻住肢温，神苏能言，六脉已起，奕奕有神。予笑慰之曰：伍子胥已出昭关矣，拜谢天地可也。此后务宜调其饮食，适其寒温。其父微哂曰：敢不唯命是从。方用十全大补汤加减。

【五方】老东参钱半　炒於术钱半　白归身一钱，酒炒　熟地炭二钱　清炙芪钱半　云茯苓钱半　炒白芍钱半　淮山药三钱，生打　霞天曲钱半　清炙草七分　小津枣三枚

【效果】连服八剂，幸收全功。

廉按：疫痘顺证，世俗每称为状元痘，可不服药。惟吴氏鞠通，谓三四日间，亦须用辛凉解毒药一帖，毋庸多服。七八日间，亦宜用甘温托浆药一帖，多不过二帖，**务令浆行满足，以免后患**。予谓痘疫病也，当以药调，惟药之不当，反不如勿药耳。所云三四日、七八日者，当参之形色，不可执一。此案诊断中讨论病理，确有见地，方皆切中病情。惟当结痂之期，多食蜜枣，忽生变症者，正谚所云病从口入也。陈氏《痘疹方论》谓痘根五脏六腑秽液之毒，皮膜筋肉秽液之毒，气血骨髓秽液之毒，三毒既出，发为痘症。子母俱忌食葱、韭、薤、蒜、酒、酱、鸡、羊、鱼腥等物。世俗未晓，将为举发，往往不顾其后，误伤者多矣云云。奈世人不察，一遇小儿痘疮见点时，即用鸡、羊、鱼腥、麻菇、糯粥种种举发，谓之提浆，不知时行天痘，与所种之痘，大有区别。鼻孔种痘，欲其液毒引之使出，不得不于种后，假食品以为引发之路。若天痘，则五脏之热毒，本感六淫而举发，安可再用发食以助其为虐耶？甲寅、乙卯之间，吾绍痘证盛行，每见小儿患痘者十毙七八，大半皆受食品举发之害，深愿世之有子女患痘疫者，慎勿用食品举发而贻后悔也。

**疫痘逆证案　严继春（住绍兴安昌）**

【病者】沈山谷君之令郎，年一周零十个月，住园里沈。

【病名】疫痘逆证。

【原因】素因缺乳体虚，肌色白嫩。适冬令天花盛行，陡发逆痘。第二日即延予诊。

【症候】发热二日，面赤腮燥，口角两旁已见红点，状如蚊迹，不成颗粒。昏睡干呕，惊啼腹痛。

【诊断】指纹淡紫，舌嫩红，苔淡白。予断之曰：此中气素虚，不能驱毒外出，乃险中逆痘，最防内陷致变。病家问曰：何谓逆痘？予曰：痘点隐约，细如蚊迹，一逆也；昏睡，二逆也；干呕，三逆也；腹痛惊啼，四逆也。其母遂痛哭不止。予谓面色明润，指纹淡紫，痘点初见于口角，大剂补托，尚可转逆为顺，再三慰之而出。

【疗法】用大剂保元汤，提补中气为君，归、芎、芍活血透络为臣，佐神黄痘以托痘起胀，使以生甘、灯芯解毒清神。

【处方】潞党参一钱　生黄芪一钱　酒炒赤芍七分　神黄痘一对　当归八分　川芎五分　生甘草二分　灯芯一分

煎成，乳儿只服一酒钟，余归乳母服完。

【次诊】每日一剂，连服三日，忽然发战，目闭口噤，神色俱变，急来邀诊。诊毕，即告曰：此欲发战汗之候，汗出痘亦随出。万氏《痘疹心法》所谓冒痘也。约午后三钟视之，果得大汗，而痘尽出，遂神清而啼止，睡卧宁静，呕除嗜乳。改用钱氏异功散加黄芪、燕根、白芍，助痘成浆。

【次方】潞党参钱半　生於术八分　暹燕根一钱　炒广皮三分　生黄芪钱半　云茯苓一钱　清炙草三分　东白芍一钱

【效果】连进四剂，浆足结痂而愈。

廉按：治痘之法，形色为本，症状为标。若形逆，如干枯陷伏，空疱痒塌之类；色逆，如气色昏黯，皮肉蟹黑之类；症逆，如烦躁闷乱，腹胀足冷之类。儿大者又当诊脉，脉逆，如躁疾鼓搏者，阳盛阴虚也；沉微濡弱者，阴盛阳虚也。四逆俱全，标本同病，气血阴阳皆伤，必死不治。如但形逆、症逆，而脉有神气，色尚明润者，此标病本不病也，急治其标以救

其本，犹可转逆为顺，使之出险关而走坦途，此业儿科者之责任也。若一见险象，误认为逆，畏而却走，未免太无胆识矣。此案虽断为逆，而尚肯负责，可见胆本于识，识本于学。法用大剂提补，两方即奏全功，非学验兼优者不办。

**疫痘逆证案　程文松（住南京上新螺狮桥大街）**

【病者】吴君之子，年十四岁，蒙童，住上河南街。

【病名】疫痘逆证。

【原因】早经种过牛痘，现由时气传染而发。

【症候】发热三日，吐黄稠痰。满见天花，花顶色黑。

【诊断】脉来洪大而数，痘顶色黑，其热毒深匿血分可知。须知天花与种花不同，种花者不发不出，天花者自然之花，自开自落。况此痘系疫毒蕴酿而成。今年天花流行，十不救一二，若照正痘例治，断难幸全，勿谓言之不预也。

【疗法】用解毒和中，凉血透营。王孟英加味三豆饮减轻痘毒为君，臣以犀角地黄，凉血清营，佐以甘桔开上，使以千金苇茎汤，清化韧痰。

【处方】赤小豆三钱　银花二钱　黑犀角二分，磨汁　生甘草五分　枳壳一钱　黑豆皮三钱　青连翘三钱　鲜生地二钱　桔梗八分　丹皮钱半　生黄豆二钱　生苡仁三钱　冬瓜子三钱　当归一钱　赤芍钱半　白僵蚕二钱　净蝉蜕八分　苇茎一钱　灯芯一尺

【效果】三日浆足，十二日结痂，全愈。

廉按：疫痘红紫干滞，黑陷焦枯者，皆表热而实；大便秘结，小便赤涩，身热鼻干唇燥，口气热，神烦大渴者，皆里热而实。见点之初，顶若火刺，红而干枯，紫而昏黯，夹斑带疹，白而枯涩，黑若尘

铺者，皆为毒滞色重。此案痘顶色黑，显然血热毒遏。若黑如乌羽而有沙眼，摸过转色，其血犹活者可救；若黑如煤炭，摸过不转色，其血已死者不治。案中未及叙明，未免挂漏。惟方用凉血解毒，宣气透营为主，尚能奏效者，则其顶色黑，尚为毒滞之黑，非血瘀而死之黑也明矣。噫，险矣哉，亦幸矣哉。

**春温疫痘案 何拯华（绍兴同善局）**

【病者】朱三宝之子，年七岁，住朱家墺。

【病名】春温疫痘。

【原因】素禀肌色苍而多火，曾种牛痘两次，适暮春天气暴热，天花盛行，感春温时气而发痘。第三日始就予诊。

【症候】壮热自汗，面红颊赤，目中泪出，喷嚏，咳嗽。痘已见点，中夹红疹，胸闷气粗，神烦不宁。

【诊断】脉右浮洪搏数，左弦滑数。舌尖边红，苔滑微黄。此疫痘为春温引发而出，前哲钱仲阳所谓痘夹疹者，半轻半重也。

【疗法】凡痘在七日以前，多由外感用事。必先审其所感何邪，在何病所而清解之，为七日以后上浆之地。仿吴氏辛凉解肌，芳香透络，使痘化多为少，清络而易出起胀，银翘散加减。

【处方】净银花二钱 净蝉衣七分 冬桑叶二钱 苦桔梗一钱 青连翘三钱 牛蒡子钱半 粉丹皮钱半 生甘草五分 鲜芦根五钱 青箬尖二钱

【次诊】连服两剂，痘疹并发，色皆焰红，头面独多，余部尚少，唇赤舌红，脉仍搏数。此毒参阳位，最怕上冲神经，陡发痉厥。急与凉血败毒以预防之，五花三豆饮加羚角。

【次方】滁菊花二钱 夏枯花钱半 扁豆花廿朵 杜赤小豆二钱 紫葳花二钱 藏红花五分 大黑豆三钱 生粉甘草四分

先用鲜茅根一两去皮，碎羚角八分，煎汤代水。

【三诊】连进两剂，头面陆续灌浆，胸腹亦多起胀，势将灌脓。惟腰背不足，手足尚空，皮肤扪之虽热而不过灼。既不发厥，又无痉状。舌仍鲜红，脉尚洪数有力，此血分尚有蕴热也。议于凉血解毒之中，参以清滋气液，助痘灌浆。盖多得一分浆，少得一分后患。鞠通明训，谅不我欺。

【三方】鲜生地五钱 紫地丁三钱 银花二钱 珠儿参一钱 粉丹皮二钱 青连翘二钱 元参二钱 暹燕根一钱

先用鲜茅根一两，绿豆芽八钱，冬米一钱，煎汤代水。

【四诊】连投两剂，腰背手足浆亦满足，惟余毒尚重。舌红脉数，不必用温补，亦不可寒泻，犹宜用辛凉甘润，以为结痂之地，仿吴氏法，银翘散去荷蒡荆豉加生地大青元参丹皮汤。

【四方】净银花钱半 白桔梗八分 细生地三钱 鲜大青三钱 青连翘钱半 生甘草一钱 元参二钱 粉丹皮钱半

先用鲜茅根一两，甘蔗梢五钱，煎汤代水。

【五诊】痂虽渐结，回浆甚缓，上则微咳，下则便微溏。舌转淡红，脉右浮数沉濡，左小数。此肺有余热而脾气渐虚也。议清肺，稍兼实脾。钱氏泻白散合吴氏四苓汤加减。

【五方】生桑皮钱半 炙生甘草各二分 淮山药二钱,生打 生苡仁三钱 地骨皮钱半 生於术五分 云茯苓钱半 新会白五分 天津红两枚 金橘脯一枚

【效果】迭进五剂，冲咳已止，二便亦调，浆尽回，胃气旺，尽收全功。嘱其调饮食，适寒温，不必服药，自能恢复

原状。

廉按：吴氏鞠通谓风木司天之年，又当风木司令之候，内含相火，每逢春温，时有痘疹。无论但受风温，身热而不发痘，或因风温，而竟多发痘，或发斑疹，皆忌辛温表药，但与辛凉解肌透络最稳。此儿科时医所不知。盖风淫所胜，治以辛凉，佐以苦甘，《内经》之正法也。银翘散加减，治痘初起，最能化多为少，凉络而易出，见点亦服此。惟势将上浆，则宜易方。此案方法，多从吴氏脱化，竟收全功。可见鞠通于痘疹学，素有研究。惜其于解儿难，引而不发，语焉而不详耳。

### 夏热天痘案　汪竹安（住绍兴断河头）

【病者】谢姓男婴，六个月，住绍城大云桥。

【病名】夏热天痘。

【原因】现当痘疫盛行之际，感染时气而即发天痘。

【症候】身热烦啼，气急咳嗽，心悸，口干，耳凉肢冷。

【诊断】舌紫苔赤，指纹浮露，此钱仲阳所谓天行之病也。

【疗法】先开腠理以透发之。

【处方】荆芥穗五分　浙苓皮钱半　光杏仁钱半　前胡一钱　陈皮五分　生枳壳一钱　苏薄荷一钱　防风六分　桔梗六分　蝉衣一钱

【次诊】身热面肿，目封，痰滞，便下，苔纹兼赤。此疫毒尚郁，将发未发之候。治以升提内托。

【次方】升麻三分　炒牛蒡钱半　生甘草三分　浙茯苓钱半　桔梗五分　文元参八分　生黄芪六分　瓜蒌皮钱半　陈皮五分

【三诊】壮热神烦，质小火重，腠密难透，故痘尚未见点。纹舌同前。治以扶中托毒，活血养营，冀其痘出而起胀。

【三方】文元参一钱　清炙甘三分　酒炒当归钱半　陈皮五分　生炙绵芪各六分　蒲公英钱半　根生地三钱　蝉衣一钱

【四诊】痘一出而灌浆，皮尚灼而便泄，苔微，指纹渐淡。治以补托，为结痂善后之地。

【四方】料豆衣钱半　别直参五分　炙生绵芪各六分　浙茯苓钱半　陈皮五分　清炙甘三分　焦冬术钱半　炒枳壳八分　丝通草一钱

【五诊】多吮母乳。地阁面颊告回，日见好象。惟鼻塞痰多，大便如沫。若皮面又起炎性，运水蒸痂，固有之病，勿揣可也。且与清宣肺气，以化结痰，兼实大便。

【五方】东白薇钱半　净楂肉二钱　生於术钱半　通草一钱　淡子芩六分　浙茯苓钱半　生枳壳一钱　大腹皮钱半　杭菊钱半　淡竹茹钱半

【六诊】痰滞不出，肺失健旋，深虑停浆化燥。治仍清金化痰，解除痘毒。

【六方】淡子芩八分　银花二钱　炒楂肉二钱　瓜蒌皮钱半　生甘草三分　京川贝一钱　连翘钱半　大腹皮二钱　炒枳壳八分　鲜竹茹二钱

【七诊】天痘日见消回，惟鼻塞目封，胃肝火上冒，吮乳痰多，舌苔润。如不多吮母乳，勿受外感，可保无虑。

【七方】淡子芩八分　炙百部钱半　光杏仁二钱　杭菊二钱　生甘三分　金银花二钱　夏枯草钱半　炒楂肉二钱　黄草石斛钱半

【效果】连进三剂，诸症全愈。

廉按：痘为先天欲火之遗毒，蕴藏于骨髓深处，至热毒流行之岁，则因而外发。夏令正岁火流行之际，痘易升发。初方解肌开腠，先清外感，以发痘毒。二三两方，升提内托，活血养营，助其起胀而灌浆，厥后轻清宣化，以解痘后余毒，为轻性疫痘之正治法。

### 冬温疫痘案 汪竹安（住绍兴断河头）

【病者】徐姓男婴，年三岁，住本城驸马楼。

【病名】冬温疫痘。

【原因】从冬温时气传染而发。

【症候】身发壮热，天痘微现。气急作呕，大便溏泄。

【诊断】舌苔糜白，关纹淡紫。此《内经》所谓温病大行，适感其气而发疫痘也。

【疗法】轻清透发，使痘毒随感邪而出。

【处方】净蝉衣八分 炒牛蒡一钱 生枳壳八分 苦桔梗五分 丝通草六分 仙露夏一钱 淡竹茹一钱 广陈皮六分 生甘草三分

【次诊】头面渐见肿赤，稍兼清浆痘泡。气急已减，身热未除，指纹舌苔同前。此因儿小元弱，不能托痘外达也。最防浆未满而骤变内陷，姑以保元汤加味，扶元透毒，助痘成浆。

【次方】文元参一钱 净蝉衣一钱 炒枳壳一钱 浙茯苓一钱 升麻二分 生炙绵芪各六分 陈皮六分 丝通草八分 炙甘草三分

【三诊】身热咬牙，口燥神烦，大便泄泻，舌色紫绛。审此现象，恐化惊痘，先以轻透健运，使痘毒清化，变症自除。

【三方】升麻三分 生葛根七分 净蝉衣五分 天花粉钱半 西紫草三分 水芦笋三钱 鲜竹叶十片 广木香磨汁冲，一小匙

【四诊】目鼻俱封，咽阻多痰，咬牙肢瘛，头面肿，口燥便溏，尿赤涩，舌肉有痘，苔白燥。形色合参，热盛风动，正由险转逆之危候。仿前明李重兴先生

《金镜玉函》例，清化凉解。

【四方】羚角片五分，先煎 滁菊花一钱 前胡八分 天花粉一钱 桔梗五分 水芦根钱五 猪尾血十滴 梅冰一厘，研匀同冲 白颈蚯蚓三小支，洗去泥

【五诊】目开鼻通，咬牙止，痰亦少，头面肿退，口燥大减，二便尚赤，舌转红润，痘形平扁。病已转机，出险就顺，仍仿《金镜玉函》中清养法调理以善后。

【五方】鲜生地三钱 鲜石斛钱半 北沙参钱半 原麦冬一钱 鲜茅根廿支，去衣 嫩桑芽一枝 广陈皮三分

【效果】连服三剂，诸证悉瘥，痘亦结痂，胃健善食而愈。

【说明】此为天花痘之险证，出险就顺，由险转逆，吉凶在二三日间，全在医家心灵眼快，病家看护周到，始能转危为安。予于十五日四诊之际，颇为踌躇，悟到李重兴先生《金镜玉函》中，载有羚角二妙汤一方，为治险痘历试辄验之良方，酌而用之，果有特效，快何如之。益信前哲专科之善本，不可不精究于平时也。

廉按：小儿血气未充，脏腑娇嫩，痘疮不能起发，良由元虚不能足浆，浆不足则毒不泄。若再以毒攻毒，不但毒不肯出，而正气更受其害，未有正虚而毒能化者也。然亦有因热极而浆不起者，以正气为壮火所食也。宜泻火，忌补托。至痘后生毒，多由妄投毒药，误用温补所致。此案初用轻清透发，为治痘开先之正法；次用保元补托，反变咬牙热泻、口燥神烦等症者，显因壮火食气也；又次轻透健运，反变咬牙肢瘛，热盛风动之危候，谅因升、葛升阳，反助壮火以生风。迨改用李重兴先生法，大剂清化凉解，以泻痘毒之火，而病始转机，出险就顺。终用清养调

理，而竟收全功，此吴鞠通所谓始终实热者，则始终用钱之凉解。盖痘本有毒可解，但须解之于七日之前，有毒郁而不放肥，不上浆者，乌得不解毒哉？旨哉言乎。

### 风温疫痘案　徐伯川（住绍兴仓桥街）

【病者】连长汪梦飞君令郎，年三岁，住本城车水坊。

【病名】风温疫痘。

【原因】三月间传染天花，外因风温而引发，见点始延诊治。

【症候】痘点隐隐，大小不匀。头身壮热，心神烦躁，咳嗽痰多，大便秘，溺短数。

【诊断】指纹青紫浮露，舌鲜红无苔。此痘疮已发未透之候，病势可顺可逆，务宜慎风寒，节饮食为要。

【疗法】轻清开达，银翘透毒汤主之。

【处方】银花钱半　净蝉蜕五分　光杏仁钱半　桔梗八分　生甘草二分　青连翘钱半　炒牛蒡钱半　苏薄荷五分　广橘红五分　灯芯廿支

【次诊】痘已透明，神静安寐。惟身仍热，咳痰尚多，大便仍秘。舌与指纹同前。治仿前法。原方去薄荷、牛蒡，加升麻五分，制僵蚕钱半。

【三诊】痘已发齐，颗粒鲜明，已见水浆，嗽减痰活，神安喜寐，小便渐利，舌转红淡，指纹亦隐。治以解毒托浆为君，宣气消痰佐之。

【三方】青连翘钱半　甜桔梗钱半　生甘草三分　制僵蚕钱半　光杏仁钱半　广橘红四分　暹燕根一钱　皂角刺三分

【四诊】痘粒圆绽，贯脓充满，如黄褐色，痰少胃动，溺利神安，大便红黑，舌与指纹同前。治以双补气血，略佐清化。

【四方】潞党参钱半　暹燕根一钱　银花三分　制僵蚕五分　生黄芪钱半　当归身钱半　丹皮五分　生甘草三分

【五诊】脓已贯足，痘将回而结痂，胃气已健，二便如常，不过略有余热而已。前方去僵蚕、银花，加细生地三钱，生白芍钱半，紫草五分，夏枯花八分。

【效果】调补四剂而痊。

廉按：此为轻性疫痘之疗法，方皆轻稳，层次亦清，然此特治顺境之常痘耳。盖常者可必，而变者不可必，当细观痘之形色部位，及病儿气分之虚实、血液之通滞，随机策应，斟酌用药，安可执药以应无穷之变哉！总之变通之妙，要在随时制宜也。

### 风热疫痘案　严继春（住绍兴安昌）

【病者】王三义郎，年三岁，住四宸。

【病名】风热疫痘。

【原因】仲春发东南风，天气暴热，痘疫盛行，适感风热而引发。

【症候】初起状似伤寒，头疼身痛，乍寒乍热，喷嚏呵欠，面赤唇红，咳嗽痰涎，耳后已现红丝，惟耳骹中指俱冷。

【诊断】脉浮数，指纹青紫而浮，此疫痘已发未发之候。

【疗法】托里解表，使其易出，松肌透毒汤加减。

【处方】荆芥穗三分　净蝉衣三分　前胡一钱　桔梗四分　嫩桑芽一钱　滁菊花八分　生葛根五分　生甘草二分

【次诊】连进两剂，痘发不起，形色紫陷，烦渴壮热，咽喉肿痛，咳痰气喘，啼声不清，腹灼便闭，指纹青紫且滞。此热盛毒重，上壅于肺之险象也。急急清凉解毒，使痘易出而透齐，清金攻毒饮加减。

【次方】牛蒡子一钱　生枳壳七分　前胡一钱　蝉蜕五分　桔梗二分　元参一钱　净楂肉八分　粉重楼一钱　僵蚕八分　生甘二分　生锦纹五分

用银花露浸出黄汁，分冲。

【三诊】前方以清凉解毒为主，连服两剂，幸而大便微下，咽喉痛除，咳喘烦热均已轻减，声音清亮，痘点出齐，指纹青紫色淡。议于清滋气液之中，仍兼解毒，使易于贯脓，且免痫毒泡疮之后患。参燕三豆饮主之。

【三方】北沙参钱半　金银花一钱　生绿豆钱半　杜赤小豆一钱　毛暹燕五分，包煎　青连翘一钱　小黑豆钱半　生西甘草二分

【四诊】连进两剂，脓浆贯足，根窠充满，红而且润。胃气大动，知饥喜食，便通溺利。法当调补气血，资养脾胃以善后。保婴百补汤主之。

【四方】潞党参钱半　浙茯苓一钱　白归身八分　细生地一钱　小津枣两枚　生於术八分　清炙草三分　生炒白芍各五分　淮山药一钱，生打

【效果】连服四剂而痊。

廉按：痘疫虽以原虫为原因，而其发原动之诱因。翁仲醇曰：或因伤风热而得，或时气传染而得，或内伤饮食呕吐而得，或跌仆惊恐蓄血而得。叶天士云：痘疫为六气郁遏者，从时气治；为内伤停滞者，从里症治；亦有表里两解治，亦有下夺者。但下法寒凉之中，必须活血理气，防其凝涩冰伏。此案初方轻清疏达，次方稳健着力，皆属对症发药，妙在第三方清滋气液，助痘成浆，与魏氏用保元汤，温补法催浆者相对待。

刘丙生曰：痘科托浆之法，前贤多用保元汤等参芪温补之法。其于金水二脏阴虚，津液不足，带火干收之证，则阙如也。如今年甲寅岁气，由去冬先天时而

至，相火司天，引动胎毒，天痘大行，且多兼温疫之痘，虽成人尚不免重出，况婴儿乎？种牛痘而未泄尽胎毒者，皆不免焉。此多由阴精之气不足以抵拒先天相火之毒，故毒气留连，无津液蒸为脓浆，每有九日外意外之变。知其虚而补助之，泥用古方温补，必无生理。

因思得一法，专为培补先天金水二脏之气，创为滋补阴气一法，以补前人之阙，屡用有效，能转危为安。凡金水不足者，富者用濂珠，贫者用毛燕，赤贫者用木耳，皆能培补金水二脏之淡气，以排泄毒气于体外。木耳，淡气最富，凡脉极数者用之有效。单肾气不足者，用猪腰子汤。此治肾经逆痘，有殊功。此外如增液汤、三才汤、生脉散等，皆可采用。因本年泥用古方温补，多有遗憾，特提出滋补一法，令温补、滋补对树旗鼓。欲为痘科者，当辨其阴阳虚实，审慎择用，方不误事。其方意与刘说更相符合。若第四方，双补气血，调养脾胃，亦属翁氏善后之良方，足见学有渊源，非率尔处方者可比。

### 风寒疫痘案　严继春（住绍兴安昌）

【病者】黄麓隐君之令郎，年八岁，住白马山。

【病名】风寒疫痘。

【原因】素体肌肉粗厚，二岁时曾种牛痘一次，去年冬传染痘疫，适感风寒而外发，见点后始延余诊。

【症候】头疼身热，恶寒无汗，痘点隐约，心神烦躁，睡卧不宁，气粗胸闷，毛竖面浮，咳嗽白痰。

【诊断】脉左浮紧，右浮沉滞。舌边尖红，苔白滑。此痘毒内发，风寒外束，郁遏而不得达表，所以痘出不快也。

【疗法】发表为先，非升、葛不能直达，非麻、桂不能横行，二麻散郁汤主之。使皮腠疏通，痘出自快。

【处方】升麻五分　生葛根八分　生赤芍钱半　炙甘草四分　麻黄五分　桂枝尖四分　光杏仁二钱　广皮红八分

【次诊】一剂即恶寒除，周身汗出，痘亦随透，色红带紫，间有痘母，形大色黄，杂于常痘之内，神烦少寐，渴喜热饮，咳嗽痰多，眼涨若怒，便闭溺赤。脉转洪数，舌红苔黄。此热毒壅遏之险候。急急泄热解毒，内外分消，使毒化痘齐为要。仿费建中先生法。

【次方】紫草钱半　青连翘三钱　生石膏六钱，杵　光桃仁九粒　蜜炙川甲一钱　丹皮钱半　生赤芍钱半　生锦纹三钱，酒洗　藏红花七分　白颈蚯蚓三钱　犀角粉三分，药汤调下　灯芯二分

银花露一斤，代水煎药。

【三诊】一剂大便微下，痘已催足，色紫转红，痘母先见清浆，顶满而圆，痘盘圈红紧附，是为毒化。前哲叶天士所谓体强质实者多火，以清凉解毒之剂，则火解浆成。其言洵不欺我也。脉数渐缓，舌红渐淡。仍当凉血解毒仿前法减其制。

【三方】鲜生地五钱　藏红花五分　银花钱半　青连翘三钱　炒牛蒡钱半　制僵蚕钱半　广郁金二钱，杵　紫草钱半　苦桔梗一钱　生西草三分

【四诊】送进两剂，痘已催齐，火色渐退，惟浆未全透，或有半浆，顶若笠形，不克充灌。病势尚在险途，幸而痰嗽已除，胃动神静，大便色红，溺赤而利。脉转软数，舌转淡红。此由火毒下泄，而血液已亏。当清滋气液为君，佐以清化余毒。参燕三鲜汤加味。

【四方】真西参一钱　鲜生地五钱　原麦冬一钱　活桑虫三钱　银花三钱　毛暹燕一钱　鲜石斛三钱　鸡冠血二滴，分冲　鲜茅根二两，去皮切寸，煎汤代水

【五诊】连服两剂，引浆饱满，痘顶亦充，痘母已先干红结痂，胃纳日增，二便色淡，脉舌同前。议于滋补之中，略解余热。麦门冬汤合归芍异功散加减。

【五方】麦冬钱半　潞党参钱半　生於术八分　清炙草四分　归身钱半　生白芍二钱　辰茯神三钱　新会皮五分　鲜石斛三钱　地骨皮三钱　冬米五十粒　青蔗浆二瓢，分冲

【效果】连服四剂，诸证皆除，气血复元而愈。

廉按：身初发热，及痘见点之际，适为风寒所抑，致肌腠坚闭，经络阻滞，使清气不得引毒达表，循窍而出，则热毒壅遏于内，往往为喘急，为狂乱，为惊搐，为失血，为胀满，为秘结者，皆痘毒壅遏之症，余见甚多。辨证不差，即宜开提发散，佐以解毒透表，则热不壅而痘出自易矣。此案初方，放胆用升葛汤合麻黄汤，却是古方之最有效力者。盖因郁之愈甚，则发之愈暴，方亦不得不用猛剂也。第二方费氏必胜汤加减，于大剂凉血攻毒之中，佐以桃红活血通络，疏畅气机，亦用得刚刚恰好。第三四五等方，皆稳健适当，有实学且多实验，真博历知病，屡用达药之断轮老手也。

**阴寒疫痘案　严继春（住绍兴安昌）**

【病者】胡世义之郎，年七岁，住马回桥。

【病名】阴寒疫痘。

【原因】夏令风雨大作，约有旬余，天气应热而反寒，非其时而有其气，致小儿多染疫痘，第三日始延予诊。

【症候】痘虽见点，大小不匀，四肢多见痘胀肉肿，先时便眼封鼻塞，身微热而怕冷。

【诊断】脉缓而滞，按之无力。舌苔滑白带灰。此阴寒疫痘也。最防不长不快，痘毒内陷而生变。

【疗法】此时若专用发散以逐毒，非

惟毒不可逐，且使气衰弱而不能拒守乎中。若但用轻清以解毒，非惟毒不可解，且使毒冰伏而不能驱出于外。惟有用蓝真人流气饮加减，辛甘芳透，使阴毒外散，正气内守，庶痘易于起胀而灌浆。

【处方】当归三钱，酒洗　川芎钱半　白芷一钱　独活五分　川桂枝八分　防风一钱　广皮红五分　甘草节三分

【次诊】第四日复诊，痘不起胀，肉多浮肿，懒言嗜卧，手足厥冷，遍身紫暗，状如蚊迹，面色青白，便溏溺利，脉舌如前。此痘出于脾之险证也。幸而无口臭腹疼，青瘢如靛等逆证，否则二三日即凶变矣。且与蓝真人生生饮以急救之。

【次方】别直参钱半　生绵芪钱半　川芎五分　煨肉果五分　广木香五分　当归一钱，酒洗　鹿角尖一钱　青化桂三分　广皮四分，炒　炙甘草四分

【三诊】第五日复诊，痘已渐次起胀，先起胀者，亦渐灌浆，肢温泻止，遍身红活，紫暗已除，脉渐流利，舌灰亦退。惟上浆而疮口不敛，两腰酸痛，此由昨日重用参、芪、保元以起胀，归、芍、鹿角以催浆，肉桂补命阳，香橘畅脾气，肉果阻其下陷之路，炙草调其诸药之性，则气焉有不上腾而生者乎？气生而痘焉有不起胀者乎？且气能生血，血盈而痘焉有不灌浆者乎？侥幸而领出险关，且与蓝真人补脾汤，温补气血以贯脓。

【三方】别直参一钱　炒於术二钱　当归一钱　广皮五分　云茯苓五分　川芎五分　炙绵芪钱半　紫猺桂二分　炙草三分　胡桃肉拌炒补骨脂一钱

【四诊】第六日复诊，凡浆足而贯脓，脓溃而疮口不敛者，肌肉不长也。肌肉不长者，脾胃气血虚寒也。故嘱迭服补脾汤者，甘温香燥以大补脾胃之气血也。脾得所补，则肌肉自生，而疮口渐次收

敛，腰脊痠痛亦除者，峻补气血之功用也。惟脉尚软弱，后来贯浆者，犹有毒溃而脓清，尚属气血不足，深恐结痂维艰。议用蓝真人十全汤大补气血，以为结痂之地步。

【四方】别直参一钱　生炒於术各五分　当归一钱　紫猺桂二分　川芎五分　炙绵芪钱半　炙西草五分　直熟地二钱，炒　广木香五分　广皮五分

【五诊】第十日复诊，浆稠而靥渐次结痂，胃纳日增，脉圆舌润。用蓝真人十味百和汤加减，调补气血津液以善后。

【五方】潞党参一钱　清炙芪钱半　生地二钱　东白芍一钱　浙茯苓一钱　北沙参一钱　提麦冬一钱　熟地二钱　当归钱半　清炙草五分

【效果】连服六剂而痊。

廉按：《黄帝逸典》曰：痘之生死，系于浆之有无。浆之有无，系于胀之起伏。胀之起伏，系于身之气血。身之气血，系于中之水火。水乃后天之形气，火乃先天之元气。苟能从此颖悟，则由玄而入于妙矣。蓝采和真人云：予得道后，欲立功人寰，计莫若医。遍检方书，率多浮议，后得《黄帝逸典》于御藏中，再四展读，与吾家玄门宗旨相合。且其中语多引而不发，以俟能者之从，故予详尽说明。然有论无方，乌能济众？予又著《药性》《药方》二论，以传于世。此案初中末五方，皆遵蓝真人方药脱化，故能方方取效，转险为顺，确收成绩。后贤如陈文仲十一味木香散、十二味异功散、魏桂岩保元汤、聂久吾参归鹿茸汤，皆蓝本于此。此业医者所以贵博览而约取也。

**温毒疫痘案　严继春（住绍兴安昌）**

【病者】郁文卿郎，年五岁，住遗风郁家溇。

【病名】温毒疫痘。

【原因】素禀阳旺血热，适冬令痘疫盛行，传染而发。已服过两剂升麻葛根汤合麻杏甘膏汤，不效，而病势反剧，延余往诊。

【症候】痘疮已发未发，发则紫艳深红，或有黑陷，或有紫硬，或有歪斜，或如麻芥，实而不松，点而不活，壮热大渴，心胸烦闷，揭衣弃被，扬手踯足，神识昏狂，便闭溺赤。

【诊断】脉洪数实，舌色紫赤，起刺如杨梅。此由枭毒冲突，气血不能驾驭，一任疫毒之纵横，所以顽而不松，伏而不透，乃病势最险之危候也。

【疗法】此毒不除，诸痘皆陷，治不以攻，治之何益。急仿翁嘉德先生法，大剂散结攻毒饮挽救之。

【处方】苏薄荷一钱　荆芥穗一钱　生枳壳一钱　生锦纹三钱　赤芍二钱　牛蒡子二钱　生西草四分　桔梗六分　小川连一钱　绛通一钱　鲜生地五钱　生石膏八钱　鲜大青四钱　猪尾膏一瓢，分冲　灯芯一分　紫花地丁三钱　鲜淡竹叶三十片

【次诊】叠进两剂头煎，身仍壮热，腮红脸赤，毛焦皮燥，面浮目突，多哭善怒，气粗喘满，腹胀烦躁，狂言乱语，睡卧不宁，大便仍秘，溺尚赤涩，惟痘点较前起发，形色外黑里赤，间有外白里黑，脉舌如前。总属血热毒壅，病势仍凶。急进凉血攻毒饮，力图挽救于万一。

【次方】犀角尖五分，磨汁冲　粉丹皮二钱　小川连二钱　光桃仁二钱　牛蒡子三钱　鲜生地一两　生锦纹六钱　生石膏一两，杵　藏红花一钱　紫地丁三钱　陈金汁二两，冲　灯芯一分　痘疫夺命丹两颗，先用药汤调下

【附方】飞辰砂一钱　西牛黄七分　雄精三分　梅冰三分　蟾酥一厘

用净猪尾血捣丸，如火麻仁大。

【三诊】一剂后，二便畅利，诸证转轻。前方去生军夺命丹，减轻用量，又进一剂，从此痘色黑者变紫，紫者变红，外白里黑者亦转淡红，见点活动，高松而圆，根窠收紧，润泽有光。险症已平，势将行浆。急以灌脓为主，助痘成脓，从益元透肌散加减。

【三方】潞党参三钱　炙生甘草各三分　紫草一钱　川芎五分　蝉退三分　炒牛蒡一钱　净楂肉一钱　新会皮五分　桔梗四分　绛通八分　生糯米五十粒　灯芯十四支　小津枣二枚

【四诊】迭进保和元气，活血解毒，助痘成浆，使其易痂等法。果然浆足，别无他证。惟气血两亏，脉来虚弱。法当调补气血，滋养脾胃，以复其元。保元合保婴百补汤主之。

【四方】潞党参二钱　生於术钱半　清炙西草五分　白归身钱半　清炙芪钱半　云茯苓钱半　生淮山药二钱，打　细生地二钱　生白芍一钱　小津枣三枚

【效果】连服八剂，结痂褪净而痊。

廉按：温毒疫痘，最多险症。如根窠顺而部位险，部位顺而日期险，日期顺而多寡险，多寡顺而颜色险，颜色顺而饮食险，饮食顺而杂证险，杂证顺而治疗险，治疗顺而触秽险。而犹有最险者，则在元气与邪气耳。若邪气虽强，元气亦强者无害。若元气一馁，邪气虽微者亦危。设或犯之而不速治，则顺者逆而吉者凶矣。此案尤为险中之急。初方用散结攻毒饮，五岁小儿，敢用生锦纹三钱，小川连一钱，生石膏八钱，猪尾膏一瓢，以急攻温毒，处方不可为不峻，迭进两剂头煎，而病势依然，可见枭毒之顽强抵抗，骤难制伏。必用大剂凉血攻毒饮，减加出入，迭进两剂，始得侥幸出险，妙在于凉泻之中，仍佐桃红等活血疏畅，不致凝滞气血。幸而此儿元气尚强，能胜任大剂峻攻，否则由

险转逆，寿可立倾。厥后三四两方，助痘成浆，催浆结痂，步骤井然，转机极速，非于痘科学素有研究，临证富有经验者，曷克担此重任。似此佳案，卓卓可传。

### 瘟毒疫痘案　周禹锡（住成都）

【病者】胡姓儿，年四岁，住城外乡间。

【病名】瘟毒疫痘。

【原因】素未种过牛痘，适冬令疫病盛行，遂染天花。五日后病势甚险，始延余诊。

【症候】周身攒簇，大小不匀，几无空隙，烦热呕逆。

【诊断】脉浮洪数实，舌红带紫。此血瘀毒盛之险候也。

【疗法】除瘟毒为首要，用王氏通经逐瘀汤加黄芪、知母。

【处方】光桃仁二钱　片红花一钱　生赤芍八分　青连翘一钱　川柴胡五分　皂荚刺六分　生黄芪八分　肥知母一钱　蜜炙川甲八分　白颈蚯蚓三钱　当门子三厘，绢包

【次诊】迭进活血宣窍，益气解毒，两剂而痘即起浆。先清浆，其次白浆，又次混浆，又次黄脓，脉转虚弱。改用足卫和荣汤以善后。

【次方】潞党参一钱　清炙芪钱半　生於术一钱　清炙草五分　当归一钱　东白芍钱半　炒枣仁五分　光桃仁五分　藏红花三分

【效果】两剂结痂，又两剂，胃健体强而愈。

廉按：王清任曰：痘非胎毒，乃胞胎内血中之浊气也。儿在母腹，始因一点真精，凝结成胎，以后生长脏腑肢体，全赖母血而成。胞胎内血中浊气，降生后，仍藏荣血之中，遇天行触浊气之瘟疫，由口鼻而入气管，由气管达于血管，将血中浊气逐之自皮肤而出。色红似花，故名天花。形圆如豆，故名曰痘。总之受瘟疫轻，瘟毒随花而出，出花必顺。受瘟疫重，瘟毒在内逗留，不能随花而出，出花必险。受瘟疫至重，瘟疫在内烧炼其血，血受烧炼，其血必凝。血凝色必紫，血死色必黑，痘之紫黑，是其证也。死血阻塞道路，瘟疫之毒，外不得由皮肤而出，必内攻脏腑，脏腑受毒火煎熬，随变生各脏逆证，正对痘科书中所言某经逆痘，不知非某经逆痘也，乃某经所受之瘟毒也。痘之顺逆，在受瘟疫之轻重。治痘之紧要，全在除瘟毒之方法。瘟毒不除，花虽少而必死；瘟毒若除，花虽多不致伤生。痘科书中，但论治胎毒，而不知治瘟毒。纵知治瘟毒，而不知痘毒巢穴在血。若辨明瘟毒轻重，血之通滞，气之虚实，可立救逆痘于反掌之间。即痘浆亦不是血化，痘出时是红色，五六天后，忽变清浆，次变白浆，次变混浆，次变黄脓，终而结痂。此由痘本血管内血中浊气，遇天行浊气之瘟疫，自口鼻而入于气管，达于血管，将血管中浊气与血，并气管中津液逐之，自毛孔而出，所以形圆色红。五六天后，痘中之血，仍退还血管，痘内止存浊气津液。津液清，名曰清浆。清浆为瘟毒烧炼，稠而色白，故名白浆。白浆再炼更稠而混，故名混浆。混浆再炼，稠如疮脓，故名黄脓。将黄脓炼干而结痂。痘不行浆，皆因血不退还血管。血不退还血管，皆因血管内有瘟毒烧炼，血凝阻塞血之道路。若通血管之瘀滞，何患痘浆之不行。其言如此，已扼痘疫病源之概要矣。

惟近据弗垤氏、派伊弗尔氏、乖尔氏等言，本病原为一种之原虫，名企笃利苦的斯怀利阿列，由于直达接触空气，介立人体及物体而传染。罹本病一次，即得免疫性，后无再罹本病者。其流行有一定期限，以二年乃至四年现出为常例。考原

虫，即微生虫，吾国通称小虫。桃仁善杀小虫，载在《神农本经》，谭其廉撰《鼠疫》一书，推桃仁为杀小虫之特效药。清任通经逐瘀汤，以桃仁为君药，惬合痘疫之原因疗法，故其方善用者多收成效。此案前后二方，悉遵清任治则以收功，可见王氏当时，必是亲治其证，屡验之方。所以方中自注云：此方无论痘形攒簇，蒙头覆釜，周身细碎成片，或夹疹夹斑，浮衣水泡，其色或紫或暗或黑，其证或干呕烦躁，昼夜不眠，逆形逆证，皆是瘀血凝滞于血管，并宜用此方治之。其方中药性，不大寒大热，不大攻大下，真良方也。五六日后见清浆、白浆，将麝香去之，加黄芪五钱，将山甲、皂刺减半。至七八日后，桃仁、红花亦减半，黄芪可用八钱。若温毒极重者，余每遵丹溪翁法，与犀角地黄汤合用。一则清透血毒，一则善杀原虫。以犀角、桃仁为君药，双方兼顾，改定方名，曰十二味犀角桃仁汤。较之王氏本方，尤为稳健而周到，凡治瘟毒痘疫，屡奏殊功。故表出之，以贡献于专门痘症科者。

### 气虚疫痘案　贾清琳（住泰安东海子街）

【病者】刘步堂，泰邑清文庠，住城东小观庄，其第①三子，年一周半，患痘。

【病名】气虚疫痘。

【原因】素禀胎怯。

【症候】身热肢冷，神昏不乳，时常寒战。痘已见点五日，遍身灰白，摸不碍手。

【诊断】虎口络脉红线已由风关通气关，以证合参，此气血虚寒之候，故痘色灰白。

【疗法】方用参、芪、术益气补托为君，臣以归、芎活其血，木香、陈皮调其中，佐以升、柴引气透表，边桂补火暖血，使以甘草协和诸药而已。

【处方】高丽参钱半　生箭芪钱半　生於术钱半　归身钱半　川芎六分　陈皮五分　安边桂二分　川柴胡三分　升麻三分　青木香三分　清炙草六分

水煎，日夜连服二剂，第七日加炒山甲八分，清鸡汤煎服。一剂浆足转红，二剂乳食大进。

【又方】潞党参二钱　白归身钱半　酒炒生地钱半　丹皮一钱　炒银花一钱　山萸肉一钱　清炙甘草七分

【效果】服四剂，至十五日始落痂，月半平复。

廉按：凡婴孩体虚染痘，首必辨其表里。若痘灰白不红绽，初起发出不快，昏暗陷顶，皆表寒而虚；若二便清利，身热不扬，手足口气俱冷，不渴少食，唇白涕清，饮食不化，皆里寒而虚。次必辨其气血。若痘色淡白，顶不坚实，不硬指，不起胀者，皆为气虚；若根窠不红，或红而散乱，手摸过即转白，痘上如寒毛竖起，枯涩不活者，皆为血虚。此皆诊断虚痘之看法也。至若治法，痘必以发透为吉，其起发必赖气血滋培，方能自内达外，齐苗灌浆结痂，无非气血为之主。此时一忌清热败毒，二忌克伐气血，三忌杂药乱投，四忌吞服医家小丸。此案的系虚痘，方用保元合补中益气加川芎、木香面面顾到，深合魏、庄二家心传，可谓扼虚痘之主要矣。

### 疫痘黑陷案　严继春（住绍兴安昌）

【病者】朱晓翁公子，年八岁，住本镇。

【病名】疫痘黑陷。

【原因】素禀肌苍多火，适逢冬令温燥，天花盛行，遂传染而发病。

---

① 第：此字原漫漶，据文义补。

【症候】痘已起发，间有变黑陷而不起，余尚红活。形多肥泽，身尚壮热，神烦少寐，便溏溺利。

【诊断】脉左搏数，右浮洪，重按则软，舌红苔薄滑。予断之曰：痘疮红活之中，间有黑陷不起，较一身尽成黑痘者，尚为逆中之顺，然亦险矣。慎毋因循，恐渐变加多，不可救药矣。晓翁问曰：曾闻痘疮变黑归肾者不治。予曰：凡痘黑陷，约有二证。一则干枯变黑者，此名倒陷，乃疫火大炽，真水已涸，故曰归肾者不治；一则痘色变黑，未至干塌，此疫毒烁血，血色被灼而熏黯者也。令郎之痘，与第二证相类，况黑陷者尚鲜，兹蒙坚信不疑，急急挽救，犹可为也。

【疗法】用犀角尖、鲜生地、当归头、酒红花清透营热，活血提顶为君，银翘、升、蒡、甘中黄等解毒举陷，从里达表为臣。然痘色之黑者，虽由毒火熏黯而痘顶之陷者，多由元气衰弱。故佐参芪以提补元气，重用茅根为使者，取其生发最速，从下透上，从营达卫，走心肺而清导血分，较芦笋之纯走气分，为尤良也。

【处方】犀角尖八分，磨汁冲　鲜生地六钱，酒洗　当归头钱半　藏红花七分，酒炒　银花二钱　青连翘三钱　炒牛蒡二钱　升麻五分　甘中黄一钱，包煎　潞党参钱半　生黄芪钱半

先用鲜茅根二两，去衣，煎汤代水。

【次诊】痘黑转红，顶陷起发，渐次上浆，势将贯脓，壮热神烦已减，脉数渐缓，舌红渐淡，病势幸有转机。仿芍归保元汤为主治，参以宣气活络，不必败毒清血，致令便溏内陷。

【次方】川芎五分，酒洗　归身须各一钱，酒洗　太子参一钱　生绵芪钱半　生炙粉甘草各三分　广木香四分　广皮五分　藏红花七分　广橘络七分，酒洗　麻菇四分

【三诊】连进三剂，先贯脓者多结痂，已结痂者渐收靥，胃健喜食，气足神完。与保元异功合法，以善后而收功。

【三方】潞党参二钱　清炙芪二钱　生於术钱半　清炙草四分　浙茯苓二钱　炒广皮五分　淮山药三钱，生打　小津枣三枚

【效果】连服六剂而痊。

廉按：凡痘自内不出，谓之伏；自外复入，谓之陷。痘疮黑陷，当分四证，以明辨之：一则外感风寒，肌腠闭塞，血凝不行，必身痛肢厥，痘点不长，或变黑色，或变青紫者，此为倒伏也。治宜辛温解肌，以透发之。二则痘毒太盛，内外蒸烁，毒气上冲，必心烦狂躁，气喘妄言，如见鬼神，大小便闭，腹胀足冷者，此为倒陷也。势轻者宜利小便以解毒，重者宜表里双解以攻毒。三则阳气内虚，而不能运行营卫，出而复没，痘变黑色，或白色。症多不能饮食，二便自利，或呕或厥，此元气虚而黑陷者，谓之陷伏也。治宜保元温托为君。间有因误下之后，毒气入里而黑陷者，则宜温托而透发之。四则被房室等杂秽恶气感触而黑陷者，则宜芳香以熏解之。此案但属黑陷之险证，尚非逆证恶候，用药的对，犹可由险转顺。案中发明病理，确切病情，头头是道，故能方方见效。善诊断者善治病，吾于此证而益信。

**疫痘夹瘄案　严继春（住绍兴安昌）**

【病者】俞丹霞君之令郎，年四岁，住陶里村。

【病名】疫痘夹瘄。

【原因】暮春痘疫盛行，适感风温而痘瘄并发。

【症候】身热二日，痘已见形，隐伏不透，中夹细粒，状似麻疹，如云密布，痰嗽气粗，烦躁不宁。

【诊断】脉浮滑数，右甚于左，舌

红，苔罩白滑。此因染疫痘时，恰遇风温时气，感受其气，一时而痘瘄并发也。

【疗法】当先轻清透瘄，瘄透而痘亦随出。河间桔梗汤加减。

【处方】苏薄荷七分　净蝉衣七只　瓜蒌皮一钱　苦桔梗四分　青箬叶二钱　青连翘钱半　炒牛蒡钱半　广皮红五分　生西草三分　嫩桑芽一枚

【次诊】瘄已发透，但有点粒，一无片片，大颗如痘，略有根盘。头面多见，胸背尚鲜，头身仍热，咳嗽痰多，气粗神烦，脉舌同前。当以托痘为要，活血疏肌以透发之。

【次方】紫草八分　藏红花四分　光杏仁钱半　净蝉衣七只　青连翘钱半　丹皮一钱　生赤芍一钱　广皮红六分　生葛根七分　淡笋尖两枚

【三诊】时瘄已回，痘亦催齐，点至足心，色多紫赤。溺赤便闭，身虽仍热，神已安静，痰嗽轻减，脉尚搏数，苔退舌红。此血分尚有蕴毒也。治以凉血解毒，使血热痘疹内外分消。翁氏十神解毒汤加减。

【三方】鲜生地三钱　紫草钱半　蜜银花钱半　瓜蒌皮二钱　藏红花五分　丹皮钱半　青连翘二钱　汉木通八分

先用生绿豆一两煎取青汁，去渣，代水煎药。

【四诊】痘顶属气，根盘属血。血充则圈红紧附，气盛则顶满滚圆，皆由气领血载，痘疮得煅炼化浆。便通溺利，身凉脉静，是为毒化之佳征。易痂易落，可预料焉。用三合汤加减，滋养脾胃，免生痘后虚证。

【四方】潞党参钱半　生於术六分　浙茯苓一钱　生甘草三分　小津枣三颗　白归身一钱　生白芍钱半　细生地二钱　新会皮五分　金橘脯一枚

【效果】连服五剂，痂落胃健而愈。

廉按：瘄为宁绍麻疹之俗称。痘有夹麻疹者，有夹丹疹者。麻疹多属于肺，故咳而始出，起而成粒，匀净而小，头面愈多者为佳。治以透疹为先，疹散而痘疮自发矣。丹疹多属于脾，隐在肌腠之间，发则多痒而麻木者，兼湿痰也；色红块赤，如云头而突者，兼火化也。多发于手足身背之上。治以托痘为主，痘出而丹疹自淡矣。此案痘瘄并发，先透瘄而后托痘者，盖因瘄属肺胃，易于透发，痘由肾至肝至心脾及肺，自里至外，从深及浅，全藉身中气血领载充长，以化毒为浆，必待脓厚苍老而始结痂，毒乃外泄，元气内返，始无变证，此亦一定之步骤也。初中末四方，皆轻清灵稳，深得叶氏薪传。

**疫痘夹惊案　严继春（住绍兴安昌）**

【病者】胡世宝之郎，年约周岁，住马回桥。

【病名】疫痘夹惊。

【原因】儿肌苍黑，素禀多火，三月间痘疹盛行，外感风温，陡发惊痘。

【症候】发热一日，痘未见点，即现惊窜。甚则手足瘈疭，神识昏迷，头部独灼，两太阳及耳前，筋皆跳动震手。耳后已起红丝，呵欠喷嚏，腮红脸赤，睡卧不宁。

【诊断】指纹青紫浮露，舌红而苔白滑。此翁氏所谓头身灼热，不时发惊搐者，痘自心经而出也。其痘疮发热之际，正心火妄动之时，切忌举动匆莽，猝作巨声。及其痘发灌脓，元气升浮，营血消耗，尤宜静摄，否则神不守舍，血不循经。轻则停浆，重则频频惊厥，最多闷痘。此皆看护要言，切宜慎重。勿执痘前惊者多吉，率尔大意焉。

【疗法】平肝息风，透热发痘，痘出则惊搐自止，钱氏消毒饮加味。

【处方】羚角片五分，先煎　荆芥穗七分　炒牛蒡钱半　生甘草二分　嫩桑芽一枚　淡笋尖一枚

【次诊】婴儿火体，胎毒必盛，故痘未出之先，热蕴于内，内风为外风引动，即作惊搐。幸而痘出惊止，见点徐徐而出，既出即长，热缓嗜乳，神气较静，指纹舌质渐淡。此为顺痘之佳兆。但乳孩身小元弱，全藉助身中元气，领载充长以化毒为浆。魏氏保元汤为君，略佐三豆饮以解毒。

【次方】党参尖五分　生芪尖五分　生西草二分　杜赤豆五粒　小黑豆五粒　生绿豆十粒

【三诊】连进两剂，浆贯脓厚苍老，其痘早见者，首先结痂。毒已外泄，元气内返，谨慎护持，可无变证。惟痂后血液必虚，当以甘润增液，资养胃气为要。

【三方】暹燕根四分，煎成去渣，乘热冲蔗浆二小匙以代糖。

【效果】连服四日，诸痘痂靥干结，肌肉完固而痊。

廉按：痘疮夹惊搐，或因风热所激而发，或因心经蕴热而发，其间先发惊而后发痘者，此热在痘而不在心，为顺；先发痘而后发惊者，此热在心而不在痘，为逆，其大端也。就余所验，痘疮将出，惊搐一二次即止者，可许为顺；若惊搐十数次而报点少，其痘必密，报痘一二日而惊搐不止者，其痘多重；或短气如喘，或呕或泻者，最多闷痘，未可概以为顺。此案见点徐徐，痘出惊止，既出即长，长即灌浆，一路顺风，斯无变证。案中谆嘱病家，言言切要，方皆轻清灵稳，真儿科之三折肱者也。

### 疫痘夹疔案　严继春（住绍兴安昌）

【病者】徐绍刚君之孙，年七岁，住本镇。

【病名】疫痘夹疔。

【原因】素禀体壮多火，适初冬痘疫盛行，遂传染而痘疔并发。第二日即延余诊。

【症候】身发壮热，面赤唇红，两颧鼻准皆有黑点。心神烦躁，大叫疼痛，手足麻木，爪甲色紫。痘已见点，色多紫赤。

【诊断】脉弦紧搏数，舌红且紫，间有黑刺。此叶氏所谓痘苗已长，昼夜烦躁不止者，最防隐处发疔也。况两颧有黑点，两腋必有疔；准头有黑点，四肢必有疔，余已历验不爽。一经现出，则痘毒不能宣发，痘疮不能成浆，最为痘证之险候。勿谓言之不预焉。

【疗法】先除疔毒为首要，急用银针刺破四围以泄毒血。后用四圣膏贴患处，内服清毒活血汤加减。

【处方】紫草钱半　生赤芍钱半　皂角刺五分　银花二钱　炒牛蒡二钱　丹皮钱半　藏红花七分　蒲公英三钱　青连翘三钱　白颈蚯蚓三钱

先用紫花地丁八钱，鲜菊叶梗根一两，灯芯三分，煎汤代水。

四圣膏

真绿豆粉五分　珍珠粉一分　罗汉豆四十粒，火煅存性　血余炭一分

以上四味，共研细末，以葱头和白蜜捣匀成膏，涂之，再用桑皮纸盖之。

【次诊】前于两腋及两手臂间，见有痘疔各一，用挑痘疔法逐一挑破，头面胸前两手，痘已起发。惟两腿之疔各一，前虽刺破，仍然硬胀，手捻有核，则疔已成根。故其症仍壮热，心尚烦躁，大渴唇焦，便闭溺涩，胭腹腿足痘点隐约。舌生芒刺，脉弦洪数。病势尚在险途，急急内外并治，希望由险转顺。外用拔疔根法，内服归宗汤加减。

【次方】生锦纹三钱　鲜生地六钱　藏红花八分　紫草钱半　小川连七分　生石膏八钱，研细　蜜炙川甲一钱　皂角刺七分　炒牛蒡二钱　干地龙三钱

先用紫花地丁一两，鲜茅根一两，去皮节，灯芯三分，煎汤代水，临服调下犀角粉五分。

拔疔根法：用银刀从痘疔四边剖开，以小钳钳出，其形如钉，有半寸许长，拔去其疔。外用山慈菇、蜈蚣肉各一钱，捣烂涂之。

【三诊】服药一剂，及疔根拔出后，痘疔四旁皆起红色细疮，毒已外泄，脘腹两腿痘已催齐起胀。大便紫黑，溺赤而利，痛止神安，舌红润，紫色退，脉虽搏数，洪弦已减。当以凉血解毒，助痘灌浆为正治。

【三方】生玳瑁一钱　藏红花五分　西紫草一钱　银花钱半　活桑虫三钱　鲜生地五钱　粉丹皮钱半　生赤芍钱半　连翘二钱　青蔗浆两瓢，分冲

【四诊】迭进两剂，先起胀者，痘先灌浆，渐渐肥满，色多光泽，然间有浆行收早，或痘根紫艳，或痘皮软薄，或血泡夹杂于痘中，脘腹尚灼，口干不渴，舌色鲜红，脉尚搏数。此余热尚在血分，毒未化尽也。议仍仿前法，凉血清毒饮加减。

【四方】鲜生地四钱　蜜银花钱半　真绛通一钱　毛西参一钱　生赤白芍各钱半　青连翘二钱　丹皮一钱　暹燕根一钱

先用鲜茅根一两，去皮，生藕肉一两，去皮节，两味煎汤代水。

【五诊】浆已贯足，势将结痂。惟瘢痕干燥，根色红艳，或渴欲饮冷，或夜寐不安，脉舌如前。此尚有余毒伏热，郁结于血分也。议导赤兼清滋法。

【五方】鲜生地六钱　汉木通八分　濮竹叶钱半　银花露一两，分冲　鲜石斛三钱　生甘细梢八分　灯芯三小帚　地骨皮露一两，分冲

先用鲜茅根二两，去衣，甘蔗梢一两，两味煎汤代水。

【六诊】叠进三剂，瘢转润满，色亦红活，痘痂已次序而脱。虽腿脚之痂迟落，下焦之阴尚未充足，然不足虑。所幸胃口大开，可以育阴潜阳法以滋填之。

【六方】大生地四钱　山萸肉一钱　生龟甲心四钱，打　生白芍钱半　元参三钱　淮山药三钱，生打　生真珠母四钱，打　原麦冬一钱

先用熟地露八两，地骨皮露八两，代水煎药。

【效果】连服八剂，血气调和，阴阳既济而痊。

廉按：疫痘夹疔，通称痘疔，由瘟毒入血，血热毒盛，气血腐坏而成也。就余所验，状有数种。有初出红点，渐变黑色，其硬如石者，此肌肉已败，气血中虚，不能载毒而出，反致陷伏也。有肌肉微肿，状如堆粟，不分颗粒者，此气滞血凝，毒气郁结也。有中心黑陷，四畔突起戴浆者，此血随毒走，气不为用也。有中心戴浆，四畔干陷焦黑者，此气附毒出，血不为使也。有头戴白浆，自破溃烂者，此气血不充，皮肤败坏也。有变为水泡，溶溶易破者，此湿火并行，气血不能敛束也。有变为血泡，色紫易破者，此血热妄行，不能自附于气也。有疮头针孔，浆水自出者，此卫气已败，其液外脱也。似此数症，于五六日之间，但见一症，多不可治。惟痘疔生发之初终部位，亦要辨明。大抵痘初出者，痘疔多发于头面。中候出者，痘疔多发于胸背，势皆最急。末候痘疔多生于手足骨节间者，其势稍缓。一疔之外，别生小疮者，名曰应候。四围赤肿而不散漫者，名曰护场。四旁多生小疮

者，名曰满天星。有此者缓，无此者急。疫痘初起，或发寒热，或发麻木，或呕吐，或烦躁，或头晕眼花，或舌硬口干，或手足青黑，或心腹胀闷，或精神沉困，或言语颠倒，宜即于遍体寻认。凡须发、眼耳、口鼻、肩下、两腋、手足甲缝、粪门、阴户等处先要留心细看。若不早除，势必转险为逆。此案痘疔并发，幸生于两腋四肢，尚属旁枝，非头面胸背要害处可比。开拔痘疔后，四旁续出红色细疮，瘟毒半从外泄，半从内蕴。故初中末三候，尚多险象。此症正在可顺可逆之际，非大剂清毒活血，凉血攻毒，多方急救，决难转险为顺。似此方方对症，精心结撰，真治痘疔之佳案也。

### 疫痘夹瘕案 严继春（住绍兴安昌）

【病者】漏啸貌之郎，年七岁，住遗风。

【病名】疫痘夹瘕。

【原因】素禀体强质实，去年冬痘疫盛行，适感冬温而暴发，至第二日始延余诊。

【症候】痘疮见点，出而不透。壮热烦躁，昼夜不止。口渴引饮，目睛呆瞪，眼白红丝，五心如烙。痘瘕间杂，便闭溺赤。

【诊断】脉右洪盛搏数，左劲数而驶，舌紫赤有朱点。此心经血热，挟胃经臬毒暴发于肌表。所虑者，紫瘕渐起，痘反隐伏，已现闷陷之逆候，幸而天禀苗实，竭力挽救，或可转危为安。

【疗法】大剂清营托痘，透毒提瘕，使血分转出气分，痘能发透，瘕亦自化。犀角、大青合麻杏甘膏汤加味。

【处方】犀角尖五分，磨汁　鲜大青五钱　焦山栀三钱　淡香豉二钱　生甘草四分　生石膏八钱，杵　光杏仁钱半　净麻黄四分　陈金汁二两　鲜地龙汁两瓢，同冲

先用鲜茅根二两，鲜青箬五钱，冬笋尖五个，切碎，三味煎汤代水。

【次诊】前于大剂凉血透毒之中，反佐以一味麻黄，直达横开，互相救济。叠进两剂头煎，果能痘瘕齐发，形圆而绽，色亦鲜红。间有紫陷，痘毒尚有蕴伏，便仍闭，溺仍赤涩。幸而脉虽搏数，驶象已无，舌虽紫赤，朱点已隐，病势渐有转机。议以凉血解毒，使痘易长而贯浆。

【次方】鲜生地五钱　藏红花八分　紫草二钱　银花钱半　桔梗一钱　生西草四分　青连翘三钱　制僵蚕钱半　活桑虫三钱　陈金汁二两，冲

绿豆清煎药。

【三诊】前用伍氏凉血解毒汤加金汁，善泄血中浊气，桑虫最能清血催浆。连服两剂，根盘即化，一线圈红紧附，顶满滚圆，紫陷已起，清浆亦见，便通溺利，神静喜寐。脉圆，舌红渐淡。此为血毒已化之佳兆。当转机清滋气液，使血活灌脓，而成浆自易也。参燕异功煎加减。

【三方】真西参一钱　光暹燕八分　细生地三钱　藏红花三分　紫草八分　川芎五分　生西草三分　炙甘草三分　生糯米五十粒，干荷叶包煎

【四诊】连服两剂，浆已贯足，脉静神安，胃动喜食，二便均调。虽有虚热，但宜扶正，正足则虚热自平。八珍汤加减以善后。

【四方】潞党参钱半　光暹燕一钱　浙茯苓钱半　炙西草五分　白归身钱半　细生地三钱　生白芍钱半　淮山药三钱　小津枣三枚　金橘脯一枚，切片

【五诊】脓窠已结，胃气亦健，别无他证。略有余热。脉软微数，舌淡少津。但宜调养脾胃以复元。《金匮》麦门冬汤加减。

【五方】鲜石斛二钱　北沙参三钱　提

麦冬钱半　炙西草四分　生於术八分　生白芍钱半　苹果片三钱　甜石榴四十粒

【效果】叠进四剂而痊。

廉按：痘点初出，皮肉红肿，片片如锦纹者，此痘内夹瘭也。皆由瘟毒入血，血热毒盛，乘其痘毒之热而发为瘭。红瘭易退，紫瘭稍难，蓝瘭、黑瘭则不治。就余所验，服药后，其瘭渐退，痘粒坚实者吉，否则皮肤瘭烂，痘易瘙痒，皮嫩易破者凶。如紫瘭成块，其肉浮肿结硬者，又名痦瘤。其血瘀实，其毒最酷。痘未发齐而瘭先烂者，症多不治。此案初方，于大剂凉血透毒之中，反佐以一味麻黄，横开腠理，迅达皮肤，使瘟毒从表排泄，则痘易于起齐，而瘭亦随之退化，最为对症发药之妙法。第二方凉血解毒，亦不可缓，一候瘭退血附，毒化痘齐，则血中之气液必亏，即转机而清滋气液，助痘成浆，托浆贯脓，亦属适当之方法。处方用药，井井有条，似此验案，洵堪为后学师范。

**痘夹瘭疹案　严继春（住绍兴安昌）**

【病者】沈仁斋先生郎，年二岁，尚吃乳，住本镇沈家搂。

【病名】痘夹瘭疹。

【原因】素禀火体，适深秋天气温燥，天花盛行，遂传染而痘夹瘭疹并发。第二日即延予诊。

【症候】壮热多啼，烦躁不宁。面赤目红，咂唇弄舌。痘虽发现，一片红点，瘭疹错杂，殊难分辨。形同攒簇，又类堆聚。

【诊断】指纹青紫浮露，舌红苔白，兼有朱点。予断之曰：此夹疹挟瘭，险中逆痘。由乳孩身小元弱，表气虚而时毒重，一齐奔溃而出，最怕不能上浆。急则骤变痒塌，缓则成为溃烂，勿谓言之不预焉。

【疗法】凉血消毒，透解瘭疹为首要。使疹透瘭化，则痘可陆续发出。千金犀角地黄汤加减。

【处方】黑犀角三分，先煎　鲜生地三钱　银花一钱　净蝉衣七只　皂角针五分　羚角片五分，先煎　粉丹皮八分　连翘钱半　牛蒡子钱半　白颈蚯蚓三钱

先用鲜茅根五钱，紫花地丁四钱，青箬尖三钱，煎汤代水，临服调服三酥饼一分。

【次诊】一剂后，症状、脉舌如前。病势既不进行，亦不退化。皆由枭毒把持，亢阳太盛可知。便已三日不通，溺短赤涩，由热熬干血液，后恐不能上浆，深为可虑。翁氏曰：堆聚攒簇者必用攻。姑遵其法以消息之。

【次方】前方去鲜地、丹皮，加光桃仁五粒，酒洗生锦纹钱半。

【三诊】连进两剂头煎，大便紫赤带黑，疹透瘭化，攒簇尽散，痘已陆续起发，或里外肥红，或外黑里赤，甚或外白里黑，形色不一。症尚弄口咂唇，唇舌色绛，指纹仍紫而滞。心火太重，犹是血热毒盛之险候。病势方张，切宜慎重。且与大剂凉血败毒，毒化则痘易长而灌浆。

【三方】犀角尖五分，磨冲　鲜生地三钱　银花钱半　鲜大青三钱　桔梗八分　羚角片八分，先煎　老紫草一钱　连翘钱半　白颈蚯蚓三钱　甘草三分，生用　猪尾膏一小匙，药汤调下

【四诊】一剂后，大便又下，初则紫黑，继如红浆。咂唇弄舌已除，神宁喜寐。较昨日虽有起色，然痘色紫红而滞，根松壳薄，面赤唇红，指纹鲜红而紫，此血分尚有蕴毒。姑用前法，参以活血提顶。

【四方】前方去犀、羚、猪尾膏，加生玳瑁钱半，紫花地丁二钱，三妙血（鸡冠血三滴，猪尾血一小匙，活地龙汁

一小瓢，梅冰一厘，和匀同冲）一服。

【五诊】进一剂后，险中逆痘，头面起发而色鲜，周身色淡，险而逆者，渐转顺境。现有行浆之势，乘此气血用事之机会，一以保和元气，助疫贯浆为主，活血解毒佐之。

【五方】潞党参一钱　生炙甘草各三分　藏红花四分　桔梗七分　麻菇三分　生绵芪一钱　细生地二钱　暹燕根一钱　生糯米五十粒　鲜茅根三钱

【六诊】痘虽贯浆，浆行薄弱，腰下多未结痂。便溏溺利，面唇色淡，指纹已隐。此皆儿小元弱之确征。议用回浆饮加减，助其收结。

【六方】老东参一钱　清炙芪一钱　炒於术一钱　浙茯苓一钱　嫩闽姜四分　淮山药二钱，生打　南芡实二钱　炒白芍一钱　清炙草四分　小津枣三枚

【七诊】连进三剂，浆足色苍，形势圆绽，四肢陆续贯浆，皮肤扪之平和，不冷亦不过热，大势已有成功之象。但大便略滞，口舌略干，吮乳不休，此系元气虽复，津液尚亏。当用气液双补，参燕冰糖饮以善后。

【七方】潞党参一钱　光暹燕一钱　奎冰糖一钱

【效果】连服八日，结痂落屑，喜笑活泼而痊。

廉按：凡看痘证，专科皆谓先疏后密者，轻而多顺；先密后疏者，重而多逆。然亦有辨。如轻性痘证，作三四次出，大小不一等，先似疏而后渐密，此顺证也，结果多吉，若初出时，只见面上、胸前有三五处，颗粒模糊，根脚肿硬，待至起发，则一齐涌出，故先疏而后尤密，此逆证也，结果多凶。至若先密后疏，形同攒簇者，就予所验，夹癍夹疹者多。其初出也，看之一片红点、癍疹相杂，临证时颇难诊断，至起发时，癍疹尽散，惟痘独在。故先似密而后实疏，不比真正堆聚攒簇之怪痘，如游蚕、燕窝、雁行、鼠迹、蟹爪、鸟迹、蛇皮、嘻窝、螺疔、珠壳、叠钱、紫背、履底、环珠、覆釜、两截、蒙头、托腮、锁口、锁唇、锁项、锁喉、抱鬓、披肩、攒背、蒙魁、咽关、攒胸、囊腹、缠腰、抢膝、鳞生、囊球等，为数大恶症。治之无益，徒招怨尤。此案初诊，即断其为夹疹挟癍，首用透解癍疹，固已扼其首要，以后多方救济，或凉血攻毒，或活血提顶，或凉血解毒，皆治血热疫痘，初中期间之必要。自中以后至末期，始转机而用补法，亦属一定之步骤。

**痘夹喉痧案　严继春（住绍兴安昌）**

【病者】陆世贵君之女，年九岁，住山头村。

【病名】痘夹喉痧。

【原因】去冬瘟毒盛行，或发疫痘，或发疫瘩，或发喉痧。此女素禀火体，一染疫而痘夹喉痧并发，第二日即延予及傅医会诊。

【症候】身发壮热，二日见点。痘形不大，顶圆而平，状类水痘，根反甚红，不止一线，中夹细小如粟，琐碎如沙，喉痛红肿，汤水难咽，气粗而逆。

【诊断】脉浮洪滑数，两寸独大。舌尖边红，苔黄而糙。予断之曰：此痘夹喉痧之险症。《医宗金鉴》所谓痧亦热毒所发，往往夹痘而出也。幸而尚未夹瘩，否则喉烂而腐矣。惟傅医谓痘毒攻喉，心胃热盛，上冲于肺。喉属肺系之口，故首当其冲。世翁无所可否，一无主张。

【疗法】予谓痘初起时即见痧者，莫妙于先用透托，既可托痘，又兼透痧。痧透而痘能起胀，且使疫毒外达，而喉痛自轻。世弟傅医亦赞成之。独方药则意见各殊。傅则主甘桔汤加射干、牛蒡、银花、

连翘，三豆饮代水煎药。予开麻杏甘膏汤，加翘、蒡、蝉退、重楼为主。世翁谓明日再当奉请而别。

【处方】带节麻黄四分　光杏仁钱半　青连翘钱半　炒牛蒡钱半　生石膏八钱，研细　生西草三分　粉重楼钱半　净蝉衣十只　水杨柳叶钱半

外用冰硼散吹喉。

【傅方】生甘草三分　苦桔梗八分　射干八分　炒牛蒡钱半　金银花钱半　青连翘钱半

三豆饮一两代水煎药。

【次诊】第三日复诊，知病者先服傅剂，继服予方。痧虽满布，痘未出齐，咽喉尚痛，咳痰气急，声音不清，壮热烦渴，胸闷便闭，脉舌如前。此痧虽外达，而痘毒上壅于肺也，病势正在险途。议以翁氏清金攻毒饮加减。

【次方】生石膏八钱，研细　炒牛蒡钱半　前胡钱半　净蝉衣十只　生锦纹钱半，切丝用薄荷汤浸取黄汁，冲　生枳壳一钱　制僵蚕半钱　粉重楼二钱

先用鲜茅根二两，去衣，青箬尖五钱，灯芯一分，煎汤代水。

【三诊】第四日会诊，知病家除去生军，自以陈金汁二两代之，服一剂，而痰喘如前，便亦不通，咽喉干痛，黏涎满口，水谷不入，呼吸困难，势将溃烂。予曰：势急矣，议先用外治法，俟痰涎瘀浊扫除，乃可进药，稍一迟误，大事去矣。方以急攻瘟毒为主，顺气开痰药佐之。蓝真人六一换花煎加减。

【三方】犀角尖五分，另煎冲　紫草钱半　瓜蒌仁五钱，杵　紫菀二钱　羚角片一钱，另煎冲　丹皮一钱　牛蒡子二钱，杵　前胡二钱　生桑皮三钱　生甘节一钱　青连翘三钱　川贝母钱半，去心

先用生萝卜汁两茶钟，净白蜜一调

羹，开水冲两汤碗，代水煎药。

附外治法：首用开水一汤碗，生桐油半瓢。先以筷掉拨，继用鹅毛一根，蘸浮面桐油探喉，以搅去痰涎。终则蘸鲜杜牛膝汁扫喉，以除去瘀浊，俟痰涎瘀浊扫除后，再用瓜霜、紫雪，化水以漱喉，乃可进药。

【四诊】第五日会诊，痰涎已除，喉痛轻减，大便亦通，气急亦平，痘渐起胀，惟白似水痘。此因痧出太多，耗去血液使然。议以助血灌浆为君，兼理肺气，肺气一清，则瘟毒自彻于上矣。

【四方】毛西参一钱　鲜生地五钱拌捣淡香豉一钱　炒牛蒡钱半　桔梗八分　暹燕根一钱　全当归一钱　藏红花四分　净蝉衣七只　制僵蚕钱半

先用鲜茅根二两，去衣，青箬尖五钱，煎汤代水。

【五诊】第六日复诊，脓贯而平薄，气不充也，点红而不泽，血毒不清也。此尚属气虚毒盛之候。幸而胃动喜食，神气清宁。议用蓝真人驱热回生散，使气不燥而血以清，则痘先起胀者先灌浆，自头面以及周身，庶几至八九日，浆老则苍色如黄蜡，而显结痂之形矣。

【五方】潞党参一钱　鲜生地四钱　元参一钱　青子芩五分，酒炒　白桔梗七分　生绵纹一钱　当归钱半　丹皮七分　小川连五分，酒炒　生甘草四分

【六诊】第八日复诊，前方连服两剂，浆虽灌足，而色有苍有不苍，痘渐结痂而靥，或脱或不脱，是为收靥之险证。幸而饮食强健，二便调和，自能化险为顺，不必过虑也。议用参芪回浆饮，助其收靥以善后。

【六方】潞党参钱半　生於术一钱　制首乌二钱　生白芍一钱　炒白芍一钱　清炙芪钱半　清炙草五分　浙茯苓钱半　广皮

五分

【效果】连服四剂，屠已收结，渐次脱落而痊。

廉按：《黄帝逸典》曰：痘有别物乎，气血中六淫之毒也。治痘有别法乎，消解六淫之毒，保全其气血也。蓝采和真人云：凡除六淫之疫毒，必先审其一岁中暴戾之气。始则溃其大势，继则散其应援，终则尽其余党，除疫痘之法尽矣。故痘于将出未出之际，与以六一换花煎，随六淫之毒而出入加减，则毒势散而不见。若过时余毒复作，再以六一换花煎加减服之。又过时恐毒不尽，更服之，服至三次则毒无不尽。毒既尽，则痘有不顺者乎。此案转险为顺，全赖六一换花煎加减。盖痘疫之为病，多由火而发。六气之中，暑燥火居其三，风湿居其二，寒居其一。故治疫痘者多以此等方药取效者，良有以也。虽然痘虽火毒居多，而虚实异禀，则攻补异宜，又多兼杂感，亦不可偏拘清凉之一说也。

### 疫痘夹疳案　严继春（住绍兴安昌）

【病者】王玉安先生孙女，年七岁，住本镇三板桥。

【病名】疫痘夹疳。

【原因】素患疳积，适染时疫而发痘。其父亦业儿科，曾进升麻葛根汤加蝉、蚕、蒡、翘两剂，因病势颇险，第三日邀予会诊，时正二月中旬也。

【症候】蒸热烦渴，面黄颊赤，肢细腹大，口生疳蚀，痘虽齐发而多不起胀，且多血泡，间有水泡，心神躁扰，昼夜不安。

【诊断】脉浮洪搏数，舌纯红无苔。此血热毒盛，销烁气液。况患疳者，气液素亏，既不起胀，焉能灌浆，乃险中之逆证。惟且敬谢不敏而已。其父谓痘科书中云：素有疳而患痘者，痘多无恙。盖胎毒从久病而化，肌腠由疳热而松。且儿既黄瘦，必骨劲筋强，肾元多实，他疾虽多，而于痘疮则恒多无苦也。予曰：此但就湿热虫积肥热疳之有余者而言，若脾胃气液两亏之虚疳，又当别论。其父乃满面忧容，谓同业三分亲，务托尽心力而挽救之。予一再踌躇曰：症虽犯逆，幸而胃健善食，破格出奇以制胜，或有挽回之希望。

【疗法】起胀之由，必气先至，而血乃行，火上蒸而水乃腾。蓝真人曰：血少益气，血干滋气。故以吉林参、潞党参为君。又曰：血热清气，血滞通气。故以真西参、苏丹参为臣。然必佐以鸡冠血之温蒸提顶，猪尾血、蚯蚓血之活血透毒，庶痘可起胀而灌浆，使以提清鸡汤者，大滋气液以托浆也。

【处方】吉林参一钱　真西参钱半　鸡冠血十滴　蚯蚓血一瓢　潞党参钱半　苏丹参钱半　猪尾血一瓢，用棉纸滤清，和梅冰少许

三妙血和匀同冲。先用提清鸡汤两碗，代水煎药。

【次诊】一剂后，痘已渐次起胀，清浆如露。二剂后，渐次灌浆，浆如蜡色，或如茶色浓厚。予曰：奇哉，何药之神应如斯耶！其父喜形于色，谓方奇特，奏效当然奇特。予曰效不更方，嘱仍服原方去鸡冠血、猪尾血，加生芪尖钱半，暹燕窝二钱，再进一剂，消息其有否变端。

【三诊】痘将结痂，忽起口臭龈肿，牙宣齿疼，神烦啼哭，口渴引饮。大便闭，溺如米泔。此痘后牙疳也，乃素有疳积之余毒，上攻牙齿而然。予已早料及此。故前方去温蒸血气之鸡冠血，幸未色黑腐烂，琼不致牙齿脱落，穿腮破颊，蚀唇透鼻。然必急急救疗，以免转险为逆。内服清毒凉血饮，以泻火而攻毒，外敷人

中白散，以消疳而保齿。

【三方】尿浸石膏四钱　知母三钱　鲜生地五钱　生赤芍钱半　胡连四分　酒洗生川军钱半　连翘二钱　粉丹皮钱半　人中白三分　生甘草四分

外治方

人中白二钱，煅　制硼砂一钱　上青黛一钱　儿茶一钱　腰黄八分　头梅冰四分

共为细末，搽敷患处。

【四诊】大便两次，色红带黑。牙宣齿痛、烦热等证已除，胃健喜食。舌润淡红，脉转虚数。法当补气生津，养胃阴而解余毒。

【四方】北沙参三钱　生玉竹钱半　蜜银花钱半　生西草四分　原麦冬钱半　甘蔗浆一大瓢，分冲

【五诊】今已回浆，十分全功。惟痂痒便溏，脉虚不数。法当补气以实脾。仿钱氏参苓白术散加减，以善其后。

【五方】米炒党参钱半　浙茯苓三钱　广木香四分　五谷虫三钱　生炒於术各一钱　清炙草五分　生苡仁三钱　炒广皮五分

【效果】连服四剂，诸症皆愈。后用饮食调补，恢复原状。

【说明】此病告痊，其父虚心请益。予谓医贵实学，尤贵实验，自问数十年来，于疫痘甘苦备尝，姑以一得之见，为吾兄略言其要。

## 一、首辨疫痘形色

痘疮吉凶，全在形色。始出之形，尖圆坚厚；起壮之形，发荣滋长；成浆之形，饱满充足；收靥之形，敛束完固，与水珠光泽者，皆为正形。或平或陷，形之变也。若初出之时，隐如蚊蚤之迹，空若蚕种之脱，薄如麸片，密似针头，如热之痱，如寒之粟者，必不能起发而死。黏聚模糊，肌肉虚浮，溶软嫩薄，皮肤溃烂者，必不能收靥而死。痘之色，喜鲜明而恶昏暗，喜润泽而恶干枯，喜苍蜡而恶娇嫩。红不欲艳，艳则易破；白不欲灰，灰则难靥。由红而白，白而黄，黄而黑者，此始终次第渐变之正色。若出形而带紫，起发而灰白，色之变也。至于根欲其活，窠欲其起，脚欲其固，地欲其宽，四者俱顺，痘虽重而无虑；四者俱逆，痘虽轻而必险。然形色为气血之标，气血乃形色之本。气盛则痘窠圆满而周净，气虚则顶陷气散则窠塌。亦有气虚极而不塌陷者，乃火载之故，外状虽见圆满，实空壳如水泡。血盛则痘窠光明而红活，血虚则晕淡，血愈则晕结。亦有血虚极而外面犹红者，乃火浮之故，外状虽见圆晕，实枯槁而不润泽。至于形色相较，宁可形平塌而色红活，不可形光圆而色晦滞；宁可有色无形，不可有形无色。盖形属乎气，气可旺于斯须；色属乎血，补血难图速效也。

## 二、辨疫痘部位

痘疮为阳毒，诸阳皆聚于面，吉凶善恶，但以面之部位占之即可。概其余额属心火。如印堂以上，发际以下，横两日月角位，先见点，先作浆，先结靥者，为恶候。盖心为君主，毒发于心，故先见其位。君危则十二官皆危，故凶。左脸属肝木，右脸属肺金。如两脸先见红点磊落者吉，如相聚作块其肉肿硬者死。盖肝藏魂，肺藏魄，生意既绝，魂魄将离，故不治。额属肾水，承浆横抵两颐。先见红点，先发先靥者吉。此位虽属肾，然三阴三阳之脉皆聚于此，阴阳和，故可治。鼻属脾土，若准头先出先靥者凶。盖四脏禀命于脾土，败则四脏相随而败，必绵延日久而死。肾之窍在耳，又心开窍于耳，心肾皆少阴君火。又少阳相火之脉，行耳之前后。凡在耳轮先见红点者凶。盖君相二火用事，则播灼之势难以扑灭。惟口唇四围先出先起先靥者吉。因阳明之脉，挟口

环唇，胃与大肠主之，无物不受故也。（一说前法亦时有不应，大抵从正额间及两颧先见者多顺，人中口鼻先见者多险。或口唇目胞预为浮肿者，此脾胃受毒尤险。太阳颐颊腮耳先见者多逆。其不能先见于上而反见于下部者，此元气不振，起浆收靥亦同。凡初见点于正面吉部，相去一二寸，一颗尖细，淡淡桃红色者，其痘必稀而轻。若初见于正面凶部，二三相并，五六成丛，或赤或白，顶平而少神者，其痘必密而重。）

### 三、辨痘疫传变日期

痘非有外气来召，则不出，所召或非其类亦不出。出而不能逐去其毒，人即不生。欲逐其毒，悉由气血固托，元阳蒸化。气血不能出自一经，心以供血，初传在心。肝以纳之，血足实绽，二传在肝。肺以供气，气到泛白，三传在肺。肾以纳之，肾伏真火，上蒸于脾，四传在肾。脾得真火，生气化血，各经之东道主人，故五传到脾，而功成循环无端，缺一不可。传经诀自见点时算起，历一周有半是也。见点一日半，共十八时，心经主事。第二日下半日，与三日十八时，肝经主事。起胀一日半，共十八时，肺经主事。第二日下半日，与第三日十八时，肾经主事。贯脓一日半，共十八时，脾经主事，初传一遍矣。其贯脓第二日下半日，与三日十八时，心经主事，回靥一日半，共十八时，肝经主事。第二日下半日，与第三日十八时，肺经主事。结痂一日半，共十八时，肾经主事。第二日下半日，与第三日十八时，脾经主事，凡传两遍方毕。惟各经之用，有时有日，何经先到，何经后接，相连不绝，危而后安，离而复合，若或离绝，桥断船败，陷溺可必，所以轻重不均，吉凶不一。此传经之言，要妙微密。时者十八时也。日者一周半日也。先后

者，气血之程途也。到与接者，经之传也。不绝者，各经用命也。危而后安者，气血之应也。离而复合者，毒之化也。心到而肝不应，则不高耸。肝到而肺不应，则不横铺。肺到而肾不应则干枯，或抬空亮。肾到而脾不应，则气血无来路，而诸症蜂起矣。各经互用，变化相连，毒无所容，必至消化。七日有零，而复一经有疵，气血至此而败绝，毒至此而得反攻，不亡何待。能明乎此，思过半矣。此就急性疫痘而言，若慢性疫痘，发热三日而后见标，出齐三日而后起胀，蒸长三日而后贯脓，浆满三日而后收靥，发热之初，耳尻中指俱冷，耳后起红丝，呵欠喷嚏，眼目困倦，两颧之间，有花纹见者，预知其为痘也。

### 四、辨疫痘用药宜忌

活血宜紫草、红花，惟见点红甚，或便滑者忌。山楂散血消积，胃虚不能食则忌。甘草解毒和中，中满则忌。陈皮健脾行气，自汗则忌。大腹皮利水治胀，发散则忌。牛蒡子疏风润色，滑窍通肌，泄泻则忌。木通疏利膀胱，溺多则忌。诃子、乌梅止泻渴敛汗，便实则忌。人参、白术扶元益胃，血燥毒盛则忌。升麻、葛根升发开提，痘密汗多，毒盛里实则忌。羌活、白芷败毒追脓，气虚则忌。当归、川芎活血补血，血热痘烂则忌。芍药、地黄凉血助阴，血寒不发则忌。辰砂定神除热却烦，灰白不发则忌。糯米暖胃实脾，气滞则忌。防风散风解热，气喘则忌。木香调气散寒，止腹痛泻青，斑黑燥渴则忌。厚朴温胃宽胀，烦渴则忌。细辛发散上行通肺，燥热则忌。柴胡发表透热，气升则忌。前胡除痰治嗽，便泄则忌。半夏消痰止嗽，燥渴则忌。麻黄、紫苏散表逐寒，表虚则忌。生姜、肉桂助胃温中，血热妄行，干红焦紫则忌。附子回阳补元，治虚

寒厥冷，烦乱则忌。大黄荡涤实热，胃虚食少则忌。人牙起发，肾邪陷伏，血热毒陷则忌。山栀降火下行，气虚便溏则忌。犀角凉血止衄，时值行浆则忌。牡丹皮行血归经，痘前多汗则忌。肉豆蔻健脾止泻，便实则忌。桔梗开郁发导，泻下则忌。蝉蜕驱风散毒，表虚汗脱则忌。枳壳宽胸下气，气虚下陷则忌。胡荽、乳香焚之开窍，血热毒盛，烦渴衄汗则忌。黄芪能密腠，痘未出齐则忌。

**五、辨疫痘看护宜忌**

痘疮自初出至收靥时，脏腑俱虚，外邪易触，饮食易伤，凡起居、饮食、服药皆宜注意。

（一）严冬多设炭火，盛暑多置冰水，务使室中寒暖和匀，卧处最要无风，又要通明忌暗。常令亲人看守，夜中灯火莫离。若遇烈风迅雷暴雨之变，更当谨慎帏幕，洁被服，除秽气，忌见僧道、师巫、孝服、孕妇、生人、六畜、扫地、梳头等事。忌触油漆气、烧头发气、吹灭灯烛气、熏抹疮药气、硫黄脑麝诸香气、韭蒜粪秽诸浊气、鱼腥煎炒诸油气、房中淫液气、妇人月经气、狐臭气、诸疮腥臭气、死人尸厌气，忌闻哭泣、詈骂、呼怒、歌乐及锣钹、金器之声。忌洗面，恐生水入疮而酿他证，生水入目而成眼患。眼鼻部之痘痂不可动，恐有眼吊鼻齆①之患。愈后行坐勿太早，恐成腰痠脚痛之痼疾。

（二）痘初起时，宜食笋尖、鸡脑、鸡冠，饭内煮肉，酒酿桑虫。能食者，与卿鱼、白誊之类（脾胃弱者，笋尖、鲜鱼皆不宜食）。至酿脓时，宜食鹅尾肉、雄鸡头，煮烂莲肉、枣子，年深腌肉、圆眼肉、白黏米粥、嫩羊汁、顶大桑虫。及收靥时，惟宜清淡，忌食毒物。始终忌食葱蒜韭薤、茄子、栗子、螃蟹、鲜鱼、蜜浸椒辣、时果、圆蛤、雄鹅、鸡子、糕粽、醋酱、酒糟、鲜猪肉，及猪之心、肾、血、髓、肝、肠等物。小米、麦面、火酒，瓜、柿、梨、杏、樱桃、荸荠、荔枝、橘子之类。犯之则有伏匿、焦紫、喘胀、声瘖之患。误食糖霜，则多发痔蚀。

**六、辨疫痘应用书籍**

学说惟《黄帝逸典》，最为高古，唐蓝采和真人注。自序谓立功人寰，莫如医药，乃注此书，而附撰药性药方于后。药性兼及构造之原理，药方兼及配合之方法，可为治痘之纲要。看法惟翁仲仁《痘疹金镜录》最为精确。其书总括痘疹之病源、治法及处方，颇为简明，且无偏于寒热攻补之弊。吴鞠通赞为痘科宝筏。其妙处全在于看，认证确实，治之自效。初学必须先熟读其书，而后历求诸家，方不误事。故今之研究痘疹者，多以此为入门之书。而俞茂鲲撰《痘科金镜赋集解》，取翁仲仁赋十一篇，加以注释，亦不可不参看也。又次叶天士《幼科痘疹要略》，其看法有补翁仲仁不及之条，治法则参考诸家，广收众法，集前哲之长而融化之。徐灵胎赞为不仅名家，可称大家，良有以也。陆履安谓叶氏治痘，凤称神奇，观其案中寒热攻补，不胶于一见。如毒火深伏，气血壅遏者，藉芳香以搜逐，用紫雪丹。气滞血凝，毒重火伏者，以酒大黄、石膏、青皮、桃仁、荆芥、犀角、猪尾血之类主治。肝肺毒火不宣，气血有焦燔之势者，用犀角、羚羊、紫草、丹皮、石膏、鲜生地之类。元气不支，阳虚内陷而见灰白、湿烂、泄泻、呕恶等症者，用辛香温煦，如陈文仲之法为要。气血极虚而浆清塌痒，全无实证相兼者，当

---

① 齆（wèng 瓮）：言鼻塞不通，发音不清。

峻补气血，用参归鹿茸汤及坎炁汤之类。气虚莫外乎保元及四君子，血虚不离于四物及补血汤。又于气虚血热者，补气之中兼凉血，血虚气滞者，补血之中佐辛香。用攻法须分部位经络，用补法当辨寒热燥湿，过清则有冰伏之虑，偏热则有液涸之虞。此皆先生采择先贤之法，因人见证而施治，可谓善法。古者矣！

近世小儿痘疹，多挟热疫时气而发，故费建中《救偏琐言》，法多中肯。必胜汤一方，《金鉴·痘疹心法要诀》每采用之，以救非常之怪痘，厥功伟矣。叶氏《痘疹要略》云：近世布痘，每盛发于君相风木燥金司令，盖非火不发也。火郁发之，升阳散火是已。但前证若里热甚重，煎灼脂液，苟非苦寒下夺，佐以升表，不能用也。费建中方颇为中的。妙在寒凉清火解毒，必佐活血疏畅，预防其凝滞气血也。乃后人不察，訾其偏任寒凉。盖未知痘疫之同于热疫也。审其为热疫，必宗其法，又可曾亦论及。近惟王清任知之。即麻疹亦多因热疫之气而发，故治法亦与温疫相埒。习幼科者，于温热暑疫诸证因，不可不细心研究也。总之，书不在多在乎精。苟能于此四种，明辨笃行，融会贯通，则于痘疫已得其要矣。今承下问，容敢实告，愿与吾兄一商榷之。

廉按：疫痘夹痛，较寻常痘疫为难治，以其实中夹虚，虚中夹实也。况痘已发齐，多不起胀，正聂久吾所谓出齐后，当起胀而不起胀，则浆不行而五陷之症作矣。所谓五陷者，如痘稠密，晕红紫，而顶陷下，紫陷也。甚则晕脚干枯，中有黑脐，而成黑陷，此毒热炽盛，蔽其气，凝其血而陷也。若痘出稠密，色淡白，根无红晕而顶陷者，白陷也。甚则迟一二日，转为灰陷，此血气虚寒，不能运化毒气以成浆，故陷也。

又有一种痘，颗粒通红，成血泡而不成浆，此气虚不能统血，而血反上居气位也。血泡失治，则气愈虚而为血陷。此案实为血陷之证，初方出奇制胜，妙在三血合用。鸡冠居至高之分，取其阳气充足，痘顶不起者，须此透发。但系盛阳之品，故加豕、蚓等血为佐。豕，阴畜，尾又居至阴，凡血皆热，惟此清凉。尾善动，故尤活血。地龙善窜，活血通经，能引诸药直破恶毒所聚之处，且鸡冠提浆，升表治上。猪尾性动，入里治下，二者更有上下表里兼顾之妙。服后速奏特效，洵非虚夸。迨至浆足结痂，忽发牙疳，虽属应有之变证，而内服、外敷二方，尤为中的。案后说明，足见学有心得，证多经验，非老成练达者不能道。至若应用书籍，如上述四种外，又有《祝氏痘科良方》，简当切用，后之学者，不可不浏览也。

**天痘夹痛案　陈务斋（住梧州四方井街）**

【病者】陈火土，年四岁，住广西容县。

【病名】天痘夹痛。

【原因】素因胎毒未清，食乳不洁，乳母常抱肿黄之疾，湿浊遗传，常发疥疮。诱因天花痘流行，毙者甚众，空气不洁，口鼻吸受，直接传染。

【症候】全体发热，二三日发现痘粒遍体。再二三日，则现结板凹陷，形似蜂窝，黑暗干壳。数日无运水浆，全体大热，烦躁渴饮，气粗喘逆，人事昏迷谵语。手左右曲池、足膝左右及胸背起痛十余枚，大如桃子，黑暗坚硬。

【诊断】左右脉浮数无力，脉证合参，定为锡版蜂窝痘兼痘痛证也。由痘疫微菌飞扬，口鼻吸受，直接传染，直中血分，与胎毒连合，急走皮肤，发泄泡粒。时中气虚弱，不能运浆灌脓，而毒内陷，蕴聚经络，流于骨节之间，发而成痈。前医以托里透脓，不独不效，反至燥渴神昏谵语，而痘转黑暗，骨节起痈，势成危急不治之证。病家恳求甚切，不得已勉为设法。

【疗法】汤剂用败毒饮子加减，取生地、红花、赤芍，凉血生新为君；黄连、犀角、羚角、莲心清心肝火为臣；银花、牛蒡、连翘败毒去瘀为佐；升麻、粉葛、木通升发疏通为使。接连二服，并用锡器煎水洗后，谵语已除，人事已醒，体热已退，渴饮已止。痘新不黑，起而不陷，诊脉左右缓弱，又用保元汤加减，取其补气升提，活血生新，运脾和胃，托里运浆。连三服后，痘已运浆起顶，由首至足，逐渐成熟。又用胃脾汤加减，取其益脾和胃，安心宁神，活血补气。一连数服，逐渐结痂。惟左右手曲池，并膝背胸之痈未散。又用八珍汤加减，取其托里透脓，活血补气。连十余服后，而痈已溃破流脓水，腥臭异常。又用外洗茶甘败毒汤，则脓水已净，惟痈溃深七八分，难已结痂。又用十全大补汤，取其大补气血，生长肌肉。然后月余，始得肌肉结合，数月方能步履如常。

【处方】败毒饮子加减方

生地黄三钱　西红花钱半　赤芍钱半　川黄连钱半　连翘二钱　羚羊角一钱　莲子心三钱　银花二钱　牛蒡子三钱　升麻五分　犀角尖七分，磨　粉葛根一钱　木通七分，煎服

【又方】保元汤加减方

东洋参三钱　贡白术二钱　当归身三钱　生黄芪三钱　生甘钱半　紫草茸钱半　金山虾五钱　大黄豆六钱　云茯苓二钱　红花七分

【又方】胃脾汤方

贡白术钱半　远志肉钱半　酸枣仁一钱　破麦冬二钱　五味子钱半　白归身钱半　东洋参二钱　北沙参钱半　辰茯神三钱　粉甘草一钱　广陈皮七分

【又方】八珍汤加减方

当归身二钱　生白芍二钱　生地黄四钱　川芎窮一钱　大防党四钱　贡白术二钱　云茯苓三钱　粉甘草一钱　川贝母二钱　酸枣仁一钱

煎服后去川贝、枣仁，加黄芪、肉桂，即十全大补汤。

【又方】外洗茶甘败毒汤

当归身三钱　银花蕊四钱　陈茶叶三钱　粉甘草四钱　紫草茸三钱　五倍子三钱　片红花二钱

煎汤洗。

【效果】五日全体痘新不黑，起顶不陷，十日结痂，三十日痘痈脓水已净。四十日结痂，食量已进。三月步履如常，元气复旧。

廉按：痘发夹疹者毒轻，夹斑者毒重，夹疔痈者毒尤重。此案痘疮并发，气血交蒸，方用败毒饮子，清营、活血、宣气、透肌、解毒，五者兼用，使热毒得伸越而达表，则内外有所分消，不致蹈陷痘、闷痘之险。然犹恐四岁孩儿气血不足，升散太过，或成表虚；清凉太峻，或成冰硬。故接方即改用保元汤加减，助气和血。以痘之始终，全凭气血为之主也。其余两方，亦皆稳切，非于痘科多所实验者不办。

**痘毒攻心案　李伯鸿（住汕头仁安里）**

【病者】温和德，年岁半，暹罗[1]图书印务公司温士贞之子，住行街德邻里。

【病名】痘毒攻心。

【原因】孩体壮盛，感染痘疫。前医

---

[1] 暹（xiān 先）罗：即今泰国。

温补太过，致痘疮黑陷，毒气攻心。

【症候】痘顶黑陷，额上痘烂，失音不乳，咳喘腹泻，咬牙寒战，已危在旦夕。

【诊断】额为心阳，痘毒攻心，故额上痘疮烂，失音不乳，因痘毒停蓄肺间，炎火冲上，闭塞咽喉，不能纳乳，甚至失音。肺气不能下达，胃中又有疮腐烂，故便下黑豆汁。本属不治之证，病家再三哀求，因血心想救治法。

【疗法】患者危在万分，若用煎剂，缓不济急，且散又不能下，因想得一法，急用熊胆浓液，以解心毒而止便泻，继则以透解血毒，清肺化痰之品。

【处方】真金丝熊胆二分，汽水小半杯，以清洁指头，乳融为液。

【初方】黑犀角三分　桔梗三分　生甘草一钱　葶苈子钱半　杏仁一钱　连心麦冬一钱　射干钱半　牛蒡钱半　当归尾六分　童便一钟，冲　莲子心念支

【次方】羚羊角三分　瓜蒌皮钱半　麦冬一钱　花粉钱半　桔梗五分　生甘草一钱　牛蒡子钱半　归尾六分　赤芍七分

【三方】北沙参三钱　阿胶珠八分　云茯苓钱半　川贝母一钱　陈皮五分　甜桔梗五分　炙甘草五分

【效果】熊胆汁入，即吐热痰半碗，声出；再灌二次，思乳泻止。服后列数方各二帖而愈。迄今该儿健壮，痘痕亦少，无麻子相。其父在暹感余劳，由暹寄回儿科圣手匾赠余。

廉按：痘毒攻心，十难救一。今观此案，血热太盛，上蒸心肺，故用苦寒咸降，清营解毒而侥全，非真痘毒直攻心脏也。然岁半婴儿，得此危证，不救者多，勿谓此法定能获效焉。

**时疫水痘案　何拯华（绍兴同善局）**

【病者】蒋四九，年二十一岁，业商，住本城南街。

【病名】时疫水痘。

【原因】初夏湿热当令，水痘盛行，感染风热而发。

【症候】初起见点，状如真痘相似，尖圆而大，内含清水，身热二三日而出。面赤唇红，眼光如水，喷嚏咳嗽，涕唾稠黏。

【诊断】脉右软滞，左浮弦数。舌尖边红，苔腻微黄。此时行水痘也。发于脾肺二经，曲湿热酝酿而成，感风逗引而外发也。

【疗法】先与疏风化湿以透发之。荆防败毒散加减。

【处方】荆芥钱半　川芎五分　羌活七分　浙苓皮钱半　桔梗八分　防风一钱　枳壳一钱　白芷八分　新会皮八分　生甘草四分

【次诊】一剂即遍身起胀，但不灌浆，亦不作脓，身热已轻，面唇淡红。惟咳嗽痰多，口腻胃钝，四肢倦怠。脉右仍滞，舌红苔黄腻。此风邪去而湿热尚盛也。治以辛淡芳透，吴氏四苓汤加味。

【次方】赤苓三钱　泽泻钱半　光杏仁三钱　竹沥半夏三钱　前胡钱半　猪苓二钱　广皮钱半　生苡仁四钱　丝通草一钱　桔梗八分

【三诊】二剂后身热已除，痰嗽亦减，胃动思食，大便通畅，惟心烦少寐，溺短赤涩，舌红苔薄，脉转沉数，左尺尤甚。此痰湿轻而伏热独重也。治以清心利溺，导赤散加减。

【三方】鲜生地四钱　汉木通一钱　赤苓三钱　淡竹叶钱半　小青皮六分　小川连六分　生甘草细梢七分　滑石四钱，包煎　焦山栀二钱　灯芯二分

【效果】连服二剂，神安溺利，后以饮食调养而痊。

廉按：时行水痘，西医谓之假痘，与真痘似同实异，往往但为水痘，而不成脓疮。其热度于痘发之时，即降为常温，不再升腾。痘疮亦早就干固，不复有瘢痕之遗留。痘疮之中，凡属假痘，其预后必良。若已种牛痘者，纵罹本证，亦惟发假痘最多，发真痘甚少。故痘疮之预防法，以种牛痘为必要。此案叙症清切，治法恰当，方亦轻稳。

**妊痘案　孙少培（住南京仓巷）**

【病者】前清候补道陈公子声之次媳，年十七岁，住南京湘军公所。

【病名】妊妇痘。

【原因】新婚后，月事衍期未至，忽发热腰腹痛。前医以停经兼感冒治，乃病未轻减，而痘点萌芽。

【症候】灼热气喘，谵语烦渴，坐卧不宁，腰腹疼痛不已。妊娠三月，忽然漏下，见痘稠密如鱼子，色紫黯弗荣。

【诊断】脉右滑数搏指，左甚弦数，舌红兼紫，苔黄腻。凭脉参证，此血热毒壅之险候也。凡痘欲萌芽，固多发热，令发热而腰腹疼痛，又非寻常之痘证发热可比，更兼三月妊娠，倏然漏下，若仅以寻常治痘之法治之，犹南辕而北辙也。审视周身，痘点密布，如痱如瘰①，色似胭脂，热如火烙，此毒火之现于外者。至谵语发狂，大渴大饮，干呕便秘，此毒火之壅于内者。浑身痛楚，腰如被杖，此毒火之留于筋骨间者，古人所谓毒攻百窍是也。当以主治方法相告。陈公作色而言曰：聂久吾云疹要清凉痘要温，且孕妇出痘，安胎为主。乃详告以《内经》论妇人重身，有大积大聚，其可犯也，及有故无殒，亦无殒也之义。况费建中论治痘，有云轻者不治自愈，缓者从容可图，重若忽而必败，急若懈而何追。又云痘证恶极，剂虽至重，毒其受之，毒解而胎自安

矣。斯证因毒壅于胃，则呕恶不眠，毒锢于脾，则便秘腹痛。若泥于孕妇百病首安胎一语，任毒火蔓延而不治，未有不伤及胎元者也。陈公闻是语首肯者再。爰用费氏必胜汤加减为法。

【疗法】首当清解血毒，故以生军为君；以生地、紫草、桃、红、归、芍为臣，取其有凉血生血，活血破血之功；佐以紫花地丁、人中黄、牛蒡子透毒败毒；使以荆芥、木通，疏散血中伏火，导热下行，蝉衣、楂肉，松肌透达，再加无地不透之地龙为引。

【处方】细生地四钱　紫草二钱　赤芍钱半　紫花地丁三钱　牛蒡子二钱　蝉衣一钱二分　生山楂肉三钱　当归三钱　红花八分　桃仁泥二钱　木通一钱二分　人中黄一钱二分　荆芥穗钱半　锦纹大黄四钱，后下　白颈地龙即蚯蚓，七条

【效果】服一剂，午后复诊，腹中辘辘有声，欲作大解，而未能剧解。爰用珠黄散四分，荸荠汤和服。有顷即得大解甚畅，继下溏解及水粪三四次，壮热即退，安睡数小时始醒。复诊，陈公喜形于色曰：我家新妇有命矣，服君之方，不独百病消除，胎亦见安。视之果然，以后悉用凉血化毒之剂，居然依期胀灌，至成痂落靥，均安然无恙。次年生一男。

廉按：娠妇出痘，平顺轻松者，以安胎为主，兼治其痘，是百病以末治之之谓也。安法不外乎保脾养血，宽气道，清子宫等项。然放标时，则以宽气为重，而带升发。气松则痘亦易透，升发亦无碍于胎，为两全无害之道。起齐候则以清子宫为重，而带凉解。清则与痘适宜，凉解与痘适合，有并行不悖之妙。行浆时，则以保脾为重，而带排脓。痘之成脓本于血，

---

① 瘰（fèi 费）：肿盛貌。

血之根本出于脾，保脾为催浆之基础。回浆时则以养血为重，而带敛阴。胎之所养，全赖乎血，血之所有，皆耗于浆，补血自得阴收之义。

然此盖语其常，非所以论其变也。藉令痘犯枭毒烈火，血受其殃者，如紫艳矾红等色，失血内瘀等症。气受其虐者，如贯珠攒聚等形，躁乱燔热等症，势必制其亢，攻其毒，令气血归于和畅，乃得化而成脓。若泥于百病且安胎，惟知胎以血养，血以脾统，而不治其毒，必得胎前之毒，不治而自解则可，否则任其燔灼，听其内攻，可有身外之胎乎。如痘证本轻，妄投重剂，胎必受之，胎损则母亦随之矣。若痘证恶极，剂虽极重，则毒受之，毒解而胎自安矣。

此案治枭毒烈火之疫痘，放胆用费氏必胜汤，去芦根、葛根、青皮，加人中黄一味，非胆识兼全者，不敢用此猛剂。且方中大黄、桃、红、通、芍，病家皆知为堕胎之药，往往易滋口实。然病当吃紧关头，不急急于对病发药，则母命必不可保，遑论胎元，岂有母先亡而胎元可保之理。如阳明热实，则膏、黄必不可缺。容有大府通调而胎不碍者，即使堕胎，亦是两害取轻，当为达人所共许。惟俗子不知此中缓急，则必明告之而听其从违而已。若不明言于先，而欲权术以冀得一当，则必有窃议于其后者。且亦有胎先堕而母命随之者，更必授谤愿者以口矣。此守经行权，各有其分，尤行道者之所必不可忽者也。

## 产后痘证案　孙少培（住南京仓巷）

【病者】邓某氏，年三十三岁，造币厂工人邓桂生之妻，住南京施家巷。

【病名】产后痘证。

【原因】新产后眠食如常，逾半月忽然发热，自以为感冒，用姜葱汤取汗，继见痘发颇重，照治痘方法治之，无效。

【症候】见痘十日，例届回期，乃痘不起发，更不食不眠，喉息见痰声，四肢动则发战，恶露极多，色极淡，语言微细，已有脱象。

【诊断】脉浮大，按之豁然，舌质淡红胖嫩。此阴血大亏，阳气外脱之危候也。凡痘证至十朝，已届成熟之期，既未见浆，且未大壮。费建中云：顺证常不及期，逆证常过期。徐灵胎氏以为痘至八九旬日以外，无浆则里毒不化，必至呛哑、搔痒、痰涌、不食、眼开。审察斯证，逆象固见，虽语言低微，尚未至音哑闷乱，且大解亦未见泄。翁仲仁有塌陷咬牙便实，声清犹可治之论可征焉。前医断断[1]以起发托浆为急，固未可厚非，然产后气血两虚，气虚焉能制毒外化，血虚焉能载毒成浆，此一定之理也。乃连日所服药饵，非行气即化血，实犯《内经》虚虚之戒，以致恶露日多，而色愈淡，不食不眠，四肢动则发战，是虚象毕露矣。即论产后普通治法，恶露少者固当行血，恶露多而色淡者，则当从补。张石顽谓产后半月十日之间，适遇出痘者，此气血新虚，必以大补气血为主。旨哉斯言！古人又有胃得补则纳，脾得补则行之说。若拘拘于痘证非浆无以化毒，要知补正即所以胜邪，不能通权达变，又何藉乎医哉！况翁氏原有大虚少毒之说，足为后世法。

【疗法】汤液疗法用参、芪补气，归、地补血为君；鹿角胶补阳，阿胶补阴为臣；茯神安神，冬术补中，甘草健脾胃为佐；杜仲、续断入肝肾，为产后要药，用以为使；再加桂元肉甘温补血为引。

【处方】潞党参五钱　清炙芪三钱　当归三钱　大熟地三钱　鹿角胶三钱　陈阿胶

---

[1] 断断（yín 银）：争辩貌。

三钱。二胶用甜酒炖化和服　焦冬术三钱　朱茯神三钱　川杜仲三钱　续断三钱　桂圆肉一钱，为引

【效果】上药浓煎，去滓温服一剂，次日即安睡思食。又二剂，恶露见少，头面见浆，四肢痘亦壮起。复诊，去鹿角胶，加柏子仁二钱，远志二钱。又二剂，食饮较旺，绕唇成痂，正身亦略含浆汁，恶露已净。即于原方加金银花三钱，浸至痂落收功。

廉按：产后出痘，多属虚证，前哲每用保元合四物汤加减。此案处方大旨相同。妙在鹿驴两胶，阴阳并补，较之专补气血者，奏效尤捷。其诊断亦颇有发明，足见研究功深。

### 产后疫痘案　汪竹安（住绍兴断河头）

【病者】鲍乡谷君令媳，年二十岁，住本城前观巷。

【病名】产后疫痘。

【原因】妊娠挟感化痘，热迫即产。

【症候】身热口燥，呓语兼悸，头腹俱痛，恶露淋沥。

【诊断】脉数，舌苔满布白腻。病势方张，最防瘀热上冲。

【疗法】先开肌腠，分消瘀滞为首要。

【处方】升麻四分　生甘三分　炒牛蒡二钱　光桃仁三钱　桔梗一钱　陈皮六分　防风八分　枳壳钱半，炙　竹沥半夏钱半　佛手片八分

服两头煎。

【次诊】产后患痘，咽门梗滞，咳嗽更甚，面颊微肿，苔白脉数，恶露呓语，悸动较少。治以达表托里。

【次方】西紫草四分　大腹皮三钱　酒炒当归钱半　杜红花三分　防风八分　光杏仁三钱　佛手花四分　白黏米四十九粒　桔梗八分

【三诊】已起淡黄薄浆，昨有紫痘夹杂，今已退去，胃亦思纳，咽门尚属红肿，大便未下，数脉较减，舌苔两边微带红润，惟白腻未祛。治以升透痘毒，扶助气血为先。

【三方】米炒文元参钱半　清炙甘四分　炒枳壳钱半　陈皮六分　生炙绵芪各八分　蒲公英二钱　广郁金二钱，生打　象贝三钱　佛手花五分　生藕肉一两　桔梗八分　通草钱半

【四诊】咽门红肿稍退，腭上舌肉连带有痘，痘浆尚属黄薄。因新产血虚，且恶露未完，气血较耗。脉数大减，舌苔红白相兼。治以调和气血，充灌痘浆。

【四方】细生地炭三钱　清炙甘三分　浙茯苓三钱　生炙绵芪各六分　酒炒当归二钱　文元参钱半　陈皮六分　炒枳壳钱半　紫花地丁二钱　大腹皮三钱　丝通草一钱

【五诊】黄浆尚未充灌，神门仓库不阗，肌肉焮赤，血热极重，悉因产后去血过多，以致行浆滞钝，咳痰微黄夹血。惟胃较健，脉象舌苔如昨。治以滋营养阳。

【五方】别直参一钱　云茯苓四钱　抚芎五分　杜红花五分　陈皮六分　炙绵芪钱半　清炙草四分　炒枳壳钱半　酒炒当归二钱　绛通八分

【六诊】昨进滋营养阳方法，面肿渐退，痘浆全躯充灌，回期一至，微发蒸热，即能结痂消回矣。惟气津血液较亏，大便虽下不畅，脉象微数，舌苔润。治以养阴润肺。

【六方】东白薇钱半　京川贝一钱，去心　忍冬藤三钱　生甘梢三分　炙橘红五分　赤芍钱半　绛通八分　炒丹皮钱半　瓜蒌皮二钱　细生地炭三钱

【七诊】上部渐渐消回，四肢以及中下痘皮已现皱纹。大便溏畅，胃气日健，

脉象尚数，舌质亦润，白腻苔纹全退。病已渐趋顺境，大势无妨。治以清营，分化余毒善其后。

【七方】根生地三钱　炒楂肉三钱　赤苓三钱　炙百部钱半　大腹皮三钱　赤芍钱半　盐水炒知母二钱　新会皮六分　新绛钱半　全当归二钱，酒炒　炒银花三钱

【效果】连服三剂而痊。

廉按：产后疫痘始发欲其透，继则欲浆满，挟瘀者兼活血，无疖者须养血。此案先后七方，大旨如斯，方皆稳健适当。

# 第十三卷　时行瘟疫病案

**春温时瘟案　周小农（住无锡）**

【病者】荣成鳌次子，年八岁，住锡山。

【病名】春温瘟时。

【原因】素因先天不足，九月而产，平日肝旺，或目赤牙痛。现因暮春瘟疫盛行，传染而得。

【症候】瘟未齐而已回，热经二旬有余，颧红目干，鼻燥口渴，咳痰韧黄，必须以手探取。暮则气逆不舒，懊烦少寐，鼻不觉暖，按腹脐则甚痛，溲短而赤，便艰不爽，耳聋有脓。

【诊断】脉数而重按无力，舌绛苔有白糜，此由温邪夹痰夹积，留恋熏蒸，热久伤阴，痧瘰堪虞。

【疗法】宗吴鞠通法，以兜铃、天冬、焦栀、丹皮、杏仁、贝母、枇杷叶、冬瓜子、芦茅根等，肃肺清热为君，元参、生地、石斛、沙参、茯神，生津安神为臣，兼以珠粉、雄精、月石、辰砂、竹沥、梨汁、萝卜汁等，化痰润下为佐。

【处方】马兜铃一钱　淡天冬一钱　焦山栀一钱　牡丹皮一钱　光甜杏仁各一钱　浙川贝各一钱　元参二钱　细生地二钱　鲜石斛钱半　北沙参二钱　辰茯神钱半

先用鲜茅根一两去衣，活水芦根一两去节，鲜枇杷叶一两去毛筋净，鲜冬瓜子一两，四味煎汤代水。

【另方】濂珠粉、制雄精、西月石、飞辰砂各一分，研和，用竹沥、梨汁、生萝卜汁各一瓢，重汤炖热，候温送下。

【次方】服二剂，得眠颇安，大便初坚黑后溏，气逆已平，痰仍韧黄，鼻柱已暖，窍仍干，晡热尚久，则增烦懊，余热熏蒸，五液均干，脉数苔糜，尖红而碎。此因稚体阴气素亏，去腊少雪，目赤甚久，即其机倪。再存阴退热，清化热痰而止蒸糜。

【处方】鲜沙参二钱　鲜石斛二钱　鲜生地三钱　淡天冬一钱　元参三钱　原麦冬一钱　粉丹皮钱半　冬瓜子三钱　肥知母二钱　花粉钱半　光甜杏仁各钱半　枯黄芩一钱　玉泉散二钱，包煎

先用活水芦根、鲜茅根、鲜枇杷叶各一两，鲜淡竹叶三钱，煎汤代水。

【另方】濂珠粉、制雄精各一分，川贝三分，共研和，仍以竹沥、梨汁、莱菔汁各一瓢，炖温调服。

【三诊】连服三剂，舌糜渐化，身热得畅汗而解。惟便复闭，原方去枯芩、花粉、玉泉散，加金沸草（包煎）、紫菀各一钱，火麻仁钱半，鲜首乌钱半，瓜蒌皮三钱。

【四诊】进两剂，便复解，热清而苔糜净，颧红除，两目润，鼻生涕，咳大减，痰亦少，耳略聪，脓亦止。惟里热掌灼，脉静转细，舌红布新苔，可进养阴以善后。

【处方】川石斛二钱　细生地三钱　鲜首乌钱半　淡天冬一钱　原麦冬一钱　元参钱半　粉丹皮一钱　苏百合一钱　天花粉一钱　火麻仁钱半　甜杏仁钱半　冬瓜子二钱

鲜枇杷叶四钱，去毛筋净

【效果】三剂而里热净，胃气醒，日渐向愈而复元。

廉按：瘄为麻疹之俗称，浙江名瘄子，江苏名痧子，名虽异而治则同。必先察乎四时之气候，随其时气之胜复，酌以辛胜，或辛凉，及甘凉苦辛，淡渗咸寒等法，对症发药，随机应变。名其病曰时瘄者，以其因时制宜，辨其为风温，为湿温，为暑湿，为燥热，为伏邪，仍以时感法清其源耳。

### 风温时瘄案　何拯华（绍兴同善局）

【病者】俞四姑，年六岁，住绍兴昌安门外瓦窑头。

【病名】风温时瘄。

【原因】暮春暴热，肺感温风而发。

【症候】头痛身热，恶风自汗，继即头面项下均见红疹隐隐。咳嗽气逆，神烦少寐。

【诊断】脉右浮滑数，左浮弦，舌边尖红，苔薄白，此叶天士所谓温邪上受，首先犯肺，热入孙络而成疹也。

【疗法】从上焦治，以薄荷、蝉衣、牛蒡、连翘辛凉散风为君，桑叶、银花、蒌皮、箬叶轻清透疹为臣，佐以前胡，使以桔梗，开降疏达以宣畅肺气也。

【处方】苏薄荷八分　净蝉衣七分　炒牛蒡钱半　青连翘钱半　前胡一钱　济银花一钱　瓜蒌皮一钱　冬桑叶钱半　青箬叶三钱　桔梗六分

【效果】二日疹虽透足，而咳甚气急，口渴引饮。原方去薄荷、蝉衣、桔梗，加生石膏四钱，知母二钱，甜梨皮三钱，枇杷叶五钱。连进二剂，至第五日，热退身凉，气平咳减。前方再去石膏、牛蒡、前胡，加川贝二钱，鲜石斛二钱，蔗浆两瓢连服三日，咳止胃动而痊。

廉按：小儿风温发疹，四时皆有，而以春冬两季为最多，其病从传染而来，吾绍谓之时瘄，又称麻疹。苏州谓之痧子，又名痧子。眼时遍查字典，并无瘄字，《辞源》谓痧为麻疹之俗称。余谓瘄亦麻疹之俗名，名称因地方而异，方药以因症而殊，同一时瘄，当按四时法治。春时用春温法，夏时用暑风法，秋时用秋燥法，冬时用冬温法。初起用辛凉开透法，液燥者佐甘寒，如鲜生地、鲜茅根之类；挟湿者佐淡渗，如生苡仁、浙茯苓之类；火盛者佐咸寒，如犀角、羚角、金汁之类。至于俗传单方，如棉丝线、樱桃核、铜板、草纸等，最为大忌。奉劝病家，切勿以最怜爱之婴孩，断送生命于有百害无一利之土方也。此案风温时瘄，理当用春温法治。方亦轻清灵稳，从叶法脱化而出。惟牛蒡子为透发瘄疹之要药，若初起作呕者，用之呕更甚。然经谓：在上者，因而越之。风痰呕出，瘄反出透，亦不必怕。若怕其呕，加白蔻仁三四分，即不呕。大便泻者，儿科方书皆禁用，以牛蒡子多油，善能作泻也。然瘄将出而作泻者，不药可愈，亦不必禁。若瘄后水泻，用甘寒复以淡渗，加银花炭最妙。慎勿用温热提补，如理中汤等，误用反危，往往咳血、便血，不可救药矣。

### 风温疫痧案　孙少培（住南京仓巷）

【病者】夏玉笙之女公子，年二岁，凤阳关司事，住南京土街口。

【病名】风温疫痧（即疹，浙江名麻，又俗称瘄子）。

【原因】因乳食不济，饲以牛乳，酷嗜香甜之品。风温病头面见痧，服升达剂转剧。

【症候】风温七八日，热壮无汗，昼夜烦躁，饮水无度，两足逆冷，腹痛胀，得泻稍松，少顷又胀。痧点仅见于头面，自颈以下无点，气喘鼻煽，喉音干涩，血上溢。细视其面部痧点，干红焦萎，有退缩之象，周身全无点粒，身半以上发热，身半以下冰冷，腹膨气喘，目瞑眵多，鼻血咯血，时而索饮，时而下利。昼夜如是，不能安枕，逆象已见。

【诊断】脉细数少神，审察前医所用方剂，类皆升发药品。费建中氏有云：放点时而升发者，理也；执升发于放点时者，障也。盖痧症本由热邪遏郁所化，古人谓痧本于阳而生于阴。《内经》曰：阳主天气，阴主地气。本乎天者亲上，本乎地者亲下。今痧点但拥于头面，而不见于正身，是但亲其上而不亲其下，用药仅执一升发为不二法门，是不明剥复之道也。经云：亢则害，承乃制。又曰：病在上，取之下。症势本属棘手，所幸两手之脉，尚不散乱，而所见逆象，纯是药误，尚有一线生机。欲挽救此症，犹逆水行舟，有稍纵即逝之势。用大剂凉血清金之品，以冀挽回于万一。

【疗法】汤液疗法，鲜生地有凉血止血之功，用以为君。生石膏、黄芩有涤热清金之妙，均属肺家要药，肺与大肠相表里，用以导热下行为臣。元参清热解毒，栀子能去曲折之火，用以为佐。夏枯草能开火府之闭，用以为使。外加梨汁、藕汁各一酒杯，并鲜生地汁和入，缓缓喂之。

【处方】鲜生地半斤，榨汁和服　生石膏一两，研细　黄芩二钱　元参四钱　黑山栀三钱　夏枯草三钱

梨汁、藕汁各一酒杯，和服。

【效果】上药分为数次，频频灌之。服药甘之如饴，甫及半，躁乱略平。次晨药已灌完，便能熟睡，至日中始醒，知索乳。视其正身，痧点甚密，两足转热，亦有点。复诊，举家欢慰，视为奇事。拟一清化之方，为之调理。越数日全愈。

廉按：叶氏谓春令发痧，从风温湿，夏季从暑风、或从暑湿，秋令从热烁燥气，冬月从风寒、或从冬温。痧本六气客邪，风寒暑湿，必从火化。痧既外发，世人皆云邪透。孰谓出没之际，升必有降，胜必有复。常有痧虽外发，身热不除，致咽哑龈腐，喘急腹胀，下痢不食，烦躁昏沉，竟以告毙者，皆属里症。不清致变。须分三焦受邪孰多，或兼别病累瘁，须细体认。此案风温疫痧，当以辛凉开肺为首要，乃服升达剂转剧者，大抵前医执用古方，如升麻葛根汤、荆防败毒散等，升散太过，痧毒上冲，以致喉干气喘，鼻衄咯血，面部痧点，干红焦萎，变症蜂起。方用大剂凉血清金，力图挽救，处方固属雄健，诊断多所发明，真胆识兼全之佳案也。

**夏热瘟疹案　张锡纯（住天津）**

【病者】友人朱贡九君之哲嗣文治，年五岁，住奉天北关。

【病名】夏热瘟疹。

【原因】素有心下作疼之病，于庚申立夏后，因传染而出疹，贪食鲜果。

【症候】周身壮热，疹甚稠密，咳嗽喘逆，气粗喉疼。

【诊断】脉甚洪数，舌苔白厚，知其疹而兼瘟也。

【疗法】因前一日犹觉作痛，不敢投以重剂，姑用辛凉轻剂以清解之。

【处方】生石膏六钱，捣细　元参六钱　薄荷叶一钱　青连翘二钱　蝉蜕一钱

【次诊】晚间服药，至翌日午后视之，其热益甚，喉疼，气息甚粗，鼻翅扇动，且自鼻中出血少许，有烦躁不安之意。不得已，重用石膏为君，仍佐以发表诸药。

【次方】生石膏三两，捣细　元参四钱　原麦冬四钱　薄荷叶一钱　青连翘三钱

【三诊】翌日视之，则诸症皆轻减矣。然余热犹炽，其大便虽下一次，仍系

燥粪。询其心犹发热，脉仍有力，遂于前方凉解药中，仍用生石膏一两。

【效果】连服两剂，壮热始退，继用凉润清解之剂，调之全愈。

【说明】疹证多在小儿，想小儿脏腑间原有此毒，又外感时令之毒气而发，一发则表里俱热。若温病初得之剧者，其阳明经府之间，皆为热毒所弥漫。故治此症，始则辛凉发表，继则清解。其有实热者，皆宜用石膏。至喉疼声哑者，尤为热毒上冲，石膏更宜放胆多用。惟大便滑泻者，石膏、知母皆不宜用，可去此二药，加滑石一两，甘草三钱。盖即滑泻亦非凉证，因燥渴饮水过多，脾胃不能运化故也。故加滑石以利其小便，甘草以和其脾胃，以缓水饮下趋之势。若其滑泻之甚者，可用拙拟滋阴宣解汤：滑石一两（包煎），甘草三钱，连翘三钱，蝉蜕三钱（去足土），生杭芍四钱，淮山药六钱（生打）。既可止泻，又可表疹外出也。然此症最忌滑泻，恐其毒因滑泻内陷，即无力托毒外出矣。是以愚用大剂寒凉治此等证时，必分三四次徐徐温饮下，俾其药长在上焦，及行至下焦，其寒凉之性已为内热所化，自无泄泻之弊也。而始终又须以表散之药辅之，若薄荷、连翘、蝉蜕、僵蚕之类。如清疹汤：生石膏一两（捣细），知母六钱，羚羊角二钱，金线重楼三钱（切片），薄荷叶二钱，青连翘二钱，蝉蜕钱半（去足土），僵蚕二钱，鲜苇根四两，活水中者更佳，先煎代水。则火消毒净，疹愈之后，亦断无他患矣。至若升麻、羌活之药，概不敢用。

廉按：张氏之自述云此证初次投以生石膏、元参各六钱，其热不但不退，而转见增加，则石膏之性原和平，确非大凉可知也。至其证见种种危象，而放胆投以生石膏三两，又立能挽回，则石膏对于有外感实热诸症，直胜金丹可知。若因心下素有痛病，稍涉游移，并石膏、元参亦不敢用。再认定疹毒宜托之外出，而多发表之品，则翌日现证之危险，必更加剧，即后投以大剂凉药，亦不易挽回也。目睹耳闻，知孺子罹瘟疹之毒，为俗医药误者甚多，故于记此案时，而再四详为申明，愿任救人之责者，尚其深思愚言哉。观此，则凡属瘟疹，皆由口鼻感染疫气，熏蒸肺胃，故当以清解瘟毒为君，发表透疹为辅，如张氏清疹汤一方，为治瘟疹之良法。案后说明，语多精确，堪为后学师范。

**夏热疫点案　钱赤枫（住东台青蒲庄）**

【病者】沈伯阳子，年未周岁，住东台罗村。

【病名】夏热疫点。俗名痧子，亦名疹子，又名麻子，又俗名痧斑。

【原因】五月见发有疫点，解托未透，时届时现。前医迭治，依然如故。

【症候】遍身疫点，红而夹紫，右目㿠肿，身热如灼，神烦喘喝，乳汁不进，大便秘结。

【诊断】疫点系六淫之气，混淆不分，变为一种疠疫。发是点者，沿门传染，若役使然。经云：丑、未之岁，二之气，温疠大行，远近咸若。又云：少阳司天，客胜则丹疹外发。又云：少阴有余，病皮痹隐疹。此儿疫点初见，由前医误用燥烈温散，津被热劫，络邪未解，肺胃反受其灾，所以疹点红而夹紫，症变危笃。此时非大队辛凉苦甘咸寒，急清肺胃之热，断不能化疫毒于无形，起沉疴于片晌也。

【疗法】立进自制瘟疫复生汤，盖疫点久延，枭毒已甚，故用石膏、知母、黄芩、芦根，直入肺胃二经，使其敷布于各脏各腑，清其疫热。再以犀角、羚羊、黄连、丹皮、山栀，清心肝之疫火；蒌皮、蒌根、贝母、竹叶、竹茹，清肌络之热；元参、麦冬，既能清热，又能救阴；单以一味人中黄解其疫毒，使之从浊道而出，共成解疫清热之功。彼时有议其人小药重，请减分两，愚曰：杯水车薪，焉能济事。遂令急煮两头煎，陆续用茶匙灌之。

【处方】生石膏八钱　黄芩钱半　犀角四分，磨服　羚羊角四分，磨服　小川连五分　粉丹皮三钱　生山栀三钱　连心麦冬三钱　瓜蒌皮根各三钱　元参三钱　人中黄三钱　川贝母三钱　竹叶三十片　竹茹钱半　芦根一两。同石膏煎代水

【效果】服前方一剂便通，点色转红，目肿微消。二帖神安，知吮乳，点渐回靥，去犀角、羚羊，加连翘、银花各三袋。接服二帖，去黄连，加赤芍二钱。前后计进石膏八帖，后以此儿祖父禁止用石膏，并止服药，疫毒未清，臑部发痈，溃后服药，调理而愈。

廉按：此即余师愚所谓疫疹，王孟英所谓瘟疫也。方亦从清瘟败毒饮加减，却是对症发药。如病势极重，已成闷瘟者，必先用紫雪，辛凉芳透，始能转危为安。去年冬及今年春，吾绍此症盛行，能用此种方药者，辄多幸全。若初起误服俗传粗草纸、樱桃核、棉丝线等单者，每不及救。俗方贻误，世反信用而不疑，殆亦劫数使然软。

## 秋温疫痧案　汪竹安（住绍兴断河头）

【病者】滕姓男孩，年四岁，住东陈乡。

【病名】秋温疫痧。

【原因】时痧失潮。

【症候】患痧六日未喷，气急口燥，唇赤声嘶，便溏尿短。

【诊断】脉数，舌赤，深恐内陷，病变迭出。

【疗法】清宣达表以透痧。

【处方】苇茎八分　安南子三枚　炒车前三钱　京川贝钱半，去心　鲜竹茹三钱　瓜蒌皮二钱　大力子钱半　青连翘二钱　蜜炙橘红六分　青箬尖三钱

【次诊】时痧至七日，尚未得喷，气急口燥，兼有臭恶，涕泪全无，便沫尿短，脉象紧盛，舌肉干赤，最防咬牙痰涌等变症，治以清透营热，开达肺气，犀羚白虎合二鲜加味。

【次方】活水芦笋一两，犀角片五分，羚角片八分，三味先煎代水。

鲜生地三钱　鲜石斛二钱　生石膏三钱，研细　生甘草三分　炒知母钱半　大力子钱半　前胡钱半　紫草四分　桔梗五分

【三诊】时痧内陷，气急声哑，呕虫，涕泪仍无，神昏呓语，大便较少，脉仍数，舌肉干燥，病势仍凶，仿前法出入以消息之。

【三方】肥芦笋一两，银花露半斤，二味代水煎药。

西紫草五分　羚角片八分　鲜生地四钱　鲜石斛二钱　生石膏四钱，研细　炒知母钱半　元参三钱　生甘草三分

【四诊】气急稍平，身热如恒，涕泪仍无，唇舌燥裂，大便不多。深恐痧毒凝结肺胃，陡变内闭外脱，勉拟宣上、清中、导下，三焦兼治。

【四方】蜜炙麻黄三分　生石膏四钱，研细　光杏仁三钱　西紫草三分　生甘草三分　京川贝钱半，去心　紫雪丹二分，冲　小枳实八分　瓜蒌仁三钱　乌元参三钱

鲜生地六钱，银花露半斤，羚角片八分，二味先煎代水。

【五诊】昨药服后，身热气急轻减，惟涕泪尚无，大便未下，舌肉红白相兼，

脉象转出细数，病势稍有转机，宗前法减去羚角。

【五方】蜜炙麻黄三分　鲜生地六钱　生石膏四钱，研细　光杏仁三钱　瓜蒌仁三钱，杵　鲜石斛二钱　生甘草三分　炙枳实钱半　青连翘二钱　紫雪丹一分半，冲

银花露一斤　代水煎药。

【六诊】气急已退，身热亦轻，涕有泪少，便下较多，舌苔色赤，尚有瘄毒留伏，再能发瘄，庶无大碍。治以清胃滋营，解毒透伏为要。

【六方】鲜生地四钱　鲜石斛二钱　金汁水一两，分两煎冲　炙枳实一钱　广郁金二钱，生打　金银花三钱　焦栀子三钱　净楂肉三钱　淡芩钱半

【七诊】营热虽减，肝肾起炎，发生咬牙口燥，欲睡不安，苔润脉数。治以清肝胃，救肾水。

【七方】鲜大青叶三钱　鲜生地四钱　鲜石斛二钱　淡黄芩钱半　元参三钱　生白芍二钱　京川贝钱半去心　炒知母钱半　瓜蒌皮二钱　炒楂肉三钱

【八诊】依然身热烦躁，口干咬牙，脉浮数，舌干绛，治以解毒清热。

【八方】银花二钱　青连翘钱半　陈皮五分　竹沥半夏钱半　杭菊二钱　桔梗四分　大力子二钱　淡芩一钱　生甘细梢三分　鲜竹茹三钱

【九诊】瘄后伏热，消烁阴液，口干咬牙，牙床兼糜，化为瘄后疳症，脉仍浮数，舌仍兼绛。治以清化胃肝，制火壮水为要（外用珠黄散敷吹疳患处）。

【九方】羚角片八分　元参心三钱　生白芍二钱　陈山萸二分　丹皮钱半　北沙参二钱　人中白五分，杵　盐炒麦冬钱半　鲜石斛钱半　杭菊二钱

【十诊】咬牙告退，身热亦除，鼻有涕来，牙肉尚兼糜肿，苔肉滋润，脉象数

减。病无所碍，看护谨慎，静以调养可也。治以增进胃液，清化伏热。

【十方】鲜生地四钱　鲜石斛二钱　北沙参三钱　生白芍钱半　通草一钱　金银花三钱　炒知母钱半　大腹皮二钱　生甘草三分

【效果】连服四剂，诸症悉除而愈。

廉按：疫瘄变幻，不亚于疫痘。此案前后十方，虽皆对症发药，而着力全在二三四五四方，故能反掌收功。病机治法，赅括已尽，此真扼要制胜，瘄疫之纲领也。

### 冬温麻疹案　何益赞、蔡济川会诊（兰溪中医专校毕业生）

【病者】兰溪中医专校监学沈湘渔君孙女，年十三岁，住兰溪城中。

【病名】冬温麻疹。

【原因】勤于女工，往往深夜篝灯针黹①，髫龄稚阴未充，肺胃阳邪易动，又值冬阳不藏，至节将届，一阳初萌，午夜围炉，以火引火，遂发冬温。初起身热无寒，头痛，咽喉微痛，咳嗽不扬。胸膈气闷。先延某医诊视，授疏风清热降火之剂，以病家告知大便三日不行，径投生大黄二钱，服之泄泻如水，喉痛顿瘥，而头痛益剧，身热尤炽，肺气仍闭，呼吸俱艰。

【症候】肌肤色红，麻疹稠密，周身骨节痛痹，不能转侧，支节亦不能屈伸，甚至面目亦浮，手臂肤肿，指掌麻木，不可以握。

【诊断】脉数且大，独右寸不显，舌色尖边皆红，中心后根黄苔颇腻，此仲景所谓太阳病，发热不恶寒者，为温病。成聊摄注谓发热不恶寒为阳明者，此也。查阅本城某医处方用牛蒡、射干、桑叶、菊

---

① 针黹（zhǐ 纸）：针线活。

花、丹皮、蓝根、二陈等味，以大便未行，遽加生军若干。服后大便水泄，喉痛虽除，但稚龄真阴尚弱，径与直泻，阴气先伤，阳热浮越，遂令头痛加甚，体热益高，夜不成寐，症情渐剧。盖病在肺胃，法宜清宣，而乃重浊通府，直攻其下，已过病所，原非正治。二十六日上午，乃招余二人同往视之。

【疗法】只宜开宣肺郁，即能透疹解肌，佐以泄热涤痰，便是疏通胸膈，又不可寒凉直折，反致闭遏，药贵轻清，庶合分寸。

【处方】瓜蒌皮钱半　白蒺藜二钱　生紫菀二钱　广郁金钱半，生打　浙茯苓钱半　酒炒黄芩钱半　浙知母二钱　苦桔梗钱半　光杏仁二钱，勿研　焦栀子二钱　广陈皮一钱　路路通二钱，去刺

【次诊】廿六日午后诊视，是日节交冬至，葭管灰飞，阳气荫动，病体应之，势难退舍。午后三时，又偕同湘渔先生往视，正在阳明，旺于申酉之交，体热烙手，头痛大剧，体痛且木，不可屈伸，肌肤不仁，腕臂俱肿，十指浮胀，手不能握，红疹稠密，面部亦浮。询得腹背皆红，疹俱满布，惟膝胫以下未遍，脉数且洪，弦劲搏指，右手寸部亦起，唇色鲜艳，有若涂朱，舌尖边深绛，中心后根黄浊之苔皆化，几于全舌殷红，但不燥渴引欲，齿龈红胖，颊车不利，舌本顽木，而颧亦红。可知肺家郁热，已渐透露于肌肤之表，但咳尤未爽，呼吸仍艰，则肺气犹未宣通，而阳明之胃火大炽，痰热互结，且令肝胆阳邪，乘机恣肆，升多降少，互为纠缠。总之冬令久晴，燥火用事，加以客气司天，正值阳明在泉主令，尤助燥金气火，致令肺脏失其清展之权，仲师麻杏甘膏成法，正为是症针对良剂。当援引经方，参合开痰泄壅，兼用喻氏专清肺火之

意，倚重黄芩、桑皮，清肃肺家燥热弗疑。支节痹着，误投风药活络，反以助纣为虐，庶几击其中坚，首尾自能互应。

【次方】陈麻黄五分　生甘草四分　生石膏六钱，研细　光杏仁三钱　天竺黄三钱　陈胆星钱半　枯黄芩四钱　生桑白皮四钱　瓜蒌皮二钱　鲜苇茎五钱　象贝母三钱　焦栀子二钱

【三诊】廿七日上午诊视，表热大减，仅未全退，肤肿已减，疹亦渐回，而足部亦已透达，臂腕赤色渐化，头痛未蠲，木火犹僭，身痛未尽，已缓什五，昨宵安眠四小时，大便仍溏，小溲已畅，均是佳境。但肺家呼吸，犹未安和，咳嗽声扬，犹未大爽，则燥金未尽清肃，气火未尽潜藏，脉之弦劲已和，惟滑数未静。舌之红艳已减，而滑泽无苔。盖津液受燥热之累，余焰犹虑复然。大府虽通，而矢气频转，则阳明气结未宣，肠中必有燥矢未去，所谓热结旁流，确有明证。仍当宣展呼吸之机，兼以涤除痰浊，和柔肝木之旺，且以顾护胃津，尤须佐之化滞，以助消磨，俾两阳明府下行为顺，庶能气不升腾，火焰潜降，诸恙渐以即安。若夫脉络未和，痹着未去，则止当偶涉一笔，以为之使，聊助点缀，当能捷登泰境，就我范围。

【三方】石决明八钱，生打　金石斛三钱，二味先煎　生紫菀三钱　象贝母三钱　苦桔梗钱半　光杏仁三钱，勿研　炒薤白头二钱　陈胆星钱半　羌活四分　独活四分　瓜蒌皮二钱　陈麻黄三分　生甘草三分　炒神曲二钱　焦楂肉二钱

【四诊】廿八日午前诊视，昨方一服，日入夜半，两度更衣，鹜溏之中，夹以坚粒数块，可知宿滞未去，恰符逆料。今虽身热未净，热已退什之八九，咳嗽清扬，颊车便利，呼吸俱顺，满闷胥蠲，是

肺金已复清宣之职，痰热俱得泄化。惟胃犹未醒，矢气仍转，腹鸣漉漉，则肠中余泄，尚有留存。且支节犹痛，转侧犹未自如。红疹已化七八，肌肤之浮，犹存一二。此为热邪瘀着，络脉未知，脉虽尚数，然较之昨辰，已非其比，内热退舍，一望可知。舌红不赤，滑润无苔，亦不燥渴，虽是余热未尽，却非寒凉所宜。只须清宣络脉，以化余邪，仍应稍参导泄，庶乎陈莝去而胃纳来复。

【四方】左秦艽二钱　羌独活各四分　全当归钱半　川断肉二钱　宣木瓜钱半　威灵仙钱半　生紫菀二钱　象贝母二钱　瓜蒌皮二钱　海桐皮二钱　桑寄生二钱　焦六曲二钱　焦楂肉二钱　炒麦芽钱半

【五诊】二十九日服药后，自思粥饮，身痛渐安，日入时已能转侧，大便又行，仍有坚屎，但支痛未净，尚有矢气。即以昨方去楂炭，又减六曲、麦芽各三之一。连进一剂，身热尽退，头痛胥蠲，肤肿俱消，疹亦全化，起坐便利，肢节皆和，胃纳渐醒，能啜稀粥，但微有燥咳，而不咯痰，脉已静穆，舌滑无苔，自云睡醒口燥，思得茶饮。是胃已安和，惟肺家差有余热，清养肺胃，弗遽呆补，善后良图，已为能事，但尚须暂避肥腻碍化之物，方为尽善尽美。

【五方】小生地三钱　象贝母二钱　生紫菀二钱　生桑皮二钱　北沙参二钱　鲜竹茹二钱　柔白前二钱　云茯苓二钱　橘红一钱　生鸡内金钱半　炒谷芽钱半　砂仁壳五分　原支金钗斛三钱，弗炒，劈开先煎

【效果】连服四剂，诸症悉平。胃健神安而愈。

【说明】此症在二十六日午后，热势最剧，身痛尤甚。苟以寻常理法言之，未有不大剂清热，而兼以通经活络为要务者。然须知此皆麻疹未得透泄之时，所当

应有之症，观其咳声不扬，呼吸短促，都缘肺气闭窒，皮毛卫气亦不得宣展，所以麻疹尚未外达，则肤腠壅遏，热势益炽，而脉络亦痹，此肢节疼痛之真实原因。如其专与清凉，必使肺卫之气，重其闭塞，麻疹即无透达之望，病变且可翘足而待，祸将立至，安得有功。若此时专与通络，而不知开宣肺卫，则疹既不透，络脉之痹亦不能通，此乃审证图治之最宜明辨处，非泛言见病治病，遽可无投不利者也。惟能开展肺家之闭，而兼以大剂清泄阳明，并清肺火，斯麻疹无遏抑之虞，而诸恙皆迎刃自解。故第二方中，竟无一味通经舒络之药，止求腠理疏通，疹得透泄，亦不患其络痛之不松，最是切中肯綮，所谓以无厚入有间，自然游刃有余，披郤道窾①。直至二十八日，红疹已回，热解胸舒，诸重要症，均已锐减，而仅有肢节疼痛，脉络尚未和谐，乃始投羌、独、归、断、灵仙、木瓜、寄生等，从事疏络，则贾其余勇，一举手而奏肤功矣。要知临症时，最应识得轻重缓急，然后方寸中乃有主宰，自不为症情所眩惑，胸有成竹，目无全牛，看来四五方已收全功，措置亦属易易，然成如容易却艰辛，恐非老斫轮手，未必如是简捷。迨后同人等初三日复往视之，则已步出堂前矣，谈笑自若，而周身肤蜕有若麸屑，亦可知此病之不为轻渺矣。

廉按：张山雷君附志：某医第一方，药味轻灵，尚属妥适，惟以耳为目，据述一端，遽投攻下，病轻药重，殊非所宜。犹幸病本温邪，早下不为大害，然因之胸膈益闷，呼吸益艰，未始非表证误下，阳邪内陷，变作结胸之一例。虽此症如麻，

---

①　披郤道窾：言处理难题进退自如。语出《庄子·养生主》。

在乍病时已有端倪，不以误下结胸而变剧。然设使其人中气本虚，则一下之后，阳陷入阴，麻疹不能透发，害将不可胜言。以此知医家必须自有主张，认定入手方法，断不可人云亦云，姑与周旋，以为迎合计也。

至二十六日上午，诊病时虽胸闷已甚，表里之热皆显，未始不合麻杏甘膏之例，然身热犹未大盛，唇舌之红未至装朱，且不渴饮，则石膏犹非针对，麻、杏亦嫌峻利，不得不从事于轻灵平淡一途，盖见证治证，分寸只宜如此。不得以午后热盛，而归咎于午前一方之病重药轻，訾为不负责任者也。迨至午后阳明正旺之时，阳热大盛，而肺气犹闭遏不宣，则除麻杏甘膏汤外，必无恰对方法，加以频车之强，舌本之颁，非仅气火上燔，实有浊痰助虐，所以竺黄、胆星、贝母、蒌皮、连镳并进，而肤表肿胀，疹色鲜红，小溲不多，气粗且促，是肺为热痹，最是吃紧关头。惟一物黄芩，专清肺火，最为嘉言氏得意之笔，古人成作，可法可师。复佐之以桑白、芦根，藉作麻杏之应，斯清肃之力量既专，痰热断无不降之理，而又能宣展肺气，虽是寒凉不虞遏抑，方与麻疹之利于开发者，绝无矛盾之弊。貌视之，药量甚重，颇不免胆气粗豪，盖亦郑重经营，几经斟酌而后出此，非敢以临床为尝试之计也。

至于二十七日处方之时，则症情锐减，骇浪俱平，仅有头痛未除，咳嗽未爽。治宜潜息肝火，清展肺金，踵步增损，原是寻常理法，殊不足道。惟大便通而且溏，反转矢气，是可知本有宿食，积滞在中。但前手不助运化，遽与攻逐，大府虽通，陈莝不去，选药终是未允。而今在既服生军之后，又不当再投泄剂重耗津液，惟有楂、曲缓为消磨，庶乎导滞而不

伤津，此又随机变化，相体裁衣，较量虚实之一定理法。

又至二十八日，大便两行，燥矢自去，诸恙俱减，而惟有肢节之疼，尚无捷效。乃始专事于宣通脉络，以收全绩。此症始末，虽病状未至危险，要之前后数方，层次秩序，一丝不乱，故皆随手桴应，覆杯有功，可谓一方有一方之应验。历时不过五日，果能以次即安，竟无波折，未始非审症明析，知所先后之效果也。其言如此，可谓发明尽致矣。

**冬瘟疫痧案　袁桂生（住镇江京口）**

【病者】孙姓子，年七岁，住本镇。

【病名】冬温疫痧。

【原因】腊月间疫痧盛行，适感冬温而触发。

【症候】初起发热恶寒，咳嗽体倦，饮食减少，尚未见有痧点。

【诊断】脉缓不数，舌边尖红起刺，苔薄白滑。此冬令寒邪外束，温邪内伏之变证也。

【疗法】初用葱豉汤加味，轻清疏解。

【处方】鲜葱白三枚　淡香豉钱半　苏薄荷八分　桔梗八分　杏仁钱半　甘草四分

【次诊】服后，颈项及胸背等处，发现痧点，犹隐约在皮肤间，尚未大现于外也。仍用原方，再进一剂。

【三诊】第三日痧大现。胸背颈项手臂等处，均密布而色红艳，夜间热甚，口渴。遂改用桑叶、金银花等味，清热解毒，活血透痧。

【三方】冬桑叶二钱　金银花二钱　光杏仁二钱　益母草二钱　天花粉二钱　川贝母钱半，去心　生甘草四分　青连翘三钱

【四诊】第四日热仍不退，舌色红赤起刺，毫无苔垢。遂易方，用地骨皮、生地、沙参等品，生津滋液，清化余热以

善后。

【四方】地骨皮三钱　干生地三钱　川贝母一钱，去心　白茅根三钱，去衣　北沙参一钱　原麦冬二钱　鲜枇杷叶一片，去毛筋净

【效果】一服热退神安，舌色亦淡而无刺矣，接服一剂全愈。

廉按：痧疹初起，无传染性者，谓之时痧；有传染性者，谓之疫痧。疫痧较时痧重而难治。此案初则轻清疏解，使痧毒外达，继则清热解毒，活血透痧，使痧毒肃清，终则生津滋液，清化余热，为此症善后之要法。处方选药，初中末层次井然。

## 冬瘟疫痧案　叶鉴清（住上海）

【病者】陈男孩，年二岁，苏州人，住梅白格路人和里。

【病名】冬温疫痧。

【原因】痧子内隐。

【症候】发热一候，热壮无汗，痧子隐没，痰多神蒙，烦躁，舌干绛无津，唇燥渴饮，便闭，溺少色赤。

【诊断】脉来细数无序，纹色深紫，直透三关，襁褓质弱，邪陷津液已涸，势难挽救，防骤然厥闭。

【疗法】温邪痧毒，深入胃腑，劫津烁液。故用石膏、竹叶大剂清胃，生地、石斛生津增液为君，银翘、生草清解痧毒为臣，余如象贝、菖蒲之开痰宣窍，茅根、郁金、葛根透达陷邪为佐使也。

【处方】生石膏一两，研细　鲜石斛六钱　连翘四钱　象贝四钱　生甘草五分　鲜生地八钱　生葛根钱半　银花四钱　广郁金钱半　鲜竹叶三钱　茅根肉五扎，去心　鲜石菖蒲一钱

病家情急，药前先服炖温雪水一碗。

【次诊】昨药服后，有汗津津，热灼之势已淡，渴饮唇燥烦躁等症，亦见退舍，舌仍绛，尚润泽，大便色黑黏稠，小溲短赤，紫纹较淡，脉至数而有序，能寐

饮乳，似有转机佳象。惟质小邪盛，最易传变，治再生津清泄。

【次方】生石膏八钱，研细　鲜石斛五钱　连翘四钱　广郁金钱半　鲜生地六钱　天花粉四钱　银花四钱　象贝母四钱　生甘草五分　大竹叶三钱　茅根肉五扎，去心衣

【三诊】表热已解，咳嗽有痰，尚渴饮，口气甚重，脉来右滑数，左手较和，右部脉隶属肺胃也，舌红润，紫纹仅至风关，色亦较淡，邪热日退，津液日回，大便畅行，小溲亦长。治再清化肺胃痰热，佐以生津，小心护持，可保无虞。

【三方】鲜石斛四钱　川象贝各二钱　冬桑叶钱半　净连翘四钱　天花粉四钱　冬瓜子四钱　光杏仁二钱　金银花三钱　生竹茹钱半　生竹心卅根　芦根一两，去节　茅根五扎，去心衣　鲜枇杷叶三片，去毛，包煎

【四诊】脉来数象已和，右寸关尚滑大，咳嗽有痰，口渴喜饮，溺淡黄，大便带溏，舌苔红润，肺胃痰热犹未清彻，治再生津清化，以肃余邪。

【四方】西洋参一钱　川象贝各二钱　连翘壳三钱　冬瓜子四钱　鲜石斛三钱　瓜蒌皮三钱　金银花三钱　通天草三钱　生竹茹钱半　生竹心卅根　芦根一两，去节　茅根四扎，去心衣　鲜枇杷叶三片，去毛，包煎

【五诊】诸恙皆和，安眠安乳，脉来软滑不数，舌苔红润不绛。治再清养，以收全功。

【五方】西洋参一钱　川贝母二钱，去心　净连翘三钱　生竹茹钱半　生竹心卅根　绿豆衣四钱　原金斛三钱　瓜蒌皮三钱　金银花三钱　嫩芦根一两，去节　灯芯三扎

【效果】服三剂全愈。愈后胃火颇旺，每饮食不节，即欲发热呕吐，仍是胃病。随来寓就诊，服清化消导药一二方，至多三方，必愈。现在学校读书，颇壮健。今春其妹患春温肺病，已极危险，予

亦为治愈。

廉按：痧属阳腑经邪，初起必从表治，当用辛凉解肌，使痧毒外透。若七日外隐伏不透，邪反内攻，痰多气逆，烦躁神蒙，此为痧闭症，最危险。此案初则清透，继则清化，终则清养。对证发药，层次井然，临危取胜，殊为高手。

**伏热发疹案　过允文（住宜兴徐舍）**

【病者】胡仲芬令孙，年五岁，住宜兴西察院。

【病名】伏热发疹。

【原因】伏邪内发，风热外感。

【症候】身热咳嗽，口渴神烦，便溏溲赤，痧透未足，热郁不退，苔白而花，舌质干燥。

【诊断】脉数，右甚于左，乃伏邪与新感同发，热郁肺络，叠用生津宣透之剂。自二月迄于三月，连透红痧三次，继透白㾦，色枯不润，进大剂甘寒养液，犹是半枯半润，时灌频溉，疹色方能晶亮。

【疗法】重用生津，佐以宣透，沙参、石斛、生地、蔗汁生津为君，桑叶、豆豉、前胡、茅根宣透为臣，川贝、枇杷叶清金肃肺，蒌皮、盐夏宽运中气。惟便溏一症，既不能涩，又不能补，只入扁豆为和中健脾之用。

【处方】鲜生地五钱　青蔗汁半钟　川贝母三钱　鲜石斛三钱　淡豆豉三钱　北沙参三钱　冬桑叶二钱　青盐夏钱半　生扁豆三钱　枇杷叶五片，去毛　瓜蒌皮二钱　前胡二钱

先用白茅根二两，去心，煎汤代水。

【次诊】服二剂，痧回热退。数日后，骤然厥逆，脉弦而滑，此乃乳食不化，生痰阻气，上壅肺气使然。急宜开痰降气。

【次方】枳实　郁金　花槟榔　玉枢丹各五分。磨冲　鲜菖蒲汁五钱　淡竹沥一两

姜汁五滴，冲

【三诊】煎服半剂，吐出胶痰二块，厥回气平，明日又大热口渴，舌红，脉数而细。治以清热生津，参以化痰。

【三方】鲜铁斛三钱　川贝三钱　花粉三钱　鲜生地五钱　桑叶二钱　老竹黄二钱　银花五钱　知母三钱　杜胆星钱半

【四诊】服二剂，热少平，又透痧一身，甚密。再与生津托邪法，热退痧回。后二日复厥，势较轻，即与前方。又吐出胶痰数口，厥回而身又热，复透出痧一身，而津液之枯尤甚，令频灌蔗汁。数日后发出白㾦一身，色枯，即与大剂甘寒养液。

【四方】铁皮斛五钱　北沙参三钱　瓜蒌皮二钱　鲜生地三钱　天麦冬连心，各三钱　青蔗汁半钟，冲　生甘草一钱　旋覆花钱半，包煎

【效果】服三剂，白㾦转润，五剂全亮，五剂而愈。有患此者，他医见其厥，用羚羊角煎送牛黄丸，服下，未二时即死。

廉按：痧为麻疹之俗称。杭、宁、绍通称曰㾦，江苏总名曰疹。此案伏热发疹，阴气先伤，较之但感风热发痧者，轻重悬殊。故叠用清透甘凉，症多反覆，次方重用开痰降气，末方大剂甘寒救液，均极有力，宜乎厥疾乃瘳。此为痧疹之正法眼藏。

**食积闷㾦案　周小农（住无锡）**

【病者】钱桂桐之侄，童年，住坝桥。

【病名】食积闷㾦。

【原因】伏温发㾦，因食糯米面食，内郁而不出透，至九日始延余诊。

【症候】身热七日，始见麻点，不出表，头面极少，手足冷，按其腹作痛，疹毒内攻，全夜不寐，气喘烦躁，发狂起

坐，扬手掷足。

【诊断】脉濡滞不起，舌绛，苔浮黄如糜，唇紫，此即《麻疹阐注》所谓食闭兼火闭证也。

【疗法】宜治其积，其火方泄，痧立外透。用自制陆氏润字丸，先通里积，以治食闭。又遵缪仲淳清透参入温宣法，以治火闭。

【处方】先用陆氏润字丸一钱，开水送服。

牛蒡子三钱，杵　净蝉衣钱半　青连翘三钱　莱菔缨三钱　苏薄荷一钱　片郁金三钱　玉泉散七钱　浮萍一钱。同包　鲜竹叶廿片　西河柳钱半　水芦笋尖五个　鲜茅根二两，去心

【外治方】以西河柳、樱桃核、艾叶、姜煎水，放盆熏足。后以吴萸、生矾末、鸡子白、烧酒捣敷足底，引火下趋，以治足厥。

【次诊】询知润字丸仅服十粒，大便仍闭，全夜不寐，发狂起坐，气喘烦躁，扬手掷足如前，脉细如伏，苔变深黄，目封，痧点似回。此积横于中，里气不通，痧火不从外达，毒即内攻，有犯心逆肺之险。再用清透法以达邪，通血法以消积，先与润字丸二钱，督令研碎，开水服毕，方与开方。

【次方】牛蒡子三钱，杵　片郁金三钱　蝉衣一钱　地骷髅五钱　枯黄芩二钱　薄荷叶一钱　苏丹参三钱　连翘三钱　生雅连七分　鲜竹叶三十片　黑山栀二钱　赤芍二钱　玉泉散九钱　浮萍草钱半，同包　木通一钱　辰砂拌芦茅根各二两

另玳瑁七分，西藏红花三分，研细如霜，灯芯汤下。

代茶鲜茅根一两，鲜元荽一钱，鲜西河柳钱半。

【效果】服后，大便通解，痧疹齐透，布满一身，坏象如扫而瘥。

【说明】但以大黄起瘄，如方内开出，无论贫富，万不肯服。故必自制携用，乃方便之一术。

廉按：闷瘄由瘟毒郁闭而不发，其症最急。但其所以闷而不发者，必有所因。或因寒闭，或因火闭，或因痰闭，或因食闭，治必先其所因，伏其所主，而闭自开，开则闷瘄自透，病可转危为安。此案食闭兼火闭，方用汤丸并进，润字丸攻其食闭，汤药开其火闭。使里气通，表气自疏，表气疏，瘄自齐透，故坏象如扫而瘥。

### 麻疹痰闭案　周小农（住无锡）

【病者】郑鹤琴外科之侄，年甫龆龄，住日晖巷。

【病名】麻疹痰闭。

【原因】孩体乳痰上壅，以致麻疹不出表，温邪熏蒸，咽喉肿痛。

【症候】麻疹隐而未透，咳嗽气急，痰多，喉关有声，咽喉红碎。

【诊断】指纹隐隐，此即张廉麻疹。阐注所谓痰闭之证，痧火不得外泄，或延烂喉。

【疗法】商用宣痹通血，化痰透达法。（通血为孙复初麻疹要诀，近贤梁达樵亦时用之。）

【处方】广郁金三钱，生打　泡射干七分　光杏仁三钱　牛蒡子三钱，杵　丹参二钱　鲜薄荷四钱　象贝母三钱　赤芍二钱　元参三钱　制僵蚕三钱　鲜枇杷叶五片，去毛　鲜茅根一两，去心　紫菀三钱

另用西月石三分，月雄精二分，猴枣一分研细末，茅根汤送下。

【效果】一剂而痰降气平，二剂而麻疹透足，继用清肃而瘳。

廉按：此开痰闭以透闷瘄之一法。另方月石、猴枣同雄精并用，豁痰解毒，最

为着力，故能奏效如神。

### 疫痧内隐案　叶鉴清（住上海）

【病者】朱孩，年二岁，太仓人，寓新闸路福康里。

【病名】疫痧内隐。

【原因】因冒风致痧子内隐。

【症候】寒热无汗，四日痧见，两日胸颈两手虽稠，而面颧额部隐约不透。痧为阳邪，头面属阳，尤为要紧。咳声不扬，目红多眵，脘闷，气急微喘，泛呕乳汁，便溏溺少。

【诊断】紫纹已至气关，此由风邪重受，痰热交阻，抑遏肺气，有痧陷昏喘之险。拟以宣透，必得痧达，邪势向外，方有转机。

【疗法】风痧为肺病，红痧是胃病。今风痧内隐，当宣肺发表为首要。方中荆、蒡、苏、薄、葛根辛散透发为君，天虫、蝉衣祛风泄热为臣，甘、桔、枳壳开肺宣喉，象贝、前胡解肌化痰为佐使，外用香菜汤揩者，亦取其辛香松肌，痧易透达也。

【处方】荆芥穗一钱　紫苏叶八分　炒天虫钱半　熟牛蒡三钱　生甘草四分　薄荷叶八分，后入　煨葛根一钱　净蝉衣八分　象贝母三钱　苦桔梗五分　生枳壳一钱　嫩前胡钱半

外用香菜煎汤，用毛巾绞干揩面颈。

【次诊】身已有汗，肤腠已松，面额两颧痧子渐透，色赤，肢体尤稠，尚脘闷烦躁，啼哭泪少，咳嗽有痰，口干，干恶，目红多眵，溺短，便溏，日行一二次，关纹色紫。此外染风热，内蒸痰邪，交阻肺气，惧防昏喘变端，治再宣泄。

【次方】炒牛蒡三钱　炒天虫钱半　象贝三钱　生甘草四分　生枳壳一钱　薄荷叶八分，后下　净蝉衣八分　光杏仁二钱　苦桔梗五分　嫩前胡钱半　广郁金钱半

仍用香菜煎汤，乘热揩面颧颈及两手。

【三诊】痧子齐布，红润尖透，邪势已从汗外达，佳象也。咳频，声音较扬，便溏溺赤，脘闷泛恶虽减，尚烦躁少寐，啼哭有泪，紫纹色淡，脉来滑数，右部较甚，痰热熏蒸，肺不清肃，惧防传变，再以清化治之。

【三方】炒牛蒡三钱　蝉衣八分　光杏仁二钱，勿研　生甘草四分　嫩前胡钱半　炒天虫钱半　象贝三钱　青连翘三钱　生枳壳一钱　茅根肉三扎，去衣

【四诊】表热已解，痧子渐回，交一候病势转松，最为正当。烦躁较平，夜寐较安，惟咳嗽尚甚，痰多艰咯，便溏溺畅，舌尖边红，苔腻口秽。此肺邪未清，胃热亦盛，脉来右部滑数，当两清之。

【四方】炒牛蒡二钱　冬桑叶钱半　净连翘三钱　茅根三扎　芦根八钱　生竹茹钱半　象贝三钱　炒蒌皮三钱　冬瓜子三钱　嫩前胡钱半　枇杷叶三片，去毛

【五诊】痧子渐回，诸恙均平，惟咳嗽痰多，脉来数象已和，当再清肃肺胃。

【五方】冬桑叶钱半　炒蒌皮三钱　金银花三钱　生竹茹钱半　茅根三扎　芦根八钱　象贝四钱　净连翘三钱　冬瓜子三钱　嫩前胡钱半　枇杷叶三片，去毛

【六诊】咳嗽较减，邪势渐化，脉来右滑，滑属痰邪，痰与余热尚流连肺胃，仍主清化。

【六方】象贝四钱　嫩芦根七钱，去节　生米仁三钱　净连翘三钱　通草一钱　瓜蒌皮三钱　冬瓜子三钱　生蛤壳四钱，打　生竹茹钱半　鲜地栗三枚

【效果】服二剂，咳嗽仍未平，即停药。旬日后，咳始全愈。

廉按：凡发疫痧，最怕冒风内隐，隐则痧毒内攻，势必痰热交阻，气喘神迷，

险象蜂起。此案内外并治，仍使痧毒外达，幸而痧子齐布，红润尖透。后用两清肺胃，转危为安，的是儿科能手。

### 痧后受风夹食案　汪竹安（住绍兴断河头）

【病者】梁姓男孩，年三岁，住本城观音街。

【病名】痧后受风夹食。

【原因】时痧回后，不忌风寒，恣食油腻而发。

【症候】咳嗽痰多，咬牙弄舌。

【诊断】脉浮弦，苔纹干腻，最防陡变惊痫。

【疗法】宣肺化痰，兼消食滞。

【处方】生桑皮钱半　地骨皮三钱　生甘梢四分　杭菊二钱　生鸡金钱半，打　苇茎八分　佛手片六分　炒枳壳一钱　丝通一钱　嫩前胡钱半

【次诊】弄舌虽止，咬牙未除，咳痰渐减，惟脘满胸逆，脉象仍弦，腻苔未袪，慎防化为惊痫。治以宣肺清肝，佐以益肾。

【次方】羚角片五分，另炖和冲　杭茶菊二钱　生甘梢五分　生桑皮钱半　前胡钱半　甘杞子四分，捣　生东芍钱半　陈皮六分　桔梗八分

【三诊】咳嗽更甚，仍然咬牙，惟大便已下，神识较清，弦脉稍退，舌肉转润。病势略有转机，治守前法出入。

【三方】甘杞子六分，捣　生东芍二钱　陈皮五分　清炙甘三分　辰染茯神三钱　白滁菊二钱　北沙参二钱　破麦冬二钱　羚角片五分，煎透分冲

【四诊】咬牙较缓，神识已清，咳嗽亦减，惟潮热往来，舌苔微黄。尚有余邪逗留营分，恐再病变。治以参、麦益胃，参敛肝救肾法。

【四方】北沙参二钱　元参二钱　原麦冬二钱　清炙甘三分　生东芍钱半　川石斛钱半　佛手片五分　陈皮六分　鲜竹茹二钱　细生地炭三钱

【五诊】咬牙潮热均除，咳嗽未瘳，肺胃尚有积热，舌苔微黄兼腻。治以清润肺胃，并疏厥阴，分消余积。

【五方】北沙参二钱　生玉竹一钱　大腹皮三钱　炒楂肉二钱　清炙甘三分　生东芍钱半　炙橘杠六分　破麦冬二钱　白滁菊一钱　丝通草八分

【效果】连服三剂，余热肃清而愈。

廉按：万氏密斋曰：凡疹初收，要避风寒，勿食煎炒荤腥酸咸之物，宜淡滋味，至一月，可少与鸡鸭肉食之物。若食荤太早者，外毒虽泄，内毒复萌，再出者亦有之，或屡出者亦有之。若误食酸咸，则增痰咳，迟延日久而难愈也。若误食煎炒，则生毒热，或变余热。冒触风寒者，或咳而加喘，或生壮热，或成疟疾，变症百出，难以治疗矣。此案病因，适犯此弊，故必多方救济，始奏全功。凡病后调其饮食，适其寒温，为善后切要之良图。

### 时痧夹斑案　严继春（住绍兴安昌）

【病者】娄丽生之令郎，年五岁，住本镇西市。

【病名】时痧夹斑。

【原因】冬应寒而反温，痧疫盛行，有痧痘夹发者，有痧斑并发者。今感染疫气，而痧与斑夹发。

【症候】初起憎寒壮热，喷嚏流涕，腮红眼赤，咳嗽气急。继则蒸蒸内热，现形成片，并无头粒，色红带紫，神识烦躁，腹满便闭。

【诊断】脉右洪盛而数，左三部沉实，舌鲜红带有紫光。诊毕，先有傅医在座，谓近来出痧夹痘者甚多，先宜透发，不可凉遏，方用升麻、葛根、荆芥、薄荷、牛蒡、蝉蜕、桔梗、甘草等味。予谓

一齐涌出，粒粒可数者，痧也。颗粒分明，先稀后稠者，痘也。成片现形，或稀或密，或痒或麻，以手抚摩、平坦而无头粒者，斑也。病由吸受瘟毒，犯肺则发痧，入胃则发斑，必然之势也。

【疗法】当以清营解毒，透痧化斑为主治。病家极口赞成傅方，予遂不开方而出。

【傅方】升麻五分　生葛根七分　荆芥八分　苏薄荷六分　炒牛蒡钱半　净蝉衣十只　桔梗七分　生甘草三分

【次诊】据述服傅方一剂，身发大热，谵语发狂，扬手掷足，痰声如锯，气尤急促，不时昏晕，手足厥冷，脉两寸沉伏，关尺滑数，舌绛且干。此瘟毒胃热，上蒸于肺，痰随气上而昏厥也。病势甚危，急用犀羚白虎汤，加紫雪西黄以挽救之。

【次方】犀角汁五分，磨冲　羚角片八分，先煎　生石膏八钱，先煎　白知母三钱　生甘草四分　紫雪四分　西黄一分。和匀药汤送下

【三诊】服后厥回神清，斑痧透齐。惟咳喘痰多，便闭溺涩，脉甚滑数，按之沉实，舌绛转红，中心现黄浊苔。此肺气为痰热所阻，不能下输大肠也。仍以清热降痰为治。

【三方】生石膏八钱，先煎　白知母三钱　瓜蒌仁四钱，杵　竹沥半夏钱半　济银花二钱　青连翘三钱　滚痰丸二钱拌滑石三钱，包煎

【四诊】服后腹痛异常。即解燥粪十余枚。继则白痰稠积齐下，诸症大减，脉之滑数亦轻。遂于前方去丸药，加鲜生地五钱、鲜石斛三钱、雅梨汁两瓢冲。

【五诊】热势复剧，气又喘急，甚至痰壅发厥。原方去二鲜，又加丸药。如是者二次，大便又下如胶漆者颇多，脉症渐

和，险浪始息。改用竹叶石膏汤，甘凉濡润，充津液以搜余热。

【五方】鲜竹叶三十片　毛西参一钱　竹沥半夏钱半　青皮甘蔗两节　生石膏四钱，先煎　原麦冬一钱　生甘草五分　鲜白茅根六十支，去衣

【效果】连进两剂，诸症渐瘥，胃能纳粥。后用鲜石斛三钱，煎汤代茶频饮，调养旬余而痊。

廉按：痧因时疫而发，故谓之时痧。其发虽由于瘟毒，传染多吸自口鼻，鼻通于肺，肺受瘟毒则发痧，口通于胃，胃受瘟毒则发斑。正治之法，当以清营解毒，透痧化斑为主，随症佐以他药，其大要也。奈病家无医药常识，反信用治痧套方。直至变端蜂起，遂敢服大剂凉解，近世俗见，大抵皆然。幸而犀羚白虎汤加紫雪、西黄挽救着力。第三方白虎合小陷胸加减合滚痰丸跟踵急进，始得转危为安。可见瘟毒势重者，清瘟败毒之药亦不得不重用也。孙氏《千金方》曰：胆欲大而心欲细。斯言也，不但医家当作模范，即病家亦当奉为圭臬。

### 痧夹喉痧案　严继春（住绍兴安昌）

【病者】汪元洪之令侄，年七岁，住大义。

【病名】痧夹喉痧。

【原因】去年冬痧疫盛行，轻者但发时痧，重者或夹斑，或夹痘，极重者夹烂喉丹痧。今儿感染疫毒而并发。

【症候】一起即壮热烦渴，咳嗽气喘，先发痧疹，色赤如丹，继则痧密肌红，宛如锦纹，咽喉肿疼，神昏谵语。

【诊断】脉右洪盛滑数，左沉弦小数，舌赤且紫，刺如杨梅。此疫毒外窜血络，痧与丹痧并发，乃痧疫最重极险之恶候也。

【疗法】凉解血毒为首要。上午先进

普济消毒饮加减，以透其瘟疹，下午续进清营解毒汤，以化其丹痧。

【处方】苏薄荷一钱　炒牛蒡二钱　青连翘三钱　金银花二钱　西紫草二钱　鲜大青五钱　粉丹皮钱半　元参心二钱，直劈去皮

先用活水芦笋二两，鲜茅根二两（去皮），煎汤代水。

【次方】鲜生地八钱拌捣淡香豉二钱　金银花二钱　粉丹皮钱半　连翘心一钱　元参心二钱　粉重楼二钱　甘中黄一钱

先用野菰根尖二两，紫背浮萍五钱（藕池中取），煎汤代水。

【次诊】前方各进两头煎，均无大效。而面色青晦，神昏不语，惟烦躁阵作，发躁时将臂乱挖，若不知痛，挖破处血出紫黯不流，喉间紫赤，间有白腐，舌仍如前，脉浮诊混糊，沉按细数，左寸搏劲而躁。此瘟毒郁于营中，半从外溃，半攻心肺，其寿可立而倾也。欲图急救，必使瘟毒有外泄之机，乃有挽回希望。姑以紫雪芳透于前，神犀丹清解于后，再用大剂清营逐毒汤，尽人工以听天命。

【三方】紫雪一钱，叶氏神犀丹一钱，均用鲜卷心竹叶三钱，灯芯五分，鲜石菖蒲根叶钱半，剪碎后煎，煎取清汤调下。

【四方】犀角尖八分，磨汁　鲜生地四两，同　生川军四钱，开水浸半点钟，绞取清汁　生玳瑁三钱，剪碎　金银花三钱　元参心三钱　粉重楼三钱　羚角片钱半，先煎　青连翘三钱，带心　陈金汁二两，分冲　藏红花一钱

【三诊】陆续频灌，从上午至黄昏，仅得大便溏黑者一次。灌至次日清晨，尽药两剂，又得黑溏极秽臭不可闻者两次，神识时清时昏，昏少清多，舌上翻出浮腻黄苔，喉间白腐，时退时起，颈肘腰腿，发现紫痕硬块，大小不一，脉皆浮洪搏数。此血毒虽从下泄，而营中之伏火尚炽

也。姑用伍氏清血解毒汤合绛复汤、叶氏神犀丹，凉透血毒，宣络清神，以消息之。

【五方】鲜生地一两　粉丹皮二钱　藏红花八分　青连翘三钱，带心　老紫草三钱　真新绛二钱　旋覆花钱半，包煎　拌神犀丹三颗

先用紫花地丁八钱，银花露一斤，煎汤代水。

【四诊】一日夜药尽两剂，大便又秘，小溲赤涩，神识多昏少清。凡上部如颈、肩、手臂，下部如腰、脊、膝、腘等处，从前有紫痕硬块者，亦皆红肿作脓，不特咽喉溃烂，并肛门亦溃烂流脓，脉仍搏数，按之有力，血毒虽从外溃，病势总在险途。急拟救阴活血，排脓逐毒，背城一战，以图幸功。用仲景败脓散合大黄牡丹汤加味。

【六方】生锦纹三钱　粉丹皮二钱　小枳实钱半　生赤芍五钱　元明粉二钱，后入　光桃仁钱半　桔梗一钱　鲜生地一两

先用冬雪水、银花露各一汤碗代水煎药。

【五诊】药仍陆续频灌，灌至一昼夜，约服四五汤碗，二便始畅。惟粪带脓血杂下，一节黄燥，一节溏黑。从此神识清醒，时时叫痛，咽喉肛门溃烂均减，六脉搏数已转弦软。治以养阴活血，败脓化毒，与五汁饮加味。外用紫金锭一钱、制月石三分，和以净白蜜，时时扫喉，清化其毒。

【七方】鲜生地二两，开水浸，捣汁　雅梨汁各两瓢　甘蔗汁　生藕汁各一瓢　陈金汁二两，分冲

先用鲜茅根二两去皮，金银花五钱，煎取清汤，再炖四汁，滚十余沸，冲金汁，时时灌之。

【六诊】连服三日，咽喉及遍身溃烂

处，均已渐次收功，便中亦无脓瘀，胃纳绿豆清汤，舌转嫩红，脉转虚数。此瘟毒虽皆外泄，而血液已经两亏，与五鲜汤滋养，以善其后。

【八方】鲜生地六钱　鲜梨肉一两　鲜建兰叶五钱　鲜石斛五钱　鲜茅根一两

【效果】连服六日，胃健纳谷，喜笑语言如常。嘱其用北沙参四钱，光燕条一钱，奎冰糖三钱，日进一剂，以调补之。

廉按：此种瘟毒痧疫，十中难救一二。设病家胆小如鼷，医家迟回审慎，不敢连用峻攻大剂，无论如此重笃之病，不能挽救于垂危。即使幸而转机，而后半如此风浪，亦不敢冒险担任，则不能收全功于末路。况大便一节黄燥，一节溏黑，此等疫症，其宿垢最不易清，即毒火亦不易净，往往有停一二日再行，有行至五六次至十余次者，须看其病情如何，以定下与否，切勿震于攻下之虚声，遂谓一下不可再下，因致留邪生变，而酿功亏一篑之慨也。此案胆识兼全，非确有经验，博历知病者，断不敢担此重任，背城借一以图功。

### 痧夹水痘案　严继春（住绍兴安昌瑞安桥）

【病者】徐子青君之令媛，年十四岁，住遗风。

【病名】痧夹水痘。

【原因】素禀体肥多湿，适逢春末夏初，痧疫盛行，感染其气，先发痧，后发水痘。

【症候】身热烦闷，咳嗽鼻塞，面目有水红光，喉痛气急，指尖时冷，二日即见痧点，色鲜红，头面先见，颗粒分明。

【诊断】脉右浮洪搏数，左弦小数，舌红，苔白腻。此虽时痧之顺症，而湿热内郁，所防者水痘之夹耳。

【疗法】先用防风解毒汤加减，发表透痧。

【处方】防风八分　炒牛蒡钱半　光杏仁钱半　前胡一钱　生甘草三分　荆芥八分　青连翘钱半　广皮红七分　桔梗七分　青箬尖一钱

【次诊】第三日下午赴诊，据述一日三潮，潮则热势盛而烦躁，逾时方退。三日共作九潮，痧已透齐。现已徐徐回退，惟面目手足微肿，小溲短热，渴不喜饮，便溏不爽，脉右软滞，左微弦带数，苔白微黄。此痧毒虽出，而湿热为患也。姑以杏苏五皮饮消息之。

【次方】光杏仁钱半　新会皮钱半　冬瓜皮三钱　丝通草一钱　嫩苏梗钱半　浙茯苓三钱　大腹皮钱半　生姜皮一钱

【三诊】连服两剂，身又发热，皮肤觉痒，水痘先现于头面，渐及周身四肢，小如蚕豆，大如豌豆，状如水泡，中多凹陷，脉浮滑沉缓，舌苔黄白相兼。此内蕴之湿热，化为水痘而发泄也。治以七叶芦根汤透解之。

【三方】藿香叶钱半　佩兰叶钱半，炒黄　枇杷叶五钱，去毛筋净　薄荷叶一钱　青箬叶二钱　淡竹叶钱半

先用活水芦笋一两，鲜荷叶一钱，北细辛五分，煎汤代水。

【四诊】一剂而水痘色淡浆稀，二剂而干燥成为灰色，势将结痂，身热大减，胃动思食，便黄而溏溺亦渐利，脉转缓滑，舌苔黄薄，此湿热从肌皮而出也。治以调中开胃，兼利余湿。

【四方】新会皮一钱　浙茯苓二钱　川黄草二钱　生谷芽一钱　炒谷芽一钱　生薏苡三钱　金橘脯一枚，切片　陈南枣一枚

【效果】胃能纳谷，精神复旧而瘥。

廉按：色淡浆稀，故曰水痘。多由湿热兼风，郁于肌表而发。约有黄赤二种：色黄而含有气水者，曰黄痘；一出如豆壳

水疱，东医名含气性水痘；色赤而含有血液者，曰赤痘；一出有红点水疱，东医名出血性水痘。始初为透明浆液，继则变为不透明乳液状，且带脓性，皆从水疱、脓疱而结痂，然总不如正痘之根窠圆净紧束也。其间有夹疹而出者，亦有夹正痘而出者，间有夹喉痧而出者。此案先出痧，后发水痘，其痧及痘皆轻者，因病毒从双方排泄。故前后四方，皆属寻常药品，能奏全功。

### 疫痧化疳案　汪竹安（住绍兴断河头）

【病者】罗姓男孩，年五岁，住本城秋官第。

【病名】疫痧化疳。

【原因】先患泄，继发痧，后化疳。

【症候】痧虽消回，泄泻半月未痊，目鼻赤烂作疼，口喷臭恶。

【诊断】脉紧数，舌苔糜白，犹恐喉烂穿腮等变迭起。

【疗法】泻肝胃郁热以存津液。

【处方】龙胆草四分，酒炒　生石膏四钱，研细　盐水炒知母二钱　根生地三钱　猪苓三钱　木蝴蝶五对　生白芍二钱　浙茯苓四钱　清炙甘三分　淡竹叶钱半

【次诊】疳烂身热均减，便泄未愈，苔糜亦轻，脉兼滑数，尚防热毒下移，转化便血、脱肛等症。治以清化胃肠并退伏热。

【次方】酒炒川连三分　炙百部一钱　焦栀子三钱　炒楂肉三钱　汉木通一钱　炒知母钱半　地骨皮四钱　人中白五分　生桑皮钱半　陈皮六分　浙苓五钱

【三诊】疳烂渐瘥，惟咽门糜赤，声音尚嘶，脾泄久困，右寸仍兼滑数，苔糜未尽，预后恐无良好结果。拟清胃热，司化膀胱。

【三方】木蝴蝶五对　炒车前三钱　浙

苓四钱　赤芍钱半　细生地四钱　元参三钱　尿浸石膏四钱　淡竹叶廿四片　淡子芩钱半　福泽泻二钱　陈皮六分

【四诊】久泻虽瘥，咽门等处糜烂又起，脉数苔糜，痧后最怕患疳，医颇棘手，治用玉女煎加减。

【四方】生石膏四钱，杵　人中白五分，杵　金银花三钱　中生地四钱　焦栀子二钱　地骨皮四钱　生白芍钱半　盐水炒牛膝钱半　炒楂肉二钱　乌元参二钱　淡竹叶廿四片　陈金汁二两，分冲　鲜建兰叶三钱，后入

【效果】连服三剂，咽烂已愈，后以燕窝、柿霜等代药，调养而痊。

廉按：痧后化疳，叶氏谓之疫疳。多由里症不清，湿盛热蒸，酿生细菌，或化微虫，上则腐蚀七窍，下则腐败胃肠。尤以眼疳生翳为难治，牙疳穿腮为最急。其药如鸡内金之杀虫磨积，胆草、川连、乌梅、胡连之清肝杀虫，生地、石斛、元参之甘凉养胃，白术、苓、陈之健运脾阳，金汁、人中白、尿浸石膏之防腐制烂，皆治斯症不祧①之要药。此案前后四方，大半用此等药品配合为剂，故能消疳以收功，惟外治法必不可少，尚须平时预备以应用。

### 痧后痢案　汪竹安（住绍兴断河头）

【病者】金姓女，五岁，住本城咸欢河沿。

【病名】痧后痢。

【原因】时痧回期太早，多食生冷而化痢。

【症候】口燥腹痛，里急后重，大便滞下，脓血稠黏。

---

① 不祧（tiāo 挑）：言永不移易。古代帝王的宗庙分家庙和远祖庙，远祖庙谓之祧。家庙中除始祖之外的辈分较远的神主，须依次迁入祧庙合祭。永不迁入的谓之"不祧"。

【诊断】脉沉紧，舌苔白，此积滞移于大肠也。

【疗法】疏中扶脾，消食祛积。

【处方】浙茯苓四钱　炒楂肉二钱　小青皮八分　焦鸡金钱半　猪苓二钱　广木香五分　清炙甘三钱　小川连三钱，姜炒　炒芍钱半　土炒於术八分

【次诊】口燥肢冷，皮灼气急，唇裂，仍痢，舌焦且胖。此津液内耗，最防木横则惊。治以清营润燥，扶土泻木。

【次方】鲜生地三钱　鲜石斛钱半　木蝴蝶五对　清炙甘三钱　元参二钱　炒知母钱半　浙茯苓二钱　新会白六分　生东芍钱半　条芩一钱

【三诊】气急稍平，涕泪已有，滞下亦松，苔转黄润，脉尚弦涩。治以清肺润燥，拯津消滞为妥。

【三方】生桑皮钱半　鲜生地四钱　鲜石斛二钱　淡芩八分　地骨皮三钱　元参二钱　赖氏红六分　安南子三枚　丹皮钱半　佛手片五分

【四诊】气逆而喘，滞下尚重，口干脉数，积热纠缠，终非善果。治以清宣肺胃，通润府气。

【四方】牛蒡子一钱　光杏仁三钱　鲜生地三钱　鲜石斛钱半　瓜蒌仁三钱，杵　炒枳壳一钱　丝通草一钱　元参二钱　淡竹茹二钱　炙橘红六分

【五诊】气急虽已渐瘥，痢疾尚未痊愈，舌苔干，脉细数，气液两亏之候。且与救津液以拯胃脾，兼消余积。

【五方】甜石莲二钱，杵　鲜生地三钱　鲜石斛钱半　陈皮六分　炒知母钱半　莱菔缨钱半　生东芍三钱　毛西参八分，另炖冲

【效果】三剂后，痢除胃健，后以饮食调养复元。

廉按：瘰后成痢，或因热毒内陷，或因热积下移，均忌升提补涩。叶氏治法，

初则分利宣通，终则甘润增液。此案大旨近是，方亦清稳。

**妊娠疫疹案　罗端毅（住台州）**

【病者】徐姓妇，年三十岁，住台州。

【病名】妊娠疫疹。

【原因】妊娠六月，患疫疹，邀毅诊视。

【症候】头目浮肿而赤，遍身疼痛，胸腹郁闷，头脑剧痛，疹形略见头面，狂躁不安。

【诊断】脉数舌红。家人惶恐，祈神许愿。毅曰：神鬼之事，何足信哉。盖热毒盘踞于中，则烦躁不安，热气上蒸，则头脑剧痛。疫疹欲出不能出，正在战出之候，则遍身疼痛。妊娠患是症者，最为危险。何则？母病热疫，则胎亦热，胎热则动，疫火煎熬，恐有堕胎之患。少顷，疫疹通身遍出，邻人在旁云：麻疹全身既已出齐，虽有烦躁，亦无妨害。余曰：汝等不知本年患是症者，皆非真正之麻疹，古人所谓瘟疫流行者，即此等之症候是也。虽全身出齐，而亦有异同之点，疹形松浮者轻，紧束者重；红活者轻，紫黑者重。况伊之症，疹形紧束而兼紫黑，形虽见于外，而毒根深藏于内，故胸腹郁闷不安，前人谓胃热将烂之候，指斯时也。若不急治，危在顷刻。

【疗法】用余师愚清瘟败毒饮加紫草茸，大剂凉血以消毒。

【处方】生石膏六两，研细　小生地一两　乌犀角二钱　小川连四钱　焦栀子四钱　肥知母六钱　淡黄芩三钱　苦桔梗钱半　赤芍三钱　生甘草一钱　元参心四钱　青连翘四钱　牡丹皮二钱　紫草茸二钱　鲜竹叶四十片

【次诊】服后片时，即小产一女。产后瘀血不行，腹大如未产之状，患者似觉

尚有一胎在内，少顷又产一男，但腹痛如前。家人随向邻家寻觅姜来煎汤与服（吾台风俗产后必食姜炒米饭等）。余闻其言，竭力阻止，若服此等热物，人必狂躁，不可疗救，不但目前不可服，即至数日，亦切勿一滴沾唇。再拟一清热去瘀之方。

【次方】　全当归三钱　芎藭八分　鲜生地六钱　粉丹皮钱半　光桃仁钱半　泽兰三钱　淡黄芩钱半　益母草五钱　制香附二钱　紫草茸一钱　生赤芍二钱　生甘草八分

【效果】　嘱服数剂，余即返舍。随后伊母家请一专科麻痘之老医来诊。病家即将余之言告曰：不可服姜等云云。老医曰：产后无姜，不能去瘀，不妨服下。幸病家素信鄙人，且观其症果系热病，老医之言，似欠妥当，姜等未敢与饮。老医书方与服（未知拟何等方），服后烦躁，仍用毅所拟清热去瘀之原方，服数剂而愈。

【说明】　本年瘟疫流行，正月起，至今尚未断绝，如疫痘、疫疮、疫疹、疫咳等病症，东南未平，西北又起，死于非命者，不知凡几，殊深惨痛。如吾黄之新桥管廓屿呑、上云墩数村为尤甚。患疫痘死者十之八九，疫疹死者十之三，医者作水痘麻疹治，用温补顶托，错药而死者，亦十之二三。惟疫咳侵于小儿，村村俱有，极其繁多，父母不知，以小人咳嗽为平常之症，不服药可愈，至咳久医不及而死者，亦十之二。鄙人诊治，见有疫气传染，不论痘疮麻疹之属，如遍身疼痛，有汗烦躁，其脉浮沉皆数，则用清瘟败毒饮加减；无汗烦躁，遍身疼痛，胸腹胀闷，脉数便结，憎寒壮热，则用防风通圣散加减；若轻症，但寒热咳嗽发疹，用银翘散加减，或用荆芥穗、防风、连翘、牛蒡、桔梗、杏仁、前胡、葛根、甘草之属，如用加味，或生地、丹皮、紫草，或花粉、银花之类相出入，治愈者约十之八九。观此，医者必须随机达变，切不可拘泥于专科之书明矣。

廉按：台州所谓疫疹，杭、宁、绍谓之疫瘄，江苏则称疫痧。王孟英曰：麻也，痧也；疹也，瘄也。各处方言不同也，其实一也。其辨证首要，端在形色。

先论疹形，松浮洒于皮面，或红或赤，或紫或黑，此毒之外现者，虽有恶症，不足虑也；若紧束有根，如从皮里钻出，其色青紫，宛如浮萍之背，多见于胸背，此胃热将烂之征，即宜大清胃热，兼凉其血，以清瘟败毒饮加紫草、红花、桃仁、归尾，务使松活色淡，方可挽回，稍存疑虑，即不能救。

次论疹色，血之体本红，血得其畅，则红而活，荣而润，敷布洋溢，是疹之佳境也。淡红有美有疵，色淡而润，此色之上者也。若淡而不荣，或娇而艳，干而滞，血之最热者。深红者，较淡红而稍重，亦血热之象，凉其血，即转淡红。色艳如胭脂，此血热之极，较深红而更恶，必大用凉血，始转深红，再凉其血，而淡红矣。紫赤类鸡冠花而更艳，较艳红而火更盛，不急凉之，必至变黑，须服清凉败毒饮加紫草、桃仁。细碎宛如粟米，红者谓之红砂，白者谓之白砂，疹后多有此证，乃余毒尽透，最美之境，愈后蜕皮。若初病未认是疫，后十日半月而出者，烦躁作渴，大热不退，毒发于颔者，死不可救。

至若妊娠疫证，母之于胎，一气相连，盖胎赖母血以养，母病热疫，毒火蕴于血中，是母之血即毒血矣，苟不亟清其血中之毒，则胎能独无恙乎。须知胎热则动，胎凉则安，母病热疫，胎自热矣。竭力清解以凉血，使母病去而胎可无虞，若不知此，而舍病以保胎，必至母子两不保也。至于产后以及病中适逢经至，当以类推。若云产后经期，禁用凉剂，则误人性命即在此言。此皆余氏师愚实地经验，独出心裁之名论也。此案诊断颇有发明，方法悉宗余氏，胎虽不保，而产妇生命幸赖此以保全，即产后清热去瘀，亦属适当之疗法，似此危证，幸收全功，盖不执产后宜温之谬说，对症发药之效能耳。案后说明，确有见地。

# 第十四卷　时行鼠疫病案

**肺鼠疫案　张锡纯**（住盐山西门内）

【病者】施兰孙，年三十余，浙江人，奉天中国银行经理。

【病名】肺鼠疫。

【原因】庚申冬令，黑龙江、哈尔滨一带鼠疫流行，奉天防范甚严，疫毒之传染未尝入境。惟中国银行与江省银行互有交通，鼠疫之毒菌因之有所传染，而发生鼠疫。

【症候】神识时明时愦，恒作谵语，四肢逆冷。心中发热，思食凉物，小便短赤，大便数日未行。

【诊断】脉沉细，左右皆然，且迟甚，一分钟五十八至。舌上无苔，干亮如镜。此证虽有外感传染，实乃因寒生燥（香港之地有时鼠疫流行，又是因热生燥），因燥生热，肾气不能上达，阴阳不相接续，故证象、脉象如此，其为鼠疫无疑也。此证若燥热至于极点，肺叶腐烂，咳吐血水则不能治矣。幸犹未至其候，急用药调治，尚可挽回。

【疗法】治此证当以润燥清热为主。又必须济其肾气，使之上达，与上焦阳分互相接续，则脉变洪大，始为吉兆。

【处方】生石膏三两，研细　知母八钱　元参八钱　生怀山药六钱　野台参五钱　甘草三钱

此方即拙著《衷中参西录》白虎加人参以山药代粳米汤，又加元参也。本方后所载治愈寒温病脉虚热实之证甚夥，可参观。煎汤三茶钟，分三次温饮下。

【效果】将药服尽一剂，身热，脉起，舌上微润，精神亦明了。又按原方再服一剂，大便亦通下，病从此遂愈。

廉按：鼠疫为八大传染病之一，西医名黑死病，又名配斯笃，有肺配斯笃、腺配斯笃等之别。吾国《鼠疫汇编》《鼠疫集成》，专发明此病而设，大旨以清解血毒为君。

此案疗法润燥清热，从人参白虎汤加减，乃治肺配斯笃清燥救肺之方法，为治鼠疫者别竖一帜。虽然鼠疫之毒由鼻入肺则为肺鼠疫，其证比腺鼠疫重而且速，甚者有一二日即死。湖北冉雪峰君曰：丁巳、戊午冬春之交，归绥鼠疫蔓延，浸浸南下，而晋而鲁而宁，武汉亦有此项疫证发现。除量道街黄姓少东、后长街夏姓内眷误药在前，肺部溃烂，已吐脓血不救外，其余候补街宋姓、府后街朱姓、百寿巷袁姓等多人均以一二剂起之。经此番实验，似有把握。夫肺鼠疫为阴燥，阴燥体阴用阳，纯是一派热象。即兼外感，不可用辛温发表，且热虽甚，亦不可用苦寒荡涤。盖肺位最高，燥先伤肺，肺主气，当治气分。倘邪未入营，开手即用连翘、红花、丹皮、桃仁之类，是凿空血管，引贼入室。必也清芳润透，不温不烈，不苦不燥，不黏不滞，其庶几乎。爰制二方于后，为世之治肺鼠疫者进一解。

一、太素清燥救肺汤（冬桑叶三钱，杭菊花二钱，薄荷叶一钱，栝蒌皮三钱，甜杏仁三钱，鲜石斛三钱，鲜芦根六钱，

生甘草一钱，真柿霜三钱，津梨汁二茶匙冲。以上十味，除柿霜、梨汁，以水三杯微煮，以香出为度，去滓，入柿霜、梨汁温服。身热或入暮发热，本方薄荷再加一钱，或加麻绒六分至八分，取微似汗，得汗去麻绒），此方治燥气怫郁之在气分者。桑叶、菊花、薄荷芳香轻透，清肺热，解肺郁，利肺窍，俾燥邪外泄皮毛；蒌皮、杏仁利膈导滞，内气得通，则外气易化；石斛、芦根凉而不滞，清而能透；柿霜、梨汁柔润而不滋腻；甘草补土生金，和诸药，解百毒，合之为清凉透表，柔润养液，绝不犯上论各弊。有热加薄荷、麻绒者，肺合皮毛，开之以杀其势，勿俾久遏而令肺脏发炎也。

二、急救通窍活血汤（川升麻钱半，青蒿叶三钱，藏红花二钱，净桃仁三钱，犀角尖一钱，生鳖甲三钱，真麝香五厘，绢包，鲜石斛三钱，鲜芦根六钱。以上九味，以水五杯，先煮升麻等七味，令汁出，再入芦根、石斛，微煮五六十沸，去滓温服。外窍闭加麻绒一钱五分，如内窍未闭去麝香，势缓亦去麝香。得微似汗、微吐者愈。急刺足委中穴以助药力），此方治燥邪怫郁，直袭血分，气血交阻，面目青，身痛如被杖，肢厥、体厥、脉厥，或身现青紫色。倘仅气分郁闭，未可误用，界限务宜分明，青蒿、升麻透达气分之邪；红花、桃仁透达血分之邪；犀角、鳖甲直入血分而攻之；石斛、芦根转从气分而泄之；而又加麝香以利关节，以期立速透达。合之为由阴出阳，通窍活血，而仍不落黏滞，犯以上各弊。不用柔润者，急不暇择，以疏通气血为要务也；外窍闭加麻绒，亦闭者开之之意也；内窍未闭及势缓去麝香，恐耗真气也；急刺足委中穴，恐药力缓不济，急刺之以助其疏利也。或问石斛、芦根后煮，取其轻透气分，固已，升麻、青蒿亦气分药，何以不后煮。曰：石斛、芦根原取清轻，过煮则腐浊，失其功用；若升麻、青蒿混合久煮，取其深入血分，透出气分，若亦后煮，则两两判然，安能由阴出阳乎！噫，微矣！

**肺鼠疫案　吴兴南（住辽阳城南戴二屯）**

【病者】巴宏钧，年二十一岁，奉天省辽阳县人，住巴家岗子。

【病名】肺鼠疫。

【原因】苦寒劳力，居室不洁，每多鼠患。适哈埠、长春盛行鼠疫，时届深冬严寒，微觉背寒而发，于民国二年腊月二十日夜间病作。

【症候】四肢逆冷，胸部反温，心神恍惚，遽不知人，面现灰暗，目不能视。

【诊断】左右三部脉均散乱，乍大乍小，若有若无，满舌浊垢，若白若黄，若灰若黑，黏滑殆遍。呼问久之，微言咽痛心烦，次即昏去，遂断为肺鼠疫症。其先有杏花村苏某新从长春归，遽患类此，延余诊治，谓为鼠疫，均非笑之，未曾用药，下午即死。今巴宏钧系属至戚，年迈孀母仅此孤儿，死即绝嗣矣。余壮胆诊断，问得痛在咽喉，必有疙瘩，此鼠疫之一；自言心烦，为邪壅心房，此鼠疫之二；面现灰白，目不能视，又鼠疫之三。审断已谛，余晓之曰，势迫难缓，正在生死关头矣。

【疗法】先以手法按摩其四肢，使气血微活；即以银针卧刺百会、直刺神庭、土星、印堂、左右太阳等穴，再放两尺泽之血与十宣、劳宫。虽取红汗，惟所出之血均黑紫毒重。刺毕，患者知人矣。遂用加减二花解毒汤。金银花性善解毒，人所共知，且功专入肺。肺属娇脏，最易感邪，用至二两使肺金清肃，咽痛疫邪开矣。性凉下降，与地丁合用，下降之力愈速，使邪不少留。得大力子、苦桔梗顺胸中之气，解咽喉之危，其疹瘰立化。红花少则养血，多则破血，正藉其破血大力，使心房之紫血、回管之黑血排泄，以清新血复原，神明出矣。人之左右心房一司出，一司入，排泄跳动，瞬息不止。红花重用五钱，犹恐其力薄，佐以生桃仁三钱，尤能破瘀生新，直入心经，使邪无遗留；少入麝香，善行善窜，周身之经络不为毒壅，四肢返温；暹逻角直透心脏，性最解毒，为治疫毒内陷之特效药。

【处方】金银花二两　南红花五钱　生甘草三钱　生桃仁三钱，捣　苦桔梗三钱　青连翘三钱　野菊花三钱　大力子三钱　紫花地丁五钱

加入暹逻角一钱，磨汁，麝香三厘，入药内冲服。

【效果】服此一帖，病去大半。次服各减其半。继用太乙紫金锭二钱作四次服，幸庆更生。后于新正节近，治此症十有余人，无不奏效。噫，世事变迁，灾殃亦异。遭斯症而死者，形体黑紫，谓为黑死症，但指其形色而言，实则皆由血毒。必先放血泄毒，药则活血逐毒，庶几白血轮不致为毒菌吞灭，其人方免立毙矣。

廉按：鼠疫既染，危险万状，大要分肺鼠疫（肺百斯笃）、腺鼠疫（腺百斯笃）两种。其为症也，先犯心脏，使心力衰弱。凡脉搏如丝，即为疫毒由鼻入肺侵犯心脏惟一之确据。其次体温速升，头痛眩晕，或作呕吐，渐渐神识朦胧，陷于昏睡谵语，状态痴呆，步行蹒跚，眼白纯红，舌苔白色如石灰撒上，或污紫如熟李头，腺液窝、大腿上、近阴处起肿胀，疼痛剧烈者，一二日即死。其神气清，核每作痛，亦迁延数日而死。

初起以宣透秽毒为第一妙法。闽省梁君达樵云：病者发热头痛，四肢倦怠，骨节禁锢，或起红点，或发丹疹，或呕或泻，舌干喉痛，间有猝然神昏，痰涌窍闭者，此系秽毒内闭，毒气攻心。宜用芳香辟秽，解毒护心，辟秽驱毒饮主之（西牛黄八分研冲，人中黄三钱，九节菖蒲三分，靛青叶一钱五分，银花五钱，鲜者蒸露亦可，野郁金一钱，水煎成取出，调牛黄服）。如见核子，或发斑，或生疔，加藏红花八分，单桃仁三钱，熊胆四分；大渴引饮，汗多，加犀角金汁；神昏谵语，宜用至宝丹或安宫牛黄丸，开水和服，先开内窍。按此方乃透秽之良剂。疫核虽重病，初起不可即下，审其口燥、神昏、热炽有下症者，先辟秽解毒，然后议下，每每获效。下法用大黄三钱，泡紫雪丹五分最良。此案系肺鼠疫，其毒菌从口鼻传染，首先犯肺，逆传心脏之危笃急症。识病既明，方亦颇有大力，惟麝香不如用太乙紫金丹，即吾浙胡庆余堂辟瘟丹，皆有逐秽杀菌之作用，吾友离尘山人在奉天时，曾亲见其效如神。

**肺鼠疫案　刘蔚楚（住上海邢家桥路祥余里）**

【病者】族叔荫庭之母，年近古稀，住什湖乡。

【病名】肺鼠疫。

【原因】素有哮喘证，因媳妇患鼠疫病，不免劳苦，遂感染而哮喘复作。

【症候】初起但热不寒，神昏嗜卧，目不欲开，口不思食，而又无核。

【诊断】脉不浮不沉，中按洪长滑数，右手反盛于左手，舌边尖红，苔黄而滑，此疫邪引动宿病。其神昏嗜卧者，痰迷清窍也；热虽盛而无核者，疫毒首先犯肺也。病在高年，最防恶注而骤变疫厥。

【疗法】解毒活血为君，参以顺气开痰，鼠疫经验方加减。

【处方】光桃仁二钱　全当归一钱　青连翘三钱　鲜竹茹三钱　藏红花一钱　真川朴一钱　生赤芍二钱　小枳实钱半　栝蒌仁四钱，杵　川贝母四钱，去心，劈

【效果】一剂而平。次日复发，连服二剂而愈。

廉按：此案感疫无核，显系肺鼠疫之明征。惟老年气衰质弱，虽同一患疫而用药轻重各殊，就使认证已确，峻猛之药只可用至四分之一，和平之药亦不得过十成之五，吾愿医之志在安老者，幸毋忽诸！案中断症处方，虽不越王氏活血解毒之范围，而善为加减，酌斟用量，即能三剂奏功，宜乎粤医公推为鼠疫之经验方也。

同社友余伯陶君，谓江南、岭表两地，地形之卑湿虽同，而地气之寒温迥别，是以人之体质亦随地而异，即药之分量亦因人而殊。罗氏所定之加减活血解毒汤，即吴又可所谓急症急攻法也，施之于壮体重病，谁曰不宜。第强弱有相悬，阴阳有偏胜，或老或幼，或其人本有凤疾，或病后元气未复，是在用药者神而明之，变而通之也。爰是权其轻重之宜，增补加减治法数条：如肝阳素盛者，去柴胡、葛根，加桑叶、菊花；肺阴素虚者，去柴胡、葛根、厚朴，加桑叶、贝母、知母；肾阴素虚者，减去柴葛，加知母、稆豆；气分素虚者，去柴胡，微加防风；血分素虚者，去柴胡、葛根，加桑叶、丹皮，幼稚纯阳者同；胃热素重者，生地干者易鲜；痰湿素重者，佐以平胃、二陈；大病之后，去柴胡、葛根，加丹参、苏梗，老年气衰者同；亡血之后，去柴胡、葛根、桃仁、红花，加丹参、桑叶、侧柏、白薇；产后血去过多者，去桃仁、红花、柴胡、葛根，加荆芥穗、苏丹参；产后血枯生风者，去柴胡、葛根、桃仁、红花，加苏丹参、荆芥穗、天麻、稆豆。

## 腺鼠疫案　陈务斋（住梧州四方井街）

【病者】梁建廷，年五十岁，广东南海县，住广西容县友记店，商界。

【病名】腺鼠疫（又名核疫症，西名百斯笃症，又名黑死症，传染病）。

【原因】素因不究卫生，饮食不节，过食辛辣酸咸，肠胃蓄湿生热。诱因鼠疫流行，城市疫毙甚众，菌毒飞扬，由口鼻吸受直接传染而发。

【症候】骤然头痛，恶寒发热，颈股腋下发结核十余枚，灼热疼痛，全体大热，昼夜不休，面色紫黑，目赤血丝敷盖，唇色瘀黑焦肿，气逆粗喘，呃逆频频，神识昏迷，皮肤发赤，灼热如焚。

【诊断】左右六脉洪大弦数，一吸已动七至，体温升腾达一百零六度。脉症合参，断为腺鼠疫症。其菌毒侵逼诸腺，故颈股腋下结核肿实，坚如铁石，灼热疼痛，势甚凶猛，危在旦夕。是日延医十余会诊，无一立方。本在不治之症，今承病家恳求甚切，不得不力图援救也。

【疗法】内外并治。先用竹茹刀柿汤以止呃平喘，取竹茹、柿蒂、刀豆降逆下气，开胸快膈为君；胆草、白芍降肝胆之冲逆为臣；钗斛、知母、生地平胃逆，凉阴血为佐；花粉、杏仁润肺降逆，生津化痰为使。服后呃逆已除，气平不喘。又用除疫羚犀败毒汤，取羚羊、犀角、川连、胆草、黄芩泻心肝伏火而清三焦，生地、红花凉血去瘀，石膏、知母平胃清热，大青、地丁、中白、银花、真珠败毒灭菌，芦笋、茅根透解毒热，连进五服。并外敷清热败毒之药，常热常换。疼痛已除，人事渐醒，体热略退，始能瞬息。惟皮肤多现结核，大者如指，小者如豆，全体布满，形似熟荔枝状。诊脉洪大已减，只现弦数。又用羚犀桃花败毒汤，取清热降

火，凉血解毒，去瘀生新，连进五服后，则结核俱消，体热已除，能起立，略进食。惟睡眠不宁，咽干口燥，头部微晕，体中内热，诊脉仍数。又用犀角地黄汤合人参白虎汤加杭菊花，取其清热凉血，润燥生津，解表和里也。

【处方】竹茹刀柿汤

柿蒂三钱 马刀豆仁二十枚，烧存性 鲜竹茹五钱 龙胆草三钱 生白芍三钱 知母四钱 鲜生地六钱 鲜钗斛三钱 天花粉四钱 苦杏仁四钱，去皮

【次方】除疫羚犀败毒汤

羚羊角二钱 犀角尖三钱，磨冲 鲜生地六钱 鲜大青四钱 紫地丁三钱 人中白一钱 生石膏一两，研细 肥知母五钱 金银花三钱 西红花三钱 川黄连三钱 龙胆草三钱 淡黄芩四钱 真珍珠五分，研末冲服

先用活水芦根三两，去节，鲜茅根二两，去皮，煎汤代水。

【三方】羚犀桃花败毒汤

羚羊角二钱 犀角尖三钱 光桃仁五钱 金银花三钱 西红花二钱 生石膏一两，研细 粉葛根五钱 生赤芍三钱 鲜生地五钱 鲜大青四钱 牛蒡子四钱，杵 人中白三钱 淮木通二钱 莲子心五钱

煎服。

【四方】犀角地黄汤合人参白虎汤加杭菊花

犀角尖二钱，磨冲 鲜生地五钱 生白芍三钱 牡丹皮二钱 生甘草一钱 生石膏五钱，研细 西洋参三钱 杭菊花二钱 肥知母四钱 生粳米五钱

【五方】外敷拔毒消核膏方

生锦纹一两 鲜生地一两五钱 赤芍一两 鲜桃叶四两 生芭蕉根八两 生蒲公英二两 生蒲水莲二两 鲜地丁一两 人中白一两 生苎麻根两半 生狼毒根二两 生白颈蚯蚓二两 山慈菇六钱 西红花四钱 木鳖仁一两，去壳

共捶匀如膏，入大梅片三钱，麝香一钱，复捶和，分三十贴敷各核，随热随换，至不热痛止消尽为度。

【效果】十日核消热退，人事已醒。二十日燥平渴止，食量已进。三十日食量进至如常，元气回复而痊。

【说明】是年丙辰夏末秋初，容县城区鼠疫流行，几至无人来市。所起症状个个如是，骤然起核疼痛，后则恶寒发热，烦躁谵语，或先恶寒发热，然后起核疼痛者有之。倘医药罔效而症变坏，全体起黑粒黑泡，或现一二者，毒盛正败而血先死，即不救之症。是役毙者数百人。余所医治数十，依上列方法，内服外敷后，多起红粒，毒散正复而血复活，幸而一一痊愈。

廉按：腺鼠疫初起，用王孟英治结核方合神犀丹，多服累效（银花二两，皂角刺钱半，蒲公英二两，粉甘草一钱）。呕者去甘草，加鲜刮竹茹一两；便秘热重者加生锦纹三钱，水煎，和神犀丹服；如呕仍不止，用真熊胆二分，藏红花二钱，水煎服，即止。此方用蒲公英、金银花、角刺合神犀丹，不但解毒，兼解血热，以蒲公英为疮毒发汗良剂，神犀丹为解血毒之圣药也。若白泡疔，本方去角刺，加白菊花一两，有效。兼黑痘，用神犀丹、紫金锭间服，均效（神犀丹见温热）。此案确系腺鼠疫，方从王勋臣解毒活血汤脱化而来，然较王氏原方力量尤强，病重药重，病峻药峻，本不必拘守成方也。其余两方，随症加减，大旨相同。至若外治一方，解毒消核，凉血泻火，亦极有效力。案后阅历之谈，殊堪深信。

**腺鼠疫案 陈务斋（住梧州四方井街）**

【病者】陈瑞彬，年二十九岁，广西

容县人，住乡。

【病名】腺鼠疫。又名核疫，西名百斯笃，又名黑死症。

【原因】远行劳苦过度，血气乍伤，适乡村鼠疫流行，杆菌传播，由口鼻吸受直接传染。

【症候】骤然股阴腺起核三枚，胫腺起核二枚，灼热极疼。恶寒发热，头目均痛，肢麻腰疼，烦躁口渴。继则全体大热，目赤深红，朦黯不见，谵语狂躁，乍醒乍昏，面唇紫黑，气逆喘急，肌肉脱落，形枯黑瘦，危在旦夕。

【诊断】脉左沉伏，右浮洪数，用温度针检验热度，升腾达一百零七度。脉症合参，鼠疫危症也。总由菌毒直入血分，血伤络郁，凝瘀不运，故左脉伏，神识昏乱异常。症本不治，但一息尚存，岂能坐视，不得不立方援救。

【疗法】汤剂并外敷法。用除疫羚犀桃花汤加北柴胡、丝瓜络，取羚、犀、莲心、赤芍、生地、桃仁、红花清心平肝，凉血逐瘀为君；生石膏、粉葛、柴胡平胃清热，疏表解肌为臣；银花、大青、人中白、牛蒡败毒灭菌为佐；木通、丝瓜络利水通窍为使。

【处方】羚羊角二钱　磨犀尖三钱　光桃仁四钱　西红花二钱　川柴胡二钱　银花三钱　莲子心五钱　生石膏一两　粉葛根二钱　赤芍药三钱　丝瓜络三钱　鲜生地八钱　大青叶五钱　人中白三钱　淮木通二钱　牛蒡子四钱

【次诊】连进二服并外敷后，热退体和，人事已醒，核亦略消。惟燥渴仍前，脉左起而弦数，右亦洪数，舌苔枯黑。用凉膈散加犀角、石膏、葛根、桃仁，取其推荡大肠，清热生津，平肝润胃，开胸利膈。

【次方】犀角片四钱　生山栀四钱　生锦纹四钱　薄荷叶钱半　黄芩三钱　粉葛根一钱　生石膏六钱　光桃仁三钱　淡竹叶钱半　粉甘草一钱　连翘三钱　芒硝三钱

【三诊】连服五剂后，大便下黑燥粪，兼下瘀血，燥渴已减，目赤黑苔已退，结核亦消。惟不能安眠，诊脉数而微弦。用犀角地黄汤加柴、芩，取其清热降火，凉血润燥，兼和表里。

【三方】犀角片三钱　鲜生地五钱　生白芍三钱　粉丹皮二钱　北柴胡二钱　黄芩三钱

【四诊】连进五服后，燥渴已除，食进眠安。惟肢体麻倦，步履困难，诊脉滑数，舌苔胶黄。用荣筋活络汤宽其筋络。

【四方】川木瓜三钱　桑寄生五钱　威灵仙二钱　归须钱半　生薏苡六钱　云茯苓四钱　汉防己三钱　川黄柏二钱　丝瓜络四钱　生淮牛膝二钱　杨柳枝四钱

【外治方】外敷拔毒消核膏

生锦纹一两　生地两半　赤芍一两　西红花四钱　生桃木叶四两　芭蕉根八两，生　蒲公英二两，生　蒲水莲二两，生　生狼毒根二两　生地丁一两　苎麻根两半，生　人中白一两　木鳖仁一两　山慈菇一两　白头蚯蚓二两

共捶匀，加入大梅片钱半，麝香一钱，真珠粉钱半，复捶和，分四十贴，敷核处，随热随换，至热退痛止、消尽为度。

【效果】五日人事已醒，热退体和，核减痛止。十五日躁平渴止，结核俱消，食量略进。一月食量大进，元气已复，蒙赠横额鼠疫良医四字。

廉按：鼠疫见症不一，轻重悬殊，江浙两省，殊少见闻，故鼠疫素乏专书。惟广东罗氏芝园，经验宏富，细心揣摹，剖察病情，如老吏断狱；罗列治法，如名将谈兵。以活血去瘀之方，划清鼠疫主治界

限，允推卓识，爰为节述其因证方药，俾后学有所取法。

一探原因。城市污秽必多，郁而成渗，其毒先见；乡村污秽较少，郁而成渗，其毒次及。故热毒熏蒸，鼠先受之，人随感之，由毛孔、气管入，达于血管，所以血壅不行也。血已不行，渐红渐肿，微痛微热，结核如瘰疬，多见于颈胁、腋膀、大腿间，亦见于手足、头面、腹背，尔时体虽不安，犹可支持，病尚浅也。由浅而深，愈肿愈大，邪气与正气相搏而热作矣，热作而见为头痛身痹，热甚而见为大汗作渴，则病已重矣。

二辨证候。鼠疫初起，有先恶寒者，有不恶寒者，既热之后，即不恶寒；有先核而后热者，有先热而后核者；有热核同见者，有见核不见热者，有见热不见核者；有汗有不汗者，有渴有不渴者；皆无不头痛身痛，四肢痿痹。其兼见者，疔疮、斑疹、衄嗽、咯吐，甚则烦躁懊憹，昏谵癫狂，痞满腹痛，便结旁流，舌焦起刺，鼻黑如煤，目瞑耳聋，骨痿足肿，舌裂唇裂，脉厥体厥，种种恶症，几难悉数，无非热毒迫血成瘀所致。然其间亦有轻重。核小色白，不发热，为轻证；核小而红，头微痛，身微热，体微痿痹，为稍重证；单核红肿，大热大渴，头痛身痛，四肢痿痹，为重证；或陡见热渴痛痹四证，或初恶寒，旋见四证，未见结核，及舌黑起刺，循衣摸床，手足摆舞，脉厥体厥，与疫证盛时，忽手足抽搐，不省人事，面身红赤，不见结核，感毒最盛，坏人至速，皆至危证。

三论治法方药。古方如普济消毒饮、银翘败毒散，近方如银翘散、代赈普济散等，虽皆能清热解毒，而无活血去瘀之药，用之多不效。惟王清任活血解毒汤（桃仁八钱去皮尖打，红花五钱，当归钱半，川朴一钱，柴胡一钱，连翘三钱，赤芍三钱，生地五钱，葛根一钱，生甘草一钱），方以桃仁为君，而辅以归，去瘀而通壅；翘、芍为臣，而兼以地，清热而解毒；朴、甘为佐使，疏气而和药，气行则血通，柴、葛以解肌退热而拒邪，邪除则病愈。惟其对症用药，故能投无不效。盖此证热毒，本也；瘀血，标也。而标实与本同重，故标本未甚者，原方可愈；标本已甚者，传表宜加白虎，传里宜加承气，毒甚宜加羚犀。如连追后，汗出热清，可减除柴葛；毒下瘀少，可减轻桃红，其他当随症加减。轻症照原方一服，稍重症日夜二服，加银花、竹叶各二钱，如口渴微汗，加石膏五钱，知母三钱。重症、危症、至危症，初起恶寒，照原方服，柴胡、葛根各加一钱；若见大热，初加银花、竹叶各三钱，西藏红花一钱，危症钱半，或加紫草三钱，苏木三钱；疔疮加紫花地丁三钱，洋菊叶汁一杯冲；小便不利加车前草三钱；痰多加川贝母三钱，生莱菔汁两瓢冲；若痰壅神昏，又非前药可治，当加鲜石菖蒲汁一瓢冲，鲜竹沥两瓢冲，或礞石滚痰丸三钱包煎；若见癫狂，双剂合服，加重白虎，并竹叶心、羚角、犀角、西藏红花各三钱；血从上逆见衄咯等症，加犀角、丹皮各三钱，鲜茅根、鲜芦根各四两；见癍加石膏一两，知母五钱，元参三钱，犀角二钱；见疹加银花、牛蒡子各三钱，竹叶、大青叶、丹皮各二钱。老弱幼小，急追只用单剂，日夜惟二服，加石膏、大黄减半，所加各药，小儿皆宜减半，五六岁一剂同煎，分二次服，重危之证，一剂作一服。幼小不能服药，用针刺结核三四刺，以如意油调经验涂核散（山慈菇三钱，真青黛一钱，生黄柏钱半，浙贝钱半，赤小豆二钱，共研细末），日夜频涂十余次，可愈。妇女同治，惟孕妇加黄芩、桑寄生各三钱以安胎，初起即宜急服，热甚尤宜急追，热久胎必坠。若疑桃仁、红花堕胎，可改用紫草、紫背天葵各三钱，惟宜下者除朴、硝。以上诸法，俱从屡次试验得来。证以强壮者为多，故于人属强壮，毒盛热旺，家资有余者，每于重危之证，必加羚角、犀角、西藏红花，取其见效较捷耳。无如人情多俭，富者闻而退缩，贫者更可知矣。兹为推广，分别热盛、毒盛两途，随症加药，亦足以治病。如初起系热盛之症，加石膏、知母、淡竹叶、或螺厴菜（或名雷公根）、龙胆草、白茅根之类，便可以清热；如兼有毒盛之证，加金银花、牛蒡子、人中黄之类，便可以解毒；若热毒入心包，羚角、犀角、藏红花虽属紧要，然加生竹叶心、生灯芯、黄芩、栀子、麦冬心、莲子心、元参心之类，便可除心包之热毒；若热毒入里，加大黄、朴、硝、枳壳以泻之，便可去肠胃之热毒。如此，则贫者亦所费无几矣。

此案辨症处方与罗氏疗法大同小异，所用药品尤为清纯无疵，足征学验兼优。

**鼠疫血瘀结核案　刘蔚楚（住上海邢家桥路祥余里）**

【病者】陈君花埭之妻黄氏，年二十余，住福建泛船浦。

【病名】鼠疫血瘀结核。

【原因】余年三十外，到闽省亲时，鼠疫大作，死人如麻。有不结核者，结则多在腋下髀。鼠疫同而治法仍不尽同。黄氏病发于春日下午。

【症候】微热头痛，肢酸焦渴，夜即两腋结核，壮热尸厥，唇面色紫，其状如死。犹微有息，陈诸正寝。

【诊断】次晨邀余往诊。脉沉大，舌尖黑而滑。余曰：此疫毒血瘀也。由鼠先受毒，传染于人，是毒由地气矣。毒气游溢于空气之间，则地气而及于天气矣。气由口鼻传入，则毒中于人矣。今核结两腋，属肺经部位，然核结于颈项别处较少，结于腋下髀厌者较多。意腋厌皆大枝血管所经，旋曲易于阻梗。既现状纯是血瘀，似不必拘定腋下属手太阴肺，髀厌属足少阳胆也。

【疗法】总以通其血瘀为主要。内治，如王清任①血府逐瘀汤加减。外治，用山慈菇、红芽大戟末各五钱，芦荟末一两，冰片五分，雄黄八分，捣神仙掌，葱汁开涂。另生蛤蟆开腹，小雄鸡连毛开背，俱入研冰片二分，再贴之。

【处方】川柴胡三钱　原桃仁三钱　生赤芍二钱　生甘草一钱　大黄二钱　紫花地丁三钱　紫背天葵三钱　小蓟三钱　王不留行三钱

另先煎蝉蜕二两，僵蚕一两，皂角刺一两，去渣熬药。又取广东万年青根汁一杯，冲。

叠次往诊，灌药不外前方加减。诊治六日，所有紫雪、紫金锭、牛黄、至宝、飞龙夺命诸丹，凡可以助其穿通经络者皆用，而效力犹甚微焉。余思鼠疫最重者，猝然倒毙，及一起但见微烧头晕，神志昏昏，不数时亦毙。其次结核，多死于三四日。病发稍轻者，能延过一来复，便可希望生全。此病重甚，然姑用麝香六分，分十余次用前方药水调灌，大穿经络，作背城借一之谋。幸夜半核消，能转侧，能顾视，若注意其左足也者。陈君检视，则左足心起一血泡，如小莲子，奔告余曰：血毒下行，现于涌泉穴，未始非吉兆。银针挑破，挤去恶血为宜。

第七日诊：人大醒，能坐言，述其昨夜左足心作痛矣。小水通，无大便，左腹

----

① 王清任：原下衍"分"字，据文义删。

胀。与调胃承气汤，大黄四钱，芒硝三钱，甘草八分，加皂荚仁三钱，服后得下。

第八日诊：脉转长大，多汗，恶热引饮。与白虎汤，生石膏二两，知母一两，旧稻谷五钱，甘草六分，加鲜竹茹四钱。

第九日诊：渴不少止，舌干红。遂加至每剂生石膏一斤余，知母四两，鲜竹茹八两，全麦冬四钱，旧稻谷一两，熬水，长日与之。半月后，渴始渐止。以后多用鲜竹茹五钱，茅根、芦根各一两，青天葵钱半，板蓝根、小蓟、知母、稻谷各四钱。

【效果】共逾月余，热乃清而病愈。甚矣，毒火之可畏也！

【说明】西人发明鼠疫原因，由微生虫，其形如杆，发于鼠死虱飞，吸入传染。又发明鼠疫起于鼠族本体之杆菌，吸入人之黏膜器、口鼻、生殖器及淋巴腺，发为急性热疫之传染病。考验极真，防护法亦最密。然我国每年一埠中，如初现于某处者，转移于别处，则前处消灭，历历不爽。谁画其界线耶，或地力亦有转运耶，抑鼠族亦有迁移耶。以此疑点，屡由译者请教外国大医，其说明尚少的解。

廉按：天津张寿甫君曰：孙真人《千金方》谓恶核病者，肉中忽有核累，大如梅、李核，小如豆粒，皮肉瘆痛①，壮热癋索②恶寒是也。与诸疮根瘰疬结筋相似。其疮根瘰疬因疮而生，似缓无毒。恶核病猝然而起有毒，若不治，入腹烦闷杀人。皆由冬受温风，至春夏有暴寒相搏，气结成此毒也。观此论所谓恶核，似即系鼠疫之恶核。观其所谓冬受温风，至春夏又感寒而发，又似愚所谓伏气化热，下陷少阴，由寒温而变为鼠疫也。盖伏气化热之后，恒有因薄受外感而激发者，由斯知鼠疫之证，自唐时已有，特无鼠疫之

名耳。

然鼠疫之名，非起自西人也。德州李保初《药言随笔》曰：滇黔两粤，向有时疫痒子证。患之者，十中难愈二三，甚至举家传染，俗名耗子病，以其鼠先感受。如见有毙鼠，人触其臭气则病，室中或不见鼠时，证必流行。所感病象，无论男女壮弱，一经发热，即生痒子。或在腋下，或现两胯两腮，或痛而不见其形，迟则三五日，速则一昼夜即毙。辛丑夏，邑适有患此证者，诊之，其脉轻则细数，重则伏涩，遂悟时证之由，其所以鼠先感受者，非有奇异之毒，实感天地之气偏耳。以鼠穴居之性，昼伏夜动，藉地气以生存，如地气不达，阴气失职，鼠失其养，即不能居，是以他徒，不徒则毙。人居阴阳气交之中，必二气均调，脏腑始顺适无病。设或二气有偏，其偏之极，更至于孤独，人处其间，即大为所累。是以天地之气，通则为泰，塞则为否，泰则万物生，否则万物枯，此自然之理也。今即物性以证人病，则知二气何者偏胜，补偏救弊，必能奏效。

观《药言随笔》之所云云，知滇黔两粤早有鼠疫之病，亦早知其病起点于鼠，而有鼠疫之名也。民国十二年春，哈尔滨防疫官赵含章君报告原文，斯年鼠疫之病状，染后三日至七日，为潜伏期，先有头痛眩晕，食欲不振，倦怠呕吐等前驱证。或有不发前驱证者，继则恶寒战栗，忽发大热，达三十九至四十度以上，或稽留，或渐次降下，淋巴管发生肿胀，在发热前，或发热后之一二日内，概发肿块一个，有时一侧同发两个，如左股腺与左腋窝腺而并发是也。该肿块或化脓，或消

---

① 瘆（shèn 甚）痛：寒痛。
② 癋索：同"瑟索"。哆嗦貌。

散，殊不一定。大部沉嗜眠睡（此即少阴证之但欲寐也）。夜间每发谵语。初期多泄泻二三次，尿含蛋白（此伤少阴之征）。病后一二日，肝脾常见肥大，轻证三四日，体温下降可愈，重证二日至八日，多心脏麻痹难愈（心脏麻痹其脉象细微同于少阴病脉可知）。此证可分腺肿性、败血性、肺百斯笃（西人名鼠疫为百斯笃）三种。腺肿百斯笃最占多数。一处或各处之淋巴管，并其周围组织，俱发炎证。其鼠蹊腺及大腿上三角部之淋巴腺，尤易罹之，腋窝腺及头部腺次之。又间侵后头腺、肘前后腺、耳前后腺、膝腘腺等。其败血性百斯笃发大如小豆之斑，疼痛颇甚，且即变为脓疱，或更进而变坏疽性溃疡。又有诱起淋巴腺炎者，肺百斯笃之证，剧烈殊甚。一如加答儿性肺炎，或格鲁布性肺炎，咳出之痰中含有百斯笃菌，乃最猛恶者。

按上段述鼠疫之情状，可为详悉尽致，而竟未言及治法。想西医对于此证无确切之治法也。且其谓轻证三四日，体温下降可愈；至其重证，体温不下降，岂不可用药使之下降；至言重证垂危，恒至心脏麻痹，其脉因心脏麻痹，必沉细欲无可知。推其麻痹之由，即愚所谓肾气不上达于心，其阴阳之气不相接续，心脏遂跳动无力，致脉象沉迟细弱也。此证若当其大热之初，急投以拙拟坎离互根汤（生石膏三两，轧细，元参八钱，知母八钱，野台参五钱，生怀山药五钱，甘草三钱，生鸡子黄三枚，将前六味煎汤三茶杯，分三次温服下，每服一次，调入生鸡子黄一枚，上方乃取《伤寒论·少阴篇》黄连阿胶汤，与《太阳篇》白虎加人参汤之义，而合为一方也。黄连阿胶汤，原黄连、阿胶、鸡子黄并用，为此时无真阿胶，故以元参代之，为方中有石膏、知

母，可以省去黄连。西人谓鸡子黄中含有副肾髓质之分泌素，故能大滋肾中真阴，实为黄连阿胶汤中主药，而不以名汤者，以其宜生调入，而不可煎汤也），既能退热，又能升达肾气，其心脏得肾气之助，不至麻痹，即不难转危为安也。又其谓大部沉嗜眠睡，与愚所经历者之状似昏睡，皆有少阴病但欲寐之现象，亦足征愚谓此证系伏气化热，入肾变成者，原非无稽之谈也。

至西人之说，则谓肺百斯笃，由鼻腔、肺、胃肠中，而吸收其毒于血中。其症状因种类而殊多，有陡然恶寒，继以发热，一二日间，或头疼，或有剧烈之脑证，发狂而死者；有状似昏睡，而起呕吐腹痛雷鸣，或大便泄泻，或便秘，或便血者，腺百斯笃病毒首侵股腺、鼠蹊腺而发肿痛，或先犯腋下腺，而后及他，其他该肿腺邻近之皮肤，潮红灼热，终则呈败血证状而死。无论何地，苟发生此种病，当尽力防其传染。观此论言肺鼠疫毒侵脏腑，由口鼻传入，而腺鼠疫止言其毒侵人身之腺，而未言其侵入之路。以愚断之，亦由口鼻随呼吸之气传入。盖人身之腺，为卫气通行之路，卫气固与肺气相贯通者也，其人若先有伏气之邪在内，则同气相招，疫毒即深入脏腑；其人若无伏气之邪，疫毒由口鼻入，即随卫气流转，侵入腺中，发生毒核。其果发生毒核也，固宜用吴君锡璜所言消核逐秽解毒诸方；其非结核而内陷也，如西人所谓状似昏睡，及赵君所谓心脏麻痹，吴君所谓热甚口渴无津者，皆与愚所论少阴证变鼠疫之状况相似，又当参用拙拟之方；若其人腺鼠疫、肺鼠疫并见者，则愚与吴锡璜君之方，又当并用，或相其所缓急，而或先或后，接续用之亦可也。惟时贤刘蔚楚君，治鼠疫结核之剧者，曾重用麝香六分，作十余

次，用解毒活血之药煎汤，连连送下而愈。至冉君治鼠疫方中，亦有用药汤送服麝香，以通络透毒者，又可补吴君方中所未备也。

### 鼠疫结核案　郑肖岩（住福州）

【病者】钱业王君，年三十余，住后洋里牛肉衖内。

【病名】鼠疫结核。

【原因】四月间得核疫证，因误药而重，于昏乱中忽呼家人曰：速延中州郑先生来治。因昔年其母病重，系予救治得愈，渠偶憶及。其戚即来请诊，讳言发核。

【症候】大热神昏，瘰核并见，烦躁谵语，不省人事，口渴喉燥，便秘溺赤。

【诊断】脉沉数，舌紫赤，苔焦厚。此《千金》所谓恶核，现今所谓核疫也。非大剂凉血逐毒，不能急救，而家又清贫，无力服犀角，更形棘手。

【疗法】急疏凉膈散，加元参、牛蒡、紫草、紫地丁，冲金汁水，并佐叶天士神犀丹，嘱其连服二剂。

【处方】苏薄荷钱半　青连翘四钱　元参三钱　牛蒡子三钱　生军四钱　焦山栀三钱　青子芩三钱　紫草三钱　紫地丁四钱　芒硝三钱，冲　鲜竹叶三钱　净白蜜一两，冲　叶氏神犀丹一粒，研细，药汤调下

【次诊】是晚服一剂，证不减。翌晨始再服一剂，又服神犀丹一粒，午后下酱粪数次，神识清爽，肌热悉退，脉数大减，舌苔亦净。继以前方去硝黄，加鲜生地五钱，银花三钱。

【效果】病虽愈，尚有八核肿甚，大腿后肿如黄瓜，色带紫，按之甚软。嘱其速针，溃去脓水两大碗，胯缝之核渐消。后以凉解收功。

【说明】其时未得《鼠疫汇编》，然叶氏神犀丹中有犀角、生地、元参、银翘、紫草、粪清等味，皆活血行瘀，解毒清热之品，与是书活血解毒之意，若合符节。同时盐仓前又用此法，复救两人，附识于此，足见下焦发核，邪结厥阴血络，非活血行瘀，透邪解毒，万难大奏奇功。

廉按：鼠疫之毒，盘踞血分为巢穴，传染甚易，转变甚速。初见症势尚轻，继则忽变为重症，每致猝不及救。闽粤诸名医，每用王氏活血解毒汤加减，毒重势猛者加犀、羚、金汁，大渴烦躁者加石膏、知母，腹胀便秘者加硝、黄、枳实，其势稍轻者用王氏原方单剂急服，势甚猛烈者用原方双剂急追。据广东石城罗芝园氏报告统计见效之处：石城以陀村石岭一方为最，城内安铺及各乡次之；化州以新安一方为最，州城及各乡次之；廉府以城厢内外为最，山口北海及各乡次之；琼府以海口为最，海田及府城次之；雷府以平石为最，城月及各乡又次之，救人不知凡几矣。厦门梁君达樵亦以此法治之，愈者不下十万人，实为中医治疫之成绩，足胜西医也。此案虽不用王氏成方，而清热攻毒、凉血行瘀等法，恰合清任原方，故能竟奏全功。由此类推，轻则驱瘟化核汤（西牛黄、人中黄、金银花、大青叶、蒲公英、紫地丁、鲜菊叶、鲜石菖蒲根、鲜竹茹、象贝、制僵蚕、赤芍、皂角刺），重则清瘟败毒饮（犀角、羚羊角、川黄连、黄芩、连翘、牛蒡、紫草、紫花地丁、紫背天葵、桃仁、红花、枳实、厚朴、大黄、芒硝、泽泻、车前），随病者强弱轻重为加减，亦皆治腺鼠疫之良方。

### 鼠疫结核案　陈务斋（住梧州四方井街）

【病者】黄树文，年三十九岁，广西容县，住乡。

【病名】鼠疫结核。西名腺百斯笃，又名黑死病。

【原因】素因饮食不节，过食辛辣酸咸及生冷物质，消化不良。诱因各乡鼠疫流行，杆菌传播，由口鼻吸受而传染。

【症候】骤然恶寒发热，头目骨节皆疼，四肢麻木。继则全体大热，狂躁谵语，目白深红，血丝敷盖，朦黯不见，面唇紫黑，耳聋声嘎，燥渴异常，小便赤涩，神识昏迷，气逆喘急。后现胫腺起核三枚，赤肿坚实，疼痛灼热。

【诊断】左右六脉皆浮大数，大则满指，数则九至，按之则散，检验体温，升腾达一百零七度。脉证合参，鼠疫之结核症也。由微菌热毒直中血分，则血瘀不行，阻遏神气。其瘀血热毒，势将攻心，病已危而不治，惟一息尚存，不得不议方救治。

【疗法】汤剂用除疫羚犀败毒汤。取羚、犀、芩、连、胆草，泻心肝伏火，清透毒疫为君，生地、红花、石膏、知母，凉血去瘀，平胃清热为臣，大青、地丁、人中白、银花、真珠，败毒灭菌，镇心安魂为佐，紫、葛解表透毒，生津润燥为使。

【处方】羚羊角二钱　磨犀尖三钱　鲜生地六钱　紫地丁三钱　葛根二钱　鲜大青四钱　人中白四钱　生石膏一两，杵　肥知母五钱　金银花三钱　西红花二钱　真珠粉五分，冲　川黄连三钱　龙胆草三钱　川柴胡二钱　黄芩二钱

【次诊】连三服后，人事始醒，体热略减。惟胫腺起核，灼热疼痛，燥渴仍前。诊脉浮大已除，现转洪数。用羚犀桃花败毒汤，取其去瘀凉血，清热平心肝，生津平胃，败毒灭菌。

【次方】羚羊角二钱　原桃仁五钱　金银花三钱　鲜生地五钱　生石膏一两　犀角尖三钱，磨　西红花二钱　牛蒡子四钱　赤芍药三钱　人中白三钱　大青叶四钱　粉葛

根二钱　淮木通二钱　莲子心五钱

【三诊】连五服，并外敷拔毒膏后，痛止核消，燥渴亦减，惟不能安眠，诊脉弦数。用犀角地黄汤合白虎汤，取其清泄心肝，凉血润燥，平胃生津。

【三方】犀角尖二钱　生白芍三钱　生石膏五钱　粳米五钱，荷叶包　川柴胡二钱　鲜生地五钱　牡丹皮二钱　肥知母四钱　甘草一钱　青子芩三钱

【四诊】连五服后，燥平渴止能眠，食量略进，惟咳嗽频频，声破而嘎，诊脉弦涩。用百合固金汤，加黄柏、杏仁、桑白皮，取其润肺降逆，清热泻火，生津化痰。

【四方】野百合三钱　生地五钱　归身钱半　元参四钱　苦桔梗三钱　原麦冬三钱　熟地三钱　白芍三钱　川贝二钱　生甘草一钱　川黄柏三钱　光杏仁五钱　桑白皮四钱

外治方：外敷拔毒消核膏。

生大黄一两　赤芍药一两　生地丁一两　生蒲公英二钱　生地黄两半　西红花四两　木鳖仁一两，去壳　生蒲水连二两　山慈菇六钱　桃木叶四两　芭蕉根八两，生用　生狼毒根二两　生苎麻根两半　生白颈蚯蚓二两

上药共槌匀，入大梅片三钱，麝香一钱，真珠粉钱半，复槌和匀，分三十贴，敷各核，随热随换，至不热痛止消尽为度。

【效果】五日人事已醒，体热略退。十日核消痛止。二十日燥平渴止，食量已进。一月咳止体健，元气已复而痊。

【说明】是年庚申，市镇乡村鼠疫盛行，传染甚众，医药不效者，死亡数百人。所起症状，大略相同，或先起核疼痛，后则全体大热，谵语昏迷；或先全体大热，后则起核疼痛。倘医治不及，或医药不效，而症变坏，全体起黑粒、黑泡，或现二三而血已死，不治之症，顷刻而

亡。余是役医治百余人，依案内方剂，内服外敷，症量大小，药分轻重。倘症之标本不同，用药须加详察。胎前产后，尤当酌量，加减施治，幸而一一痊愈。特录数案，以便研究。

廉按：鼠疫结核，其热毒由血分直窜肝络。肝为全体一大腺，故凡肝络所到之处，辄多发见结核。结核即西医所为腺，故通称为腺鼠疫。治必以活血解毒，清热透络为主。初起若体强症重，非如此案初二三三方，重剂急服，万难挽回。迨由血分转出气分，症见咳嗽频频，声破而嗄，外象虽由于疫毒窜肺，而内因实由于痰火，此时尚宜肃肺解毒，如天竺黄、川贝、广郁金、牛蒡、桑叶、连翘、银花、山慈菇、竹沥、莱菔汁、金汁、枇杷露等品，为清源洁流之计。第四方百合固金汤加减，中有麦冬、熟地，未免滋腻留邪，恐遗后患。

### 鼠疫结核案　郑肖岩（住福州）

【病者】京茶庄司账方姓，年三十余，住塔亭观音佛衖。

【病名】鼠疫结核。

【原因】今夏六月初，晨起头痛发热，口渴胸闷，即来请诊，午后赴视。其东人云，昨夕饮酒啖荔，今早始病。

【症候】大热神昏，人已身僵，不能转侧，左胯边核大如李。

【诊断】脉右洪大有力，舌苔黄浊，此核疫症也。病重势猛，非病家信任，一手医治，万难挽回。

【疗法】急当内外并治。内服活血解毒汤，因无恶寒，去柴胡，加竹叶、银花，外治用经验涂核散。

【处方】光桃仁五钱　藏红花三钱　当归钱半　赤芍三钱　生葛根一钱　真川朴一钱　鲜生地五钱　金银花五钱　青连翘三钱　鲜竹叶三钱　生甘草一钱

外治方经验涂核散。

飞辰砂五钱　木鳖仁八钱　雄黄五钱　生川军五钱　上冰片二钱　真蟾酥二钱　紫地丁五钱　山慈菇八钱

上药共研细末，用小磁瓶分贮数十罐。琼州鲍游府，用此散调如意油频涂，甚效。须先四面轻针结核后涂药。凡小儿不能服药，用此法涂，甚妙。

【次诊】翌日复诊，渠能起坐。自述病情，视其手有斑点，令脱衣细验，上半身皆有红斑，再以前方加犀角钱半，牛蒡子三钱，元参五钱，陈金汁三两（分冲）。

【三诊】第三日赴诊，斑透身凉，脉转缓。再以前法去柴、葛加减与之，并佐叶氏神犀丹数粒代茶，病去有八。

【四诊】因渠不喜服药，停三天后再赴诊，左喉边结肿甚大，幸喉里不痛。予改用普济消毒饮去升、柴，加浙贝、牡蛎、元参、银花、天葵之属，外涂手定化核散。

【四方】青连翘一两　苏薄荷三钱　马勃四钱　僵蚕五钱　苦桔梗一两　牛蒡子六钱　荆芥穗三钱　黄芩一两　黄连一两　生甘草五钱　板蓝根五钱　元参一两　金银花一两　浙贝五钱　生牡砺一两，打　紫背天葵一两

上药共为粗末，每服六钱，重者八钱，鲜芦根汤煎去渣服，约二时一服，重者一时许一服。

外治方：手定经验化核散。

山慈菇三钱　真青黛一钱　生黄柏钱半　浙贝钱半　赤小豆二钱

共研细末，调麻油涂，日涂三四次，以消为度，甚效。

【效果】服完，结核肿消过半，胯边核破，出黄水甚多。孰料腋下又发一核，幸不甚痛。足见停药误事，致余毒走窜。

再以解毒活血汤去柴、葛，桃仁用五钱，西藏红花用三钱，加紫花地丁五钱，车前草一两，浙贝三钱，渠连服六剂，诸核均消，即能搦管司账，料理生意。

廉按：鼠疫由于死鼠腐烂之毒气，酿成鼠疫恶菌。有腺鼠疫、肺鼠疫之分。腺鼠疫由鼠蚤传染，肺鼠疫由空气传染。此案前后皆用活血解毒汤加减，足见此方为治腺鼠疫之神剂。第四方普济消毒饮加减，亦用得恰当。

### 鼠疫吐血案　高玉麟（住黑龙江南门退思堂）

【病者】朱星五，年四十八岁，直隶临榆人，前黑龙江大赉厅右堂，病时住省城直隶会馆。

【病名】鼠疫吐血。

【原因】运蹇抑郁，素有内伤，前清宣统二年正月间，江省鼠疫流行，星五因契友李云亭染疫而亡，未获面诀，哀痛过甚，肝火妄动，复感疫气而不支。

【症候】头痛如破，吐血盈盆，身热如焚，神昏不语。

【诊断】脉左手弦数而大，右手洪数而滑，脉证合参，断为鼠疫热毒，由胃冲脑，故头痛如破；胃血管开裂，故吐血甚多；舌根为肾所司，肾藏智，瘟毒窜肾，故神昏而舌不能言；毒菌满布血管，如火燎原，不可向迩，故身热如火。据当时皆称患鼠疫，头痛见血即毙者，其证大率类此。兹更吐血过多，神昏不语，诚险急之危候也。

【疗法】仿《金匮》泻心汤治吐血法，用黄连泻犯心之邪热为君，黄芩泻肺之邪热为臣，大黄之通而不守，使其血不停瘀，又加羚羊角去恶血为佐，僵蚕、蝉蜕、银花、连翘、栀子、赤芍、石膏，解瘟毒以清邪热为使，日二服。

【处方】小川连四钱　黄芩五钱　大黄六钱　羚羊角二钱　僵蚕三钱　蝉蜕二钱　生石膏五钱，研细　银花五钱　连翘四钱　焦栀子三钱　赤芍五钱

【接方】白僵蚕三钱　蝉蜕二钱　全当归三钱　鲜生地四钱　木通三钱　金银花三钱　川连二钱　焦栀子三钱　淡黄芩二钱　泽兰二钱　肥知母三钱　丹皮三钱　原麦冬三钱　车前子三钱

水煎入蜂蜜、元酒各一匙，温服。

【效果】服一剂，约三小时，大泻三次，头痛若失，吐血减半，二剂服后，血即不吐。嗣用大清凉散，二剂而愈。

廉按：断证发明甚确，处方斟酌亦精，洵治鼠疫血溢之佳案也。

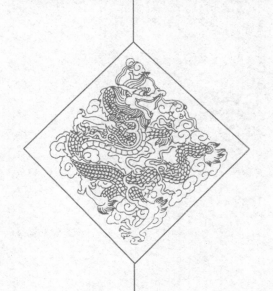

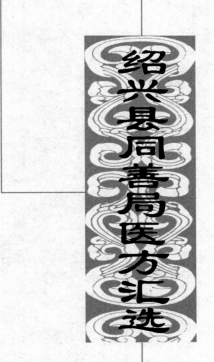

# 内容提要

《绍兴县同善局医方汇选》，不分卷，何廉臣编。

1920 年 5 月，何廉臣等医家与绍兴缙绅张琴荪创办同善堂施医局，开办当年共施诊 17 000 余人，1921 年共施诊 18 800 余人。鉴于施医局草创两年就取得显著成绩，可传药方约数百方。何氏收集了坐诊医生医案 300 多则，分成内科时症（计 131 方）、内科杂症（计 128 方）、妇科杂症（计 55 方）、儿科杂症（计 28 方）、咽喉症（计 8 方）、外伤症（计 7 方）、疮疡（计 25 方），编为是书，由张琴荪捐资刊行。其中有何氏治疗时病、杂症、妇科等病案 29 则。由于何氏医案存世较少，本书所录医案弥足珍贵。

# 序

一地之大，一邑之众，必有慈善公益事业。不患创始难而患垂久之难，不患提倡之无人而患维持之不得其人。余曩随先大夫官至萧山，与绍一衣带，即饫闻邑多忠信，步有芳草，兼葭秋水，杕杜道周①，心窃慕之。天偶假缘，八年夏，由桐乡调宰斯邑，既下车，循例视察各慈善公益团体机关，如育婴堂、同善局、贫儿院、因利局、清节堂，要皆规模宏远，前贤之创设，后贤之护持，平昔积慕，至是始稍纾焉。顾独于施医局尚付阙如，余心又滋歉矣，因与邦之贤士大夫亟谋设立，佥以为切要之图。

盖以绍处海滨，地势洼下，户口滋繁于他邑，日浸淫于卑湿之中，每夏、秋两令，必有时疫疾疬以苦此苍生。贫乏之家每以无医无药，或以医不得人而不起者，不知凡几。贤士大夫既赞成设斯局以惠穷黎，余乃捐俸千元以为倡，置捐启多册，分托本邑城镇乡与旅沪杭各绅商募集捐款，共得洋四千四百元，以为施医局之基本金。又以全邑各庵寺每岁水陆道场动至数百堂，每堂所费甚巨，因召集各主持剀切开导，劝令每水陆一堂提捐六元，以五成半拨冲教育经费，以四成半为施医局常年经费。各主持亦能体斯善意，认定捐数。余以经费尚未筹足，开办犹有待也，乃董同善局事者张君琴荪，以附设施医局于同善局为请，先获我心，余深韪②之。以创之难不若因之便，爰嘉其请并呈省道备案。将已筹捐数分别存息，与年收水陆捐均拨入之，以期扩充。

张君固乡之善士也，勤勤恳恳，以仁为任，其组织也，尽善尽美。局内所聘医员悉属城乡知名之士，均能本其博爱，以活国活人为职志，私心佩慰已无涯涘。且大钧承长吏命来宰一方，大则全境之安危，小则一夫之痛痒，均负有扶持噢咻③之则。董事与医员既均以爱护人民生命为前提，则宰官分内之事，已深庆分任之得人。又况大钧行将衔命分巡欧海，来日无多，有乡之善士互相维继，俾斯局历久不废，绍之幸，亦即余之幸也。九年，自夏历五月开办起，共施诊一万七千余人，本年共

---

① 杕（dì 地）杜道周：言盛情好客。语出《诗经·唐风·有杕之杜》"有杕之杜，生于道周。彼君子兮，噬肯来游？中心好之，曷饮食之？"杕，孤独貌。杜，杜梨。

② 韪（wěi 伟）：赞赏。

③ 噢咻（xiū 修）：安抚。

施诊一万八千八百余人，药剂之施为数亦巨。张君两年来施诊极著成效，检医案之可传者，约数百万方，付之铅椠，属余为之序。《素问》《金匮》，并传不朽。匪第借以表诸医员之心得也，其用以备参考，饷遗后来，加惠世人，尤非浅鲜。是为序。

**中华民国十年仲冬月升任浙江瓯海道道尹知绍兴县事武进余大钧序**

# 序

在昔清世，郡太守李公创建同善局，施棺椁①、埋骼胔②，荦荦③两善举，揭举济世，而郡人之踵其志而述其事者，垂百余年如一日。厥后西法牛痘渐即东渐，编户④颛蒙⑤，犹踵旧法，不知去危即安。主局事者乃聘请专家购苗而后施种焉，此同善局兼办施医之权舆也。不佞踵诸乡贤之后，来主是局，萧规曹随，苟求无占覆餗⑥斯已矣，复何求！第思比年疫疠流行，医术鲜讲，勿论贫困之家束手待毙，即少有力者，择焉弗慎，以生命相尝试。哀我愚氓，不死于病而死于医者比比。噫嘻！果谁之罪耶？吾越医士，擅特长骋誉于一时者亦不乏人，第散处城乡，患疾痛者往往望洋兴叹。且间有南辕北辙，误入歧途者，不有人以引入正轨，几何而不尽迷趋向乎？本局施医之举，非尽为贫乏计也，盖不啻举城乡之患疾痛者，而指示一途，曰是正轨也，是不致南其辕而北其辙也。施济云乎哉！客岁之夏，本斯旨以延访医士，诸医亦体斯旨，俯应本局之招聘，出而诊治。乃复方必立案，案必留稿，于病名、病状及治法皆及之，都凡万余方，裒⑦为三百余方，因以付梓。昔叶氏医案，后人奉为圭臬，是刻虽不敢云津逮⑧来者，能因病施药，亦足见诸医士之心得，而于参稽考证，或不无裨益云。

中华民国十年十月张钟沅谨序

---

① 椁（huì 会）：棺材。
② 胔（zì 自）：带有腐肉的尸骨；也指整个尸体。
③ 荦（luò 落）荦：卓越貌。
④ 编户：编入户籍的普通人家。
⑤ 颛（zhuān 专）蒙：愚昧。
⑥ 占覆餗（sù 素）：谓猜度倾覆之鼎中的珍肴。喻从事力不能胜的事。餗，美味的食物。语出《易·鼎》："鼎折足，覆公餗。"
⑦ 裒（póu 掊）：汇集。
⑧ 津逮：指导。

# 绍兴县同善局医方汇选目录

## 绍兴县同善局附设施医局医方汇选

# 内 科 时 症

张左　年二十八岁　何廉臣诊

病名：湿温夹食。

病状：胸脘烦满，寒轻热重，二便不利。

治法：苦辛通降。

药方：栝蒌仁四钱　小枳实一钱半　郁李净仁三钱　焦山栀三钱　淡香豉二钱　小青皮一钱　青泻叶八分　紫金片四分，开水烊冲　陆氏润字丸四钱拌辰砂滑石四钱，包煎

单左　年四十四岁　杨质安诊

病名：湿温夹痰食。

病状：身热，呃逆，便阻。

治法：降逆和中。

药方：淡吴萸一分　小川连三分。同炒仙半夏三钱　浙茯苓三钱　生枳壳一钱半刀豆子一钱半　橘红一钱　川橘络一钱　生打广郁金三钱　淡竹茹三钱

张左　年四十四岁　何廉臣诊

病名：湿温化火。

病状：内热自汗，口苦而燥，溺黄赤，便不畅。

治法：清化分消。

药方：新会皮一钱半　瓜蒌皮三钱　焦山栀三钱　知母三钱　片黄芩一钱半　青连翘三钱　清宁丸二钱拌飞滑石六钱，包煎鲜竹叶四十片　嫩桑枝二尺

赵左　年二十九岁　吴丽生诊

病名：湿温化肿胀。

病状：脉沉缓，舌光红，腹大气促。

治法：利湿消肿。

药方：宽膨散三钱，包煎　赤茯苓三钱晚蚕砂三钱，包煎　冬瓜皮三钱　大腹皮三钱阳春砂二粒　原桃仁十粒　绛通草八分　丝瓜络三钱　嫩桑枝二尺

复诊　杨质安诊

病名：脾虚湿滞。

病状：肿胀已消，脾气未复。

治法：扶脾利湿。

药方：焦冬术一钱半　枳壳一钱　生苡仁四钱　茯苓皮三钱　陈皮一钱　大腹皮二钱　五加皮四钱　汉防己二钱　佩兰二钱丝瓜络二钱

傅左　年三十二岁　何廉臣诊

病名：湿热夹食。

病状：胸腹痞满，口腻胃钝，溺赤。

治法：辛淡清化。

药方：生枳壳一钱半　焦山栀三钱　广皮红一钱　西茵陈三钱　薄川朴一钱　生打广郁金三钱　小青皮一钱　飞滑石六钱，包　鸡内金二张　紫金片四分，开水烊冲

陈右　年三十岁　何廉臣诊

病名：湿热兼风。

病状：头胀烦热，口淡而腻，肢懈胃钝，溺短赤热。

治法：芳淡疏解。

药方：杜藿香三钱　苏薄荷一钱　冬桑叶一钱半　佩兰叶二钱　新会皮一钱半　生苡仁四钱　滁菊花一钱　白蔻末四分拌飞滑石四钱，包煎　嫩桑枝二尺

吴左　年三十八岁　曹炳章诊

病名：湿热夹积。

病状：脘闷呕恶，溲短，午后热，舌灰黄而厚。

治法：辛香化浊。

药方：杜藿香一钱半　全青蒿一钱半　新会皮一钱　焦山栀二钱　连翘壳三钱　飞滑石四钱，包煎　淡黄芩二钱　生苡仁三钱　绵茵陈三钱　丝通草一钱　大豆卷三钱

魏右　年十八岁　周越铭诊

病名：湿热阻遏气机。

病状：泻止后腹痛胀，胸次不舒，经到期不至。

治法：调气化滞。

药方：广木香八分　新会皮一钱半　生打广郁金二钱　生苡仁四钱　苏佩兰一钱半　冬瓜子四钱　炒延胡二钱　川楝子一钱半　赤茯苓三钱　大腹皮三钱

王左　年三十岁　王蕴如诊

病名：湿热兼痧邪。

病状：四肢疲倦，胸腹满闷，便溏不畅。

治法：芳香清化。

药方：生打广郁金二钱　带皮苓三钱　冬瓜皮四钱　丝瓜络三钱　川朴丝一钱半　白蔻仁六分拌研滑石四钱，包煎　六和曲三钱　广皮一钱半

张左　年二十九岁　胡宝书诊

病名：湿热化肿。

病状：乍寒乍热，肢体浮肿，腹膨。

治法：利湿消肿。

药方：茯苓皮四钱　大腹皮三钱　五加皮三钱　冬瓜皮四钱　陈皮一钱半　生米仁四钱　防己一钱半　车前子三钱　飞滑石四钱，包煎　地骷髅四钱

柴左　年二十九岁　吴丽生诊

病名：湿热成疸。

病状：身目俱黄，便结，溺黄赤。

治法：茵陈大黄汤加味。

药方：西茵陈三钱　制锦纹一钱半　焦山栀三钱　青蒿一钱半　藿香叶一钱半　生打广郁金一钱半　光杏仁三钱　淡竹叶三十片　鲜荷叶一角

朱右　年十七岁　周越铭诊

病名：湿热成疸化肿胀。

病状：遍身头面发黄，旋即化肿。

治法：五皮饮合二金汤。

药方：冬瓜皮四钱　茯苓皮四钱　五加皮三钱　大腹皮三钱　广陈皮一钱　鸡内金二钱　海金沙四钱　西茵陈三钱　丝通草一钱半

张左　年二十五岁　胡宝书诊

病名：湿热发瘰。

病状：身尚热，白痦已见，便通口燥。

治法：清热透邪。

药方：银花三钱　连翘三钱　光杏仁三钱　栝蒌皮三钱　生打广郁金三钱　枳壳一钱半　焦栀三钱　益元散三钱，包煎

沈左　年三十七岁　何幼廉诊

病名：湿热入营。

病状：下午热甚，至夜尤重，便如红酱，神昏。

治法：急宜清营。

药方：青蒿脑二钱　青连翘三钱　焦山栀三钱　片黄芩二钱　粉丹皮二钱　叶氏神犀丹一枚拌研辰砂滑石四钱，包煎　生打广郁金三钱　鲜竹叶四十片　灯芯五帚

王右　年三十五岁　杨质安诊

病名：湿热上升。

病状：头微胀，耳聋鼻塞。

治法：清宣通降。

药方：青麟丸二钱，分吞　苦丁茶三钱　苍耳子一钱半　石菖蒲八分　焦山栀三钱　蝉衣一钱　生苡仁三钱　甘菊三钱　杏仁三钱　浙贝母一钱半

华右　年三十八岁　吴丽生诊

病名：湿热中阻。

病状：腹痛便泄，舌苔白滑。

治法：芳香化浊。

药方：紫金片三分，研冲　杜藿香一钱半　广橘白一钱半　佩兰一钱半　大豆卷三钱　建神曲一钱半　大腹皮三钱　丝瓜络三钱　益元散三钱，荷叶包煎

张左　年三十一岁　裘吉生诊

病名：湿热下注成淋。

病状：溺浊，阳近痿，筋脉拘痛。

治法：化湿清淋。

药方：川萆薢三钱　海金沙一钱半　瞿麦二钱　萹蓄二钱　枳椇子三钱　石莲肉三钱　赤茯苓三钱　丝通草一钱半　西琥珀研，七分，后入

王左　年二十七岁　曹炳章诊

病名：湿热脚气。

病状：身热，便闭，溲短，脚痛不能履地。

治法：清热通便。

药方：鲜生地八钱拌捣淡豆豉一钱半　生打广郁金二钱　鲜大青叶五钱　栝蒌仁三钱　焦山栀三钱　生锦纹三钱　光杏仁三钱　郁李仁肉一钱半　元明粉一钱半　元参五钱　生米仁八钱　芦笋一两

复诊　裘吉生诊

病名：详前方。

病状：热稍退，便已通，苔厚。

治法：再当清热通便。

药方：鲜生地四钱拌捣大豆卷一钱半　连翘二钱　丹皮二钱　焦山栀三钱　络石藤一钱半　生锦纹三钱　小枳实一钱半　辰灯芯四分

三诊　曹炳章诊

病名：详前。

病状：身尚热，溲便已下，脚痛减，苔黄。

治法：清热利湿。

药方：鲜生地六钱　鲜大青四钱　栝蒌仁三钱　生米仁八钱　木防己三钱　宣木瓜一钱半　晚蚕砂四钱，包煎　绵茵陈三钱　杜赤豆三钱　生锦纹一钱半　丝瓜络三钱

沈左　年三十五岁　杨质安诊

病名：湿秽。

病状：脘满胃钝，力疲。

治法：芳香化浊。

药方：制茅术八分　大腹皮三钱　扁豆皮三钱　丝通一钱半　西茵陈三钱　新会皮一钱　仙半夏三钱　益元散四钱，包煎　鲜荷叶一角

复诊　吴丽生诊

病名：湿热夹秽。

病状：胃钝，舌滑，鼻衄。

治法：同前。

药方：西茵陈一钱半　仙半夏一钱半　冬瓜子四钱　焦山栀三钱　橘白一钱半　连翘一钱半　扁豆皮三钱　生米仁三钱　白茅根廿支

三诊　曹炳章诊

病名：详前。

病状：脘闷，身微热，溲短，舌白滑而厚。

治法：消运化浊。

药方：全青蒿一钱半　白蔻仁六分　带皮苓四钱　光杏仁一钱半　绵茵陈三钱　生打广郁金一钱半　泽泻二钱　焦山栀三钱　连翘壳一钱半　淡黄芩一钱半

金左　年四十一岁　杨质安诊

病名：风湿。

病状：遍身经络痹痛。

治法：疏风通络。

药方：白芷片八分　防风一钱半　西茵陈三钱　海风藤三钱　络石藤三钱　宽筋草三钱　生米仁四钱　五加皮三钱　新会皮一钱　金狗脊三钱　嫩桑枝一尺

王左　年二十三岁　王蕴如诊

病名：风湿兼寒。

病状：头晕，四体痛，便泻。

治法：疏风祛寒化湿。

药方：川桂枝四分　桑枝二尺　干菖蒲五分　杭菊三钱　茯苓三钱　广皮一钱　丝通草一钱半　丝瓜络三钱

谢左　年二十八岁　周越铭诊

病名：风湿郁于经络。

病状：遍体经络拘急，骨痛，肌肤烧热。

治法：通络清热熄风。

药方：冬桑叶三钱　白滁菊二钱　淡黄芩二钱　焦山栀三钱　西茵陈三钱　淡竹茹三钱　忍冬藤三钱　宽筋草三钱　茯苓皮三钱　银花三钱　嫩桑枝二尺

复诊　同上

病名：详前。

病状：经络拘急，左甚于右，肌肤仍烧。

治法：通络清热。

药方：东白薇三钱　白滁菊二钱　冬桑叶二钱　焦山栀三钱　苦丁茶二钱　冬瓜皮三钱　茯苓皮三钱　忍冬藤三钱　宽筋草三钱　嫩桑枝二尺

三诊　同上

病名：风湿化热。

病状：两臂稍宽，略有胀痛，腿麻，面上风块，目糊。

治法：通络清热。

药方：鲜大青二钱　冬桑叶三钱　白蒺藜三钱　焦山栀三钱　西茵陈三钱　浙苓皮三钱　淡竹茹三钱　左秦艽二钱　络石藤三钱　宽筋草三钱　嫩桑枝二尺

四诊　同上

病名：风湿未尽。

病状：诸症轻减，腿足尚麻。

治法：仍守前法。

药方：西茵陈三钱　冬瓜皮三钱　茯苓皮三钱　焦栀子三钱　冬桑叶三钱　忍冬藤三钱　橘络一钱半　宽筋草三钱　天水散五钱，包煎　嫩桑枝二尺

五诊　同上。

病名：风虽外达，湿热未清。

病状：上部肌肤尚有微热，经络已

宽，面目黄色。

治法：清热化湿。

药方：西茵陈四钱　茯苓皮四钱　冬桑叶二钱　淡竹茹三钱　白池菊二钱　川柏皮一钱　忍冬藤三钱　宽筋草三钱　嫩桑枝二尺　黑栀皮二钱

六诊　同上

病名：余邪未净。

病状：经络已宽，左手有时麻木，肌肤夜半觉热。

治法：再用清化。

药方：冬桑叶三钱　池菊二钱　淡竹茹三钱　双钩藤三钱　浙苓皮三钱　忍冬藤三钱　络石藤三钱　宽筋草三钱　嫩桑枝二尺

陈左　年三十八岁　曹炳章诊

病名：湿阻气分。

病状：头胀脘闷，午后身热，呕吐痰涎，小便短黄。

治法：辛淡宣气。

药方：全青蒿一钱半　生打广郁金二钱　绵茵陈三钱　飞滑石四钱，包煎　丝通草一钱半　制朴丝一钱　淡黄芪二钱　新会皮一钱　佩兰叶一钱半　光杏仁二钱　连翘壳二钱

陆右　年十六岁　曹炳章诊

病名：湿遏中宫。

病状：干呕，脘腹痛，午后发热，溺短。

治法：宣气开降。

药方：姜炒川连五分　生打广郁金三钱　瓜蒌皮二钱　姜炒竹茹三钱　紫降香五分　光杏仁三钱　杜藿梗一钱半　焦山栀一钱半　生香附一钱半　泽兰一钱半　去毛枇杷叶四片

张左　年四十四岁　杨质安诊

病名：湿兼痧秽。

病状：头痛发热无汗，腹满痛。

治法：清热化湿兼芳香逐秽。

药方：香薷一钱　生打广郁金一钱半　建曲三钱　青木香八分　蔻壳一钱　冬瓜子四钱　生米仁三钱　连翘二钱　焦山栀三钱　佛手片一钱半

陆右　年五十岁　周越铭诊

病名：湿郁肌肤。

病状：遍身作痒，舌白脉缓。

治法：宣疏表湿。

药方：白鲜皮三钱　五加皮二钱　豨莶草三钱　川草薢三钱　冬瓜皮四钱　冬桑叶二钱　木防己三钱　生米仁四钱　地肤子三钱

孙右　年四十五岁　吴丽生诊

病名：湿遏热伏。

病状：呕吐泄泻，腹痛，脉沉缓。

治法：化湿透热。

药方：紫金片三分，开水烊冲，先服　仙半夏一钱半　川朴一钱　贯仲三钱　藿香一钱半　西茵陈三钱　车前子一钱半　焦六曲一钱半　佩兰一钱半　佛手柑一钱半

傅右　年四十岁　裘吉生诊

病名：寒湿。

病状：腰痛气闭，脉迟。

治法：温化通络。

药方：淡附片一钱　淡干姜一钱　炒狗脊二钱　干地龙一钱半　川断三钱　广橘络一钱半　炙桂枝七分　宽筋草三钱

王左　年二十岁　傅伯扬诊

病名：寒湿阻滞。

病状：肿胀，脉滞，苔白。

治法：通阳利湿。

药方：菴蔄子三钱　念皮须三钱　赤小豆三钱　车前子三钱　姜半夏一钱半　桂枝五分　猪苓二钱　川草薢三钱　五加皮三钱　防己一钱半

汪左　年二十一岁　何幼廉诊
病名：寒湿夹食。
病状：头疼身痛，寒重热轻，腹痛便泄。
治法：芳淡温化。
药方：杜藿香三钱　新会皮一钱半　羌活八分　防风一钱　川桂枝四分，拌飞滑石三钱，包煎　大腹皮三钱　蜜炙延胡二钱　明乳香五分　佛手片一钱半

田左　年二十八岁　裘吉生诊
病名：酒湿。
病状：腰滞痛，苔厚腻，溺短。
治法：用葛花解醒汤法。
药方：葛花一钱半　枳椇子三钱　带皮苓三钱　丝通一钱半　佩兰一钱半　建泽泻三钱　丝瓜络三钱　忍冬藤三钱

洪左　年二十五岁　何廉臣诊
病名：湿火。
病状：便艰溺赤，腹旁有块。
治法：辛淡清降。
药方：生打广郁金一钱半　赤苓三钱　冬瓜子四钱　延胡一钱半　蜜炙小青皮一钱　丝瓜络一钱半　川楝子一钱半　枳实导滞丸三钱拌飞滑石四钱，包煎
复诊　曹炳章诊
病名：湿火。
病状：便闭肚痛，溺赤。
治法：清热利湿。
药方：生打广郁金一钱半　栝蒌仁三钱　淡黄芩二钱　飞滑石四钱，包煎　生锦纹一钱半　寒水石三钱　焦山栀二钱　鲜大青三钱

天花粉一钱半　车前子三钱

魏左　年三十二岁　何廉臣诊
病名：暑湿疟。
病状：寒热身痛，口淡，胃钝肢懈，溺短热。
治法：苦辛和解。
药方：杜藿香三钱　川柴胡八分　草果仁四分　知母三钱　全青蒿二钱　片黄芩一钱半　焦山栀三钱　薄荷一钱半　小青皮一钱半　淡豆豉三钱

徐左　年三十九岁　杨质安诊
病名：湿疟。
病状：间日发疟，寒多热少，便溏。
治法：运脾化湿。
药方：藿梗一钱半　川朴一钱　制茅术一钱半　草果仁八分　蔻衣一钱　生打广郁金一钱半　连翘一钱　枳壳一钱　姜半夏二钱　姜炒竹茹三钱

邱左　年二十五岁　吴丽生诊
病名：暑疟。
病状：舌底黄，口燥，寒热不解。
治法：清暑化疟。
药方：全青蒿一钱半　新会白一钱半　佩兰叶一钱半　焦山栀一钱半　藿梗一钱半　青子芩一钱半　滁菊花一钱半　蔻衣一钱半　荷叶包六一散三钱

朱右　年四十三岁　周越铭诊
病名：痰疟。
病状：寒热无常，咳嗽痰多。
治法：化痰除疟。
药方：仙露夏三钱　茯苓三钱　广皮红一钱　淡竹茹三钱　生枳壳一钱半　生打广郁金二钱　扁豆衣二钱　旋覆花三钱，包煎　草果仁三分拌捣生知母一钱半

王左　年四十五岁　何幼廉诊

病名：痰疟。

病状：寒热，胃闭，舌苔厚腻。

治法：消痰运脾。

药方：六和曲三钱　杜藿香三钱　草果仁六分拌滑石四钱，包煎　佛手片一钱半　青蒿梗二钱　生枳壳一钱半　大豆卷三钱　半贝丸一钱，先吞

陈右　年二十二岁　周越铭诊

病名：风疟。

病状：寒热交作，头痛，得水则呕，身发风块。

治法：太阳阳明同治。

药方：薄荷一钱半　荆芥穗一钱半　冬桑叶一钱半　青子芩一钱半　仙半夏三钱　淡竹茹三钱　青蒿梗二钱　茯苓三钱　扁豆衣二钱　蜜炙小青皮八分

尉左　年四十四岁　同上

病名：热疟。

病状：寒少热多，口渴溺短。

治法：清解阳明。

药方：银花三钱　连翘三钱　扁豆花三钱　青蒿一钱半　寒水石三钱　飞滑石四钱，包煎　知母一钱半　焦山栀三钱　西瓜翠衣三钱

僧月照　年三十五岁　何幼廉诊

病名：寒疟。

病状：寒多热少，头痛，胸痞体疼，溺短。

治法：辛散温化。

药方：羌活八分　防风一钱　白芷一钱半　荆芥穗一钱半　薄荷一钱半　蔓荆子二钱　左秦艽一钱半　枳壳一钱半　川桂枝八分拌滑石三钱，包煎　鲜生姜二片

王左　年四十岁　曹炳章诊

病名：瘅疟。

病状：舌白而光，但热无寒，口渴欲呕，便燥。

治法：清热养阴。

药方：鲜生地三钱　地骨皮四钱　东白薇三钱　麦冬一钱半　生首乌三钱　生牡蛎四钱　知母一钱半　天花粉一钱半　建石斛三钱　生谷芽三钱　青蒿露一两，冲

韩左　年十三岁　何廉臣诊

病名：牡疟。

病状：间日发疟，寒重热轻，二便不利。

治法：和解偏温。

药方：川柴胡一钱半　淡干姜八分　姜半夏一钱半　片黄芩八分　天花粉二钱　生打左牡蛎四钱　川桂枝八分拌益元散三钱，包煎　淡豆豉三钱　鲜葱白三个

董左　年二十五岁　何幼廉诊

病名：三阴疟。

病状：寒热间两日，发时胃钝腹痛。

治法：通阳温脾。

药方：川桂枝八分　生白芍二钱　草果仁五分　酒炒常山一钱　小青皮一钱　清炙草四分　淡香豉三钱　鲜葱白五个　鲜生姜二片　大红枣二枚

蒋右　年四十岁　杨质安诊

病名：三阴久疟。

病状：常患寒热，间二日作。

治法：调和营卫。

药方：炙桂枝八分　制川甲三钱　炙鳖甲三钱　知母二钱　当归三钱　炒常山一钱半　草果仁四分　炒白芍三钱　威灵仙一钱半　生姜二片　红枣三个

朱左　年十一岁　何幼廉诊

病名：疟母。

病状：疟久成块，肢懈胃钝，溺短热。

治法：运气消痞。

药方：小青皮—钱　大腹皮三钱　川柴胡八分　炒川甲三钱　鳖甲煎丸三钱拌飞滑石六钱，包煎　佛手片一钱半　白蔻末四分拌研瓦楞子四钱　嫩桑枝二尺

顾左　年十七岁　同上

病名：休息疟。

病状：寒热屡止屡发，脉弦。

治法：和解偏清。

药方：青蒿子八分拌滑石四钱，包煎　仙半夏三钱　带皮苓三钱　新会皮一钱半　青子芩—钱半　淡竹茹三钱　鲜生地六钱拌捣大豆卷三钱

王左　年四十岁　周越铭诊

病名：虚疟。

病状：寒热久不止，肢软无力，脉弱。

治法：调和营卫。

药方：蜜炙川桂枝八分　炙归身二钱　生首乌三钱　炒白芍—钱半　西潞党—钱　黄芪皮—钱半　炙甘五分　鲜生姜二片　大红枣二枚

陈左　年五十岁　裘吉生诊

病名：痧气化疟。

病状：微寒灼热，苔厚脉数。

治法：芳香清化。

药方：全青蒿—钱半　连翘二钱　焦山栀三钱　佩兰—钱半　淡竹茹四钱　青子芩—钱半　炒枳壳—钱半　焦曲三钱　鲜荷叶一角

施左　年二十岁　何幼廉诊

病名：疟邪伤络。

病状：寒少热多，痰中带血，牙宣，口腻苦。

治法：宁络透邪。

药方：冬桑叶二钱　淡竹茹三钱　焦山栀三钱　生打广郁金三钱　知母三钱　青连翘三钱　血见愁四钱　左金丸八分拌辰砂滑石四钱，包煎　西瓜翠衣二两

项右　年二十四岁　王蕴如诊

病名：疟后余热。

病状：寒热止后，余邪未净，潮热脚肿。

治法：退热和阴。

药方：青蒿梗—钱半　地骨皮三钱　白菊花三钱　茯苓三钱　生米仁四钱　仙露夏三钱　冬瓜子四钱　蔻衣八分　浙贝—钱半　黄芩—钱半　丝瓜络三钱

池右　年四十四岁　周越铭诊

病名：赤痢。

病状：先疟后痢，色红，腹痛后重。

治法：清热导滞。

药方：栝蒌仁四钱　生米仁四钱　麻子仁三钱　郁李净仁—钱半　广木香—钱　焦山楂三钱　枳实导滞丸三钱，包煎　白蜜二匙

单右　年五十一岁　杨质安诊

病名：白痢。

病状：下利白积，腹痛，心悸。

治法：和中化积。

药方：煨防风八分　生白芍—钱半　广皮—钱半　浙苓三钱　青子芩—钱半　焦冬术八分　清炙甘四分　木香槟榔丸三钱，包煎　益元散四钱，荷叶包

张左　年十六岁　何廉臣诊

病名：赤白痢。

病状：先泻后痢，腹痛，里急后重。

治法：苦辛通降。

药方：生枳壳—钱半 佛手片—钱半 小青皮—钱 青子芩—钱半 蜜炙延胡—钱半 贯仲三钱 炒楂肉三钱 川楝子—钱半 木香槟榔丸三钱拌飞滑石六钱，包煎

沈左 年三十三岁 吴丽生诊

病名：湿热痢。

病状：腹痛，里急后重，下白积。

治法 清热导滞。

药方 青泻叶—钱 煨木香—钱半 佛手柑—钱半 银花—钱半 连翘三钱 小枳实—钱半 栝蒌仁三钱 焦山楂—钱半 茉莉花二分

詹左 年四十七岁 周越铭诊

病名：暑湿夹食成痢。

病状：下痢红积，腹痛，苔厚,溺短。

治法：消积化痢。

药方：银花炭三钱 丹皮炭—钱半 侧柏炭三钱 六和曲三钱 焦山栀三钱 白头翁三钱 车前子二钱 益元散三钱，包煎 莱菔汁—杯 白蜜—小瓢，同冲

钱左 年未详 胡宝书诊

病名：红痢。

病状：湿热蕴于大肠，下痢红积。

治法：清热化痢。

药方：地榆炭三钱 秦皮—钱半 广木香八分 丝通—钱半 滑石四钱，包煎 蒌皮四钱 范志曲三钱 赤芍—钱半 银花炭三钱 茉莉花四分

袁左 年五十五岁 裘吉生诊

病名：酒积成痢。

病状：里急后重，便排脓液。

治法：和中清下。

药方：木香槟榔丸二钱拌包滑石三钱 枳棋子三钱 蜜炙延胡三钱 小枳实—钱半 葛花—钱半 条芩炭—钱半 楂肉炭二钱 白蔻壳—钱

吴右 年五十二岁 周越铭诊

病名：赤痢。

病状：腹痛里急，下红，向有痔。

治法：清热导滞。

药方：广木香八分 青子芩—钱半 银花三钱 小川连四分 白头翁三钱 生白芍二钱 槐米二钱 枳实导滞丸三钱拌益元散三钱，包煎

复诊 同上

病名：赤痢转白。

病状：红痢转白，里仍急，胃闭心嘈，恐成噤口。

治法：清导中兼养胃阴。

药方：白头翁三钱 广木香四分 油当归三钱 青子芩—钱半 楂肉炭二钱 冬瓜子三钱 生白芍—钱半 川石斛三钱 鲜稻穗十支 净白蜜—瓢，冲

三诊 同上

病名：肠胃积热未清。

病状：痢下急，滞已瘥，胃闭心嘈，空呕。

治法：清胃涤肠。

药方：盐水炒川连五分 赤茯苓二钱 淡竹茹四钱 佛手花—钱 小枳实—钱 楂肉炭—钱半 川石斛三钱 莱菔汁—杯，冲 鲜枇杷叶三片，去毛净

四诊 同上

病名：痢久伤阴。

病状：红积早瘥，忽而略见溺短，口燥，胃稍动。

治法：宜滋养营阴。

药方：阿胶珠三钱 小川连二分 淡

苁蓉三钱　银花炭三钱　山栀炭一钱半　地
榆炭二钱　佛手花八分　细川斛三钱　生谷
芽四钱

　　章左　年四十四岁　周越铭诊
　　病名：痢疾夹食积。
　　病状：下利红白，苔厚腻。
　　治法：消积化滞。
　　药方：广木香四分　焦山栀三钱　青
子芩一钱半　生白芍一钱半　小川连四分
六和曲三钱　楂肉炭三钱　茯苓三钱　广皮
一钱半
　　复诊　裘吉生诊
　　病名：痢疾兼咳。
　　病状：下痢已瘥，苔尚腻，咳痰。
　　治法：清上导下。
　　药方：法半夏一钱半　枯芩一钱半　金
沸草三钱，包煎　陈皮一钱　炒莱菔子二钱，
杵　原杏仁三钱　马兜铃二钱　白前一钱半

　　何左　年五十七岁　曹炳章诊
　　病名：赤痢。
　　病状：身微热，腹痛赤痢，里急
后重。
　　治法：导滞化浊。
　　药方：杜藿香一钱半　飞滑石四钱，包
煎　白蔻仁六分，冲　白头翁二钱　北秦皮
一钱半　炒黄芩二钱　炒川连六分　带皮苓
四钱　青木香一钱半　栝蒌仁三钱　枳实导
滞丸三钱，分吞

　　徐左　年二十岁　周越铭诊
　　病名：热积胃肠。
　　病状：腹滞急胀，下痢口渴。
　　治法：清中导下。
　　药方：光杏仁三钱　栝蒌仁三钱　大
麻仁三钱　冬瓜仁三钱　生米仁三钱　冬葵
子三钱　大腹皮三钱　蜜炙青皮八分　生枳
壳一钱半

　　胡右　年五十二岁　胡宝书诊
　　病名：休息痢。
　　病状：久痢便滞，溺短，纳薄。
　　治法：和中清下。
　　药方：地榆炭三钱　柏子仁三钱　郁
李仁三钱　陈皮一钱半　油当归一钱半　木
香八分　赤芍一钱半　茯苓三钱　侧柏炭三钱

　　何左　年二十七岁　何幼廉诊
　　病名：赤痢。
　　病状：腹痛，下利红积，脉弦。
　　治法：清血宁络。
　　药方：条芩炭一钱半　银花炭二钱　地
榆炭三钱　山楂炭三钱　淡竹茹三钱　焦山
栀三钱　戊己丸三钱拌滑石六钱，包煎
　　先用黑木耳三钱，生豆腐四两，煎汤
代水。

　　徐右　年十二岁　王蕴如诊
　　病名：疟兼痢。
　　病状：寒轻热重，兼下红积。
　　治法：和解清导。
　　药方：草果仁三分拌六一散三钱，包煎
仙半夏三钱　广皮一钱　知母一钱半　红曲
三钱　炒川连四分　淡条芩一钱半　朴花五分
木香槟榔丸三钱，包煎

　　高左　年二十八岁　吴丽生诊
　　病名：湿霍乱。
　　病状：吐泻交作，腹痛溺涩。
　　治法：和中化湿。
　　药方：仙半夏三钱　制茅术一钱　大
腹皮三钱　全豆蔻二粒，杵　杜藿香二钱
川朴一钱半　生苡仁四钱　茯苓三钱　六神
曲三钱　吴萸二分拌炒川连三分

李右　年二十三岁　何廉臣诊

病名：热霍乱。

病状：吐泻腹痛，小便短热。

治法：苦辛芳淡。

药方：杜藿香三钱　茯苓二钱　新会皮一钱半　泽泻二钱　香连丸一钱拌滑石四钱，包煎　贯仲三钱　甘松六分　佩兰叶二钱　春砂壳八分

胡左　年三十四岁　周越铭诊

病名：暑湿霍乱转筋。

病状：上吐下泻，卷肠腹痛。

治法：王氏蚕矢汤加减。

药方：晚蚕砂四钱，包煎　大豆卷三钱　焦山栀三钱　宣木瓜三钱　仙半夏一钱半　生苡仁五钱　丝通草一钱半　吴萸二分拌炒川连四分

阴阳水煎。

赵左　年三十五岁　裘吉生诊

病名：暑积夹食霍乱。

病状：呕吐，腹痛，便泄。

治法：芳香逐积兼消导。

药方：藿梗一钱半　焦鸡金一钱半　楂肉炭二钱　制川朴一钱　扁豆衣三钱　佩兰一钱半　青木香一钱　紫金片四分，先化服

谢左　年五十五岁　杨质安诊

病名：寒湿霍乱。

病状：腹痛，吐泻。

治法：宜用温化。

药方：藿梗一钱半　青木香八分　川朴一钱　蔻衣一钱　姜半夏三钱　冬瓜子三钱　丝通草一钱半　益元散四钱　紫金片二分，化服

俞左　年三十六岁　吴丽生诊

病名：湿霍乱转筋。

病状：吐泻足吊。

治法：温中降逆。

药方：杜藿香三钱　姜半夏三钱　制川朴一钱　川桂枝四分　六和曲三钱　茯苓二钱　制茅术一钱半　橘白一钱半　淡吴萸三分拌炒川连四分　姜汁炒竹茹三钱

复诊　周越铭诊

病名：湿霍乱化热。

病状：吐泻足吊均瘥，胃钝，口渴。

治法：清化余邪。

药方：扁豆衣三钱　焦山栀三钱　淡竹茹二钱　六和曲三钱　广橘白一钱　建石斛三钱　佩兰梗二钱　茯苓三钱　生谷芽四钱　益元散三钱，包煎

徐左　年三十四岁　曹炳章诊

病名：秽湿霍乱。

病状：腹痛脘闷，溲短，上吐下泻。

治法：芳香化浊。

药方：飞滑石四钱，包煎　杜藿香一钱半　炒竹茹二钱　炒川连五分　制朴丝一钱半　赤苓三钱　猪苓二钱　车前子二钱　泽泻二钱　川草薢三钱　木香一钱

周左　年二十二岁　杨质安诊

病名：外感风邪。

病状：头痛鼻塞。

治法：辛凉解表。

药方：蔓荆子一钱半　薄荷八分　蝉衣一钱　冬桑叶一钱半　生打广郁金一钱半　焦山栀三钱　光杏仁三钱　甘菊一钱半　淡竹茹二钱

陈右　年二十八岁　吴丽生诊

病名：风热夹湿。

病状：齿痛串头，苔黄腻，便结不畅。

治法：熄风清热化湿。

药方：明天麻一钱半　苦丁茶三钱　蔓荆子一钱半　飞青黛一钱　生打石决明四钱　蝉衣八分　丹皮一钱半　广皮白一钱　薄荷八分　淡竹叶二十片

童左　年四十五岁　裘吉生诊
病名：风热。
病状：咽间红肿，恶寒发热。
治法：散风清热。
药方：桑叶一钱半　薄荷一钱半　大力子一钱半　元参三钱　鲜生地三钱　板蓝根三钱　金锁匙一钱　丹皮二钱

赵左　年八十四岁　周越铭诊
病名：风热发疹。
病状：身热，遍体发红疹，呕哕。
治法：清热透疹。
药方：银花三钱　连翘三钱　牛蒡子一钱半　焦栀子三钱　杭白菊一钱半　淡竹茹一钱半　霜桑叶一钱半　东白薇二钱　荷叶包碧玉散三钱

沈左　年十九岁　裘吉生诊
病名：风毒。
病状：两腮发肿，恶寒作热，脉数。
治法：散风解毒。
药方：白僵蚕二钱　大力子二钱　桑叶一钱半　制军三钱　板蓝根三钱　马勃一钱半　海藻四钱
外用玉枢丹五粒，研末调敷。

朱左　年四十七岁　杨质安诊
病名：暑风。
病状：身热头痛，自汗。
治法：清暑散风。
药方：蔓荆子一钱半　甘菊花三钱　蝉衣一钱　薄荷一钱　连翘三钱　瓜蒌壳三钱

冬桑叶一钱半　银花三钱　鲜竹叶三十片

王左　年十四岁　吴丽生诊
病名：暑热。
病状：午有寒热，间作昏谵。
治法：清热达邪。
药方：蒿梗一钱半　六一散四钱，包煎　东白薇三钱　银花二钱　连翘三钱　焦山栀三钱　石菖蒲五分　夏枯草一钱半　光杏仁三钱　辰砂染灯芯一丸
复诊　曹炳章诊
病名：暑热。
病状：身未退凉，偶有谵语，便溏溲赤。
治法：清暑泄热。
药方：益元散三钱，荷叶包　淡竹茹二钱　冬桑叶一钱半　青蒿梗一钱半　焦山栀三钱　绵茵陈三钱　连翘壳二钱　东白薇三钱　车前子二钱

郦左　年三十八岁　裘吉生诊
病名：大头瘟。
病状：头面红肿，恶寒发热，便闭，脉洪数。
治法：普济消毒饮出入。
药方：白僵蚕二钱　桑叶一钱半　大力子一钱半　板蓝根三钱　焦山栀三钱　马勃一钱半　制锦纹三钱　连翘三钱　防风一钱半
复诊　同上
病名：详前。
病状：头面肿大已瘥，热亦退。
治法：今当清理。
药方：桑叶一钱半　白池菊一钱半　连翘二钱　焦山栀三钱　白僵蚕一钱半　板蓝根三钱　银花三钱　玉枢丹二枚，先化服

徐左　年二十九岁　裘吉生诊

病名：时痧。

病状：吐泻交作，筋吊肢麻，苔厚。

治法：芳香逐秽。

药方：藿梗一钱半　制川朴二钱　佩兰一钱半　宣木瓜一钱半　扁豆衣三钱　焦鸡金一钱半　白蔻末四分拌包滑石三钱　紫金片四分，先化服

复诊　同上

病名：时痧化寒热。

病状：吐泻止，微寒灼热，便又闭。

治法：再与清化。

药方：青蒿梗一钱半　连翘二钱　焦栀三钱　冬瓜子四钱　淡竹茹四钱　青子芩一钱半　煨草果二分拌捣生知母三钱　青泻叶七分

徐右　年三十岁　胡宝书诊

病名：痧蒙。

病状：牙关闭，四肢厥冷，语言不出。

治法：宣窍逐秽。

药方：苏合丸一粒，研冲　细辛四分　鲜石菖蒲八分　厚朴一钱半　钩藤三钱　枳壳一钱半　橘红一钱半　生打广郁金三钱　建神曲三钱　淡竹茹一钱半

马右　年三十二岁　胡宝书诊

病名：冷痧夹食。

病状：腹痛，胸闷，肢冷。

治法：散痧消食。

药方：广木香八分　陈皮一钱半　姜半夏一钱半　川朴一钱半　省头草一钱半　百草曲三钱　鸡内金一钱半　藿香梗一钱　生打广郁金三钱

朱右　年四十四岁　王蕴如诊

病名：暑痧。

病状：身热，腹痛，口渴。

治法：清芳宣解。

药方：青蒿梗一钱半　焦山栀三钱　炒香豉一钱　天花粉二钱　生打广郁金二钱　青木香藤二钱　冬瓜子四钱　薄荷末五分拌飞滑石四钱　丝瓜叶三片　紫金片三分，研碎冲服

胡左　年十四岁　裴吉生诊

病名：痧气夹食。

病状：苔黄，便泄不畅，神昏。

治法：清上导下。

药方：桑叶一钱半　连翘二钱　淡竹茹四钱　青子芩一钱半　生打广郁金二钱　焦山栀三钱　川贝母一钱半　清宁丸一钱半拌滑石三钱，包煎　辰砂染灯芯四分

祝左　年四十四岁　吴丽生诊

病名：暑湿。

病状：身热头痛，胸痞，便闭，苔黄厚。

治法：清凉通降。

药方：鲜生地四钱　制锦纹一钱半　焦山栀三钱　银花一钱半　连翘三钱　夏枯草三钱　淡竹茹三钱　栝蒌皮三钱　灯芯四分

复诊　何幼廉诊

病名：暑湿。

病状：身热头痛，胸痞未减，大便略通，溺短赤热。

治法：清降疏利。

药方：生枳壳一钱半　焦山栀三钱　青连翘三钱　薄荷一钱半　光杏仁三钱　栝蒌仁四钱　木香槟榔丸三钱拌保和丸四钱，包煎　嫩桑枝二尺

朱左　年十岁　何幼廉诊

病名：暑湿转蒙。

病状：身热神昏，胸痞肢瘛，溺短便闭。

治法：轻清开透。

药方：青连翘三钱　焦山栀三钱　全青蒿二钱　苏薄荷一钱半　淡竹茹三钱　广皮红八分　生玳瑁剪碎，一钱半　钩藤三钱

先用野茭白根二两，鲜竹叶三十片，青箬叶一两，嫩桑枝二尺，煎汤代水。

茹左　年十一岁　何廉臣诊

病名：暑湿入膜络。

病状：下午热重，背生疮，右足筋挛。

治法：辛凉通解。

药方：银花三钱　青连翘三钱　白芷一钱　焦山栀三钱　全青蒿二钱　紫花地丁三钱　丝瓜络三钱　宽筋草三钱　嫩桑枝二尺

施左　年十一岁　吴丽生诊

病名：暑热入营。

病状：脉数舌赤，神昏手瘛。

治法：清营汤加减。

药方：鲜生地三钱　粉丹皮一钱半　滁菊花一钱半　连翘心三钱　元参心三钱　银花一钱半　栝蒌皮二钱　淡竹茹三钱　灯芯一帚　卷心竹叶三十片

邵左　年二十七岁　何廉臣诊

病名：暑瘵。

病状：咳血嗽痰，脘满胃钝，溺短赤热。

治法：清金保肺。

药方：冬桑叶三钱　甜杏仁二钱　栝蒌皮三钱　淡天冬一钱半　生打广郁金三钱　焦山栀三钱　紫菀三钱　白前二钱　杜兜铃一钱半　海蛤壳八钱，生打

俞左　年二十五岁　曹炳章诊

病名：暑热内陷。

病状：舌焦黄，口渴引饮，身热便闭，神昏。

治法：清暑泄热。

药方：鲜生地八钱拌捣淡豆豉一钱半　带心连翘三钱　鲜大青叶四钱　栝蒌仁三钱　焦山栀三钱　天花粉二钱　生锦纹二钱　白薇三钱　元明粉一钱半　元参五钱　鲜芦根二两

潘左　年六十一岁　杨质安诊

病名：伏暑。

病状：身热口渴，膈痹。

治法：清暑透邪。

药方：蒿梗一钱半　连翘三钱　夏枯草三钱　佩兰二钱　焦山栀三钱　知母二钱　焦曲三钱　丝通草一钱半　六一散四钱，包煎　淡竹叶三十片

蔡左　年十八岁　吴丽生诊

病名：伏暑。

病状：身热头痛，便闭神昏。

治法：清暑涤邪。

药方：鲜生地三钱　薄荷一钱半　栝蒌仁三钱　石菖蒲七分　生打广郁金一钱半　生锦纹三钱　大豆卷一钱半　蝉衣一钱半

包左　年四十一岁　何廉臣诊

病名：伏暑兼寒。

病状：寒热咳嗽，胃钝，溺赤热。

治法：芳淡兼疏。

药方：光杏仁三钱　广皮红一钱半　苏薄荷一钱半　栝蒌皮三钱　焦山栀三钱　淡香豉三钱　全青蒿二钱　青连翘三钱　鲜葱白三枚　嫩桑枝二尺

祝左　年四十五岁　同上

病名：伏暑夹痰。

病状：寒热头痛，胃钝肢懈，咳嗽痰多。

治法：清暑化痰。

药方：生枳壳一钱半　焦山栀三钱　青连翘三钱　栝蒌仁四钱　广皮红一钱半　生打广郁金三钱　前胡二钱　苏子二钱　片黄芩一钱半　嫩桑枝二尺

王左　年十九岁　同上

病名：伏暑夹食。

病状：下午热盛，胸闷胃钝，溺赤热。

治法：清化兼消。

药方：生枳壳一钱半　全青蒿二钱　佛手片一钱半　鸡内金一钱半，生打　焦山栀三钱　青连翘三钱　青子芩一钱半　木香槟榔丸三钱拌滑石四钱，包煎　嫩桑枝二尺

李左　年三十七岁　同上

病名：伏暑内陷。

病状：内热胸闷，胃钝，夜间神昏防厥。

治法：清透。

药方：焦山栀三钱　青连翘三钱　生打广郁金三钱　细木通一钱　生玳瑁一钱半，剪碎　佛手片一钱半　栝蒌皮三钱　鸡内金一钱半，生打　青蒿脑二钱　辰砂八分拌滑石四钱，包煎　鲜竹叶三十片

王左　年二十四岁　胡宝书诊

病名：伏暑防变。

病状：身热口渴，发痦。

治法：清热达邪。

药方：银花三钱　连翘三钱　焦栀三钱　栝蒌皮一钱半　枳壳一钱半　生打广郁金三钱　益元散三钱，包煎　薄荷一钱半　竹叶二十四片

胡左　年三十岁　同上

病名：伏暑防蒙。

病状：身热内燥，角弓反张，神昏。

治法：清热透邪宣窍。

药方：鲜菖蒲八分　钩藤勾三钱　焦栀子三钱　橘红一钱半　栝蒌皮一钱半　生打广郁金三钱　连翘三钱　牛黄清心丸一粒，化服

朱右　年四十八岁　同上

病名：伏暑蒙闭。

病状：身热内燥，已蒙症危。

治法：宣窍透邪。

药方：牛黄清心丸一粒，化服　干菖蒲八分　连翘三钱　钩藤勾三钱　焦栀子三钱　栝蒌皮一钱半　橘红一钱半　象贝三钱　竹肉一丸　灯芯四分　广郁金三钱

程左　年三十二岁　杨质安诊

病名：伏暑转蒙。

病状：身热自汗，神昏不语。

治法：辛凉开达。

药方：苏合丸一粒，研细分冲　生打广郁金一钱半　杏仁三钱　橘红一钱　栝蒌皮一钱半　甘菊二钱　蝉衣一钱　连翘三钱　石菖蒲八分　淡竹叶三十片　灯芯一丸

茹右　年二十九岁　周越铭诊

病名：伏暑内闭。

病状：脉沉，苔白腐，手足振颤，神识昏迷，病危。

治法：姑用清透法以挽救之。

药方：辰砂三分拌滑石四钱，包煎　淡竹茹三钱　生打广郁金三钱　双钩藤三钱，后入　青连翘四钱　焦山栀三钱　全栝蒌四钱　丝通一钱半　叶氏神犀丹二粒，化服

复诊　同上

病名：详前方。

病状：脉已出，苔转黄，振颤止，神识仍昏。

治法：再当清透。

药方：辰砂三分拌飞滑石四钱，包煎　青连翘四钱　银花三钱　鲜石菖蒲八分，搓熟冲　生打广郁金三钱　双钩藤二钱　栝蒌皮三钱　焦山栀三钱　冬桑叶二钱　万氏牛黄清心丸一粒，化服

高左　年二十八岁　裘吉生诊

病名：伏热。

病状：身热神昏，口燥苔厚，大便已下宿垢。

治法：清热透邪。

药方：鲜生地四钱　元参三钱　桑叶一钱半　天竺黄一钱半　天花粉三钱　丹皮二钱　连翘三钱　辰灯芯四分　生打广郁金二钱　万氏牛黄清心丸一粒，先服

王左　年四十八岁　胡宝书诊

病名：伏热。

病状：身热口燥，膈痹作呕。

治法：清热凉膈。

药方：姜炒川连七分　苏叶五分　栝蒌皮一钱半　焦栀子三钱　连翘三钱　枳壳一钱半　薄荷一钱半　生打广郁金三钱　益元散三钱，包煎

沈左　年四十九岁　何廉臣诊

病名：秋燥。

病状：喉干气逆，咳痰白黏。

治法：润肺化痰。

药方：冬桑叶二钱　光杏仁三钱　栝蒌皮二钱　紫菀三钱　白前二钱　款冬花三钱　石韦三钱　前胡二钱　生打广郁金三钱　安南子三枚

何左　年四十岁　裘吉生诊

病名：秋燥。

病状：形寒发热，骨痠，脘满，咳嗽。

治法：辛润清疏。

药方：桑叶二钱　瓜蒌皮二钱　佩兰一钱半　杏仁三钱　白前一钱半　马兜铃二钱　橘红一钱　川贝一钱半

刘右　年四十一岁　胡宝书诊

病名：秋时晚发。

病状：身热，胸膈痞闷，昼夜不寐。

治法：开膈退热。

药方：栝蒌皮三钱　焦栀子三钱　蒿梗一钱半　枳壳一钱半　生打广郁金三钱　冬瓜子四钱　夏枯草一钱半　连翘三钱　竹叶二十四片

韩左　年四十八岁　杨质安诊

病名：风温。

病状：咳呛，咽痛，声哑。

治法：疏风清肺。

药方：大力子一钱半　杏仁三钱　橘红一钱　桑叶二钱　甘菊二钱　焦山栀三钱　山豆根一钱半　元参三钱　安南子一钱半

胡左　年十五岁　同上

病名：风温。

病状：身热，咳嗽，鼻衄。

治法：疏风清火。

药方：苏梗一钱半　冬桑叶二钱　甘菊二钱　鲜生地四钱　山茶花一钱半　焦山栀三钱　瓜蒌皮三钱　知母三钱　淡竹茹二钱

徐右　年四十四岁　傅伯扬诊

病名：风温化火。

病状：邪热伤营，咳痰，身热神昏。

治法：清热达邪。

药方：连翘三钱　杏仁三钱　焦栀三钱
银花二钱　桔梗一钱半　炒黄芩一钱半　薄
荷一钱半　天竺黄一钱半　炙橘红一钱　益
元散四钱，包煎　鲜竹叶廿四片

陆左　年二十九岁　杨质安诊
病名：风寒。

病状：头痛发热，咳嗽。
治法：疏风解表。
药方：薄荷一钱半　荆芥一钱半　杏仁
三钱　前胡一钱半　仙半夏三钱　象贝一钱半
桔梗八分　蝉衣一钱　瓜蒌皮三钱　姜竹茹
一钱半

# 内 科 杂 症

何左　年五十三岁　曹炳章诊
病名：风痛。
病状：手臂举高痠痛，脉滞。
治法：祛风通络。
药方：桑寄生三钱　钩藤三钱　天仙藤二钱　川牛膝一钱半　川羌活一钱　苦丁茶一钱半　生米仁四钱　冬桑叶三钱　宣木瓜一钱半　丝瓜络三钱

赵右　年五十二岁　周越铭诊
病名：风痹。
病状：遍身麻木而痛，上部尤甚。
治法：祛风定痛。
药方：川桂枝三分拌滑石四钱，包煎　木防己三钱　宽筋草三钱　川草薢三钱　络石藤三钱　海桐皮三钱　生苡仁五钱　川羌活一钱　明乳香六分

叶右　年五十三岁　傅伯扬诊
病名：风痹。
病状：手足不仁，脉缓力衰。
治法：祛风宣痹。
药方：桑寄生三钱　木防己二钱　左秦艽二钱　归须二钱　宣木瓜二钱　钻地风三钱　广皮一钱　杜红花六分　鸡血藤三钱　海风藤三钱

余右　年四十二岁　胡宝书诊
病名：湿痹。
病状：身体重滞，骨节疼痛。
治法：宣痹止痛。

药方：秦艽一钱半　宣木瓜一钱　钩藤勾四钱　焦栀子三钱　独活一钱　豨莶草一钱半　生米仁四钱　丝瓜络三钱　嫩桑枝二尺　防己一钱半

韩右　年五十四岁　何廉臣诊
病名：络瘀。
病状：腰腹齐痛，胃钝口淡。
治法：通络定痛。
药方：制香附二钱　酒炒延胡二钱　丝瓜络三钱　甘松六分　乌药一钱　明乳香五分　苏丹参三钱　络石藤三钱　真新绛二钱　紫金片四分，烊冲

金右　年五十岁　吴丽生诊
病名：酒膈。
病状：酒客，脘痛引胁，得食辄噎。
治法：通络和胃。
药方：瓦楞子四钱　杜红花一钱半　原桃仁十粒　新绛一钱　猺桂心三分拌研生锦纹一钱半　鹅食管一支

何左　年四十二岁　何幼廉诊
病名：酒膈。
病状：素嗜杯中物，致脘满胃弱。
治法：解酲疏郁。
药方：生葛花一钱　枳椇子三钱　制香附二钱　沉香曲一钱半　生打广郁金三钱　炒山楂三钱　佛手片一钱半　小青皮一钱　左金丸八分拌飞滑石四钱，包煎

王左　年五十六岁　胡宝书诊

病名：气膈。

病状：干呕不止，胸膈不开。

治法：运气开膈。

药方：木蝴蝶五对　茯苓三钱　米炒
川贝一钱半　益智仁一钱　生打广郁金三钱
煅牡蛎四钱　仙半夏一钱半　绿萼梅一钱半
姜炒川连六分

李右　年五十六岁　裘吉生诊

病名：麻风。

病状：遍身起浮光，发痒。

治法：疏风解血毒。

药方：紫背浮萍二钱　片姜黄一钱
大力子一钱半　东白薇四钱　海藻四钱　王
不留行一钱半　荆芥穗炭一钱　银花三钱
制军三钱

王右　年二十三岁　裘吉生诊

病名：气臌。

病状：脉弦，腹胀。

治法：消臌调气。

药方：制香附三钱　甘松一钱半　九香
虫一钱半　沉香曲一钱半　金沸草三钱，包煎
瓦楞子四钱　降香片一钱　宽膨散一钱，包煎

复诊　何幼廉诊

病名：气臌。

病状：腹胀，便闭，溺短。

治法：运气消胀。

药方：制香附二钱　小青皮一钱半　车
前子三钱　甘松六分　沉香曲三钱　大腹皮
三钱　生打广郁金三钱　地骷髅四钱　木香
槟榔丸二钱拌宽膨散一钱，包煎

周左　年四十九岁　杨质安诊

病名：单腹胀。

病状：腹膨胃钝。

治法：调气宽膨。

药方：柴胡八分　生打广郁金一钱半
生枳壳一钱半　仙半夏三钱　蔻壳一钱　佛
手片一钱半　大腹皮一钱半　合欢皮三钱
粉丹皮一钱　丝瓜络二钱

复诊　裘吉生诊

病名：单腹胀。

病状：溺闭腹膨，肾囊肿。

治法：以滋肾作煎剂加宽膨散。

药方：盐水炒知母八钱　生川柏五钱
官桂五分　宽膨散一钱

金右　年四十八岁　何廉臣诊

病名：郁胀。

病状：胸闷腹胀，二便不利，胃不能
食，食下益胀。

治法：疏郁通降。

药方：制香附二钱　生打广郁金三钱
六和曲三钱　大腹皮三钱　小青皮一钱半
煨甘遂八分　炒车前五钱　地骷髅四钱　路
路通十枚　紫金片四分，烊冲

程左　年十七岁　傅伯扬诊

病名：阳虚化胀。

病状：便泄，肢冷足肿，胃闭。

治法：温补醒胃。

药方：紫猺桂五分　淡附片六分　焦
冬术一钱半　茯苓皮四钱　大腹皮三钱　泽
泻三钱　猪苓二钱　川椒目六分　川石斛三
钱　炒谷芽三钱

张左　年三十三岁　何廉臣诊

病名：胸痹。

病状：胸闷气塞，病将一月。

治法：宽胸宣痹。

药方：栝蒌仁四钱　干薤白一钱半　小
枳实一钱半　苦桔梗一钱　制香附二钱　生
打广郁金三钱　薄川朴一钱　小青皮一钱
蔻末四分，冲　路路通六枚

僧普照　年三十岁　何幼廉诊

病名：胸痹。

病状：胸痞脘痛，时吐清水，便艰。

治法：苦辛开降。

药方：栝蒌仁四钱，杵　干薤白二钱，盐水洗捣　生打延胡一钱半　明乳香五分　藏红花三分　生打广郁金三钱　生打海蛤壳八钱　淡竹茹三钱　木香槟榔丸三钱拌滑石四钱，包煎

张左　年四十五岁　裘吉生诊

病名：血臌。

病状：舌干燥，腹臌，便闭。

治法：通络化瘀。

药方：鲜生地四钱　绛通一钱半　䗪虫丸三钱　九香虫一钱半　金沸草三钱，包煎　桃仁泥二钱　瓦楞子四钱　原郁李仁二钱，杵

崔左　年三十八岁　杨质安诊

病名：血虚风。

病状：周身骨节痹痛。

治法：养血熄风。

药方：根生地四钱　炙鳖甲三钱　川芎八分　全当归三钱　羌活一钱　丹皮一钱半　制川甲三钱　炒芍一钱半　秦艽一钱半　小活络丸一粒，研冲

余左　年四十六岁　周越铭诊

病名：积聚。

病状：咳呛，畏寒，腹右旁结块硬痛。

治法：化痰消积。

药方：竹沥半夏三钱　炒橘红八分　生打广郁金三钱　栝蒌皮一钱半　焦山栀三钱　生蛤壳三钱　白芥子二钱　茯苓三钱　生姜皮四分　川丝通一钱半

范左　年四十六岁　胡宝书诊

病名：气块。

病状：腰腹串痛，脘满有块，二便闭结。

治法：运气消块。

药方：金铃子三钱　小青皮一钱　乌药一钱半　川郁金三钱　冬瓜仁四钱　焦山栀三钱　瓦楞子四钱　蒌皮四钱　路路通五枚

徐左　年五十二岁　傅伯扬诊

病名：阴寒凝结。

病状：寒湿成块，络胀形寒，便涩。

治法：温通疏滞。

药方：淡附子五分　桂枝五分　姜半夏二钱　鼠妇一钱　青皮一钱半　香附二钱　橘核二钱　延胡三钱　蒌仁四钱，杵　猪苓二钱

赵左　年十七岁　胡宝书诊

病名：蓄血。

病状：身热，便闭，腹痛。

治法：清热破血。

药方：原桃仁一钱半　赤芍一钱半　延胡一钱半　泽兰一钱半　焦山栀三钱　广郁金三钱　瓜蒌皮四钱　冬瓜子四钱　路路通五枚　紫草一钱

林右　年二十七岁　胡宝书诊

病名：怔忡。

病状：神识不清，梦寐不安，心悸汗出，便秘。

治法：安神定心。

药方：小川连八分　盐炒川柏一钱　茯神三钱　炒丹皮一钱半　远志八分　生打广郁金三钱　川贝一钱半　冬瓜子六钱　更衣丸一钱半，包　小麦一撮　黑枣五枚

陈左　年二十六岁　杨质安诊

病名：内损。

病状：失血，咳嗽，寒热往来。

治法：养阴清肺。

药方：南沙参一钱半　甘百合三钱　知母二钱　龟甲心四钱　生牡蛎四钱　老白前一钱半　紫菀一钱半　淡秋石八分　浮海石三钱　橘络一钱　鲜枇杷叶三片，去毛净

张左　年五十七岁　同上

病名：肺络受伤。

病状：咳呛，失血，多痰。

治法：清金保肺。

药方：南沙参一钱半　川贝母一钱半　杜兜铃一钱半　橘络一钱　紫菀二钱　白前一钱半　海石二钱　瓜蒌皮三钱　生甘草五分　淡竹茹二钱

刘左　年二十五岁　傅伯扬诊

病名：肺损。

病状：气逆咳血，胃闭痰多。

治法：补肺养阴。

药方：阿胶珠一钱半　麦冬二钱　百合三钱　甜杏仁三钱　冬虫夏草二钱　茯神三钱　紫菀二钱　北沙参三钱　黄草斛三钱　马兜铃一钱半

滕右　年四十岁　杨质安诊

病名：肺痨初步。

病状：咳呛，失血，潮热。

治法：清金保肺。

药方：南沙参一钱半　甜杏仁三钱　京川贝三钱　橘络一钱　旋覆花一钱半，包煎　紫菀一钱半　仙鹤草三钱　炒丹皮一钱半　建石斛三钱　藕汁一杯，冲

谢右　年四十七岁　何廉臣诊

病名：肺痨初期。

病状：咳血嗽痰，气逆，胸胁及遍身筋骨皆痛。

治法：清金保肺。

药方：冬桑叶二钱　甜杏仁三钱，杵　苏百合二钱　款冬花三钱　淡竹茹三钱　生打海蛤壳六钱　北沙参三钱　生米仁四钱　紫菀三钱　白前二钱

王右　年二十四岁　裘吉生诊

病名：肺痨中期。

病状：咳嗽稠痰，潮热，经停，脉细数。

治法：养血滋阴。

药方：冬虫夏草一钱半　地骨皮三钱　甜杏仁三钱　黛蛤散四钱，包煎　破麦冬三钱　川贝母二钱　断山药二钱　生左牡蛎四钱

复诊　杨质安诊

病名：肺痨中期。

病状：咳嗽多痰，经停，鼻衄。

治法：滋养肺阴。

药方：北沙参三钱　地骨皮三钱　京川贝二钱　苏百合三钱　仙鹤草三钱　淡天冬三钱　甜杏仁三钱

三诊　何幼廉诊

病名：肺痨中期。

病状：咳嗽痰多，气逆胸痞，经停鼻衄，潮热。

治法：清肺滋阴。

药方：甜杏仁三钱，去皮略杵　生桑皮四钱　地骨皮五钱　京川贝三钱　广橘白一钱　炙款冬三钱　杜兜铃一钱半　仙鹤草三钱　血见愁四钱　淡天冬三钱　淡竹茹一钱半

田左　年四十岁　傅伯扬诊

病名：肺痨。

病状：久嗽咳血，形寒脉细数。

治法：保肺纳气。

药方：白及一钱　冬虫夏草一钱半　阿胶珠二钱　杜兜铃二钱　苏百合三钱　小蓟二钱　紫菀二钱　茜草炭二钱　旋覆花二钱，包煎　夜交藤三钱

杨左　年二十三岁　杨质安诊
病名：肺痨末期。
病状：咳血失音。
治法：养阴清肺。
药方：冬虫夏草一钱半　黄草斛三钱　苏百合三钱　淡天冬三钱　北沙参三钱　海石二钱　紫菀一钱半　败叫子三个

金右　年六十岁　周越铭诊
病名：肺痹。
病状：咳嗽气逆，吐痰不清。
治法：葶苈大枣汤合千金苇茎汤。
药方：甜葶苈一钱半　苇茎一钱半　薏苡仁四钱　苦葶苈一钱半　桃仁一钱　带子丝瓜络一支　鲜大枣十枚

谢左　年四十二岁　同上
病名：酒湿伤肺。
病状：久咳多痰，痰闻腥臭。
治法：清金止嗽，宜戒酒。
药方：枳椇子三钱　葛花二钱　光杏仁三钱　杭茶菊一钱半　旋覆花三钱拌海蛤粉三钱，包煎　冬瓜子四钱　川贝母一钱半　淡竹茹三钱　橘络一钱半　鲜枇杷叶一两，去毛净　鲜芦根二两，煎汤代水

包左　年三十七岁　王蕴如诊
病名：痰阻气窍。
病状：咳嗽音哑。
治法：育阴化痰。
药方：蝉衣一钱半　元参一钱半　杏仁三钱　薄荷五分　浙贝一钱半　丹皮一钱半　杜兜铃一钱半　炙甘草八分　海蛤壳四钱

胖大海三钱　竹衣纸八分

鲁左　年四十三岁　周越铭诊
病名：此谓金实不鸣。
病状：伤风后，误食油腻致痰阻喉间，语音不出。
治法：开肺豁痰。
药方：生打广郁金三钱　牛蒡子一钱半　苏子霜一钱　白芥子八分　栝蒌皮三钱　炙牙皂四分　射干一钱　杜兜铃一钱半　光杏仁三钱　桔梗一钱

复诊　何幼廉诊
病名：金实不鸣。
病状：痰阻喉间，音哑不出。
治法：同前。
药方：光杏仁三钱　广皮红一钱　栝蒌皮四钱，杵　杜兜铃一钱半　苦桔梗一钱　射干一钱　炙牙皂六分　苏子霜一钱半　紫菀三钱　控涎丹八分拌竹沥达痰丸三钱，包煎

章右　年四十二岁　裘吉生诊
病名：肺管炎。
病状：咳嗽声嘶，脉数。
治法：清肺止咳。
药方：北沙参一钱半　川贝母一钱半　杜兜铃二钱　白前一钱半　淡天冬二钱　海蛤壳三钱　焦山栀三钱

徐右　年三十八岁　同上
病名：肺管炎。
病状：常患咳嗽，痰红。
治法：清肺化痰。
药方：北沙参一钱半　丹皮炭二钱　焦山栀三钱　炙百部三钱　侧柏炭三钱　仙鹤草三钱　炙紫菀三钱　马兜铃二钱

钱右　年十四岁　曹炳章诊

病名：咳血。

病状：疟后咳呛痰血，便燥结。

治法：清肝止血。

药方：鲜生地三钱拌捣生锦纹五分 连翘三钱 杜兜铃一钱半 焦山栀三钱 降香五分 光杏仁三钱 紫菀三钱 仙鹤草三钱 生打广郁金二钱

章右 年十八岁 何幼廉诊

病名：咯血。

病状：咳嗽失血，胸痞，喉痒气急。

治法：清金宁络。

药方：甜杏仁三钱，杵 生苡仁四钱 生冬花三钱 淡天冬一钱半 淡竹茹三钱 血见愁四钱 紫菀三钱 前胡二钱 青盐陈皮一钱 旋覆花二钱拌海蛤粉三钱，包煎 安南子三钱

章左 年二十九岁 吴丽生诊

病名：肺火上炎。

病状：咳嗽，痰中见血，鼻闻腥臭。

治法：清肺降火。

药方：陈海蜇二两，漂淡 大地栗三枚，剖，煎汤代水 杏仁三钱 淡黄芩一钱半 苦桔梗五分 大力子一钱半 生打广郁金一钱半 紫菀三钱 射干一钱半 滑石三钱，包

王左 年四十四岁 傅伯扬诊

病名：虚火刑金。

病状：肺热咯血，时止时发。

治法：凉血清肺。

药方：宝珠花三钱 茜草二钱 栀子炭三钱 川贝母二钱 扁豆衣三钱 细生地四钱 冬桑叶二钱 忍冬藤三钱 丹皮炭一钱半 夜交藤三钱

田左 年四十岁 同上

病名：虚火刑金。

病状：咳嗽喉痒，脘闷，脉虚滑。

治法：涵养水木。

药方：南沙参三钱 甜杏仁二钱 川贝母一钱半 白蛤壳三钱 东白薇二钱 沙苑子三钱 杜兜铃一钱 旱莲草三钱 生扁豆衣三钱 金沸花二钱，包煎

马左 年四十六岁 何廉臣诊

病名：肺燥。

病状：咽干，咳吐黏痰，胸痞。

治法：清润。

药方：甜杏仁三钱，杵 冬桑叶二钱 杜兜铃一钱半 栝蒌皮一钱半 蜜炙枳壳一钱半 生打广郁金三钱 冬瓜子四钱 紫菀三钱 白前二钱

鲁左 年三十八岁 杨质安诊

病名：肺热。

病状：咳吐红痰。

治法：清肺凉血。

药方：南沙参一钱半 甜杏仁三钱 川贝母一钱半 甘菊一钱半 焦山栀三钱 仙鹤草三钱 冬桑叶一钱半 杜兜铃一钱半 海石一钱半 淡竹茹一钱半

沈右 年三十一岁 何幼廉诊

病名：肺风痰喘。

病状：咳嗽气急，形寒恶风。

治法：辛开苦降。

药方：蜜炙麻黄五分 光杏仁三钱 生石膏四钱 清炙甘四分 北细辛二分 苏子一钱半 白芥子四分 紫菀四钱 海蛤壳八钱

李右 年三十一岁 同上

病名：肺喘。

病状：咳嗽气喘，痰浓而黏。

治法：辛开清降。

药方：蜜炙麻黄四分　光杏仁三钱　生石膏四钱　生甘草四分　广皮红一钱　栝蒌仁四钱　小枳实一钱半　炙苏子一钱半　生桑皮五钱　前胡二钱

王左　年四十二岁　裘吉生诊
病名：哮喘
病状：咳嗽气急，遇冷为甚。
治法：定喘汤增减。
药方：法半夏一钱半　广皮一钱　苏子霜二钱　海石一钱　炒莱菔子二钱　炒白芥子一钱　金沸草二钱，包煎　白前一钱半

朱左　年四十八岁　曹炳章诊
病名：虚喘。
病状：咳嗽气喘，胃纳甚微。
治法：金匮肾气法。
药方：青盐四分拌炒熟地四钱　茯神三钱　炒萸肉一钱半　炒枸杞一钱半　北五味子五分　米炒麦冬二钱　太子参八钱　原打淮山药三钱　巴戟肉一钱半　炒怀牛膝二钱　川石斛三钱　冬虫夏草一钱半　核桃肉一枚

沈右　年六十五岁　杨质安诊
病名：寒嗽。
病状：咳嗽痰多，遇寒则甚。
治法：温肺化痰。
药方：姜半夏一钱半　橘红一钱　白前一钱半　象贝母一钱半　海石三钱　冬瓜子四钱　茯苓三钱　苏子一钱半　姜竹茹一钱半

高右　年三十五岁　同上
病名：虚咳。
病状：咳嗽痰多，日暮潮热。
治法：养阴清肺。
药方：北沙参三钱　苏百合三钱　甜杏仁三钱　海石一钱半　仙半夏一钱半　紫

菀一钱半　橘络一钱　焦栀二钱　冬瓜子四钱　淡竹茹一钱半

俞左　年二十三岁　何廉臣诊
病名：风咳。
病状：咳嗽痰多，喉痒胁痛。
治法：宣肺除痰。
药方：光杏仁三钱　苏薄荷八分　广皮红八分　杜兜铃一钱半　紫菀三钱　白前二钱　前胡二钱　栝蒌皮二钱　海蛤壳六钱生打

李左　年三十八岁　吴丽生诊
病名：鼻渊。
病状：头额痛偏右，鼻流清涕，自觉腥秽。
治法：用苍耳子散法。
药方：苍耳子二钱　辛夷一钱　栝蒌皮三钱　白芷五分　石决明四钱　苦丁茶三钱　明天麻三钱　川芎五分　薄荷一钱半　蝉衣一钱　鲜荷叶一角

陈左　年十八岁　曹炳章诊
病名：肝咳。
病状：咳嗽晨剧，舌红苔白，便燥。
治法：清肝化痰。
药方：冬桑叶二钱　淡竹茹二钱　旋覆花三钱，包煎　紫降香五分　焦山栀三钱　东白薇三钱　丝通一钱　带皮苓一钱半　车前子二钱　鹅管石一钱　鲜枇杷叶四片，去毛净

刘左　年二十七岁　王蕴如诊
病名：内伤肝络。
病状：吐血成块，吐时昏晕，吐后脘痛。
治法：调肝宁络。
药方：木蝴蝶一钱　橘络一钱　丹皮一

钱半 紫石英三钱 降香末四分 桑叶三钱
旋覆花三钱, 包煎 生打广郁金二钱 绿萼
梅一钱半

陈右 年三十七岁 吴丽生诊
病名: 络伤血溢。
病状: 吐血盈碗, 心悸脉芤, 苔滑。
治法: 宁络和营。
药方: 生地炭三钱 银花一钱半 冬桑
叶一钱半 白池菊一钱半 焦山栀三钱 侧
柏炭三钱 生打广郁金三钱 童便一盅, 冲

蔡左 年四十八岁 傅伯扬诊
病名: 肝阳扰络。
病状: 失血有年, 咳呛痰白, 脉弦。
治法: 镇肝养肺。
药方: 生打石决明四钱 栀子炭三钱
茜草炭二钱 苏百合二钱 川郁金二钱 杜
兜铃二钱 紫菀二钱 夜交藤三钱 旋覆花
二钱, 包煎 川石斛三钱

陶右 年三十九岁 何廉臣诊
病名: 肝风。
病状: 头晕而痛, 心泛①胃钝, 四肢
微瘛。
治法: 清肝熄风。
药方: 冬桑叶二钱 滁菊花二钱 明
天麻一钱 双钩藤三钱 辰茯神三钱 生打
石决明六钱 焦山栀三钱 宽筋草三钱 生
打广郁金一钱半 嫩桑枝二尺

金左 年四十岁 胡宝书诊
病名: 肝风。
病状: 病后咳痰不爽, 目赤多泪。
治法: 平肝祛风。
药方: 甘菊一钱半 冬桑叶一钱半 木
贼草一钱半 谷精珠三钱 蔓荆子三钱 秦
艽一钱半 钩藤勾三钱 橘络一钱半 淡竹

茹一钱半 石决明四钱

张右 年四十八岁 曹炳章诊
病名: 肝风夹湿。
病状: 头晕耳鸣, 脘闷便结, 溲短,
舌黄滑。
治法: 镇肝熄风祛湿。
药方: 冬桑叶三钱 光杏仁三钱 淡
竹茹三钱 生打石决明八钱 佩兰一钱半
焦山栀三钱 双钩藤四钱, 后入 生打广郁
金二钱 益元散三钱, 包煎

林左 年四十岁 同上
病名: 肝风夹痰上扰。
病状: 头晕耳鸣, 脘闷, 心悸不寐,
溲便如常。
治法: 熄风化痰。
药方: 冬桑叶一钱半 钩藤三钱 夜交
藤一钱半 炒根生地一钱半 黑元参三钱 辰
砂拌茯神三钱 炒麦冬一钱半 生打石决明
四钱 淡竹茹一钱半 干石菖蒲五分
复诊 吴丽生诊
病名: 肝风防厥。
病状: 头晕目眩, 筋惕肉瞤, 手足
常搐。
治法: 镇肝熄风。
药方: 朱砂安神丸三钱, 包煎 辰砂拌
茯神三钱 带心连翘三钱 双钩藤三钱 远
志一钱 青黛二钱 白滁菊一钱半 生枣仁
四钱 栝蒌皮三钱 夜交藤三钱

朱右 年四十五岁 傅伯扬诊
病名: 血虚肝热。
病状: 眩晕, 筋痛力衰, 胁胀。
治法: 养血清肝。
药方: 牡丹皮一钱半 天仙藤三钱 真

---

① 心泛: 恶心。宁绍地区方言。

新绛八分　橘络一钱半　炒生地四钱　川郁金三钱　合欢皮二钱　鸡血藤三钱　茯神三钱　木蝴蝶五分

　　许左　年五十二岁　同上
　　病名：血虚生风。
　　病状：眩晕心悸，骨痛。
　　治法：镇风养血。
　　药方：生地炭四钱　归身二钱　龙齿三钱　生打石决明四钱　茯神三钱　巨胜子三钱　柏子仁三钱　生白芍二钱　黄菊炭二钱　远志一钱

　　李左　年三十四岁　胡宝书诊
　　病名：血不荣筋。
　　病状：腰胁疼痛，筋络不舒，手足瘰疬。
　　治法：养血舒筋。
　　药方：丹参三钱　生地六钱　生白芍一钱半　川断三钱　夜交藤三钱　广皮一钱半　桑寄生三钱　丹皮一钱半　淮山药三钱　茯苓三钱

　　吴左　年五十五岁　傅伯扬诊
　　病名：肝肾不足，内风骤动。
　　病状：脉濡缓，眩晕，跌仆不知。
　　治法：镇肝纳肾。
　　药方：熟地炭四钱　杞子炭一钱半　茯神三钱　远志一钱　女贞子三钱　枣仁三钱　生打牡蛎四钱　仙半夏一钱半　明天麻二钱　黄菊炭二钱
　　复诊　同上
　　病名：上实下虚。
　　病状：脉濡，动风生痰逆，再防眩晕。
　　治法：化痰纳气。
　　药方：竹沥半夏一钱半　茯苓三钱　炙橘红一钱半　刺蒺藜二钱　天仙藤三钱　生

打石决明四钱　炒居术一钱　白石英三钱　青龙齿三钱　煅牡蛎三钱

　　俞左　年二十五岁　曹炳章诊
　　病名：肝火。
　　病状：脉弦而坚，舌红，烦躁不寐，神倦便燥。
　　治法：清肝泄热。
　　药方：鲜生地四钱　东白薇三钱　生打石决明四钱　钩藤三钱　夜交藤三钱　生白芍三钱　焦山栀三钱　柏子仁一钱半　青蒿梗二钱　辰茯神三钱　青龙齿三钱

　　王右　年五十八岁　裘吉生诊
　　病名：肝郁。
　　病状：脘满呕酸，遇食为甚，痛引腰背。
　　治法：平肝和胃。
　　药方：制香附三钱　甘松一钱半　刺猬皮一钱半　蔻壳一钱半　焦鸡金一钱半　沉香曲一钱半　吴萸四分拌炒川连七分　鲜姜汁一匙　甘蔗汁一杯，分冲
　　复诊　同上
　　病名：详前。
　　病状：脘痛作呕稍瘥。
　　治法：平肝和胃。
　　药方：制香附三钱　甘松一钱半　淡干姜一钱　高良姜一钱　刺猬皮一钱半　白蔻壳一钱半　沉香曲一钱半　吴萸七分拌炒川连四分　鲜姜汁一匙　甘蔗汁一杯，分冲
　　三诊　同上
　　病名：肝郁。
　　病状：又患作呕，遇食仍脘痛。
　　治法：平肝和胃。
　　药方：制香附三钱　甘松一钱半　淡干姜一钱　刺猬皮一钱半　高良姜一钱　淡附片一钱　吴萸七分拌炒川连四分　鲜姜汁一匙　甘蔗汁一杯，分冲

四诊　何廉臣诊

病名：详前。

病状：呕止，胃尚痛，腰疼。

治法：仍仿前法。

药方：制香附二钱　生打广郁金三钱
蜜炙延胡一钱半　明乳香五分　甘松六分
络石藤三钱　宽筋草三钱　生姜汁两滴　甘
蔗汁一瓢，和匀同冲

张右　年四十二岁　周越铭诊

病名：肝郁肺痹。

病状：胸痛引背，咳嗽音哑，便艰。

治法：绛覆合千金苇茎二方增减。

药方：旋覆花三钱，包煎　真新绛一钱
半　生打广郁金三钱　苇茎一钱　冬瓜子四
钱　生苡仁四钱　全栝蒌三钱　橘络一钱
川贝母一钱半　络石藤三钱　宽筋草三钱
鲜石菖蒲四分

复诊　吴丽生诊

病名：肝郁肺痹。

病状：咳嗽音哑，胸痛引背，便结。

治法：薤蒌绛覆合千金苇茎汤。

药方：薤白一钱半　全栝蒌四钱　旋覆
花三钱，包煎　新绛一钱半　川贝母一钱半
生打广郁金三钱　冬瓜子五钱　原桃仁一钱
鲜大青一钱半　鲜石菖蒲四分，搓冲　鲜芦
根二两，煎汤代水

三诊　周越铭诊

病名：详前。

病状：咳嗽音哑，胸背引痛，便下
不畅。

治法：前方加雪羹。

药方：先用陈海蜇二两，漂淡，大荸
荠六枚，对剖，煎汤代水。

旋覆花三钱，包煎　真新绛一钱半　原
桃仁一钱　冬瓜仁五钱　生苡仁四钱　全栝
蒌三钱　川贝一钱半　生打广郁金三钱　宽

筋草三钱　明乳香八分　鲜芦根五钱　当归
龙荟丸三钱，分吞

金右　年三十五岁　同上

病名：肝郁气滞血瘀。

病状：左半身自上及下痛不可忍，身
热，夜多昏谵。

治法：通络疏肝。

药方：真新绛一钱半　旋覆花三钱，包
煎　生打广郁金三钱　益母草一钱半　延胡
二钱　东白薇三钱　原桃仁一钱　凌霄花一
钱半　辰砂二分拌滑石五钱，包煎

复诊　何幼廉诊

病名：肝气夹瘀。

病状：昏谵止，左半身自上及下均
痛甚。

治法：疏肝通络。

药方：制香附二钱　栝蒌仁四钱　紫
葳花三钱　广橘络一钱半　广橘白一钱半
藏红花四分　桃仁一钱　绛通一钱　生打延
胡一钱半　明乳香五分　佩兰叶二钱　紫金
片四分，烊冲

屠右　年二十八岁　何廉臣诊

病名：肝郁络瘀。

病状：左少腹及左肩、四肢俱痛。

治法：疏肝通络。

药方：川柴胡五分　生白芍二钱　络
石藤三钱　明乳香六分　小青皮八分　左秦
艽二钱　桂枝木八分　广橘络八分　全当归
一钱半　宽筋草三钱　小茴香二分

王右　年四十岁　曹炳章诊

病名：肝阳犯胃。

病状：脘胁串痛，呕吐便闭。

治法：疏肝开降。

药方：生打广郁金二钱　归须二钱
麻子仁三钱　生打石决明八钱　桃仁泥二钱

柏子仁一钱半　栝蒌仁四钱　降香五分　焦山栀三钱　更衣丸一钱半，包煎

金右　年三十九岁　同上
病名：肝木乘脾。
病状：胸脘痛作呕，腹痛而泻。
治法：扶中抑木。
药方：炒白术一钱　炒黄芩二钱　生打广郁金一钱半　炒白芍三钱　炒川连五分　降香五分　归尾一钱半　新会皮一钱　淡竹茹三钱　绿萼梅一钱

阮左　年二十七岁　傅伯扬诊
病名：肝木伐脾。
病状：腹鸣便泄，脉弦。
治法：和中清肝。
药方：茯苓三钱　炒居术一钱半　益智仁一钱半　肉果霜一钱半　阳春砂八分，杵　川朴花八分　泽泻二钱　炒扁豆三钱　炒白芍一钱　制香附二钱

任左　年五十岁　同上
病名：胃气痛。
病状：脘痛，苔微白，脉涩滞。
治法：辛温祛浊。
药方：桂枝六分　高良姜六分　半夏曲二钱　蔻衣一钱半　炒橘白一钱　川郁金二钱　川朴花八分　炒白芍二钱　娑婆子三钱

朱左　年二十四岁　吴丽生诊
病名：胃脘痛。
病状：胸脘阻隔作痛，得食愈甚。
治法：通阳化滞。
药方：淡吴萸二分　姜半夏一钱半　制川朴一钱　橘络一钱半　煨木香一钱　生苡仁三钱　杜藿香一钱半　大腹皮三钱　姜炒神曲一钱半

汪右　年五十七岁　裘吉生诊
病名：胃气不和。
病状：脘满作痛，甚则呕吐。
治法：和胃止呕。
药方：制香附三钱　甘松一钱半　沉香曲一钱半　刺猬皮一钱半　法半夏一钱半　淡吴萸四分拌炒古勇连七分　生姜汁一匙　蔗汁一杯，同冲

胡右　年十四岁　曹炳章诊
病名：胃热作呕。
病状：呕吐脘闷，身热，苔白滑，溲短。
治法：泄热止呕。
药方：姜炒川连四分　鲜竹茹三钱　生打广郁金二钱　焦山栀三钱　淡黄芩一钱半　茵陈二钱　丝通草一钱　蔻仁六分拌滑石四钱，包煎

严右　年十四岁　吴丽生诊
病名：胃热。
病状：身灼热，右上唇肿，口流涎。
治法：竹叶石膏汤加味。
药方：煅石膏四钱　知母一钱半　生甘草二分　鲜大青一钱半　甘菊花一钱半　鲜生地三钱　淡竹叶三十片

杨左　年四十岁　傅伯扬诊
病名：阳明蕴热。
病状：唇肿，口起腐浊。
治法：清降胃热。
药方：知母二钱　骨碎补二钱　焦山栀三钱　人中黄二钱　煅石膏三钱　碧玉散三钱，包　赤苓三钱　通草一钱　枳壳一钱　陈茶叶一撮

陈右　年十五岁　同上
病名：阳明胃热。

病状：日久牙疳，唇破腮肿，涎多。

治法：甘寒清热。

药方：骨碎补二钱　人中黄二钱　煅石膏四钱　焦山栀三钱　知母二钱　丹皮一钱半　甘菊二钱　冬桑叶二钱　车前子二钱　碧玉散三钱，包煎

冯右　年二十九岁　周越铭诊

病名：冷食伤胃。

病状：胸脘阻隔，因食冷石花而起。

治法：用醉乡玉屑方法。

药方：杜苍术一钱　制川朴一钱　广皮一钱半　茯苓三钱　带壳春砂一粒，杵　焦鸡金一钱半　母丁香三分　炒枳壳一钱半　栝蒌皮一钱半

严左　年二十二岁　同上

病名：病后伤食。

病状：病初愈，多食腻补，致胸膈板滞，二便不行。

治法：消运导下。

药方：莱菔子一钱半捣碎拌炒春砂仁三分，包煎　生枳壳一钱半　六和曲三钱　广木香五分　川厚朴一钱　杏仁三钱　栝蒌仁三钱　陆氏润字丸二钱拌滑石四钱，包煎

陈左　年二十七岁　王蕴如诊

病名：胃寒。

病状：吐痰流津。

治法：温中和胃。

药方：姜半夏三钱　浙茯苓四钱　炒广皮一钱半　苡仁四钱　益智仁一钱　煅牡蛎四钱　春砂仁八分　杜藿梗二钱　佩兰叶二钱

许左　年十七岁　吴丽生诊

病名：胃寒停饮。

病状：胸脘闷痛，嘈杂。

治法：温中消滞。

药方：广木香一钱　厚朴一钱　仙半夏一钱半　桂丁二分　淡吴萸二分　佛手柑一钱　姜汁炒川连三分　陈皮一钱　焦山栀一钱半

董右　年四十二岁　杨质安诊

病名：痰饮。

病状：腹中有块，痰多胸痞，便结。

治法：化痰润肠。

药方：薤白一钱半　栝蒌皮三钱　枳壳一钱半　冬瓜子四钱　朴花八分　仙半夏三钱　大腹皮一钱半　赤苓三钱　淡竹茹三钱

魏左　年五十岁　何幼廉诊

病名：饮痛。

病状：脘痛串腰，呕酸水泄。

治法：蠲饮止痛。

药方：姜炒竹茹四钱　姜半夏三钱　新会皮一钱半　台乌药八分　明乳香五分　生打延胡一钱半　赤苓三钱　石韦二钱　甘松六分　带壳春砂七分，杵

郭左　年二十四岁　曹炳章诊

病名：嘈杂。

病状：舌白苔滞，胃嘈。

治法：清肝和胃。

药方：炒白芍三钱　软柴胡八分　姜汁炒川连四分　炒乌梅五分　淡竹茹三钱　焦冬术一钱半　知母一钱半　天花粉一钱半　川石斛三钱

屠左　年二十二岁　傅伯扬诊

病名：肝肾不足。

病状：脉细数，足软，气逆。

治法：纳肾镇肝。

药方：煅牡蛎四钱　旱莲草三钱　麦冬二钱　远志一钱　甜杏仁三钱　淮牛膝三

钱　北沙参二钱　白蛤壳三钱　枣仁二钱
炙鳖甲四钱

　　詹左　年三十九岁　同上
　病名：心肾不交。
　病状：脉濡动，心悸不寐。
　治法：交补心肾。
　　药方：熟地炭四钱　山萸肉一钱　辰
茯神三钱　天冬二钱　麦冬二钱　远志一钱
生枣仁三钱　炙龟板四钱　狗脊二钱　川斛
三钱

　　陈左　年二十二岁　同上
　病名：水火不济。
　病状：脉细数，咳血遗泄。
　治法：清心补肾。
　　药方：细生地四钱　天冬一钱半　炒知
母一钱半　炒川柏一钱半　茯神三钱　枣仁三
钱　丹皮炭一钱半　茜草根二钱　山栀子一
钱半　紫菀二钱

　　孔左　年二十二岁　裘吉生诊
　病名：阴亏。
　病状：咳嗽，遗精盗汗，舌绛，脉
数，尺尤甚。
　治法：滋阴潜阳。
　　药方：中生地四钱　炙龟板四钱　生
牡蛎四钱　煅龙齿二钱　稆豆衣三钱　淮小
麦三钱　黛蛤散四钱，包煎　莲须一钱半

　　谢左　年二十一岁　傅伯扬诊
　病名：阴亏。
　病状：盗汗，寤寐不安，胃钝，
微咳。
　治法：补阴敛汗。
　　药方：熟地炭四钱　茯神三钱　枣仁三
钱　稆豆衣三钱　炙黄芪二钱　女贞子三钱
远志一钱　天冬三钱　白芍二钱　莲须二钱

　　复诊　同上
　病名：心肾不足。
　病状：盗汗，眩晕，足痿。
　治法：补肾宁心。
　　药方：熟地炭四钱　山萸肉一钱　茯
神三钱　枣仁三钱　炙甘草五分　狗脊二钱
远志一钱　女贞子三钱　淮牛膝三钱　川石
斛三钱

　　刘左　年二十五岁　同上
　病名：虚损。
　病状：脉微数，气逆痰黏，胃闭。
　治法：纳气养胃。
　　药方：煅磁石四钱　蛤蚧一钱半　茯神
三钱　旱莲草三钱　苏百合二钱　白蛤壳四
钱　钗石斛三钱　麦冬二钱　沙蒺藜二钱

　　陶左　年四十七岁　胡宝书诊
　病名：虚劳。
　病状：心神恍惚，言语模糊，夜卧
不安。
　治法：安神定心。
　　药方：茯神三钱　远志八分　枣仁三钱
夜交藤三钱　广皮一钱半　淮山药三钱　炒
白芍一钱半　仙半夏一钱半　潼蒺藜三钱
莲子心一撮

　　金左　年二十五岁　何廉臣诊
　病名：肾热遗精。
　病状：睡发惊悸，精滑自遗，溺热
余沥。
　治法：清热滋肾。
　　药方：细生地四钱　淡竹叶一钱半　海
蛤粉三钱　生川柏五分　生甘细梢八分　南
芡实四钱　春砂壳八分　青盐陈皮一钱　生
打左牡蛎四钱　莲子心三十支，冲

　　胡左　年二十三岁　胡宝书诊

病名：肾虚。

病状：遗精发热，相火交争。

治法：补肾清火。

药方：茯神三钱　潼蒺藜三钱　女贞子三钱　夜交藤三钱　金樱子三钱　生牡蛎四钱　广皮一钱半　炒白芍一钱半　丹皮一钱半　莲子心一撮

唐左　年二十岁　傅伯扬诊

病名：肾虚遗泄。

病状：精滑力衰，脉虚。

治法：固肾益精。

药方：生打淮山药三钱　枣仁三钱　炒丹皮一钱半　茯神三钱　金樱子二钱　川石斛三钱　泽泻二钱　狗脊二钱　广皮一钱　莲须二钱

李左　年二十九岁　杨质安诊

病名：肾虚。

病状：腰痛，手足心热。

治法：养阴退热。

药方：生地三钱　川石斛三钱　龟甲心三钱　石决明四钱　川断二钱　杜仲三钱　地骨皮一钱半　丹皮一钱　焦山栀三钱　胡桃肉一枚

俞左　年三十岁　周越铭诊

病名：精亏力竭。

病状：遗泄过多，以致下部不便行动。

治法：补精益髓。

药方：补骨脂三钱　淡苁蓉三钱　归身三钱　甘杞子三钱　鹿角霜五分　茯神三钱　淮牛膝二钱　柏子仁二钱　川石斛三钱　远志一钱

沈左　年二十七岁　何幼廉诊

病名：疝气。

病状：胃钝肢懈，睾丸肿痛，溺短而热。

治法：运气止痛。

药方：川楝子一钱半　制香附二钱　生枳壳一钱半　大腹皮三钱　明乳香五分　广橘络一钱半　茯苓皮三钱　小茴香二分　生打延胡一钱半　荔枝核十颗　二妙丸一钱半拌飞滑石六钱，包煎

赵左　年五十一岁　裘吉生诊

病名：疝气。

病状：腹角气肿，睡则即急。

治法：疏气平肝。

药方：制香附三钱　炒橘核三钱　川楝子二钱，杵　乌药一钱半　炒川甲四分　小青皮一钱　舶小茴五分　泽兰一钱半

刘左　年十岁　何廉臣诊

病名：筋疝。

病状：小腹、睾丸上下筋串而痛。

治法：舒筋通络。

药方：络石藤三钱　宽筋草三钱　小青皮八分　小茴香六分　炒橘核三钱　川柴胡八分　广橘络一钱半　明乳香八分　海藻二钱　昆布二钱

周左　年二十四岁　裘吉生诊

病名：血淋。

病状：溺急作痛，有血。

治法：清淋止血。

药方：川草薢三钱　甘草梢一钱　萹蓄一钱半　瞿麦一钱半　根生地三钱　小木通一钱　川牛膝二钱　血见愁一钱半　仙鹤草三钱　藕节七枚　食盐少许

王左　年三十五岁　同上

病名：淋毒。

病状：睾丸偏大，溺管痛，血淋。

治法：通淋解毒。

药方：川草薢三钱　甘草梢一钱　萹蓄二钱　瞿麦三钱　小木通一钱　丝通一钱半　西琥珀七分，研后入　炒橘络三钱　食盐少许

赵左　年五十二岁　周越铭诊

病名：淋浊。

病状：小便浑浊短数，溺管痛。

治法：海金沙散合草薢分清饮。

药方：海金沙四钱　细木通一钱　萹蓄三钱　生甘梢一钱半　川草薢三钱　车前子三钱　浙茯苓三钱　泽泻三钱　瞿麦三钱　鲜石菖蒲五分，搓熟，冲

王左　年四十八岁　何幼廉诊

病名：淋毒。

病状：溺短淋沥，茎痛。

治法：清解。

药方：海金沙四钱，包煎　川草薢三钱　生甘梢一钱　萹蓄三钱　瞿麦三钱　细木通一钱　银花三钱　鲜石菖蒲八分

鲜车前草、土茯苓各一两，煎汤代水。

池右　年四十五岁　裘吉生诊

病名：肠炎。

病状：肠红腹滞。

治法：和中清下。

药方：香连丸一钱，先吞　苦参炭一钱半　地榆炭三钱　条芩炭一钱半　北槐米一钱半　生打延胡一钱半　郁金炭二钱　仙鹤草三钱

娄左　年二十三岁　傅伯扬诊

病名：脾虚气滞。

病状：便血已久。

治法：升清补脾。

药方：炙升麻六分　炙黄芪一钱半　炒

白芍二钱　广皮一钱　焦冬术一钱半　淮山药二钱　归身炭二钱　春砂壳一钱　泽泻二钱　椿根白皮二钱

杨左　年四十一岁　周越铭诊

病名：肠风。

病状：肠中鸣响，便血，湿热内蒸。

治法：酸苦泄热。

药方：甘菊炭二钱　荆芥炭一钱半　银花炭三钱　乌梅炭三分　小川连四分　生白芍一钱半　广皮一钱半　扁豆衣四钱　驻车丸二钱，包煎

何左　年三十一岁　裘吉生诊

病名：虫泄。

病状：便常作泄，腹痛。

治法：除虫消积。

药方：楂肉炭一钱半　使君肉一钱半　焦鸡金一钱半　川连五分　开口川椒三分　乌梅肉五分　煨木香一钱　鲜生姜一片

沈右　年十六岁　王蕴如诊

病名：飧泄。

病状：肠鸣水泄，溺短。

治法：祛风健脾。

药方：生晒术一钱半　煨防风一钱　生白芍一钱半　广皮一钱半　煨葛根一钱　川芎七分　炒麦芽一钱半　车前子三钱

王左　年二十四岁　曹炳章诊

病名：痛泻。

病状：泄泻腹痛，溲短舌白。

治法：调中利湿。

药方：带皮苓四钱　猪苓二钱　新会皮一钱半　煨葛根一钱　煨木香八分　车前子三钱　丝通草三钱　生苡仁四钱　泽泻二钱　白蔻仁二分，冲

盛左　年四十二岁　同上

病名：湿泻。

病状：腹痛泄泻，溲短，舌白。

治法：芳香化浊。

药方：杜藿香一钱半　新会皮一钱半
青木香一钱半　泽泻三钱　炒枳壳一钱半
带皮苓四钱　制朴丝一钱半　车前子二钱
白蔻末六分拌飞滑石四钱，包煎

杨左　年二十岁　同上

病名：寒泻。

病状：腹痛泄泻，舌白，溲少，
脉滞。

治法：温中散寒。

药方：制朴丝一钱　新会皮一钱半　带
皮苓四钱　青木香一钱半　猪苓二钱　泽泻
三钱　淡干姜六分　草豆蔻一钱　官桂四分
车前子三钱

郑右　年三十一岁　裘吉生诊

病名：脾虚泄泻。

病状：常患便泄。

治法：温补兼消运。

药方：文元党一钱半　焦冬术一钱　茯
苓三钱　煨木香一钱　煨干葛一钱　炙甘草
四分　焦鸡金一钱半　楂肉炭一钱半　藿香
梗一钱半　鲜生姜一片

诸右　年二十八岁　同上

病名：脾肾阳虚。

病状：便常泄，晨起为甚。

治法：温中固下。

药方：炒文元党一钱半　焦冬术一钱
破故纸三钱　煨干葛一钱　煨木香一钱　肉
果霜一钱半　炙甘草七分　淡干姜一钱　红
枣二枚

# 妇 科 杂 症

陆右　年二十二岁　曹炳章诊
病名：痛经。
病状：腹痛经少，带下绵绵。
治法：调经固带。
药方：小茴四分拌炒全归一钱半　浙茯苓三钱　生楂肉一钱半　炒白芍三钱　炒川断二钱　新会皮一钱半　元胡索一钱半　淡海蛸三钱　焦山栀三钱　制香附一钱半

陈右　年十九岁　吴丽生诊
病名：痛经。
病状：经行腹痛，带下。
治法：调经顺气。
药方：生打广郁金一钱半　泽兰一钱半　炒苡仁三钱　川朴一钱　仙半夏一钱半　丝瓜络三钱　冬瓜子三钱　建石斛一钱半　带皮浙苓三钱　藕节三枚

朱右　年二十九岁　曹炳章诊
病名：停经。
病状：腹痛停经三月，脘闷，舌白滑。
治法：调气疏肝。
药方：鳖血炒柴胡一钱半　紫降香五分　延胡索一钱半　炒白芍三钱　生打广郁金二钱　西赤芍二钱　泽兰二钱　桃仁泥一钱半　海螵蛸三钱

金右　年二十五岁　杨质安诊
病名：经先期。
病状：月事先期而至，腹痛内热。

治法：清热调经。
药方：细生地三钱　生白芍二钱　小抚芎八分　延胡一钱半　乌药一钱半　地骨皮三钱　丹皮一钱半　茯神三钱　焦山栀二钱　藕节五枚　灯芯一丸

谢右　年三十七岁　傅伯扬诊
病名：肝热血虚。
病状：骨热，经早，脉细数。
治法：柔肝熄风。
药方：小生地五钱　丹皮二钱　巨胜子三钱　黄菊炭二钱　生白芍二钱　天冬二钱　炙鳖甲三钱　茯神三钱　生打石决明四钱　麦冬二钱

顾右　年二十二岁　曹炳章诊
病名：经后期。
病状：经逾期，带下，干咳，腰背痠。
治法：调气和血。
药方：旋覆花三钱，包煎　紫降香五分　生打石决明八钱　杜橘络一钱半　新会皮一钱半　鸡血藤三钱　紫石英六钱　生打广郁金二钱　当归尾二钱　桃仁泥二钱　小胡麻一钱

冯右　年二十岁　傅伯扬诊
病名：寒滞血凝。
病状：脉滞，经迟腹痛，腰楚。
治法：温中调气。
药方：官桂六分　延胡二钱　艾梗一钱半　川郁金二钱　黑炮姜五分　陈皮一钱半

炒白术一钱半　当归二钱　柴胡五分　台乌药二钱

魏右　年四十岁　周越铭诊
病名：倒经。
病状：月事方至，骤然吐血盈碗。
治法：引血归经。
药方：东白薇三钱　海蛤壳四钱　紫降香四分　丹皮一钱半　旋覆花三钱，包煎　泽兰二钱　川牛膝二钱　橘络一钱半　黑木耳三钱　清童便一杯，冲

许右　年二十岁　同上
病名：月再经。
病状：月事常旬日即来不畅，腹胀心悸，脉涩。
治法：疏肝调气　养血清经。
药方：当归三钱　炒白芍一钱半　青子芩一钱半　丹皮二钱　冬桑叶二钱　东白薇三钱　旋覆花三钱，包煎　橘络一钱　生打左牡蛎四钱　制香附一钱半　生打广郁金一钱半

朱右　年二十五岁　何廉臣诊
病名：冲任伏热。
病状：经乱带多，来时前后无定。
治法：清肝滋阴。
药方：焦山栀三钱　粉丹皮一钱半　生白芍三钱　东白薇三钱　海蛤粉三钱　盐水炒川柏五分　春砂壳八分　川柴胡五分　生甘梢八分　青盐陈皮七分

葛右　年三十五岁　吴丽生诊
病名：络瘀经闭。
病状：腹痛串腰，得食辄呕，经停六月。
治法：通络调经。
药方：旋覆花三钱，包煎　真新绛一钱

半　当归须一钱　原桃仁十粒　红花一钱半　丹皮一钱半　橘络一钱半　仙半夏一钱半　生打延胡一钱半

傅右　年四十五岁　同上
病名：经闭。
病状：月事不来，气壅便结。
治法：宣气通经。
药方：红花一钱半　生打延胡一钱半　泽兰一钱半　丹皮一钱半　枳壳一钱半　橘络一钱半　仙半夏一钱半　生打广郁金一钱半　香连丸五分，吞

谢右　年三十岁　何廉臣诊
病名：肝肾阴亏。
病状：带多腰痛，经淡而少。
治法：柔肝滋肾。
药方：化龙骨三钱　煅牡蛎三钱　海蛤粉三钱　川断二钱　络石藤三钱　桑寄生三钱　白归身二钱　生白芍五钱　细生地三钱　春砂壳八分

江右　年二十三岁　杨质安诊
病名：带下。
病状：汛停体弱，白带过多，血气两亏。
治法：补气和血。
药方：文元党二钱　当归二钱　茯苓三钱　生牡蛎四钱　生龙骨三钱　杜仲二钱　川断三钱　生白芍一钱半　莲须一钱　藕节三枚

陈右　年三十岁　曹炳章诊
病名：白带。
病状：体倦胃钝，绵绵带下。
治法：清摄兼施。
药方：淡海蛸三钱　炒白芍三钱　炒黄芩一钱半　炒川柏一钱半　新会皮一钱半

北芡实三钱　炒地榆二钱　炒臭椿皮三钱　台乌药一钱　佛手柑一钱

　　何右　年三十七岁　吴丽生诊
　　病名：赤白带。
　　病状：湿热下注，带下赤白，腰痛腿痠。
　　治法：分清泄浊。
　　药方：川萆薢三钱　晚蚕砂三钱，包煎　冬瓜皮三钱　赤苓三钱　橘白一钱　地骨皮三钱　生白芍一钱半　细木通八分　白扁豆花三钱　盐水炒川柏一钱

　　徐右　年二十二岁　王蕴如诊
　　病名：带下。
　　病状：脉滞苔白，四肢痠楚，带多，阴虚夹湿。
　　治法：和阴兼淡渗法。
　　药方：茯苓三钱　生苡仁四钱　广皮二钱　川木瓜三钱　桑寄生三钱　建石斛三钱　桑螵蛸三钱　原淮山药二钱　杏仁二钱

　　张右　年三十一岁　傅伯扬诊
　　病名：肝木失调。
　　病状：淋带腰坠，腹膨胃钝。
　　治法：调肝摄下。
　　药方：炒白芍二钱　新绛八分　归须二钱　沙苑子二钱　木蝴蝶五分　川郁金三钱　茯神三钱　川朴花八分　乌贼骨四钱　绿萼梅一钱

　　高右　年二十五岁　同上
　　病名：血虚生风。
　　病状：经停，带下，腰楚。
　　治法：补摄冲任。
　　药方：乌贼骨四钱　沙苑子三钱　狗脊二钱　新绛八分　炒白芍二钱　白薇二钱　川断二钱　炒杜仲二钱　川芎一钱半　益智

仁一钱半

　　何右　年二十七岁　胡宝书诊
　　病名：阴亏。
　　病状：白带下注，月事不调，腰疼。
　　治法：养血调经。
　　药方：煅牡蛎四钱　茯苓三钱　金樱子三钱　炒白芍一钱半　川断三钱　绿萼梅一钱半　桑寄生三钱　广皮一钱半　春砂壳一钱半

　　陈右　年三十二岁　杨质安诊
　　病名：淋浊。
　　病状：腹痛下坠，溺短。
　　治法：升清化浊。
　　药方：鲜生地四钱　赤小豆三钱　生牡蛎四钱　细木通八分　知母二钱　生甘梢五分　川柏五分　莲须八分　淡竹叶三十片

　　沈右　年四十二岁　裘吉生诊
　　病名：白淋。
　　病状：溺急作痛，走白。
　　治法：清淋通便。
　　药方：川萆薢三钱　生甘梢一钱　萹蓄二钱　瞿麦三钱　西琥珀四分，研后入　台乌药一钱半　小木通一钱　食盐少许

　　柴右　年六十三岁　杨质安诊
　　病名：白淋。
　　病状：湿热下注，淋浊过多。
　　治法：清化兼摄。
　　药方：老东参一钱半　茯神三钱　原淮山药三钱　知母三钱　炒川柏三钱　煅牡蛎四钱　川断三钱　杜仲三钱　丝瓜络一钱半　莲须一钱

　　金右　年三十岁　何幼廉诊
　　病名：淋毒。

病状：口淡胸痞，子宫肿痛，溺急而热。

治法：清热解毒。

药方：土茯苓四钱　川萆薢三钱　细木通八分　生甘梢八分　杜牛膝五钱　海金沙四钱，包　制香附二钱　生川柏八分　清宁丸二钱拌琥珀末四分　滑石六钱，包煎

马右　年二十三岁　吴丽生诊

病名：络热留瘀。

病状：腹痛经少，面黄形寒，脉细数。

治法：通络调经。

药方：杜赤小豆三钱　杜红花八分　丹皮一钱半　鲜生地三钱　东白薇一钱半　泽兰一钱半　当归须一钱半　苏丹参一钱半　绛通草八分

陈右　年二十一岁　傅伯扬诊

病名：气血阻滞。

病状：腹痛，经来甚少，脉弦。

治法：破滞理气。

药方：泽兰二钱　桃仁一钱半　元胡三钱　青皮二钱　益母草二钱　归须二钱　香附一钱半　乌药二钱　陈皮一钱　马兰花二钱

詹右　年二十四岁　王蕴如诊

病名：瘕痞。

病状：头痛，脉寸口弦，腹痛泻有块。

治法：泄风调气。

药方：防风根五分　左牡蛎五钱　制香附三钱　陈皮一钱　川楝子一钱半　建斛三钱　川木瓜一钱半　山楂核三钱　广木香四分　茯苓三钱　荆芥根炭五分

徐右　年四十七岁　傅伯扬诊

病名：气血交阻。

病状：腹痛瘕块，气急，脉弦。

治法：理气破坚。

药方：蓬莪术一钱半　青皮一钱半　延胡三钱　泽兰二钱　制香附二钱　川朴花八分　五灵脂二钱　乌药二钱　当归二钱　陈皮一钱

谢右　年二十二岁　何廉臣诊

病名：血虚肝热。

病状：头晕心悸，带多腰痛。

治法：养血清肝。

药方：细生地三钱　生白芍三钱　东白薇三钱　川断二钱　桑寄生三钱　络石藤三钱　生打石决明六钱　明乳香五分　海蛤粉三钱　生打广郁金三钱

陆右　年三十八岁　曹炳章诊

病名：热入血室。

病状：身热脘闷，耳聋，夜有谵语，便结溲短。

治法：清热导瘀。

药方：鲜生地五钱捣淡豆豉一钱半　丹皮一钱半　原桃仁一钱半　杜栝蒌仁三钱　带心连翘三钱　晚蚕砂三钱，包煎　生打广郁金三钱　焦山栀三钱　益元散三钱，包煎　鲜菖蒲五分

鲁右　年三十八岁　何廉臣诊

病名：气虚下陷。

病状：子宫下坠，时流稠水。

治法：补中升气。

药方：潞党参一钱半　生黄芪三钱　生晒术一钱半　清炙草五分　全当归一钱　新会皮八分　蜜炙升麻五分　川柴胡五分　棉花根一两，杜赤豆八钱，煎汤代水。

王右　年三十四岁　何幼廉诊

病名：血虚经闭。

病状：经闭腹痛，腰疼肢懈。

治法：养血通经。

药方：全当归三钱　川芎一钱　细生地三钱　赤芍三钱　白芍三钱　生打延胡一钱半　明乳香五分　泽兰二钱　绛通一钱　九香虫一钱，酒炒　光桃仁九粒　杜红花八分　益母草三钱

范右　年二十三岁　周越铭诊

病名：冲任虚热。

病状：头晕，脘痛胃钝，带多。

治法：养血调气，通补奇经。

药方：细生地三钱　生打石决明四钱　生打左牡蛎四钱　全当归三钱　杭白菊二钱　制香附二钱　甘松六分　黄草斛三钱　桑螵蛸三钱　丝瓜络三钱，拌炒玫瑰花五朵

复诊　裘吉生诊

病名：冲任病。

病状：带下已瘥，余症未减。

治法：再守调摄奇经。

药方：制香附三钱　白归身一钱半　川断二钱　茯神三钱　丹参二钱　益母草二钱　生打广郁金二钱　莲须一钱半

陈右　年三十六岁　王蕴如诊

病名：营虚。

病状：心痛引腰，腹中冷气，手足麻。

治法：温中养营。

药方：淡吴萸三分　制香附三钱　炒延胡二钱　川木瓜三钱　制乳香八分　茯苓三钱　广郁金一钱半　橘络一钱半　小茴二分拌炒当归二钱

王右　年二十二岁　杨质安诊

病名：胎前恶阻。

病状：汛停作呕，腹痛。

治法：止呕定痛安胎。

药方：苏梗一钱半　青子芩一钱半　桑寄生三钱　生白芍二钱　春砂壳一钱　佛手花三分　黄草斛三钱　生谷芽四钱　淡竹茹一钱半

宋右　年三十六岁　同上

病名：胎气。

病状：怀孕，腰腹齐痛。

治法：止痛安胎。

药方：苏梗一钱半　生晒术一钱半　细子芩一钱半　砂壳一钱　桑寄生三钱　川续断三钱　杜仲三钱　川香附一钱半　炒白芍二钱　藕节五个

王右　年二十八岁　王蕴如诊

病名：胎热。

病状：头痛，脘闷心悸，少腹滞。

治法：清肝养胎。

药方：白菊花二钱　生石决明四钱　夏枯草三钱　清炙甘五分　酒炒胆草八分　当归二钱　黄芩一钱半　焦栀三钱　川断三钱　软柴胡八分

王右　年二十六岁　同上

病名：妊娠血热。

病状：常患漏下带多。

治法：清热安胎。

药方：白归身二钱　青子芩一钱半　春砂壳一钱　川断二钱　炒枣仁二钱　茯神三钱　生白芍一钱半　根生地三钱

胡右　年二十五岁　何廉臣诊

病名：胞阻。

病状：经停四月，腹痛而动，脉滑属孕。

治法：调气和血。

药方：嫩苏梗一钱半　制香附二钱　新会皮一钱半　明乳香五分　甘松六分　带壳

春砂一钱，杵　广木香六分　鲜葱白二枚

　　王右　年二十二岁　王蕴如诊
　　病名：胎漏。
　　病状：脉数，常患漏下，有孕。
　　治法：清热安胎。
　　药方：白归身一钱半　生白芍一钱半
青子芩一钱半　川断二钱　春砂壳一钱　桑
寄生三钱　根生地三钱　阿胶珠一钱半

　　方右　年四十四岁　同上
　　病名：胎前湿滞。
　　病状：妊娠四月，肢重胸闷不纳。
　　治法：芳香化浊　佐以安胎。
　　药方：藿梗三钱　春砂壳八分　佩兰二
钱　新会白一钱半　佛手片一钱半　原支丝
瓜络一支

　　周右　年二十四岁　何幼廉诊
　　病名：胎前伏暑。
　　病状：寒热胸闷，胃钝咳嗽，溺热。
　　治法：清暑安胎。
　　药方：全青蒿二钱　连翘三钱　焦山
栀三钱　生枳壳一钱　西茵陈三钱　青子芩
一钱半　冬桑叶二钱　石韦二钱　鲜竹叶三十
片　嫩桑枝两尺

　　吴右　年二十九岁　裘吉生诊
　　病名：子咳。
　　病状：咳嗽气急，防伤胎元。
　　治法：清肺固胎。
　　药方：北沙参二钱　淡竹茹四钱　川
贝母一钱半　原杏仁三钱　枯芩一钱半　马
兜铃二钱　海蛤壳三钱　金沸草三钱，包煎

　　倪右　年二十三岁　何幼廉诊
　　病名：子宫积瘀。
　　病状：小产后恶露未净，经行小腹

痛甚。
　　治法：运气消瘀。
　　药方：制香附二钱　广郁金三钱　全
当归三钱　赤白芍各三钱　川芎八分　苏丹
参一钱半　川楝子一钱半　蜜炙延胡一钱半
红花四分　益母草三钱

　　许右　年三十一岁　裘吉生诊
　　病名：产后崩。
　　病状：半产后崩血过多，汗出肢冷，
头眩。
　　治法：生化法佐调气摄血品。
　　药方：全当归四钱　川芎炭一钱　丹
参二钱　炮姜四分　杜红花一钱　炙草七分
别直参一钱　童便一杯，冲

　　冯右　年二十二岁　吴丽生诊
　　病名：产后带下。
　　病状：产后湿热下注，带下赤白。
　　治法：清化调摄。
　　药方：白扁豆花三钱　川续断一钱半
桑寄生三钱　赤苓三钱　盐水炒川柏一钱
焦冬术一钱半　制狗脊三钱　豨莶草一钱半
合欢皮三钱　忍冬藤三钱

　　陆右　年二十一岁　同上
　　病名：络瘀成瘕。
　　病状：产后腹痛瘕聚。
　　治法：疏肝通络。
　　药方：生打延胡一钱半　泽兰一钱半
益母草三钱　川楝子一钱半　原桃仁十颗
当归须一钱　制香附一钱半　仙半夏一钱半
广皮一钱半

　　金右　年二十四岁　何幼廉诊
　　病名：产后斗经。
　　病状：产后未弥月行房，致小腹积瘀
作痛。

治法：行瘀止痛。

药方：光桃仁三钱　川芎八分　五灵脂三钱　归尾二钱　藏红花四分　细木通一钱　生打延胡二钱　益母草三钱　川楝子一钱半　明乳香六分　淮牛膝一钱半　绛通一钱半

吴右　年二十九岁　傅伯扬诊

病名：产后气血两亏。

病状：骨痠腰痛，便泄肢冷。

治法：交补营卫。

药方：当归二钱　炙黄芪一钱半　茯苓三钱　杜仲二钱　炒狗脊二钱　焦冬术一钱半　木香八分　菟丝子三钱　制香附一钱半　炒白芍二钱

周右　年三十九岁　周越铭诊

病名：褥劳。

病状：咳痰甚黏而少，行动乏力，遍身骨痛。

治法：宜用清养。

药方：全当归三钱　炒白芍一钱半　细生地三钱　杭甘菊一钱半　甜杏仁一钱半　炙款冬三钱　生玉竹三钱　北沙参二钱　川贝母一钱半　络石藤三钱　鸡血藤三钱

复诊　同上

病名：详前。

病状：咳嗽略瘥，遍身骨痛。

治法：守前法清养。

药方：全当归三钱　细生地三钱　生玉竹三钱　甜杏仁三钱　北沙参二钱　女贞子三钱　丹参一钱半　冬桑叶一钱半　黄草斛三钱　鸡血藤三钱

三诊　同上

病名：详前。

病状：咳嗽已瘥，遍身骨痛亦减，惟夜中少寐。

治法：养血安神。

药方：全当归三钱　细生地三钱　生玉竹三钱　甜杏仁三钱　北沙参二钱　女贞子三钱　鸡血藤三钱　黄草斛三钱　冬桑叶一钱半　抱木茯神三钱　炒枣仁一钱半　夜交藤一两，煎汤代水。

四诊　同上

病名：详前。

病状：诸症皆瘥，力尚乏。

治法：仍守清养法。

药方：全当归二钱　细生地三钱　生玉竹二钱　甜杏仁三钱　女贞子三钱　旱莲草二钱　生左牡蛎四钱　黄草斛三钱　鸡血藤三钱　夜交藤五钱

柳右　年三十岁　傅伯扬诊

病名：褥劳。

病状：脉细数，咽痛，便溏，经停。

治法：咸寒补肾。

药方：秋石五分　煅牡蛎四钱　熟地炭四钱　稽豆衣三钱　炙龟板四钱　生白芍二钱　巨胜子三钱　地骨皮三钱　天冬二钱　黄草斛三钱

# 儿 科 杂 症

郁孩　年二岁　裘吉生诊
病名：天然痘。
病状：痘点将回，身热多啼，咳呛。
治法：异功散出入。
药方：炒文元党一钱半　老紫草一钱半
马兜铃一钱半　陈皮一钱　焦冬术一钱　炒
银花一钱半　炙甘草四钱

周孩　年四岁　曹炳章诊
病名：痘后余毒。
病状：头面热疮，肌热，舌黄溲短。
治法：清热解毒。
药方：冬桑叶一钱半　焦栀二钱　元参
二钱　夏枯草一钱半　连翘二钱　木通一钱
天花粉一钱半　薄荷一钱半　黄芩一钱半

复诊　同上　周越铭诊
病名：痘后余毒化泻。
病状：全身疮疹，又加泄泻，防内陷。
治法：清热解毒。
药方：连翘三钱　银花二钱　老紫草一
钱半　带皮苓二钱　车前子一钱半　夏枯草
一钱半　泽泻三钱　焦栀子一钱半　天水散三
钱，包煎

王孩　年二岁　吴丽生诊
病名：痦毒。
病状：遍身发疮疖，咽痛。
治法：清血解毒。
药方：鲜生地三钱　丹皮一钱半　紫草
一钱半　银花二钱　连翘二钱　板蓝根二钱

元参一钱半

张孩　年六岁　王蕴如诊
病名：虫积。
病状：苔厚，便不化，面浮。
治法：清积除虫。
药方：焦曲一钱半　煨木香一钱　花槟
榔一钱半　使君肉二钱　楂肉炭一钱半　焦
鸡金一钱　炒冬术一钱　带皮苓二钱

董孩　年二岁　同上
病名：食积。
病状：消化力薄，腹大便泄。
治法：消食和中。
药方：保和丸三钱，包煎　煨木香一钱
炒枳壳一钱半　焦鸡金一钱半　焦冬术一钱
佛手花四分　茯苓皮三钱　红枣二枚

赵孩　年四岁　傅伯扬诊
病名：食积伤脾。
病状：腹大便溏，胃钝形瘦。
治法：运脾消积。
药方：炒五谷虫二钱　焦六曲二钱
茯苓三钱　广木香六分　大腹皮三钱　枣儿
槟榔一钱半　炒白术一钱　春砂壳八分　诃
子肉一钱半　猪苓二钱

王女孩　年八岁　曹炳章诊
病名：虫积泻。
病状：胃钝，胸腹痛，作泻。
治法：祛虫消积。

药方：炒臭芜荑—钱半　炒黄芩—钱半　炒使君子—钱半　炒白术—钱　鸡内金二钱　炒五谷虫三钱　广木香五分　大腹皮二钱

薛孩　年五岁　杨质安诊
病名：疳积。
病状：骨蒸，腹大，便泄。
治法：扶脾消积。
药方：焦冬术—钱半　炒白芍二钱　清炙甘五分　楂炭三钱　枣儿槟榔—钱半　焦鸡金—钱半　枳壳—钱　广皮八分　冬瓜子四钱　赤苓三钱

陈孩　年五岁　王蕴如诊
病名：疳积。
病状：泄泻腹痛。
治法：健脾消积。
药方：焦鸡金二钱　五谷虫炒炭三钱　川木瓜三钱　车前子二钱　苡仁三钱　原淮山药三钱　佛手柑八分

田孩　年三岁　傅伯扬诊
病名：疳积。
病状：形瘦腹坚，口干便溏。
治法：消运脾胃。
药方：大腹皮二钱　干蟾蜍—钱半　炒麦芽二钱　川楝子三钱　焦六曲二钱　茯苓三钱　陈皮—钱　炒扁豆三钱　益智仁—钱　猪苓—钱半

钱孩　年三岁　王蕴如诊
病名：疳积。
病状：皮热生疖，断乳过食。
治法：清胃运脾。
药方：酒炒川连三分　乌梅肉二分　广木香六分　炒枳壳—钱　炒楂肉三钱　蒲公英二钱　生甘三分　忍冬藤三钱　丝通草—钱

孙女孩　年八岁　杨质安诊
病名：少阳风热。
病状：耳内流脓。
治法：宜清少阳。
药方：桑寄生三钱　夏枯草三钱　丹皮—钱半　胡连—钱　生白芍—钱半　地骨皮二钱　苍耳子—钱半　生甘五分　知母—钱半　地栗三枚

王孩　年三岁　王蕴如诊
病名：肝热。
病状：头疖未愈，夜啼不止。
治法：清肝化热毒。
药方：银花三钱　连翘三钱　夏枯草三钱　知母二钱　甘菊—钱半　川贝—钱半　仙夏二钱　蒲公英—钱

徐孩　年三岁　吴丽生诊
病名：乳疳。
病状：断乳后肢羸，泄泻，口渴。
治法：清热消积。
药方：青蒿—钱半　煅人中白—钱　天花粉三钱　白薇—钱半　银花—钱　生甘草二分　炒白芍—钱　胡连二分　川石斛—钱半　山楂炭—钱半

虞孩　年三岁　傅伯扬诊
病名：肝火内逼。
病状：牙血口渴，小溲如膏。
治法：清肝疏风。
药方：防风—钱　冬桑叶二钱　甘菊二钱　知母二钱　炒胡连五分　人中黄—钱半　焦山栀二钱　车前子二钱　天冬—钱半　煅石膏三钱　鲜竹叶十四片

杨孩　年三岁　杨质安诊
病名：食积疳。
病状：久泻，腹大而坚。

治法：消疏清化。

药方：煨木香六分　山楂肉三钱　泽泻一钱半　丝通一钱半　小川连三分　大腹皮一钱半　乌梅肉二分　六一散四钱，荷叶包

复诊　同上

病名：详前。

病状：泄泻腹胀稍瘥。

治法：仍守前法。

药方：香连丸五分，包煎　焦六曲三钱　茯苓三钱　大腹皮一钱半　广皮一钱　丝通一钱半　益元散四钱，包煎　荷叶一角

钟孩　年二岁　裘吉生诊

病名：暑邪已溃。

病状：口舌起白腐，热高脉数，症危。

治法：姑以清透之剂救之。

药方：鲜生地一两，捣汁一杯　白毛石斛五分　知母三钱　破天冬三钱　人中白一钱　天花粉三钱

复诊　周越铭诊

病名：暑热毒邪已成内溃。

病状：口舌白腐不退，热高脉数，口渴症危。

治法：守前法，勉以清胃透邪救之。

药方：鲜生地四钱　鲜石斛三钱。二味另煎冲入　银花三钱　生知母三钱　天花粉三钱　人中白一钱　生甘草八分　连翘壳一钱

三诊　裘吉生诊

病名：暑邪内溃转疳。

病状：口舌腐烂仍未除，肉脱目盲。

治法：姑再以清胃平肝救之。

药方：冬桑叶一钱半　白池菊二钱　鲜石斛一钱半　尿浸石膏四钱　人中白一钱半　鲜生地八钱　生知母三钱　银花二钱　天花粉三钱　生甘草一钱

张孩　年五岁　吴丽生诊

病名：内热（恐成疳）。

病状：身热脉数，口秽喷人。

治法：宜清内热。

药方：鲜生地四钱　夏枯草一钱半　连翘三钱　人中白一钱　生甘草五分　淡竹茹三钱　焦栀子三钱　忍冬藤三钱

陈孩　年二岁　周越铭诊

病名：痰痉。

病状：呕吐白痰，手足不时发痉。

治法：化痰镇痉。

药方：九制胆星八分　生打广郁金二钱　广皮红一钱　竹沥半夏二钱　双钩藤三钱　冬桑叶三钱　鲜生地二钱　元参二钱　辰砂染灯芯一帚

徐孩　年二岁　同上

病名：痰闭。

病状：身热不解，声音不出，脉沉。

治法：豁痰开窍。

药方：九制胆星八分　连翘三钱　银花二钱　栝蒌皮一钱半　生打广郁金二钱　老式天竺黄八分　鲜石菖蒲六分，搓熟　冲导痰开关散五分，开水化服。

王孩　年三岁　裘吉生诊

病名：时毒。

病状：遍体发红疹，身热。

治法：清血热　散风解毒。

药方：鲜生地三钱　丹皮二钱　连翘壳三钱　薄荷一钱半　老紫草一钱半　银花二钱　大力子二钱，杵　蝉衣五分

王孩　年二岁　吴丽生诊

病名：余毒未净。

病状：疳后胯间肿硬作痛，防内溃。

治法：泄热化毒。

药方：紫花地丁三钱　银花一钱半　连

翘三钱　淡黄芩八分　赤茯苓三钱　晚蚕砂三钱，包煎　生甘节三分　淡竹叶三十片

赵孩　年二岁　裘吉生诊

病名：猩红热。

病状：遍身红晕后，身热喉腐。

治法：清热解毒。

药方：鲜生地四钱　老紫草一钱半　丹皮二钱　元参三钱　桑叶一钱半　薄荷一钱半　连翘壳一钱半　板蓝根三钱　人中白一钱

何孩　年七岁　同上

病名：慢脾。

病状：久泻形脱，脉细弱。

治法：温补脾阳。

药方：炒文元参一钱半　焦冬术一钱　煨葛根一钱　断淮山药二钱　茯苓二钱　炙草四分　煨木香一钱　鲜姜一片　红枣二枚

# 咽 喉 症

杨右　年四十九岁　曹炳章诊
病名：喉痧。
病状：脉弦舌白滑，牙关紧，咽喉红肿，身热微痛。
治法：豁痰清热。
药方：薄荷一钱半　马勃一钱　鲜大青三钱　蝉衣一钱　青连翘三钱　元参三钱　炒僵蚕一钱半　炙牙皂五分　川贝母一钱半　珠儿参一钱半

冯右　年十六岁　同上
病名：喉痧。
病状：身热丹疹已见，喉肿痛。
治法：清泄疏达。
药方：苏薄荷一钱半　马勃一钱　黑元参四钱　焦山栀三钱　蝉衣一钱半　冬桑叶二钱　山豆根一钱　金果榄一钱　炒僵蚕一钱半　连翘壳三钱
外吹用玉钥匙。
复诊　吴丽生诊
病名：烂喉痧。
病状：咽间已腐烂，丹疹虽退未净。
治法：泄热解毒。
药方：银花三钱　连翘三钱　鲜生地四钱　人中白一钱　元参二钱　板蓝根三钱　生甘草八分　天冬一钱半　蒲公英三钱

高右　年三十五岁　同上
病名：风火喉。
病状：寒热，咽痛，口糜。
治法：清散透解。

药方：鲜生地三钱　元参三钱　桑叶一钱半　甘菊一钱半　青连翘三钱　生甘草五分　人中白一钱半　知母二钱　夏枯草一钱半

张左　年十九岁　杨质安诊
病名：风火喉。
病状：发热，咳嗽，咽痛。
治法：散风清火。
药方：薄荷八分　大力子一钱半　连翘三钱　元参三钱　甘菊二钱　桑叶二钱　杏仁三钱　淡竹茹二钱　浙贝一钱半

李左　年四十一岁　曹炳章诊
病名：风火喉。
病状：咽喉肿痛，兼牙痛身热。
治法：辛凉宣解。
药方：苏薄荷一钱半　连翘二钱　金果榄一钱半　杜兜铃一钱半　蝉衣一钱　马勃一钱　射干一钱　炒僵蚕一钱　元参三钱　焦山栀三钱

钱左　年十四岁　裘吉生诊
病名：时毒。
病状：咽间红肿，恶寒发热，便泄，症重。
治法：清热解毒。
药方：鲜生地六钱　元参四钱　丹皮三钱　薄荷一钱半　连翘二钱　大力子一钱半　板蓝根三钱　金锁匙一钱

冯左　年十二岁　同上

病名：白喉。

病状：咽间白腐，热未退。

治法：养阴清肺法。

药方：鲜生地八钱　元参六钱　丹皮三钱　川贝母三钱，杵　生白芍三钱　薄荷二钱　破天冬五钱　板蓝根三钱　生甘草一钱半　生锦纹三钱

# 外 伤 症

魏右　年六十九岁　曹炳章诊
病名：血瘀阻络。
病状：跌仆后下身疼痛。
治法：去瘀通络。
药方：刘寄奴三钱　川郁金三钱　明
乳香一钱半　桃仁一钱半　骨碎补三钱　自
然铜三钱　杜红花八分　当归尾一钱半　海
桐皮三钱　片姜黄一钱半

复诊　王蕴如诊
病名：络阻。
病状：身尚痛，足不能步。
治法：去瘀通络。
药方：当归二钱　杜红花一钱　骨碎
补三钱　桑寄生三钱　制乳香一钱半　茯神
木一钱半　嫩桑枝二尺　红枣三枚

严左　年六十一岁　曹炳章诊
病名：胁瘀。
病状：跌仆胁损，疼痛不能转移。
治法：膈下逐瘀汤法。
药方：旋覆花三钱，包煎　刘寄奴三钱
炒白芥子五分　当归尾一钱半　紫降香五分
生打广郁金二钱　桃仁泥一钱半　净乳香一
钱　鸡血藤二钱　生米仁四钱　泽兰叶一
钱半

张右　年六十五岁　吴丽生诊
病名：气血被阻。
病状：高年倾跌，肢冷骨痛。
治法：疏气和血。
药方：川断一钱半　生苡仁三钱　当归

一钱　西秦艽一钱半　茯苓皮三钱　丝瓜络
三钱　宽筋草三钱　藿香叶一钱半　佩兰叶
一钱半　制乳香八分

车左　年六岁　杨质安诊
病名：厥逆。
病状：跌扑伤脑，动风。
治法：镇惊定风。
药方：磁朱丸三钱，包煎　桑寄生三钱
白蒺藜三钱　茯神三钱　甘菊二钱　知母二
钱　钩藤勾三钱　石决明四钱　丹皮一钱半
淡竹茹一钱半

金左　年四十七岁　曹炳章诊
病名：手臂伤。
病状：手臂受伤，肿痛骨损。
治法：祛瘀通络。
药方：刘寄奴三钱　自然铜三钱　桂
枝五分　杜红花一钱　骨碎补三钱　伸筋草
三钱　当归尾二钱　桑寄生二钱　络石藤
三钱

陈左　年三十三岁　周越铭诊
病名：血瘀。
病状：跌后腹中成块，作痛拒按。
治法：散瘀定痛。
药方：原桃仁一钱　杜红花一钱　益
母草三钱　明乳香六分　小青皮一钱　广皮
一钱半　生打广郁金三钱　橘核二钱　鲜葱
白三个

# 疮　疡

封左　年二十岁　吴丽生诊

病名：热毒。

病状：满头生疮，时寒时热。

治法：清热解毒。

药方：贯仲三钱　夏枯草二钱　天花粉一钱半　银花一钱半　板蓝根二钱　连翘一钱半　淡竹茹一钱半　瓜蒌皮一钱半　白蒺藜三钱

王左　年五十三岁　曹炳章诊

病名：湿毒。

病状：脘闷，午后发热，通体湿疮。

治法：祛湿解毒。

药方：木防己三钱　生米仁五钱　连翘三钱　带皮苓三钱　海桐皮三钱　丝通草一钱　夏枯草二钱　车前子三钱　飞滑石四钱，包煎　丝瓜络二钱　黄芩一钱半

童右　年二十一岁　同上

病名：湿热毒。

病状：下部赤疮，四肢痠痛。

治法：泄热解毒。

药方：金银花三钱　生甘草一钱　连翘三钱　焦山栀三钱　苦丁茶一钱半　黄芩二钱　黄柏一钱半　地肤子二钱　白鲜皮二钱　蒌仁三钱　广泻叶一钱半

应左　年二十四岁　王蕴如诊

病名：风湿毒。

病状：两腿臁胀生疮。

治法：祛风利湿消毒。

药方：夏枯草三钱　川牛膝三钱　槟榔三钱　川黄柏三钱　川木瓜三钱　银花四钱　独活一钱半　生米仁四钱　生甘草节一钱

孟右　年二十一岁　裘吉生诊

病名：乳痈。

病状：恶寒发热，右乳肿硬将溃脓。

治法：宜发散。

药方：杜栝蒌三钱　炒角刺四分　制军一钱半　蒲公英三钱　浙贝一钱半　紫花地丁一钱半　王不留行一钱半

徐右　年三十五岁　何廉臣诊

病名：胁痈。

病状：左胁肿痛而热，便如红酱。

治法：清消。

药方：青连翘三钱　银花一钱半　生打广郁金三钱　生枳壳一钱半　蒲公英三钱　夏枯草三钱　紫花地丁三钱　鲜大青三钱　紫金片五分，开水烊冲

施左　年十岁　裘吉生诊

病名：阴疽。

病状：额上臂间生疽，色白不痛。

治法：阳和解凝法。

药方：大熟地四钱　紫油猺桂五分　鹿角胶一钱　炙甘草七分　炮姜四分　麻黄四分　王不留行一钱

宣右　年二十二岁　金耀庭诊

病名：肠痈。

病状：腹痛，右脚缩，便闭。

治法：宽筋清火通便。

药方：银花二钱　连翘三钱　制乳香一钱　川甲二钱　宽筋草三钱　钻地风二钱　淮牛膝二钱　青泻叶三钱　生军二钱

王右　年四十七岁　同上

病名：腿痈。

病状：腿旁红肿作痛。

治法：清火排毒。

药方：银花三钱　连翘二钱　角刺一钱　川甲二钱　归尾一钱半　花粉二钱　钻地风二钱　泻叶二钱　炒车前三钱　焦山栀三钱　制乳香一钱　灯芯一丸

俞右　年四十六岁　李循南诊

病名：腰疽。

病状：右腰下肿块已溃破，流稀脓。

治法：补托。

药方：白当归二钱　生黄芪三钱　生冬术一钱半　白茯苓三钱　春砂仁三分拌捣大熟地三钱　陈皮丝一钱　银花二钱　生甘草八分　炒枳壳一钱半

复诊　同上

病名：腰疽。

病状：详前。

治法：补托。

药方：春砂仁三分拌捣大熟地四钱　清炙芪四钱　白茯苓三钱　全当归二钱　生冬术一钱半　陈皮丝一钱半　淮牛膝一钱半　香白芷一钱　清炙甘一钱　炒枳壳一钱半　姜汁炒党参二钱

劳左　年五十岁　同上

病名：中发背。

病状：右边背脊中部红肿硬块，围圆二尺余，疮顶平陷，心泛作呕。

治法：托里排脓。

药方：全当归一钱半　生黄芪二钱　生冬术一钱半　陈皮丝一钱　赤小豆二钱　香白芷二钱　银花三钱　桔梗一钱半　生甘草八分

陈左　年十五岁　金耀庭诊

病名：下发背。

病状：腰间肿痛。

治法：排托。

药方：银花三钱　连翘三钱　川甲三钱　角刺二钱　宽筋草三钱　制乳香二钱　泽泻二钱　炒车前三钱　米仁三钱　花粉二钱　炒谷芽三钱

赵右　年五十九岁　李循南诊

病名：中搭手①。

病状：右背红肿溃烂，脓水稀薄，黑腐未脱，脉弦细。

治法：气血兼补。

药方：全当归二钱　生黄芪二钱　生冬术一钱　陈皮丝一钱　银花二钱　文元党一钱半　茯苓三钱　生甘草一钱　淮山药二钱

复诊　金耀庭诊

病名：中搭手。

病状：背旁偏右红烂。

治法：排毒。

药方：银花三钱　乳香二钱　归尾一钱半　泻叶二钱　炒车前三钱　生地二钱　泽泻二钱　广皮一钱　建曲二钱　炒谷芽三钱　焦山栀三钱　连翘三钱

傅右　年二十七岁　同上

病名：发际兼额疔。

---

①　中搭手：病名。又名龙疽、青龙疽。背中部膏肓穴部位之痈疽。出《外科证治准绳》卷四。

病状：项后红肿上及于脑。

治法：清火败毒。

药方：银花三钱　连翘三钱　僵蚕三钱　泻叶三钱　花粉二钱　焦山栀三钱　防风一钱半　荆芥一钱半　炒车前三钱　炒谷芽三钱

吴右　年四十岁　同上

病名：疔毒。

病状：手指红肿作痛。

治法：清火。

药方：银花三钱　连翘三钱　蒲公英三钱　地丁草三钱　象贝一钱　甘菊三钱　花粉二钱　炒车前三钱　生锦纹二钱　炒谷芽三钱　川芎一钱　灯芯一丸

叶左　年二十五岁　同上

病名：流注。

病状：周身高肿。

治法：利湿解毒。

药方：银花三钱　连翘三钱　川甲三钱　角刺一钱　泻叶三钱　甘菊三钱　泽泻二钱　广皮一钱半　炒谷芽三钱　炒车前三钱　蒲公英三钱　夏枯草三钱

胡左　年四十一岁　李循南诊

病名：横痃①。

病状：腿缝疮口不敛。

治法：气血并补。

药方：春砂仁三分拌捣大熟地三钱　全当归二钱　生白芍一钱半　白茯苓三钱　生冬术一钱半　陈皮丝一钱半　清炙芪三钱　炙甘草一钱　文元党二钱　淮牛膝二钱　淮山药三钱

姚右　年四十二岁　同上

病名：梅毒。

病状：下身湿疮，咽喉红肿腐烂。

治法：清热解毒。

药方：天花粉三钱　奇良片三钱　带皮苓三钱　元参一钱半　银花二钱　生甘草八分　焦山栀一钱半　连翘壳一钱半　丹皮一钱半

复诊　同上

病名：详前。

病状：咽喉红肿渐退，下身湿疮亦瘥。

治法：仍守前法。

药方：细生地四钱　元参二钱　天花粉三钱　炒知母一钱半　炒黄柏一钱半　银花二钱　生甘梢八分　甘菊花一钱半　淡竹茹二钱　奇良片二钱　赤芍一钱半

毛左　年二十五岁　同上

病名：鱼口便毒。

病状：两腿合缝肿块微红，兼流白浊。

治法：清解滋补。

药方：炒川柏二钱　炒知母二钱　天花粉三钱　牛膝一钱半　细生地二钱　生甘一钱　银花二钱　黄芪二钱　当归一钱半　香白芷八分

林左　年三十二岁　同上

病名：鱼口。

病状：左腿合缝溃烂不敛，口渴，脉沉细。

治法：滋阴降火。

药方：根生地四钱　原麦冬二钱　丹皮一钱半　炒白芍一钱半　元参一钱半　淮山药三钱　山萸肉一钱半　炒党参二钱　香白芷八分　炙鳖甲二钱

复诊　同上

病名：详前。

---

① 横痃：病名。又称便毒。指性病所致的腹股沟淋巴结肿大。

病状：左腿合缝溃烂，口渴。

治法：仍守前法。

药方：生地三钱　元参二钱　茯苓二钱　丹皮一钱半　陈皮一钱　山萸肉一钱半　香白芷一钱　炒枳壳一钱半　银花一钱半　生甘草八分

蒋左　年四十一岁　金耀庭诊

病名：下疳。

病状：下部烂痒。

治法：清湿火解毒。

药方：银花三钱　连翘三钱　龙胆草二钱　夏枯草三钱　仙奇良四钱　蒲公英三钱　泽泻三钱　炒车前三钱　焦山栀三钱　通草二钱　广皮一钱半　灯芯一丸

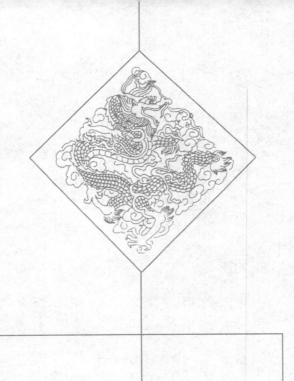

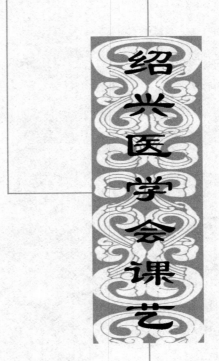

绍兴医学会课艺

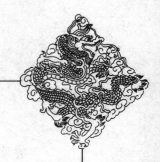

# 内容提要

《绍兴医学会课艺》，何廉臣编。

本书为绍兴医学会课艺论文集。全书共四题，首题为"学医之道必有宗传，凡治外感时病、内伤杂症，与夫诊脉验舌、制方辨药，当以某几种书为正宗？请述其详"；次题为"外感内伤诊脉异同辨"；第三题为"喉痧白喉症治异同辨"；第四题为"用药之道，温散之弊在误发，凉降之弊在误遏，究竟其弊孰轻孰重，请一一明辨之"。共有 18 位医家答题，何廉臣亲自批阅试卷，解答试题，再请府学教授翁幼鲁评定名次。其中不乏理论造诣颇深、临床心得精辟、观点鲜明、论证周详的好文章，具有针对性的借鉴和指导作用。

　　尝读《四库全书提要》之医家类云：儒之门户分于宋，医之门户分于金元。观元好问撰《伤寒会要序》，知河间之学与易水之学争；观戴良作《朱震亨传》，知丹溪之学与宣和《局方》之学争也。不意数百年后，欧学东渐，西医迭至，处今之世，不但中与中门户之分而相争，抑且中与西疆域之判而益争矣。争者何争？此理与法而已。而于理与法二者之中以判优劣，劣则劣在独而因，优则优在群而创。何则？学以独而塞，塞故愚；学以群而通，通则变。彼西医以学堂为未足也，复创学会以群一方之材力；以学会为未足也，复创学报以群全球之聪明。夫至以全球之材力聪明而群攻一学，尚何理之不精乎？尚何法之不密乎？我中医则反是，人自为学，家自为教。偶明一理则憪然[①]自足，新得一法则秘而不宣，至于拘守旧闻、陈陈相因者，更不必论矣。

　　噫！人必自侮而后人侮之，家必自毁而后人毁之，遂使东西医士得挟其奇技异能，横行大陆，以与我中医为公敌。其艺则彼优而我绌，其效则彼速而我迟，其势亦必至于彼胜而我败。若犹如醉如梦，如痴如迷，不数年后，我中国四万万同胞之生命，不授权于外人之手者几希。于是有志之士联结医会，创办医报，亟思开通风气，讲求实学，为抵御之思，为保全之计。若沪上、若杭垣、若宁郡、若嘉郡，皆先后设立医学会。而我绍兴医药学研究社之成立，继申江而即起，较杭宁为尤先，尤恐限于一隅，不足以广闻见，故于去年改名绍兴医学会，庶与各埠联络一气，得以互相交通，输换智识。本会同人具一片热肠，矢一番苦志，或助经费，或任编辑，月出《医药学报》已二十期，颇为外埠所赞成，曾有条理整齐、组织完善之誉。鄙人忝居首座三载，于兹常以不克称职是惧，惟有竭力维持，虚心采纳，冀谋久远而收成效，破医林之聋聩，启病家之觉悟，虽未逮焉，而窃有志也。设会以来，医林中愿入会研究者颇不乏人，而执迷罔悟者尚居多数。其最下者，至以研究为徒劳，视本会如雠敌。盖此辈自知素无根柢，恐病家之知识一开，彼将难售其欺世之术。讵知病家虽可欺骗，而医业已将劣败，况值此竞争剧烈之世界，在新学家方且崇西抑中，不遗余力，将来游学生回国之后，新旧激战风潮固所不免，而朝廷锐意图新，整顿医务，迭见报章，医生考

　　① 憪（xiàn 献）然：骄横貌。

验亦即在目前。彼一知半解、一得自矜者，将何恃而不恐耶？伏查修律大臣奏定法典草案，医生未领有许可证书而私自营业者，令出相当之罚金，将来颁定新律，即作专条办理。其法若何严密，凡医界中人，谁不闻而感动，各思奋勉。吾知医之前途定可期其发达，惟医生之营业不免有所窒碍矣！

本会自去秋大会时，决议分题考课，公举值课者四人，而鄙人居其一，辞不获已，勉为承认。遂于十月朔常会期，僭拟四题，群情踊跃，投卷者不下百余人。仆自惭识浅，恐于诸卷有所颠倒，不敢妄定甲乙，爰请本会董府学教授翁广文①评骘等第，并将前列诸卷发刊，颜曰《绍兴医学会课艺》，俾得互相切磋，力求进步。就中发明新理者，盖亦不少。窃思凡物莫不有理，而人心莫不有知，理由未穷，必其知有未尽。故孔子曰：温故知新，可以为师。为医之道，何独不然？不温故，则昔贤著作，何以明其曲折、窥其精微？不知新，则杂说纷歧，何以辨其异同、分其得失？盖医术本有无穷之妙，尚理想者涉于虚，拘形质者失之凿。故论其短，中医固多缺点，西医岂无遗憾之多？论其长，西医不少名言，中医亦自有独到之处。总宜融会贯通，而未容稍存偏见也。乃今之谈医术者，不事研求，不知采择，动曰保存国粹。保存国粹，亦思国粹何以能保？岂惟是徒托空言，遂足挽回积习哉？必将举中医所固有者而阐明之，尤必举中医所本无者而补益之。载籍中有不磨之确论，务使理明意达，炳若日星。东西医有新得之真诠，不妨并蓄兼搜，藉资考镜。无因陋就简之思，有索隐探微之识，化此界彼疆之见，成集思广益之功。譬诸明镜，前为尘垢所蒙，今则经刮磨而其光益显；譬诸珍馐，向特浅尝辄止，今则因咀嚼而其味弥甘。从此窥前人之秘奥，别伪存真；得海上之奇方，同条共贯。庶病夫亦成强种，五大洲观听②皆倾；朽腐化为神奇，四百兆生灵蒙福。此则鄙人之志，亦诸同人之志也。若藉此为考验，先资保全营业，犹其小焉者也。是为序。

**宣统二年四月朔越医何炳元识于卧龙山麓之宣化坊**

---

① 广文：明、清时教授、教官的别称，亦称"广文先生"。
② 观听：犹舆论。语出《后汉书·阴识传》："富贵有极，人当知足，夸奢益为观听所讥。"

# 绍兴医学会课艺目录

# （一）学医之道必有宗传，凡治外感时病、内伤杂症，与夫诊脉验舌、制方辨药，当以某几种书为正宗？请述其详

## 第一名　任玉麒（汉佩）

自《本草》作而药学明，《内经》出而医道著。张仲景集其成，著《金匮玉函》一经，首论伤寒，俾治外感者知所取法；次言杂症，使治内伤者得所依归。虽草创者未克完全，而继成者洵堪法守。汉有仲景，诚为古圣之嫡传，后学之正宗也。他如伊尹之《汤液》、箕子之《洪范》、越人之问难、华佗之解剖、皇氏之针灸，以及乎俞跗、巫彭辈，未尝不各有其道，足以辅翼前人准绳。后学然或理法未能兼备，或事实失其本真，或技术无从则效，虽欲宗之，又乌得而尽宗之？自汉而后，名医辈出，于内外诸症之病理治法各有发明，殊多精义。如王叔和体阴阳之理，著有《脉经》，巢元方原风寒之因，著有《病原候论》，王司马从游高医，撰有《外台秘要》，孙真人集古今良法，撰有《千金要方》，皆能确守《内经》之宗旨，深得仲圣之阃奥①，有功医学者矣！若夫游泳乎范围之中，超脱乎范围之外，能于众队中别竖一帜者，金、元之间莫如刘完素之撰《元机病式》，大旨主乎泻火

治病，属实热者当以为宗；李东垣撰《兰室秘藏》，立意专在补土治病，属阳虚者当以为宗；张从正撰《儒门事亲》，三法备而专事攻伐治病，实体壮者当以为宗；朱丹溪撰《金匮钩元》，六论附而侧重滋阴治病，水亏火旺者当以为宗。诸家门户虽分，明道则一，所谓同源异派者是已。纵补泻未能兼擅，而内外证治之经验要无不各有所在之神奇，皆圣人之徒也。下此如吴又可之论疫，喻嘉言之论燥，薛立斋、张介宾之治虚，一得之见，互有所长，其与耳剽目窃、摭拾陈言者，固显然有天渊之别。舍此而论，或为缙绅，或居草莽，著书立说，代不乏人迹。其平生之得力，非无一法一节之可观，然用供涉猎则有余，奉为典型多不足。彼学者，于一羽之得，便足翱翔人世，睥睨群伦，固高出熟读歌诀、摘录单方者多矣！讵敢谓诸书之杂出，竟无一说之可宗哉。至于诊脉验舌、制方辨药诸要法，综言之，多散见于诸家证治之书集。分陈之，叔和而后，如崔紫虚之《脉诀》，探本于《六难》

---

①　阃（kǔn 捆）奥：深邃的内室。言学问或事理的精微深奥所在。

《九难》，统括乎七表八里，精密简明，易诵易记，《东垣十书》用以冠首，《金鉴》四诊采集成编，良有以也。验舌一道，周、秦以前多不讲求，故望色不及于舌。自仲景《伤寒论》有白滑之说。后之验舌者，《金镜录》推至三十六图，未为赅备；《观舌心法》衍至一百三十七图，又颇繁芜；惟张诞先《伤寒舌鉴》一书，从八色而列一百二十图，削烦正舛，眉目朗然，虽鉴伤寒，内伤亦验，亦足为辨症之一助，但于此二者，参观并论。舌色之确切，虽不同脉理之微茫，然其苔之易于变化，较脉象为尤速，此又为验舌者所不可不知者也。制方辨药，最为医家实地之首务，不辨药即不能制方，不制方即无以用药。药有定质，方无定规，辨则在乎平日之研求，制则在乎临机之权变。古人处方尚简要，而用药不嫌其猛烈；时人用药尚和平，而处方易涉于浮泛。非古今人体质强弱之不同，实古今人见识高下之有别耳。《医宗金鉴·删补名医方论》择精语详，宜今宜古，方术家苟能体会有得，自足以变化无穷，诚为方学之正宗也。李时珍《本草纲目》搜罗丰富，凡名家治验之说无不荟萃其间，虽不免错杂讹漏，遭人驳斥，然辨得其真已不可胜用，夫固奚事他求哉？嗟乎！授受异而门户分，攻讦开而经传减。不偏之谓正，所愿后之学者，端其趋向也可。

仲景为医中之圣，《金匮玉函》一经奉为正宗，凡我医界自当公认。文妙在处处点清宗字，一片指示后学之苦心跃然纸上，令人一读一击节，家学渊源，于斯益见。

社弟何炳元僭评

# 其二 周炳墀（越铭）

粤自轩岐首出，开千秋医学之宗；仲圣崛兴，负一代大成之望。其间蕴窥石室，代有发明；秘阐灵兰，类多著作。廿四卷名标《素问》，想君臣参考之勤；十二篇典重《灵枢》，括经络腑脏之要。固不特神农有《本草》之作，伊尹有《汤液》之编已也。厥后秦越人《难经》之作，足补《内经》未泄之精华；皇甫谧《甲乙》之经，深得往圣不传之秘奥。此皆医学之真传，宜为后人所熟习。若夫六气外侵，《伤寒论》已垂准则；七情内扰，《金匮方》可作典型。一则为时病之主方，一则为杂症之祖本。注家注释而不能尽，医林钻仰而莫能穷，此何如精奥哉？又如孙思邈《千金要方》，搜罗独广；唐王焘《外台秘要》，采撷靡遗。虽列方不免于繁杂，而古法实赖以流传，有志者均宜参究也。迨金元两朝之间，有刘李四家之目。河间之《宣明论方》，东垣之《兰室秘藏》，一主寒凉，一重脾胃，宗旨各不相侔；子和之《儒门事亲》，丹溪之《金匮钩元》，一从汗下，一取清滋，宗脉因而各判。是其著书立说，或不无偏见之存；苟能略短取长，皆足为观摩之助。至于诊脉之书，濒湖有七言之诗，崔氏有四言之诀，而二十七字之义可以明；验舌之书，伤寒有《舌鉴》之著，温热有辨舌之条，而三十六法之图不必考。制方则如《兰台轨范》，采择甚佳，而欲窥精意所存，宜读《名医方论》；辨药则如《本草纲目》，包罗甚富，而欲求疏证明确，尤推邹氏润安。若徒凭《汤头歌》为酬世之具，恃《药性赋》为秘本之藏，陋矣！且夫医理本自精深，医学断非小道。仰生成者庶类，实具阴阳燮理之功；弭缺陷于两间，隐参位育中和之理。此岂一知半解所能尽其精微，浅见寡闻所得穷其阃奥也哉！故欲致其精，先求其博。无论先哲名言，时贤著述，何一不当心领神会，并蓄兼搜。读喻嘉言《医门法律》，知用药以议病为先；读叶天士《临证指南》，知治病以达权为贵。读章虚谷《医门棒喝》，知诸家论说不少瑕疵；读徐洄溪《慎疾刍言》，知证治异同不容毫发。且吴鞠通《温病条辨》，三焦之界限分明；周禹载《暑疫全书》，受病之源流若揭。他如孟英《霍乱论》，立法极为精详；少逸《时病篇》，初学易窥门径。其余虽炳若日星者，实浩如烟海。惟《医宗金鉴》一书，网罗众籍，囊括群言，至矣备矣！虽然医学如是，在当初独立之时，应世已无不足，处今日竞争之世，制胜犹觉甚难。盖自美雨西来，欧风东渐。猩红热之症传染及于海隅，虎拉刺①之名流播遍于人口。若犹是拘守旧闻，自封故步，不能阐明新理，何以抵制外人？故凡泰西医籍，或讲生理，或讲物理，或讲病理，或讲药理。留心新学者，皆宜随时浏览，笃志研求，藉以扩我见闻，益我知识。惟书经翻译，文易舛讹，智者且不得其津梁，愚者又曷窥其涯涘。无锡丁君仲祐，有心人也，殚数年之蛾术②，成各种之鸿篇。有《新内经》以正旧说之非，有《新伤寒》以穷病机之变。有《内科纲要》以示人阶级，有《医学指南》以导人迷途。且有《育儿谈》以保幼，有《产婆学》以救生。观其条理井然，词采斐若，洵足开医界之法门，为后生之圭臬。潜心之士诚能朝披夕览，口诵心维，功由浅以入深，学自近而及远，将见中西毕贯，新旧咸知，庶几保国粹以永存，免天演之淘汰，我中国医道之兴，在指顾③间耳。否则泄泄沓沓，不自振刷④；嘻嘻哈哈，坐误因循。窃恐优胜劣败，此绌彼赢。非特数千年固有之利权，将拱手而让之异族；且并四万万同胞之生命，亦俯首而委诸他人矣！能不悲夫？能不悲夫！

　　酌古斟今，由中参外，源源本本，秩序井然。结论语尤沉痛，足使食古不化者当头一喝，如梦始醒。吾越得风气之先，即征之医界，亦非虚语。

社弟　炳元僭评

# 其三　何拯华（幼廉）

　　吾国学医之道，各承家技，各有薪传，人自为学，家自为教，安有所谓一定之宗传哉？然就拯华耳所闻、目所见者论之，其详虽不可得而言，其略则犹可仿佛陈之。拯华，越人也，就越言越可矣，试以一得之见，胪举其要，以质博雅。

　　一曰汉派，或名高古派，皆崇奉岐黄，折衷仲景。其平日用功以《内》《难》二经为基础医学。《内经》则宗王启元《内经次注》，《难经》则宗滑伯仁《难经本义》。外感时病之书则宗张仲景《伤寒论》，参看如成无己《伤寒明理论》、庞安常《伤寒总病论》、许叔微《伤寒百问》、朱南阳《伤寒活人书》、方中行《伤寒论条辨》、喻嘉言《伤寒尚论篇》、陈修园《伤寒论浅注》之类；内伤杂症之书则宗张仲景《金匮要略》，注家

---

　　① 虎拉刺：霍乱的英文译名。

　　② 蛾术：言勤学。语出《礼记·学记》："蛾子时术之。"郑玄注："蛾，蚍蜉也。蚍蜉之子，微虫耳。时术，蚍蜉之所为，其功乃复成大垤。"

　　③ 指顾：一指一瞥之间。形容时间的短暂、迅速。

　　④ 振刷：振作。

如赵以德《二注》、徐忠可《论注》、尤在泾《心典》、陈修园《浅注》之类。诊脉之书则宗王叔和《脉经》，验舌之书则宗杜清碧《辨舌金镜录》。制方之书除张仲景经方而外，则参考孙思邈《千金要方》、王焘《外台秘要》及吴崑《古方考》、王晋三《古方选注》之类；辨药之书则宗《神农本经》，如张叶陈《本经三注》、缪仲淳《本草经疏》、杨贞颐《本草述钩元》、邹润安《本经疏证》、徐灵胎《神农本草百种录》之类。其平素常谈则曰《本经》《内经》《难经》，无论真不真，总是秦汉间书，得其片语即是治法；《伤寒论》《金匮要略》，无论全不全，苟能善用其法以治今病，即此亦已足矣。后学能识症治病，全赖此数书。此皆医学之正宗，为学医必读之书。其临症处方，或悉本经方加减，参用《千金》《外台》，而雄辩高谈，振笔直书，有睥睨一世之慨，虽金元四大家，犹遭贬斥，自明以下更不屑挂诸齿类，此吾越汉派之宗传也。

一曰苏派，又名时医派。大旨谓吾越地处卑湿，天时温暖，人质柔脆，医必因地制宜，切于时用，方可应世。故平日所读所看之书，恒以国朝诸名家书为正宗。《内经》则宗薛生白《医经原旨》，《难经》则宗徐灵胎《难经经释》，外感时病则宗邵步青《四时病机》、吴鞠通《温病条辨》、王孟英《温热经纬》、雷少逸《时病论》等书，内伤杂症则宗景岳《发挥》，叶天士《临症指南》，叶、薛、缪三家医案，王孟英《潜斋丛书》，尤在泾《金匮翼》，俞东扶《古今医案按》，石芾南《医原》等书。若夫诊脉验舌，则以张路玉《诊宗三昧》、周小颠《三指禅》、张诞先《伤寒舌鉴》、叶天士《论温二十则》之辨舌为正宗。制方之法，则专从

叶、薛、吴、王四家加减，出入间有参考费伯雄《医醇賸义》、祝春渠《歌方集论》者。至于辨药之书，或宗张路玉《本经逢原》，或宗吴遵程《本草从新》。其选药制方以轻清灵稳为宗旨，勘病立案以防其未来为小心。而一种圆和巧滑，曲体人情之外，才真有令人不能跻及者，此吾越苏派之宗传也。

一曰绍派，又名世传派。大约有二：一专治外感时症，伤寒多宗陶节庵《伤寒全生集》，瘟疫多宗吴又可《瘟疫论》，痧气多宗胡云溪《痧症全书》。常谓伤寒为外感之总名，陶氏《全生集》为统论外感之要书；瘟疫为外感传染之时病，吴氏《瘟疫论》为专治时疫之好书；痧气为四时杂感之急病，胡氏《全书》为通治各种痧症之良书。凡于四时六淫之病，春冬则统称伤寒，夏秋则统称痧气。于是有风温伤寒、热症伤寒、湿温伤寒、暑湿伤寒、伏暑伤寒、火症伤寒、阴症伤寒、大头伤寒、脱脚伤寒、漏底伤寒、发斑伤寒、发狂伤寒、蒙闭伤寒、夹食伤寒、夹阴伤寒，及伤寒化疟疾、伤寒带痢疾、痧气化伤寒等种种俗名，更有冷痧、热痧、阴痧、阳痧、急痧、慢痧、暗痧、闷痧、乌痧、红痧、痧晕、痧胀以及摇头痧、烂喉痧、瘰膈痧、吊脚痧、绞肠痧、角弓痧、羊毛痧、子午痧等种种痧名，此皆吾绍世俗所通晓。其课徒教子，以李念莪《内经知要》《医宗必读》为正宗，读本则《病机赋》《药性赋》《汤头歌诀》等书，参看则《濒湖脉学》《本草备要》《医方集解》《验方新编》等书，皆坊间通行之本。其临症用药，以发表凉泻为大宗，以透发斑疹，芳香开窍为要诀；以利溺开胃为善后。若有同道与其辨难者，则对曰：世传秘诀，毋庸较量。汝是书家，我是世家，道不谈道可也。一专治内伤杂

症，皆崇奉李东垣、薛立斋、张景岳、冯楚瞻四家。平日用功之籍，则以《东垣十书》《薛氏医案》《景岳全书》《冯氏锦囊》为正宗。其平素常谈，谓实症易治，一攻即愈；虚症难医，百补无功。病者十有九虚，医者百无一补。凡外感夹内伤、内伤夹外感等症，势急者即变气脱神散、阴枯液涸而死；势缓者往往做成虚损痨瘵，淹缠床褥而毙。致死者含冤重泉，病家虽不我咎，我心何忍？此吾越绍派之宗传也。

合三派以观之，吾越医学之宗传已见一斑。窃谓当今之世，正中东西竞争最剧之场，优胜劣败，天演公例。我国医学一道，虽渊博如历代名医，尚不能完全而无缺，况不能得其万一者乎？若犹故步自封，因循自误，自尊自大，自私自利，忍听东西医着着争先，我中医步步退后，深恐一二十年后，中国之医治权，医校之教育权，不为外人所夺者鲜矣！远鉴日本，近察台湾，所谓汉方先生者，仅存十中之一，则我中医之前途可想而知。矧今日者朝廷锐意维新，各学改良，则国医学之命运，岌岌可危。凡我同道，可不合群力群识，亟起而力争也哉？

描写三宗派传神吻毕肖，处处点清宗字，亦井井有条，可作越医乡土志。观结论尤感慨淋漓。

## 其四　曹林生（炳章）

外有六淫之感，内有七情之伤。六淫为邪气之实，七情为正气之变。或止感外邪而不兼内伤者，或止有内伤而不兼外感者。识证之奥，穷病之变，在于诊脉验舌；中病之的，调剂之法，在于制方辨药。欲究四者之要领，必须博览古今之医籍。考我国医学宗传，首推轩岐《灵》《素》，惜言理深奥，索解殊难。后贤批注以李念莪《内经知要》、王寿芝《内难合纂》为最简而易读，张隐庵《素问灵枢集注》为最精，次则景岳《类经》亦颇有精义，然所引易理太繁，读者未免眩惑。至汉张仲景出，博采汤液经方，著《伤寒》《金匮》二书，而制方辨药，理法精详。惟汉时文义古奥，致注家聚讼纷纭，互有短长。近出《伤寒论浅注补正》《金匮要略浅注补正》，以西说证中理，最为精确。唐氏容川不特为修园之诤友，实足为仲景之功臣矣！其次尤在泾《贯珠集》亦戞戞独造，创立正治法、权变法、斡旋法、救逆法、类病法、明辨法、杂治法等，以发明仲景著书之旨，如明星皓月。其注《金匮心典》亦简而明，又著《金匮翼》以补《金匮》症治之不足，方亦多验。又次戈存橘《伤寒补天石》，将正伤寒、类伤寒分条辨治，亦称简括。他如柯韵伯《伤寒来苏集》、秦景明《伤寒大白》、徐灵胎《伤寒约编》、章虚谷《伤寒补旨》，皆别开生面，各出心裁。至明吴又可著《瘟疫论》，发明瘟疫自口鼻入，伏于膜原，在不表不里之间，治法迥异，乃著此书以别之。厥后戴麟郊《广瘟疫论》、郑在辛《瘟疫补注》、杨栗山《寒温条辨》，辨晰瘟疫，各有发明，亦可为又可之功臣矣。至叶天士著《温热论》，云：温邪上受，首先犯肺。又著《临证指南》，论治脾胃，分胃阴、胃阳，而立养胃阴一法，发前人所未发，中惟儿科时病最精，杂症亦有不妥之处。其后吴鞠通《温病条辨》、薛生白《湿热条辨》、王士雄《温热经纬》、雷少逸《时病论》，体例虽各不同，然皆从实验而来。余如喻嘉言之论秋燥中寒、王士雄之论霍乱、徐子默之论吊脚痧、刘河间之明类中、李东垣之论脾胃、朱丹溪之论阴虚、王清任之论瘀血、陈耕道之论喉痧，论理精确，立方新颖，皆医学家不可不读之书也。治杂证，则徐灵胎《杂证症治》为最明，分病源、内因、外证、脉法、辨治、用药、药方等，审辨极明，有方有解。方药家可为之阶梯。又如国朝御定《医宗金鉴》，罗列各科，集其大成，妇、儿尤为详备。又次李梴之《医学入门》、韦进德之《医学指南》，亦皆浅显简明，各症搜采美备。如论女科，武叔卿《济阴纲目》、沈尧封《女科辑要》、万密斋《女科指要》、戴承武《女科指南》、竹林寺《女科全书》，皆法多经验，非模糊影响者比。论儿科，则鲁伯嗣《婴童百问》、夏禹铸《幼科铁镜》、万密斋《幼科发挥》、聂久吾《活幼心法》、陈飞霞《幼幼集成》，亦语多实验，非虚诬荒谬者比。若痘疹，以翁仲仁《金镜录》、张逊玉《痘科全书》、朱玉堂《痘科定论》、朱惠明《痘疹传心录》为最备，次如顾练江《疡医大全》之痘疮类，采集秘书颇多，皆别书所无，确有师承之诀。种牛痘，则邱浩川《引痘略》最早，王惇甫《牛痘新书》次之，若赵兰亭《牛痘三要》，凡小儿毒重增穴，内服定方，较为详密。上述内伤外感，关于症治之书数十种，由博返约，已足应用。虽然症治即明，诊断诸书尤不可不博览焉。吾国诊断诸书，莫如林氏《四诊抉微》、《金鉴·四诊心法》。而专究脉学之书，则徐灵胎《脉诀启悟》、李濒湖《脉学》、滑伯仁《诊家枢要》、吴鹤皋《脉语》，皆宜浏览，以备临病之考证。至验舌诸书，以杜清碧《金镜录》为最早，张诞先《伤寒舌鉴》为最备，而梁玉瑜《舌鉴辨正》将张氏《舌鉴》逐条辨正，较张氏书尤为精确，又次吴坤庵之《舌诊》，发奥阐微，亦为善本。若制方之法，必明方义。如王晋三《古方选注》、罗东逸《名医方论》，疏解方义，颇为详明，余则散见前述各书。辨药始于神农著《本草经》，后贤代有新增，各有发明。至明李时珍搜集诸家本草，删繁除复，补漏订讹，汇成一编，凡十六部，六十二类，所收诸药一千八百九十二种，每药先列正名为纲，次列释名、集解、辨疑、正误，再列气味、主治、附方，考证精博，为药学之渊海。赵恕轩采述李氏所遗，著《纲目拾遗》，以补李氏之不逮，尤为参考必备之书。邹润安《本经疏证》，释义精深，理论宏博。他如《本草经三家注》，采集叶天士、徐灵胎、张隐庵、陈修园诸家，各有理论发明。以上所述，皆诊脉验舌、制方辨药之良书也。此外议论之书，如徐灵胎《医学源流论》《慎疾刍言》，吴鞠通《医医病书》、陆九芝《世补斋医书》，皆指摘古今医家利弊，亦可博览以广学识。况乎当今之世，东西医学精益求精，以中医之气化，参东西之生理，则虚实兼到，临症诊断百病，较古法尤为精确。惟欲明生理之学，必先读唐容川《医经精义》，其次则朱沛文《中西脏腑合纂》，由浅入深。然后读《全体新论》《全体阐微》《生理学粹》等书，再参以中医经络穴道，一经一纬，生理明而治法备矣。余如诸家医案医话，皆有新识发明，亦宜参观。此外新书、新报，日出不穷，畴昔视之，以为可奉为正宗，及今视之，又不可奉为宗传矣。呜呼！处此医学竞争之时代，中外激战之剧场，欲谋一完全立足之地，必须守某儒之言曰：淬砺其所固有，采补其所本无。此二语实为当今学医之正宗也。

　　网罗众籍，如数家珍，又能温故知新，由中参外。如君好学求之，吾越医林恐难多得。惟所述灵胎诸书，绝非真本，安有复古时代之医杰而肯降格从时，一至于此者？伪托之书，故近今亦不通行。

廉评

## 其五　陈祖培（樾乔）

尝考各种科学，中国则今不逮古，西国则古不逮今，学术之进退，可知国民之程度者矣。今据医学言，东周之世，罗马导源于中国，而《内经》西行，吾则于针灸、汤液之外，复有涮肠涤胃、解颅理脑之能。历二十世纪以来，彼且挟剖解实验之术，以笑傲于吾之左右。吾惟谨择一不死不活之汤头，奉为圭臬。呜呼！医学腐败，达于极点，所谓正宗者果奚在乎？

夫形而上者谓之道，学医之道者必有传。外感时病、内伤杂症，医之所学不外乎此，而其中之诊脉验舌、制方辨药，固一一宜考证者也。然而吾国医学，发明最早，炎黄而后，代有作人，如《素问》《灵枢》六十一种，《难经》十七种，《甲乙经》三种，《本草》百五十九种，《伤寒》百一十种，《金匮》十九种，《脉经》九十七种，《五脏》二十三种，《明堂针灸》八十五种，方书及寒食散三百七种，疾病总皆一书而兼备数科者二百三种，妇科五十六种，小儿科八十七种，疮疡五十种，五官三十六种，脚气八种，杂病五十二种，医案二十四种，医话十六种，卫生六十四种，祝由科十一种，兽医六种。如许繁博之医籍，安得荟萃而熟读之哉？即尽读也，源流异而支派分，书籍多而言论杂，折衷失当，贻害无穷。四千余年之流弊，安知不宗非所宗以至于此极也。

夫以可宗者而言，神农作《本草》，而为药物学之鼻祖；黄帝著《内经》，而为内科学之权舆。《素问》则生理病理以及治疗之法，言之精详；《灵枢》则明经络脏腑之为用及疾病之所从来，而创针灸

之治。秦越人阐《内经》之奥，设为问答，而发《八十一难》，岂非吾国医学之正宗者乎？且张仲景以《素问》阴阳二大论而演三阴三阳之六经，提挈标本，乃作《伤寒》《金匮》。《伤寒》者，外感时病之一种，其书非仅治伤寒，而外感诸症悉备。《金匮》则专治杂症，立三百九十七法，制百十三方，不过善学岐黄者耳。惟其审病机之传变，决预后之吉凶，理圆法密，精确不磨，制方用药，有发经旨之未发者，故推为制方学家之圣手。亦著《脉经》，悉本《灵》《素》，而用药则以神农为主，述而不作，故后人尊为医门之孔子者在此。他如前四大家、后四大家，尽毕生之精神阅历，学仲景而未得真相者，外可知矣！

故学医者欲得筌蹄[1]，则《内经》《难经》，人人宜读。《伤寒论》以六经之病，各有提纲，如太阳以"头痛，项强，脉浮，恶寒"八字为提纲，阳明以"胃家实"三字为提纲，少阳以"口苦，咽干，目眩"六字为提纲，太阴以"腹满而吐，食不下，自利益甚，时腹自痛，若下之，必胸下结硬"二十三字为提纲，少阴以"脉微细，但欲寐"六字为提纲，厥阴以"消渴，气上撞心，心中疼热，饥而不欲食，食则吐蛔，下之利不止"二十四字为提纲。纲要既明，则治外感杂病，思过半矣，故仲景之书，亟宜探讨。倘如实邪当攻，则张子和之大黄、芒硝、牵牛、芫花、大戟、甘遂，可参其意；实热当寒，则刘河间《原病》十九条，俱本《内经·至真要大论》而出，以火立

---

①　筌蹄：谓鱼笱和兔网。言为达到某种目的而使用的工具。典出《庄子·外物》：筌者所以在鱼，得鱼而忘筌；蹄者所以在兔，得兔而忘蹄。

论，故用凉降，亦可参之。湿而宜燥，则李东垣之补中益气、升阳散火之法，则苍术、白术、羌活、独活、木香、陈皮、葛根之类，可参用之。阴阳乖错，荣卫失调，则朱丹溪补阴之法可以参求，且一切杂症专以气、血、痰、郁为言，气用四君，血用四物，痰用二陈，郁用越鞠，善悟其意，亦有殊功。内伤虚痨，则葛可久《十药神书》，叶天士藏为秘本，陈修园亦赞成之。温病则薛、叶、徐、王均有发明，而吴鞠通《温病条辨》亦可参观。霍乱，则王孟英引经据典；女科，则竹林氏亦有妙谛。如欲博览诸家论说，则《千金》《外台》、本朝《金鉴》，前圣后贤，诸法昭备。此外，徐灵胎《伤寒类方》《兰台轨范》，心灵手巧，时医崇之。柯韵伯《伤寒论翼》，宪章前圣。张隐庵、高士宗所注《内经》（浙江锓[1]于官书局）《伤寒》《金匮》，各出手眼，皆循规蹈矩之书。王冰致力于《素》《灵》最早，较之《类纂》等则为全豹。喻嘉言《尚论篇》，青龙白虎，矜张太过，而《医门法律》，每条按断，尚觉庄严。张景岳《新方八阵》被陈修园所砭，《质疑录》《类经》均可参览。张石顽《医通》，一本景岳之温补，与王肯堂《证治准绳》皆为类书，可以备查。陈修园四十种并非独著，或谓所注《伤寒》，遵信太过，能于虚字传神，亦臻妙解。赵养葵《医贯》，言大而空，灵胎砭之，但六味、八味二汤，活用亦效。《薛氏医案》，语多骑墙，而叶氏思想较为敏捷。诊脉则《脉经》虽多，往往说到河图洛书，愈深愈晦。而李濒湖之《四言脉诀》，为李士材批注，最便记诵。验舌则《敖氏伤寒金镜录》，为薛立斋所图润，收于《医林指月》之十二种内，法颇近理。辨药则《本草纲目》，搜罗宏富，可资翻阅，惜其引证蕃芜，转不若《神农本草》之直捷了当。若《备要》《从新》，与《纲目》为一丘之貉，即叶、陈、张三家注解，终不脱五色、五味之说。徐氏《百种》，唐容川《本草问答》略觉新颖，难免囿习，皆因向无化学试验，以致千古晦冥。

至于制方之学，程敬通曰：以方为方，方遂一成而不易；以矩为方，方乃万变而不穷。为中医者，三部微妙，别之在指，五脏精华，察之在目，合色脉而后定方，求其曲当[2]可也。虽然，吾中医积几千年之时代，聚几千人之心手，所著各书不下千百余种，大抵于经旨之深者，尚未表彰；于经旨之浅者，袭承谬误。中医理想之蹈虚，转不若西医实验之确切矣！虽然，经不云乎五脏六腑可剖而视，先圣未尝不教人之解剖，后人因陋就简，不求进步，夫岂古人之误我者耶？况西重实验，中重理想，有实验而无理想，恐涉呆滞；具理想而兼实验，必通神化。故当今之学医者，先以中学为基础，以西学为体用，中西汇通，一跃而立于西医之上，则国粹可保，医道可明，有志者宁不如是耶！故欲知骨骼、筋肉、皮肤、内脏、神经之生活作用，须讲生理学；欲识骨骼、筋肉、皮肤、内脏、神经之天然构造，须讲组织学；欲明生活构造之实验，须讲解剖学；欲究人体十一种细胞之运动，以及病媒之霉、菌、毒，须讲显微镜学；欲识别药物内所含之各种原质，与人体十五种原质，互相损益调剂之功，须讲植物学、动物学、昆虫学、矿物学，而植物、动物、昆虫之形态、生理、解剖，可与人体参考；

---

[1] 锓（qīn 亲）：雕刻。

[2] 曲当：谓完全恰当。语出《荀子·王制》。

达其目的，足增长吾之实验智识者，须讲化学，总名格致。内与医学最有关系者，须讲声学、光学、电学；非关医事而关于医学之普通者，则卫生学、看护学亦须熟谙。

以上各种科学，皆有专书，或分编于教科书内，故学校五尺之童，朗朗能诵，而医界中岂可置而不讲？而各科学之最要者，则《化学名目表》、《化学鉴源》正续补三编、《化学分原》、《化学考质》、《化学求数》、《化学器》、《化学须知》、《化学易知》之八种，为傅兰雅[①]译本，均宜讲解。《名目表》与《化学器》，尤为初学必读。《须知》尚属初阶，《易知》则为中级。又如《化学指南》《化学阐原》，皆同文馆由法文书译出，名目怪异，大指[②]与傅兰雅八种相同。若《化学初阶》为嘉约翰所译，《化学启蒙》为林乐知、艾约瑟译本，便于初读。而《化学入门》一种，为厚美安书，亦便初学；一种为丁韪良书，问答题例，条分清析。至《考质》之简要本，则《定性分析》一书，系杜亚泉由东文译出。又聂医士《化学辨质》，各种名目，皆用益智书会新定名目表，此表亦须购备查阅，庶新旧名词，得以分晓。至若化学之直接医者，则傅兰雅之《化学卫生》，嘉约翰之《西药略释》，洪士提反之《万国药方》，赵元益之《西药大成》，均宜研究（可知各种药物，全凭化验，则天赋之种种原质，可以提分为用，不比中学之五色、五味，定其药性，而化学之无机气质，化分化合，与人体生理的解释，更比五运六气为着实）。医书如合信氏[③]之《西医略论》《内科新说》《妇婴新说》《全体新论》等书，则王清任四十二年苦心力学之《医林改错》，一与比较，瞪乎后矣。此外，嘉约翰之《割症全书》《妇科精蕴》

《内科全书》，尹端模之《医理略述》《儿科撮要》，赵元益之《儒门医学》，丁福保之《医学丛书》，或系旧本，或系新译，皆为不可少之学问。吾中医果能殚精竭虑，奋发有为，则中学已有根砥，西书何患不通？况西人盗我鸿宝，今仍归还于我，岂非天之欲启黄种者乎？若蒙者学识有限，仅知崖略[④]，安敢侈谈医道？道统担荷，宗传勿替，是所望于群公。

注定学字着笔，推中及外，畅所欲言，荟萃群书，尤令读者如入山阴道上，应接不暇。

炳元僭评

## 其六 何光华（筱廉）

学医之道，首重阶级，由浅而深，由易而难，由简而繁，此一定之程度，即一定之宗传也。我国医学，殆四千余年，岐黄而后，代有发明，著述之书，汗牛充栋，中医学发达之早，实冠全球。而腐败至于今日，迭遭东西医士之诋诽者，其原因虽复杂，总由于无精当之课本，无一定之读法。闻学医必从《内经》入门也，则取《内经》读之，而经络、脏腑、气血、阴阳，茫不得其端倪；闻治时病必从《伤寒》开首也，则取《伤寒论》读之，而三阴三阳、温热风寒，更莫知其纪极。闻治杂症必从《金匮》入手也，则取《金匮要略》读之，而原书残缺，端绪久紊，尤难定为标准。至于扁鹊《难经》

----

① 傅兰雅：英国传教士，翻译西方近代科学书籍一百多部。

② 大指：主要的意思，大要。亦作"大旨"。

③ 合信氏：英国传教士，较早翻译西医书籍，在中国医学史上产生一定影响。

④ 崖略：梗概。

与《内经》多相龃龉①，何去何从，殊无正的。即取各书注家阅之，则聚讼纷纭，莫衷一是。故初学医者遵以《内》《难》二经，《伤寒》《金匮》为基础医学之正宗，理非不精，法非不超，然何异训蒙者教黄口小儿，先读《大学》《中庸》，虽终日咿唔而一毫莫知？读如不读。且此四书或有掺伪，或有传讹，或多错简，或多残缺。虽渊博如历代名医，尚不能一一为之厘订，试问初学能明辨乎？不能明辨乎？势必承讹袭谬，指鹿为马，亦不过如今日袭新学皮毛者，以目的、要素、缺点、原质等种种新名词，藉为口头禅已耳。此不必为今日医界讳，更不能为今日医家辩护也。

光华学识幼稚，阅历无多，惟有先择其浅近明白、易读易记者，随时编述，暂为平日用功之蓝本。今试以读书门径，就正有道。一为基础医学。先读唐容川《医经精义》以探医源，次读祝春渠《人身谱》以明生理，又次读徐洄溪《源流论》以审医学之纲要，终读天士《叶选医衡》以谙病理之大致。二为普通医学。先读《医宗金鉴》歌诀，以究各科医学之指归，诊脉则读马良伯《脉法韵语》，验舌则读梁特岩《舌鉴辨正》，制方则摘读《金鉴歌诀》，参看《古今名医方论》，辨药则读沈芊绿《要药分剂》，参考《正续本草纲目》。三为专门医学。外感时病之书，先读《金鉴》中《伤寒心法》，参看则张路玉《伤寒》缵、绪二论，吴鞠通《温病条辨》，王孟英《温热经纬》《霍乱论》，雷少逸《时病论》，耐修子《白喉忌表诀微》，张筱衫《痧喉正义》，罗芝园《鼠疫汇编》，吴又可《瘟疫论》，戴北山《广瘟疫论》等籍；内伤杂症之书，先读《金鉴》中《杂病心法》，参看则叶天士《临症指南》，尤在泾《金匮

翼》，程钟龄《医学心悟》，陈修园《医学从众》，唐容川《血症论》，林佩琴《类症治裁》等籍；然后再读王寿芝《内难合纂》，唐容川《伤寒论浅注补正》《金匮要略浅注补正》等书，则深者见深，浅者见浅，津津有味，百读不厌矣。虽然，此非埋头案下五六年不能卒读。

若欲再求捷径者，先读祝春渠《人身谱》，次读丁仲祐《生理学概论》，互相比较，以便节短而取长；继读唐容川《医学见能》、江涵暾《笔花医镜》，一则分类以定方，一则分经以用药，皆医门最浅最简之书；三读雷少逸《时病论》，以明四时杂感之证治；四读程锦雯《病机约论》，以辨内伤杂症之条目；诊脉则读张心在《四言脉诀》，验舌则读吴坤庵《舌诊歌诀》，制方则读江抱一《方歌别类》，辨药则读雷福亭《药赋新编》，此皆别类分门，括歌汇赋，为医家至要至约之诀、易读易记之书，苟能用一二年工夫，熟读其书，参透其理，亦可以得医学之要领矣。

此光华一偏之见，未足博大雅一噱。幸今日医智渐开，医界渐辟，各处医会之兴起，医报之发行，医学新书之迭出，想近则三年，远则五年，必有医林豪杰，上下古今，纵横中外。新编医学教科书，出而为改良医学之正宗。若夫东西洋医学之书，家藏虽有九十余种，而平日不多浏览者，实因专娴旧学，尚不能融会贯通，遑论纯乎新学。惟有中西汇参，如《肺痨病预防法》《化学实验新本草》二书，未尝不心悦诚服，一再环诵也。

仿学校教授法，注重阶级，新定正宗，由浅而深，由易而难，最为用功快捷

---

① 龃龉（jǔyǔ 居雨）：牙齿上下对不上。比喻意见不合。

方式。议论翻新，初看似属妄言，细阅却含至理，惟末段，旧学尚难融贯，遑论纯乎新学。语虽诚实，究嫌自画。读丁君仲祐新撰《解剖学》绪言，当知专宗旧学，于学术竞争之时代，犹难自立。至云中西并参之书，心悦诚服，趋向最端，从此切实研求，力图进化，庶免天演①之淘汰。

# 其七　吴念士（丽生）

自炎帝记《本经》，轩岐传《灵》《素》，发明病、药之用，垂万世医宗圭臬。厥后著书立说，代有名人，编籍之多，几至汗牛充栋。潜心斯道者，如入五都②之肆，眼帘为之五花六离。所谓外感时病、内伤杂症，与夫诊脉验舌、制方辨药诸法，聚讼纷纭，莫宗一是。然邃古以来，究心医学，独窥奥窔③，所传之书，足示万世津梁，为吾道所依据者，亦正不乏焉。试分述之。

1. 外感时病。外感者，风、寒、暑、湿、燥、火是也。因天时而病，故曰时病，如春温、夏暑、秋燥、冬寒者是。立说之精，为世所当宗者，首推仲圣《伤寒论》。盖三百九十七法、一百十三方，不独为伤寒专书，实统乎外感时病之病理学。以之施治，则效如桴鼓。其次如朱南阳《活人书》，本经文以发明《伤寒论》，于经络、病因、传变、疑似之间，条分缕析，尤为感症门径。吾绍地处海南，于春夏之交，暑湿、痧秽最易侵染，学者于吴又可之《温疫论》、吴鞠通之《温病条辨》、王孟英之《温热经纬》、雷少逸之《时病论》等书，随时探讨，均能获益。盖书虽晚出，而清轻灵稳，则又江浙人之杰出者也。

2. 内伤杂症。内伤者，七情六郁之伤气、伤血，或伤五脏是也。气血受伤，则病变百出，故曰杂症。《金匮要略》为仲景治杂病之书，其论断悉本《内经》，其方药则皆古圣相传之经方，病虽未备，而提纲挈领，已具大观。其次，则当以朱丹溪、李东垣所著等书相为辅用，虽丹溪主阴，东垣主阳，二者不无偏胜之处，读者能取舍得中，所谓神而明之，存乎其人也。

3. 辨脉。《内经》分三部九候，诊切较为详细；《难经》以寸口分配脏腑，脉学于是乎一变；至《脉诀》七表、八里、九道等法详，而脉学于是乎湮没而不彰。盖脉学一项，与其详而愈晦，不若简而能明也。张心在先生作持脉大法，取浮、沉、迟、数、细、大、短、长八脉为大纲，最为简当。其次李士材之《诊家正眼》，诠释颇详，令人一目瞭然。若《濒湖脉诀》不过便于记诵，实则毫无思想耳。

4. 验舌。古人云：舌为心苗。其说未可为据，盖舌上之膜直接肠胃消化器及连附诸经，稍有失调，舌之情形即因之而变，外感病验之，尤有证据。《伤寒金镜录》论之最详，叶香岩《外感温热篇》亦详言之。

5. 制方。考《吕氏春秋》云：巫彭始制药丸，伊尹创煎药，秦和始为医方。然予读《内经》，有半夏秫米、乌鲗骨芦茹等十二方，已为制方之鼻祖，疑不自秦和始也。其搜罗古方之最早者，又推仲

① 天演：谓自然进化。
② 五都：五方都会。言繁华的都市。
③ 奥窔（yào 要）：幽深少光处。言奥妙精微的道理。

景。盖医病必须方，成方必须法。古者制方，每一二味至六七味，其于君、臣、佐、使，理法井然。又如热因寒用、寒因热用、通因塞用、塞因通用等法，权变活泼，令人不可思议。学者当于《外台秘要》《肘后备急方》等书揣磨深思，则古人制方之法，自能了然于心目中矣。

6. 辨药。本草昉①自神农，药止三百六十品，每味不过十余言，而简当精切，为后世立方之标准。厥后陶弘景著《名医别录》，药品倍加。至明李时珍增益唐慎微《证类本草》，著为《纲目》，收罗至千八百余种之多，药品于是乎大备，然终不及《本经》之正宗。他如注释《本经》，则以缪仲淳之《本草精疏》、邹润安之《本经疏证》二书阐发最为精切。至时珍《纲目》，搜罗虽富，未免驳杂，然读书者由博反约，其中说理颇多，必有经验，不可以其浩繁而置之不问也。

折衷至当，分际亦清。后生可畏，于斯益信。

廉评

## 其八　陈澹（心田）

中医之所以存，何恃乎？恃有国粹而已。国粹之所以保，何恃乎？恃有正宗而已。洄溪徐氏有言曰：一切道术，必有本源。未有目不睹汉唐以前之书，徒记时尚之医书数种，而可以为医者也。且不将学医必读之书浏览，自无能辨其是非，取其长短。呜呼！际此欧风东渐，莫之与京②，骎骎③乎似中医无可立锥者。幸焉国粹犹存，尚可不亟亟焉奉为正宗而保守者欤！

且夫儒学必有宗传，医学未始无宗传。特医学品杂繁流，各自为说，使后学旁门曲学，难乎为衡。请试述其外感时病、内伤杂症，与夫脉舌、方药诸书，正宗何若？

张仲景《伤寒》一书，果能专心体察，而六淫之病无不贯通，即如学术变迁，代有其人，要亦外感时病之一宗耳。《金匮》书杂病脉症，大致已备，苟通其理，天下无难治之病。夫以诵诗三百，本知国政，然而不达，虽多奚为。由是例之，将后世医书博览，亦不过各自一家，无能为正。于此可见《金匮》是杂病之宗矣。

至于诊脉一端，胸中了了，指下难明，《内》《难》而后，如王叔和、李濒湖、张景岳辈，各创脉说，其中理想稍有纷歧，然亦条分缕晰，俱有至理，当以病症相参为正。如王叔和以大、小二肠配两寸，取心肺与二肠相表里之义也。李濒湖以小肠配左尺，大肠配右尺，取上下分属之义也。张景岳以大肠宜配于左尺，取金水相从之义；小肠宜配于右尺，取火归火位之义也。一家之说，皆不可泥。然以《内经》分配言之，左寸候心、膻中，关候肝、胆，尺候肾、腹中。右寸候肺、胸中，关候脾、胃，尺候肾、腹中，言腹中者，大小肠与膀胱在内，此亦医家之一准绳也。

验舌之法，仲景书止言舌白胎滑，并无黄黑干裂。至《金镜录》始集三十六

---

① 昉（fǎng 访）：起始。

② 莫之与京：谓没有什么能跟它比大。语出《左传·庄公二十二年》："八世之后，莫之与京。"京，盛大。

③ 骎（qīn 亲）骎：马疾奔貌。言事业进展得很快。

图，厥后广至一百三十有七。逮长洲张登作，正其错误，删繁求简，而括一百二十图，名曰《伤寒舌鉴》，以供临证之助，是亦可谓范矣。制方之巧，不外十剂，所谓宣、通、补、泄、轻、重、滑、涩、燥、湿是也。昔贤加入寒、热，共成十有二剂。惟制方之妙，仲景独得其秘，曰青龙、曰白虎、曰承气、曰陷胸，俱有层次。即桂枝汤内加减有十九法，柴胡汤内变通有六法，其间何等严密。又如桂枝去芍药加附子之方，一经加桂、加附，即名桂枝附子汤，同是一方，一则治脉促胸满，一则治脉涩风湿身痛，病界迥殊，汤名亦异，其分两之不可忽者又如此，惜初学不肯潜心研究耳。

若夫辨药一道，《神农本草》止三百六十种。自陶弘景以后，药味日增，用法益广。至明李时珍《纲目》大备其书。诸家之理想恐虚，则莫如《本经》为折衷也。虽然，历代名医诸书不可殚述，自王焘之《外台秘要》、孙真人之《千金方》别开生面而外，则有刘河间、李东垣、朱丹溪者，以表面而视，似各树旗帜，然根柢相关，何尝不由仲景《金匮》所一贯。至御纂《医宗金鉴》及喻嘉言、沈目南、李士材、徐灵胎、陈修园等，亦以义主保守为多。即如叶氏《医案》、吴氏《条辨》、葛可久之《十药神书》、王孟英之《温热经纬》，其趣旨若相反者，安知殊途同辙？通乎外感，未有不通乎内伤；通乎内伤，未有不通乎外感。譬之酿酒，有是曲而不成是酒者，岂曲之为欤？要之读书得间，我心已融会贯通，何往而不可宗哉！夫如是，则虽各抒意见。探其外感时病，隐隐若仲景之流派也；问其内伤杂症，斤斤若《金匮》之绪余也。吾故曰：定正宗，即所以保国粹。

注重正宗二字，切实发挥，非学有根柢者不能道。彼专诵《汤头歌》数首、《药性赋》数篇，鳃鳃[1]焉自命知医、急于出试者，对之能不赧颜？

炳元僭评

## 其九　高鸿勋（纯生）

人谓习医易，吾谓习医大不易。盖医之所关甚重，一疏即足促其生。医之为理甚微，百炼亦难臻其妙。昔范文正所以良医与良相，相提并及也。而谓仅识三关脉象，略诵几句汤头，遽可诩诩然自命为医乎？唯是作者劳而拙，述者逸而神。讲经然，讲医何独不然？此宗传之所以尚也。

夫历朝著作，汗牛充栋，最古者《素问》《灵枢》与夫《八十一难经》，恨皆文词古奥，学者易致误会。且论多方少，尤难取精而用宏。虽载半夏汤等十二方，不过偶然及之，非其通例也。

外此得岐黄之宗传者，厥维汉张机所撰之《金匮要略》及《伤寒论》二书。第《金匮要略》书成于汉，文句简奥，且古来无注，医家猝不易读。虽国朝康熙间有徐彬注本行世，然亦罕所发明，故每病其说之不详。《伤寒论》，说者谓一误于王叔和编次之舛，再误于成无己注释之谬，三误于林亿等校勘之失，纷纷聚讼，几如宋儒争《大学》之错简。改本愈多，正义愈晦，故又病其说之太杂，其余可等诸自桧以下矣。

---

[1]　鳃鳃：恐惧貌。语出《汉书·刑法志》："（秦）故虽地广兵彊，鳃鳃常恐天下之一合而共轧己也。"颜师古注引苏林曰："鳃，惧貌也。"

难者曰：信如子言，则今日之为医，果皆无书可宗乎？应之曰：否。曰：何书？曰：御定《医宗金鉴》。曰：何以知《医宗金鉴》为可宗？曰：《医宗金鉴》都九十卷，撷累朝众论之菁华，劳圣祖几余①之审定，用以广济群生，同登寿域者也。是以首列《订正伤寒论注》十七卷、《订正金匮要略注》八卷二书，虽仍长沙之旧，一经纠伪补漏，即成善本，明乎此则证治之轨在矣。次为《删补名医方论》八卷，详言古人制方辨药，随证消息，君臣佐使有其宜，攻补缓急有其序，或以相辅为用，或以相制为功，甚有以相反、相激而巧投取效者，明乎此则制辨之意精矣。又次为《四诊要诀》一卷，取崔紫虚《脉诀》，参以《内经》，阐虚实表里之要；又次为《运气要诀》一卷，阐《素问》五运六气之理，明乎此则诊验之理得矣。殿以诸科《杂证要诀》五十四卷，以尽杂证之变。至若《正骨心法要旨》五卷，虽自薛己《正体类要》以外，无专门之书，而古有是术，何妨参互考订，以备临时之助。况皆有图有说，有歌诀，学者即易于推求，又便于诵习者也。呜呼！吾党何人，幸生逢时王②热心是道者，诚能即全书而讲肆③之、研究之，于卫生之术，岂不绰绰然有余裕哉？一得之见，未识高明，诸君以为有当与否？

崇奉《医宗金鉴》，定为正宗，不偏不倚，足征卓识。炳元细读其书，根据古义而能得其变通，参酌时宜，而必求其征验。寒热不执成见，攻补无所偏施。洄溪老人云：习医者即不能全读古书。只研究此书，足以名世。旨哉言乎。

炳元僭评

## 其十　潘文藻

近年医学有学中医者，有学西医者，有中西相兼者，有祖传者，有师授者，总之从书入手。但今医书繁多，往往利弊互见，得失相参。仆年幼初学，才识浅陋，学问未深，自问生平毫无宗传实学。西医一道，尤茫无所知。中医虽略得一二，然一知半解，有糟粕而无精华也。兹将已读之书，约略言之：

凡外感时病，雷少逸所著《时病论》八卷，究圣经之奥妙，发新伏之常变，知医者可无食古不化之病，初学者可得随机应变之功。他若内伤杂症，黄元御《金匮悬解》其理渊深，其辞古雅，非熟读精思，鲜有得其解也。诊脉一道，王叔和推本《素》《难》之意，编撰《脉经》，凡男女大小、内伤外感、经络脏腑、气血阴阳，莫不咸备，初学不读此书，无以知脉也。验舌则张诞先《舌鉴》一书最为详备，尝读杜氏《金镜录》，言舌只集三十六图，恐有遗漏，惟此书推广至一百二十种，庶无遗珠之恨。制方之书，后贤虽多佳妙，总不能越伊尹之遗法、仲景之范围。辨药之书，《本草纲目》《本草拾遗》美不胜收，读者往往有望洋之叹，不如以《神农本草经》为主，较为直捷。

以上诸家于外感时病、内伤杂症、诊脉验舌、制方辨药诸法，大略已备，然各有所胜，亦各有所偏。惟沈金鳌著《尊

① 几（ｊ机）余：万几之余。几，细微，隐微，亦作"机"。

② 时王：当今圣明天子。

③ 讲肆：讲论肄习。肆，通"肄"。

生书》，可称为医学全书。自《素》《灵》以迄宋、明诸大家，及平日所心得者，编为一书，理深意博，言简意赅，或采前人之语，或抒一己之见，参互考订，辑为《脉象统类》一卷、《伤寒论纲目》十八卷、《妇科玉尺》六卷、《幼科释谜》六卷、《要药分剂》十卷，共七十二卷，总名曰《尊生书》。书中所载，无错杂，无重叠，无支离，无牵扯，多而不紊，简而能赅，实堪为医学正宗，未识诸君以为然否？

折衷《沈氏尊生书》，奉为学医正宗，足见平时研究别有心得。余尝浏览其书，搜罗虽富，学识未精，中惟尤氏喉科，确系专门的诀，过氏玉书甚赞成之。

廉评

# （二）外感内伤诊脉异同辨

## 第一名　何光华（筱廉）

六淫所侵，各疫所干，病由外入者谓之外感；七情五志，饮食劳倦，病由内出者谓之内伤。外内二因之病，有病形同而脉象异者，亦有脉象同而病形异者，又有全乎外感、全乎内伤者，更有外感兼内伤、内伤兼外感者，则脉与病又互相出入，参错杂乱，脉象迥殊。且其轻重浅深，先后缓急，或分或合，种种不同。一或误诊，为害非轻。窃思不辨其异，焉知其同？不辨其异中之同，焉知其同中之异？

试先辨其异：假如人迎紧盛伤于寒，气口紧盛伤于食（按此却有二义，或谓人迎主表，气口主里，据左右手言；或谓人迎主项间两旁动脉，气口主两手动脉，予则折衷前说）。此《内经》以脉部辨外感内伤之要领也，其异一也。

假如气来实强（如浮、大、数、动、滑之类），是为太过，病在外；气来虚微（如沉、涩、弱、弦、微之类），是为不及，病在内。此《难经》以脉气辨外感内伤之要领也，其异二也。

假如推而内之，外而不内，身有热也（脉远臂筋，推之令近，远而不近，是阳气有余，故身有热也）；推而外之，内而不外，有心腹积也（脉附臂筋，取之不审，推筋令远，使脉外行，内而不出外者，心腹中有积乃尔）；推而下之，下而不上，头项痛也（推筋按之，寻之而下，脉沉下掣，是阳气有余，故头项痛也。新校正云：按《甲乙经》"下而不上"作"上而不下"）；推而上之，上而不下，腰足清也（推筋按之，寻之而上，脉上涌盛，是阴气有余，故腰足冷也。新校正云：按《甲乙经》"上而不下"作"下而不上"）。此《内经》以诊法辨外感、内伤之要领也，其异三也。

假如诸浮不躁者皆在阳，其有躁者在手（但浮不躁，则病在足阳脉之中，躁者病在手阳脉之中也。故又曰：其有躁者在手也）；诸细而沉者皆在阴，其有静者在足（细沉而躁，则病生于手阴脉之中，静者病生于足阴脉之中也。故又曰：其有静者在足也）。此《内经》以脉象辨外感内伤、病有阴阳之要领也，其异四也。

假如浮之损小，沉之实大，曰阴盛阳虚；沉之损小，浮之实大，曰阳盛阴虚。此《难经》以诊法辨外感内伤、阴阳虚实之要领也，其异五也。

假如寸口脉浮大而疾者，名曰阳中之阳，病苦烦满、身热头痛、腹中热；寸口脉沉细者，名曰阳中之阴，病苦悲伤不乐、恶闻人声、少气、时汗出、阴气不通、臂不能举；尺脉沉细者，名曰阴中之阴，病苦两胫酸疼、不能久立、阴气衰、小便余沥、阴下湿痒；尺脉滑而浮大者，名曰阴中之阳，病苦小腹痛满、不能溺、溺即阴中痛、大便亦然。此《脉经》以脉部辨外感内伤、阴阳参互之要领也，其异六也。

假如诸浮者病在阳，诸沉者病在阴，诸急者病多寒，诸数者病多热，大者多气少血，小者气血皆少，滑为阳气盛，涩为阴血少。此《内经》以脉象辨外感内伤、阴阳气血、寒热虚实之要领也，其异七也。

仲景以阴阳著脉为十，以浮、数、动、滑、大为阳，沉、涩、弱、弦、微为阴，诊阴阳之法，莫过于此，最当明辨。假如始也为浮、为大、为滑、为动、为数，继也反沉、反弱、反涩、反弦、反迟，此由表入里、由腑入脏之机，其病也进；始也为沉、为弱、为涩、为弦、为迟，继也微浮、微大、微滑、微动、微数，此由里出表、由腑出脏之机，其病也退。此《医原》诊脉辨外感内伤、表里出入、病机进退之要领也，其异八也。

假如客邪暴病，应指浮象可证，固已。若诊虚羸久病，当以根气为本。如下指浮大，按久索然者，正气大虚之象，无问新病、久病，虽证见灼热烦扰，皆正衰不能自主，随虚阳发露于外也；下指濡软，久按搏指者，里病表和之象，非脏气受伤，则坚积内伏，不可以脉沉误认为虚寒也；下指微弦，按久和缓者，久病向安之象，气血虽殆，而脏气未败也。此《诊宗》以脉辨外感内伤、新久虚实、病势安危之要领也，其异九也。

他如外感时病，浮为风，紧为寒，虚为暑，缓为湿，涩为燥，洪为火，以此诊外感六淫，似可依据，然历所经验，亦不尽然。假如风，无定体者也，兼寒燥者紧数而浮，兼暑湿者濡缓而浮。暑湿之气从口鼻吸受，病发于内，脉必似数似缓，或不浮不沉而数，甚或濡缓模糊，至数不清。即燥症亦无定体，上燥主气，脉右浮涩沉数；下燥主血，脉左细弦而涩。火则

无中立者也，六气皆从火化，火化在经在气分，脉必洪盛；火化入胃府与渣滓相搏，脉必沉实而小，甚则沉微而伏。实而小，微而伏，皆遏象也。迨里邪既下，脉转浮缓而不沉遏，日内必得汗解。若汗后脉仍沉数者，邪未尽也；汗后脉转浮躁者，邪胜正也。汗后必身凉脉静，乃为邪尽。夫静者，沉细之谓。然脉虽沉细，而至数分明，与暑湿之涩滞模糊者不同。数日内食进虚回，则脉转圆浮矣。至若温病疫症，则又不同。温病有风温、冷温、湿温、温热、温燥、温毒之各异。风温之脉，脉必右大于左，左亦盛躁，尺肤热甚；冷温之脉，右虽洪盛，左反弦紧；湿温之脉，阳濡而弱，阴小而急；温热之脉，阴阳俱浮，浮之而滑，沉之散涩；温燥之脉，右多浮涩沉数，左多浮弦搏指；温毒之脉，脉多浮沉俱盛，愈按愈甚。夫温病有兼风、兼冷、兼湿、兼暑、兼燥、兼毒之种种诱因，故《难经·五十八难》云：温病之脉，行在诸经。不知何经之动，各随其经所在而取之。疫症虽多，总由吸受种种霉菌之毒，酿成疫症，其为病也，不外阳毒、阴毒。阳毒则血必热，脉多右手洪搏，左则弦数盛躁；阴毒则气必寒，脉多微软无力，甚则沉微似伏，或浮大而散。病虽由外而受，症必由内而发。一则叶氏所谓新邪引动伏邪，一则杨、陈、戴三家所谓杂气、疠气、败气是也。凡诊脉辨外感时病，及一切疫症之大略，其异如此。

又若内伤杂症，如喜则伤心而脉散，怒则伤肝而脉急，忧则伤肺而脉涩，思则伤脾而脉短，恐则伤肾而脉沉，悲则气消而脉促，惊则气乱而脉动，似可无误。然推求情志之病由，当分二种。喜有惊喜、窃喜之分。惊喜者，其志狂惊，则气血易于升散而无所归宿，经所谓喜则伤魄也，

脉多散乱，症多暴脱。窃喜者，其志怡和，则气血易于疏利而诸气皆平，经所谓喜则气缓也，脉多和缓，何病之有？怒有大怒、郁怒之分。大怒者，其志愤激，则气血易于奔迫而无所节制，经所谓怒则伤志也，脉多浮弦躁盛，症多失血，甚或痛厥。郁怒者，其志怫戾，则气血易于瘀壅而不克宽舒，经所谓怒则气逆也，脉多弦涩，甚则沉弦搏坚，症多瘕疝，甚或成痨、成蛊。思有忧思、构思之别。忧思者，其志懊闷，则气血为之格拒而不能通畅，经所谓思则气结也，脉多弦滞，甚或沉坚而牢，症多痞气胀痛，甚或成噎、成膈。构思者，其志烦闷，则气血难于生发而渐以焦枯，经所谓思则伤神也，脉多细涩，甚或弦细虚数，症多虚烦不寐，甚或热肿血胀。悲有悲哭、悲愁之异。悲哭者，其志急夺，则气血无所维护而因以流离，经所谓悲则气消也，脉多浮软无力，或沉细无神，症多眩晕咳喘，甚或息贲痰闭。悲愁者，其志冤抑，则气血为之悁乱而不能畅达，经所谓悲则伤魂也，脉多虚细，甚或细数而促，症多心悸不寐，甚或梦中哭醒，或无故悲啼。恐有惊恐、忧恐之辨。惊恐者，其志振荡，则气血为之播摇而不能静谧，经所谓恐则伤精也，脉多左手弦数，甚则细坚搏指，症多梦遗泄精，甚或恐人将捕，或时时畏死。忧恐者，其志危厉，则气血为之凝敛而渐病怔忡，经所谓恐则气下也，脉多细坚，甚则沉弦细涩，或结而似伏，症多恍惚善忘，甚或癫痫痴呆、奔豚冲厥。

总之情志为病，多由于郁。初病在气，久必入络伤血。故气弱之人内伤情志，则气失运行之常，而病多伏痰、蓄饮；血亏之辈内伤情志，则血失生发之机，而病多阴虚火旺。是又博历者所深知也。若夫内伤饮食，脉来滑盛有力者，为

宿食停胃；涩伏模糊者，为寒冷伤脾。内伤劳倦，气口虚大者，为气虚；弦细或涩者，为血虚。若躁疾坚搏，大汗出，发热不止者，以里虚不宜复见表气开泄也。凡诊脉辨内伤情志，与夫饮食劳倦之大略，其异又如此。此皆外感内伤之判然不同也，其异十也。

次辨其同：有外感与外感脉同者，有内伤与内伤脉同者，有外感与内伤脉同者，有内伤与外感脉同者。假如浮紧风寒，浮数风热，浮缓风湿，浮涩风燥，浮虚伤暑，浮洪火盛，此外感与外感之脉同取诸浮也。假如沉缓水蓄，沉牢痼冷，沉弦饮痛，沉滑停食，沉微阳竭，沉细阴亏，此内伤与内伤之脉同取诸沉也。假如疟脉多弦，弦数多热，弦迟多寒；饮脉亦多弦，有双弦脉，有偏弦脉；浮弦者寒饮上搏，沉弦者悬饮内痛，此外感与内伤之脉同取诸弦也。假如内伤阴虚者，脉多数而弦涩；外感燥伤血液者，脉亦多数而涩；内伤阳虚者，脉多数而软大；外感湿郁气血者，脉亦多数而弦软；且也内损成痨者多数脉，外感邪正相争者，尤多数脉，此内伤与外感之脉同取诸数也。他如外感暑气者脉多浮虚，内伤阳气虚者脉亦多浮而无力；外感温风者脉多浮数，内伤阴血虚者脉亦多浮而弦数；病虽异而脉则同，此异而同之谓也。又如外感之脉多浮，固已。竟有风寒初起，阳为阴蔽，脉不能达，反见沉紧而数者，审其发热无汗，头身疼痛，为表邪而开达之，阳气得通，脉始转浮；内伤之脉多沉，固已，竟有劳伤初起，虚阳上越，脉气上搏，反兼浮而空豁者，见有两颧嫩红，气喘息促为阳越而摄纳之，阳气内收，脉渐转沉。病虽同而脉则异，此同而异之谓也。

总而言之，诊脉之道，辨真伪，察常变，固贵求诸博；而观进退，决死生，又

贵返诸约。予从家君临症，自出心裁，分浮、沉、迟、数、虚、实六字为纲，以察病状之表里、寒热、虚实，又以刚、柔、弦、缓四字为纲中之纲，一以诊病情之阴阳变化，一以诊病机之进退死生。

夫所谓六脉之纲者，如浮为在表，则散大而芤可类也；沉为在里，则细小而伏可类也；迟为寒，则涩、结、代、缓之属可类也；数为热，则洪、滑、疾、促之属可类也；虚为不足，则短、弱、濡、微之属可类也；实为有余，则弦、紧、动、革之属可类也。

所谓四脉为纲中之纲者，一曰刚脉，即赅弦、紧、搏、涩、牢、革诸脉而言也，按之有尖滞弹指之象，主阴虚之燥病。凡物少雨露滋培，势必干涩；人少血液灌溉，亦必干涩，有同然也。故以刚脉属阴虚化燥之病。二曰柔脉，即赅濡、缓、软、滑、微、细诸脉而言也，按之如丝线湿泥柔软之象，主阳虚之湿病。凡物少风日暄动，势必软滥；人少火土蒸运，亦必软滥，无二理也。故以柔脉属阳虚化湿之病。三曰弦脉，如张弓弦，端直以长，举之勒指，按之不移是也。历诊诸病之脉，属邪盛而见弦者十常二三，属正虚而见弦者十常六七，其于他脉之中兼见弦象者，尤复不少，即诊伤寒坏病，弦脉居多，虚劳内伤，弦常过半，所以南阳为六残贼之首也。凡外内百病，一见弦脉，总由中气少权，土败木贼所致。但以弦少、弦多以证胃气之强弱，弦实、弦虚以证邪气之虚实，浮弦、沉弦以证表里之阴阳。无论所患何症，兼见何脉，若弦而劲细如循刀刃，弦而强直如循长竿、如按横格，皆但弦无胃气也。故凡病脉见和缓者顺，见弦强者逆，见弦甚者死，为其藏阴已尽故也。观《内经》真脏脉见，即与之期日可知。四曰缓脉，从容和缓，不疾不

徐，应手中和，意思欣欣，即胃气脉，亦即神气脉也。《内经》言四时主脉，弦、钩、毛、石之中，总以各见和缓为有胃气。窃谓浮、沉、迟、数、虚、实之中，亦以有一段冲和神气，虽病无虞也。周小颠《三指禅脉诀》以缓脉为总纲，诚能知四时百病胃气为本之旨，故诊外内百病，无论何脉，但得兼软滑和缓之象，便是脉有胃气，病虽重而不危。若今日尚和缓，知胃气之渐至；明日更弦急，知邪气之愈进；今日甚弦急，明日稍和缓，知胃气之将复。顷刻之间，初急后缓者，胃气之来也；初缓后急者，胃气之去也。所以病人之脉，初下指似和，按之微涩，不能应指，或渐觉弦硬者，必难取效；若初下指虽见乏力，或弦细不和，按至十余至，渐和缓者，必能收功。此临症历经试验之脉法也。

夫切脉仅为四诊之一端，一脉能兼诸病，一病亦能兼诸脉，故临症最宜详细。病不论外感内伤，年不论老壮幼少，须先观病人两目，次看面色、舌苔，复以手按其胸脘至小腹有无痛处，及虚里与卫任脉动否，再问其大小便通与不通，口渴与不渴，服过何药，或久或新，察其病之所在，与受之所由，俟胸有灼见，而后切脉以决其疑。若脉不合症，必更求病之所以然，与脉之所以异，互相推勘，两两相形，寒与热相形，虚与实相形，其中自有把握之处。准此辨症立方，庶免草率误人之弊矣。

原原本本，确确凿凿，其第九、十两段，尤足补《脉经》之缺入。后言同，又推及同而异、异而同，题义已发挥完足。末述家学数言似赞。

翁又鲁评

## 其二　骆秉璋（静安）

诊家纲要约有四端，曰望，曰闻，曰问，曰切。故经曰：望而知之谓之神，闻而知之谓之圣，问而知之谓之工，切脉而知之谓之巧。是则诊脉之理，不甚玄乎？而病则不外乎六气、七情两大因。因于六气者曰外感，因于七情者曰内伤。但必诊其脉与病合，而后能别其为外感，为内伤。且必辨其脉之或异或同，而一一诊断之，始可与言脉理矣。凡诊其脉，见有浮、洪、滑、数、弦、紧、长、大者，皆属于阳，是为外感之脉；见有沉、弱、迟、涩、细、微、短、小者，皆属于阴，是为内伤之脉。此外感内伤之所以为异，固已尽人皆知，无待赘言矣。所异者，阳症见阴脉，阴症见阳脉二者而已。譬如小儿骤患惊风，症系外感，应见阳脉，而反沉、迟、细、小如内伤症者，何也？此其故却有二因，一则血为脑逼，一则体本血衰，然必兼见洪数之象，此外感之脉所以异于内伤也。又如小儿疳痨已久，症属内伤，应见阴脉，而反浮、数、弦、长如外感症者，何也？此其故亦有二因，一则血热阴亏，一则血随阳越，然必兼见细涩之象，此内伤之脉所以异于外感也。他如风热外激，而脉浮大者，为外感；阴虚火动，而脉浮大者，为内伤。风寒外束，而脉弦紧者，为外感；血虚气凝，而脉弦紧者，为内伤。诸如此类，所见甚多，此所以症同而脉异者有之，症异而脉同者又有之，疑似之间，不可不辨。总而言之，外感之脉多有力，内伤之脉多无力，斯言得之矣。脉理虽玄，自有显然可见者。

说理精深，措词简洁，辨析症脉异同处，非博历者不能道，英年得此，可畏可畏。

廉评

着墨不多，能扼其要，与泛钞脉书无关题义者不同，专家妙蕴，已见一斑。

翁又鲁评

## 其三　史慎之

病由六淫之邪而得者，谓之外感；由七情之欲而成者，谓之内伤。内伤与外感，其病异，其证异，其诊脉亦必有异。而吾窃以为脉象无定，而活法在人。谓外感之脉多浮，内伤之脉多沉；外感之脉多实，内伤之脉多虚。外感先及气分，内伤先及血分，则左右两部脉必不同；外感必在阳分，内伤必在阴分，则上下两部脉必各异。然而寒湿之脉何尝不沉？暑热之脉何尝不虚？是外感见内伤之脉也；阳越之脉何尝不浮？肺痿之脉何尝不实？是内伤见外感之脉也。且外感属气分，久之必归于血分，则左右之脉不足凭；内伤属阴分，久之必及于阳分，则上下之脉不足据。况外感有时兼内伤，内伤有时兼外感，而谓脉其可凭乎？其不可凭乎？所以古人四诊之学，以切脉居其末，非谓脉不可凭，谓仅恃乎脉而脉无凭，徒泥乎脉而脉更无凭。然则必如何而可？曰：仍宜合之于证，验之于舌，溯病源，度病所，察病状，究病变，再参之以脉，庶几孰为外感？孰为内伤？病机虽幻，确无遁情矣。否则按三部，推九候，拘执鲜通，窃恐认内伤为外感，认外感为内伤，其贻误于人，岂浅鲜哉？吾故曰：脉象无定，而活法在人。

脉可辨者其迹，不可辨者其神，以活法立柱，人谓措词近巧，吾谓理实无差。

炳元僭评

## 其四　何拯华（幼廉）

褚彦道[①]云：博历知病，多诊识脉。俞东扶曰：治病之难，难在识症；识症之难，难在识脉。由是观之，欲识症在辨脉，欲识脉在多诊。世俗有熟读王叔和，不如临症多之谚，亦至言也。拯华阅历浅，何敢侈谈脉理。况欲辩外感内伤之脉理乎？况欲辩外感内伤脉理之异同乎？虽然，吾国旧学首重诊脉，内廷召医诊治则曰请脉，病家嘱医立案，则曰请开脉案，即病人亦以医能诊脉识症者，目为医家上乘，则脉学之不可不讲也明矣。然欲讲脉理，必先明病理，病理不明，虽读遍叔和《脉经》、阳生《脉诀》（叔和但著《脉经》，《脉诀》系宋高阳生伪托，故戴同父刊其误，名曰《脉诀刊误》）、《濒湖脉学》三书，总属胸中易了，指下难明，尚不能于外感内伤各症查明其病源，断定其症候，而施精当之疗法，此理惟汪、徐、史三家语最精实。试一一节述之。

汪石山曰：《脉经》云：浮为风，为虚，为气，为呕，为厥，为痞，为胀满不食，为热邪内结等类，所主不一，约数十余病。假使诊得浮脉，彼将断定其为何病耶？苟不参之以望、闻、问，而欲的知其为何病，吾谓戛戛乎其难矣！古人以切居望、闻、问之后，则是望、闻、问之间已得其病情，不过再诊其脉，看病应与不应耳。若病与脉应，则吉而易医；脉与病反，则凶而难治。以脉参病，意盖如此，曷尝以诊脉知病为贵哉？夫《脉经》一书，拳拳示人以诊法，而开卷入首便言观形察色，彼此参伍，以决生死，可见望、闻、问、切，医之不可缺一也，岂可偏废乎？

徐灵胎曰：脉之为道，不过验其血气之盛衰，寒热及邪气之流在何经、何脏，与所现之症参观互考，以究其轻重、顺逆之理，而后吉凶可凭。所以《内经》《难经》及仲景之论脉，其立论反若甚疏，而应验如神。若执《脉经》之说，以为某病当见某脉，某脉当得某病，虽《内经》亦间有之，不如是之拘泥繁琐也。至云诊脉即可以知何病，又云人之死生，无不能先知，则又非也。盖脉之变迁无定，或有卒中之邪未入经络，而脉一时未变者；或病轻而不能现于脉者；或有沉痼之疾，久而与气血相并，一时难辨其轻重者；或有依经传变，流动无常，不可执一时之脉而定其是非者。况病症之名目有万，而脉之象不过数十种，且一病而数十种之脉无不可见，何能诊脉而即知其何病？此皆推测偶中，以此欺人也。

史琦曰：医必诊两手寸口之脉者，所以验心力之强弱、血气之盛衰，以卜病之寒热虚实耳。非固不能舍病而求脉，求脉而能分脏腑也。夫脏腑各有见症，明者于望、闻、问三者已得其情，切脉不过求其寒热虚实耳，非切脉可知脏腑种种之病也。《素问·征四失篇》曰：诊病不问其始忧患，饮食失节，起居之过度，或伤于毒，不先言此，卒持气口，妄言作名，为粗所穷，何病能中？然则《内经》亦未尝许人凭脉知病也。今必曰两手寸口，某部为某脏，某脏见某病，皆可切而知之。苟有不合，则委以脉理精微，不知已蹈杀人之术矣。所以读书泥古之士，但知持脉论症，其治效往往出市医单方下者，职是故耳。

合三家名论以观之，则脉于诊断上之作用，已深切著明矣，兹姑不赘言，第言

--------

① 褚彦道：褚澄，字彦道，南朝名医，著《医论十篇》传世，称《褚氏遗书》。

外感、内伤诊脉之异同。凡病之来，不过外感、内伤，而外感、内伤之中，亦只二十一字尽之。如风、寒、暑、湿、燥、火以及各种时疫外感也，喜、怒、忧、思、悲、恐、惊，与夫饮食劳倦内伤也。至于病状千变，变症万端，不过寒、热、虚、实、表、里、阴、阳八字尽之。然八者之中，又惟虚、实二字为最要。盖凡有表症、里症、寒症、热症、阴症、阳症，莫不皆有虚实。既能知表、里、寒、热、阴、阳，而复能以虚、实二字决之，则千变万端，可一以贯之矣。

拯华一得之见，妄谈诊要。大抵一症到手，先明在气、在血。无论外感、内伤，须知初病伤人，未必即伤脏腑，所伤者无非气血。气有虚、实。实者，邪气实。假如诊得其脉，气来实强，如洪、紧、弦、数之类，多系外感实症，其人必头痛身热，溺赤口渴。虚者，正气虚。假如诊得其脉，气来虚微，如虚、弱、微、软之类，多属内伤虚症，其人必神倦力乏，食少头眩。血有亏、瘀。亏者，血必薄，液必燥，脉管中养气亦少。脉多细涩，甚则或弦、或数，其人色多㿠白，体多枯瘦，头晕心跳，虚烦不寐，甚则血虚生风，躁汗痉厥，变症蜂起，病或始于外感，症已转为内伤。瘀者，血必郁，气必滞，脉管中炭气亦多。脉多弦涩，甚则或数、或劲，其人色多青黯，身多刺痛，胸胁牵疼，筋脉拘挛，甚则血结而坚，成癥成蛊，危候迭见，症虽多属内伤病，或由于外感。此则诊脉辨外感内伤、气血虚实之要略也，其异而不同者一也。

其次辨阴阳虚实。扁鹊《难经·六难》曰：脉有浮之损小、沉之实大者，曰阴盛阳虚；沉之损小、浮之实大者，曰阳盛阴虚。按此却有二义：一以尺主阴、寸主阳。寸浮者损小，尺沉者实大，谓之阴盛阳虚；寸浮者实大，尺沉者损小，谓之阳盛阴虚。一以沉主阴、浮主阳。轻手浮取损小，重手沉按实大，谓之阴盛阳虚；重手沉按损小，轻手浮取实大，谓之阳盛阴虚。此则诊脉辨外感内伤阴阳虚实之要略也，其异而不同者二也。

虽然，病之阴阳所包者广。假如寒邪客表，病属阳中之阴，脉多左手浮紧，甚或右紧左迟，其人若发热恶寒，头痛鼻塞，此即新感之表寒症也；假如热邪入里，病属阴中之阳，脉多右手洪数，甚或右实左数，其人若潮热恶热，腹满口燥，此即新感之里热症也。假如新寒入里，病属阴中之阴，脉多尺寸沉紧，甚或沉微而迟，其人若口不渴，或假渴而不能消水，喜饮热汤，手足厥冷，溺清便溏，甚或水泄如注，或上吐而下泄，此即直中之表里俱寒症也；假如伏热达表，病属阳中之阳，脉多尺寸搏数，甚或浮洪躁盛，其人若潮热恶热，大渴引饮，大烦而躁，溺短色赤，大便闭结，脘腹胀满，痛而拒按，此即内伏之表里俱热症也；假如伏火内发，新凉外束，病属外阴而内阳，脉必右手洪搏，左反弦紧，其人若午寒午热，头痛身疼，胸脘与腹按之灼手，溺赤黄浊，大便或秘或溏者，此即新旧夹发之表寒里热症也；假如素有寒饮，适感风热，病属内阴而外阳，脉多右手浮滑，左反弦急，其人若头痛鼻干，微寒壮热，咳吐稀痰，上气喘急，倚息而不得卧者，此即外内夹发之里寒表热症也。若真阴真阳之别，则又不同。假如脉数无力，或数而弦涩，其人虚火时炎，口燥唇焦，内热便结，气逆上冲，此内伤真阴不足也；又如脉大无力，或沉而细软，其人四肢倦怠，唇淡口和，肌冷便溏，饮食不化，此内伤真阳不足也。至于内伤虚痨兼感风寒者，此为最多。假如平时关尺脉弦，忽然人迎浮盛，其人若平日咳嗽声怯，痰涎不活，骨蒸痨热，虚火上炎，则面热颊赤，两头角隐隐掣痛，忽然壮热头疼，不分昼夜，或鼻塞声重，涕唾稠黏，此即内伤适兼外感，先虚后实之症也。又若外感寒暑，做成劳伤者，亦屡见之。假如初则脉气实强，或浮大有力，或滑数有力，继即脉气细微，或沉弱而微，或沉弦而涩，甚或左关尺弦细搏指，其人又渐渐身体枯瘦，肌肤甲错，夜热干咳，神倦气乏，甚或两颧嫩红，腰酸梦遗，腹中冲脉动跃震手者，此即外感转成内伤，先实后虚之症也。其间最难辨者，一为阴盛格阳，病由沉寒内结，逼阳上越，脉必浮之数大，沉之欲散，症反肌表大热，面赤如醉，口燥齿浮，咽干喉痛，此内真寒而外假热、阴关阳格之症也；一为阳盛格阴，病由郁火内伏，不得宣越，脉必浮之细小，沉之搏坚，症反战栗恶寒，凛凛恶风，手足厥冷，指甲青黑，此内真热而外假寒、阳关阴格之症也。此则诊脉辨外感内伤的表里寒热、阴阳虚实之要略也，其异而不同者三也。

又次辨新久死生。《内经》曰：脉浮而滑，谓之新病；脉小以涩，谓之久病。窃谓新病虽各部脉脱，中部独存者，是谓胃气，治之必愈。盖缘新病谷气犹存，胃脉自应和缓，即或因邪鼓大，因虚减小，亦须至数分明，按之有力，不至浊乱，再参语言清爽，饮食知味，胃气无伤，虽剧可治。如脉至浊乱，至数不明，神昏语错，病气不安，是为神识无主，法在不治，此新病之生死，系乎右手之关脉也。久病而左关尺软弱，按之有神，其精血未伤，他部虽危，治之可生。若尺中弦紧急数，按之搏指，或细小脱绝者，法在不治。盖缘久病胃气向衰，又当求其尺脉，以候先天之根气，此久病之死生，主乎左手之关尺也。此则诊脉辨外感内伤新久死

生之要略也，其异而不同者四也。

他若病同而脉异者，如同一失血症，脉有浮大而芤者，有小弱而数者，伤胃损脏之不同也；同一气虚症，脉有气口虚大而涩者，有气口细小而弱者，劳伤脱泄之不同也。病异而脉同者，如太阳中风，瘫痪不仁，脉皆浮缓则同，而一为暴感之邪，一为久虚之病则异矣；虚劳寒热，病疟寒热，关尺弦紧则同，而一为肝肾阴虚，一为肝胆邪盛则异矣。诸如此类，不胜枚举。设或不辨其异，焉知其同；不辨其异中之同，焉知其同中之异。

综而言之，治外感病，当以七成从症，三成从脉，或竟舍脉而从症；治内伤病，当以七成从脉，三成从症，尤以腹诊为要诀。虽然脉有六阴，有六阳，有反关，有一手无脉，一手有脉，此由其人素因之不同也。又有痰脉，有怪脉，有神经病脉（俗名鬼祟脉，妇女最多，小儿次之），此由其人诱因之不同也。种种不同，殊难臆断，即诊内伤，亦只得舍脉从症矣。故前哲徐洄溪云：以脉为不可凭，有时凿凿乎其可凭；以脉为竟可凭，有时亦全不足凭。旨哉言乎！然则遇外内合邪，邪正交错，脏腑纠结之疑难杂症，必如何而可乎？则必如张飞畴所云：遇有内伤宿病之人，适患外感时病，不得用峻汗、峻攻之法，必参其人之形气盛衰，客邪微甚，本病之新久虚实，向来之宜寒宜热，宜补宜泻，宜燥宜润，宜降宜升，或近日服过何药之相安不相安，其间或挟痰，或挟瘀，或挟火，或挟气，或挟水，或挟积，务在审症详明，投剂果决，自然随手克应矣。故凡智者诊脉断症，别有神悟，可意会而不可言传。即选药制方，法法不离古人，而实未尝执古人之成法也。此又辨外感内伤之虚中夹实，实中夹虚，症症不同之要诀也。长洲石顽老人云：虚

邪久淹、羸弱久困之病，不但制方宜缓，稍关物议之味，咸须远之。是以巨室贵显之家，一有危疑之症，则遍邀名下相商，补泻杂陈之际，不可独出己见，而远众处方，即不获已，亦须平淡为主。倘病在危逆，慎勿贪功奏技，以招铄金之谤也。呜呼！斯语也，巧则巧矣，其如民命关系医手乎。我辈即操活人之技，须存寿世之心，即于百不一活之症，亦当作万有一生之想，纵使修短有数，彭殇①难齐，破格出奇，终于莫救，致招从旁浮议，同道中伤，病家归怨，然而返之吾心，固无愧也。倘畏避嫌疑，而以此种危症，仿张老巧滑之手段，吾宁不以医为啖饭之营业矣！以上所辨，虽不能曲尽异同，然皆从诸名家探悟而出，确确可凭。既非一家之言，又非一人之见，爰敢略陈其要，以就精于脉理者一教正之。倘有匡予不逮者，拯华馨香②以祷之，铸金③以事之。

脉以参症，必症与脉互讲，而脉之作用始显而明。作者觑定斯旨，择要抉微，条分缕析，语语皆有来历，初学得此，竟可奉为枕中秘。但医学一道，愈求愈精，平时在乎博学，临事在乎好问。此后遇有练达老成辈，必须事事请教，则医学虽远大，不患无达到彼岸之一日矣。

此题范围本广，即脉言之，已难简明。鄙见异同二字，只好就宜忌。如譬说诊得浮大脉，在外感为顺，内伤为逆，若高年内伤而得浮大脉则为死脉矣。余象以此类推，较为直截。若再兼论症及表里八字，则虽数万言，亦不能尽矣，何诸卷竟未有见及耶？

翁又鲁评

## 其五　任玉麒（汉佩）

脉无病也，诊之者欲辨其为外感、为内伤，亦无非借脉以窥其气血耳。夫脉之循环动止，全赖气血之盈虚消长为转移。六淫有余之病，由骤而得，气血被其搏束，脉道因阻遏，致涨急如火之燃、水之沸，循行失度，而其象乃变；七情不足之疾，由渐而成，气血日逐消耗，脉管先枯燥，后空虚，如木之凋、草之萎，灌溉失司，而其象亦变。气血者，内外之总司，脉又为气血之代表也。内外之患病异，则脉亦与之俱异；内外之患病同，则脉亦与之俱同，此理所必然者矣。然而不辨其异，焉知其同；不辨其同，焉知其异；不辨其异中之同，焉知有同中之异；不辨其同中之异，焉知有异中之同。

试举管见者，分晰陈之。外感之脉多取诸浮，内伤之脉多取诸沉；外感之脉或长或洪，内伤之脉或细或短。此异之说也。外感之脉有迟数，内伤之脉亦有迟数；外感之脉有滑滞，内伤之脉亦有滑滞。此同之说也。暑脉见芤，失血者脉亦芤；湿脉见涩，津衰者脉亦涩。此异而同之说也。风袭于表脉见缓，风动于里脉见弦；寒客于经脉见紧，寒中乎脏脉多伏。此同而异之说也。

善诊者，凭其迹象，运以神明，辨内外于异同，大纲已不离乎是。苟能进而推之，又如结为阴凝，促为阳郁，代为气乏，革为精伤，牢为寒结，濡为阳虚，弱为阴虚，大为邪盛正衰，散为阴竭阳越，皆脉象之变而又变。或由外感以致内伤，或先内伤复病外感，病有新久之殊，脉有

---

①　彭殇：长寿与夭折。彭，彭祖，古代传说中的长寿之人。殇，未成年而死。

②　馨香：指供奉神佛的香火。

③　铸金：谓铸造金身。言非常地尊崇对方。汉·赵晔《吴越春秋·勾践伐吴外传》："越王乃使良工铸金，象范蠡之形，置之坐侧，朝夕论政。"

反复之变。大虚多似实，大实多似虚，此固不可执同异之见，但从脉而不从症也。尤宜辨者六阳六阴、反关歧出，平脉已失其常，病脉莫穷其变。诊之者设不于学问外复加以阅历，诊脉则反为脉困矣，遑辨其病之为外感、为内伤哉！《东坡杂录》有言曰：脉之难明，古今所病云云。彼士夫秘所患以求诊者，盍即苏氏言而细玩之。

发明脉理，语极新颖；辨别异同，笔尤灵活。非阅历精深者，曷克臻此！

炳元僭评

## 其六　金寿田（蔚卿）

夫切脉治病，虽居四诊之末，而实为诊断学之要素。若不明其外感内伤，诊脉异同之辨，而徒恃其见症，是犹处云雾迷漫之境，而不知其东西之道途，茫然无绪，其何以据之耶？试以浮、沉、迟、数而言：

浮主表，沉主里，迟主寒，数主热，此脉之四大纲也。分而言之，则浮脉属阳，主风，若浮而无力为表虚，有力为表实。沉脉属阴主里，若沉而无力为里虚，沉而有力为里实有积。迟脉属阴，若迟而无力为寒虚，有力为寒结。数脉属阳，若数而无力为伤暑，有力为火郁。此其大较也。

至就外感内伤中辨脉之异同，则辨之有不胜辨者矣。如浮虚者，伤暑之脉也，而气衰者，脉亦浮虚。沉滑者，热利之脉也，而阴虚者，脉亦沉滑。迟滞者，中湿之脉也，而虚寒者，脉亦迟滞。数大者，热盛之脉也，而阳浮者，脉亦数大。此外感内伤所同者也。

又若外感脉多浮，内伤脉多沉；外感脉多数，内伤脉多迟；外感脉多滑，内伤脉多涩；外感脉多长，内伤脉多短；外感脉多大，内伤脉多小；外感脉多实，内伤脉多虚。此则其异焉矣。

又有似同而异者，如外感之浮而大，与内伤之浮而濡是也。又有似异而同者，如外感之脉滑而实，与内伤之脉滑而虚是也。又有外感与外感之脉同者，如中风伤寒脉俱浮是也；又有内伤与内伤之脉同者，如痰饮肝郁脉皆弦是也。又有外感与外感之脉异者，如挟风则脉浮而实，挟寒则脉紧而迟是也；内伤与内伤之脉异者，如血虚则脉细而弱，气虚则脉微而缓，或微而濡是也。又有脉伏不见，如热深厥深，或暴受痧秽，或食填太阴，或温邪战汗，或盛怒气郁，或暴痛气结者，皆能致伏。此则无脉可诊，又无异同可辨，但当以证决之。然亦必推求其脉之何以不见，而后可随症施治，非谓伏脉竟可不诊也。于无脉之中求有脉，诊法之神，莫神于此。呜呼！难矣。

有条有理，不蔓不支，学问阅历，兼擅其长，望而知为斫轮老手。

炳元僭评

## 其七　潘文藻

夫外感、内伤，诊脉异同，最易相混。李士材曰：关前一分，人命之主。左为人迎，右为气口。人迎紧盛，辨外因之风寒；气口紧盛，辨内伤之食积。外因者，未能兼求六气；内伤者，未能兼求七情。只辨风、食二者而已。程芝田曰：设人迎紧盛，而其人并无发热恶寒表症，当知其为阴虚也；设气口紧盛，而其人并无胸满噫臭实症，当知其为阳虚也。人迎、气口，古人论之最详。然人迎虽主风寒，风为百病之长，未有不兼他气者；气口虽主食积，食为致病之媒，未有不夹他症者。是人迎、气口虽不能穷内伤、外感之变，要亦可知内伤、外感之因也。

至于浮脉，昔贤皆曰主表，惟黄元御曰：寸在前主表，尺在后主里。病人脉浮在前者主表，在后者主里，先后皆浮则表里皆病。浮脉如此，诸脉可知。临症之时，详细审察，必内伤外感之界限清，而后以脉合症，以症合脉，脉症参观，病情悉露，纤悉无遗。诊视之余，不问而知其为内伤，而知其为外感也。兹将浮、沉、迟、数四脉而并论之。

脉浮者，表症也。恶寒发热，头项强痛，脉必浮而大，浮而紧，浮而数，浮而洪。如浮而芤者则为失血，浮而濡者则为阴虚，浮而弦者则为痰饮，浮而长者则为癫狂。此浮脉虽同，而兼脉则异，一经详察，病之内外显然也。脉沉者，里症也。邪热入里，传及三阴，而脉必沉而实，沉而弦，沉而滑，沉而伏。若沉而迟者则为虚寒，沉而缓者则为蓄水，沉而紧者则为冷痛，沉而细者则为虚湿。此沉脉虽同，而兼脉更异，一经细察，病之内外跃如也。脉迟者，寒也。然表寒之迟，而脉必兼浮、兼缓；里寒之迟，而脉必兼沉、兼伏。能确见其为表寒，虽麻黄、桂枝不为峻猛；灼知其为里寒，而理中、真武立起沉疴。辨脉不淆，辨症自确，异同之处，不于本脉而得其粗，必于兼脉而得其精也。脉数者，热也。然外热之数脉，必兼浮、兼大；内热之数脉，必兼沉、兼实。外热者，虽未必尽为外感，而端详已得，万不至于妄投；内热者，虽未必尽为内伤，而朕兆已萌，又不至于偾事。辨脉精明，辨症的确，异同之别，于本脉而得其大略，于兼脉而得其奥义也。

是则内伤、外感，症虽万变，总不外浮、沉、迟、数四者之范围，而四者之范围，又能赅括诸脉之错综变化。症虽有假

症，而脉必无假脉。如内真寒而外假热，内真热而外假寒，一经诊验，胸中自有主宰；由表入里谓之时气，由里达表谓之伏气，一经分辨，手下自有准绳。非然者，认症未真，辨脉多失，以内伤为外感，以外感为内伤，几何不杀人于冥冥之中哉！

中权从浮、沉、迟、数发挥，思清笔隽，颇得题情。

廉评

## 其八　吴念士（丽生）

尝读《内经》，黄帝谓雷公曰：寸口主中，人迎主外。又曰：气口以候阴，人迎以候阳。又曰：人迎盛坚者伤于寒，气口盛坚者伤于食。又曰：三阳在头，三阴在手。所谓人迎，即结喉间动脉也；气口，即左右手寸关尺也。若以表里阴阳验外感、内伤者，当诊人迎、气口为标准。然读《脉要精微论》曰：内而不外，心腹积也；外而不内，身有热也。若外感、内伤之辨，在脉之浮沉者。读《平人气象论》曰：脉小弱而滑者为久病，脉浮滑而疾者为新病。若外感、内伤之辨，又在脉之强弱者。

呜呼！脉理深微，《经》旨元远，学者固不易窥奥奥也。不知外感者，风、寒、暑、湿、燥、火，有余之病也；内伤者，七情之伤气、伤血或伤五脏，不足之病也。审乎此，则当以《难经》气来实强是为太过，疾在外；气来虚微是为不及，病在内二语，洵为精确不磨之论矣。盖所谓实强者，即脉之浮、紧、弦、数是也；所谓虚微者，即脉之微、细、虚、弱是也。浮者，脉在肉上行也。仲景《伤寒论》曰：凡太阳病，头项强痛而恶寒，其脉必浮紧者，转索无常。凡伤寒病，初起二三日，恶寒，体痛，呕逆，其脉阴阳

俱紧弦者，如琴弦之挺直。凡少阳病，寒热往来，其脉必弦数者，一息六至。凡温病时症之初起，身热、无汗、口渴者，其脉必数。此辨外感脉之大要也。微脉似有似无，欲绝非绝，主气血大衰之病。李时珍曰：阳微恶寒，阴微发热。是非峻补，难以回春。细脉状如细线，为气衰血少，故吐利、失血、忧劳过度之人多见之。虚脉浮大迟软，主阴虚阳旺。经曰：血虚脉虚。弱脉沉细而小，为真气衰弱。此辨内伤脉之大要也。

思致清爽，笔亦简洁。

廉评

## 其九　曹林生（炳章）

病之伤于人也，不外内伤、外感。内伤者，气病，血病，食伤病，劳力病及七情（喜、怒、忧、惧、悲、恐、惊）病是也；外感者，疫疠及六淫（风、寒、暑、湿、燥、火）之邪是也。感受即有内外之分，而察色诊脉，亦必有异同之辨。

考我中医诊脉，始于《灵》《素》，至秦越人《难经》首定脉法，而仲景则立辨脉、平脉二法于《伤寒论》中。迨西晋王叔和撰为《脉经》，列脉二十有四。六朝时有高阳生者，伪托叔和之名，剽作七言《脉诀》，致有七表、八里、九道之殊，刘元宾从而和之，元戴同父直刊其误。及前明李濒湖以《脉经》二十四种，无长短二脉，《脉诀》亦二十四种，增长、短而去数、散，皆非也，因著《脉学》一篇，增入数、散二脉，且补以革之一脉，合为二十七脉。本朝李延复增疾之一脉，余燕峰又增大、小二脉，则脉合三十矣。此历来脉象增变之异同也。

《素问·三部九候论》以上、中、下三部分九候，分配脏腑。至晋王叔和以两手寸关尺分五脏六腑。后如李濒湖、张景岳尤各自为说。至国朝道、咸间，西医合信氏剖验两手脉位，见脉管大如鸡翎，循臂而上，渐上渐大，上至颈项，即与颈中血管通连，直达心脏，并不与他脏相属，且直通一管，何以三部能分脏腑耶？余曰：病之与脉，不过验其寒热、血气之盛衰。然邪气之在经、在脏，必兼审其外现之证状，尤必考求四诊诊断诸书，而后吉凶可凭。中医诊脉验于指，西医诊脉代以脉表，其用法则以脉表置于小臂，用带绕之，左右有小钩，上施钢簧、象牙板等件，故每脉一至，板必少动如钟表然，其端有奇形之笔，能使脉之起落，画于纸上，宛如线形，以为实据，而动力之大小迟数，毫无遁隐。即如《内经》春弦、夏洪、秋毛、冬石之四时平脉，以及屋漏、解索、雀啄、循刀诸怪脉，依此诊法，无不显而易见。吾人亦宜购备参用之。此中西、古今诊病分脏之不同也。

如平人同见是脉，而体实肥瘦亦有不同。肥盛之人，气居于表，六脉常见浮洪（亦有肌肉过厚，脉来不能直达肤间，反欲重按乃见）；瘦小之人，气敛于中，六脉常带沉数（肌肉过于浅薄，其脉之来贴近肤间，亦反浮取而得）。性急之人，脉常五至（适当从容无事，亦近舒徐平和）；性缓之人，脉常见迟（偶值怅惚多冗，脉亦随之急数）。少壮脉大是其常也，而怯弱者多见虚细；老弱脉虚是其常也，而期颐[①]者更为沉实。室女寡孤，濡弱者是其常也，或遇优游乐境，襟怀恬澹，脉来亦定冲和；婴童气禀纯阳，急数

---

①　期颐：一百岁。语出《礼记·曲礼上》："百年曰期颐。"

者是其常也，或质弱及寒带①之人，脉来亦必迟慢。以此类推，而形体固有一定之素因，然素因又必随居处、职业之转移，此关于体质之不同也。

诊脉之法虽有多端，而其要当以举、按、寻三字为法度，上、下、来、去、至、止六字为准绳。此六者可辨脉体之类似，以诊气血之衰旺。然迟与缓相似。迟为一息三至，脉小而衰；缓则一息四至，脉大而徐。沉与伏相似。沉则轻举无，而重按乃得；伏则重按亦无，推筋乃见。数、紧、滑三脉相似。数则往来急迫，呼吸六至；紧则左右弹指，状如切绳；滑则往来流连，如圆珠之状。浮、虚、芤相似。浮则举之有余，按之不足；虚则举之渐大，按之则无；芤则浮沉可见，中按则无。濡与弱相同。濡则细软而浮，弱则细微而沉。微与细相同。微则不及于细，若有若无，状类蛛丝；细则稍胜于微，应指极细，状比一线。弦与长相同。弦则状如弓弦，端直挺然而不搏指；长则过于本位，亦不搏指。短与动相同。而短为阴脉，无头无尾，其来迟滞；动为阳脉，无头无尾，其来滑数。洪与实相同。洪则状如洪水，盛大满指，重按稍减；实乃充实应指，举按皆然。牢与革相同。牢则实大而弦，牢守其位；革则虚大浮弦，内虚外急。促、结、涩、代四脉相同。而促则急促，数时暂止；结则凝结，迟而暂止；涩则迟短涩滞，三五不调；代则动而中止，不能自还，止数有常，非促结比。此辨相类之脉，晰其异而分之。

经云：调其脉之缓、急、大、小、滑、涩，而病变定矣。然此六者，足以定诸脉之纲领也。滑伯仁曰：提纲之要，不出浮、沉、迟、数、滑、涩之六脉。夫所谓不出于六者，能统诸表里、阴阳、虚实、寒热、脏腑、血气之病也。浮为阳，为邪在表，证为风、为虚，若散大而芤，皆其类也；沉为阴，为邪在里，证为湿、为实，若细小而伏，皆其类也。迟为在脏，为寒、为冷，若徐缓促急之属，皆其类也；数为在腑，为热、为燥，若洪滑疾促之属，皆其类也。滑为血有余，涩为气独滞，此皆人所易知。然六者之中，复有相悬之要，似是而非，若一失辨，误非浅矣。夫浮为在表，若阴虚者，阴脱于下，孤阳浮于上，则脉亦浮，然必浮而无力；沉为在里，若表邪初感之盛者，阴寒束于皮毛，则阳气不能外达，而脉亦必沉紧。迟为寒矣，而伤寒初退，余热未清，而脉亦必迟滑；数为热矣，凡虚损之人，阴阳俱亏，气血败乱者，脉亦急数，愈数者愈虚。微、细类虚矣，如痛极壅闭者，脉必伏匿，亦现沉细之状；洪、弦类实矣，而脏虚真阴失守者，则脉亦弦数矣。此脉病异同之大要也。

古人所谓见病知原者，见何症即知何邪之在经络也；所谓见脉知病者，见何脉即知邪之在表里脏腑，而为虚实寒热也。非谓见一脉，即知一病之形状也。虽据脉而推，有时亦能得病之形状，要非必中之道。近世病家有故隐其所苦，以一脉试者，此两失之道也。古书具在，未有不合色脉而能论病者。谨就管见所及，爰述诊脉度病之大概如此，以质之同学诸君。

就脉论脉，极有根底。再能从内外诸症中，辨此异同，便成佳构。

廉评

## 其十　陈澹（心田）

常见今之凿凿谈脉，自夸善诊者，辄谓外感、内伤各病，无一不可以指下求

---

① 寒带：谓寒冷地带。

之。窃谓同是一脉，见此症为宜，见彼症为不宜；同是一症，见某脉为忌，见某脉为不忌。彷徨无主，莫所适从，故诊脉者全在心灵手巧，审症为宗。盖诊者，审也。症者，证也。于望、闻、问三者之后，合一切字。可知诊不独在于脉，必验夫症之实际，然后明此系外感，彼系内伤，此脉与外感同，彼脉与内伤异，不致两有枘凿，而徒托空言，以招病人嘲笑也。夫所谓外感者，六淫而已；内伤者，七情与饮食不节而已。脉者，浮、沉、迟、数、大、小、滑、涩，分别二十七象而已。试即浮弦而观，何一非外感所可同？沉细以按，岂独内伤所能异？于是审头痛也，项强也，腰痛也，恶寒也，发热也，咳嗽也，舌上白苔也，切其脉浮而弦，曰外感病风。若头痛如狂，腰痛如

伤，脉显浮弦，恐似内伤，然而曰血虚，曰气衰，曰神经病，曰肺痨，曰干血痨，曰痿痹，曰瘄痹。是岂物必腐而后虫生耶？抑亦虫先生而必待其物腐耶？病亦犹是，人自为之。故昔日之头痛，咳嗽，咯血，吐痰，脉浮弦。今脉如前加烦躁，卒然恶寒发热，吾知其由内伤而又受外感，当以意调之而愈。昔日之头痛咳嗽，脉本浮弦，今加潮热骨疼，咳嗽甚，可知由外感已达乎内伤。以是而推，遑云七情之变，无一脉而不同六淫，无一脉而不异六淫。因脉者，不过候气血之盛衰、寒热，及邪之流注何经、何脏也。苟无诊，安知脉？必所现之症参观互考，可以知其异同梗概已。

　　措词立意，别具深心。

　　　　　　　　　　　　炳元僭评

# （三）喉痧白喉症治异同辩

## 第一名　何拯华（幼廉）

喉痧、白喉二症，皆传染最速、夭殇最广之喉疫也。故喉科专家通称疫喉。虽四时皆有，而以春冬发现者为最多。其为病也，大都南人多患烂喉痧，北人多患真白喉。

梁溪过玉书发明最透。试述其喉痧至论曰：喉痧之白腐，切不可认作白喉。盖白喉一症，南方罕见，北地患此者甚众，率多幼童（体未充实，易于沾染），男妇老壮亦间有之。其故皆由于冬用煤炕，煤毒熏蒸，而且地高风燥，常食煎炒之物，肺液受灼，其病已深。肺属金，白者其本色也。

湖南张善吾著《白喉捷要》，畅论白喉之症治。盖因彼处常用附子煮肉，且常食辛辣之品，故亦多真白喉。若东南地卑湿胜，迩年冬不藏阳，每多温暖，春则反行冬令，暴寒折伏，温邪收束而不能出，又复感触四时不正之厉气，酿成喉痧，互相传染，愈染愈重。或现白点，或起白腐，甚至满口皆白。若认作白喉，率服养阴清肺汤，过于滋腻，温邪不得外达，多致不救。《白喉忌表抉微》一书，误人不浅。近日苏州人死伤最多，以时疫喉痧之白腐，皆误认为白喉也。余年六十有六，治喉不知凡几，患真白喉症者仅有二人，俱由京出传染而来，可见南方之患真白喉者鲜矣。至若白色喉鹅、白色喉痹、白色喉风、白色喉疳、白色喉痈、白色虚喉、痨症白喉及寻常喉症，数日后亦起白腐，此皆南方常有之症，迥非北方之时疫白喉矣。此喉痧、白喉原因之异同也。

至于二症之病状，有异有同。叶天士喉痧医案云：雍正癸丑年间以来，有烂喉痧一症，发于春冬之际，不分老幼，遍相传染。发则始必恶寒，后但壮热烦渴，斑密肌红，宛如锦纹，咽喉疼痛肿烂，虽一团火热内炽，而表分多风邪外束。医家见其火热甚也，率投以犀、羚、芩、连、栀、柏、膏、知之类，寒凉强遏，辄至隐伏昏闭；或喉烂废食，延捱不治；或便泻内陷，转眼凶危。医者束手，病家委之于命，良可慨已。孰知初起之时，急进解肌散表，使温毒外达，多获生全。《内经》所谓微者逆之，甚者从之是也。

曹心怡《喉痧正的》云：冬燠春寒，邪郁肺胃，运火、令火结而为伍，上窜咽喉，红肿而痛，或但痛不肿不红，甚则白腐喉烂，憎寒发热，或壮热，或不甚热，或乍寒乍热。微者饮食如常，甚则胸痞咽阻不能食。脉形弦数，或濡数，或沉数，或沉弦不数，或右寸独大，或两寸并沉，或左部兼紧者，皆邪郁未伸之象也。舌白不渴，或微渴而苔滑腻者，或渴甚而苔仍白滑者，皆邪束表分也。惟痧有一见即化者，有透后始化者，其如疙瘩块者，发则多痒而麻木。此系其人肝热而兼湿痰，药宜稍佐化痰渗湿之品。至于失治邪陷，初陷则在少阳、阳明，耳前后肿，陷之深则颊车不开，唇紧肤黑，阳明风毒极盛也。其舌苔黄者，犹在胃经气分，至舌绛则直逼心经营分矣。营分受邪，逼近包络，再陷则神昏谵语，毒焰益烈，恶候并见。不转瞬而风火交煽，痉厥立至，鼻煽音哑，肺阴告绝，顷刻云亡矣。

郑梅涧《重楼玉钥》云：喉起白腐一症，即俗所谓白缠喉是也。此症起于肺肾，凡本质不足者，或遇燥气流行，或多食辛热之物，感触而发。初起者，身发热，或不发热，鼻干唇燥，或咳，或不咳，鼻通者轻，鼻塞者重，音声清亮，气息调匀，易治。若音哑气急，即属不治。近有卤莽之辈，一遇此症，即动手用象牙片，辄于喉中妄刮，其白虽暂退，其喉益伤，其死更速。

耐修子《白喉忌表抉微》云：白喉一症，北地盛行。初起骨节酸痛，浑身发热，喉间干痛，而无白点；继即喉疼且闭，饮水即呛，眼红声哑，白点立见，口出臭气。误投温表升散，往往白块自落，鼻流鲜血，甚则喉外暴肿，喉内腐烂，顽痰上壅，骨节胀满，神志烦闷，睡寐恍惚。至于服药呕吐不止，甚或大便不通，颔下发肿不消，用药得法，犹可挽回。若喉干无涎，天庭黑暗，面唇俱青，两目直视，角弓反张，痰壅气促，汗出如浆，药不能下，肢厥神倦，皆属白喉之败象，并死不治。此则喉痧、白喉症状之异同也。

若夫治疗之方法，近年来就余所见，喉痧多宗陈继宣《疫痧草》。其书先论原因，谓天应寒而反热，天应热而反寒，或大寒后继以大热，或大热后继以大寒，或大热之后继以霾雾，或大寒之后继以淫雨，或河水泛而气秽，或疾风触而气毒，或天久雨而湿郁，或天盛暑而热蒸，此皆烂喉疫痧至所由来也。

其次辨症，约分六则。一审受病之来源。大旨谓烂喉疫痧有感发，有传染，吸受虽殊，温毒则一。二审体质之虚实。虚有正虚，有阴虚。正虚者灼热无汗，喉烂神昏，痧隐成片，脉极细软，舌色㿠白，或淡红微燥，正气欲脱也。阴虚者，症同正虚，惟舌绛且光，脉弦细数，甚或痉厥则不同，此阴液枯涸也。二者毙甚速。实者，天禀厚，正气旺，疫毒虽厉，究亦邪不胜正，其死者非误治，即失治。三审喉间之形色。喉烂浅者疫邪轻，深者疫邪重；零星者疫毒轻，满布者疫毒重；气清者疫毒轻，气秽者疫毒重；喉烂吹药而有痰涎垂滴者顺，无痰涎者险；喉烂白腐渐退者顺，白块忽隐或自落者险；白块退后，肉色红润者吉，肉色紫黑者凶。四审外现之痧疮，形色尖疏红润者顺，紫滞干枯者险；部位自头面至足者顺，自足至头面者逆；先胸背而后四肢者顺，先四肢而后胸背者逆；先发头项背阳部者顺，先发胸胁腰阴部者逆。若痧点云密，又发白泡，泡密有浆，火毒极盛也。总之，痧以透发为吉，隐约为凶。五审脉舌之形色。脉郁伏者，疫邪遏；脉弦数者，疫火盛。脉数大空虚者，正虚不胜邪也；脉沉细软弱者，阳症见阴脉也。舌白且腻者，疫邪未化火也；舌赤多刺者，疫邪已化火也。舌绛中黑，津液将涸也；舌黑且缩，液干脏枯也。六审结果之良否。神昏鼾睡，痧闷气促，为疫邪内陷；喉烂气秽，鼻煽呃逆，为疫火内炽。痧点隐约，喉烂神昏，脉极细软，为邪势横逆，正气欲脱，三者俱，十难救一。余则察其神，按其脉，观其喉，对症发药，皆可转危为安。

又次立法制方。其立法也，疏达之剂，谓邪在表者，疏而达之，虽发痧而无疫，其痧稀，其热轻，其神清，而咽喉不腐，则为时痧葛根汤（葛根、牛蒡、荆芥、蝉衣、连翘、郁金、甘草、桔梗）、加减葛根汤（葛根、牛蒡、香豉、桔梗、枳壳、薄荷、马勃、蝉衣、荆芥、防风、连翘、焦栀、赤芍、甘草）、香豉汤（香豉、牛蒡、荆芥、桔梗、连翘、焦栀、马勃、大贝、甘中黄）三方酌用之。清澈之剂，谓表邪未解者疏散之，疫火内炽者清化之。表邪，末也。火炽，本也。痧由疫而发者，灼热无汗，痧隐成片，喉烂神烦，一时并见。若因无汗痧隐，而一味疏达，愈疏则汗愈无，愈达则痧愈隐，愈疏达则神愈昏，喉愈腐。不顾在本之火，徒治在表之邪，所谓舍本求末者是也。是以立清散之法，则表本兼顾，犀豉饮（犀角、香豉、牛蒡、荆芥、连翘、焦栀、马勃、大贝、蝉衣、赤芍、桔梗、甘草）。清化之剂，谓疫痧表邪未解，内火已炽，见机者在疫火未肆之前，而先化其火。故散必兼清，恐疫火肆而清无益也。若表邪已解，火炽已盛，痧透脉弦，喉烂舌绛，口渴神烦，此时不重用清化诸品，如杯水车薪无济耳，犀角地黄汤（犀角、地黄、丹皮、赤芍），或犀羚二鲜汤（犀角、羚角、鲜沙参、鲜生地、翘、栀、中黄、中白、马勃、大贝、银花、陈金汁、元参、膏、连），夺命饮（黄连、石膏、犀、羚、生地、丹皮、赤芍、鲜沙参、青黛、马勃、大贝母、甘中黄、连翘、元参、金汁），清肺饮（桑叶、鲜沙参、羚角、连翘、桔梗、甘草、橘皮、贝母），四方酌用之。下夺之剂，谓表邪未解，内火已炽，可以助疏达之品，而为斩关之将者，则有双解饮（大黄、元明粉、葛根、牛蒡、荆芥、连翘、薄荷、蝉衣、枳壳、甘中黄）。表邪已解，火炽仍盛，可以佐清化之品，而有夺门之能者，则有四虎饮（大黄、黄连、犀角、石膏、知母、元参、生地、青黛、马勃）。救液之剂，谓疫痧不外毒火，火盛者液必亏，液亏者病

必危，而救液则养其阴，于未涸之候，佐疏达之品，不嫌其寒凝，佐清化之剂，无忧乎液涸矣，五鲜饮（鲜沙参、鲜茅根、鲜生地、鲜芦根、甘蔗汁）、育阴煎（生龟板、鳖甲、生地、丹皮、鲜沙参、麦冬、知母、花粉、贝母、元参、犀角、金汁），二方酌用之。

终则教医家避疫之法。凡入疫喉家视病，宜饱不宜饥，宜暂不宜久，宜日中不宜早晚，宜远坐不宜近对。即诊脉看喉，亦不宜与病者正对。宜存气少言，夜勿宿病家，鼻中宜塞辟疫之品。其言缕晰条分，发前人所未发，陈老可谓阅历精深者矣。

惟细参五法之中，倘少外治之法。今择外治十要，以补其缺。一要备撑嘴钳。凡牙关紧闭之时，若用金铁之器硬撬其口，必伤其齿，用乌梅、冰片搽擦之法；若又不开，则必用撑嘴钳缓缓撑开其口，牙环宽而齿不受伤，最为灵妙。二要备压舌片。凡看喉之际，将舌压住，则喉关内容之形色，一目了然。三要备杏仁核弯刀。凡杏仁核肿大，势必涨塞喉关，药食难下，必用弯刀于杏仁核上放出脓血，则喉关宽而药食可下，且无误伤蒂丁[①]之弊，较中国喉枪、喉刀尤为便利。四要备照喉镜，察看喉关之内容，能隐微毕显，以补助目力所不及。五要备皮肤针，以便射入血清，急解喉痧之毒微生物，奏功最捷，此名血清疗法。据上海工部局报告，凡治喉痧初起，历试辄验。六要提疱以泄毒，用异功散（斑蝥四钱去翅足，糯米炒黄，去米不用，血竭、没药、乳香、全蝎、元参各六分，麝香、冰片各三分，共研细末）如蚕豆大，放膏药上，贴患处喉外两傍，一周时起疱，夏日贴二三时即

---

① 蒂丁：悬雍垂。

能起疱，不必久贴，起疱后速即挑破，挤出黄水。倘紫色或深黄色，宜用药贴于疱之左右，仍照前挑看，以出淡黄水为度。再用大蒜头捣烂，如蚕豆大，敷经渠穴（在大指下手腕处寸口动脉陷中），男左女右，用蚬壳盖上扎住，数时起疱，挑破揩干，以去毒气。七要漱喉以去毒涎。取鲜土牛膝根叶，捣汁一碗，重汤炖温，不时漱喉，漱毕，即低头流去毒涎，再漱再流，须耐心流十余次，毒涎方净。此品为治喉圣药，善能消肿散血，止痛化痰，无论何种喉症，用之皆效，以其能去风痰毒涎也。凡喉症，以去风痰毒涎为第一要义。倘红肿白腐，用紫金锭三钱，热水冲化，俟冷，含漱患处，吐出，再含再漱，此法不独能去喉腐，且能导吐风痰。八要吹鼻以通气吐痰。凡喉痧，肺气无不窒塞，首用吹鼻一字散（猪牙皂七钱，雄黄二钱，生矾、藜芦各一钱，蝎尾七枚，共为细末），吹少许入鼻孔，即喷嚏出而吐毒痰。若鼻塞喉闭，必用喉闭塞鼻枣（蟾酥七分，细辛四分，辰砂三分，麝香二分五厘，冰片二分五厘，猪牙皂四分，半夏三分，辛夷四分，巴豆四分去油，牛黄二分，雄黄四分，研极细末，用红枣切破一头，去核，将药少许纳入枣内，用线扎封枣口），左痛塞右鼻，右痛塞左鼻。若小孩鼻小，枣不能塞，或用棉花包药扎塞亦可，但不能令药靠肉，以免肿疱之患。若喉闭势重者，用两枣将两鼻齐塞，治喉痧喉闭、气息不通、命在垂危者，有起死回生之功。较之用卧龙丹、紫金丹开关各法，不能得嚏，百无一生者，不若此枣一塞，痰气渐松，人事转醒，洵多神效也。九要吹喉以解毒去腐，退炎止痛。首用烂喉去腐药（用杜牛膝根叶汁之晒干净末一两，苏薄荷末五分，芫花、青黛五分，梅花冰片三分，共研匀，瓷瓶密藏，

不可泄气受潮。如潮，但可晒干再研，不可火烘）以流去毒涎，接吹锡类散（象牙屑焙、珍珠粉各三分，飞青黛六分，梅花冰片三厘，壁蟢[1]窠二十枚墙上者佳，西牛黄、人指甲焙，男病用女，女病用男，分别配合各五厘，将各焙黄之药，置地上出火气，研极细粉，密装于瓷瓶内，勿使泄气，专治烂喉时症，及乳蛾、牙疳、口舌腐烂。凡属外淫为患，诸药不效者，吹入患处，濒死可活）以去腐止烂，末用珠黄散（珍珠粉六分，西牛黄三分，京川贝、煅龙骨各四分，煅青果核三枚，共研细末，瓷瓶密藏）以清余毒而生肌。十要刮后颈以散毒。于颈窝处搽真薄荷油少许，用钱一文，如刮痧样往下顺刮，须千余刮，显出块点，用瓷片锋刺破，即以蜞口吮出恶血，无蜞时则用小吸气筒以吸出之，散毒最为神效。此治喉痧、喉痹，及各种风火喉症之第一妙法也。又十三方屡用葛根、桔梗，亦非喉痧所宜。盖因喉痧为热毒壅肺，肺主天气，宜横开，不宜直升。张筱衫云：升麻、葛根为升提之品，喉痧一经升提，势必将疫毒上攻，盘踞咽喉，是速之毙也。且不但升、葛当禁用，即羌、防、柴、芎、细辛、紫苏，一切风燥升散诸品，尤宜慎用，不可妄犯。宋僧《咽喉通论》曰：桔梗引诸药上行，凡小儿惊痰、大人痰火最忌。若时行喉症，多由风、火、痰三者为患，误用桔梗，势必将痰与火引之上行，壅塞喉间，于病更加重矣。即徐洄溪亦云：桔梗升提，误服每令人气逆痰升，不得着枕。喉痧为疫火郁结，痰凝血瘀，往往因之而生，十三方中尚未论及，须参王孟英之蠲痰开结（如竹沥、竺黄、海蜇、栝蒌、川贝、石菖蒲、生萝卜、鲜青果、黄荆沥

————————————

① 壁蟢：蜘蛛。

等品）、沙耀宗之活血通络（如桃仁、绛通、紫草、生蒲黄、紫花地丁、蒲公英、紫荆皮等品）以补其缺点，此皆陈老疏漏之处也。

白喉多宗耐修子《白喉忌表抉微》，大旨谓：白喉一症，人但知肺之灼，而不知由于胃之蒸；人即知胃之蒸，而不知由于肠之塞。肠塞则下焦凝滞，胃气不能下行而上灼于肺。咽喉一线之地，上当其冲，终日蒸腾，无有休息。不急治与治之不当，则喉肿且溃，肺烂而死矣。治之之法，惟有以厚重之药，镇其上层，如以巨砖盖鼎，使焰不上腾，复以清凉之药润其次层，如以湿绵御炮，使火不内射。极盛者，再扫除其中宫以抽柴薪，开通其下焦以漏炸炭，医者之能事毕矣。夫自上至中而下，本有可通之路，而必开其旁门，反使四塞，左矣！且一经表散，反使毒雾纷窜于经络之中，而不能透出于皮毛之外，愈入愈深，有入无出而已。于是立白喉三方。一曰除瘟化毒汤（粉葛根二钱，金银花二钱，枇杷叶钱半，苏薄荷五分，鲜生地二钱，冬桑叶二钱，细木通八分，竹叶一钱，贝母二钱，生甘草八分），以治白喉初起，未见白象之轻症；一曰养阴清肺汤（大生地一两，麦冬六钱，北沙参四钱，炒白芍二钱五分，元参八钱，丹皮四钱，贝母四钱，生甘草二钱。如喉间肿甚者，加石膏四钱；大便燥结，数日不通者，加青麟丸二钱，元明粉二钱；胸下胀闷者，加神曲二钱，焦山楂二钱；小便短赤者，加大木通一钱，泽泻二钱，知母二钱；燥渴者，加天冬三钱，马兜铃一钱；面赤身热，或舌苔黄色者，加银花四钱，连翘二钱），以治白喉势盛，白块遍满之重症。一曰神仙活命汤（龙胆草二钱，元参八钱，马兜铃三钱，板蓝根三钱，生石膏五钱，白芍三钱，川黄柏钱半，生甘草一钱，大生地一两，瓜蒌三钱，生栀子二钱。如舌有芒刺，谵语神昏者，加犀角片二钱；大便闭塞，胸下满闷者，加中朴二钱，枳实二钱；便闭甚者，再加莱菔子二钱，生大黄三钱；小便短赤者，加知母三钱，泽泻二钱，车前子三钱），以治白喉一起即极疼且闭，饮水即呛，眼红声哑，白点满布，口喷臭秽之剧症。

次分正将、猛将、次将三表，每表分作四层。上层为镇药，如龙胆草、石膏、生地、元参之类；次层为润药，如瓜蒌、贝母、丹皮、天冬之类；又次层为消药，如厚朴、神曲、枳壳、麦芽之类；下层为导药，如大黄、元明粉、车前、泽泻之类。药约四五十种，症按轻重分别施治。且三将之中，以正将为定法，而以猛将驭其重，次将驭其轻。四层之中，又以镇、润为定法，而以消药去其滞，导药利其行。镇、润之中，又以养阴清肺为定法，而以他药济病之偏颇，辅方之不足。

又次引白喉一切禁忌之药，谓麻黄、射干二味，误用则音哑不救；谓升麻、柴胡、细辛、桔梗、僵蚕、蝉退六味，皆属升散，切不可用；谓羌活、防风二味，皆属温表，尤不可用；谓荆芥、苏叶、桂枝三味，皆属温灼血液，最不可用；谓山豆根、天花粉、杏仁、黄芩、前胡、五味子，通十二经，不可用；马勃，气味陈浊，不可用。盖恐杂一二忌药于良药之中，辄至全羹俱坏，特表之以为禁药。

终则附录三不可要诀。一曰不可刮破。刮破则毒气焕散，更甚于表药之误，即投以白喉正药，亦多无效。二曰不可近火。不独煤炭宜速避，即灯火亦不可近照，恐外火引动内火，病必加重。三曰不可多卧。卧则气必上逆，必须撑扎行动，或依机而坐，方能使火下行，以免毒气上壅。

拯华细参其法，实本于郑梅涧治白喉之法。不外肺肾，总要养阴清肺，兼辛凉而散为主之说化裁而出，即养阴清肺汤一方，亦早列于《重楼玉钥》之末，不过加以多数之实验，确有心得，然后大放厥词，撰成此书，托名洞主先师仙谕，以坚世人之信用，耐修子可谓苦心孤诣者矣。厥后龙茂才见田，悉宗其法，谓自光绪辛丑以来，喉疫盛行，迄于今春未绝。调查此证，大率省会多于城市，城市多于乡僻，富贵多于贫贱，幼少多于壮老。盖人烟愈稠密，则空气愈腐败，水流愈秽浊。然未必人人皆病也。惟此富贵少年，恣情纵欲，饮醇酒，贪厚味，水旱烟之外，更吸鸦片、烟纸、卷烟，而且入房则粉黛争怜，赌博则昕宵①不辍，何莫非销铄真阴之具？阴愈伤，火愈炽，再吸腐败之气，饮秽浊之水，内外合邪，毒火交固，欲不酿为喉病得乎？治法当遵《内经》病在上，求诸下之旨。盖喉部属肺，而足少阴脉上循喉咙，肺肾一家，理诚如是。夫惟肾家不足，阴液无以上承，则木火内炎，风温外袭，喉疫之发有由来矣。春冬二令较盛者，必冬则雨雪全无，当寒反温，天气燥烈所因也；春则阳气上升，暖风鼓荡，《内经》所谓春气在头，故上层易病也。予治白喉一症，皆以滋养阴液为本，疏散风热为标。滋养则生地、二冬、元参、知母之属，疏散则僵蚕、贝母、桑叶、薄荷之属。若火炽甚者，则加犀角、龙胆以峻泻之；大肠燥结者，则用水化元明粉以通降之；顽痰阻滞者，则用醋捣猪牙皂以吐之。而且刺少商、合谷、尺泽等穴以放血（中国针刺治病，即西医放血之理），外则以锡类散频吹。运用之妙，存乎一心，此则喉痧、白喉疗法之异同也。

综而言之，喉痧、白喉二症，一则由于风温时毒，或湿热秽浊之毒；一则由于风燥煤毒，或煎炒辛热之毒，其异点一。一则初起即憎寒壮热，或午寒午热；一则初起即浑身发热，或身反不热，其异点二。一则初起即痧点隐约，甚或密布肌红，且多发于邪盛火旺之时，其色鲜红而紫艳；一则初起并不发痧点，即或现痧点，亦多发于邪退毒轻之际，其色淡红而枯燥，其异点三。一则初起喉红肿黏涎，继即色现深紫，或紫黑、黄腐、灰白、纯白不等；一则初起喉微痛或不痛，有随发而白随见者，有至二三日而白始见者，有白点、白条、白块不等者，甚至有满喉皆白者，其异点四。一则初起皆毒盛火亢，初陷则耳前后肿，颊车不开，再陷则神昏谵语，痉厥立至，鼻煽音哑，肺阴告绝而毙；一则初起即毒烁阴虚，初溃则白块自落，鼻孔流血，再溃则两目直视，肢厥神倦，黏汗自出，肺气上脱而毙，其异点五。而其所殊途同轨者，同为喉烂，同为疫毒，同为传染，同为毒盛血热，同为气液两伤，阴津枯涸耳。惟治疗之法，喉痧繁杂，白喉简单。喉痧之繁，繁在初治；初治之杂，杂在新邪。盖因喉痧一症，虽由疫毒内伏，其发也，往往伏邪因新邪引动而出，或因风寒，或因风热、风燥，或因湿热秽浊，故诸家立言不一。或云宜升散开达，如顾玉峰、高锦庭、过玉书辈，主升、葛、蝉、萍四味；或云宜辛温发表，如缪仲淳、王晋三、曹心怡辈，主蜜炙麻黄、西河柳二味；或云宜辛凉解肌，轻清去实，如吴鞠通、张筱衫辈，主银、翘、荷、蒡四味；或云宜清凉解毒，芳香逐秽，如王孟英、程锦庭辈，主犀、羚、膏、知、菖蒲、菊叶六味；或云宜清凉化毒，芳淡泄湿，如石芾南、俞道生辈，主

_____

① 昕（xīn 心）宵：早晚。犹言终日。

犀、地、银、翘、辛、芦、滑、通八味；
或云宜疏风透热，豁痰散结，如李纯修、
朱心农辈，主桑、菊、翘、荷、蒌、贝、
橘、杏八味；或云宜活血解毒，肃清肺
气，如沙耀宗、张惕厉辈，主紫草、桃
仁、蒲黄、地丁、紫菀、百部、栝蒌、川
贝八味。皆各鸣一得，别出心裁，所以聚
讼纷纭，莫衷一是也。窃谓喉痧总由血毒
内炽，当以凉血解毒为主义，轻则紫草、
丹皮、紫花地丁、蒲公英等，重则犀角、
大青、金汁、甘中黄等。惟病所在肺，延
累于胃，肺主皮毛，胃主肌肉，故必佐以
发表解肌，如葱白、豆豉、薄荷、苇茎等
味，最为稳当。若蝉衣、葛根二味，痧点
隐约不透者，可暂用以透达，见痧点后切
不可用。如冬天寒甚，痧毒因外寒束缚，
而不得透出者，暂加蜜炙麻黄，少则三
分，多至五分，但取轻扬之性，以达毛
窍，往往一剂立见，见后切勿再用。且喉
痧未有无痰涎者，方中必加生萝卜四两，
鲜青果四枚，煎汤代水。其次即当下夺燎
原之势，非杯水所能灭，所以仅施清滋不
为功。下药首推风化硝、生锦纹，其次番
泻叶、郁李净仁，又次淡海蜇、生萝卜
（郭白云曰：海蜇与萝卜并用，其功益
懋①）。其用下之法，略如吴又可治疫之
意，必大便行过数次，脉静身凉，苔转薄
白，饮食渐复，然后内无留邪，火不复炽
矣。清泄余火，喻嘉言清燥救肺汤（霜
桑叶、光杏仁、西洋参、原麦冬、栝蒌
皮、京川贝、生甘草、雅梨皮、枇杷
叶）、曹心怡桑丹泻白散（霜桑叶、粉丹
皮、生桑皮、地骨皮、生甘草、光杏仁、
川贝母、银花、滁菊花）二方加减，善
后调理，或养胃阴，或和胃气，或滋肾凉
肝，或养阴清肺，对症发药可也。至若白
喉症治，近出《白喉全生集》，方法精
卓，学者可参观之。拯华学识幼稺②，所

辨喉痧、白喉症治之异同，不过掇拾诸名
家经验之陈迹，参以庭训、平素之研究，
然耶？否耶？还乞海内专门名家，详言以
教正之。

锐意搜罗，悉心抉择结论；比较异
同，尤见心思学力。阅历仅十年，所辨二
病症治异同处，直罄其说，惟恐不尽平日
研究，苦心于斯可见。倘能孳孳不倦，不
患各科医学，一无进境也。勉旃③勉旃。

辩论之文，援引旧说以作资料，亦文
家常事，但须有剪裁提顿，若只平铺直
叙，贪多务得，何异钞胥？此篇前幅、中
幅似宜节删，以过长则冗也，至后幅结
论，推勘详明，洵非作手不办。

翁又鲁加评

## 其二　任玉麒（汉佩）

世称为喉痧、为白喉者，皆肺胃疫毒
上冲喉际，借形色以定名，名异而实同
焉。痧之命意，取义乎沙，以此症于发热
后，或一二日，或三四五日，头面肢体
间，有隐隐起如痧粒者，粗细疏密不等，
红紫明晦不一，确系阳明血毒由腑窜经，
由经达乎肌表之现症，吴又可所谓瘟疫发
斑者即是。然亦有始终不发者，世俗于疠
疫之猝中，概名之曰痧，其所见未必及
此。故坊刻本有谓为疫痧者，谓为烂喉痧
者，亦只言其病之标，而于病本多未之深
究，治法亦未见详备也。白喉名称，坊本
亦不一，曰阴毒白喉，曰阳毒白喉，曰纯
白喉风，曰白缠喉风，见白称白，犹之见

---

① 懋（mào 貌）：同“茂”，盛大。
② 幼稺（zhì 至）：缺乏经验，智力不足。
亦作“幼稚”。
③ 勉旃（zhān 沾）：努力。多于劝勉时用
之。

痧称痧。总二者之最习见者言之，恶寒发热同，起点起膜同，发斑发颐同；所异者，轻重也，缓急也，并合传变也。喉痧如是，白喉亦如是。医者于其本末先后互证参观，自知其名异而实同矣。由是而论，证同则治亦同，固无所谓异也。虽然，有难言之者。北地高燥，忌表尤贵养阴；南地卑洼，解疫首在清热，此治以方位而异也。不下自利，攻之泻反能愈；满白无津，刮之毒必内陷，此治以从逆而异也。诸书皆未能分别详言者也。若以治之同者而言，见其寒热之交作也，用辛凉以疏泄之；见其膜点之发现也，用手术以刮去之，吹药以保护之；见其喉肿之过甚也，用刀针以砭刺之；见其颐发之坚肿也，用敷药以解散之；见其斑发之未透也，用汤饮以举发之；见其热势炽盛、厥逆神昏也，用苦寒以大泻之；见其疫毒已解、阴伤未复也，用甘寒以清理之。明乎此，而证治之异同已不难握其要而会其微矣。通权达变，不更存乎其人哉？

简而明，约而赅，以少许胜人多许，足见老成练达，佩服，佩服。

炳元僧评

## 其三 何光华（筱廉）

喉痧、白喉，我国古无是症。有之，自雍正年间始。一则发现于东南，一则发现于西北，近今年甚一年。病机一发，由一而十，而百而千，甚至多无量数。一家病者或亡二三，或亡四五，伤心惨目，莫此为甚。其传播也，大抵商埠多于省会，省会多于城市，城市多于乡僻，富贵多于贫贱，幼少多于壮老。四时皆有，而以春冬为尤多。求其所因，约有三焉。

一因起居。富厚之家，冬虽温而必重其裘，甚则炽火围炉焉；穷苦之辈，夏虽热而不蔽其体，甚则上晒下逼焉。而房室竭其精，嗜欲损其形者，更难免矣。一因饮食。曲蘖炙煿，熏灼脏腑；鸦片纸烟，蒸腾肺胃。而饵金石以为卫生，藉参茸以资服食者，更宜审矣。其一则因街衢之秽杂，水浆之污浊耳。骈肩摩谷，汗雾交流，渫①井淤河，浊渣横溃，口鼻之所吸受，肺胃之所浸淫，贻害可胜言哉！由此生出一种毒菌，侵入口鼻，潜伏血络之中，渐滋暗长，而其性又喜盘踞咽喉，咽喉随因之而腐烂。辨其症候，则以二张、唐、丁、耐修子五家之说为最详，试为一一节述之。

张醴泉曰：喉痧一症，近来层见迭出，夭殇颇多，其疫气皆由口鼻而入，病居肺胃之间。初发憎寒壮热，烦渴不宁，痧点隐隐，咽喉红肿白腐。初治得法，无不转逆为顺。其有势已垂危者，如法施疗，亦十救一二。揆其致误，或因投升、柴、羌、葛一切风燥诸品，升提痧毒，盘踞吸门，一也；或服麻黄、桂枝、苍术、香砂一切辛热药味，助毒上冲，痧滞毒壅，不能外达，致成内功之患，二也；抑或兼外感新凉，初治不知宣表，遽以芩、连、黄柏、大黄一切苦寒之剂，用以泄火，实则冰伏疫毒，邪既遏郁不发，热愈盛，喉愈烂，致成闷毙，三也；又或不知禁忌，腥脓炙煿、甜点果饵之类，助增胃火，熏蒸闭塞，四也。综此四者之误，因而贻害无穷矣，良可慨也。

丁仲佑曰：烂喉痧症，轻重不一。有犯咽头者，有犯喉头者，有咽头症状虽轻，而喉头症状极重者，有鼻腔、咽头、喉头同时波及，而续犯入气管枝内者，有发种种之合并症者。仅犯咽头者，病虽甚轻，然至病势增进，则患者之身体必渐倦

---

① 渫（xiè 谢）：污浊。

急，头痛发热，于是晚或翌日，咽头即发比里比里之感，咽下时屡觉疼痛。此时为病家者，当亟检查其咽头。如见口腔内之扁桃腺、软口盖、咽头之奥，起炎症而发红肿，扁桃腺上部在在有黄白色之斑点；明日再检之，斑点益广，发生光色如丝之膜，自扁桃腺至软口盖、悬壅垂、咽头等部，悉为所蔽，同时体温升至三十八度，或四十度，脉搏增加，重症则口发谵语，起不眠症，或即能眠而终觉不安。若波及鼻腔，则鼻腔红肿生义膜，而鼻汁增多，呼吸困难，幸而中毒症状不甚，经一定之时期，该膜自能剥离而愈，其甚者多不治而死。犯及喉头者为何？寻常发高声之时，喉头之声门，仅留罅隙。若该部分为本病所袭，则黏膜肿胀而生义膜，径路益隘，呼吸愈形困难，故其呼吸为曳锯声，或起一种无响之咳嗽，颜面色紫，吸气时躯体向后张，其两肘转侧不安，其状至惨。中毒症状弱者，该膜自能剥离，局所之炎症亦减。倘既已中毒而复窒息，则必无生理矣。

唐乃安曰：喉疫一症，流行区域，就我国而论，以扬子江流域为中心点。盖此间天气，四五月及八九月，旋燥旋湿，俱达极点。且地多郁热，故喉疫之盛行，大抵在夏初、秋末者为最多。查其原因，由一种毒微生物，名讨克新，最喜结集团体，盘踞咽喉，能变喉部固有之性质形色，则此间均为假膜。其状态，初则红肿痰腻，杏仁核软硬，喉内发见不整齐之斑点，寻斑点渐大，其变相即为黏厚假膜，色作淡紫、黑、白不等。且亦能分布他窍，近则鼻管、上下唇、耳孔，远则肛门，及男子龟头包皮内膜、女子阴唇。验以显微镜，则见膜有鳞形、粟形之珠及油珠网质与霉菌。其发现也，全体不快，微发寒热，或微泻，头略痛而晕，恶寒，旋

觉颈项强硬，喉部隐隐作疼，此萌芽候也。痛甚，则喉间若有大阻力以把持之，尔时颇为困苦，如四周诸核俱胀，则颈项亦肿，如杏仁核及小舌腐败，则时有似脓非脓、似血非血者，与假膜咯出，腥臭异常。如陷入鼻管则臭涕涔涔，如陷入声管则失音，陷入气管则气促。顾诸证虽尽发现，倘热度不十分高，尚能转危为安。如测其热度仿佛重伤寒极点之际，溲含蛋白质，则死症矣。然有剧烈与轻浅二种。

一、剧烈之喉疫。发见时并无特别之凶象，乃未几精神疲乏，面作灰白色，全体现灰黄色，热度虽不甚高，而肌肤反觉十分焦灼，脉数而搏，苔黄而燥，唇裂发狂，假膜腐烂，颈项浮肿，呼出臭气，令人难堪，是为重候。更有甚者，初只平平，旋头痛发狂，虽喉部诸症尚未发达，然已不可救药矣。

二、轻浅之喉疫。喉部略痛，假膜不厚，虽有厚者，亦无甚困难，牙床角核稍胀，溲无蛋白质，则勿药亦愈。然变而加厉，病势徒增亦有之，其它微发寒热，鼻流臭涕，或缘假膜陷入而堵塞，有时假膜自泪管上布于眼白、眼帘膜，或毒液被唇，唇膜破坏，然现象虽觉腐败，实亦易治之症也。

张善吾曰：白喉至险至危，治之约有五难。初病恶寒发热，头痛背胀，遍身骨节酸疼，喉肿且痛，似伤寒、伤风表症，若投以麻、桂、辛、苏、羌、防、升、柴之类，致毒涣散，无可挽回，一难也。疫毒内发，则寒热互作，二三日喉白，则寒热或止，妄投表药，不知自误，二难也。是病热症多，寒症少，有以色白为寒者，不知病发于肺，肺属金，其色白，为脏腑之华盖，处至高之位，毒自下熏蒸而上，肺病深，故本色即着，治宜清解热毒，使之外达下行，勿令蓄积于肺。若以色白为

寒症，辛热妄投，是谓抱薪救火，三难也。白喉乃瘟疫变证，杀人最速，投以平淡之剂，优容养奸，四难也。此外，痨症白喉，阴虚火烁，痛极，米水不下，渐至溃烂，必需补剂。若以时疫白喉混治之，因误致毙，五难也。

耐修子云：白喉一症，北地盛行。初起骨筋酸痛，浑身发热，喉间干痛而无白点；继即喉疼且闭，饮水即呛，眼红声哑，白点立见，口出臭气。误投温表升散，往往白块自落，鼻流鲜血，甚则喉外暴肿，喉内腐烂，顽痰上壅，骨节胀满，神志烦闷，睡寤恍惚。至于服药呕吐不止，甚或大便不通，颔下发肿不消，用药得法，犹可挽回。若喉干无涎，天庭黑暗，面唇俱青，两目直视，角弓反张，痰壅气促，汗出如浆，药不能下，肢厥神倦，皆属白喉之败象，并死不治。

合观五家之说，于喉痧、白喉症状异同处，已一目了然矣。至于治疗之法，病状虽或有不同，方法却不必过异。盖因此二症，总由一种毒菌盘踞咽喉，喉生假皮而腐烂，当用血清疗法为首要，善能抵制毒菌，用之初起，历试辄验。其次用外治各法，择其能引炎外出，排泄毒气者，酌用一二；至于内服之剂，俟喉菌毒解散后，即行对症发药，以善其后。此则光华个人之偏见也。

若夫申禁、善后及预防之法，皆与病家有密切之关系，并节述之。一为申禁之要则。喉痧、白喉皆由疫毒内伏，首忌寒凉强遏，如一切瓜果冷饮，俱宜禁绝，即药品如山豆根、天花粉、苦杏仁、生桑皮、黄芩、前胡、西洋参、鲜石斛之类，亦不可率服。次忌酸辣、辛燥、油腻、臭腐、煎炒、升发诸物，即药品如升麻、柴胡、细辛、桔梗、僵蚕、蝉衣、马勃、麻黄、桂枝、羌活、防风、荆芥、苏叶、厚朴、葛根之类，亦在禁例。他如睡不可倒，火不可近，及触犯尸气，徒然大怒等事，尤不可犯。二为善后之要则。凡喉痧、白喉二症愈后，往往周身肤蜕如麸，气血大受刻削，须善自保卫，以复太和。其遗热必须清泄净尽，然后可加补养，病人须薄滋味，节饮食，谨嗜欲。邪净后，尚宜茹素两三旬，其一切腥膻发物，俱宜远戒，房劳切不可犯，过三个月方称复元。否则疫后余波，变怪百出，慎勿轻身尝试。三为预防之要则。欲避二症之蔓延，当令患者与家人各自隔离，即平人亦不可与病人对面直谈。此二症虽在恢复期内，患者之口腔中尚余有毒性之菌，故隔离之持续，亦必至该菌消失后乃止。室中一切什器，均须消毒，廉价之什器、玩具、书籍等，宜焚弃之，再以浓厚石碱水，洗墙壁、天花板、地板等，或重新裱糊，或涂石灰。若不幸而家有染喉疫以死者，速宜入殓，以防尸气四散。他如衣被宜洁净，饮食宜淡泊，卧房宜宽畅，窗户宜开爽，侍人勿杂，灯火少燃，俾清气徐来，疫气自然消散。反是，则热气、浊气益为疫气树帜矣。病家、医家皆须识此，此三者医当随地留神，开导病家也。

喉痧、白喉二症，病源均由霉菌，通用血清疗法，奏功最捷，此为近世所新发明。恐吾绍专门名家，尚未深悉，作者即非专科，乃节述诸家名论，中外并参，为医家告，实为病家计耳。故结论于申禁、善后、预防三要则，详人所略，一片苦心，志存济世者，谅表同情。

学问之道，首在立志。志乎实者，脚踏实地，不祈名而名至；志乎虚者，徒负虚声，一不当而名败。从前试场所以为外人诟病者，无裨实用也。今日东西科学所以震耀环球者，各有实际也。诸君创兴医会，今又试作预课，若一循向例试卷，惟务求名，则与医学前途，实大有碍。此等老生迂谈，知非诸君所乐闻。然不敢不一吐所蓄，亦愿诸君尽心实学，造极登峰，以为海内光耳。

又鲁加评

## 其四　骆秉璋（静安）

凡病之最可畏者，莫如霉菌之易于传染。而喉痧与白喉二症，尤为传染病之危急者也。盖咽喉为饮食之道路，呼吸之门户，万不可使有一毫之阻碍也，固矣！设或于饮食呼吸之间，有杆状之细菌（西名时疫白喉，日名实扶的里），直接于口腔、鼻孔而附着于黏膜，则蕃殖而起炎，更于黏膜上生一种如皮之白膜（西人名假皮，日人名义膜）。有犯咽头者，有犯喉头者，性有缓急，势有轻重，故其形症不同，治法亦异。此喉痧、白喉二症，与治法之或异或同，有不得不为之辨者。凡喉痧初起之现象，如恶寒发热，头痛气喘，遍身骨节酸麻，或夹疹，或夹斑，至三四日后烦热更甚，其颈项之外部必浮肿，或耳下结核。若有痛苦状者，喉内则肿痛异常，或有黄白色之脓毒，与白喉之现象大都相似而无所异也。白喉初起之现象，亦恶寒发热，头痛烦闷，遍身骨节疼痛，其喉内则极痛，或微痛，或不痛，有初起而白腐随见者，有二三日而始见者，或耳下结核，或颈部浮肿，或夹疹，或夹斑，种种现症，亦与喉痧相似而无所异也。此其全身证据，往往大同小异。即老练医家，亦猝难分辨，而其显然可辨者，不过局部之形色而已。喉痧白腐，必由咽头、喉头而延及扁桃腺、悬雍垂等处，然必黄白相间。白喉则先现白点、白条、白块，甚至满喉雪白，或灰白色。此其所以异也。究其原因，喉痧由于伏热蒸腾，外

为寒束，寒热相抟，刺激喉间，易于传染，故南人患喉痧者居其多数，且发于冬春之间。白喉之毒，蕴伏于煤气之中，以及辛辣之物，故居近寒带，患者独多。此则又其所异。而其同为不易见之杆状菌则一也。至于治疗之法，虽不一而足，要不外乎预防、解毒、善后三大端。预防如仲景甘桔汤，解毒如普济消毒饮，善后如养阴清肺汤，照方加减，甚为稳当。外备之法，如瓜霜散、凤衣散、锡类散、玉钥匙、六神丸、异功膏等方，皆可选用。最普通者，莫如佩琳氏所发明之血清疗法，此则喉痧、白喉治法之同也。虽然病变多端，治无一定，有症同而治异者，有症异而治同者。夫岂曰治喉痧者宜表，治白喉者不宜表乎？又岂曰治白喉者宜养阴，治喉痧者不宜养阴乎？要在见症施治，庶乎可矣。神而明之，存乎其人，是为辨。

引证东西学说，字字中肯，语语动人。症异治同，总分三法，尤见挈领提纲之能力。

廉评

## 其五　陈祖培（樾乔）

甚矣！传染病之最酷毒者，莫如喉痧、白喉二症。喉痧，名疫痧，亦名烂喉痧，日人称为实扶垤里亚，旧译即喉生假皮症也；白喉，即白缠喉也。古书痧无专名，痧虱之说始见于《本草纲目》，迨后张璐《医通》载有麻疹一种，谓系手足太阴、阳明蕴热所致，叶天士《温热》发明，而吴鞠通《条辨》宗之，与仲景《伤寒》对偶二柱，迭为表里。白喉为温热重症，喉痧本亦温热，而夹疫邪者。疫痧，古称厉气。氤氲四布，洒落于粪土污水之中，人由口鼻吸入，遂罹此厄。与列夫列路氏发明实扶垤里亚杆状菌，繁植于

空气秽浊之地，由口鼻呼吸入喉而生义膜之说相同矣。义膜者，患烂喉痧之人，喉内所生之假膜是也（旧译即假皮）。古人因无显微镜，细菌学无以发明，而一般理想，亦可补实验之不足。如烂喉痧，为实扶垤里亚杆状毒菌，作一种中毒性传染病是矣。该菌之局所作用，为生义膜，上皮细胞及黏膜之表面，使陷坏疽状，而起纯正实扶垤里亚性之㷀冲是矣（㷀冲者，血液稠凝于各部，以致发热肿痛之谓）。然列夫列路氏、崭夫陵恺而及乌托銮户夫两氏，曾数回在健者之口腔，检出此种菌毒，而黏膜及病变之理由，至今尚未表明。由是观之，则《经》旨冬不藏阳，春必病温；冬不藏精，人必病温之说，已有先见之明。后人以喉痧、白喉收于温热一门，确无疑义。盖此种菌毒，于极寒极热时，自行消灭，而温度最易发育，冬应寒而不寒，酿成温热干燥之气，且吾国不讲卫生，粪窖尘埃遍地，皆为该菌毒之培养基。一经发育，占据于人身，凭依于物体，流播于空气之内，分散于河流之中，此为实扶垤里亚之病素者一也。但风俗传染，何以此方人病，彼方人不病？此家人病，而彼家人不病？必关于个人素因为的。冬季宜肾脏闭蛰，冬不藏精之人，其平日之阴亏可知，真阴即虚，血液不足，该菌毒吸入喉头，而无抵抗力，以致毁坏组织，侵害血分，而起肺之急性炎，真水不能相制，被其荼毒生命，此又为实扶垤里亚之病素者一也。西医无以明其理，当以此二理证之，中西可汇通矣。且西医惟以生义膜，起㷀肿，而仅知肺之急性炎，不知该菌毒由呼吸器而入消化器，胃肠亦必肿胀，胃之热度顿高，肠又壅塞，下焦凝滞，胃气不能下行，而上灼于肺，肺管上通咽喉，安得不喉为之烂？此中医所谓上无出路，下又遏滞，不得不旁窜经络，

发现痧疹。而西医认为该菌之细结核也。综之西医有实验而无理想，学识幼稚；中医有理想而无实验，亦欠确据。于此一症，已见一斑。若夫治法，尤须中西并用为妥，陈于下方：

先用普通隔离法。

引毒外出，可用血清注射法（一瓦之量约五千免疫单位，以杀菌水，或石炭酸水百分，加入血清粉五分（0.5%）可也。若用液体，直以注射器，射入患者乳房下，或大腿外前面之皮下，当按症之轻重，标准用量可矣）。西医之药，无非杀菌毒之用，恐于华人体气不大相宜。况患者阴虚为多，可用血清引毒出外之后，仍服中药为稳。姑将西药备录，以听采择也。

升汞稀液、格鲁儿酸钾、撒儿矢儿酸（上用于局部之药）。

钾碘、斯笃利几尼涅、番本鳖丁几、实苃多利私依的儿、龙脑、酒精等（上内服药用量，检日本药局方用量表）。

中药请照《白喉忌表书》《疫痧草》所定各方，极为理圆法老，兹不重赘。

引证确切，论断精详，末段尤擅一篇之胜。

炳元僭评

# 其六　吴念士（丽生）

喉主天气，呼吸之门户也；咽主地气，水谷之道路也。人生躯命机关，莫要于此。保护偶忽，则剧症蜂生；施治稍疏，尤足草菅人命。即如喉痧与白喉一症，仅就大概病情而论，则彼此相同，然其起病原因，与夫治疗方法，则显然区别，未能一致。医者苟不审慎周详，一经误治，则往往不起。

盖喉痧与白喉之现症，霉菌之传染性

同，病人之恶寒发热同，喉内极痛与生出假皮同，此病情之无异者也。至起病原因，喉痧则声管发炎，有汁流出，因结假皮，又以管肌抽搐，气逆哮喘，呼吸极难；白喉则初起发热，喉或肿硬，有随发而白腐即见者，有至二三日而始见者，或喉有白点、白条、白块，甚至满口皆白者之不同。揣其致病之由，西医则谓有一种微生物侵入血液中，而渐滋繁殖，以至血质变坏，一遇燥气加临，其毒勃发。此病因之不同者，一也。若治疗方法，喉痧，中医则重在清火解毒，西医则首在取吐，用衣哗格、星铜镪养、阿伯吗啡、海葱芥辣等品，然未吐以前，喉部宜用极热海绵外压，或用斑蝥水吊炎，亦有以硼砂、甘油合玫瑰水喷射喉内者。白喉，古无是病，自雍正间始传入中国，今则蔓延于大江南北，染之屡濒于危。中医遇此，轻则用养阴清肺汤，重则用犀角地黄汤，颇多奏效。近时西医发明血清疗法，尤为神妙。此治法之不同者，又一也。约而言之，喉痧是火毒郁于声管，治当外透，故用辛散疏解，提出热毒等品，即《内经》所谓在上者因而越之之理也。白喉则血质变坏，营热炽盛，故宜甘寒大剂，减少其血中热分，助血质中抵抗力，使霉菌排之外出，即《内经》因其重而减之之法也。病源即异，治疗亦各不相同，医者不可不知也。

作者非喉科专家，竟能中外并参，切实发挥，足征平日精研，力图进化，文笔遒练[1]，尤为可畏。

廉评

## 其七 曹林生（炳章）

喉痧之症，古书未载，近时又名烂喉痧者是也。夫喉者，喉气，喉系坚空，连接肺本，为气息之路；咽者，咽物，咽系柔空，下接胃本，为饮食之路也。天气通于鼻，地气通于口，或因天时亢旱，寒燠不时，或因饮料不洁，由口鼻吸受天地疫疠之气，抑郁肺胃，于是少火悉化壮火，真阳胥变亢阳，一遇少阳相火沸腾，肺胃蕴热，与少阴君火一齐上干，肺气不能宣化，燥火充斥咽喉，喉系毒热壅闭，而呼吸为之不利矣。其咽喉必肿痛，或暴腐。肺主皮毛，胃主肌肉，肺胃壅闭，则三焦火炎熏蒸，达于表皮，则红晕为斑、为疹；舌苔或黄或白，或灰黑黏厚，喉必红肿（红肿者，热也；紫肿者，热极也），白腐或黄腐（白腐者，湿毒重于热也；黄腐者，湿热相乘也。譬之一物，火逼则焦腐，置之潮湿之处，亦能糜烂。故白腐则不痛，黄腐则痛缓也）；脉象或浮数，或弦数，或洪大，或沉伏；其外证或呕吐，唇干面垢，或谵语，或搐搦。轻者可治，重者三四日而死矣。若误用寒凉强压，势必内陷，甚或昏闭，痧必隐伏，上为气喘，下为自利，不可救药也。此喉痧的病源、病状之要略也。

若白喉则不然，白喉之症，北方为多，缘北方寒带，地居高燥，炙煿多用煤火。南人亦有患此者，或因北人传染，或因职业近于煤火，或因炉火御寒，或吸纸烟，皆足暗耗肺津。肺为清虚娇脏，喜清养而畏火刑；或素体肺肾皆亏，熬夜伤阴；或喜嗜辛热肥甘，一经时邪感触，下焦龙雷之火上腾。故喉痧以外邪为多，白喉以内亏为重，不可混同也。盖白喉初起，亦恶寒发热头痛，遍身骨节疼痛，喉内或痛或不痛，此时郁勃之火，全在肺胃，故脉象必见浮紧，迨热稍退，而喉内

---

[1] 遒（qiú 求）练：谓论证有力，行文干练。

微硬，有随发而白随现矣。或亦有二三日而白始见者，或白点、白条、白块，甚至粘连成片者，或满口皆白者。舌质红而苔必白燥，不若喉痧之苔滑腻，黏涎满口。即宜养阴清肺，引热导下为治。又有阴虚喉痹，亦似白喉，不可不辨。他如火证白喉，白块浮于肉上起凸，喉中红肿，饮食喜冷恶热，舌苔黄黑，甚至大小便不通，痛无已时。如系寒证、虚证，则不红不肿，饮食恶冷喜热，上腭见红丝数条，即间有白块，亦陷于肉内，凹而不凸，大小便亦同于平时，喉中微痛，或咽则痛，不咽不痛，不得以白喉法治之。此皆喉痧与白喉似同而异之辨。

其治法亦当随其证而分辨之，大抵喉痧乃由里达表，治法以辛凉清透，如热甚斑紫，宜清营解毒，兼清痰火凝结。盖邪达则痧透，痧透则烂止矣。若白喉初起，身热白未现，宜用除瘟化毒汤；如喉间现白，即用养阴清肺汤。内吹外治，亦为必要之法；针刺含漱，尤为治法之要。鄙意如是，即求诸明哲指疵，患者幸甚，予亦幸甚。

辨析二症异同，具见学识。盗虚声而无实学者，读之定当颜汗。

廉评

## 其八　沈春泉

夫咽喉为饮食之门户，呼吸之机关。若外感六气、内伤七情，均能致病。其急病之来也，命如悬丝。治之不急，药之不精，何能救于顷刻之间哉？如足太阴之脉夹咽、连舌本，手少阴之脉，其支者从心系上夹咽，手太阳之脉络心循咽，足少阴之脉循喉咙，足厥阴之脉寻喉咙之后，是以有嗌干、咽肿等症。诸经之脉，皆与咽喉有关系。昔贤有七十二症之治，不外散风、清热、化痰之品，或用针刺之法，或用外敷之方。今之专是科者，莫不奉为准绳。然审症治疗，其法在临时变通。喉痧、白喉者，同为喉症，要其受病之原各异，则施救之方，岂能执一？喉痧者，感不正之气，服不洁之物，触动肺胃积热，复受风邪，风热相搏，寒热咽痛，种种危险，宜服马勃、牛蒡、荆芥、连翘、桔梗、生甘草、薄荷，外用硼沙、焰硝、胆矾、冰片等药，研细末以吹之。治之得法，立能全愈。惟白喉不然，白喉者，由肾水素亏，外感风火而致，或由传染而致。其症发热恶寒，头痛，骨节烦疼，喉内或极痛，或不痛，有随发而白随见者，有三四日而白始见者，或白条、白块、白点，甚至满喉皆白者。忌用表散，宜生地、丹皮、天麦门冬、生甘、元参等味。盖喉痧、白喉，皆由肺胃积热，或虚或实，内有不同，故治法一宜散风清火，一宜滋阴清火。外治诸法与喉痧亦相仿佛，西医以为由微生物繁殖于血液所致。夫物腐则虫生，喉痧、白喉，其患处皆腐，莫不有微生物在其间，故均能传染。若益之以杀菌之方，保之以卫生之法，不特喉患可除，即传染亦可防矣。

议论虽简，浅显可嘉。至云疫喉为患，悉由于微生物，足见胸有新识。

廉评

# （四）用药之道，温散之弊在误发，凉降之弊在误遏，究竟其弊孰轻孰重，请一一明辨之

## 第一名　周炳墀（越铭）

将欲为群生消沴戾之萌，跻一世于仁寿之域，则病机推测，必首致其精详。药性温凉，宜若何其审慎，甚不容有一毫偏见存于胸中也。假如一风寒症，治以温散而自安；而症非风寒，则温散不必用。假如一温热症，治以凉降而自愈；而症非温热，则凉降未必宜。此自古相传之定法。医家各守其规模，虽千百世无能易也。无如①古之医者，以法从心，以心运法，法日用则日灵；今之医者，以人徇法，以法困人，法日用则日绌。于是一于温散者，初则宜温散而用温散，继则不宜温散者而亦以温散施矣；专于凉降者，始则宜凉降而用凉降，继则不宜凉降者而亦以凉降投矣。是盖内伤、外感之不明，伏气、新邪之不辨，遂致举手便错，贻祸群伦，执一鲜通，见轻当世，嗟乎！医者已矣！病者其何以堪？是以善医者，必严乎寒暑阴阳之辨，虚实真伪之分，由病源而推及病所，由病状而防及病变，必确知其在腑在脏、在卫在营，然后斟酌乎气之升降浮沉，性之温凉寒热，按症用药，合药成方，庶轻病可以立除，重病亦不致于偾事。故曰：医者所以补偏而救弊者也。否

则病在里，徒治其表，恐里邪未能清，而表先不固；病在表，徒治其里，恐表邪未曾解，而里已受伤。一则不当发而发，谓之误发；一则不可遏而遏，谓之误遏。误发之弊，有汗出过多而亡阳不救者，有神不守舍而谵语不休者；误遏之弊，有邪伏不出而反从下陷者，有气郁不宣而致成内闭者。此亦何分轻重乎？虽然，犹有说焉。东南为滨海之邦，居温带之地，民生其间，温热之症恒多，伤寒之病甚少。频年诊治，麻、桂、青龙之用，百中不得二三；银翘、白虎之方，十中可占七八。良由地势最下，气候多温，以视西金肃杀之象，北风凛冽之威，人感之而多伤寒之疾者不同也。所以叶天士擅美于前，吴鞠通驰誉于后。徐洄溪力诋燥热之非，而举世服其卓识；王孟英善用清凉之剂，而所至无不奏功。岂不以六淫外侵，皆从热化；七情内动，半属火邪？是以热症浮于寒症，用温不若用凉也。而懵懵者，犹且泥伤寒传经之谈，守陶氏六书之法，以统治四时六气，岂不谬哉？由是观之，用温散诚不若用凉降之为愈也。但施不得宜，则动辄见咎，适遇秽症，而凉药无涤秽之功；适遇湿症，而凉药无去湿之效；适遇

---

① 无如：无奈。

痰症，而凉药并无除痰之力；适遇寒症，而凉药又非辟寒之方。故医者一味凉降，其弊亦与温散等。尝闻老医之言曰：恶寒一分未尽，辛温药一日不可辍；恶寒一日不见，辛温药一分不可尝。可见病当初作，或夹食夹寒，自以温散为得，病已入深，将化燥化火，必以凉降为宜，此其大较也。况寒邪先入于足经，温病先犯乎手经，界限攸分，源流各判，其宜散宜温，宜凉宜降，有不待烦言而决者。吾虽不敢知曰：温散之弊重，凉降之弊轻。而片幅指陈，略明大意，数行辨论，隐寓微情，请以质之高明之医，详加论定，正其误而除其弊，以增益社会之幸福可矣。

处处从误弊中辨轻重，切理餍心，头头是道，文坛健将，洵堪为《医垒元戎》规模，后学舍此奚择？

炳元僭评

# 其二　何拯华（幼廉）

药之为用，用得其宜，温散有利，凉降亦未尝无利；用投其忌，温散有弊，凉降亦未始无弊。拯华才疏学浅，阅历未深，何敢妄辨温散之误发、凉降之误遏，两弊之孰轻孰重。第拯华幼承庭训医学，侍家君临症，迄今已十年矣。今试以平日目之所见，略举其要。

大抵今之医家，用药之道，有通弊二焉。一习于温散者，虽无表邪，勿知也；一习于凉降者，虽有表邪，勿顾也。然而其弊由是生矣。弊者何？曰误发，曰误遏。误发之弊，例如桂枝下咽，阳盛则毙；误遏之弊，例如承气入胃，阴盛以亡。他如被误发者，变症如鼻衄失音，灼热渴饮，甚至热盛神昏，火旺生风，劫液亡阴，伤卫亡阳之类；又如被误遏者，变症如结胸痞气，呕恶呃逆，肠鸣洞泄，腹胀滞疼，甚至窍闭神昏，内陷神沉之类。日积月累，数见不鲜，同一误治，何分轻重？即欲辨其孰轻孰重，亦非片言可了。何则？天时有寒暖之不同，地土有南北之各异。且也受病有浅深，气体有强弱，质性有阴阳，性情有刚柔，筋骨有坚脆，肢体有劳逸，年力有老少，风俗有习惯，奉养有膏粱藜藿之殊，心境有忧劳和乐之别。医者必细审其时、其地、其人之种种不同，而后温散、凉降之流弊，孰轻孰重，可一一而明辨之，且可一一而断定之。尝读《内经·异法方宜论》曰：同一病而治各不同，皆愈者，地势使然也。此言最为扼要。拯华虽不敏，敢以一言断之曰：欲辨温散、凉降流弊之轻重，必先明其住民病寒病温之多寡。《医宗金鉴》云：大江以南多伤温，大江以北多伤寒。故调查北医之用药，多宗二张。治外感病，恒以仲景经方为祛邪；治内伤病，恒以景岳新方为补虚。而调查南医之用药，不论外感、内伤，多宗叶派。香岩而外，如吴氏鞠通、王氏孟英、俞氏东扶、章氏虚谷、何氏书田、林氏佩琴、石氏芾南、朱氏心农、张氏筱衫、僧心禅辈十家，书最通行，无一非崇拜叶氏，阐发靡遗，皆天士之功臣也，故通称之曰叶派。即好评论叶氏如徐、陈二公，而洄溪观至《幼科要略》亦云：句句名言，字字金玉，不仅名家，可称大家矣。修园则云：叶天士久居江苏，该处人腠理较薄，外邪易入，而亦易出，故少用仲景正法。其于杂症，胸中颇有书卷，加以绝世聪明，临症甚多，宜乎名躁一时。所以叶氏之法，擅誉江、浙，而二张之方，驰名幽、冀，易地则皆然，亦智者之因地制宜也。医者苟以《伤寒》《金匮》为根柢，再能参透叶法，折衷叶派，则不论外感、内伤，胸有成竹，宜温则温，宜散则散，宜凉则凉，宜降则降，既无误发、误遏之流弊，又何劳孰轻孰重之明辨哉？呜呼！处今学术竞争之时代，中外激战之剧场，我中医尚能自立，不致尽为东西医所侵夺、所渐灭者，首在明辨寒热，次在明辨虚实，以此四者而论，不惟能自立，即东西医与中医并治，予料中医且占优胜也。此何恃乎？恃有国粹医学在，恃有国医用药之大道在。

立论能见其大，用药自无偏袒。至云能辨寒热虚实，中医且占优势，亦有所见而云然。即中国医学会同会友黎君伯概，酷嗜新学，且云：仲景为我国医圣，其治法千变万化，心灵法活，《伤寒》《金匮》二书，吾服膺十余年，至今无以易之，虽西医亦不能及。余曾见有西法不效者，如热病一味清热，热退而命亦不保。又有尿不利，一味利尿，尿利而身亦云亡。此不讲表里阴阳、虚实寒热之过也。故西医起病易，生变亦易，正以其治法单简，药力猛勇，少斟酌变通，曲折体会之故。能讲中医八字要义，则无此弊，是亦中医之特长也。其次，李君啸云，深通新学，亦云：病变不外寒热虚实，用药不外温凉补泻。中医经数千年之阅历，数万人之试验，辨别精详，纤毫无爽。虽无隔垣洞见之明，却有起死回生之术。即议论间有错误，而治法精详，则其愈病之能力固在焉。西医治病，每每拘守一定之方，变通殊少，其所以取信于人者，只凭剖割之手术耳，几见有瘫、痨、鼓、膈之大症，中医所不能治者，为西医所治愈者乎？又其药多制就，力专而猛，往往有顾此失彼，如张景岳所谓顾病不顾命者，此西医之所短也。即于中西医学，极有研究，南洋考取最优等，如丁君仲祐，尚云我国古今之医籍为数至夥，其间有极效之方，积数千百年之经验，数千百人之精力而成者，其

可贵岂凡庸之所能知哉？故余不揣固陋，拟荟萃中西医籍，求其汇通。凡古方之可用者，则存之以保国粹，凡西药之可以中药相代者则代之，以塞漏卮，至万不得已之时，非西药不能奏效者，则不得不用一二种，以补中药之所不足也。以上三说皆精确不磨，特即述之，以坚世人之信用，以表中医之专长。

## 其三　金寿田（蔚卿）

医家治病，首重切脉，次辨苔，次问症，凝神体会，而后决其寒热虚实之理由，此国医一定之诊断法也。寒热明，虚实定，然后随症用药。宜温散者，温散之；宜凉降者，凉降之。若应温散而反凉降，则为误遏；应凉降而反温散，则为误发。其弊有不可胜言者。虽二者之中其害一致，然较其轻重，则凉降之弊甚于温散。何则？温散之弊其势速，凉降之弊其势缓。速则用药转移亦速，缓则用药转移亦缓。其缓速转移之间，即亦可以判孰轻孰重之准则也。

如春月风温，及秋冬伏气，初必恶寒怯冷，挟客邪者居多。若与温散，无非为发汗不当，轻则劫液亡阴，重则伤卫亡阳。虽云凶危，犹可挽也。盖亡阴、亡阳，其救之之法，不外辛甘、温甘、辛咸等剂，用药不致牵掣，此所以温散之弊较轻也。

若夫凉降，如夏月湿温，及不时暴感，初起亦恶寒身热，或烦冤胸闷，口渴，外象似热，而与之凉降，转使所伏湿邪凝遏其阳，所感风寒闭塞其道。始则不觉其变，渐至身面热退，人静默默，蜷卧拥被，手足微厥，徐徐内陷。表邪即不得解，必从热化，湿邪再受凉降，里热遏伏，乃使郁勃之邪蒙闭清窍，谵语神昏，

自汗肢厥，甚则口噤不语，或手足拘挛，败象毕露，虽有救援之法，见其窍闭，则有芳香通神。湿遏热郁者，施以辛香流动，宣导其气；邪留肌肉，不得外泄者，则用透斑发疹；湿与热并，则以苦寒辛及淡渗，清热逐湿。所设疗法，诚称极善。无如湿属阴类，一与热并，犹油入面，其固结不解之状，十居七八。投燥则热炽，进凉则愈遏，但恐羁留时日，阴液日耗，正气日伤，轻则缠绵，重则致死。故凉降之弊，其害更甚。故操是术者，果能温散、凉降，两无所误，自可十全为上。若卤莽从事，总不免草菅人命，而误发之与误遏，其弊之轻重，截然不同，不得因病家喜凉恶温，而以逢迎取戾也。

注意误遏弊重，切实发挥，确有见地，足使一于凉降者，顿生悔悟，有功医界不浅。然仅就湿温一症言，尚不足以折服凉降者之心，因湿宜温化，温宜凉解，人尽知之。虽偏尚凉降者，亦不致一味误遏也。至误发之弊，已至劫液亡阴，伤卫亡阳，挽之恐非易易。

炳元僭评

## 其四 何光华（筱廉）

尝读孙真人《千金方》载王叔和曰：阳盛阴虚（《外台》作表和里病），汗之则死，下之则愈；阳虚阴盛（《外台》作里和表病），下之则死，汗之则愈。夫如是，则神丹安可以误发？甘遂何可以妄攻？虚盛之治（《外台》作表里之病），相背千里；吉凶之机，直若应响。然则桂枝下咽，阳盛则毙（《外台》作表和则毙）；承气入胃，阴盛以亡（《外台》作里平以亡）。此阴阳虚实之交错，其候至微；发汗吐下之相反，其祸至速。而医术浅狭，不知不识，病者陨没，自谓其分，

至令冤魂塞于冥路，夭死盈于旷野，仁爱鉴此，宁不伤楚？

观此则知用药之道，温散有温散之弊，凉降有凉降之弊。其弊维何？一为误发，一为误遏。惟孰为误发，孰为误遏之理由，前哲陆九芝先生说最显明，试为节述。其言曰：病有表热，有里热。表热宜散，即已兼见里热，必用大青龙法（麻黄、桂枝、杏仁、石膏、炙甘草、生姜、大枣）散之，早用白虎（石膏、知母、生甘草、生粳米），即为误遏；里热宜清，即或尚有表热，必用白虎汤法清之，仍用青龙，即为误发。其间先后缓急，丝毫不容假借。又云：凡病但有表热，未成里热者，用桂、麻温散；大有表热，兼见里热者，用大青龙凉散；已成里热，不论表热者，用白虎凉降；表热里热，甚不可不分也。前人之禁用寒凉者，只在但有表热之时；今人当应用桂、麻时，一见表热，便作里热，而早用寒凉，误遏之为害滋大。既而又因早用寒凉之误，遂并寒已化热，热已大甚之后，仍禁寒凉，势必仍用桂、麻而误发之，为害益大矣。病家延医，多在二三日以外，其于桂、麻分际，往往已过其时。此惟临症多者能觉之，不经临症，则读书虽多，仍不能得其分际也。

观此，则知误发、误遏之流弊，殊途同轨，无所轩轾①矣。若欲辨其误发、误遏流弊之轻重，则必先明其宜温、宜散、宜凉、宜降之病之多寡，爰述前哲名论以征②明之。谓温病非伤寒，世间温病多、伤寒少，此吴又可先生之言也。谓大江以

---

① 轩轾（zhì 至）：喻高低轻重。车前高后低为"轩"，车前低后高为"轾"。

② 征：通"证"。《礼记·中庸》"上焉者虽善无征"。郑玄注："征，或为证。"

南多伤温，大江以北多伤寒，此《医宗金鉴》之言也。谓三江地气卑湿，天时温暖，伤寒之症极少，最多湿温、风温之症，此张柳吟先生之言也。谓东南方天时多热，杂气病多，如伤寒六经见症，百不一二，即云冬月多正伤寒症，亦不尽然。历症以来，恒见大江以南，每逢冬令太温，一遇感冒，表分虽有外寒，内则竟多伏火，悉以伏火治之，丝毫不爽，此朱心农先生之言也。谓风、寒、燥、湿，悉能化火，五志过动，无不生火，所以人之火症独多焉，此王秉衡先生之言也。谓见是病、用是药，宜温宜凉，初无成见。然七情内伤悉能生火，六气外侵皆从热化，自然热症浮于寒症，凉解多于温散矣。药则反是，凉解则人望而畏之，设以凉解生之而不感；温散则人狎而玩之，设以温散杀之而不怨。徇人欲而求合于世之巧医，咸操此术焉。此王瘦石先生之言也。而言之沉痛，动魄惊心者，徐灵胎先生也。谓六淫之邪，不但暑、燥、火，固属乎热，即风、寒、湿，亦变为热，故外感总以祛热为治。惟直中阴经之伤寒，必现脉紧，便青，畏寒蜷卧，不喜饮，舌无苔，种种寒象，当用辛热温散，此千不得一者也。何近日之医，举天下寒热杂感，病势稍重者，皆指为阴症，即用参、附、姜、桂，服后而热更甚，并不疑为热药之故。即用熟地、麦冬等，以为补阴配阳之法，竟忘其为外感矣。又有以温热之邪，硬派作阴症，而全用温热，见其热势益增，忽转而改用大寒，直是以药试病矣。然其死也，病家不咎热药之误，而反咎寒药之误，何也？盖人之死也，必渐冷，服热药而反冷，则信以为非药之故，若服寒药而冷，则明明药使之冷矣。故热药之杀人不觉，而寒药之杀人显然。所以医者宁可用补用热，虽死而犹可免咎也。合诸说以观之，

则温散、凉降之弊，孰轻孰重，可不烦言而解决矣。

虽然，用药之难，难在辨症；辨症之难，难在审因。审因不清，辨症必误。用药之时，温散误，凉降亦误，直无一病而不误，亦无一药无流弊，势必罗列数十味微温微凉、不温不凉、平淡无奇之疲药，遇病辄投，聊以塞责，藉为酬世，以博稳当之名誉，以收无穷之利益。此种医家，近日最多而盛行。呜呼！医风之坏也，人谓坏自医家，吾谓坏自病家；人谓当责医家，吾谓当责病家。苟病家以议药之口舌，移而归之于议病，嘱医家一一写明病名、病源、病状、病势，与夫脉舌何如，结果何如，及用何种疗法，仿古人何方加减，则医家自然于病之寒热虚实处，曲折推敲，实事求是。倘见其辨症确切，方案明通，不问而知其为明于医理矣。至其用药之为温、为凉、为散、为降，竟可不问，放心服之，而以性命相托。如无的确可信之人，宁可不服药以待命。奈何计不及此，但知议药，不知议病；但知药性之温凉，不知病情之寒热；但知温散、温补之利益，不知凉降、寒泻之功效。一见芩、连、膏、知、硝、黄、犀、羚等品，辄云惟恐遏进，致医者避重就轻，书一四平八稳之太平方，不担责任，忽忽而去。虽由医家之善于巧避，实则皆病家迫之使然也。更有方药上明用凉降，而嘱付病家则曰此症服凉药必死，而病家不识不知，任其欺骗。谚云：病家着实好骗。诚好骗也，安得有虚心笃学、蓄志救人者出，处处开化病家，以挽今日之颓风，转黑暗而为文明世界也哉。

引证恰当，层次亦清，结论词致悲壮，苦心开导，尤足以唤醒病家。学问虽浅，立志可嘉，以潜心研究，力图进步，自足以保存国粹。

## 其五　骆秉璋（静安）

甚矣！以药误人之可畏也。夫麻、桂之属，温散之剂也，性升提而善达表，若误用之，势必汗多而亡阳，其弊在于误发；芩、连之属，凉降之剂也，性沉凝而善走里，若误用之，势必火郁而烁阴，其弊在于误遏。误发则阳亡，误遏则阴烁，均属药误，何分轻重？谓温散之弊重于凉降，而凉降之弊未必轻于温散；谓凉降之弊重于温散，而温散之弊亦未必轻于凉降。然则其弊究竟孰轻孰重，试就管见所及，而一一权之如下。

一曰天时不可不察也。天时寒则人气亦寒，天时热则人气亦热。寒宜温散，热宜凉降，尽人皆知。设或过之，其弊可胜道哉！然人必曰温散之弊甚于凉降，盖以寒易化热故也。此谓温散之弊，甚于凉降者一也。

一曰地理不可不知也。北方之地高而燥，人病亦随之而燥；南方之地卑且湿，人病亦随之而湿。燥忌温散，湿忌凉降，亦尽人皆知。设或犯之，其弊又可胜言哉！然人必曰凉降之弊，未必甚于温散，盖以湿皆化燥故也。此谓温散之弊重于凉降者，又一也。

由是而论，温散之弊急而显，凉降之弊缓而稳，所以人人喜服凉降而畏温散。医之言凉降者，人皆以为良；言温散者，人皆以为不良。此病家之通弊也。殊不知误用之时，其弊相等，尚何轻重之有哉？噫！药能生人，亦能杀人。窃恐用之不当，凉降之弊更有甚于温散者，人特不自知之耳。甚矣！以药误人之可畏也。

误发误遏，厥弊维均。惟因时因地，其轻重遂因之而分。作者照此诠发，见地极明。至言凉降者，人以为良，言温散者，以为不良，恐病家未必有此通弊。

廉评

## 其六　吴念士（丽生）

病有表里寒热之不同，药有温散、凉降之各异。用之中肯，温散则足以祛逐表邪，凉降则足以清除里热。用之失宜，则误发、误遏之弊，因之而起。其轻重利害，所关良非浅鲜。医者于此，固不可不明辨焉。何也？凡病之中于人者，皆有初、中、末三层。以伤寒言，初起一二日，脉浮紧，身热头痛，无汗或有汗，即用麻、桂等汤治之，应手奏效；至经久不解，六脉洪盛，即宜三黄、石膏等汤，以凉降之法，荡其热邪，方能愈病。若前后之间，稍有误投，则失之毫厘，即谬以千里矣。况六淫之中，有因寒应散、因热应降之区别。风寒邪自表受，温散是其正法；暑热邪自口鼻而入，病受于里，凉降清里方为合拍。一经误治，则变症蜂起，重则俱重，轻则俱轻，实无分为轩轾焉。虽然，但求其弊之轻重，作百步五十步之想，则古已有宁偏温热、莫偏寒凉之说。盖温散之品，其气猛，其性烈，药之而效，固可翘足而待；药之而不效，则口燥液涸、烦躁亡阳等坏症，亦接踵而起。医者审慎周详，知其非而解救之，亡羊补牢亦未为晚。若寒降之品，其性阴，其气纯，其见效焉不易，其肇祸焉亦由渐而深，能使在表之邪直入至阴之脏，迨至变卦，不可收拾。此先辈阅历之言，即子产[①]治民莫如猛之说也。然此不过医家普

① 子产：姬侨（？—前522），字子产。春秋后期郑国（今河南新郑）人，与孔子同时，是孔子非常尊敬的人之一。为当时著名的政治家、思想家。

通之言，不佞引而伸之。以为地气则南北悬殊，生人则赋禀各异。北地高寒，人之患伤寒为多，而麻、桂、姜、附率以为常；南地卑温，人之患温病为多，而桑、菊、银、翘用之多合。故敢断之曰：南地温散误发之弊重，而凉降误遏之弊轻，北则反是。

抉发药误，辨之甚明，末段总断二语，尤为精确。

廉评

## 其七　陈濬（心田）

用药如用兵，一时马上之功名，不足训也。以此为训，医道不败于读书，而败于不学。甚矣！人感风寒，理宜温散；风已化火，法当凉降。两者误用，一在误发，一在误遏。药虽不同，其弊则一，罪固可以同日而语也。虽然，为医之道，苟明其理，临证用药，何尝不以人事代天工？而思温散之利，必预防其温散之弊；凉降之利，必预防其凉降之弊。然后发也、遏也，则自明其轻重，而所施确当已。顾仲圣之作麻黄杏子石膏甘草汤及大柴胡汤也，可以知其严温散之发、凉降之遏矣。乃不意师心自用，分际不清，此弊之在不学也。不问可散与否，可降与否，动辄有一定之见，牢不可破，此弊之在拗也。又或惯用温散，讥凉降为仇雠；动辄凉降，视温散为鸩毒，此弊之在偏也。他如前用升、葛，而我则改荆、防；前列膏、黄，而我则从芩、芍。明知其害而不能避，此弊之在蹈故辙也。抑又有症宜温散而用之太过，病应凉降而用之不及，此弊亦在于疏也。若夫发遏相较，似发重而遏轻，何则？病家即服凉降之药，则蒙蒙焉如聋，昧昧焉如痴，彼必曰先生错矣。毋乃尔，先生虽不即改弦易辙，而凉遏之

弊已知。吾知其今日之处方，断不如昨之遏也。再不然，反求诸医，医见症将窒塞，必不从事于前，亟拟透达，犹有挽回，比比然焉。至于温散误发，病者汗津津，一时坏证未见，医则曰邪透矣，看护者尤望其日愈，不敢易治。而先生之一误再误，自不顾问，必至痉厥直视，气绝而后已。呜呼！孰重孰轻，安敢妄论？匡正厥谬，抑亦社会之幸福焉矣。

照题诠发，所见亦是。末段形容轻重，出以诙谐，可谓别赓①一调。

炳元僭评

## 其八　曹林生（炳章）

用药之道，必须先明五脏有余不足，六腑强弱，形之盛衰，病之属寒属热，以此参互，然后用药，宜温则温，宜凉则凉，如是可以言医。尤在泾曰：治外感必知邪气之变态，治内伤必知脏腑之性情。治六淫之病，如逐外寇，攻其客，毋伤及其主，主弱则客不退矣；治七情之病，如抚乱民，暴其罪，必兼矜其情，情失则乱不止矣。

故仲景著《伤寒论》，立三百九十七法，不外攻邪护正，用药必分温散、凉降。夫寒之初客于表，闭腠理，郁阳气，因而为热，故非辛温之药，不能开腠理以泄其热，此麻黄汤之所由立也。至于风邪伤表，表则反疏，腠理反不能闭，恶风自汗。然邪客在表，则表之正气受伤，而不能流通，故亦发热也，必以辛甘温药发其邪，则邪退而腠理自密矣，此桂枝汤所由立也。

然此皆为冬月正伤寒立法，因由毛窍而入者，用温散则仍从毛窍而出也。若误

---

① 赓：应答。

用凉降抑遏，则邪不得外越，而阳为阴遏，营卫不调，是阴反在外，阳反在内。人身之有阳气，犹天之有日光，阳为阴掩，犹之日为云遮，故仲景《太阳篇》有当汗，有不当汗，当汗不汗则生黄，当汗而发汗太过则成痓，不当汗而汗则称蓄血，有当汗误下则称协热痢。

又云：太阳一下有八变，有知其一汗可解，有知其汗而不解，有宜温散汗解，有宜凉透汗解。病有常变，方无一定。故张景岳曰：寒邪在表，非温热之气不能散，故发表不远热；热郁在内，非沉寒之物不能除，故攻里不远寒。然亦有表里俱热，用小柴胡、白虎、益元之类，凉解取汗而愈，此非发之谓也；亦有阴寒留滞中宫，而用四逆、理中、回阳之类，而除痛去积者，此非攻之谓也。

所谓发者，开其外之固；攻者，伐其内之实。今昧者但见外感发热等病，不明本寒标热之义，辄用芩、连等药以清其里，岂知邪寒在表，药寒在里，使内外合邪，遂不可解，此症应温散而误用凉降之弊也。若温热之病，仍当以辛凉立治，缘温热由口鼻入，自上焦而下焦，始于手太阴，其证头痛，身热自汗，微恶风寒，咳嗽口渴，脉不缓不紧而动数，午后热甚者，非辛凉平剂不治，如桑菊饮、银翘散等。盖肺为清虚之脏，肺苦气上逆，故用微苦则降，辛凉则平。倘非津液枯涸，亦不宜早用滋清，如三鲜、龟、鳖、麦冬、五味之类，抑遏热邪，如油入面，必致不救。然误用温散妄发，往往邪热逆陷，神明内乱，逼成内闭外脱，亦屡见之。此证应凉解，误投温散之弊，亦不可不辨也。大抵伤寒由毛窍而入，自外而内，故用发散，仍自内出外；温热由口鼻吸受，自上而下，故用凉降清透，平其逆上之气而能愈矣。故高学山《伤寒论》云：人身内外当作两层，上下当作两截，而内外上下，每如呼吸而动相牵引。譬如攻下而利，是泄其在内之下截，而上截之气即陷，内上既空，其外层之表气连邪内入，此结胸之根也。譬如发表而汗，是疏其在外之上截，而在内之气跟出，内上既空，其内下之阴气上塞，此痞闷之根也。识此，在上禁过汗，在内慎攻下，此盈者彼必虚，此消者彼必长。明乎此，则孰宜温散，孰宜凉降，自可了然于心，不致有误发、误遏之弊。用得其时，温凉皆可全命；方不合病，甘淡亦足杀人。用药者不可不慎之又慎也。

诠发温散、凉降之弊，大致已明。惟其弊孰轻孰重，尚未解决。结论引高学山《伤寒尚论篇辨似》中语，最为精确。

廉评

## 其九　汪家振（竹安）

当此进化时代，朝廷上下，锐意维新，医界尤极意研究，势难再缓。试观泰西各国，着着争先，事事恐后。其治病也，宜温宜凉，均重实验；其用药也，或散或降，必对方针。而我中医率意妄投，动辄贻误，此何故哉？岂立法之未善欤？抑数千年以来，流弊必至于是欤？然轩岐之道，如日月丽天，江河行地，尝有读书数十年，临症数十年，而自叹《灵》《素》一书，经终身研之钻之，而不尽其奥义者，尚何弊之足云哉？虽然，古人往矣，其利其弊，悉在人目。窃恐今日之所谓弊者，用温则误发，用凉则误遏。此非古人之弊，不善学古人之弊也；非不善学古人之弊，而实不知弊之所以为弊也。至不知弊之所以为弊，而医道穷矣，民生蹙矣。呜呼！负七尺躯，与其死于庸医之手，孰若不药之为愈也。虽然，弊之所在，究不得不明辨之。

夫温散、凉降，其弊之显而见者，外感居多数，内伤居少数。温散之弊，重在温病。温病者，阴精为材料，阳气为运用，一或误汗，而昏狂痉厥之症起矣。凉降之弊，重在伤寒。伤寒者，由表而入里，由寒而化热，一或误下，而痞满结胸之候见矣。至于内伤，亦有宜散者、宜降者。肝病用逍遥散，以疏郁为散也；疝气用乌头煎，以辟寒为散也。设或易温散为凉降，则服药无效矣。老人气虚便闭，用麻仁脾约丸润降之；妇人经闭腹痛，用桃仁承气汤通降之。设或易凉降为温散，则病势反剧矣。总之，对症发药。病宜温，温之可也；病宜凉，凉之可也。何所谓误？药到功成，温散之则汗出而解矣，凉降之则热清而愈矣，何所谓弊？即无误，尚何温凉之可疑哉；即无弊，尚何轻重之足较哉？

抉发温散、凉降之弊，议论详明，笔亦轻圆流利。但题旨重在轻重二字，必须切实解决，庶无遗憾。

炳元僭评

## 其十　钱镛（少堂）

夫药有寒热温凉之性，升降浮沉之殊，全在医者辨认精确，运用有权，假如伤寒邪在三阳，不得不以疏散汗解，如仲圣麻黄、桂枝、葛根等汤是也。其次，六气中有风温、温热、瘟疫、暑湿、伏暑等症，治各分别，若概以三阳经温散辛燥之品投之，岂不劫津亡液，误汗致弊耶？况仲圣亦有风温忌汗、湿家忌汗之训。又有表邪未解，医者骤用清降攻里之剂，致使外邪郁遏，无从伸越，如伤寒篇误下气冲、误下结胸、误下喘汗自利等症是也。其次，风温、温热、瘟疫、伏暑等症，若不先以辛凉疏表、芳香宣窍、清轻开达之法为主，任意苦寒直降，强令伏邪内陷，势必蒙闭昏溃，或泄利无度，岂不误下致弊乎？况温病有上焦、中焦、下焦之分。总之，误汗之弊，在于过散，过散则津液外泄，心神内散，虽用存阴、复脉、收汗、敛神之法，往往有效有不效。误下之弊，在于过遏，过遏则邪势内陷，中气下脱，虽急用升气提陷、开结宣窍之法，每每救之不及救。此皆误散、误遏流弊之故也。至于孰轻孰重，当于症候辨之，决不能以一言妄断。少堂一偏之见。还请有道诸君教正之。

此题主脑，在孰轻孰重四字。尊作于误发、误遏之弊言之颇详，于轻重略而不辨，未免美中不足。

廉评

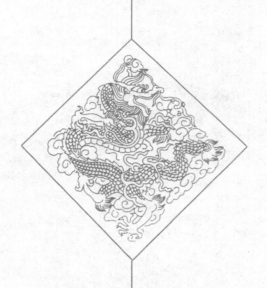

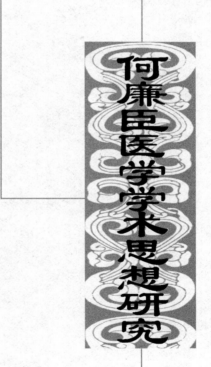

何廉臣医学学术思想研究

何炳元（1861—1929），字廉臣，号印岩，晚号越中老朽，浙江绍兴县平乐乡人。何氏出身于医学世家，其祖父为绍兴名医何秀山。其自幼颖悟，家中希望他读书致仕，不料童试得中之后，两赴乡试不第，即退而业医，毕生精研岐黄，阐扬医理，汇通中西，理精业勤，学验俱丰，著作宏富，一生最主要的贡献集中体现在绍派伤寒和伏气温病两大方面，成为清末年间著名的医学家。

纵观何氏的医学人生，可以 1908 年为界，分为两个阶段：第一个阶段是探索期，这一时期迄自师从樊开周，至 1907 年自日本归国止，以当年《新医宗必读》问世为标志。第二个阶段是成就期，这一时期当以 1908 年 3 月何廉臣与裘吉生等人成立绍兴医药研究社，同年 6 月创办《绍兴医药学报》为起点，以 1929 年何廉臣等积极组织参加中医抗争请愿活动，同年逝世而告终。

探索期可以分为三步，每步都跟医界名师有关。首先是跟随当地名医樊开周临证三年，通过汲取老师丰富的临床经验，并潜心研究明清各家学说，医术有了长足的进步。但是临床疗效难孚深望，于是毅然外出游学，访师求道。其次是苏州名医赵晴初，赵虽长何氏三十多岁，但二人同是绍兴同乡，再加上何氏态度恳切，诚心求教，赵晴初也尽心传授，使得何氏的医术大受裨益，两人也很快成为忘年交。再次就是周雪樵、蔡小香、丁福保等名医，何氏约于 1903 年来到上海行医，彼此结识后密切交往，积极参与他们的医学研究会活动，和他们一道发起组织"中国医学会"等。1905 年，"中国医学会"成立，周雪樵被推举为会长，何廉臣被推举为副会长。

这三步对于何氏在医学上的成长至关重要，使其医学水平不断提高，医学眼界不断拓展，犹如登岱岳而拾级向上，最终临绝顶而见光辉的前程。通过与周雪樵、蔡小香、丁福保这些医界先醒者的交流，他密切接触到了当时中医界无论是理论还是实践方面的真知灼见，同时也让他感受到了西医对中医的冲击，从而促使他进一步了解西医，并使他萌生了通过中西汇通来发展中医事业的坚定信念。他把这些思考、理念都写入了《新医宗必读》之中，通过这部著作，他希望告诉人们中医学缺憾何在，出路在何方，并明确了他一生为之奋斗的努力方向。

何氏约在 1906 年底回到绍兴行医，1908 年 5 月与裘吉生等人成立了绍兴医药研究社，同年 6 月创办《绍兴医药学报》，为当时国内最早的中医专业性刊物之一，以此作为平台，广泛结交医界同仁，充分接触各种不同的思想和观点，整理并发表医学著作和论文，努力实践何氏在《发刊词》中提出的"发明古学，输入新知，力求医药进步以救济患者同胞"的办刊宗旨。《绍兴医药学报》从 1908 年创办，到 1923 年停办，在 15 年的时间里共出了 141 期。1924 年 1 月，何廉臣与杜同甲等又创办了《绍兴医药月报》（共出 48 期），到 1927 年因年老多病而辞去副总编辑职位。何氏的医学人生自从步入成就期，就伴随着报刊这一沟通信息和思想交流的平台，这个平台既为何氏充分施展医学才华提供了舞台，又向其源源不断地输送着前沿信息。

何氏的一生是勇于探索的一生。何氏生活在西学东渐，西方医学对中医学产生巨大冲击的年代，由于中西医学在解剖、生理、病理、药物、疗效等方面的鲜明对比，导致了国民政府对中医事业的打压排斥。在这生死存亡的关头，何氏挺身而出。首先他将中西的汇通作为一生的奋斗目标，在《新医宗必读》中指出："中医则古胜于今，弊在守旧；西医则今胜于古，功在维新。虽然，学亦何新旧之有，但求切用而已，实验而已，何必问为旧学为新学也哉。所望锐志，此学者择善而从，不善而改，精益求精，不存疆域异同之见，此则折衷壹是之公理也。"可见，何氏抛弃中西医之间的分歧，着眼于医学的疗效。这种崇实黜华的原则始终贯穿于他的实际工作中。

其次，他通过整理医籍以保存国粹，在继承的基础上发扬中医。1909 年 4 月，绍兴医药研究社更名为绍兴医学会，何氏担任会长，通过该会整理发行了众多的书籍，如 1916 ~ 1921 年间，先后出版的《医药丛书》《国医百家》等，此外还校订刊刻古医书 110 种，名曰《绍兴医药丛书》。

何氏的一生是为中医的生存发展奋力抗争的一生。何氏生活的年代正逢中医事业内外交困，风雨飘摇的危难时期，何氏与中医界许多仁人志士一起进行了多年不屈不挠的斗争，真正做到了鞠躬尽瘁，死而后已。1911 年，北洋政府颁布《医学专门学校规程令》而漏列中医药学科，欲排斥中医于正规教育之外。1913 年底，以上海神州医药总会会长余伯陶为首的中医界人士为争取中医教育合法化而发起北上进京请愿的号召，何氏与绍兴医界同仁积极响应，全力支持请愿活动。1915 年，针对当时政府不准中医办学、办医院的禁令，何氏与曹炳章等人通过神州医药学会绍兴分会再次组织人力积极配合神州医药总会上京请愿，为当局最后取消相关议案作出了巨大的贡献。1929 年 2 月，国民政府卫生部召开第一届中央卫生委员会，余云岫、褚民谊等人提出《废止旧医以扫除医事卫生之障碍案》，真正将中医事业逼到了绝路。3 月 7 日，全国中医界组织联合会向国民政府请愿，中医界决定在上海召开全国中医药代表大会，组织救亡请愿活动。何氏与裘吉生等人为组织这次大会做了大量的工作，但因年迈，最终令其子幼廉代行参加请愿活动。

何氏的一生又是著作宏富，硕果累累的一生。何氏学验俱丰，勤于著述，尤其在文献整理研究领域堪称领军人物，与裘吉生、曹炳章并称医林三杰而居其首。何氏的著作据前人记载有三十余本之多，主要分为以下四个方面：首先是著作类，以《新医宗必读》为典型代表；其次是编纂医书，如《全国名医验案类编》《湿温时疫治疗法》《叶天士医案按》《续古今医案按》等；再有就是重订古籍，如《增订通俗伤寒论》《重订广温热论》《感症宝筏》《吴鞠通医案按》《增订时病论》《新订温病条辨》等；最后是编写教材，如《实验药物学》《实验汉药学》《新纂儿科诊断学》《绍兴医学会课艺题解》《绍兴县同善局医方汇选》等。

# 一、学术思想

## （一）伤寒尊绍派 理论臻完备

绍派伤寒是绍兴地区的医家根据绍兴地域卑湿，人多感湿热的外感流行病学特点，在理论和临证上将张仲景的六经辨证与吴门温病学派相结合而产生的具有地域特色的医学流派。其主要的学术思想是伤寒与温病相融，用药则寒温并重。

绍派伤寒名称首见于《通俗伤寒论·何秀山序》："吾绍伤寒有专科，名曰绍派。"绍派伤寒的开山鼻祖则首推明代的张介宾。其《景岳全书·伤寒典》

虽宗仲景学说，辨证一仍六经，然而治疗却偏于辛凉芳化，已具后世绍派伤寒的雏形。真正为绍派伤寒奠定理论基础的是俞根初的《通俗伤寒论》，该书辨证多推崇六经辨证，结合卫气营血及三焦辨证，将伤寒病与温病的理论融合在一起，故称《通俗伤寒论》，可见其辨证理论体系自成一体，有别于一般的伤寒学派，又异于吴门温病学说，具有明显的地域特色。此后，绍派伤寒的发展又经任沨波、章虚谷、何秀山、张琬香等诸多医家不断发挥补充，学说日趋成熟。

何氏通过增订《通俗伤寒论》继承和发展了绍派伤寒的学术思想。他在晚年历时13年对《通俗伤寒论》进行了深入研究和校勘整理，将该书从原来的3卷扩编为12卷，引用古今医家经验及先师樊开周的医论，结合自身40多年的临床经验，对原书逐条添加按语，深化了对每一病每一方的认识，其按语中体现出何氏对东南水乡时病的治疗规律和用药方法的总结。这种整理手法大大充实和丰富了《通俗伤寒论》的理论，第一次集绍派伤寒之大成，对绍派伤寒的理论发展至于完备做出了极大的贡献。曹炳章评曰："先师考古证今，发明学理，实验疗法，皆四十余年心血之结晶，且有功于后学之巨著……可谓方法美备，学理新颖，不但四季时病无一不备，而重要杂症亦无遗漏矣。得俞、何及末学三人之经验，成伤寒独一无二之大观，为当今改进国学之先锋可，为后学登堂入室之锁钥亦无不可。"

### （二）温病重伏气 堪为集大成

何氏对于温病学的贡献称巨大，主要体现在《重订广温热论》《湿温时疫治疗法》和《全国名医验案类编》三部著作之中，而其中又以《重订广温热论》最

能反映他的温病学思想。

《重订广温热论》的原作为戴天章撰于清康熙六十六年（1722）的《广瘟疫论》，此书于1878年经陆九芝删订后改名为《广温热论》。何氏于1909年在陆九芝删订基础上进行重订，并将其改名为《重订广温热论》。

从《重订广温热论》何氏的序文中我们可以发现，此书乃实用价值非常大的温病学重要典籍，虽经陆九芝精心删订，但是仍不能尽善。何氏说："余细玩原书，见其于湿温、燥热二证言之甚略，尚少发明，即用药选方，亦多未尽善处。"于是，何氏对原书进行了大量的内容增补："将原书缺者补之，讹者删之，更择古今历代名医之良方而为余所历验不爽者，补入其间。"补充了论温热四时皆有、论温热伏气与新感不同、论温热即是伏火、论温热本症疗法、温热遗症疗法、论小儿温热等篇章，并且补入其师樊开周验方妙用、温热验案等章节，全书验方由原来的83方增至327方，并详论验方的组成、用量、用法，选录了古今医家尤其明清名医如叶天士、王孟英、吴鞠通、雷少逸等130多位医家的学术思想。

与原书相比，不仅内容得到了成倍的增加，学术水平也得到了很大的提高，总结起来，略有下述。

### 1. 有别新感 专论伏气温病

温病学经清代叶天士《温热论》、薛生白《湿热条辨》和吴鞠通《温病条辨》等著作相继问世，学术昌盛，已称完备，但是，他们都以新感温病为研究对象。何氏在《重订广温热论·温热总论》中说："前哲发明新感温热者，如叶氏香岩之《论温》二十则，陈氏平伯之《风温病篇》，吴氏鞠通之《温病条辨》，张氏凤逵之《治暑全书》，立说非不精详，然皆

为新感温暑而设，非为伏气温热而言。"

但在临床上，新感温病邪由上受，即俗所谓小风温、小风热，如目赤、颐肿、喉梗、牙痛之类，只须辛凉轻剂，其病立愈。伏气温病邪自里发，新感引动伏邪为病。凡病内无伏气，纵感风、寒、暑、湿之邪，病必不重，重病都是新邪引发伏邪所致。故新感温病病轻邪浅而易治，伏气温病病重邪深而难治；新感温病病种少而相对简单，伏气温病病种多而相对复杂。

何氏有鉴于此，故在《重订广温热论》中致力于全方位地阐述伏气温病的理论，将此书作为伏气温病的专著。他说："务使后之阅者，知此书专为伏气温热而设，非为新感温暑而言，辨症精，用药当，庶几与戴氏结撰之精心，陆氏删订之苦心，心心相印，永垂久远，而余心始慊。"

**2. 病因伏火 源自兼感郁化**

伏气学说源自《内经》。《素问·阴阳应象大论》说："冬伤于寒，春必病温。"《素问·热论》又说："凡病伤寒而成温者，先夏至日为病温，后夏至日为病暑。"这种"伤寒伏气说"为后世伏气学说奠定了理论基础。

如叶天士虽倡新感温病，但是对于伏气温病也有涉及。《重订广温热论·三时伏气外感篇》中说："春温一证，由冬令收藏未固，昔人以冬寒内伏，藏于少阴，入春发于少阳，以春木内应肝胆也。"对于伏暑一证，叶氏在《临证指南医案》暑门中有所论及，如范案、池案、张案、某案等，但过于简略，并未充分阐发。叶氏遵从《内经》的观点，将伏气温病归结为冬季感寒，经潜伏后于春夏乃发。

这种"伤寒伏气说"经长期实践证明是与临床实际脱节的。因为温病的产生往往无法甚至无须追查冬季是否感寒，而

且治疗上也不必顾忌冬季是否感寒。因此后世吴又可断然摒弃"伤寒伏气说"，而主张"杂气说"，他在《温疫论·论气所伤不同》中说："天地之杂气种种不一"。《温疫论·原病》明确指出："邪之所着，有天受，有传染，所感虽殊，其病则一。凡人口鼻之气通乎天气，本气充满，邪不易入，本气适逢亏欠，呼吸之间，外邪因而乘之。"由此可见，吴氏认为温病的产生为杂气即时而感，或由他人传染，是否罹病，取决于患者的正气，与冬季感寒无涉。

既然"六淫"气候因素不能成为温病的病因，对于吴又可的"杂气"还缺乏本质的认识，何氏对此采取的观点是折中二者，发挥《内经》。

首先他肯定《内经》的观点，认为伏气温病不仅是伤寒伏气，还有伤暑伏气。"伏气有二：伤寒伏气，即春温夏热病也；伤暑伏气，即秋温冬温病也。"其次他发挥《内经》的观点，认为伏气温病不仅仅局限于"先夏至日"和"后夏至日"，而是四时皆可产生温病。他在《重订广温热论·论温热四时皆有》中说："其病萌于春，盛于夏，极于秋，衰于冬，间亦有盛发于春冬者，然总以盛发于夏秋为多。"其次何氏将伏气温病的病因归结为伏火。他在《重订广温热论·论温热即是伏火》中说："凡伏气温热，皆是伏火。虽其初感受之气，有伤寒、伤暑之不同，而潜伏既久，蕴酿蒸变，逾时而发，无一不同归火化。"他还将发病机制归结为兼感郁化，认为伏邪化火，还不能自生温病，必须感受新邪方能发病。他在《重订广温热论·论温热四时皆有》中说："温热，伏气病也，通称伏邪。病之作，往往因新感而发，所谓新邪引动伏邪也。"而所谓新邪，他又采纳了吴又可

的观点，只是把"杂气"改为"秽气"罢了。"人在气交之中，一身生气，终日与秽气相争战，实则与微生物相争战，不知不觉中，伏许多危险之机，可不惊且惧哉。"

不可否认的是，何氏对于伏气温病病因病机的认识是比较全面而深刻的，既补充了传统理论的不足，又切合了临床应用的实际；既有继承，又体现了发展。

### 3. 二纲四目 辨证体系完整

新感温病的辨证体系由叶天士的卫气营血辨证和吴鞠通的三焦辨证所构成，成为后世医家辨证温病的不二法门。其缺陷是往往过分强调透达而忽略了清里，另外还容易机械性地条块化分割温病发生发展的有机联系，落入"见病治病"和"随证设治"的窠臼。

何氏鉴于伏气温病往往一开始即见烦渴、舌绛、尿赤、脉数等里热证候，通常卫分证候不明显的特点，在确立了病因和病机的基础上，提出了"二纲四目"的辨证体系。所谓"二纲"，是指伏气温病可以分为湿火和燥火两大类证型。所谓"四目"，是指隶属于本证的兼证、夹证、复证、遗证四个方面。

伏气温病以伏火为因，伏火为病，临床当分湿火和燥火两大类型。这是伏气温病中出现最多的证候，因此何氏将其从兼证中分离来单独论述。因为临床上这二者是不能相互混淆的，否则变证、坏证层出不穷。"同一伏火，而湿火与燥火判然不同。以治燥火之法治湿火，则湿愈遏而热愈伏，势必为痞满，为呕呃，为形寒热不扬，为肠鸣泄泻，甚则蒙闭清窍，谵语神昏，自汗肢厥，或口噤不语，或手足拘挛；以治湿火之法治燥火，则以燥济燥，犹拨火使扬，势必为灼热，为消渴，为热盛昏狂，为风动痉厥，甚则鼻煽音哑，舌

卷囊缩，阴竭阳越，内闭外脱。是以对症发药，必据湿火、燥火之现症为凭，分际自清，误治自少。"

何氏将伏气温病统称为本证，可以区分为湿火和燥火二纲，而且还在本证之外分别确立了兼、夹、复、遗四目，可谓条分缕析，经纬分明，建立了一整套具有很强操作性的辨证论治系统。

首先他以湿火、燥火二纲为经。湿火又根据发病季节的不同分成湿温、湿热和伏暑夹湿三种病证。"凡湿火症，发于夏至以前者，为湿温；夏至以后者，为湿热；发于霜降、立冬后者，为伏暑挟湿。"这三种病证分别又以湿重于热和热重于湿两种情况加以分别辨证和区别治疗。燥火又可分实燥和虚燥两类病证，施治又有初、中、末的不同。

然而临床上很少出现单纯的伏气温病的本证，患者在突发本证的同时，会不可避免地出现兼、夹、复发和遗留等各种复杂多变的情况，因而何氏又以兼证、夹证、复证和遗证四目为纬。

所谓兼证，"伏邪兼他邪，二邪兼发者也。"何氏将其归纳为风、寒、暑、湿、燥、毒、疟、痢八大兼证。"治法以伏邪为重，他邪为轻，故略治他邪，而新病即解。"

所谓夹证，"伏邪夹实、夹虚，二邪夹发者也。"何氏将其归纳为痰水、食滞、气郁、蓄血、脾虚、肾虚、亡血、哮喘、胃痛、疝气十大夹证。治疗上要分清夹实、夹虚和夹旧病的不同进行施治。"属实者，则以夹邪为先，伏邪为后，盖清其夹邪，而伏邪始得透发，透发方能传变，传变乃可解利也。如夹脾虚、肾虚及诸亡血家症，则以治伏邪为主，养正为辅，盖邪留则正益伤，故不可养正遗邪也；如夹哮喘、心胃痛、疝气诸旧病，则

但治伏邪，旧病自已。盖旧病乃新邪所迫而发也。"

所谓复证，即复发的病证。何氏将其归纳为劳复、食复、自复和怒复四大复证，治疗上"实则易治，虚则难治，一复可治，再复不治。"何氏认为屡复之后，就容易导致气血阴阳的四损、四不足，这时预后就不容乐观了。"急则一旬半月即亡，缓则迁延时日而毙。"

所谓遗证，即后遗症。"凡有遗症者，皆由余邪未尽，或由失于调理，或由不知禁忌所致。"何氏将其归纳为瘥后发肿、瘥后皮肤甲错、瘥后发疮、瘥后发痿、瘥后发蒸、瘥后耳聋、瘥后发颐、瘥后额热、瘥后咳嗽、瘥后自汗盗汗、瘥后惊悸、瘥后怔忡、瘥后不寐、瘥后妄言、瘥后语謇、瘥后昏沉、瘥后喜唾、瘥后不食、瘥后不便、瘥后腹热、瘥后下血、瘥后遗精、瘥后调理、瘥后禁忌等二十四种遗证。

总之，何氏针对伏气温病临床表现的方方面面，病程的从头到尾，病邪兼夹的形形色色，寒热虚实的错综复杂，编制了一整套切实可行、周密细致的辨证体系，是对温病学理论和实践很好的丰富和发展。

何氏在《重订广温热论》一书中，集中了千百年来中医学抗御伏气温病的集体智慧，加以总结提炼，形成了全面而系统的防止伏气温病的理法方药辨证论治的完整体系，为这一领域医学理论的丰富和发展做出了不可磨灭的贡献。在其之后，再无比肩之人。诚如匡翠璋所评价的："为伏气温病学说勾画了一个全新的轮廓与系统，在病因、病机、病证范围、辨证体系、诊断治疗等方面，对清末以前伏气学说的成就进行了全面的总结，并有所创新，使伏气温病学说具有堪与新感温病学说相媲美的系统性、广泛性与实用性，是伏气温病一部集大成之著作，是中医温病学在清末的一项重大发展。"

## （三）全国集医案　整理且创新

1924 年，何氏时任《绍兴医药月报》副主编，因有感于当时各地中医名家虽临床疗效卓著，而为地域所限，交流不便，其成就不得彰显远播。"故往往有力学之士，专家之医，于疗病能洞见症结，而施方卓有奇验者，徒以声气鲜通，致湮没而无闻。夫岂医学昌明之世所宜出此乎？况以我国幅员之大，广谷大川异制，民生其间者异俗，南北土性燥湿，民气强弱之不同，与医理皆息息相关，故一切病源、病状、诊断、疗法，决不能强使一致。苟非各出验案，以析异同，资比较，将无以指迷广见，而速医学之进步焉。"为了振兴中医，促进学习交流，何氏于《绍兴医药月报》上刊登启事，征求全国名医验案，各省一呼百应，来稿约有千种。何氏从中选出 400 余则验案，历时近 3 年时间整理刊行。

《全国名医验案类编》（后简称《类编》）刊行于 1927 年，为何氏晚年选编的力作。全书分上下两集，14 卷。上集为风、寒、暑、湿、燥、火，四时六淫病案；下集为温疫、喉痧、白喉、霍乱、痢疫、痘疫、瘄疫、鼠疫八种传染病案。是编名医荟萃，案寓巧思良方，点评精彩允当，一时间好评如潮，称赞有加。诚如陆士谔序中所云："至采辑之严而不滥，分类之精而不琐，较之江氏《名医类案》、魏氏《续名医类案》实无愧色。夫编他人之医案而能精确如是，不难之尤难乎！"

是编享誉当时，泽被后世之处，综合以观，略有下述。

## 1. 选题外感 壮我中医声威

时方清末，西医东渐，中医学面临前所未有的严峻局面。"方今世界，各国科学之进步一日千里。即以医论，欧化东渐，几有夺我而代之之势。苟不急起直追，取固有之艺能，发挥而光大之，将恐国粹沦亡，而我四万万人之生命，胥寄托外族之手。"（《类编·丁福保序》）

出于拯救中医、传播学术的强烈使命感，何氏通过编辑《类编》，为中医学的卓越疗效和杰出医家发声。诚如秦伯未在其序中所说："而中医在社会，果未尝失去其固有之位置，抑且信仰者益加众，无他，中医实验之结果足以制胜西医也。"而对于医案的选择，何氏直接从西医的优势病种——季节性流行病和突发性、烈性传染病入手，大有知难而进的气概。

如陈务斋治疗急性肺炎，高热神昏案，陈氏首用羚犀杏石解毒汤，继用大承气汤，终用百合固金汤、补肺阿胶汤加生脉散，经一个月的治疗，终于转危为安。一方面展示了陈氏临危不惧，艺高胆大的高超医术，另一方面也彰显了中医学在外感急症领域同样也是可以有所作为的。诚如何氏在按语中所说："此案初方，使疫毒由血分转出气分，妙在犀羚合西藏红花，透解血毒，行散血瘀，膏、知、桑皮合芦、茅二根，清宣气热，使其速转出气分而解。第二方，使疫毒瘀积，由胃肠排泄而出。三方、四方，辛凉合甘寒法，清滋互用，为风燥热疫善后之正法。非素有经验，能负重任者不办。"

## 2. 医案规范 格式新颖划一

《类编》令人称道之处还在于其所选录的医案不仅疗效卓著，用药精当，而且体例划一，叙述周全。"爰为新定医案程式，一病者，二病名，三原因，四症候，五诊断，六疗法，七处方，八效果。庶几

分际清晰，事实详明，俾阅者一目暸然。"（《类编·绪论》）

何氏对医案体例的改革，是在深感前人医案之弊端的基础上痛下决心的。他在《类编·绪论》中借俞东扶的话婉转指出了叶天士《临证指南医案》的不足，并且通过称赞孙东宿治疟止腰痛案之完整"可垂为模范"，来批评医案记录首尾不全之不可取，在《类编·绪论》的最后更是毫不客气地指出："叶氏《临证指南》有始鲜终，有终无始，究之治验与否，无从征验。"由此可见，何氏对于医案书写的乱象已是忍无可忍，欲别开生面。何氏对医案的规范化整理使《类编》条理清晰，完整周密，此书可谓开创了中医医案规范化的新纪元。

## 3. 评语精当 源自博学公心

编写医案，尤其是编写他人医案，或由于学力不逮，或者偏执门户，或者曲解原意，往往易过誉或不及，通常费力不讨好。陆士谔对此深有感触，其在《类编·序》中说："编医书难，编医案尤难，编他人之医案，则难之尤难。夫案者，按也。按其脉，按其症，非有真知灼见，洞悉病源，断难贸然处方考之。"在这方面明代的江民莹和清代的魏柳州堪称巨擘，但毕其一生，仍未完卷。赖江应宿和王士雄方使《名医类方》十二卷和《续名医类方》三十六卷最终完成。

何氏倾其晚年之心力，发挥一生之学识，在精心筛选医案的基础上，为《类编》十四卷撰写了精彩的按语，加以总结，略有下述。

### （1）溯源寻本 中肯分析

《类编》中每遇病证，何氏往往能够溯源竟委，与经典相较，指出优劣，其博学多识令人折服。如高玉麟治杜君风痹案，何氏按曰："风痹久延，每成风缓。

《圣济》谓风缓即摊缓，其病因气血虚耗，风寒湿气痹着筋骨，肢体缓弱串疼。此案所用回天再造丸，与《圣济》大活络丹，药品大同小异，能治肢节痛痹及虚人痿躄，服此颇效，而尺部酸痛，痿软不仁，亦多神应，诚肢体大症必备之要方。惜配合需时，价值太昂，不如仍用大活络丹较为便利，以其市肆所备耳。太乙神针外治，虽亦有效，惟血虚生热者不可擅用。"

（2）比较前贤　褒贬公允

何氏对于治案中的验方往往能够与前贤相较，指出方源，判断优劣，或称赞加减之妙。如周小农治胡养泉之妾风水肿胀案，何氏按曰："五皮饮加麻黄、附子，为昔者吾友周雪樵君首创之良方。谓治水肿及风水肿，其人素无肝火者，投无不效，所载验案颇多，今此案五皮饮加麻杏，较周氏方尤为稳健，深得徐子才轻可去实之妙用（徐云：轻可去实，麻黄、葛根之属）。其妙处全在麻黄一味，非但开肺发汗，使水气从皮肤排泄，而其余力尤能通利水道，使水气从小便排泄。

当然，何氏并非一味表扬，也常常直抒胸臆，指出缺憾。如张尧询治刘稻耕暑湿疟案，何氏按曰："临症不究病因，妄用温补，遂致变症蜂起，不独暑湿疟为然。此案救误之法，从王肯堂方脱化而来，虽由成方加减，而柴胡、羌活二味，亦与外内皆热相背，竟可删却。"

（3）征引典籍　以资阐述

何氏在阐述观点的时候，往往引经据典，具有很强的说服力。如郑震竺治陈永吉伤寒热厥案，在阐述如何辨别寒厥和热厥时，何氏按曰："寒厥用四逆汤，热厥用四逆散，研究伤寒论者皆知之，所难者辨症耳。一经药误，寿可立倾。前哲成无己、喻嘉言、陆定圃辈，多所发明，爰为节述其说。"

成氏曰：凡厥，若始得之手足便厥而不温者，是阴经受邪，阳气不足，可用四逆汤；若手足自热而至温，从四逆而至厥者，传经之邪也，四逆散主之。

喻氏曰：凡伤寒病初得发热，煎熬津液，鼻干口渴便秘，渐至发厥者，不问而知为热也。若阳症忽变阴厥者，万中无一，从古至今无一也。盖阴厥得之阴症，一起便直中真阴经，唇青面白，遍体冷汗，便利不渴，身倦多睡，醒则人事了了，与伤寒传经之热邪，转入转深，人事昏惑者，万万不同也。

陆氏曰：厥有阴阳二症，李士材谓阴厥脉沉弱，指甲青而冷；阳厥脉沉滑，指甲红而温。余谓阴症似阳，未可以脉沉弱、指甲青冷为凭。凡症见烦躁欲裸形，或欲坐卧泥水中，舌苔淡黄，口燥齿浮，面赤如微酣，或两颧浅红，游移不定，言语无力，纳少胸闷，渴欲饮水，或咽喉痛而索水，至前复不能饮，肌表虽大热而重按则不热，或反觉冷，或身热反欲得衣，且两足必冷，小便清白，下利清谷，脉沉细或浮数，按之欲散，亦有浮大满指，而按之则必无力，是宜温热之剂，药须凉服，从其类以求之也。似此辨别，至为精审，学者宜细观之。

（4）用药欠妥　直陈商榷

尽管《类编》中的验案出自全国各地中医名家，但是对于已经获效的案例中值得商榷的地方，何氏仍然直言不讳。如陈作仁治朱陈氏太阴伤寒案，患者上吐下泻，腹痛异常，面青唇白，四肢逆冷，舌苔灰滑。六脉沉迟似伏。当时诊断为阴经伤寒。但怀孕六月，令人殊难措手。陈医生运用大剂附子理中，四剂之后，患者转危为安。

何氏在认可陈医生的诊断和用方之

后，又提出了自己的改进意见，使人深感有益，按曰："此诚孕妇之急症，非重剂理中，复有何药可以救急。惟附子为堕胎百药冠，现今药肆所备，只有漂淡附片，其中有效成分，有名无实，不如易以吴茱萸，善能止吐除痛，且于《胎前药忌歌》亦无切禁之条，较附子为稳健。"

（5）理论阐发　引案相证

何氏善于针对《类编》中的医案进行理论性的升华，就一个普通的验案指出其普遍性的指导意义。如何拯华治王珊卿伏暑案，何氏按曰："《素问》谓逆夏气则伤心，秋为痎疟，奉收者少，冬至重病。此即经论伏暑晚发之明文也。故病发于处暑以后者，名曰伏暑，症尚浅而易治；发于霜降后冬至前者，名曰伏暑晚发，病最深而难治。其伏邪往往因新邪引发，如叶香岩先生曰：伏暑内发，新凉外束，秋冬之交，确多是症，或因秋燥，或因冬温，触引而发者，数见不鲜。此案暑伏膜原，乃腹统膜空隙之处，必先明又可九传之理由，而后能治伏暑，前后四方，于伏暑治法，已略见一斑矣。至若伏暑解期，以候为期，每五日为一候，非若伤寒、温邪之七日为期也。如第九日有凉汗，则第十日热解，第十四日有凉汗，则第十五日解，如无凉汗，又须一候矣，以热解之先一日，必有凉汗。此余所历验不爽者也。"对于此案，何氏首先以《素问》经文和叶天士的论述印证何拯华诊断治疗的正确，并通过此案总结出已经亲身体验屡试不爽的伏暑解期"五日为期"及"热解之先一日，必有凉汗"的临床规律。

（6）鼓励进步　摒弃陋俗

民间的许多风俗，如妇人产后因失血亡汗，习惯多进温补以助功能恢复，然不问虚实，不计寒热，殊欠妥当。如《类编》中罗端毅治徐姓妇妊娠疫疹案，该妇妊娠六月，患疫疹，头目浮肿而赤，遍身疼痛，胸腹郁闷，头脑剧痛，疹形略见头面，狂躁不安，脉数舌红。罗端毅用余师愚清瘟败毒饮加紫草茸，大剂凉血以消毒，服后即小产，邻人欲灌以姜汤，罗端毅力阻。后又有一老医施以温药，服后烦躁，仍用罗端毅所拟清热去瘀之原方，服数剂而愈。何氏有鉴于此，按曰："若云产后经期，禁用凉剂，则误人性命即在此言。此皆余氏师愚实地经验，独出心裁之名论也。此案诊断颇有发明，方法悉宗余氏，胎虽不保，而产妇生命幸赖此以保全，即产后清热去瘀，亦属适当之疗法，似此危症，幸收全功，盖不执产后宜温之谬说，对症发药之效能耳。案后说明，确有见地。"

（7）中西汇通　接纳新知

何氏一生以中西汇通为己任，早在年轻时期，他东渡日本，受到了良好的西医教育，回国后，他颇具远见卓识，立志结合西医之长以弘扬中医。在《新医宗必读》中大声疾呼："不肯结中医之团体，群中医之脑力，合古今中外一炉而陶熔之，以与东西医相竞争而保权利，吾恐二三十年后中国之医治权不为外人所夺者鲜矣。甚可痛哉！甚可惜哉！"

在他晚年所编的《类编》中更是把中西汇通发挥到了极致。如陈在山治郭麟阁之子时疫温毒案，何氏按曰："吾国所谓温毒发颐，即西医所谓耳下腺炎也。东垣普济消毒饮加减，确是的对之良方。直至三头煎，始大泻血而毒解，可见消解时毒，总以速清血毒为首要。西医叠次注射清血针，良有以也。"将中西医的病名与治疗方法同列。

又如姜德清治张成文秋瘟痉厥案，何氏按曰："惟用毫针挑其瘀点，却是放血泄毒之外治良法。病至痉厥，疫毒已直窜脑与脊髓，刺激其神经而发，吴鞠通安宫牛黄丸，不如用紫雪合厥症返魂丹，清镇泄化，平其神经，以定痉厥，其效果尤为神速。"将西医的术语用于对病案的分析。

再如李伯鸿治李明德时疫霍乱案。患者大泻、大汗之后，庸医又给以大寒之品而大吐，以致奄奄一息。李伯鸿以理中汤加减治之，并施以热水温罨、人工呼吸二法，终转危为安。何氏按曰："案中所叙，欲吐则胃力不足，不能吐出食物，欲泻则肺胃力不能下达大肠，故只吐痰水而无物，观此则干霍乱之属寒湿一种。方用理中加猪胆汁、童便炒透，逆治之中，参以从治，法从通脉四逆加人溺猪胆汁汤脱化而来，研究古医学术者，夫人而知之，妙在先用人工呼吸法唤醒神气，故能速效。"对李伯鸿在急性热病的治疗过程中以中医和西医的方法双管齐下大加赞赏。

此类展现中西汇通之处，《类编》中比比皆是。诚如何氏所说："处当今中西学术竞争之时代，为中医者，勤求古训，博采众方而外，不可不进取新医学术也。"

# 二、临证经验

## （一）绍地湿重　治主清化

绍派伤寒非常重视讲求实际，因地制宜。针对绍兴地区水乡多湿，当地人得伤寒外感多兼夹湿邪的特点。俞根初在《通俗伤寒论》中指出："浙绍卑湿，凡伤寒恒多夹湿。"何氏也说："吾绍地居卑湿，天时温暖，人多喜饮茶酒，恣食瓜果，素禀阳旺者，胃湿多，素体阴盛者，脾湿亦不少，一逢夏秋之间，日间受暑，夜间贪凉，故人病伤寒兼湿为独多。"又

因为南方温暖炎热，不比张仲景所处的北方气候刚燥寒冷，因而绍地感邪多为湿热。"吾绍寒湿证少，湿热最多。湿热者，湿与热互结不解也。其先受湿，后化热，在秋、冬、春三时，但名湿热。先受湿，后冒暑，在夏令即名暑湿。其实皆湿热之证也。"由此可见，何氏认为绍地湿热之邪充斥四季，感证远较寒湿为多。湿邪宜化，热邪宜清，故绍地感证以清化为治则。"其间因湿而蒸热者，必化其湿而热方退。因暑而蒸者，必清其暑而湿方行。"在用药上主张清渗宣透。"通用如蔻仁、藿香、佩兰、滑石、通草、猪苓、茯苓、茵陈、泽泻，重者五苓、三石亦可暂用以通泻之，所谓辛芳疏气、甘淡渗湿也。"

## （二）辨证并重　六经三焦

何氏尊古而不泥古，崇经而不胶柱。这在对待《伤寒论》的态度上表现得十分明确。

一方面他十分推崇《伤寒论》对临床高屋建瓴的指导意义，指出"伤寒为外感之总名，仲景《伤寒论》统论外感之祖书"，反对视《伤寒论》仅仅为寒邪而作的狭隘观点，主张仲景伤寒之法可以通治外感，称其"定六经以治百病，乃古来历圣相传之定法"。

另一方面他认为温病辨证不应只用卫气营血和三焦辨证，指出"温热病只究三焦，不讲六经，故属妄言。仲景之六经，百病不出其范围，岂以伤寒之类，反于伤寒截然两途乎？叶案云温邪吸自口鼻，此亦未确。"

由此可见，他十分赞同俞根初在《通俗伤寒论》中所提出的"以六经钤百病，为确定之总诀；以三焦赅疫证，为变通之捷径"，主张外感辨证既要尊崇《伤

寒论》的六经辨证，又要结合温病学的三焦辨证，二者结合，方为完整。他指出："张长沙治伤寒法，虽分六经，亦不外三焦。言六经者，明邪所从之门，经行之径，病之所由起所由传也；不外三焦者，以有形之痰涎、水饮、瘀血、渣滓，为邪之搏结，病之所由成、所由变也。窃谓病在躯壳，当分六经形层；病入内脏，当辨三焦部分，详审其所夹何邪，分际清析，庶免颟顸之弊。"

### （三）治温八法 全面发挥

针对伏气温病与新感温病传变规律的不同，何氏指出了二者治疗上的区别。"新感温热，邪从上受，必先由气分陷入血分，里症皆表症侵入于内也；伏气温热，邪从里发，必先由血分转出气分，表症皆里症浮越于外也。新感轻而易治，伏气重而难疗，此其大要也。"

由此可见，伏气温病与新感温病在治疗上的最大的区别是着眼点的不同。与新感温病按照卫气营血"在卫汗之可也，到气才可清气，入营犹可透热转气，入血犹恐耗血动血，亟需凉血散血"层层设防不同，伏气温病要紧紧抓住血分，一方面清解血分的邪热，另一方面灵转气机，透邪外出。所以何氏指出伏气温病治疗的关键，"邪伏既久，血气必伤，故治法与伤寒、伤暑正法大异。且其气血亦钝而不灵，故灵其气机，清其血热，为治伏邪第一要义。"

然而由于伏气温病在临床上的复杂性，仅仅认识到伏气温病的治疗关键，并不等于能够灵活掌握和运用具体的治疗方法。故何氏说："温热病，首用辛凉以解表，次用苦寒以清里，终用甘寒以救液，此治温热本症初、中、末之三法也。然有兼症、夹症、复症、遗症及妇人、小儿种

种之不同，不得不多备方法以施治，庶免医家道少之患。"有鉴于此，何氏根据自己一生的临床经验，结合其师樊开周的用药心得，在戴天章治疗五法（汗、下、清、和、补）的基础上，总结出了自己的治疗八法，即发表、攻里、和解、开透、清凉、温燥、消化、补益，并在《广温热论·验方妙用》中，将戴氏原先收集的83扩充到327方，极大地丰富了原书的内容，且各法内含真知灼见，回春妙招，对伏气温病的治疗做了深刻而全面的发挥。

例如发表法，何氏打破发汗解表之常规而给以正名，认为"凡能发汗、发瘖、发疹、发斑、发丹、发痧、发瘄、发痘等方，皆谓之发表法。"此法所针对的是伏邪在皮肉肌腠部位之时，其关键有两点，一是宣发气机，"其大要不专在乎发汗，而在乎开其郁闭，宣其气血。郁闭在表，辛凉芳淡以发之；郁闭在半表半里，苦辛和解以发之"；二是针对温病的性质要时刻注意顾护津液，"阳亢者饮水以济其液，阴虚者生津以润其燥"。在明确了发表法的要点之后，又围绕发汗、发瘖、发疹、发斑、发丹、发痧、发瘄、发痘八个方面加以详尽地阐述，可谓有纲有目，无微不至。

### （四）论治血证 独到中肯

何氏论治血证崇尚缪仲淳、王清任、唐容川诸家，并融自己治血证之经验而成一家言，诚如徐荣斋先生在《重订通俗伤寒论》中按曰："关于伤寒兼'失血'，廉臣先生已作了详细介绍，分衄血、咳血、呕血、齿血、便血、溺血六种，论证清楚，治法都是他一生经验结晶。"

#### 1. 治瘀血 强调按经分部

何氏崇尚王清任之说，对"瘀血之

证治主张按经分部进行定位治疗"，并较王氏舍脉、舌主证候更加以阐发，强调按经分部进行消瘀。在辨证上则强调四诊合参，如就舌诊指出"舌色紫暗的，扪之湿，乃其人胸膈中素有宿瘀"，"舌紫而肿大，乃酒毒冲心"之瘀热为患；就问诊指出"太阳蓄血，在膀胱，验其小便之利与不利；阳明蓄血，在肠胃，验其大便黑与不黑"，"大便红如桃酱为血热，黑如胶漆者为瘀热"；就按诊指出"须细询其胸腹胁肋四肢，有痛不可按而拒手者即为瘀血"，并说"若宿瘀与邪热并结者，必胸腹胁肋结痛，甚则神思如狂"；就脉诊指出"确知其非阳症而见阴脉，则是表证见里脉矣，治法必兼消瘀"。由此可知何氏对血瘀辨证是以四诊确定病位，继以据此立法处方。

在按经分部的辨治中，何氏尤重视八纲辨证，他指出："先要虚实寒热认得清，始能补泻温凉用得当。"并对王清任的诸祛瘀方进行了筛选，取其切实可用者用之。如消一身经络之瘀，选身痛逐瘀汤；消上焦血府之瘀，取血府逐瘀汤；消中焦膈下之瘀，用膈下逐瘀汤；消下焦少腹之瘀，择少腹逐瘀汤；消一切窍隧之瘀，则为通窍活血汤。何氏又博采验方，灵活运用，如消上焦肺络之瘀，用仁伯清宣瘀热汤，并说："上焦之瘀多属阳热，五汁一枝煎加陈酒、童便最为轻稳，重则用俞氏桃仁承气汤加减；下焦之瘀多属阴凝，少腹逐瘀汤加减；若血室热瘀，则乃是桃仁承气汤证。"

2. 治出血 首尚四大要旨

何氏对唐容川《血证论·吐血篇》中提出的"止血为第一要法，消瘀为第二法，宁络为第三法，补虚为收功之法"推崇备至，认为"此四法者，乃通治血证之大纲也"，并将此四法加以具体化，再配以行之有效的经验方，以裨后学借鉴选用。

何氏云："血尚不止者，则以止血为第一法，庶血复其道，不致奔脱，轻则四生地黄汤最稳而有效，重则犀地清络饮去桃仁，以姜汁、竹沥冲下立止吐血膏。"其中立止吐血膏一方系何氏经验方，既能引血下行，又能止血逐瘀，凡治血来汹涌，屡投辄验，但宜下瘀妄行之初，不宜下瘀脱血之后。方中有大黄一味，亦何氏用药匠心之所在。"行血之药，首推大黄"，血止之后，离经之血为瘀血，瘀血内留则变证百出。"若不呕泄而出，多变呃逆，甚发血厥，但用活血消瘀。"因此"必亟为消除，以免后遗，故消瘀为第二法"，而治瘀之法宗清任，前已所述。血止瘀消之后，"仍恐血再潮动，则须用药安之，故以宁络为第三法，连茹绛覆汤加茅根、藕汁；肝旺气冲者，轻则桑丹泻白汤去桔、枣加白芍、白薇、鲜茅根，重则新加玉女煎尤为镇肝纳冲之要剂，其火如不归根即为龙雷之火，用滋任益阴煎加龙骨、牡蛎以育阴潜阳，此尤治冲逆更进一层之法。"对于宁络之法，何氏强调平肝镇冲，实为缪仲淳治吐血三诀之活法运用。肝为刚脏，冲为血海，要使血海不致潮动、肝气不致横逆，则需宁络平肝。诚如缪氏所云"宜补肝不宜伐肝，宜降气不宜降火"，同时在平肝宁络中处处尊缪氏"宜行血不宜止血"之大旨。当然这个行血止血的止血观不仅于宁络，在止血、消瘀二法中亦有所体现。补虚则为善后收功之法，何氏于补虚之法罗列详尽，以五脏为纲列举方药，如补肺用辛字润肺膏，补心用麦冬养荣饮，补肾用张氏左归饮……十分详备，足堪取法。

上述止血四法，何氏取自唐容川，结合临床加以充实，并予灵活变通。如宁络一法，对旧有闪挫之胸膈胁肋间之宿瘀，何氏认为："冲动宿瘀，瘀血从上或从下出者，乃宿疾乘势欲除之机，慎勿止涩，犹需行血和络之药"；对劳伤失血，气逆于上，胸胁闷痛，甚则呼吸亦痛，咳嗽带红之征，何氏认为："初用降气和络，继用和血宁络以除根。"对其他如消瘀、补虚法之运用亦然。

### 3. 遣方药 推崇脏腑辨证

何氏临床选方立法注重脏腑经络辨证，并结合发病机理，随证施用。如衄血，太阳失表，热瘀在经，治用桑杏蒌贝汤去甘、桔，加鲜茅根、鲜竹茹、鲜生地清降之；阳明失下，热瘀于里，治用养荣承气汤去归、朴，加茅根、丹皮、生川牛膝等，釜底抽薪。咳血，血从咳嗽而出，虽病因种种，治均在肺。如风寒犯肺，用吴氏泄胃安营汤加减；肺中伏火，用银翘麻黄汤去麻黄、桔梗，加桑叶、丹皮、藕汁、童便；风燥犯肺，用清燥救肺汤、桑杏蒌贝汤二方增减。齿血、血从牙龈流出，治重在胃，胃中实火治以咸苦泄降，犀连承气汤加藕节、童便；胃中虚火，用新加玉女煎去石英、磁石，加骨碎补、黑蒲黄。便血分远血、近血，远血属小肠寒湿，用黄土汤；近血属大肠湿热，用赤小豆当归散。但何氏更强调脏腑辨证，他指出："便血一证，外感六淫皆能致病，非黄土汤、当归散二方所能统治。必先以治肠以去其标，后治各脏以清其源。"他在治脏清源方面还详列数方，以供医者临床运用参考，如溺血证，他认为"心经遗热于膀胱，膀胱热结则尿血"，具体治法有清心、清肝、清肺、益肾及清利小肠与膀胱诸法，方法详备，足资运用。

何氏论出血证凡六种，立方数十则，并将古方加减增删，更加切用。其中以论治吐血、呕血最为精辟详尽。他说："呕血吐血，同出口中。呕则血出有声，吐则血出无声；吐则其气尚顺，呕则其气更逆；呕血病在于肝，吐血病在于肺，故呕血重而吐血轻。"参勘《血证论》，虽大义类同，但何氏立论施治更加明白畅晓，并结合近代对呕血、吐血之分辨等观念，颇为切实。

### （五）用药组方 轻灵平稳

何氏一生十分崇拜叶天士，其号"印岩"即为印证叶香岩之意。叶天士用药具有两大特色，一是寒温并用，二是方简药轻。何氏用药也颇受叶天士影响，除了寒温并用之外，"素心谨慎，制方选药，大旨以轻清灵稳为主"。"清轻灵稳"就是何氏临证用药的一大亮色。

比如热入气分，阳明热盛，何氏依然主张用药清轻芳淡，使邪热透达转出。他在《增订通俗伤寒论·伤寒要诀》中说："其中每有表邪未解，里热先结者，或气分郁热，或湿遏热伏，虽胸脘痞闷，宜从开泄，宣畅气机以达表。即黄薄而滑，亦为无形湿热，中有虚象，尤宜芳淡轻化，泄热透表。"

即便转入腑实，何氏也不主张峻投攻下，还是频频清润，突出稳字。其曰："张长沙承气诸方，皆急下之以存津液，不使胃中津液为实火燔灼枯槁而死，此攻里时存津液之法也。但今人肠胃脆薄者多，血气充实者少。故后贤又制白虎承气、养荣承气、增液承气，参入润燥濡液之剂，频频而进，令胃中津液充足，实邪自解。阴气外溢则得汗，阴液下润则便通，奏效虽迟，立法尤稳。"

何氏用药擅长四两拨千斤，一般而言，每味药物不超过三钱。他在《当代全国名医验案类编》中经常诟病一些医家用药过于生猛。如有以大半夏汤治疗妊娠恶阻，风寒咳嗽者，疗效迅捷，半夏仅用钱半，他还是认为用量过大，提出"风寒咳嗽，必先辛散轻开，宣肺豁痰，使病从表入者仍从表出，则肺气自复清肃之常，而咳嗽自痊。乃病家误服贝母蒸梨，医又不究病源，误用滋阴清补，酿成实症似虚。幸而病人中气尚实，故大便干燥，阴精未损，故受孕恶阻，犹可用大半夏汤救误，一击而中，应手取功。惟用量究嫌太重，尚可酌减。"

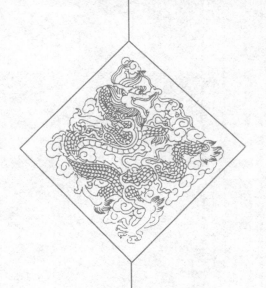

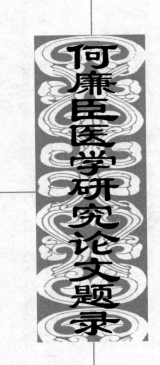

何廉臣医学研究论文题录

［1］李奕祺，林立元．浅析《广瘟疫论》的流传版本及其学术成就．山西中医学院学报，2011，12（1）：5-6.

［2］沈元良．绍兴伤寒学派论伤寒之汗法．中华中医药学刊，2011，29（11）：3.

［3］叶新苗．论绍派伤寒的学术创新与薪传．浙江中医药大学学报，2009，33（5）：633-636.

［4］张宏瑛．绍派伤寒的理论发展及学术传承．浙江中医杂志，2009，44（6）：395-396.

［5］彭怀晴，张明月．《重订广温热论》中"温热遗症疗法"的贡献．四川省卫生管理干部学院学报，2008，27（1）：58-59.

［6］傅维康．何廉臣生平述略．上海中医药杂志，2008，42（6）：69-70.

［7］袁长津．论20世纪中医外感热病临床学术的创新发展．中医药导报，2007，13（4）：5-7.

［8］沈钦荣．绍派伤寒的形成及对仲景学说的贡献．中医药临床杂志，2006，18（1）：11.

［9］金丽．何廉臣"温病治法不如伤寒"说辨析．中国医药学报，2004，19（4）：203.

［10］张家玮．何廉臣生平及学术思想研究．北京中医药大学学报，2004，27（6）：18.

［11］张霆，刘海涛．绍派伤寒源流及学术思想浅析．四川中医，2002，20（9）：6.

［12］沈钦荣．何廉臣与新医案式．浙江中医学院学报，1993，17（4）：40.

［13］陈天祥．近代杰出的中医学家何廉臣．杏苑中医文献杂志，1992，（1）：28-29.

［14］刘兴旺．温病汇通学家何廉臣学术思想浅探．新疆中医药，1992，（8）：11-13.

［15］刘兴旺．何廉臣论温毒述要．新疆中医药，1990，（4）：27-28.

［16］裘诗煌．我国早期中医药杂志《绍兴医药学报》简介．山东中医学院学报，1986，（3）：59-60.

［17］张夏．学习俞根初、何廉臣伏暑晚发论的体会．成都中医学院学报，1985，（4）：34-37.

［18］方春阳．何廉臣对叶天士学说的阐发．浙江中医学院学报，1985，（6）：36-38.

［19］柴中元，陈天祥，李钧烈，等．何廉臣生平及其对祖国医学之贡献．中华医史杂志，1984，14（2）：87-89.

［20］董汉良．何炳元与《新纂儿科诊断学》．浙江中医学院学报，1984，（2）：37-39.

［21］柯联才．《全国名医验案类编》有关腹部暴痛病案之探讨．湖北中医杂志，1984，（4）：55-56.

［22］陈天祥，董汉良．何廉臣治疗血证经验简介．浙江中医学院学报，1984，8（6）：40.

［23］陈天祥，柴中元．"绍派伤寒"学术思想略窥——兼谈俞根初、何廉臣的学术见解．浙江中医学院学报，1982，（2）：47-49.

［24］刘克定．何廉臣先生学术经验拾遗．绍兴中医，1981，（2）：26.

［25］匡萃璋．何廉臣《重订广温热论》伏气温病学说探讨．中医杂志，1980，（7）：4-6

［26］沈敏之．试论何廉臣对湿温证的论治．浙江中医杂志，1980，（7）：302-303.

［27］郭振球．何廉臣论六淫病．浙

江中医杂志，1980，（7）：298－301.

[28] 匡萃璋. 论伏气温病学说的精华与糟粕——兼答程云山同志. 中医杂志，1980，（12）：12－14.

[29] 徐荣斋. 看舌十法和辨苔十法——四谈何廉臣先生学术经验. 浙江中医药，1979，（4）：107.

[30] 徐荣斋. 治痰心得——三谈何廉臣先生学术经验. 浙江中医药，1979，

7（5）：75.

[31] 徐荣斋. 对六淫病的见解和治法——再谈何廉臣先生的学术经验. 浙江中医杂志，1979，3（8）：38－39.

[32] 徐荣斋. 何廉臣先生的学术经验. 浙江中医杂志，1963，6（3）：26.

[33] 张若霞. 何廉臣医案. 中医杂志，1959，（2）：61－62.